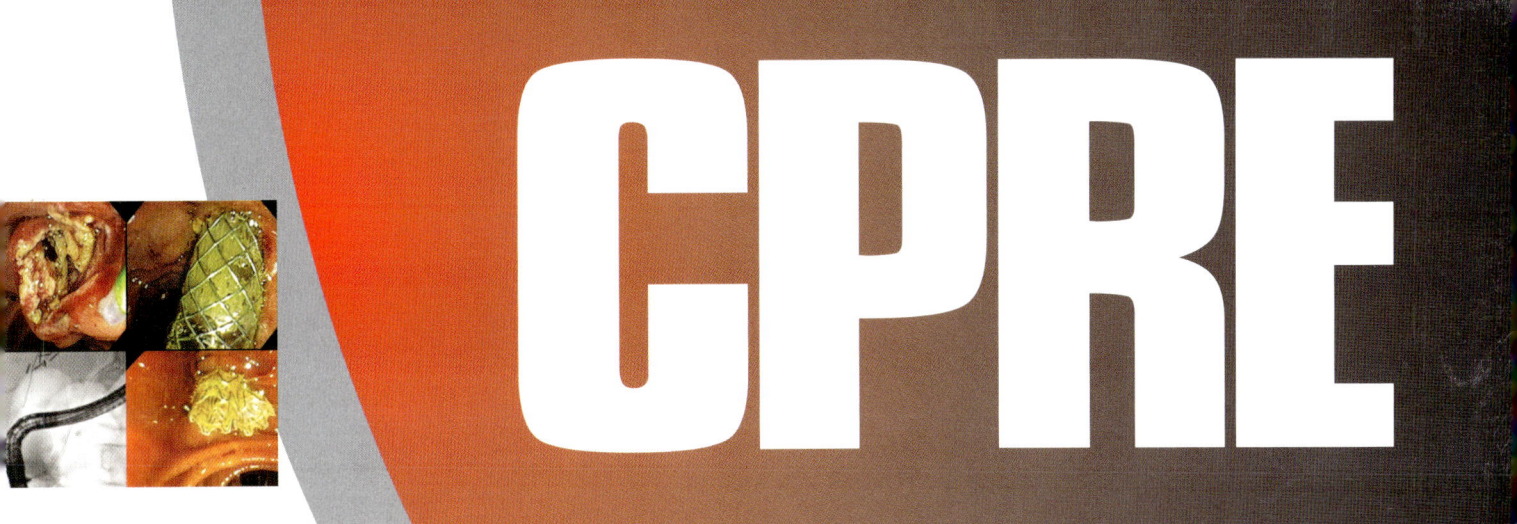

CIP-BRASIL. CATALOGAÇÃO NA FONTE
SINDICATO NACIONAL DOS EDITORES DE LIVROS, RJ
B244c
2.ed.

Baron, Todd H.
  CRPE / Todd H. Baron, Richard A. Kozarek, David L. Carr-Locke ; tradução Everson Luiz de Almeida Artifon , Marco Antonio Buch Cunha, Fernando Pavinato Marson. - 2. ed. - Rio de Janeiro : Revinter, 2015
  il.

Tradução de: ERCP
Inclui índice
ISBN 978-85-372-0619-5

1. Endoscopia digestiva. 2. Aparelho digestivo - Doenças - Diagnóstico. 3. Aparelho digestivo - Doenças - Tratamento. I. Kozarek, Richard A. II. Carr-Locke, David L. IIITítulo.

14-16881   CDD: 616.3307545
                            CDU: 616-072.1

Nota: A medicina é uma ciência em constante evolução. À medida que novas pesquisas e experiências ampliam os nossos conhecimentos, são necessárias mudanças no tratamento clínico e medicamentoso. Os autores e o editor fizeram verificações junto a fontes que se acredita sejam confiáveis, em seus esforços para proporcionar informações acuradas e, em geral, de acordo com os padrões aceitos no momento da publicação. No entanto, em vista da possibilidade de erro humano ou mudanças nas ciências médicas, nem os autores e o editor nem qualquer outra parte envolvida na preparação ou publicação deste livro garantem que as instruções aqui contidas são, em todos os aspectos, precisas ou completas, e rejeitam toda a responsabilidade por qualquer erro ou omissão ou pelos resultados obtidos com o uso das prescrições aqui expressas. Incentivamos os leitores a confirmar as nossas indicações com outras fontes. Por exemplo e em particular, recomendamos que verifiquem as bulas em cada medicamento que planejam administrar para terem a certeza de que as informações contidas nesta obra são precisas e de que não tenham sido feitas mudanças na dose recomendada ou nas contraindicações à administração. Esta recomendação é de particular importância em conjunto com medicações novas ou usadas com pouca frequência.

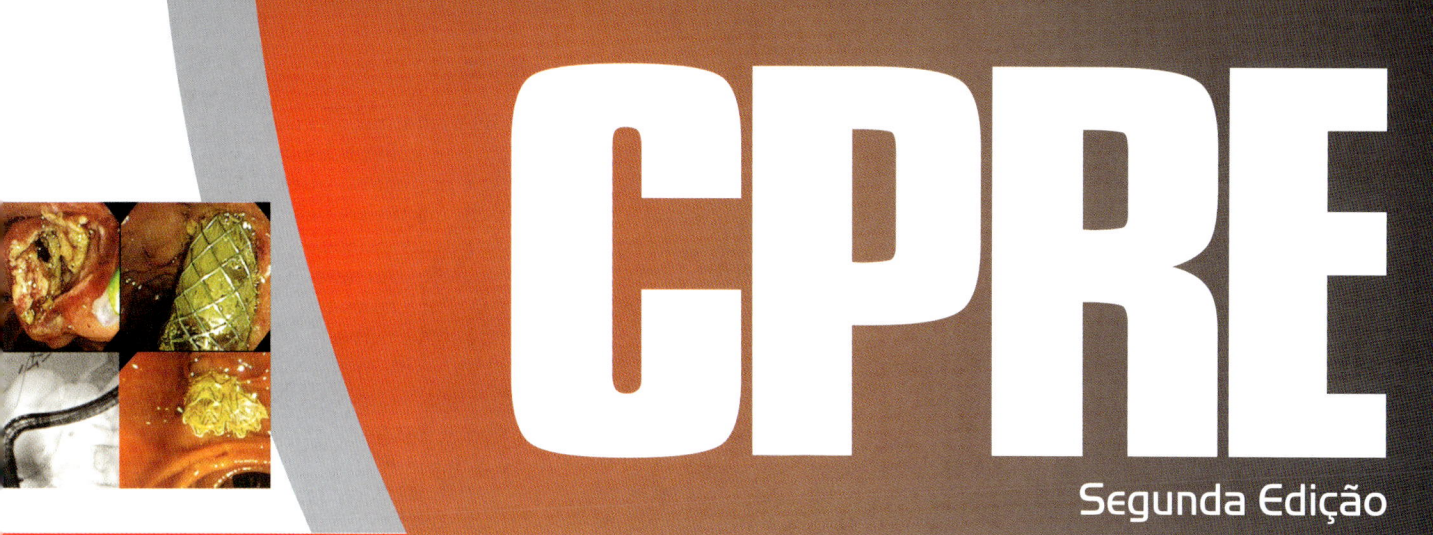

CPRE
Segunda Edição

Todd H. Baron, MD, FASGE
Professor of Medicine, Division of Gastroenterology & Hepatology
Director of Pancreaticobiliary Endoscopy
Mayo Clinic
Rochester, Minnesota

Richard A. Kozarek, MD, FASGE
Executive Director, Digestive Disease Institute
Virginia Mason Medical Center
Clinical Professor of Medicine, University of Washington
Seattle, Washington

David L. Carr-Locke, MD, FRCP, FACG, FASGE
Chief, Division of Digestive Diseases
Beth Israel Medical Center
Professor, Albert Einstein College of Medicine
New York, New York

Revisão Técnica
Everson Luiz de Almeida Artifon, MD, PhD, FASGE
Professor Livre-Docente da Universidade de São Paulo (USP)
Coordenador do Setor de Endoscopia Biliopancreática (CPRE) do
Serviço de Endoscopia do HCFMUSP
Professor e Orientador Pleno do Programa de Pós-Graduação em
Clínica-Cirúrgica do Departamento de Cirurgia da FMUSP
Chefe do Serviço de Endoscopia do Hospital Ana Costa – Santos, SP
Titular e Especialista da Sociedade Brasileira de Endoscopia Digestiva (SOBED)
Fellow da *American Society for Gastrointestinal Endoscopy* (FASGE)

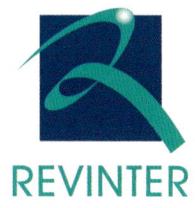

REVINTER

CPRE, Segunda Edição
Copyright © 2015 by Livraria e Editora Revinter Ltda.

ISBN 978-85-372-0619-5

Todos os direitos reservados.
É expressamente proibida a reprodução
deste livro, no seu todo ou em parte,
por quaisquer meios, sem o consentimento,
por escrito, da Editora.

Tradução:

NELSON GOMES DE OLIVEIRA (Caps. 1 a 10)
Médico, RJ

MÔNICA REGINA BRITO (Caps. 11 a 15)
Médica-Veterinária, SP

SANDRA MALLMAN (Caps. 16 a 25)
Tradutora Especializada na Área da Saúde, RS

NANCY DOS REIS JUOZAPAVICIUS (Caps. 26 a 29)
Tradutora Especializada na Área da Saúde, SP

RIVO FISCHER (Caps. 30 a 33)
Tradutora Especializada na Área da Saúde, RS

JÉSSICA LYN BAYER PINHEIRO (Caps. 34 a 37)
Tradutora Especializada na Área da Saúde, RS

EDIANEZ CHIMELLO (Caps. 38 a 40)
Tradutora Especializada na Área da Saúde, SP

ANA CAVALCANTI CARVALHO BOTELHO (Caps. 41 a 45)
Tradutora Especializada na Área da Saúde, RJ

SILVIA SPADA (Caps. 46 a 48)
Tradutora Especializada na Área da Saúde, SP

LUCIANA CRISTINA BALDINI PERUCA (Caps. 49 a 53)
Tradutora Especializada na Área da Saúde, SP

Coordenação da Revisão Técnica:

EVERSON LUIZ DE ALMEIDA ARTIFON
Professor Livre-Docente da Universidade de São Paulo (USP)
Coordenador do Setor de Endoscopia Biliopancreática (CPRE) do Serviço de Endoscopia do HCFMUSP
Professor e Orientador Pleno do Programa de Pós-Graduação em Clínica Cirúrgica do Departamento de Cirurgia da FMUSP
Chefe do Serviço de Endoscopia do Hospital Ana Costa (HAC) – Santos, SP
Titular e Especialista da Sociedade Brasileira de Endoscopia Digestiva (SOBED)
Fellow da American Society for Gastrointestinal Endoscopy (FASGE)

Revisão Técnica:

MARCO ANTONIO BUCH CUNHA
Médico-Assistente do Serviço de Endoscopia do Hospital Ana Costa (HAC) – Santos, SP
Especialista e Titular da SOBED

FERNANDO PAVINATO MARSON
Médico-Assistente do Serviço de Endoscopia do Hospital Sírio-Libanês – São Paulo, SP
Pós-Graduando (Doutorado) do Programa de Pós-Graduação em Clínica Cirúrgica da FMUSP
Especialista e Titular da SOBED

Esta edição de CPRE, Segunda Edição, por Todd H. Baron, MD, FASGE, foi publicada conforme acordo com a Saunders, uma associada da Elsevier Inc.

This edition of ERCP, Second Edition, by Todd H. Baron, MD, FASGE, is published by arrangement with Saunders, an affiliate Elsevier Inc.

Título original:
ERCP, Second Edition   ISBN: 978-1-4557-2367-6
Copyright © by Saunders, an imprint of Elsevier Inc.
Copyright © by Elsevier Inc.

Livraria e Editora REVINTER Ltda.
Rua do Matoso, 170 – Tijuca
20270-135 – Rio de Janeiro – RJ
Tel.: (21) 2563-9700 – Fax: (21) 2563-9701
livraria@revinter.com.br – www.revinter.com.br

Este texto é dedicado às nossas famílias, que suportaram nossos longos dias no trabalho e nossas noites e fins de semana importunando autores de capítulos atrasados, refinando verbosidade, e acrescentando imagens e referências para um texto novo, aperfeiçoado, não engordativo e isento de glúten.

Agradecimentos

Os Editores agradecem aos nossos colegas médicos (gastroenterologistas, cirurgiões e radiologistas intervencionistas) pelas suas eminentes contribuições para o tratamento dos nossos pacientes e aos autores deste livro pela sua excelência. Em particular, agradecemos à Jane Babione pelos seus incansáveis esforços de organização. Sem ajuda, ela fez deste um texto melhor.

Prefácio

Faz 5 anos desde que a primeira edição de *CPRE* foi publicada. O prefácio original, "CPRE – Passado, Presente e Futuro" pode ter sido presciente. Ele reconhecia a importância de outras tecnologias, incluindo escaneamento com CT e MR, e apenas tocava na EUS como um suplemento diagnóstico a estas técnicas de imageamento e também à CPRE. Nos anos intervenientes, a EUS evoluiu como uma técnica complementar, e ocasionalmente competitiva, à colangiopancreatografia retrógrada. A segunda edição de *CPRE* reconhece esta evolução com capítulos destinados ao acesso à EUS da árvore pancreaticobiliar para diagnóstico, bem como terapia transluminal e de encontro *rendezvous*. Como tal, a EUS suplementou, e por vezes superou, terapias tradicionais como radiologia intervencionista e cirurgia convencional. Entretanto, como nós somos cônscios do passado, incluímos um capítulo sobre a história da CPRE.

Que mais aconteceu durante os últimos 5 anos? A epidemia de obesidade atingiu a sociedade ocidental e outros lugares no mundo desenvolvido. À medida que as cirurgias bariátricas floresceram e CPREs endoscópicas de longo comprimento (enteroscópios com duplo/simples balão, assistidas por sobretubo espiral) se tornaram lugar-comum, o mesmo aconteceu com as vias de acesso transgástricas assistidas por laparoscópio à árvore pancreaticobiliar (ver Capítulo 29). Nossa previsão é que embora atualmente limitada a instituições de tratamento terciário e de encaminhamento, a CPRE transgástrica e os métodos em evolução para efetuar CPRE em pacientes com *bypass* gástrico serão executados em muito mais centros nos anos vindouros.

Que mais? A CPRE tornou-se mais globalizada. A CPRE está no domínio dos países desenvolvidos, mas as técnicas descritas na segunda edição de *CPRE* estão substituindo a cirurgia em todo o mundo em desenvolvimento. Embora os acessórios de "uso de uma só vez" possam ser repetidamente reprocessados até ocorrer disfunção, um problema de geografia e recursos econômicos continuará a evoluir por causa do descarte destes acessórios.

Finalmente, houve estudos nos últimos 5 anos que discutiram não apenas as indicações e técnicas de CPRE, mas também quando outros procedimentos de imageamento podem ser mais seguros e apropriados. O capítulo sobre imageamento radiológico por Morgan e Schueler agora inclui segurança da radiação. Estamos cientes de que EUS pode ser uma melhor ferramenta diagnóstica para pancreatite crônica do que CPRE, de que é desaconselhável planejar terapia endoscópica para lesões hilares complexas sem precedente MRCP ou CT helicoidal para um mapa do caminho, e de que ambas EUS e MRCP são capazes de diagnosticar *pancreas divisum* na maioria dos pacientes sem necessidade de pancreatografia direta. Talvez mais importantes sejam os estudos que sugerem que a descompressão biliar de rotina em pacientes operáveis com icterícia obstrutiva maligna distal é desnecessária e pode ser associada a taxas mais altas de eventos adversos do que em indivíduos que são submetidos à cirurgia unicamente. Similarmente, a diferenciação entre necrose pancreática bloqueada (WOPN) e pseudocistos pancreáticos excluiu os infortúnios endoscópicos terapêuticos. Finalmente, as técnicas de procedimento evoluíram para reduzir a um mínimo, mas não eliminaram, a nêmesis dos CPREistas, pancreatite aguda pós-CPRE. Estas técnicas incluem a canulação sobre fio-guia, a colocação de *stents* de ducto pancreático de pequeno diâmetro, o uso de NSAIDs por via retal, e mais importantemente, conforme definido no capítulo sobre indicações e contraindicações, a evitação desta tecnologia com indicações marginais.

Com o acima exposto como pano de fundo, os Editores e os autores dos capítulos individuais oferecem informação e imageamento no estado da arte nesta *CPRE, segunda edição*

Colaboradores

Douglas G. Adler, MD, FACG, AGAF, FASGE
Associate Professor of Medicine
Director of Therapeutic Endoscopy,
Gastroenterology and Hepatology
University of Utah School of Medicine
Huntsman Cancer Center
Salt Lake City, Utah

Sushil K. Ahlawat, MD
Associate Professor of Medicine
UMDNJ-New Jersey Medical School
Director of Endoscopy
UMDNJ-University Hospital
Newark, New Jersey

Jawad Ahmad, MD, FRCP
Associate Professor of Medicine
Division of Liver Diseases
The Mount Sinai Hospital
New York, New York

Firas H. Al-Kawas, MD
Professor of Medicine and Chief of Endoscopy
Division of Gastroenterology
Georgetown University Hospital
Washington, District of Columbia

Amer A. Alkhatib, MD
Gastroenterologist
Division of Gastroenterology
Cancer Treatment Centers of America
Tulsa, Oklahoma

Michelle A. Anderson, MD, MSc
Assistant Professor
Division of Gastroenterology
Department of Internal Medicine
University of Michigan School of Medicine
Ann Arbor, Michigan

Everson L.A. Artifon, MD, PhD, FASGE
Coordinator of Pancreatic Biliary Endoscopy
Unit, GI Endoscopy Service
Hospital de Clinicas of the University of Sao Paulo
Associate Professor of Surgery
University of Sao Paulo
Sao Paulo, Brazil

John Baillie, MB, ChB, FRCP, FASGE
Carteret Medical Group
Morehead City, North Carolina

Rupa Banerjee, MD, DTM
Consultant Gastroenterologist
Asian Institute of Gastroenterology
Hyderabad, India

Todd H. Baron, MD, FASGE
Professor of Medicine, Division of
  Gastroenterology & Hepatology
Director of Pancreaticobiliary Endoscopy
Mayo Clinic
Rochester, Minnesota

Petros C. Benias, MD
Division of Digestive Diseases
Beth Israel Medical Center
New York, New York

Erwan Bories, MD
Endoscopic Unit
Paoli-Calmettes Institute
Marseille, France

Ivo Boškoski, MD
Gastroenterologist
Digestive Endoscopy Unit
Università Cattolica del Sacro Cuore
Rome, Italy

Michael J. Bourke, MD, FRACP
Clinical Professor of Medicine
University of Sydney
Director of Gastrointestinal Endoscopy
Department of Gastroenterology and
  Hepatology
Westmead Hospital
Sydney, Australia

William R. Brugge, MD
Professor of Medicine
Harvard Medical School
Director of Gastrointestinal Endoscopy
Massachusetts General Hospital
Boston, Massachusetts

Jonathan M. Buscaglia, MD
Assistant Professor of Medicine
Director of Interventional Endoscopy
Stony Brook University Medical Center
State University of New York at Stony Brook
Stony Brook, New York

Kathryn R. Byrne, MD
Assistant Professor (Clinical)
Division of Gastroenterology and Hepatology
University of Utah School of Medicine
Salt Lake City, Utah

Colaboradores

David L. Carr-Locke, MD, FRCP, FACG, FASGE
Chief, Division of Digestive Diseases
Beth Israel Medical Center
Professor, Albert Einstein College of Medicine
New York, New York

Prabhleen Chahal, MD
Division of Gastroenterology and Hepatology
Cleveland Clinic
Cleveland, Ohio

Guido Costamagna, MD, FACG
Director, Digestive Endoscopy Unit
Agostino Gemelli University Polyclinic
Professor of Surgery
Catholic University of the Sacred Heart
Rome, Italy

Gregory A. Coté, MD, MS
Assistant Professor of Medicine
Indiana University School of Medicine
Indianapolis, Indiana

Peter Cotton, MD
Associate Dean for International Activities
Professor of Medicine
Gastroenterology and Hepatology
 Digestive Disease Center
Medical University of South Carolina
Charleston, South Carolina

Jacques Devière, MD, PhD
Professor of Medicine
Chairman, Department of Gastroenterology, Hepatopancreatology and Digestive Oncology
Erasme Hospital
Université Libre de Bruxelles
Brussels, Belgium

Steven A. Edmundowicz, MD, FASGE
Professor of Medicine
Chief of Endoscopy
Washington University School of Medicine
St. Louis, Missouri

Brintha K. Enestvedt, MD, MBA
Assistant Professor
Division of Gastroenterology, Department of
 Medicine
Temple University School of Medicine
Philadelphia, Pennsylvania

Douglas O. Faigel, MD, FACG, FASGE, AGAF
Professor of Medicine
Mayo Clinic
Scottsdale, Arizona

Pietro Familiari, MD, PhD
Digestive Endoscopy Unit
Università Cattolica del Sacro Cuore
Gemelli University Hospital
Rome, Italy

Paul Fockens, MD
Chair, Department of Gastroenterology and
 Hepatology
Professor of Gastrointestinal Endoscopy
Academic Medical Center
University of Amsterdam
Amsterdam, The Netherlands

Evan L. Fogel, MSc, MD, FRCP(C)
Professor of Clinical Medicine
Division of Gastroenterology/Hepatology
Indiana University School of Medicine
Indianapolis, Indiana

Victor L. Fox, MD
Associate Professor of Pediatrics
Harvard Medical School
Director, Gastrointestinal Endoscopy and
 Procedure Unit
Boston Children's Hospital
Boston, Massachusetts

James T. Frakes, MD, MS
Clinical Professor Emeritus of Medicine
University of Illinois College of Medicine
 at Rockford
Rockford Gastroenterology Associates, Ltd. (Ret.)
Rockford, Illinois

Martin L. Freeman, MD
Professor of Medicine
Director, Pancreaticobiliary Endoscopy
 Fellowship
University of Minnesota Medical School
Minneapolis, Minnesota

Larissa L. Fujii, MD
Instructor of Medicine
Division of Gastroenterology and Hepatology
Mayo Clinic
Rochester, Minnesota

Gregory G. Ginsberg, MD
Professor of Medicine
University of Pennsylvania Perelman School of
 Medicine
Gastroenterology Division
Penn Medicine
Philadelphia, Pennsylvania

Marc Giovannini, MD
Chief, Endoscopic Unit
Paoli-Calmettes Institute
Marseille, France

Jaquelina M. Gobelet, MD
Attending Physician
The Latin American Gastrointestinal Endoscopy
 Training Center
Clinica Alemana
Santiago, Chile

Colaboradores

Khean-Lee Goh, MBBS, FRCP, MD, FASGE, FACG
Professor of Medicine
Head, Division of Gastroenterology and
 Hepatology
Chief of Endoscopy
University of Malaya
Kuala Lumpur, Malaysia

Robert H. Hawes, MD
Center for Interventional Endoscopy
Medical Director, Florida Hospital Institute for
 Minimally Invasive Therapy
Professor of Internal Medicine, University of
 Central Florida College of Medicine
Orlando, Florida

Juergen Hochberger, MD
Hôpitaux Universitaires de Strasbourg (NHC)
Service de Hépato-Gastroentérologie
Strasbourg, France

Shayan Irani, MBBS, MD
Digestive Disease Institute
Virginia Mason Medical Center
Seattle, Washington

Takao Itoi, MD, PhD, FASGE
Department of Gastroenterology and
 Hepatology
Tokyo Medical University
Tokyo, Japan

Priya A. Jamidar, MD, FACG, FASGE
Professor of Medicine
Director of Endoscopy
Section of Digestive Diseases
Yale University School of Medicine
New Haven, Connecticut

Michel Kahaleh, MD, AGAF, FACG, FASGE
Professor of Clinical Medicine
Chief, Endoscopy
Medical Director, Pancreas Program
Division of Gastroenterology & Hepatology
Department of Medicine
Weill Cornell Medical College
New York, New York

Anthony N. Kalloo, MD
Professor of Medicine
Chief, Division of Gastroenterology and
 Hepatology
Johns Hopkins Hospital
Baltimore, Maryland

Peter B. Kelsey, MD
Assistant Professor of Medicine
Harvard Medical School
Boston, Massachusetts

Michael L. Kochman, MD, FACP
Wilmott Family Professor of Medicine
Vice-Chair of Medicine for Clinical Services
Center for Endoscopic Innovation, Research,
 and Training
Gastroenterology Division
University of Pennsylvania Perelman School of
 Medicine
Philadelphia, Pennsylvania

Tadashi Kodama, MD, PhD
Advisor
Department of Gastroenterology
Second Okamoto General Hospital
Uji, Japan

Paul Kortan, MD
Associate Professor of Medicine
St. Michael's Hospital
Toronto, Ontario, Canada

Tatsuya Koshitani, MD, PhD
Director
Division of Gastroenterology
Yamato Kenshin Center
Kyoto, Japan

Richard A. Kozarek, MD, FASGE
Executive Director, Digestive Disease Institute
Virginia Mason Medical Center
Clinical Professor of Medicine, University of
 Washington
Seattle, Washington

Sandeep Krishnan, MBBS, PhD
Fellow in Therapeutic Endoscopy
Mount Sinai Medical Center
New York, New York

James Y.W. Lau, MD
Professor of Surgery
Chinese University of Hong Kong
Shatin, NT, Hong Kong SAR
The People's Republic of China

Yuk Tong Lee, MD, FRCP
Honorary Clinical Associate Professor
Departments of Medicine & Therapeutics
Prince of Wales Hospital
Chinese University of Hong Kong
Shatin, NT, Hong Kong SAR
The People's Republic of China

Glen Lehman, MD
Professor of Medicine and Radiology
Pancreatico-Biliary Endoscopy
Digestive and Liver Disorders
Indiana University Health, University Hospital
Indianapolis, Indiana

Joseph W. Leung, MD
Professor, Division of Gastroenterology and
 Hepatology
Department of Internal Medicine
University of California, Davis
Sacramento, California

Michael J. Levy, MD
Professor of Medicine
Division of Gastroenterology and Hepatology
Mayo Clinic
Rochester, Minnesota

Simon K. Lo, MD
Director, Pancreatic and Biliary Diseases Program
Director, GI Endoscopy
Clinical Professor of Medicine
Division of Digestive Diseases
Cedars-Sinai Medical Center
Los Angeles, California

Juergen Maiss, MD
Assistant Professor of Medicine
Department of Medicine 1, University of Erlangen/Nuremberg
Erlangen, Germany
Gastroenterology Associates Dr. Kerzel/Dr. Maiss
Forchheim, Germany

John T. Maple, DO
Director of Interventional Endoscopy
Assistant Professor of Medicine
Division of Digestive Diseases and Nutrition
University of Oklahoma Health Sciences Center
Oklahoma City, Oklahoma

Alberto Mariani, MD
Division of Gastroenterology
Vita-Salute San Raffaele University
Scientific Institute San Raffaele
Milan, Italy

Ayaz Matin, MD
Attending Gastroenterologist
St. Luke's University Hospital
Bethlehem, Pennsylvania

Gary May, MD
Division of Gastroenterology
St. Michael's Hospital
Toronto, Ontario, Canada

Lee McHenry, MD
Professor of Medicine
Pancreatico-Biliary Endoscopy
Digestive and Liver Disorders
Indiana University Health, University Hospital
Indianapolis, Indiana

Desiree E. Morgan, MD, FSCBTMR
Professor of Radiology
Abdominal Imaging Section
Chief, GI
University of Alabama at Birmingham
Birmingham, Alabama

Miguel Muñoz-Navas, MD, PhD
Professor of Medicine, School of Medicine
Director of the Digestive Department and Endoscopy Unit
University of Navarra and the University of Navarra Clinic
Pamplona, Spain

Claudio Navarrete, MD
Chairman and Professor
The Latin American Gastrointestinal Endoscopy Training Center
Clinica Alemana
Santiago, Chile

Francisca Navarrete, MD
Fellow, Endoscopic Surgery
The Latin American Gastrointestinal Endoscopy Training Center
Clinica Alemana
Santiago, Chile

Horst Neuhaus, MD
Professor of Medicine
Head, Department of Internal Medicine
Evangelisches Krankenhaus Dusseldorf
Teaching Hospital of the University of Düsseldorf
Düsseldorf, Germany

Catherine B. Ngo, MD
Gastroenterologist
Saddleback Medical Group, Inc.
Laguna Hills, California

Ian D. Norton, MBBS, PhD, FRACP, FASGE
Director of Endoscopy
Royal North Shore Hospital
Sydney, Australia

Jose Pinhata Otoch, MD, PhD
Associate Professor of Surgery
University of Sao Paulo
Sao Paulo, Brazil

Bret T. Petersen, MD
Professor of Medicine
Mayo College of Medicine & Mayo Clinic
Rochester, Minnesota

Douglas Pleskow, MD, AGAF, FASGE
Associate Clinical Professor of Medicine
Harvard Medical School
Co-Director of Endoscopy
Beth Israel Deaconess Medical Center
Boston, Massachusetts

Anoop Prabhu, MD
Gastroenterologist
Division of Gastroenterology
Department of Internal Medicine
University of Michigan School of Medicine
Ann Arbor, Michigan

G. Venkat Rao, MS, MAMS, FRCS
Asian Institute of Gastroenterology
Hyderabad, India

Nageshwar Reddy, MD, DM, FRCP, FAMS
Director and Chief Gastroenterologist
Asian Institute of Gastroenterology
Hyderabad, India

Andrew Ross, MD
Director, Therapeutic Endoscopy Center of Excellence
Digestive Disease Institute
Virginia Mason Medical Center
Seattle, Washington

Ara B. Sahakian, MD
Clinical Instructor of Medicine
Section of Digestive Diseases
Yale University School of Medicine
New Haven, Connecticut

Savreet Sarkaria, MD
Division of Gastroenterology and Hepatology
Weill Cornell Medical College
New York, New York

Beth Schueler, PhD
Associate Professor
Department of Radiology
Medical Physics Division
Mayo Clinic Rochester
Rochester, Minnesota

Dong Wan Seo, MD, PhD
Professor
Department of Gastroenterology
University of Ulsan College of Medicine
Asan Medical Center
Seoul, Korea

Pari Shah, MD
Assistant Attending Physician
Gastroenterology and Nutrition Service
Memorial Sloan-Kettering Cancer Center
New York, New York

Raj J. Shah, MD, FASGE, AGAF
Associate Professor of Medicine
University of Colorado School of Medicine
Division of Gastroenterology and Hepatology
Director, Pancreaticobiliary Services
Co-Director, Endoscopy Lab
University of Colorado Anschutz Medical
  Campus
Aurora, Colorado

Stuart Sherman, MD
Professor of Medicine and Radiology
Glen Lehman Professor in Gastroenterology
Division of Gastroenterology/Hepatology
Indiana University Medical Center
Indianapolis, Indiana

Chan Sup Shim, MD, PhD, AGAF, FASGE
Professor of Medicine
Director of Digestive Disease Center
Konkuk University Medical Center
Seoul, Korea

Adam Slivka, MD
Professor of Medicine
Associate Chief, Clinical Services,
Division of Gastroenterology, Hepatology &
  Nutrition
University of Pittsburgh School of Medicine
Pittsburgh, Pennsylvania

Geoffrey Spencer, MD
Gastroenterologist
Good Samaritan Hospital
San Jose, California

Joseph Sung, MD, PhD
Mok Hing Yiu Professor of Medicine
President and Vice Chancellor
The Chinese University of Hong Kong
Shatin, Hong Kong

Damien Tan, MD
Division of Gastroenterology/Hepatology
Department of Medicine
Indiana University Medical Center
Indianapolis, Indiana

Paul R. Tarnasky, MD
Digestive Health Associates of Texas
Program Director, Gastroenterology
Methodist Dallas Medical Center
Dallas, Texas

Félix Ignacio Téllez Ávila, MD, MSc
Endoscopy Department
Instituto Nacional de Ciencias
  Médicas y Nutrición Salvador Zubirán
Mexico City, Mexico

Pier Alberto Testoni, MD
Associate Professor, Gastroenterology
Head, Division of Gastroenterology and
  Gastrointestinal Endoscopy
Vita-Salute San Raffaele University
Scientific Institute San Raffaele
Milan, Italy

Mark Topazian, MD
Professor of Medicine
Division of Gastroenterology & Hepatology
Mayo Clinic
Rochester, Minnesota

Eduardo Valdivieso, MD
Fellow, Endoscopic Surgery
The Latin American Gastrointestinal Endoscopy
  Training Center
Clinica Alemana
Santiago, Chile

Juan J. Vila, MD
Assistant Professor of Medicine
Endoscopy Unit, Gastroenterology Department
Complejo Hospitalario de Navarra
Pamplona, Spain

Won Jae Yoon, MD
Research Fellow
Gastrointestinal Unit
Massachusetts General Hospital
Boston, Massachusetts

Sumário

Seção I Tópicos Gerais 1

1 Quatro Décadas – A História da CPRE 2
   Lee McHenry ▪ Glen Lehman

2 A Sala de CPRE 10
   Steven A. Edmundowicz

3 Assuntos Radiológicos e Segurança da Radiação durante CPRE 16
   Desiree E. Morgan ▪ Beth Schueler

4 Endoscópios, Fios-Guias e Acessórios 32
   Sushil K. Ahlawat ▪ Firas H. Al-Kawas

5 Sedação em CPRE 46
   Gregory A. Coté

6 Indicações e Contraindicações da CPRE 51
   John Baillie

7 Efeitos Adversos da CPRE – Predição, Prevenção e Tratamento 57
   Martin L. Freeman

8 Treinamento em CPRE 66
   Juergen Hochberger ▪ Juergen Maiss ▪ Todd H. Baron

9 Preparação para CPRE 73
   John T. Maple

10 Princípios de Eletrocirurgia 80
    Petros Benias ▪ David Carr-Locke

11 Questões de Qualidade e Medidas na CPRE 85
    Amer A. Alkhabit ▪ Douglas O. Faigel

12 Questões Médico-Legais na CPRE 92
    Peter Cotton ▪ James T. Frakes

Seção II Técnicas 103

13 Canulação da Papila Maior 104
    Michael J. Bourke

14 Papilotomia de Acesso (Pré-Corte) 116
    Paul Kortan ▪ Gary May

15 Manometria do Esfíncter de Oddi 124
    Evan L. Fogel

16 Esfincterotomia Biliar 129
    Horst Neuhaus

17 Dilatação com Balão da Papila Nativa e Pós-Esfincterotomia 139
    Chan-Sup Shim

18 Extração de Cálculos 152
    Catherine B. Ngo ▪ Joseph W. Leung

19 Esfincterotomia Pancreática 166
    Jonathan M. Buscaglia ▪ Anthony N. Kalloo

20 Canulação e Esfincterotomia da Papila Menor 178
    Pier Alberto Testoni ▪ Alberto Mariani

21 *Stents* Plásticos Pancreaticobiliares e Drenos Nasopancreaticobiliares – Conceitos e Técnicas de Inserção 188
    Todd H. Baron

22 Inserção de *Stent* Metálico Biliar 200
    Brintha K. Enestvedt ▪ Gregory G. Ginsberg

23 Remoção de *Stent* Pancreaticobiliar – Migrado e Não Migrado 212
    Everson L.A. Artifon ▪ Juan J. Vila ▪ Jose Pinhata Otoch

24 Papilectomia e Ampulectomia 222
    Shayan Irani ▪ Richard A. Kozarek

25 Pancreatoscopia 234
    Tadashi Kodama ▪ Tatsuya Koshitani

26 Colangioscopia 243
    Peter B. Kelsey ▪ Takao Itoi ▪ Raj J. Shah

27 CPRE em Crianças 254
    Victor L. Fox

28 CPRE na Gravidez 264
    Ara B. Sahakian ▪ Priya A. Jamidar

29 CPRE em Anatomia Cirurgicamente Alterada 270
    Simon K. Lo

30 Drenagem Biliar Guiada por Ultrassonografia Endoscópica 289
    Marc Giovannini ▪ Erwan Bories ▪ Félix Ignacio Téllez-Ávila

31 Acesso ao Ducto Pancreático com Auxílio de Ultrassonografia Endoscópica 294
    Larissa L. Fujii ▪ Michael J. Levy

Seção III Abordagem dos Problemas Clínicos 301

32 *Pancreas Divisum*, Cistos Biliares e Outras Anomalias Congênitas 302
    Mark Topazian

33 Estratégias para Ducto Biliar Dilatado e Pneumobilia 313
    Pari Shah ▪ Geoffrey Spencer ▪ Michael L. Kochman

34 Ducto Pancreático Dilatado 323
    Michelle A. Anderson ▪ Anoop Prabhu

35 **Neoplasia Ampular** 330
Paul Fockens ■ Ian D. Norton

36 **Obstrução Distal Biliar Maligna** 342
Sandeep Krishnan ■ Douglas Pleskow

37 **Obstrução Biliar Maligna do Hilo e Ductos Biliares Proximais** 356
Savreet Sarkaria ■ Michel Kahaleh

38 **Estenose Biliar Indeterminada** 365
Bret T. Petersen

39 **Obstruções Biliar e Duodenal Combinadas** 378
Kathryn R. Byrne ■ Douglas G. Adler

40 **Estenoses Biliares Benignas** 383
Guido Costamagna ■ Ivo Boskoshi ■ Pietro Familiari

41 **Eventos Adversos da Cirurgia Biliar Incluindo Transplante de Fígado** 389
Claudio Navarrete ■ Francisca Navarrete
Jaquelina M. Gobelet ■ Eduardo Valdivieso
Miguel Muñoz-Navas

42 **CPRE para Eventos Adversos Agudos e Crônicos da Cirurgia do Pâncreas e Trauma Pancreático** 402
Prabhleen Chahal ■ Todd H. Baron

43 **Coledocolitíase** 410
James Y.W. Lau ■ Yuk Tong Lee ■ Joseph Sung

44 **Dor Pancreaticobiliar e Suspeita de Disfunção do Esfíncter de Oddi** 419
Paul R. Tarnasky ■ Robert H. Hawes

45 **Colangite Esclerosante** 430
Jawad Ahmad ■ Adam Slivka

46 **Infestações Parasitárias Tropicais** 437
Naheshwar Reddy ■ G. Venkat Rao ■ Rupa Banernjee

47 **Colangite Piogênica Recorrente** 442
Dong Wan Seo ■ Khean Lee Goh

48 **Lesões Císticas do Pâncreas** 453
Won Jase Yoon ■ William R. Brugge

49 **Pancreatite Aguda de Etiologia Desconhecida** 460
Darmien Tan ■ Stuart Sherman

50 **Intervenção Biliar na Pancreatite Aguda por Cálculo Vesicular** 474
Ayaz Matin ■ David L. Carr-Locke

51 **Intervenções Pancreáticas na Pancreatite Aguda – Ascite, Fístulas, Extravasamentos e Outras Rupturas** 482
Andrew Ross ■ Richard A. Kozarek

52 **Pancreatite Crônica – Cálculos e Estenoses** 492
Jacques Devière

53 **Drenagem Endoscópica dos Pseudocistos Pancreáticos, Abscessos e Necrose Loculada** 500
Todd H. Baron

Índice Remissivo 513

Seção I

Tópicos Gerais

Capítulo 1

Quatro Décadas – A História da CPRE

Lee McHenry • Glen Lehman

A colangiopancreatografia retrógrada endoscópica (CPRE) constituiu um notável avanço tecnológico durante os últimos 40 anos no campo da endoscopia gastrointestinal e redefiniu as condutas clínica e cirúrgica frente aos pacientes com doenças pancreáticas e do trato biliar. Desde a sua criação, em 1968, a comunidade médica testemunhou importantes realizações pelos pioneiros em endoscopia que, incrementalmente, fizeram avançar as técnicas de CPRE da sua infância à maturidade. A "infância" da CPRE focalizou-se em diagnóstico, a "adolescência", na terapia de doenças comuns do trato biliar, como cálculos das vias biliares e estenoses malignas, a "idade adulta jovem", na endoterapia pancreática e prevenção da pancreatite pós-CPRE (PEP), e a atual "idade adulta madura", no refinamento continuado de técnicas para tornar a CPRE mais segura e mais efetiva. Numerosos pioneiros no campo da CPRE desempenharam papéis no desenvolvimento de novas técnicas e nova instrumentação, técnicas inovadoras de ponta para reduzir eventos adversos, e treinaram gerações de endoscopistas para efetuarem CPRE segura. Nós agora atingimos um marco de 40 anos na CPRE e podemos olhar para trás e rememorar uma jornada excitante e agradável, repleta de inovação entusiástica que beneficiou tantos pacientes (**Quadros 1.1 e 1.2**). Seria necessário um livro inteiro para incorporar todas as contribuições importantes trazidas pelos muitos clínicos de CPRE ao longo dos últimos 40 anos. Nós nos desculpamos antecipadamente perante a omissão de quaisquer indivíduos deste breve sumário da história da CPRE.

CPRE na sua Infância

Em 1920, as primeiras imagens das vias biliares foram realizadas pelos cirurgiões, Evarts Graham e Warren Cole, com o uso de fenolftaleína iodada administrada intravenosamente que era seletivamente excretada na bile e registrada radiograficamente. Colecistografia oral e colangiografia percutânea com agulha fina "Chiba" foram desenvolvidas, subsequentemente, para melhorar a visualização do ducto colédoco.[1,2] O que desafiava o médico era uma técnica não operatória para ver imagens do ducto pancreático. Em 1965, dois radiologistas inovadores, Rabinov e Simon,[3] moldaram um cateter flexível que era inserido por um cateter-cesta peroral. A parede duodenal medial foi "arranhada às cegas" com a extremidade do cateter e resultou no primeiro pancreatograma sem cirurgia (**Fig. 1.1**). Em oito tentativas, Rabinov e Simons obtiveram um pancreatograma interpretável em dois pacientes. O endoscopista gastrointestinal, então, entrou na arena. William McCune e seus colegas cirurgiões da Universidade George Washington (Washington, D.C.) receberam o crédito pelo primeiro relato de canulação endoscópica da ampola de Vater em pacientes vivos.[4] McCune usou um duodenoscópio Eder de fibra óptica (Eder Instrument Company, Chicago), que (o qual) tinha uma lente lateral para frente e um manguito tipo endotraqueal, colocado sobre o escópio imediatamente atrás da lente. O balão era inflado e desinflado para adequar a distância para visualização da mucosa. McCune afixou um tubo plástico de pequeno diâmetro que servia como um trato para o endoscópio e podia abrigar uma cânula dobrável. A cânula era avançada para a papila duodenal maior sob direcionamento endoscópico. A taxa de sucesso de canulação de McCune era de, apenas, 25% (50% entubação duodenal e 50% contrastação do ducto pancreático) no seu relatório de 50 pacientes. Na sua discussão da primeira série descrita, McCune afirmou: "Qualquer um que olhe através de um destes instrumentos tem que possuir 2 características da personalidade. Primeira, ele tem que ser honesto, e segunda, você precisa ter uma persistência cega e eterna, dia e noite. A CPRE nascera, e lentamente cresceu para uma técnica estabelecida em virtude da honestidade e persistência dos pioneiros endoscopistas.

Em março de 1969, no Japão, Oi (**Fig. 1.2**) e colegas – em estreita colaboração com as corporações Machida (Machida Endoscope, Ltd., Tóquio) e Olympus (Olympus Optical Co., Ltd., Tóquio) – desenvolveram um duodenoscópio de fibra óptica de visão lateral com um canal e uma alavanca elevadora para capacitar a manipulação da cânula. Inicialmente, Oi conseguiu visualizar a ampola em cerca da metade de 105 casos.[5] Em um relatório subsequente, Oi reportou a canulação da papila em 41 de 53 pacientes (71%) sem morbidade importante.[6] Em 1972, Jack Vennes e Steven Silvis, da Universidade de Minnesota, publicaram a experiência nas suas primeiras 80 tentativas de canulação dos ductos colédoco e pancreático, preparando o caminho para aceitabilidade na selva endoscópica americana (**Tabela 1.1**).[7,8] Durante os 5 anos seguintes, pioneiros com os nomes Safrany, Cotton, Geenen, Siegel, Classen e Demling e os grupos japoneses (**Fig. 1.3**) abraçaram a nova técnica e descreveram os sucessos (índices de canulação > 90%) (**Fig. 1.4**), as deficiências (PEP), as *nuances* (variedade de tipos de cânulas, ângulos de canulação) e a aplicação prática da CPRE na nossa compreensão das doenças biliares e pancreáticas.[9-15] Mas o que poderíamos nós como endoscopistas fazer com este conhecimento recém-encontrado?

Simultaneamente, em 1973, em regiões separadas do globo, investigadores de CPRE conceberam o conceito de uma aplicação terapêutica da CPRE. O esfíncter da papila intacta servia como uma barreira ao refluxo de conteúdo duodenal para dentro do ducto colédoco e do ducto pancreático e constituía um impedimento à

Capítulo 1 – Quatro Décadas – A História da CPRE

Quadro 1.1 História da CPRE: Quatro Décadas, Década por Década

Anos 1970: Diagnóstico e Terapêutica
- Localização da ampola
- Canulações biliar e pancreática
- Interpretação da colangiografia e pancreatografia, identificação da patologia
- Primeiros relatos de esfincterotomia biliar
- Desenvolvimento de instrumentos: balão extrator para cálculos de colédoco e colocação de *stent*

Anos 1980: Refinamento e Descrição
- Refinamento de acessórios, aperfeiçoamentos em imagens radiográficas
- Descrição de eventos adversos da esfincterotomia
- Colocação de *stent* biliar em icterícia obstrutiva e mudança da cirurgia paliativa
- Introdução do lema de ensino: "ver é acreditar"
- Aceitação da CPRE pela comunidade médica
  - Tratamento de cálculos do ducto colédoco (CDB) muda da cirurgia para endoscopia
- Treinamento em CPRE ganha seu início para médicos e enfermeiras de CPRE
  - Números limiares básicos de competência

Anos 1990: Treinamento e Expansão da Terapêutica
- Mais ênfase em treinamento avançado
- Fotografia e videografia endoscópicas: compartilhamento de imagens com outras pessoas
- Médicos que encaminham, pacientes e indústria
- Comparação entre procedimentos
- Ensino e treinamento
- "Apresentações em teatro" da CPRE
- Terapia de doenças pancreáticas: pancreatite crônica, pseudocistos e necrose
- Era da colecistectomia laparoscópica e lesões das vias biliares
- Esfincterotomia mais segura: alças de monofilamento e corrente misturada regulada por computador
- *Stent* metálicoss autoexpansíveis
- Técnicas pancreaticobiliares complementares desenvolvidas
  - EUS e MRCP (ultrassonografia endoscópica e colangiorressonância magnética)

Anos 2000: Prevenção, Pulverização e Doenças Pancreáticas Peculiares
- *Stents* pancreáticos e agentes farmacológicos para prevenção de pancreatite
- Técnicas aperfeiçoadas para extração de grandes cálculos de colédoco
  - Dilatação papilar com balão
  - Sistema operador único para litotripsia intraductal
- Reconhecidas a neoplasia mucinosa papilar intraductal (IPMN) e a pancreatite autoimune (AIP)
- Cursos práticos "hands-on"
- Interface terapêutica da EUS e a CPRE

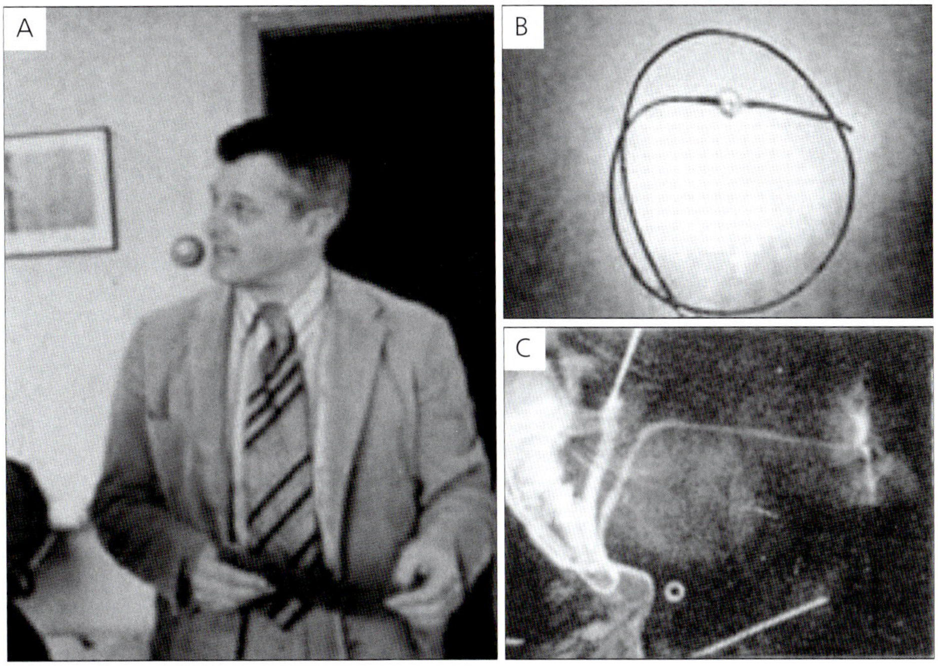

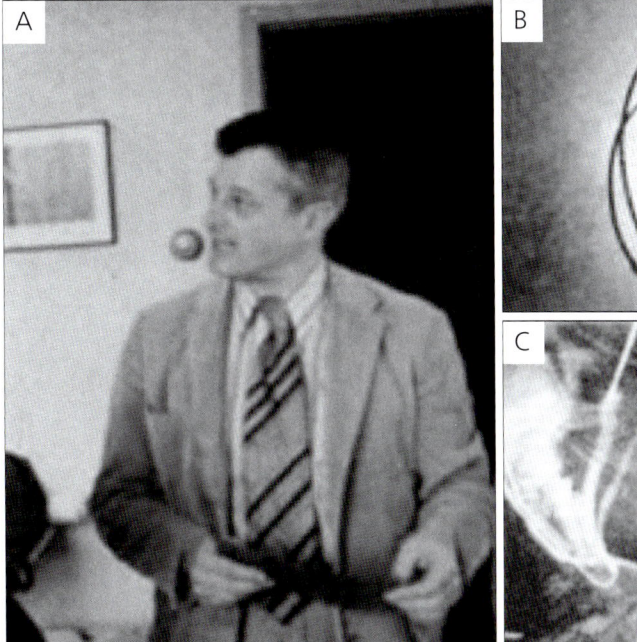

Fig. 1.1 Em 1965, dois radiologistas inovadores, Rabinov (**A**) e Simon, da Universidade de Chicago, criaram um cateter dobrável (**B**) que era inserido por um cateter-cesta peroral. A parede duodenal medial era "arranhada às cegas" com a extremidade do cateter, e o primeiro pancreatograma foi obtido com sucesso sem cirurgia (**C**). Em oito tentativas, Rabinov e Simon tiveram sucesso em obter um pancreatograma interpretável em dois pacientes.

remoção de cálculos do colédoco. Demling e Classen, em Erlangen, Alemanha, e Kawai, em Quioto, Japão (**Fig. 1.5**), desenvolveram independentemente técnicas similares para fender o esfíncter. Demling e Classen desenvolveram uma alça de diatermia de alta frequência, o explorador de Demling-Classen, consistindo em um cateter de Teflon com um fio de aço fino que podia ser projetado para criar uma "corda de arco" que seccionaria o músculo papilar (**Fig. 1.6**).[15-17] Seguiram-se experimentos em cães e demonstraram que uma papilotomia podia ser efetuada com segurança sem sangramento ou perfuração. Um benefício adicional do explorador de Demling-Classen foi que o contraste podia ser instilado, enquanto o cateter estava no lugar. Kawai, no Japão, desenvolveu um aparelho de papilotomia consistindo em duas lâminas separadas de diatermia de 2 mm de comprimento que se salientavam da ponta do cateter e podiam ser usadas para cortar o esfíncter papilar, similarmente à técnica com estilete dos dias atuais.[15] Este aparelho era particularmente útil em pacientes com cálculos impactados na papila. O explorador de Erlangen, em razão de uma redução no risco de perfuração, foi mais aceito no Ocidente, e nasceu a esfincterotomia como uma técnica. A preocupação inicial com retração cicatricial pós-esfincterotomia foi postulada, mas a incidência infrequente foi constatada. A primeira aplicação terapêutica da CPRE, com riscos inerentes bem relatados, foi gradualmente adotada pelos endoscopistas em todo o mundo. Cálculos de colédoco eram acuradamente diagnosticados ao tempo da colangiografia, esfincterotomia biliar era realizada, e os cálculos eram deixados no colédoco para serem eliminados por sua própria conta. Este problema clínico necessitava uma solução e, como é verdade com muitas técnicas endoscópicas, os elementos fundamentais para importantes avanços tecnológicos endoscópicos foram intensamente emprestados de outros campos (*i. e.*, urologia: tecnologia de cesta, *stent* e balão; radiologia: tecnologia de cateter e fio-guia; cardiologia: cateteres, *stents metálicos*. Para resolver o problema de remover os cálculos do ducto colédoco, em 1975, Zimmon *et al.*[18] em Nova York, descreveram a remoção de cálculos do colédoco com cateteres com balão em sua extremidade, uma técnica que expandiu ainda mais o arsenal terapêutico do endoscopista. Longos cateteres flexíveis com balão na extremidade, cateteres-cestas, pinças de apreender cálculos, e desintegradores endoscópicos a *laser* ou ultrassom foram miniaturizados para caber através do canal de trabalho do endoscópio, e a remoção de cálculos do colédoco não exigiu mais laparotomia e coledocotomia aberta.

Os anos 1970 foram uma época estimulante para CPRE, mas muitos médicos (gastroenterologistas e cirurgiões) preocupavam-se apropriadamente com os perigos do procedimento, particularmente pancreatite pós-CPRE (PEP), sangramento e sepse biliar. Em 1976, Bilbao *et al.*[19] pesquisaram, nos Estados Unidos, 402 proprietários de duodenoscópios de visão lateral que tinham coletivamente efetuado 10.435 CPREs. O procedimento falhou em 30% dos casos, eventos adversos ocorreram em

Quadro 1-2 Pontos Chaves

- Nos primeiros anos da CPRE nos 1970, pioneiros como McCune, Oi, Classen, Kawai, Cotton, Vennes, Silvis, Geenen e outros estabeleceram uma nova tecnologia.
- Colaboração estreita foi vital entre o endoscopista e a indústria para projetar nova instrumentação que levasse a taxas mais altas de canulização, esfincterotomia aperfeiçoada, técnicas mais efetivas de drenagem e resultados melhorados.
- Aqueles que primeiro adotaram CPRE foram autodidatas, e os que treinaram subsequentemente foram instruídos dentro do modelo de aprendizes. O treinamento se acelerou com a introdução da videoendoscopia. Qualificações mínimas para competência em CPRE foram precariamente definidas.
- A quarta década da CPRE enfatizou rigor científico com diversos estudos prospectivos baseados em evidência. Técnicas mais novas como colocação profilática de *stent* pancreático foram adotadas a fim de tornar a CPRE mais segura para os pacientes em alto risco de pancreatite pós-CPRE.

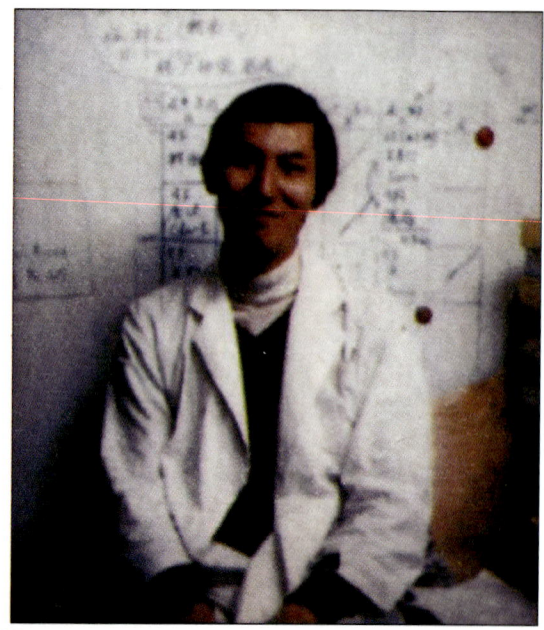

Fig. 1.2 Um ano depois de o Dr. William McCune ter efetuado com sucesso a primeira CPRE na Universidade George Washington, no Japão, o Dr. Itaru Oi, com seu chefe Dr. Takemoto realizaram colangiopancreatograma endoscópico (ECPG), como foi chamado, com um escópio Machida, em 1969.[5] O método usado foi quase o mesmo do Dr. McCune, usando um fibrogastroscópio prolongado. Em estreita colaboração com as corporações Machida e Olympus, Oi desenvolveu um duodenoscópio de fibra óptica de visão lateral com um canal e uma alavanca elevadora para possibilitar a manipulação da cânula.

Tabela 1.1 CPRE na Sua Infância: Taxas de Canulação por volta de 1972

Grupo	Total	Sucesso Global (%)*	Sucesso Pancreático Seletivo (%)	Sucesso Biliar Seletivo (%0)
Ogoshi	283	88		
Oi	310	81		
Kasugai	270	74		
Cremer	144	76	68	63
Cotton	132	83	78	73
Classen	541	86		
Safrany	145	94		
Vennes	80	75		

De: Cotton PB: Progress report: cannulation of the papilla of Vater by endoscopy and retrograde pancreatography (CPRE). *Gut* 1972;13:1014-1025.
*Definido geralmente como entrada em um dos dois ductos.

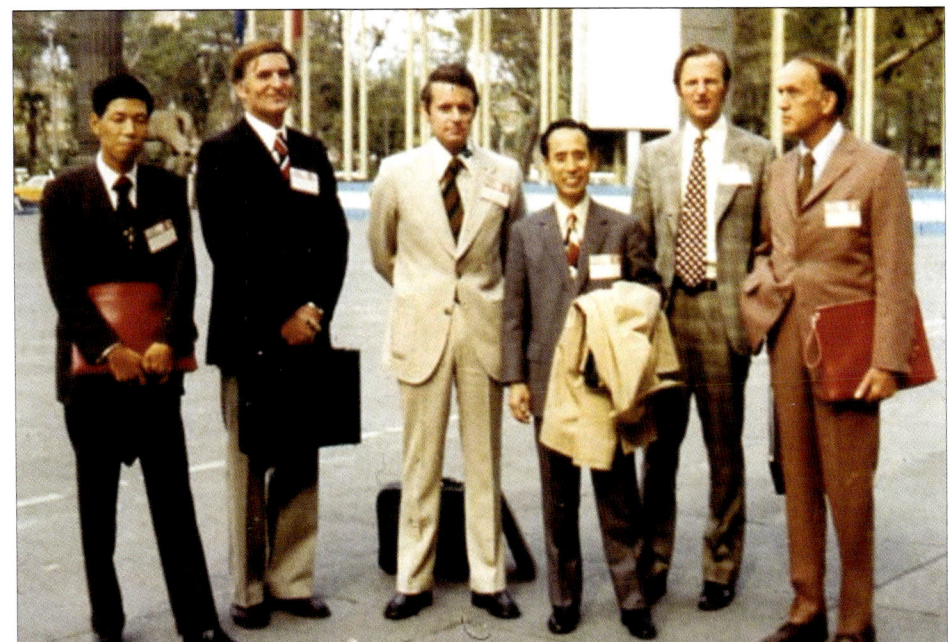

Fig. 1.3 CPRE na sua infância: Em 1974 no Congresso Mundial, na Cidade do México, os "Pioneiros da CPRE" chegaram a um acordo para denominar o procedimento CPRE em vez de ECPG (colangiopancreatograma endoscópico). *A partir da esquerda:* Kazuei Ogoshi (Japão), Laszlo Safrany (Hungria), Meinhard Classen (Alemanha), Tatsuzo Kasugai (Japão), Peter Cotton (Inglaterra) e Jack Vennes (Estados Unidos).

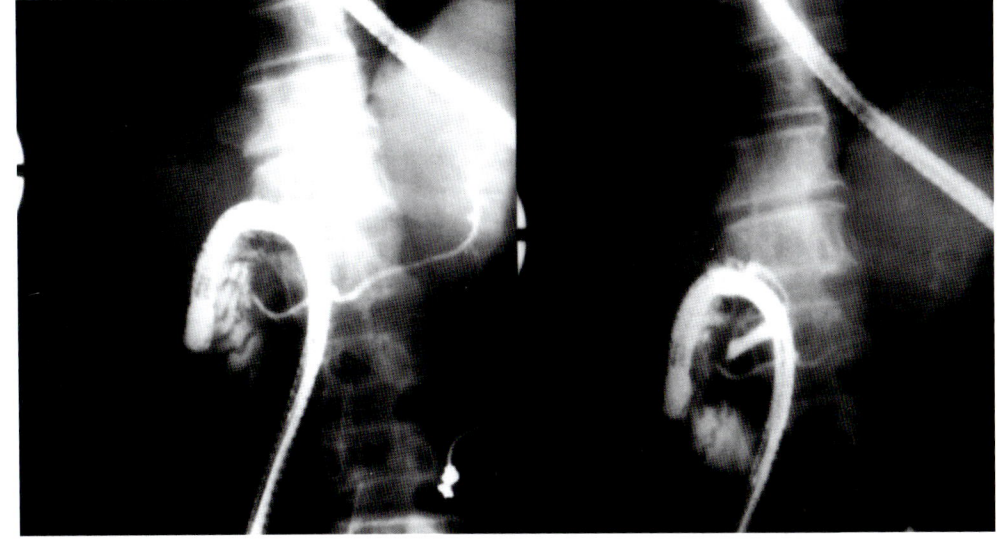

Fig. 1.4 Nos primeiros dias: Primeira CPRE pelo Dr. Ogoshi no Niigata Cancer Center Hospital, Japão, em 1970. Radiografias mostrando pancreatografia completa *(à esquerda)* e o colédoco distal *(à direita)*. Observar a posição de longo escópio para obter pancreatografia.

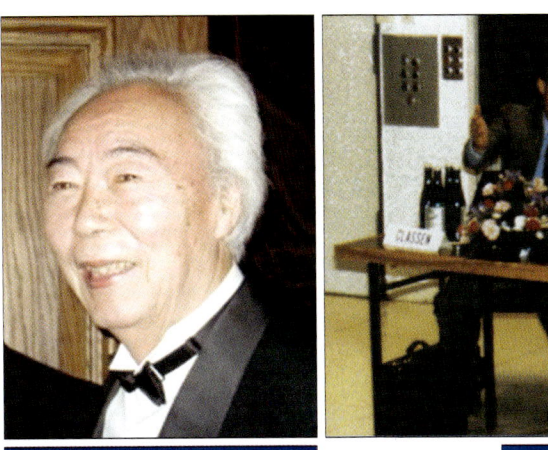

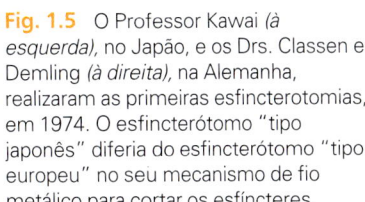

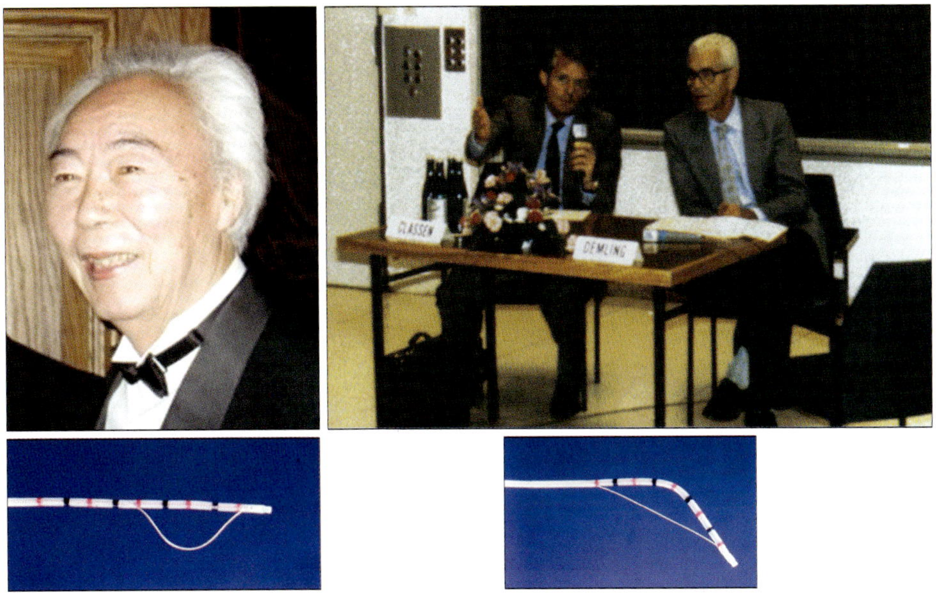

Fig. 1.5 O Professor Kawai *(à esquerda)*, no Japão, e os Drs. Classen e Demling *(à direita)*, na Alemanha, realizaram as primeiras esfincterotomias, em 1974. O esfincterótomo "tipo japonês" diferia do esfincterótomo "tipo europeu" no seu mecanismo de fio metálico para cortar os esfíncteres.

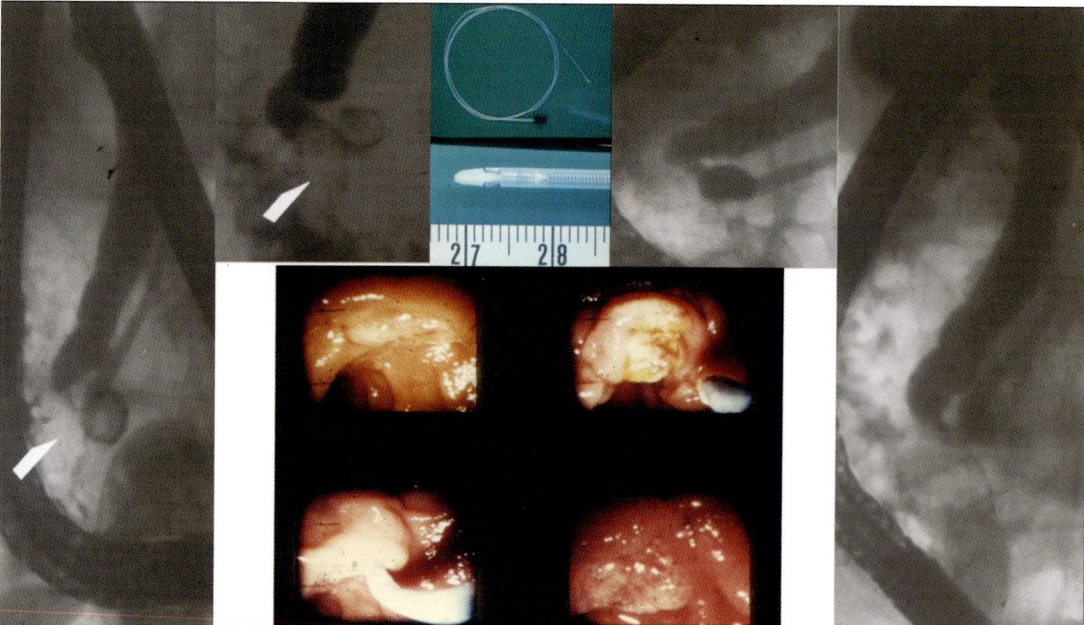

Fig. 1.6 As imagens endoscópicas e fluoroscópicas da primeira esfincterotomia efetuada pelos Drs. Nakajima e Kawai, em Quioto, Japão, em 1974. *No sentido horário a partir da esquerda:* As imagens fluoroscópicas à esquerda mostram o cálculo no colédoco distal *(seta)* com enchimento do colédoco acima. O cateter usado para canulação e esfincterotomia. À direita, o colangiograma e pancreatograma revelando ducto colédoco livre de defeito de enchimento. No meio e embaixo é notado o limitado campo de visão da papila duodenal à esquerda e a papila após esfincterotomia à direita.

3%, e morte ocorreu em 0,2%. Pancreatite foi associada à injeção dentro do ducto pancreático, e sepse com injeção dentro de um colédoco obstruído. A inexperiência levou a um aumento quádruplo na falha do procedimento (62%) e o dobro na taxa de eventos adversos (7%). CPRE era o procedimento com maior risco para o endoscopista, todavia foi gradualmente adotado, e os médicos que tinham vontade e perícia para executar CPRE avançaram rapidamente. Em retrospecto, a percepção da comunidade de gastroenterologia da alta incidência e substancial morbidade associadas à CPRE e o requisito absoluto de treinamento avançado e *expertise* antes de submeter pacientes a este procedimento potencialmente letal foram atenuados, minimizados e, inadequadamente, manejados. Isto deve servir como lembrete e uma lição para o futuro à medida que novos procedimentos endoscópicos forem introduzidos.

A obstrução maligna do colédoco propôs um problema ao endoscopista de CPRE, nos anos 1970. A canulação endoscópica do colédoco introduzia material de contraste carregado de bactérias para dentro de uma árvore biliar obstruída, e a esfincterotomia endoscópica, sozinha, não forneceria drenagem adequada, exceto nos cânceres mais distais do colédoco ou ampulares. Métodos trans-hepáticos percutâneos de drenagem biliar eram comumente empregados pré-operatoriamente em pacientes com icterícia profunda ou para paliação, e o primeiro relato de uma prótese interna no ducto colédoco dirigido por colangiografia trans-hepática percutânea (PTC) foi descrito por Burcharth, em 1974.[20] Em 1980 os grupos de CPRE, na Inglaterra (Laurence e Cotton)[21] e na Alemanha (Soehendra e Reynders-Frederix),[22] descreveram os primeiros casos de descompressão interna de obstrução biliar maligna pela colocação de endoprótese biliar dirigida por CPRE (**Fig. 1.7**). Os métodos iniciais dependeram de tecnologia "emprestada" e descreveram os usos de um dreno nasobiliar 7 Fr modelado a partir de um cateter angiográfico e *uma*

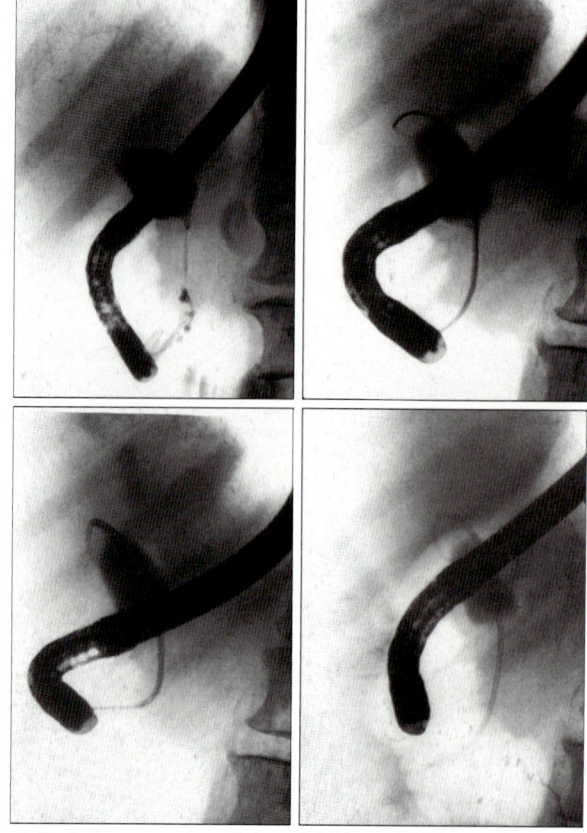

Fig. 1.7 A drenagem de colédoco dirigida por CPRE usando *stents* biliares foi introduzida, por Soehendra e Reynders-Frederix de Hamburgo, Alemanha, em 1979, aumentando o arsenal da CPRE terapêutica. A equipe usou um cateter angiográfico radiopaco de 7 Fr de 20 cm de comprimento com 12 furos laterais, inserido sobre um fio-guia com um único *pigtail* que permitia que ele se fixasse no interior do ducto colédoco.

prótese pigtail cortada de um cateter de Teflon 7 Fr. Durante os 30 anos seguintes, com a ajuda da indústria e talento, o desenho da endoprótese biliar continuou a avançar da mesa de retaguarda do artífice e endoscopista para a fabricação de precisão de *stents* de polietileno de múltiplos tamanhos e *stents* metálicos autoexpansíveis. A paliação da obstrução biliar maligna foi arrancada do cirurgião e radiologista e plantada para sempre nas mãos do endoscopista.

A Segunda Década

Durante os 10 anos seguintes, de 1980 a 1990, a medicina presenciou uma explosão no número de CPREs efetuadas em todo o mundo. Entretanto, esta explosão não ocorreu no vazio, e foi abastecida pela tecnologia, originando-se em outras disciplinas médicas, como radiologia, anestesia, patologia e cirurgia. Em 1979 o Prêmio Nobel de Medicina foi concedido conjuntamente a Godfrey N. Hounsfield (UK) e Allan McLeod Cormack (Tufts University, Medford/Somerville, Mass.) por inventarem independentemente o escâner de tomografia axial computadorizada (CAT). A avaliação do paciente com doença pancreaticobiliar foi transformada de exame físico, ultrassonografia e radiografias simples, em caracterização e localização precisas do problema em mãos, usando CPRE. Tratamento perioperatório e manejo anestésico aperfeiçoados tornaram a CPRE mais aceitável aos pacientes. A interpretação patológica de biópsias endoscópicas e avaliação citológica de escovados continuaram a se aperfeiçoar, com número de espécimes e experiência dos médicos aumentados, possibilitando que o diagnóstico tecidual fosse feito não operatoriamente. O papel do cirurgião evoluiu da exploração para diagnóstico, com sua morbidade e mortalidade inerentes, para uma operação terapêutica mais focalizada que conduziria a resultados melhores.

A indústria desempenhou um papel importante em colaboração estreita com os endoscopistas para desenhar e aperfeiçoar acessórios de CPRE, incluindo cânulas, esfincterótomos, e *stents* que levaram a mais terapias e resultados melhores para os pacientes. Companhias, como Wilson-Cook (agora Cook Endoscopy, Winston-Salem, N.C.), Olympus (Center Valley, Pa., e Tóquio), Bard (agora ConMed, Utica, N.Y.), Microvasive (agora Boston-Scientific, Natick, Mass.), e muitas outras forjaram relações sólidas, duradouras, com os pioneiros da CPRE, o que acelerou a inovação no campo (**Fig. 1.8**). Tanto os endoscopistas de CPRE quanto os pacientes se beneficiaram com o aumento das taxas de canulação, esfincterotomias aprimoradas e *stents* confiáveis. O território dos cálculos e malignidades do colédoco mudou dos cirurgiões para os endoscopistas. Um dos temas recorrentes nos avanços endoscópicos é a importância da colaboração estrita entre engenheiros e médicos para tentar resolver problemas clínicos.

A endoscopia de fibra óptica foi a plataforma dos endoscopistas de CPRE nos anos de 1970 e impôs um desafio para a execução e treinamento em CPRE (**Fig. 1.9**). A documentação dos achados endoscópicos era limitada em qualidade, uma vez que o acessório da cabeça da câmera fosse volumoso e, quando afixado, impedisse visualização em tempo real da imagem endoscópica. Para compartilhar a experiência da endoscopia, um aparelho de cabeçote de ensino podia ser conectado ao endoscópio e permitir que um segundo observador (um *trainee* em CPRE ou uma en-

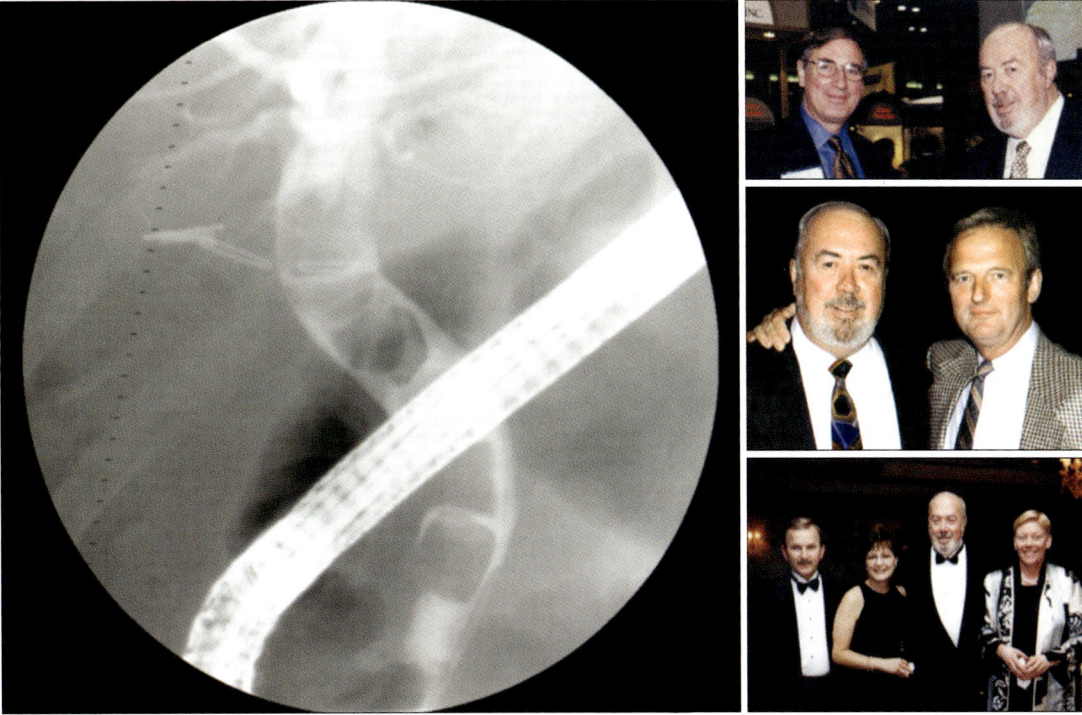

Fig. 1.8 As estritas relações que se desenvolveram ao longo dos anos entre a indústria e os médicos endoscopistas de CPRE abasteceram inovação e melhoraram o tratamento dos pacientes. O colangiograma à esquerda ilustra um caso difícil de grandes cálculos facetados no colédoco que, no passado, exigiram intervenção cirúrgica. Instrumentos foram desenvolvidos, incluindo endoscópios de CPRE de maior canal, esfincterótomos, cestas, litotriptores mecânicos, cateteres-balões de dilatação e colangioscópios através do endoscópio com capacidades de litotripsia. Cook Endoscopy, antes Wilson-Cook, ilustra uma das muitas relações estritas. Colaborações entusiásticas da medicina e a indústria em CPRE foram valiosas e também incluíram Olympus Corporation, Boston-Scientific, Con-Med, ERBE Corporation e muitas outras. *A partir de cima:* David Carr-Locke (Estados Unidos) e Don Wilson da Cook; Don Wilson e Peter Cotton (Estados Unidos); e Glen Lehman e sua mulher, Lana, com Don Wilson e sua mulher, Minda. *(Foto cortesia de Greg Skerven, Cook Medical.)*

fermeira de procedimento) visualizasse a imagem endoscópica. Os principais inconvenientes eram a divisão ao meio da luz transmitida pelas fibras à lente, possibilidade de apenas um observador no cabeçote de ensino, e limitação da enfermeira de CPRE a apenas uma das mãos com a qual manipular os acessórios de CPRE, enquanto segura o cabeçote de ensino com a outra. O primeiro videoendoscópio embutiu uma pequena câmera de televisão na extremidade do endoscópio (aparelho de dupla carga ou CCD) e se conectava a um computador capaz de transformar sinais eletrônicos em uma imagem reconhecível. Sivak e Fleischer,[23] nos Estados Unidos, e Classen e Phillip,[24] na Alamanha, descreveram suas primeiras experiências, em 1984. A videoendoscopia tinha transformado a experiência da CPRE do médico realizador, os *trainees* e as enfermeiras de CPRE em uma experiência mais dinâmica, menos solitária, e lançou o treinamento de CPRE para um novo nível (**Fig. 1.10**).

A Terceira Década

Na década de 1990 a 2000, diversas tecnologias de inovação em radiologia, endoscopia e cirurgia afetaram o tratamento de doenças pancreaticobiliares e o endoscopista de CPRE. Essas tecnologias floresceram e, afinal, transformaram as indicações da CPRE e um procedimento diagnóstico/terapêutico em um predominantemente terapêutico.[25] Esta transformação foi impulsionada em parte pela introdução da ressonância magnética (MRI) e da colangiorressonância magnética (MRCP) para visualizar os ductos biliares e pancreáticos de maneira não invasiva.[26,27] A ultrassonografia endoscópica (EUS), originalmente descrita, em 1980, por DiMagno *et al.*,[28] foi introduzida com o ecoendoscópio de escaneamento radial, que se tornou básico para cuidado clínico em fins dos 1980. A endossonografia linear se seguiu, em 1994, e teve a vantagem adicional do diagnóstico através da punção aspirativa com agulha fina. Colecistectomia laparoscópica foi efetuada pela primeira vez, em 1987, por Mouret (não publicado) e descrito, em 1989, na Europa por Dubois[29] e Perissat[30] e nos EUA por Reddick.[31] A colecistectomia laparoscópica transformou a prática da CPRE, com mais confiança nos endoscopistas para removerem cálculos de colédoco no pré e pós-operatório.[32]

CPRE no Novo Milênio

Na sua quarta década, a CPRE como procedimento endoscópico era amplamente disponível e praticada por muitos endoscopistas em quase todo hospital com mais de 50 leitos. Nas primeiras décadas da CPRE, a técnica foi adotada inicialmente com base na lógica e começou a crescer com base no sucesso da canulação e, eventualmente, sucesso terapêutico. Houve poucos estudos controlados, randomizados, fundamentados em resultados nos primeiros anos, em parte por causa da excitação e entusiasmo da inovação e a falta de financiamento (e aplicações do financiamento) para estudos endoscópicos. O crescimento da CPRE década por década foi em parte decorrene do refinamento constante das técnicas e da introdução de inovações (**Fig. 1.11**). No novo milênio, a "ciência da CPRE" se tornou o foco. Estudos científicos prospectivos floresceram durante a última década, incluindo estudos avaliando o papel da CPRE na pancreatite por cálculo biliar,[33] obstrução biliar maligna (drenagem endoscópica pré-operatória seguida por pancreaticoduodenectomia e pancreaticoduodenectomia sozinha),[34] disfunção do esfíncter de Oddi (ensaio EPISOD patrocinado pelos National Institutes of Health comparando terapia placebo à esfincterotomia dirigida manometricamente,[35] e estudos usando *stents* pancreáticos e agentes farmacológicos para prevenir pancreatite pós-CPRE.[36]

Com o benefício da visão retrospectiva, na história de 4 décadas da CPRE poderíamos propor a seguinte questão: Quais foram as deficiências da incorporação desta tecnologia à prática clí-

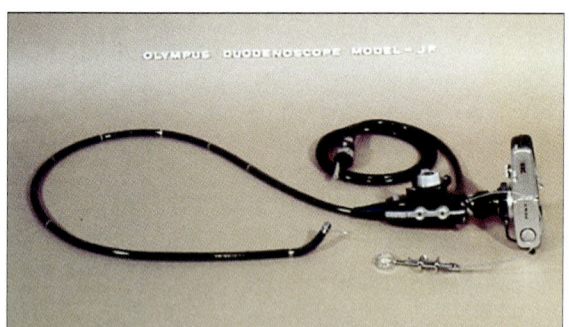

Fig. 1.9 A indústria desempenhou um papel central no campo da CPRE. O duodenoscópio Olympus modelo JF (aqui apresentado com a câmera afixada) foi introduzido em 1971. O duodenoscópio JF era de fibra óptica, tinha um ângulo de visão de 65° e era dotado de um elevador. O tamanho do canal era < 2 mm de diâmetro, limitando o tamanho dos cateteres que podiam ser usados e tornando problemática a aspiração em torno do cateter. (*Foto cortesia do Dr. David Barlow, Olympus Corporation.*)

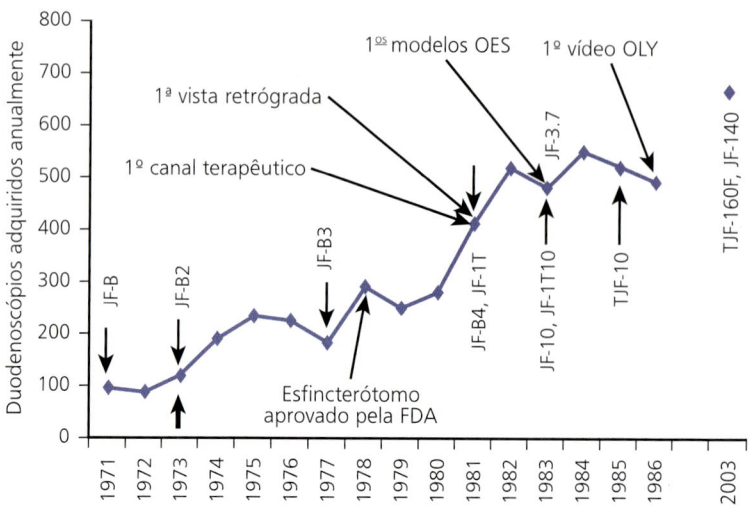

Fig. 1.10 Linha do tempo do duodenoscópio. A indústria de endoscópio, incluindo Olympus (ver **Fig. 1.9**), Pentax e Fujinon, trabalhou ombro a ombro com endoscopistas líderes de CPRE em todo o mundo para estimular inovação no campo da endoscopia pancreaticobiliar. O gráfico mostra as modificações do duodenoscópio de 1973 a 2003. (*Cortesia Dr. David Barlow, Olympus Corporation.*)

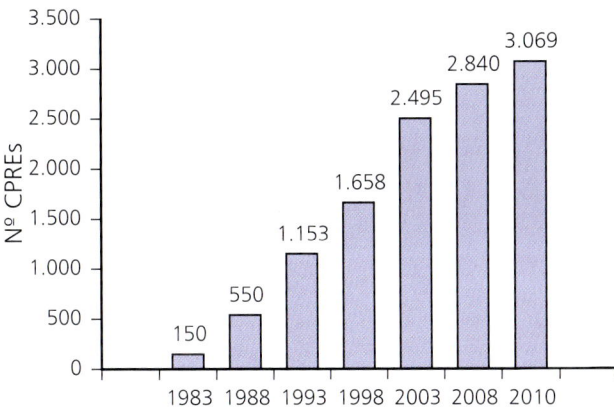

Fig. 1.11 Volume de casos de CPRE ao longo de 25 anos na Divisão de Gastroenterologia da Universidade de Indiana.

nica padrão? Os riscos da CPRE foram insuficientemente reconhecidos e insuficientemente descritos, particularmente no que se refere à pancreatite e perfuração.[37] A identificação do subgrupo de pacientes em maior risco de pancreatite pós-CPRE não foi abordada rigorosamente até a terceira década por Freeman *et al.*, em 2001.[38] Consentimento informado para CPRE era superficial, e em muitos casos a completa revelação dos riscos e a potencial gravidade de eventos adversos não eram fornecidas aos pacientes. Autotreinamento era a norma na primeira década da CPRE, mas programas de treinamento avançado se tornaram disponíveis mais facilmente. Mesmo, em 1996, o Currículo Central de Gastroenterologia do Conselho de Liderança em Gastroenterologia (esforço conjunto da Associação Americana para o Estudo das Doenças do Fígado [AASLD], Colégio Americano de Gastroenterologia [ACG], Associação Gastroenterológica Americana [AGA] e Sociedade Americana de Endoscopia Gastrointestinal [ASGE]) não mencionava um número específico de CPREs necessárias para avaliar a competência. Uma diretriz inicial da ASGE recomendou 100 procedimentos de CPRE (75 diagnósticos e 25 terapêuticos) como o número mínimo exigido antes que se pudesse avaliar competência. O número limiar ainda permanece incerto, com sugestões de que 180 procedimentos são necessários. O volume anual de CPREs não foi estabelecido para guiar as agências de credenciamento.

Uma "migração" dos procedimentos de CPRE complicados, de alto risco, para centros de referência é refletida no número de CPREs executadas na nossa instituição durante os últimos 15 anos (**Fig. 1.11**). Oportunidades de treinamento *hands-on* para gastroenterologistas na clínica a fim de melhorarem a perícia em CPRE são escassas, e ainda não estão disponíveis simuladores de CPRE em vida real.

O Futuro da CPRE

Quando olhamos para trás na história da CPRE, podemos aproveitar para especular sobre CPRE no futuro. Câmeras de cápsulas e câmeras dirigidas a distância podem complementar ou substituir a gastroscopia, enteroscopia e colonoscopia, mas nós prevemos que a canulação endoscópica do sistema pancreaticobiliar permanecerá sendo o padrão. Aperfeiçoamentos com CCDs, coledoscópios de pequeno diâmetro e pancreatoscópios são ansiosamente aguardados e devem logo se tornar uma realidade prática. Entretanto, ótima visão, ampla dirigibilidade e durabilidade permanecem como desafios. A manipulação de endoscópios sem serem movidos pelas mãos, similar à cirurgia robótico-assistida, é prevista com as vantagens de reduzir a fadiga do endoscopista, melhorar a capacidade de treinar endoscopistas, e movimentos mais refinados dos acessórios. O diagnóstico de tumor pancreaticobiliar e amostragem tecidual indubitavelmente melhorarão com aperfeiçoamentos na endoscopia intraductal. A triagem endoscópica de câncer de pâncreas em grupos de alto risco pode tornar-se uma realidade. Tratamento de pancreatite poder beneficiar-se com um papel endoscópico mais definido. Dissolução de cálculos pancreáticos intraductais pode ser possível com o auxílio de cateteres colocados endoscopicamente. O estudo do suco pancreático pode fornecer preditores de pancreatite recorrente, risco de câncer de pâncreas e resposta à quimioterapia. É necessária a continuidade do esforço para tornar a CPRE mais segura e mais efetiva. Programas de treinamento avançado precisam assegurar que os endoscopistas de CPRE sejam adequadamente treinados e peritos na realização deste procedimento.

Agradecimentos

Agradecemos ao Dr. Peter Cotton da Medical University of South Carolina; Dr. Kenjiro Yasuda de Quioto, Japão; Dr. David Barlow da Olympus America; e Sr. Greg Skerven da Cook Medical pelas generosas contribuições fotográficas.

A lista de referências deste capítulo pode ser encontrada em www.revinter.com.br/online/referencias-baron.pdf

Capítulo 2

A Sala de CPRE

Steven A. Edmundowicz

A sala de colangiopancreatografia retrógrada endoscópica (CPRE) pode variar desde muito básica ao estado-da-arte. Embora pequenos centros com baixos volumes de CPRE possam manejar adequadamente sua carga de casos efetuando CPRE em centros de radiologia ou cirúrgicos, a maioria dos centros que realizam grande volume de CPRE possuem salas dedicadas de CPRE desenhadas dentro da unidade de endoscopia. Uma sala de CPRE básica necessita de uma unidade de fluoroscopia de qualidade com capacidade de imagem imóvel em adição ao equipamento endoscópico. Inovações importantes no campo da endoscopia intervencionista conduziram ao desenvolvimento de salas intervencionistas de múltiplas finalidades com a capacidade de combinar ultrassonografia endoscópica (EUS), colangioscopia, pancreatoscopia, endomicroscopia confocal e outras intervenções com CPRE. Uma sala de CPRE bem projetada é necessária para acomodar esta expansão na complexidade da CPRE. Além disso, mudanças nas características de pacientes levaram à necessidade de ser capaz de executar CPRE em pacientes com obesidade mórbida e naqueles com anatomia alterada, usando instrumentos de enteroscopia profunda (ver Capítulo 29). Muitos centros fizeram uma transição para suporte de anestesia para todas as CPREs. O efeito cumulativo destas alterações na prática da CPRE conduziu a alterações substanciais no projeto da sala de CPRE, com a incorporação de nova tecnologia para beneficiar o paciente, endoscopistas e equipe aliada de profissionais de saúde.

Evolução da Sala de CPRE

A intenção básica da CPRE não se alterou. Visualização da ampola e canulação do sistema ductal desejado com imagens radiográficas de alta qualidade que guiem a terapia apropriada permanecem sendo o objetivo. Na grande maioria dos casos, equipamento básico para remover um cálculo biliar ou colocar um *stent* biliar é tudo que é necessário. O que mudou é a complexidade da CPRE, especialmente nos centros terciários. A necessidade de imagens radiográficas de alta qualidade para definir a patologia focal em pacientes com maiores índices de massa corpórea (BMIs) levou a equipamento de fluoroscopia digital modificado com resolução melhorada, exposição reduzida à radiação e a capacidade de funcionar continuamente durante procedimentos longos sem superaquecimento. O uso de sistemas de braço em C móveis ou fixos é frequentemente empregado para melhorar a visualização da árvore biliar pela mudança do plano de exame para pegar o perfil da bifurcação e o sistema ductal selecionado (ver Capítulo 3). Espaço adicional para equipamento suplementar para execução de manometria, colangioscopia, EUS (com *rendezvous*), litotripsia a *laser*, enteroscopia profunda e outras técnicas aumentaram os requisitos do tamanho da sala típica de CPRE. A necessidade de espaço para equipamento de anestesia aumentou ainda mais a área necessária à cabeceira do paciente. A epidemia de obesidade também levou muitos centros a modificarem sua abordagem no desenho da sala. O uso de sistemas fixos de fluoroscopia com mesas mais largas (≥ 75 cm) e limites aumentados de peso (≥ 200 kg) tornou-se a norma. O acesso à mesa de raios X com macas e leitos maiores exigiu projetos de salas com espaço adicional para estas situações (**Fig. 2.1**). A transferência do paciente sedado ou em recuperação da mesa de fluoroscopia para a maca ou leito pode ser difícil e é facilitada com pranchas deslizantes e acesso ao dorso da mesa de fluoroscopia. Todos estes fatores em combinação com a necessidade de usar e armazenar uma grande variedade de aparelhos em estrita proximidade ao endoscopista ampliaram o tamanho das salas de endoscopia intervencionista avançada bem projetadas para mais de 50 metros quadrados.

Pessoal para o Procedimento de CPRE

A equipe para procedimentos de CPRE é um fator importante em determinar o tamanho e esboço da sala de CPRE e permanece variável em todo o mundo. Tipicamente um endoscopista e um mínimo de dois assistentes são necessários para completar uma CPRE. O primeiro assistente (enfermeira ou técnico) fica em pé, adjacente ao endoscopista, e opera aparelhos, manipula fios-guia e executa outras manobras para facilitar a complementação do procedimento. Uma enfermeira registrada ou membro da equipe de anestesia fica posicionado à cabeceira do paciente e administra sedação moderada ou anestesia, enquanto monitora o estado de respiração e cardíaco do paciente durante todo o procedimento (ver Capítulo 5). Frequentemente um segundo assistente (enfermeira ou técnico) está na sala e ajuda na preparação de aparelhos para uso e para documentação das especificidades do procedimento. Em muitos contextos um técnico de radiologia também está presente. Isto cria um ambiente de trabalho estreito durante o procedimento com pelo menos três indivíduos reunidos em estreita proximidade à cabeceira do paciente. Um espaço de trabalho bem projetado torna esta proximidade tolerável, eficiente e mesmo apreciável.

Esboço da Sala

A chave de um desenho de sala bem-sucedido é a colaboração desde o início com os parceiros críticos que tornam a sala de CPRE funcional e benéfica a todas as partes. A contribuição colaborativa dos endoscopistas, a equipe de enfermagem e os técnicos de endoscopia, o profissional de segurança da radiação, um assessor de ergonomia, e a equipe de construção ou projeto podem resultar em evolução substancial do projeto que permite que o desenho final seja bem-sucedido e otimizado para o grupo que trabalha. O esboço de uma sala de CPRE típica de nível terciário está

Capítulo 2 – A Sala de CPRE

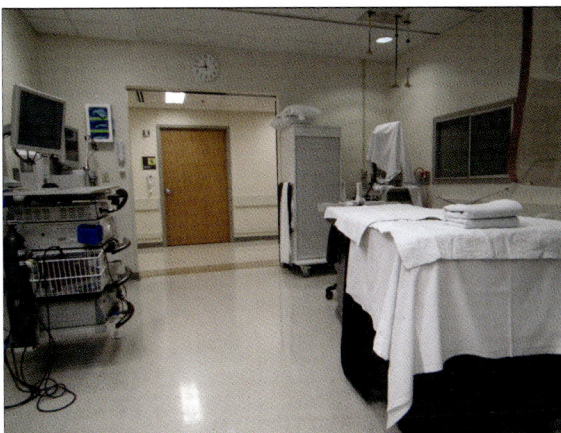

Fig. 2.1 Porta da sala de grande capacidade e espaço extra em torno da mesa de raios X possibilitam transferência de grandes pacientes. Há acesso fácil às costas da mesa para facilitar movimento do paciente sedado depois do procedimento.

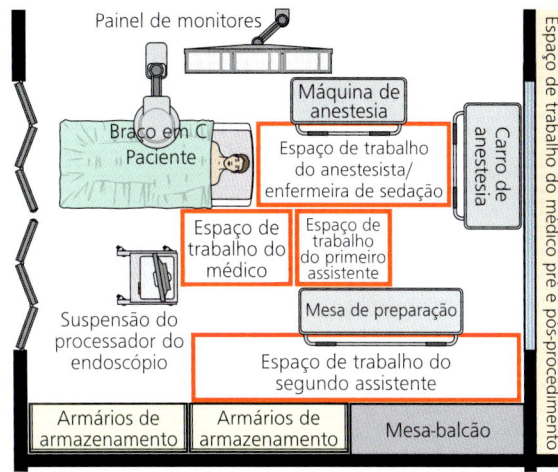

Fig. 2.2 Desenho de uma sala moderna de endoscopia intervencionista com espaço de trabalho para o endoscopista, primeiro assistente, anestesista ou enfermeira de sedação, e segundo assistente. O desenho também representa a área de trabalho pré e pós-procedimento do endoscopista, bancada de monitores suspensos e suspensão de equipamento endoscópico.

apresentado na **Figura 2.2**. A sala de CPRE pode ser dividida em múltiplas áreas de trabalho. O epicentro da sala de CPRE é a mesa de fluoroscopia sobre a qual o paciente é posicionado. O endoscopista fica de pé, adjacente à cabeça do paciente. Na sala mostrada na **Figura 2.2** o endoscopista também tem acesso direto aos controles do equipamento radiográfico que permitem movimento do braço em C fixo ou da mesa para obter as imagens radiográficas ideais da árvore pancreaticobiliar. O espaço de trabalho do assistente envolvido com manipulação do aparelho é imediatamente adjacente ao endoscopista. Adjacente a esta área fica uma área de preparação em que um segundo assistente pode preparar aparelhos para uso com um balcão ou mesa móvel. Este espaço deve ser imediatamente adjacente ao armazenamento dentro da sala de aparelhos e dispositivos essenciais que são usados para todas as CPREs. Diretamente à cabeceira do paciente há um espaço para a enfermeira de sedação ou membro da equipe de anestesia que também inclui espaço para todas as medicações necessárias, equipamento de monitoramento e equipamento de ressuscitação. Um espaço separado para revisão de radiografias e geração de laudo deve ser disponível para o endoscopista. Este espaço pode ser atrás de uma separação de vidro de chumbo protetora ou em um espaço de trabalho separado. Em algumas situações uma sala de controle separada para equipamento de radiologia pode ser necessária. Alternativamente, um tecnólogo de radiação pode ficar na sala com a equipe operando o equipamento.

O endoscopista deve ter acesso imediato a todos os controles endoscópicos e radiográficos que são necessários para completar a CPRE. O uso de suspensões do teto facilita grandemente a colocação de processadores e aparelhos em estreita proximidade ao endoscopista e assistente com mínimos cabos ou tubulação no chão (**Fig. 2.3**). A suspensão do teto pode ser usada para abrigar o processador do endoscópio e a fonte de luz, a unidade de eletrocautério, e outro equipamento, como insuflador de dióxido de carbono (CO_2), irrigação com água, equipamento de EUS (se compacto) e outros aparelhos. O desenho típico da sala possui os monitores endoscópico e radiográfico diretamente transversais à cabeça do paciente para permitir uma linha de visão direta pelo endoscopista. Os monitores devem ser ajustáveis em altura para acomodar endoscopistas altos e baixos[1] bem como pacientes na posição supina (ver Capítulo 9). Um monitor auxiliar para exibir imagens adicionais ou informações, como coledocoscopia, manome-

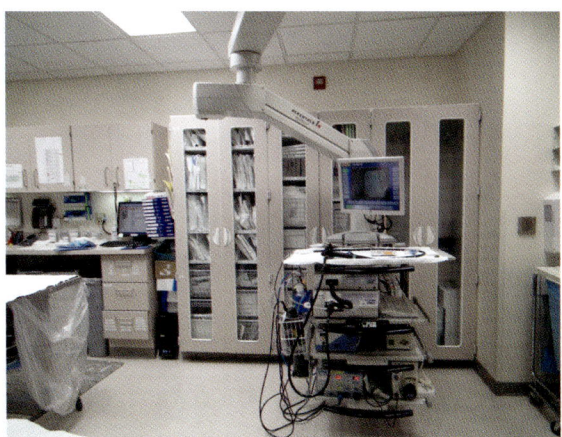

Fig. 2.3 A suspensão do equipamento endoscópico permite fácil acesso ao processador do endoscópio e à fonte de luz bem como outro equipamento-chave, incluindo o gerador eletrocirúrgico, insuflador de CO_2, e irrigação d'água. A suspensão mantém fios e cabos elétricos organizados e fora do chão.

tria, ecoendoscopia e sinais vitais do paciente, facilita muito a evolução dos procedimentos sem angulação desajeitada da cabeça pelo endoscopista (**Fig. 2.4, A**). São disponíveis salas com sistemas de videointegração que permitem que múltiplas fontes de vídeo sejam exibidas no arranjo de monitores na sala de CPRE. Isto pode ser particularmente útil se imagens de tomografia computadorizada (CT), colangiograma prévio, ou outra radiografia necessitarem ser revistas durante o procedimento. Os monitores devem ficar na linha de visão do primeiro assistente bem como permitir manipulação coordenada do aparelho com direcionamentos endoscópico e fluoroscópico. Deve haver amplo espaço para aparelhos complementares (processadores de EUS, aparelhos de coledocoscopia etc.) serem colocados na sala em estreita proximidade ao endoscopista. No esboço global deve haver espaço suficiente para movimento do paciente para dentro e para fora da sala sobre maca ou leito grande. Para melhora da eficiência, deve ser considerado fácil acesso à sala

Fig. 2.4 (**A**) Posição dos monitores diretamente à frente do endoscopista, no outo lado, com altura ao nível ou ligeiramente abaixo dos olhos. Fontes adicionais de vídeo podem ser dirigidas para qualquer um dos quatro monitores na fileira superior e extrema direita. (**B**) Sistema de videointegração com monitor *touchscreen* que permite que qualquer entrada de vídeo seja colocada em um dos quatro monitores de video e na visão direta do endoscopista e do assistente.

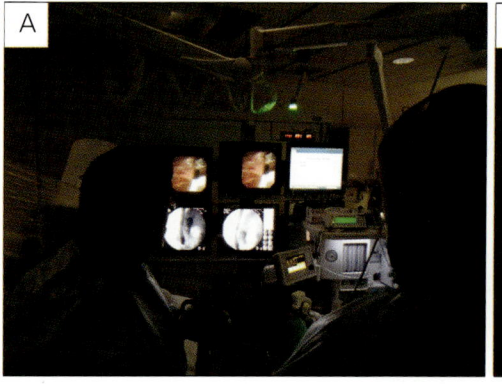
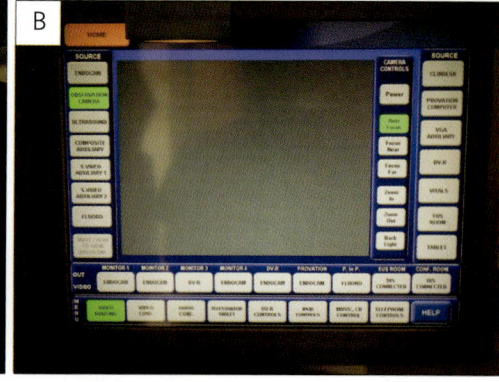

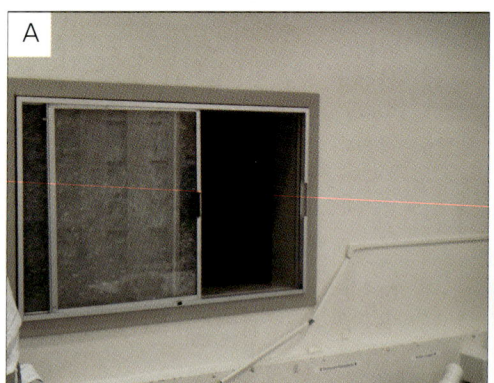
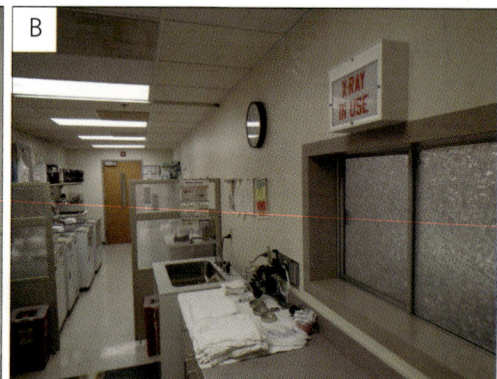

Fig. 2.5 (**A**) Portal para área de limpeza e esterilização fria. (**B**) Vista a partir da área de limpeza para a sala de CPRE.

Tabela 2.1 Fabricantes Selecionados de Equipamento Radiográfico para CPRE			
Fabricante	**Braço em C Portátil**	**Unidades Fixas**	**Website**
Siemens	Sim	Sim	www.medical.siemens.com
Omega	Não	Sim	www.omegamedicalimaging.com
Philips	Sim	Sim	www.healthcare.philips.com
General Electric	Sim	Sim	www.gehealthcare.com
Toshiba	Não	Sim	www.medical.toshiba.com

Especificações e custos de equipamento radiográfico alteram-se rapidamente, e informação atual deve ser obtida do website ou representante de vendas local. Outros fabricantes podem oferecer equipamento radiográfico para CPRE.

de reprocessamento endoscópico (**Fig. 2.5**), o qual permite movimento rápido de endoscópios contaminados para a sala de limpeza e facilita o giro da sala.

Equipamento de Imagens Radiológicas

Uma revisão dos princípios de imagens radiográficas e diferentes sistemas de imagens é encontrada no Capítulo 3. A seleção de um sistema radiográfico para a sala de CPRE é claramente uma das decisões mais importantes e caras a tomar quando considerar o projeto ou subida de nível de sala de CPRE. A maioria dos sistemas hospitalares tem acordos de aquisição e alinhamentos com um fornecedor específico de equipamento radiográfico, e todos os grandes fabricantes de salas de radiologia e fluoroscopia possuem uma unidade que pode ser bem adaptada para CPRE. Sistemas dedicados de CPRE e sistemas de braço em C digitais portáteis são usados por algumas instituições. A **Tabela 2.1** elenca os fornecedores mais frequentemente usados de equipamento de radiologia para salas de CPRE e seus endereços de websites atuais. A transição para sistemas de imagem digital ao longo da última década simplificou enormemente o processamento e armazenamento de imagens ao mesmo tempo eliminando a necessidade de suporte radiológico dentro da sala.

A seleção de um sistema radiográfico para a sala de CPRE é dependente de muitos fatores. Volume de casos, tipo e variedade de pacientes são frequentemente os determinantes-chave do equipamento mais adequado a uma instituição ou clínica particular. Para pequenos volumes de casos de CPRE relativamente simples, qualquer um dos sistemas disponíveis provavelmente seria adequado. Para grandes volumes, com casos complexos como grau de dificuldade de CPRE 2 ou 3,[1] uma sala de escala superior fixa dedicada frequentemente será uma escolha melhor. Salas fixas de alta escala possuem quilovolts (kV) e sistemas de imagens suficientes para radiografar melhor pacientes obesos, estruturas complexas e para possibilitar visualização de aparelhos e fios-guia em situações em que unidades móveis são inadequadas. Além disso, a geração de radiação e propriedades de refrigeração das unidades fixas permitem tempos de procedimento prolongados sem superaquecimento ou degradação da imagem. O investimento em uma sala de fluoroscopia fixa também vai possibilitar que a sala seja projetada, incluindo blindagem dedicada e proteção da equipe contra radiação. O uso de blindagem montada no teto e no tampo da mesa pode reduzir grandemente a dispersão de radiação e a exposição da equipe à radiação (**Fig. 2.6**).[2]

Salas com Sistemas Integrados

Sistemas de videointegração evoluíram para permitir controle pelo operador das numerosas entradas de vídeo usadas em uma sala intervencionista no estado da arte. Sistemas de integração são disponíveis de vários fabricantes e podem ser customizados para uma sala ou esboço de unidades específicas. Um sistema de integração bem projetado permite que entradas de vídeo sejam postas na tela principal na sala (**Fig. 2.4, B**). Os sistemas de integração típicos possuem múltiplas entradas para que a ecoendoscopia, coledocoscopia, manometria, microscopia confocal e os outros sinais de vídeo sejam colocados dentro do sistema para registro e exibição nos monitores dentro da sala. Sistemas mais sofisticados podem possibilitar entradas do sistema de imagem de radiologia do hospital e do registro médico eletrônico (EMR), para permitir que imagens de radiologia a partir de estudos diagnósticos bem como texto, imagens e outras informações a partir do EMR sejam exibidos na sala de procedimento para serem vistos pelo endoscopista e a equipe durante o procedimento. Alguns sistemas de integração possibilitam regravação e edição das entradas para criar registros de compilação para ensino e documentação em vídeo. Sistemas sofisticados possibilitam transmissão de múltiplas entradas para uma sala de conferência local ou mesmo distante por meio da internet ou cabo de fibra óptica para finalidades de ensino. Opções, como um sistema de som estéreo e sistema telefônico sem usar as mãos, podem contribuir e melhorar o ambiente do local de trabalho.

Área de Trabalho do Endoscopista

Intraprocedimento

O espaço de trabalho do endoscopista durante o procedimento deve ser ergonomicamente desenhado para ser confortável, blindado contra radiação, e eficiente.[3] Uma superfície de piso macia ou tapete acolchoado ajudará a evitar fadiga do operador por ficar de pé em uma posição durante períodos prolongados.[4] Os monitores de vídeo da sala principal devem ficar diretamente na frente do endoscopista ao nível dos olhos para reduzir a necessidade de rotação da cabeça e para minimizar sobrecarga do pescoço.[3] Os monitores devem ser ajustáveis em altura para acomodar operadores de diferentes tamanhos. A tela radiográfica deve ser imediatamente adjacente à tela do videoendoscópio para facilitar visualização de manobras, como canulação e manipulação de fio-guia sem movimento importante da cabeça (desvio do olhar apenas). Embora necessariamente perto da unidade de fluoroscopia, o espaço do endoscopista deve ser protegido com cortinas de chumbo adicionais sobre o gerador de fluoroscopia e, se possível, blindagens de chumbo ou vidro de chumbo suspensas para limitar ainda mais a exposição de raios X dispersados para o operador (**Fig. 2.6**).[1,5] O piso do espaço de trabalho do endoscopista pode ficar superlotado com pedais necessários para operar o equipamento de radiologia, unidades de eletrocautério, irrigadores, unidades de litotripsia eletro-hidráulica e *lasers*. Dispor de uma orientação estabelecida para os diferentes pedais de ativação pode ser útil, especialmente quando múltiplos aparelhos estiverem sendo usados.

Área de Trabalho Pré e Pós-Procedimento

Uma extensa quantidade de trabalho da endoscopia intervencionista tem lugar antes (ver Capítulo 9) e depois do procedimento endoscópico; uma sala de CPRE bem projetada proporciona um espaço confortável e conveniente para revisão de registros, e

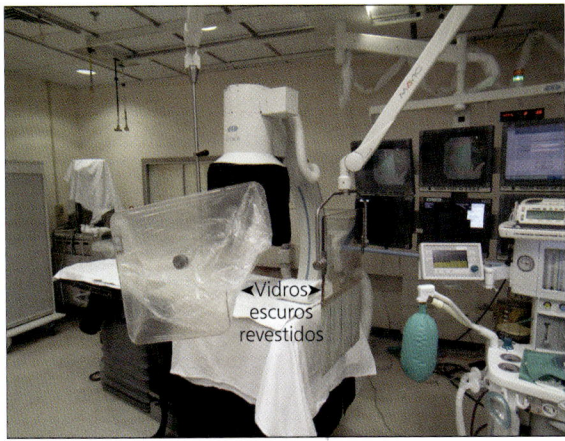

Fig. 2.6 Blindagem de chumbo suspensa do teto pode reduzir significativamente a exposição à radiação daqueles que necessitam ficar em estreita proximidade à fonte de radiação.

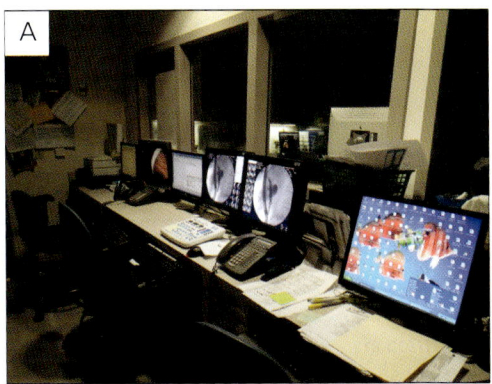 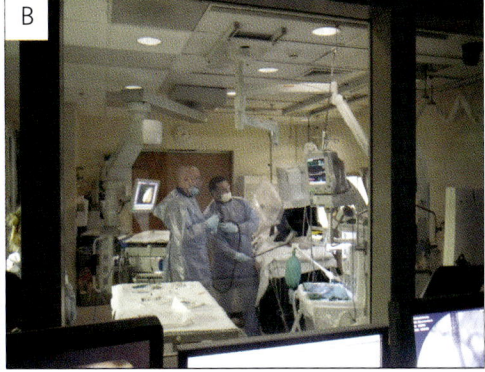

Fig. 2.7 (**A**) Área de trabalho do endoscopista pré e pós-procedimento com computadores, linhas de telefone e acesso à internet. Esta área é protegida de radiação com vidro de chumbo, permitindo visualização da sala. (**B**) Vista a partir da área de trabalho para a sala de procedimento.

comunicação telefônica ou eletrônica dos achados à equipe e médicos solicitantes. Este espaço de trabalho idealmente é localizado adjacente à área de procedimento, porém separada por vidro de chumbo de tal modo que o fluxo de trabalho não seja interrompido para filmes exploratórios ou imagens finais, e aventais de chumbo não tenham que ser vestidos durante o tempo em que o trabalho pré e pós-procedimento estiver sendo completado (**Fig. 2.7**).

Área de Trabalho de Anestesia ou Sedação

A área de trabalho de anestesia ou sedação é localizada à cabeceira da mesa e permite acesso direto à via aérea do paciente. Há importante variabilidade institucional nas condutas de sedação e anestesia para CPRE. As condutas variam desde anestesia geral com entubação da via aérea até sedação consciente administrada pela enfermeira. Questões de anestesia relacionada com CPRE são cobertas em detalhe no Capítulo 5. O espaço de anestesia ou sedação (**Fig. 2.8**) contém espaço para um carro de medicações, equipamento de via aérea e monitores de sinais vitais que incluem capnografia de CO_2 e oximetria de pulso. Muitas unidades possuem máquinas de anestesia menores disponíveis para a sala de CPRE que dá à equipe de anestesia a opção de administrar anestesia geral, ventilação mecânica e oxigênio em alto fluxo. Equipamento de manejo da via aérea, incluindo cânulas orais, cânulas nasais, máscaras, bolsas Ambu para ventilação, tubos endotraqueais, laringoscópios e outros instrumentos de entubação, devem ser facilmente disponíveis. Independentemente do tipo de sedação administrado durante CPRE, um único membro dedicado da equipe (equipe de anestesia ou enfermeira de endoscopia) deve ser responsável pela sedação, monitoramento e via aérea do paciente durante o procedimento.

Área de Trabalho de Enfermagem e Técnico

O espaço de trabalho para os indivíduos que auxiliam o endoscopista é crítico para o sucesso da sala de CPRE. Este espaço de trabalho requer amplo espaço para preparação de aparelhos, troca e retenção de equipamento e acessórios. Isto pode ser realizado com um balcão ou uma mesa móvel que pode ser posta em posição junto do endoscopista para possibilitar preparação de aparelhos (**Fig. 2.9**). Esta área deve ser imediatamente adjacente ao espaço de armazenamento dentro da sala para os aparelhos e acessórios que podem se tornar necessários durante um procedimento intervencionista. O espaço de armazenamento é idealmente protegido contra contaminação de respingos, usando-se portas de vidro ou painéis (**Fig. 2.10**). O espaço de armazenamento dentro da sala deve ser suficiente para um pequeno número de cada tipo de acessório necessário para todos os procedimentos, e uma área de armazenamento maior localizada mais distante no serviço de endoscopia para guardar acessórios adicionais a partir dos quais o suprimento dentro da sala pode ser refeito. Um formulário padronizado ou sistema de código de barras é necessário para acompanhar o uso e reposição de acessórios.

Espaço para equipamento adicional, como ecoendoscópio e sistemas de coledocoscopia, tornou-se vital para procedimentos intervencionistas complexos. Estes sistemas frequentemente têm necessidade de estar em estreita proximidade à cabeceira do paciente e ocupam o espaço do primeiro assistente. Um tamanho amplo da sala para permitir movimento em torno deste equipamento para facilitar passagem de aparelho, manipulação de espécime e outras obrigações é a chave do projeto e uso bem-sucedido da sala. Equipamento suplementar deve ser guardado perto da sala de CPRE de modo a poder ser acessado rapidamente (**Fig. 2.11**).

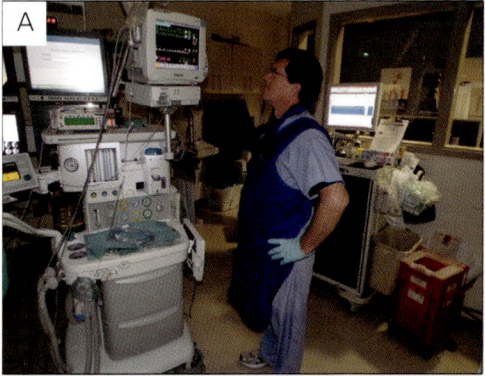
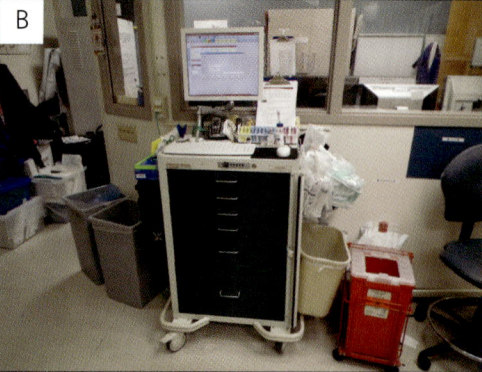

Fig. 2.8 (**A**) Área de trabalho de anestesia ou enfermaria de sedação. Aqui com máquina e monitor de anestesia. (**B**) Medicação de anestesia e carro de suprimento.

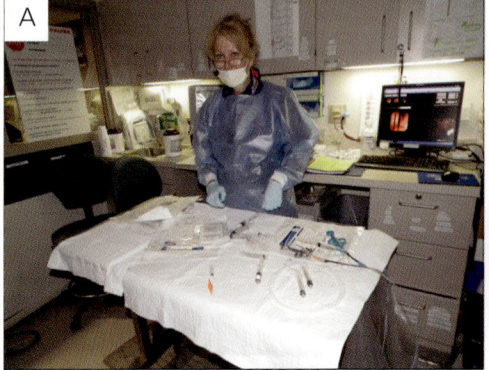
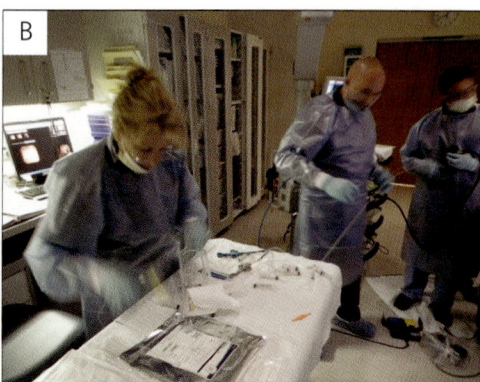

Fig. 2.9 (**A**) Área de trabalho do segundo assistente com mesa móvel para permitir fácil preparação de cateteres e aparelhos. (**B**) Proximidade dos assistentes e endoscopista durante CPRE.

Capítulo 2 – A Sala de CPRE   **15**

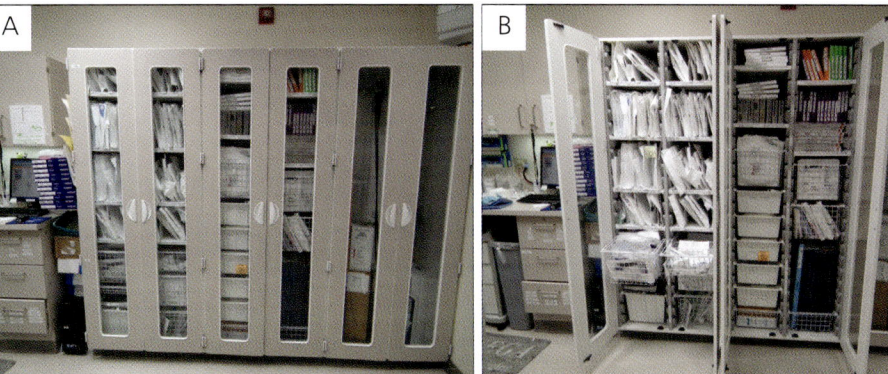

Fig. 2.10 Armários de armazenamento de acessórios dentro da sala. (A) Portas fechadas para proteger contra contaminação por respingos. (B) Portas abertas para fácil acesso ao equipamento e aparelhos.

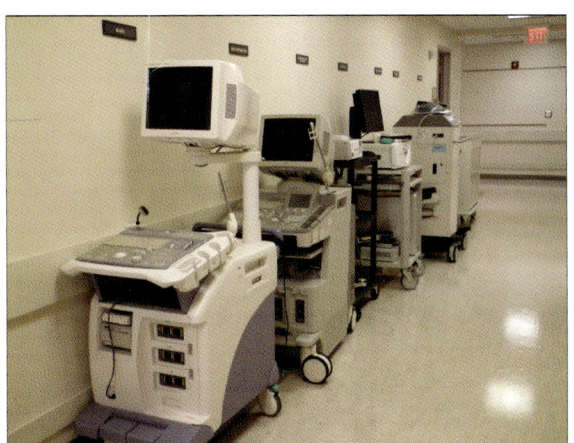

Fig. 2.11 Armazenamento de equipamento auxiliar no corredor. Estes aparelhos permanecem em estrita proximidade à sala de CPRE e podem ser postos em ação em um curto período de tempo.

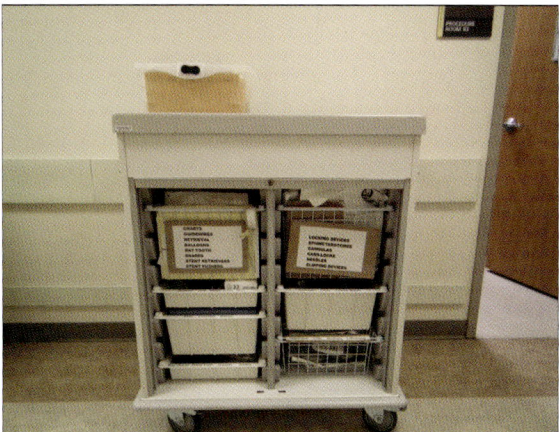

Fig. 2.12 Carro de equipamento de viagem com suprimentos de CPRE. Este carro pode ser levado para áreas de procedimento extralocal; um carro de viagem de endoscopia e fonte de luz pode ser usado para executar CPRE na sala de operações, sala de emergência, ICU e departamento de emergência.

Ergonomia da sala que beneficie a equipe também é essencial. Piso acolchoado, visualização fácil dos monitores ao nível dos olhos, blindagem protetora contra radiação e cadeiras para sentar durante procedimentos longos são todos benéficos e ajudam a prevenir fadiga e lesão relacionadas com o trabalho. Projeto de sala que cria proximidade estreita de itens-chave (aparelhos, recipientes de espécimes, local de limpeza de endoscópios) reduz o número de passos e a fadiga ao fim do dia.

Questões Diversas

Mesmo com uma sala intervencionista dedicada de alto volume com suporte de anestesia, CPREs ocasionais necessitarão ser feitas em uma sala de cirurgias, à beira do leito na unidade de terapia intensiva (ICU) e em centros de radiologia intervencionista e outras localizações distantes. O esboço da sala de CPRE pode ser instalado nestas áreas com carros de endoscopia móveis, monitores e um carro de equipamento de viagem que encerra equipamento essencial de CPRE (**Fig. 2.12**). Isto possibilita a reprodução do espaço e papéis definidos na sala típica em quase qualquer localização. O carro de equipamento de viagem também pode ser usado para armazenamento adicional de aparelhos e pode suplementar o armazenamento dentro da sala quando ocorrerem períodos de uso aumentado de aparelhos.

A lista de referências deste capítulo pode ser encontrada em www.revinter.com.br/online/referencias-baron.pdf

Capítulo 3

Assuntos Radiológicos e Segurança da Radiação durante CPRE

Desiree E. Morgan ■ Beth Schueler

Os objetivos e a prática da colangiopancreatografia retrógrada endoscópica (CPRE) evoluíram durante as 2 últimas décadas. Primeiro, com os avanços na colangiorressonância magnética (MRCP) em contextos acadêmicos e privados igualmente, quase toda CPRE é terapêutica.[1,2] O aumento da complexidade e a capacidade emergindo da CPRE terapêutica conduzem frequentemente a tempos mais longos de procedimento e ao potencial de exposição aumentada à radiação dos pacientes, endoscopistas, enfermeiras e outro pessoal envolvido no procedimento. Conjugada com o aparecimento da ultrassonografia endoscópica (EUS) para aplicações diagnósticas e terapêuticas, mais do que nunca a mudança nos padrões de prática aumenta a importância da comunicação entre o endoscopista e o radiologista a fim de prover ao paciente a melhor interpretação possível e mais consistente das imagens adquiridas durante a CPRE, e com os físicos para assegurar segurança ao paciente.[3] Este capítulo focaliza não somente técnicas de aquisição de imagem durante CPRE, usando exemplos de patologia (discutidos detalhadamente em outro local no livro) para demonstrar princípios de imagens, mas também considerações essenciais de segurança da radiação para os pacientes e o pessoal durante o procedimento.

Antes do procedimento de CPRE, a revisão de outros estudos de imagem (tomografia computadorizada [CT], ressonância magnética [MRI] ou ultrassonografia) é frequentemente útil para planejar e acelerar o caso. Dependendo do procedimento planejado, particularmente quando é prevista drenagem, é importante reconhecer que a informação das imagens varia com a modalidade que está sendo usada. Cálculos no ducto colédoco (CBD) distal são difíceis de visualizar em um sistema não dilatado por ultrassonografia transabdominal, mas são bem representados na MRCP. A complexidade de coleções pancreáticas é mais bem identificada com MRI em comparação à CT, e embora ambas sejam comparáveis para avaliação inicial de necrose e inflamação na pancreatite aguda, a MRI, mesmo sem benefício de contraste intravenoso (IV), tem vantagens sobre a CT na detecção de litíase de ducto colédoco (Fig. 3.1) e hemorragia pancreática (Fig. 3.2).[4] Se forem pretendidas intervenções endoscópicas terapêuticas, a disponibilidade do cirurgião pancreaticobiliar ou radiologista intervencionista para tratamento de potenciais efeitos adversos ou participação em procedimentos combinados é desejável. Na nossa clínica, a discussão durante conferências multidisciplinares ou avaliação do paciente com patologia pancreática em sessões clínicas multidisciplinares é benéfica para planejamentos diagnóstico e terapêutico. A história do paciente quanto a alergias, incluindo material de contraste, deve ser averiguada durante o processo de consentimento.

Sistemas de Imagens Fluoroscópicas

O direcionamento por imagem em tempo real para CPRE é mais comumente fornecido por fluoroscopia. Os componentes básicos de um sistema fluoroscópico incluem um tubo de raios X, gerador, receptor de imagem e sistema de vídeo para exibição de imagem e gravação (Fig. 3.3). Os sistemas modernos de fluoroscopia incorporam múltiplos modos operacionais e configurações. Por essa razão é importante que médicos que usam fluoroscopia possuam conhecimento adequado para o uso apropriado.

Um tubo de raios X produz o feixe primário com ajuste da energia de raios X (potencial do tubo, ou kVp) e da intensidade do feixe (corrente do tubo, ou mA) fornecidos pelo gerador. Uma característica operacional importante dos sistemas fluoroscópicos é o controle automático de exposição (AEC). À medida que a espessura e densidade do paciente mudam quando o feixe primário é varrido pelo corpo, a energia e intensidade do feixe de raios X têm de ser ajustadas para manter qualidade constante na imagem fluoroscópica apresentada. Com o AEC, estes ajustes são feitos continuamente durante a captura de imagens sem intervenção do operador. Calor no tubo de raios X pode acumular-se rapidamente durante procedimentos envolvendo longa exposição à fluoroscopia e aquisição de múltiplas imagens. Quando são atingidos limites de carga de calor, o equipamento fluoroscópico tipicamente terminará a operação ou excluirá seleção de modos de captura de imagens de alta dose, a fim de possibilitar que ocorra o resfriamento.

Na porta de saída do tubo de raios X, é usado um colimador para definir a forma do feixe de raios X. O colimador limita automaticamente o feixe de raios ao campo de visão (FOV) do receptor de imagem à medida que forem feitas alterações na seleção do modo de ampliação ou na distância da fonte à imagem. Adicionalmente, o operador pode limitar ainda mais a área exposta, movendo manualmente as lâminas do colimador para mais perto da área de interesse clínico.

A fluoroscopia pode ser efetuada com geração contínua de raios X ou pulsos de raios X com frequências de imagem variando de 30 quadros por segundo (qps) a 5 qps ou abaixo. Uma vantagem da pulsação é uma melhora na resolução temporal. O borrão de movimento ocorrendo com cada imagem é reduzido por causa do tempo mais curto de aquisição, tornando a fluoroscopia pulsada ideal para examinar estruturas em movimento. Além disso, pulsação com baixas frequências de pulsos pode reduzir a dose de radiação. Quando a captura de imagens por fluoroscopia é interrompida, a retenção da última imagem permite sua exibição no monitor para estudo e revisão continuados. O registro de

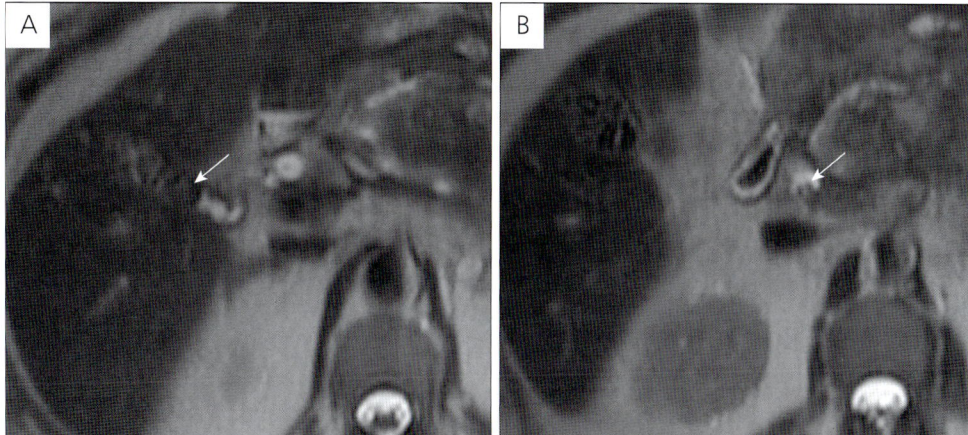

Fig. 3.1 MRCP de colelitíase. (A) Defeitos de enchimento escuros na vesícula biliar *(seta)* e (B) colédoco distal *(seta)* são vistos facilmente dentro de um sistema não dilatado em imagens de MRCP axial pesadamente ponderadas em T2.

fluoroscopia em sequência é disponível em alguns modelos para armazenar e rever videoclipes curtos. Aquisição de imagem com doses mais altas pode consistir em uma única exposição ou uma série de exposições a frequências de quadros variando de 30 qps a 1 qps ou abaixo. Métodos de registro de imagem incluem captura de videofluoroscópico, que pode ser guardado e revisto com videoendoscópico capturado, e saída de imagens adquiridas para revisão e arquivo a longo prazo.

Dois tipos diferentes de receptores de imagem são atualmente disponíveis nos sistemas de fluoroscopia: intensificadores de imagem e detectores de painel plano. Intensificadores de imagem produzem uma imagem circular ao converterem raios X em luz com intensificação eletrônica. Uma videocâmera é usada para capturar a imagem de saída e exibi-la em um monitor. Intensificadores de imagem são disponíveis com diâmetros de superfície de entrada, variando de 10 a 40 cm, com seleção de um ou mais modos de ampliação. Para manter a qualidade constante da saída da imagem, à medida que o FOV é diminuído, a frequência de exposição de raios X é aumentada, resultando em doses mais altas no paciente, quando são usados menores FOVs.

Detectores de painel plano são detectores de estado sólido que produzem um sinal eletrônico digital. Painéis planos de fluoroscopia são disponíveis em formatos quadrados ou retangulares com tamanhos variando de 17 × 17 cm a 40 × 40 cm. Seleção de modos de ampliação também é possível. Em contraste com os intensificadores de imagem, que produzem uma imagem em que a área periférica tem ampliação diminuída (distorção em efeito almofada) e nível reduzido de brilho (vinheta), os detectores de painel plano são livres de distorção com brilho uniforme da imagem.

Antes de exibir a imagem, os sistemas fluoroscópicos modernos aplicam técnicas de processamento digital para melhorar a aparência da imagem. As opções de processamento incluem processamento de escala de cinza, intensificação de bordas e média temporal de quadros. O processamento de escala de cinza ajusta o contraste e brilho da imagem exibida para acentuar o contraste em uma faixa de densidade desejada. Isto também pode abrandar a aparência de clarão, que é uma área brilhante em uma imagem em que o sinal ficou saturado, reduzindo ou eliminando contraste. Clarão é particularmente aparente em sistemas de intensificador de imagem, que possuem faixa dinâmica reduzida em comparação a detectores de painel plano. A intensificação de bordas aumenta a nitidez de pequenos objetos e limites entre áreas de diferentes densidades. Para a média temporal de quadros, é realizada no quadro de vídeo uma média com um ou mais quadros de vídeo prévios para diminuir a aparência de ruído na imagem. Objetos movendo-se na imagem podem aparecer borrados, quando esta técnica é utilizada, ou múltiplas imagens fantasmas de um objeto de alto contraste se movendo podem ser vistas se o objeto estiver se movendo rapidamente. O ajuste dos

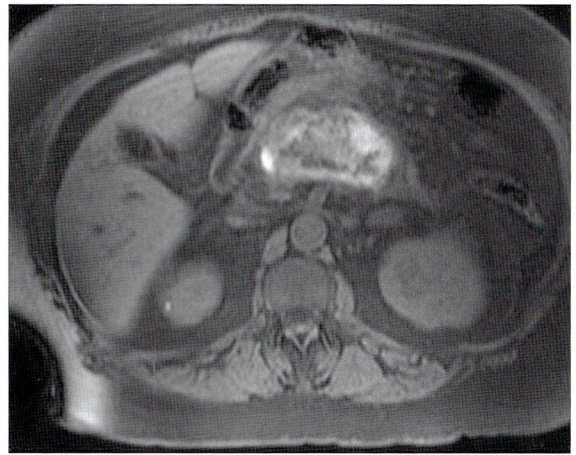

Fig. 3.2 Coleção hemorrágica pancreática em MRI não contrastada.

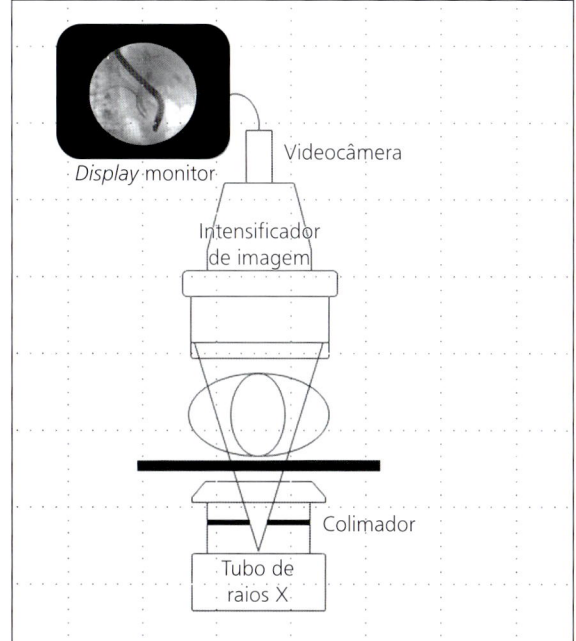

Fig. 3.3 Componentes de um sistema fluoroscópico. *(Esboço do autor.)*

parâmetros de processamento de imagem para otimizar a qualidade para a aplicação clínica e a preferência do usuário constitui um passo crítico na configuração do equipamento.

A maioria dos sistemas de fluoroscopia inclui uma apresentação da dose no paciente (exigida no equipamento fabricado nos Estados Unidos desde 2006). O parâmetro de dose exibido é a kerma de entrada na pele no ar com unidades de miligray (mGy). Durante a fluoroscopia, a taxa de kerma no ar é exibida e após a fluoroscopia, a kerma no ar cumulativa do paciente é mostrada.* Taxas de kerma no ar típicas de um abdome adulto de tamanho médio variam de 20 a 60 mGy/min. Exigências da regulamentação limitam a taxa de kerma no ar a 88 mGy/min no modo normal. O equipamento de fluoroscopia pode incluir modo controle de alto nível, que pode ser ativado para permitir níveis mais altos de exposição, até 176 mGy/min. Para procedimentos de CPRE, Buls et al.[5] relatam uma kerma no ar de entrada cumulativa média de 271 mGy (máximo 1.180 mGy).

Estes componentes básicos do equipamento fluoroscópico são disponíveis em várias configurações diferentes para satisfazer os requisitos de aplicações diagnósticas e intervencionais específicas. Uma configuração de fluoroscopia fixa comum usada para CPRE, possui uma mesa de paciente incorporada com um tubo de raios X embaixo da mesa e receptor de imagem acima do paciente. Outra configuração fixa empregada para fluoroscopia em CPRE possui um desenho inverso com um tubo de raios X acima da mesa e o receptor de imagem localizado embaixo da mesa. Unidades móveis de fluoroscopia também são usadas com frequência. Em um sistema de fluoroscopia móvel, o tubo de raios X e o receptor de imagem são montados em um posicionador de braço em C que permite angulação da cadeia de imagem em torno do paciente. Deve ser observado que uma mesa de procedimento radiotransparente é necessária para esta configuração de imagens por fluoroscopia. Um braço em C móvel também pode ser movido entre salas de procedimento para um fluxo mais flexível do trabalho médico. Mais recentemente, foram introduzidos sistemas de fluoroscopia fixa de multifinalidades que incorporam um posicionador de braço em C inclinável com uma mesa montada no lado direito para fácil acesso de CPRE. Estas unidades oferecem a vantagem da angulação do braço em C com controle na mesa lateral. É importante considerar a proteção da paciente da fonte de raios X, como durante CPRE em pacientes grávidas.

Manejo da Dose de Radiação em Procedimentos Fluoroscópicos

O endoscopista tem controle sobre múltiplos parâmetros que podem ser ajustados para alterar a dose de radiação no paciente durante um procedimento fluoroscópico. Embora o risco de lesão pela radiação seja baixo, efeitos determinísticos (incluindo queimaduras da pele e formação de catarata) e estocásticos (risco aumentado de câncer) são possíveis. Lesões determinísticas ocorrem apenas depois que a dose de radiação no tecido excede uma dose limiar dada. Em procedimentos fluoroscópicos a lesão da pele do paciente pode ocorrer. Uma dose limiar de 2.000 mGy resulta em eritema transitório, com efeitos mais graves (incluindo depilação e descamação), resultando de níveis de doses mais altos. Embora um único procedimento de CPRE não tende a alcançar o nível de dose limiar para lesão da pele, se os pacientes tiveram exposição fluoroscópica na mesma área anatômica nos últimos 60 dias, a dose total na pele deve ser avaliada e tomadas providências para minimizar a dose nessa área de entrada. Informação adicional sobre lesão por radiação pode ser encontrada em diversas revisões recomendadas.[6-8] Em virtude do potencial de lesão pela radiação, deve-se tomar cuidado para minimizar a exposição à radiação ao efetuar procedimentos em que é usada fluoroscopia. A otimização da dose requer atenção a diversos princípios básicos resumidos adiante.

Limitar o tempo de fluoroscopia é a técnica mais direta de redução da dose. A fluoroscopia nunca deve ser ativada a não ser que o operador esteja olhando a tela de imagem. Curtas incidências de fluoroscopia geralmente são suficientes para observação em vez de operação contínua. A retenção da última imagem ou registro da fluoroscopia é útil para consulta e revisão sem a necessidade de exposição fluoroscópica adicional. A retenção da última imagem também pode ser armazenada para arquivo de imagem como alternativa a uma imagem adquirida adicional. Notar que a redução do tempo de exposição limitará também a acumulação de calor no tubo de raios X, o que minimizará atrasos de procedimento para refrigeração do tubo.

Modos de fluoroscopia com baixa taxa de dose devem ser usados sempre que possível. Um modo de fluoroscopia pulsada com uma baixa frequência de quadros constitui geralmente a melhor seleção para redução da dose. Os sistemas de fluoroscopia devem ser configurados como padrão, um baixo ajuste de dose, permitindo ao operador aumentar a taxa de dose, se necessário para alcançar a qualidade adequada de imagem para a tarefa. O uso de fluoroscopia de alto nível de controle deve ser limitado.

A localização do paciente em relação ao tubo de raios X e ao receptor de imagem também afeta os níveis de dose. A intensidade do feixe de raios X é inversamente proporcional ao inverso do quadrado da distância do tubo de raios X. Portanto, quando são usados posicionadores de braço em C, o paciente deve ser posicionado tão longe quanto possível do tubo de raios X. Uma vez que a taxa de exposição possa ser muito alta na porta de saída da montagem do tubo de raios X, um cone espaçador deve ser instalado nos posicionadores de braço em C para manter o tubo de raios X a uma distância segura da anatomia do paciente. Além disso, reduzir a distância da fonte ao receptor de imagem pelo posicionamento do receptor de imagem tão perto quanto possível da superfície de saída do paciente também reduzirá a dose no paciente. Por exemplo, ao usar um sistema de fluoroscopia fixo com tubo de raios X embaixo da mesa, o operador deve baixar o receptor de imagem para perto do corpo do paciente quando possível.

As lâminas colimadoras devem ser ajustadas manualmente para incluir somente a área de interesse no campo de exposição. Esta ação reduz a dose no paciente ao reduzir o volume de tecido exposto. Colimação apertada melhorará a qualidade de imagem ao reduzir o clarão, especialmente as imagens próximas dos campos pulmonares ou próximas da margem do corpo. Outro detrimento para qualidade de imagem é causado por raios X dispersados. Quando raios X do feixe primário interagem no tecido do paciente, alguns dos raios são dispersados e são emitidos do corpo em todas as direções. Quando estes raios X dispersados atingem o receptor de imagem, eles aumentam a intensidade de sinal em toda a imagem, mascarando a sombra de atenuação do paciente formada por raios X transmitidos. Como resultado, o contraste da imagem é reduzido. Uma vez que um volume maior de tecido exposto produza mais radiação dispersada, a colimação resulta em contraste aumentado da imagem.

Os modos de ampliação são úteis para melhorar a visualização de detalhes da imagem durante a fluoroscopia ao aumentarem a resolução espacial e o contraste da imagem. Entretanto, à

---

*N. do T.: kerma = energia cinética liberada por unidade de massa.

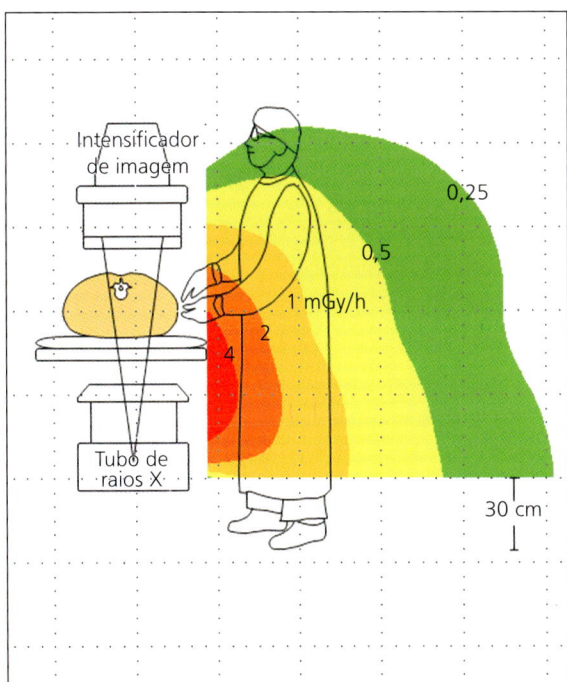

Fig. 3.4 Plotagem de isodose de radiação dispersada de um sistema de fluoroscopia de braço em C com tubo de raios X embaixo e receptor de imagem acima da mesa. *(Adaptada de Schueler BA, Vrieze TJ, Bjarnason H et al. An investigation of operator exposure in interventional Radiology.* RadioGraphics. *2006;26:1533-1541.)*

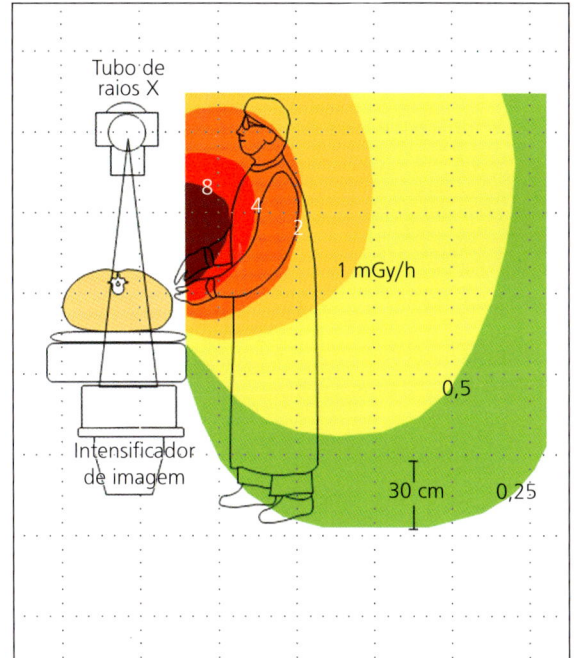

Fig. 3.5 Plotagem de isodose de radiação dispersada de um sistema de fluoroscopia com tubo de raios X acima da mesa. *(Esboço do autor.)*

medida que a ampliação é aumentada, a taxa de dose tem de ser aumentada para manter a qualidade da imagem. Por essas razões, os modos de ampliação devem ser usados parcimoniosamente, quando ditado por patologia sutil.

Esteja ciente de que as taxas de dose no paciente são mais altas em pacientes maiores. À medida que a espessura do paciente aumenta, a taxa de dose de entrada no paciente é aproximadamente dobrada com cada 3 cm adicionais de tecido até a taxa máxima de dose. O tecido acrescentado também resulta em aumento da radiação dispersada. Esta radiação de dispersão, junto com a energia aumentada do feixe de raios X necessária para penetração adequada, resulta em contraste de imagem reduzido, tornando problemática a fluoroscopia de pacientes obesos.

A dose cumulativa de radiação no paciente exibida deve ser monitorada durante todo o procedimento. No pós-procedimento, o valor da dose total deve ser registrado no prontuário médico do paciente. Esta informação é necessária para monitoramento da dose em pacientes recebendo múltiplos procedimentos ao longo do tempo. O monitoramento e registro das doses dos procedimentos ajudam também os endoscopistas a manter presentes as preocupações com dose de radiação. Similarmente, monitorar a exposição à radiação do pessoal é essencial para assegurar a segurança do trabalho. Protocolos específicos para monitoramento variam conforme a instituição e de acordo com a determinação do agente de segurança da radiação. O monitoramento da radiação pode usar um único dosímetro usado ao nível da gola, fora de um avental de proteção, ou dois dosímetros, um usado na gola e o outro usado embaixo de um avental de proteção. Para estimativa acurada e acompanhamento confiável da dose ocupacional, os dosímetros devem ser usados e trocados constantemente. O limite de dose anual recomendado para o pessoal é de 50 mSv corporal total e 150 mSv na lente do olho.[9]

O feixe primário de raios X é a principal fonte de exposição à radiação no paciente. Raios X dispersados emanando do tecido exposto do paciente constituem a principal fonte de exposição à radiação para o pessoal na sala durante a fluoroscopia. As taxas de dose dispersada são, tipicamente, de 1 a 10 mGy/h adjacente ao volume irradiado do paciente e diminuem em intensidade proporcionalmente ao inverso do quadrado da distância a partir desse volume. À medida que aumenta a taxa da dose de entrada no paciente, a taxa da dose dispersada aumenta proporcionalmente. Por esses motivos a implementação das técnicas de redução de doses acima também resultará em níveis dispersados diminuídos.

A **Figura 3.4** mostra um gráfico de isodoses de dispersão representativo de uma configuração de fluoroscopia com braço em C com o tubo de raios X posicionado embaixo da mesa. Notar que a intensidade da radiação está concentrada na área embaixo da mesa de procedimento próximo do tubo de raios X. Embora o vazamento do tubo de raios X resulte em uma pequena quantidade de radiação liberada dos lados do tubo de raios X, os níveis de radiação dispersada são, substancialmente, mais altos. Esta distribuição é causada por níveis mais altos de raios X dispersados, produzidos na porta de entrada do feixe primário de raios X no paciente. Raios X dispersados para frente a partir dos primeiros centímetros de profundidade do tecido são, pesadamente, atenuados pelo resto do tecido do paciente, resultando em níveis mais baixos de radiação do dorso perto do receptor de imagem. A intensidade da radiação dispersada de um sistema de fluoroscopia com tubo de raios X acima da mesa está apresentada na **Figura 3.5**, e uma projeção lateral está mostrada na **Figura 3.6**.

Exposição Ocupacional à Radiação Ionizante

A fim de minimizar a exposição ocupacional, o pessoal deve saber das localizações na sala de procedimento, onde os níveis de radiação dispersada são mais altos, de modo a poderem evitar estas áreas. Em um estudo *phantom* controlado das doses de radiação no pessoal durante CPRE, Johlin *et al.*[10] descreveram que as maio-

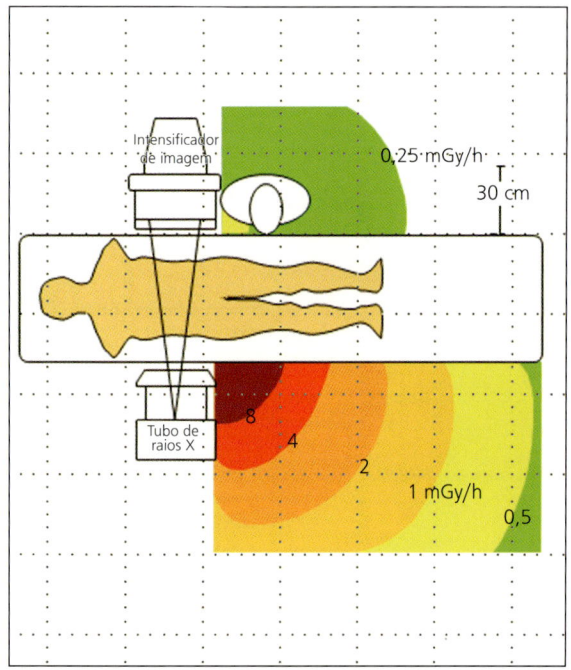

Fig. 3.6 Plotagem de isodose de radiação dispersada de um sistema de fluoroscopia com braço em C em uma projeção lateral. *(De: Schueler BA. Operator shielding: how and why.* Techniques in Vascular and Interventional Radiology. *2010;13:167-171.)*

res doses são recebidas pela pessoa na cabeceira da mesa, geralmente a enfermeira que monitora o paciente e administra as drogas. A segunda dose mais alta é recebida pelo endoscopista, que fica de pé no canto direito da mesa de fluoroscopia, e a dose mais baixa é recebida pelo assistente que fica de pé ao lado do endoscopista ao nível do abdome do paciente. A baixa dose recebida pelo assistente é explicada pelo uso de cortinas de chumbo verticalmente orientadas que se fixam na torre de fluoroscopia e diminuem a quantidade de radiação dispersada. Quando possível, deve-se mover para trás a partir da área exposta do paciente, uma vez que os níveis de dispersão decaem rapidamente com a distância. Quanto aos sistemas de fluoroscopia com braço em C, o tubo de raios X deve ficar colocado embaixo da mesa do paciente. Quando o braço em C é angulado ou posicionado horizontalmente, o pessoal deve ficar em pé mais perto do receptor de imagem onde os níveis de dispersão são mais baixos. Observar que para sistemas de fluoroscopia fixos com tubo de raios X acima da mesa, a radiação dispersada com intensidade mais alta será dirigida na direção do corpo superior e cabeça do operador. Como resultado, medidas adicionais de proteção pessoal podem ser necessárias se os sistemas de fluoroscopia com tubo de raios X sobre a mesa forem usados rotineiramente.

Vários tipos de aparelhos de proteção contra radiação foram desenvolvidos para baixar a exposição à radiação da pessoa durante os procedimentos de fluoroscopia. Estes dispositivos incluem aparelhagem, como aventais, blindagem de tireoide e óculos de proteção com chumbo. Também blindagens móveis podem ser montadas no piso, teto ou mesa de procedimentos. Em geral, blindagens devem ser usadas sempre que possível para manter a exposição do pessoal tão baixa quanto razoavelmente atingível, sem alongar o procedimento ou comprometer a segurança do paciente.

Todo o pessoal em uma sala de procedimento durante a fluoroscopia deve usar uma vestimenta protetora a não ser que fiquem posicionados completamente atrás de uma blindagem à radiação. A vestimenta protetora contra radiação é disponível em espessura de chumbo equivalente a 0,25 a 1 mm. Na maioria das áreas, os regulamentos exigem que uma espessura de, pelo menos, 0,5 mm de chumbo equivalente seja usada, a qual atenua mais de 90% dos raios X dispersados que a atingem. Diferentes desenhos são disponíveis, incluindo aventais com cobertura frontal apenas, aventais que envolvem todo o corpo e roupas de duas peças com colete e saia. Se houver risco do pessoal ficar de costas para o paciente durante o procedimento, deve ser usada vestimenta com envolvimento completo ou colete e saia. Qualquer que seja o desenho selecionado, é importante assegurar que a vestimenta se adapte adequadamente com cobertura apropriada no pescoço e axilas. Em razão do grande peso dos aventais protetores feitos de chumbo, estão sendo desenvolvidos modelos feitos de composto leve ou isentos de chumbo. Os aventais feitos destes materiais, incluindo bário, tungstênio, estanho e antimônio, fornecem a mesma atenuação que uma espessura equivalente de chumbo com aproximadamente 30% do peso.[11]

O colar para tireoide é tipicamente uma ferramenta opcional de proteção contra radiação. Ele é recomendado para o pessoal que recebe leituras no monitor de radiação da gola acima de 4 mSv por mês.[9] O peso e a inconveniência para o usuário são relativamente mínimos, de modo que a proteção da tireoide é também comumente usada por trabalhadores que recebem níveis mais baixos de exposição. Deve ser assinalado que o uso da proteção de tireoide se torna menos crítico para pessoas acima de 40 anos de idade, uma vez que o risco de câncer de tireoide induzido por radiação é significativamente reduzido com a idade.

Até recentemente, foi aceito que cataratas geralmente induzidas por radiação não se formam abaixo de uma dose limiar na lente de 2 a 5 Gy de exposição fracionada. Este limiar forneceu a base para a dose máxima permitida de 150 mSv por ano na lente. Entretanto, novos dados sobre a radiossensibilidade do olho indicam que a dose limiar pode ser significativamente mais baixa, e as recomendações atuais de dose-limite estão sendo reavaliadas.[5] Por essa razão, atenção cuidadosa à proteção do olho contra radiação é justificada para minimizar o risco de catarata. Isto é particularmente importante para os médicos que rotineiramente executam procedimentos de fluoroscopia com sistemas de tubo de raios X sobre a mesa. A blindagem protetora para reduzir a exposição do olho à radiação dispersada inclui óculos com chumbo e cortinas suspensas do teto.

É importante que todo o pessoal presente na sala de procedimento durante a fluoroscopia possua um conhecimento geral dos procedimentos de operação seguros em um ambiente de radiação. Aqueles que efetuam o procedimento também devem estar completamente familiarizados com o equipamento fluoroscópico, particularmente o que está sendo usado e os princípios gerais de redução de dose fluoroscópica e otimização da qualidade da imagem. Educação apropriada e proteção da radiação constituem a melhor maneira de evitar exposição desnecessária dos pacientes e do pessoal.

Criação e Visão de Imagens

Durante o procedimento de CPRE, a orientação da imagem fluoroscópica na torre do intensificador de imagem pode ser vista de diversas maneiras. Dependendo das circunstâncias clínicas, as salas de fluoroscopia podem ser compartilhadas por pessoal de radiologia e gastroenterologia. Nesse caso, alguns endoscopistas preferem ver a imagem fluoroscópica exatamente como ela é obtida,

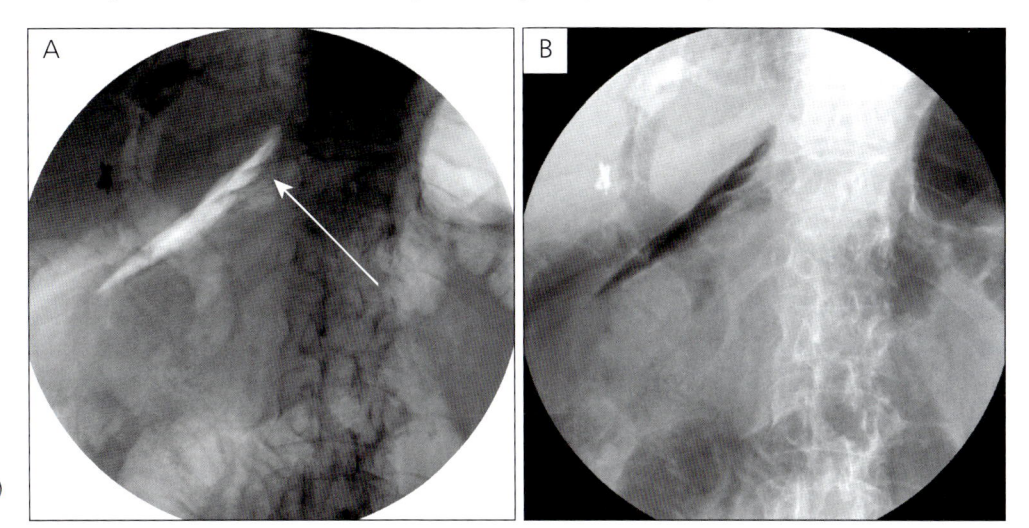

Fig. 3.7 Ar intraperitoneal *(seta)* após esfincterotomia biliar comparando apresentação de imagem em "preto sobre branco" (**A**) com "branco sobre preto" (**B**).

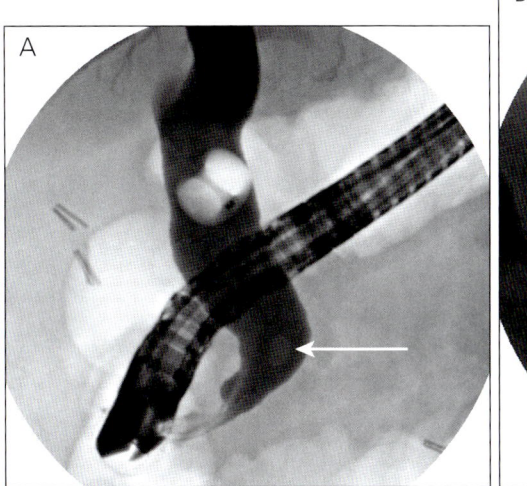

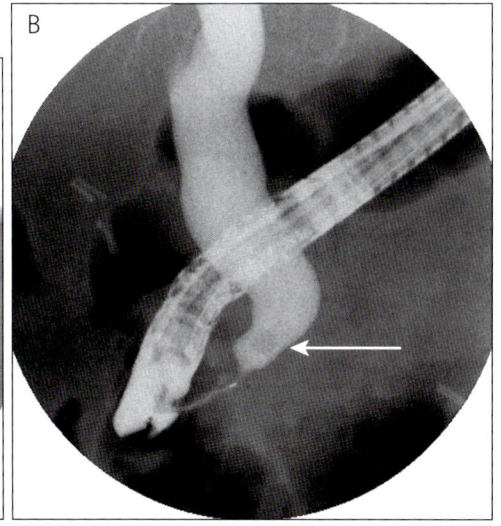

Fig. 3.8 Pequeno cálculo no ducto colédoco distal *(seta)* em sistema dilatado comparando apresentação de imagem em "preto sobre branco" (**A**) a "branco sobre preto" (**B**).

isto é, com o lado esquerdo do paciente em pronação no lado direito da tela do intensificador de imagem, e a porção cefálica projetando-se embaixo na tela. A "cabeceira" da mesa de CPRE equivale ao "pé" da mesa de flúor de raios X; neste cenário, o que você vê é o que você obtém. Alternativamente, alguns endoscopistas preferem virar a imagem de tal modo que a anatomia apareça de cabeça para cima e em posição anatômica no intensificador de imagem. Com este cenário, quando a torre de flúor é movida, é preciso lembrar-se desta relação inversa para realizar a localização desejada do feixe de raios X no corpo do paciente. A orientação da imagem na torre pode facilmente ser mudada durante o exame.

As nossas CPREs têm lugar em salas de fluoroscopia digital dedicadas dentro de um centro de endoscopia localizado no nosso hospital. As imagens adquiridas nas salas de fluoroendoscopia são transmitidas e arquivadas dentro do sistema de arquivo e comunicação pictórica (PACS), e as imagens digitais são disponíveis em todo o hospital e clínicas do nosso centro médico, uma vez que elas sejam transmitidas para o SACP. Durante a maioria das CPREs, o paciente geralmente é posicionado em uma posição prona ou de decúbito lateral esquerdo (LLD). Mudanças na posição do paciente são chaves para a visualização de ambos os ductos normais e patologia ductal. Neste capítulo, a posição do paciente é descrita em relação ao topo da mesa em vez do intensificador de imagem. Por exemplo, oblíqua anterior esquerda (LAO) refere-se ao paciente pronado com lado esquerdo angulado para baixo contra o topo da mesa, e o lado direito angulado para cima.

Por outro lado, com combinações convencionais de filme radiográfico e tela, a exposição cria uma imagem de "ducto branco sobre fundo negro". Com imagens digitais, as imagens em "preto sobre branco" que parecem semelhantes à imagem fluoroscópica podem ser filmadas ou vistas como tais, ou convertidas para uma aparência padrão em "branco sobre preto" em PACS ou filme, se preferido. Na nossa opinião, o ar retroperitoneal (**Fig. 3.7**) é mais fácil de detectar com imagens "branco sobre preto", do mesmo modo que cálculos pequenos (**Fig. 3.8**), mas até onde sabemos não houve estudo formal controlado da percepção para suportar esta teoria.

As preferências de contraste também variam entre os endoscopistas. Alguns preferem contraste diluído com meia concentração ao procurarem cálculos. Outros usam contraste com concentração total injetado lentamente enquanto procuram rigorosamente defeitos de enchimento, ou empregam a técnica de perseguir a injeção inicial de contraste com soro fisiológico para obter uma opacidade menor através da qual os cálculos possam se tornar mais evidentes. Ainda outros usam contraste com concentração total com o argumento de que a bile em um sistema potencialmente obstruído ou dilatado diluirá o contraste o suficiente para excluir a necessidade de fazer previamente; esta conduta produz resultados variados na diluição de contraste (**Fig. 3.9**).

Fig. 3.9 Dois pacientes diferentes com injeção de contraste não diluído além de estenoses focais: visualização variada de cálculos. **(A)** Radiografia localizada demonstrando visualização adequada de múltiplos pequenos cálculos biliares facetados em um cisto coledociano Tipo 1 dilatado. **(B)** Radiografia localizada demonstrando cálculos maiores em um ducto colédoco médio menos dilatado em um paciente com uma estenose distal decorrente de pancreatite autoimune (AIP) focal. Observar também estenoses ductais intra-hepáticas centrais focais pela AIP.

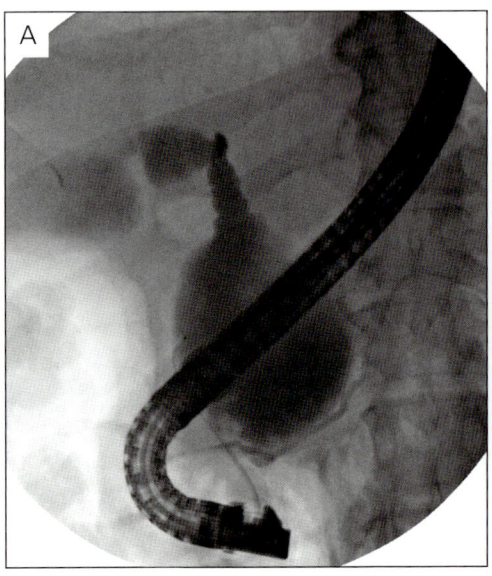

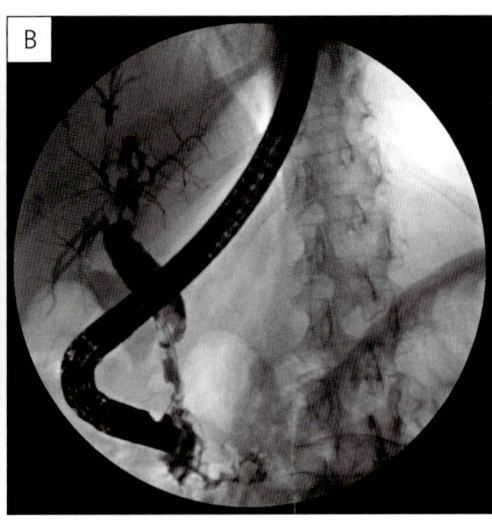

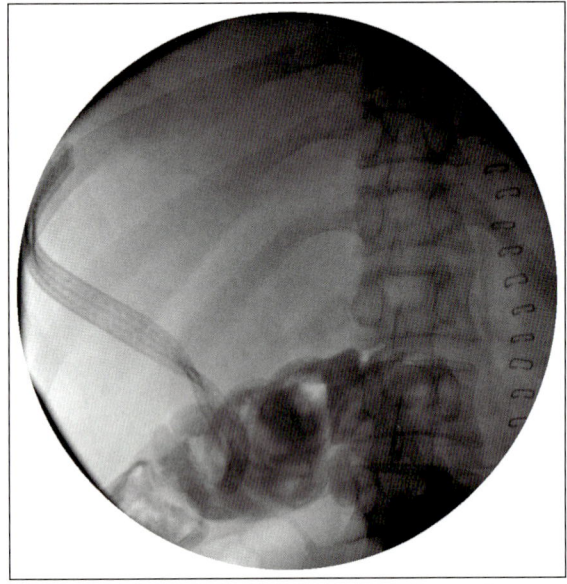

Fig. 3.10 Radiografia exploratória em um paciente que está por ser submetido à CPRE para avaliar vazamento biliar pós-traumático (ferida por tiro). O contraste oral radiopaco da CT abdominal feita 12 horas antes está localizado na flexura hepática do cólon, potencialmente interferindo com a visualização de conteúdo extravasado.

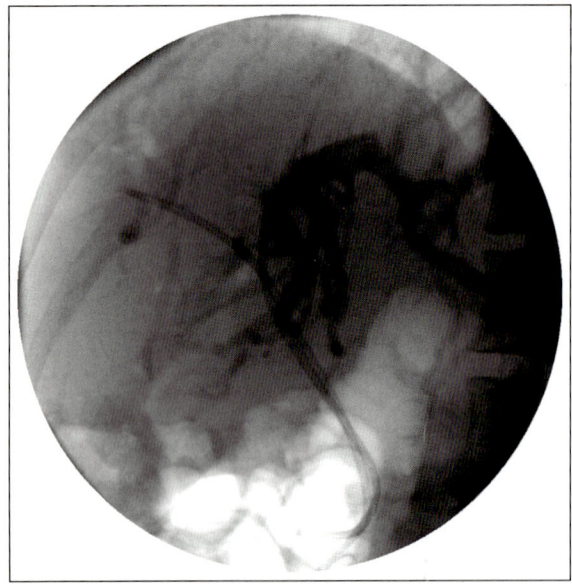

Fig. 3.11 Colocação bem-sucedida de *stent* biliar, com drenagem adequada. Observar *stents* biliares plásticos nos ductos intra-hepáticos direito e esquerdo, com esvaziamento parcial de contraste e pneumobilia, indicando perviedade.

A sequência de imagens obtidas durante a CPRE deve contar a história do exame, se diagnóstico ou terapêutico. Inicialmente, uma radiografia exploratória obtida com o paciente prona revela qualquer contraste residual, calcificações, tubos, drenos ou *stents* já implantandos, e qualquer outro material que possa obscurecer a região de interesse durante injeção de contraste (**Fig. 3.10**). A maioria dos cálculos biliares não são radiopacos e não serão vistos na radiografia exploratória; entretanto, cálculos pancreáticos frequentemente podem ser vistos. Uma vez administrado contraste, cálculos radiopacos em qualquer dos dois sistemas ductais podem ser obscurecidos. As imagens diagnósticas devem incluir enchimento inicial, bem como opacificação ductal total e, geralmente, são adquiridas com um modo de CdV (FOV) de 22,5 cm (9 pol) ou 15 cm (6 pol). Estas imagens de visão geral dos ductos biliares ou pancreáticos devem ser suplementadas com radiografias localizadas de achados anormais ou suspeitos. As imagens localizadas podem ser obtidas com diferentes graus de ampliação (modo 15 cm [6 pol] ou 11,25 cm [4,5 pol]) para ênfase. Filmes retardados frequentemente são críticos para avaliar a drenagem biliar (**Fig. 3.11**), a falta dela ou localização e expansão de um *stent* (**Fig. 3.12**). Um filme final obtido com um grande CdV (FOV) do intensificador de imagem (30 cm [12 pol] ou 37,5 cm [15 pol]) é útil para avaliar o risco de ar retroperitoneal ou intraperitoneal (ver **Fig. 3.7**).

Para calcular o tamanho real dos ductos com imagens radiográficas digitais ou padrão, o conhecimento do calibre do duodenoscópio possibilita a criação de uma proporção simples para determinar a ampliação exata de cada imagem. Em um exemplo hipotético, se um duodenoscópio de calibre 11,5 mm for usado durante a CPRE em que há uma dilatação biliar acima de uma região estenosada, o grau exato de dilatação ductal pode ser calculado, medindo-se a porção dilatada do ducto, bem como o

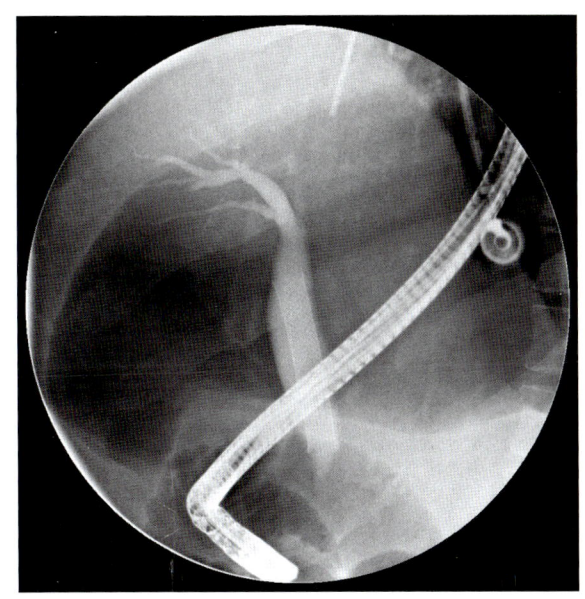

Capítulo 3 – Assuntos Radiológicos e Segurança da Radiação durante CPRE

Fig. 3.12 Filme mostrando drenagem subótima de *stent* no colédoco e ausência de drenagem biliar. A extremidade do *stent* está localizada acima do nível da estenose neoplásica na cabeça pancreática.

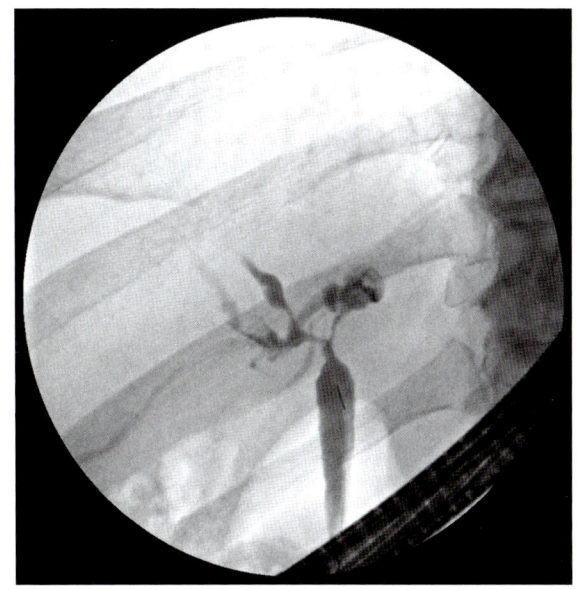

Fig. 3.13 Tumor de Klatskin, mais bem visto em projeção RAO.

duodenoscópio na imagem. Então é montada a seguinte proporção simples:

$$\frac{\text{Calibre medido do endoscópio no filme}}{11,5 \text{ mm (calibre real do endoscópio)}} = \frac{\text{Calibre medido do ducto dilatado}}{X \text{ mm}}$$

Resolução para X alivia a necessidade de calcular medidas de correção de pixel (em imagens localizadas adquiridas digitalmente) ou de estimar a dilatação em imagens-padrão localizadas radiograficamente. Isto também é importante ao calcular a distância da papila a uma estenose a fim de selecionar o *stent* com comprimento adequado, embora o uso de um cateter milimetrado ou a retirada do fio possa ser mais acurada para selecionar o *stent* do que o uso de medições em filme de raios X.[12] Se um endoscópio novo ou de tamanho diferente for usado para um procedimento particular, esta informação deve ser comunicada ao radiologista para assegurar a exatidão das medidas.

Avaliação do Ducto Colédoco

A porção distal do ducto colédoco é opacificada pela injeção na papila maior na ampola de Vater. O calibre normal do ducto colédoco extra-hepático injetado varia de 3 mm a 9 mm, com o calibre normal maior visto mais tipicamente em indivíduos mais velhos[13-16] e em pacientes que fizeram colecistectomia,[16-20] embora o calibre mais largo não aumente significativamente no período pós-operatório.[13] Isto é oposto aos limites superiores da normalidade relativamente menores do que o calibre do ducto quando medido por imagens em corte transversal, como ultrassonografia ou CT, em que não há injeção ativa ocorrendo para distender o ducto,[17-20] todavia sendo vistas as mesmas tendências a calibres normais maiores em pacientes mais velhos e pós-colecistectomia.[16,19,20] A variabilidade de inserção do ducto cístico leva a diferentes graus de obliquidade requisitados para visualização adequada. No caso de um longo canal comum entre o colédoco e o cístico, a melhor posição para identificar a entrada do ducto císti-

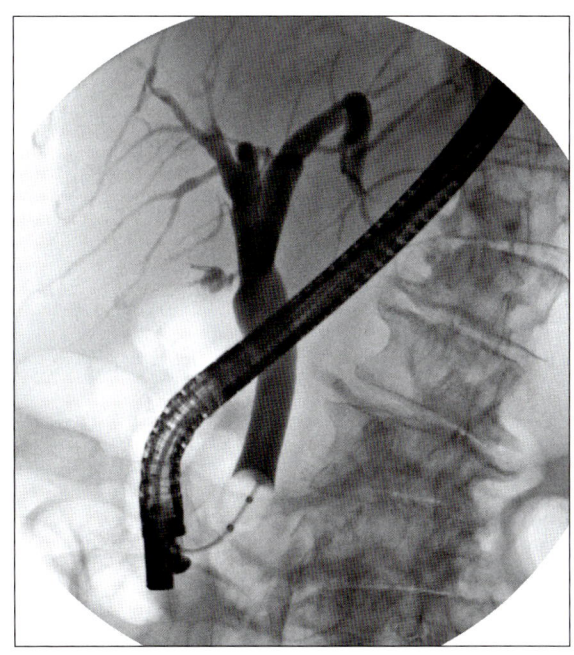

Fig. 3.14 O sistema ductal intra-hepático inteiro é opacificado durante injeção usando técnica de oclusão com balão.

co ou potenciais cálculos no ducto cístico é tipicamente LAO. A melhor posição para identificar a confluência dos ductos hepáticos direito e esquerdo, particularmente importante na avaliação de tumores hilares (**Fig. 3.13**), é a oblíqua anterior direita (RAO). Com o paciente em prona ou em posição LLD, há opacificação preferencial dos ductos intra-hepáticos esquerdos decorrente da gravidade. Colocar o paciente em uma posição de decúbito direito ou posição supina ajuda a opacificar os ductos direitos. Os ramos segmentares posteriores podem ser mais bem vistos com o paciente supino. Em alguns pacientes é necessário inclinar para baixo a cabeceira da mesa para opacificar os ductos intra-hepáticos direitos, e outras medidas endoscópicas, como injeção no ducto hepático comum (CHD) proximal ou injeção e oclusão com balão, podem ajudar a opacificar todos os ductos intra-hepáticos (IHDs) concomitantemente (**Fig. 3.14**). Se houver opacificação comple-

Fig. 3.15 Estenoses hilares causadas por linfoma.
(**A**) A estrutura longa, relativamente lisa *(pontas de setas)* dos ductos biliares principais esquerdo e direito no hilo, é bem vista na imagem em pronação. Há também dilatação do ramo ductal segmentar posterior *(seta)* que drena aberrantemente para dentro do ducto esquerdo.
(**B**) Com o paciente em posição obliqua, a região estenosada *(seta)* do ducto aberrante é agora evidente.

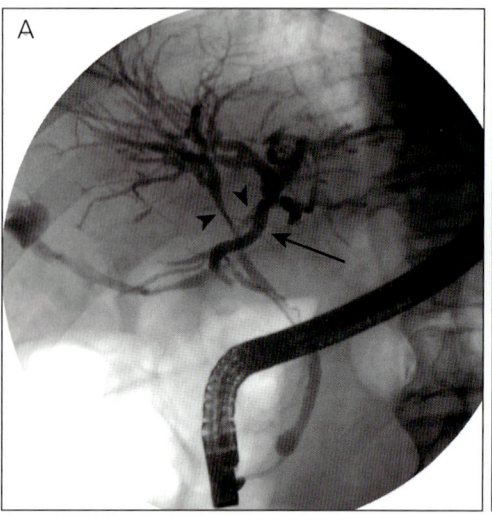

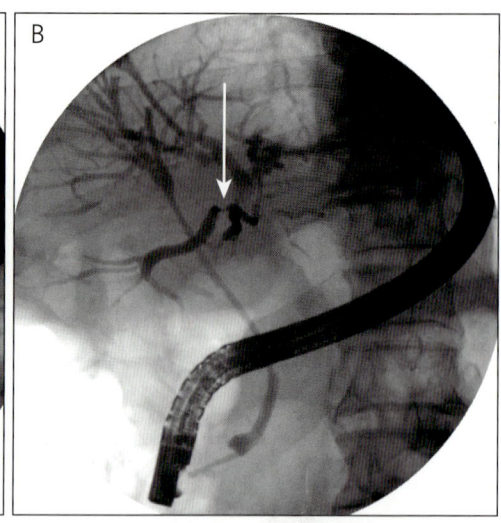

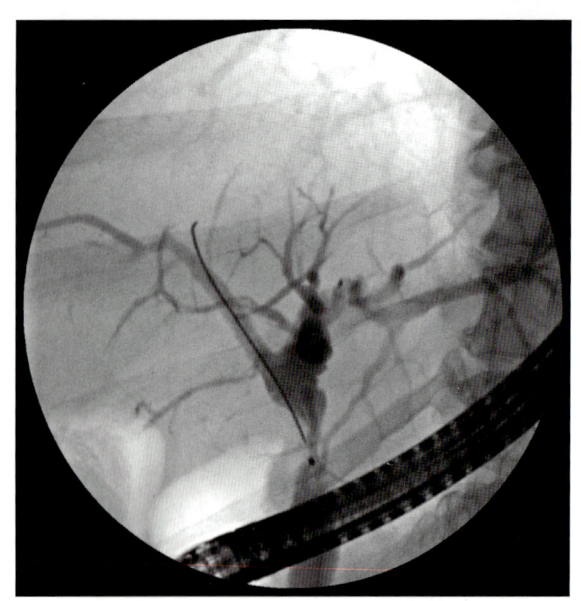

Fig. 3.16 Maximização do calibre luminal pela injeção no local da estenose. Esta compressão extrínseca do ducto hepático comum proximal imediatamente abaixo da porta, decorrente de metástases linfonodais de carcinoma da mama, é mais bem demonstrada com injeção ao nível da estenose.

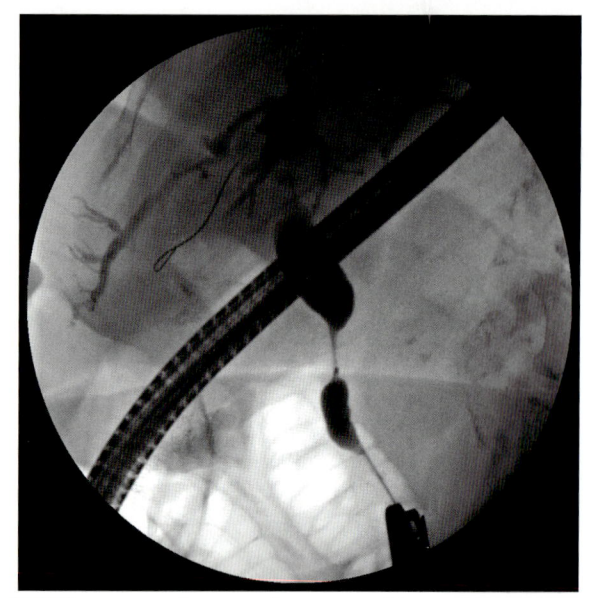

Fig. 3.17 Estenose maligna na cabeça pancreática superior.

ta do sistema ductal intra-hepático e o ducto cístico e a vesícula biliar não se encherem apesar de mudar a posição do paciente, deve-se suspeitar de obstrução do ducto cístico.[21] Mudar a posição do paciente (**Fig. 3.15**) como tentativa de visualizar todos os ductos intra-hepáticos é especialmente crítico em pacientes com estenoses perto da confluência, bem como injetar próximo à estenose (**Fig. 3.16**). A contrastação inadequada pode resultar em estenoses superestimadas, e a característica do "braço" das estenoses malignas pode não ser idealmente demonstrada sem enchimento ductal adequado (**Fig. 3.17**). Similarmente, as características das estenoses benignas são mais bem delineadas com enchimento ductal adequado. A remoção rápida ou inesperada do contraste durante injeção do sistema biliar no fígado deve suscitar a percepção de que a anatomia que está sendo avaliada indica ductos anormais ou não é ductal (**Fig. 3.18**). Mudar a posição do paciente também pode ajudar a identificar corretamente a origem do vazamento de bile se estiverem presentes estruturas ductais aberrantes ou superpostas. Quando o contraste é visto opacificando uma drenagem próxima (**Fig. 3.19**), a injeção contínua enquanto é trocada a obliquidade do paciente deve ser perseguida a fim de descobrir o local de extravasamento. Como no caso de injetar perto de uma estenose para caracterizar melhor sua extensão e caráter, injetar perto do local de um vazamento de bile ou lesão obstrutiva, ou usar técnicas de oclusão com balão (**Fig. 3.20**) são importantes para compreender completamente a patologia. No caso de o endoscópio ocultar partes do ducto do colédoco (geralmente isto ocorre na porção suprapancreática do ducto extra-hepático) (**Fig. 3.21**), podem ser necessárias tentativas para mudar a posição do escópio para permitir a visualização direta do ducto. Com estenoses longas do colédoco, obter imagens localizadas em vistas ortogonais pode ajudar a caracterizar a estenose e demonstrar o efeito extrínseco. O mesmo é verdadeiro quanto as anormalidades de ductos biliares intra-hepáticas dos ductos biliares intra-hepáticos produzidas por doença hepática parenquimatosa, como doença policística ou cirrose do fígado. Os filmes da drenagem podem ser facilitados, inclinando-se a cabeceira da mesa para cima por vários minutos antes da exposição da imagem. Uma imagem final pode indicar mau funcionamento ou má posição do *stent* e, necessitar de manipulação adicional (ver **Fig. 3.12**).

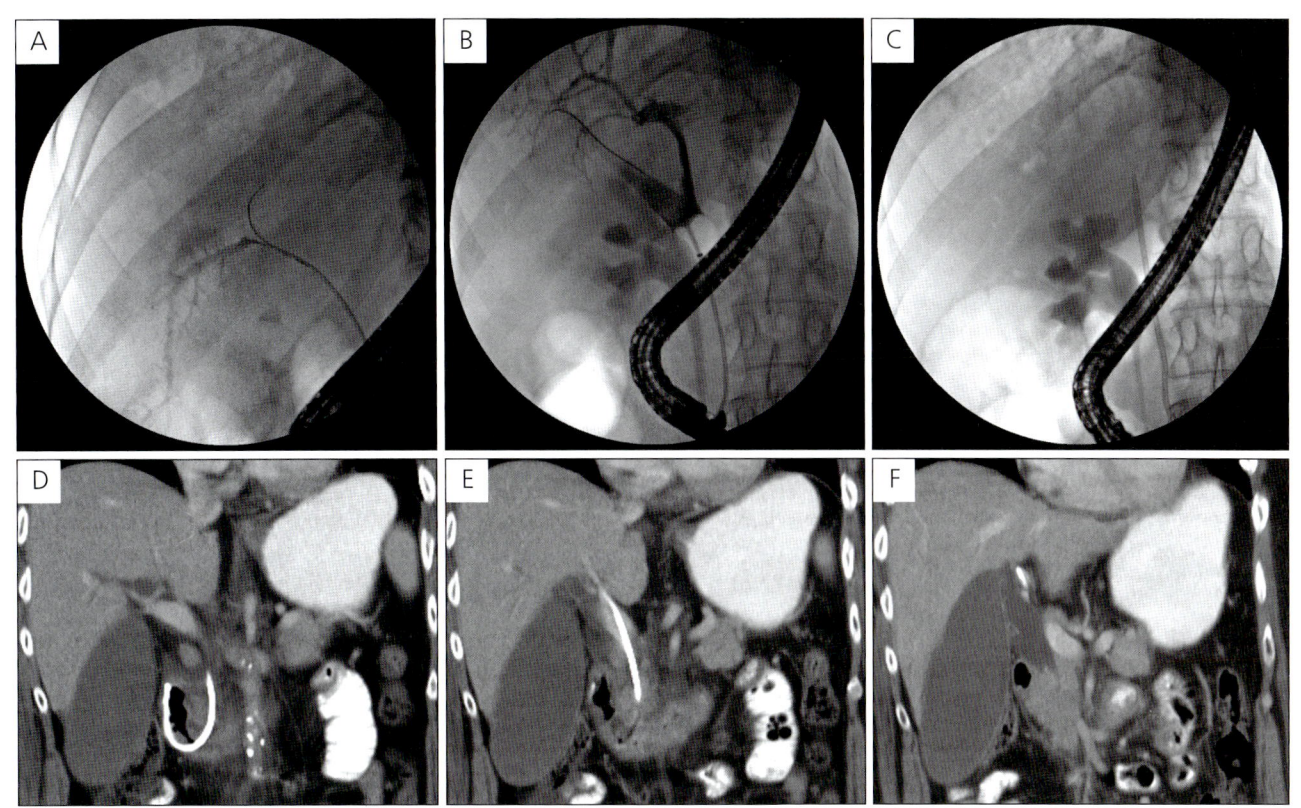

Fig. 3.18 Perfuração de ducto biliar para dentro da veia porta. (**A-C**) Radiografias localizadas durante CPRE demonstram injeções sucessivas para dentro de ramos segmentares direitos da via porta e colocação de *stent*. Não houve evidência de sangramento durante o procedimento, e a localização aberrante da porção cefálica do *stent* não foi imediatamente evidente. (**D-F**) Imagens de CT coronais contrastadas reconstruidas revelam a extremidade distal do *stent* no duodeno (em **A**) e a extremidade proximal fora do ducto biliar extra-hepático.

Fig. 3.19 Vazamento de bile pós-colecistectomia. (**A**) Imagem prona durante enchimento dos ductos hepático comum e intra-hepáticos revela contraste dentro do dreno no quadrante superior direito. Ambas as extremidades grampeadas do ducto cístico quanto um ramo direito aberrante superpõem-se ao dreno. Nenhum filme inicial foi obtido para determinar o local do vazamento, entretanto, com o paciente em posição oblíqua levemente em **B**, contraste pareceu extravasar do ducto aberrante em vez do coto do ducto cístico. Observar bolhas de ar no colédoco distal após colocação de *stent* em (**B**).

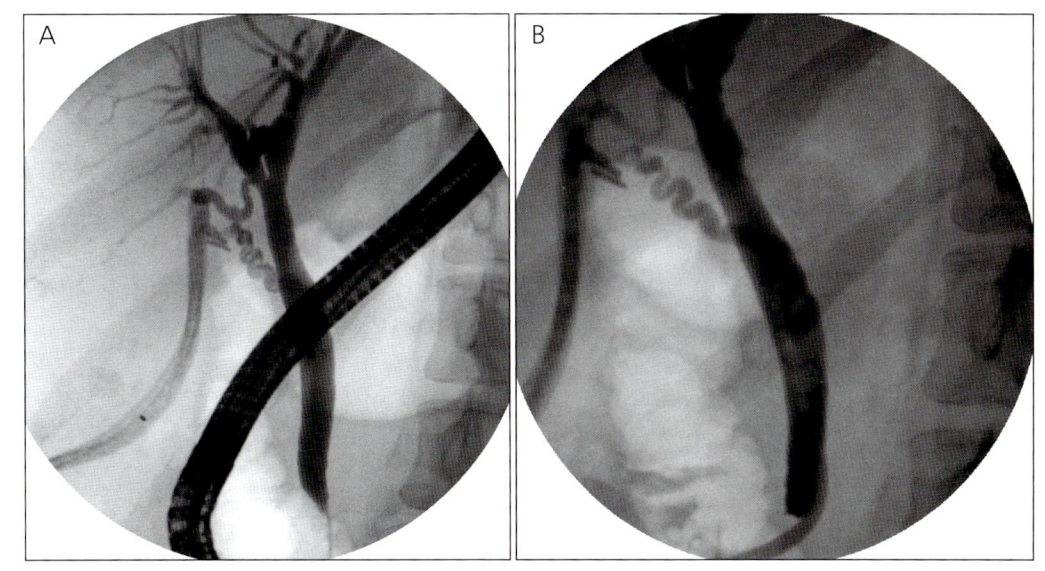

Avaliação dos Ductos Pancreáticos

O pâncreas é orientado com a cabeça e cauda localizadas mais posteriormente dentro do paciente em comparação à região do colo e corpo. Assim, com a injeção ao nível da papila, o contraste tem de viajar contra a gravidade, ou posteriormente no paciente, para alcançar a região da cauda, quando o paciente está em prona sobre a mesa fluoroscópica. Mudar o paciente para a posição supina permitirá frequentemente uma visualização mais adequada do ducto na cauda pancreática. O ducto pancreático principal tem, aproximadamente, 20 cm de comprimento e calibre variável.[21] Em geral, o calibre do ducto é maior na região a jusante ou junto da região da cabeça e papila, afilando-se continuamente na região a montante ou da cauda. O calibre normal do ducto pancreático contrastado, em geral, é 4 mm na cabeça, 3 mm no corpo e 2 mm na cauda,[21,22] embora diâmetros maiores sejam considerados normais em idade avançada.[23] Se o paciente tiver uma curva pronunciada de anterior a posterior do pâncreas dentro do abdome (facilmente observada com imagens axiais de CT ou MRI), imagens combinadas RAO e LAO, em vez de imagens pronas ou

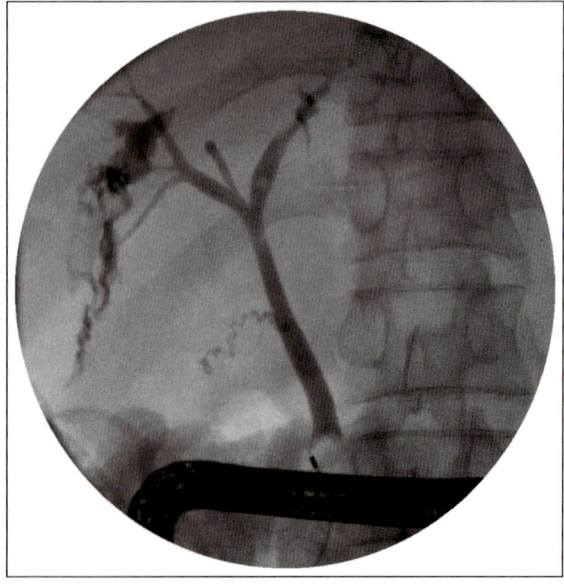

Fig. 3.20 Extravasamento de ductos biliares intra-hepáticos direitos após ferimento por arma de fogo. Oclusão com balão garante pressão adequada para opacificar a lesão.

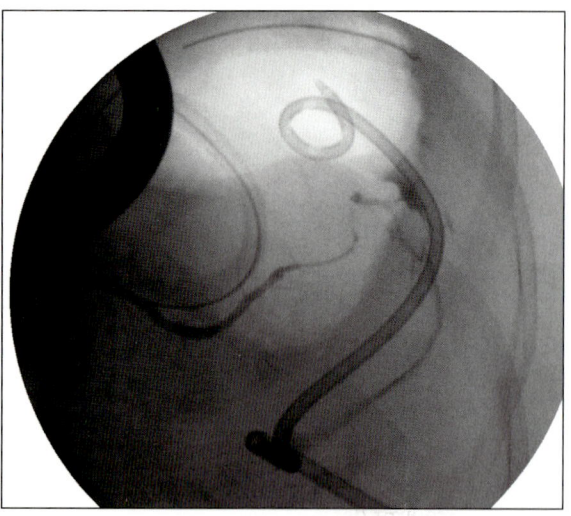

Fig. 3.22 Injeção dentro do ducto pancreático na região do corpo ou cauda revela extravasamento para dentro do quadrante superior esquerdo na região de uma coleção peripancreática pós-operatória (vista em CT, não mostrada) após redução da massa tumoral em carcinoma ovariano.

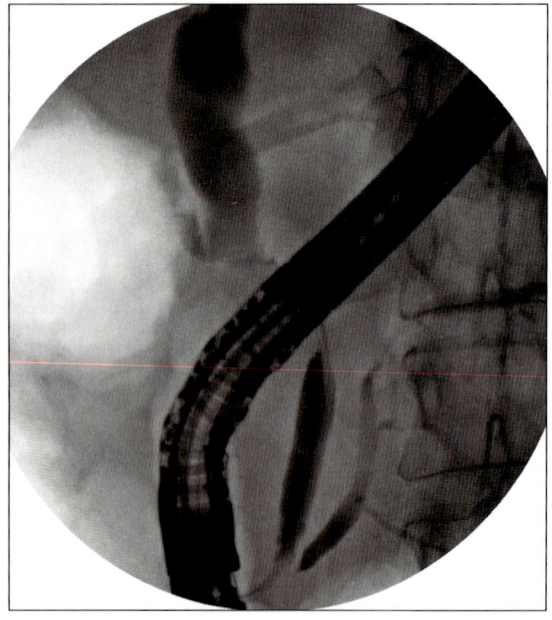

Fig. 3.21 Endoscópio obscurecendo a maior parte da estenose maligna do ducto colédoco em um paciente com adenocarcinoma pancreático, comprometendo a região da cabeça superior. Notar estenose adjacente ducto pancreático principal.

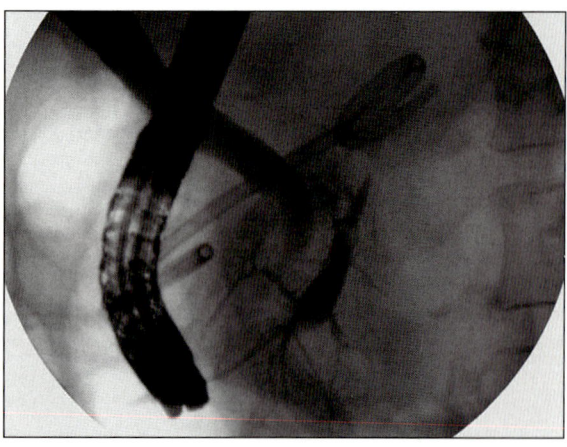

Fig. 3.23 Injeção dentro do ducto pancreático após drenagem transduodenal de coleção revela terminação abrupta do ducto na região do colo, sem comunicação com a cavidade da coleção ou ducto a montante. (Mesmo paciente da **Fig. 3.32**.)

supinas anteroposteriores (AP) diretas, podem desenhar melhor o ducto para visualização completa. Uma vez que o ducto pancreático normal drene rapidamente, a aquisição de imagens durante a injeção ativa de contraste a uma frequência de duas a três imagens por segundo pode evitar injeções repetidas e permitir visualização completa de todas as porções, inclusive regiões patológicas do ducto. Isto pode ser crítico, porque injeções pancreáticas repetidas podem aumentar o risco de pancreatite pós-CPRE.[24-26] Como em vazamentos do ducto biliar, a colocação do cateter adjacente ao local de uma coleção peripancreática (demonstrada em imagens transversais pré-procedimento) ajuda a identificar o extravasamento (**Fig. 3.22**). Na endoterapia pancreática, a determinação da comunicação ductal afeta as opções terapêuticas (acesso transpapilar ou transmural), e a injeção ductal bem-sucedida após pseudocisto ou *walled-off necrosis* ajuda a determinar quais pacientes têm um ducto desconectado (**Fig. 3.23**).

Considerações Gerais sobre as Imagens

Em geral, é a alteração focal do calibre do ducto colédoco ou o ducto pancreático que indica a patologia e justifica a aquisição de uma imagem adicional. Se o cateter for colocado dentro do ducto até a localização de uma estenose suspeita ou defeito de enchimento, o médico que avalia pode estar relativamente seguro de que a área afetada é visualizada adequadamente (ver **Figs. 3.13** e **3.16**). Embora mais frequentemente não intencionalmente produzida, quando a acinarização ocorre distal ou a jusante de uma estenose (**Fig. 3.24**), pode-se estar certo de que o calibre diminuído ou obstrução do ducto não é decorrente de fatores técnicos. Também é importante lembrar que quando o contraste passa

Capítulo 3 – Assuntos Radiológicos e Segurança da Radiação durante CPRE

através de uma região estenosada para encher o segmento proximal do ducto, haverá diluição do contraste e, às vezes, deposição em camadas do contraste,[3] fazendo a estimativa do comprimento da estenose ou do grau de dilatação a montante. Similarmente, para mostrar que um vazamento biliar ou pancreático foi vedado, a injeção de contraste próximo do local de extravasamento prévio durante estudos de acompanhamento é útil para excluir fatores técnicos, como enchimento insuficiente do ducto afetado que possa produzir resultados falso-negativos. Se extravasamento ocorrer do ducto pancreático ou do colédoco, o tamanho da cavidade é tipicamente subestimado em CPRE em razão do volume relativamente pequeno de contraste injetado, e é mais bem avaliado com imagens em corte transversal (**Fig. 3.25**).

A avaliação dos defeitos de enchimento no interior de qualquer um dos dois ductos pode ser difícil sem uma boa comunicação entre o endoscopista e o radiologista. Cálculos amorfos de estase podem produzir defeitos de enchimento similares a coágulos sanguíneos ou massas moles intraductais (**Fig. 3.26**), mas serão muito diferentes em sua apresentação durante o procedimento. Distinguir entre as bolhas de ar que tendem a ser redondas ou ovais e pequenos cálculo biliares ou pancreáticos que tendem a ser angulados ou facetados (**Fig. 3.27**), mas também podendo ser redondos, geralmente podem ser realizados, mudando-se a posição do paciente.[27,28] Com a cabeceira da mesa inclinada para cima, cálculos biliares prosseguirão em direção para baixo dentro do sistema ductal, e as bolhas de ar subirão. Bolhas de ar devem ser esperadas após esfincterotomia. Quando uma grande quantidade de ar entra no ducto, a identificação de cálculos pode não ser possível (ver **Fig. 3.26**). No caso da esfincterotomia com pré-corte (acesso), não haverá injeção inicial para documentar claramente a presença de cálculos antes da introdução de ar dentro do sistema ductal. Prestar atenção particularmente à forma e movimento dos defeitos de enchimento intraductais pode ajudar a distinguir entre as duas, mesmo nesta circunstância. Quando defeitos de enchimento são removidos sem documentação da sua presença nas imagens, não há maneira para uma interpretação acurada ocorrer após o exame. Uma vez que a indicação mais comum para colangiografia retrógrada endoscópica permaneça "suspeita de obstrução biliar" e para esfincterotomia endoscópica continua a ser "coledocolitíase", a documentação de cálculos ou imagens obtidas antes da remoção de cálculos e/ou comunicação de achados endoscópicos em tempo real ajuda a assegurar um laudo consistente. Além disso, a execução da esfincterotomia deve ser comunicada, uma vez que o esfincterótomo possa simplesmente ser usado para a canulação da papila maior em pacientes com um ângulo de entrada difícil.[29] O radiologista não pode pressupor que uma esfincterotomia ocorreu porque o instrumento está documentado em uma imagem. Uma vez que haja um risco maior de perfuração quando a esfincterotomia for realizada,[30] a presença de ar retroperitoneal deve ser pesquisada mais rigorosamente nestes pacientes em uma radiografia localizada ou sobre a mesa no pós-procedimento.

No caso de injeção ou manobra terapêutica na papila menor (papilotomia e/ou *stent*), a posição longa do escópio é (**Fig. 3.28**) tipicamente empregada para acessar a papila mais proximalmente, podendo ser uma indicação para o que o radiologista interprete, se o ducto de Santorini foi contrastado, mesmo se a papila maior e aspectos típicos de *pancreas divisum* não forem documentados em outro local no procedimento. Para a produção de laudo mais efetiva, esta informação deve ser comunicada pelo endoscopista.

Algumas imagens de manobras terapêuticas falam por si próprias, como biópsia (**Fig. 3.29**), extração de cálculo (**Fig. 3.30**) ou colocação de *stents* (ver **Fig. 3.11**), contanto que uma

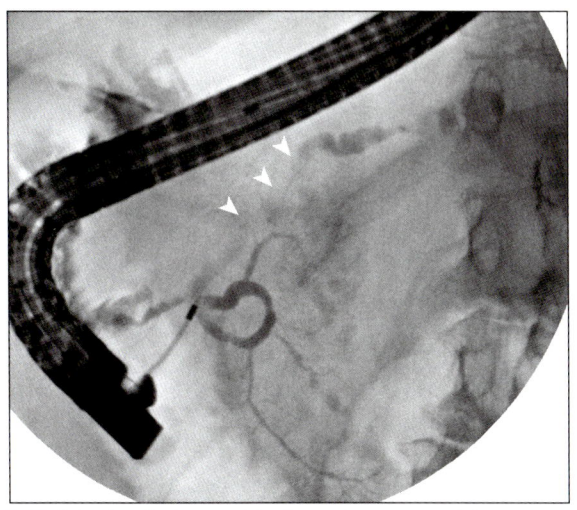

Fig. 3.24 Acinarização durante injeção no ducto pancreático. Com injeção sob pressão, há acinarização do contraste e enchimento da estenose maligna apertada *(pontas de setas)* na região do colo pancreático, acompanhada por dilatação a montante em um paciente com adenocarcinoma pancreático.

Fig. 3.25 Extravasamento decorrente de ruptura de ducto pancreático em pancreatite aguda grave. (**A**) Injeção dentro do ducto pancreático principal revela extravasamento para dentro de uma cavidade amorfa sobreposta à coluna vertebral e quadrante superior paramediano esquerdo. (**B**) Imagem de CT coronal reconstruída demonstra a extensão da coleção pancreática, subestimada pelo limitado grau de extravasamento durante injeção no ducto pancreático.

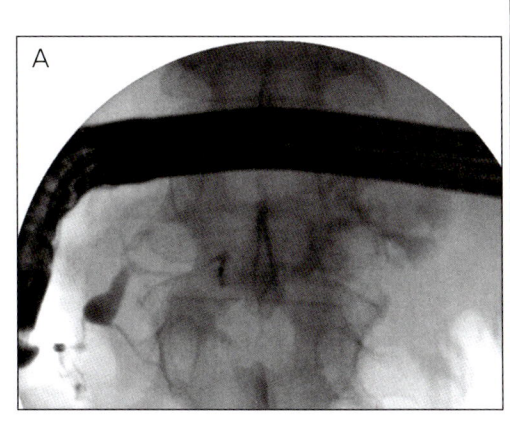

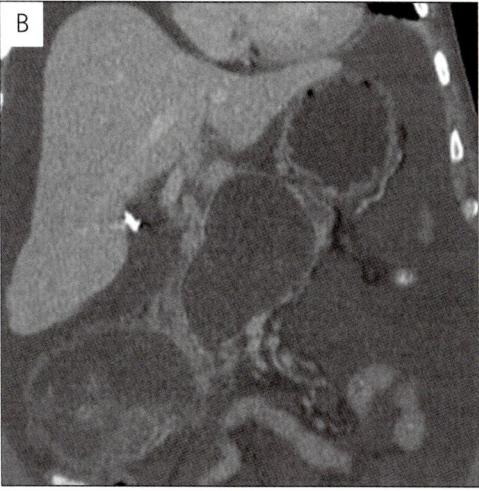

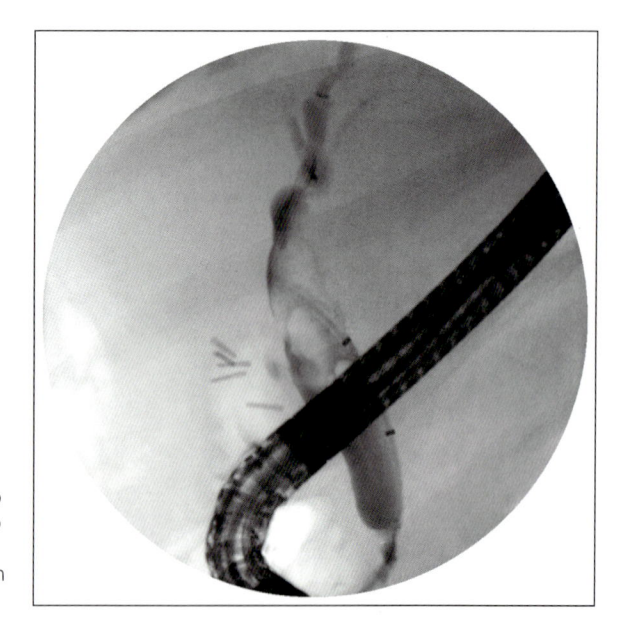

Fig. 3.26 Grande adenoma intradutal. O grande defeito de enchimento amorfo no colédoco médio próximo do resto da inserção do coto cístico é inespecífico quanto à etiologia. Se um coágulo, a hemobilia deveria ser aparente endoscopicamente; se um cálculo de estase, ele se fragmentaria com arrasto por balão e remoção com cesta.

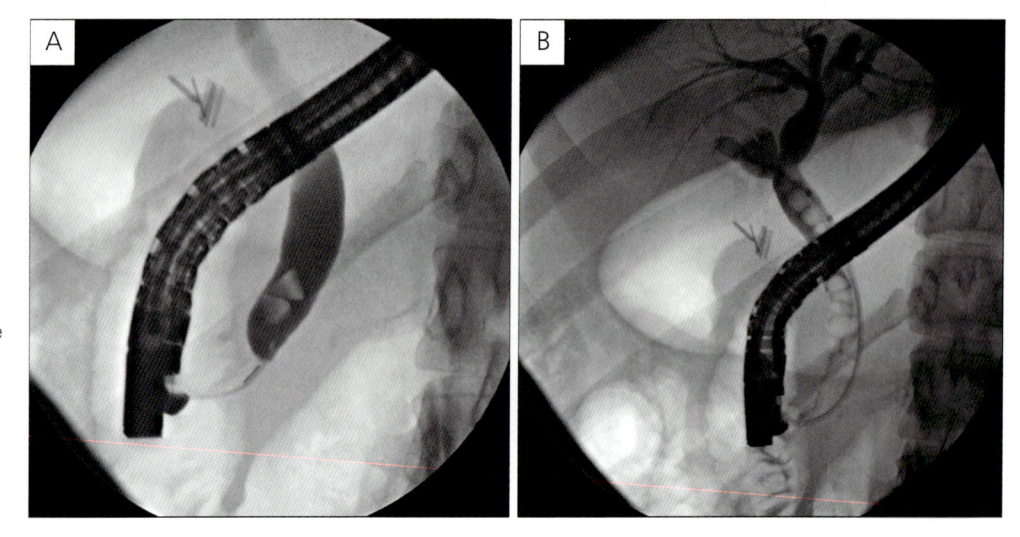

Fig. 3.27 Cálculos biliares *versus* bolhas de ar. (**A**) Defeitos de enchimento triangulares no colédoco distal são indicadores de cálculos facetados. (**B**) Uma vez que o ar seja introduzido no colédoco com esfincterotomia, numerosos defeitos de enchimento arredondados são altamente compatíveis com bolhas de ar, as quais poderiam mascarar cálculos redondos se presentes.

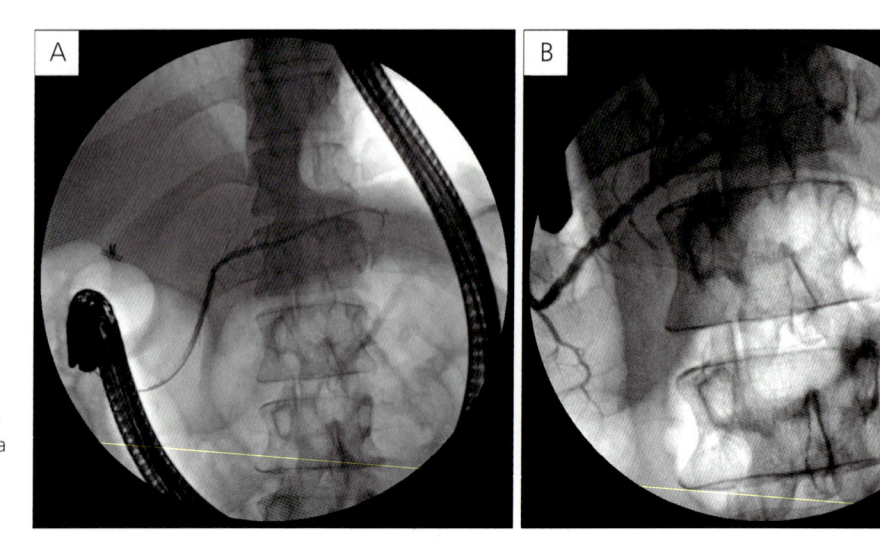

Fig. 3.28 Posição do escópio com alça longa durante injeção na papila menor. (**A**) Enchimento inicial revela um ducto dorsal de calibre normal com evidência de ramos laterais anormais sob injeção adicional (**B**).

Capítulo 3 – Assuntos Radiológicos e Segurança da Radiação durante CPRE

imagem seja obtida para documentar o procedimento. Quando ocorrer uma drenagem endoscópica (**Fig. 3.31**), embora as radiografias localizadas possam demonstrar fios além dos limites do estômago e *stents* transluminais sejam deixados no lugar (como durante procedimentos de drenagem pancreática), os detalhes da drenagem não capturados em imagens e por essa razão precisam ser descritos no laudo de endoscopia. Após a drenagem, a CPRE de acompanhamento para avaliar a integridade ductal é frequentemente complementada com MRCP com secretina quando estão presentes achados de ducto desconectado (**Fig. 3.32**, mesmo paciente da **Fig. 3.23**), e o radiologista avaliador deve ser familiarizado com as limitações, forças e informações complementares fornecidas por ambas as modalidades. Para procedimentos mais novos, como inserção de marcadores para radioterapia (**Fig. 3.33**), é útil discutir os objetivos de modo a que o radiologista possa avaliar adequadamente a confirmação radiográfica do resultado do procedimento, como colocação de marcadores. Em outras circunstâncias, como em pacientes com discinesia do esfíncter de Oddi, tanto o ducto biliar quanto os pancreáticos podem ser morfologicamente normais, e o diagnóstico não pode ser feito com base unicamente em imagens. A comunicação de medidas manométricas, se adquiridas, e fatores clínicos nestes pacientes é importante para uma interpretação acurada das radiografias. Finalmente, o endoscopista deve sempre estar ciente, particularmente durante intervenções, dos achados de extravasamento de contraste para dentro da parede duodenal ou extravasamento para dentro do retroperitônio (**Fig. 3.34**), ambos os quais podem ser precursores de perfuração ou outros efeitos adversos. Em oposição à coleção de contraste dentro de um divertículo periampular (**Fig. 3.35**), que se move facilmente para dentro da luz duodenal propriamente dita, quando a posição do paciente é mudada, contraste intravasado ou extravasado permanece fixo nos tecidos periampulares ou periductais.

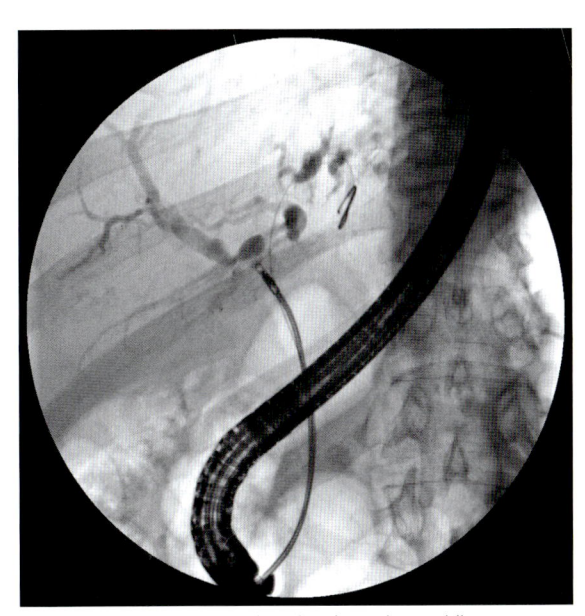

Fig. 3.29 Biópsia endoscópica de colangiocarcinoma hilar.

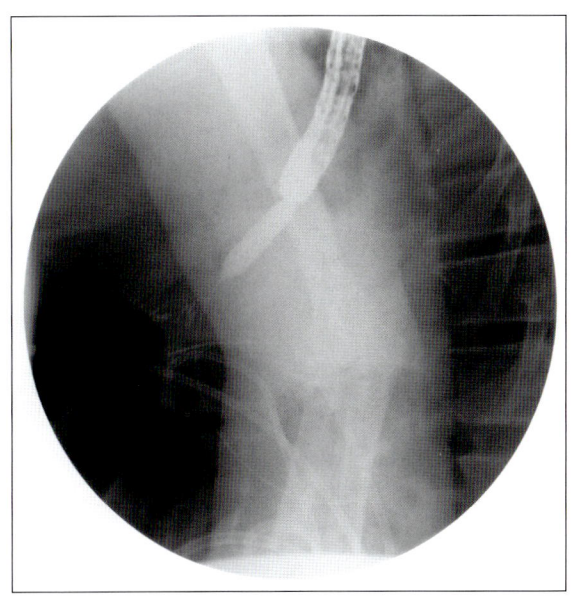

Fig. 3.31 Drenagem transgástrica de coleção de líquido pancreático. Vista lateral demonstra o endoscópio em posição na luz gástrica, o fio na coleção pancreática inferiormente, e dilatação com balão do trato transgástrico. Notar o braço do paciente obscurecendo detalhe.

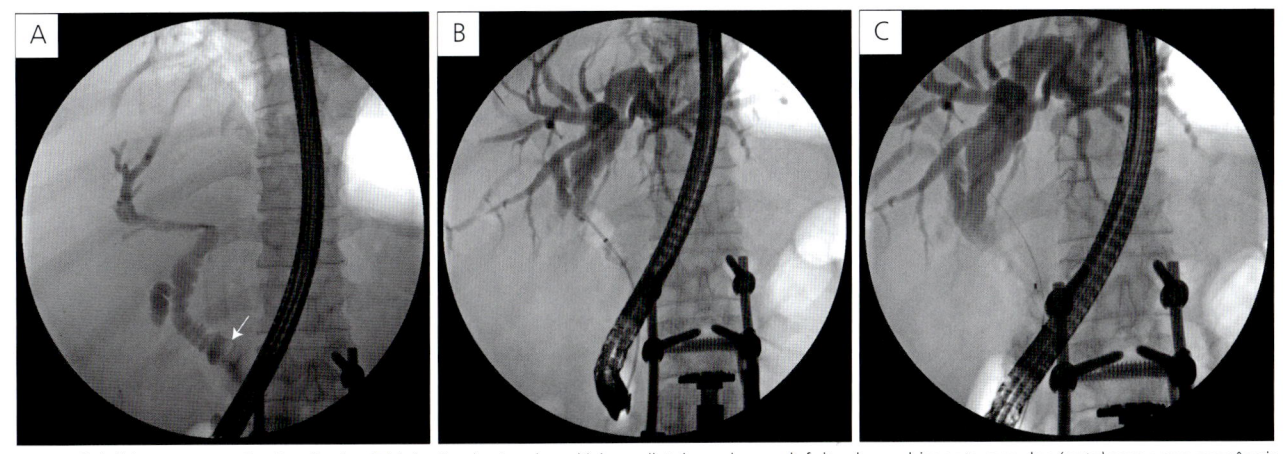

Fig. 3.30 Colelitíase e remoção de cálculo. (**A**) Injeção dentro do colédoco distal revela um defeito de enchimento angular *(seta)* com uma aparência ondulada da parede do ducto, um achado observado em colangite. (**B**) Dragagem com balão do ducto e (**C**) remoção do cálculo com cesta foram realizadas após esfincterotomia.

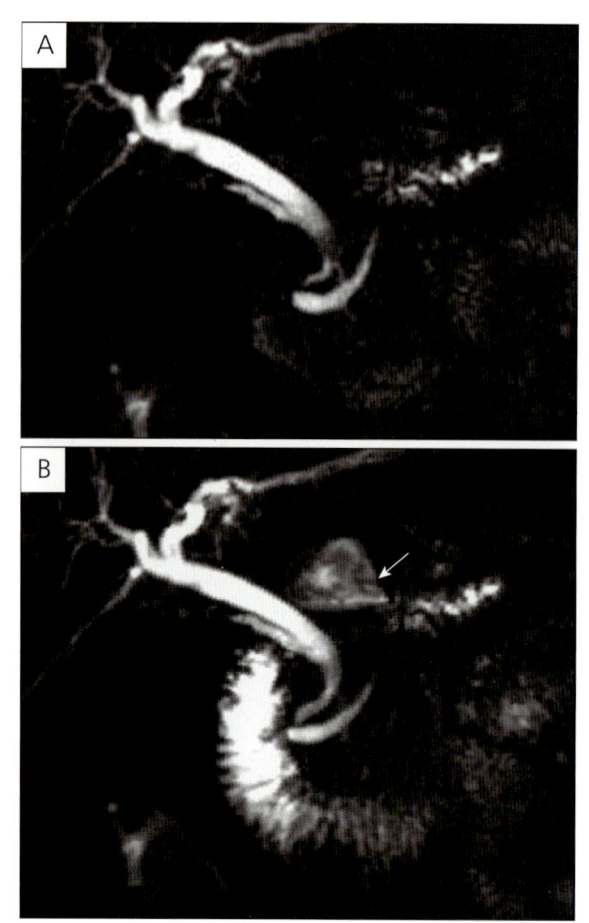

Fig. 3.32 Pancreatograma por ressonância magnética na síndrome do ducto desconectado (mesmo paciente da **Fig. 3.23**). (**A**) Enquanto a injeção endoscópica terminou no local da interrupção do ducto, o ducto a montante do local da obstrução está bem evidenciado na MRCP. (**B**) Injeção de secretina pode revelar função persistente e extravasamento do ducto a montante funcionando; neste caso uma fístula pérvia para o local de drenagem transduodenal prévia *(seta)* foi opacificada após injeção de secretina.

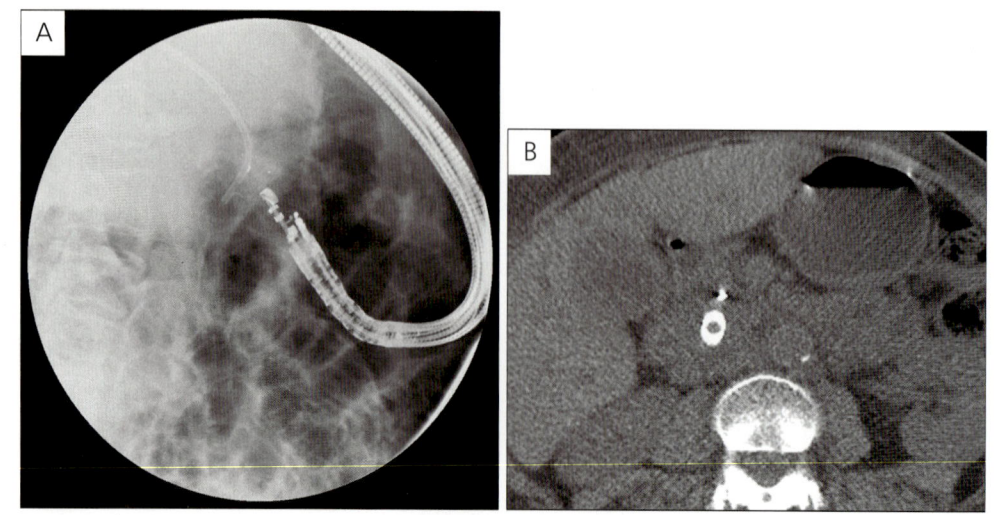

Fig. 3.33 Colocação endoscópica de marcadores garantidos para radioterapia. (**A**) CPRE radiografia localizada demonstra aplicação de marcadores de confiança radiopacos (geralmente feitos de carbono ou ouro) dentro das margens na neoplasia pancreática para planejamento do tratamento. (**B**) Imagem de CT axial não contrastada demonstrando o pequeno marcador anterior ao *stent* na cabeça pancreática.

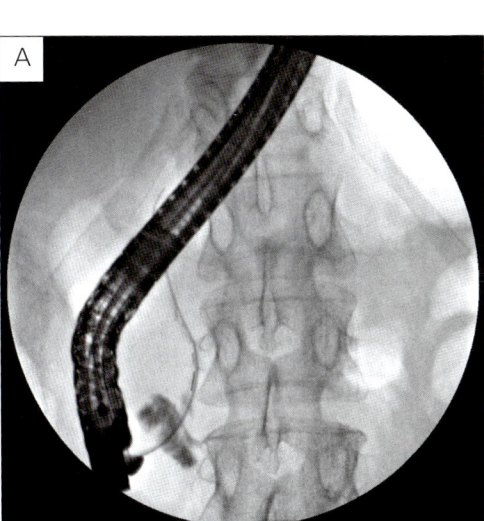

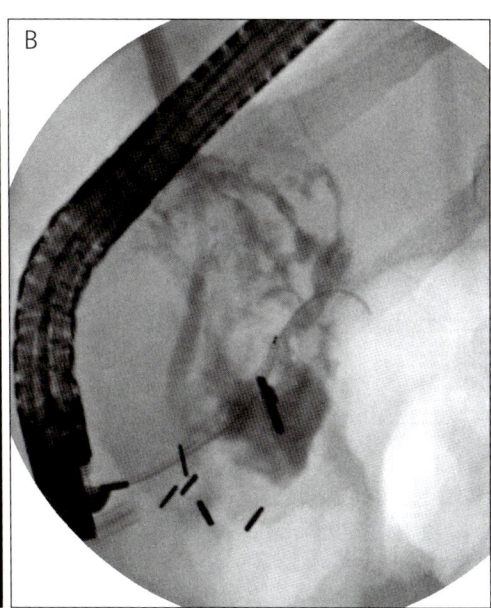

Fig. 3.34 Extravasamento em dois pacientes diferentes. (**A**) Intravasamento duodenal intramural após canulação com o esfincterótomo (mesmo paciente da **Fig. 3.18**). (**B**) Extravasamento intrapancreático durante tentativa de canulação mais profunda do ducto pancreático. Ambas demonstram coleções de contraste heterogêneas não anatômicas que não se alteravam.

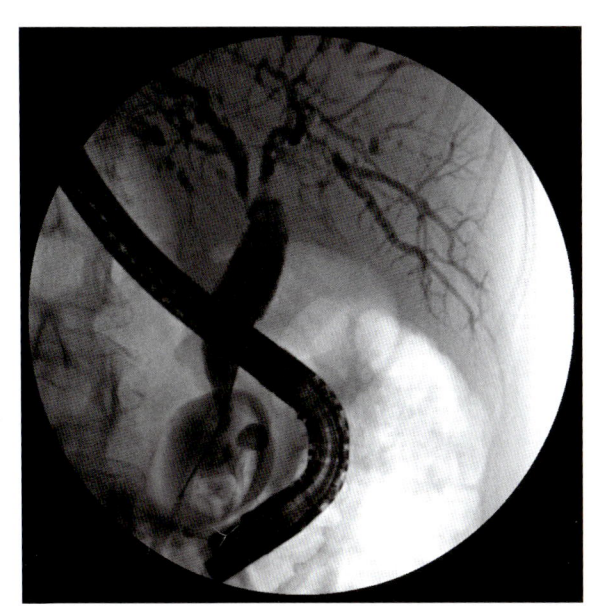

Fig. 3.35 Divertículo periampular. Coleção de contraste bem demarcada na região da ampola contém ar e *debris*; o divertículo também teria sido evidente durante o procedimento. (Mesmo paciente da **Fig. 3.9**, *B*).

Em resumo, a prática da CPRE atualmente envolve uma grande porcentagem de procedimentos terapêuticos. O planejamento idealmente envolve uma revisão multidisciplinar das imagens disponíveis em corte transversal e discussão de opções terapêuticas com testes com contribuição de imagens. Restrições práticas no presente não permitem frequentemente que o radiologista esteja no centro da endofluoroscopia concomitantemente com o endoscopista; por essa razão, a pronta comunicação específica sobre o caso é importante para o fornecimento de um laudo radiológico adequado e concomitância com os achados endoscópicos. Alguns centros estão equipados com intercomunicadores e videomonitores interdepartamentais para possibilitar a discussão em tempo real entre o endoscopista e o radiologista, enquanto eles estão fisicamente localizados em salas diferentes. No caso de cooperação mais distante endoscopia-radiologia (tanto espacial quanto temporal), sistemas de ditado por reconhecimento de voz que permitem laudo imediato, arquivamento em prontuário médico-digital, e acessibilidade ampla aos documentos nos sistemas do hospital possibilitam rápido relato de CPRE, mas não podem substituir a comunicação em tempo real. Se a informação em tempo real não for exequível, então a documentação cuidadosa das estruturas normais ou anormais, bem como a documentação por imagem das manobras endoterapêuticas durante a CPRE, serão necessárias para assegurar o tratamento otimizado dos pacientes.

A lista de referências deste capítulo pode ser encontrada em www.revinter.com.br/online/referencias-baron.pdf

Capítulo 4

Endoscópios, Fios-Guias e Acessórios

Sushil K. Ahlawat • Firas H. Al-Kawas

A colangiopancreatografia retrógrada endoscópica (CPRE) se tornou a técnica preferida para o tratamento de pacientes com uma variedade de doenças pancreaticobiliares benignas e malignas. O sucesso e a segurança do procedimento dependem em grande parte da indicação do procedimento, habilidades do examinador, e uma unidade de CPRE organizada e funcional. Além de uma sala dedicada de CPRE e uma unidade de fluoroscopia, o equipamento essencial para CPRE inclui um duodenoscópio e uma variedade de acessórios auxiliares ou acessórios. Uma crescente variedade de acessórios para CPRE tem sido desenvolvida para suportar as demandas e complexidade cada vez maiores da CPRE terapêutica. Este capítulo descreve acessórios atuais e que estão emergindo, os quais são disponíveis para uso durante CPRE diagnóstica ou terapêutica.

Endoscópios

Endoscópios de Visão Lateral

Os duodenoscópios são videoendoscópios de visão lateral que são equipados com um elevador e são usados rotineiramente para procedimentos de CPRE diagnósticos e terapêuticos. O elevador facilita a canulação da papila e colocação de alguns acessórios (**Fig. 4.1**), enquanto os canais de trabalho de grande diâmetro dos duodenoscópios (4,2 e 4,8 mm) permitem o uso de grandes acessórios. Muitos endoscópios atuais de CPRE combinam um grande canal "terapêutico" com um tubo de inserção de tamanho padrão. Duodenoscópios pediátricos menores, de 7,4 mm com um canal de 2,2 mm, são disponíveis para exame em recém-nascidos. Infelizmente, o canal pequeno limita o uso do endoscópio para finalidades principalmente diagnósticas, uma vez que o uso de acessórios menores restringe o potencial terapêutico deste endoscópio. Em geral, o duodenoscópio adulto padrão pode ser usado na maioria das crianças acima de 2 anos de idade. Um duodenoscópio tamanho jumbo (canal de 5,5 mm) foi anteriormente disponível como um sistema de escópio "mãe/bebê". Entretanto, este sistema era difícil de manipular e agora, raramente, é usado.

Endoscópios de Visão Frontal

Endoscópios superiores, colonoscópios e enteroscópios são ocasionalmente usados em pacientes com anatomia alterada, como prévia coledocoduodenostomia, gastrectomia a Billroth II ou em pacientes com hepaticojejunostomia. Uma vez que os endoscópios de visão frontal convencionais não possuam um elevador, eles são limitados em relação ao controle de acessórios durante a canulação ou terapêutica. Além disso, a visualização da ampola pode ser limitada. Ao usar um colonoscópio, podem ser necessários acessórios de comprimento "longo", uma vez que nem todos os acessórios biliares padrões são de comprimento adequado. A experiência inicial com um protótipo de endoscópio de visão oblíqua (Pentax Medical, Montvale, N.J.) (ângulo de visão 45°, campo de visão 130°, canal de instrumento de diâmetro 3,8 mm, elevador e comprimento de trabalho de 120 cm) possibilitou acesso aos ductos e terapêutica em dois pacientes com anatomia cirurgicamente alterada.[1] Em ambos os pacientes, múltiplas tentativas antecedentes de CPRE com duodenoscópio e colonoscópio padrões tinham falhado.

Enteroscópios Assistidos por Balão

Enteroscópios com único balão (Olympus America Inc., Lehigh Valley, Pa.) e com duplo balão (Fujinon, Tóquio) habilitam a entubação profunda do intestino delgado. Estes endoscópios possuem um *overtube* descartável especializado com um balão inflável que ancora o endoscópio no lugar durante manobras de encurtamento. Os enteroscópios com dois balões possuem um segundo balão no tubo de inserção do endoscópio. Os enteroscópios assistidos por balão possibilitam a CPRE diagnóstica e terapêutica na maioria dos pacientes com anatomia cirúrgica alterada (ver Capítulo 29).[2] Entretanto, os acessórios disponíveis são muito limitados para intervenções terapêuticas, pois estes enteroscópios têm um comprimento de trabalho de 200 cm e canais de trabalho de pequeno diâmetro. Um enteroscópio "curto" com duplo balão (Fujinon, Tóquio) possui um canal de trabalho de 2,8 mm e um comprimento de trabalho de 152 cm, permitindo que sejam usados todos os acessórios biliares padrão de diâmetro ≤ 7 Fr.[3,4] Novamente, a combinação de uma visão frontal e a ausência de elevador limita o índice de sucesso em pacientes com papila intacta para todos os procedimentos assistidos por enteroscópio.

Ecoendoscópios

Ecoendoscópios curvilíneos (GF-UC140 ou GF-UCT 140, Olympus America Inc., Lehigh Valley, Pa.; Pentax, Montvale, N.J.) têm sido usados com sucesso para obter acesso aos ductos biliares ou pancreáticos em pacientes com falha na CPRE ou aqueles com papilas inacessíveis (ver Capítulos 30 e 31).[5] Ecoendoscópio curvilíneo terapêutico (Pentax, Montvale, N.J., e Olympus America Inc., Lehigh Valley, Pa.) com canal de trabalho de 3,8 mm permite a passagem de acessórios de CPRE padrão para acesso transmural e drenagem de coleções de líquido pancreático com capacidade de colocar *stents* de grande diâmetro (10 Fr). Uma agulha de aspiração por agulha fina de calibre 19 ou

Capítulo 4 – Endoscópios, Fios-Guias e Acessórios

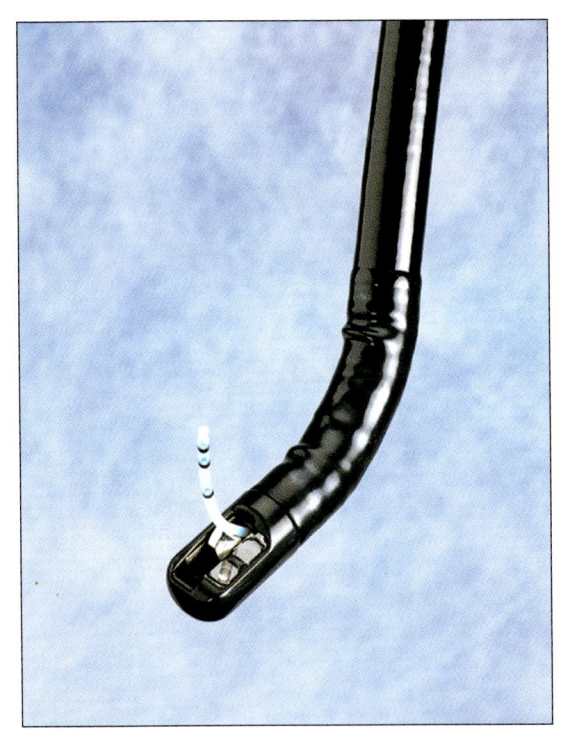

Fig. 4.1 Um duodenoscópio com canal de 4,2 mm. *(Cortesia Pentax Medical, Montvale, N.J.)*

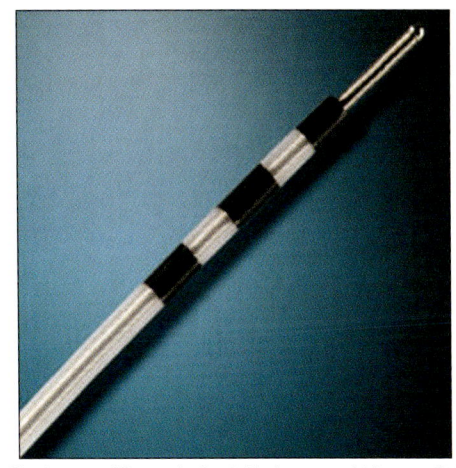

Fig. 4.2 Cistótomo. *(Cortesia Cook Endoscopy, Winston-Salem, N.C.)*

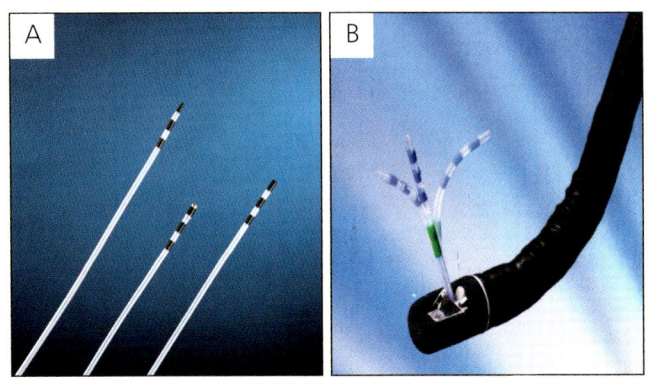

Fig. 4.3 (**A**) Cateteres de CPRE. (**B**) Cateter de CPRE com extremidade oscilante. (**A**, *Cortesia Cook Endoscopy, Winston-Salem, N.C.* **B**, *Cortesia Olympus America Inc., Center Valley, Pa.*)

22 gauge ou acessório de cautério (Cystotome, Cook Endoscopy, Winston-Salem, N.C., bisturi agulha padrão) pode ser usado para puncionar e entrar na localização desejada guiada por ecoendoscopia em tempo real (ver Capítulo 53). O cistótomo (**Fig. 4.2**) é um esfincterótomo de agulha fina modificado que consiste em um fio interno com uma ponta de bisturi-agulha de grande diâmetro, um cateter interno de 5 Fr, e um cateter externo de 10 Fr equipado com um anel de diatermia na sua extremidade distal. A extremidade proximal deste cateter inclui um cabo com conectores para fios ativos e um adaptador para fornecer injeção de contraste. O cistótomo encontra-se discutido com mais detalhes no Capítulo 30.

Acessórios

Os acessórios são dispositivos ou agentes farmacológicos que ajudam na realização, pelo endoscopista, de procedimentos diagnósticos ou terapêuticos. A canulação do ducto desejado constitui um pré-requisito para CPRE diagnóstica e terapêutica bem-sucedida. Uma variedade de instrumentos está disponível para ganhar acesso aos ductos.[6] Em particular, o uso de esfincterótomos/fios-guia e esfincterótomos pré-corte aumentou a capacidade de realizar canulação profunda do ducto desejado.

Cateteres de Canulação Padrão

As cânulas de CPRE são cateteres de 5 Fr a 7 Fr, com extremidade reta, afilada ou arredondada que aceitam até um fio-guia de 0,035 pol. (**Fig. 4.3, A**). O uso de um acessório de duplo ou triplo lúmen ou a fixação de um adaptador de ramo lateral possibilitará a injeção de contraste sem remoção do fio-guia. O uso de cateteres de extremidade afilada (4,5 Fr-4 Fr-3,5 Fr) ou ultra-afilada (5 Fr–4 Fr-3 Fr) pode melhorar o acesso ductal. Entretanto, alguns cateteres de extremidade afilada só acomodarão um fio-guia de calibre menor (0,018 a 0,025 pol). Não existem estudos publicados que comparem diretamente as taxas de sucesso da canulação entre cateteres padrão e afilados. Há um risco maior de injeção submucosa quando se utilizam cateteres de extremidade afilada.

Os cateteres-padrão com ou sem fios-guia são limitados na sua capacidade de variar o ângulo de aproximação à papila. O cateter de extremidade oscilante (Swing-tip, Olympus America Inc., Center Valley, Pa.) (**Fig. 4.3, B**) supera as limitações dos cateteres convencionais e oferece ao endoscopista a capacidade de flexionar a ponta do cateter nas direções para cima-baixo ou esquerda-direita, facilitando desse modo a canulação biliar[7,8] ou a cateterização seletiva dos ductos hepáticos direito ou esquerdo. O cateter de extremidade com agulha Cremer (Cook Endoscopy, Winston-Salem, N.C.) tem 1,8 mm de diâmetro e possui uma ponta de agulha metálica que facilita a canulação da papila menor (**Fig. 4.4, A e B**). O cateter de manometria pancreaticobiliar padrão é um cateter de 5 Fr perfundido com água com um diâmetro na extremidade de 3,5 Fr e é usado durante estudos de manometria do esfíncter de Oddi (**Fig. 4.5, A**). Uma variedade de tipos de cateter também pode ser usada. Alguns cateteres de manometria possuem um "nariz" mais longo para ajudar a manter a posição do cateter. O cateter-padrão tem três portas laterais espaçadas por 2 mm para medição simultânea de pressão. O cateter de manometria Lehman (Cook Endoscopy) sacrifica uma porta para aspiração de água do ducto pancreático durante infusão para evitar enchimento excessivo; isto reduz o risco de pancreatite pós-CPRE (PPC).[9] Para a manometria do esfíncter de Oddi são usados sistemas de registro de motilidade com infusão

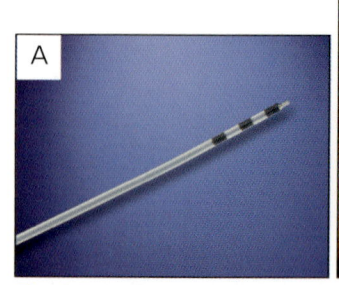

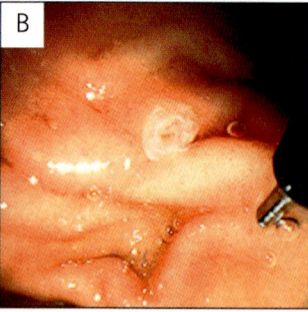

Fig. 4.4 (A) Cateter de Cremer. (B) Vista endoscópica mostrando cateter de Cremer e papila menor. (A, *Cortesia Cook Endoscopy, Winston-Salem, N.C.*)

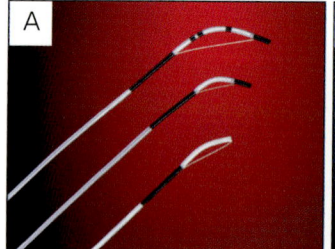

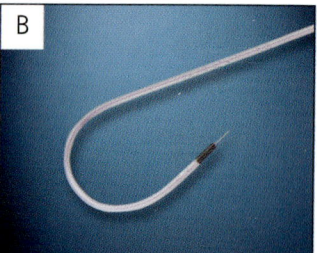

Fig. 4.6 (A) Esfincterótomo padrão e de pré-corte. (B) Esfincterótomo tipo estilete. (*Cortesia Cook Endoscopy, Winston-Salem, N.C.*)

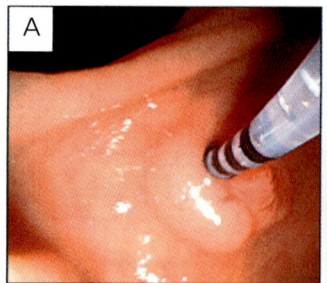

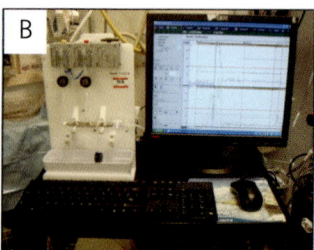

Fig. 4.5 (A) Vista endoscópica mostrando cateter de motilidade. (B) Traçado de manometria no sistema de gravação de motilidade do esfíncter de Oddi.

de água. Mais recentemente, uma bomba compacta de infusão de água foi posta à disposição (Mui Scientific, Mississauga, Canadá) (**Fig. 4.5, B**). Um microcateter transdutor que não exige infusão de água também se tornou disponível. Dados iniciais sugerem que este cateter esteja associado a um risco mais baixo de PPC.[10] Uma discussão detalhada dos acessórios atualmente disponíveis para manometria do esfíncter de Oddi pode ser encontrada em um recente relatório de avaliação da situação da tecnologia pela Sociedade Americana de Endoscopia Gastrointestinal (ASGE).[11]

Esfincterótomos

Os esfincterótomos do tipo de empurrar (Erlangen) foram desenhados para execução de esfincterotomia biliar. Eles consistem em um cateter de Teflon, contendo uma alça contínua de fio metálico com 2 a 3 cm de fio exposto saindo a uma distância variável da ponta (**Fig. 4.6, A**). As primeiras esfincterotomias de pré-corte eram do tipo de empurrar, e o fio cortante estendia-se até a ponta (**Fig. 4.6, A**). A outra extremidade do fio é isolada e conectada a uma unidade eletrocirúrgica. Durante a última década, aproximadamente, os endoscopistas reconheceram a necessidade de angular o cateter para cima para entrar seletivamente no ducto colédoco.[12] Subsequentemente, experiências randomizadas prospectivas comparando cateteres-padrão a esfincterótomos mostraram um índice de canulação de 84 a 97% com esfincterótomos, em comparação a 62 a 67% com cateteres-padrão.[13,14] Além disso, como a esfincterotomia é efetuada em uma grande porcentagem de CPREs, os esfincterótomos se tornaram o principal acessório de canulação biliar em CPRE.

Atualmente, os esfincterótomos disponíveis são com único, duplo e triplo lúmen. Os esfincterótomos de duplo lúmen permitem injeção de contraste ou introdução de um fio-guia e facilitam a canulação e intervenções terapêuticas. O contraste pode ser injetado, removendo o fio-guia ou deixando-o no lugar e usando um adaptador de ramo lateral. Os esfincterótomos de triplo lúmen possibilitam injeção de contraste sem a necessidade de remover o fio, uma vez que haja uma porta adicional. Infelizmente, por causa do pequeno tamanho do lúmen de injeção, o contraste é infundido lentamente e com muita resistência, tornando-se difícil para o assistente pela força exigida. O uso de uma seringa pequena facilita a injeção. Existe disponível um esfincterótomo que incorpora uma combinação de corte e extração de cálculo com balão (Stonetome™, Boston Scientific, Natick, Mass.); entretanto, acrescentar o balão aumenta o diâmetro e tamanho da extremidade, o que pode tornar mais difícil a canulação.

Quando a esfincterotomia é efetuada, pode ser usada uma variedade de correntes: corte, autocorte, coagulação ou mista. Dados limitados sugerem que o uso de uma corrente pura de corte é associado a um risco mais baixo de PEP,[15] enquanto o uso de um modo de autocorte é associado a um menor risco de sangramento intraprocedimento e tem eliminado o fenômeno de "corte em zíper" durante a esfincterotomia. Ao efetuar esfincterotomia pancreática, a corrente de corte pura é frequentemente utilizada para reduzir o risco de lesão de ducto pancreático e subsequente estenose.

Esfincterótomos giratórios são destinados a girar a extremidade de modo a poder alterar a trajetória desejada de canulação. Dados preliminares sugerem que isto pode ser útil para melhorar a canulação, especialmente em pacientes com papilas não habituais, distorcidas[16] ou em pacientes com anatomia do tipo Billroth II. Esfincterótomos giratórios também podem ajudar a orientar o fio cortante durante a esfincterotomia. Entretanto, não há dados publicados apoiando isto. Um esfincterótomo com um fio cortante orientado na direção oposta ao esfincterótomo padrão é disponível para uso em anatomia do tipo Billroth II (Cook Endoscopy). Além disso, um esfincterótomo com uma extremidade em forma de S também é útil em paciente com anatomia cirurgicamente alterada.[17]

Fios-guia são usados com um cateter padrão ou um esfincterótomo para realizar canulação profunda dos ductos do colédoco e pancreático. Em alguns relatos, a canulação sob fio-guia está associada a uma maior taxa de sucesso da canulação e um menor risco de PEP.[18–20] Um estudo controlado randomizado não encontrou diferenças nas taxas de sucesso de canulação e eventos adversos entre esfincterótomos de 5 Fr e 4 Fr.[21] Para mais informação sobre canulação biliar ver Capítulo 13.

Esfincterótomos de Acesso

Esfincterotomia com pré-corte ou de "acesso" refere-se a uma variedade de técnicas endoscópicas usadas para acessar o ducto colédoco ou pancreático depois que métodos convencionais de canulação falharam (ver Capítulo 14). Esfincterótomos do tipo estilete e de pré-corte são os dois acessórios mais comumente usados para acessar o colédoco. O esfincterótomo do tipo estilete foi descrito pela primeira vez por Huibregtse, em 1981, e é essencialmente um fio nu que se projeta a 4-5 mm da extremidade de um cateter de Teflon (**Fig. 4.6, B**). Há várias publicações usando este acessório. Versões mais recentes incluem lúmens adicionais para passagem de fio-guia ou injeção de contraste (duplo lúmen) e ambos, o fio e a injeção de contraste (triplo lúmen). A esfincterotomia com pré-corte foi descrita pela primeira vez por Soehendra e o grupo de Hamburgo, em 1996 (**Fig. 4.6, A**). Este esfincterótomo permite uma "incisão do teto papilar".[22] Uma versão com duplo lúmen foi introduzida recentemente.[23] Ela tem a vantagem de possuir lúmens separados para contraste e fio-guia. A esfincterotomia biliar pode ser terminada imediatamente usando o mesmo acessório e é facilitada por possuir um fio com ponta hidrofílica colocado previamente. Um novo esfincterótomo do tipo estilete possui uma ponta isolada para evitar dispersão de energia da ponta da agulha que faz a incisão.[24] Admite-se que o estilete com ponta revestida evita cortes profundos não intencionais ou perfurações porque capacita os usuários a manterem o esfincterótomo apertado no orifício papilar. O melhor acessório para esfincterotomia com pré-corte é desconhecido, porque os dados são limitados comparando diferentes técnicas e acessórios de pré-corte.[25]

Fios-Guias

Os fios-guias são o alicerce das CPREs diagnóstica e terapêutica. Durante a CPRE, fios-guias são usados para canulação, ganhar e manter acesso, colocar e trocar os acessórios. Fios-guias são úteis para canulação, colocação de miniescópio e manometria; úteis durante esfincterotomia; e necessários para atravessar estenoses, dilatação de estenoses, amostragem citológica de tecido e colocação de *stent*.

As características do fio-guia ideal para acesso ao ducto de interesse e atravessar estenoses são diferentes daquelas para avançar e trocar acessórios. Fios-guias com extremidade escorregadia e flexível são geralmente usados para canulação e para avançar através de estenoses biliares ou pancreáticas estreitas. Por outro lado, fios-guias rígidos e tensos são mais utilizados para avançar acessórios, como *stents* ou dilatadores biliares. Fios rígidos e tensos minimizam também o desvio lateral e facilitam a transmissão axial de forças para frente. O atrito pode ajudar a manter a tensão do fio, mas dificulta o movimento do fio e do acessório. Uma variedade de fios-guias está disponível atualmente (**Tabela 4.1**), e estes variam em materiais, comprimento, diâmetro e desenho para otimizar o desempenho.[26]

Em geral, três desenhos de fio-guia são disponíveis para aplicações em CPRE: (1) Fios monofilamentares são projetados para serem rígidos e feitos de aço inoxidável. (2) Fios enrolados

Tabela 4.1 Fios-guias Atualmente Disponíveis para Aplicações em CPRE

Tipo de Fio/Nome (Fabricante)	Diâmetro (pol)	Comprimento (cm)	Material Central	Material da Bainha	Material da Ponta
MONOFILAMENTO					
Axcess 21 (CE)	0,021	480	Nitinol	Nenhum	Platina
Amplatz (BS)	0,038	260	SS	Nenhum	Platina
ENROLADOS					
Fios-Padrão (CE)	0,018, 0,021, 0,025	480	SS	Rolo inoxidável, 0,035 Pintado com Teflon	Fio central afilado inoxidável
REVESTIDOS					
Tracer Metro Direct (CE)	0,021, 0,025, 0,035	260, 480	Nitinol	Teflon	Platina, hidrofílico
Delta (CE)	0,025, 0,035	260	Nitinol	Poliuretano	Hidrofílico
Tracer Metro (CE)	0,025, 0,035	260, 480	Nitinol	Teflon	Platina, hidrofílico
Roadrunner (CE)	0,018	480	Nitinol	Teflon	Platina
Jagwire* (BS)	0,038, 0,035, 0,025	260, 450	Nitinol	Teflon	Tungstênio, hidrofílico
Hydra Jagwire (BS)	0,035	260, 450	Nitinol	Revestimento Endoglide	Tungstênio, hidrofílico
Glidewire (BS)	0,018, 0,025, 0,035	450, 260	Nitinol	Poliuretano	Platina revestimento hidrofílico em toda extensão
Pathfinder (BS)	0,018	450	Nitinol	Endoglide	Platina, hidrofílico
Visiglide (O)	0,025	450, 270	Liga superelástica	Flúor	Hidrofílico
LinearGlideV (O)	0,035	270, 450	Nitinol	Politetrafluoroetileno	Hidrofílico
X wire* (CM)	0,035, 0,025	260, 450	Nitinol	Hidrofílico	Nitinol

Adaptado com permissão de Cortas GA, Mehta SN, Abraham NS et al. Selective cannulation of the common bile duct: a prospective randomized trial comparing standard catheters with sphincterotomes. *Gastrointest Endosc.* 1999;50:775-779.
BS, Boston Scientific, Natick, Mass.; CE, Cook Endoscopy, Winston-Salem, N.C.; CM, ConMed, Uttica, N.Y.; O, Olympus America Inc., Lehigh Valley, Pa.; SS, aço inoxidável.
*Disponível em uma versão rígida.

são rígidos e flexíveis e possuem um centro interno monofilamentar e um enrolamento espiral externo feito de aço inoxidável. O desenho do centro interno e a espiral externa enrolada fornecem rigidez e flexibilidade, respectivamente. A maioria dos fios enrolados são revestidos com Teflon (DuPont, Washington, Del.) para minimizar a resistência e otimizar a transposição de estenoses biliares tortuosas em virtude da rigidez e flexibilidade combinadas. (3) Fios revestidos ou embainhados possuem um centro de monofilamento feito de aço inoxidável ou nitinol e uma bainha externa feita de Teflon, poliuretano ou outro polímero escorregadio. O material da bainha externa melhora a radiopacidade, a característica escorregadia e as propriedades de isolamento elétrico. A flexibilidade da ponta revestida depende do afilamento do centro interno. Muitos fios possuem um centro com extremidade de platina para melhorar a visualização fluoroscópica. A configuração do fio-guia pode ser reta ou angulada (em forma de J) (**Fig. 4.7, A**). Alguns fios possuem marcas graduadas ou contínuas para medição endoscópica visual ou detecção de movimento. A maioria dos fios é apenas minimamente girável na direção radial.

Os fios-guia são avançados sob monitoramento fluoroscópico por um cateter ou esfincterótomo, o qual confere rigidez e direção. A passagem do fio-guia é mais fácil após o preenchimento com água do lúmen do acessório, secos ou cheios de contraste, minimizando o atrito, uma vez que o contraste seja "pegajoso". Molhar as porções hidrofílicas de um fio-guia evita secar e ter aderência. A manutenção da posição do fio é crítica para uso seguro e efetivo de um acessório por cima do fio como dilatadores e *stents*. O risco de deslocamento do fio pode ser minimizado, usando-se fios-guia que possuam marcas graduadas, contínuas, detecção de movimento, marcadores de distância impressos ou guias de movimento (**Fig. 4.7, B**). Além disso, a fixação da extremidade proximal (fora do paciente) em um acessório imóvel também pode diminuir o risco de deslocamento do fio.

Os tipos de fios-guias atualmente disponíveis incluem convencionais, hidrofílicos e "híbridos", com diâmetros variando de 0,018 a 0,035 polegada e comprimentos variando de 260 a 480 cm,[27] e estão sumariados na **Tabela 4-1**. Comprimentos de fios mais longos que 400 cm são usados para troca de acessórios de "longo comprimento". Apenas fios revestidos devem ser usados durante a utilização do eletrocautério.

Os dados são limitados a respeito da eficácia relativa de fios específicos para aplicações em CPRE. A experiência clínica sugere que fios revestidos e hidrofílicos melhoram as taxas de sucesso em papilas ou estenoses difíceis. Fios completamente hidrofílicos (Glidewire, Boston Scientific, Terumo®, Tóquio) são escorregadios e podem tornar difícil a troca do acessório, levando ao deslocamento inadvertido dos ductos ou estenoses. Entretanto, fios de combinações mais recentes (híbridos), como Jagwire, Hydra Jagwire (Boston Scientific); FX, X (ConMed, Utica, N.Y.); ViziGlide (Olympus America Inc.) e Metro (Cook Endoscopy), oferecem uma combinação de extremidade escorregadia com uma haste mais rígida não escorregadia (**Fig. 4.7, A**). Conforme mencionado anteriormente, dados recentes sugerem que a canulação biliar usando um fio-guia através de um esfincterótomo diminui o risco de PPC, presumivelmente em virtude de um menor trauma à papila e injeção pancreática limitada.[18-20, 28] Fios revestidos com Teflon são menos caros. Fios híbridos são mais amistosos ao usuário, porém mais caros. Uma revisão útil e detalhada de fios-guia pode ser encontrada em um recente relatório de avaliação da tecnologia da ASGE.[26]

Segurança dos Fios

A perfuração e a falha na introdução de acessórios no pâncreas ou na árvore biliar são os dois principais riscos relacionados com os fios durante a CPRE. Aplicação de força excessiva abaixo de uma estenose ou em um ângulo agudo pode resultar em perfuração relacionada com fio. Perda de tensão do fio ou do acesso de uma estenose, enquanto usa acessórios rígidos, como dilatadores biliares, pode também resultar em perfuração. A esfincterotomia dirigida sob fios-guias padrão revestidos de Teflon pode transmitir importante corrente elétrica do fio cortando o ducto colédoco. Fios revestidos intactos são efetivamente isolados contra transmissão de curtos circuitos ou correntes induzidas. Todos os fios danificados são fontes potenciais de correntes perigosas.

Acessórios de Assistência em Trocas (Sistemas de CPRE de Fio Curto)

Múltiplos acessórios frequentemente são necessários para uma CPRE bem-sucedida. Frequentemente, uma troca ou série de trocas sobre um fio-guia previamente colocado é necessária para introduzir acessórios subsequentes. Diversos acessórios de auxílio em trocas foram desenvolvidos por diferentes fabricantes para facilitar a troca de acessórios sob o fio a fim de reduzir a dependência do assistente. Estes acessórios empregam o uso de fios-guia de curta extensão (260 cm) e podem aumentar a eficiência enquanto reduzem o tempo de fluoroscopia.[29] Os problemas potenciais com acessórios de assistência em trocas incluem uma restrição na escolha de acessórios, dificuldade para reutilizar o mesmo acessório durante o procedimento e o custo. Uma discussão detalhada dos sistemas de fio curto atualmente disponíveis pode ser encontrada em um relatório recente de avaliação da tecnologia produzido pela ASGE.[30]

Sistema Biliar de Troca Rápida

O Rapid Exchange (RX) Biliary System (Boston Scientific) é um desenho de monotrilho que fornece ao endoscopista controle sobre o fio-guia e trocas subsequentes. O sistema é composto de três unidades integradas: um acessório de prender o fio-guia (**Fig. 4.8, A**), um cateter RX especialmente projetado, e um fio-guia de 260 cm de extensão. Um acessório de prender segura a posição do fio-guia durante a troca de acessórios sob o fio, avança os acessórios e manipula. O acessório de prender é capaz de acomodar múltiplos fios-guia que podem ser apanhados a qualquer tempo e assim permite múltiplas intervenções terapêuticas. Cateteres e esfincterótomos têm um canal aberto distal (começando a 5 cm da ponta e se estendendo proximalmente 30 cm) que permite ao fio-guia sair neste ponto em vez de no canal principal do endos-

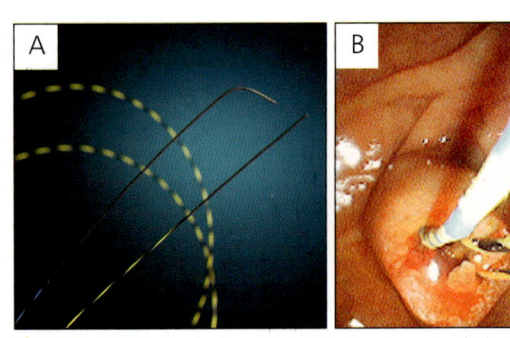

Fig. 4.7 (A) Fios-guia das extremidade reta e angulada. (B) Vista endoscópica mostrando as marcas nos fios-guias. (*A, Cortesia Boston Scientific, Natick, Mass.*)

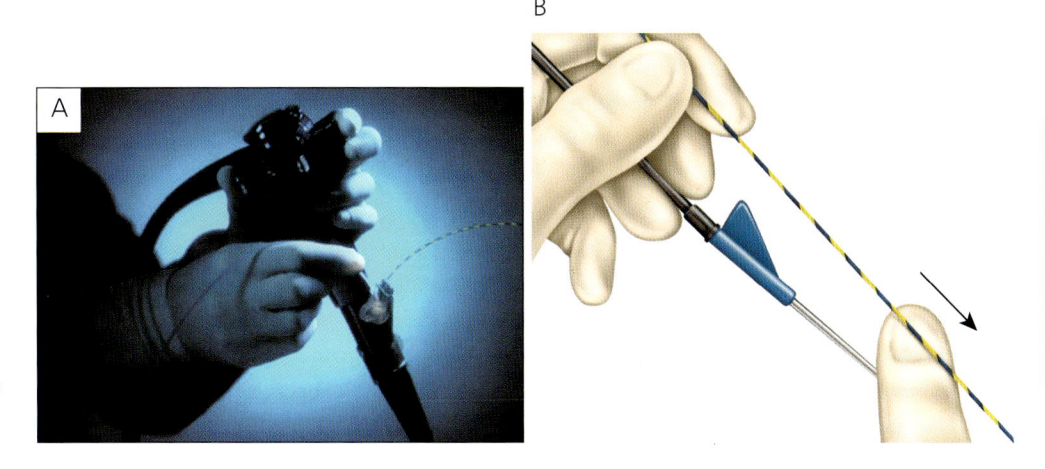

Fig. 4.8 Sistema de troca rápida. (**A**) Acessório de trava. (**B**) Retirada de fio-guia do cateter. (Cortesia Boston Scientific, Natick, Mass.)

cópio. Uma vez obtida a canulação, o fio é separado do cateter (**Fig. 4.8, B**) e é capturado no acessório de prender o fio-guia no canal de biópsia. Uma variedade de acessórios RX é disponível para uso com este sistema.

Os benefícios potenciais do RX Biliary System incluem tempos mais curtos de procedimento total e pós-canulação e uma redução no uso de fluoroscopia.[31] Entretanto, o custo é mais alto que o do equipamento de comprimento longo padrão e pode limitar a escolha de acessórios. Estudos de custo-benefício usando o RX Biliary System não estão disponíveis.

Sistema de Fusão

Este sistema de CPRE de fio curto é fabricado pela Cook Endoscopy. O nome "Fusão" é derivado da capacidade do sistema de ser usado como um sistema de fio longo ou de fio curto. Ele consiste em cateteres de duplo e triplo lúmens e um esfincterótomo de triplo lúmen. O desenho deste sistema facilita a troca de acessórios sem remover o fio-guia ou trocar o cateter/esfincterótomo inicialmente colocado sobre a extensão completa do fio-guia.

A principal diferença entre este novo sistema e o desenho convencional é que existe um furo lateral colocado a 6 cm da extremidade do cateter (ou quaisquer acessórios desta linha de produtos, exceto o sistema introdutor de *stent*, em que o furo lateral é situado a 2,5 cm da extremidade (**Fig. 4.9, A**). O fio-guia tem 185 cm de comprimento, e a maioria dos acessórios têm 220 cm de comprimento. Para fornecer controle apropriado destes acessórios e fio-guia muito mais curto, o sistema usa uma válvula de biópsia descartável especial com um mecanismo de trava para ancorar o fio-guia, enquanto são executadas as trocas (**Fig. 4.9, B**).

Uma vantagem importante do sistema de Fusão reside na capacidade de colocar múltiplos *stents* sem remover o fio-guia. Com este sistema, o fio-guia pode permanecer dentro do ducto biliar, e uma "troca intraductal" pode ser efetuada. Isto facilita a colocação de *stents* subsequentes sem preocupações com perda do acesso através de uma estenose, e poupa tempo uma vez que o ducto e/ou estenose não necessite ser recanulizado e não haja necessidade de troca de fio. Outra vantagem do sistema de fio curto é a capacidade de remover um *stent* 10 Fr que não tenha sido colocado. Em situações em que a intervenção exige o uso de acessórios de comprimento padrão ou convencionais, um fio-guia de comprimento padrão pode ser inserido pela extremidade do cateter ou esfincterótomo após remover o estilete interno de náilon,

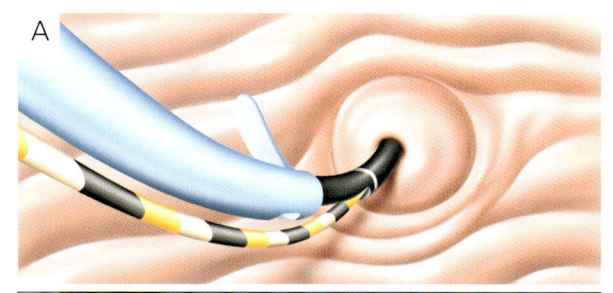

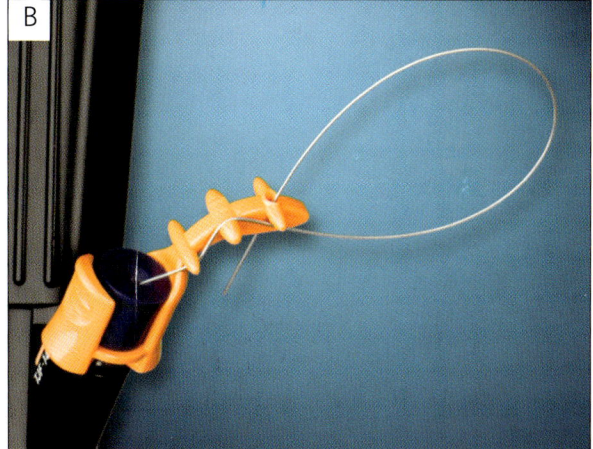

Fig. 4.9 Sistema Fusion. (**A**) Cateter Fusion. (**B**) Válvula de biópsia com mecanismo de prender. *(Cortesia Cook Endoscopy, Winston-Salem, N.C.)*

e a troca pode ser realizada da maneira usual. Não estão disponíveis dados controlados referentes à eficiência do sistema de fusão.

Sistema V

O sistema V da Olympus integra endoscópios e acessórios de endoterapia Olympus, embora possa ser usado com quaisquer outros acessórios e aparelhos. Este desenho oferece a opção de manipulação do fio-guia pelo médico ou pelo assistente e permite troca mais fácil de cateteres "de comprimento longo", usando-se um fio-guia curto. O endoscópio V tem um aumento do ângulo do elevador e uma ranhura V que permite ao endoscopista "travar" o fio, quando o elevador é fechado. Este desenho de endoscópio pode também aumentar a capacidade de canulação biliar seletiva. O sistema V apresenta um gancho C, marcas V e bainha V para controle do acessório em adição à ranhura V no elevador do duodenoscópio (**Fig. 4.10, A**).

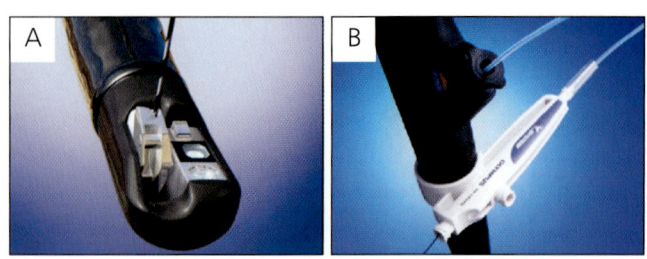

Fig. 4.10 Sistema V. (**A**) Extremidade do V-escópio. (**B**) Gancho. (Cortesia Olympus America Inc., Center Valley, Pa.)

O gancho C fixa o acessório ao endoscópio imediatamente abaixo do canal de biópsia (**Fig. 4.10,** *B*) e permite uma escolha do controle do acessório pelo médico ou o assistente. Marcas V estão presentes na porção proximal de todos os acessórios de sistema V. Quando a marca V do acessório atinge o canal de biópsia do endoscópio, a extremidade do cateter alcançou a ranhura V do elevador do endoscópio, indicando que o levantamento do elevador nesse ponto prenderia o fio-guia na ranhura V. O desenho da bainha V permite que a bainha do fio-guia e a bainha de injeção/cabo sejam separadas, oferecendo a escolha de controle pelo endoscopista ou o assistente. O escópio V e os acessórios do sistema V também podem ser usados com fios-guia de comprimentos longo e curto de 0,035 pol e menores e com acessórios de CPRE de outros fabricantes de acessórios. Avaliação inicial usando este sistema (V-escópio) mostrou melhor confiabilidade da fixação do fio-guia;[32] entretanto, há dados limitados sobre a eficiência das trocas de cateter/fio-guia.[33]

Os sistemas de fio longo atualmente disponíveis são fáceis de aprender e fornecem aos médicos controle direto do fio-guia e do acessório. As vantagens potenciais incluem trocas mais rápidas de acessórios, menor tempo de fluoroscopia e a capacidade de executar CPRE terapêutica com assistentes menos experientes. O uso de alguns acessórios de assistência em troca pode limitar a escolha de acessórios. Atualmente, estão faltando dados controlados em suporte a estas vantagens. O efeito dos sistemas de fio curto no sucesso da canulação e taxas de eventos adversos necessita estudo adicional.

Acessórios de Drenagem

Os acessórios de drenagem incluem *stents* e drenos nasobiliares. Os *stents* são usados para uma variedade de finalidades e são disponíveis em vários materiais e configurações. Drenos nasobiliares e nasopancreáticos são raramente usados nos Estados Unidos. Ver também Capítulo 21.

Stents Plásticos

Os *stents* plásticos são feitos de polietileno ou Teflon e estão disponíveis em variados tamanhos, formas e comprimentos para patologias biliares e pancreáticas. Um tubo empurrador é usado para colocar os *stents* plásticos sob um fio-guia com ou sem um cateter interno de direcionamento. Sistemas de aplicação são disponíveis para *stents* plásticos que combinam os cateteres empurrador e direcionador. O sistema padrão de aplicação de *stents* para *stents* de 10 Fr compreende um fio-guia de 0,035 pol (480 cm), um cateter direcionador interno de Teflon radiopaco de 6 Fr de 260 cm de comprimento com extremidade afilada para facilitar a canulação, e um tubo empurrador. Alguns cateteres de direcionamento possuem dois anéis de metal (separados por 7 cm) no extremo distal

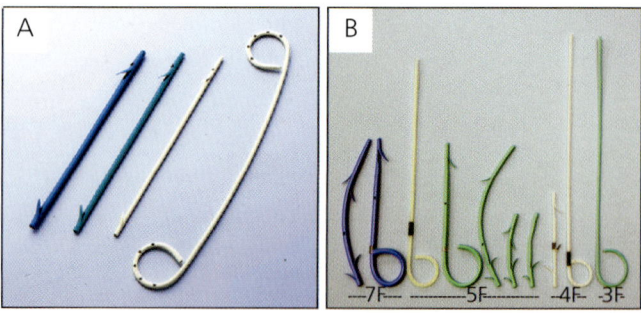

Fig. 4.11 (**A**) *Stents* retos e com duplo *pigtail*. (**B**) *Stents* com único *pigtail*. (**A,** Cortesia *Olympus America Inc., Center Valley, Pa.* **B,** Cortesia *Cook Endoscopy, Winston-Salem, N.C.*)

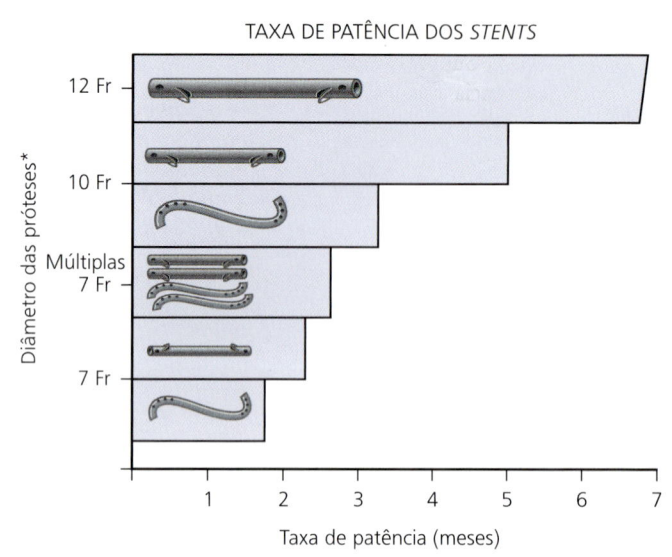

Fig. 4.12 Relação entre diâmetro do *stent* e a duração da patência funcional. (*Adaptada de Siegel JH, Pullano W, Kodsi B et al. Optional palliation of malignant bile duct obstruction: experience with endoscopic 12 French prostheses.* Endoscopy *1988;20:137-141. Adaptada com permissão.*)

*3 French = 1 mm

que ajudam a medir o comprimento da estenose. O tubo empurrador é feito de Teflon (8, 10 e 11,5 Fr dependendo do diâmetro do *stent*), e é usado para posicionar o *stent* durante a aplicação.

A maioria dos *stents* plásticos são feitos de polietileno radiopaco e são disponíveis em tamanhos, variando de 3 a 11,5 Fr. Eles também variam em comprimento e configuração. Para a maioria dos conjuntos de *stents* não existe cateter-guia interno para sistemas de aplicação de *stents* de 3 a 7 Fr, embora uma companhia (Boston Scientific) possua um cateter direcionador interno para todos os *stents* ≥ 7 Fr de diâmetro. *Stents* retos tipo "Amsterdam" são predominantemente usados para drenagem biliar (**Fig. 4.11,** *A*). Com base na lei de Poiseuille existe uma relação clara entre o diâmetro do *stent* e a duração da patência do *stent* (**Fig. 4.12**).[34] Uma configuração reta também parece melhorar a patência do *stent*. Tentativas de melhorar a patência do *stent* eliminando os furos laterais, mudando o material do *stent* ou revestindo a superfície interna com uma substância hidrofílica foram em grande parte malsucedidas.[35,36] A adição de uma válvula antirrefluxo ou uso de revestimento diferente na superfície do *stent* para prolongar a sua patência mostrou alguma promessa de prolongar a patência.[37,38] Configurações de duplo *pigtail* (**Fig. 4.11,** *A*) ajudam a ancorar o *stent* para evitar sua migração proximal e distal. Estes *stents* são frequentemente usados em pacientes com cálculos biliares difíceis uma vez que os ductos estrejam usualmente dilatados em calibre e não haja uma estenose subjacente. Eles também são usados em alguns pacientes com estenoses hílares, onde a taxa de migração é alta.

Stents de único *pigtail* (**Fig. 4.11, B**)[39] são feitos de uma variedade de materiais e são frequentemente usados no ducto pancreático para evitar migração para dentro (proximal). Dados limitados sugerem que *stents* de menor diâmetro (3 e 4 Fr) causam menor dano ductal quando colocados dentro de ductos pancreáticos normais. A eliminação de furos e abas laterais e o uso de *stents* mais curtos podem prolongar a patência quando usados a longo prazo e promover a migração espontânea de *stents* pancreáticos profiláticos.[40-42] Os *stents* com canais de funcionamento, um lúmen interno somente do tamanho de um fio-guia e sem furos laterais (GI Supply, Camp Hill, Pa.) são desenhados para prolongar a patência, mas há dados limitados para suportar este conceito.[43]

Cateteres de aplicação de *stents* plásticos que são compatíveis com sistemas de CPRE de fio curto estão disponíveis. Um estudo controlado randomizado mostrou uma redução importante no tempo necessário para troca de acessório e para inserção de *stent* em comparação a acessórios de fio longo tradicionais.[44] Conforme mencionado previamente, o sistema Fusion (Cook Endoscopy) permite troca intraductal, o que facilita a inserção de múltiplos *stents*.[45]

Os *stents* podem ser removidos usando-se alças, cestas e pinças de corpo estranho (ver Capítulo 23). *Stents* de grosso calibre (10 Fr) podem ser removidos pelo canal de um endoscópio terapêutico com uma alça de polipectomia padrão. *Stents* menores (*stents* pancreáticos de 3 Fr e 5 Fr) também podem ser removidos pelo canal de trabalho do endoscópio usando-se uma pinça de corpo estranho (p. ex., pinça dente-de-rato) ou pinça de biópsia padrão. O removedor de *stent* de Soehendra (Cook Endoscopy) consiste em um acessório com ponta de parafuso guiado sob fio-guia que permite a remoção do *stent* enquanto mantém a posição do fio-guia (**Fig. 4.13, A**). Ele também está disponível com um desenho de extremidade alongada para facilitar a canulação. Em pacientes com estenoses difíceis, a manutenção do fio acessado pode também ser realizada passando-se um fio-guia através do lúmen do *stent* e passando uma alça de polipectomia padrão sobre o fio.[46]

Stents Metálicos Autoexpansíveis

Stents metálicoss autoexpansíveis (SEMS) foram introduzidos para prolongar a patência do *stent* acima dos *stents* plásticos. Os SEMS expandem-se para 8 a 10 mm de diâmetro, e os SEMS não revestidos não se ocluem por biopelícula bacteriana (ver Capítulo 22). Nos Estados Unidos, os SEMS comumente disponíveis possuem um desenho de malha aberta e incluem a Wallstent/Wallflex (Boston Scientific, Natick, Mass.), o Spiral Z-Stent e o Zilver Stent (Cook Endoscopy, Winstaon-Salem, N.C.), e o Flexxus (ConMed, Utica, N.Y.) (**Tabela 4.2; Fig. 4.14, A e B**). Recentemente a Tae Woong Medical, Coreia do Sul, introduziu *stents* biliares Niti-S no mercado dos EUA. A maioria dos SEMS são feitos de aço inoxidável ou nitinol, uma liga de níquel-titânio que fornece um alto grau de flexibilidade e é resistente à dobra. Entretanto, o nitinol é menos radiopaco que aço inoxidável, e marcadores radiopacos adicionais (de ouro ou platina) são adicionados os *stents* para melhorar a radiopacidade, a fim de facilitar o posicionamento adequado durante a aplicação. Os *stents* são disponíveis em diâmetros de 8 e 10 mm. *Stents* não cobertos de 8 mm são preferidos por alguns para colocação de *stent* lado a lado em pacientes com câncer hilar não ressecável (**Fig. 4.14**). Os SEMS

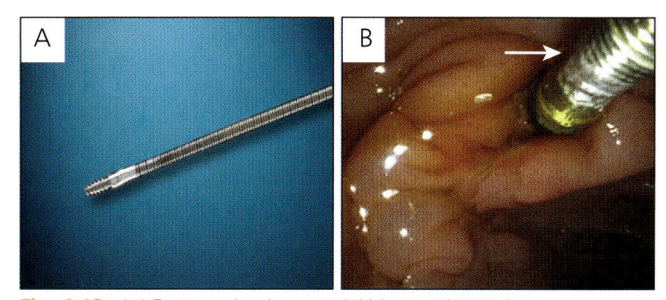

Fig. 4.13 (**A**) Removedor de *stent*. (**B**) Vista endoscópica mostrando a remoção do *stent* (seta). (**A**, *Cortesia Cook Endoscopy, Winston-Salem, N.C.*)

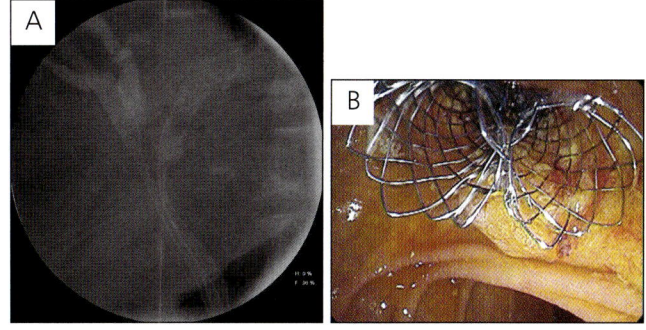

Fig. 4.14 *Stents autoexpansível* de duplo metal para estenose hilar. (**A**) Vista endoscópica dos *stents*. (**B**) Imagem fluoroscópica dos *stents*.

Tabela 4.2 Stents Metálicos Biliares Autoexpansíveis					
	Wallflex (BS)	**Wallstent* (BS)**	**Viabil (GM)**	**Bonastent (EC)**	**Zilver* (CE)**
Material	Platinol	Elgiloy	Nitinol	Nitinol	Nitinol
Comprimento (cm)	4/6/8/10	4/6/8/10	4/6/8/10	5/7/8/9/10	4/6/8
Diâmetro aplicado (mm)	8/10	8/10	8/10	8/10	6, 8, 10
Encurtamento do *stent*	Sim	Sim	Não	Não	Não
Diâmetro do introdutor (Fr)	8,5	8	8,5	7	6/7,5, 6

BS, Boston Scientific, Natick, Mass.; *CE*, Cook Endoscopy, Winston-Salem, N.C.; *EC*, Endochoice, Alpharetta, Ga.; *GM*, Gore Medical, Flagstaff, Ariz.
*De acordo com o fabricante, compatível com imagens de ressonância magnética.

parcial ou totalmente cobertos também estão disponíveis. Os exemplos incluem os *stents* Wallstent/Wallflex (Boston Scientific) e Viabil (Gore Medical, Flagstaff, Ariz.). Os *stents* parcialmente cobertos Wallstent/Wallflex possuem um revestimento de polímero (Permalune) no lado de dentro do *stent* exceto nos 5 mm proximais e distais. Esta membrana visa a evitar o crescimento invasivo tumoral e prolongar a patência do *stent*.[47] Os *stents* Wallflex recentemente introduzidos (Boston Scientific) são também disponíveis em uma versão totalmente coberto. Eles são feitos de um tipo de nitinol (Platinol) e possuem extremidades arredondadas, menos traumáticas que a Wallstent. A versão totalmente coberta tem um laço distal que facilita o reposicionamento ou remoção do SEMS. Os *stents* Viabil são cobertos com politetrafluoroetileno expandido e etileno propileno fluorado (ePTFE/FEP) e são disponíveis com ou sem fenestrações, e destinadas a serem posicionados sobre o ducto cístico para prevenir colecistite. Os SEMS totalmente cobertas e em menor extensão os SEMS parcialmente cobertos podem ser removidos, usando-se uma alça ou uma pinça de retirada de corpo estranho (Fig. 4.15). SEMS totalmente cobertos estão sendo cada vez mais usados para tratar doenças pancreaticobiliares benignas.

O sistema de aplicação do SEMS pré-armardos varia no desenho (**Tabela 4.2**). Os *stents* são colapsados e constringidos em um cateter introdutor de 6 ou 6,5 Fr por uma bainha plástica sobrejacente de 8 ou 8,5 Fr. O sistema inteiro é avançado sob fio-guia através do canal do endoscópio e introduzido sob direcionamento fluoroscópico através da estenose, usando-se marcadores radiopacos. O sistema de aplicação Wallstent/Wallflex permite a recaptura e reposicionamento do *stent* antes de atingir a marca de 80%. Uma limitação importante dos SEMS não cobertas é a sua fixação, a qual impede sua remoção dentro de um curto período de tempo após a colocação, e tanto os SEMS não cobertos quanto os cobertos são caros.

Cateteres de Drenagens Nasobiliar e Pancreática

Cateteres de drenagem nasobiliar (ver Capítulo 21) são usados para drenagem temporária da árvore biliar e estão disponíveis sob a forma de cateteres com diâmetros de 5 Fr a 7 Fr de 250 cm de comprimento e com 5 a 9 furos laterais que facilitam a drenagem. São disponíveis múltiplas configurações da extremidade. Cateteres de drenagem nasopancreática são de 5 Fr em diâmetro e podem ser usados para drenar o ducto pancreático principal após esfincterotomia pancreática ou para irrigar e drenar pseudocistos pancreáticos. Cateteres de drenagens biliar e pancreática de demora são colocados sob um fio-guia de 0,035 polegada. Um tubo de transferência nasal é necessário para reencaminhar o tubo da boca para o nariz. Um tubo conector é necessário para drenagem por gravidade.

Acessórios para Amostragem de Tecido

Acessórios com escova citológica estão disponíveis como sistemas de único ou múltiplos lúmens. Usando o sistema de citologia de único lúmen, a perda de células é inevitável, porque a escova é puxada de volta através de todo o comprimento do cateter. É útil aspirar a bile do cateter para colher quaisquer células deslocadas dentro do cateter para melhorar o rendimento diagnóstico. Sistemas com escova de citologia de duplo lúmen são preferíveis (**Fig. 4.16,** *A*) e possibilitam que o fio-guia e a escova passem através de dois lúmens separados, de modo que o acesso não seja perdido. Além disso, este desenho minimiza a perda de células ao eliminar a necessidade de puxar para trás a escova através de toda extensão do cateter. A pinça de biópsia biliar (Olympus America Inc.) é útil para obter seletivamente espécimes de tecido do ducto biliar sob fluoroscopia (**Fig. 4.16,** *B*).[48]

Acessórios de Dilatação de Estenose

Em geral, a dilatação pancreaticobiliar pode ser realizada usando-se balões (**Fig. 4.17,** *A*) ou velas (**Fig. 4.17,** *B*). Dilatadores de balão são feitos de polietileno não distensível e são disponíveis em diâmetros de 4, 6, 8 e 10 mm e comprimentos de 2 a 4 cm. Os balões são passados sob um fio-guia pelo canal acessório do endoscópio. Uma faixa radiopaca proximal ao afilamento indica o ponto de dilatação máxima. A dilatação papilar usando balões de grande diâmetro (12 a 20 mm) é segura e efetiva para o tratamento de coledocolitíase (ver Capítulo 17);[49] para esta indicação, balões de esôfago/piloro/cólon de 5,5 cm de comprimento e 12 a 20 mm de diâmetro são atualmente usados, uma vez que balões de dilatação biliar deste diâmetro não estejam disponíveis (**Fig. 4.18**). Os dila-

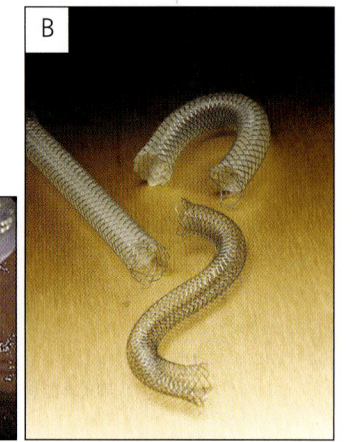

Fig. 4.15 (**A**) *Stent* autoexpansível totalmente coberto, removido com uma alça. (**B**) *Stent* totalmente coberto Wallflex. *(Cortesia Boston Scientific, Natick, Mass.)*

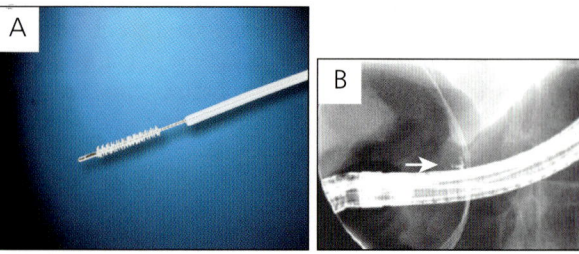

Fig. 4.16 (**A**) Escova citológica. (**B**) Imagem fluoroscópica mostrando pinça de biópsia *(seta)*. (**A**, *Cortesia Cook Endoscopy, Winston-Salem, N.C.)*

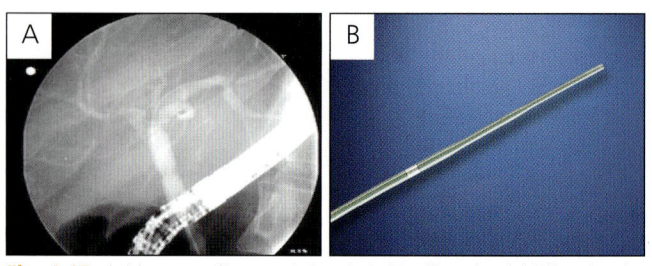

Fig. 4.17 (**A**) Imagem fluoroscópica de balão dilatador. (**B**) Dilatador de Soehendra. *(Cortesia Cook Endoscopy, Winston-Salem, N.C.)*

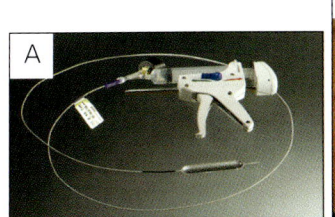

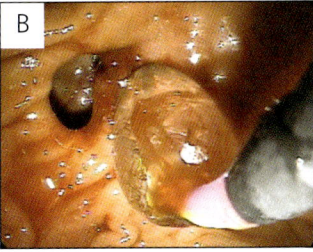

Fig. 4-18 (A) Dilatador de balão CRE de esôfago/piloro/cólon. (B) Vista endoscópica mostrando dilatação da ampola com balão CRE. (*A, Cortesia Boston Scientifica, Natick, Mass.*)

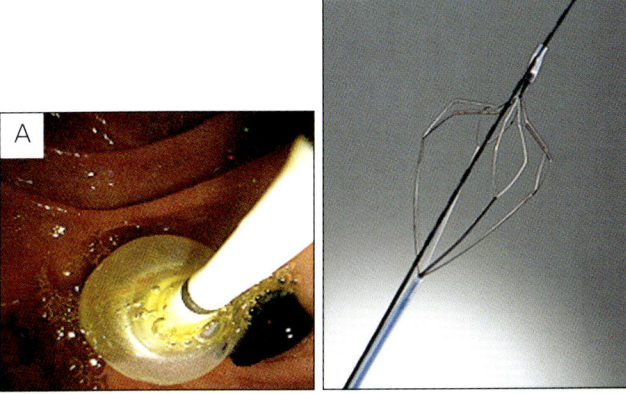

Fig. 4-19 (A) Vista endoscópica de balão extrator de cálculo. (B) Cesta extratora de cálculo. *(Cortesia Olympus America Inc., Center Valley, Pa.)*

tadores de Soehendra (Cook Endoscopy) são velas de formato padrão que estão disponíveis em diâmetros de 6 a 11,5 Fr. Estes são passados sob um fio-guia. O dilatador de tamanho 10 Fr e 11,5 Fr exige o uso de um canal acessório grande.

Também têm sido usados removedores de *stents* "Soehendra" com extremidade rosqueada para dilatar estenoses pancreaticobiliares muito apertadas que, por outro lado, permitem apenas a passagem de um fio-guia. O acessório com ponta rosqueada dirigido sob fio-guia é usado para negociar estenoses de alto grau (**Fig. 4.13**, *A* e *B*). Um acessório modificado está disponível comercialmente como dilatador (Cook Endoscopy). Sobre as dilatações de estenoses pancreaticobiliares não existem comparações publicadas, bem controladas, de técnicas ou acessórios.

Acessórios para Extração de Cálculos

Os acessórios úteis para extração de cálculos incluem cateteres-balões de duplo ou triplo lúmen, cestas de fio metálico e litotriptores mecânicos (ver Capítulo 18). O balão extrator de cálculo (**Fig. 4.19**, *A*) consiste em um cateter de 5 a 6,8 Fr de duplo ou triplo lúmen com um balão na ponta (tamanho 8 a 18 mm). Agora estão disponíveis balões extratores de cálculos de múltiplos tamanhos (8,5-10-12-15 ou 12-15-18-20). Antes da inserção dentro do endoscópio é útil assegurar que o balão se infla corretamente. O cateter-balão pode ser inserido sob um fio-guia ou diretamente à mão livre dentro do ducto desejado sem fio-guia. O Stonetome (Boston Scientific) é um esfincterótomo de duplo lúmen com um balão extrator de 11,5 mm de diâmetro montado na extremidade.

Cálculos também podem ser removidos, usando-se uma cesta de fio metálico (**Fig. 4.19**, *B*) que está disponível em uma variedade de tamanhos e configurações.[50] A cesta tem forma tal que os fios se abrem como um alçapão para encaixar os cálculos. A função da cesta varia dependendo do número de fios. Desenhos mais recentes de cestas podem ser avançados sob um fio-guia, permitindo à cesta alcançar áreas difíceis (Trapezoid Basket, Boston Scientific, e Flower Basket, Olympus America Inc.). A cesta Trapezoid possui um cabo destinado a permitir que a litotripsia mecânica seja efetuada e possui uma característica de liberação de emergência para evitar aprisionamento da cesta. Infelizmente, o pequeno tamanho da cesta limita sua eficácia em capturar e esmagar cálculos grandes (≥ 1,5 cm). Não há dados publicados demonstrando superioridade de um acessório balão ou cesta de extração sobre os outros.

Litotriptores Mecânicos

Cestas de fio metálico de litotripsia facilitam a remoção de grandes (≥ 1,5 cm) cálculos do colédoco, esmagando os cálculos antes da extração. O litotriptor externo original de Soehendra (Cook Endoscopy) não passa através do canal do endoscópio e exige cortar o cabo da cesta e remover o endoscópio antes da fragmentação do cálculo. Este acessório consiste em uma bainha de metal de 14 Fr e um cabo de manivela autotravado (**Fig. 4.20**, *A*). O litotriptor pode ser usado com a maioria das cestas de extração de cálculo padrão para fragmentar o cálculo ou no caso de a cesta ficar impactada na ampola.

Outro litotriptor mecânico é uma cesta de litotripsia através do escópio ("through the scope", TTS) pré-montada que pode ser inserida por um duodenoscópio terapêutico (**Fig. 4.20**, *B*, *C* e *D*) (cestas de litotripsia BML da Olympus Medical Inc.). A versão mais recente permite passagem TTS sob o fio.[51] Este acessório está disponível em versões descartáveis e reutilizáveis. Um litotriptor mecânico descartável de peça única com a cesta, bainha metálica e cabo de manivela também está disponível (Monolith, Boston Scientific). Em um estudo, o litotriptor descartável foi fácil de usar, e seu desempenho foi comparável a um litotriptor reutilizável padrão.[52] Detalhes e especificações dos litotriptores mecânicos comercialmente disponíveis estão publicados em um revisão de tecnologia da ASGE.[51]

Colangiopancreatoscopia

A colangiopancreatoscopia assistida pelo duodenoscópio (**Fig. 4.21**, *A* e *B*) permite a visualização direta dos ductos biliar e pancreático (ver Capítulos 25 e 26). No passado, era necessário um sistema dedicado de mãe-e-filha. Atualmente, uma variedade de miniescópios eletrônicos e fibroscópicos existem disponíveis e eles podem ser passados por um canal terapêutico de duodenoscópio de 4,2 mm para visualização direta do ducto biliar e o pancreático.[53,54] Estes instrumentos agora estão disponíveis em tamanhos de 8 Fr e 9 Fr.[55] Eles possuem um pequeno canal de trabalho (1,2 mm) que permite a passagem de uma pinça de pequeno diâmetro e fibras para aquisição tecidual e para a aplicação de litotripsia a *laser* e eletro-hidráulica. Os sistemas de colangioscópicos atualmente disponíveis são da Pentax, Olympus e Boston Scientific.[56] As limitações incluem a fragilidade destes aparelhos, o pequeno canal de trabalho e a necessidade de dois endoscopistas, exceto para o sistema da Boston Scientific. Endoscópios superiores ultrafinos atualmente disponíveis com um diâmetro externo de 5 a 5,4 mm e um canal de trabalho de 2 mm estão disponíveis (Olympus, Pentax) e podem ser usados para acesso direto para dentro do ducto colédoco ou pancreático após esfincterotomia ou esfincteroplastia. Em um relatório, o uso de um cate-

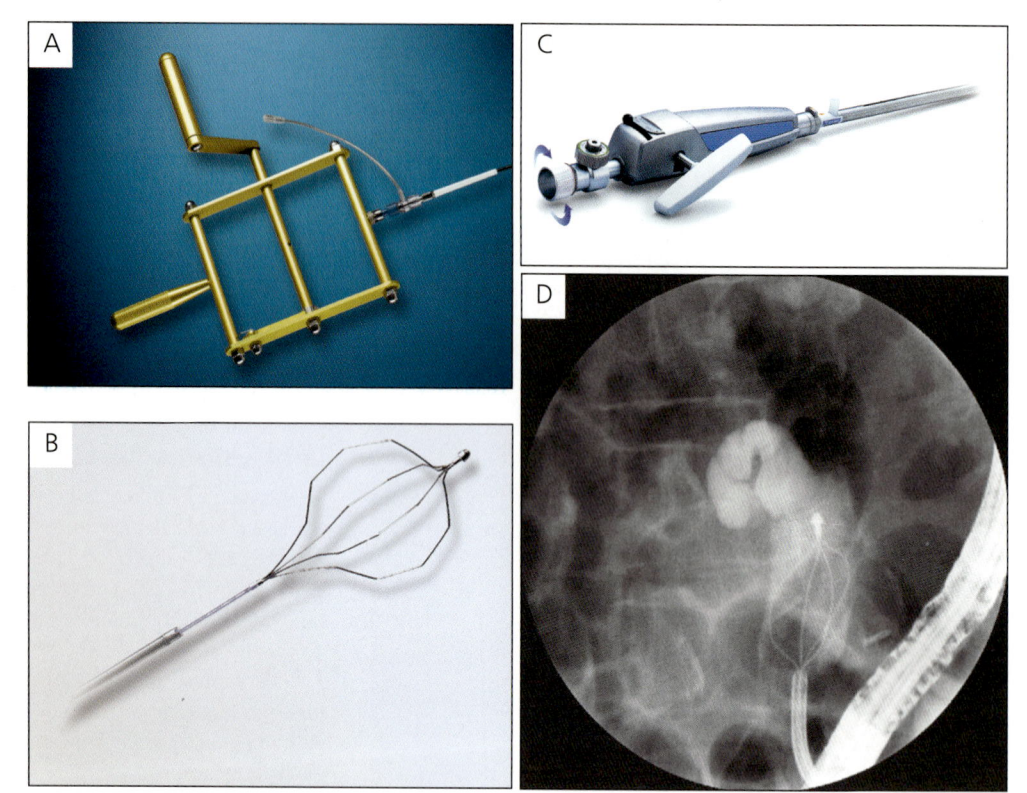

Fig. 4-20 (**A**) Cabo de litotriptor mecânico de Soehendra. (**B**) Cesta litrotriptora mecânica *through-the-scope*. (**C**) Cabo do litotriptor mecânico *through-the-scope*. (**D**) Imagem fluoroscópica de litotriptor mecânico. (**A**, *Cortesia Cook Endoscopy, Winston-Salem, N.C.* **B** e **C**, *Cortesia Olympus America Inc., Center Valley, Pa.*)

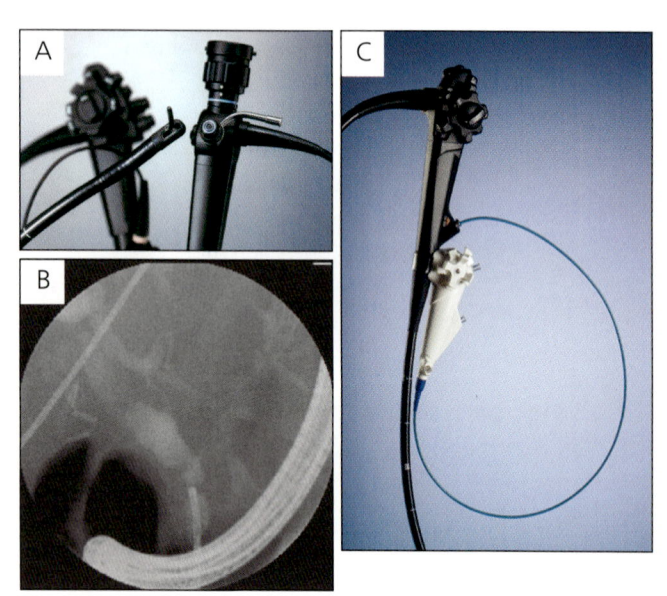

Fig. 4.21 (**A**) Colangioscópio. (**B**) Imagem fluoroscópica do colangioscópio. (**C**) Spyscope. (**A**, *Cortesia Pentax Medical, Montvale, N.J.* **C**, *Cortesia Boston Scientific, Natick, Mass.*)

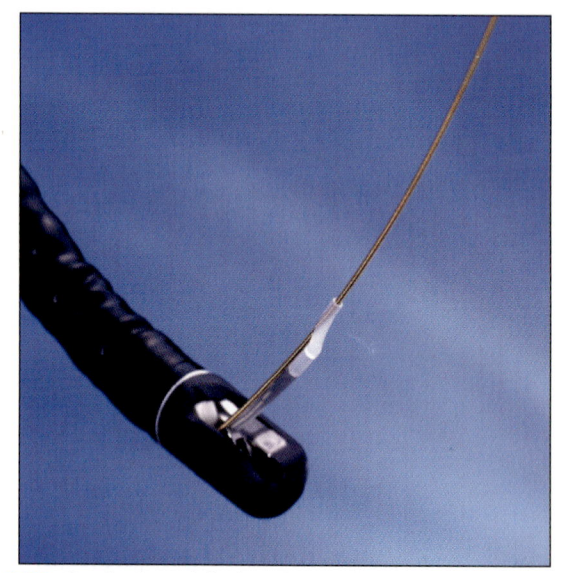

Fig. 4.22 Sonda ultrassônica intraductal. (*Cortesia Olympus America Inc., Center Valley, Pa.*)

ter-balão intraductal com cabo destacável facilitou a introdução de um escópio dentro da árvore biliar.[57] O sistema da Boston Scientific possui deflexão da ponta em quatro direções, um canal de irrigação dedicado, e um diâmetro menor e mais longo permitindo acesso à árvore biliar proximal (**Fig. 4.21, *C***). O explorador óptico usado em um sistema periscópio pode ser inserido por uma cânula de CPRE ou cateter-balão.[58] Recentemente foi descrito um sistema de suporte "feito em casa", permitindo que um endoscopista use os sistemas Pentax ou Olympus.[59] Estes acessórios são descritos com mais detalhe nos Capítulos 20 e 21.

Exploradores Ultrassônicos Intraductais

O aumento da disponibilidade de sondas de ultrassom de alta frequência tornou possível aos peritos utilizar estes instrumentos para avaliar estenoses, pequenos cálculos ou barro biliar. Os endoscópios com exploradores ultrassônicos são introduzidos à mão livre ou sob o fio (**Fig. 4.22**) através do canal de trabalho do duodenoscópio, permitindo a avaliação "em tempo real" de estenoses biliares e estruturas vasculares circundantes. Dados limitados sugerem que estas sondas podem aumentar a capacidade de

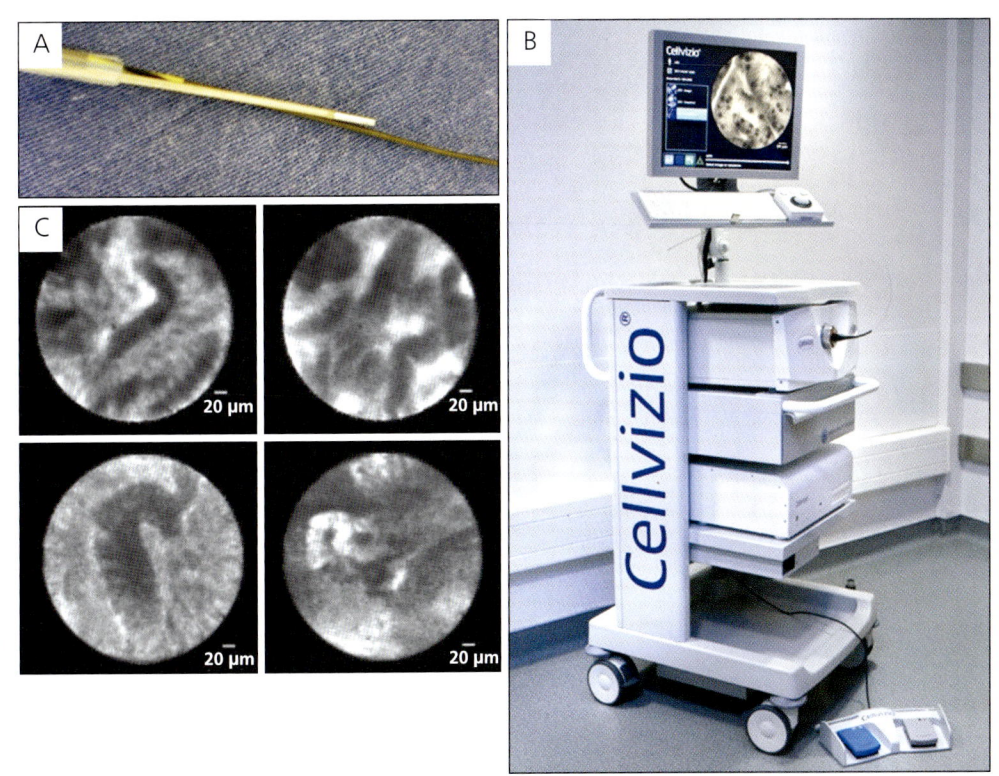

Fig. 4.23 (**A**) Sonda Cholangioflex. (**B**) Sistema de endomicroscopia confocal com base em sonda. (**C**) Achados típicos de pCLE em câncer biliar. (**B**, *Cortesia Mauna Kea Tech, Paris.* **C**, *Reimpressa com permissão de Wallace M, Lauwers GY, Chen Y et al. Miami classification for probe-based confocal laser endomicroscopy.* Endoscopy. *2011;43:882-891.*)

distinguir entre estenoses biliares benignas e malignas.[60] A seleção de pacientes, experiência do operador e custo continuam a ser fatores limitantes antes que uso mais amplo desta tecnologia seja advogada.[61]

Endomicroscopia *Confocal* a *Laser* com Base em Sonda (ECLe/*pCLE*)

A endomicroscopia *confocal* a *laser* é uma nova técnica de imagens que capacita o endoscopista a obter uma avaliação histológica *in vivo*. O sistema com base em uma sonda (Cholangioflex miniprobe by Mauna Kea Technologies, Paris) pode ser introduzido pelo canal de biópsia do colangioscópio ou dentro de um cateter e habilita a visualização microscópica em tempo real de estenoses pancreaticobiliares durante a CPRE (**Fig. 4.23**).[62] Recentemente foram desenvolvidos critérios por consenso para *confocal a laser* a fim de determinar a malignidade em estruturas biliares (**Fig. 4.23**).[63]

Outros Acessórios

Agentes farmacológicos e químicos não são considerados acessórios na definição clássica. Entretanto, injeção intravenosa de secretina com ou sem o uso de azul de metileno borrifado sobre a papila tem sido usada para facilitar a canulação do ducto pancreático, especialmente em pacientes com *pancreas divisum* (**Fig. 4.24**).[64,65] Estes agentes, também, são úteis para identificar a abertura do ducto pancreático após esfincterotomia biliar ou ampulectomia endoscópica. Glucagon e hiosciamina frequentemente são usados para relaxar a motilidade e foram constatados com eficácia similar, porém nunca foram comparados a placebo em um estudo controlado randomizado.[66]

Meios de Contraste Radiográfico Usados em CPRE

Agentes de meios de contraste de alta e baixa osmolalidades são usados para pancreatografia e colangiografia. Agentes de baixa osmolalidade são considerados mais seguros que agentes de alta osmolalidade, mas isto não foi confirmado em estudos clínicos. O risco de reações adversas sérias está relacionado com a quantidade de contraste absorvida sistemicamente. A elevação na concentração de iodo sérico associada à administração de contraste durante

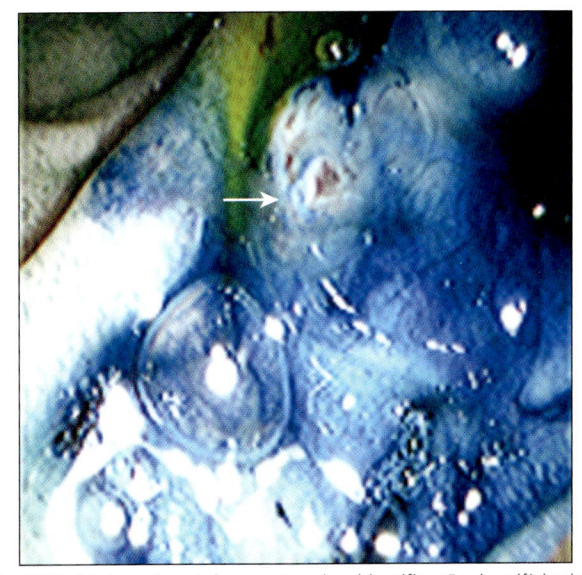

Fig. 4.24 Vista endoscópica mostrando a identificação do orifício do ducto pancreático borrifando azul de metileno *(seta)*.

a CPRE é um centésimo daquela vista com administração intravenosa.[67] Dados sobre reações adversas a meios de contraste usados em CPRE são muito limitados, e não há um padrão de prática com base em evidências para profilaxia contra reações a contraste durante CPRE. Uma diretriz da ASGE recomenda a pré-medicação e/ou meios de contraste de baixa osmolalidade para pacientes considerados de alto risco de reações a meios de contraste.[68]

Acessórios para Uso em Pacientes com Anatomia Alterada

Os acessórios-padrão são projetados para uso com um duodenoscópio e são usualmente de 200 a 260 cm de comprimento. Entretanto, em pacientes com anatomia alterada cirurgicamente, como anastomoses gastoentéricas e bilioentéricas em *Y de Roux*, o escópio padrão de CPRE pode não ser capaz de alcançar a ampola, e o uso de um escópio mais longo, como um colonoscópio ou enteroscópio pediátrico, pode ser necessário. Alguns acessórios, como balões, esfincterótomos e cateteres de empurrar, estão disponíveis em versões mais longas para esta finalidade (Cook Endoscopy, Olympus America Inc.). Além disso, estão disponíveis esfincterótomos "invertidos" para uso em pacientes com anatomia do tipo Billroth II. Na maioria dos pacientes com anatomia do tipo Billroth II, no entanto, a esfincterotomia pode ser efetuada usando acessórios-padrão, como estiletes (ver Capítulo 29). O endoscopista deve assegurar-se de que os acessórios apropriados para este paciente estejam disponíveis antes de iniciar a CPRE.

Acessórios de Uso Único *versus* Reutilizáveis

A escolha entre acessórios de CPRE de uso único, descartáveis e reutilizáveis depende de vários fatores médicos e econômicos.[69] Além disso, problemas de responsabilidade profissional podem resultar da reutilização de acessórios de uso único. Lee *et al.* observaram que um esfincterótomo reutilizável pode ser utilizado segura e eficientemente.[70] Um esfincterótomo descartável foi custo-efetivo após 2,2 usos e um esfincterótomo reutilizável após 7,9 usos. Um estudo recente também considerou esfincterótomos e cestas de extração de cálculos reutilizáveis seguros e custo-efetivos quando comparados a acessórios de uso único.[71] De acordo com uma recente diretriz da ASGE sobre acessórios endoscópicos descartáveis, a seleção de acessórios reutilizáveis ou descartáveis deve ser com base em custos de aquisição locais, custos e capacidades de reprocessamento, instalações de armazenamento e descarte, e preferências pessoais.[69]

Armazenamento de Acessórios

Uma sala especializada de CPRE com uma unidade de fluoroscopia oferece a vantagem de uma melhor planta de localização, organização e fácil acesso aos acessórios necessários armazenados (ver Capítulo 2). A sala é organizada para facilitar o uso dos equipamentos, como endoscópio/processador, monitores, ecoendoscópios, colangioscópios e a unidade de fluoroscopia. Os monitores de fluoroscopia e endoscopia devem ser colocados lado a lado ao nível dos olhos para evitar a necessidade de virar a cabeça repetidamente, o que pode desviar a posição do endoscópio e é ergonomicamente desaconselhável. A sala dedicada de CPRE deve ser suficientemente grande para abrigar e armazenar acessórios em localizações que sejam adequadamente assinaladas e facilmente acessíveis ao assistente durante um procedimento, o que aumenta a eficiência no procedimento.

O Papel da *U.S. Food and Drug Administration* na Avaliação e Monitoramento dos Acessórios

O *Center for Devices and Radiological Health (CDRH)* é uma ala da *Food and Drug Administration (FDA)* responsável pela regulamentação dos acessórios médicos, que revê os processos de fabricação, distribuição, rotulação, avaliação de produto, investigação clínica, revisão pré-comercialização e revisão de desempenho pós-comercialização. Os acessórios de CPRE são considerados acessórios de risco moderado. O programa *MedWatch* permite que usuários, incluindo pacientes e profissionais da saúde, comuniquem à FDA eventos adversos relacionados com os acessórios. Atualmente todos os relatos são investigados, e os resultados das investigações são coletados no *Manufacturer and User Device Experience database (MAUDE)*. Um banco de dados para pesquisa está disponível ao público. O papel da FDA na avaliação e monitoramento de acessórios encontra-se discutido detalhadamente em um relatório recente de avaliação da tecnologia pela ASGE.[72]

Exposição à Radiação

A CPRE depende do uso de fluoroscopia, mas os riscos associados à exposição à radiação nos pacientes e o pessoal durante o procedimento não estão bem documentados (ver Capítulo 3). Um estudo prospectivo sugeriu que o pessoal e os pacientes podem ser expostos a doses de radiação que equivalem a um risco adicional de câncer fatal durante toda a vida de 1 em 3.500 a 7.000.[73] A exposição à radiação do pessoal é proporcionalmente relacionada com a distância do feixe e com a duração da fluoroscopia. Voltagem mais alta e corrente mais baixa para fluoroscopia é usada para minimizar a exposição do pessoal à radiação. Várias outras estratégias que são usadas para minimizar exposição à radiação incluem blindagem protetora com chumbo, o uso de imagens digitais e um tubo emissor de raios X "sob a mesa". A dose de radiação cai exponencialmente, à medida que aumenta a distância da fonte. Por essa razão o operador deve ser vigilante em evitar o uso prolongado da fluoroscopia e, se possível, permanecer a uma distância da fonte de radiação. A exposição dos pacientes, particularmente aqueles de alto risco como pacientes jovens e mulheres grávidas (discutido adicionalmente no Capítulo 28), pode ser minimizada pela blindagem da área pélvica com um avental revestido de chumbo. Além disso, obter imagens fluoroscópicas digitais "armazenadas" em lugar de imagens "originais" pode reduzir ainda mais a exposição.[74] Um estudo recente mostrou que o tempo de fluoroscopia é mais curto quando a CPRE é executada por endoscopistas com crescente experiência em anos e em número de procedimentos.[75] A canulação biliar dirigida por fio e coledocoscopia sem o uso de fluoroscopia são seguras e efetivas para evitar ou minimizar a exposição à radiação em pacientes grávidas, submetendo-se à CPRE por coledocolitíase sintomática.[76] Programas continuados de garantia de qualidade devem ser instituídos, com funcionários da segurança de radiologia do hospital para monitorar o uso de fluoroscopia durante a CPRE.

A história natural de um acessório endoscópico envolve uma curva de aprendizado inicial seguida por adoção rápida e a seguir uma fase relativamente lenta de estabilidade seguida por um incremento na inovação (Fig. 4.25).[77] Os acessórios de CPRE também obedeceram a esta história natural. Avanços importantes foram feitos durante a última década. Em geral, no entanto, muitos acessórios "novos" são, de fato, evoluções de antigos, como

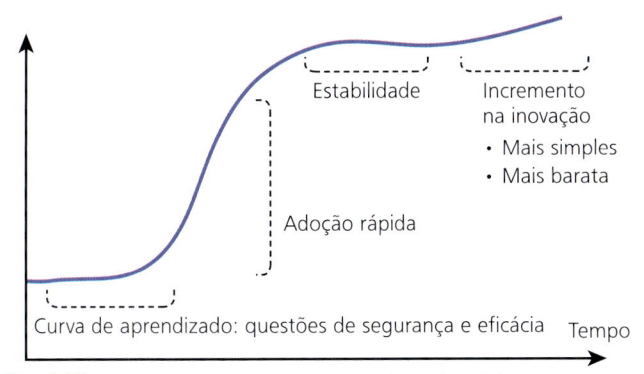

Fig. 4.25 A história natural de um acessório endoscópico. (Reimpressa com permissão de Pasricha PJ. The future of therapeutic endoscopy. Clin Gastroenterol Hepatol. 2004;2(4):286-289.)

resultado de inovações por endoscopistas em colaboração com engenheiros de produção e especialistas. Além disso, diversos produtos desenvolvidos para outras intervenções intraluminais, como doenças vasculares, cardíacas e urológicas, têm aplicações semelhantes em CPRE. Fios-guia e *stents* metálicos expansíveis são exemplos. Por essas razões, muitos acessórios "novos" são de fato novas aplicações ou modificações de produtos disponíveis. Isto significa que muitos produtos são aprovados, usando-se a notificação pré-comercialização 510(k) à FDA. Muitos produtos podem não ter avaliações rigorosas pré-comercialização, e o seu uso pode ser com base em comunicação oral, experiência pessoal, ou na melhor das hipóteses, séries de casos. Limitações importantes continuam a ser o custo em comparação ao reembolso e à falta de estudos de custo-efetividade e pré-comercialização.[78,79] O programa *MedWatch* da FDA permite a comunicação de problemas com acessórios médicos, e os profissionais de saúde devem fazer um esforço para relatar esses problemas, de tal modo que problemas sistêmicos possam ser descobertos. O monitoramento pós-comercialização é imperativo para assegurar a segurança dos pacientes e resultados clínicos.

A lista de referências deste capítulo pode ser encontrada em www.revinter.com.br/online/referencias-baron.pdf

Capítulo 5

Sedação em CPRE

Gregory A. Coté

Diferente dos procedimentos endoscópicos de rotina, a colangiopancreatografia retrógrada endoscópica (CPRE) combina diversos desafios exclusivos. Apesar das indicações definidas, a complexidade e duração de cada procedimento frequentemente são difíceis de predizer decorrente de dificuldades imprevistas com canulação e terapia subsequente. Os pacientes estão usualmente na posição prona para manter uma posição estável do endoscópio curto. Além disso, a posição prona e a unidade de fluoroscopia sobrejacente tornam difícil o monitoramento da via aérea e parede torácica. Finalmente, a epidemia de obesidade e a crescente prevalência de apneia obstrutiva do sono (OSA) subclínica resultam em uma população de pacientes com alto risco de eventos adversos (AEs) relacionados com a sedação. Por estas razões, o endoscopista necessita ser meticuloso em avaliar o risco pré-procedimento para determinar a melhor conduta de sedação para CPRE. Este capítulo discutirá (1) as condutas de sedação durante CPRE, com uma ênfase em sedação administrada por endoscopista, (2) avaliação do risco de AE relacionados com a sedação, e (3) métodos para atenuar este risco, incluindo tecnologias recentes. Uma vez que a sedação administrada pelo anestesista, à base de propofol, seja cada vez mais usada nos Estados Unidos, este capítulo discutirá a evidência, suportando o uso de propofol por anestesiologistas ou não anestesiologistas (p. ex., propofol administrado por não anestesiologista [NAAP]).

Definição do *Continuum* da Sedação

Sedação é tipicamente caracterizada usando-se o *Continuum* da Sedação da *American Society of Anesthesiologists* (ASA), o qual define quatro níveis individualizados de sedação (**Tabela 5.1**).[1] A profundidade é mais frequentemente definida pela responsividade do paciente durante o procedimento, embora as sequelas cardiopulmonares correspondentes a este grau de percepção não se traduzam diretamente pela probabilidade de AE relacionados com a sedação. Na sedação moderada (também conhecida como "consciente", os pacientes podem estar dormindo, mas terão resposta propositada a estímulos verbais, com ou sem estimulação tátil leve. Em pacientes que estão sedados profundamente, esta resposta ocorre apenas após estímulos repetidos ou dolorosos. Na realidade, os pacientes raramente satisfazem a apenas uma destas definições durante o curso da endoscopia, e estes níveis representam realmente um *continuum*. A quantidade de sedativo administrada para obter uma sedação moderada ("consciente") frequentemente leva inadvertidamente à sedação profunda.[2] Similarmente, pacientes que são visados para sedação profunda frequentemente satisfazem critério de anestesia geral e não respondem à estimulação repetida. Esta preocupação tem sido a pedra-chave do esforço da ASA contrário ao NAAP.

Muitos pacientes que se submetem à CPRE frequentemente necessitam de sedação profunda, uma vez que estes procedimentos sejam tipicamente mais longos em duração e exijam menos movimentos espontâneos do paciente para alcançar sucesso técnico. Em um estudo em que a profundidade da sedação foi avaliada seriadamente durante CPRE, 85% dos pacientes satisfizeram critérios de sedação profunda durante o curso do procedimento.[2] Consequentemente, a ASA recomenda que o responsável pela sedação seja adequadamente treinado em manobras de recuperação comensuradas a um nível de sedação *mais alto* do que o alvo de sedação pretendido. Por essa razão os pacientes selecionados para sedação profunda devem ser manejados por um profissional que seja treinado na administração de anestesia geral. Os Centros de Serviços *Medicare & Medicaid* (CMS) aprovaram esta recomendação, emitindo um documento de esclarecimento da sua diretriz sobre Serviços de Anestesia Hospitalar em 2010 depois que as principais sociedades gastrointestinais (GI) nos Estados Unidos fizeram um esforço para aprovar a NAAP para pacientes de baixo risco que se submetem à endoscopia de rotina.[3,4]

As opções atuais para sedação em CPRE podem ser simplificadas em duas categorias: administrada por endoscopista ou administrada por anestesiologista. Uma vez que o propofol não pode ser administrado por não anestesiologistas nos Estados Unidos, a sedação administrada por endoscopista significa sedação moderada, usando agentes convencionais (combinação de benzodiazepínico e opioide). Os anestesiologistas podem escolher entre anestesia geral com entubação traqueal no início do procedimento ou tratamento anestésico monitorado (MAC). Neste último cenário os pacientes são tipicamente sedados usando-se um esquema à base de propofol com um objetivo de realizar sedação profunda. Os endoscopistas cada vez mais preferem sedação administrada por anestesista para todos os procedimentos endoscópicos. O crescente papel do propofol na prática endoscópica é refletido em dados epidemiológicos, prevendo um aumento na sedação administrada pelo anestesista de aproximadamente 25% das endoscopias de rotina em 2007 para mais de 50% em 2015.[5] Entre 2001 e 2003, os encargos do Medicare por anestesia durante colonoscopia, unicamente, aumentaram 86%, para $80.000.000.[6] Com maior escrutínio sobre efetividade de custo em assistência à saúde, o uso judicioso de anestesia obrigará a uma avaliação melhorada do risco pré-procedimento; isto é particularmente importante em CPRE, onde o potencial de AEs relacionados com a sedação é mais alto do que com qualquer outro procedimento endoscópico.

Tabela 5.1 *Continuum* de Sedação da ASA

	Sedação Mínima/Ansiólise	Sedação Moderada/Analgesia (Sedação "Consciente")	Sedação Profunda/Analgesia	Anestesia Geral
Responsividade	Resposta normal à estimulação verbal	Resposta propositada à estimulação verbal ou tátil leve	Resposta propositada após estimulação repetida ou dolorosa	Não despertável mesmo com estímulo doloroso
Via aérea	Não afetada	Nenhuma intervenção é necessária	Intervenção pode ser necessária	Intervenção frequentemente é necessária
Ventilação espontânea	Não afetada	Adequada	Pode ser inadequada	Frequentemente inadequada
Função cardiovascular	Não afetada	Usualmente mantida	Usualmente mantida	Pode ser prejudicada

De: ASA Task Force on Sedation and Analgesia by Non-Anesthesiologists. Practice guidelines for sedation and analgesia by non-anesthesiologists. *Anesthesiology*. 2002;96:1004-1017.

Definição de Eventos Adversos Relacionados com Sedação

Os eventos adversos especificamente relacionados com a sedação são geralmente classificados na literatura por critérios objetivos, como dessaturação de oxigênio, aspiração, laringospasmo, apneia e a necessidade de manobras de ressuscitação da via aérea ou uso de agentes antagonistas. Dados de mortalidade relacionados com sedação em endoscopia são escassos, particularmente em CPRE. O risco de morte provavelmente é próximo de 0,03% em pacientes submetidos à endoscopia de rotina usando esquemas convencionais de sedação.[7] Estudos menores rastrearam a frequência de manobras de resgate das via aéreas, como elevação da mandíbula, inserção de cânulas orais e ventilação com pressão positiva transitória (também chamada AMBU).[8] Estas podem ser executadas como manobras preventivas em antecipação à hipoxemia ou apneia e refletem a importância de se possuir um prestador de sedação experiente em recuperação da via aérea. Entubação endotraqueal raramente é necessária no contexto de NAAP durante endoscopia de rotina; taxas de entubação endotraqueal durante administração de MAC durante CPRE não estão bem definidas, embora em um estudo de 528 pacientes de CPRE submetidos a MAC tenha ocorrido uma incidência de 3% de entubação endotraqueal não planejada.[9]

Segurança de Condutas Alternativas à Sedação em CPRE

Sedação Administrada por Anestesiologista

Embora o perfil de segurança da anestesia geral seja excelente, com uma estimativa de 1 morte por 200.000 a 300.000 casos,[10] os dados ainda são limitados sobre a segurança da sedação administrada por anestesiologista especificamente durante a CPRE.[9,11-13] Muitos anestesiologistas são relutantes em usar MAC em CPRE com o paciente na posição prona, uma vez que seja difícil manter uma via aérea desimpedida e monitorar as respirações. Embora monitorar as expansões da parede torácica seja mais difícil em CPRE com o equipamento de fluoroscopia sobrejacente, a posição prona não é um preditor independente de AEs relacionados com sedação, e de fato pode conferir alguma proteção contra aspirações se comparados a pacientes que estão em posição supina.[8,14] Entretanto, percebe-se que há um risco de aspiração, quando o paciente está em posição supina e sem entubação. Embora a posição de decúbito lateral esquerdo possa ter um menor risco de aspiração do que a posição supina, as imagens radiográficas frequentemente são subótimas. Quando administrado por um prestador experiente, o MAC tem um perfil favorável de segurança para sedação em CPRE e para sedação durante outros procedimentos endoscópicos avançados.[8,9]

Sedação Não Administrada por Anestesiologista (Administrada por Endoscopista)

Na maioria das instituições, diretrizes de prática da ASA para sedação administrada por não anestesiologistas são usadas como o padrão para práticas locais, como avaliação pré-procedimento e duração do jejum.[1] Entretanto, estas diretrizes não foram atualizadas desde 2002 apesar de uma multiplicidade de estudos no intervalo em que foram avaliadas várias estratégias de sedação em endoscopia. A sedação administrada por um endoscopista em CPRE geralmente se refere ao uso de uma combinação de benzodiazepínico e opioide, visando à sedação moderada. As vantagens desta combinação incluem a capacidade de administrar agentes antagonistas em caso de um AE relacionado com sedação, efeito amnésico e analgesia sustentada durante o período de recuperação pós-procedimento [tipicamente de várias horas]. Em casos em que estes agentes não sejam capazes de fornecer profundidade ou duração adequadas de sedação para completar o procedimento, podem ser usados anti-histamínicos (p. ex., difenidramina ou prometazina) e droperidol entre outros.[15-17] O uso de anti-histamínicos aumenta a probabilidade da utilização de agentes antagonistas ao potencializar o risco de apneia. Embora ainda usado em algumas unidades de endoscopia, o droperidol caiu em desuso em razão do prolongamento do intervalo QT e do potencial de arritmia ventricular. Dito isso, os agentes convencionais são limitados pelo seu início mais lento de ação em comparação a esquemas à base de propofol, pela dificuldade de titulação durante CPREs prolongadas e eficácia limitada. Isto é agravado por um risco maior de AE em pacientes usando medicações opioides antes do procedimento, o que é particularmente comum em pacientes que se submetem à CPRE. Isto é causado pela patologia obstrutiva da árvore pancreaticobiliar (p. ex., cálculos, tumores) que estará causando dor na época da apresentação. A taxa de sucesso técnico da CPRE é significativamente maior quando os pacientes são sedados com anestesia geral em comparação a esquemas de combinações tradicionais, como resultado da melhora na sedação.[13] Por isso há uma tendência crescente com o uso de sedação à base de propofol em CPRE.

Ironicamente, existem mais publicações estudando a segurança do NAAP em endoscopia do que esquemas convencionais de combinação com benzodiazepínicos e opiáceos.[18-24] Essencialmente, NAAP é definido como a administração de propofol com ou sem pequenas doses de opioides e benzodiazepínicos por um não anestesiologista (p. ex., uma enfermeira registrada sob a supervisão do endoscopista que está tratando ou um médico não anestesiologista que não está envolvido na endoscopia). NAAP só é custo-efetivo se comparado à sedação administrada por anestesiologista quando uma enfermeira treinada e registrada pode administrar o propofol sob supervisão do endoscopista.[18] Observe que o nível visado de sedação em administração de NAAP é moderado.

Inicialmente aprovado para a indução e manutenção de anestesia, o propofol (2,6-di-isopropilfenol) se tornou um sedativo cada vez mais popular para procedimentos endoscópicos devido ao seu rápido início de ação (30 a 45 segundos) e curta duração de efeito (4 a 8 minutos).[25,26] Nos Estados Unidos, a administração de propofol é atualmente restrita aos anestesiologistas decorrente de preocupações com sua relativa potência, falta de um antagonista e um potencial de rápida alteração na profundidade da sedação de moderada para anestesia geral. Apesar destas preocupações, os dados de 223.656 casos publicados e 422.424 não publicados de NAAP em endoscopia de rotina sugerem um perfil favorável de segurança quando administrado por enfermeiras registradas experientes sob a supervisão de endoscopistas.[22] A segurança e a eficácia do NAAP para procedimentos endoscópicos de rotina foram descritas em outras experiências,[19,22,27,28] provocando uma declaração conjunta pelas quatro maiores sociedades GI nos EUA, advogando o uso de NAAP para endoscopia de rotina em populações de pacientes de baixo risco.[4] Além disso, existem diversos estudos suportando o uso de NAAP em procedimentos endoscópicos avançados como CPRE.[18,21,29-34] Entretanto, dados especificamente relacionados com CPRE são limitados, e nenhum estudo obedeceu a um verdadeiro protocolo de NAAP. Inobstante, em uma metanálise de 12 estudos sobre sedação com propofol durante a endoscopia de rotina, ultrassonografia endoscópica (EUS) e CPRE, a taxa global de AEs cardiopulmonares foi mais baixa que a dos esquemas-padrão de combinação opioide-benzodiazepínico.[35]

Existem diversas características únicas da CPRE em comparação a outros procedimentos endoscópicos que podem acentuar os benefícios do propofol. Especificamente as CPREs tendem a ser mais duradouras e exigem cooperação sustentada do paciente para alcançar sucesso técnico.[13] Procedimentos mais longos exigem doses cumulativas mais altas de benzodiazepínicos e opiáceos para manter a sedação, o que se traduz por tempos mais longos de recuperação. Além disso, os pacientes submetidos à CPRE com manometria dos esfíncteres biliar e/ou pancreático são limitados a baixas doses de opioide para minimizar o efeito sobre a pressão do esfíncter.[36]

Avaliação do Risco

Uma avaliação completa do risco do paciente pré-procedimento pode ser difícil quando os pacientes necessitam CPRE de urgência ou emergência. As diretrizes da ASA reconhecem a escassez de publicações confirmando o valor da avaliação pré-procedimento na redução de AEs relacionados com sedação, mas os consultores especialistas concordam fortemente que esta é um precursor vital para todos os procedimentos que requerem sedação. A identificação de fatores de risco para AEs relacionados com a sedação ajuda o endoscopista a determinar a necessidade de assistência de um anestesista. O endoscopista deve realizar uma história dirigida para avaliar quanto à disfunção de um órgão importante (com uma ênfase no sistema cardiopulmonar), doença da coluna cervical, OSA, intervalo de jejum e abuso de substâncias. Uma vez que mais de 30% dos americanos estejam acima do peso ou sejam obesos, a incidência de apneia obstrutiva do sono pode ser 10% ou mais.[37,38] Uma avaliação à beira do leito quanto ao risco de OSA, como o instrumento STOP-BANG, pode identificar os pacientes com alto risco de necessitarem de uma manutenção ativa da via aérea durante o procedimento.[39,40] A avaliação física deve incluir um exame de rotina do coração e pulmões junto com um exame dedicado da via aérea, cabeça e pescoço. Aspectos particulares, que advertem sobre uma via aérea mais complexa, incluem micrognatia, trismo, distância curta mento–incisura esternal e úvula grande. O escore de Mallampati (0 a 4)[41] é um instrumento validado para avaliar o risco da via aérea. Uma lista de características selecionadas associadas a AEs relacionados com sedação e acesso difícil à via aérea, e avaliar na história e exame físico pré-procedimento, encontra-se na **Tabela 5.2**. Embora seja vago, o sistema de classificação de estado físico da ASA é outra ferramenta à beira do leito para aferir o risco, com escores ≥ 3 associados à uma maior probabilidade de AEs relacionados com sedação (**Tabela 5.3**).[8]

Além dos fatores do paciente, o endoscopista deve também considerar a indicação da CPRE e duração estimada do procedimento ao escolher a melhor estratégia de sedação. Embora seja difícil prever a complexidade da CPRE pré-procedimento, indicações específicas, como remoção e troca recente de *stents* em um paciente com esfincterotomia prévia, são quase sempre de curta duração. Nestes casos, o limiar para usar assistência de um anestesista ou medicações adjuntas para suplementar um esquema de combinação padrão é muito mais baixo.

Tabela 5.2 Fatores Associados a Eventos Adversos Relacionados com Sedação

História	Exame Físico	Instrumentos de Escore
Problemas prévios com sedação/ anestesia	Pescoço curto com extensão limitada do pescoço	Sistema de Classificação de Estado Físico da ASA
Doença cardíaca (p. ex., estenose aórtica)	Distância hioideomental diminuída (< 3 cm em adultos)	Escore de Mallampati
Doença pulmonar	Trismo	Índice de massa corpórea
Apneia obstrutiva do sono (considerar o uso de um instrumento de triagem à beira do leito)	Macroglossia	STOP-BANG (ferramenta de cabeceira para avaliar risco de OSA)
Dificuldades com ventilação de pressão positiva ou entubação endotraqueal	Hipertrofia tonsilar	
Doença reumatológica avançada	Micrognatia	
Doença osteoartrítica avançada da coluna cervical	Obesidade	
	Desdentado	
	Barba	

ASA, American Society of Anesthesiologists; OSA, apneia obstrutiva do sono.

Tabela 5.3	Sistema de Classificação de Estado Físico da ASA
Classe	Definição
1	Paciente não tem nenhum distúrbio orgânico, fisiológico, bioquímico ou psiquiátrico. O processo patológico para o qual a cirurgia irá ser efetuada é localizado e não acarreta distúrbio sistêmico
2	Distúrbio sistêmico brando ou moderado causado ou pela condição a ser tratada cirurgicamente ou por outros processos fisiopatológicos
3	Distúrbio ou doença sistêmica grave por qualquer causa, mesmo apesar de não ser possível definir o grau de incapacitação definitivamente
4	Doenças sistêmicas graves que já são ameaçadoras à vida, nem sempre corrigíveis por cirurgia
5	O paciente moribundo que tem pouca probabilidade de sobrevida, mas é submetido a cirurgia em desespero
6	Um paciente declarado em morte cerebral, cujos órgãos estão sendo removidos para finalidades de doação

Adaptada de *ASA:* ASA physical status classification system. www.asahq.org/clinical/physicalstatus.htm; 2011 Acessado 12.29.11.

Tabela 5.4	Avaliação de Alerta/Sedação por Observador Modificada (MOAA/S)	
Escore	Definição	Correlação com o *Continuum* de Sedação da ASA
5	Responsivo e alerta	Sedação mínima
4	Letárgico, mas responsivo a comando verbal	Sedação moderada
3	Responsivo a comando verbal intenso	
2	Responsivo somente a sacudidas	Sedação profunda
1	Não responsivo a sacudidas	

De: Chernik DA, Gillings D, Laine H et al. Validity and reliability of the Observer's Assessment of Alertness/Sedation scale: study with intravenous midazolam. *J Clin Psychopharmacol.* 1990;10:244-251.
ASA, American Society of Anesthesiologists.

Monitoramento

Uma vez que os pacientes designados para sedação moderada tenham probabilidade de progredir para sedação profunda durante a CPRE, o equipamento de monitoração padrão para todos os pacientes devem incluir oximetria de pulso e eletrocardiografia (ECG) contínuas juntamente com avaliação da pressão e pulso por intervalos (a cada 5 minutos). Um indivíduo (enfermeira ou médico) deve estar presente para monitorar o paciente durante todo o procedimento. Em pacientes designados para sedação moderada, estes indivíduos podem executar tarefas focalizadas interrompíveis durante o procedimento; quando for necessária a sedação profunda, o indivíduo não pode ter outras responsabilidades e deve ser treinado na administração de anestesia geral.[42] Em um protocolo de NAAP, presume-se que a enfermeira que administra propofol não tem outras responsabilidades clínicas durante o procedimento a não ser monitoramento do paciente. Não há evidências comparativas para suportar estas diretrizes da ASA e do CMS, que são derivadas de consensos de peritos.

Monitoramento de dióxido de carbono via eletrodo transcutâneo[43] ou capnografia[44,45] foi estudado em CPRE em um esforço para reconhecer hipopneia ou apneia antes da instalação de hipoxemia. Uma vez que seja menos complicada, a capnografia é mais comumente usada durante procedimentos endoscópicos e reduz a incidência de hipoxemia grave ou apneia em pacientes usando um esquema à base de propofol ou uma combinação-padrão de benzodiazepínico-opiáceo. O benefício da capnografia durante os procedimentos endoscópicos de rotina usando sedação moderada é questionável.[46] Uma vez que o monitoramento respiratório durante a CPRE seja particularmente difícil, alguns peritos advogam o uso da capnografia em todos os pacientes, independentemente do esquema de sedação ou sua profundidade visada. Agora a capnografia é recomendada pela ASA para todos os pacientes visados para sedação moderada ou maior, mas não está universalmente incorporada nas práticas de CPRE.[47]

Monitoramento do índice biespectral (BIS) fornece uma medida quantitativa da profundidade da sedação, medindo atividade do córtex frontal em eletroencefalografia. A confiabilidade do monitoramento BIS diminui quanto maior a profundidade da sedação e não corresponde confiavelmente à oximetria de pulso, pressão arterial ou frequência cardíaca.[47] Estudos de BIS em endoscopia de rotina e EUS não sugerem um benefício do monitoramento BIS em termos de menores índices de AE, tempo de recuperação e necessidade do uso de propofol.[48-50] Entretanto, pequenos estudos em CPRE, em que os tempos de procedimento são tipicamente mais longos, demonstram recuperação mais curta e menores doses de propofol em pacientes cuja sedação foi titulada usando-se monitoramento BIS.[51,52]

Uma medida quantitativa mais subjetiva, porém menos intrincada da profundidade de sedação, é o Escore de Avaliação de Alerta/Sedação por Observador Modificado (MOAA/S) (**Tabela 5.4**).[53] Esta escala varia de 1 a 5 e reflete unicamente a responsividade do paciente. Nenhum estudo até agora avaliou o impacto de medições frequentes (p. ex., cada 2 minutos) do escore MOAA/S sobre os resultados relacionados com sedação. Uma vez que avaliações frequentes do estado de alerta do paciente já sejam obrigatórias em CPRE, a utilidade do MOAA/S provavelmente é limitada como ferramenta de pesquisa pela sua capacidade de permitir avaliação rápida da profundidade de sedação, mas não é um instrumento para titular sedação por si próprio. Não obstante, o MOAA/S é um lembrete da importância de avaliações frequentes da profundidade de sedação para permitir o reconhecimento de iminentes AEs relacionados com sedação antes da instalação de um AE grave.

Monitores automáticos de responsividade (ARMs) são úteis em pacientes em que o nível de sedação é monitorado. Nestes casos a responsividade deve ser preservada durante todo o procedimento. Um ARM é um estímulo auditivo ou tátil gerado por computador que requer que o paciente reaja (p. ex., pressione um botão) dentro de um intervalo definido.[50] Esta tecnologia é efetiva quando se usa titulação computadorizada de propofol para procedimentos endoscópicos de rotina e reduz a frequência de AEs relacionados com sedação em comparação a esquemas-padrão de combinação de opioide-benzodiazepínico.[54-57] A titulação computadorizada de sedação em CPRE não foi estudada; uma vez que os pacientes sejam mais frequentemente visados para sedação profunda, a utilidade de ARMs é limitada. Entretanto, são necessários estudos adicionais a respeito do uso de ARM durante CPRE e outros procedimentos endoscópicos intervencionistas.

Conclusão

A CPRE é um procedimento terapêutico crescentemente complexo, efetuado em pacientes com comorbidades básicas maiores. A sedação durante a CPRE deve ser individualizada, uma vez que o risco de AEs relacionados com sedação dependa de uma variedade de fatores específicos dos pacientes e do procedimento. Há uma tendência ao maior uso de sedação administrada por anestesiologista em CPRE e em todos os procedimentos endoscópicos nos Estados Unidos, embora a pressão sistêmica para controlar gastos em saúde possa obrigar os endoscopistas a terem um limiar mais alto para sedação administrada por anestesiologista. Prevê-se que a pesquisa e orientações futuras venham a expandir o uso de esquemas de sedação à base de propofol para todos os procedimentos endoscópicos, talvez com aumento da titulação dirigida por computador. Embora se espere que estas alterações terão um impacto sobre os procedimentos endoscópicos de rotina inicialmente, os médicos que efetuam CPRE devem ainda ser intimamente familiarizados com o perfil único de risco da sedação. Independentemente da conduta de sedação usada durante CPRE, o reconhecimento pré-procedimento dos pacientes de alto risco e a capacidade de prover manobras de resgate da via aérea são supremos.

A lista de referências deste capítulo pode ser encontrada em www.revinter.com.br/online/referencias-baron.pdf

Capítulo 6

Indicações e Contraindicações da CPRE

John Baillie

O uso apropriado da colangiopancreatografia retrógrada endoscópica (CPRE) e a não realização deste procedimento quando ele é contraindicado ou quando há procedimentos diagnósticos alternativos é uma questão de qualidade para os endoscopistas gastrointestinais (GI). As diretrizes dos Padrões da Prática da American Society for Gastrointestinal Endoscopy (ASGE) são largamente vistas como o padrão de tratamento para os endoscopistas GI nos Estados Unidos e foram amplamente adotadas em outros países. Durante os anos, os Comitês de Padrões da Prática e Treinamento da ASGE e uma Força-Tarefa Conjunta de Qualidade em Endoscopia da ASGE/American College of Gastroenterology (ACG) produziram declarações cuidando de questões relacionadas com a CPRE. As mais recentes destas já têm mais de 5 anos de idade: *O Papel da CPRE em doenças da Árvore Biliar e Pâncreas* (2005),[1] *Currículo Central de CPRE* (2006),[2] e *Indicadores de Qualidade para Colangiopancreatografia Retrógrada Endoscópica* (2006).[3] No topo da lista de Indicadores de Qualidade neste último documento tem estado "indicação apropriada". No momento em que escrevemos, o Comitê de Padrões da Prática da ASGE está no processo de revisar seu documento de 2005. Eu esperava incluir uma "vista prévia" das Indicações e Contraindicações da CPRE 2012 neste capítulo, mas o documento ainda estava "em elaboração" quando tive que finalizar este capítulo. Portanto eu pretendo rever o que foi proposto no passado e realçar o que se alterou na prática da CPRE desde que as últimas diretrizes da ASGE foram promulgadas.

Deve-se dizer claramente que apenas porque uma CPRE é indicada, isto não significa que todos os endoscopistas de CPRE sejam competentes para realizar o procedimento. Competência é um atributo difícil de definir[4] e está além dos objetivos desta revisão. Um estudo prospectivo de 1996 sobre o treinamento em CPRE, em que participei, observou que pelo menos 180 a 200 procedimentos supervisionados eram necessários para os *trainees* alcançarem a competência mínima aceitável (definida como 80% de sucesso) em habilidades de CPRE, como canulação seletiva e esfincterotomia biliar.[5] Entretanto, poucos professores experientes de CPRE acreditam que 200 procedimentos constituem qualquer coisa próxima de um treinamento adequado. Desde 1996, a prática da CPRE se tornou dominantemente terapêutica; a competência em CPRE agora exige habilidade em colocar *stents* no ducto pancreático (PD) para profilaxia contra pancreatite pós-CPRE (PEP), papilotomia com estilete (NKP) e ampulectomia. Um estudo de 2007 do Reino Unido constatou que apenas 66% dos *trainees* alcançaram competência após efetuarem 200 procedimentos.[6] Os autores concluíram que "a qualidade [da CPRE] sofre [no UK] porque há um enorme número de *trainees* em inúmeros centros com baixo volume de CPRE". Este problema não é exclusivo da Grã-Bretanha; há muitos centros com baixo volume nos EUA que declaram fornecer credenciamento em treinamento de CPRE. Um estudo da Mayo Clinic que avaliou a curva de treinamento de um único *trainee* observou que foram necessários entre 350 e 400 procedimentos supervisionados para o mesmo atingir um sucesso constante na canulação ($\geq 80\%$);[7] isto subiu para 96% após mais 300 procedimentos. Na minha opinião, esta é uma estimativa mais realística do que leva a desenvolver *expertise* em CPRE. A discussão a seguir das indicações e contraindicações pressupõe que o endoscopista tem treinamento supervisionado apropriado, experiência nas técnicas necessárias e familiaridade com o equipamento requisitado para utilizá-lo.

Indicações e Contraindicações da CPRE

Uma compreensão das indicações e contraindicações a qualquer procedimento faz parte de um endoscopista ser bem treinado, um fato reconhecido nas diretrizes de 2002 da ASGE sobre Métodos para Conceder Prerrogativas Hospitalares para Efetuar Endoscopia.[8] A lista de atributos indicando um treinamento satisfatório em CPRE incluía "... uma compreensão completa das indicações, contraindicações, fatores de risco individuais e considerações de risco–benefício para o paciente". Existem muitas poucas indicações de CPRE puramente diagnóstica na prática moderna. Portanto não há papel para o endoscopista de CPRE ser unicamente para diagnóstico. À medida que as demandas técnicas da CPRE aumentaram, o mesmo aconteceu com a variedade e complexidade das tarefas que se espera que o endoscopista de CPRE domine. Todos os endoscopistas de CPRE necessitam saber como efetuar esfincterotomia biliar segura e efetiva, remover cálculos de colédoco, dilatar estenoses biliares, colocar *stents* biliares plásticos e metálicos, e prover a profilaxia de PEP com *stents* de PD de pequeno calibre. Antigamente, muitos endoscopistas de CPRE evitavam por completo a intervenção pancreática. Entretanto, agora que os benefícios da passagem de *stent* no PD como profilaxia contra PEP se tornaram claros a partir de múltiplos estudos publicados,[9,10] a capacidade de colocar um *stent* no PD constitui uma parte necessária do conjunto de habilidades do moderno endoscopista de CPRE.

Os autores da publicação de 2006 da Força-Tarefa da ASGE/ACG de Qualidade em Endoscopia: *Indicadores de Qualidade em Colangiopancreatografia Retrógrada Endoscópica*[3] identi-

Quadro 6.1 Graus de Recomendação

1A. Clara. Experiências randomizadas sem limitações importantes. Recomendação forte; podem ser aplicadas na maioria dos contextos clínicos. [Benefício claro]

1B. Clara. Experiências randomizadas com limitações importantes (resultados inconsistentes, deficiências metodológicas não fatais). Recomendação forte; provável aplicação na maioria dos contextos práticos. [Benefício claro]

1C+. Clara. Evidência irresistível a partir de estudos observacionais. Recomendação forte; pode-se aplicar à maioria dos contextos de prática na maioria das situações. [Benefício claro]

1C. Clara. Estudos observacionais. Recomendações de força intermediária; pode mudar quando evidência mais forte for disponível. [Benefício claro]

2A. Não clara. Experiências randomizadas sem limitações importantes. Recomendação de força intermediária; melhor ação pode ser diferente dependendo de circunstâncias ou pacientes ou valores da sociedade. [Benefício não claro]

2B. Não clara. Experiências randomizadas com limitações importantes (resultados inconsistentes, deficiências metodológicas não fatais). Recomendação fraca; abordagens alternativas podem ser melhores em algumas circunstâncias. [Benefício não claro]

2C. Não clara. Estudos observacionais. Recomendação muito fraca; abordagens alternativas provavelmente são melhores em algumas circunstâncias. [Benefício não claro]

3. Não clara. Opinião de perito apenas. Recomendação fraca; probabilidade de mudança à medida que dados se tornarem disponíveis. [Benefício não claro]

Modificado de ASGE Training Committee. CPRE core curriculum. *Gastrointest Endosc.* 2006;63:361-376.

Tabela 6.1 Resumo proposto de Indicadores de Qualidade em CPRE

Indicador de Qualidade	Grau de Recomendação
1. Indicação apropriada	3
2. Consentimento informado	3
3. Avaliação da dificuldade do procedimento	3
4. Antibióticos profiláticos	2B
5. Índices de canulação do ducto desejado	1C
6. Uso do pré-corte	2C
7. Extração de cálculos do ducto colédoco	1C
8. Colocação de *stent* biliar	1C
9. Documentação completa	3
10. Taxas de eventos adversos: pancreatite, sangramento, perfuração e colangite	1C

Modificada de ASGE Training Committee. CPRE core curruculum. *Gastrointest Endosc.* 2006;63:361-376.

ficaram o nível de confiança de cada recomendação baseando-se na literatura disponível (**Quadro 6.1**). Louvável quanto pareça este esforço, a evidência sólida frequentemente esteve faltando em apoio ao que consideramos partes importantes da preparação, execução e acompanhamento de CPRE (**Tabela 6.1**).

Uma outra maneira de olhar essa evidência é um sistema simples de graduação com A, B, C, como aquele que foi oferecido em 2005 pela ASGE nas *Diretrizes de Prática: O Papel da CPRE nas Doenças do Trato Biliar e Pâncreas*[1]: (A) experiências controladas prospectivas; (B) estudos observacionais; e (C) opinião de peritos. A ASGE ofereceu as seguintes declarações sobre a CPRE:

- CPRE agora é um procedimento principalmente terapêutico para o tratamento de doenças pancreaticobiliares (nível C).
- CPRE diagnóstica não deve ser realizada na avaliação de dor pancreaticobiliar na ausência de achados objetivos ou outros estudos de imagens (nível B).
- CPRE de rotina antes de colecistectomia laparoscópica não deve ser realizada (nível B).
- Terapêutica endoscópica para extravasamentos e estenoses biliares no pós-operatório deve ser realizado como terapia de primeira linha (nível B).
- CPRE desempenha um papel importante em pacientes com pancreatite aguda recorrente, podendo identificar e em alguns casos tratar as causas subjacentes (nível B).
- CPRE é efetiva em tratar estenoses sintomáticas em pancreatite crônica (nível B).
- CPRE é efetiva para a paliação de obstrução biliar maligna (nível B), para a qual *stents* metálicos autoexpansíveis têm patência mais longa do que *stents* plásticos (nível A).
- CPRE pode ser usada para diagnosticar e tratar cálculos de PD sintomáticos (nível B).
- Rupturas ou extravasamentos do PD podem ser efetivamente tratados por meio da colocação de *stents* pancreáticos fazendo pontes ou transpapilares (nível B).
- CPRE é uma ferramenta altamente efetiva para drenar pseudocistos pancreáticos sintomáticos e, em pacientes selecionados, coleções de líquido pancreático benignas mais complicadas, originadas em pacientes com uma história de pancreatite (nível B).
- Ultrassonografia intraductal e pancreatoscopia são técnicas adjuvantes úteis para o diagnóstico de malignidades pancreáticas (nível B).
- CPRE pode ser realizada com segurança em crianças e mulheres grávidas por endoscopistas experientes. Em ambas as situações, a exposição à radiação deve ser minimizada tanto quanto possível (nível B).

Indicações da CPRE

As indicações recomendadas de CPRE no documento da Força-Tarefa Conjunta da ASGE/ACG *Indicadores de Qualidade de Colangiopancreatografia Retrógrada Endoscópica*[3] estão listadas a seguir (A a M) (**Quadro 6.2**). Esta escala alfabética não é relacionada com a qualidade de evidência A, B, C que acabamos de discutir. Adicionei algumas indicações diversas, como categoria extra, identificada como N. O texto adicionado por mim para esclarecer as descrições está em itálico.

A. Icterícia com suspeita de causa biliar obstrutiva

Comentário: CPRE nem sempre está indicada neste contexto. Pacientes que são candidatos à ressecção de tumores causando obstrução biliar podem não necessitar da drenagem biliar pré-operatória. Na última década, cirurgiões afirmaram que a CPRE e a passagem de *stent* biliar pré-operatórios aumentavam os eventos adversos na cirurgia.[11,12] Algumas das mais enérgicas condenações da intervenção endoscópica originaram-se de estudos retrospectivos mal feitos. Dados prospectivos confirmaram o que a maioria dos cirurgiões biliares e pancreáticos já sabiam, que a drenagem biliar pré-operatória aumenta a incidência de infecções pós-operatórias, presumivelmente em virtude da introdução de bactérias em um sistema estéril (a árvore biliar) por meio de cateteres e outros acessórios, mas não

Quadro 6.2 Indicações da CPRE

A. Icterícia com suspeita de causa biliar obstrutiva
B. Dados clínicos e bioquímicos ou de imagens sugestivas de doença pancreática ou do trato biliar
C. Sinais ou sintomas sugerindo malignidade pancreática quando resultados de imagens diretas são duvidosos ou normais
D. Pancreatite de etiologia desconhecida
E. Avaliação pré-operatória de pancreatite crônica ou pseudocisto pancreático
F. Manometria do esfíncter de Oddi
G. Esfincterotomia endoscópica [para]:
   1. Coledocolitíase
   2. Estenose de papila ou disfunção do esfíncter de Oddi causando incapacidade
   3. Facilitar a colocação de *stent* biliar ou dilatação com balão
   4. *Sump Syndrome*
   5. Coledococele
   6. Carcinoma ampular em candidato cirúrgico ruim
   7. Acesso ao ducto pancreático
H. Colocação de *stent* através de estenoses benignas ou malignas, fístulas, extravasamento biliar no pós-operatório, ou grandes cálculos de colédoco
I. Dilatação com balão de estenoses ductais
J. Colocação de dreno nasobiliar
K. Drenagem de pseudocisto em casos apropriados
L. Amostragem de tecido de ductos pancreáticos ou biliares
M. Terapêutica pancreática
N. Acesso ao colédoco para recuperar *stents* migrados, facilitar procedimentos combinados endoscópico-radiológicos, investigar (e, ocasionalmente, tratar) hemobilia, remover parasitas e efetuar coledocoscopia.[†]

[†]Recomendação acrescentada pelo autor.

---

aumenta a mortalidade.[13,14] Os peritos agora concordam que a decisão de drenagem da árvore biliar no pré-operatório em um paciente aguardando cirurgia e com icterícia maligna deve ser tomada em consenso, com o envolvimento ativo do cirurgião, o endoscopista de CPRE e (se disponível) o radiologista intervencionista. Os pacientes que estão sépticos (raro em icterícia maligna) ou com prurido grave decorrente da obstrução biliar, apesar de drogas antiprurido, necessitam da drenagem se for haver qualquer demora significativa para a cirurgia (p. ex., para quimio-irradiação pré-operatória); isto pode ser feito endoscopicamente (na CPRE) ou por via percutânea (trans-hepática). Por outro lado, os pacientes que são assintomáticos e que podem ter sua cirurgia marcada dentro de 1 semana mais ou menos contados a partir da apresentação inicial, provavelmente são mais bem servidos não recebendo a drenagem. Na experiência do autor, muitos cirurgiões preferem a conveniência de ter a árvore biliar drenada no pré-operatório e ter um diagnóstico anatômico e citológico (ou histológico) para discutir com o paciente e sua família.

Antigamente, a CPRE em um paciente com suspeita de icterícia obstrutiva era frequentemente uma "pescaria", uma vez que a causa fosse incerta. Na era das imagens transversais de alta qualidade, como tomografia computadorizada helicoidal (CT), colangiorressonância magnética (CRM) e ultrassonografia endoscópica (EUS), é raro que o diagnóstico fique em dúvida, embora pequenos tumores, pequenos cálculos e estenose de papila continuem a apresentar dificuldade diagnóstica.

B. Dados clínicos e bioquímicos ou de imagens sugestivas de doença pancreática ou do trato biliar.
   Comentário: Anteriormente, pequenas elevações de testes hepáticos ou enzimas pancreáticas eram frequentemente usadas para justificar a CPRE. Sem evidência por imagens de obstrução biliar ou pancreatite, o rendimento da CPRE nestas circunstâncias é baixo e torna difícil justificar seus potenciais riscos. Todos os pacientes com disfunção do esfíncter de Oddi (SOD) tipo I, e a maioria daqueles com SOD tipo II, devem ter elevação transitória de testes hepáticos sorológicos que se normalizam entre os episódios.[15] Pacientes cujos testes hepáticos deixam de se normalizar entre os ataques não devem ser classificados como tendo SOD. Eles podem ter estenose papilar, alguma outra causa de estenose biliar sutil, ou uma doença crônica afetando o parênquima hepático, como fígado gorduroso (esteatose). Similarmente, a discreta elevação persistente de amilase e lipase séricas na ausência de anormalidade radiológica, é improvável que resulte em uma patologia que será revelada pela CPRE. Entretanto, a pancreatite idiopática aguda recorrente justifica imagens endoscópicas (ver adiante). Se houver suspeita de microlitíase biliar, a EUS é exame menos invasivo e mais sensível para este diagnóstico.[16] Cada vez mais, a EUS está sendo usado imediatamente antes do planejamento da CPRE em contextos de baixo rendimento e alto risco. Se a EUS for negativa, a CPRE pode ser cancelada, poupando o paciente do risco do procedimento mais invasivo.[17]

C. Sinais ou sintomas sugerindo malignidade pancreática quando resultados de imagens diretas são duvidosos ou normais.
   Comentário: É difícil saber exatamente o que se pretendia aqui. Se houver dúvida sobre a presença ou ausência de uma massa, usualmente na cabeça do pâncreas, ou dilatação ductal biliar e/ou pancreática significativa, a EUS é provavelmente a escolha para a investigação antes de CPRE. A resolução da EUS é tão boa que um pequeno cálculo ou discreta estenose tem maior probabilidade de ser identificada por EUS do que por CPRE.

D. Pancreatite de etiologia desconhecida.
   Comentário: Por "pancreatite", eu acredito que se pretendia dizer "pancreatite aguda". Pacientes com pancreatite aguda idiopática recorrente (IARP) que têm uma vesícula biliar intacta, mas com imagens negativas (p. ex., ultrassonografia transcutâneo, CT, ressonância magnética [MRI]) para colelitíase e coledocolitíase devem fazer EUS para procurar lama biliar (microlitíase) e pequenos cálculos. A EUS frequentemente é positiva para estes achados, quando a repetição de imagens por outros meios foi negativa. Qualquer paciente com IARP deve receber inspeção da papila duodenal principal por duodenoscopia com um instrumento de visão lateral para procurar anormalidades anatômicas óbvias, como uma coledococele ou um tumor ampular. A anormalidade anatômica de *pancreas divisum* (P Div) é agora frequentemente reconhecida por CRM ou EUS (*i. e.,* não exigindo pancreatografia através da papila duodenal menor).[18] A canulação da papila menor e injeção de contraste para confirmar o diagnóstico de P Div deve ser realizada apenas se a terapêutica (*i. e.,* papilotomia menor) for planejada, no contexto clínico apropriado (*i. e.,* IARP sem outra explicação). Se IARP for considerada decorrente da disfunção de esfíncter pancreático, idealmente

o paciente deve ser encaminhado a um centro, onde a manometria pancreática esteja disponível, para confirmar o diagnóstico antes do tratamento (*i. e.*, esfincterotomia pancreática). Na prática atual da CPRE, no entanto, muitos endoscopistas prosseguem com esfincterotomia pancreática empírica (usualmente feita sobre um *stent* colocada no orifício do PD) sem manometria prévia. A esfincterotomia pancreática e colocação de *stent* no PD não são intervenções inteiramente benignas, correndo risco de perfuração, PEP, estenose da abertura e pancreatite focal "em sulco" na extensão do *stent* (por oclusão de ramos laterais). Os riscos e benefícios da endoterapia pancreática empírica devem sempre ser cuidadosamente ponderados antes de prosseguir.

E. Avaliação pré-operatória de pancreatite crônica ou pseudocisto pancreático
Comentário: A qualidade da moderna CT e MRI é tão boa que a pancreatografia retrógrada endoscópica (ERP) pode ter pouco ou nada a acrescentar na avaliação pré-operatória de pancreatite crônica (CP). Entretanto, fístulas do ducto pancreático para estruturas adjacentes ou comunicando-se com pseudocistos são identificadas com maior acurárica por ERP, quando isto é julgado necessário. A descompressão endoscópica de pseudocisto está sendo cada vez mais efetuada apenas pela EUS.[19] Como resultado, a oportunidade de efetuar ERP para identificar e passar um *stent* (quando possível) em uma fístula do PD comunicante durante a drenagem endoscópica do pseudocisto está se tornando menos comum (a menos que CPRE para esta finalidade seja marcada para se realizar imediatamente após a EUS, sob a mesma sedação). Ainda não há dados disponíveis para indicar se a falta de uma pancreatografia retrógrada afeta contrariamente o resultado da descompressão ecoguiada de um pseudocisto.

F. Manometria do esfíncter de Oddi (SOM)
Comentário: SOM permanece como uma das poucas indicações de CPRE principalmente para diagnóstico. Entretanto, alguns procedimentos de SOM (*i. e.*, aqueles que mostram pressões anormalmente altas) levarão à intervenção terapêutica, usualmente esfincterotomia, e todos devem ser associados à colocação de um *stent* de pequeno diâmetro no PD para impedir ou atenuar a pancreatite pós-procedimento.

G. Esfincterotomia endoscópica (ES)
Comentário: A ES pode ser usada no tratamento primário de certas condições, como estenose de papila, e para facilitar outras intervenções terapêuticas na árvore biliar.

G1. Coledocolitíase
Comentário: A CPRE não é usada apenas para acesso para recuperar cálculos de ducto colédoco, mas também para acessar e retirar cálculos do ducto cístico e vesícula biliar, e colocação de drenos e *stents* nasocísticos.

G2. Estenose papilar ou disfunção do esfíncter de Oddi (SOD) causando incapacidade.
Comentário: É incerto o que "causando incapacidade" significa neste contexto. Apenas pacientes sintomáticos devem ser investigados e tratados.

G3. Facilitar a colocação de *stent* biliar ou dilatação com balão.
Comentário: Não está claro o que quer dizer "dilatação" com balão aqui. A dilatação das estenoses dos ducto colédoco e pancreático é mencionada em outro local. Dilatação com balão do esfíncter biliar ("esfincteroplastia biliar") é uma alternativa à esfincterotomia.[20] Entretanto, cada vez mais as duas estão sendo usadas em combinação: uma esfincterotomia relativamente pequena é executada, seguida pelo aumento da abertura, usando um cateter-balão.

G4. *Sump Syndrome*
Comentário: *Sump syndrome* é cada vez mais rara, uma vez que a coledocoduodenostomia foi em grande parte abandonada em favor da hepaticojejunostomia para desvio biliar.

G5. Coledococele
Comentário: Coledococeles são frequentemente cortadas usando-se um papilótomo do tipo estilete, com a abertura sendo ampliada, conforme necessário, usando-se um papilótomo padrão "de tração".

G6. [Descompressão de obstrução biliar em] Carcinoma ampular em candidatos cirúrgicos ruins
Comentário: Grandes esfincterotomias visando a abrir ductos biliares obstruídos por tumores ampulares acarretam um risco importante de sangramento. Hoje a conduta preferida por muitos endoscopistas é colocar um *stent* através da estenose ao invés de fazer uma esfincterotomia neste contexto.

G7. Acesso ao ducto pancreático
Comentário: O acesso ao ducto pancreático para litotripsia mecânica ou por contato de cálculos, e sua extração, ou pancreatoscopia usando miniscópios exige uma esfincterotomia pancreática.

H. Colocação de *stent* através de estenoses benignas ou malignas, fístulas, extravasamentos biliares no pós-operatório, ou ao lado de grandes cálculos do ducto colédoco *[que não foram extraídos]*

I. Dilatação com balão de estenoses ductais
Comentário: (inglês) O termo correto é "dilation" e não "dilatation".

J. Colocação de dreno nasobiliar (e nasopancreático) na colangite aguda e para remover fragmentos de cálculos pancreáticos após litotripsia de cálculo de PD, respectivamente
Comentário: Drenos nasobiliares são desconfortáveis para os pacientes, e sua colocação é um evento cada vez mais raro na prática da moderna CPRE.

K. Drenagem de pseudocisto em casos apropriados
Comentário: Cada vez mais a drenagem de pseudocisto pancreático está sendo realizada pela EUS isolada.

L. Amostragem de tecido de ductos pancreáticos ou biliares
Comentário: Isto nem sempre exige esfincterotomia endoscópica, uma vez que escovas e outros acessórios de amostragem podem usualmente ser avançados para dentro do ducto de interesse sem aumentar a abertura.

M. Terapêutica pancreática
Comentário: Incluir a inserção de *stent* transpapilar em estenoses e estravasamentos do PD bem como remoção de cálculos.

Em acréscimo aos comentários anteriores, sugiro adicionar as seguintes indicações:

N. Acesso ao ducto colédoco para recuperar *stents* migrados, facilitar procedimentos endoscópico-radiológicos combinados, investigar (e ocasionalmente tratar) hemobilia, remover parasitas e executar coledocoscopia.

Casos Especiais

A CPRE foi demonstrada segura e efetiva na gravidez[21] e em crianças,[22] contanto que as indicações sejam apropriadas e que as precauções necessárias sejam tomadas (p. ex., proteção radiológica do feto na gravidez, sedação modificada para uso em crianças).

Contraindicações à CPRE

Uma discussão das contraindicações da CPRE (**Quadro 6.3**) visa a aumentar a segurança, reduzindo o risco para o paciente. Há numerosos efeitos adversos potenciais da CPRE, muitos deles sérios e potencialmente ameaçadores à vida.[23] Estas podem ser consideradas "relativas" ou "absolutas", dependendo das circunstâncias. Para refletir a possibilidade de que circunstâncias não usuais ou excepcionais possam tornar apropriado um procedimento normalmente contraindicado, os autores da ASGE 2000 das Diretrizes sobre Uso Apropriado da Endoscopia Gastrointestinal[24] foram parcimoniosos no uso da palavra *contraindicada*, preferindo a frase *geralmente não indicada* para todas, exceto as mais perigosas circunstâncias, as quais eles viam como *geralmente contraindicadas*. Esta redação oferece algum "espaço de manobra" para o endoscopista, caso ocorra litígio resultante dessa intervenção, uma vez que seja geralmente desaconselhável do ponto de vista legal falar em absolutas. Há contraindicações que se aplicam aos procedimentos endoscópicos em geral, e outras que são específicas da CPRE. Do documento da ASGE sobre Uso Apropriado de 2000:

A endoscopia gastrointestinal (GI) geralmente não está indicada:
- Quando os resultados não contribuirão para uma escolha do tratamento.
- Para acompanhamento periódico de doença benigna curada, a não ser que a vigilância de uma condição pré-maligna esteja justificada.

A GI geralmente está contraindicada:
- Quando os riscos para a saúde ou vida do paciente são julgados como superiores aos benefícios mais favoráveis do procedimento.
- Quando a cooperação adequada ou consentimento do paciente não puderem ser obtidos.
- Quando há suspeita de víscera profunda.

CPRE geralmente não está indicada:
- Na avaliação de dor abdominal de origem obscura na ausência de achados objetivos que sugiram doença biliar ou pancreática.
- Na avaliação de suspeita de doença da vesícula biliar sem evidência de doença do colédoco.
- Como avaliação adicional de malignidade pancreática provada, a não ser que o tratamento seja alterado.

Organizações profissionais em outros países, como o Canadá,[25] ofereceram listas mais detalhadas de contraindicações à CPRE. Por exemplo:

- Quando um paciente consciente se recusa a dar seu consentimento para o procedimento.
- Quando o endoscopista não estiver ou inadequadamente treinado em CPRE.
- Quando houver uma falta de equipamento e/ou acessórios necessários.
- Quando um procedimento de alto risco (como esfincterotomia biliar) for planejado em um paciente que está completamente anticoagulado com Coumadin ou recebendo terapia com Plavix (clopidogrel).
- Quando houver suspeita ou perfuração conhecida do trato GI.
- Quando o paciente tiver sofrido uma reação alérgica grave prévia a meio de contraste da CPRE.
- Quando o nível apropriado de anestesia não for disponível.
- Quando condições anatômicas limitarem o acesso à papila.
- Quando o paciente estiver em meio a um ataque de pancreatite aguda.

Obviamente, algumas destas contraindicações necessitam ser qualificadas. Um dos problemas mais clamorosos para os endoscopistas da moderna CPRE é o uso onipresente de agentes antiplaquetários, como clopidogrel (Plavix), e anticoagulantes, especialmente Coumadin. Uma discussão detalhada da modificação da anticoagulação para CPRE eletiva e o manejo da terapia antiplaquetária completa e anticoagulação em casos urgentes es-

---

Quadro 6.3 Contraindicações à CPRE

Seção A

Geral

Endoscopia GI é geralmente contraindicada:
- Quando os riscos para a saúde ou a vida do paciente são julgados como maiores do que os benefícios mais favoráveis do procedimento
- Quando a adequada cooperação ou consentimento do paciente não puderem ser obtidos
- Quando existe uma suspeita ou confirmação de uma víscera perfurada

Específica

CPRE geralmente não está indicada:
- Na avaliação de dor abdominal de origem obscura na ausência de achados objetivos que sugiram doença biliar ou pancreática
- Na avaliação da suspeita de doença da vesícula biliar sem evidência de doença do colédoco
- Como avaliação adicional de malignidade pancreática provada a não ser que o tratamento seja alterado

CPRE geralmente está contraindicada quando:
- Um paciente consciente se recusa a dar seu consentimento para o procedimento
- O endoscopista é treinado inadequadamente ou não treinado em CPRE
- Há uma falta de equipamento e/ou acessórios necessários

Seção B

Considerações Adicionais que Podem Contraindicar a CPRE
- Um procedimento de alto risco (como esfincterotomia biliar) em um paciente que está completamente anticoagulado com Coumadin ou recebeu dose terapêutica de Plavix (clopidogrel)
- Quando o paciente sofreu uma reação alérgica grave prévia ao meio de contraste de CPRE
- Quando o nível apropriado de anestesia é indisponível
- Quando condições anatômicas (patologia, alteração cirúrgica) limitarem o acesso à papila
- Quando o paciente está em meio a um ataque de pancreatite aguda

Section A recommendations from ASGE Standards of Practice Committee. Appropriate use of gastrointestinal endoscopy. *Gastrointest Endosc.* 2000;52:831-837.
Section B recommendations from non-ASGE sources, including Cockerham A. Canadian Association of Gastroenterology practice guideline for clinical competence in diagnostic and therapeutic endoscopic retrograde cholangiopancreatography. *Can J Gastroenterol.* 1997;11:535-538.

tão além da abrangência desta revisão. O recente documento de Padrões de Prática da ASGE *Manejo de Agentes Antitrombóticos para Procedimentos Endoscópios*[26] deve constituir como leitura obrigatória para todo endoscopista de CPRE. Na era dos procedimentos da cirurgia endoscópica transluminal por orifícios naturais (*NOTES*), mesmo na suspeita ou conhecimento da perfuração, não é uma contraindicação absoluta à endoscopia (p. ex., fechamento de defeitos da mucosa, usando clipes após ampulectomia). As barreiras anatômicas à CPRE que podem ter sido difíceis para os endoscopistas no passado (p. ex., acessar a papila duodenal através de um ramo de Roux longo) não são mais consideradas contraindicações para tentar procedimentos, utilizando instrumentos e acessórios apropriadamente modificados. A pertinência ou não de realizar a CPRE no contexto da pancreatite aguda depende muito da gravidade da doença, e o alívio da obstrução biliar constitui, de fato, uma boa indicação ao procedimento.

A lista de referências deste capítulo pode ser encontrada em www.revinter.com.br/online/referencias-baron.pdf

Efeitos Adversos da CPRE – Predição, Prevenção e Tratamento

Martin L. Freeman

A colangiopancreatografia retrógrada endoscópica (CPRE) evoluiu de uma modalidade diagnóstica para um procedimento principalmente terapêutico para doenças pancreáticas, bem como biliares. A CPRE isoladamente ou com instrumentação e terapias biliar e pancreática associadas pode causar uma variedade de eventos adversos a curto prazo, incluindo pancreatite, hemorragia, perfuração, eventos cardiopulmonares e outros (**Quadro 7.1**). Estes eventos adversos podem variar de curtos – com um ou dois dias adicionais de hospitalização seguidos por recuperação completa – a graves e devastadores – com incapacidade permanente ou morte. Eventos adversos podem causar ao endoscopista importante ansiedade e exposição a processos de negligência médica.

Avanços importantes na abordagem aos eventos adversos da CPRE ocorreram em várias áreas: definições de eventos adversos padronizadas com base em consenso,[1] análises multivariadas multicêntricas em grande escala que permitiram identificação mais clara dos fatores de risco de eventos adversos relacionados com a técnica e com o paciente,[2-9] e a introdução de novos aparelhos e técnicas para reduzir a um mínimo os riscos da CPRE.

Definições de Complicações, Eventos Adversos, Eventos Não Planejados e Outros Resultados Negativos

Em 1991 foram introduzidas definições de consenso padronizadas das complicações da esfincterotomia[1] que ainda são amplamente usadas (**Tabela 7.1**). A gravidade é graduada principalmente pelo número de dias no hospital e tipo de intervenção necessário para tratar a complicação. Esta classificação possibilita avaliação uniforme dos resultados de CPRE e esfincterotomia em vários contextos. Além da complicação imediata, há uma percepção crescente do espectro inteiro de resultados negativos (bem como positivos), incluindo falhas técnicas, inefetividade do procedimento para resolver a queixa da apresentação, sequelas a longo prazo, custos, hospitalização prolongada e (in)satisfação do paciente. Por conseguinte, a terminologia evoluiu de *complicações* para *eventos adversos*, e mais recentemente para *eventos não planejados*. O termo *evento adverso* é usado em todo este livro. Os eventos adversos devem ser vistos no contexto do resultado clínico inteiro: um procedimento bem-sucedido com um evento adverso pequeno ou mesmo um moderado pode, às vezes, ser um resultado preferível a uma tentativa de procedimento que falhou sem qualquer evento adverso óbvio. A falha na CPRE usualmente leva a uma repetição da CPRE ou a um procedimento alternativo percutâneo ou cirúrgico que pode resultar em importante morbidade, hospitalização e custos adicionais.

Análises das Taxas de Eventos Adversos

As taxas relatadas de eventos adversos variam amplamente, mesmo entre estudos prospectivos. Em dois grandes estudos prospectivos, as taxas de pancreatite variaram entre 0,74% para CPRE diagnóstica e 1,4% para terapêutica, respectivamente, em um estudo,[7] em comparação a 5,1% (cerca de 7 vezes mais alta) para CPRE diagnóstica e 6,9% (5 vezes mais alta) para CPRE terapêutica em outro estudo prospectivo.[3] As razões para essa variação incluíram: (1) definições usadas; (2) profundidade da detecção; (3) fatores relacionados com o paciente; e (4) variáveis do procedimento, como uso de *stents* pancreáticos ou extensão da terapia. Por todas estas razões, não se deve supor que uma taxa de eventos adversos mais baixa em um centro necessariamente reflita melhor qualidade da prática.

A maioria dos estudos recentes usou análise multivariada como ferramenta para identificar e quantificar o efeito de múltiplos fatores de risco potencialmente confusos, mas ela não é infalível, uma vez que muitos fatores-chave potencialmente de risco não foram examinados na maioria dos estudos, e alguns sofreram de *overfitted* (muitas variáveis preditoras para muito poucos resultados). Somente um número limitado de estudos incluiu mais de 1.000 pacientes. As **Tabelas 7.2, 7.3 e 7.4** mostram resumidos os fatores de risco para eventos adversos de CPRE e esfincterotomia com base em análises multivariadas publicadas.

Eventos Adversos Globais de CPRE e Esfincterotomia

A maioria das séries prospectivas relata uma taxa de eventos adversos a curto prazo global de CPRE e/ou esfincterotomia de cerca de 5 a 10%.[2-9] Tradicionalmente tem havido uma taxa particularmente alta de eventos adversos na disfunção do esfíncter de Oddi (até 20% ou mais, principalmente pancreatite, com até 4% de eventos adversos graves) e uma taxa muito baixa de eventos adversos na extração de cálculos de rotina do ducto colédoco, especialmente na sequência da colecistectomia laparoscópica (menos de 5% na maioria das séries).[2] Sangramento pós-esfincterotomia ocorre principalmente em pacientes com cálculos de colédoco e colangite, predominantemente em pacientes com obstrução biliar maligna.

Resumos de análises multivariadas dos fatores de risco para eventos adversos globais da CPRE e esfincterotomia estão apresentados na **Tabela 7.2**. Embora os estudos relevantes sejam heterogêneos e, às vezes, omitam fatores de risco, potencialmente chave, aparecem vários padrões (**Tabela 7.2**):

1. Indicação da suspeita de disfunção do esfíncter de Oddi foi um fator de risco importante toda vez que examinada.
2. Fatores técnicos, provavelmente ligados à perícia ou experiência do endoscopista, foram comprovados fatores importantes de risco para eventos adversos globais. Estes fatores técnicos incluem canulação difícil, o uso de papilotomia com pré-corte ou "de acesso" para ganhar o ducto colédoco, falha em obter a drenagem biliar e uso de drenagem biliar percutânea simultânea ou subsequente por causa de canulação endoscópica sem sucesso no outro modo. Por sua vez, o volume de casos de CPRE dos endoscopistas ou centros médicos, quando examinado, tem sido quase sempre um fator importante nos eventos adversos em análise univariada ou multivariada.[2-9]
3. Morte por CPRE é rara (menos de 0,5%), mas tem sido mais frequentemente relacionada com eventos adversos cardiopulmonares, salientando a necessidade de o endoscopista dedicar atenção a questões de segurança durante sedação e monitoramento.

Digno de nota, fatores de risco constatados, como não importantes, são os seguintes: (1) idade mais avançada ou maior número de condições médicas coexistentes – pelo contrário, idade mais jovem geralmente aumenta o risco, conforme análise univariada e multivariada; (2) diâmetro menor do ducto colédoco, em contraste com observações prévias; e (3) obstáculos anatômicos, como divertículo periampular ou gastrectomia a Billroth II, embora eles, de fato, aumentem a dificuldade técnica para o endoscopista.[2-9]

Pancreatite

A pancreatite é o evento adverso mais comum da CPRE, com taxas descritas, variando de 1 a 40%, com uma taxa de cerca de 5% sendo mais comum.[2-9] Na classificação de consenso, pancreatite é definida como uma síndrome clínica compatível com pancreatite (*i. e.*, dor abdominal nova ou piorada) com uma amilase de, pelo menos, 3 vezes o normal há mais de 24 horas após o procedimento, e exigindo mais do que uma noite de hospitalização (**Tabela 7.1**).[1] Alguns eventos são difíceis de classificar nas definições do consenso, como pacientes com dor abdominal pós-procedimento e elevação da amilase a apenas menos de 3 vezes o normal, ou aqueles com lipase sérica mais de 3 vezes o normal com elevação de menos de 3 vezes da amilase, ou aqueles com elevações enzimáticas dramáticas porém com mínimos sintomas que não são claramente sugestivos de pancreatite clínica. Há muitos mecanismos potenciais de lesão do pâncreas durante CPRE e esfincterotomia endoscópica (ES): mecânica, química, hidrostática, enzimática, microbiológica e térmica. Embora a contribuição relativa destes mecanismos para efeitos adversos pós-CPRE não seja conhecida, análises multivariadas recentes ajudaram a identificar os fatores clínicos do paciente e relacionados com o procedimento que são independentemente associados à pancreatite.

Fatores de Risco de Pancreatite Pós-CPRE Relacionados com o Paciente

O risco de pancreatite pós-CPRE é determinado pelo menos tanto pelas características do paciente, quanto por técnicas ou manobras endoscópicas (**Tabela 7.3**). Os preditores relacionados com o paciente constatados significativos em um ou vários grandes estudos incluem idade mais jovem, indicação de suspeita de disfunção do esfíncter de Oddi, história de pancreatite pós-CPRE prévia e ausência de elevação da bilirrubina sérica.[2-9] Mu-

---

Quadro 7.1 Eventos Adversos da CPRE

- Pancreatite
- Hemorragia
- Perfuração
- Colangite
- Colecistite
- Eventos adversos relacionados com *stents*
- Eventos adversos cardiopulmonares
- Eventos adversos diversos

Tabela 7.1 Definições de Consenso dos Principais Eventos Adversos da CPRE

	Branda	Moderada	Grave
Pancreatite	Pancreatite clássica, amilase pelo menos 3 vezes o normal mais de 24 h após o procedimento, exigindo internação ou prolongamento da admissão planejada para 2-3 dias	Pancreatite exigindo hospitalização de 4-10 dias	Hospitalização de mais de 10 dias, pseudocisto ou intervenção (drenagem percutânea ou cirurgia)
Sangramento	Evidência clínica (*i. e.*, não apenas endoscópica) de sangramento, queda da hemoglobina < 3 g, sem transfusão	Transfusão (4 unidades ou menos), sem intervenção angiográfica ou cirúrgica	Transfusão de 5 unidades ou mais, ou intervenção (angiográfica ou cirúrgica)
Perfuração	Possível ou apenas muito leve vazamento de líquido ou contraste, tratável por líquidos e aspiração durante ≤ 3 dias	Qualquer perfuração definida tratada clinicamente durante 4-10 dias	Tratamento clínico durante mais de 10 dias, ou intervenção (percutânea ou cirúrgica)
Infecção (colangite)	> 38°C durante 24-48 horas	Doença febril ou séptica exigindo mais de 3 dias de tratamento hospitalar ou intervenção percutânea	Choque séptico ou cirurgia

Qualquer admissão em unidade de terapia intensiva depois de um procedimento classifica o evento adverso como grave. Outros eventos adversos mais raros podem ser graduados pela duração da hospitalização necessária.

Tabela 7.2 Fatores de Risco para Eventos Adversos Globais da CPRE em Análises Multivariadas		
Definidos*	Talvez†	Não‡
Suspeita de disfunção do esfíncter de Oddi	Idade jovem	Carga de comorbidades
Cirrose	Injeção de contraste pancreático	Pequeno diâmetro do CBD
Canulação difícil	Falha na drenagem biliar	Sexo feminino
Esfincterotomia com pré-corte	Envolvimento de trainee	Billroth II
Acesso biliar percutâneo		Divertículo periampular
Volume menor de casos de CPRE		

CBD, ducto colédoco.
*Significativa por análise multivariada na maioria dos estudos.
†Significativa por análise univariada, apenas, na maioria dos estudos.
‡Não significativa por análise multivariada em qualquer estudo.

Tabela 7.4 Fatores de Risco de Hemorragia após Esfincterotomia Endoscópica em Análises Multivariadas		
Definido*	Talvez†	Não‡
Coagulopatia	Cirrose	Aspirina ou NSAID
Anticoagulação < 3 dias após ES	DC dilatado	Tumor ampular
Colangite antes da CPRE	Cálculo no CBD	Esfincterotomia longa
Sangramento durante ES	Divertículo periampular	Extensão de ES prévia
Volume menor de CPRE	Esfincterotomia com pré-corte	

CBD, ducto colédoco; ES, esfincterotomia endoscópica; NSAID, droga anti-inflamatória não esteroide.
*Significativa por análise multivariada na maioria dos estudos.
†Significativa por análise univariada, apenas, na maioria dos estudos.
‡Não significativa por análise multivariada em qualquer estudo.

Tabela 7.3 Fatores de Risco de Pancreatite Pós-CPRE em Análises Multivariadas		
Definido*	Talvez†	Não‡
Suspeita de disfunção do esfíncter de Oddi	Sexo feminino	Pequeno diâmetro do CBD
Idade jovem	Acinarização	Manometria do esfíncter de Oddi
Bilirrubina normal	Ausência de cálculo no DC	Esfincterotomia biliar
História de pancreatite pós-CPRE	Volume menor de casos de CPRE	
Canulação difícil ou sem sucesso	Envolvimento de trainee	
Injeção em ducto pancreático		
Esfincterotomia pancreática (especialmente papila menor)		
Dilatação com balão de esfíncter biliar intacto		
Esfincterotomia com pré-corte		

CBD, ducto colédoco.
*Significativa por análise multivariada na maioria dos estudos.
†Significativa por análise univariada, apenas, na maioria dos estudos.
‡Não significativa por análise multivariada em qualquer estudo.

lheres podem ter risco aumentado, mas é difícil separar a contribuição da disfunção do esfíncter de Oddi, uma condição que ocorre quase exclusivamente em mulheres. Em uma metanálise, o sexo feminino foi claramente um risco,[10] e as mulheres foram responsáveis pela maioria dos casos de pancreatite grave ou fatal pós-CPRE.[2,11]

Disfunção do esfíncter de Oddi, mais frequentemente suspeitada em mulheres com dor abdominal pós-colecistectomia, impõe um risco formidável de pancreatite após qualquer tipo de CPRE, quer diagnóstica, manométrica ou terapêutica. Suspeita de disfunção do esfíncter de Oddi triplica independentemente o risco de pancreatite pós-CPRE para cerca de 10 a 30%. A razão para suscetibilidade aumentada nestas pacientes permanece desconhecida. Contrariamente à opinião amplamente sustentada de que a manometria do esfíncter de Oddi é a culpada, análises multivariadas mostram que a esfincterotomia biliar empírica ou mesmo CPRE diagnóstica têm riscos similarmente altos.[3] Com o uso generalizado dos cateteres de manometria de aspiração em vez de perfusão convencional, o risco da manometria provavelmente foi reduzido ao da canulação com qualquer outro acessório de CPRE. A maioria dos estudos prévios ligando a manometria com o risco foram de centros terciários em que a manometria é sempre efetuada em pacientes com suspeita de disfunção do esfíncter de Oddi, perdendo, assim, a capacidade de separar a contribuição do risco pelo procedimento daquele do paciente. Dois estudos compararam especificamente o risco de pancreatite pós-CPRE em pacientes sendo submetidos à CPRE por suspeita de disfunção do esfíncter de Oddi com e sem manometria do esfíncter de Oddi e não encontraram nenhum efeito independente detectável da manometria sobre o risco.[2,12] Ausência de um cálculo em pacientes com suspeita de coledocolitíase foi constatada um potente fator isolado de risco de pancreatite pós-CPRE em pacientes com suspeita de terem cálculos, assim se enquadrando na categoria de possível disfunção do esfíncter de Oddi. Estas observações assinalam o perigo de executar CPRE diagnóstica para procurar cálculos de colédoco em mulheres com dor recorrente pós-colecistectomia, uma vez que geralmente haja uma baixa probabilidade de encontrar cálculos nessas pacientes e um alto risco de causar pancreatite. É uma suposição errada e potencialmente perigosa a de que meramente evitar a manometria do esfíncter de Oddi reduzirá significativamente o risco.

História prévia de pancreatite pós-CPRE foi constatada como um potente fator de risco (razão de risco é de 2,0 a 5,4)[3,4] e merece precaução especial. Pancreatite crônica avançada, por outro lado, confere alguma imunidade contra pancreatite pós-CPRE, talvez por causa de atrofia e atividade enzimática diminuídas.[3] *Pancreas divisum* só é fator de risco se for tentada canulação da papila menor.

Apesar de muitos estudos mais antigos sugerirem que pequeno diâmetro do colédoco é fator de risco de pancreatite, os estudos mais recentes mostraram ausência de influência independente do tamanho do ducto sobre o risco; pequeno diâmetro do ducto pode ter sido um marcador substituto da disfunção do esfíncter de Oddi nos estudos mais antigos, usando apenas análise univariada. CPRE para remoção de cálculo de colédoco foi constatada relativamente segura quanto às taxas de pancreatite (< 4%) em estudos multicêntricos independentemente do diâmetro do colédoco.[2] Nem a presença de divertículo periampular nem gastrectomia Billroth II demonstraram influenciar o risco de pancreatite.[2]

Fatores de Risco de Pancreatite Pós-CPRE Relacionados com a Técnica

Fatores técnicos têm sido, há muito tempo, reconhecidos como importantes na causa de pancreatite pós-CPRE. Trauma da papila induzido por canulação difícil tem um efeito negativo que é independente do número de injeções de contraste no ducto pancreático, que também é um fator de risco.[2-10] Em um estudo, a pancreatite ocorreu em 2,5% dos casos após CPREs, em que não houve nenhuma injeção de contraste no ducto pancreático absolutamente.[3] Acinarização do pâncreas, embora indesejável, provavelmente é menos importante do que geralmente admitida e não foi comprovada importante em dois estudos recentes.[3,4]

Globalmente, o risco de pancreatite é, geralmente, semelhante para CPREs diagnóstica e terapêutica.[2-10] A execução de esfincterotomia biliar não parece adicionar risco importante de pancreatite à CPRE,[3,4] um achado que é contrário à opinião largamente sustentada. Isto provavelmente não é devido à segurança da esfincterotomia, mas, em vez disso, ao risco da CPRE diagnóstica. Esfincterotomia pancreática de qualquer tipo,[3] inclusive esfincterotomia da papila menor,[4] foi constatada um fator de risco importante de pancreatite, embora o risco de pancreatite grave tenha sido muito baixo (menos de 1%), talvez porque quase todos estes pacientes receberam drenagem pancreática através de um *stent* pancreático.

Papilotomia com pré-corte ou de "acesso" para ganhar acesso ao ducto colédoco é controversa no que se refere ao risco de pancreatite e outros eventos adversos. O uso entre os endoscopistas varia entre menos de 5 até 30% dos casos.[13] Há muitas variações na técnica de pré-corte: estilete-padrão inserido no orifício papilar e cortando para cima; "fistulotomia" com estilete começando a incisão acima do orifício papilar e, a seguir, cortando para cima ou para baixo; e uso de um esfincterótomo tipo de tração encravado no orifício papilar ou dentro do ducto pancreático intencionalmente. Qualquer uma destas técnicas tem o potencial de lacerar e lesar o esfíncter pancreático, e as técnicas de pré-corte têm sido uniformemente associadas a um risco maior de pancreatite em estudos multicêntricos envolvendo endoscopistas com variada experiência, com esfincterotomia com pré-corte tendo sido observada como um fator de risco univariado ou multivariado significativo para pancreatite pós-CPRE e/ou eventos adversos gerais.[2,7] Em contraste, muitas séries de centros de encaminhamento terciários constataram taxas de eventos adversos não diferentes daquelas de esfincterotomia-padrão, sugerindo que o risco da esfincterotomia com pré-corte é altamente dependente do operador.[14] Em um estudo, endoscopistas efetuando mais de uma esfincterotomia por semana tiveram em média 90% de acesso imediato ao ducto colédoco após realizar pré-corte contra apenas 50% dos endoscopistas com menor demanda, uma taxa de sucesso que dificilmente justifica o risco de eventos adversos.[2]

Estudos comparativos de esfincterotomia com pré-corte e padrão são difíceis de interpretar, porque as indicações e contextos podem ser muito diferentes, com pré-corte efetuado preferencialmente em situações de mais baixo risco, como icterícia obstrutiva e papilas proeminentes. Além disso, o uso crescente de *stents* pancreáticos, nas séries dos centros terciários, pode ter neutralizado o risco que de outro modo seria mais alto da esfincterotomia com pré-corte.[7] Os eventos adversos da esfincterotomia com pré-corte variam com a indicação do procedimento, ocorrendo em até 30% dos pacientes com disfunção do esfíncter de Oddi nos estudos mais antigos sem uso de *stents* pancreáticos.[2] Paradoxalmente, em pacientes com disfunção do esfíncter de Oddi, a esfincterotomia com estilete sobre um *stent* pancreático colocado inicialmente no procedimento, foi demonstrada substancialmente mais segura do que a esfincterotomia tipo tração convencional sem um *stent* pancreático.[15]

Existem controvérsias sobre se o risco aumentado da esfincterotomia com pré-corte é decorrente da própria técnica ou devido às prolongadas tentativas de canulação que muitas vezes precedem seu uso. Uma metanálise de seis experiências randomizadas com 966 pacientes examinou esta questão.[16] A metanálise incluiu experiências em que os pacientes foram designados para implementação de pré-corte precoce ou para tentativas persistentes de canulação-padrão. Pancreatite pós-CPRE foi significativamente menos comum no grupo de pré-corte em comparação ao grupo de tentativas persistentes de canulação (3% *versus* 5%). Entretanto, a taxa global de eventos adversos, incluindo pancreatite, sangramento, colangite e perfuração não diferiu significantemente (5 *versus* 6%). Dificultando a relevância destes estudos existe o fato que poucos destes estudos incluíram pacientes com indicações de alto risco, como disfunção do esfíncter de Oddi, ou envolveram o uso de *stents* pancreáticos, que é agora considerado razoavelmente padrão.

O risco de pancreatite pós-CPRE tem-se intensificado em pacientes com múltiplos fatores de risco.[3] O efeito interativo de múltiplos fatores de risco é refletido no perfil dos pacientes que desenvolvem pancreatite grave pós-CPRE. Em um estudo anterior ao uso de *stents* pancreáticos, mulheres com bilirrubina sérica normal tiveram um risco de 5% de pancreatite; com adição de canulação difícil, o risco subiu para 16%; ainda com adição da suspeita de disfunção do esfíncter de Oddi (*i. e.*, nenhum cálculo encontrado), o risco subiu para 42%.[3] Em dois estudos diferentes, quase todos os pacientes que desenvolveram pancreatite grave eram mulheres jovens ou de meia-idade com dor abdominal recorrente, bilirrubina sérica normal e nenhuma patologia obstrutiva biliar.[3,11] Estas observações dão ênfase à importância de adaptar a conduta de CPRE ao paciente individualmente.

Um estudo recente mostrou claramente que a participação de *trainees* acrescenta um risco independente para pancreatite.[4] Em contraste, a maioria dos estudos multicêntricos não mostrou uma correlação significativa entre os volumes de casos de CPRE dos endoscopistas e as taxas de pancreatite.[2,3,7] É possível que nenhum dos endoscopistas participantes nesses estudos atingisse o volume liminar de CPRE acima da qual as taxas de pancreatite diminuiriam (talvez > 250-500 casos por ano). Entretanto, a maioria dos endoscopistas americanos faz em média menos de duas CPREs por semana,[3] e as taxas descritas de pancreatite dos centros de encaminhamento terciários de maiores volumes nos Estados Unidos são frequentemente mais altas do que aquelas em clínicas particulares. Todas estas observações sugerem que a variedade de casos é pelo menos tão importante quanto a *expertise* na determinação do risco de pancreatite pós-CPRE.

Técnicas Específicas para Reduzir o Risco de Pancreatite Pós-CPRE

Parece razoável que o método mais rápido de canulação provavelmente será o melhor. Uso de um papilótomo ou cateter dirigível para canulação biliar foi comparado prospectivamente a um cateter-padrão em vários estudos randomizados.[14] Embora todos mostrassem taxas significativamente maiores de sucesso com o esfincterótomo, não houve diferença nas taxas de pancreatite ou outros eventos adversos. Outro estudo randomizado mostrou redução significativa do risco de pancreatite quando um fio-guia foi usado em conjunto com um papilótomo em comparação a um papilótomo sozinho.[14]

Canulação com fio-guia, usando o fio como sonda em vez de injeção de contraste, demonstrou baixas as taxas de pancreatite em vários estudos randomizados prospectivos, com taxas de 0 a 3% em canulação com fio em comparação a 4 a 12% usando injeção de contraste. Na realidade, uma combinação cuidadosa de fio-guia mais injeção mínima de contraste pode ser ótima, mas isto não foi avaliado formalmente.

A colocação de *stent* pancreático pode reduzir o risco de pancreatite pós-CPRE em diversos contextos (**Tabela 7.5**) e é largamente efetuada em muitos centros avançados para esta finalidade (**Fig. 7.1**). Situações específicas em que a colocação de um *stent* pancreático demonstrou reduzir o risco incluem: a esfincterotomia biliar para disfunção do esfíncter de Oddi, suspeita de disfunção do esfíncter de Oddi com manometria normal, esfincterotomia pancreática, esfincterotomia com pré-corte, dilatação com balão do esfíncter biliar e ampulectomia endoscópica, após canulação biliar assistida com fio pancreático, provavelmente após canulação difícil em geral, e mesmo após CPRE não selecionada em pacientes com "papila virgem", excluindo aqueles com *pancreas divisum* ou câncer.[17-26]

Três metanálises sugerem que o uso de *stents* em pacientes de alto risco reduziu os índices de pancreatite em cerca de dois terços, com virtual eliminação de pancreatite grave pós-CPRE.[19,25,26] Embora efetiva em casos de alto risco, a colocação de *stents* pancreáticos é usualmente desnecessária independentemente da dificuldade de canulação em pacientes mais idosos e pacientes ictéricos com o ducto pancreático obstruído por câncer.

A colocação de *stent* pancreático tem algumas limitações como estratégia para reduzir o risco.[24] Muitos endoscopistas e seus assistentes não são familiarizados com sua colocação e podem ter uma taxa de falha substancial, deixando o paciente pior do que se nenhuma tentativa fosse feita.[21] Fios de pequeno calibre (0,018 pol ou 0,025 pol) são frequentemente ideais, e as técnicas de inserção profunda desses fios-guia podem não ser familiares para muitos endoscopistas. Pequenos ductos tortuosos e alça pancreática (alça alfa de 360°) podem impor um desafio mesmo para o endoscopista mais experiente. Foi descrita uma técnica que não exige passagem de fio profundo, mas permite sucesso universal na colocação de *stents* em anatomia difícil[21]; um fio com ponta de nitinol de pequeno calibre pode ser travado dentro do ducto pancreático principal imediatamente além do esfíncter e permitir a inserção de um *stent* curto de pequeno calibre.

Infelizmente os *stents* pancreáticos podem causar problemas. Eles podem ser empurrados ou migrar para o interior do ducto pancreático, especialmente *stents* de configuração reta sem um *pigtail* na extremidade duodenal e aquelas com *flaps* internos duplos. Este evento adverso pode ser em grande parte evitado pelo uso de um único *pigtail* na extremidade duodenal que tem um marcador visual claro para posicionamento. Uma preocupação importante com *stents* pancreáticos é o potencial de causar lesão ductal, parenquimatosa ou mesmo perfuração; lesão de ducto e parênquima foi descrita em até 80% dos pacientes com ductos normais, usando-se *stents* de polietileno convencionais de 5 Fr ou maiores, e, às vezes, levando a uma estenose ductal grave e pancreatite recidivante.[27-30] Estratégias para evitar este evento adverso incluem o uso de *stents* de menor calibre (3 ou 4 Fr), que se mostraram associados com menores taxas de lesão de ducto do que os *stents convencionais* de 5 Fr,[29] e o uso de *stents* feitos de materiais mais macios, que são agora amplamente disponíveis. *Stents* pancreáticos colocados para prevenção de pancreatite pós-CPRE em ductos normais devem ser documentados pelos raios X e quando removidos dentro de algumas semanas. Se não tiverem sido eliminados até então, eles necessitam ser removidos.

A dilatação com balão do esfíncter biliar foi introduzida como alternativa à esfincterotomia para a extração de cálculos do

Tabela 7-5 *Stents* Pancreáticas para Reduzir o Risco de Pancreatite Pós-CPRE		
Contexto	Benefício	Evidência
Esfincterotomia biliar para SOD	Sim	RCT
Suspeita de SOD com manometria normal	Sim	Caso-controle retrospectivo
Esfincterotomia pancreática	Sim	RCT, caso-controle retrospectivo
Dilatação com balão biliar para cálculo	Tendência	Caso-controle retrospectivo
Esfincterotomia de pré-corte (acesso)	Sim	RCT (resumo)
Alto risco (canulação difícil etc.)	Sim	RCT × 3
Canulação assistida com fio-guia pancreático	Sim	RCT
Citologia de escovado pancreático	Tendência	Caso-controle retrospectivo
Ampulectomia endoscópica	Sim/tendência	RCT, caso-controle retrospectivo
Toda CPRE consecutiva, não selecionada	Sim	RCT × 2
IPMN	Não	Caso-controle retrospectivo

CPRE, colangiopancreatografia retrógrada endoscópica; IPMN, neoplasia intraductal mucinosa papilífera; RCT, experiência controlada randomizada; SOD, disfunção do esfíncter de Oddi.

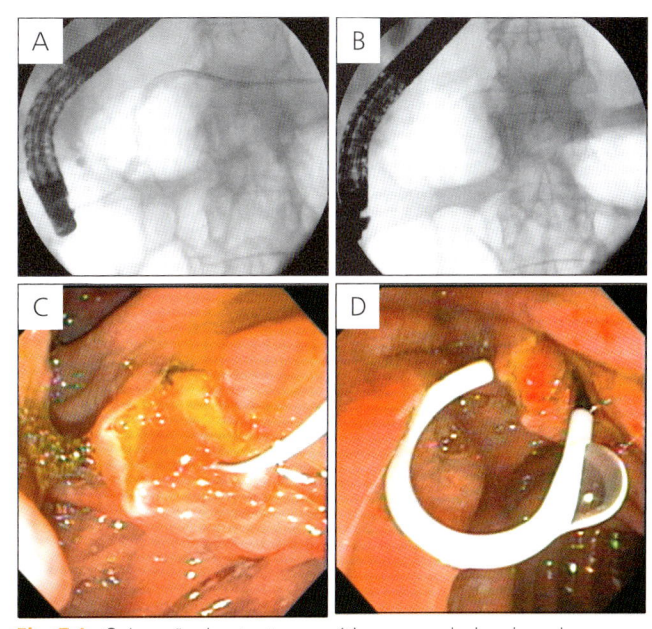

Fig. 7.1 Colocação de *stent* pancreático para reduzir o risco de pancreatite pós-CPRE. (**A**) Um fio-guia passado para o corpo do ducto pancreático em torno do joelho. (**B**) *Stent* pancreático calibre 4 Fr de 9 cm de comprimento sem colocação de *flaps*. (**C**) Vista endoscópica do fio-guia no ducto pancreático após esfincterotomia biliar. (**D**) *Stent* pancreático de 4 Fr com único *pigtail* colocado, com drenagem de suco pancreático.

colédoco. Embora estudos estrangeiros tenham mostrado que as taxas de eventos adversos são equivalentes ou menores que as da esfincterotomia, a dilatação com balão foi associada a um risco marcadamente aumentado de pancreatite nos EUA, resultando em duas mortes em um estudo[31] e com um risco maior de pancreatite por metanálise de estudos reunidos.[32] Em geral, a dilatação com balão do esfíncter biliar intacto para extração de cálculos do colédoco não é recomendada a não ser que haja uma contraindicação relativa à esfincterotomia, como coagulopatia ou necessidade de anticoagulação precoce, e se ela for feita, deve geralmente ser acompanhada pela colocação de um *stent* pancreático profilático. Em contraste, a dilatação com balão efetuada após esfincterotomia biliar para facilitar a extração de grande cálculo pode ser relativamente segura e pode reduzir a necessidade de esfincterotomia excessivamente grande e seu risco associado de perfuração ou sangramento.[33]

Admite-se que a lesão térmica desempenhe algum papel como causa de pancreatite após esfincterotomias biliar e pancreática. Diversos estudos randomizados compararam o impacto da corrente de corte pura e da mista, com resultados variados, porém em geral com menores taxas de pancreatite usando corrente de corte pura.[14,34] Sistemas automáticos de fornecimento de corrente programados para aplicar um efeito tecidual específico são amplamente usados atualmente. Nenhum dos estudos disponíveis sugere uma diferença importante nas taxas de pancreatite entre estas unidades em comparação à corrente mista, de modo que ainda não está claro se os sistemas automáticos de aplicação de corrente proporcionam o mesmo benefício para prevenção de pancreatite que aqueles que usam corrente pura de corte.

Agentes Farmacológicos

Muitos agentes farmacológicos têm sido investigados como agentes potenciais para reduzir pancreatite pós-CPRE, mas os resultados geralmente foram mistos ou negativos, até recentemente. Em metanálises de estudos controladas randomizados, gabexato (um inibidor de protease) ou somatostatina foram constatados marginalmente efetivos, porém só se administrados durante uma longa infusão (até 12 h após CPRE), enquanto infusões mais curtas (menos de 4 h) são geralmente inefetivas.[14] Nenhum destes agentes está disponível nos Estados Unidos, e as infusões prolongadas limitam gravemente a praticidade e a custo-efetividade destes agentes. Os agentes mais promissores de uma metanálise e agora em um estudo controlado randomizado multicêntrico bem planejado, são as drogas anti-inflamatórias não esteroides (NSAIDs), particularmente quando administradas por via retal.[35,36] Nesse estudo, a administração de 100 mg de indometacina por supositório retal ao término da CPRE resultou em uma redução na taxa de pancreatite pós-CPRE de 17% no grupo-controle para 9% naqueles do grupo de tratamento. É digno de nota que a maioria dos pacientes (80%) recebeu um *stent* pancreático profilática em virtude do alto risco de pancreatite pós-CPRE. As principais questões agora são se NSAIDs sozinhas são capazes de substituir a necessidade de *stents* pancreáticos e em qual subconjunto de pacientes

Prevenção e Tratamento da Pancreatite Pós-CPRE

A maneira isolada mais importante para evitar pancreatite pós-CPRE é evitar realizar CPRE para indicações marginais, especialmente em pacientes de mais alto risco para evento adverso. Paradoxalmente, o risco é, frequentemente, mais alto, e o benefício potencial da terapia mais baixo em CPRE indicada marginalmente do que em pacientes com icterícia obstrutiva. A CPRE deve geralmente ser evitada fora de centros de encaminhamento especializados quando a probabilidade de encontrar cálculos ou outra patologia obstrutiva é baixa, e outros métodos são disponíveis, ou em situações em que a relação risco–benefício da CPRE diagnóstica convencional ou terapêutica biliar é excessiva (como em suspeita de disfunção do esfíncter de Oddi). Técnicas alternativas de imagens, como colangiografia laparoscópica intraoperatória, colangiorressonância magnética (MRCP) e ultrassonografia endoscópicas, são alternativas mais seguras para excluir patologia biliar obstrutiva. Os pacientes que têm avaliação negativa por estas técnicas alternativas, mas que ainda são suspeitos de ter uma causa pancreática ou biliar de sintomas recorrentes, provavelmente são mais bem servidos pelo encaminhamento a um centro terciário de CPRE capaz de técnicas avançadas de diagnóstico incluindo ultrassonografia endoscópica, terapêutica avançada, incluindo endoterapia pancreática, e capacidade quase certa de colocar *stents* pancreáticos.

Uma vez que tenha sido tomada a decisão de realizar CPRE, as técnicas de canulação e esfincterotomia devem ser adaptadas ao perfil de risco desse indivíduo. Em casos de baixo risco, como pacientes idosos com icterícia obstrutiva, a manipulação é, geralmente, bem tolerada, e quaisquer técnicas que sejam efetivas para ganhar acesso ao ducto colédoco e drenagem são razoáveis. Em casos de alto risco, a manipulação deve ser minimizada e considerada a colocação de um *stent* pancreático, sendo recomendada na maioria dos pacientes com suspeita de disfunção do esfíncter, história de pancreatite pós-CPRE, e canulação difícil, ou antes de esfincterotomia com pré-corte em anatomia papilar não favorável ou outros fatores de risco. Para inserção do *stent* pancreático, o tamanho do *stent* deve ser ajustado ao calibre e trajeto do ducto pancreático, com *stents* pancreáticos de pequeno calibre (3 a 5 Fr) que são geralmente curtos (2 a 3 cm) ou longos (7 a 10 cm) e sem *flaps*. O uso da esfincterotomia com pré-corte em pacientes de alto risco é provavelmente melhor efetuada principalmente por especialistas, antes cedo do que no final do procedimento, e após a colocação de um *stent* pancreático em circunstâncias de alto risco ou anatomia papilar não favorável.

O tratamento da pancreatite pós-CPRE é semelhante àquele para qualquer outra causa de pancreatite aguda. Reconhecimento precoce do risco iminente de pancreatite pós-CPRE pode ser facilitado checando amilase sérica ou outras enzimas dentro de algumas horas após o procedimento em pacientes que são de alto risco ou que têm dor abdominal. Se amilase ou lipase sérica for normal, a probabilidade de desenvolvimento de pancreatite é muito baixa e o paciente pode ser considerado para alta no mesmo dia se razoável pelos demais aspectos. Por outro lado, se as enzimas pancreáticas estiverem significativamente aumentadas, a alta prematura no mesmo dia pode ser evitada, e a hospitalização "preventiva" para observação, jejum e hidratação intravenosa vigorosa pode ser iniciada, se o paciente tiver quaisquer sintomas. Pacientes gravemente enfermos devem ser hospitalizados na unidade de terapia intensiva com ajuda obtida de outros especialistas para tratar o paciente.

Desde a publicação do estudo randomizado sobre a indometacina retal para redução do risco de pancreatite pós-CPRE, o uso deste agente rapidamente se tornou padrão em pacientes de alto risco sem insuficiência renal ou diátese hemorrágica.[36] O impacto geral das NSAIDs retais sobre a incidência de pancreatite pós-CPRE e a necessidade da colocação de *stent* pancreático permanecem sendo analisados. Atualmente, o uso de *stents* pancreáticas e outras técnicas descritas continuam sendo recomendadas em pacientes de alto risco.

Hemorragia

O sangramento visto endoscopicamente durante a esfincterotomia é frequentemente descrito como um evento adverso, porém por si só não representa um resultado adverso para o paciente a não ser que haja perda sanguínea clinicamente importante ou altere o tratamento. Algum grau de sangramento, variando de "babação" a sangramento grave, é visto no momento da esfincterotomia em cerca de 10 a 30% dos casos. Hemorragia clinicamente significativa é definida nos critérios de consenso (**Tabela 7.1**) como evidência clínica de sangramento, como melena ou hematêmese, com ou sem uma queda associada na hemoglobina, ou necessidade de intervenção secundária, como endoscopia ou transfusão de sangue, e ocorre em 0,1 a 2% das esfincterotomias.[2] A apresentação clínica é, geralmente, tardia, de 1 dia até 10 dias após esfincterotomia.[2]

Fatores de Risco para Hemorragia após Esfincterotomia

Para hemorragia clinicamente importante (**Tabela 7.4**), os fatores de risco incluem qualquer grau de sangramento durante o procedimento; presença de qualquer coagulopatia ou trombocitopenia (incluindo distúrbios da coagulação associados à hemodiálise); início de terapia anticoagulante dentro de 3 dias após a ES; e volume relativamente baixo de casos por parte do endoscopista (execução de não mais que uma esfincterotomia por semana), o que pode refletir em um controle menos preciso da incisão ou controle endoscópico menos efetivo do sangramento, uma vez que ele tenha ocorrido.[2] Fatores que não parecem elevar o risco incluem uso de aspirina ou NSAIDs, fazer uma incisão mais longa, ou aumentar uma esfincterotomia prévia.[2] Os efeitos dos mais novos agentes antiplaquetários são desconhecidos.

Métodos para Prevenir e Tratar Hemorragia

Sangramento após esfincterotomia pode ser evitado principalmente, evitando a esfincterotomia em pacientes com fatores de risco, como coagulopatia. A dilatação com balão na esfincterotomia biliar pode substituir ou ser acrescentada à esfincterotomia em pacientes de maior risco. Uma vez empreendida a esfincterotomia, o risco pode ser minimizado pela correção de quaisquer coagulopatias, restringindo-se medicações anticoagulantes durante até 3 dias subsequentes, e pelo uso de técnica endoscópica meticulosa. Injeção profilática no local da esfincterotomia com epinefrina em pacientes com coagulopatia pode reduzir o risco de hemorragia. Unidades de eletrocautério computadorizadas para o efeito no tecido mostraram reduzir o risco de sangramento imediato, mas ainda não mostraram diminuir a incidência de hemorragia clinicamente importante, embora esses eventos adversos sejam cada vez mais raros.

Uma vez que ocorra hemorragia, seja ela imediatamente durante a esfincterotomia ou tardia, ela geralmente pode ser controlada com terapêutica endoscópica com injeção diluída de epinefrina. O tamponamento com balão usando balões de oclusão padrão pode possibilitar o controle temporário do sangramento e melhorar a visualização do local do sangramento. Terapêutica térmica, como coagulação bipolar ou clipagem, pode-se seguir (**Fig. 7.2**). Cuidado deve ser tomado para evitar lesão térmica ou colo-

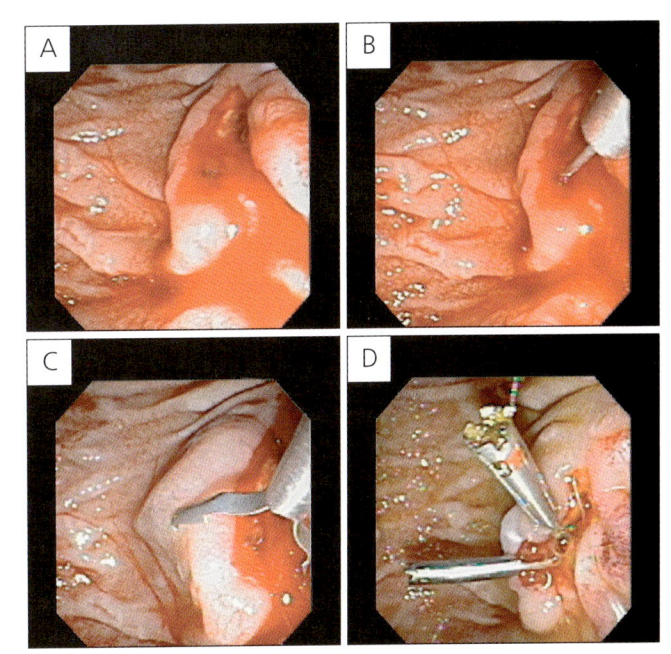

Fig. 7.2 Injeção endoscópica e clipagem de sangramento da esfincterotomia. (**A**) Sangramento da margem esquerda da esfincterotomia. (**B**) Injeção de epinefrina. (**C**) Posicionamento do clipe endoscópico. (**D**) Colocação final de dois clipes na margem esquerda da esfincterotomia, com hemostasia.

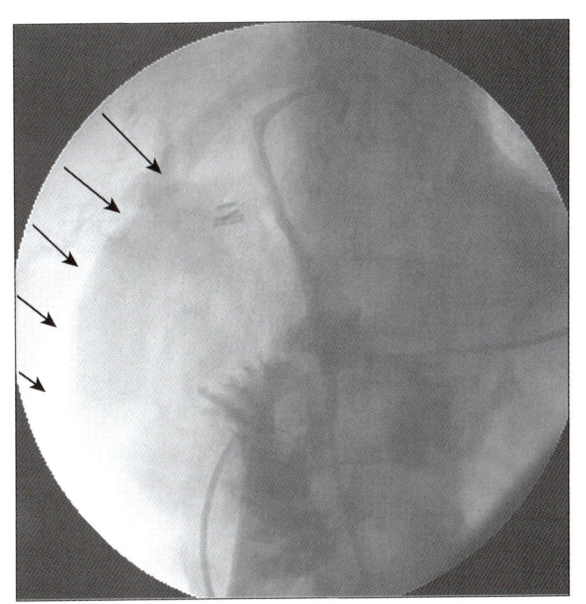

Fig. 7.3 Imagem fluoroscópica após esfincterotomia biliar com grande perfuração retroperitoneal. Um dreno nasobiliar foi colocado, e grandes quantidades de ar retroperitoneal delineando o rim direito são aparentes (*setas*), com contraste abrindo caminho para dentro do retroperitônio em torno do dreno nasobiliar. Como o vazamento foi reconhecido imediatamente e era grande e contínuo, este paciente foi tratado com intervenção cirúrgica urgente com sutura por cima da perfuração, mas sem duodenotomia e teve alta para casa 5 dias mais tarde.

cação de clipe sobre o esfíncter pancreático, especialmente se o local do sangramento for na parede direita da incisão da esfincterotomia. Raramente, a angiografia ou cirurgia é necessária para sangramento refratário.

Perfuração

A perfuração pode ocorrer dentro da parede intestinal pelo endoscópio, através da extensão de uma incisão de esfincterotomia

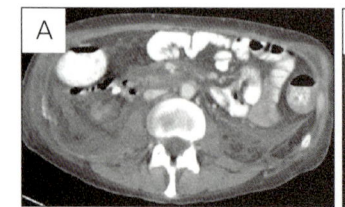

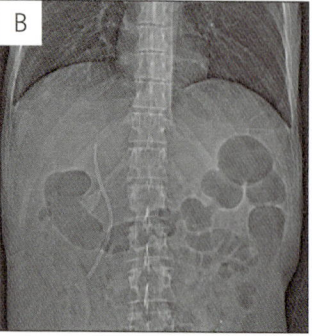

Fig. 7.4 (A) Migração distal de um *stent* biliar com perfuração da parede oposta do duodeno. O *stent* foi colocado 5 dias antes, para obstrução por tumor hilar. O paciente se apresentou com abdome agudo. **(B)** CT mostrando a extremidade do *stent* e ar no retroperitônio anterior ao rim direito.

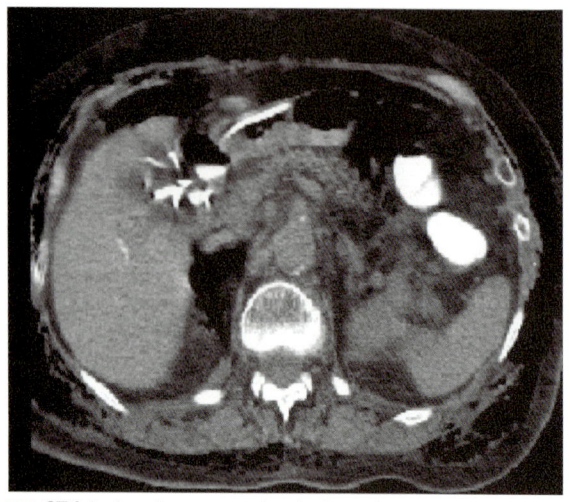

Fig. 7.5 CT feita imediatamente depois da perfuração da esfincterotomia biliar mostra ar nos tecidos subcutâneos (ar intraperitoneal livre e retroperitoneal). O paciente desenvolveu crepitação durante a CPRE com esfincterotomia e litotripsia para um cálculo grande. Nenhum extravasamento de contraste foi demonstrado pelo dreno nasobiliar ou por CT, sugerindo uma evolução favorável para tratamento não cirúrgico. Este paciente foi tratado com drenagem nasobiliar, nasogástrica e antibióticos e se recuperou completamente sem intervenção adicional. *(Cortesia Dr. Oliver Cass.)*

além da porção intramural do ducto colédoco ou pancreático com vazamento retroperitoneal, ou em qualquer localização decorrente da passagem extramural ou migração de fio-guia ou *stent* (**Figs. 7.3, 7.4 e 7.5**). Atualmente a perfuração é relatada em menos de 1% das CPREs e esfincterotomias.[2-9] Fatores de risco para perfuração na esfincterotomia foram difíceis de quantificar em virtude da raridade de perfuração. É provável que a perfuração intestinal seja mais comum em pacientes com anatomia Billroth II ou Y de Roux do que a perfuração na esfincterotomia seja mais comum após técnicas de pré-corte com estilete e em pacientes com suspeita de disfunção do esfíncter de Oddi, todas elas situações em que é incerto o controle e extensão da incisão necessária.

O tratamento da perfuração pós-CPRE varia com o tipo e gravidade do vazamento e as manifestações clínicas. Perfurações da parede intestinal devem, geralmente, ser tratadas cirurgicamente, enquanto perfurações relacionadas com fio-guia ou *stent* podem usualmente ser tratadas endoscopicamente, fornecendo-se drenagem ductal adequada.[37-39] As chaves para evitar perfuração durante esfincterotomia são limitar a exposição do estilete em contato com o tecido e usar incisões gradativas. Se houver suspeita de perfuração durante a esfincterotomia, uma cuidadosa fluoroscopia com injeção de uma pequena quantidade de contraste, enquanto se puxa o cateter ou papilótomo sob fio-guia através da incisão, confirmará ou excluirá extravasamento e permitirá o tratamento precoce. Clipagem endoscópica pode ser tentada a fim de fechar um vazamento definido.[39] Na maioria dos casos, deve ser colocado um dreno nasobiliar e/ou nasopancreático (dependendo do esfíncter cortado), e o paciente, tratado com aspiração nasogástrica, antibióticos intravenosos, jejum absoluto, parecer da cirurgia e observação intra-hospitalar. A importância do reconhecimento precoce e drenagem endoscópica de suspeitas de perfurações é suportada pela observação de que quase todos os pacientes com reconhecimento imediato e drenagem endoscópica evoluíram bem com o tratamento conservador, em comparação a maus resultados, incluindo necessidade de cirurgia e alguma mortalidade em pacientes com reconhecimento tardio.[38] Uma vez levantada a suspeita de perfuração de qualquer tipo, uma CT do abdome deve ser obtida para avaliar quanto a extravasamento de contraste e qualquer ar retroperitoneal ou intraperitoneal (**Fig. 7.5**). Se o vazamento for de tamanho considerável e contínuo, conforme sugerido pelo extravasamento contínuo de contraste ou se a condição clínica do paciente deteriorar, é aconselhável a drenagem imediata por meio de cirurgia ou pela via percutânea (**Fig. 7.3**).

Colangite e Colecistite

Colangite (infecção ascendente pelo ducto biliar) e colecistite (infecção da vesícula biliar) são eventos adversos ou sequelas potenciais da CPRE e esfincterotomia. Os fatores de risco para colangite após CPRE e esfincterotomia consistem, principalmente na drenagem biliar falha ou incompleta[2-9] e uso de procedimentos combinados percutâneo-endoscópico.[2] Outros fatores de risco podem incluir icterícia, especialmente se causada por malignidade e inexperiência do operador.[2] Diversos estudos mostraram que antibióticos profiláticos podem reduzir a incidência de bacteriemia, mas poucos estudos mostraram uma redução na sepse clínica após CPRE, e uma metanálise concluiu que não houve benefício clínico da administração de rotina de antibióticos.[40] Assim, a principal recomendação sobre prevenção e tratamento de colangite é obter drenagem biliar bem-sucedida e completa.

Eventos Adversos e Sequelas a Longo Prazo

Estudos recentes mostraram que se a vesícula biliar for deixada intacta após a esfincterotomia, colecistites precoce e tardia ocorrem mais frequentemente do que previamente se pensava. Não surpreendentemente, colecistite e cálculos recorrentes de colédoco são mais comuns, se a vesícula deixada *in situ* contiver cálculos. Há cada vez uma maior preocupação com potenciais sequelas a longo prazo de vários componentes da terapêutica endoscópica, incluindo esfincterotomias biliar e pancreática endoscópicas. Estas incluem formação recorrente de cálculos, possivelmente resultando de estenose da esfincterotomia, ou bacteriobilia decorrente de refluxo duodenobiliar ou colangite "*sine materia*". Cálculos recorrentes e outros problemas biliares podem ocorrer em 6 a 24% dos pacientes fazendo acompanhamento a longo prazo. Pancreatite recorrente, presumivelmente em virtude da lesão térmica do esfíncter pancreático, pode ocorrer após esfincterotomia biliar. Os efeitos a longo prazo da esfincterotomia pancreática, que é cada vez mais realizada em pacientes com e sem pancreatite crônica, são em grande parte desconhecidos.

Experiência do Operador e Eventos Adversos

O efeito da *expertise* endoscópica sobre o resultado da CPRE é difícil de avaliar, mas provavelmente é profundo. Simples comparações de taxas de eventos adversos de CPRE entre centros podem ser enganadoras, uma vez que a variedade de casos, intenção do procedimento e taxas de sucesso em obter acesso aos ductos do colédoco e pancreático variam amplamente. Vários estudos avaliaram fatores do operador em eventos adversos de CPRE. Volume menor de casos de CPRE, definido variavelmente, foi significativamente associado a taxas gerais mais altas de eventos adversos por análises univariada e multivariada em todos os estudos que avaliaram esse fator de risco. Em um estudo, endoscopistas que efetuavam mais de uma esfincterotomia por semana tiveram taxas um pouco mais baixas de eventos adversos gerais (8% *versus* 11%) mas taxas substancialmente mais baixas de eventos adversos graves (0,9 *versus* 2,3%|)[2]; em um modelo multivariado usando apenas informação disponível antes da CPRE, volume menor de procedimentos foi uma de apenas três variáveis que predisseram eventos adversos da esfincterotomia.[2] Um volume menor de casos foi significativamente associado a taxas mais altas de hemorragia após esfincterotomia em dois estudos.[2,7] Em contraste, um volume menor de casos de CPRE não foi constantemente observado como sendo correlacionado com taxas de pancreatite pós-CPRE, sugerindo a importância da variedade de casos na determinação deste evento adverso. Em um estudo multicêntrico da Áustria, os endoscopistas foram considerados como de grande volume se realizassem mais de 50 procedimentos por ano. Seus dados demonstraram que os endoscopistas com grande volume de casos tiveram melhor sucesso diagnóstico e terapêutico (86,9 *versus* 80,3%) com menos eventos adversos (10,2 *versus* 13,6%) do que os endoscopistas com menor volume de casos.[41] Estes dados são semelhantes aos de um estudo italiano precedente, em que os eventos adversos foram mais altos (7,1 *versus* 2%) em centros com pequenos volumes (< 200 por ano).[7] Em um estudo multicêntrico nos EUA, endoscopistas que faziam não mais que uma esfincterotomia por semana tiveram taxas mais altas de eventos adversos em comparação a seus pares que efetuavam maiores quantidades de esfincterotomias cada semana.[2] Estes e outros estudos suportam o conceito de que um volume mais baixo de casos afeta adversamente os resultados.[42,43] Em contraste, outro grande estudo multicêntrico recente de avaliação de fatores de risco em CPRE do UK não encontrou diferença nos eventos adversos globais entre endoscopistas com diferentes cargas de casos ou tipos de hospitais.[9] A única diferença encontrada foi uma diminuição no risco de pancreatite pós-CPRE, quando o procedimento foi efetuado em um hospital universitário em comparação a um hospital distrital, interpretada como talvez refletindo a melhor equipe de apoio e ambiente disponíveis em hospitais universitários.

Os dados disponíveis provavelmente subestimam a influência da experiência do operador nos resultados de CPRE, uma vez que os endoscopistas com grande volume de casos tentam casos de mais alto risco, e também têm taxas mais altas de sucesso em acesso aos ductos. Em um estudo, endoscopistas, com mais de 100 casos de CPRE em média por ano, tiveram 96,5% de sucesso em acesso ao colédoco em comparação a 91,5% dos endoscopistas com menor volume de casos.[3] Em dois outros estudos, as taxas de falha e eventos adversos de CPRE pelos endoscopistas com maiores volumes de casos foram significativamente mais baixas do que aquelas dos endoscopistas com menores volumes de casos.[2,7] Falha em completar CPRE pode ter tanto efeito negativo sobre os pacientes quanto eventos adversos em termos de custo, necessidade de intervenções adicionais e extensão da hospitalização.

Não é sabido que volume mínimo de casos é necessário para manter proficiência, mas provavelmente mais de 50 a 100 casos por ano para alcançar bons resultados em terapêutica biliar de rotina e 200 a 250 casos por ano para técnicas pancreáticas avançadas. Uma minoria de endoscopistas nos EUA alcançam esses volumes de CPRE. Os dados sugerem que os resultados serão satisfatórios se menos endoscopistas realizarem mais CPREs. Não é exequível ou palatável sugerir que toda CPRE seja efetuada em centros avançados. Em vez disso, treinamento adequado e volume contínuo de casos devem constituir um pré-requisito para executar CPRE na clínica. Grupos maiores devem concentrar todas suas CPREs em alguns indivíduos dedicados em vez de diluir a experiência, e os grupos menores que não forem capazes de alcançar volumes adequados devem considerar a contratação do seu trabalho de CPRE com indivíduos mais experientes. Endoscopistas que efetuam números limitados de CPRE complexa devem aceitar fazer encaminhamento a um centro especializado dos casos potencialmente complexos, incluindo problemas biliares difíceis, toda a terapêutica pancreática, e a maioria dos casos de suspeita de disfunção do esfíncter de Oddi. A chave é cada endoscopista encontrar o equilíbrio ideal entre risco e benefício para o paciente individual e sua perícia e experiência individuais (**Quadro 7.2**).

A lista de referências deste capítulo pode ser encontrada em www.revinter.com.br/online/referencias-baron.pdf

---

Quadro 7.2 Estratégias para Reduzir Eventos Adversos da CPRE

- Treinamento aperfeiçoado, especialmente em colocação de *stents* pancreáticos para prevenção de pancreatite pós-CPRE
- Educação dos endoscopistas a respeito dos fatores de risco
- Evitar CPRE com indicação limítrofe
- Encaminhamento a centros avançados dos casos complexos ou de alto risco
- Menores números de endoscopistas efetuando maiores números de CPREs

Capítulo 8

Treinamento em CPRE

Juergen Hochberger ■ Juergen Maiss ■ Todd H. Baron

Proficiência em todos os aspectos da colangiopancreatografia retrógrada endoscópica (CPRE) exige vários anos de treinamento prático e refinamento contínuo do conhecimento. Historicamente, treinamento endoscópico consistia, principalmente, em "aprender fazendo" sob a supervisão de um endoscopista experiente.[1] Com o advento de testes não invasivos, como colangiorressonância magnética (MRCP) e ultrassonografia endoscópica (EUS), a CPRE se tornou principalmente um procedimento terapêutico. Isto cria uma nova dificuldade para treinamento em CPRE, uma vez que as CPREs estejam se tornando mais concentradas em centros de endoscopia de grande ou médio volume, e o número de CPREs efetuadas em hospitais menores está diminuindo.[2] Estes hospitais menores estão frequentemente localizados em áreas rurais e fornecem serviços limitados de CPRE, como esfincterotomia, extração de cálculos e implantação de *stents*. O volume de CPRE desempenha um papel nas taxas de eventos adversos. Em alguns estudos, um mínimo de 40 a 50 esfincterotomias endoscópicas (ES) por endoscopista anualmente é associado a uma taxa mais baixa de eventos adversos em comparação a endoscopistas que realizam menos procedimentos.[3] Finalmente, resultados objetivos e preocupações médico-legais desempenham um papel cada vez maior na prática gastrointestinal (GI) diária[5] (ver também Capítulo 12). À luz de todas estas questões, este capítulo cobrirá as opções de treinamento para o principiante bem como o gastroenterologista na clínica adquirirem ou manterem habilidades de CPRE.

Treinamento Clínico em CPRE

Antes de adquirir as habilidades necessárias para a realização segura e efetiva da CPRE, o *trainee* deve primeiro compreender as indicações, riscos e limitações do procedimento (ver Capítulo 6). Treinamento e proficiência em habilidades manuais e técnicas são outros aspectos de um endoscopista competente. Espera-se que o treinamento em CPRE se siga à experiência em exames menos complexos e tecnicamente exigentes.[6] O núcleo curricular para treinamento em CPRE pela American Society for Gastrointestinal Endoscopy (ASGE) se tornou padrão nos Estados Unidos.[7]

Os colegas começam seu treinamento em CPRE observando o procedimento e ajudando o endoscopista principal. Na Europa esta experiência inicial pode envolver manobrar equipamento de raios X durante o procedimento ou em algumas instituições o *trainee* pode executar os deveres de ajudar a enfermeira de endoscopia a fim de aprender como manusear corretamente cateteres, fios-guia e outros acessórios. Recursos de aprendizado acompanhados incluem revisão de material em vídeo, atlas de CPRE e programas de computador interativos. Na maioria dos casos os primeiros passos práticos para aprender CPRE envolvem compreender como manobrar um endoscópio de visão lateral passando o endoscópio durante as fases iniciais do procedimento. Isto envolve aprender gradativamente a entubar o esôfago, manobrar ao longo da grande curvatura do estômago, apreciar o "fenômeno do sol poente" à passagem do piloro, manobrar em torno do ângulo duodenal superior e, finalmente, trazer o endoscópio para uma posição "curta" apropriada na frente da papila. Muitas vezes é mais fácil para o *trainee* começar este processo colocando o paciente na posição de decúbito lateral esquerdo com o braço esquerdo do paciente atrás das costas em vez de começar em uma posição prona ou supina.

Agora que a maioria das CPREs é executada quase exclusivamente para finalidades terapêuticas, é controverso se a canulação é o passo mais apropriado para o *trainee* aprender depois que é capaz de manobrar competentemente o duodenoscópio até a papila. Por exemplo, é sabido que a troca de *stent* de rotina no contexto de uma esfincterotomia prévia requer um número menor de procedimentos (60) para obter competência do que a canulação de uma papila nativa (180 a 200), e é associada com um perfil de risco mais baixo.[8,9] Pacientes com estenose biliar benigna, pancreatite obstrutiva crônica e cálculos recorrentes no colédoco no contexto da esfincterotomia prévia são casos mais seguros para o *trainee* nas fases iniciais da sua experiência com CPRE.

Uma escala graduada de CPRE com base na dificuldade do procedimento foi desenvolvida.[7] Nos procedimentos de grau mais difícil o colega pode não ter muito envolvimento com as próprias mãos. Números absolutos destes "procedimentos efetuados parcialmente" podem não contribuir realisticamente ou refletir competência. Quando possível, os registros de "diário de bordo" do *trainee* devem especificar as habilidades particulares específicas completadas pelo colega (canulação, esfincterotomia, colocação de *stent*, amostragem de tecido) bem como indicar casos em que o *trainee* completou sem assistência.

As diretrizes da ASGE para treinamento endoscópico avançado estabelecem que a maioria dos colegas necessitam pelo menos 200 casos para alcançar competência, pelo menos metade destes casos sendo terapêuticos. Conforme o núcleo currícular de Gastroenterologia da American Gastroenterological Association (AGA), o número limiar de CPREs que deve ser efetuado pelos *trainees* antes de a competência poder ser avaliada é de 200.[10] Deve-se salientar que este número não indica que o *trainee* é competente. Por outro lado, este é o número mínimo e "é compreendido que a maioria dos *trainees* necessitará mais (nunca menos) do que o número declarado".[10] Ademais, conforme as diretrizes da ASGE de 2006: "Competência dos graduados de programas de treinamento avançado em CPRE pode ser avaliada pela capacidade demonstrada (pelo menos 80% de taxa de sucesso) em obter acesso ao (canulação seletiva e livremente) ducto desejado confiavelmente sem auxílio em casos de anatomia normal. Casos que são usados para avaliar competência em CPRE devem excluir os procedimentos em que a anatomia natural do paciente foi alterada cirurgicamente ou de outro modo (p. ex., obstrução da saída gástrica, anastomose à Billroth II), em que a esfincterotomia prévia tenha sido efetuada, ou quando está sendo realizada uma troca de *stent* de rotina".[7]

Os dados que levaram a estas recomendações foram em parte derivados de Jowell *et al.*, que acharam que o número mínimo de CPREs necessárias a ser realizadas antes que um *trainee* pudesse ser considerado competente para CPRE não supervisionada era de 180 a 200.[9] Entretanto, estes dados agora têm aproximadamente 20 anos de idade. Dados mais recentes com base na experiência de um *trainee* sugerem que a canulação profunda bem-sucedida de uma papila nativa é constantemente obtida após 350 casos.[11,12]

Deve-se salientar que a realização de um número limiar de procedimentos não confere competência automaticamente, em vez disso que a competência *pode ser avaliada* depois que este número de procedimentos tiver sido realizado. Embora quase todos os programas de treinamento GI ofereçam alguma exposição a CPRE, nem todos os *trainees* efetuam CPRE após o término do seu treinamento. De fato, uma diretriz de treinamento recente da ASGE afirma que "fornecer breve exposição a um procedimento avançado como CPRE durante estágio padrão com a expectativa de que o *trainee* subsequentemente completará treinamento na prática não é mais apropriado".[13] Entretanto, todos os colegas devem, pelo menos, desenvolver uma compreensão das indicações diagnósticas e terapêuticas para CPRE, incluindo indicações, contraindicações e eventos adversos. Esta exposição é, geralmente, realizada dentro do contexto de um programa de treinamento de estágio de 3 anos em gastroenterologia. A decisão por um diretor de programa de treinar um ou mais colegas por ano para atingirem competência em CPRE depende em alguma medida do volume de CPREs efetuadas na instituição e da disponibilidade de especialistas em CPRE para supervisionar o treinamento dos colegas. Com base em dados que sugerem que bem mais de 200 casos são necessários para a maioria dos *trainees* canularem constantemente o ducto desejado, os programas com um volume limitado de casos terão que ponderar seus objetivos de treinamento em relação ao que é exequível. Por exemplo, com um volume anual de casos de CPRE de 400 e três *trainees* potenciais, seria razoável um *trainee* efetuar 300 casos ou mais e fornecer aos outros dois *trainees* exposição à CPRE, em vez de todos os três indivíduos compartilharem os casos igualmente, uma vez que haja uma baixa probabilidade de que qualquer um dos três venha de algum outro modo a atingir competência pelo fim do estágio.

Os *trainees* que escolherem perseguir treinamento adicional em CPRE a fim de atingir competência no procedimento devem ter completado pelo menos 18 meses de um programa padrão de gastroenterologia, conforme o núcleo curricular de Gastroenterologia.[10] A duração mínima de treinamento exigida para alcançar habilidades técnicas e cognitivas avançadas é, usualmente de 12 meses. Este período de treinamento avançado pode ser incorporado no programa de estágio padrão de 3 anos ou pode ser completado durante 1 ano adicional dedicado a procedimentos endoscópicos avançados.

Outras Diretrizes

Não existem diretrizes uniformes para treinamento em CPRE.

As diretrizes canadenses para credenciamento em CPRE são semelhantes àquelas da ASGE.[12]

A Society of American Gastrointestinal and Endoscopic Surgeons (SAGES) também publicou diretrizes sobre treinamento em CPREs diagnóstica e terapêutica.[14] As diretrizes afirmam que "treinamento para CPRE pode ser obtido durante residência cirúrgica, estágios de gastroenterologia, estágios de endoscopia cirúrgica avançada, estágios hepatopancreaticobiliares ou durante outros estágios de cirurgia avançada com preceptores dedicados a fornecer uma rica experiência educacional em CPREs diagnóstica e terapêutica". As diretrizes da SAGES não oferecem números limiares para avaliar competência e manter proficiência, mas declaram que "completar um volume significativo de CPREs diagnósticas e terapêuticas sob a supervisão de um instrutor endoscopista qualificado é necessário para alcançar taxas aceitáveis de canulação seletiva". Conforme as diretrizes da SAGES, proficiência (competência) em CPREs diagnóstica e terapêutica é definida como a capacidade de (1) confiavelmente realizar canulação seletiva do ducto desejado, (2) efetuar uma esfincterotomia controlada, (3) realizar descompressão biliar e/ou pancreática, (4) reunir suficiente material endoscópico, radiográfico e patológico para formular um diagnóstico acurado e plano de tratamento eficiente, e (5) obter domínio de manobras terapêuticas comumente relacionadas, como remoção de cálculo, colocação de *stent* e tratamento de hemorragia relacionada com esfincterotomia; proficiência em outras capacitações terapêuticas avançadas deve ser com base em uma experiência individual apropriada. Finalmente, as diretrizes da SAGES afirmam que um treinamento adicional pode ser necessário para dominar estas e outras habilidades avançadas. São providas declarações gerais a respeito da concessão de privilégios e manutenção dos níveis de habilidade.[14]

No Reino Unido os padrões de treinamento e qualidade de serviço são estabelecidos pelo *Royal Colleges Joint Advisory Group* (JAG).[2] A recomendação de treinamento avançado após treinamento gastroenterológico de rotina é um adicional de 6 a 12 meses de 7 ou 8 sessões de endoscopias altamente especializadas por semana.[2] Um número mínimo especificado de CPREs foi previamente recomendado, mas em 2010 o requisito do JAG (Joint Advisory Group) se tornou a obtenção de competência em vez do número de procedimentos. Avaliação de competência é registrada pela finalização de formulários de avaliação de habilidades em procedimentos diretamente observados (DOPS) durante o treinamento. O formulário DOPS possui quatro títulos: consentimento, segurança e sedação, inserção e capacidade diagnóstica e terapêutica. No fim do treinamento, um resumo de DOPS deve ser realizado por dois instrutores que não sejam os instrutores usuais do *trainee* e que certifiquem competência em CPRE básica. O *trainee* deve produzir um registro certificado pelo supervisor que deve mostrar uma taxa de eventos adversos abaixo de 5%, finalização satisfatória do procedimento terapêutico pretendido de > 80%, e mais de 75 procedimentos realizados nos 12 meses antecedentes.[2]

Recentemente, foi estabelecido um Grupo de Trabalho em CPRE sob os auspícios da Academia de Medicina, Cingapura, para examinar treinamento, credenciamento e controle de qualidade em CPRE em Cingapura.[15] O Grupo de Trabalho aprovou o limiar de 200 casos para avaliação da competência do *trainee* e medidas de qualidade para obtenção de competência a uma taxa de

Tabela 8.1 Características de Vários Modelos de Treinamento Não Clínico				
	Animal Vivo	**Porcino *Ex Vivo***	**Simuladores em Computador**	**Simuladores Mecânicos**
Custo e manutenção	Altos	Baixos	Altos	Baixos
Instalações especiais necessárias	Sim	Sim	Não	Não
Níveis variados de dificuldade	Não	Não	Sim	Sim
Anestesista/técnico necessário	Sim/sim	Não/Sim	Não	Não
Assistente necessário para execução de procedimento	Sim	Sim	Não	Sim
Uso de endoscópios e acessórios padrão	Sim	Sim	Não	Sim
Capacidade de executar esfincterotomia	Sim	Sim	Sim (simulada)	Sim (artificial)
Sensação tátil	Muito boa a excelente	Muito boa	Boa (variável)	Muito boa
Fluoroscopia necessária	Sim	Não	Não (simulada)	Não (simulada)
Capacidade de repetir a prática	Variável, mas só no mesmo dia	Sim, mas só no mesmo dia	Sim (infinita)	Sim (infinita)

85% de canulação bem-sucedida da papila nativa, conforme proposto em um documento de múltiplas sociedades dos EUA.[16]

A Organização Mundial de Gastroenterologia (WGO) descreve um programa intervencionista em que o ano final de estágio envolve efetuar pelo menos 250 procedimentos de CPRE e 250 de EUS por ano, bem como um mínimo de 5.000 endoscopias por ano.[12] A WGO possui centros de treinamento organizados ao redor do mundo que não apenas ensina os *trainees* a efetuarem endoscopia, incluindo CPRE, mas também oferece cursos sobre como "treinar o instrutor".

Manutenção das Habilidades de CPRE

Aproximadamente 80 a 100 CPREs anualmente parecem ser o necessário para um endoscopista manter suficiente competência para procedimentos biliares de rotina. Pelo menos 200 CPREs por ano parecem necessárias para desenvolver e manter o nível de perícia em procedimentos pancreáticos terapêuticos complexos.[12]

Modelos e Simuladores de Treinamento

Cursos de CPRE "*hands-on*" são disponíveis usando modelos animais e/ou simuladores em adição a recursos didáticos e vídeos. Peritos e sociedades acreditam fortemente que esses cursos curtos de CPRE com experiência de "*hands-on*" não constituem treinamento suficiente para obtenção de direitos de efetuação no hospital. Entretanto, estes cursos podem fornecer benefício como uma vista geral das habilidades necessárias e para compreender o equipamento e acessórios necessários para efetuar CPRE. Os endoscopistas já treinados em CPRE podem afiar suas habilidades ou ganhar exposição a tratamentos adjuntivos adicionais.

Em geral, há quatro tipos de simuladores disponíveis para treinamento de CPRE: animais vivos, modelos em estômago de porco *ex vivo*, simuladores de computador e modelos mecânicos.[1,18] As características de cada tipo de simulador estão resumidas na **Tabela 8.1**.

Treinamento de CPRE em Animais Vivos

Desde o começo dos 1990 porcos e cães anestesiados têm sido usados em cursos sistemáticos de treinamento em endoscopia, especialmente para técnicas de CPRE (**Fig. 8.1**).[1-4] As principais

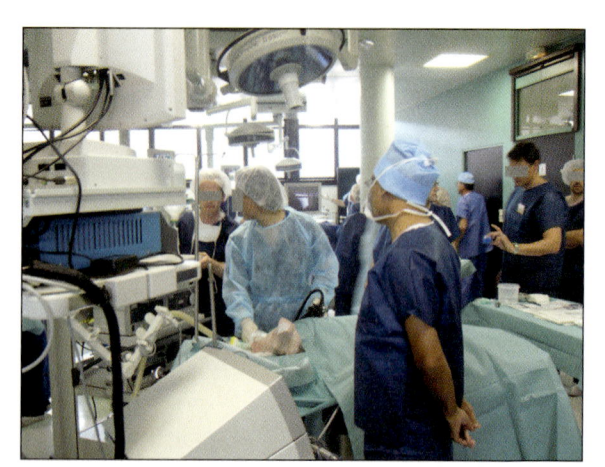

Fig. 8.1 Treinamento em CPRE *hands-on* em porco vivo.

vantagens de usar animais vivos para treinamento são a sensação natural do tecido, a elasticidade, e o *feedback* tátil realístico que ocorre com o uso de órgãos semelhantes àqueles em humanos. Restrições substanciais ao uso de animais incluem considerações éticas, bem-estar animal, preocupação com limpeza, necessidade de endoscópios adicionais desenhados para uso animal, e custo. Além disso, os procedimentos têm de ser efetuados em instalações especiais para animais que obrigam a permissão separada para experimentos em animais, e os procedimentos exigem suporte veterinário e de anestesiologia. Se não for observada uma quantidade adequada de tempo de jejum no modelo em porco, o conteúdo gástrico retido pode prejudicar a visualização endoscópica. Além disso, diferenças importantes entre a anatomia do trato GI superior do porco e humano limitam a utilidade para treinamento de CPRE. O porco possui papilas separadas biliar e pancreática. A papila biliar é localizada cerca de 1,5 a 2 cm distal ao piloro no teto do bulbo duodenal. A papila pancreática é localizada mais distalmente e muitas vezes é difícil de encontrar em virtude de seu pequeno tamanho e localização profunda no duodeno. Uma estrutura semelhante a um pólipo, o *"torus pylorus"*, assemelha-se a uma papila com um cálculo impactado e é útil para praticar técnicas com estilete. O estômago do porco é volumoso com uma longa distância até o piloro por causa do focinho longo. Durante cursos de treinamento em CPRE, perfuração de ambos a entrada esofágica e o ducto colédoco não é incomum.

Modelos de Tecido Suíno *Ex Vivo* (Simuladores de Órgãos Compostos e Explantados)

Um dos primeiros modelos em porcos *ex vivo* amplamente aceitos é o Erlangen Active Training Simulator for Interventional Endoscopy (EASIE, ECE Training GmbH, Erlangen, Alemanha), que tem sido usado para treinamento em uma vasta variedade de técnicas intervencionistas. É um simulador de 30 kg que consiste em um manequim de tórax-abdome plástico rotável. Pacotes de órgãos gastrointestinais superiores, obtidos de processos de abate ordinários, conforme usados na indústria de carnes, são completamente limpos e colocados em um molde simulador de plástico especial.

O compact EASIE é uma versão leve modificada (pesando 15 kg) desenvolvida, em 1998, e focada exclusivamente com aplicações endoscópicas intervencionistas.[5,6] Este modelo usa um pacote de órgãos GI superiores suínos especialmente preparados (esôfago, estômago e duodeno) e inclui o ducto colédoco (CBD), vesícula biliar e fígado (**Fig. 8.1**) para uso como um aparelho de treinamento em CPRE. Uma vantagem do modelo leve é a placa de aterramento quase radiotransparente, que pode ser facilmente posicionada sob fluoroscopia (**Figs. 8.2 e 8.3**).

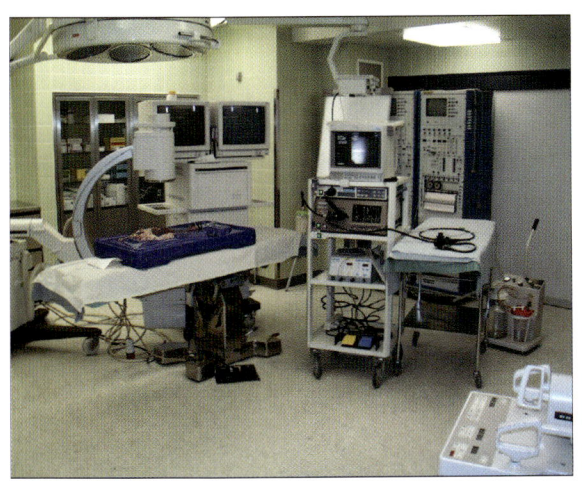

Fig. 8.2 Montagem de treinamento usando o simulador compactEASIE com partes animais *ex vivo* para treinamento de CPRE sob direcionamento fluoroscópico.

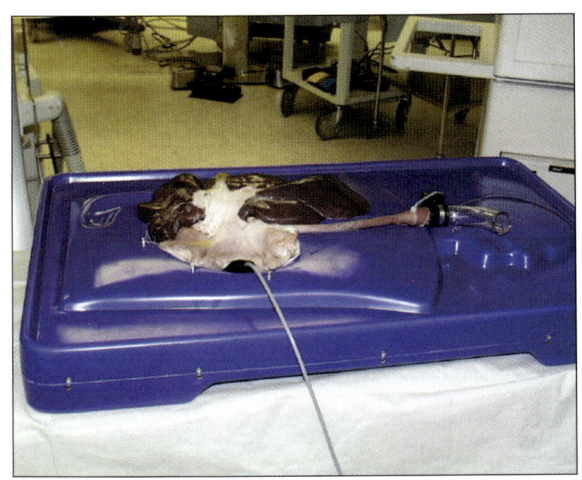

Fig. 8.3 Pacote de órgãos incluindo trato GI superior com esôfago, estômago, duodeno, sistema biliar e fígado montado no simulador compactEASIE animal *ex vivo* (composto e órgãos enxertados).

Para intervenções de CPRE como esfincterotomia e colocação de *stent*, o sistema hepatobiliar com fígado, ductos biliares extra-hepáticos e vesícula biliar é dissecado e adicionado ao trato GI superior. Entretanto, a papila biliar do porco é localizada no teto do bulbo duodenal e é bastante achatada. A papila pancreática, localizada funda no duodeno descendente ou mesmo na quarta porção (horizontal), é pequena, difícil de canular e geralmente não usada para treinamento. Papilas artificiais podem ser implantadas no duodeno ou estômago para possibilitar que seja executada ES convencional bem como técnicas com estilete (**Fig. 8.4**). Outras técnicas que podem ser realizadas incluem troca de acessórios básicos e técnicas avançadas, como canulação seletiva dos ductos hepáticos esquerdo e direito e segmentos intra-hepáticos. Além disso, o ducto cístico pode ser usado para demonstrar direcionamento de fio-guia e manipulação de cateter. Colocação de *stent* hilar unilateral e bilateral pode ser efetuada, usando-se *stents* de plástico e metal. Colocação de *stent* hilar bilateral bem como remoção de *stents* biliares plásticos migrados proximalmente faz parte dos programas de treinamento do perito. Coledocolitíase pode ser simulada inserindo-se pedaços de 3 a 5 mm de comprimento de *stents* plásticos de 8,5 Fr ou outros objetos dentro do ducto colédoco. Técnicas de extração podem a seguir ser demonstradas usando-se balões e cestas após executar ES.

Matthes e Cohen desenvolveram uma "neopapila" (**Fig. 8.5**).[19] Um coração de galinha é usado para simular os músculos do aparelho do esfíncter e possibilitar que a esfincterotomia seja efetuada.[20] Usando a neopapila pode-se também simular a anatomia pancreaticobiliar humana integrando um ducto colédoco e um ducto pancreático (PD), feitos de vasos sanguíneos ou plástico. Além disso, a papila pode ser situada mais distalmente dentro

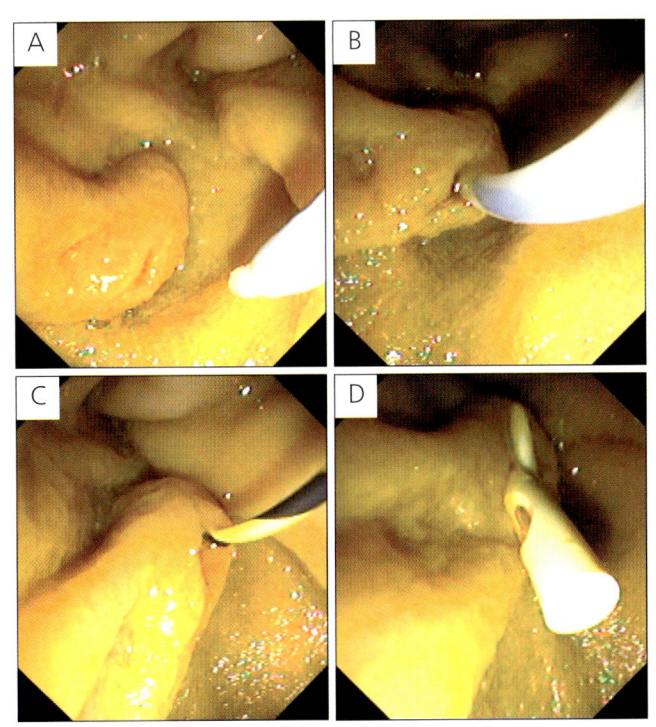

Fig. 8.4 (**A-D**) Canulação e esfincterotomia no modelo de porco *ex vivo*. A papila biliar é localizada na transição das partes I e II do lado maior do duodeno suíno. Ela tem um segmento intraduodenal relativamente longo. Canulação, esfincterotomia, e colocação de *stents* plástico e metálico podem ser efetuadas (da esquerda para a direita em cima e embaixo). A papila pancreática que drena separadamente é usualmente diminuta, localizada fundo no duodeno e predominantemente inadequada para finalidades de treinamento.

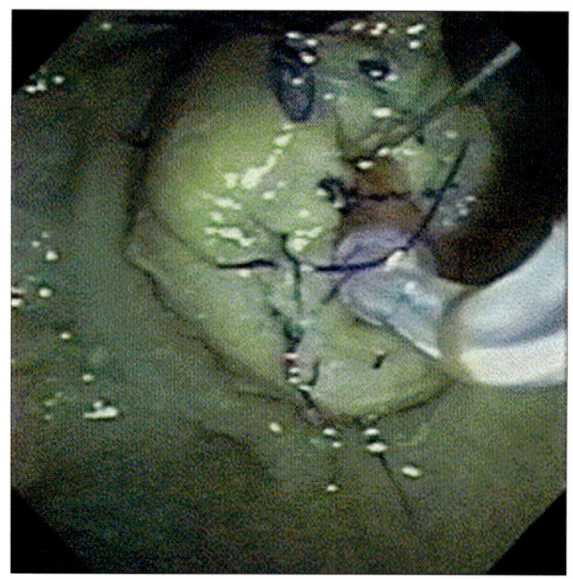

Fig. 8.5 Neopapila conforme desenvolvida por Matthes e Cohen em 2006. Uma papila artificial é criada a partir da estrutura muscular de um coração de galinha. A neopapila possibilita treinamento em canulação e esfincterotomia.

do duodeno para simular o posicionamento humano. Subsequentemente, a NeoPapilla II (ENDOSIM, LLC, Berlin, Mass.) foi desenvolvida e usa tubulação de plástico para permitir que um coração de galinha seja afixado ao duodeno. Isto permite troca de corações de galinha usando o mesmo trato GI superior e facilita múltiplas esfincterotomias. A tubulação clara também serve como um ducto biliar que permite que técnicas intervencionistas sejam executadas com visualização direta dos aparelhos no CBD e PD artificiais simulados através da tubulação clara. Este método de treinamento evita a necessidade de fluoroscopia.

Todos os órgãos usados para estas simulações são submetidos à inspeção veterinária e devem obedecer às regulamentações de higiene alimentar pertinentes. Os pacotes de órgãos devem ser especificamente preparados e adaptados aos tópicos e objetivos do curso em que eles são usados. Os órgãos de animais abatidos recentemente podem ser guardados vários meses em bolsas plásticas seladas a uma temperatura de aproximadamente −18°C. Os órgãos são descongelados na noite precedente à sessão de treinamento.

Versões simplificadas do simulador compactEASIE original são disponíveis comercialmente e incluem a EndoExpert Tray (DeLegge Medical, antes Hammerhead Design, Mt. Pleasant, S.C.) e Endo X Trainer (Medical Innovations, Rochester, Minn.)

Currículos usando estes simuladores foram desenvolvidos para principiantes, endoscopistas avançados e peritos, usando estes simuladores em cursos intensivos "*hands-on*".

Computadores Simuladores

Os simuladores computadorizados iniciais exigiam plataformas caras e não foram largamente aceitos. Em virtude da enorme evolução na eletrônica e computadores, diferentes modelos de simulação de endoscopia por computador foram desenvolvidos começando em fins dos 1990 e começo dos 2000.

O GI-Bronch Mentor (Simbionix Corporation, Cleveland) é um manequim de plástico sobre um carro de rodas. O módulo de CPRE vem com um duodenoscópio que possui sensores na ponta que criam uma "vista endoscópica". Uma versão menor, o GI-Mentor Express (Simbionix), é portátil. Ambos possuem dois módulos de CPRE contendo 20 casos de pacientes virtuais para fornecer "um ambiente de treinamento avançado em CPRE".[21] Há exibição simultânea em tela dividida de vistas endoscópica e fluoroscópica. Procedimentos terapêuticos como esfincterotomia, extração de cálculo e colocação de *stent*, podem ser efetuados, usando-se um duodenoscópio designado.

Outro computador simulador comercialmente disponível é o CAE EndoscopyVR Simulator (CAE Healthcare, Montreal).[22]

As desvantagens dos computadores simuladores incluem a necessidade de usar sondas especiais em vez de acessórios reais e uma falta de sensação tátil durante a manipulação dos "acessórios".

Modelos Mecânicos

Os modelos mecânicos usam sintéticos para criar um trato GI superior e biliar e possibilitar o uso de um duodenoscópio padrão. Modelos mecânicos simples que são comercialmente disponíveis incluem o Biliary Endoscopy Trainer e o ERCP Trainer (Chamberlain Group, LLC, Great Barrington, Mass.)

Dois simuladores mais sofisticados ainda não disponíveis comercialmente foram descritos e estudados recentemente: o simulador mecânico de CPRE (EMS; **Fig. 8.6**) e o X-vision CPRE Simulator (**Fig. 8.7**).[23,24] Ambos os simuladores usam um modelo rígido com papilas específicas adaptadas a um duodeno mecânico. Com o EMS, a canulação seletiva é realizada usando-se um fio-guia e cateter. A ES pode ser realizada em uma papila de espuma embebida com um gel condutor.[25] Ademais, ductos biliares embutidos com o EMS permitem dilatação com balão, citologia do escovado, colocação de *stent* e extração de cálculo. Com o X-vision, a canulação é demonstrada pela injeção de uma solução de cor. A ES é executada em papilas artificiais feitas de um material moldado.

Comparação dos Modelos de Treinamento de CPRE

Durante um curso de treinamento avançado de CPRE, três modelos diferentes de treinamento de CPRE foram comparados. Um modelo em porco vivo anestesiado foi comparado ao simulador *ex vivo* compactEASIE e o módulo computador de CPRE da Simbionix GI Mentor. Participantes no curso e membros docentes experientes praticaram canulação biliar e outras manobras intervencionistas. O modelo colhido de porco compactEASIE classificou-se melhor pelo "realismo" e utilidade para ensinar habilidades de CPREs básicas e avançadas. Os escores do modelo de computador foram significativamente mais baixos que os dos modelos em porcos vivos e compactEASIE em quase todas as áreas, exceto "anatomia papilar". Os docentes dos cursos favoreceram o modelo colhido do porco compactEASIE, enquanto os participantes nos cursos favoreceram o modelo em porco vivo.

Em outro estudo usando o simulador mecânico X-vision, a validade do simulador foi avaliada, investigando-se se o modelo seria capaz de distinguir endoscopistas experientes de principiantes e revelar erros característicos cometidos durante ES.[26] Seis gastroenterologistas da equipe clínica foram comparados a 10 *trainees* com experiência em endoscopia superior e colonoscopia e 12 residentes sem experiência endoscópica. Participantes com experiência em CPRE tiveram tempos de procedimento signifi-

Capítulo 8 – Treinamento em CPRE 71

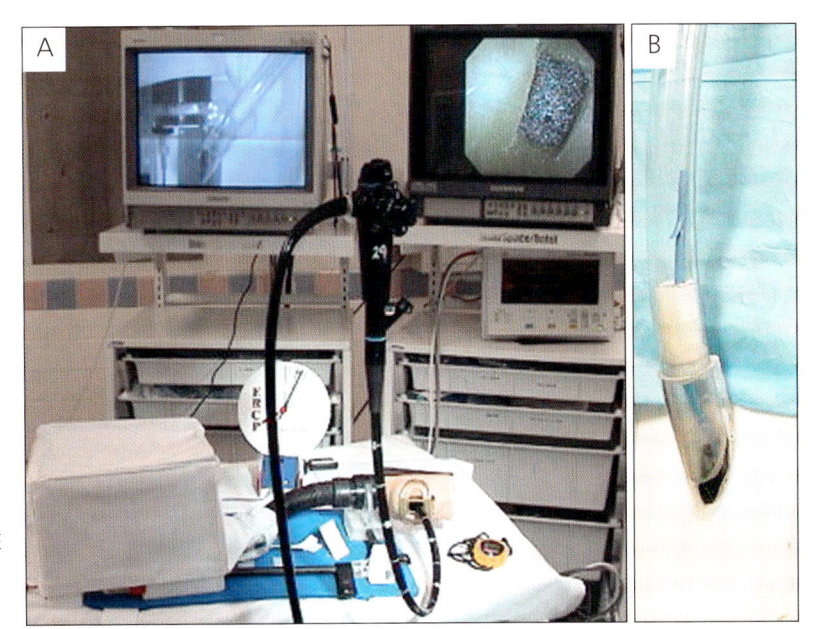

Fig. 8.6 Vistas externas do simulador mecânico de CPRE (EMS). (**A**) Endoscópio no lugar dentro do modelo; monitores vistos. (**B**) Ducto colédoco do modelo com *stent* plástico no lugar.

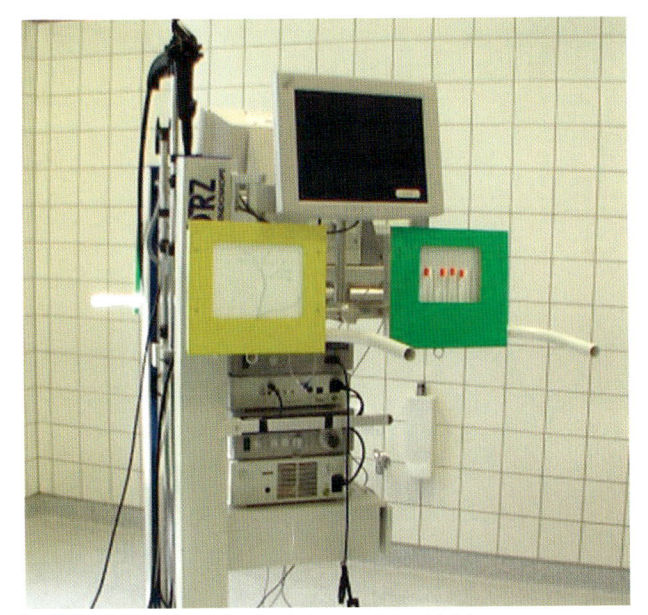

Fig. 8.7 Vista externa do simulador mecânico X-vision.

cativamente mais curtos comparados àqueles com alguma experiência endoscópica e sem nenhuma experiência. Os escores de desempenho aumentaram significativamente após prática em simulador. Erros comuns feitos durante esfincterotomia puderam ser identificados e incluíram posicionamento inadequado do duodenoscópio, entubação traumática da papila, e continuar cortando apesar de pouca visão endoscópica.

Leung *et al.*[27] compararam um tipo de simulador mecânico (EMS) a um modelo em porco *ex vivo*. Vinte e dois endoscopistas com experiência em CPRE realizaram inserção de endoscópio, fio-guia biliar seletivo e colocação de um *stent* biliar plástico. Compreensão e confiança foram graduadas antes e depois da prática "*hands-on*" usando cada simulador, bem como uma comparação em realismo, experiência global, utilidade e aplicação. Antes da prática "*hands-on*" ambos os modelos receberam escores altos. Depois da prática houve um aumento significativo maior no escore de confiança do modelo EMS que no porco. O EMS foi considerado mais útil para treinamento.

Em outro estudo pelo grupo de Leung[28] o EMS foi comparado a um simulador por computador. Dezoito *trainees* gastrointestinais e 16 instrutores com variada experiência em CPRE efetuaram tarefas similares como no estudo precedente com a adição de ES. Tanto os treinadores quanto os *trainees* mostraram aumentos significativamente maiores nos escores no EMS em comparação ao simulador de CPRE de computador (ECS) na facilitação da compreensão da CPRE, o que aumentou a confiança para execução de CPRE. Escores significativamente mais altos foram vistos com o EMS em realismo e utilidade como instrumento de instrução em comparação ao simulador de computador.

Muito poucos estudos foram realizados para mostrar o benefício dos simuladores de CPRE no desempenho em treinamento. Em um estudo randomizado envolvendo seis centros acadêmicos dos EUA, 16 *trainees* foram randomizados após ensino didático de CPRE para duas sessões de prática no EMS de canulação seletiva ou nenhuma prática no EMS.[29] Os desempenhos em CPRE clínica dos participantes foram monitorados durante as 16 semanas subsequentes. As taxas de sucesso em canulação foram significativamente mais altas no grupo de simulador (70 *versus* 47%) com probabilidade significativamente mais alta de canulação bem-sucedida e tempo mais rápido de canulação (4,7 ± 4,2 minutos *versus* 10,3 ± 14,1 minutos), embora os escores de competência dos *trainees* fossem comparáveis.

Estes resultados suportam o uso de simuladores para treinamento inicial em CPRE. Estes resultados necessitam ser traduzidos em segurança do paciente e capacidades de CPRE a longo prazo.

Aquisição de Habilidades de Ensino como Instrutor em Cursos Rápidos *"Hands-on"*

O benefício para o *trainee* dos cursos rápidos "*hands-on*" é provavelmente uma combinação da quantidade de tempo não supervisionado usando o modelo, instrução pelo perito, altas proporções de docentes para estudantes, e avaliações formais de perícia com oportunidade para *feedback*. Para tornar o treinamento com simulador acessível a maiores números de médicos, um número expandido de peritos necessita receber treinamento sobre como usar estes modelos para ensinar outros. Os instrutores potenciais necessitam conhecer como montar o equipamento, como realizar os cursos e como avaliar os *trainees* usando o modelo. O treinamento de instrutores que sejam disponíveis a uma larga distribuição geográfica deve capacitar maior disponibilidade de simulador e integração dentro da educação padrão em endoscopia. Um benefício adicional de focar esforços para desenvolver as habilidades educacionais dos instrutores de endoscopia é promover uniformidade na educação em endoscopia.

Indubitavelmente, o conhecimento ganho dos cursos rápidos "*hands-on*" diminui com o tempo. Pouco é conhecido sobre o volume de casos de CPRE necessários para manter habilidades adquiridas durante estas sessões a fim de continuar a alcançar resultados de qualidade. Embora o treinamento em simulador tenha o potencial de facilitar a manutenção de habilidades de CPRE bem como ensinar os indivíduos na clínica a usar novos aparelhos, não há dados para confirmar este benefício. Além disso, não há dados sobre quão frequentemente estes cursos de renovação são necessários. Sessões de treinamento do treinador, para treinamento em simulador de CPRE, como posto em prática com sucesso em cursos EASIE de hemostasia "*hands-on*", também são necessários.

Questões em Aberto e Perspectivas do Treinamento em CPRE no Futuro

Em alguns países a CPRE não é efetuada apesar de ser gravemente necessária. Trazer tecnologia e treinamento de CPRE a estas áreas tem-se comprovado difícil. Tentar trazer os mesmos padrões para competência básica dos procedimentos em CPRE pode-se comprovar impossível.

O futuro do treinamento em CPRE provavelmente reside no uso adicional de simuladores. Incorporação de iniciativas de qualidade no treinamento endoscópico contribuirá para um número maior de endoscopistas mais bem treinados e mais seguros.[30,31]

A lista de referências deste capítulo pode ser encontrada em www.revinter.com.br/online/referencias-baron.pdf

Capítulo 9

Preparação para CPRE

John T. Maple

O planejamento necessário para colangiopancreatografia retrógrada endoscópica (CPRE) bem-sucedida é mais complexo que para procedimentos endoscópicos de rotina e exige a síntese de múltiplas variáveis. CPRE envolve preparar não apenas o paciente, mas também o endoscopista, a equipe de endoscopia, a equipe de anestesia e o equipamento necessário. A finalidade deste capítulo é rever as mais importantes decisões pré-procedimento e passos do planejamento, quando a CPRE está sendo considerada, com a intenção de maximizar as probabilidades de um procedimento bem-sucedido. Outros capítulos nesta primeira seção do livro discutem algumas questões preparatórias em detalhe, incluindo capítulos sobre assuntos radiológicos em CPRE e sedação em CPRE; assim, estas questões serão abordadas apenas brevemente aqui. O fluxo deste capítulo está na ordem cronológica aproximada dos fatores a considerar, à medida que o procedimento fica mais próximo.

Este Paciente Deve Ser Submetido à CPRE?

O advento e refinamento de tecnologias alternativas, incluindo colangiorressonância magnética (MRCP) e ultrassonografia endoscópica (EUS), que fornecem informações diagnósticas semelhantes (ou melhores) sobre o pâncreas e a árvore biliar, essencialmente restringiram o papel da CPRE a um procedimento terapêutico.[1-3] Por esta razão, questionar criticamente a força da indicação da CPRE constitui o primeiro passo no planejamento. A resposta à pergunta "Este paciente deve ser submetido à CPRE?" pode variar de "sim" e "não" a "ainda não". Em alguns casos a CPRE claramente não está indicada (p. ex., simplesmente como teste diagnóstico para dor abdominal), enquanto outros casos podem ser mais *nuantes*, como um paciente razoavelmente sadio com icterícia indolor nova e uma pequena massa na cabeça do pâncreas que parece ressecável. Adicionalmente, a eficácia e segurança da CPRE podem ser aumentadas em alguns pacientes retardando-se a CPRE – por exemplo, para possibilitar uma MRCP que pode fornecer um mapa do caminho em um paciente com uma suspeita de malignidade hilar[4] ou para permitir a correção de uma coagulopatia antes de uma CPRE eletiva.

Quando, Onde e por Quem?

Uma vez que tenha sido tomada a decisão de indicar a CPRE, os pontos seguintes de decisão relacionam-se com a urgência, local e necessidade potencial da assistência de outro médico. A vasta maioria das CPREs não necessitam ser realizadas com urgência. Pacientes com colangite aguda grave e que não estão respondendo a antibióticos e reidratação, representam um grupo isolado em que o procedimento verdadeiramente urgente está indicado.[5-7] Entretanto, pode haver outras oportunidades em que uma CPRE precoce é desejável, inclusive em pacientes com colangite aguda moderadamente grave que estão respondendo ao tratamento conservador.[8]

Pacientes criticamente doentes, como aqueles sob ventilação mecânica e recebendo vasopressores, podem não ser apropriados para transferência para o serviço de endoscopia ou departamento de radiologia para CPRE. Nestes casos, outras opções precisam ser muitas vezes avaliadas, incluindo realizar a CPRE em uma sala dedicada na unidade de terapia intensiva (ICU) ou sala de operações próxima, na ICU à beira do leito com uma unidade de fluoroscopia de braço em C portátil,[9] ou no quarto do paciente sem fluoroscopia (*i. e.,* usando aspiração de bile para confirmar localização).[10] Muitas mesas de fluoroscopia têm um limite de peso de 159 kg; alguns pacientes obesos mórbidos, necessitando da CPRE, podem exceder estes limites e devem ser atendidos em uma sala de cirurgias com uma mesa apropriada e com fluoroscopia portátil.[11]

Coordenação adicional da marcação é necessária para CPREs que exigem um segundo médico. Mais comumente isto ocorre em procedimentos "*rendezvous*" em que um radiologista intervencionista ou ecoendoscopista efetua um colangiograma trans- hepático percutâneo ou uma punção interna e passa um fio anterogradamente através da papila maior para dentro do duodeno para facilitar a canulação retrógrada endoscópica (ver Capítulo 31).[12,13] Outro caso de CPRE colaborativa é CPRE assistida por laparoscopia em pacientes com *bypass* gástrico prévio a Y de Roux, em que uma gastrostomia laparoscópica é criada para dentro do estômago excluso e, durante o mesmo procedimento, um duodenoscópio é passado pela gastrostomia para efetuar a CPRE.[14,15]

Avaliação do Paciente Antes da CPRE

História e Exame Físico

História e exame físico devem ser completados em todos os pacientes antes da CPRE. Condições médicas e comorbidades podem afetar a tomada de decisão em CPRE de várias maneiras, incluindo a necessidade de exames pré-anestesia, método de sedação escolhido, manejo de agentes antitrombóticos e necessidade de observação pós-procedimento, como pacientes internados, entre outras. Entretanto, em alguns sistemas de atendimento, o endoscopista que executa a CPRE pode não encontrar o paciente até pouco antes do procedimento agendado. Isto pode ocorrer no contexto hospitalar quando um *trainee* GI ou serviço de cirurgia avaliou um paciente internado, ou no contexto de paciente externo quando um paciente é encaminhado por outro gastroenterologista para CPRE. Em alguns casos há *nuances* do caso que podem não ser evidentes na revisão inicial, mas que afetam a adequação do procedimento. Um exemplo seria um paciente idoso minimamente sintomático com doença maligna pancreática avançada e estado funcional muito ruim, em que a assistência em cuidados paliativos pode ser mais apropriada do que a descompressão biliar. Em pacientes que fizeram cirurgia prévia envolvendo o tubo digestório superior ou a árvore biliar, é essencial ter a melhor compreensão possível da sua anatomia antes de partir para uma CPRE. Muitos pacientes podem ser incapazes de fornecer uma história mais detalhada do que "cirurgia do estômago", e mesmo os médicos que encaminham podem não saber os significados de várias reconstruções e no que elas se relacionam com a CPRE. Nessa situação, quando a anatomia pós-cirúrgica é incerta, recomenda-se obter as anotações operatórias para revisão ou falar com o cirurgião para esclarecimento (ver Capítulo 29). A natureza da anatomia cirurgicamente alterada e o conjunto de habilidades do endoscopista influenciarão quanto a efetuar ou encaminhar a outro o procedimento, e certamente influenciarão a seleção do endoscópio e acessórios, se a CPRE for realizada.[16,17]

Testes Laboratoriais

A prática de pedir rotineiramente exames de laboratório antes da CPRE, independentemente do contexto clínico específico, não é recomendada em virtude do alto custo e baixo rendimento.[18] Entretanto, há casos em que os testes selecionados pré-procedimento podem ser apropriados, adaptados ao cenário clínico específico e comorbidades do paciente. Em pacientes com distúrbio de coagulação, desnutrição ou obstrução biliar prolongada, e naqueles recebendo tratamento com varfarina, exames de tempo de protrombina (PT), o índice de normalização internacional (INR) pode ser considerado.[19,20] Medição de rotina de hemoglobina/hematócrito e contagem de plaquetas não é necessária, mas pode ser apropriada no contexto de suspeita de anemia, na percepção de alto risco de sangramento, doenças mieloproliferativas, esplenomegalia e medicações conhecidas como causadoras de trombocitopenia.[19,21,22] Todas as mulheres em idade reprodutiva devem ser perguntadas sobre a possibilidade de gravidez, e o teste de gravidez pode ser considerado neste conjunto de pacientes.[23,24] Um painel bioquímico pode ser considerado em pacientes com diabetes melito ou doença renal crônica, e no contexto de medicações que possam causar anormalidades da glicose, potássio ou função renal.[19,25] Finalmente, eletrocardiografia (ECG) e radiografia de tórax podem ser consideradas em pacientes mais velhos com comorbidades cardiopulmonares; embora não necessários rotineiramente antes de CPRE,[19,22] estas são frequentemente pedidas pelos anestesistas como parte da assistência clínica de anestesia de rotina. Em uma diretriz de prática da *American Society for Gastrointestinal Endoscopy (ASGE)*, o assunto sobre os exames de laboratório antes de procedimentos endoscópicos é discutido em detalhes.[18]

Revisão de Estudos de Imagens

Enquanto cada paciente tenha feito pelo menos um estudo de imagem pancreaticobiliar, é útil rever pessoalmente estes exames antes da CPRE. Informalmente, não é incomum detectar achados potencialmente relevantes não descritos no laudo do radiologista, como *pancreas divisum* ou um ducto pancreático sutilmente dilatado na tomografia computadorizada abdominal (CT; ver Capítulo 34). Achados relatados podem não estar descritos em detalhes adequados. Por exemplo, um laudo de CT ou ressonância magnética (MRI) pode descrever uma estenose hilar de aspecto maligno com dilatação biliar intra-hepática, mas omitir achados-chave como uma classificação de Bismuth ou atrofia lobar evidente que é relevante para o tratamento do paciente. Revisão de colangiogramas prévios, incluindo aqueles obtidos via percutânea, por endoscopia e no intraoperatório, é absolutamente necessário.

Preparação do Paciente – Dia(s) Antes da CPRE

Manejo de Agentes Antitrombóticos

A questão central no manejo periendoscopia de agentes antitrombóticos (p. ex., aspirina, clopidogrel, varfarina) é equilibrar o risco de sangramento causado pela endoscopia em relação ao risco de eventos tromboembólicos causados pela restrição destes agentes. Uma diretriz da prática da ASGE intitulado "Manejo de Agentes Antitrombóticos em Procedimentos Endoscópicos" oferece uma revisão completa dos dados relevantes disponíveis sobre este tópico.[26]

O risco de sangramento clinicamente relevante em CPRE é quase inteiramente derivado da execução de esfincterotomia endoscópica (ES).[27-30] A CPRE sem esfincterotomia impõe muito menos risco de sangramento, mesmo no contexto de agentes antitrombóticos, e é desnecessário restringir estes agentes da CPRE se a ES não estiver planejada ou tiver sido feita previamente. Entretanto, a necessidade de acesso (esfincterotomia com pré-corte) é sempre uma possibilidade na presença de uma papila nativa. Os parágrafos seguintes discutirão o manejo de agentes antitrombóticos, quando é contemplada a CPRE com ES. Um resumo de agentes antitrombóticos comumente encontrados e o manejo sugerido destes agentes antes da CPRE são apresentados na **Tabela 9.1**.

Agentes Antiplaquetários

Duas séries retrospectivas de casos-controles e uma grande experiência multicêntrica prospectiva de eventos adversos em ES sugerem que a aspirina não é um fator de risco para sangramento pós-ES.[31-33] Por outro lado, os resultados de um estudo de coorte de 804 pacientes submetidos à ES – incluindo 124 pacientes tomando aspirina ativamente, 116 pacientes em que a aspirina foi suspensa 1 semana antes da ES, e 564 pacientes que nunca tinham tomado aspirina[34] – mostraram que a taxa de sangramento pós-ES foi mais alta nos dois grupos de aspirina (9,6%) do que nos não usuários (3,9%, $p = 0,01$). Não houve diferença entre aqueles que tinham parado de tomar aspirina por 1 semana (9,5%) contra aqueles tomando aspirina ativamente (9,7%, p = não significativo). Entretanto a taxa de sangramento pós-ES em todos os grupos nesta série foi inusitadamente alta, e estes achados devem ser interpretados com alguma cautela. Globalmente, os dados disponíveis sugerem que aspirina não impõe um risco importante de sangramento pós-ES e que suspender a aspirina não reduz a probabilidade de sangramento pós-ES.

Não há dados lidando especificamente com o risco de sangramento imposto pela ES no contexto do uso de tienopiridinas (p. ex., clopidogrel, ticlopidina). Duas grandes séries de casos-controles examinaram o risco de sangramento após polipectomia colonoscópica sob clopidogrel, o qual pode ser de risco análogo ao sangramento pós-ES.[35,36] Um destes estudos observou um risco aumentado de sangramento retardado pós-polipectomia

Tabela 9.1 Manejo das Medicações Antitrombóticas Antes da CPRE Eletiva com Esfincterotomia

Classe de Droga	Agentes	Manejo Sugerido
Agentes anti-plaquetários	Aspirina, dipiridamol, NSAIDs	Desnecessário suspender para ES
	Tienopiridinas (p. ex., clopidogrel, ticlopidina)	Considerar suspender por 7 dias*†
Anticoagulantes	Varfarina	Suspender por 3-5 dias‡
	Heparina não fracionada	Suspender por 4-6 horas
	Heparina de baixo peso molecular	Suspender por 12-24 h
	Dabigatrana	Suspender por 1-2 dias§
	Rivaroxabana	Suspender por 24 h
	Fondaparinux	Suspender por 2-4 dias§

NSAID, droga anti-inflamatória não esteroide.
*Evitar parar tienopiridina até o intervalo mínimo recomendado de tratamento ter sido completado em pacientes com stents coronarianos.
†Esfincterotomia pode ser considerada em pacientes sob monoterapia com tienopiridina; alternativamente, parar a tienopiridina 1 semana antes e começar aspirina.
‡Empregar terapia de ponte em condições de alto risco.
§Deve ser suspensa, mais tempo no contexto de insuficiência renal.

em usuários de clopidogrel (3,5%) *versus* controles (1,%, *p* = 0,02).[35] Entretanto, todos os pacientes que sangraram sob clopidogrel estavam concomitantemente usando aspirina, e clopidogrel sozinho não foi considerado um fator independente de risco para sangramento pós-polipectomia. O outro estudo não encontrou risco aumentado de sangramento pós-polipectomia em pacientes sob clopidogrel *versus* controles, mas teve uma taxa de eventos gerais muito baixa.[36] Pacientes com *stents* coronarianos metálicos expansíveis estão em risco importante de trombose, particularmente nos primeiros 30 dias após a colocação, e isto provavelmente representa a indicação mais comum para terapia com tienopiridina.[37] Nestes pacientes, devem ser feitos esforços para não interromper a terapia com tienopiridina, até que o intervalo de tratamento mínimo recomendado tenha sido completado.[38] Isto pode ser realizado evitando ou retardando a ES (p. ex., colocando um *stent* biliar temporário para um vazamento de bile ou cálculo de colédoco). Se a ES não puder ser retardada, deve-se considerar continuar a incluir a tienopiridina (ou começar) a aspirina para minimizar o risco trombótico, ou continuar com a monoterapia com tienopiridina.

Anticoagulantes

Em um estudo multicêntrico prospectivo tanto a coagulopatia antes da ES quanto o retorno da anticoagulação dentro de 3 dias, após a ES, foram constatadas como fatores de risco para sangramento pós-ES.[33] Em pacientes em que a reversão da coagulopatia é difícil ou indesejável, podem ser consideradas alternativas à ES (p. ex., esfincteroplastia com balão). Entretanto, se a ES for necessária, os pacientes devem ter sua varfarina descontinuada 3 a 5 dias antes da ES. Em pacientes com alto risco de trombose, fazer terapia de ponte com heparina não fracionada (UFH) ou heparina de baixo peso molecular (LMWH) pode ser apropriada uma vez que o INR seja < 2. Condições de alto risco para eventos tromboembólicos incluem fibrilação atrial complicada (p. ex., fibrilação atrial associada à valvopatia ou valvas protéticas), uma valva mecânica na posição mitral, e um stent coronariana implantada recentemente entre outras. Uma enumeração mais completa de condições de alto e baixo riscos de tromboembolismo pode ser encontrada na diretriz da ASGE "Manejo de Agentes Antitrombóticos em Procedimentos Endoscópicos".[26] A UFH deve ser restringida por 4 horas, e a LMWH restringida por 12 a 24 horas antes da ES.[39-41] A anticoagulação deve ser retomada quando possível com segurança; na ausência de evento adverso de sangramento imediato, UFH deve ser reiniciada 2 a 6 horas após a CPRE, e a varfarina deve ser retomada dentro de 24 horas após o procedimento.

Etexilato de dabigatrana e rivaroxabana são anticoagulantes orais mais recentes, que inibem a trombina e fator Xa, respectivamente, e estão aprovados pela U.S. Food and Drug Administration (FDA) para reduzir o risco de AVE e embolia sistêmica em pacientes com fibrilação atrial não valvar. Fondaparinux sódico é um inibidor do fator Xa administrado via subcutânea e que está aprovado pela FDA para profilaxia de tromboembolismo pós-cirúrgico, bem como tratamento de trombose venosa profunda aguda e embolia pulmonar. Não há dados a respeito da segurança da CPRE com ES em pacientes tomando estes agentes, e as melhores práticas de descontinuação pré-procedimento devem ser derivadas de dados farmacocinéticos e recomendações dos fabricantes farmacêuticos. A bula do dabigatrana recomenda a suspensão 1 a 2 dias antes de um procedimento, se o *clearance* estimado de creatinina (Cl_{Cr}) for 50 mL/min ou mais, ou 3 a 5 dias antes de um procedimento, se o Cl_{Cr} for menor que 50 mL/min, baseando-se na meia-vida (12 a 17 horas) e eliminação predominante renal da droga.[47] Rivaroxabana tem uma meia-vida mais curta (5 a 9 horas) e menor eliminação renal que a dabigatrana; por essa razão, suspender a droga por 24 horas antes da CPRE parece ser apropriado.[43] Fondaparinux tem uma meia-vida muito mais longa (17 a 21 horas) do que as LMWHs, e a bula do fabricante avisa que seus efeitos anticoagulantes podem persistir 2 a 4 dias em pacientes com função renal (*i. e.*, pelo menos 3 a 5 meias-vidas), e potencialmente ainda mais tempo em pacientes com comprometimento renal.[44]

Duração do Jejum

Os pacientes devem ser instruídos a evitar alimento sólido durante 6 a 8 horas e líquidos claros durante 1 a 2 horas antes da CPRE a fim de maximizar a segurança (*i. e.*, reduzir o risco de aspiração) e a visualização endoscópica.[45-47] Em pacientes com esvaziamento gástrico retardado conhecido e aqueles com suspeita de obstrução da saída gástrica, um jejum mais prolongado e/ou passagem de uma sonda nasogástrica pode ser apropriado antes do procedimento.

Método de Sedação, Equipe Adequada e Monitoramento do Paciente

Seleção da Sedação para CPRE

A CPRE pode ser efetuada com segurança e sucesso usando-se sedação moderada (p. ex., midazolam e meperidina), sedação profunda (p. ex., propofol) e com anestesia geral. Os fatores que influenciam o método de anestesia incluem fatores do paciente (idade, hábitos, comorbidades), fatores do procedimento (complexidade, duração, risco) e disponibilidade e *expertise* dos prestadores de anestesia. Sedação para CPRE está discutida em detalhe no Capítulo 5; entretanto, alguns pontos salientes merecem menção em relação ao planejamento e preparação para sedação em CPRE.

Dois grandes estudos de coorte prospectivos de pacientes com tratamento anestésico monitorado (MAC; tipicamente compreendendo propofol com ou sem baixa dose de midazolam e narcótico) identificaram índice de massa corpórea (BMI) aumentado e um escore de 3 ou maior da American Society of Anesthesiologists (ASA), como fatores de risco para eventos adversos relacionados com sedação (SRAEs).[48,49] Os SRAEs mais comuns neste contexto são respiratórios (p. ex., hipoxemia), e podem exigir manobras de via aérea (AMs), como levantamento do mento, colocação de cânula nasal ou mesmo entubação endotraqueal. Outro estudo de coorte prospectivo demonstrou que graus de obesidade avançando foram associados a riscos gradativamente maiores de SRAEs e necessidade de AMs durante a CPRE com MAC; pacientes com um BMI > 35 tiveram risco mais alto e necessitaram AMs em 27% dos casos.[50] Apneia obstrutiva do sono (OSA) é frequentemente complicada pela obesidade e pode ser precursora de um risco ainda maior de SRAEs e AMs. Em um estudo prospectivo que usou uma ferramenta validada de triagem de OSA (a avaliação STOP-BANG) em pacientes submetidos à CPRE com MAC, 20% dos pacientes que estavam em alto risco de OSA necessitaram AMs, enquanto apenas 6% dos pacientes com baixo risco necessitaram de AMs.[51] Assim os pacientes com um escore ASA ≥ 3, BMI aumentado (> 30) ou OSA conhecida ou prevista apresentam um risco maior de SRAE durante a CPRE, e deve ser considerado o uso de suporte anestésico nestes pacientes.

Um grande estudo retrospectivo de pacientes submetidos a CPRE com midazolam e meperidina confirmou que os pacientes em uso de narcóticos e benzodiazepínicos crônicos necessitaram doses mais altas de sedação; entretanto, este subconjunto não foi associado a um risco maior de SRAEs.[52] Neste estudo, idade acima de 80 anos, doses mais altas de meperidina, e o uso associado de prometazina foram fatores de risco para a necessidade de agentes antagonistas. A disponibilidade imediata de flumazenil e naloxona deve ser confirmada antes de iniciar qualquer CPRE em que sejam usados narcóticos e benzodiazepínicos.

Equipe Adequada

A equipe necessária para execução de endoscopia (incluindo CPRE) não está especificamente estabelecida pela *Comissão Conjunta de Credenciamento de Organizações de Assistência à Saúde*. Em vez disso, "um número suficiente de pessoas qualificadas (associado ao indivíduo que efetua o procedimento) deve estar presente para avaliar o paciente, aplicar a sedação e/ou anestesia, para ajudar no procedimento e para monitorar e recuperar o paciente".[53] Se for empregada sedação moderada, é necessária uma enfermeira registrada para administrar medicações intravenosas e monitorar o paciente, enquanto um segundo assistente provê auxílio técnico com os acessórios. Se for usado um anestesista, só um assistente técnico é necessário. Entretanto, em algumas CPREs que exigem múltiplos e/ou complexos acessórios, a eficiência pode melhorar se dois assistentes técnicos estiverem disponíveis. Dependendo do tipo de unidade de fluoroscopia que for usada, um técnico de radiologia pode ser necessário ou simplesmente útil para operar a unidade de fluoroscopia. A Comissão Conjunta manda que "os indivíduos que administram sedação moderada, profunda e anestesia sejam qualificados e possuam credenciais para manejar pacientes em qualquer nível de sedação ou anestesia que seja atingido".[53] Entretanto, cada instituição determina quais qualificações e credenciais são apropriadas; muitas exigem certificação em Suporte Avançado de Vida em cardiologia (ACLS), mas isto não é uniforme. Uma declaração da *ASGE Standards of Practice Committee*, "Requisitos Mínimos da equipe para a Realização de Endoscopia GI", discute estas questões com maiores detalhes.[54]

Monitoramento Adequado e Equipamento de Intervenção

Uma diretriz de prática da ASA sobre sedação e analgesia por não anestesiologistas fornece uma visão geral da conduta recomendada de monitoramento e equipamento associado para sedação moderada e profunda.[47] Monitoramento de rotina do nível de consciência do paciente (p. ex., resposta à voz), avaliação da ventilação pulmonar, oximetria contínua e monitoramento periódico da frequência cardíaca e pressão arterial são recomendados em todos os pacientes submetidos à sedação moderada ou profunda. Em todos os pacientes submetidos à sedação profunda, monitoramento contínuo do ECG e capnografia também são recomendados. Um estudo com 263 pacientes submetidos à CPRE com sedação moderada randomizou os pacientes para monitoramento padrão ou associado a um sistema de monitoramento da ventilação com base em capnografia de microcorrente.[55] Pacientes designados para capnografia experimentaram significativamente um menor número de eventos hipoxêmicos e de apneia do que os pacientes designados para monitoramento padrão. Diante destes achados e dadas as dificuldades para avaliar manualmente a ventilação pela elevação do tórax em uma sala escura de CPRE, a avaliação com capnografia deve ser considerada em todos os pacientes submetidos à CPRE com sedação profunda ou moderada. Sedação guiada por eletroencefalografia, incluindo monitoramento do índice biespectral, foi associada à titulação mais efetiva do propofol e necessidades mais baixas de dose de propofol em pacientes submetidos à CPRE,[56,57] mas sem redução na incidência de depressão respiratória, e o uso destas técnicas não é recomendado de rotina. Em pacientes grávidas submetidas a CPRE, os batimentos cardiofetais devem ser avaliados antes e depois da sedação, e o monitoramento fetal contínuo pode ser considerado em casos de potencial viabilidade fetal (*i. e.*, depois de 24 semanas de gestação).[23,24,58]

A ASA recomenda disponibilidade imediata de equipamento de emergência apropriado nas unidades onde for administrada sedação moderada ou profunda.[47] Isto inclui suprimentos básicos para estabelecer uma via aérea patente (p. ex., fonte de oxigênio, fonte de aspiração, cânulas nasais e orais, máscaras com bolsa e válvula), suprimentos para manejo avançado da via aérea (p. ex., cabos e lâminas de laringoscópio, tubos endotraqueais) e suprimentos para instituir infusões intravenosas (p. ex., cateteres, tubulação, líquidos). É recomendado um fácil acesso a um desfibrilador para qualquer paciente com doença cardiovascular que for submetido à sedação moderada ou profunda. A disponibilidade de equipamento de ressuscitação também é exigida pela *Comissão Conjunta* nas unidades onde a sedação moderada ou profunda estiver sendo administrada, e na prática todos estes itens são tipicamente agrupados em um "carro de emergência".[53]

Preparação da Equipe de Endoscopia

É prudente discutir brevemente as indicações, os achados e as manobras previstas em cada CPRE com os membros da equipe de endoscopia antes do procedimento, para possibilitar uma preparação adequada e minimizar os atrasos durante o procedimento. Os tópicos de discussão podem incluir seleção e preparação de endoscópios alternativos, como colangioscópios ou enteroscópios de balão, e a necessidade de um *stent* de ducto pancreático em pacientes com alto risco de pancreatite pós-CPRE. A maioria dos centros GI possui glucagon prontamente disponível para diminuir a peristalse duodenal. Além disso, o agonista de colecistocinina sincalida pode ser valioso na localização da papila maior em casos selecionados (p. ex., papila intradiverticular ou congestão/edema da mucosa duodenal),[59] e a secretina é frequentemente útil para apontar o óstio da papila menor.[60] Uma vez que estes dois últimos agentes possam não ser rotineiramente armazenados no centro de endoscopia, prever sua necessidade antes do caso evita retardo durante o procedimento. Contraste diluído com soro fisiológico pode ajudar na visualização de cálculo em pacientes com suspeita de coledocolitíase, e o seu preparo pode ser realizado previamente pelo técnico em GI. Embora nenhum benefício conclusivo tenha sido demonstrado pela associação de antimicrobianos (p. ex., gentamicina) com contraste na redução de eventos adversos infecciosos, alguns clínicos podem preferir preparar contraste dessa maneira para casos selecionados com estenoses biliares complexas ou multifocais.[61,62] O uso de insuflação de dióxido de carbono (CO_2) para insuflação durante a CPRE foi associado à menos dor no pós-exame do que nos casos feitos com ar[63,64] e pode ser particularmente desejável em casos que se preveem exames mais prolongados ou que são associados a um risco maior de perfuração. Se existirem suprimentos de CO_2 disponíveis e não forem usados rotineiramente, o técnico GI pode equipar a fonte de luz endoscópica com um cilindro de CO_2, regulador e tubulação, previamente ao caso.

Preparação do Paciente – Dia da CPRE

Consentimento Informado

Dado o perfil de risco aumentado da CPRE em comparação a outros procedimentos endoscópicos, uma discussão sobre o consentimento informado de qualidade e completo é de particular importância. Idealmente esta discussão deve ocorrer na véspera do procedimento; um paciente com avental sobre uma maca com um acesso intravenoso pode ter um sentimento de pressão ou inevitabilidade em relação ao procedimento. Entretanto, em praticidades logísticas frequentemente torna-se necessário obter o consentimento escrito no dia da CPRE. A discussão não deve ser apressada, e o médico do consentimento deve manter a mente aberta para condutas alternativas potencialmente mais seguras. Os riscos de cada CPRE são inerentemente diferentes (particularmente quanto ao risco de pancreatite), com base em fatores específicos do paciente e do procedimento. Nessa base, a discussão sobre os riscos deve ser individualizada. Idealmente os endoscopistas devem estar cientes do seu próprio desempenho quanto a taxas de canulação e taxas de eventos adversos, em vez de simplesmente citar dados de referência publicados. Questões médico-legais em CPRE, incluindo consentimento informado, também são discutidas no Capítulo 12.

Antibióticos Periprocedimento

O risco de eventos adversos infecciosos após CPRE aproxima-se de 1% em grandes séries prospectivas, mais comumente a colangite aguda.[28,29,35,65] Não foi demonstrado que a administração de rotina de antibióticos periprocedimento reduz o risco de colangite ou septicemia relacionado com a CPRE em duas metanálises de estudos controlados e randomizados (RCTs).[66,67] Similarmente, uma Revisão Cochrane mais recente que incluiu estudos adicionais ($n = 9$) relatou uma redução na bacteriemia, mas não na septicemia ou colangite, com administração de antibióticos profiláticos de rotina.[68] Entretanto, há subconjuntos de pacientes que parecem se beneficiar com antibióticos profiláticos e em alguns casos com a continuação de antibióticos pós-procedimento. Uma vez que a drenagem biliar incompleta pareça ser o preditor mais forte de colangite pós-CPRE,[69,70] aqueles pacientes com obstrução biliar complexa (p. ex., tumor de Klatskin, colangite esclerosante primária), em que é previsto que a drenagem será incompleta, devem receber antibióticos profiláticos. Alguns dados limitados sugerem um benefício da continuidade dos antibióticos por mais 5 a 7 dias após o procedimento.[71,72] O antibiótico escolhido deve fornecer cobertura contra flora Gram-negativa entérica e enterococos. Embora os dados sejam escassos, as diretrizes da prática com base na opinião de peritos sugerem a administração de antibióticos profiláticos nos pacientes submetidos a drenagem transmural de pseudocisto ou CPRE na presença de um pseudocisto com comunicação ao ducto pancreático principal.[73] Em uma grande série de apenas um centro, compreendendo mais de 11.000 pacientes em um prazo de 11 anos, os autores mudaram sequencialmente as práticas de administração de antibióticos profiláticos ao longo de várias décadas, desde quase uniforme (95%) a uma orientação seletiva (apenas aqueles com drenagem incompleta ou prevista ou imunossupressão), que compreendeu 26% de todos os pacientes.[74] A orientação mais seletiva não foi associada a uma taxa maior de eventos adversos infecciosos. Em análise multivariada, apenas os pacientes que receberam um transplante de fígado prévio tiveram um risco aumentado de eventos adversos infecciosos. Os cenários clínicos em que a profilaxia antibiótica é recomendada para CPRE estão resumidos no **Quadro 9.1**.

Posicionamento do Paciente e Preparação para Radiografia

Uma variedade de posições do paciente (prona, supina, oblíqua ou decúbito lateral esquerdo) é usada ao executar a CPRE. A posição escolhida será influenciada por fatores do paciente (p. ex., hábitos, presença de feridas ou drenos abdominais, mobilidade do pescoço), suporte da anestesia, considerações da via aérea e a natureza das imagens fluoroscópicas necessárias. Imagens em posições lateral esquerda e oblíqua são geralmente suficientes para casos, envolvendo o ducto biliar extra-hepático, mas são geralmente inadequados para casos que requerem imagens do ducto pancreático ou da bifurcação biliar. Nestes últimos casos, as posições prona ou supina são ideais. Entretanto, um sistema de fluoroscopia com braço em C rotatório pode superar muitas limitações nas imagens impostas pelo posicionamento do paciente.

Em dois RCTs e em uma grande série de casos retrospectiva, os pacientes postos em posições supina e prona durante a

---

Quadro 9.1 Cenários Recomendados para Profilaxia Antibiótica em CPRE

- Possibilidade de drenagem biliar incompleta (p. ex., tumor de Klatskin ou colangite esclerosante primária)
- Drenagem biliar incompleta presente*
- Imunossupressão, particularmente no pós-transplante hepático
- Pseudocisto pancreático comunicante
- Drenagem transentérica de pseudocisto

*Neste caso, antibióticos devem ser administrados imediatamente após a falha da CPRE.

CPRE foram comparados. Um único centro italiano randomizou 34 pacientes para as posições supina ou prona na CPRE com sedação moderada.[75] Neste pequeno estudo, uma taxa menor de canulação bem-sucedida (71 *versus* 100%, *p* = 0,05) e uma taxa maior de SRAE (41 *versus* 6%, *p* = 0,04) foram observadas no grupo randomizado para a posição supina. Entretanto, em um RCT maior (*n* = 120, sedação moderada em todos) realizado em um centro terciário que incorporava *trainees* e especialistas, nenhuma diferença foi observada nas taxas de canulação ou eventos adversos entre os grupos de posições prona e supina, independentemente do nível de perícia do operador.[76] Finalmente, uma série retrospectiva de 649 pacientes, que fizeram CPRE com um endoscopista especialista, comparou 506 exames em posição prona com 143 exames em posição supina; uma variação de sedação moderada e anestesia geral foi empregada.[77] Nesta série, não houve diferenças no sucesso do procedimento ou eventos adversos entre os grupos de posições prona e supina, apesar de um maior grau de dificuldade do procedimento (*i. e.*, graduação de complexidade de Schutz e Abbott)[78] no grupo de posição supina.

Em uma observação prática, é necessário empregar torque no sentido horário sobre o duodenoscópio em pacientes em posição supina para manter uma vista da face adequada da papila maior. Embora isto possa ser obtido com a rotação da haste do escópio, é obtido mais facilmente pelo endoscopista ficando de pé com suas costas para o paciente, o que pode exigir o remanejamento do monitor na sala. Variações em postura e posição da mão do endoscopista para posições prona e supina dos pacientes estão mostradas na **Figura 9.1**. A posição supina em pacientes com uma via aérea protegida impõe um risco de aspiração, mas isto pode ser significativamente atenuado pela aspiração orofaríngea frequente e supervisão estreita da via aérea pela enfermeira de sedação ou anestesista. Na experiência deste autor, a posição supina aumenta ligeiramente a dificuldade técnica do exame em virtude da posição menos favorável do duodenoscópio e a necessidade de torque adicional. Embora quase todas as CPREs possam ser completadas com o paciente supino, alguns casos podem surgir em situações em que a posição supina é associada à pronunciada dificuldade de posicionamento do endoscópio, que só é aliviada mudando-se a posição do paciente para prona.

Obter imagens de rotina do abdome superior antes de começar a CPRE é quase sempre aconselhável. Raramente, as imagens podem evitar a necessidade de CPRE (p. ex., em alguns pacientes que retornam para remoção de *stent* e a imagem demonstra migração espontânea do *stent*) ou determinar a necessidade de retardar a CPRE (p. ex., contraste oral proeminente de um estudo de CT prévia no cólon sobreposto e obscurecendo a área de interesse). Imagens exploratórias também fornecem informação visual que pode servir como uma referência básica após a injeção de contraste e ajudar na interpretação fluoroscópica, quando achados potencialmente causadores de confusão, como calcificações pancreáticas, calcificações de cartilagens costais, clipes cirúrgicos, ar extraluminal ou pneumobilia, estão presentes.

Devem ser feitos esforços para minimizar a exposição fetal à radiação em pacientes grávidas submetidas à CPRE. Envolver a pelve com uma proteção ou avental de chumbo antes do procedimento é um componente neste processo.[23,58] Uma discussão mais completa da CPRE na paciente grávida pode ser encontrada no Capítulo 28.

Revisão do Acesso Intravenoso e Alergias

A localização, o calibre e a função adequada do acesso intravenoso devem ser reavaliados imediatamente antes da sedação a fim de reduzir a probabilidade de perder o acesso vascular durante o procedimento. Um segundo acesso deve ser instituído, se houver preocupação com a adequação do acesso intravenoso. Durante a verificação do paciente pré-procedimento ("pedido de tempo"), é prudente rever novamente quaisquer alergias do paciente à medicação, particularmente a respeito de agentes antibióticos e meios de contraste (CM). Absorção sistêmica de contraste iodado administrado em CPRE é bem documentada (por visualização urográfica em radiografias simples ou CT).[79,80] Entretanto, reações

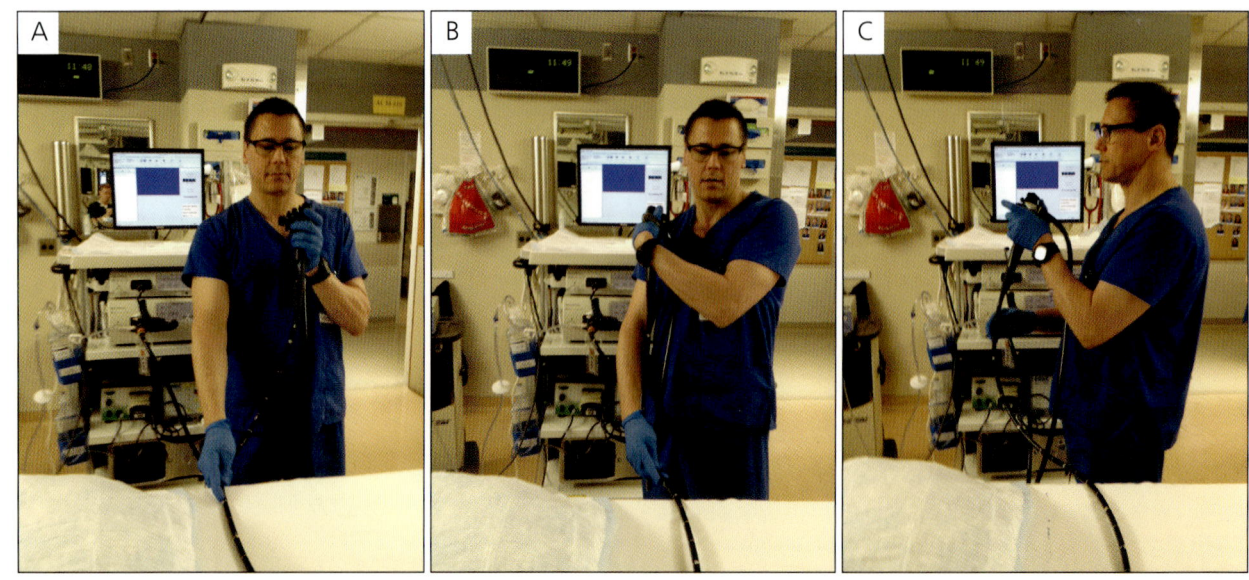

Fig. 9.1 Posições do corpo e mãos do endoscopista dependentes da posição do paciente. (**A**) O paciente está na posição prona, e o endoscopista está de frente para o monitor no outro lado da mesa. (**B**) O paciente está na posição supina, e o endoscopista está de frente para o monitor no outro lado da mesa. Observar a excessiva rotação em sentido horário aplicada ao cabo do endoscópio pela mão esquerda do endoscopista. (**C**) O paciente está na posição supina, e o monitor está à esquerda do paciente de frente para os pés, de tal modo que o endoscopista está em pé a 90° em sentido horário em relação à posição padrão; isto possibilita que as mãos do endoscopista fiquem em posição padrão.

adversas a CM usados durante a CPRE são extremamente raras.[81] Isto provavelmente se deve à dose pequena e fracionada de iodo que atinge a circulação sistêmica na CPRE em comparação à administração intravenosa direta do mesmo volume de CM.[82] Em pacientes com uma história de reação adversa a CM intravenoso, alguns endoscopistas administram esquemas profiláticos contra anafilaxia, consistindo em múltiplas doses de corticosteroides orais, começando 12 a 13 horas antes da CPRE, e em alguns casos, incluindo um anti-histamínico.[81] Se esta prática é necessária, permanece incerto. Em uma série prospectiva de 601 CPREs, 80 pacientes relataram reações prévias a CM intravenoso.[83] Nenhuma medicação profilática foi dada a qualquer paciente, todavia nenhuma reação adversa a CM foi observada em qualquer paciente. A decisão de administrar medicações profiláticas a um paciente com uma história de reação adversa a CM deve ser individualizada, mas os anestesistas devem ser vigilantes em todos os casos e estar preparados para responder, caso se desenvolva qualquer sinal de uma reação a CM.

A lista de referências deste capítulo pode ser encontrada em www.revinter.com.br/online/referencias-baron.pdf

Capítulo 10

Princípios de Eletrocirurgia

Petros Benias ▪ David Carr-Locke

A eletrocirurgia utiliza eletricidade com a intenção de criar vários efeitos térmicos, como ressecção, incisão, hemostasia e desvitalização dos tecidos-alvo. A base terapêutica de toda a eletrocirurgia é a produção de energia térmica ao nível celular, tipicamente como resultado de uma corrente de alta frequência criada por um gerador ou unidade de eletrocirurgia (ESU).

O calor gerado por este processo é o resultado da resistência ou impedância ao fluxo de eletricidade no interior do tecido. A corrente deve ser alternada (*i. e.*, mudar de direção entre positivo e negativo) a uma frequência de mais de 100.000 vezes por segundo (100.000 Hz) a fim de evitar as respostas neuromusculares e choques que ocorrem com corrente domiciliar de 60 Hz. Entretanto, o processo não é usar o *eletrocautério*, uma vez que esta seja uma denominação errada, referindo-se meramente à capacidade de "queimar" com eletricidade. A e*letrocirurgia* fornece corte e coagulação, tornando-se a tecnologia ideal para produzir coagulação terapêutica, ressecção e ablação de tecido em todo o tubo digestório. Quando a densidade de corrente é suficiente dentro do tecido alvejado, a água celular é aquecida rapidamente, resultando em ebulição e explosão das membranas celulares. Quando esta energia é dirigida ao longo de uma lâmina ou um fio metálico, o resultado é corte eletrocirúrgico. As densidades de correntes mais baixas, uma reação menos intensa, resultam em coagulação e dissecção de tecido sem corte.[1-4]

A eletrocirurgia tem tido uso muito difundido em múltiplas aplicações endoscópicas, como polipectomia, hemostasia e ressecção tecidual. O advento dos duodenoscópios flexíveis e instrumentos eletrocirúrgicos miniaturizados permitiu que as aplicações eletrocirúrgicas sejam aplicadas à colangiopancreatografia retrógrada endoscópica (CPRE), possibilitando a esfincterotomia, a ablação de tumor e destruição de cálculo intracorpóreo. As aplicações presentes e futuras tornam necessária uma compreensão completa da eletrocirurgia.

Breve História da Eletrocirurgia e CPRE

A eletrocirurgia foi introduzida na Europa, em 1923, pela ERBE Elektromedizin GmbH e nos Estados Unidos, em 1926, por William Bovie e Harvey Cushing. Em 1960 e 1970, as ESUs se tornaram um pilar no tratamento médico, mas sem educação formal a respeito do seu uso, muitos médicos experimentaram o potencial catastrófico de uma tecnologia inadequadamente compreendida. Placa de retorno e queimaduras em locais alternativos não eram incomuns. Embora queimaduras nunca possam ser totalmente eliminadas quando se usam ESUs, os sistemas isolados atuais operam com sistemas de segurança no gerador que ajudam a prevenir essas lesões. Eles também possuem modos pré-programados e microprocessadores que permitem controles inteligentes das correntes.[4]

Tecnologias eletrocirúrgicas foram pela primeira vez introduzidas no campo da CPRE, em 1974, quando Kawai e Classen publicaram independentemente séries de casos de esfincterotomia endoscópica com extração bem-sucedida de cálculo. Classen descreveu o uso de "um bisturi especial de diatermia de alta frequência", essencialmente um instrumento eletrocirúrgico miniaturizado com propriedades de corte. O campo era novo, mas os benefícios da endoscopia com potencial eletrocirúrgico foram imediatos.[5]

As ESUs se tornaram mais complexas, porém mais inteligentes e defensavelmente mais seguras. Durante anos foi difícil levar em consideração todas as variáveis elétricas e obter resultados constantemente reprodutíveis. Entretanto, a introdução da eletrocirurgia regulada, em 1980, pela companhia ERBE (ERBE Elektromedizin GmbH, Tuebingen, Alemanha) constituiu um avanço importante. As modernas ESUs monitoram continuamente a corrente e a voltagem, calculam parâmetros, como potência e resistência do tecido a partir destes dados, e analisam os achados em milissegundos. Dependendo do efeito desejado, estes parâmetros são mantidos constantes ou modulados pela ESU. A eletrocirurgia por essa razão se tornou generalizada e segura na sua forma atual. Entretanto, o potencial de perigo ainda está presente e origina-se de uma má compreensão da tecnologia, especialmente quando o efeito desejado no tecido não é obtido.[2,3]

Princípios da Eletricidade Conforme Aplicados à Eletrocirurgia

Princípios da Eletricidade

Leis básicas de física governam o comportamento da eletricidade e, como tal, seu comportamento é previsível. Há quatro variáveis que podem ser usadas para descrever um circuito e que são inteiramente interdependentes: resistência (R), voltagem (V), corrente (intensidade) (I) e energia (P). Na sua forma mais simples um circuito deve incluir uma fonte de energia, um elemento de resistência e um caminho para o fluxo de corrente. *Corrente elétrica* é definida como o fluxo de elétrons, conforme medido em ampères, através de um circuito em resposta a uma força eletromotriz, denominada *voltagem*. *Resistência* ou impedância representa o obstáculo ao fluxo de corrente e é medida em ohms. O fluxo de corrente através de um condutor é governado pela lei de Ohm, que se relaciona com a corrente (I), voltagem (V) e resistência (R):

$$V = IR$$

Ela afirma simplesmente que a corrente aumenta, à medida que a voltagem aumenta com uma resistência constante, e que a corrente diminui, à medida que a resistência aumenta com uma voltagem constante. A relação é previsível. Outra relação simples é representada por:

$$P = VI = I^2 R$$

onde P é a energia gerada em um circuito. *Energia* é velocidade de transferência de energia e é medida em watts. A capacidade de uma corrente de realizar trabalho é o resultado do potencial de energia armazenado em um circuito, que é a seguir dissipado em pontos específicos, usualmente no local de um resistor. No nosso circuito humano, o tecido atua como resistor, e a energia usada é dissipada sob a forma de energia térmica. A elevação na temperatura é governada pela lei de Joule:

$$Q = I^2 \times R \times t$$

onde Q é o calor gerado por uma corrente constante (I) fluindo através de um condutor de resistência elétrica (R) durante um tempo (t). Quando a eletrocirurgia é aplicada a um tecido, o efeito – quer seja corte ou coagulação – depende diretamente de Q.[1]

Unidade Eletrocirúrgica

Em um circuito endoscópico, o gerador eletrocirúrgico serve como fonte de voltagem. O eletrodo ativo, como um esfincterótomo, conduz elétrons para o paciente. O paciente atua como um elemento de resistência. Os elétrons em seguida retornam pelo eletrodo de retorno do paciente para a ESU. O ajuste de energia no gerador eletrocirúrgico permite controlar a energia que ele fornece. Esta energia é uma representação da quantidade de trabalho que o circuito efetuará no ponto de contato. Conforme assinalado anteriormente, uma vez que a energia seja estabelecida como uma constante e a resistência seja inerente ao tecido humano, o gerador procurará inteligentemente controlar a corrente e a voltagem de acordo.[3,6]

A eletrocirurgia usa corrente alternada de alta frequência, a qual pode alternar a polaridade ou direção até 500.000 vezes por segundo. Os efeitos de corte e coagulação que são desejados na eletrocirurgia ocorrem, quando a frequência é na faixa mais baixa de radiofrequência (RF), 300.000 a 1 milhão de Hz. As modernas ESUs contêm microprocessadores que não apenas controlam a frequência, voltagem e corrente, mas também são capazes de calcular a impedância do tecido em contato com o eletrodo. Estas ESUs possuem pelo menos uma seleção que tenta manter a energia tão estreita quanto possível nos watts selecionados dentro de uma larga faixa de impedâncias. À medida que o tecido disseca e fulgura, a impedância aumenta. Uma ESU que é capaz de se ajustar dinamicamente para impedância, mudando dentro de um tecido, é capaz também de controlar quanto a efeitos adversos. Por exemplo, a energia constante e consistente durante a polipectomia ajuda a reduzir o aprisionamento da alça, quando a mesma começa a se fechar, e a densidade de corrente aumenta. Na esfincterotomia, à medida que o fio encurta, e a área de contato pode diminuir, a energia constante possibilita um corte controlado em vez de um "corte em zíper".

Além disso, as modernas ESUs são "isoladas" e mantêm fluxo de corrente dentro do circuito contido, procurando sempre capturar a corrente através da placa de retorno. Se o circuito for interrompido, nenhuma corrente fluirá em qualquer ponto dentro do sistema. Uma ESU isolada possui um transformador que faz a corrente retornar apenas ao gerador e não usa caminhos alternativos para retorná-la à sua fonte. Se isto não for possível, o gerador se desligará. Uma ESU isolada evita queimaduras em locais alternativos, mas não queimaduras do eletrodo de retorno do paciente.

Circuitos Monopolares *versus* Bipolares

Os geradores tipicamente usam um dos dois tipos de circuito: monopolar ou bipolar. Os circuitos monopolares usam o corpo entre o eletrodo ativo e a placa-terra para completar o circuito de volta para a ESU. Os circuitos bipolares são completos dentro do próprio instrumento eletrocirúrgico, contendo ambos os eletrodos em estreita proximidade. Tanto os circuitos monopolares quanto os bipolares têm usos e vantagens específicas em endoscopia.

Nos circuitos monopolares, a placa de retorno, placa dispersiva, placa-terra ou eletrodo neutro é essencial porque ela coleta a energia eletrocirúrgica do paciente e a retorna em segurança ao gerador. Sem uma placa de retorno não há circuito, e o aparelho eletrocirúrgico não funcionará. Adicionalmente, a placa de retorno, que fica situada externamente sobre a pele do paciente, se torna uma parte ativa do circuito, o que no passado criava o potencial de queimaduras do local de retorno. A energia retornada, entretanto, é de baixa densidade de corrente, minimizando ou eliminando este efeito, mas o potencial ainda permanece, se a placa for mal localizada.

O benefício de um aparelho monopolar é a capacidade de alcançar altos níveis de efeito térmico com a versatilidade de ser capaz de cortar e coagular. Exemplos do modo monopolar em endoscopia são a alça de polipectomia, esfincterótomo, estilete e coagulação com plasma de argônio. Enquanto o modo bipolar ou multipolar não exige uma placa de aterramento, o efeito térmico é localizado apenas no tecido em contato direto com o eletrodo-alvo. A vantagem deste modo é a aplicação precisa de energia intensa dentro de um pequeno espaço, como litotripsia eletro-hidráulica.

Ambos os tipos de circuito são semelhantes, porque o seu resultado depende diretamente da densidade de corrente realizada pelo instrumento no local do tecido-alvo. A densidade de corrente é resultado de diversas variáveis, mas em essência representa a densidade de energia dentro de um dado campo elétrico. Dada uma quantidade constante de energia sendo gerada, à medida que um fio de esfincterotomia se encurta ou uma alça se fecha, a densidade aumenta. A densidade de corrente é mais baixa quando espalhada por um volume maior de tecido, e o efeito resultante será um aquecimento mais lento. A energia propagada por uma pinça com extremidade de bola ou boca plana promove coagulação reduzindo a densidade de corrente, em oposição a concentrar corrente ao longo de uma alça ou fio de esfincterótomo que promove corte.

Maximização da Segurança

A segurança foi drasticamente melhorada com o advento das ESUs controladas por microprocessador. A adição dos modos pré-ajustados torna o uso destas ESUs mais simples e permite resultados mais uniformes e reprodutíveis. Entretanto, há preocupações de segurança, especialmente em relação ao uso da placa de retorno. A seguir estão as regras de segurança mais importantes:

1. Todas as placas de retorno possuem datas de expiração, que devem ser obedecidas. Placa adesiva tem o potencial de secar, resultando em mau contato com a pele, uma alta densidade de corrente no local de retorno e uma probabilidade maior de que ocorra lesão térmica no local de retorno.

2. As placas de retorno têm formas bem desenhadas que são intencionais. Estas não devem ser modificadas, uma vez que a forma e a área fossem predeterminadas pelo fabricante e sejam específicas da ESU. Não se devem usar as placas de retorno de diferentes fabricantes alternadamente.

3. A placa de retorno deve ser colocada sobre o tecido muscular bem perfundido, preferivelmente em estreita proximidade à área-alvo. A pele deve estar limpa, seca e livre de pelos para evitar perda de contato entre a placa e a pele. O eletrodo não deve se enrolar em torno de um membro. Em endoscopia, uma área comum de colocação da placa de retorno é o flanco ou imediatamente acima do rim sobre o músculo latíssimo do dorso, se possível. Outras alternativas comuns são a coxa anterior ou o braço, mas ambos, estes, aumentam a extensão do circuito.

4. A placa de retorno não deve ser colocada sobre protuberância óssea, implante ou *stent* de metal, pregas de pele, tecido cicatricial, áreas pilosas, qualquer forma de alteração da cor da pele ou lesão, e membros com um suprimento sanguíneo restrito; adjacente a eletrodos de eletrocardiografia (ECG), marca-passo e desfibrilador implantado, ou sobre área ou ponto de pressão.

5. A placa do paciente deve ser de tamanho apropriado para o peso do paciente e nunca deve ser cortada em tamanho.

6. Placas do paciente que foram removidas da pele do paciente têm de ser substituídas por novas.

Marca-passo

A corrente de RF tem o potencial de danificar marca-passos mais antigos, mas os modelos mais novos são seguros. O maior potencial de erro ocorre com o uso de circuitos monopolares. Deve-se tomar cuidado para colocar a placa de retorno bem afastada do marca-passo. Em contraste, os desfibriladores cardíacos implantados (ICDs), que podem ser ativados pelas curtas rajadas elétricas do gerador, necessitam ser desativados pela colocação de um ímã sobre a superfície da pele diretamente em cima deles. A remoção do ímã permite reativação imediata do ICD após o procedimento. Isto é seguro de realizar mesmo pela equipe da unidade de endoscopia após treinamento apropriado pela equipe da cardiologia.

Estimulação Neuromuscular

A estimulação neuromuscular pode ser causada por qualquer número de falhas dentro do circuito, como conexões inadequadas, isolamento inadequado, feixes de fio quebrados debaixo do isolamento, ou adaptadores defeituosos ou quebrados. A corrente do gerador é a RF e só pode produzir este efeito se houver uma interrupção no circuito, permitindo que a desmodulação da corrente seja abaixo do limiar de 100 kHz. O resultado pode ser tão simples quanto contração muscular, mas o efeito sobre o miocárdio humano é, particularmente, perigoso, o qual pode resultar em fibrilação ventricular e parada cardíaca. Corrente de alta frequência (> 300 kHz) é usada em eletrocirurgia, porque a sensibilidade miocárdica diminui com frequências crescentes de corrente. Entretanto, o risco de perdas eletrostáticas aumenta com frequências crescentes, assim reduzindo a eficiência da aplicação de corrente e aumentando o risco de queimaduras para o operador ou o paciente. Por essas razões correntes de alta frequência na faixa de 300 a 1.000 kHz são usualmente empregadas durante a eletrocirurgia.

Vazamentos de Corrente

Vazamentos de correntes de RF são aqueles que encontram caminhos alternativos de volta para a ESU. Os vazamentos de correntes roubam energia funcional, que deve ser fornecida ao local operatório, e podem causar queimaduras em outro local no paciente ou no usuário. Os cabos e acessórios da ESU não devem ser encaminhados com outros cabos. Eles devem ser mantidos separados a fim de evitar o fenômeno do acoplamento capacitivo. Este é um fenômeno natural que pode ser agravado ao usar acessórios eletrocirúrgicos através de endoscópios. Pode ocorrer acoplamento capacitivo ou vazamento do eletrodo ativo dentro do canal do endoscópio para estruturas de metal circundantes do endoscópio. O escape de correntes secundárias pode, assim, causar queimaduras inadvertidas longe do local-alvo e perda de energia do eletrodo ativo. Com as ESUs mais antigas, não era incomum o endoscopista não isolado ser queimado em torno da ocular de um endoscópio de fibra óptica.

Aplicações Clínicas da Eletrocirurgia em CPRE

Esfincterotomia

Os esfincterótomos carregam um fio de corte de monofilamento ou trançado. Os esfincterótomos de monofilamento podem fornecer uma incisão de corte mais preciso e com menor risco de lesão pelo calor nas margens da esfincterotomia e na área ampular, mas até onde temos conhecimento, um estudo randomizado prospectivo, comparando os dois aparelhos, não foi realizado. Os esfincterótomos podem ter um, dois ou três lúmens independentes para aceitar o fio de corte; um fio-guia e meio de contraste. Esfincterótomos de único lúmen raramente são usados, uma vez que o fio-guia necessite ser removido durante a esfincterotomia para que não faça contato com o fio de corte, aumentando o risco de um curto-circuito. Portanto, múltiplos lúmens não somente são práticos, mas também ajudam a isolar o componente de corte do esfincterótomo da parte do fio-guia.

Outro fator importante é o ajuste de energia da ESU e a seleção da corrente. Todos estes afetam o início e propagação do corte, bem como os resultados adversos, como sangramento, perfuração e, talvez, pancreatite. Os endoscopistas podem escolher entre uma corrente de corte pura, uma corrente de coagulação, ou uma corrente mista e/ou pulsada, o que pode ser característica registrada do fabricante. A eficiência do corte geralmente aumenta com a energia (30 a 60 W) e, se não for controlada, também aumentará com o encurtamento da área de contato do fio. Uma vez que à medida que a esfincterotomia seja efetuada, o tecido é dissecado, e a impedância aumentará. O *feedback* de impedância controlado por microprocessador é frequentemente integrante das ESUs, permitindo ao endoscopista simplesmente escolher um ajuste de energia, enquanto a ESU ajusta todas as outras variáveis, à medida que o corte está sendo efetuado.

Muito também tem sido publicado a respeito da corrente mais efetiva e segura a ser usada na esfincterotomia. Admite-se que o aquecimento por coagulação excessiva favoreça o desenvolvimento de edema local que poderia obstruir o fluxo pancreático e também promover estenose e fibrose tardias.[7] Uma combinação de formas de correntes foi explorada como um meio potencial de reduzir a pancreatite pós-esfincterotomia (p. ex., corrente pura de corte para iniciar a esfincterotomia, seguida por corrente misturada depois de ter cortado 3 a 5 mm de tecido). O corte

> **Quadro 10.1 Algumas Questões Práticas Relacionadas com Esfincterotomia**
>
> - Se nenhum efeito for observado dentro de 1 ou 2 segundos após aplicação de corrente, e o circuito estiver completo, pode ser útil reduzir a extensão de fio em contato com o tecido circundante. Isto aumenta a densidade de corrente
> - Corte rápido incontrolado ("efeito zíper") pode se desenvolver, quando o comprimento de fio em contato com o tecido diminui ou se a força mecânica aplicada com o esfincterótomo for alta, especialmente com ESUs mais antigas que não possuem controle por microprocessador. Isto aumenta o potencial de perfuração e sangramento.
> - Fatores associados a uma maior efetividade para início e propagação de corte durante a esfincterotomia biliar incluem um diâmetro menor do fio eletrodo, um comprimento mais curto de fio em contato com o tecido, uma força maior aplicada com o fio de encontro ao tecido, e ajustes mais altos de energia

puro, entretanto, foi demonstrado em vários estudos consistentemente, que resulta em um maior risco de sangramento pós-esfincterotomia. Em uma metanálise recente de quatro estudos prospectivos randomizados,[7] envolvendo 804 pacientes, a taxa de pancreatite após esfincterotomia biliar com uma corrente de corte pura não foi significativamente diferente daquela com uma corrente mista (3,8 *versus* 7,9%). Uma corrente pura de corte foi associada a mais episódios de sangramento pós-esfincterotomia, sem um aumento na morbidade ou mortalidade, uma vez que a maioria dos episódios de sangramento fosse de natureza branda (**Quadro 10.1**).

Fistulotomia

A fistulotomia (*Needle-Knife Acess Papillotomy - NKAP*) tem facilitado a terapêutica biliar ao fornecer uma conduta alternativa para o acesso na falha da canulação biliar ou pancreática. Em comparação à esfincterotomia endoscópica padrão, NKAP é considerada uma técnica à mão livre, e portanto, é dependente do operador. Na maioria das séries ela demonstrou aumentar o risco de sangramento, pancreatite e perfuração. Existem grandes séries que suportam o seu uso, sugerindo mesmo que em centros experientes a taxa de pancreatite pode não ser diferente daquela com esfincterotomia de tração tradicional.[8]

Estiletes são acessórios monopolares que permitem que a energia térmica fique direcionada ao longo de um fio muito curto e reto. A corrente mista permite rajadas curtas de corte e coagulação, e tipicamente são usados os mesmos ajustes que na esfincterotomia. A pequena superfície do estilete, no entanto, aumenta dramaticamente a densidade de corrente em comparação a um esfincterótomo padrão, e precisa de cuidado para que não sejam produzidos *cortes em zíper* descontrolados e lesão tecidual profunda.

Litotripsia Eletro-Hidráulica (EHL)

A litotripsia eletro-hidráulica (EHL) realiza sua destruição direcionada nos cálculos, criando uma faísca de alta voltagem entre dois eletrodos isolados (bipolar) localizados na ponta de uma fibra estreita. As faíscas elétricas são aplicadas em pulsos curtos que criam uma expansão imediata do líquido circundante. Uma onda de pressão esférica é produzida, gerando pressão suficiente para fragmentar um cálculo. A forma da onda consiste em um choque frontal, uma fase compressiva e uma tração da cauda. A fase de tração pode ser considerada como uma frente de pressão negativa, que produz cavitação e é crucial para fragmentação dos cálculos. Pulsos curtos com alta pressão de pico providos por uma baixa capacidade e uma alta voltagem têm um impacto maior sobre a fragmentação do que as ondas de choque mais largas correspondentes à menor pressão de pico e que carregam a mesma energia. Desde que a energia recuperada é indiscriminada, deve-se tomar cuidado para evitar traumatizar a parede do ducto colédoco. Isto usualmente é obtido por visualização colangioscópica direta com a sonda de EHL passada pelo seu canal de trabalho. A perda de uma litotripsia efetiva pode ocorrer se houver perda de integridade do eletrodo decorrente de dano por faísca durante o uso. Grandes estudos validaram que esta técnica tem uma taxa de fragmentação de cálculo de 96% e uma taxa final de remoção de cálculo de 90%.[9,10]

Ampulectomia ou Papilectomia

Ampulectomia envolve os mesmos princípios e riscos que a polipectomia, uma vez que o tecido adenomatoso seja similar em ambas as condições. Além disso, o maior uso de terapias ablativas (*i. e.*, coagulação com plasma de argônio) para obter uma remoção mais completa de tumores ou adenomas ampulares tem o potencial de aumentar eventos adversos. A passagem de *stent* pancreático e biliar, esfincterotomia e as chamadas correntes "inteligentes" conferem menor morbidade.[11,12]

A alça é colocada na base superior ou inferior do tumor ampular, e, então, a energia térmica é aplicada, à medida que a alça é fechada. O equilíbrio correto entre uma corrente de corte e coagulação é crucial. Os relatos iniciais usaram uma corrente misturada semelhante à esfincterotomia. Não há estudos frente a frente comparando o tipo de corrente e os ajustes de energia. Opções comuns incluem corrente mista, corte puro e *Endocut ERBE*, mas nenhum consenso foi atingido. Parece, no entanto, que de acordo com levantamentos de especialistas, 67% dos endoscopistas preferem ERBE Endocut à corrente misturada (17%).[13] Especificamente, o Endocut fornece uma corrente contínua de baixa energia seguida por curtas rajadas de corte e coagulação.

A lesão térmica dos ductos biliar e pancreático também aumenta o risco de estenose do orifício. Em um estudo retrospectivo, Catalano *et al.*[14] observaram que ambas, pancreatite aguda e estenose de papila, ocorreram mais frequentemente em pacientes sem *stents* (17 *versus* 3% de pancreatite e 8 *versus* 3% de estenose). Por essa razão a colocação de *stent* pancreático se tornou agora uma prática de rotina para ampulectomia endoscópica. Estenose biliar, no entanto, é menos previsível. Dado o uso associado de técnicas ablativas de tumores, é razoável considerar colocação de um *stent* biliar profilática.[15]

Drenagem de Pseudocisto e Necrosectomia

A drenagem do pseudocisto pancreático se tornou um método primário comum de tratar pseudocistos sintomáticos. Muitas técnicas foram descritas, e múltiplos acessórios foram criados para produzir um estoma enterocístico. O estilete e um eletrodo circular, conhecido como *cistótomo*, são mais comumente usados atualmente, e ambos empregam circuitos monopolares para formar um corte coagulado através da parede gástrica ou duodenal para dentro da cavidade do cisto. Ambos os acessórios produzem tamanha densidade de corrente no ponto de contato, que um caminho pode ser facilmente fabricado por todas as camadas da parede gástrica ou duodenal.

Ablação com Radiofrequência (RFA) nas Vias Biliares

Avanços recentes possibilitaram o uso de RF direcionada para segmentos da árvore biliar como uma técnica ablativa. O resultado é a carbonização do tecido. Ablação com radiofrequência (RFA) tem sido usada para aplicações percutânea e intraoperatória de energia térmica, alcançando necrose tumoral localizada em cânceres hepáticos primários e secundários. Uma sonda endobiliar que é capaz de tratar estenoses biliares malignas durante uma CPRE já está disponível. O cateter Habib EndoHPB (EMcision UK, London), que tem aprovação da *U.S. Food and Drug Administration* e da *EU European Conformity*, a primeira sonda a ser usada com segurança em humanos. Ele usa circuitos de RFA fornecendo energia a 400 kHz e a 7 a 10 watts durante 2 minutos, com um período de repouso de 1 minuto entre cada sessão. Embora estudos randomizados não tenham sido realizados, séries de casos demonstraram excelente patência de 90 dias dos ductos obstruídos após RFA e colocação de *stent* metálico autoexpansível.[16] Na maioria dos casos, a colocação de um *stent* não pôde ser realizado sem a aplicação de RFA. A principal limitação é que a extensão da estenose que pode ser tratada de cada vez é de 25 mm, uma vez que esta distância entre as duas extremidades do circuito equilibre o máximo de densidade de corrente e efeito do tratamento. Isto significa que estenoses mais longas precisam ser tratadas com várias aplicações. Diversos eventos adversos potenciais incluem a extensão da queimadura de RFA para dentro de estruturas adjacentes, dificuldade em reintroduzir cateteres no ducto biliar após tratamento de RFA, hemorragia e formação de abscesso no local da RFA.

A lista de referências deste capítulo pode ser encontrada em www.revinter.com.br/online/referencias-baron.pdf

Questões de Qualidade e Medidas na CPRE

Amer A. Alkhabit ■ Douglas O. Faigel

A colangiopancreatografia retrógrada endoscópica (CPRE) é um procedimento tecnicamente exigente que requer considerável habilidade endoscópica. É o procedimento endoscópico associado às taxas mais elevadas de eventos adversos. Para a realização de CPRE, é importante dar prioridade aos endoscopistas com experiência. Em resposta a isto, a *American Society for Gastrointestinal Endoscopy* (ASGE) propôs critérios específicos para o treinamento e concessão de privilégios clínicos para a CPRE.[1,2] Instituições podem ser consideradas legalmente responsáveis por privilégio negligente.[3] Na era da medicina com base em evidências, surge a necessidade para o estabelecimento de um alicerce para garantia de qualidade relacionada com a CPRE. Por este motivo, a ASGE e o *American College of Gastroenterology* (ACG) propuseram indicadores de qualidade específicos que possibilitam medidas e melhorias da CPRE. Estes indicadores incluem medidas do processo e do resultado. Medidas do processo avaliam o real desempenho na prestação de cuidados de saúde comparado aos padrões aceitos. As medidas do resultado avaliam os resultados dos cuidados de saúde do ponto de vista do paciente.

Nesse capítulo, nós discutimos os indicadores de qualidade relacionados com a CPRE (**Tabela 11.1**).[1] Esses indicadores são divididos em pré-procedimento, intraprocedimento e pós-procedimento.[4] O período de pré-procedimento inclui todo o contato com o paciente até a administração de sedação ou anestesia. O período intraprocedimento vai desde a administração da sedação ou anestesia até a retirada do endoscópio. O período pós-procedimento se estende do término do procedimento até o seguimento do paciente. Cada período tem indicadores específicos associados e é considerado separadamente. Além disso, existem indicadores comuns a todos os procedimentos endoscópicos que devem ser avaliados (**Quadro 11.1**).

Indicadores de Qualidade Pré-Procedimento

O período anterior ao procedimento inclui todo o contato entre o paciente e o pessoal do centro de endoscopia (endoscopista, enfermeiros, técnicos, planejadores etc.) até o início da sedação ou anestesia. Além dos indicadores de CPRE específicos revisados adiante, medidas comuns a todos os procedimentos endoscópicos podem ser avaliadas. Estas incluem a documentação de uma anamnese e exame físico direcionados, estratificação de risco (*American Society of Anesthesiologists* [ASA] ou classificação de Mallampati), registro de um plano de sedação, pontualidade do desempenho do procedimento, abordagem do uso de agentes anticoagulantes ou antiplaquetários e uma pausa da equipe no pré-procedimento (ver **Quadro 11.1**).[4]

Indicação Apropriada

Um dos indicadores de qualidade mais importantes na CPRE é uma indicação apropriada.[5,6] Nos Estados Unidos, a falta de indicação para CPRE é a razão mais comum de acusação judicial (ver Capítulo 12).[7] As indicações para CPRE variam[1,5,6] e incluem as seguintes:

- Icterícia obstrutiva.
- Dados clínicos, bioquímicos ou radiológicos sugestivos de doença pancreática ou do trato biliar.
- Suspeita clínica de malignidade pancreática, quando exames radiológicos diretos são normais ou suspeitos.
- Avaliação e tratamento de pancreatite idiopática recorrente.
- Avaliação pré-operatória e tratamento de pancreatite crônica.
- Avaliação pré-operatória de pseudocisto pancreático.
- Manometria do esfíncter de Oddi.
- Esfincterotomia endoscópica:
  - Coledocolitíase.
  - Estenose papilar ou disfunção do esfíncter de Oddi causando incapacidade.
  - Facilitar a colocação de *stent* biliar.
  - Facilitar a passagem do balão de dilatação.
  - Tratamento da síndrome do colédoco distal *(sump syndrome)*.
  - Tratamento de coledococele sintomática.
  - Tratamento paliativo da icterícia obstrutiva nos pacientes inaptos para cirurgia com carcinoma da ampola de Vater.
  - Para fornecer acesso ao ducto pancreático principal.
- Colocação de *stent* para tratamento de:
  - Estenoses benignas ou malignas.
  - Fístulas.
  - Fístula biliar pós-operatória.
  - Cálculo(s) grande(s) no ducto biliar comum sem possibilidade de retirada.
- Dilatação com balão da estenose ductal.
- Colocação de dreno nasobiliar.
- Drenagem de coleções líquidas pancreáticas infectadas e sintomáticas.
- Amostragem de tecido dos ductos pancreáticos ou biliares.
- Terapêutica pancreática.
- Papilectomia endoscópica.

Tabela 11.1 Indicadores de Qualidade na CPRE

Indicador de Qualidade	Tipo de Medida
Indicação apropriada	Processo
Consentimento informado	Processo
Avaliação da dificuldade do procedimento	Processo
Antibióticos profiláticos	Processo
Taxas de canulação	Processo
Uso de técnicas com pré-corte	Processo
Extração de cálculos do CBD	Resultado
Colocação de *stent* biliar	Resultado
Documentação completa	Processo
Taxas de eventos adversos: pancreatite, perfuração, colangite	Resultado
Tempo de fluoroscopia	Processo

CBD, ducto biliar comum.

Quadro 11.1 Indicadores de Qualidade para Todos os Procedimentos Endoscópicos

Pré-Procedimento
- Indicação apropriada
- Consentimento informado
- Registro da anamnese e exame físico realizados no pré-procedimento
- Documentação da estratificação de risco
- Administração de antibióticos profiláticos, conforme apropriado
- Registro do cumprimento de prazo
- Registro do plano de sedação
- Registro do uso de anticoagulantes e antiplaquetários
- Pausa da equipe

Intraprocedimento
- Fotodocumentação das principais anormalidades
- Monitoramento do paciente
- Documentação da medicação
- Uso de agentes antagonistas ou necessidade de manejo das vias aéreas ou reanimação em virtude de eventos cardiopulmonares

Pós-Procedimento
- Cumprimento dos critérios de alta hospitalar
- Fornecimento de instruções por escrito de alta hospitalar
- Seguimento da patologia
- Conclusão do relatório do procedimento
- Notificação de eventos adversos
- Pesquisa de satisfação do paciente
- Comunicação com o(s) médico(s) solicitante(s)
- Plano para retomada pós-procedimento da terapia anticoagulante

---

A CPRE geralmente *não* é indicada nos seguintes cenários clínicos.[1,5,6]

- Dor abdominal sem evidência objetiva de doença pancreaticobiliar. Evidência objetiva inclui estudos radiológicos ou laboratoriais anormais sugestivos de doença pancreaticobiliar. A razão risco-benefício é alta na ausência destes achados objetivos. Se a CPRE for adotada nos casos de dor abdominal sem evidência objetiva de doença pancreaticobiliar, sugere-se que uma manometria do esfíncter de Oddi seja realizada.[8]
- CPRE de rotina anterior à colecistectomia. Uma CPRE pré-operatória anterior à colecistectomia deve ser realizada no cenário de colangite aguda ou quando a probabilidade pré-procedimento de coledocolitíase for alta (p. ex., imagem anormal exibindo cálculos, testes hepáticos persistentemente anormais, dilatação persistente do ducto biliar).[9]
- CPRE de rotina para o alívio de uma obstrução biliar maligna em pacientes com neoplasia pancreaticobiliar operável. Neste cenário, a CPRE foi associada a altas taxas de eventos adversos pré-operatórios e perioperatórios,[10] como confirmado em um recente estudo prospectivo randomizado.[8] Todavia, a CPRE deve ser considerada no cenário de uma obstrução biliar maligna em pacientes com prurido intenso, particularmente quando houver um atraso na ressecção cirúrgica ou para tratar colangite aguda.[10,11]

A indicação para o procedimento deve ser documentada no prontuário médico. Se a CPRE estiver sendo realizada para indicações não padronizadas, deve ser discutida em detalhes com o paciente e ser bem documentada e justificada.[1] Informações adicionais das indicações e contraindicações da CPRE são encontradas no Capítulo 6.

Consentimento Informado

Em virtude da alta taxa de eventos adversos inerentes à CPRE, um consentimento informado deve ser obtido do paciente ou tutor legal antes da realização do procedimento, exceto no cenário de uma emergência médica com risco de vida.[1] Os componentes do processo de consentimento informado são (1) consentimento voluntário, (2) um paciente ou tutor legal capaz de tomar uma decisão racional e (3) transmissão de uma "informação adequada".[12] É de responsabilidade de o médico revelar o máximo de informações possíveis que um paciente *racional* iria gostar de saber antes de tomar uma decisão. Determinar o que é "racional" não é uma ciência precisa, e o médico deve equilibrar simultaneamente a necessidade de não sobrecarregar o paciente com a necessidade de fornecer informações de risco pertinentes. O consentimento deve abordar os eventos adversos mais comuns associados à CPRE e suas taxas esperadas. Estes incluem pancreatite, eventos adversos infecciosos (colangite e colecistite, infecção da coleção de líquido pancreático), sangramento pós-esfincterotomia, perfuração e reações adversas cardiopulmonares induzidas pela sedação.[1] Embora existam diferentes opiniões em relação à obrigação de informar ao paciente da potencial necessidade de cirurgia, permanência hospitalar prolongada ou morte,[12] nunca é demais enfatizar o valor do grau da educação do paciente sobre a CPRE e seus potenciais eventos adversos. Debates sobre o grau da educação e o processo de consentimento são comuns nas ações judiciais da CPRE (ver Capítulo 12).[7] Embora as leis estaduais variem em relação a quem pode legalmente obter o consentimento informado, a maioria dos especialistas recomenda que o consentimento seja obtido pelo endoscopista responsável pela realização do procedimento.[13,14] Em um grande estudo multicêntrico prospectivo, descrevendo o processo de consentimento da CPRE na Inglaterra, o consentimento foi obtido pela maioria dos endoscopistas (84%), embora 14% tenham delegado esta responsabilidade a outro membro da equipe.[15]

A incidência de pancreatite pós-CPRE (PEP) tipicamente varia de 1 a 7%, porém pode ser mais elevada em determinadas situações clínicas.[1,16,17] Múltiplos estudos identificaram fatores de risco para a PEP. Com base em estudos prospectivos, estes fatores podem ser classificados em relacionados com o paciente e com o procedimento.[18-20] Fatores relacionados com o paciente incluem um histórico de PEP e disfunção comprovada ou suspeita do esfíncter de Oddi, idade inferior a 60 anos, gênero feminino, ausência de pancreatite crônica e bilirrubina sérica normal.[19,20] Fatores relacionados com o procedimento incluem mais de 1 ou 2 injeções pancreáticas de contraste, canulação moderada a difícil (definida de modo variável, porém geralmente 10 ou mais tentativas de canulação), esfincterotomia pancreática, esfincterotomia com pré-corte, esfincterotomia da papila menor, esfincteroplastia com balão sem esfincterotomia, papilectomia e envolvimento de estagiários. Embora estes fatores devam ser abordados com o paciente durante o processo de consentimento informado,[19,20] o grau mais adequado de explicação (detalhes) destes fatores é desconhecido e não padronizado. No entanto, os pacientes devem ser informados que a pancreatite pode ser severa em uma pequena porcentagem dos casos e necessitar de hospitalização prolongada.

Eventos adversos infecciosos são incomuns após a CPRE. Colangite aguda é um fator de complicação em até 1% da CPRE.[21,22] Colangite aguda pós-CPRE é observada em 0,2 a 0,5% dos casos.

Sangramento pós-CPRE pode ocorrer após a esfincterotomia, ampulectomia e drenagem transmural da coleção de líquido pancreático. Sangramento pós-esfincterotomia ocorre em 0,8 a 2% dos casos,[22,23] e a possível necessidade de transfusão, cirurgia ou embolização radiológica deve ser discutida. A disposição do paciente em receber transfusão sanguínea, se necessário, deve ser discutida e documentada.

Perfuração induzida pela CPRE pode estar relacionada com o fio-guia (perfuração periductal ou ductal) ou esfincterotomia (perfuração duodenal), ou induzida pelo endoscópio em um sítio distante da papila. A perfuração pós-CPRE ocorre em 0,35 a 0,6% dos casos.[18,23] E a necessidade potencial para cirurgia e permanência hospitalar prolongada em consequência desse evento adverso deve ser discutida. Óbito é uma complicação em 0,07% dos casos.[23,24] Detalhes adicionais sobre eventos adversos da CPRE podem ser encontrados no Capítulo 7.

Avaliação da Dificuldade do Procedimento

Foi proposto que o grau de dificuldade da CPRE seja classificado por um sistema de classificação que permita comparações entre os endoscopistas.[25] Assume-se que graus mais elevados de dificuldade estejam associados a menores taxas de sucesso e maiores taxas de eventos adversos. O grau de dificuldade da CPRE pode ser classificado da seguinte forma:

- Grau 1 (Padrão):
  - CPRE diagnóstica: inclui canulação seletiva profunda e amostragem diagnóstica.
  - CPRE terapêutica: inclui esfincterotomia biliar, extração de cálculos (< 10 mm), e colocação de *stent* para fístula biliar.
- Grau 2 (Avançado):
  - CPRE diagnóstica: diagnóstico em Billroth II e canulação da papila menor.
  - CPRE terapêutica: inclui extração de cálculos (> 10 mm), colocação de *stent* para tumor hilar e tratamento de estenoses biliares benignas.
- Grau 3 (Terciário):
  - CPRE diagnóstica: inclui manometria, anatomia alterada após cirurgia de Whipple e reconstrução em Y de Roux, e endoscopia intraductal.
  - CPRE terapêutica: inclui terapêutica em Billroth II, cálculos intra-hepáticos e terapêuticas pancreáticas.[26]

É consensual que quanto maior o grau de dificuldade do procedimento, maiores as taxas de falha e eventos adversos.[19] Foi demonstrado que as escalas de classificação se correlacionam com as taxas de sucesso, porém estes estudos foram inconsistentes na avaliação de associações a eventos adversos.[25,27] Espera-se que um endoscopista competente alcance uma taxa de sucesso de 80 a 90% em todos os casos de CPRE de grau 1. Aqueles com taxas de sucesso menores não devem tentar uma CPRE mais difícil (ou seja, graus 2 e 3).[26,28]

Mais recentemente, um novo sistema de classificação para procedimentos endoscópicos, incluindo a CPRE, foi introduzido pelo Comitê de Qualidade da ASGE. O sistema de classificação foi proposto com base na pesquisa de um grande grupo de gastroenterologistas da comunidade e acadêmicos dos Estados Unidos, Canadá e Grã-Bretanha. A principal limitação foi que o sistema se baseou primariamente no consenso em vez de evidência. O sistema de classificação proposto para CPRE tem quatro níveis de complexidade (**Quadro 11.2**). Para todos as categorias e contextos, deve-se aumentar um nível (a um máximo de quatro) para qualquer procedimento realizado fora do horário normal de atendimento ou em uma criança com menos de 3 anos de idade, ou para um procedimento que tenha sido previamente malsucedido.[29] O objetivo primário dos programas de bolsas de estudos que oferecem treinamento de CPRE é o de treinar a competência nos procedimentos de níveis 1 e 2 (principalmente o trabalho biliar padrão). Programas de bolsas de estudos (ou seja, bolsas de estudos em endoscopia avançada) são necessárias para dominar desafios mais complexos nos níveis 3 e 4.[28] Foi recomendado que o nível de complexidade de cada procedimento de CPRE seja classificado e documentado. Nós recomendamos o uso de um sistema atualizado mais recente.[26]

Antibióticos Profiláticos

A administração de antibióticos pré-CPRE deve ser considerada em pacientes com suspeita de obstrução biliar e que haja uma possibilidade de drenagem biliar incompleta. Tais pacientes incluem aqueles com colangite esclerosante primária e estenoses do hilo biliar. Se a drenagem biliar for incompleta, os antibióticos devem ser continuados. Os pacientes pós-transplante hepático que são submetidos à CPRE terapêutica podem se beneficiar da profilaxia com antibióticos, com continuação por vários dias após o procedimento, mesmo quando uma drenagem adequada é alcançada.[30,31] A profilaxia antibiótica deve ser administrada em pacientes com fístulas biliares, fístulas pancreáticas, pseudocistos pancreáticos e necrose pancreática.[30,32]

Indicadores de Qualidade Intraprocedimento

O período intraprocedimento começa com a administração da sedação ou anestesia e termina com a retirada do endoscópio.[1] Existem requisitos mínimos de desempenho que são essenciais a todos os procedimentos gastrointestinais (GI) realizados com sedação, incluindo monitoramento do paciente, documentação dos medicamentos administrados, necessidade de reversão da sedação ou manobras de reanimação e fotodocumentação das referências anatômicas pertinentes ou achados patológicos (ver **Quadro 11.1**).[4] Além disso, os seguintes indicadores de qualidade específicos à CPRE devem ser considerados.[1]

> **Quadro 11.2 Níveis Propostos de Complexidade da CPRE**
>
> Aumentar 1 nível (até um máximo de 4) para cada procedimento realizado fora do horário normal de atendimento, em uma criança com menos de 3 anos de idade ou para um procedimento previamente malsucedido.
>
> 1. Canulação profunda do ducto de interesse, papila principal, amostragem
>   - Remoção/troca do *stent* biliar
> 2. Extração de cálculo biliar < 10 mm
>   - Tratamento de fístulas biliares
>   - Tratamento de estenoses extra-hepáticas benignas e malignas
>   - Colocação de *stents* pancreáticos profiláticos
> 3. Extração de cálculo biliar > 10 mm
>   - Canulação da papila menor *pancreas divisum* e terapêutica
>   - Remoção de *stents* biliares com migração interna
>   - PAAF, biópsia e imagem intraductal
>   - Controle de pancreatite recorrente ou aguda
>   - Tratamento de estenoses pancreáticas
>   - Remoção de cálculos biliares móveis e < 5 mm
>   - Tratamento de tumores hilares
>   - Tratamento de estenoses biliares benignas, estenoses hilares ou em regiões superiores
>   - Manejo na suspeita de disfunção do esfíncter de Oddi (com ou sem manometria)
> 4. Remoção de *stents* pancreáticos com migração interna
>   - Terapêutica intraductal guiada por imagem (p. ex., terapia fotodinâmica, litotripsia eletro-hidráulica)
>   - Cálculos biliares impactados e/ou > 5 mm
>   - Cálculos intra-hepáticos
>   - Drenagem de pseudocisto, necrosectomia
>   - Ampulectomia
>   - CPRE após cirurgia de Whipple ou bariátrica com Y de Roux
>
> Fonte: Cotton PB, Eisen G, Romagnuolo J et al. Grading the complexity of endoscopic procedures: results of an ASGE working party. Gastrointest Endosc. 2011;73(5):868-874.
> PAAF, punção aspirativa por agulha fina.

Taxas de Canulação

A canulação é essencial para concluir a CPRE diagnóstica e terapêutica. Especialistas em CPRE alcançam altas taxas de canulação do ducto desejado, com mínimas taxas de eventos adversos. Para alcançar esta alta taxa de canulação, treinamento adequado e experiência contínua em CPRE são necessários.[1,33]

Canulação profunda é conquistada, quando a ponta do cateter segue proximal à papila em direção ao ducto desejado. Isso facilita a administração eficaz de contraste e, consequentemente, a visualização de todo o sistema ductal, permitindo a introdução de acessórios para a realização de manobras terapêuticas.[1] A repetição das CPREs, uma colangiografia trans-hepática percutânea (PTC) ou uma cirurgia podem ser necessárias para atingir os objetivos da intervenção, quando a canulação é malsucedida.[1]

O endoscopista experiente em CPRE pode alcançar taxas seletivas de canulação acima de 95%.[33,34] Metas foram estabelecidas para endoscopistas considerados minimamente competentes em alcançar uma taxa de canulação de 80%.[35] No geral, uma taxa de canulação de 90% é considerada um alvo apropriado para a maioria dos endoscopistas que realizam CPRE.[1] Para fins de medida de qualidade, a canulação malsucedida não deve incluir casos que foram interrompidos em consequência de sedação inadequada, cirurgia abdominal prévia (incluindo pancreatoduodenectomia ou cirurgia de Whipple, reconstrução a Billroth II, gastrojejunostomia e hepatojejunostomia), obstrução duodenal proximal e estase gástrica em grande quantidade.[1]

Os endoscopistas devem documentar se uma canulação profunda foi obtida e especificar os tipos de acessórios que foram utilizados para realizar a canulação.[1] Pelo menos uma ou mais imagens fluoroscópicas devem ser incluídas. A força-tarefa recomendou a fotodocumentação de quaisquer anomalias identificadas pela endoscopia.[1]

Quando as técnicas de canulação padrão falham, a esfincterotomia com pré-corte pode ser realizada.[1] A esfincterotomia com pré-corte aumenta o risco de eventos adversos após a CPRE.[17,36,37] Endoscopistas experientes utilizam técnicas com pré-corte para a canulação em não mais que 10 a 15% dos casos.[38,39] Esfincterotomia com pré-corte deve ser considerada como uma alternativa às técnicas de canulação padrão, sendo segura e eficaz em mãos experientes.[39] É importante observar que metade das ações judiciais relacionadas com a CPRE e envolvendo perfurações pós-esfincterotomia foi secundária ao uso de técnicas com pré-corte.[7] Outras manobras endoscópicas são essenciais para alcançar o completo sucesso no procedimento, incluindo, mas não limitado a, ultrapassagem de uma estenose, extração de cálculo e colocação de *stent*. O sucesso técnico dos procedimentos mais comumente realizados após a canulação deve alcançar 85%.[1] A CPRE malsucedida resulta em uma maior taxa de eventos adversos pós-CPRE, e na necessidade de repetir a CPRE ou de realizar outros estudos intervencionistas e radiológicos, resultando em custos mais elevados.[1]

Remoção de Cálculos do Ducto Biliar Comum

A extração de cálculos do ducto biliar é uma das indicações mais comuns da CPRE. O alívio eficaz na obstrução biliar e a sua desobstrução dos ductos resolvem rapidamente a colangite aguda, podem levar à melhora em alguns casos de pancreatite litiásica aguda grave.[1]

A remoção de cálculos do ducto biliar pode ser alcançada em 95 a 99% dos pacientes, quando realizada por endoscopistas experientes.[1,40] Todavia, espera-se que endoscopistas competentes em CPRE consigam extrair os cálculos dos ductos biliares em, pelo menos, 85% dos casos, utilizando esfincterotomia biliar e balões ou cestas de extração.[1,41] A dilatação papilar com balão de grande diâmetro, com ou sem litotripsia mecânica, é adequada na remoção de cálculos grandes ou difíceis nos casos em que as técnicas-padrão de extração falharam. A litotripsia mecânica aumenta a taxa de sucesso para além dos 90%.[1,41,42] Menos de 10% dos casos requer procedimentos avançados, como a litotripsia eletro-hidráulica, a *laser* ou extracorpórea por ondas de choque.[1]

Colocação de *Stent* na Obstrução Biliar Abaixo da Bifurcação

Indicações para a colocação de *stents* biliares abaixo da bifurcação hepática incluem cálculos não extraíveis no ducto biliar, obstrução biliar maligna (câncer de pâncreas e da ampola de Vater, doença metastática para a cabeça do pâncreas) e estenoses benignas (pancreatite crônica, cirurgia pós-biliar).[1] A colocação de *stents* nas estenoses ou acima do hilo hepático é tecnicamente mais desafiadora e menos comumente realizada, tornando-a menos útil como uma medida de qualidade.

Alívio da obstrução biliar é essencial no cenário de colangite e quanto contraste tenha sido introduzido em um ducto biliar obstruído.[1] Endoscopistas competentes devem ser capazes de aliviar uma obstrução biliar não hilar por meio da colocação de *stents* em 80 a 90% dos casos.[26]

Indicadores de Qualidade Pós-Procedimento

O intervalo de tempo após o procedimento estende-se desde a retirada do endoscópio até a alta hospitalar do paciente e término do seguimento.[1] Assim como em outros procedimentos endoscópicos, existem medidas gerais de qualidade pós-procedimento (ver **Quadro 11.1**). Estas incluem a documentação do cumprimento dos critérios de alta hospitalar, o fornecimento de instrução de alta hospitalar, incluindo um plano de retomada da dieta e medicamentos, como anticoagulantes, seguimento da patologia, medida de satisfação do paciente, comunicação com outros profissionais da área da saúde, medida dos eventos adversos e preparação de um relatório completo da endoscopia.[1,4] Modificações e elementos específicos foram propostos para a CPRE.

Documentação Abrangente

Todos os relatórios endoscópicos devem conter os seguintes elementos básicos.[43]

- Data do procedimento.
- Dados de identificação do paciente.
- Endoscopista(s).
- Enfermeiros e assistente(s).
- Documentação do exame físico e histórico relevante do paciente.
- Documentação do consentimento informado.
- Indicação(ões) do procedimento.
- Tipo de aparelho endoscópico utilizado.
- Medicamentos administrados (tipo de sedação, antibióticos, antiespasmódicos).
- Extensão anatômica do exame.
- Limitação(ões) do exame, se aplicável.
- Amostras obtidas de tecido ou fluidos.
- Achados.
- Impressão diagnóstica.
- Tipos de intervenção terapêutica e resultados.
- Eventos adversos, se aplicável.
- Disposição.
- Recomendações para cuidados subsequentes.

Os relatórios da CPRE devem descrever especificamente as técnicas e acessórios usados para canulação e terapia, e se estes foram bem-sucedidos. O relatório deve documentar quais ductos foram canulados e a extensão da visualização na colangiopancreatografia. Os relatórios da CPRE devem ser suplementados com imagens radiográficas representativas e fotos endoscópicas, conforme o caso.[1] Documentação imprecisa tem consequências médico-legais. Além disso, a documentação de achados permite que outros clínicos envolvidos no cuidado do paciente tome decisões de controle apropriadas.[1]

Taxas de Eventos Adversos

As taxas de CPRE associadas à sedação, pancreatite, perfuração, colangite e sangramento devem ser mensuradas.[1] É importante o registro e a mensuração das taxas de eventos adversos para procedimentos invasivos. Para a CPRE, determinados eventos adversos ocorrem com frequência suficiente para serem utilizadas como medidas de qualidade específicas. Isto é particularmente verdade na PEP.

Na prática clínica, as taxas de PEP são variáveis. Estudos sugerem que a taxa de PEP varia entre 1 a 30% dos procedimentos nos centros acadêmicos.[44] Esta ampla variação pode ser explicada pela frequência variável do seguimento, pelos critérios de definição utilizados para pancreatite e pelos fatores relacionados com o paciente, como a heterogeneidade do caso, tipos de intervenções e a experiência do endoscopista.[44] Para fins de medida de qualidade, a PEP deve ser definida como dor abdominal típica ocorrendo em até 24 horas do procedimento, associada a níveis de amilase ou lipase que excedam 3 vezes o limite superior da normalidade.[45] A média das taxas de PEP em todos os centros (comunidade e acadêmico) é de 1 a 7%.[44] O endoscopista deve informar ao paciente que a PEP pode ser grave, resultando em hospitalização prolongada, necessidade de cirurgia ou morte.[1,44] Aproximadamente metade das ações judiciais relacionados com a CPRE nos EUA envolve a PEP.[7]

A taxa esperada de perfuração induzida pela PEP é inferior a 1% em pacientes com anatomia GI normal.[1] A perfuração pode resultar dos seguintes fatores:

- Ruptura mecânica do esôfago, estômago ou duodeno induzida pela passagem do instrumento.
- Esfincterotomia.
- Passagem de fios-guia.
- Procedimentos terapêuticos.[1]

Pacientes com anatomia cirurgicamente alterada (p. ex., Billroth II) correm um maior risco de perfuração na alça aferente. A perfuração encontrada nesse cenário é intraperitoneal e pode justificar uma intervenção cirúrgica,[46] se o fechamento endoscópico não pode ser alcançado.

Hemorragia pós-esfincterotomia clinicamente significativa ocorre em, aproximadamente, 2% dos casos.[36] Fatores que aumentam esse risco incluem coagulopatia, colangite aguda no momento do procedimento, instituição de anticoagulantes nos 3 dias subsequentes ao procedimento e baixo volume de casos do endoscopista (definido com menos de um por semana). O risco de hemorragia é ainda maior, quando outros procedimentos terapêuticos são realizados, como a papilectomia (ver Capítulo 24)[47] e a drenagem transmural das coleções de líquido pancreático (ver Capítulo 53).[48] O risco de sangramento na CPRE sem esfincterotomia (como reposição ou colocação de *stent pancreático* e biliar, dilatação com balão, citologia) é quase zero, mesmo em pacientes com trombocitopenia moderada e anticoagulação com o índice internacional normalizado (INR) na janela terapêutica.[1]

Podem ocorrer eventos cardiopulmonares durante a CPRE, alguns dos quais estão relacionados com a sedação. O risco destes eventos está associado a uma classe ASA maior. Por esta razão, a classe ASA deve ser avaliada e documentada antes do procedimento. Endoscopistas devem estar preparados para tratar os eventos cardiopulmonares adversos.[1,49]

Os pacientes devem ser monitorados durante o procedimento para detectar eventos cardiopulmonares. Em muitas instituições, o suporte anestésico é regularmente utilizado na CPRE. Embora a principal responsabilidade em garantir adequação da sedação e função cardiopulmonar seja do anestesiologista, isto não anula a responsabilidade do endoscopista de uma adequada avaliação pré-procedimental e auxílio com intervenções, se necessário. Em outras instituições, a sedação é administrada sob supervisão do endoscopista com o uso de benzodiazepínicos e opioides com ou sem anti-histamínicos e, em algumas unidades, com o uso de propofol.[50,51]

É aconselhável a aderência de endoscopistas e unidades de endoscopia às diretrizes estabelecidas para monitoramento e administração de sedação e anestesia.[52,53]

Duração da Fluoroscopia

A quantidade de exposição à radiação pode ter efeitos prejudiciais sobre o paciente e funcionários. Estes riscos incluem lesão dérmica, lesão a órgãos vitais, catarata, carcinogênese e teratogênese. O princípio *ALARA* (Tão Baixo Quanto Razoavelmente Possível) tem guiado os esforços para melhoria da segurança pelos radiologistas e radioterapeutas por décadas.[54] A mensuração e tentativa em reduzir a quantidade de exposição à radiação tem sido uma métrica de qualidade para outros procedimentos fluoroscópicos não endoscópicos.[55] Embora não proposto pela Força-Tarefa da ASGE/ACG, a redução e registro do tempo de fluoroscopia é uma meta métrica para todas as CPREs.[56,57] Um estudo preliminar sugeriu que o registro e análise comparativa do tempo de fluoroscopia diminuíram a exposição à radiação.[58]

Início das Medidas de Qualidade

A finalidade da medida de qualidade é a de conquistar uma melhoria na qualidade. O ciclo de melhoria da qualidade começa com a identificação de uma área a ser melhorada, medindo o desempenho através de métricas de qualidade, intervindo para melhorar o desempenho e remensurando para garantir que a melhora tenha sido alcançada. Este conceito é incorporado no método Planejar-Fazer-Estudar-Agir (PDSA), o qual emprega ciclos de planejamento (P), a execução de testes em pequena escala (D), análise dos resultados do teste e lições aprendidas (S), seguido pela incorporação e manutenção de novos processos em prática (A), versus ciclos P-D-S-A repetidos.[59] O método Definir-Medir-Analisar-Melhorar-Controlar (DMAIC) fornece uma estrutura similar para definição cíclica, testes e reanálise.

Em razão do grande número de indicadores de qualidade propostos, o início de um programa de melhoria de qualidade pode parecer desencorajador. É importante que o programa seja iniciado em pequenas etapas, identificando primeiro um subgrupo limitado de áreas para medir e melhorar. Em seguida, estas áreas podem ser incluídas em um projeto de melhoria de qualidade limitado ao tempo (p. ex., vários meses). À medida que processos são desenvolvidos para medida, registro e melhoria da qualidade, estes projetos podem ser prolongados, e métricas adicionais, incorporadas.

Informações relativas à qualidade podem ser usadas de diversas maneiras diferentes, de acordo com a medida e os achados. No caso de uma medida de desempenho do endoscopista (como a taxa de canulação biliar profunda), uma avaliação precisa deve ser fornecida ao endoscopista, quando um baixo desempenho é identificado. O compartilhamento de resultados pode resultar em melhora do desempenho, se o indivíduo for receptivo à avaliação. Um indivíduo designado, como um médico, deve-se encontrar com o indivíduo de baixo desempenho para discutir as métricas e explorar os motivos do baixo desempenho. Este encontro não deve ser de confronto, mas sim de suporte e de colaboração, concentrando-se na assistência ao paciente para possibilitar a identificação de estratégias e implementação de um projeto de melhoria da qualidade.

A determinação do grau de complacência da qualidade – "Quão bem estamos indo?"– é amplamente facilitada pela análise comparativa externa. A análise comparativa externa utiliza um método independente e objetivo de coletar e analisar dados provenientes de médicos em suas práticas individuais. Este método utiliza padrões e literatura com base em evidências para desenvolver seus padrões de medida. Por exemplo, o *GI Quality Measurement Consortium Ltd.* (GIQuIC) é uma organização educacional e científica 501 (c) (3) estabelecida por médicos especializados em gastroenterologia.[60] O GIQuIC atualmente coleta dados primariamente sobre colonoscopia, porém é previsto que a CPRE seja incluída. A *CPRE Quality Network* é um projeto-piloto que coletou dados de qualidade de mais de 100 médicos para criar boletins e estabelecer padrões de referência;[58] já foi utilizado para reduzir a exposição à radiação e examinar diferenças práticas entre endoscopistas de diferentes níveis de experiência.

O acesso aos dados de qualidade permanece uma questão polêmica. Quando utilizados para fins de garantia de qualidade, estes dados não são detectáveis para uso em alegações de erro médico. Em alguns casos, os dados de qualidade foram divulgados. Este relatório público faz parte de um movimento geral em direção a uma maior transparência. Em alguns casos, é exigido pelo governo, como através do relatório público de infecções hospitalares.[61] Em outros casos, as práticas *GI* escolheram publicar seus dados de qualidade na internet (**Fig. 11.1**).[62]

Os programas de compra com base em valor ainda não foram incluídos na CPRE. Embora mais da metade das organizações de manutenção da saúde utilizem incentivos de pagamento em função do desempenho (P4P) em seus contratos,[63] nenhum programa P4P foi incorporado na métrica da CPRE. A Lei de Proteção ao Paciente e Serviços de Saúde Acessíveis de 2010 codificou o P4P e o programa federal de compra com base no valor. Isto é primariamente incorporado no Sistema de Informação de Qualidade do Médico (PQRS) do *Centers for Medicare & Medicaid Services* (CMS). Embora as medidas GI estejam disponíveis para o PQRS, nenhuma é específica à CPRE

Resumo

O sucesso da CPRE depende do alcance de altas taxas de conclusão e baixas taxas de eventos adversos. A competência no procedimento é essencial para garantir a qualidade da CPRE. O estado do paciente após a CPRE pode melhorar através de um processo

Resultados	MNGI	Dados Nacionais
Sucesso da canulação: Ducto biliar	95,3%	95%
Eventos adversos: Total	5,0%	4% to 15%
Pancreatite	3,97%	4,1% to 5,2%
Hemorragia	0,74%	1% to 5%
Perfuração	0,12%	1%
Infecção	0,74%	2%
Pesquisa de satisfação do paciente Consulta do paciente classificada como excelente ou muito boa*	95%	N/A

*Os resultados são baseados em 484 pesquisas preenchidas por pacientes (taxa de resposta de 60%).

Fig. 11.1 Um exemplo de relatório público dos dados de qualidade da CPRE na internet. (*MNGI*, Minnesota Gastroenterology, P.A.) (*Fonte*: http://mngastro.advantagelabs.com/sites/mngastro.com/files/mngi_quality_outcomes_2008.pdf.2011. *Acessado em 12 de Dezembro. Utilizada com permissão*).

construtivo de melhoria contínua da qualidade, resultando na realização de técnicas de CPRE mais adequadas e maior segurança. Desse modo, a melhoria contínua da qualidade deve ser uma parte integral dos programas de CPRE. As instituições devem selecionar subgrupos de indicadores que sejam apropriados a suas necessidades individuais. Esses indicadores devem ser periodicamente revisados e reavaliados em um processo de melhoria contínua da qualidade.

A lista de referências deste capítulo pode ser encontrada em www.revinter.com.br/online/referencias-baron.pdf

Capítulo 12

Questões Médico-Legais na CPRE

Peter Cotton ■ James T. Frakes

Medicina é uma ciência imprecisa, influenciada pelas excentricidades e natureza imprevisível dos sistemas biológicos e pela arte das relações interpessoais. Enfermidades humanas são, desde o princípio, resultados adversos da vida, sendo frequentemente difícil para os médicos corrigir ou atenuar estas enfermidades. Além disso, as técnicas, ferramentas e tecnologia disponíveis para ajudar nessa tarefa geralmente têm riscos ou inadequações associadas. Portanto, a restauração da função biológica ao seu estado saudável anterior é muitas vezes incompleta, algumas vezes malsucedida e, ocasionalmente, complicada por lesão iatrogênica. Resultados negativos ou adversos podem incluir falhas cognitivas ou técnicas, terapias ineficazes, eventos adversos da terapia, altos custos e hospitalizações prolongadas, falta ao trabalho e não realização das atividades diárias. Qualquer um ou todos esses fatores podem resultar em insatisfação do paciente, e um desejo de atribuir a culpa e buscar indenização.

É nesse ambiente de enfermidade pessoal e medo, ciência e arte médica limitada, insatisfação do paciente e vias legais para reparação que as questões médico-legais surgem. Especialmente nos Estados Unidos, era anteriormente observado um aumento constante no número de ações judiciais movidas por negligência médica e no tamanho das indenizações concedidas por danos.[1] No entanto, uma recente análise das despesas pagas pelo segurado por todos os processos médicos demonstrou que o número e valor das indenizações haviam se estabilizado.[2] Médicos e companhias de seguro geralmente culpam expectativas pouco realistas dos pacientes, advogados avarentos e indenizações inapropriadamente altas concedidas pelo júri pelo número elevado de ações judiciais, o qual por sua vez, resulta em altas taxas de seguro por negligência, acesso reduzido a determinados tipos de tratamento médico e a prática onerosa da medicina defensiva. Alternativamente, os advogados e alguns pacientes culpam a negligência médica verdadeira, os altos custos médicos, o monitoramento inadequado de médicos incompetentes e a má gestão financeira por companhias de seguro pela piora do clima médico-legal.

É, portanto, apropriado que os médicos estudem questões médico-legais, especialmente em suas áreas de especialidade, para otimizar os resultados do paciente, limitar a insatisfação e danos ao paciente e minimizar o risco de processo por negligência.

Com que Frequência os Gastroenterologistas e Endoscopistas são Processados?

Gastroenterologistas, como todos os médicos, têm motivos para se preocupar com o risco de processo por negligência. A exposição a este risco varia entre as especialidades. Uma análise do banco de dados da *Physician Insurers Association of America* (PIAA) de 1985 a 2005 demonstrou que apenas 1,8% das ações judiciais estavam relacionadas com os gastroenterologistas[3] e que eles se classificaram em um nível baixo da escala de risco entre as especialidades, ficando em 21º de 28.[4] No entanto, uma recente revisão abrangente das ações e resultados de uma grande seguradora ao longo de 24 anos demonstrou que a classificação dos gastroenterologistas foi muito mais alta (5º de 25).[5] Todos os anos, não menos do que 12% enfrentou uma ação judicial; esse número foi menor do que a maioria das especialidades cirúrgicas, porém, surpreendentemente, superior ao de obstetrícia e ginecologia, e os autores calculam que pela idade de 65 não menos do que 75% dos médicos nas especialidades de menor risco (e 99% nas de maior risco) terão enfrentado uma ação judicial. É reconfortante que apenas 20% das ações resultem em um pagamento de indenização, e que, ao contrário da crença popular, o risco para todas as especialidades reduziu bastante na última década.

Poderia pensar-se que a elevação infeliz na classificação de risco para os gastroenterologistas fosse decorrente da crescente invasão de suas práticas. Paradoxalmente, embora uma análise publicada 20 anos atrás[6] tenha constatado que erros no desempenho do procedimento fossem razões mais comuns para ações judiciais do que erros cognitivos, atualmente o inverso parece ser o caso.[3] Portanto, gastroenterologistas não apenas necessitam realizar seus procedimentos com cuidado, para indicações apropriadas, como também devem estar todos os dias atentos ao risco judicial nas entrevistas diagnósticas, avaliações, prescrições de medicamentos, injeções, vacinas, bem como outras formas de interações com os pacientes envolvendo eles mesmos e sua equipe.

Quão Comum são as Ações Judiciais Envolvendo a CPRE?

Visto que a colangiopancreatografia retrógrada endoscópica (CPRE) é um dos procedimentos realizados por endoscopistas gastrointestinais (GI) mais tecnicamente difíceis, e os eventos adversos, algumas vezes graves, são mais comuns do que com outros procedimentos endoscópicos, pode-se esperar que a CPRE seja responsável por um número desproporcional de ações judiciais contra gastroenterologistas. No entanto, o risco relativo de processo judicial a partir da CPRE foi, na verdade, substancialmente menor do que para outros tipos de procedimento nos Estados Unidos, pelo menos quando relatado em 1995.[6] Em um estudo canadense, os eventos relacionados com a CPRE foram responsáveis por apenas cerca de 6% das ações legais relacionadas com o trato GI de 1990 a 1997.[7] Provavelmente, esta discrepância aparente é principalmente por causa da grande diferença no número relativo de procedimentos envolvidos. Em contraste, a CPRE é o tipo mais comum de procedimento endoscópico associado a ações judiciais no Japão.[8] Uma simples pesquisa no Google por "ações judiciais de CPRE" fornece muita leitura interessante.

Quais são os Princípios Legais Fundamentais?

Elementos de um Caso de Negligência: Os Princípios da Lei de Responsabilidade Civil

A forma mais comum de uma ação por negligência médica enquadra-se nos princípios da lei de responsabilidade civil, uma ação "civil errada" em vez de uma ação criminosa. Estas ações civis erradas são, geralmente, compensadas por reparação monetária. Para ter sucesso em uma ação de negligência médica, o pleiteante deve provar quatro elementos legais básicos por um predomínio de evidências (o fato em questão é mais provável do que não), em vez de provar sem qualquer margem de dúvida, como em ações criminais.[6,9] Os quatro elementos básicos que devem ser provados são:

1. O médico possuía um dever de cuidado para com o paciente.
2. O médico rompeu aquele dever ao violar o padrão de cuidados aplicável.
3. A violação do dever causou uma lesão.
4. A lesão do paciente é compensável (danos).

Dever

O dever do médico ao paciente surge da relação médico-paciente. Se não existe uma relação médico-paciente, não há risco de negligência. A relação é, geralmente, criada por uma visita ao consultório médico, visita hospitalar ou realização de um procedimento, porém pode ser criada sem um encontro cara a cara entre o médico e o paciente. Por exemplo, um agendamento para uma consulta médica ou procedimento endoscópico ou a prescrição de uma solução para limpeza do cólon antes da colonoscopia pode criar esta relação médico-paciente. A definição clara do papel ou dever de um médico no manejo de um paciente, limitando desse modo o escopo do dever, pode ajudar a reduzir subsequentes responsabilidades. Uma vez estabelecida, a relação médico-paciente continua até oficialmente e apropriadamente terminada pelo paciente ou médico.

Violação do Dever

O dever do médico, uma vez estabelecida a relação médico-paciente, é clinicar dentro de um padrão de cuidados razoável. Falha em satisfazer o padrão de cuidados constitui negligência e é o problema central na maioria dos processos de negligência médica. Embora frequentemente difícil de definir, um padrão de cuidados razoável é, geralmente, estabelecido com a ajuda de testemunhas atuando como consultores médico-legais.

Causa

Para ser bem-sucedido em um processo de negligência médica, o pleiteante deve provar que o cuidado precário foi a causa imediata (fundamental e não menor) do dano.

Dano

Além disso, para suceder, o paciente pleiteante deve estabelecer que algum tipo de dano físico ou psicológico tenha ocorrido. Ao mostrar que a violação do dever causou um dano, um ou mais dos três tipos de danos pode ser indenizado na forma de pagamentos monetários. Estes incluem danos gerais para dor e sofrimento; danos especiais por prévias, atuais ou futuras despesas médicas, e por perda de renda, salários e lucros; e danos punitivos para negligência grave, como dano intencional, indiferença consciente ou fraude. Danos punitivos geralmente não são cobertos pelo seguro contra negligência.

Padrão de Cuidados e Diretrizes

O padrão de cuidados é um conceito legal que descreve o dever que os médicos devem cumprir no cuidado de seus pacientes.[6,9] Uma falha em clinicar dentro do padrão de cuidados é uma violação daquele dever, um dos quatro elementos centrais de um caso de negligência. O padrão de cuidados é, geralmente, estabelecido pelo depoimento de peritos, dados publicados e diretrizes de prática clínica aceitas. Destes, o mais importante no tribunal é o depoimento de peritos. O depoimento de peritos busca estabelecer um padrão de cuidados que reflete a prática clínica habitual entre os gastroenterologistas idôneos que estejam clinicando com razoável diligência, e deve refletir a prática clínica atual no momento do dano. Em poucas palavras, o padrão de cuidados é uma "boa assistência ao paciente". Não é definido como a prática médica ideal ou mais eficiente exibida por apenas alguns especialistas notáveis no campo, mas sim como o que seria esperado de um colega de profissão sensato sob as mesmas circunstâncias. Os advogados do réu algumas vezes sugerem que o padrão de cuidados é de algum modo diferente ou menos oneroso na comunidade local, ao contrário da situação nas torres de marfim em que muitos especialistas vivem. Este é um terreno escorregadio, sendo melhor evitá-lo. O padrão de cuidados é nacional, não local.

No entanto, pelo fato de geralmente haver muitas maneiras de controlar um problema clínico, mais do que um padrão de cuidados pode ser aplicável para a avaliação ou tratamento de uma condição. A prática do padrão da "maioria" ou da abordagem mais comumente adotada pela maioria dos colegas de profissão é, geralmente, o método mais justificável da prática. Uma abordagem menos comum, o padrão da "minoria", pode ser aceitável, mas deve ser explicado em termos do porque uma estratégia diferente da usual foi empregada.

Diretrizes

Diretrizes, também conhecidas como parâmetros clínicos, desenvolvidas por sociedades de especialistas, agências federais ou painéis de peritos podem ser úteis no estabelecimento dos padrões de cuidados. Frequentemente, estas diretrizes profissionais são amplamente disponíveis e fornecem declarações de consenso que codificam a tradição profissional que pode, então, formar a base real para um padrão judicial de cuidados. A validade de tais diretrizes origina-se do prestígio e experiência da organização patrocinadora, natureza e finalidade da diretriz, pontos de vista conflitantes, defendidos por outras autoridades, e a aplicabilidade direta da diretriz ao caso em análise.

Pode ser tentador supor que as diretrizes clínicas iriam reduzir o risco de negligência ao ajudar os médicos a compreender um consenso de "boa assistência", mas, na verdade, são mais prováveis de serem utilizadas pelo pleiteante nos processos de negligência como evidência de falha pelo médico em satisfazer o padrão de cuidados.[9] No entanto, a diretriz da *American Society for Gastrointestinal Endoscopy* (ASGE) no uso da CPRE não é restritiva.[10]

Quem Pode ser Responsabilizado?

Embora a maioria das ações de negligência médica seja contra um indivíduo diretamente envolvido a um suposto delito, também há um conceito legal que possibilita a extensão da responsabilidade para além da pessoa que tenha diretamente causado a lesão, ou seja, em nome de quem essa pessoa possa ter agido. Existem várias circunstâncias em que a responsabilidade por atos de terceiros pode ser invocada.[11] *Respondeat superior* é o princípio legal que responsabiliza um patrão pelos delitos de seus criados. Estas definições "patrão-criado" evoluíram para relações empregador-empregado, relações corporação-representante e relações professor-estudante.[9,12,13] Estas relações podem ser aplicadas a preceptores, monitores, administradores e empregadores. Este conceito possibilita que a culpa seja dividida entre médicos, estagiários, enfermeiros, instituições etc. e pode fornecer adicionais réus financeiramente responsáveis, alguns com recursos potencialmente maiores do que o réu original, para dividir a responsabilidade por uma lesão.

Responsabilidade do Empregador

Um médico pode ser responsabilizado por um resultado adverso atribuível ao serviço precário pelos funcionários do consultório, como violações da confidencialidade do paciente, violações na técnica estéril ou falha em proporcionar treinamento e supervisão apropriados para garantir o bom trabalho dos funcionários. Esta questão tem-se tornado cada vez mais importante nos últimos anos, com o uso crescente de profissionais de serviços em gastroenterologia e em centros cirúrgicos ambulatoriais sem diploma médico.[14]

Preceptor

O conceito de um preceptor como um professor ou instrutor na área de endoscopia GI é fundamental ao treinamento de médicos jovens novos à especialidade e de médicos em exercício, adquirindo novas habilidades. Este endoscopista preceptor pode ser indiretamente responsabilizado por atos atuais ou futuros de seu estagiário. Mais especificamente da CPRE, um endoscopista supervisor pode ser responsabilizado por parte dos danos originados a partir de um estagiário aprendendo o procedimento, um colega experiente adquirindo novas habilidades ou em futuros contratempos. O grau de responsabilidade atribuível a cada um dos responsáveis iria depender de muitos fatores, incluindo o conhecimento por parte do paciente da execução do procedimento por um estagiário, a experiência do estagiário e se o estagiário realizou o procedimento dentro de um padrão apropriado de cuidados, para indicações razoáveis e com habilidades apropriadas. Com respeito aos futuros danos após o término do treinamento, a responsabilidade dependeria da adequação do treinamento e veracidade das credenciais.

O endoscopista especialista não deve treinar o endoscopista novato despreparado para assumir tarefas complexas difíceis antes que o estagiário tenha a experiência e treinamento necessários para adquirir estas habilidades com segurança. Além disso, os endoscopistas de CPRE menos experientes para um procedimento tecnicamente difícil e raramente necessário expõem os pacientes, endoscopistas e instrutores a ações judiciais, incluindo ações envolvendo responsabilidade por atos de terceiros. Estes procedimentos deveriam provavelmente ser conduzidos em centros avançados para casos complexos de alto risco, e a execução de CPRE, particularmente com técnicas avançadas, deve ser concentrada em um menor número de endoscopistas que iriam, assim, realizar estes procedimentos com maior frequência.

Supervisor

Um médico que observa e monitora outro médico, particularmente um buscando privilégios, é conhecido como supervisor. Supervisores não têm nenhum dever com o paciente e, consequentemente, nenhuma responsabilidade, visto que seu papel é simplesmente o de avaliar as capacidades do médico sendo monitorado. No entanto, isto poderia mudar se o supervisor se torna envolvido no cuidado do paciente. Para evitar essa confusão, o supervisor não deve interferir com o médico inspecionado; deve ter um profundo conhecimento de supervisão e concessão de privilégios em endoscopia hospitalar, não deve oferecer conselho ou interagir com o paciente; deve reportar somente para o hospital ou comitê de regulamentação; e, no evento de testemunhar cuidados médicos precários prejudiciais ao paciente, deve considerar entrar em contato com um superior apropriado, solicitando a descontinuação das ações questionáveis pelo médico supervisionado ou, como último recurso, intervindo com uma documentação cuidadosa apropriada.

Administrador

Se um médico desempenha funções administrativas em uma unidade de endoscopia ou divisão de gastroenterologia, ele ou ela tem um dever com os pacientes recebendo tratamento naquela unidade. A incapacidade de desenvolver políticas e procedimentos que assegurem um ambiente seguro e cumpram com as leis estaduais e federais pode constituir responsabilidade por atos de terceiros. Tais responsabilidades podem incluir a aquisição e manutenção do equipamento endoscópico, concessão de privilégios, controle de infecção e segurança no local de trabalho. Além disso, se o diretor responsável sabia ou deveria saber que um médico não qualificado estava clinicando na unidade e não tomou ações corretivas apropriadas, isto poderia constituir responsabilidade por atos de terceiros.

Responsabilidade Hospitalar

Hospitais podem ser responsabilizados pelos erros de um médico empregado por aquela instituição ou por supervisão inadequada fornecida pelos diretores da unidade de endoscopia ou da divisão de gastroenterologia. Eles também podem estar sujeitos à responsabilidade por atos de terceiros por médicos indevidamente privilegiados, que são inadequadamente treinados para realizar um determinado serviço.[12,15]

Resumo

Em resumo, o gastroenterologista ou endoscopista pode estar sujeito à responsabilidade pelos erros de indivíduos que supervisionaram mesmo não estando ciente das ações inadequadas e mesmo após sua função de supervisor ter sido concluída. Todos os papéis anteriormente mencionados do preceptor, supervisor, empregador e administrador devem ser abordados com cuidado e prudência. Uma compreensão da potencial responsabilidade por atos de terceiros pode permitir melhores estratégias de controle de risco para minimizar a exposição à responsabilidade.

Consentimento Informado

As ações por erro médico geralmente envolvem o "delito de negligência", em que um médico é considerado ter clinicado abaixo do padrão de cuidados ("violação dos deveres"). No entanto, existe uma causa comum e independente de ação por erro médico envolvendo a falha em obter o consentimento informado.[9,16-18] Esta é, geralmente, uma alegação secundária apresentada juntamente com uma alegação de prática clínica abaixo do padrão de cuidados.

Teoria do Consentimento Informado

A exigência ética e legal de obter consentimento informado antes de um procedimento vem do conceito de autonomia pessoal do paciente e se baseia na teoria da autodeterminação do paciente. Perante este cenário, os tribunais têm constatado que o direito de autodeterminação de uma pessoa justifica a obtenção de um consentimento informado pelo médico. O paciente competente, após receber informações apropriadas dos principais riscos do procedimento em questão e compreender os riscos, benefícios e abordagens alternativas, toma uma decisão informada voluntária e não coagida de proceder ou não com o procedimento.

A princípio, o processo de consentimento funcionava sob um padrão com base no provedor (padrão profissional de divulgação), em que se esperava que o médico divulgasse informações sobre o tratamento que *médicos* sensatos acreditavam ser relevantes e que *médicos* sensatos geralmente divulgavam a seus pacientes em circunstâncias similares. Entretanto, mais recentemente, os tribunais estão mais inclinados para um padrão com base no paciente, que ordena que o médico responsável divulgue o máximo de informações que um *paciente* sensato iria gostar de saber.

Os elementos essenciais do consentimento informado incluem os seguintes:

1. A natureza e caráter do procedimento proposto, de preferência em termos não técnicos.
2. O motivo ou indicação para o procedimento.
3. Os prováveis benefícios do procedimento.
4. Os riscos e eventos adversos importantes do procedimento, incluindo suas gravidades e incidências relativas.
5. As alternativas ao procedimento, incluindo aquelas que podem ser mais ou menos perigosas ao procedimento proposto e a alternativa de nenhum tratamento.

O processo de consentimento também deve incluir uma avaliação da competência do indivíduo em entender a informação apresentada e a oportunidade para os pacientes fazerem perguntas.

A obtenção do consentimento informado é um processo que inclui mais do que uma assinatura em um formulário de consentimento padronizado. Envolve a comunicação e tomada de decisão mútua e pode promover a relação médico-paciente. Também pode ser uma ferramenta de controle de riscos, transferindo a responsabilidade de risco para o paciente que tenha entendido e aceito que mesmo procedimentos realizados competentemente podem ter resultados adversos.

Riscos Importantes

Um elemento essencial da divulgação é a discussão dos riscos e possíveis eventos adversos do procedimento. Estes riscos devem incluir riscos importantes específicos ao procedimento, aqueles que um paciente sensato iria gostar de saber a fim de tomar uma decisão apropriada. Os quatro elementos de risco que o médico precisa considerar incluem:

1. A natureza do risco.
2. A magnitude do risco.
3. A probabilidade de o risco ocorrer.
4. O momento do risco, quer simultâneo ao procedimento, pós-procedimento ou tardio.

Muitas vezes não é fácil decidir qual material deve ser divulgado. Um texto oficial no consentimento informado afirma: "O médico deve encontrar um equilíbrio entre o fornecimento de informações de risco pertinentes e a sobrecarga do paciente com estatísticas assustadoras. O fornecimento de muita informação irrelevante pode prejudicar a tomada de decisão informada, bem como o fornecimento de muito pouca informação".[18]

Áreas Controversas

A tendência a um padrão de divulgação orientado para o paciente possibilitou uma interpretação mais ampla dos "riscos importantes". O que um "paciente sensato gostaria de saber" para tomar uma decisão apropriada pode agora incluir divulgação pertinente do nível de experiência e histórico pessoal de eventos adversos do médico específico, em vez de médias nacionais, assim como quaisquer interesses econômicos pertinentes do médico. Essa questão da experiência pessoal do endoscopista pode ser especialmente aplicável em procedimentos endoscópicos complicados, como a CPRE. Em um caso jurídico envolvendo uma cirurgia cerebral difícil e arriscada, um médico foi responsabilizado por não informar o paciente em relação à sua falta de experiência.[17]

Exceções ao Uso do Consentimento Informado

Existem várias exceções no processo de obtenção do consentimento informado. Estas incluem as seguintes:

1. Emergências, em que o paciente esteja incapacitado em um grau que o consentimento não possa ser obtido e um adiamento no procedimento colocaria o paciente em risco.
2. Renúncia ao direito de autodeterminação, em que o paciente atribui o direito a um médico.
3. Privilégio terapêutico, em que o médico acredita que o consentimento informado seria prejudicial ao paciente, geralmente em um sentido emocional.
4. Mandato judicial, em que o tribunal ordena que o paciente seja submetido à terapia médica sem o consentimento do paciente.
5. Incompetência, em que o paciente é incapaz de tomar uma decisão, e a responsabilidade é dada ao tutor legal do paciente.

Recusa Informada

Esta doutrina afirma que um paciente que se recusa a um procedimento ou tratamento deve fazê-lo de modo bem informado e que é de responsabilidade do médico garantir que tal recusa seja informada.

Consequências Legais da Falta de Obtenção do Consentimento Informado

Falha em obter consentimento informado é frequentemente uma alegação secundária anexada a uma acusação de prática clínica abaixo do padrão de cuidados. No entanto, pode ser uma causa independente de ação de negligência, alegando que, embora a lesão não fosse decorrente do cuidado precário, o paciente teria se recusado ao tratamento ou procedimento se os riscos importantes fossem conhecidos. O pleiteante teria que mostrar, contudo, que uma pessoa na mesma posição não teria sido submetida ao procedimento sabendo que um pequeno risco de lesão existia.

Se não houvesse absolutamente nenhum consentimento obtido para tratamento médico, ou se o tratamento fosse bem além do escopo do consentimento, uma acusação de ofensa física poderia ser apresentada. Embora raro, uma acusação de ofensa física é uma acusação criminal e não coberta pela maioria dos seguros contra negligência.

Por que as Ações Judiciais de CPRE Ocorrem?

É óbvio que a maioria das queixas ocorre quando algo tenha dado muito errado, geralmente envolvendo um evento adverso, como pancreatite ou perfuração. Estes são discutidos em detalhes no Capítulo 7. Eventos adversos ocorrem após a CPRE em 5 a 15% dos casos, dependendo do contexto.[19] Por que apenas uma pequena proporção destes casos resulta em uma ação judicial? Algumas queixas são apresentadas simplesmente na esperança de conseguir que alguém pague as altas contas hospitalares que são geradas por eventos adversos graves, porém estas são facilmente descartadas, se não houver evidência de negligência.

Um autor (Peter Cotton) revisou, como uma testemunha especializada, artigos em mais de 130 casos envolvendo uma CPRE. Os principais problemas permanecem os mesmos daqueles publicados nos primeiros 59 casos[20] e 20 casos subsequentes.[21] Os dois motivos mais comuns do prosseguimento e sucesso das ações judiciais são as indicações marginais e a comunicação inadequada.

Indicações Marginais

A maioria dos casos envolvendo indicações marginais foi de pacientes com alguma dor, com ou sem anormalidades menores, como a elevação nos níveis de transaminases ou um ducto biliar ligeiramente dilatado em uma ultrassonografia ou tomografia computadorizada (CT). Muitos tinham sido previamente submetidos a uma colecistectomia. Os endoscopistas geralmente alegam a necessidade de excluir um cálculo ou tumor, porém não utilizaram ou discutiram alternativas menos invasivas, como a colangiopancreatografia por ressonância magnética (MRCP) e ultrassonografia endoscópica (EUS). Seus argumentos de que estas técnicas não estavam disponíveis no local (ou eram de baixa qualidade) são difíceis de sustentar nesta década. Os advogados estão familiarizados com as recomendações muito claras presentes em um relatório original do *National Institutes of Health* de 2002.[22] A conferência *State of the Science* sobre a CPRE concluiu fortemente que a CPRE não deve ser utilizada "apenas para dor" (suspeita de disfunção do esfíncter de Oddi tipos II e III), exceto em centros terciários que oferecem manometria esfincteriana. Réus têm alegado que a "manometria é perigosa", porém hoje é sabido que é o tipo do paciente que determina quem está em maior risco para pancreatite, com ou sem manometria.[23] Muitos anos atrás, isto levou a um editorial intitulado "CPRE é Mais Perigoso para Aqueles Que Menos Precisam".[24]

Em alguns destes casos, houve lesão adicional com a realização de esfincterotomia biliar especulativa para "descartar pequenos cálculos".

Comunicações Deficientes

Não se deve subestimar que a comunicação deficiente (antes e após o evento adverso) é o principal motivo pelo qual os pacientes e membros familiares buscam recursos judiciais quando algo dá errado. É frequentemente afirmado que "os pacientes não processam os médicos de quem eles gostam". É crucial dedicar tempo suficiente para desenvolver uma conexão com os pacientes e familiares, para desenvolver a confiança mútua. Os elementos fundamentais do consentimento informado já foram enfatizados. É provável que a maioria dos pacientes que tenha sofrido eventos adversos após um procedimento realizado para indicações marginais não teria consentido se tivessem sido apropriadamente informados da provável razão risco-benefício. Na maioria dos casos discutida anteriormente, o risco de pancreatite é, na verdade, maior do que a chance de encontrar algo para tratar.

Comunicação deficiente após um evento adverso pode adicionar insulto à lesão. Pacientes que se sentem abandonados se tornam bravos e interessados por vingança: "O b●●●●●d nunca veio me ver após eu ter voltado do pronto-socorro, ou ter sido transferido para uma ala cirúrgica". Conselho em como manter a confiança do paciente e seus familiares é fornecido mais adiante.

Existem outros motivos pelos quais ações judiciais são buscadas.

Técnica Endoscópica Insatisfatória

Pacientes e seus familiares geralmente supõem que o médico tenha feito algo inapropriado a fim de um evento adverso ocorrer, apesar de serem informados no processo de consentimento. Infelizmente, existem alguns exemplos evidentes disto. Em um caso, um *stent* biliar grande foi colocado no pâncreas por engano, e o erro não foi descoberto por dias. Houve diversos casos em que *stents* pancreáticos foram inseridos totalmente no ducto, ou migraram mais tardiamente para o ducto. A maioria pode ser removida por endoscopistas experientes, porém vários pacientes necessitaram de cirurgia. Atualmente, é difícil defender a permanência de um *stent* temporário no ducto biliar, quando um cálculo não pode ser removido. Pré-corte tem sido um tópico controverso.[25] Embora seja, obviamente, uma técnica útil em determinados casos em que o acesso biliar é essencial (quando a patologia tratável por CPRE já está estabelecida), é frequentemente utilizada por endoscopistas inexperientes que não conseguem alcançar a canulação biliar nos casos em que há apenas uma suspeita de doença relevante. Pré-corte foi destaque em uma revisão de eventos adversos fatais da CPRE na Dinamarca.[26] Uma questão recente delicada é se a colocação de um *stent* pancreático temporário está dentro do padrão de cuidados, pelo menos em pacientes de maior risco.

Problemas de Sedação ou Anestesia

Eventos adversos cardiopulmonares decorrentes da sedação ou anestesia não são raros, e perguntas são indagadas a respeito dos métodos e doses utilizados. Os procedimentos de CPRE são frequentemente prolongados, e alguns pacientes são difíceis de sedar. Sedação excessiva pode ser desastrosa, especialmente quando o equipamento de resgate e equipe treinada não estiverem prontamente disponíveis. Alguns centros especializados atualmente utilizam anestesia para todos os casos de CPRE, e este deve certamente ser o caso em pacientes classificados como *American Society of Anesthesiologists* (ASA) classe 3 ou superior.

Cuidados Pós-Intervenção Insatisfatórios

Falha em reconhecer rapidamente os eventos adversos pode agravar o problema. Este é particularmente o caso na perfuração retroduodenal, que é algumas vezes erroneamente tratada como pancreatite durante muitos dias, com consequências desastrosas. Em pacientes que desenvolvem pancreatite grave há geralmente dúvidas sobre a adequação da reidratação nas primeiras horas. Qualquer situação pode piorar se o endoscopista que realizou a

CPRE não estiver disponível quando o paciente retorna. O médico de plantão pode estar em menor sintonia com as possibilidades e respostas apropriadas. Outro problema comum é a falha em fornecer antibióticos imediatamente após a CPRE, quando os ductos não drenados foram contaminados.

Infecção Hospitalar
Houve diversos surtos de infecção após a CPRE decorrente do processamento inadequado dos instrumentais,[19,27] e isto claramente não pode ser defendido. A possibilidade deve ser considerada quando pacientes se tornam gravemente enfermos com microrganismos, como *Pseudomonas*, *Serratia* ou *Klebsiella*.

Atraso na Realização da CPRE
Houve casos em que pacientes com colangite aguda não foram tratados rápido o bastante, resultando em septicemia potencialmente fatal.

Como Minimizar o Risco de Litígio
A gestão de riscos é um processo criado para identificar motivos de um prognóstico desfavorável e para sugerir ações corretivas para prevenir lesão ao paciente e risco de negligência. O processo formal inclui a definição de situações que colocam o paciente e o médico em risco, determinando a probabilidade e significância destas circunstâncias, aplicando estratégias de gestão de riscos a casos individuais e desenvolvendo medidas preventivas. As estratégias de gestão de riscos incluem treinamento apropriado, análise rigorosa na concessão de privilégios, compreensão e prevenção de eventos adversos e ações judiciais, e como lidar com ações judiciais movidas.

Treinamento e Responsabilidade
A melhor defesa contra resultados adversos e processos por negligência é uma boa prática médica. Em termos simples, é importante "fazer a coisa certa e fazê-la corretamente". O primeiro passo no desenvolvimento de uma prática médica eficiente é a obtenção de habilidades através de treinamento adequado, detalhes dos quais são fornecidos no Capítulo 8.

Níveis de Complexidade no Treinamento e Prática
É importante compreender que a CPRE não é um procedimento único. A CPRE simplesmente descreve um método para acessar os sistemas ductais biliar e pancreático, dentro dos quais existe uma miríade de possíveis procedimentos. Diferentes níveis de complexidade dos procedimentos foram primeiramente publicados por Schutz e Abbot, e um sistema de três níveis um tanto simplificado tem sido amplamente adotado.[28] Procedimentos de grau 1 são aqueles procedimentos biliares que são frequentemente necessários em nível de comunidade (e algumas vezes de emergência), como a extração de cálculos e o manejo de estenoses e fístulas na via biliar inferior. Casos de grau 2 são aqueles de complexidade ligeiramente maior, como grandes cálculos e canulação da papila menor. Casos de grau 3 são geralmente restritos aos centros de referência terciária e incluem a maioria das terapias pancreáticas e manometria esfincteriana. Este sistema foi recentemente atualizado por um comitê da ASGE.[29]

Por conseguinte, os endoscopistas oferecendo a CPRE devem limitar sua prática o máximo possível ao nível dos procedimentos pelos quais foram treinados. Isto não exclui a possibilidade de aumentar o nível de habilidade através de estudos específicos. Endoscopistas que desejem adquirir novas habilidades não devem superestimar a necessidade destas ou superestimar seu próprio nível de habilidade na busca de aquisição de tais técnicas. Quem é "experiente" o bastante para apropriadamente incorporar habilidades novas ou mais avançadas em sua prática e como o treinamento é adquirido? Não existem padrões rígidos, porém uma diretriz razoável para experiência e habilidade seria uma de três anos de experiência além do treinamento, sucesso técnico de 95% de acesso ao ducto desejado e uma baixa taxa pessoal de evento adverso quando comparado às médias nacionais. Além disso, deve haver uma necessidade clínica convincente na prática de um médico e a falta de um especialista alternativo em quem os pacientes possam ser encaminhados. As habilidades devem ser adquiridas em um programa de treinamento formal ou por orientação prática com um especialista experiente. Não seria prudente realizar uma técnica recém-descrita, porém inadequadamente avaliada, ou se engajar em casos que sejam arriscados ou difíceis no início da experiência do endoscopista. Ao ignorar estas advertências, os pacientes serão expostos a resultados adversos, e os endoscopistas a ações judiciais por negligência.

A garantia de manutenção da competência em qualquer nível é uma medida protetora adicional contra resultados adversos e ações judiciais por negligência. A manutenção das habilidades clínicas e endoscópicas na CPRE requer um esforço contínuo. Este esforço inclui manter-se atualizado com a literatura GI sobre CPRE, engajar-se em atividades de educação médica continuada e conquistar familiaridade com novas tecnologias endoscópicas. Além disso, o endoscopista que realiza CPRE também deve cultivar um volume de casos adequado para manter conhecimentos especializados do procedimento. Em geral, estudos têm demonstrado uma correlação entre um maior volume de casos e maior sucesso técnico.[19,23,30] Além disso, um maior volume de CPRE foi associado a menores taxas de eventos adversos, especialmente com respeito a eventos adversos graves. Adicionalmente, existe provavelmente um efeito importante de experiência de vida. O volume de procedimentos no centro relevante também é importante, visto que uma determinada atividade contínua é necessária para manter uma equipe e o equipamento necessário. A *British Society of Gastroenterology* sugeriu que a CPRE seja realizada somente por endoscopistas que executem pelo menos 75 procedimentos por ano, e em centros que realizem pelo menos 200 procedimentos por ano. Parece que menos da metade dos endoscopistas nos EUA alcança estes limiares,[31] e que um número muito pequeno de hospitais faz mais de 50 procedimentos por ano.[32] Estes fatos surpreendentes levaram a um recente editorial intitulado "O Baixo Volume de Endoscopistas de CPRE é um Problema nos Estados Unidos?"[33]

Uma boa maneira de os médicos que fazem CPRE com baixo volume evitarem ação judicial é parando de realizá-la.

Como a Competência é Garantida e Documentada?
A concessão de privilégios é o processo pelo qual uma instituição autoriza um indivíduo a realizar um procedimento específico.[9] O processo de privilégio inclui uma revisão das credenciais fornecidas pelo programa de treinamento ou pelo treinador e uma revisão da experiência prática e número de casos para cada procedimento pelo qual os privilégios são requeridos. De modo ideal, um nível real de competência deve ser assegurado por supervisão, particularmente para procedimentos avançados. Adicionalmente, as instituições devem ter diretrizes sobre o recredenciamento e pri-

vilégio que assegurem competência contínua em todos os procedimentos, mas particularmente nos procedimentos avançados mais complexos, como a CPRE. Os hospitais têm o dever de exercer o devido cuidado na concessão de privilégios aos médicos, além de se exporem à ação judicial por conceder privilégios especializados aos pouco treinados ou inexperientes.[12,15] Esta ação indireta se estende não apenas ao hospital, como também a indivíduos nas funções administrativas, como o diretor da unidade de endoscopia.

A revisão por pares é destinada a identificar problemas relacionados com os resultados adversos, prevenir suas recorrências e ajudar no processo de nova concessão de privilégios. De maneira ideal, deve ser realizada de modo não ameaçador, porém deve ser um processo formal com um registro escrito. Cada médico deve ter uma compilação pessoal de seus próprios eventos adversos para comparação a pares. Os pacientes têm o direito de conhecer em termos gerais o perfil de resultados do médico.[34] Os mecanismos para documentação estruturada do desempenho foram recentemente desenvolvidos. A *CPRE Quality Network* é um sistema voluntário para transferência de dados nos casos de CPRE, comparando a prática e o desempenho a outros no sistema *(benchmarking)*.[35] Uma ferramenta similar para colonoscopia (GIQuIC) será logo mais ampliada para incluir a CPRE. Alguns profissionais estão nervosos sobre o compartilhamento de seus dados, porém médicos e pacientes irão exigir dados, não apenas uma garantia, de seus intervencionistas prospectivos. Haverá uma vantagem prática com a disponibilidade destes dados, e os sistemas de pagamento podem, eventualmente, ser afetados.

Certificação?
É aceito por todos nós que é necessário passar em um teste para obter uma licença para fazer certas coisas perigosas, como dirigir um carro, caminhão, trem ou avião. Por que este princípio não se aplica à endoscopia, ou pelo menos a variedades mais perigosas, como a CPRE? Os cirurgiões irão mostrar que um diploma em cirurgia é tudo que é necessário para cirurgiões realizarem qualquer cirurgia, porém nós não estamos convencidos. Somos a favor de certificação dos endoscopistas de CPRE e dos centros que eles trabalham.

Reconhecendo Situações de Maior Risco
Visto que a maioria das ações judiciais decorre de resultados desfavoráveis, é obviamente útil reconhecer as circunstâncias em que o risco de eventos adversos é maior e tomar todas as precauções possíveis. O endoscopista bem treinado sabe que existem alguns pacientes e procedimentos de maior risco, e tem o conhecimento para abordá-los apropriadamente.

Pacientes com Maior Risco
Esta área foi recentemente revisada com grandes detalhes por Ramagnuolo *et al.*[36,37] Eventos adversos cardiopulmonares são uma causa comum de óbito após a CPRE.[19] O risco é aumentado por doença diagnosticada naqueles órgãos, o qual é bem refletido na classificação de ASA. Não se deve hesitar em usar um anestesiologista para assistência, especialmente em pacientes com uma classificação de ASA igual ou superior a 3. O endoscopista e a equipe principal devem ser apropriadamente treinados em técnicas de suporte de vida. Hemorragia pós-procedimento é mais provável em pacientes com coagulopatias primária e secundária. O manejo de agentes anticoagulantes pode necessitar de uma consulta com os especialistas que os prescreveram. Infecção pode ser mais comum em pacientes imunodeprimidos (p. ex., após transplante hepático). Pancreatite é mais provável de ocorrer em pacientes jovens e saudáveis, e pode ser mais grave no obeso. Também é provavelmente mais comum em pacientes que tenham sofrido de pancreatite previamente. Pacientes que relatam reações prévias ao meio de contraste intravenoso representam um dilema. O risco de uma reação grave ao meio de contraste utilizado na CPRE é extremamente baixo, porém não inexistente. É aconselhável ter uma política para esta situação e cumpri-la.

Procedimentos de Maior Risco
Em termos gerais o risco dos procedimentos de CPRE aumenta com a dificuldade técnica, como documentado nas novas escalas de complexidade.[29] Endoscopistas reconhecem os maiores riscos envolvidos, por exemplo, na realização de ampulectomia ou em pacientes com disfunção esfincteriana. No entanto, também existem detalhes técnicos importantes que se aplicam em casos aparentemente simples. É sabido que a ocorrência de pancreatite pós-procedimento é mais provável com múltiplas injeções e manipulações pancreáticas. Foi demonstrado que a inserção temporária de *stent* pancreático diminui a taxa de pancreatite pós-procedimento em casos de alto risco, quando realizada por especialistas; todavia, ainda não é claro se este procedimento deve ser recomendado para a prática de rotina, visto que a tentativa em colocar o *stent* pode, por si só, ser prejudicial. Pré-corte é um tópico controverso, porém não há dúvidas de que aumenta o risco de pancreatite e perfuração, pelo menos em mãos inexperientes. Atualmente, o sangramento problemático é raro após a esfincterotomia, porém atenção à técnica é importante. Sepse biliar pode ser induzida quando o meio de contraste é injetado em ductos que não podem ser drenados. A administração imediata de antibióticos é indicada, e métodos alternativos de drenagem podem ser necessários. Perfuração intestinal é um risco em pacientes com derivações biliares cirúrgicas.

O Contexto do Procedimento
Os riscos de um procedimento de emergência não são apenas aqueles determinados pela necessidade de urgência (ou seja, a enfermidade do paciente), e podem ser elevados pela realização do procedimento em território não habitual (p. ex., na unidade de terapia intensiva), com equipamento radiológico inadequado e sem a equipe habitual treinada em CPRE. Estes perigos adicionais constituem um desafio para a instituição e equipe.

Risco-Benefício
Claramente, o objetivo do paciente e do endoscopista é o de maximizar o benefício ao mesmo tempo em que minimiza o risco do procedimento planejado. A realização de alguns procedimentos muito arriscados pode valer a pena (p. ex., extração urgente de cálculos em um paciente com colangite aguda), visto que o paciente pode, sob outros aspectos, morrer. De modo inverso, como já enfatizado, a CPRE "especulativa" com ou sem esfincterotomia em um paciente em forma "somente com dor" claramente implica mais risco do que benefício. Portanto, uma avaliação meticulosa da provável razão custo-benefício é crucial tanto para o clínico, como para o paciente.

Comportamento Profissional
Um componente fundamental da prática médica sensata é a habilidade interpessoal do clínico. Isto deve ser desenvolvido durante o treinamento e refinado uma vez em prática. Comunicação efi-

caz com o paciente e seus familiares, bem como com outros médicos e profissionais da área da saúde, é um elemento crucial nos cuidados de saúde apropriados e gestão de riscos. De modo contrário, a insatisfação do paciente com as habilidades interpessoais e de comunicação do médico pode ser um fator decisivo para entrar com uma ação.[38,39] O desenvolvimento de uma atitude solidária positiva e uma comunicação honesta, começando com a entrevista inicial e se estendendo para o consentimento informado, é crucial para formar uma relação saudável entre o médico e o paciente. Esta relação boa com o paciente diminui a probabilidade de ações judiciais. Também ajuda a definir o papel do médico, limitando o dever do médico e transferindo algumas das responsabilidades de um evento adverso para o paciente informado. A importância da comunicação se aplica igualmente no mundo cirúrgico.[40]

Fazendo Corretamente o Consentimento Informado

Não existe um substituto para a interação pessoal cara a cara essencial entre o médico e o paciente em um ambiente calmo. Há alguns materiais que podem ajudar no processo. Sociedades profissionais produzem panfletos educacionais que podem ser distribuídos, e existem diversos sites da internet que descrevem o procedimento. Se estas ferramentas forem utilizadas ou recomendadas, é aconselhável revisá-las cuidadosamente para assegurar que se aplicam à prática local. Muitos centros preferem produzir seus próprios materiais para o paciente. O material senso utilizado na *Medical University of South Carolina* (MUSC) é exibido na **Figura 12.1**. No verso é um diagrama do território relevante que pode ser usado ao descrever o procedimento planejado. Note que este documento fornece algumas estatísticas gerais dos possíveis eventos adversos. O formulário de consentimento do hospital inclui a frase "Eu recebi e revisei a documentação especialmente preparada e tive a oportunidade de fazer perguntas".

Sempre que possível, o que deveria ser quase sempre, os materiais associados devem ser fornecidos antes do dia do procedimento, de modo que possam ser estudados e digeridos devagar sem qualquer elemento de coação.

Atualmente, existem alguns sites da internet interativos que acrescentam uma nova e intrigante dimensão a este processo. O *login* e senha são enviados para o paciente junto com o horário da consulta. O procedimento e as questões fundamentais são descritos em termos leigos. A inovação é a interatividade dos sites. Por exemplo, os pacientes podem decidir o quão profundo pesquisar sobre os eventos adversos e fazer anotações das perguntas a serem realizadas aos médicos na consulta. Mais importante, os sistemas documentam duração e extensão da jornada do paciente e pode fornecer uma impressão para arquivo do paciente.

Documentando o Processo de Consentimento: "Ele Disse, Ela Disse"

Uma boa documentação é uma ferramenta de gestão de riscos essencial e também um componente de cuidados médicos adequados. O velho ditado "Se não é escrito, não aconteceu" é, geralmente, verdadeiro nas ações judiciais. A extensão da interação do consentimento é, geralmente, questionada nas ações judiciais: "Eu nunca teria concordado com o procedimento se eu soubesse que isto poderia acontecer". Pacientes podem sempre lembrar exatamente o que foi dito, ou não foi dito, mas o endoscopista não irá lembrar quando questionado 2 a 5 anos depois, sendo obrigado a recorrer ao "o que eu sempre digo e faço", o qual é menos convincente. A assinatura do paciente no formulário de consentimento é evidência inadequada de uma interação significativa. Uma nota ditada é útil, porém o palavreado abrangente impressivo pode agora ser gerado por um clique em um prontuário médico eletrônico (EMR), o qual apresenta menos autenticidade.

Uma simples nota escrita à mão afirmando que conversas ocorreram em relação à natureza do procedimento; os benefícios potenciais, limitações, alternativas, riscos (enumerando os principais riscos) e sedação; e uma oportunidade para perguntas é o mais adequado para assegurar o cumprimento de dever do médico e que o paciente participou no processo de tomada de decisão, aceitando, desse modo, alguns dos riscos do procedimento. Alguns defenderam a gravação em vídeo do processo de consentimento como um método extremo de documentar exatamente o que ocorreu.

Cuidados Especiais Necessários Com o "Acesso Aberto" e CPRE de Emergência

A endoscopia de acesso aberto é um campo minado judicial e comporta riscos especialmente relevantes ao rastreamento pela colonoscopia. Existe um dever para com o paciente tão logo a consulta é marcada. O paciente pode ser orientado por funcionários sem diploma médico a interromper ou mudar sua medicação antes do procedimento, com potencial risco e, para colonoscopia, passar por um preparo intestinal árduo.

A maioria dos casos de CPRE é realizada em uma base eletiva, com a oportunidade de o paciente e potencial endoscopista compartilharem uma conversa sem pressa e significativa, de preferência um dia antes do procedimento planejado. No entanto, algumas CPREs são de emergência e muitas são realizadas em centros terciários no "mesmo dia" (ou seja, transferência de um local e diretamente de volta para outro hospital). Tais pacientes e seus familiares geralmente sabem que a situação clínica é bastante grave, e o tratamento envolve riscos, mas isto não absolve o endoscopista de garantir que todos entendam o que é planejado e as possíveis consequências.

Houve casos de um membro de uma clínica que não realiza CPRE recomendar a realização de uma CPRE por um colega. A consulta é marcada pelo funcionário, e o colega apressado encontra o paciente na mesa de raios X, com pressão para proceder sem uma cuidadosa avaliação da indicação ou uma oportunidade de desenvolver uma relação significativa com o paciente.

Demonstrações de Ensino Presencial

Demonstrações de ensino presencial por meio da visita de especialistas se tornaram populares nos primeiros tempos de endoscopia e CPRE e, sem dúvida, exerceram um papel importante na educação de muitos endoscopistas. O testemunho de alguns eventos adversos graves durante estes encontros levou um de nós a levantar questões sobre a segurança do procedimento. Foi particularmente preocupante a ocorrência de cansaço e potencial desorientação dos endoscopistas ao se depararem com equipamento e equipe desconhecidos, trabalhando em pacientes que não tinham sido selecionados por eles ou que, talvez, não tinham conhecido.[41] Esta polêmica induziu o desenvolvimento de algumas diretrizes úteis pelas sociedades americana e europeia de endoscopia, a mais importante das quais sendo a garantia pelos organizadores de seminários que um dos médicos locais estivesse sempre na sala do procedimento, controlando as atividades.[42,43] A

CPRE corresponde à Colangiopancreatografia Retrógrada Endoscópica

CPRE utiliza um endoscópio, que é um tubo longo e estreito com uma câmara na extremidade. O médico insere o endoscópio pela sua boca (sob sedação/anestesia) até chegar na papila de Vater, uma pequena protuberância no intestino superior (duodeno). Esta papila é o orifício de drenagem para seus ductos biliar e pancreático, os que trazem sucos digestórios produzidos pelo seu fígado, vesícula biliar e pâncreas. Radiografias são tiradas para mostrar se há lesões como cálculos, espasmos ou bloqueios. Se as fotos de raios-x exibirem um problema, o médico pode ser capaz de tratá-lo imediatamente com instrumentos passados pelo endoscópio. Os tratamentos mais comuns são:

- **Esfincterotomia.** Isto envolve a realização de um pequeno corte na papila de Vater para aumentar a abertura para o ducto biliar e/ou ducto pancreático. Isto é feito para aumentar a drenagem ou para remover cálculos presentes nos ductos. Os cálculos removidos caem geralmente no intestino e atravessam rapidamente.

- **Passagem de Stent.** Um *stent* é um tubo plástico pequeno, que é deixado em um ducto bloqueado ou adelgaçado para aumentar a drenagem. O estreitamento pode necessitar ser estendido (dilatado) antes de inserir o *stent*. Alguns *stents* são projetados para seguir pelo intestino após algumas semanas quando já tenham exercido sua função. Outros *stents* devem ser removidos ou trocados após 3-4 meses. Também existem *stents* permanentes feitos de metal.

- Outros tratamentos são utilizados ocasionalmente. Seu médico irá explicá-los, se necessário.

Limitações e riscos? A CPRE apresenta algumas desvantagens. Discutir estas com seu médico.

- O exame e os tratamentos não são perfeitos. Ocasionalmente, lesões importantes podem não ser vistas, e tentativas de tratamento podem ser malsucedidas.

- Trabalhar no pâncreas e ducto biliar pode causar complicações, mesmo nas melhores mãos. Seu médico irá explicar estas complicações e responder suas perguntas. A complicação mais comum é

    - Pancreatite (inchaço e inflamação do pâncreas). Isto ocorre em cerca de um paciente em cada 20, e resulta na necessidade de internação para administração de medicamentos para dor e fluidos IV. Isto geralmente persiste por alguns dias, porém pode ser muito mais grave.

Outras complicações raras (menos de 1 em cada 100) incluem, mas não são limitadas a:

- Problemas cardíacos e pulmonares
- Sangramento (após esfincterotomia)
- Infecção no ducto biliar (colangite)
- Perfuração (uma laceração no intestino)

Estas podem necessitar de cirurgia (aproximadamente 1 caso em cada 500) e permanência hospitalar prolongada. Complicações fatais são muito raras.

- Os sedativos podem provocar náuseas. Um nódulo macio pode formar-se no local de inserção do cateter IV. Chame seu médico, se vermelhidão, dor ou inchaço estiverem se espalhando. Você receberá uma baixa dose de radiação proveniente dos raios X.

Alternativas? Pode haver algumas abordagens diferentes ao seu problema. Discuti-las com seu médico.

- Diagnósticos podem ser estabelecidos por técnicas radiológicas, como a CT e a MRCP, ou através de um exame chamado Ultrassonografia Endoscópica (EUS). A CPRE é geralmente realizada somente quando imagens apropriadas tenham falhado em estabelecer um diagnóstico, ou quando tenham demonstrado algo mais adequadamente tratado por CPRE.
- Possíveis tratamentos alternativos incluem operações cirúrgicas ou, em alguns casos, radiologia intervencionista.

Explicação da CPRE pbc maio, 2011

Fig. 12.1 O folheto explicativo da CPRE fornecido aos pacientes na *Medical University of South Carolina* (MUSC).

discussão estimulou a realização de dois estudos dos riscos relativos dos procedimentos do seminário, um realizado na China, e outro, na Holanda, que demonstraram a ausência de aumento no risco de eventos adversos na prática diária.[44,45] De qualquer forma, os endoscopistas convidados para atuar no exterior devem estar cientes dos problemas e insistir em conhecer os pacientes e ajudar a equipe com antecedência. No entanto, nessa era digital, é mais fácil e provavelmente mais seguro para os especialistas transmitir suas demonstrações a partir de suas próprias unidades.

Manejo dos Eventos Adversos

A CPRE é um procedimento difícil e complexo, e eventos adversos ocorrerão mesmo com uma boa seleção de pacientes e uma técnica adequada. O fato de que um evento adverso tenha ocorrido não significa por si só negligência. Entretanto, poderia ser uma falha em estabelecer um diagnóstico oportuno do evento adverso. É importante o reconhecimento rápido da possibilidade de eventos adversos e estar atento aos seus sinais e sintomas. Frequentemente, o diagnóstico e tratamento precoces são de vital importância.

A comunicação com o paciente e seus familiares é crucial. É necessária uma completa explicação da situação e um plano de tratamento. Empatia, compaixão e honestidade são essenciais. É importante que o paciente e membros familiares reconheçam que você se importa, que compartilha suas decepções e que irá trabalhar com eles para corrigir a situação. É conveniente voltar ao processo de consentimento; por exemplo, "A radiografia confirma que há uma perfuração. Você se lembra de que discutimos anteriormente essa possibilidade. Sinto muito que tenha acontecido com você". Ao dizer "sinto muito" mostra que você se importa, mas não implica nenhum delito. Evite dizer "Devo ter cortado muito, empurrado muito forte" etc.

Durante o tratamento dos eventos adversos, é importante manter contato com o paciente e seus familiares para não gerar sentimentos de abandono e para garantir que todas as consultas necessárias sejam prontamente obtidas. Embora seja geralmente desconfortável para o médico, este contato contínuo com o paciente e seus familiares promove um bom cuidado médico, demonstra compaixão e ajuda a controlar riscos judiciais. Pode valer a pena perguntar se há outros membros familiares (p. ex., enfermeiros ou responsáveis) que gostariam de ser avisados. Uma maneira de demonstrar sua preocupação seria dando o número de seu celular para um membro familiar próximo. Finalmente, é importante informar a seguradora após qualquer evento adverso principal ou situação significativamente litigiosa.

Se Você for Processado

As estatísticas sugerem que a maioria dos endoscopistas será processada em algum momento de suas carreiras. É uma experiência devastadora, apesar de a maioria dos casos ser defendida com sucesso. A gravidade dos resultados adversos é um indicador mais importante do sucesso do pleiteante em ganhar uma ação judicial por negligência do que se o médico fosse realmente negligente.[46] Júris e juízes solidários geralmente desejam indenizar um pleiteante que tenha sido gravemente lesionado.

Os médicos devem ser instruídos no processo de litígio. Obviamente se uma ação judicial for apresentada, a seguradora do médico deve ser notificada e é de responsabilidade do médico em ajudar a companhia de seguros na defesa do caso. Excelentes conselhos em como navegar e sobreviver a esta experiência foram recentemente fornecidos.[47,48]

Depoimentos geralmente beneficiam os pleiteantes e são usados como ferramentas para obter informações para ajudar nos casos de imprensa contra réus. Durante os depoimentos, os médicos devem ser sinceros, porém oferecer o mínimo de informações possível. Elaboração excessiva pode apenas prejudicar o réu. Comportamento é importante no depoimento e no julgamento. Arrogância, raiva ou comportamento desdenhoso irá apenas ter consequências negativas para o médico e gerar compaixão para o pleiteante. Também é importante estar bem preparado para qualquer tipo de depoimento. Advogados com experiência em ações de negligência médica são geralmente inteligentes e peritos. Os médicos devem ser igualmente espertos e bem preparados, sendo ponderados em seus testemunhos, pausando antes de cada resposta para garantir uma resposta apropriada e precisa.

Depoimento de Peritos

O método mais comum para o estabelecimento do padrão de cuidados e, subsequentemente, uma violação dos deveres, é o de confiar no depoimento especializado de testemunhas médicas. Estes peritos devem ser apropriadamente licenciados e com certificação, além de serem praticantes ativos da especialidade médica em questão.[9,49] O perito deve receber uma compensação razoável, porém não com base no resultado do caso. A opinião do perito médico deve ser imparcial e não emotiva e, como tal, não deve fazer diferença se o perito é contratado pelo pleiteante ou pelo réu. O depoimento de peritos requer uma revisão do prontuário médico e uma opinião em relação ao tratamento do paciente. Esta opinião pode ser dada em uma variedade de formatos, incluindo declaração juramentada, depoimento ou mesmo testemunho no tribunal. A testemunha especializada fornece um importante serviço aos pacientes, colegas médicos e tribunais, desde que tais opiniões sejam sérias, precisas e imparciais. Estimuladas por alguns especialistas que falham em alcançar estes padrões, algumas so-

---

Quadro 12.1 Resumo das Recomendações

- Mostre ao paciente e seus membros familiares que você se importa em todos os estágios da interação
- Clinique dentro de sua zona de conforto, que deve ser determinada pela extensão do treinamento e experiência
- Conheça o padrão de cuidados, com base nas diretrizes da sociedade e literatura atual
- Evite indicações marginais, especialmente para pacientes jovens saudáveis com dor e pouca ou nenhuma anormalidade objetiva
- Reconheça os pacientes e técnicas associados a um risco elevado e os métodos para minimizar os riscos
- Avalie com cautela a provável razão risco-benefício do procedimento proposto
- Minimize as manipulações pancreáticas e utilize a técnica de pré-corte apenas quando houver uma evidência definitiva de patologia tratável pelos métodos de CPRE
- Utilize *stent* de ducto pancreático em pacientes de alto risco, se apropriadamente treinado e experiente.
- Informe e obtenha com cautela e pessoalmente o consentimento de pacientes, e documente o processo
- Empregue uma documentação adequada de eventos clínicos e tomadas de decisão
- Seja vigilante para garantir o reconhecimento e manejo precoce dos eventos adversos, comunicando-se honestamente com o paciente e seus familiares e mantendo contato com eles durante todo o período pós-evento adverso

ciedades profissionais têm fornecido diretrizes úteis para esse processo.[50]

Algumas coisas devem ser consideradas ao ser convidado para ser um perito. Primeiro, sua posição é suficiente para assegurar que seu testemunho pode suportar análise minuciosa? Segundo, é necessário fazer sua lição de casa assiduamente. Ler os prontuários com muita cautela e escrever observações, pois o processo pode estender-se ao longo de vários anos. Estas observações podem ser vistas por outros e, portanto, devem ser com base em fatos, não em opiniões. Revisar a literatura relevante, incluindo suas próprias publicações sobre o tópico, visto que a equipe adversária tentará fazê-lo cair em contradição. Eles terão acesso aos seus depoimentos judiciais prévios e, por isso, suas opiniões devem ser consistentes. Ao dar um testemunho sob juramento, é sábio ser deliberado, não tentar ser engraçado e dizer "Eu não sei" quando apropriado (**Quadro 12.1**).

Resumo

A CPRE é um procedimento complexo e difícil, com riscos significativos de resultados adversos e de uma ação judicial médica. É importante que os endoscopistas que realizam CPRE compreendam as questões de responsabilidade relacionadas com a CPRE, incluindo a responsabilidade por atos de terceiros, e entendam os princípios legais importantes na prática médica, incluindo os elementos de um caso de negligência médica, os padrões de cuidados e o consentimento informado. O endoscopista deve estar ciente de que os desvios de um padrão razoável de cuidados resultando provavelmente em uma ação judicial médica incluem indicações do procedimento, técnica do procedimento, cuidados pós-CPRE e questões de consentimento informado. Tendo isso em mente, o endoscopista que realiza CPRE pode formular e adotar estratégias de gestão de riscos para aumentar a segurança, satisfação e resultados do paciente, ao mesmo tempo em que minimiza o risco de uma ação judicial. Estas estratégias incluem a prática clínica dentro de um padrão de cuidados sensatos, concentrando a atenção no processo de consentimento informado e documentação, e compreendendo os fatores de risco específicos relacionados com a técnica e com o paciente para eventos adversos e ações judiciais.

A lista de referências deste capítulo pode ser encontrada em www.revinter.com.br/online/referencias-baron.pdf

Seção II

Técnicas

Canulação da Papila Maior

Michael J. Bourke

Apesar dos avanços ao longo da última década em técnicas radiológicas e tecnologia de dispositivos, a colangiopancreatografia retrógrada endoscópica (CPRE) continua sendo tecnicamente desafiante e sujeita a eventos adversos e falha no procedimento. Em parte, isto se explica pelo conhecimento que um dos aspectos mais difíceis do procedimento é o primeiro passo: canulação seletiva da via biliar (SBC). Fora dos centros especializados com grande volume de casos, a canulação da via biliar malsucedida ocorre em até 20% dos casos.[1] Tentativas repetidas e prolongadas de canulação aumentam o risco de pancreatite pós-CPRE (PEP), atraso da terapia definitiva e necessidade de técnicas terapêuticas alternativas com perfis de segurança inferiores.[2-5]

Em qualquer paciente com um perfil de risco pré-procedimento (com base na idade, sexo e indicação, p. ex., coledocolitíase em comparação à disfunção esfincteriana), a técnica de canulação e seu resultado são os determinantes primários dos eventos adversos na maioria dos procedimentos de CPRE sendo obviamente importantes para alcançar o sucesso.[5] No período que precede esta etapa e não devendo ser esquecido, o primeiro passo na otimização dos resultados e minimização dos eventos adversos da CPRE é uma seleção apropriada de pacientes. Esta seleção é realizada, evitando-se a CPRE diagnóstica e utilizando outras modalidades de imagem menos perigosas, como a ultrassonografia endoscópica (EUS) ou colangiopancreatografia por ressonância magnética (MRCP) quando a probabilidade pré- teste da necessidade de intervenção na CPRE é baixa. Uma seleção cuidadosa de pacientes elimina a situação desagradável que pode ocorrer, quando as técnicas convencionais de canulação são malsucedidas, e a probabilidade de patologia é baixa. Em seguida, uma decisão deve ser tomada quanto à possibilidade de prosseguir com uma técnica auxiliar mais agressiva e potencialmente mais perigosa (p. ex., pré-corte) para a SBC. De repente, os riscos de continuar o procedimento podem dramaticamente superar o benefício clínico do sucesso técnico. Portanto, todos os cenários possíveis de canulação devem ser considerados antes que a CPRE seja executada, e o endoscopista deve sentir-se confortável com a execução de várias técnicas. Uma vez em curso, o perfil de risco do paciente e o propósito do procedimento devem sempre ser incorporados na abordagem. Em um paciente idoso com icterícia decorrente de doença biliar obstrutiva e nenhum outro fator de risco anatômico ou relacionado com o paciente, o tempo pode ser dedicado a diferentes técnicas convencionais de acesso para a realização da SBC. De modo contrário, em pacientes mais jovens com canulação difícil, ou possível disfunção do esfíncter de Oddi (SOD), o acesso precoce e repetido ao ducto pancreático irá ditar uma mudança na estratégia de canulação e colocação precoce de um *stent* pancreático. No entanto, algumas vezes a decisão mais adequada durante a CPRE é a interrupção do procedimento.[6]

A filosofia que sustenta a prática bem-sucedida de CPRE é a de uma técnica precisa de canulação na SBC com passagem rápida e eficiente resultante, de preferência única ou mínima.

Estabelecendo a Posição Duodenal

Ao atingir o topo da segunda parte do duodeno, duas opções estão disponíveis ao endoscopista para o alcance de uma posição frontal:

(a) O endoscópio é gentilmente avançado por 2 a 3 cm com um pequeno torque no sentido anti-horário, o comando à esquerda-direita (LR) é girado para a direita e travado; em seguida, com um torque da haste no sentido horário e uma leve deflexão para cima do comando grande, o instrumento é retirado, e o endoscopista tem a sensação de estar sendo puxado para baixo da papila. Esta é minha técnica de eleição, que minimiza o comprimento de inserção endoscópica e o desconforto do paciente.
(b) Alternativamente, a ponta do endoscópio pode ser avançada além da papila até a segunda parte distal, realizando novamente uma trava direita completa do comando à LR e, essencialmente, repetindo os passos de retirada do endoscópio descritos em (a).

Em certas ocasiões com a segunda porção do duodeno móvel (p. ex., após lobectomia hepática) ou papila anormalmente inferior, a técnica (b) pode ser o único meio de alcançar uma posição satisfatória. Inicialmente, a papila deve estar posicionada no centro do monitor para inspeção, porém, visto que o cateter irá emergir na metade inferior do bordo direito da imagem na tela, a posição ideal da papila no monitor para canulação é, geralmente, ligeiramente mais superior e para a direita (**Fig. 13.1**). Para uma SBC, bem-sucedida, a posição do duodenoscópio deve ser estável, e o endoscopista deve sentir a ponta do endoscópio abaixo ou, pelo menos, adjacente à papila (ou seja, a papila é facilmente posicionada acima do ponto central horizontal do monitor). Se o endoscópio estiver acima da papila, a canulação será difícil. Tentativas de canulação não devem ser iniciadas até que todos os esforços em alcançar uma posição satisfatória tenham sido esgotados. Ocasionalmente, uma posição de longo alcance será necessária. Isto é conquistado empurrando-se o instrumento inferiormente com um torque na haste no sentido anti-horário em direção à parede esquerda (como vista no monitor). O tubo de inserção do endoscópio se dobrará ao longo da curvatura maior do estômago, com a ponta do endoscópio passando por baixo da papila e em, aproximadamente, 80% dos casos, voltando adjacente à papila, porém em uma orientação infrapapilar mais favorável.

Uma vez em posição, o movimento do comando acima/ abaixo (UD) ou comando grande irá deslocar a ponta do endoscópio em direção à papila e para longe da papila, respectivamente. Pe-

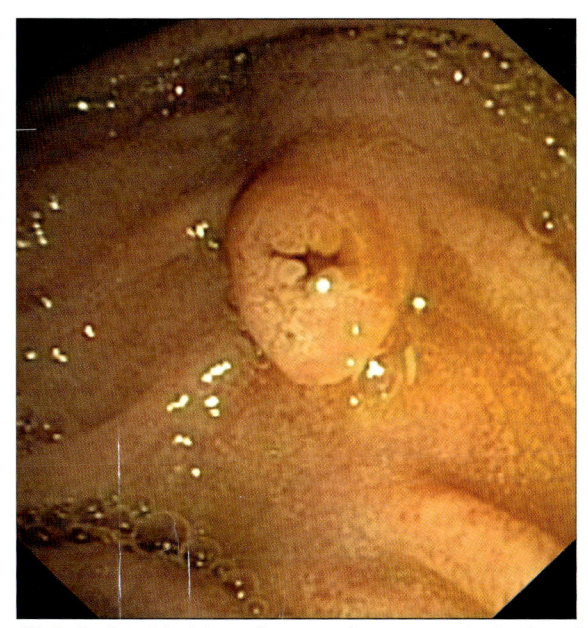

Fig. 13.1 Posição ideal da papila no monitor para canulação. A papila não está girada sobre seu eixo longo; uma abordagem direta na posição de 11 horas é apropriada.

quenos movimentos do comando à LR deslocam o endoscópio para cima e para baixo da papila, com movimentos mais amplos desse comando, deslocando o endoscópio de um lado a outro. O tamanho, morfologia e orientação da papila; sua relação ao duodeno adjacente e a direção antecipada do ducto biliar intra e suprapapilar irão fornecer informações sobre a abordagem da canulação. A presença de um divertículo peripapilar pode modificar a abordagem (ver seção mais adiante). A razão mais comum de deterioração de uma posição duodenal inicialmente satisfatória é a hiperdistensão, especificamente gástrica. A aspiração do ar e minimização da insuflação pode remediar esta situação, porém pode ser ocasionalmente necessário deslocar o endoscópio para o estômago, remover o ar e repetir a fase de inserção duodenal. É importante evitar insuflação de ar durante pausas no procedimento, quando uma insuflação luminal completa não é necessária.

Acessórios e Equipamentos (ver também Capítulo 4)

- Fios-guia hidrofílicos de ponta flexível: geralmente de 0,035 polegada, ocasionalmente de 0,025 ou 0,021 polegada; fio JAG ou Dream (Boston Scientific, Natick, Mass.), fio Tracer Metro (Cook Endoscopy, Winston-Salem, N.C.) ou fio Visiglide (Olympus Corporation, Tokyo). Ao se deparar com uma canulação difícil do ducto pancreático ou para o uso de um cateter de 5-4-3 Fr, um fio de ponta em platina de 0,018 polegada (Roadrunner, Cook Endoscopy) é útil. O fio-guia com ponta em J (Cook Endoscopy) de 0,035 polegada é um fio alternativo emergente. Muitas outras variedades de fios especializados existem e podem ter vantagens específicas em situações adequadas.
- Esfincterótomos de triplo lúmen com fio de corte de 20, 25 ou 30 mm: esfincterótomo Olympus (Olympus Corporation); DomeTip Fusion, Omni 35 e Omni 21, ou Tritome (Cook Endoscopy); ou Autotome ou Dreamtome RX 44 ou 39 (Boston Scientific).
- *Stents* pancreáticas de 3 ou 5 Fr: Zimmon ou Geenen SofFlex *stent* (Cook Endoscopy).
- Gerador eletrocirúrgico controlado por microprocessador, liberando ciclos alternados de pulso curto de corte com corrente de coagulação mais prolongada. ERBE VIO 300 (ERBE Elektromedizin GmbH, Tubingen, Alemanha) ou Olympus ESG-100 (Olympus Corporation).
- Estiletes comercialmente disponíveis (Olympus Corporation, Cook Endoscopy, Boston Scientific).

Técnica de Canulação

A maioria dos endoscopistas especialistas opta pela canulação da papila virgem com o esfincterótomo (ST), levando em conta que quase todos os procedimentos são agora terapêuticos e, comparado a um cateter, a orientação do ST até a árvore biliar distal é favorável e ajustável. Dados comparativos de alta qualidade são limitados, porém indicam resultados superiores com o uso de um ST quando comparado ao cateter-padrão.[7,8] A técnica imprecisa de impactação do ST na papila e injeção de contraste deve ser evitada. Isto resulta em trauma papilar e leva geralmente à opacificação do ducto pancreático. Em geral, a técnica de eleição é a inserção seletiva do ST no ducto biliar, passando pela papila, de forma atraumática. Para compreender a mecânica da canulação biliar, uma analogia útil pode ser imaginar-se passando a mão pela manga de uma blusa que está pendurada no encosto de uma cadeira. A manga pode ser de comprimento e calibre variáveis, envolver a cadeira em ângulos variados e ser frouxa ou mais rígida. Não é possível consertar a manga no local, e, portanto, uma manipulação gentil é necessária e a distorção forçada é improvável de ser bem-sucedida.

Fio ou Contraste?

Embora técnicas estabelecidas há muito tempo sejam com base na opacificação da árvore biliar por meios de contraste, isto pode resultar em preenchimento inadvertido do ducto pancreático (PD) e opacificação gradual progressiva do corpo ou cauda decorrente de injeções repetidas para verificar a posição do acessório de canulação. O risco de PEP aumenta com o número de injeções no PD e a extensão da opacificação do PD.[3,5,9] Embora a canulação com meio contraste (CC) tenha a vantagem teórica de demonstrar a anatomia com o potencial de guiar a estratégia de canulação com base em imagens estáticas, esta técnica geralmente provoca a opacificação do PD repetidamente. A canulação guiada por fio (WGC) foi proposta como um meio de aumentar o sucesso da técnica ao mesmo tempo em que reduz o risco de PEP. Um fio-guia hidrofílico flexível tem as vantagens teóricas de facilitar a instrumentação profunda do ducto biliar, confirmando a seleção do ducto sem injeção de contraste e, em muitos casos, eliminando completamente a opacificação por meio de contraste do ducto pancreático. Mesmo quando o fio-guia segue gentilmente para o PD, não há um aumento significativo no risco de PEP. O acúmulo de evidências provenientes de estudos randomizados sugere que a técnica guiada por fio é a abordagem de eleição.[10-12]

Pelo menos duas metanálises examinaram os cinco estudos controlados randomizados (RCTs) publicados na íntegra, que compreenderam um total de 1.762 indivíduos.[13,14] Todos os estudos satisfazem pelo menos 4 das 5 medidas padrões de qualidade dos ensaios clínicos, como potência adequada ou a metodologia de análise por intenção de tratamento. Análise agrupada do sucesso de canulação do ducto biliar rendeu uma taxa de probabilidade (OR) de 2,05 (intervalo de confiança [CI] de 95%: 1,27-3,3) a favor da WGC quando comparada à CC, com taxas primárias gerais de canulação de 85,3 e 74,9%, respectivamente. Fistulotomia (NKS) ou pré-corte foi realizada em 91 de 882 (10,3%) e 129 de 880 (14,7%) dos grupos de WGC e CC, respectivamente.[13] Excluindo os dois estudos com delineamento cruzado (o qual não possibilita que a PEP seja atribuída a uma única técnica), a análise dos três estudos restantes rendeu uma OR para a PEP de 0,23 (CI de 95%: 0,13-0,41) em favor da WGC.[13] Nenhum estudo influenciou de modo significativo a estimativa agrupada, e uma heterogeneidade entre os estudos não foi detectada. As mesmas conclusões foram encontradas na outra metanálise, a qual incluiu dois estudos menores (publicados apenas como resumos).[14] Quando comparada à CC, a WGC foi associada à redução da PEP (3,2 versus 8,7%, RR = 0,38, CI de 95%: 0,19-0,76) e sucesso da canulação primária (89 versus 78%, risco relativo [RR] = 1,19, CI de 95%: 1,05-1,35). Além disso, uma análise de subgrupos exibiu uma ocorrência significativamente menor de PEP após a entrada com fio-guia quando comparado à injeção de meio de contraste do ducto pancreático (1,1 versus 9,5%, RR = 0,19, CI de 95% 0,06-0,58).[14] Uma revisão da Cochrane está atualmente em curso.

Embora a evidência seja forte, é preciso ter cautela. Dois dos cinco estudos, representados por 40% dos pacientes, foram estudos realizados por um único operador. Alguns cuidados são necessários antes de generalizar os estudos envolvendo um único operador a uma prática mais ampla. Além disso, uma definição consensual da WGC ainda não foi promulgada. As técnicas utilizadas diferiram um pouco entre os vários estudos. O princípio unificador é que o fio-guia seja utilizado para confirmar o acesso biliar profundo, geralmente evitando ou minimizando a opacificação do ducto pancreático.[15] Existem pelo menos três variações desta técnica, e seus usos variam de acordo com a morfologia da papila.[15]

(a) Acesso direto com o esfincterótomo: O esfincterótomo é utilizado para penetrar (é introduzido) o ducto biliar (BD) e, em seguida, o fio é avançado, com sua direção confirmando a SBC. Esta técnica é frequentemente utilizada por endoscopistas biliares experientes, sendo bem-sucedida em mais de 50% dos casos. É primariamente utilizada quando o tamanho e a posição da papila são normais, e um desafio na canulação não é antecipado. Também pode funcionar com uma papila frouxa.
(b) Esfincterótomo e, em seguida, fio: O esfincterótomo é avançado 2 a 3 mm além da superfície luminal da papila na direção biliar e, em seguida, o fio é gentilmente avançado (pelo assistente [fio longo] ou pelo endoscopista ou pelo assistente [fio curto]) para conquistar a SBC. Esta técnica é útil em uma papila frouxa ou móvel ou quando a técnica (a) for malsucedida; esta modificação pode ser rapidamente aplicada sem remoção do ST. Este pode ser usado para endireitar o segmento intramural por meio da retração na papila empalada e aplicando sucção para impelir a papila para baixo no ST curvado.
(c) Técnica conduzida por fio: A ponta do fio é posicionada a aproximadamente 2 mm além da ponta do ST e o complexo fio ST é avançado na direção biliar para dentro da papila. O complexo pode ser introduzido no BD como na técnica (a), ou o fio pode ser avançado como na técnica (b) para conquistar a SBC. Esta técnica é especialmente útil, quando a papila é pequena, e a ponta do ST é maior que a papila. O fio atua como um introdutor.

Estas técnicas são um tanto diferentes, embora sejam unificadas pelo objetivo de uma SBC livre de meio de contraste. Potencialmente, todas têm vantagens e riscos. Por exemplo, um fio-guia inserido à força pode deslocar-se pela porção intramural da papila, criando um falso trajeto. É provável, embora ainda não comprovado, que uma determinada técnica possa ter vantagens de acordo com fatores relacionados com o paciente, particularmente a morfologia da papila. Uma grande papila frouxa com um longo segmento intraduodenal do BD seria mais adequada para inserção inicial de ST além do orifício e, em seguida, endireitamento do segmento intraduodenal; a SBC pode, subsequentemente, ser realizada com fio ou ST diretamente. Ensaios clínicos adicionais da WGC, relatando a morfologia papilar com mais detalhes, seriam úteis.

Avaliação da Papila e Técnica Básica

É útil solicitar aos assistentes que registrem prospectivamente (discretamente) o número de tentativas separadas na papila e o tempo de canulação total desde o primeiro toque na papila. Esta informação pode ajudar na decisão sobre quando técnicas de canulação alternativas ou auxiliares devem ser consideradas ou o procedimento concluído. O número de tentativas (e, consequentemente, o tempo total de canulação) é um indicador independente do risco de PEP, com considerável elevação do risco após, aproximadamente, 9 a 10 tentativas (Fig. 13.2).[5,12] Uma tentativa de canulação é definida como o contato sustentado entre o acessório de canulação e a papila por, pelo menos, cinco segundos.

Assim que o duodenoscópio estiver de frente com a papila, a canulação é iniciada com uma inspeção cuidadosa desta estrutura. O alcance de uma posição frontal pode necessitar de ajuste dos comandos à LR ou UD, visto que a papila pode estar obliquamente orientada ao lúmen duodenal. Dois aspectos necessitam ser avaliados:

- A face da papila: Esta pode ser comparada ao mostrador de um relógio. Como um ponto de referência, a posição de 12

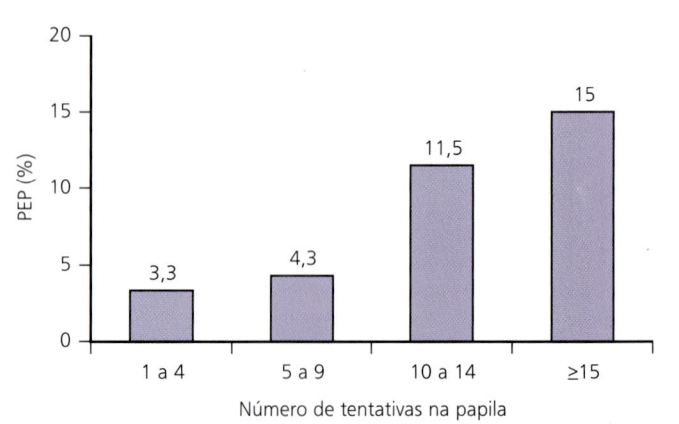

Fig. 13.2 Taxa de PEP de acordo com o número de tentativas de canulação da papila. Dados derivados de ensaios prospectivos de canulação com coleta de dados abrangente (n = 732). À medida que o número de tentativas de canulação aumenta, o risco de PEP aumenta. (PEP, pancreatite pós-CPRE). (Redesenhada a partir de Bailey AA, Bourke MJ, Kaffes AJ et al. Needle-knife sphincterotomy: factors predicting its use and the relationship with post-CPRE pancreatitis [with video]. Gastrointest Endosc. 2010;71:266-271.)

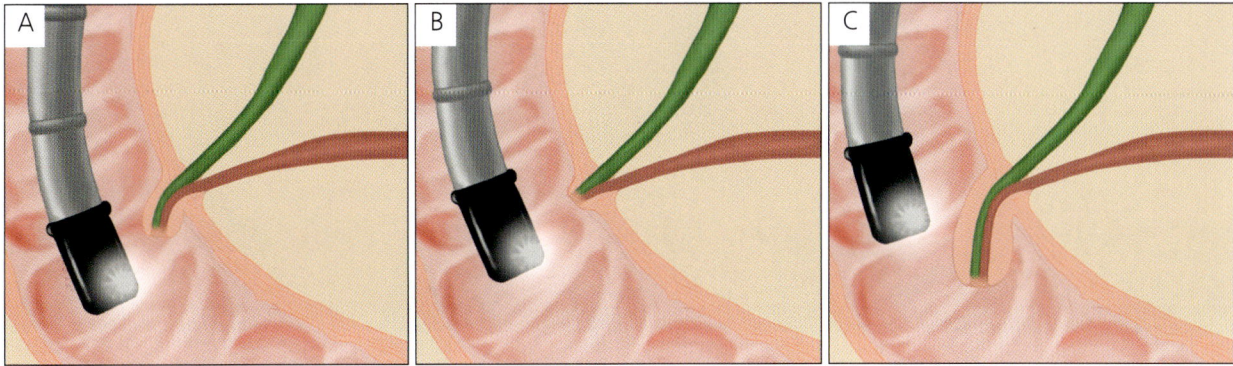

Fig. 13.3 Representações esquemáticas da (**A**) papila de tamanho normal e (**B**) papila pequena e segmento intramural curto. Assim que o esfíncter biliar é ultrapassado, a canulação biliar profunda é geralmente simples. (**C**) Papila grande, potencialmente frouxa: pode ser difícil alcançar uma posição frontal, alcançar uma orientação biliar adequada ou realizar o acesso profundo da árvore biliar.

horas é alinhada ao eixo longo da papila e é, geralmente, o ponto mais superior na face da papila. No entanto, se a anatomia duodenal estiver distorcida (decorrente de um divertículo, uma neoplasia ou como pode ser observado em pacientes mais velhos), a papila pode ser girada em qualquer direção ao longo de seu eixo longo (geralmente para a esquerda), e a posição verdadeira de 12 horas pode não ser a parte mais superior (cranial) da papila. Nestes casos, utilize a posição do eixo longo como o ponto de referência de 12 horas. Em mais de 95% dos casos, o orifício biliar está localizado entre 9 e 12 horas e, geralmente, na posição de 11 horas.

- O segmento intrapapilar ou intramural do BD: Esta é a porção do BD localizada entre o orifício biliar e o BD além da parede duodenal. É variavelmente referido como o segmento intramural, intraduodenal ou, ocasionalmente, intrapapilar. Eu irei utilizar o termo *segmento intramural*. O segmento intramural é de comprimento, angulação e rigidez variável, amplamente dependente do tamanho da papila (**Fig. 13.3**), podendo produzir diferentes desafios de canulação e seguir um trajeto bem diferente daquele sugerido pela orientação da face duodenal (**Fig. 13.4**), embora frequentemente siga a mesma linha (**Fig. 13.1**). Para uma cateterização profunda perfeita, será geralmente necessário alinhar o acessório de canulação com este eixo após o alcance da posição de contato inicial de 11 horas. Um segmento intramural longo é facilmente distorcido por tentativas vigorosas.

Após cuidadosa inspeção da papila e avaliação da provável "direção biliar", a canulação deve proceder geralmente com um ST que fornece uma orientação favorável ao BD distal. Se o ST não estiver apontando para a direção apropriada, pode ser "arrumado" ou, com alguns dispositivos, girado por meio da rotação do cabo. Se a posição duodenal do endoscópio for ideal, esta deve ser uma exigência incomum. O ST é avançado e, gentilmente, inserido no canto esquerdo superior na posição de 11 horas. O objetivo é o de colocar a ponta do ST na superfície superior do canal comum acima do septo (**Fig. 13.5**). Se o orifício biliar puder ser claramente visto ou se a papila for pequena, puder ser preferível realizar a canulação com o fio posicionado 1 a 2 mm além da ponta do ST, como descrito anteriormente. O ST, após avançado 1 ou 2 mm além da margem da mucosa da papila, é curvado durante a

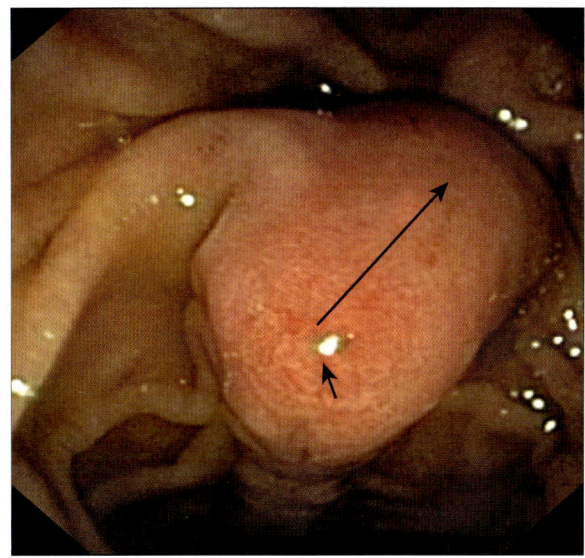

Fig. 13.4 A papila está de frente ao endoscópio, e o orifício biliar está provavelmente na posição de 11 horas *(seta curta)*. No entanto, o segmento intramural *(seta longa)* percorre retrogradamente para a direita; desse modo, para um acesso profundo, pode ser necessário o alinhamento entre o dispositivo de canulação e este eixo após o encaixe bem-sucedido da papila na posição de 11 horas.

abertura da manopla para aumentar a angulação vertical e conquistar uma melhor aproximação da direção do ducto biliar. Geralmente, nesse momento, com uma pressão suave através da movimentação do comando UD para cima, o ST irá superar a resistência do esfíncter e "entrar" no ducto. O recuo gentil do tubo de inserção do endoscópio também irá ajudar a "elevar" o ST no ducto. Em seguida, o fio pode ser, gentilmente, avançado, com a direção diferenciando o sistema pancreático do sistema biliar. Cautela é necessária nesse momento, visto que um PD ou BD podem raramente percorrer em paralelo, e o fio-guia pode passar fora de um ramo lateral do ducto pancreático antes de ficar aparente. A passagem do fio deve ser livre de resistência. Se o fio entrar no pâncreas, é recolhido para o ST, enquanto o ST é mantido fixo no local. O ST é, então, curvado ainda mais e removido muito lentamente da papila. É geralmente possível movimentar

Fig. 13.5 (**A**) Ilustração esquemática de uma papila normal. Um canal comum curto conduz a estruturas ductais distintas, que são separadas por um curto septo fibromuscular presente na papila. (**B**) O esfincterótomo é inserido na papila e guiado em direção biliar. (*CBD,* ducto biliar comum; *CC,* canal comum; *PD,* ducto pancreático; *S,* septo).

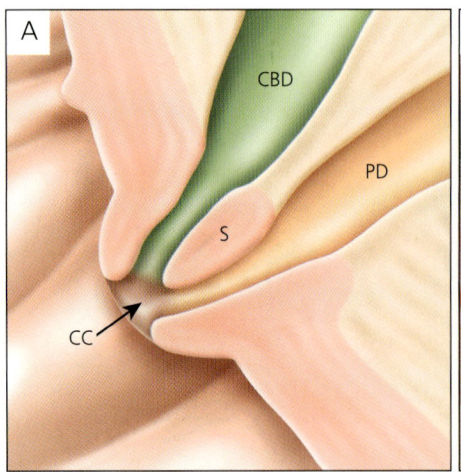

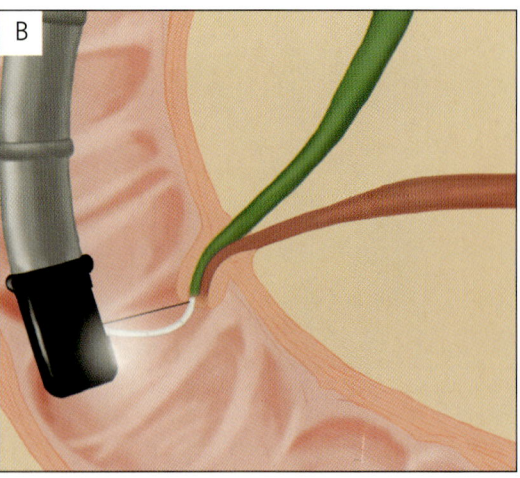

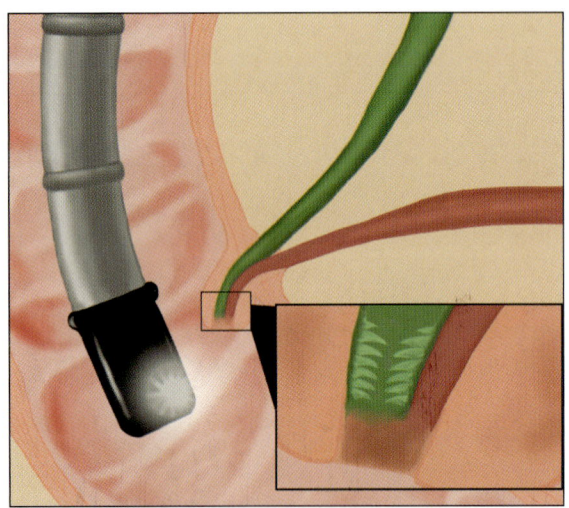

Fig. 13.6 Representação esquemática do mecanismo esfincteriano biliar capaz de aprisionar a ponta de um fio-guia.

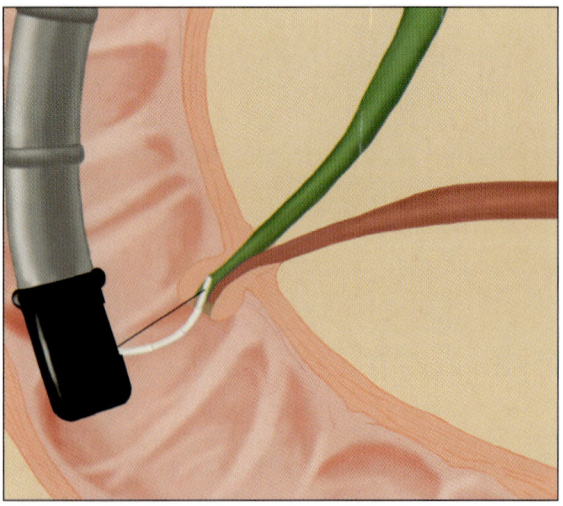

Fig. 13.7 A seleção da direção biliar distorce a papila. Assim que o ducto biliar é selecionado, a distorção deve ser aliviada para o acesso profundo do ducto.

gentilmente o ST de um lado para outro (apenas 1 ou 2 mm) sem perder o contato com a papila e guiar o lábio superior da árvore biliar distal, posicionando o septo e o PD abaixo do ST. Um leve ajuste da posição duodenal (comandos à LR ou UD) pode ser necessário para alinhar o eixo do ST com o eixo do segmento intramural. O endoscopista pode novamente ter a sensação de que o ST "caiu" no ducto biliar comum (CBD). Se isto não ocorrer, o fio é mais uma vez avançado com cautela. Se o sucesso não for alcançado após 3 ou 4 tentativas, pode ser adequada a definição da anatomia por meio da injeção de um pequeno volume de contraste sob orientação fluoroscópica. Para minimizar a opacificação do PD, é preferível que o endoscopista injete um pequeno volume de contraste, que pode ser repetido até que a anatomia do segmento distal seja definida. Uma imagem radiográfica estática pode ser tirada durante a injeção inicial e fixada em um monitor adjacente à imagem fluoroscópica ativa. Esta imagem é, então, usada para guiar tentativas adicionais de canulação com fio, incluindo o ajuste da direção do fio para alcançar a direção biliar. Com esta técnica de injeção, uma opacificação pancreática, além da cabeça da glândula, é raramente encontrada.

Se o fio não estiver em nenhum dos ductos, mas sim no canal comum ou no esfíncter biliar (**Fig. 13.6**), formando uma alça em "J" na ponta, como visto fluoroscopicamente, o endoscopista pode, lentamente, recuar e avançar o ST (o ST e o fio atuam como uma unidade única com a relação entre eles sendo fixa), ou o assistente ou endoscopista pode recuar e avançar o fio. Geralmente nesta situação, o fio irá endireitar e avançar para o interior do ducto biliar. As manobras de canulação utilizadas para selecionar o BD e excluir o PD distorcem frequentemente a papila (**Fig. 13.7**), potencialmente encurvando o BD distal e, desse modo, mesmo após a canulação bem-sucedida do BD, o fio-guia não irá avançar, e a SBC pode não ser alcançada. Portanto, logo que o endoscopista sente que uma posição adequada tenha sido alcançada, é útil recuar um pouco o ST, eliminando a distorção (ao mesmo tempo em que mantém o eixo de eleição) e reduzindo a tensão sobre a papila e, frequentemente, o fio irá avançar facilmente para dentro do BD. Ocasionalmente, uma mudança na posição do endoscópio pode ajudar, empurrando-o um pouco mais profundamente ou, algumas vezes, recuando acima da papila, visto que o ST está possivelmente comprimido na porção superior do segmento intramural (**Fig. 13.7**); alternativamente, o BD pode adotar um ângulo inferior agudo (imergir), ultrapassando a parede duodenal (**Fig. 13.8**). O princípio geral deve considerar a analogia da manga e o formato da papila, estimular o endireitamento do segmento intramural e minimizar a distorção.

Se um endoscopista habilidoso não alcançar a canulação biliar após 5 minutos ou mais de 10 tentativas na papila, o sucesso sem uma estratégia alternativa é improvável (ver seção adiante sobre canulação difícil).[5]

Papila Pequena

A canulação seletiva pode ser difícil, quando a papila é pequena, e a ponta de 4-5 Fr do ST pode ser maior do que a própria papila. Uma técnica de canulação conduzida por fio pode ser muito útil nesta situação. O fio é posicionado 1 a 3 mm além da ponta do ST e, trabalhando com o complexo fio-ST como uma entidade única, a canulação é realizada como descrito anteriormente. Ocasionalmente, uma cânula muito afilada, como a de 5-4-3 Fr, irá penetrar um orifício resistente à canulação com fio-guia.

Divertículo Periampular

Na presença de um divertículo periampular, a papila está geralmente localizada na margem inferior ou no interior do divertículo e, geralmente, em algum local entre as posições de 4 e 8 horas, quando o divertículo é visualizado como um mostrador de relógio. Em aproximadamente 10% dos casos, a papila pode estar enterrada no divertículo, dificultando o acesso (**Fig. 13.9**). Frequentemente, o segmento intramural pode ser facilmente visualizado no divertículo além do orifício papilar. (**Fig. 13.10**). Isto serve como um guia para determinar a direção biliar, sendo também útil para guiar a direção da esfincterotomia, se necessário. Ao contrário da anatomia papilar usual, quando há um divertículo periampular, a angulação da direção biliar geralmente não é tão aguda na porção superior, percorrendo inicialmente mais horizontalmente (**Fig. 13.11**). Portanto, não é necessário curvar de modo acentuado para cima o fio-guia ou o ST e, em certas ocasiões, um cateter

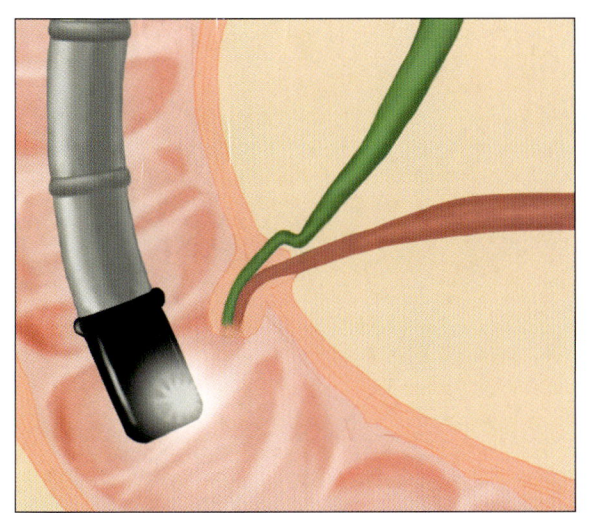

Fig. 13.8 Antes de assumir a projeção cranial habitual, o ducto biliar adota um ângulo inferior agudo ao atravessar a parede duodenal. Aproximadamente 10 a 20% dos ductos biliares têm essa configuração. Tão logo o cateter alcança esse ponto, pode ser temporariamente difícil empurrar o endoscópio por cima da papila para conquistar uma orientação mais favorável e ganhar um acesso profundo.

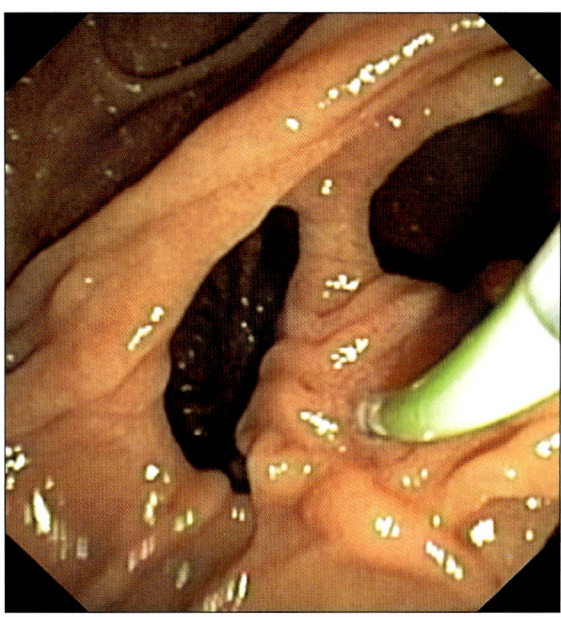

Fig. 13.10 O segmento intramural é facilmente visível, retornando da papila. Será bastante seguro cortar ao longo desta linha.

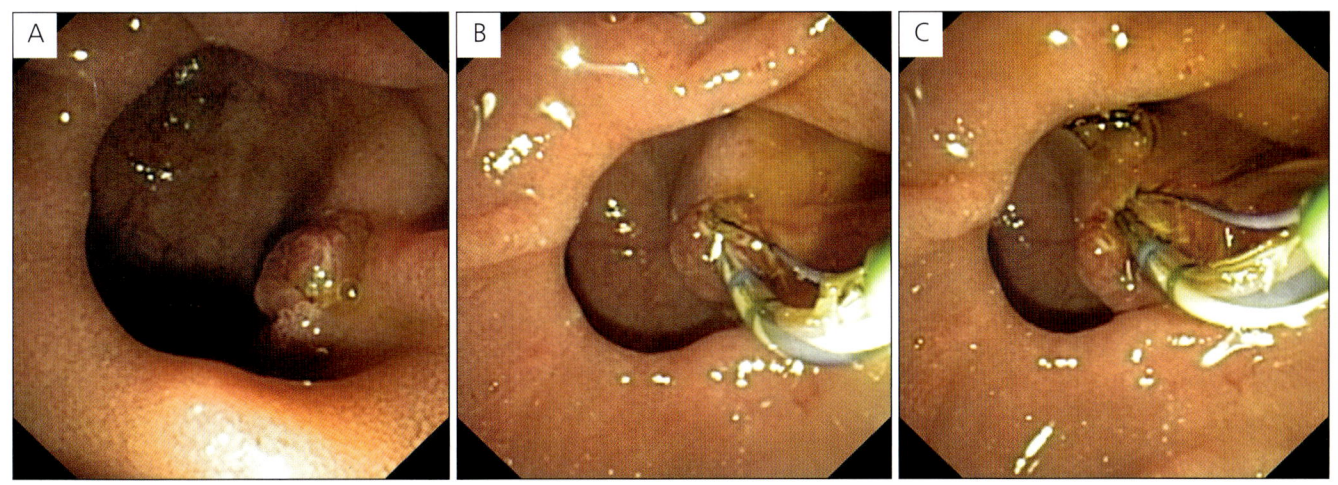

Fig. 13.9 Papila situada profundamente em um divertículo com segmento intramural estendendo-se da esquerda para a direita.

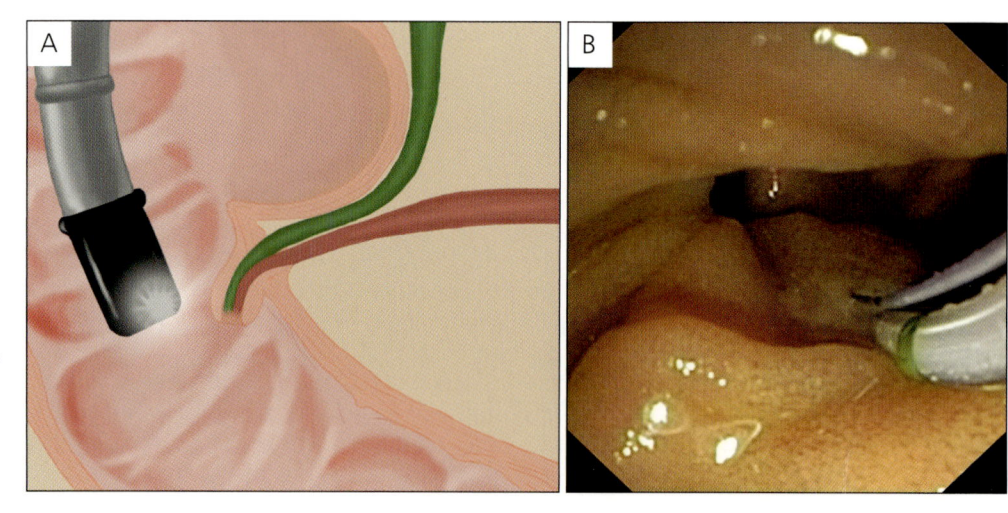

Fig. 13.11 Na presença de um divertículo periampular, a angulação do ducto biliar não é tão aguda na porção superior, percorrendo inicialmente mais horizontalmente. Uma abordagem mais horizontal é apropriada.

padrão pode ser preferível para a canulação. Após a obtenção de uma boa posição em relação à papila, o alcance da SBC é, geralmente, bastante fácil, com o esfíncter biliar sendo aparentemente ultrapassado com maior facilidade com uma papila convencional. A canulação deve proceder de forma habitual; no entanto, em razão da distorção anatômica causada pelo divertículo, a localização dos orifícios do BD e PD pode ser aberrante em vez das posições convencionais de 11 e 5 horas (embora a relação entre os dois ductos esteja geralmente preservada), e isto deve ser levado em conta (**Fig. 13.12**). Para uma papila situada profundamente dentro de um divertículo ou apontando em uma direção incomum, técnicas especiais podem ser necessárias. Geralmente, apenas o ducto pancreático pode ser penetrado; entretanto, a inserção de um fio-guia no ducto pancreático ou a colocação de um *stent* pancreático pode ser utilizada para a eversão da papila no lúmen duodenal, seguida por técnicas auxiliares de canulação, como descrito a seguir (**Fig. 13.13**).[6,16] Alternativamente, é possível everter a borda do divertículo, exercendo tração na borda externa com o ST e canulação rápida (**Fig. 13.14**), ou com uma cânula e canulação da papila com outra. Raramente, a colocação de um clipe próximo ao divertículo para retrair a papila em uma orientação duodenal adequada pode ser útil. Em divertículos com abertura grande, pode ser possível colocar a ponta do endoscópio no interior do divertículo e alcançar uma posição frontal. Nestas circunstâncias, alguns cuidados são necessários durante o manuseio do endoscópio para evitar perfuração do divertículo.

Canulação Difícil

O termo *canulação difícil* se aplica a uma situação em que a papila pode ser alcançada e posicionada para canulação, mas a SBC pode ser um desafio. Uma definição consensual ainda não foi acordada, mas todos os endoscopistas especialistas em vias biliares estão familiarizados com o termo, visto que ocorre em aproximadamente 10% dos procedimentos de rotina. Geralmente, não existe uma causa evidente. Uma definição de canulação difícil deve levar em consideração o tempo decorrido desde o primeiro toque da papila, o número de tentativas na papila, e o número de canulações com fio e injeções inadvertidas no ducto pancreático.[15,17] Com base na literatura, 10 minutos, 5 tentativas e 4 canulações do ducto pancreático são parâmetros razoáveis.[15,17] Em geral, quando um dos parâmetros é excedido, é maior a probabilidade de que uma determinada técnica, seja guiada por fio ou com base no meio de contraste, seja bem-sucedida.[5] À medida que transcorre

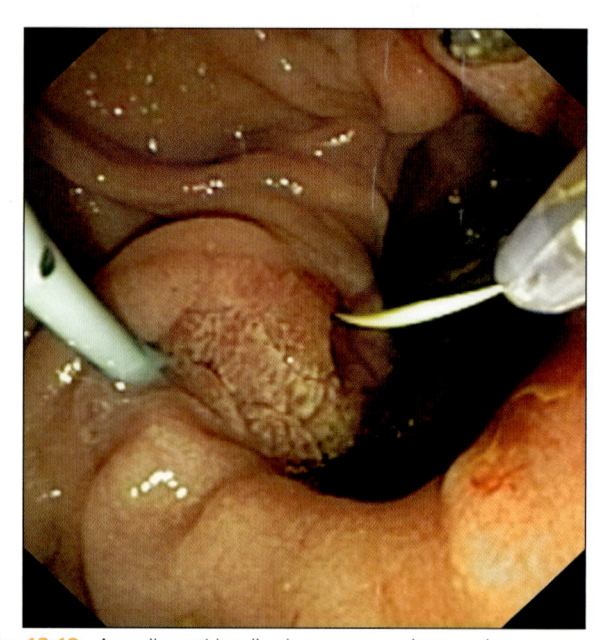

Fig. 13.12 A papila está localizada na margem interna de um divertículo e é girada mais de 90 graus sobre o seu eixo longo em razão da distorção da anatomia usual criada pelo divertículo.

o tempo, tentativas repetidas na papila aumentam o risco de PEP, e a falha completa é iminente. Todos os endoscopistas de CPRE devem ter uma estratégia geral para reconhecer e lidar com esse cenário. Isto pode incluir simplesmente a interrupção do procedimento.[6] Se o PD for repetidamente acessado, deve-se considerar a colocação de um *stent* no PD para facilitar a drenagem em pacientes de risco moderado ou alto de PEP antes da remoção do endoscópio. A **Figura 13.15** fornece uma visão geral de um algoritmo de canulação adequada.

Canulação Repetida do Ducto Pancreático sem Acesso Biliar

Se o ducto pancreático for repetidamente acessado sem sucesso no acesso biliar, estratégias alternativas de canulação devem ser consideradas. A decisão em mudar de estratégia deve ser tomada precocemente, particularmente em pacientes em alto risco de PEP (p. ex., após quatro acessos do ducto pancreático), antes que a papila seja repetidamente traumatizada, e o pâncreas extensiva-

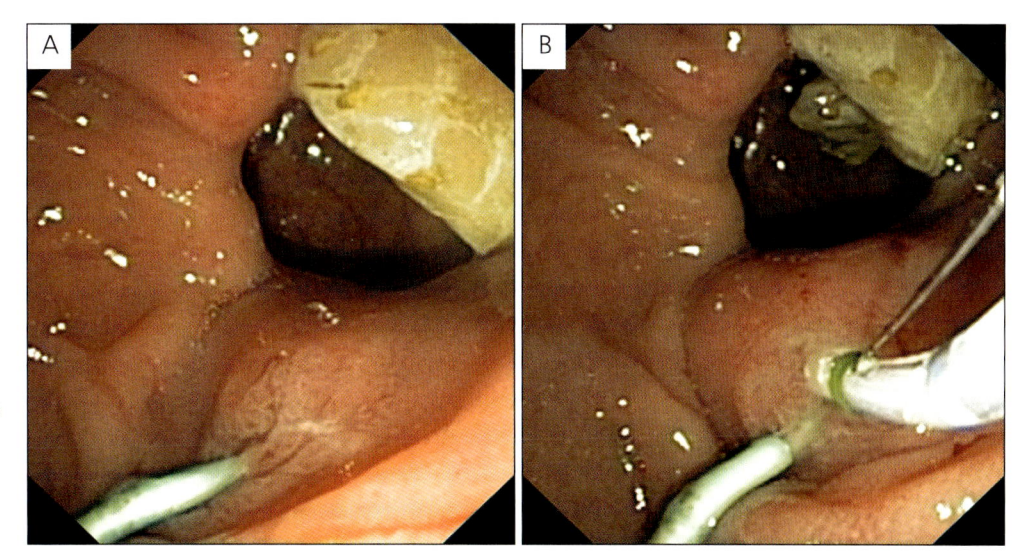

Fig. 13.13 A papila está localizada no interior de um divertículo. A papila foi evertida por um *stent* no ducto pancreático e, por isso, uma canulação do ducto biliar pode ser realizada acima do *stent*.

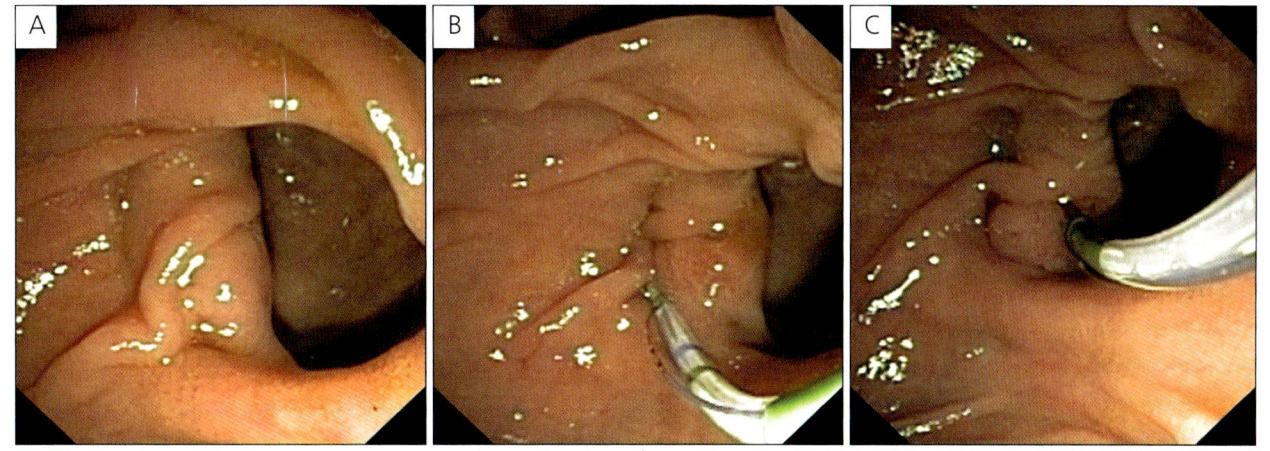

Fig. 13.14 A papila está localizada na margem interna de um divertículo. É evertida no lúmen duodenal, empurrando-se sua superfície mais externa e, em seguida, executando rapidamente uma canulação.

mente opacificado. Repetidas tentativas malsucedidas na SBC e extensa opacificação do ducto pancreático aumentam o risco de PEP.[9,13,14,17,18] Existem duas estratégias preferidas, e estas podem ocorrer em sequência; ambas requerem a eventual colocação de um *stent* no PD. A colocação de um *stent* no PD na canulação difícil reduz o risco de PEP.[19,20]

1. Técnica de fio duplo (também denominado de fio pancreático).
2. Colocação de um *stent* pancreático com canulação por fio do ducto biliar acima do *stent* ou fistulotomia sobre o *stent*.

1. De maneira atraumática, um fio hidrofílico é inserido no PD até o corpo distal, se possível. O fio pode ter uma curva pré-formada do fabricante (ponta em J) ou ser arrumada dessa forma pelo endoscopista, curvando acentuadamente (rompendo) a porção hidrofílica flexível a 1 cm da extremidade. Também pode ser possível criar o laço no interior do PD, envergando-se gentilmente o fio; alguns cuidados são necessários para evitar a passagem profunda para um ramo lateral. A configuração em J da extremidade proximal do fio-guia facilita a passagem para além do "joelho" e evita a impactação do ramo lateral, que pode lesionar o pâncreas. Logo que o fio estiver profundamente ancorado no PD, irá frequentemente "endireitar" o segmento intramural do ducto biliar. Ao utilizar a analogia da manga da blusa, é possível imaginar que a porção distal da manga está agora mais rígida, sendo, portanto, mais fácil de passar um acessório de canulação. A técnica também pode ser utilizada para posicionar a face da papila de modo mais favorável, por exemplo, quando esta estiver dentro de um divertículo. Deixando o fio *in situ*, o ST com um fio adicional em seu interior é passado até o canal de trabalho do duodenoscópio (um canal de 4,2 mm é necessário para fios de 0,035 polegada). O ST é avançado até que esteja em frente da papila. É curvado para assemelhar-se à direção biliar, e o fio-guia hidrofílico é avançado em uma orientação de 11 horas até o fio pancreático, que está na posição de 5 horas (**Fig. 13.16**). É possível trabalhar com o complexo ST-fio como uma unidade única, com o endoscopista direcionando o ST, e o assistente ou endoscopista avançando o fio. Em pacientes com ductos pancreáticos pequenos ou tortuosos ou em forma de laço, a passagem de um fio até a cauda pode ser impossível ou, no mínimo, altamente traumática. Nestas situações, o uso de um fio-guia de 0,018 ou 0,021 polegada com uma ponta em J pode permitir a criação de uma alça nos 2 a 3 cm distais do ducto pancreático, bem como uma posição estável o bastante para acesso biliar e eventual colocação de um *stent* pancreático.

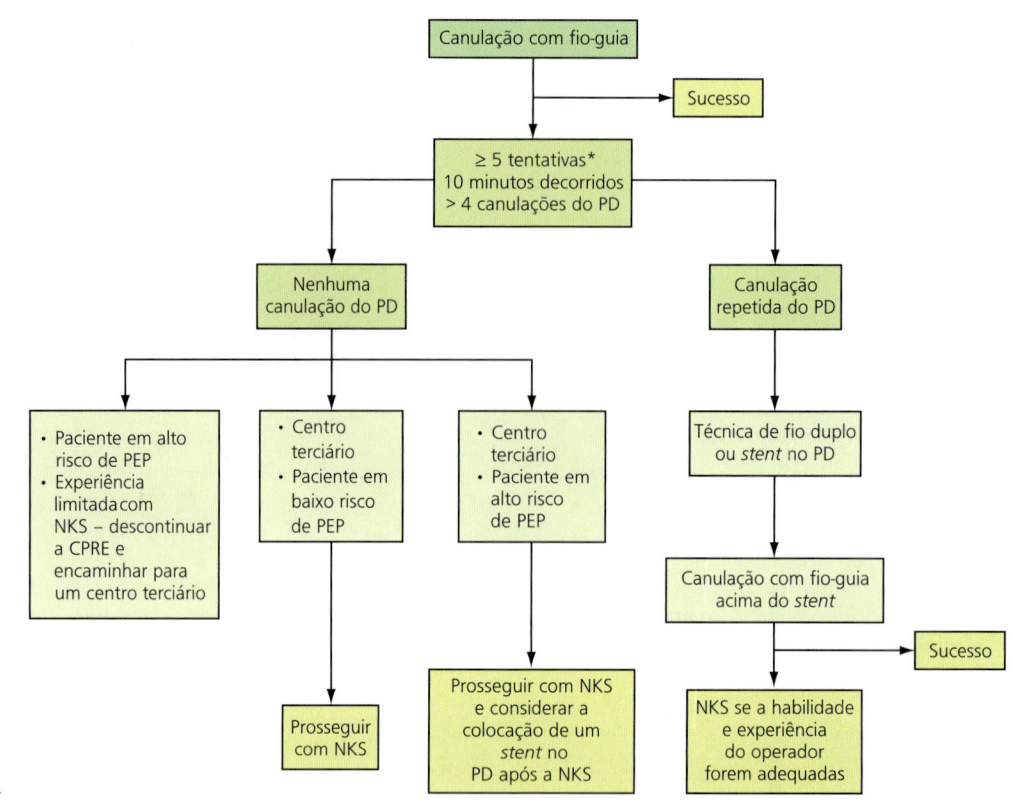

Fig. 13.15 Algoritmo para canulação biliar seletiva durante a CPRE.
*O número de tentativas irá variar de acordo com o risco do paciente para PEP e experiência do operador.

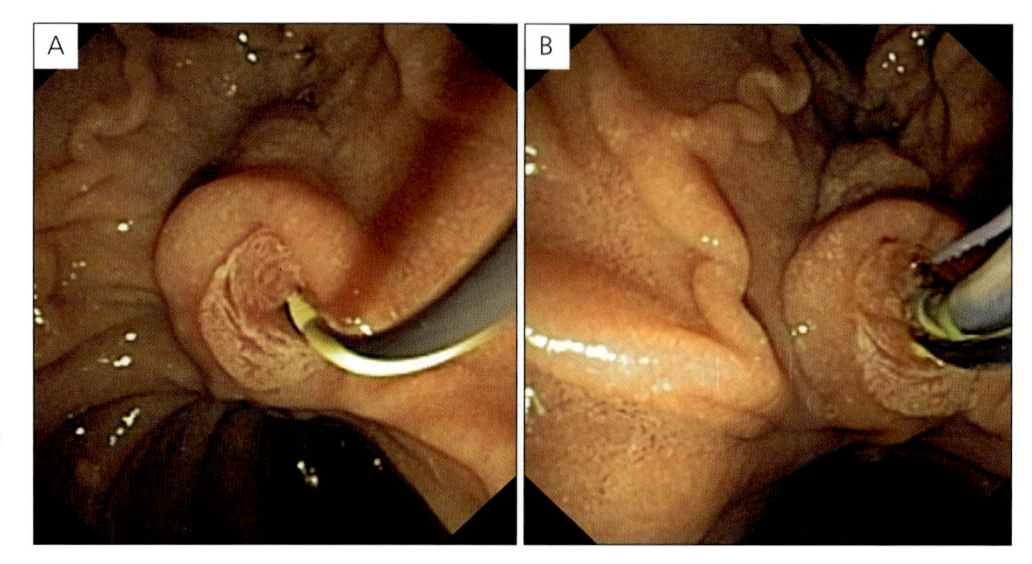

Fig. 13.16 Um fio é primeiramente colocado dentro do ducto pancreático e, em seguida, a canulação do ducto biliar é conduzida com uma técnica conduzida por fio ou com o esfincterótomo.

2. Se a estratégia acima não funcionar após 2 ou 3 tentativas, considerar a colocação de um *stent* pancreático 5 Fr curta (2 a 5 cm) (*stent* Zimmon ou Geenen Sof-Flex, Cook Endoscopy) com a ponta proximal do *stent* não ultrapassando "joelho". *Stents* retos, fabricados com material mais flexível, estão atualmente disponíveis e podem reduzir o risco de lesão ductal. Três *stents* Fr requerem um fio-guia de 0,018 ou 0,021 polegada e devem ser posicionados além do "joelho" para evitar migração precoce. Para minimizar o risco de lesão ductal permanente, *stents* de 5 Fr não devem ultrapassar o "joelho". A passagem espontânea do *stent* deve ser confirmada por uma radiografia simples dentro de um prazo de 2 semanas. Uma abordagem conveniente é o agendamento de uma radiografia após um jejum de 6 horas, de modo que a remoção do *stent* no mesmo dia possa ser realizada, se necessário.

Assim que o *stent* estiver *in situ*, o fio pancreático é removido, e outra tentativa de canulação acima do *stent* pancreático com o complexo ST-fio é realizada por meio de uma técnica conduzida por fio. Isso pode ser feito colocando-se a superfície inferior da ponta do ST sobre o *stent* pancreático e empurrando-a ao mesmo tempo em que é orientado em uma direção de 11 horas (**Fig. 13.17**). O ST é, então, levemente curvado para assemelhar-se à

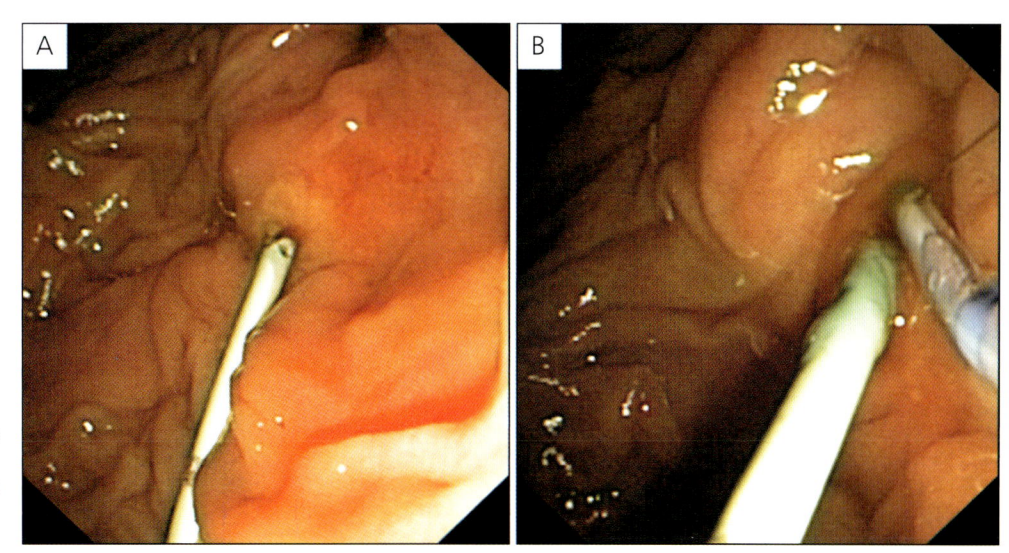

Fig. 13.17 A canulação de um orifício papilar minúsculo foi realizada, e um *stent* pancreático de 5 Fr foi inserido. Em seguida, o esfincterótomo é utilizado para uma canulação acima do *stent* em direção biliar.

direção biliar e o fio pode ser gentilmente avançado ou, ao recuar ligeiramente a haste do endoscópico, o ST pode ser "elevado" até o BD. Se este procedimento falhar, uma fistulotomia sobre o *stent* pancreático pode ser considerada por endoscopistas biliares devidamente qualificados e experientes. Alternativamente, o procedimento pode ser concluído com uma tentativa adicional em outro dia ou subsequente encaminhamento a um centro terciário com grande volume de casos. Se um endoscopista devidamente qualificado e experiente tenha realizado uma fistulotomia adequada e apropriadamente direcionada (ver adiante), o procedimento geralmente será bem-sucedido se for repetido após alguns dias. É melhor esperar mais de 48 horas para possibilitar a resolução do edema. A taxa de sucesso de canulação após encaminhamento a um centro terciário para todos os graus de Schutz é de 95 a 100%.[21,22]

Esfincterotomia com Papilótomo Tipo Estilete (ver também Capítulo 14)

Fistulotomia ou pré-corte (acesso) é uma técnica avançada que divide a mucosa e submucosa da papila sobrejacente ao ducto biliar com o objetivo de expor o orifício biliar. É uma técnica conservadora importante e segura que garante o acesso biliar, quando realizada por endoscopistas experientes. A melhor evidência contemporânea provém de um RCT realizado em um centro quaternário sobre a fistulotomia precoce na canulação biliar difícil.[23] Com o uso de uma técnica com fio-guia após 10 minutos ou 5 injeções no PD, os pacientes foram randomizados para "pré-corte precoce" ou "acesso tardio". No último grupo, as tentativas de canulação continuaram por mais 10 minutos. Caso a SBC não tivesse ainda sido conquistada, o endoscopista estaria livre para escolher entre a fistulotomia ou o procedimento prévio. Para a esfincterotomia com estilete, uma técnica de fistulotomia foi empregada. Logo que a papila é puncionada, um corte para cima ou para baixo pode ser feito. Dos 1.654 pacientes sendo submetidos à CPRE, 151 foram selecionados. A taxa de sucesso após uma única CPRE nos 151 pacientes do estudo foi de 85%. Após um segundo procedimento, a taxa de sucesso geral foi de 94%. Dezoito por cento do grupo desenvolveu um evento adverso sem uma diferença significativa entre os grupos, sendo 14,3% na fistulotomia precoce, e 21,6% no acesso tardio. A PEP foi reduzida na fistulotomia precoce a 2,6%, quando comparada a 14,9% no acesso tardio ($p = 0,008$, OR = 1,8%, CI de 95%: 1,38-1,48). Houve um maior sangramento, embora geralmente não relevante clinicamente, no grupo de fistulotomia precoce, porém este aumento não foi significativo. Os autores concluíram que os eventos adversos mais desenvolvidos após a fistulotomia são determinados pelos eventos de canulação que o precedem e não pela fistulotomia propriamente dita.[23]

Uma análise dos dados abrangentes de canulação coletados de forma prospectiva em 732 pacientes inclusos nos estudos sequenciais de canulação biliar rendeu resultados similares. Noventa e quatro dos 732 pacientes (12,8%) foram submetidos à fistulotomia. No geral, a taxa de sucesso de canulação nesse grupo foi de 85%, de acordo com a base de dados Manes, e a taxa de sucesso geral de canulação foi de 97,7% com um único procedimento. Na análise multivariada, a OR da PEP com a fistulotomia foi de 1,0, indicando que a fistulotomia por si só não aumentou o risco de PEP.[5] Dois outros estudos randomizados foram publicados e, embora haja alguns problemas metodológicos com os dados publicados, a evidência sugere que, em mãos experientes, a fistulotomia precoce pode melhorar a frequência e, possivelmente, a gravidade da PEP, além de aumentar a taxa de sucesso.[24,25] A técnica deve ser realizada somente por um endoscopista treinado e experiente.[26]

Técnica de Fistulotomia

O comprimento do segmento ativo ou de corte do papilótomo tipo estilete (NK) não deve ser superior a 3 mm. Vários papilótomos do tipo estilete possuem mecanismos que permitem fixar a quantidade de fio que se estende além do cateter, embora, mesmo quando fixa, essa quantidade pode variar consideravelmente com a ação do descolador, comprimindo o cateter. Portanto, é preferível que a máxima extensão do fio de corte além do cateter do NK seja limitada a 2 a 3 mm (de acordo com o tamanho da papila). Desse modo, a ponta do NK pode ser apoiada contra a superfície superior do orifício papilar para que a profundidade do corte seja facilmente controlada. Os benefícios do *stent pancreático* são triplos: proteção do orifício pancreático durante a fistulotomia, endireitamento do segmento intramural para facilitar o corte e otimização da localização biliar após o término da fistulotomia. O *stent* está, geralmente, na posição de 5 horas em relação ao orifício biliar. O corte é iniciado no topo do orifício papilar na posição de 12 horas e estendido para cima na direção de 12 horas, ao longo

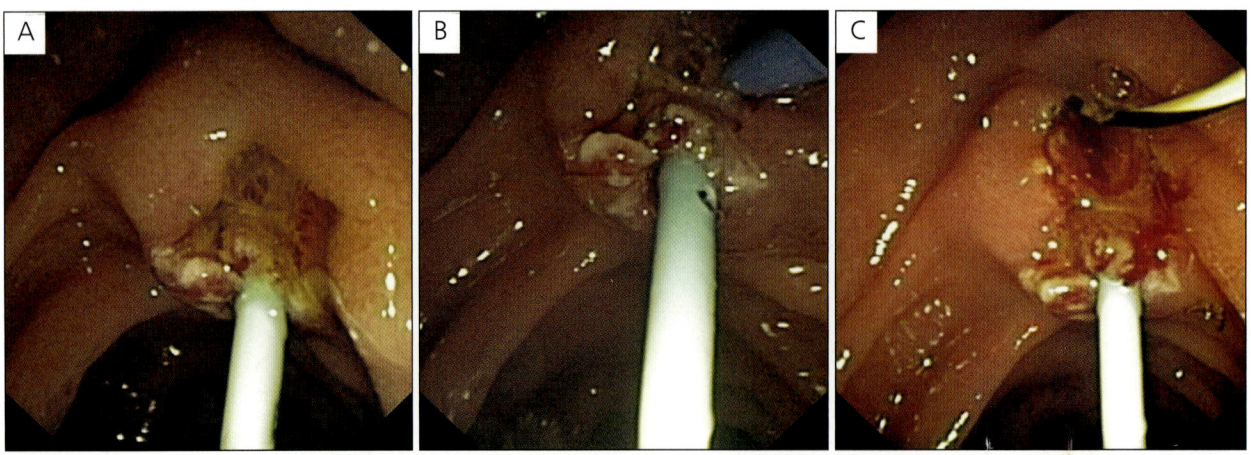

Fig. 13.18 Um corte foi realizado com o estilete. Notar as bordas regulares do corte, que são recuadas para revelar o orifício biliar que aparece como um ponto vermelho acima do *stent* pancreático (**A** e **B**). A esfincterotomia é concluída de modo convencional. A esfincterotomia é concluída de modo convencional (**C**).

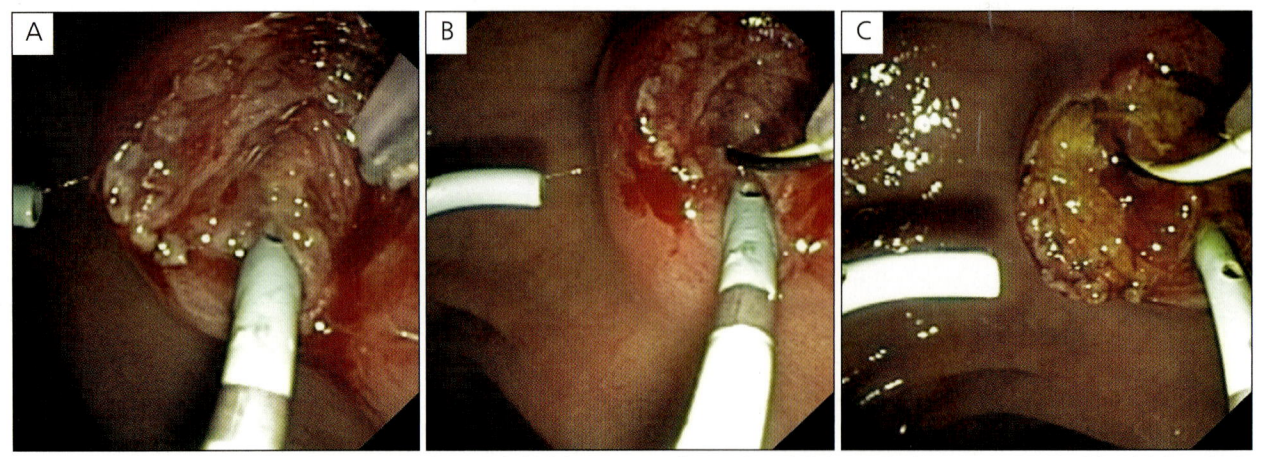

Fig. 13.19 (**A**) Uma papila fibrosa resistente à canulação foi dividida por um estilete após prévia inserção de um *stent* pancreático. (**B**) Canulação do orifício biliar é realizada com um fio na orientação de 11 horas em relação ao *stent* pancreático. (**C**) Uma esfincterotomia biliar completa é realizada e o *stent* pancreático mantido *in situ*.

do eixo longo da papila, em incrementos de 2 mm com o uso de pulsos curtos de corrente de corte. O objetivo é o de dividir completamente grande parte da projeção papilar de maneira controlada e gradual em uma única passagem e sem lesão térmica excessiva. Esta técnica remove a parede do orifício biliar em vez de propositadamente penetrar no ducto biliar distal, embora isto ocasionalmente aconteça. Tão logo a papila seja dividida, as bordas de corte regular são recuadas com um fistulótomo. O orifício biliar é, geralmente, observado como um pequeno ponto vermelho ou uma estrutura similar a um mamilo, normalmente com o *stent* pancreático na orientação de 5 horas (**Fig. 13.18**). Inspeção cuidadosa durante a aplicação de sucção pelo endoscópio pode possibilitar a observação do fluxo biliar, ajudando ainda mais na localização. Em seguida, uma canulação seletiva pode ser realizada no ducto biliar com a passagem de um fio-guia através do ST (conduzindo com o fio) ou um cateter de 5-4-3 Fr. Se a técnica com ST for utilizada, o fio e o ST atuam como uma única entidade na canulação de papilas pequenas. A condução com o fio é importante, visto que um fio hidrofílico flexível, se utilizado com cuidado, não irá romper os planos teciduais divididos em que um falso trajeto pode facilmente ser criado. Em contraste, a extremidade romba de um cateter é, frequentemente, maior do que o orifício biliar exposto, podendo traumatizar os planos teciduais expostos.

A introdução do duodenoscópio, às cegas, com um cateter ou fio não é recomendada; a última geração de duodenoscópio tem uma excelente capacidade de obtenção de imagens, e as diversas estruturas geralmente podem ser identificadas e selecionadas com precisão. O sucesso da SBC é confirmado pela passagem livre de resistência do fio em direção ao fígado. O ST ou cateter pode, então, seguir sobre o fio, e o BD pode ser opacificado. Em geral, é preferível evitar a injeção de meio de contraste para definir a anatomia, quando o cateter ainda está em uma posição muito distal, visto que existe um risco significativo de extravasamento intramural dentro dos planos teciduais divididos após a fistulotomia. Após uma canulação bem-sucedida, a esfincterotomia deve ser finalizada de modo convencional (**Fig. 13.19**). O *stent* deve ser mantido no local por, no mínimo, 72 horas e não ser removido imediatamente.

Canulação do Ducto Pancreático

Considerando novamente a papila como um mostrador de relógio, o orifício pancreático está localizado no quadrante direito inferior e, geralmente, na posição de 5 horas (**Fig. 13-5**). Ao contrário da canulação do BD, a canulação do ducto pancreático ventral (ducto de Wirsung) é normalmente realizada em uma posição de

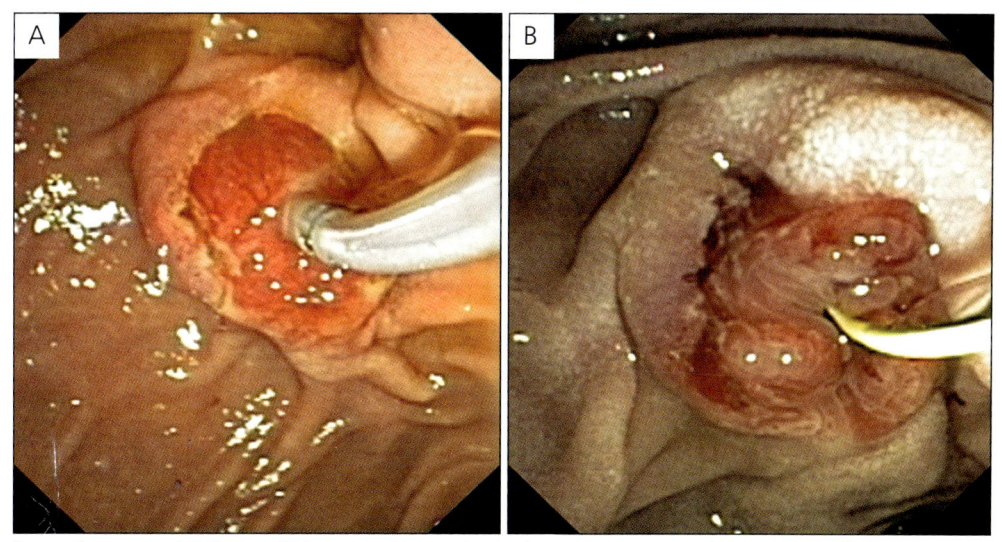

Fig. 13.20 (A) Após a esfincterotomia biliar, o orifício pancreático pode geralmente ser encontrado na margem direita da papila dividida. (B) Quando presentes, estruturas papilares residuais, como pregas mucosas, estão geralmente dentro dos limites destes remanescentes.

curto alcance com endoscópio nivelado ou ligeiramente acima da papila e levemente para a esquerda. O cateter é orientado em uma direção horizontal em vez de vertical.

A canulação atraumática e delicada com fio-guia é preferível ao método de injeção de contraste, pois, quando bem-sucedida, confere a oportunidade de uma única injeção lenta contínua para a obtenção de uma pancreatografia completa. A imagem resultante do ducto é de qualidade superior (com mínimo extravasamento de contraste luminal ou preenchimento não intencional do ramo lateral), há menos distensão hidrostática do PD com uma única injeção controlada e, desse modo, um menor risco de PEP. Como regra geral para reduzir o risco de PEP, o número de tentativas, o número de injeções separadas e o volume total injetado devem ser minimizados.[27] Fios-guia de menor diâmetro (diâmetro igual ou inferior a 0,025 polegada) são potencialmente úteis para um PD resistente ao acesso com fio de 0,035 polegada. Frequentemente, em pacientes previamente submetidos a uma esfincterotomia biliar completa, o orifício pancreático é facilmente identificado como uma abertura separada no lado direito da papila dividida e inferior ao orifício do BD. Pode estar localizado em qualquer local ao longo desta margem direita, porém geralmente está no centro. Pode ser benéfico procurar por estruturas papilares residuais, como, por exemplo, pregas mucosas, já que o orifício pancreático está geralmente dentro dos limites destes remanescentes (**Fig. 13.20**). Embora mais comumente utilizada para facilitar a canulação da papila menor em pacientes com *pancreas divisum*, a administração intravenosa de secretina também pode ajudar na localização e canulação do ducto pancreático principal.[27]

Qualidade e Melhora dos Resultados (ver também Capítulo 11)

O desafio de todos os serviços biliopancreáticos e seus endoscopistas é o de proporcionar o serviço de CPRE mais eficaz e seguro possível. Uma técnica de canulação de alta qualidade é a base sobre a qual uma prática clínica confiável é construída. Protocolos acordados de canulação atuarão como um parâmetro apropriado para a construção de iniciativas de qualidade e segurança. Esta estrutura pode ser modificada no contexto do conjunto de casos do departamento, das habilidades dos operadores e assistentes e outros recursos disponíveis. Um centro de referência terciário bem equipado e com grande volume de casos pode executar de modo apropriado procedimentos de canulação mais agressivos e exaustivos que não seriam apropriados em um hospital comunitário.

A coleta prospectiva de dados, incluindo parâmetros de canulação, com agendamento de seguimento clínico para identificação e registro de eventos adversos, completa o sistema de *feedback*. Aplicação da metodologia do ciclo de auditoria, com encontros regulares para a análise da morbidade, pode ser utilizada para avaliar e interpretar os resultados clínicos. Com uma compreensão completa de todo o procedimento e suas consequências clínicas em nível individual e de departamento, aumento no ganho, na segurança e qualidade serão percebidos.

A lista de referências deste capítulo pode ser encontrada em www.revinter.com.br/online/referencias-baron.pdf

Capítulo 14

Papilotomia de Acesso (Pré-Corte)

Paul Kortan e Gary May

A principal etapa da colangiopancreatografia retrógrada endoscópica (CPRE) terapêutica é a canulação profunda do ducto desejado, geralmente o ducto biliar comum (CBD). A canulação profunda pode ser também o aspecto mais desafiador e humilhante do procedimento. Para uma intervenção biliar bem-sucedida, o acesso profundo à árvore biliar é um pré-requisito. Levando em conta a disponibilidade e precisão da colangiopancreatografia por ressonância magnética (MRCP) e ultrassonografia endoscópica (EUS), existem apenas indicações limitadas para a CPRE diagnóstica. O papel da CPRE diagnóstica é atualmente limitado à amostragem de tecidos de lesões biliares ou pancreáticas, manometria na disfunção do esfíncter de Oddi (SOD) e pancreatoscopia/colangioscopia diagnóstica, e todos estes também requerem acesso profundo ao ducto desejado. Desde a descrição inicial de esfincterotomia com pré-corte por Siegel, em 1980,[1] a taxa de canulação biliar bem-sucedida tem aumentado significativamente. No entanto, apesar das inovações técnicas, melhora da imagem endoscópica e acessórios especializados, a canulação biliar profunda ainda pode falhar em 5 a 15% dos casos, mesmo nos centros com experiência. Nestas situações, o uso de técnicas alternativas pode ser necessário. Embora a *papilotomia de acesso* seja provavelmente o termo mais preciso para descrever o método, neste capítulo nós iremos utilizar o termo *pré-corte*, que é mais popularizado. Ao contrário da esfincterotomia biliar tradicional, o pré-corte geralmente não é uma intervenção planejada, mas os endoscopistas devem estar preparados para este evento no caso de uma canulação malsucedida. Este capítulo se concentra nas técnicas de pré-corte, acessórios utilizados pela maioria dos especialistas e eventos adversos. Nós iremos discutir indicações, contraindicações e evidências que corroborem nossas recomendações. Nós não discutiremos o uso de esfincterotomia com estilete em vez de um *stent* em situações especiais, como na anatomia alterada Billroth II ou *pancreas divisum*, visto que este assunto é abordado nos Capítulos 20 e 29.

Indicação para a Papilotomia com Pré-Corte

A papilotomia com pré-corte tem sido considerada o ponto fraco de muitos endoscopistas, porém também a ferramenta fundamental para o sucesso nos procedimentos biliares terapêuticos. Quando ocorre instrumentação repetida do ducto pancreático sem canulação biliar seletiva ou múltiplas tentativas sem canulação dos ductos, métodos alternativos de canulação devem ser considerados. É muito importante mudar a abordagem em vez de persistir com a mesma técnica malsucedida. A decisão em mudar a abordagem deve ser realizada precocemente, particularmente em pacientes que estejam em alto risco de pancreatite pós-CPRE. A mudança na abordagem deve ser realizada antes que a ampola seja traumatizada, e o ducto pancreático esteja excessivamente traumatizado ou opacificado. Antes de considerar um pré-corte, duas técnicas alternativas podem ser consideradas.[2,3] É nossa prática que quando uma canulação seletiva no ducto pancreático é realizada com um fio-guia, a técnica de duplo fio é usada, deixando o fio-guia no ducto pancreático e usando um cateter ou esfincterótomo em adição ao fio para canulação do ducto biliar. O fio pancreático pode endireitar a porção intra-ampular do ducto biliar distal, permitindo uma canulação biliar bem-sucedida. Se esta técnica falhar após algumas tentativas, um *stent* pancreático de pequeno calibre (3 a 5 Fr) é inserido e outras tentativas de canulação do ducto biliar acima do *stent* são efetuados. Se canulação profunda do CBD ainda não for alcançada, uma papilotomia com pré-corte é realizada.

A decisão em proceder para um pré-corte quando técnicas padronizadas de canulação falham depende de vários fatores, incluindo a indicação para CPRE, a experiência do endoscopista em realizar a CPRE e as outras habilidades disponíveis. Existe uma ampla variação no uso da esfincterotomia com pré-corte, que pode ser tão infrequente quanto 1% ou tão frequente quanto 38% dos casos.[2,4] Canulações bem-sucedidas são relatadas em 70 a 90% das primeiras tentativas com sucesso máximo da CPRE subsequente em 92 a 99% dos casos.[2,4]

Outras opções após uma canulação padrão malsucedida incluem a interrupção do procedimento e nova tentativa de CPRE em outra sessão, ou encaminhamento do paciente para outro endoscopista ou centro com maior experiência. Técnicas percutâneas e técnicas de consulta como a EUS foram descritas para alcançar a canulação biliar profunda. No entanto, na maioria das situações, uma papilotomia com pré-corte será a primeira técnica tentada após uma canulação biliar padrão malsucedida. É importante que o endoscopista que esteja efetuando um pré-corte seja experiente e confortável com a técnica. Caso contrário, é melhor abortar o procedimento e explorar outras opções para a obtenção de acesso (**Quadro 14.1**).

Acessórios para Pré-Corte

Os acessórios utilizados para a papilotomia com pré-corte devem estar disponíveis para todas as CPREs, visto que a necessidade de pré-corte é imprevisível antes do procedimento. Nesta categoria, o tipo de papilótomo mais amplamente usado é o cateter do tipo estilete, agulha de corte. Estes cateteres têm um fio de corte ele-

Quadro 14.1 Opções para Repetidas Tentativas Mal Sucedidas de Canulação do CBD
■ Mudar precocemente a abordagem ■ Técnica de duplo fio ■ Canulação com fio acima do *stent* pancreático ■ Papilotomia com pré-corte

Quadro 14.2 Técnicas
■ Incisão com papilótomo tipo estilete iniciada no orifício papilar ■ Incisão com papilótomo tipo estilete iniciada acima do orifício papilar (fistulotomia) ■ Incisão com papilótomo tipo estilete sobre um *stent* pancreático ■ Papilotomia com papilótomo curvo de ponta curta ■ Esfincterotomia transpancreática (septostomia)

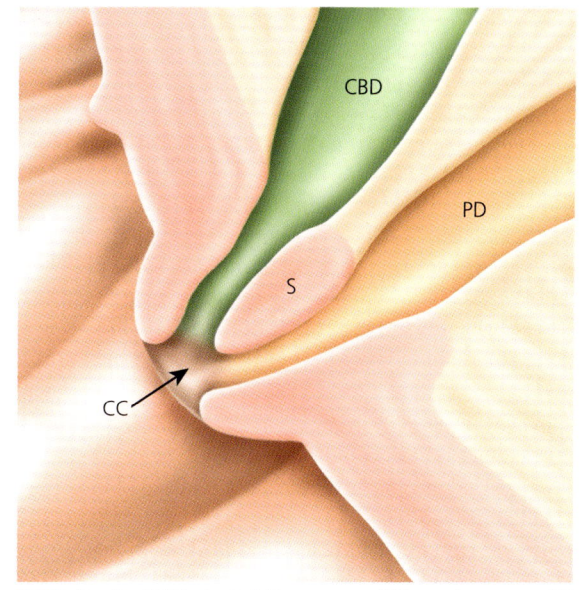

Fig. 14.1 Papila. (*CBD,* ducto biliar comum; *CC,* canal comum; *PD,* ducto pancreático; *S,* septo)

trocirúrgico retrátil. O cabo de controle tem um mecanismo que lança o fio para frente a partir da superfície distal do cateter. O comprimento da agulha exposta é ajustável. Quando a agulha está em contato com a mucosa, a ativação da corrente e o movimento manual do cateter e endoscópio permitem o corte do tecido-alvo. Estes cateteres estão disponíveis em pontas de comprimentos variáveis (4 a 7 mm) e possuem uma configuração de único lúmen, duplo lúmen ou triplo lúmen. Um novo cateter do tipo estilete com ponta isolada para proteger o orifício papilar está atualmente disponível na América do Norte. O segundo tipo de papilótomo pré-corte é referido como um papilótomo do tipo Erlangen e é similar ao esfincterótomo padrão do tipo tração. Possui um fio de corte monofilamentar ultracurto de 5 mm de comprimento, e um cateter com ponta inferior a 1 mm distal ao fio.[5] Fios-guia hidrofílicos de ponta flexível devem estar disponíveis. Nós recomendamos o uso de unidades eletrocirúrgicas com modo pulsado, que têm um gerador de controle por microprocessador em que as correntes de corte e coagulação se alternam e são automaticamente ajustadas de acordo com a resistência do tecido. A vantagem destes modos pulsados é a ação de corte gradual resultante, que possibilita o controle preciso da profundidade e extensão da direção do pré-corte.

Técnicas

Esfincterotomia com pré-corte indica a remoção das paredes da papila para expor o orifício biliar e permitir uma canulação profunda. Ao contrário da esfincterotomia biliar tradicional que amplia a abertura biliar para a extração de cálculos e colocação de *stents*, o pré-corte é utilizado meramente para acesso biliar (ocasionalmente pancreático) (**Quadro 14.2**).

Para entender o conceito da técnica de pré-corte, é essencial conhecer a anatomia da ampola de Vater de forma tridimensional. As partes terminais dos ductos biliar e pancreático afunilam em direção à abertura na parede medial do duodeno. O segmento ampular é envolto pelos esfíncteres biliar, pancreático e ampular. Estes esfíncteres são recobertos por mucosa e submucosa duodenal, e os ductos biliar e pancreático se unem antes do término do duodeno, formando um canal comum de, aproximadamente, 5 mm de comprimento. Na maioria dos pacientes, o ducto pancreático penetra na ampola de maneira reta na posição de 1 hora, e a canulação é fácil (**Fig. 14.1**). O ducto biliar está localizado mais superficialmente e percorre paralelo à parede duodenal, termi-

Quadro 14.3 Princípios do Pré-Corte
■ Ter um bom conhecimento da anatomia papilar ■ Utilizar movimentos suaves para abrir a papila em camadas ■ Ajustar o pré-corte à configuração papilar ■ Não injetar meio de contraste até que a canulação profunda seja alcançada ■ Após excessiva manipulação pancreática, inserir um *stent* pancreático

nando na posição de 11 a 12 horas. Visto que o pré-corte é, frequentemente, uma técnica de mão livre *(freehand),* é fundamental a compreensão desta anatomia tridimensional (**Quadro 14.3**).

Incisão com Papilótomo do Tipo Estilete Iniciada no Orifício Papilar

O método mais amplamente praticado é a técnica de mão livre com papilótomo do tipo estilete, em que a incisão é iniciada no orifício e estendida até a parede da papila (**Fig. 14.2; Casos 14.1 e 14.2**). O primeiro passo deve ser um pré-corte falso com a agulha retraída. Alguns movimentos de prática são realizados para garantir que a incisão seja realizada na direção pretendida. A direção do corte é o aspecto mais crucial do procedimento, determinando seu sucesso ou falha.[6] Originalmente, esta técnica foi descrita com o uso de um movimento ascendente pelo descolador.[7] Foi sugerido por Howell que um maior controle e segurança pode ser alcançado "sobrecarregando" o papilótomo do tipo estilete através de uma tração ascendente do endoscópio. O comprimento da agulha totalmente exposta é de 4 a 7 mm, porém nós, geralmente, expomos somente 2 a 3 mm do fio de corte. A ponta da agulha é posicionada na margem superior do orifício papilar, a corrente é aplicada, e uma incisão de 2 a 5 mm é feita na protuberância papilar. A extensão e a profundidade da incisão dependem do tamanho e configuração da papila, bem como do comprimento do segmento intraduodenal. Recomenda-se que a incisão seja feita em pequenos cortes com movimentos suaves repetidos abrindo a papila gradualmente em camadas.⁶,⁷ Quando a corrente é aplicada, a agulha deve estar em contínuo movimento para evitar uma lesão térmica mais profunda. Assim que a mucosa é separada, suas bordas devem ser afastadas com o cateter, e o esfíncter subjacente é visualizado. Uma leve sucção geralmente amplifica o esfíncter, podendo promover drenagem biliar. O sítio é cuidadosamente examinado à procura de nodularidade do epitélio biliar, que geralmente aparece como um nódulo rosa ou acastanhado. A área é delicadamente explorada por meio do cateter pré-corte com agulha retraída ou fio-guia. É muito importante que a incisão seja delicadamente analisada sem injetar qualquer meio de contraste, salvo se uma canulação profunda tenha sido realizada. Injeção de meio de contraste antes do acesso profundo pode resultar em injeção na submucosa, comprometendo tentativas adicionais. Nossa modalidade de eleição para explorar o sítio de pré-corte é o uso da ponta de um fio-guia hidrofílico. Logo que um acesso profundo seja alcançado, a esfincterotomia pode ser concluída com um esfincterótomo padrão. Se canulação ainda não for bem-sucedida, e o paciente estiver estável, outra tentativa pode ser feita em 48 a 72 horas e, frequentemente, após redução do edema, o orifício biliar é, facilmente, identificado. A taxa de sucesso para repetidas tentativas varia de 80 a 100%. No entanto, dependendo da situação clínica, e especialmente no paciente séptico e canulação biliar malsucedida, a colocação de emergência de um dreno percutâneo pode ser necessária após falha da tentativa inicial.

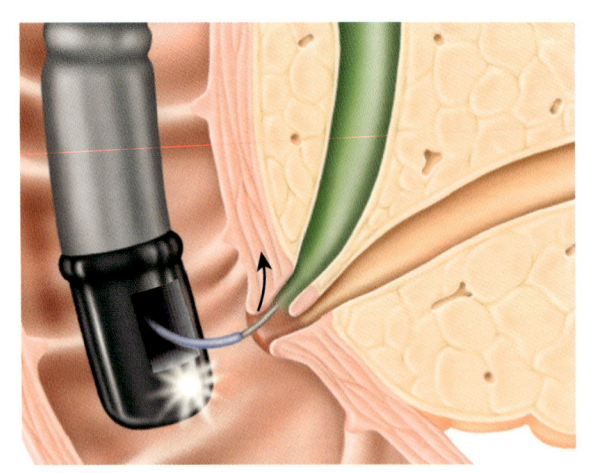

Incisão com Papilótomo do Tipo Estilete Iniciada Acima do Orifício Papilar (Fistulotomia)

Em nossa unidade e em muitas unidades terciárias, a fistulotomia é a variação de eleição das técnicas com papilótomo do tipo estilete. Preferimos esse método especialmente quando não tenha sido realizada a canulação do ducto pancreático e não existe um *stent* pancreático no local. A vantagem dessa técnica é a prevenção de lesão térmica ao orifício pancreático e, portanto, teoricamente, redução do risco de pancreatite. Esta também é a técnica de eleição quando existe um grande cálculo impactado no orifício papilar. Esta modalidade pode ser realizada de modo ascendente ou descendente, de acordo com a anatomia da papila e localização do ponto de entrada inicial (**Fig. 14.3**).⁷,⁸ Nós realizamos a fistulotomia 2 mm acima do orifício ampular e começamos a cortar de modo ascendente em direção à prega transversal. Se a abordagem for iniciada a partir da região proximal e se estender de modo des-

Fig. 14.2 Pré-corte com papilótomo do tipo estilete iniciado no orifício da papila.

Caso 14.1 Fistulotomia: Tumor Ampular

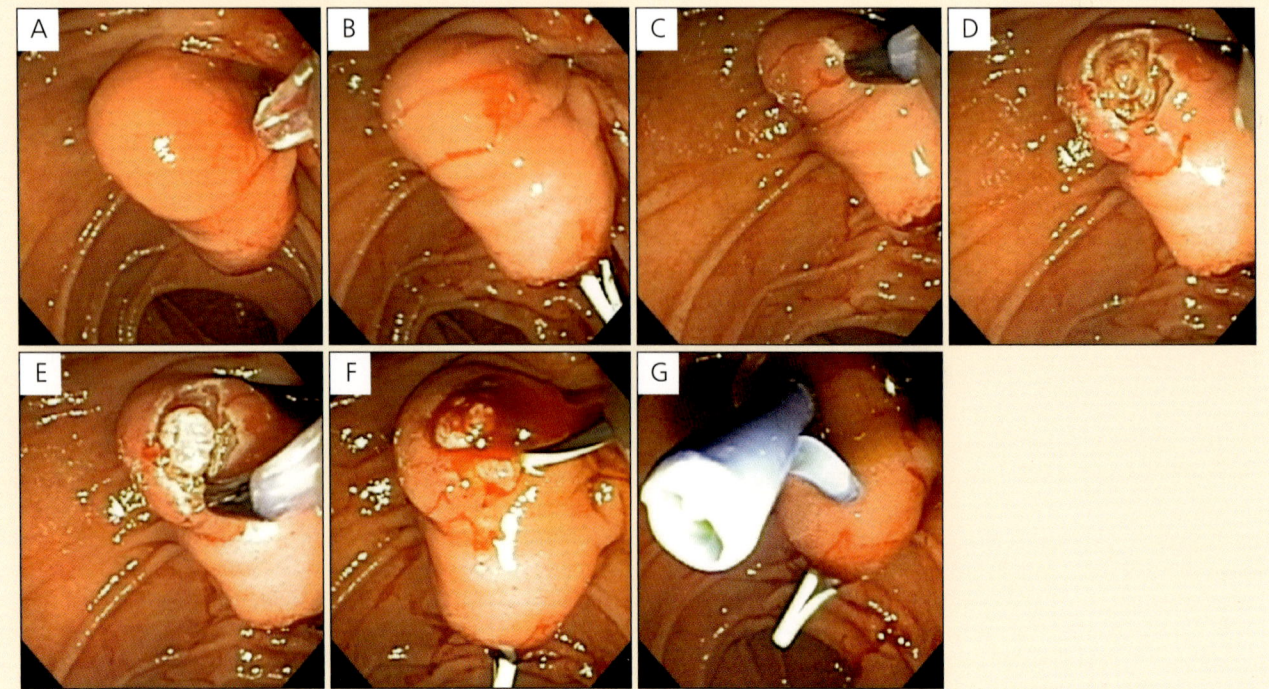

(**A**) Papila nativa grande; (**B**) *stent* pancreático devidamente posicionado; (**C**) fistulotomia com incisão na mucosa; (**D**) orifício biliar; (**E**) neoplasia papilar com prolapso; (**F**) canulação com fio; (**G**) *stents* biliar e pancreático devidamente posicionados.

Caso 14.2 Pré-Corte iniciado acima do Orifício Papilar

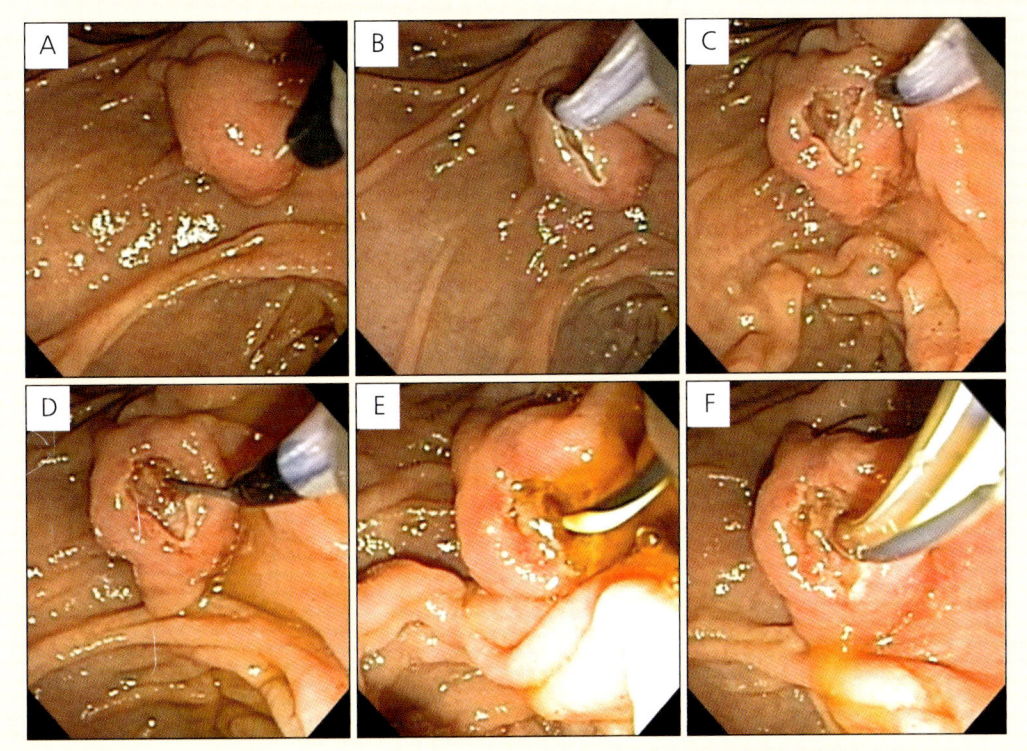

(A) Papila nativa; (B) incisão na mucosa; (C) esfíncter exposto com orifício biliar; (D) canulação com fio; (E) canulação profunda com fio; (F) canulação com cateter.

cendente, a incisão é feita imediatamente abaixo da prega transversal da projeção papilar na posição de 11 a 12 horas.[8] A profundidade e direção do corte são novamente alcançadas pelo movimento combinado do endoscópio, comando grande do endoscópio e a ponte endoscópica. Este pode ser o método de eleição em indivíduos com papilas pequenas, pois a extensão superior do corte é predefinida, minimizando, desse modo, o risco de perfuração. A principal preocupação com estas técnicas de mão livre é a de evitar que a incisão seja feita fora do corredor de 11 a 12 horas, que poderia resultar em perfuração retroperitoneal. Uma visualização clara é necessária e sangramento leve pode ser controlado por irrigação com epinefrina diluída (1:20.000) injetada pela porta de injeção do papilótomo tipo estilete.[9] Injeção profunda de epinefrina deve ser evitada, pois resulta em edema e distorção da anatomia.

Dados comparando técnicas de pré-corte específicas são limitados. Um estudo randomizado prospectivo, realizado em pacientes com cálculos no ducto biliar, comparou a técnica de pré-corte com papilótomo do tipo estilete iniciada no orifício ampular com a fistulotomia com papilótomo do tipo estilete. Ambos os métodos foram igualmente bem-sucedidos na canulação biliar a 91 e 89%, respectivamente. O método de pré-corte com papilótomo tipo estilete iniciando no orifício foi associado a um maior risco de pancreatite clínica em 8 *versus* 0%. Não houve diferença em outros eventos adversos.[10]

Papilótomo do Tipo Estilete com Ponta Isolada

Um grupo coreano relatou acerca de um papilótomo do tipo estilete com uma ponta isolada (Isotome) para prevenir o fluxo excessivo de corrente elétrica liberada do eletrocautério no orifício papilar. Em um pequeno grupo de pacientes, a canulação bem-sucedida foi alcançada em 92% dos pacientes, porém pancreatite leve ocorreu em 20%.[11] Um grupo de Hong Kong descreveu uma técnica de pré-corte usando um *angulotome* isolado. Este dispositivo, além de uma ponta de vidro isolada, tem uma agulha angulada para facilitar a elevação da parede papilar durante o corte. Em um pequeno grupo de pacientes, o grupo de Hong Kong alcançou uma canulação de 100% sem eventos adversos significativos.[12] Estes dispositivos ainda não estão disponíveis na América do Norte.

Fig. 14.3 Pré-corte com papilótomo do tipo estilete iniciado acima do orifício da papila (fistulotomia).

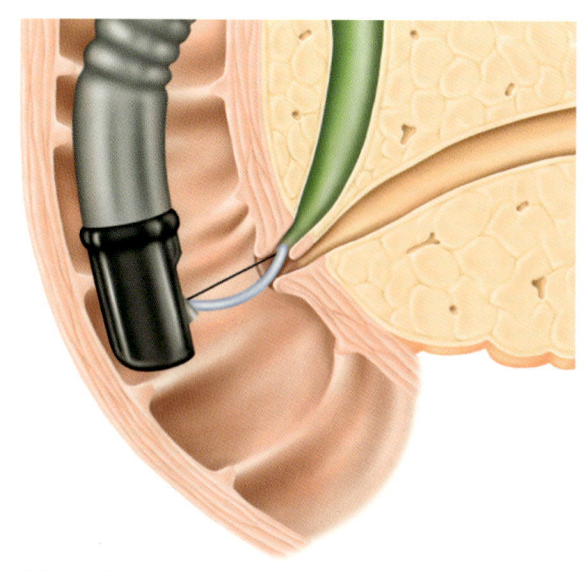

Fig. 14.4 Esfincterotomia com pré-corte com papilótomo de ponta curta.

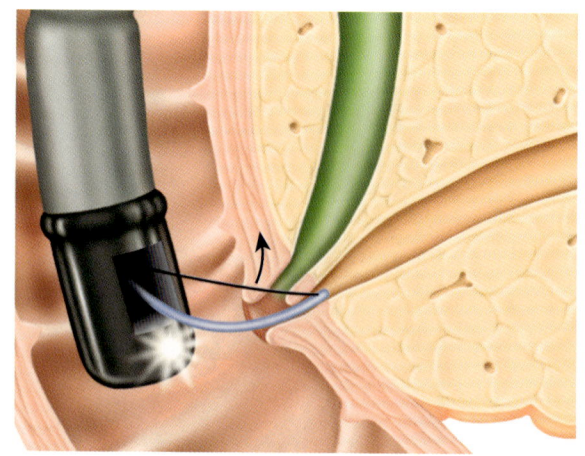

Fig. 14.5 Esfincterotomia transpancreática.

Esfincterotomia com Pré-Corte com Papilótomo de Ponta Curta

Soehendra popularizou uma técnica alternativa de esfincterotomia com pré-corte, usando um papilótomo de ponta curta contendo um fio monofilamentar para diatermia com uma ponta-guia de apenas 1 mm (Fig. 14.4). A ponta do esfincterótomo é gentilmente inserida no orifício papilar e direcionada para cima até a posição de 11 horas para cortar o orifício biliar com uma corrente de corte pura. Esta incisão se estende ao longo de um comprimento de, aproximadamente, 5 mm. Com o uso desta técnica, Binmoeller relatou que, de 123 pacientes, a canulação do CBD foi bem-sucedida em 91% das CPREs iniciais e em 100% dos procedimentos secundários. A taxa de eventos adversos não foi significativamente diferente da esfincterotomia convencional, com uma taxa de pancreatite de 2,7%.[13] Um estudo conduzido na Alemanha randomizou 291 pacientes com uma variedade de distúrbios biliares em grupo A, com uma canulação biliar guiada por fio convencional seguida por esfincterotomia (com pré-corte sendo realizado apenas na falha da técnica) e grupo B, em que o pré-corte foi utilizado como técnica primária para ganhar acesso biliar seguido por uma esfincterotomia. Um esfincterótomo tipo Erlangen modificado com uma ponta de 1 mm foi utilizado para os pré-cortes. No grupo A, a canulação guiada por fio falhou em 42 pacientes, porém foi bem-sucedida com um pré-corte secundário em 41, resultando em uma taxa de sucesso geral de 99,3%. No grupo B, a taxa de sucesso usando pré-corte primário foi de 100% na primeira tentativa. Não houve diferença na incidência de pancreatite leve à moderada nos dois grupos (2,9% no grupo A versus 2,1% no grupo B).[14] O esfincterótomo pré-corte *pull-type* Erlangen tem diversas vantagens teóricas em relação ao papilótomo do tipo estilete. A direção da incisão é mais controlada, e o término da esfincterotomia pode ser efetuado imediatamente com o mesmo acessório. No entanto, existe um aumento potencial do risco de trauma do ducto pancreático com a proximidade do fio do esfincterótomo ao orifício pancreático.

Esfincterotomia Transpancreática

Goff descreveu uma técnica com um esfincterótomo de tração padrão, que é inicialmente inserido no orifício pancreático, seguido pela realização de pequenos cortes para remover a parede do canal comum (septostomia) (Fig. 14.5). O corte é apontado para a direção de 11 horas. Houve uma taxa de sucesso de 96%, e pancreatite ocorreu em 1,96% dos pacientes.[15,16] Vários outros relatos em esfincterotomia transpancreática guiada por fio com pré-corte foram publicados na última década, com taxas de canulação bem-sucedida de 85 a 95% e pancreatite pós-CPRE entre 5 e 10%.[17-20] Ainda existem algumas preocupações associadas a esta técnica, visto que as consequências a longo prazo de uma esfincterotomia pancreática desnecessária não são claras.

Técnicas não Convencionais

Burdick descreveu uma técnica de incisão intramural para obtenção de acesso ao ducto biliar em pacientes com uma punção inadvertida do segmento intramural da papila provocada pelo fio-guia de um esfincterótomo. A realização de uma incisão neste falso canal pode possibilitar o acesso ao ducto biliar. Quando um falso trajeto completo ou incompleto é formado durante a introdução de um cateter na papila, o fio-guia pode ser avançado até o lúmen duodenal, geralmente na margem superior da papila; o esfincterótomo pode ser avançado pelo trato, curvado; e o segmento intramural da papila é incisado. Isto resulta em alargamento da mucosa e frequente visualização das aberturas ductais biliar e pancreática.[21] Em um pequeno estudo de 23 pacientes, a taxa de sucesso da canulação biliar foi de 95,6%.[22]

Artifon relatou sua experiência com uma nova técnica de canulação biliar seletiva usando um novo dispositivo de punção por agulha, seguido por dilatação com balão do trato para extração de cálculos. A técnica de punção foi bem-sucedida em 25 de 28 pacientes, possibilitando o término da terapêutica. Nenhum dos pacientes desenvolveu pancreatite.[23]

Uso de *Stents* Pancreáticos

A colocação de *stents* pancreáticos transpapilares representa um grande avanço na redução das taxas de pancreatite em pacientes de alto risco. Estes *stents* preservam a drenagem pancreática e, quando inseridas antes do pré-corte, são úteis para a orientação anatômica até o ducto biliar. Também existe um componente psicológico em relação à manutenção de um *stent* pancreático no local: a observação de drenagem de líquido pancreático através do *stent* é tranquilizadora para o endoscopista, que pode se concentrar no pré-corte em vez de se preocupar se o paciente irá desenvolver pancreatite decorrente da manipulação excessiva.

Literatura extensa tem-se dedicado a analisar os benefícios da colocação profilática de *stent* pancreático na esfincterotomia biliar com pré-corte (**Fig. 14.6**; **Casos 14.3** e **14.4**). Um estudo prospectivo randomizado, publicado apenas na forma de resumo, relatou cerca de 151 pacientes com canulações livres do ducto biliar malsucedidas. Em 93 pacientes, a canulação seletiva do ducto pancreático foi alcançada e um *stent* pancreático de 5 Fr foi colocado. Ao utilizar o *stent* pancreático como um guia, um esfincterótomo do tipo estilete foi utilizado para acessar o CBD. Assim que o acesso ao ducto biliar foi obtido, a esfincterotomia foi concluída, e os pacientes foram randomizados para manter o *stent* pancreático no local ou para remoção imediata do *stent*. Uma esfincterotomia endoscópica com papilótomo do tipo estilete foi realizada de modo similar nos 58 pacientes restantes que não foram submetidos à colocação de *stent* no ducto pancreático. A manutenção dos *stents* no ducto pancreático após esfincterotomia endoscópica com papilótomo tipo estilete reduziu a taxa de pancreatite de 21,3 para 2,2%. A taxa de pancreatite no grupo sem *stent* foi de 13,8%.[24]

Em um pequeno estudo realizado na Hungria, 22 pacientes com SOD foram submetidos à colocação de um *stent* pancreático, seguido precocemente por pré-corte com papilótomo do tipo estilete. O acesso foi obtido em 20 de 22 pacientes. Nenhum caso de pancreatite foi observado.[25]

É nossa prática que, na canulação difícil do ducto biliar e repetida instrumentação com fio-guia do ducto pancreático, mesmo sem opacificação do ducto pancreático, um stent do ducto pancreático seja colocada antes de tentar uma esfincterotomia com pré-corte. Na ausência de canulação pancreática e impossibilidade de inserção de um *stent* pancreático, uma técnica que teoricamente evita lesão térmica ao orifício pancreático deve ser usada.

Eventos Adversos

Os eventos adversos da esfincterotomia com pré-corte são idênticos àqueles da esfincterotomia padrão, incluindo pancreatite, sangramento, perfuração e colangite. Grande parte da controvérsia está relacionada com a ampla variabilidade nos eventos adversos relatados (2 a 34%).[4] Visto que esta técnica é, geralmente, realizada depois de repetidas tentativas malsucedidas de canulação, permanece incerto se é a técnica de pré-corte propriamente dita ou o

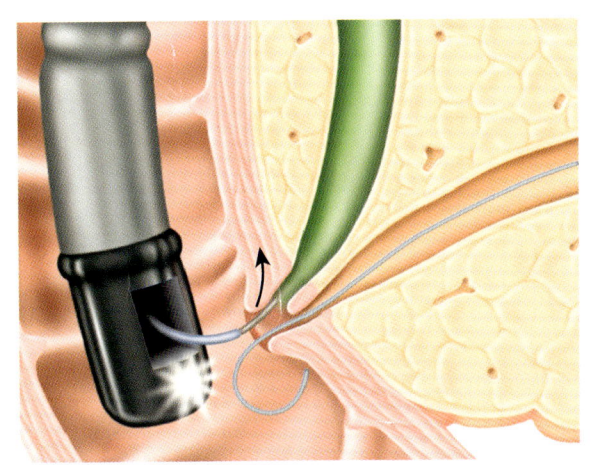

Fig. 14.6 Pré-corte com papilótomo do tipo estilete após colocação de um *stent* pancreático.

Caso 14.3 Cálculo Impactado

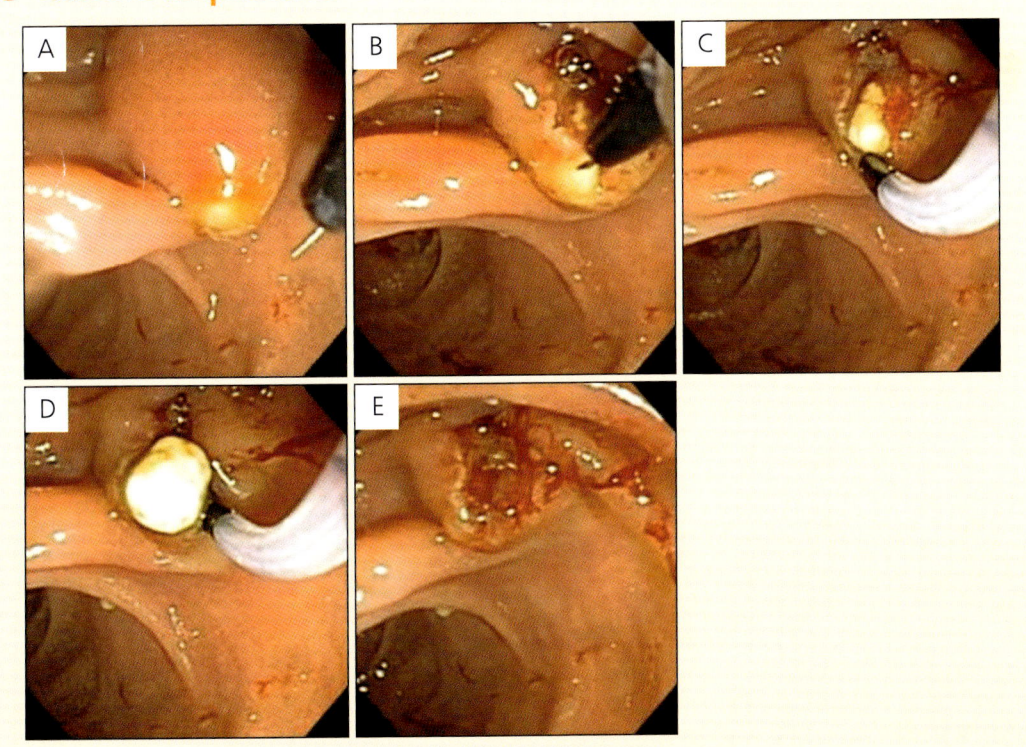

(**A**) Cálculo visível no orifício papilar; (**B** e **C**) pré-corte sobre o cálculo com papilótomo do tipo estilete; (**D**) cálculo no lúmen intestinal; (**E**) drenagem biliar livre.

Caso 14.4 Pré-Corte acima do *Stent* Pancreático

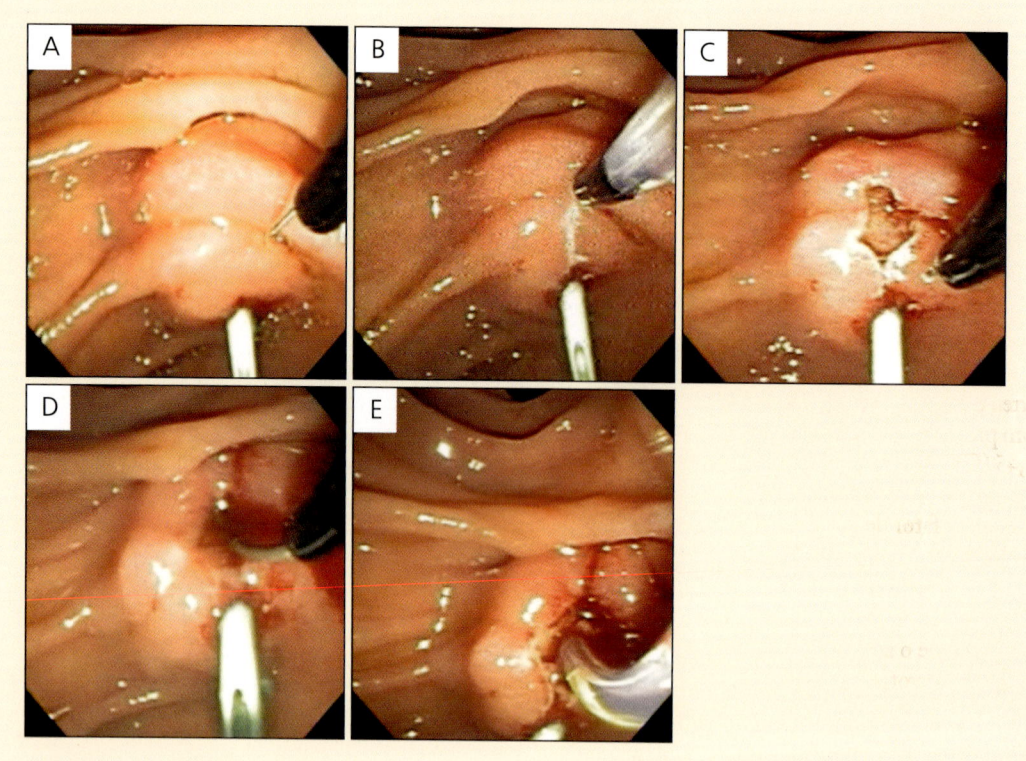

(**A**) *Stent* pancreático fixo no local; (**B**) incisão na mucosa acima do *stent*; (**C**) mucosa aberta; (**D**) canulação com fio do orifício biliar; (**E**) canulação profunda com cateter.

trauma papilar relacionado com a tentativa prolongada de canulação que aumenta o risco de eventos adversos. No entanto, em vários estudos prospectivos de grande porte, a papilotomia com pré-corte foi um fator de risco independente para eventos adversos.

Pancreatite

Em 2003, Masci publicou uma metanálise dos fatores de risco para pancreatite pós-CPRE. Dados de pré-corte derivaram de sete estudos realizados em 7.622 pacientes. A incidência de pancreatite após o pré-corte foi de 5,28%, quando comparado a 3,1% ($p < 0,001$) em pacientes não submetidos ao pré-corte. O segundo fator técnico significativo foi a administração repetida de injeções no ducto pancreático. Estas duas variáveis refletem uma canulação difícil do ducto biliar. Masci enfatizou o fato de que o risco real do pré-corte pode estar relacionado com os esforços prolongados na canulação, porém não havia estudo acerca do tempo de pré- corte em 2003.[26]

Estudos recentes se concentraram no tempo da esfincterotomia com pré-corte e na teoria de que a esfincterotomia com papilótomo do tipo estilete deve ser realizada precocemente, em vez de tardiamente. Há uma concordância geral de que o pré-corte deve ser realizado somente nas canulações biliares difíceis por endoscopistas experientes e, mais importante, somente para indicações definitivas. Existe um consenso para indicação definitiva, mas não há consenso sobre o que é uma "canulação difícil".

A definição de canulação difícil deve levar em consideração o tempo das tentativas de canulação, o número de tentativas sobre a ampola, o número de canulações pancreáticas com fio e o número de injeções inadvertidas no ducto pancreático. A maioria dos centros aceita uma definição de canulação difícil, se o procedimento durar mais de 10 minutos, há cinco tentativas de canulação e cinco canulações no ducto pancreático, porém isto certamente não é uniforme.[27,28] Assim que estes parâmetros forem excedidos, é improvável que a técnica utilizada por endoscopistas será bem-sucedida, independente se guiada por fio ou injeções com base em contraste são utilizadas. Quanto maior o tempo gasto com a manipulação repetida da ampola, maior o risco de pancreatite e menor a probabilidade de uma canulação bem-sucedida.[27,28]

Uma metanálise de estudos controlados randomizados (RCTs) comparou duas estratégias de canulação biliar profunda: a implementação precoce do pré-corte e as tentativas persistentes com métodos convencionais.[29] A falha do método convencional passou para o pré-corte tardio. Seis estudos controlados randomizados com um total de 966 pacientes atenderam os critérios de inclusão.[14,30-40] Apenas os RCTs delineados para avaliar especificamente o tempo de pré-corte nos centros de referência terciários foram incluídos. No grupo de tentativas persistentes, 35% dos pacientes necessitaram de um pré-corte tardio. As taxas gerais de canulação foram de 90% em ambos os grupos randomizados. Houve desenvolvimento de pancreatite pós-CPRE em 2,5% dos pacientes no grupo de pré-corte precoce e em 5,3% dos pacientes no grupo de tentativas persistentes (taxa de probabilidade [OR] de 0,47; intervalo de confiança [CI] de 95%: 0,24 a 0,91). Uma análise de subgrupos confirmou que a implementação do pré-corte precoce reduz o risco de pancreatite quando comparado à implementação do pré-corte tardio (OR de 0,27; CI de 95%: 0,07 a 0,99). Estes achados corroboram a opinião de que a pancreatite é causada por tentativas de canulação profunda antes do pré-corte. Não houve diferença na taxa geral de eventos adversos.

stents pancreáticos não foram utilizados em nenhum dos estudos. Esta metanálise sugere que, em mãos experientes, a implementação precoce do pré-corte e tentativas persistentes de canulação resultarão na mesma taxa de sucesso geral de canulação, mas que a implementação de pré-corte precoce reduz a incidência de pancreatite pós-CPRE.

Sangramento

A incidência de sangramento após o pré-corte varia de acordo com a definição aplicada. As taxas podem ser tão baixas quanto 1 a 2% ou tão altas quanto 48%, se um leve sangramento durante o procedimento for incluso. Este sangramento é quase sempre clinicamente insignificante.[35] Em um único estudo italiano prospectivo multicêntrico de 2.103 pacientes, sangramento pós-esfincterotomia ocorreu em 1,13%. Em uma análise multivariada, a esfincterotomia com pré-corte foi um fator de risco significativo, com uma OR de 2,45 (CI de 95%: 1,60 a 5,39).[36] Entretanto, vários outros estudos prospectivos e retrospectivos não identificaram o pré-corte como um fator de risco de sangramento pós-esfincterotomia significativo.

A maioria dos episódios de sangramento durante o pré-corte param espontaneamente. Em pré-cortes, nós tentamos evitar a injeção de epinefrina até que o acesso biliar profundo seja alcançado, ao contrário da esfincterotomia padrão, em que a injeção de epinefrina é utilizada para sangramentos persistentes. A abordagem inicial é a instilação de epinefrina na área hemorrágica, que frequentemente resulta em hemostasia e irá permitir a conclusão do pré-corte.[9] Técnicas hemostáticas agressivas podem ocultar as referências anatômicas, impossibilitando a conclusão do pré-corte. Em raras situações, em que há sangramento significativo, a tentativa de pré-corte deve ser abandonada, e esforços apropriados devem ser feitos para estabelecer a hemostasia.

Perfuração

O risco de perfuração na técnica de pré-corte parece ser similar ao risco de perfuração na esfincterotomia padrão, variando de 0,3 a 0,6%. Perfurações retroperitoneais são mais comuns e podem ocorrer como resultado da extensão do pré-corte para além da porção intramural do ducto biliar, de um corte muito profundo ou pré-corte em um eixo incorreto fora do corredor de 11 a 12 horas. A natureza livre do pré-corte é altamente dependente do operador e requer maior precisão e cuidado quando comparado à esfincterotomia padrão. Pequenas perfurações podem não ser aparentes endoscopicamente, mas são reconhecidas pela presença de ar retroperitoneal na fluoroscopia ou extravasamento de contraste. A maioria das perfurações retroperitoneais, se imediatamente reconhecidas, podem ser controladas de modo conservador pela inserção de um *stent* biliar.

Em um único estudo multicêntrico italiano, a esfincterotomia pré-corte foi um fator de risco independente para perfuração retroperitoneal.[37]

Falha de Acesso e Custo

No caso de falha de canulação na CPRE, estudos indicam que 50 a 60% dos pacientes são submetidos a procedimentos terapêuticos adicionais, que podem ser radiológicos, cirúrgicos ou repetição dos procedimentos endoscópicos. Nossa abordagem de eleição é a tentativa de uma segunda CPRE em 48 a 72 horas, a menos que o paciente tenha uma indicação para drenagem biliar imediata, como a colangite grave. Do ponto de vista do paciente e profissional da área da saúde, um procedimento bem-sucedido com um evento adverso leve pode ser preferível a um procedimento malsucedido sem evento adverso, visto que o fracasso requer a realização de procedimentos invasivos repetidos ou alternativos com suas próprias morbidades e custos. A colangiografia percutânea trans-hepática para drenagem biliar com inserção de *stent* pode ser usada nesse cenário, especialmente para obstrução biliar maligna. Nestas situações, o papel das técnicas emergentes de EUS para acesso é pouco definido e dependerá da disponibilidade e de habilidades adequadas.

Existe uma escassez de dados sobre o custo-benefício das técnicas de pré-corte. Harwood e colegas publicaram uma análise da relação custo/eficácia de estratégias alternativas para o tratamento paliativo da obstrução biliar distal após uma canulação malsucedida do ducto biliar. Este modelo simulou um paciente com obstrução maligna inoperável do ducto biliar distal, em que uma tentativa inicial de canulação biliar foi malsucedida, e uma decisão foi tomada no momento da CPRE inicial quanto a proceder com um pré-corte ou descontinuar o procedimento e obter uma colangiografia percutânea trans-hepática (PTC) em uma tentativa de colocar um *stent* metálico biliar. A conclusão deste estudo foi que a esfincterotomia com pré-corte, seguida por PTC se necessário, é a abordagem com a melhor relação de custo-benefício para o *stent* biliar paliativo.[38]

O propósito da esfincterotomia com pré-corte deve sempre ser a obtenção de acesso durante o procedimento inicial. O adiamento do acesso ao ducto biliar pode resultar em prolongamento da hospitalização, e uma segunda CPRE ou PTC pode ser necessária; estes ocorridos estarão associados a custos significativos. No entanto, os endoscopistas devem entender suas limitações e saber quando uma manipulação adicional pode resultar em um evento adverso grave sem uma chance razoável de sucesso. Falha de canulação é aceitável, porém a persistência insensata, potencialmente resultando em eventos adversos muito graves, não é e iria claramente elevar o custo total do procedimento.

Resumo

Pré-corte é uma técnica segura com um alto grau de sucesso, possibilitando a canulação do ducto biliar e sua terapêutica. Entretanto, provavelmente não existe um procedimento na CPRE que exija uma técnica mais precisa que o pré-corte. A escolha da técnica de pré-corte dependerá da experiência e preferência pessoais. A maioria dos endoscopistas experientes se baseiam no método de pré-corte em apenas 10 a 15% dos casos. A técnica ideal de pré- corte não é conhecida e pode ser dependente do operador e paciente.

É importante que o endoscopista não use as técnicas de acesso para substituir uma experiência inadequada ou uma técnica de canulação insatisfatória. A técnica de pré-corte deve ser utilizada por indivíduos com ampla experiência em CPRE intervencionista. Deve ser limitada a pacientes com uma indicação definitiva para canulação profunda do CBD. Pré-corte precoce e *stent* pancreático em pacientes de alto risco devem ser considerados em canulações difíceis. Pré-corte deve ser evitado para fins diagnósticos, pois outras modalidades disponíveis, incluindo MRCP, EUS e tomografia computadorizada, podem fornecer informações diagnósticas.

A lista de referências deste capítulo pode ser encontrada em www.revinter.com.br/online/referencias-baron.pdf

Capítulo 15

Manometria do Esfíncter de Oddi

Evan L. Fogel

O esfíncter de Oddi (SO) é uma complexa estrutura de músculo liso que circunda a porção terminal do ducto biliar comum, o ducto pancreático principal e o canal comum, quando presente (**Fig. 15.1**). A zona de alta pressão gerada pelo esfíncter varia de 4 a 10 mm em comprimento. O SO regula o fluxo da bile e suco pancreático produzido pelo pâncreas exócrino e previne o refluxo duodeno-ducto (ou seja, mantém um ambiente intraductal estéril). O SO possui uma pressão basal e atividades contráteis fásicas; a primeira parece ser um mecanismo predominante que regula o fluxo das secreções pancreaticobiliares. Embora as contrações fásicas do SO possam ajudar na regulação do fluxo de bile e suco pancreático, seu papel primário parece ser o de manter um ambiente intraductal estéril.

A disfunção do esfíncter de Oddi (SOD) se refere a uma anormalidade da contratilidade do esfíncter de Oddi. É uma obstrução não calculosa benigna ao fluxo da bile ou suco pancreático através da junção pancreaticobiliar (ou seja, o SO). Isto pode causar dor pancreaticobiliar, colestase e/ou pancreatite recorrente. Em nosso entendimento de dinâmica de pressão do SO o desenvolvimento mais definitivo veio com o advento da manometria do esfíncter de Oddi (SOM). A SOM é o único método disponível para mensurar diretamente a atividade motora do SO.[1,2] A SOM é considerada pela maioria dos especialistas como sendo o meio mais preciso de avaliar os pacientes para disfunção esfincteriana.[3,4] Embora a SOM possa ser realizada no intraoperatório[5-7] e percutaneamente,[8] é mais comumente realizada no cenário da colangiopancreatografia retrógrada endoscópica (CPRE). O uso da manometria para detectar distúrbios de motilidade do SO é similar ao seu uso em outras partes do trato gastrointestinal (GI). No entanto, o desempenho da SOM é tecnicamente mais exigente e perigoso, com taxas de eventos adversos (especialmente pancreatite), alcançando 20% em vários estudos. Portanto, seu uso deve ser reservado a pacientes com sintomas clinicamente significativos ou incapacitantes. Todavia, é preciso perceber que a SOM não é provavelmente um fator de risco independente para pancreatite pós-CPRE, quando o cateter de manometria é utilizado (ver discussão adiante). Resta saber se observações de curto prazo (registros de 2 a 10 minutos) refletem a "fisiopatologia de 24 horas" do esfíncter.[9-13] Apesar destes problemas, a SOM está ganhando uma aplicação clínica mais difundida. Nesta revisão, nós discutimos a técnica de SOM, com uma ênfase nos conjuntos de habilidades técnicas e cognitivas necessários.

Método de SOM

Sedação

A SOM é, geralmente, realizada durante a CPRE. O passo inicial na realização da SOM, portanto, é a administração de uma sedação adequada, que resultará em um paciente confortável, cooperativo e imóvel. Todas as drogas que relaxam (anticolinérgicos, nitratos, bloqueadores dos canais de cálcio, glucagon) ou estimulam (narcóticos, agentes colinérgicos) o esfíncter devem ser evitadas por, pelo menos, 8 a 12 horas antes da manometria e durante a sessão manométrica. Estudos anteriores com midazolam e diazepam sugeriram que estes benzodiazepínicos não interferem com os parâmetros manométricos do esfíncter de Oddi e, desse modo, são sedativos aceitáveis para a SOM.[14-18] Embora um estudo tenha demonstrado uma redução na pressão basal média do esfíncter em 4 de 18 pacientes (22%) recebendo midazolam,[19] estes resultados até agora não foram duplicados. Os opioides têm sido tradicionalmente evitados durante a SOM em razão de evidências indiretas, sugerindo que estes agentes causam espasmo do SO.[20-26] No entanto, dois estudos prospectivos[27,28] demonstraram que a meperidina, em dose $\leq$ 1 mg/kg, não afeta a pressão esfincteriana basal, mas altera as características das ondas fásicas. Visto que a pressão basal do esfíncter geralmente é o único critério manométrico utilizado para diagnosticar a SOD e determinar a terapêutica, a meperidina pode ser usada para facilitar a sedação consciente para a realização de manometria. Recentes dados preliminares também sugerem que uma baixa dose de fentanil, administrada topicamente, não afeta a pressão esfincteriana basal.[29] Dados confirmatórios são aguardados. Pacientes encaminhados para a SOM podem tomar grandes doses de narcóticos diariamente e, frequentemente, são difíceis de sedar na CPRE. Desse modo, agentes adjuvantes para sedação consciente têm sido buscados. Nosso grupo demonstrou que o droperidol não alterou de modo significativo os resultados da SOM; concordância (pressão esfincteriana basal normal *versus* anormal) foi observada em 30 de 31 pacientes.[30] Wilcox *et al.*,[31] por outro lado, sugeriram que o droperidol de fato influenciou os parâmetros da SOM. Entretanto, em seu estudo de 41 pacientes, a CPRE e a SOM foram realizadas sob anestesia geral em todos menos em 7 pacientes. Embora tenha sido sugerido que a função motora do SO não é influenciada pela anestesia geral,[1] os efeitos dos novos agentes anestésicos são desconhecidos, tornando a interpretação de seus resulta-

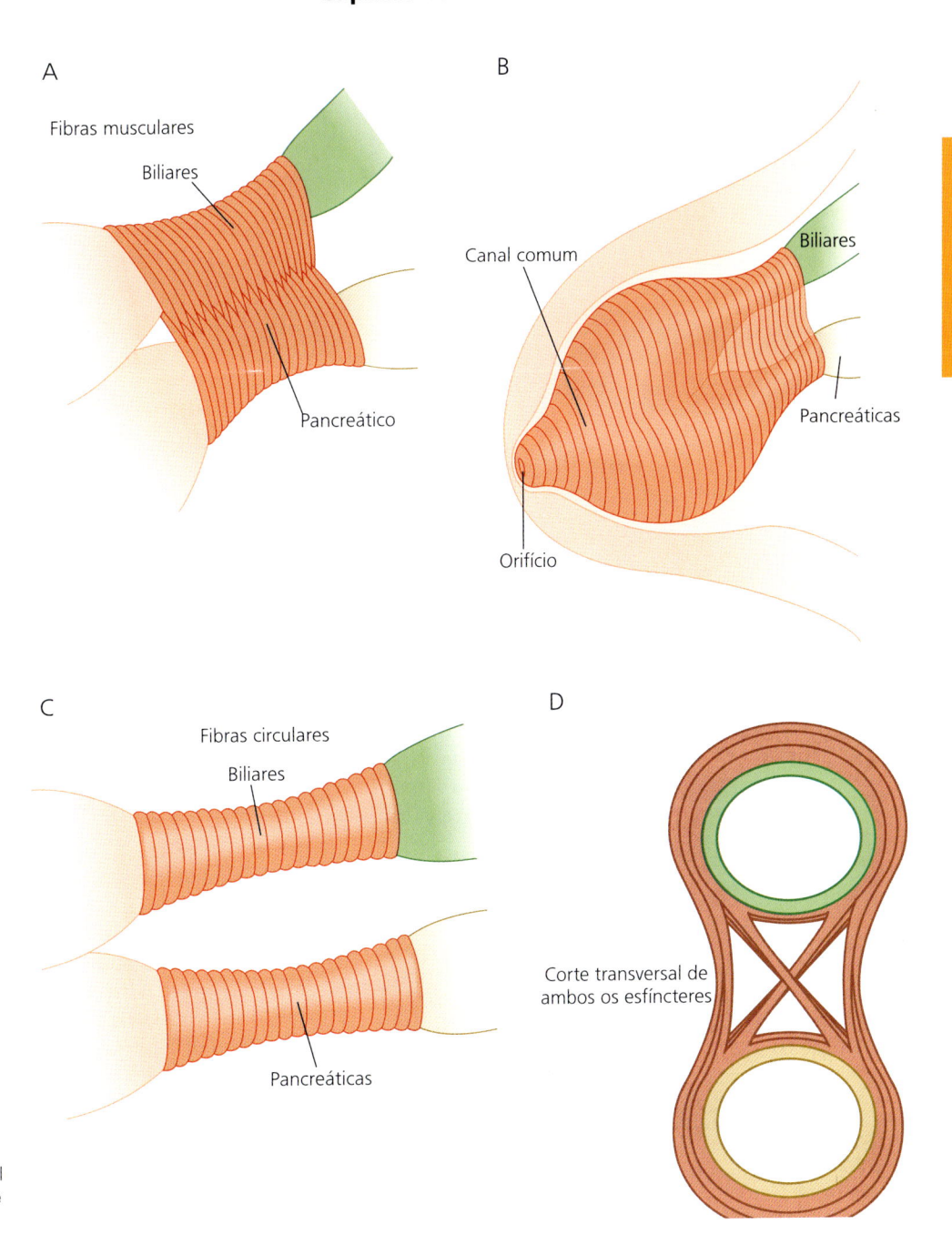

Fig. 15.1 (A-D) Representação esquemática do esfíncter de Oddi, demonstrando o músculo liso circular que envolve o canal comum, o ducto biliar comum distal e o ducto pancreático à medida que estes desembocam no duodeno.

dos problemática. Mais recentemente, a cetamina não alterou de modo significativo os parâmetros da SOM, com concordância observada em 28 de 30 (93%) pacientes.[32] A experiência limitada com o propofol sugere que esse fármaco também não afeta a pressão esfincteriana basal,[33,34] porém estudos adicionais são necessários antes que o uso de rotina de cetamina ou propofol para SOM seja recomendado. Se o glucagon for usado para concluir a canulação, um período de espera de 15 minutos é necessário para restaurar o esfíncter à sua condição basal.

Acessórios

Quase todos os padrões foram estabelecidos com cateteres de 5 Fr; portanto, estes devem ser utilizados. Cateteres de triplo lúmen possuem tecnologia de ponta e estão disponíveis de vários fabricantes. Cateteres com uma ponta intraductal longa podem ajudar a fixar o cateter no ducto biliar, porém esta ponta longa é comumente um obstáculo, quando a manometria pancreática é desejada. O cateter com manga é um sistema perfundido de canais que registra a pressão ao longo de seu comprimento, potencialmente limitando os artefatos de movimento durante a realização da SOM.[35] Dados limitados da Austrália sugerem que este método com manga é comparável à SOM padrão com cateteres de triplo lúmen,[36] porém mais dados são necessários. Cateteres balão *over-the-wire* (sobre o guia) podem ser passados após fixação da posição no ducto com um fio-guia. Ainda não foi definitivamente elucidado se este fio-guia influencia a pressão basal do esfíncter (ver discussão adiante). Alguns cateteres de triplo lúmen irão acomodar um fio-guia de 0,018 polegada de diâmetro, que é passado pelo comprimento total do cateter e pode ser usado para facilitar a canulação ou manter a posição no ducto. Cateteres com fio-guia na ponta também estão sendo avaliados. Experiência anterior

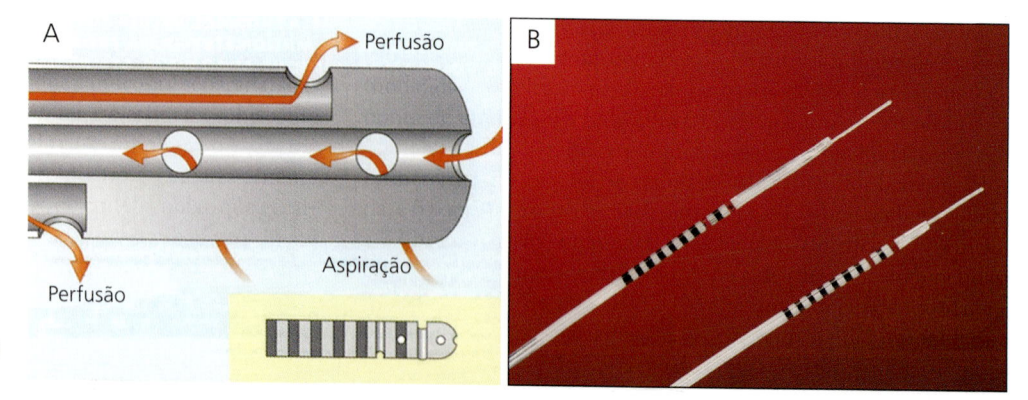

Fig. 15.2 (A) Representação esquemática de um cateter de sucção de triplo lúmen modificado. (B) Cateteres de sucção de Lehman para manometria.

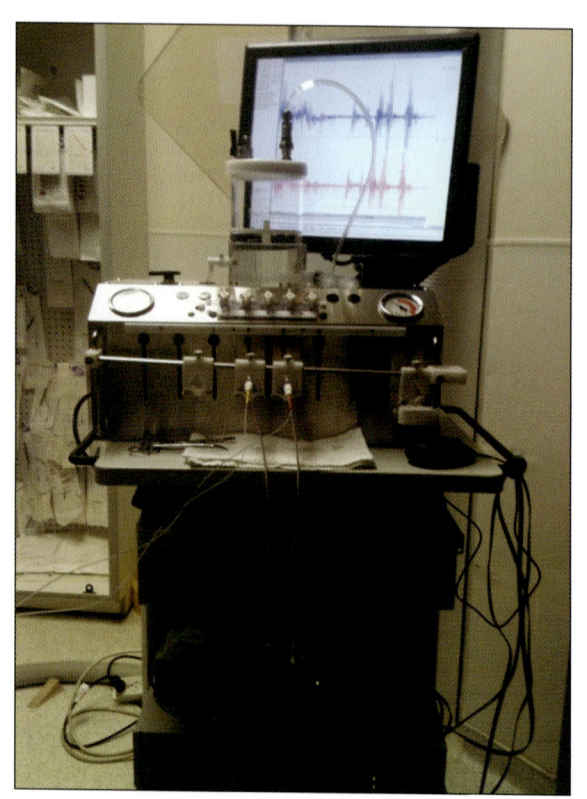

Fig. 15.3 Uma bomba de perfusão e monitor associado.

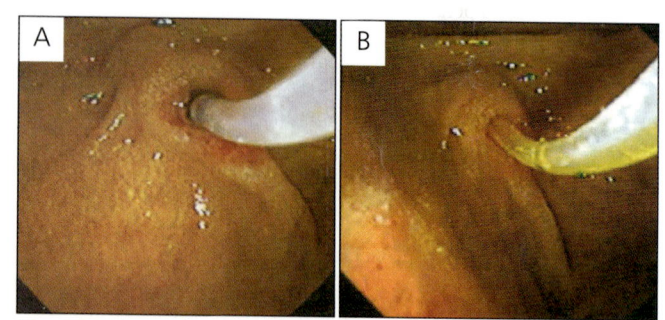

Fig. 15.4 O ducto penetrado durante a manometria do esfíncter de Oddi pode ser identificado por meio da aspiração do cateter. Líquido transparente indica entrada no ducto pancreático (A), enquanto que líquido amarelo significa entrada no ducto biliar (B).

com o desempenho da SOM utilizando os sistemas de perfusão demonstrou taxas inaceitavelmente altas de pancreatite pós-procedimento.[37-40] Presumivelmente, a hiperdistensão dos ductos pancreáticos de pequeno calibre pode levar a este evento adverso. Cateteres de sucção (**Fig. 15.2**), em que uma porta de registro é sacrificada para permitir aspiração do suco intraductal e do líquido de perfusão pelos orifícios terminal e lateral, são, portanto, altamente recomendados para manometria pancreática. Foi demonstrado que estes cateteres reduzem a frequência de pancreatite pós-SOM ao mesmo tempo em que registram com precisão as pressões esfincterianas.[39] A maioria dos centros preferem perfundir os cateteres a 0,25 mL/canal/min usando uma bomba de baixa complacência (**Fig. 15.3**). Menores taxas de perfusão irão fornecer medidas precisas de pressão do esfíncter basal, porém não irão fornecer informações precisas das ondas fásicas. A perfusão geralmente é feita com água destilada, embora o soro fisiológico precise ser avaliado. O último pode cristalizar no tubo capilar das bombas de perfusão e deve ser lavado frequentemente. Sistemas manométricos[42] com cateteres[40,41] e microtransdutores em estado sólido também estão disponíveis e têm sido utilizados por alguns investigadores em uma tentativa de evitar a carga volêmica do sistema pancreaticobiliar durante a manometria de perfusão.[41] Dados preliminares de alguns centros demonstraram resultados da SOM comparáveis àqueles alcançados com cateteres de perfusão.[40,42]

Desempenho Técnico da SOM

A SOM requer canulação seletiva do ducto biliar e/ou ducto pancreático. Eficiência máxima é alcançada pela combinação da CPRE com a SOM em uma única sessão. É preferível realizar a colangiografia e/ou pancreatografia antes da SOM, visto que determinados achados (p. ex., cálculo no ducto biliar comum) podem tornar a SOM desnecessária. Isto pode ser feito simplesmente por meio da injeção de meio de contraste através de uma das portas de perfusão. Alternativamente, o ducto penetrado pode ser identificado pela aspiração delicada em qualquer porta (**Fig. 15.4**). O aparecimento de líquido amarelo na visão endoscópica indica entrada no ducto biliar. Um aspirado transparente indica que o ducto pancreático foi penetrado. Esta técnica pode ser útil ao tentar acessar o ducto biliar após a SOM pancreática, visto que injeções repetidas no ducto pancreático podem aumentar as taxas de pancreatite pós-CPRE.[43] Se líquido transparente for observado no cateter, sugerindo entrada no ducto pancreático, a posição do cateter é alterada para alcançar um ângulo mais favorável para canulação biliar. Blaut *et al.*[44] demonstraram que a injeção de meio de contraste na árvore biliar antes da SOM não afeta de modo significativo as características de pressão esfincteriana. Uma avaliação similar do esfíncter pancreático após a injeção de meio de contraste não foi relatada. É preciso ter certeza de que o cateter não esteja pressionado contra a parede do ducto para que medidas de pressão precisas sejam garantidas. Ocasionalmente, a canulação seletiva profunda do ducto desejado pode ser alcançada somente com um fio-guia. Todavia, um estudo recente realizado em nossa unidade constatou que os fios-guia de nitinol e corpo rígido utilizados para esta finalidade comumente aumentam a pressão esfincteriana basal medida na CPRE em 50 a 100%.[45] Por essa razão, quando a canulação guiada por fio é realizada, recomendamos que, durante a execução da SOM, o fio seja recuado de volta para o cateter, para fora do ducto e sem atravessar o esfíncter. Alternativamente, fios-guia rígidos precisam ser evitados ou fios-guia com núcleo muito macio devem ser usados. Logo que a canulação profunda seja alcançada e o paciente estejam adequadamente sedado, o cateter é removido pelo esfíncter em intervalos de 1 a 2 mm pela técnica-padrão de remoção lenta do cateter. De modo ideal, tanto os ductos pancreáticos como os ductos biliares devem ser examinados. Dados atuais indicam que uma pressão esfincteriana basal anormal pode ser confinada a um lado do esfíncter em 35 a 65% dos pacientes com manometria anormal[56-51] e, sendo assim, um segmento do esfíncter pode ser disfuncional, e o outro normal. Raddawi et al.[48] relataram que uma pressão esfincteriana basal anormal era mais provável de estar confinada ao segmento do ducto pancreático em pacientes com pancreatite e ao segmento do ducto biliar em pacientes com dor do tipo biliar e resultados elevados nos testes de função hepática.

De modo ideal, anormalidades da pressão esfincteriana basal devem ser observadas por, pelo menos, 30 segundos em cada derivação e serem vistas em duas ou mais remoções lentas do cateter. De um ponto de vista clínico prático, nos contentamos com uma remoção lenta do cateter de cada ducto, se as leituras forem claramente normais ou anormais. É importante que não haja encurvamento ou impactação do cateter, podendo causar falsas elevações na pressão ou artefatos que possam prejudicar na interpretação do traçado manométrico. Durante a remoção lenta do cateter, é necessário estabelecer uma boa comunicação entre o endoscopista e o manometrista que está lendo o traçado à medida que este flui no registrador ou aparece na tela do computador. Isto permite um posicionamento ideal do cateter, para que traçados interpretáveis sejam alcançados. Alternativamente, os sistemas manométricos eletrônicos com uma tela de televisão podem ser montados perto da tela de imagem endoscópica, para que o endoscopista possa visualizar o traçado monométrico durante a endoscopia. Isto pode ser particularmente útil na presença de uma motilidade duodenal vigorosa, em que uma constante atenção deve ser dada à posição do cateter no lúmen duodenal. Assim que o estudo de base estiver concluído, agentes para relaxar ou estimular (p. ex., colecistocinina) o SO podem ser administrados, e a resposta manométrica ou álgica, monitorada. O valor destas manobras provocativas para uso sistemático precisa de estudos adicionais antes que sua aplicação disseminada seja recomendada.

Critérios de Interpretação

Os critérios para interpretação de um traçado manométrico são relativamente comuns; no entanto, podem variar ligeiramente de um centro para outro. Algumas áreas que podem demonstrar divergência na interpretação incluem a duração necessária de elevação da pressão esfincteriana basal, o número de derivações necessárias para elevação da pressão basal e o papel do cálculo da média das pressões provenientes das três (ou duas em um cateter de sucção) portas de registro. Para a leitura dos traçados manométricos, recomendamos que a linha de base "zero" duodenal seja definida antes e após a remoção lenta do cateter. Alternativamente, a pressão intraduodenal pode ser continuamente registrada a partir de outro cateter intraduodenal fixado ao endoscópio. Em seguida, a maior pressão basal (definida como a pressão acima da linha de base zero duodenal; Fig. 15.5) que é mantida por, pelo menos, 30 segundos é identificada. A partir dos quatro pontos de amplitude mais baixos presentes nesta zona, a média destas leituras é interpretada como a pressão esfincteriana basal para aquela derivação para aquele cateter removido. Em seguida, a média da pressão esfincteriana basal para todas as observações interpretáveis é calculada; esta é a pressão esfincteriana basal final. A amplitude das contrações fásicas é medida desde o início da curva do aumento de pressão a partir da pressão basal até o pico da onda de contração. Quatro ondas representativas são tomadas para cada derivação, e a pressão média é determinada. O número de ondas fásicas por minuto e a duração das ondas fásicas também podem ser determinadas. A maioria dos especialistas utilizam apenas a pressão esfincteriana basal como um indicador de patologia do esfíncter de Oddi. Entretanto, dados da *Johns Hopkins University*[52] sugerem que a pressão intrabiliar, que é mais fácil de medir do que a pressão do SO, está correlacionada com a pressão esfincteriana basal. Neste estudo, a pressão intrabiliar foi significativamente mais alta em pacientes com SOD do que naqueles com pressão esfincteriana basal biliar normal (20 *versus* 10 mmHg; $p < 0,01$). Em um estudo similar, o grupo Milwaukee[53] verificou que um aumento na pressão do ducto pancreático se correlaciona com um aumento na pressão esfincteriana basal pancreática ($p < 0,001$). A pressão no ducto pancreático foi significativamente mais alta em pacientes com SOD, quando comparado àqueles

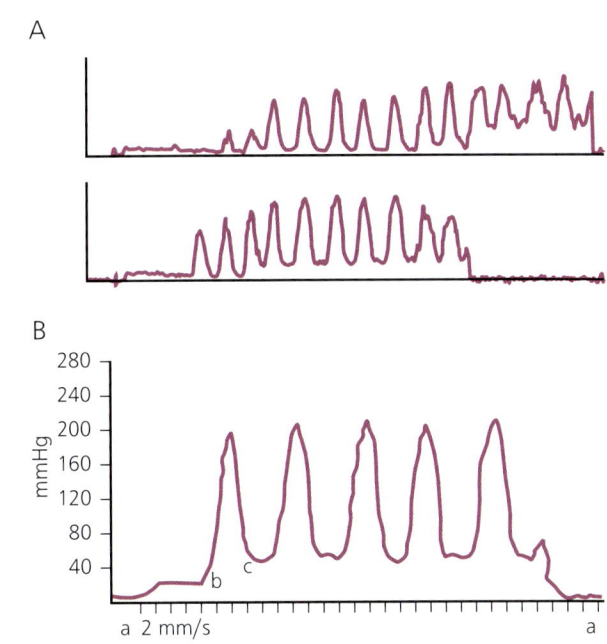

Fig. 15.5 (A) Um resultado anormal na técnica de remoção lenta do cateter na manometria do esfíncter de Oddi. (B) Representação esquemática de uma derivação do traçado acima. *(a)* Referência na linha de base zero duodenal, *(b)* pressão intraductal (pancreática) de 20 mmHg (anormal), *(c)* pressão basal do esfíncter pancreático de 45 mmHg (anormal). As ondas fásicas possuem uma amplitude de 155 a 175 mmHg e duração de 6 segundos (normal). *(Redesenhada de Fogel EL, Sherman S, Lehman GA. Sphincter of Oddi manometry. In: Cohen J, ed. Successful training in gastrointestinal endoscopy. Hoboken, NJ: Wiley-Blackwell; 2011.)*

Tabela 15.1 Padrão Sugerido de Valores Anormais para a Manometria Endoscópica do Esfíncter de Oddi Obtida de 50 Voluntários sem Sintomas Abdominais

Pressão esfincteriana basal*	> 35 mmHg
Pressão ductal basal	> 13 mmHg
CONTRADIÇÕES FÁSICAS	
Amplitude	> 220 mmHg
Duração	> 8 s
Frequência	> 10/min

Fonte: Guelrud M, Mendonza S, Rossiter G et al. Sphincter of Oddi manometry in healthy volunteers. Dig Dis Sci. 1990;35:38-46.
*Pressões basais determinadas por (1) leitura do pico da pressão basal (ou seja, derivação mais elevada obtida com o uso de um cateter de triplo lúmen), e (2) obtenção da média destes picos de pressão a partir de múltiplas remoções lentas do cateter. Os valores foram obtidos pela adição de 3 desvios-padrão à média (média obtida pela média dos resultados em 2 ou 3 remoções lentas do cateter). Dados combinam os estudos pancreáticos e biliares.

com pressão normal (18 *versus* 11 mmHg; $p < 0,0001$). Uma pressão no ducto pancreático superior a 20 mmHg apresentou uma especificidade de 90% e sensibilidade de 30% para o diagnóstico de SOD. Estes estudos aguardam confirmação, porém corroboram a teoria de que a pressão intrapancreática e/ou intrabiliar elevada é uma causa de dor na SOM.

O melhor estudo estabelecendo os valores normais para a SOM foi relatado por Guelrud et al.[11] Cinquenta pacientes-controle assintomáticos foram avaliados; a avaliação foi repetida em duas ocasiões em 10 sujeitos. Este estudo estabeleceu os valores normais para pressão intraductal, pressão esfincteriana basal e parâmetros das ondas fásicas (**Tabela 15.1**). Além disso, a reprodutibilidade da SOM foi confirmada (ver a seguir). Diversos especialistas usaram indistintamente 35 ou 40 mmHg como os limites superiores do normal para a pressão basal média do esfíncter de Oddi. Estes limites superiores dos valores normais são valores médios mais três desvios-padrão. Mais estudos são necessários para determinar se desvios-padrão de 2 ou 2,5 acima da média seriam mais apropriados.

A variabilidade interobservador na leitura da SOM é mínima, quando os observadores têm experiência em ler estes traçados.[54]

Reprodutibilidade da SOM

Foi questionado se o registro da pressão de curto prazo obtido durante a SOM reflete a "fisiopatologia de 24 horas" do esfíncter, visto que pacientes com SOD podem ter sintomas intermitentes e episódicos.[13] Se a pressão esfincteriana basal não variar ao longo do tempo, o desempenho da SOM em duas ocasiões separadas pode resultar em diferentes resultados e afetar a terapêutica. Três estudos demonstraram reprodutibilidade da SOM biliar em 34 de 36 pacientes sintomáticos totais[10,12] e em 10 de 10 voluntários saudáveis.[11] No entanto, a reprodutibilidade da SOM pancreática foi verificada em apenas 58% (7 de 12) e 40% (12 de 30) dos pacientes persistentemente sintomáticos com SOM previamente normal em dois grandes centros de referência.[9,13] Outros estudos também demonstraram que as pressões basais do SO não são constantes,[55-57] talvez decorrente da flutuação fisiológica inerente da atividade motora do SO. Dispositivos mais modernos capazes de realizar a SOM de modo portátil, ambulatorial e prolongado seriam de interesse.

Eventos Adversos da SOM

Vários estudos indicaram que a pancreatite é o evento adverso principal mais comum depois da SOM. Historicamente, com o uso de cateteres-padrão de perfusão, taxas de pancreatite superiores a 20% foram relatadas, especialmente após avaliação manométrica do ducto pancreático. Estas altas taxas de eventos adversos limitaram o uso mais disseminado da SOM. A inserção de um *stent* pancreático de diâmetro pequeno, protetora e temporária é atualmente considerada o procedimento padrão nestes pacientes de alto risco.[58,59] Além disso, um estudo controlado randomizado multicêntrico recentemente concluído demonstrou que a indometacina retal (100 mg) diminui as taxas de pancreatite pós-CPRE em, aproximadamente, 40% nos pacientes de alto risco, a maioria dos quais tinham SOD suspeita ou documentada.[60] Vários outros métodos foram propostos para diminuir a incidência de pancreatite pós-manometria. Estes incluem (1) o uso de um cateter de sucção, (2) drenagem por gravidade do ducto pancreático após a manometria, (3) redução da taxa de perfusão para 0,05 a 0,10 mL/lúmen/min, (4) limitação do tempo de manometria no ducto pancreático para menos de 2 minutos (ou evitar a manometria pancreática) e (5) uso de um sistema de microtransdutor (não perfundido). Em um estudo randomizado prospectivo, Sherman et al.[39] constataram que o cateter de sucção (o qual possibilita a aspiração do líquido perfundido a partir dos orifícios terminais e laterais, ao mesmo tempo em que a pressão é precisamente registrada a partir das duas portas laterais restantes) reduziu a frequência de pancreatite induzida pela manometria de ducto pancreático de 31 para 4%. A redução na pancreatite com o uso deste cateter no ducto pancreático e a incidência muito baixa de pancreatite após manometria do ducto biliar dão suporte à ideia de que o aumento da pressão hidrostática no ducto pancreático é a principal causa deste evento adverso. Portanto, nós regularmente aspiramos o suco pancreático e o líquido da perfusão quando estudamos o ducto pancreático por SOM.

Resumo

Em resumo, treinamento apropriado é necessário para o médico que avalia pacientes com CPRE e realiza manometria do esfíncter de Oddi. No mínimo, o endoscopista deve ser qualificado em CPRE diagnóstica, visto que a realização da SOM não pode ser conquistada sem a canulação seletiva dos ductos pancreático e biliar. O médico deve estar ciente das limitações na sedação impostas pela manometria e estar familiarizado com o equipamento necessário para realizar o procedimento. Conhecimentos técnicos nas técnicas de registro de pressão manométrica devem ser adquiridos, limitando as manobras que podem resultar em artefatos de registro. Treinamento apropriado na interpretação dos traçados de manometria é essencial para o endoscopista e manometrista. Um painel de especialistas declarou em seu documento de posição que o treinamento deve ser obtido em um centro pancreaticobiliar que realize regularmente a SOM.[2] Embora não haja diretrizes recomendando o número específico de procedimentos que deve ser realizado durante o treinamento, um mínimo de 100 SOMs realizadas ao longo de um programa de bolsa de 3 anos de duração em clínica GI ou uma bolsa avançada de 4 anos parece razoável. Não existe substituto para a prática e experiência.

A lista de referências deste capítulo pode ser encontrada em www.revinter.com.br/online/referencias-baron.pdf

Capítulo 16

Esfincterotomia Biliar

Horst Neuhaus

A colangiopancreatografia retrógrada endoscópica diagnóstica (CPRE) foi substituída pela colangiopancreatografia por ressonância magnética (MRCP) e ultrassonografia endoscópica, que são comparáveis em precisão, mas são não invasivos ou menos invasivos, respectivamente. A CPRE é agora realizada principalmente para intervenções pancreaticobiliares terapêuticas. A esfincterotomia endoscópica (ES) do esfíncter biliar é usada para o tratamento de distúrbios da papila de Vater ou para facilitar procedimentos coadjuvantes no trato biliar. Desde a introdução da ES em 1973, foi desenvolvida uma variedade de métodos complementares para o manejo da obstrução ductal. Eles se transformaram em ferramentas valiosas para terapia minimamente invasiva de doenças biliares e obtiveram aceitação ampla por todo o mundo. A necessidade de ES depende da indicação. Dados de vários ensaios prospectivos multicentricos permitiram a determinação dos parâmetros clínicos, anatômicos e técnicos e a sua relação com a eficácia e segurança da ES. Os resultados após a ES podem ser afetados pela canulação ductal antes da ES, pela sua técnica, por intervenções terapêuticas subsequentes e pela perícia do endoscopista.

Descrição da Técnica

A pré-medicação, duodenoscopia e a abordagem da papila são as mesmas que para a CPRE diagnóstica, conforme discutido nos Capítulos 5 e 13. É recomendado o uso de um duodenoscópio terapêutico, uma vez que o canal de instrumentação de grande diâmetro permita a inserção de *stents* de grande diâmetro e os acessórios necessários para intervenções terapêuticas. O uso inicial de um esfincterótomo para canulação profunda do ducto biliar é recomendado por várias razões. Primeiramente, quando é previsto que será necessário uma esfincterotomia, a mudança para um esfincterótomo de outro cateter é evitada. Em segundo lugar, ele permite a deflexão variável ascendente da ponta para introduzir a ponta do cateter no orifício biliar; a deflexão da ponta é, então, relaxada para atingir a canulação profunda. Cateteres manobráveis são comparavelmente efetivos e seguros para esta técnica, mas o seu uso adicional não parece ser econômico para uso rotineiro.[1] Dois ensaios randomizados controlados prévios mostraram índices de sucesso de 84 e 97%, respectivamente, para canulação primária com esfincterótomos, que foi superior ao uso de cateteres padrão sem diferenças significativas na segurança.[2,3]

As falhas de canulação com um cateter-padrão podem frequentemente ser superadas pelo cruzamento com um esfincterótomo e uma técnica com fio-guia.[4] Vários estudos prévios e uma metanálise mostraram que a canulação guiada por fio pode aumentar os índices de sucesso e baixar os índices de eventos adversos.[5,6] Ensaios randomizados controlados recentes confirmaram que a canulação seletiva do ducto biliar guiada por fio parece encurtar significativamente os tempos do procedimento e da fluoroscopia. No entanto, nem o método nem o tipo de cateter usado resultaram em diferenças significativas na taxa de sucesso ou na incidência de pancreatite pós-CPRE.[7,8] Existem poucos dados comparando canulação a diferentes esfincterótomos.[5] Maiores detalhes da canulação da papila maior são descritos no Capítulo 13.

Instrumentos (ver Também o Capítulo 4)

O tipo de esfincterótomo deve ser escolhido de acordo com a situação anatômica individual e preferência do endoscopista. Os esfincterótomos diferem no diâmetro e comprimento da ponta, comprimento e características do fio cortante e rigidez da haste que são descritos em detalhes no Capítulo 4 e em uma revisão recente.[5] Acessórios afilados, que requerem fios menores (0,025 polegada ou menos), podem ser mais fáceis de inserir na papila, mas também são mais propensos a causar trauma no tecido e infiltração de contraste do que aqueles com uma ponta mais romba. Uma ponta polida arredondada pontiaguda ultramacia pode superar este problema potencial (**Fig. 16.1**).

Os esfincterótomos modernos fornecem um lúmen para inserção de um fio-guia e um centro integrado para injeção de contraste. Estes dispositivos possibilitam a injeção repetida de meios de contraste sem a necessidade de remoção do fio-guia. Esta abordagem pode ser muito útil na canulação difícil ou no direcionamento de estenoses ductais com o fio sob orientação colangiográfica. Os esfincterótomos com um fio-guia pré-carregado são convenientes para o assistente e podem acelerar a canulação. Os aparelhos que permitem o uso de fios curtos são adicionalmente úteis, uma vez que eles reduzam a troca sobre o fio a uma pequena parte do comprimento total do dispositivo, enquanto bloqueiam o fio, o que pode reduzir o risco de perda do acesso. Além disso, eles oferecem a opção de manipulação do fio-guia pelo endoscopista, o que pode ser vantajoso dependendo da perícia do operador e do assistente. Um fio cortante curto de 15 a 20 mm pode ser controlado com precisão, mas ele tende a puxar a direção do corte para a posição de 2 horas. O contato com o esfíncter pode ser inadequado, tornando, assim, o corte difícil em algumas situações. Entretanto, a vantagem de fios cortantes mais curtos em relação a um fio de 30 mm é o risco reduzido de um corte grande descontrolado quando inserido muito profundamente no ducto biliar. Além disso, a parte proximal de um fio

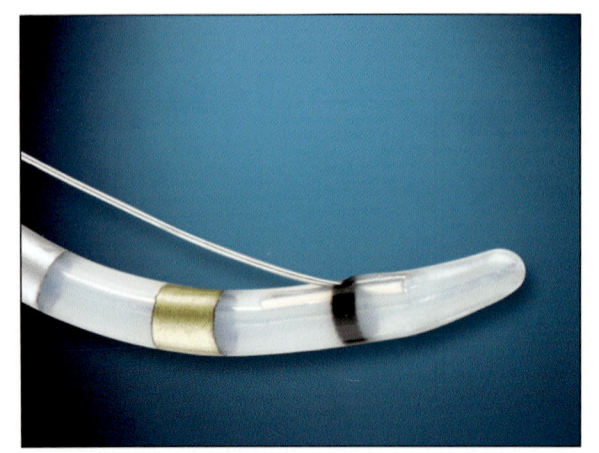

Fig. 16.1 Ponta lisa, afunilada, arredondada, pontiaguda, macia de um esfincterótomo com marcadores coloridos que permitem a determinação da profundidade da inserção.

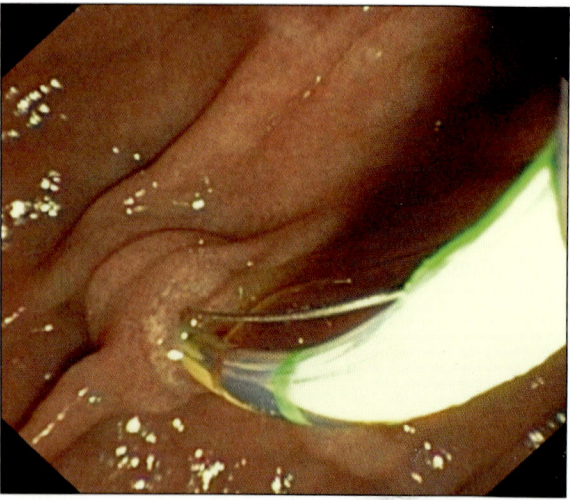

Fig. 16.2 Abordagem do orifício papilar com a ponta de um esfincterótomo levemente flexionado para permitir a sua inserção na direção de 11 horas na abertura do ducto biliar comum.

cortante longo pode entrar em contato com o elevador do duodenoscópio ou pender sobre as dobras duodenais; o primeiro causa rompimento do fio, quando a corrente do eletrocautério é aplicada. Este problema pode ser superado pelo uso de um esfincterótomo revestido na parte proximal do fio cortante. No entanto, um ensaio randomizado controlado prospectivo não mostrou diferenças significativas entre um esfincterótomo parcialmente revestido e um não revestido em termos de taxas de sangramento ou outros eventos adversos.[9] Um fio fino monofilamentar proporciona um corte limpo e preciso, mas pode-se romper mais facilmente do que um fio trançado durante a aplicação do eletrocautério. Por outro lado, fios trançados raramente são usados porque eles podem induzir mais lesão térmica. Não existem ensaios formais que comparem a eficácia e segurança destes diferentes dispositivos. À medida que aumenta a experiência, cada endoscopista irá desenvolver preferências por um leque limitado de acessórios padrão dependendo da perícia e habilidade dos assistentes e da escolha do paciente. O uso de esfincterótomos especiais pode ser limitado a casos particulares. Um aparelho fino com ponta muito afilada de 4 Fr é útil após a canulação fracassada, usando técnicas-padrão no contexto de uma papila pequena, suspeita de um orifício ductal estreito ou dificuldade em atingir a orientação de corte apropriada. O último problema pode ser superado pelo uso de um esfincterótomo rotativo. Este instrumento usa um cabo especialmente projetado que permite a rotação controlada da ponta. Os esfincterótomos com um comprimento da ponta de mais de 5 mm podem ocasionalmente ser úteis quando existe dificuldade de acesso ao orifício papilar, como é visto em pacientes com um divertículo duodenal justapapilar ou anatomia cirúrgica alterada. Esfincterótomos do tipo pressão ou em formato sigmoide foram desenvolvidos para ES em pacientes com anatomia a Billroth II. O mau funcionamento dos esfincterótomos ocorre com pouca frequência, mas geralmente pode ser manejado sem eventos adversos importantes.[5]

Procedimento

A papila é usualmente abordada com o esfincterótomo a uma distância tal, de modo que a sua parte distal pré-curvada esteja evidente na saída do endoscópio. Ou então a ponta do esfincterótomo é delicadamente introduzida no orifício papilar. Uma posição curta e reta do duodenoscópio facilita o controle preciso do dispositivo. A flexão subsequente da ponta geralmente permite a sua inserção na direção de 11 horas na abertura do ducto biliar comum (**Fig. 16.2**). O endireitamento da ponta e a retirada delicada do endoscópio resultam em maior ancoragem da ponta do dispositivo dentro do ducto biliar comum. Ela pode, então, ser mais avançada para alcançar a canulação profunda. Esta abordagem direta e suave pode falhar, e o procedimento pode tornar-se difícil e frustrante. A injeção cuidadosa do contraste pode permitir a visualização da anatomia biliar para a orientação direcionada da ponta do esfincterótomo ou a inserção de um fio-guia. Contudo, injeções repetidas podem induzir edema papilar e aumentar a probabilidade de pancreatite pós-CPRE. Ou então um fio-guia pode inicialmente ser cuidadosamente passado na direção do ducto biliar com orientação endoscópica ou fluoroscópica sem injeção de contraste. Para esta abordagem, devem ser usados fios-guia com uma ponta macia, preferencialmente hidrofílicos, para reduzir o risco de lesão ductal (**Fig. 16.3**). A canulação do ducto biliar com um esfincterótomo com ou sem o uso de um fio-guia deve ter sucesso em, aproximadamente, 90% dos casos. As falhas são causadas principalmente por um acesso difícil à papila em razão de variações anatômicas ou cirurgia gastroduodenal prévia. Tumores ampulares ou cálculos impactados criando uma papila protuberante também podem prejudicar a abordagem do orifício papilar ou a canulação ductal profunda. Para estes casos, erguer o teto da papila com a ponta ajustável do esfincterótomo e usar um fio-guia hidrofílico são úteis na canulação seletiva e corte controlado.

Quando a canulação falha, uma variedade de técnicas adicionais foi estabelecida. Em um caso de canulação repetida não pretendida do ducto pancreático principal, um fio-guia com uma ponta hidrofílica que pode ser inserido no pâncreas pode facilitar para que seja endireitado um curso angulado de um canal comum ou a parte distal do ducto biliar comum (**Fig.16.4**). O fio pode, então, ser bloqueado para remoção e reinserção do esfincterótomo ao lado do fio do ducto pancreático para mais tentativas de canular o ducto biliar. Ou, então, um *stent* pancreático de 5 Fr pode ser colocada para facilitar a abordagem biliar. Se estas técnicas falharem, deve ser considerada uma esfincterotomia transpancreática ou pré-corte e, como última opção, um procedimento *rendez-vous*. O seu uso apropriado permite acesso ao sistema biliar em quase todos os casos. No entanto, o risco de eventos

Fig. 16.3 (A) Abordagem próxima da papila com um esfincterótomo flexionado e inserção suave da ponta de um fio hidrofílico na direção do ducto biliar. (B) Avanço do fio até a árvore biliar proximal com controle fluoroscópico. (C) Colangiografia por injeção de contraste através do esfincterótomo deixando o fio-guia no lugar.

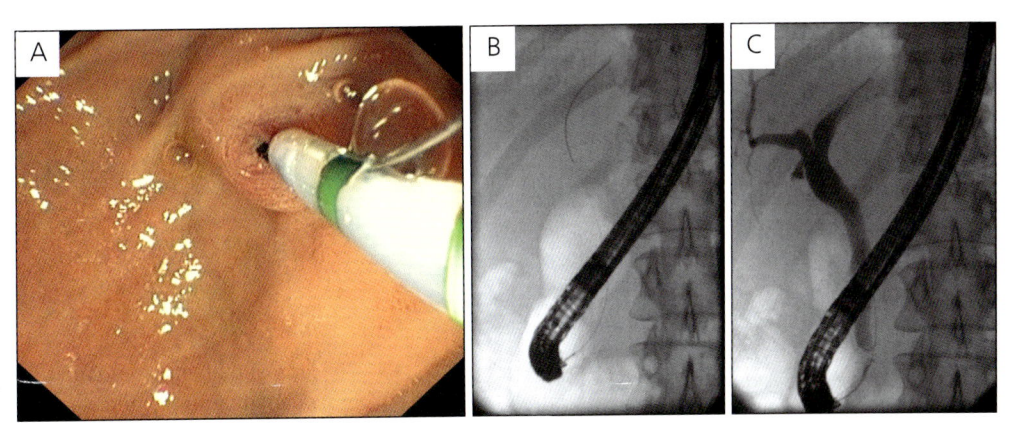

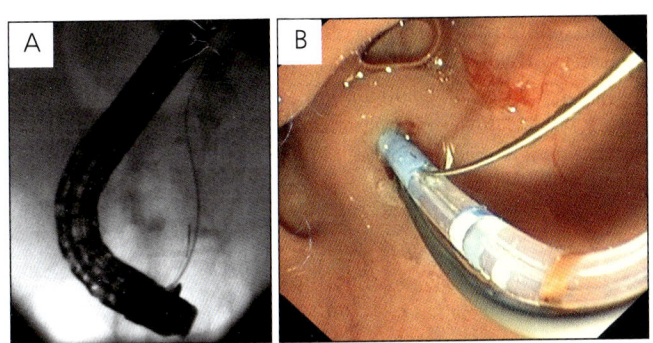

Fig. 16.4 (A) Fluroscopia mostrando canulação do ducto biliar comum com um esfincterótomo junto de um fio-guia hidrofílico posicionado no ducto pancreático principal. (B) A ponta do esfincterótomo é direcionada para 11 horas; o fio pancreático deve impedir a angulação de um canal comum ou a parte distal do ducto biliar comum.

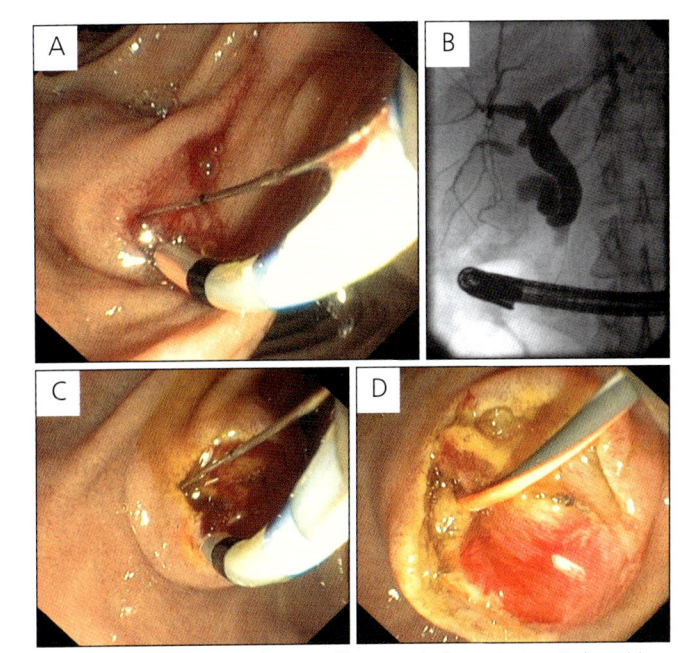

Fig. 16.5 (A) Somente alguns milímetros do fio cortante são inseridos no orifício papilar; a curvatura do esfincterótomo facilita um bom contato do tecido do teto papilar na direção de 11 horas; o esfincterótomo pode ser iniciado neste estágio. (B) O avanço do duodenoscópio suavemente para a posição do duodenoscópio "longo" ajuda a manter o fio cortante na direção correta. (C) Continuação do corte por mais alguns milímetros na direção da junção entre a parede duodenal e a porção intraduodenal da papila; pode ser atingido um controle preciso através de uma inserção do fio cortante e o uso do modo *ENDO CUT*. (D) Esfincterotomia completa expondo o esfíncter dividido.

adversos aumenta em particular quando é realizada papilotomia de "acesso", que deveria, portanto, ser limitada a endoscopistas experientes. A disponibilidade e perícia local determinarão por quanto tempo persistir na canulação biliar difícil e quando mudar para técnicas pré-corte. Uma metanálise recente de seis ensaios randomizados, controlados, mostrou que, em mãos habilidosas, as tentativas de implantação precoce de canulação com pré-corte e persistente têm taxas gerais de canulação similares. O pré-corte precoce parece reduzir o risco de pancreatite pós- CPRE, mas não a taxa geral de eventos adversos.[10] Os detalhes são descritos nos Capítulos 7 e 14.

Depois que a canulação profunda foi confirmada por injeção de contraste, um fio-guia deve ser avançado até o sistema biliar proximal para assegurar o acesso ductal para manobras posteriores e troca de acessórios. A tecnologia do fio curto permite o bloqueio do fio com o dispositivo de bloqueio anexado ao duodenoscópio. A ponta do esfincterótomo é, então, levemente flexionada de modo que fique em contato com o teto da papila. Deve ser considerado que uma haste rígida de um fio-guia inserido profundamente pode limitar a extensão de curvatura do fio cortante. Este problema frequente pode ser superado puxando o fio-guia de volta até que a ponta flexível se aproxima da papila sem perder o acesso biliar. Não mais do que 5 mm do fio cortante devem estar dentro da papila de modo que apenas uma pequena quantidade de tecido seja cauterizada (**Fig. 16.5, *A***). Esta abordagem melhora a ação de corte e evita uma incisão rápida e grande ("zíper"), que pode ocorrer quando é usada corrente de corte pura. O uso de novas versões de geradores eletrocirúrgicos elimi-

nou em grande parte este evento adverso. A maioria dos esfincterótomos possuem marcadores endoscopicamente visíveis na parte distal do cateter que possibilitam que se determine a profundidade de inserção do fio cortante no ducto biliar (**Figs. 16.1 e 16.5,*A***). Acredita-se em geral que a orientação do fio cortante na variação entre as posições de 11 horas e 1 hora reduz a probabilidade de sangramento e perfuração. Apesar dos grandes esforços dos fabricantes de acessórios para desenvolver esfincterótomos com fios cortantes que cortem automaticamente nestas direções, os dispositivos podem, às vezes, ainda orientar na direção de 3 horas. Uma nova modificação do esfincterótomo rotativo parece ser útil, mas precisa de maior avaliação. Para a direção de corte apropriada, a papila deve ser posicionada do lado esquerdo e na posição de 10 ou 11 horas. Esta manobra pode ser obtida pela rotação do comando da direita-esquerda para a esquerda, enquanto o duodenoscópio é avançado levemente para a posição do duodenoscópio "longa" (**Fig. 16.5, A e B**). Ou então o duodenoscópio pode ser retirado cuidadosamente, também com rotação para o lado esquerdo.

A escolha de corrente eletrocirúrgica para ES é fonte de controvérsia.[11] A combinação de corrente de corte alta misturada com uma corrente de coagulação baixa é usada mais frequentemente. A criação de tecido edematoso, extensamente esbranquiçado ou enegrecido durante a ES é evidência de corte regular e pode predispor à pancreatite pós-procedimento ou cicatrização do esfíncter. Este problema aumenta quando um excesso de fio cortante se encontra dentro da papila e/ou o contato com o tecido do teto papilar é inadequado. Estudos prévios sugeriram que a corrente de corte pura do eletrocautério é mais segura do que a corrente combinada em termos de pancreatite pós-CPRE sem aumentar a taxa de sangramento.[12,13] No entanto, uma metanálise recente de quatro estudos randomizados, controlados, mostrou que o índice de pancreatite pós-CPRE em pacientes que se submeteram à esfincterotomia quando é usada corrente pura não era significativamente diferente dos índices de quando era aplicada corrente combinada. A corrente pura estava associada a mais episódios de sangramento.[14] Em mãos menos experientes, pode haver um risco ainda maior de sangramento e perfuração, quando uma parte mais longa do fio cortante está dentro da papila, o que pode levar a um corte grande descontrolado muito rápido (corte em "zíper") quando é usada corrente pura. Uma técnica combinada de iniciar a incisão com o uso de corrente cortante e terminando a incisão, usando corrente combinada, não estava associada a um decréscimo no risco de pancreatite pós-CPRE em um pequeno estudo.[15] Uma opção alternativa do eletrocautério é o uso do modo *ENDO CUT* do gerador eletrocirúrgico ERBE em que a corrente cortante e a de coagulação são alternadas pelo *software* instalado. Uma tecnologia semelhante também foi introduzida por outras companhias. Uma vantagem potencial deste método é uma ação de corte em etapas que permite o controle preciso da direção e comprimento da incisão. Isto substitui a técnica onde a corrente é aplicada em pulsos curtos controlados por ativação do pedal acionado pelo pé, o que é recomendado para corrente de corte puro ou combinada para reduzir o risco de um corte em "zíper". Uma grande análise retrospectiva sugeriu que a ES controlada por multiprocessador está associada a uma frequência significativamente mais baixa de sangramento durante o procedimento, mas não teve impacto na hemorragia clinicamente evidente.[16]

O tamanho da ES pode variar e depende do diâmetro da porção distal do ducto biliar comum, assim como da indicação de esfincterectomia. Durante o corte, a pressão do teto papilar é fornecida pela elevação em sentido ascendente do esfincterótomo levemente curvado ou elevando-o através da manobra da ponta do duodenoscópio. A ES deve ser continuada somente quando o fio pode ser visto claramente e quando ele está direcionado entre as posições de 11 horas e 1 hora. O direcionamento e reposicionamento do aparelho devem ser principalmente controlados pela ponta e a haste do endoscópio, que é manobrado com a mão direita do operador, como o cabo de uma faca. Uma pequena incisão parece ser apropriada para a colocação de uma endoprótese na obstrução biliar maligna, enquanto que a divisão completa do esfíncter deve ser tentada para tratamento de cálculos no ducto biliar e disfunção do esfíncter de Oddi (SOD) para reduzir o risco de recorrências e estenose papilar relacionada com a ES (**Fig. 16.5, C e D**). Entretanto, a correlação entre o comprimento do corte e a incidência de eventos adversos precoces ou tardios da ES não foi determinada em estudos formais. A esfincterectomia biliar deve estar limitada à junção entre a parede duodenal e a porção intraduodenal da papila de Vater, o que por vezes é difícil de determinar, uma vez que não exista um "marco" endoscópico confiável. A incisão também deve ser terminada, se o lúmen interno do ducto biliar estiver completamente visível ou a ponta curvada do esfincterótomo puder ser puxada pela papila sem qualquer resistência (**Fig. 16.5, D**). Em vista das técnicas modernas de litotripsia e a opção de combinar a ES com a esfincteroplastia, uma grande ES arriscada não é mais necessária. Se for necessária uma abertura larga do ducto biliar comum, poderá ser mais seguro realizar uma incisão de tamanho pequeno a moderado e, então, dilatar o orifício com um cateter balonado em vez de aumentar o tamanho cortando (**Fig. 16.6**; ver o Capítulo 17). Comparado a outras indicações, o risco de eventos adversos da ES é, geralmente, baixo em pacientes com um ducto biliar comum dilatado e na presença de cálculos ductais, especialmente quando a papila for grande e saliente devido a um cálculo impactado.

A extensão de uma esfincterotomia biliar prévia pode ser necessária para o tratamento de cálculos recorrentes do ducto biliar ou recorrência de sintomas após SOD. A técnica de ES neste contexto não difere de quando a ES é realizada inicialmente (**Fig. 16.7**). Dados de relatos informais e séries de casos pequenos foram controversos no tocante ao risco de hemorragia após ampliação de uma ES prévia e sugeriram que a incidência de sangramento foi maior durante um período pós-esfincterotomia de, aproximadamente, 1 semana em virtude de uma vascularização aumentada

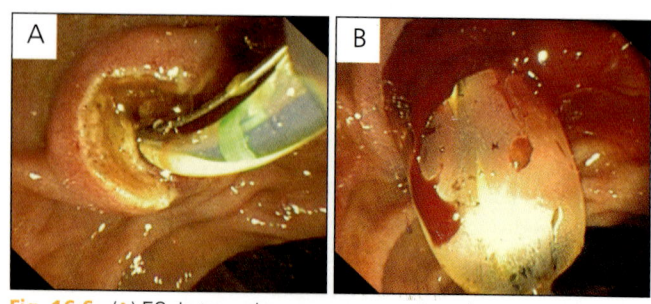

Fig. 16.6 (A) ES de tamanho pequeno em um paciente com cálculos grandes no ducto biliar; o corte não pode ser continuado dentro da parte intraduodenal da papila. (B) Alternativamente, o tamanho da ES é apropriado para posterior dilatação da papila com um balão (15 mm de diâmetro).

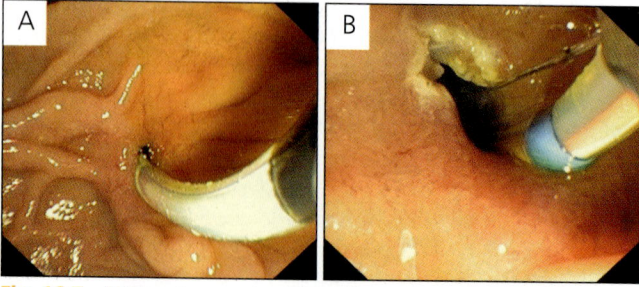

Fig. 16.7 (A) Reestenose do orifício biliar e recorrência de cálculos no ducto biliar após ES prévia. (B) Ampliação da incisão até a visualização da parede do ducto biliar comum; pode ser realizada esfincteroplastia como alternativa ou um procedimento combinado.

...ante. Entretanto, grandes estudos prospectivos não encontraram que a ampliação de uma ES prévia seja um fator de risco independente para hemorragia.[17,18] Contudo, o risco de sangramento severo ou perfuração duodenal deve ser considerado. Embora possa não estar relacionada com a ES prévia, a extensão da incisão deve ser realizada com muito cuidado e em etapas. A esfincteroplastia pode ser uma alternativa mais segura, pelo menos em casos com uma orientação e controle difíceis do fio cortante.

ES em Pacientes com Anatomia Difícil

Divertículos duodenais justapapilares são encontrados em 10 a 15% dos pacientes que se submetem à CPRE. Dependendo da localização da papila, a canulação do ducto biliar pode ser difícil e requerer técnicas especiais, como a inserção da ponta do endoscópio no divertículo, o uso de esfincterótomos com um nariz longo ou puxar a papila de um divertículo com fórceps de biópsia ou um segundo cateter. Depois da canulação profunda realizada com sucesso, é fortemente recomendado que a ES seja realizada sobre um fio-guia. Esta abordagem facilita o corte na direção do ducto biliar, o que pode de outra forma ser difícil de determinar devido à anatomia alterada. A curvatura moderada da ponta do esfincterótomo com alguns milímetros do fio cortante dentro da papila expõe o teto da papila para possibilitar uma incisão controlada. Qualquer direção do fio cortante dirigido para a base do divertículo deve ser evitada (**Fig. 16.8**). Dados de uma grande análise retrospectiva sugeriram que o sangramento após ES era um fator de risco independente associado a divertículos duodenais justapapilares.[19]

A abordagem de pacientes com anatomia pós-cirúrgica é discutida melhor no Capítulo 29. O uso de um duodenoscópio em pacientes com anatomia a Billroth II permite uma melhor visualização do teto papilar e melhora o manuseio dos acessórios em razão da disponibilidade do elevador (**Fig. 16.9, A**). Esfincterótomos pré-curvados não devem ser usados para canulação inicial do ducto biliar nestes pacientes porque eles direcionam a ponta do cateter para o orifício do ducto pancreático. É por isso que a papila está rodada 180 graus quando comparada à anatomia normal. Um novo cateter de CPRE reto e um fio-guia reto com uma ponta hidrofílica se orientam na direção do ducto biliar e facilitam a entrada no orifício biliar (**Fig. 16.9, B e C**). Depois do sucesso na colocação do fio-guia, um esfincterótomo rotativo, do tipo pressão ou em forma sigmoide pode ser usado para ES. Apesar do uso destes acessórios especiais, a direção correta do fio cortante para a posição desejada de 5 horas (nesta situação) pode continuar difícil em virtude da orientação anatômica invertida (**Fig. 16.9, D e E**). Geralmente é mais fácil colocar um stent biliar reta de 7 Fr e fazer uma incisão do teto papilar com um estilete usando o *stent* como guia. Uma combinação de uma ES limitada com uma grande dilatação papilar com balão parece ser efetiva e segura em pacientes com Billroth II com cálculos no ducto biliar (**Fig. 16.9, F**).[20] Uma abordagem semelhante é necessária quando é realizada ES no contexto de gastrojejunostomia em alça em pacientes com obstrução duodenal ou pilórica.

Alcançar a papila com um duodenoscópio em pacientes com uma anatomia em Y de Roux pode ser muito difícil. A abordagem pode ser mais bem obtida com um colonoscópio pediátrico, através da *push* enteroscopia ou um enteroscópio assistido por balão. No entanto, as intervenções terapêuticas são prejudicadas em razão da transmissão limitada das manipulações através do

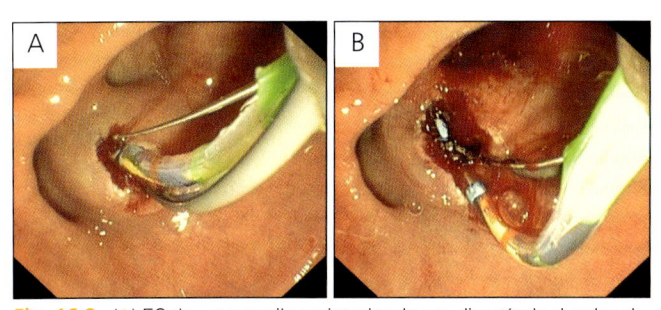

Fig. 16.8 (A) ES de uma papila no interior de um divertículo duodenal (mesmo caso da **Fig. 16.4**); o esfincterótomo é inserido sobre um fio-guia para facilitar a direção do corte até a parte intradiverticular do teto papilar. (B) O corte pode ser estendido em alguns milímetros; dependendo da indicação para ES, deve ser considerada a combinação com esfincteroplastia.

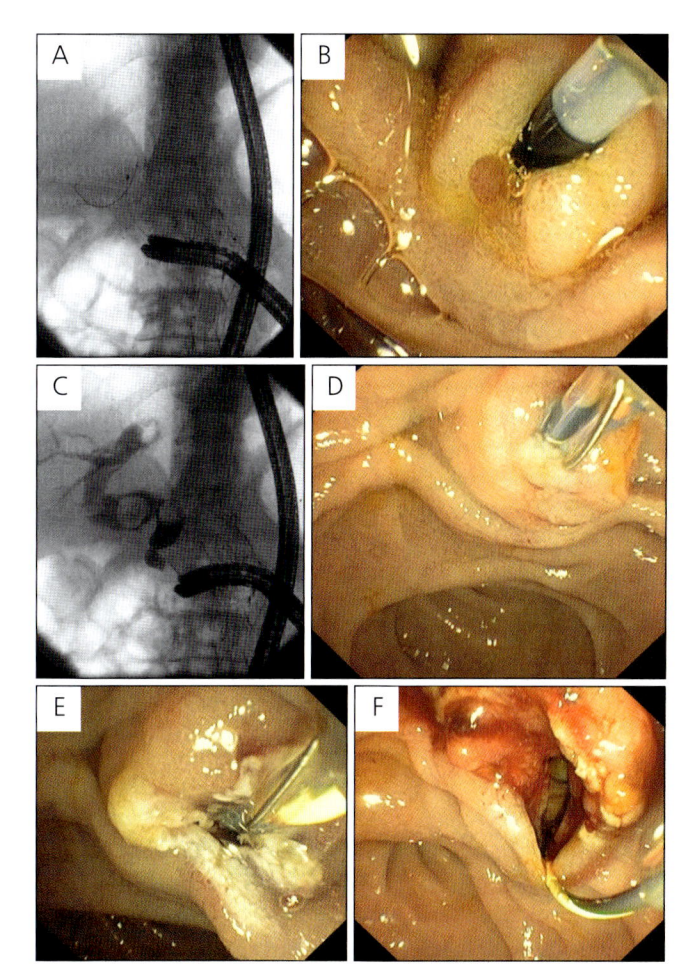

Fig. 16.9 (A) Controle fluoroscópico da posição do duodenoscópio após inserção biliar profunda guiada por fio com um cateter reto em um paciente com uma anatomia a Billroth II. (B) Visão próxima da papila com a ponta do cateter inserida na direção de 5 a 6 horas. (C) Injeção de contraste indicando um ducto biliar comum angulado com múltiplos cálculos grandes necessitando uma grande abertura da papila para fragmentação e remoção. (D) O fio cortante de um esfincterótomo rotativo pode ser direcionado para 5 horas; em vez da curvatura extensa, o corte pode ser obtido pelo avanço cuidadoso do duodenoscópio, facilitando um contato apropriado do fio cortante com o teto papilar. (E) Uma ES de tamanho médio é apropriada para uma combinação com esfincteroplastia. (F) A ES e dilatação papilar com balão atingiram uma abertura larga para posterior litotripsia mecânica e remoção dos cálculos.

tubo de inserção longo e o leque limitado de acessórios disponíveis para estes endoscópios.

Se a papila for inacessível decorrente da anatomia alterada ou não puder ser canulada mesmo depois de técnicas de pré-corte, o método *rendez-vous* deve ser considerado. Um acesso percutâneo trans-hepático é estabelecido com a colocação de um cateter de 7 Fr dentro do ducto biliar comum. Após isso a duodenoscopia é repetida. Um fio-guia de 400 cm de comprimento inserido percutaneamente é passado, anterogradamente, pela papila e agarrado endoscopicamente com um laço atravessando o endoscópio. Nos casos em que existe uma longa alça aferente, esta técnica permite que se empurre a ponta do endoscópio em direção à papila aplicando tensão percutânea no fio-guia, enquanto, simultaneamente, é aplicada tensão no fio que sai do endoscópio. O esfincterótomo é passado sobre o fio-guia para posterior ES. Em casos escolhidos, o esfincterótomo pode ser passado percutaneamente para a realização de esfincterotomia anterógrada com visualização endoscópica retrógrada.[21] Em casos raros, mesmo o método *rendez-vous* não permite que se alcance endoscopicamente a papila. A esfincterotomia anterógrada com orientação colangioscópica trans-hepática cutânea e fluoroscópica pode ser realizada, embora esta técnica seja potencialmente arriscada e deva ser restringida a centros com grande perícia em intervenções trans-hepáticas percutâneas. No contexto de um Y de Roux "longo" em conjunto com uma válvula gástrica para obesidade mórbida, a CPRE transgástrica assistida por laparoscopia pode ser preferível.

Alternativas à ES

A esfincteroplastia com balão é discutida em detalhes no Capítulo 17. Comparada à ES, a dilatação endoscópica com balão (EBD) do esfíncter biliar oferece a vantagem teórica da preservação do esfíncter, em particular em pacientes jovens com cálculos no ducto biliar. Uma metanálise recente de estudos comparativos demonstrou que a EBD é semelhante à ES para remoção completa de cálculos e eventos adversos gerais pós-CPRE.[22] A incidência de colangite, impactação da cesta e perfuração pós-CPRE também era equivalente em ambas as técnicas. A litotripsia mecânica é mais frequentemente necessária em pacientes que se submetem à EBD. O que é mais importante, a dilatação com balão causou significativamente mais pancreatite pós-CPRE (9,4 *versus* 3,3%; $p < 0,00001$), porém menos hemorragia (0,1 *versus* 4,2%; $p > 0,00001$) do que ES. Em virtude do risco aumentado de pancreatite, é recomendado, pelo menos em países ocidentais, combiná-la com ES, exceto em pacientes selecionados. Os últimos incluem aqueles com coagulopatias ou um acesso difícil à papila (p. ex., anatomia a Billroth II ou um divertículo duodenal).

Detalhes técnicos da EBD também podem influenciar o resultado clínico. O procedimento ainda não foi padronizado em termos da pressão de insuflação, a duração da insuflação e o número de dilatações. Um estudo randomizado recente com um número limitado de pacientes mostrou que comparada à EBD convencional de 1 minuto, a EBD de 5 minutos melhora a eficácia da extração de cálculos e reduz o risco de pancreatite.[23] A função do esfíncter biliar pode ser preservada pelo uso de EBD, mas a relevância clínica desta vantagem potencial permanece indeterminada. Existem dados limitados sobre os resultados a longo prazo após EBD. De acordo com um estudo prévio, a frequência da recorrência de cálculos foi mais alta após EBD comparada à ES na avaliação a médio prazo, mas a longo prazo a probabilidade estimada da recorrência de cálculos tendeu a ser mais alta em pacientes que se submeteram à ES.[24]

Em contraste com os riscos potenciais da EBD isoladamente, a combinação de ES seguida por EBD parece ser tão efetiva e segura quanto ES isoladamente com significativamente menos necessidade de litotripsia mecânica no tratamento de cálculos no ducto biliar.[25-27] Um pequeno estudo recente não controlado mostrou que um esfincterótomo equipado com um novo balão de grande diâmetro parece ser seguro e efetivo para a remoção de cálculos grandes do ducto biliar com o uso de um acessório.[28]

Indicações

As indicações bem estabelecidas para ES são cálculos no ducto biliar, colangite aguda, pancreatite biliar aguda grave, paliação de malignidades ampulares, facilitação da colocação de *stent* biliar e tratamento de SOD (**Quadro 16.1**). Uma variedade de estudos randomizados controlados demonstrou a eficácia e segurança da ES para estas doenças biliares. Coledocolitíase ainda é uma das maiores indicações para esfincterotomia biliar para possibilitar a extração endoscópica de cálculos com o uso de cateteres com cesta ou balão. A taxa de sucesso de liberação ductal para os procedimentos-padrão é de, aproximadamente, 90%, dependendo da seleção do paciente. Técnicas coadjuvantes para litotripsia intracorpórea ou extracorpórea aumentam ainda mais as taxas de liberação.[20] A ES pode ser realizada com segurança e de forma efetiva para o tratamento de cálculos no ducto biliar mesmo em pacientes com mais de 90 anos de idade.[21] As restrições anteriores de ES para pacientes idosos ou com colecistectomia prévia já não são mais válidas. Em um estudo prospectivo, multicêntrico, americano sobre ES, um grupo de 487 pacientes se submeteu à esfincterotomia para cálculos no ducto biliar depois de 30 dias de colecistectomia laparoscópica. Eles eram significativamente mais jovens (em média, 51 *versus* 64 anos), e o ducto biliar comum era menor em diâmetro (8,7 mm *versus* 10 mm) comparado a um grupo de 1.113 pacientes com sua vesícula biliar *in situ* ou com colecistectomia prévia que receberam ES para a mesma indicação. A taxa de eventos adversos da ES foi significativamente mais baixa no primeiro grupo (4,9 *versus* 9,5%).[17] Estes resultados demonstram que a ES pode ser realizada com segurança em pacientes jovens com cálculos no ducto biliar um pouco antes, durante e após colecistectomia laparoscópica. Neste contexto, o momento da ES deve ser discutido entre o cirurgião laparoscópico e o endoscopista, e pode depender das competências locais e do acesso às intervenções necessárias. Uma revisão sistemática recente e uma metanálise de estudos randomizados controlados mostraram que a ES intraoperatória é tão segura e efetiva quanto a ES pré-operatória e

---

Quadro 16.1 Indicações para Esfincterotomia Endoscópica Biliar

- Cálculos no ducto biliar comum
- Facilitação da colocação de *stent* biliar (especialmente múltiplos *stents*) para obstrução do ducto biliar comum maligna ou benigna
- Paliação da obstrução decorrente da neoplasia ampular maligna como alternativa à colocação de *stent* (casos selecionados)
- Disfunção do esfíncter de Oddi (SOD), estenose papilar benigna
- Vazamento biliar
- Condições variadas (coledococele, *sump syndrome*, parasitas biliares)
- Acesso para coledoscopia peroral*
- Acesso para canulação do ducto pancreático após fracasso das técnicas-padrão de canulação*

*Fracas evidências para apoiar esfincterotomia para estas indicações.

resulta em uma permanência mais curta no hospital.[29] No caso de ES pré-operatória para remoção de cálculos no ducto biliar, a colecistectomia laparoscópica precoce (dentro de 72 horas) está associada a significativamente menos eventos biliares comparada à cirurgia tardia depois de 6 a 8 semanas.[30]

A colangite aguda decorrente de coledocolitíase ou estenose ductal pode ser tratada efetivamente por ES em conjunto com procedimentos adicionais, como a remoção de cálculos ductais ou a colocação de cateteres de drenagem ou *stents*. A ES precoce também foi estabelecida em pacientes com pancreatite biliar aguda grave (ver o Capítulo 50). Uma metanálise de quatro estudos randomizados controlados apresentou morbidade e taxas de mortalidade significativamente mais baixas em pacientes que se submeteram à ES comparada àqueles que foram tratados conservadoramente.[31] De acordo com este ensaio, 8 pacientes precisaram se tratados por ES para evitar 1 evento adverso grave, e 26 precisaram ser tratados para impedir 1 morte. Um exame retrospectivo da ES como tratamento definitivo para pancreatite biliar em 101 pacientes com alto risco cirúrgico mostrou que esta abordagem parece ser uma alternativa segura para a colecistectomia laparoscópica para prevenir mais ataques de pancreatite.[32]

Outra indicação potencial de ES é esfincterectomia biliar como um passo terapêutico inicial antes da dilatação e colocação de *stent* para paliação da obstrução biliar maligna. Entretanto, a esfincterectomia não é obrigatória a menos que sejam inseridas múltiplos *stents* com grandes diâmetros (ver o Capítulo 40).[33] No entanto, um pequeno corte parece ser seguro e é frequentemente realizado para facilitar o acesso ao sistema biliar para trocas agendadas de *stents* plásticos. A ES não parece ser necessária para implantação de *stents* metálicos autoexpansíveis (SEMS). Uma grande comparação retrospectiva mostrou que os pacientes que se submeteram à ES durante a colocação transpapilar de SEMS experimentaram eventos adversos mais imediatos do que aqueles que não se submeteram.[34] A implantação de SEMS sem ES não estava associada à pancreatite, independente do uso de *stents* não revestidos ou revestidos. Um estudo prospectivo randomizado controlado demonstrou uma taxa ainda maior de eventos adversos se for realizada esfincterectomia biliar antes da instalação da SEMS, o que estava principalmente relacionado com a migração do *stent*.[35]

A esfincterectomia biliar se transformou no método de escolha para o tratamento de pacientes com SOD documentada (ver o Capítulo 15). Canulação e corte podem ser mais difíceis em pacientes comparados a outras indicações para esfincterotomia devido ao tamanho pequeno da papila e um orifício estreito. A canulação atraumática da papila, a manipulação cuidadosa dos acessórios e o controle preciso da incisão da esfincterotomia enquanto é feito o corte sobre o fio-guia são obrigatórios para minimizar o trauma do tecido. Por estas razões e devido aos riscos aumentados, apenas endoscopistas experientes devem realizar ES para SOD. O risco aumentado de pancreatite pós-CPRE pode ser significativamente reduzido pela colocação profilática de um *stent* pancreático de 3FG ou 5 FG.[36]

O nível de evidência é mais baixo para uma variedade de outras indicações para ES que estão listadas no **Quadro 16.1**. A maioria dessas indicações foi estabelecida com base em estudos prospectivos não controlados ou análises retrospectivas apropriadas. Ensaios randomizados controlados são difíceis de realizar para muitos destes distúrbios biliares por uma variedade de motivos.[23,24]

Contraindicações

As contraindicações para CPRE e ES incluem um paciente não cooperativo ou instável, incapacidade do paciente de fornecer consentimento informado, coagulopatia não corrigida e uma anastomose gastrointestinal recentemente criada. A hipersensibilidade ao contraste não é considerada uma contraindicação para ES, porém a aplicação intravenosa profilática de corticosteroides pode ser considerada. Estudos de coagulação pré-procedimento são fortemente recomendados, e a coagulopatia deve ser corrigida antes da esfincterotomia. A presença de cirrose hepática e o uso de aspirina ou outras drogas anti-inflamatórias não esteroides não parecem ser previsores importantes de sangramento.[17] Entretanto, drogas antiplaquetárias, como clopidogrel e ticlopidina, devem ser interrompidas pelo menos 7 dias antes da esfincterotomia eletiva, dependendo dos riscos clínicos individuais. ES com o uso de um esfincterótomo do tipo pressão não deve ser realizada, se o posicionamento apropriado do esfincterótomo com a sua ponta no ducto biliar não puder ser documentado. O corte deve ser evitado, se a posição do fio cortante não puder ser vista ou se a ponta do esfincterótomo estiver flexionada na direção errada devido à anatomia difícil. Se estes problemas não puderem ser resolvidos com a mudança de posição do aparelho ou através de outras manobras, então a dilatação com balão do esfíncter biliar deve ser considerada como uma alternativa para a ES. A indicação de ES deve ser reconsiderada para o caso individual, se o nível de evidência for razoável ou fraco.

Eventos Adversos e o Seu Manejo

O Capítulo 7 aborda os eventos adversos da CPRE em detalhes. Um grande ensaio prospectivo multicêntrico americano foi publicado sobre eventos adversos iniciais após ES (**Tabela 16.1**). Neste ensaio, Freeman *et al.* relataram uma taxa total de eventos adversos de 9,8% em 2.347 pacientes.[17] Pancreatite aguda foi o evento adverso principal mais frequente da ES e foi visto em 5,4% de todos os casos. Hemorragia, perfuração, colangite e colecistite ocorrem menos frequentemente e podem ter diminuído em comparação a relatos anteriores. Foram publicados outros ensaios prospectivos multicêntricos de CPRE e os fatores de risco relacionados, embora em contraste com o estudo de Freeman *et al.* os procedimentos diagnósticos também tenham sido incluídos. Os dados relatados não permitem uma análise separada da morbidade relacionada à ES.[37-39]

Vários fatores de risco, medidas profiláticas, reconhecimento precoce e tratamento apropriado devem ser considerados para reduzir os riscos da ES. Em um paciente individual pode ser difícil determinar se os eventos adversos foram causados pela ES, pela canulação do ducto biliar ou pelas intervenções terapêuticas coadjuvantes.

Pancreatite Relacionada com a ES

A definição de pancreatite varia entre os diferentes estudos.[17,37-40] De acordo com uma definição de consenso, a pancreatite relacionada com a CPRE é diagnosticada em pacientes com dor abdominal nova ou piorada e uma amilase ou lipase sérica que é 3 vezes ou mais os limites superiores das 24 horas normais após o procedimento e requer pelo menos 2 dias de hospitalização.[41] Pancreatite é o evento adverso mais frequente após CPRE com uma incidência de 3,5% em pacientes não selecionados.[42] Ela é de gravidade leve ou moderada em, aproximadamente, 90% dos casos. Os

Tabela 16.1 Eventos Adversos da Esfincterotomia Biliar Endoscópica em 2.347 Pacientes

Tipo do Evento Adverso	Incidência (%)	Eventos Adversos Graves	Eventos Adversos Fatais
Pancreatite	5,4	0,4	< 0,1
Hemorragia	2	0,5	0,1
Perfuração	0,3	0,2	< 0,1
Colangite	1	0,1	< 0,1
Colecistite	0,5	0,1	< 0,1
Variados	1,1	0,3	0,2
TOTAL	9,8	1,6	0,4

Dados de Freeman ML, Nelson DB, Sherman S et al. Complications of endoscopic biliary sphincterotomy. NEJM. 1996;335:909-918.

Tabela 16.2 Fatores de Risco para Pancreatite Relacionados com a ES

	Razão de Probabilidade Ajustada* (95% CI)
Suspeita de SOD	5,1 (2,7 ± 9,2)
ES com pré-corte	4,3 (1,7 ± 10,9)
Dificuldade de canulação	2,4 (1,1 ± 5,4)
Faixa etária mais jovem	2,1 (1,4 ± 3,3)
Injeção repetida no ducto pancreático	1,4 (1,0 ± 1,8)

Dados de Freeman ML, Nelson DB, Sherman S et al. Complications of endoscopic biliary sphincterotomy. NEJM. 1996;335:909-918.
CI, intervalo de confiança; ES, esfincterotomia endoscópica; SOD, disfunção do esfíncter de Oddi.
*Significativa em uma análise multivariada.

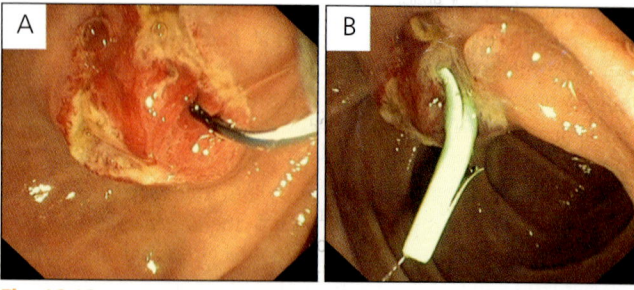

Fig. 16.10 (A) Papila após ES biliar em um paciente com disfunção do esfíncter de Oddi e inserção de um fio-guia com uma ponta hidrofílica no interior do ducto pancreático principal; o orifício pancreático está geralmente localizado na parte inferior do corte a 5 horas (o mesmo caso das **Figuras 16.3 e 16.5**). (B) Drenagem pancreática após inserção de um stent de 5 Fr de 5 cm de comprimento sem falanges proximais.

fatores de risco definitivos relacionados com o paciente são suspeita de SOD, sexo feminino e pancreatite prévia. Esfincterotomia com pré-corte e injeção pancreática foram analisadas como parâmetros definitivos relacionados com o procedimento que estão associados a um risco aumentado de pancreatite pós-CPRE.[42] Os fatores de risco relacionados com a ES que foram identificados em uma análise multivariada do estudo de Freeman et al. estão resumidos na **Tabela 16.2**. Estes parâmetros e medidas preventivas devem ser considerados quando os pacientes são selecionados para ES para reduzir o risco de pancreatite desnecessária.

Uma variedade de fatores eletrofísicos pode influenciar a eficácia e segurança da ES.[11] Eles incluem diferentes formas de onda e configurações de potência de geradores eletrocirúrgicos modernos, mas também a extensão de contato do fio cortante. A relevância clínica destes fatores é menos clara, como foi discutido anteriormente neste capítulo. Em vista dos resultados conflitantes, a seleção da corrente eletrocirúrgica para ES biliar pode ser com base primariamente na preferência do endoscopista.

O impacto da colocação de um stent pancreático profilático na prevenção de pancreatite pós-CPRE foi recentemente examinado e avaliado em uma metanálise.[36] A análise de 10 ensaios randomizados controlados mostrou que os stents pancreáticos profiláticos reduziam as chances de pancreatite pós-CPRE (razão de probabilidade 0,22; $p < 0,01$). A diferença do risco absoluto foi de 13,3%. O número necessário para tratar era oito. Os stents também reduziram o nível de hiperamilasemia. Achados similares também foram observados em 10 estudos não randomizados. Embora estes dados não permitam uma análise separada para ES, a colocação do stent pancreático é fortemente recomendada em pacientes que se submetem à ES com fatores de risco para pancreatite pós-CPRE (**Fig. 16.10**).

O tratamento da pancreatite relacionada com a ES não difere do manejo da pancreatite de outras etiologias. Ele inclui nutrição parenteral a curto prazo, antibióticos em casos de necrose pancreática determinada por exame de tomografia computadorizada (TC), analgesia e manejo de eventos adversos relacionados. A repetição da CPRE deve ser considerada em pacientes com cálculos residuais no ducto biliar, icterícia obstrutiva persistente ou colangite.

Hemorragia Relacionada com a ES

Hemorragia clinicamente relevante pode ser definida como a presença de melena, hematoquezia ou hematêmese associadas a um decréscimo na hemoglobina de, pelo menos, 2 g/dL ou a necessidade de transfusões sanguíneas. A incidência de sangramento relacionado com a ES em ensaios prospectivos varia de 0,8 a 2%.[17,37,38] Em aproximadamente metade dos casos, a hemorragia é retardada e ocorre em 24 horas, embora possa ocorrer em até 1 semana ou mais depois da ES. Os fatores de risco para hemorragia incluem coagulopatia antes da ES, anticoagulação até 3 dias depois da ES, colangite antes da ES e sangramento durante a ES (**Tabela 16.3**).[17] Além disso, a ES realizada por endoscopistas que realizam menos de, aproximadamente, uma ES por semana está associada a uma taxa mais elevada de sangramento se comparada às realizadas por endoscopistas com volumes maiores de ES. O impacto da competência do endoscopista na morbidade relacionada com o procedimento também foi relatado em uma análise

Tabela 16.3 Fatores de Risco para Hemorragia Relacionados com a ES

	Razão de Probabilidade Ajustada* (95% CI)
Anticoagulação ≤ 3 dias após ES	5,1 (1,6 ± 16,7)
Coagulopatia antes da ES	3,3 (1,5 ± 7,2)
Colangite antes da ES	2,6 (1,4 ± 4,9)
VOLUME MÉDIO DE CASOS DO ENDOSCOPISTA	
≤ 1 ES/sem	2,2 (1,1 ± 4,2)
Sangramento durante ES	1,7 (1,2 ± 2,7)

Dados de Elta GH, Barnett JL, Wille RT et al. Pure cut electrocautery current for sphincterotomy causes less post-procedure pancreatitis than blended current. *Gastrointest Endosc.* 1998;47:149-153.
CI, intervalo de confiança; ES, esfincterotomia endoscópica.
*Significativa em uma análise multivariada.

retrospectiva recente de 1.335 ESs.[43] Uma análise multivariada de um estudo multicêntrico italiano encontrou que procedimentos com pré-corte e obstrução do orifício papilar eram fatores de risco para hemorragia relacionada com a ES.[37] O padrão de sangramento após a ES durante o procedimento não parecia predizer o risco de sangramento posterior.[44]

O sangramento em porejamento após ES frequentemente para espontaneamente e outras intervenções terapêuticas podem geralmente ser realizados sem tratamento do sangramento. No entanto, hemorragia persistente e sangramento pulsátil, que surgem de uma ramificação aberrante da artéria retroduodenal, requerem hemostasia endoscópica. A irrigação duodenal repetida é obrigatória para localização endoscópica do local do sangramento e para facilitar a aplicação de intervenções hemostáticas apropriadas. O fio cortante de um esfincterótomo pode ser usado para aplicar coagulação pura ao ápice do local do sangramento. A injeção endoscópica de solução salina-epinefrina ou cola de fibrina na borda proximal do local da incisão é usualmente efetiva em atingir a hemostasia no contexto de hemorragia grave.[45,46] A injeção profilática de solução oral hipertônica salina-epinefrina na papila reduziu significativamente a incidência de sangramento relacionado com a ES em um pequeno estudo randomizado controlado, prospectivo, sem impacto significativo na incidência de pancreatite.[47] Portanto, esta técnica precisa de maior avaliação e pode ser considerada em pacientes com um risco aumentado de sangramento. A eletrocoagulação multipolar ou bipolar é outra opção para tratar hemorragia, mas deve ser realizada com cuidado a uma distância apropriada do orifício pancreático; ou então a drenagem pancreática pode ser garantida com um stent no ducto pancreático. A colocação de clipes hemostáticos convencionais através de um endoscópio de visão lateral é tecnicamente difícil, mas pode ser realizada com um duodenoscópio com canal terapêutico.[48] A flexão da ponta e o levantamento do elevador do canal de instrumentação devem ser minimizados para permitir a liberação dos clipes da ponta do aplicador rígido. A colocação de uma endoprótese biliar ou um dreno nasobiliar deve ser considerada, se as intervenções usadas para tratar o sangramento causam obstrução do ducto biliar comum. SEMS recobertas atingiram hemostasia do sangramento descontrolado pós-ES em todos os seis pacientes com sangramento leve e cinco pacientes com sangramento moderado.[49]

Em casos raros, o manejo endoscópico da hemorragia relacionada com a ES fracassa; poderá ser necessário embolização angiográfica transcateter ou mesmo laparotomia, embora esta última esteja associada à morbidade e mortalidade significativas.

Perfuração Relacionada com a ES

A perfuração do ducto biliar ou o ducto pancreático com o esfincterótmo, fio-guia, balão ou outros acessórios pode usualmente ser manejada pela colocação endoscópica ou percutânea de catteres de drenagem ou *stents* dentro dos ductos biliar e pancreático. As perfurações retroduodenais relacionadas com a ES são incomuns e, principalmente, causadas por "corte em zíper", o que pode ser evitado pela inserção limitada do fio cortante na papila e o uso de modernos geradores eletrocirúrgicos de corte controlado. A perfuração ocorre quando a ES é realizada além da parede duodenal. Os índices relatados de perfuração para CPRE são de 0,3 a 0,6%, e aqueles relacionados especificamente com a ES são de 0,3%.[17,50,51] Uma análise univariada de um ensaio retrospectivo recente indicou que ES, SOD, um ducto biliar comum dilatado e dilatação de estenose biliar são fatores de risco para perfuração.[51] A maioria dos casos é diagnosticada durante o procedimento de CPRE quando é encontrado ar livre intra-abdominal ou retroperineal na fluoroscopia, ou após o procedimento em raios X abdominais simples. A apresentação clínica é variável e pode ser leve. Deve ser considerada perfuração em caso de dor abdominal persistente, sinais de peritonite, febre, leucocitose e uma proteína C reativa elevada. O exame de TC abdominal com contraste luminal no duodeno é o método de escolha para o diagnóstico e estratificação para manejo. O tratamento conservador com nutrição parenteral temporária e administração de antibióticos é apropriado se for excluído vazamento persistente. Caso contrário, uma abordagem interdisciplinar deve ser realizada.[52] Uma sonda nasoduodenal e um dreno trans-hepático nasobiliar ou percutâneo são úteis para impedir que os fluidos gástrico, pancreático e biliar entrem no espaço retroperineal (**Fig. 16.11**). Os fechamentos das perfurações do duodeno ou ducto biliar relacionados com a ES foram recentemente obtidos pela colocação de *stents* biliares metálicos autoexpansíveis.[53,54] A drenagem percutânea com grandes tubos fenestrados é indicada em casos de formação de abscesso no retroperitônio. A laparotomia é usualmente necessária quando estas medidas fracassam ou existem evidências de sepse ou peritonite.

Colangite Relacionada com a ES

A administração profilática de antibióticos para prevenir colangite é recomendada em pacientes com drenagem biliar incompleta, particularmente aqueles pacientes com estenoses proximais decorrente de tumores hilares. Cateteres nasobiliares ou endopróteses devem ser colocados se houver evidência de liberação incompleta do ducto biliar após ES ou intervenções coadjuvantes para cálculos biliares. Poderá ser necessária a repetição da CPRE naqueles casos de colangite retardada em virtude da obstrução biliar. A irrigação contínua do ducto biliar via drenos nasobiliares pode ser útil para o manejo de pacientes com colangite purulenta.

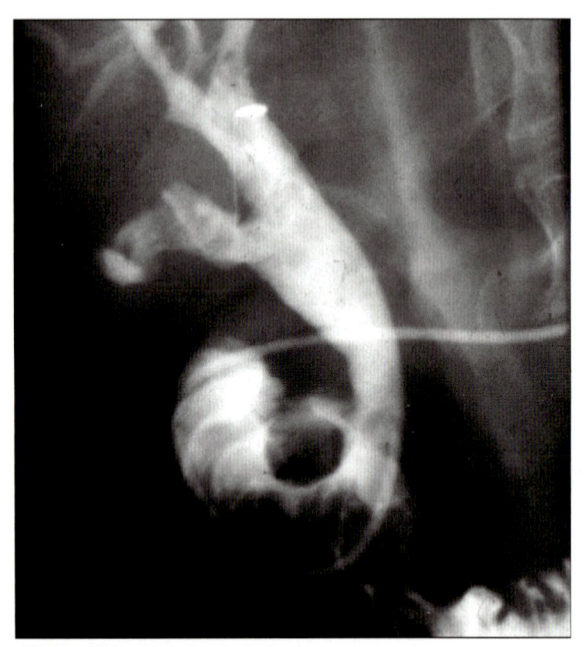

Fig. 16.11 Raios X abdominal simples mostrando ar no espaço retroperitoneal paralelo à coluna. A perfuração foi causada por uma extração vigorosa do cálculo após fratura de uma cesta durante litotripsia mecânica; a parte distal da cesta quebrada pode ser vista no ducto hepático comum. O preenchimento do sistema biliar e duodeno com injeção de contraste através de uma sonda nasobiliar não demonstra vazamento e justifica uma abordagem terapêutica conservadora.

Consequências a Longo Prazo da ES

Cinco estudos incluindo um grande número de pacientes, um alto índice de *follow-up* e períodos de *follow-up* de mais de 6 anos após ES foram revisados anteriormente.[55,56] A taxa geral de sintomas tardios que podem ser atribuídos à ES varia de 6 a 24%, com a taxa sendo de quase 10% em três dos cinco ensaios. Cálculos no ducto biliar comum e estenose papilar foram os eventos adversos mais comuns. Os cálculos podem geralmente ser removidos após a ampliação da ES prévia ou após a dilatação balonada. A estenose papilar pode ser manejada pela extensão da esfincterotomia. Em uma análise retrospectiva recente, 16% de 80 pacientes desenvolveram reestenose ampular durante um período médio de *follow-up* de 16 meses após a ES. A repetição da ES biliar foi bem-sucedida em 12 dos 13 pacientes, com eventos adversos em 3 casos.[57] Estenoses do ducto biliar distal induzidas por cautério podem ser manejadas por dilação balonada e colocação de um ou mais *stents* biliares.[58] A colangite causada por refluxo do conteúdo duodenal dentro do sistema biliar é rara, mas pode ocasionalmente requerer a criação de uma cirurgia para uma anastomose biliodigestória. Uma correlação entre o tamanho da ES e estes eventos adversos tardios não pode ser determinada pela literatura atual. Preocupações sobre os riscos carcinogênicos biliares a longo prazo após esfincterectomia não foram demonstradas em um grande estudo de caso controlado escandinavo.[58]

A lista de referências deste capítulo pode ser encontrada em www.revinter.com.br/online/referencias-baron.pdf

… Capítulo 17

Dilatação com Balão da Papila Nativa e Pós-Esfincterotomia

Chan-Sup Shim

A esfincterotomia endoscópica se transformou no procedimento de escolha para a remoção de cálculos do ducto biliar, especialmente em pacientes que passaram por uma colecistectomia.[1,2] O procedimento tem sucesso em 90 a 98% dos pacientes, e 86 a 91% de todos os cálculos do ducto biliar podem ser extraídos com o uso desta técnica.[3-5] Cálculos grandes, cálculos em forma de barril e o afunilamento do ducto biliar comum inferior (CBD) podem dificultar este procedimento,[6] e nesses casos outras técnicas, como a litotripsia mecânica, são necessárias. Após o uso da litotripsia mecânica, a taxa de sucesso aumenta para 79 a 98%.[7-11] Entretanto, a esfincterectomia endoscópica está associada a eventos adversos, como sangramento, pancreatite e perfuração,[12-14] e preocupações quanto a um dano permanente à função esfincteriana levaram à proposta e investigação de alternativas para a esfincterotomia.

A dilatação papilar endoscópica com balão (EPBD) é uma alternativa para a esfincterotomia endoscópica (ES) para remoção de cálculos no ducto biliar.[15-18] Em um esforço para evitar a destruição permanente do esfíncter biliar, a EPBD pareceu ser uma alternativa atraente para os primeiros investigadores, como Staritz e Meyer zum Buschenfelde, que a relataram inicialmente, em 1983.[19] Neste procedimento é insuflado um balão para aumentar a abertura do ducto biliar no nível do esfíncter biliar. A vantagem teórica principal desta técnica é que ela não envolve o corte do esfíncter biliar. Portanto, eventos adversos agudos, como sangramento e perfuração, devem ser menos prováveis, e a função do esfíncter biliar também é preservada.[16]

O entusiasmo pelas vantagens potenciais da EPBD em relação à ES para evitar eventos adversos de sangramento e perfuração, ao mesmo tempo em que é preservado o esfíncter biliar e possivelmente são reduzidas as sequelas a longo prazo da ES, logo foi reduzido pelos relatos de pancreatite grave pós-procedimento.[20] Assim sendo, a EPBD foi praticamente abandonada como tratamento para cálculos no ducto biliar, porém o seu uso foi renovado com o desenvolvimento da colecistecomia laparoscópica. Com vários grupos relatando resultados favoráveis com o uso da EPBD para a extração de cálculos, a conservação do esfíncter biliar voltou a ganhar popularidade na década de 1990. Em 1995, Mac Mathuna et al. relataram bons resultados com a EPBD para o tratamento de cálculos no ducto biliar em 100 pacientes tratados consecutivamente.[15,16]

Os resultados de ensaios randomizados controlados posteriores comparando ES à EPBD são conflitantes. Alguns autores relataram uma incidência aumentada de pancreatite pós-procedimento, enquanto outros não, e foi apresentado um argumento contra a EPBD e sua falha em prover acesso adequado para a extração de cálculos difíceis (grandes ou múltiplos) no ducto biliar.[17,18,21] As taxas finais de sucesso para ES e EPBD são comparáveis; as taxas de sucesso de remoção de cálculos relatadas são 81 a 99% para EPBD[15,17,18,21] e 85 a 98% para ES.[17,18] Ensaios randomizados comparando EPBD à ES sugerem que a EPBD é pelo menos tão efetiva quanto a ES em pacientes com cálculos no ducto biliar de tamanho pequeno a moderado.[16,17,21,22]

A taxa mais baixa de liberação dos cálculos, juntamente com um uso maior de litotripsia na EPBD, é mais provável, porque a EPBD não aumenta a abertura do ducto biliar tanto quanto a ES. Ersoz et al.[6] relataram o uso de dilatação com balão grande após esfincterotomia endoscópica para remoção de cálculos no ducto biliar que eram difíceis de extrair através da esfincterotomia convencional e acessórios de extração. A dilatação papilar endoscópica com balão grande (EPLBD) foi introduzida como uma ferramenta coadjuvante da ES para a remoção de cálculos grandes ou difíceis no ducto biliar comum. O conceito é combinar as vantagens da esfincterotomia com as da dilatação com balão. Teoricamente, o risco de perfuração ou sangramento seria reduzido pela realização de uma esfincterotomia inferior à máxima, e o risco de pancreatite pela dilatação com balão seria reduzido ao separarem-se inicialmente os orifícios biliar e pancreático com ES.

Técnica de Dilatação com Balão da Papila Nativa

Durante o processo do consentimento informado, os riscos e benefícios da EPBD comparada à ES devem ser discutidos com os pacientes, e obtido o consentimento se a EPBD for considerada. Antibióticos pré-procedimento são administrados quando necessário. O procedimento é realizado com o uso do duodenoscópio padrão. Durante o procedimento, a identificação dos candidatos para quem a EPBD é indicada pode ser simplificada pela comparação do tamanho dos cálculos no ducto biliar ao diâmetro do duodenoscópio na mesma imagem radiográfica; os pacientes com cálculos que têm um diâmetro igual ou menor do que o duodenoscópio são considerados elegíveis. Após a CPRE diagnóstica e canulação seletiva do ducto biliar, um fio-guia padrão de 0,025

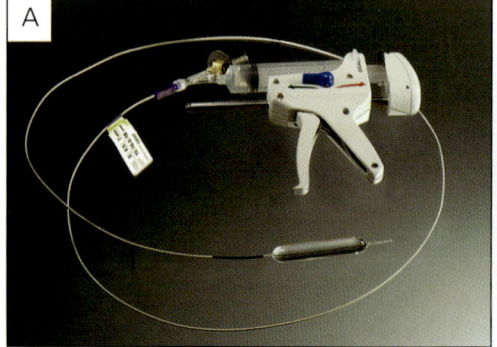

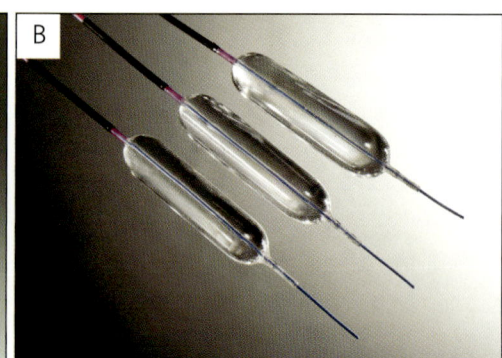

Fig. 17.1 *Kit* de dilatação consistindo no conjunto de seringa/manômetro e cabo de insuflação (**A**) e balões de 8, 10, 12, 15, 18 e 20 mm (**B**).

ou 0,035 polegada é inserido no ducto biliar. Após a remoção da cânula, um cateter com balão na ponta de 6 a 10 mm (CRE Wire-guided Balloon, Boston Scientific, Natick, Mass.) é passado sobre o fio-guia (**Fig. 17.1**). O balão é posicionado de modo que 2/3 dele estejam dentro do CBD distal, e 1/3 esteja fora do orifício papilar e seja insuflado com contraste diluído (**Fig. 17.2**). O balão é expandido lentamente com uma mistura de meio de contraste e solução salina (50/50), devendo prestar muita atenção à cintura do balão. Quando a cintura desaparecer, a insuflação é interrompida. Deve-se tomar cuidado para evitar a aplicação rápida de pressão excessiva (**Fig. 17.2**). A dilatação é mantida por 15 a 30 segundos. Quando o ducto biliar tiver menos de 8 mm de diâmetro, pode ser usado um balão de 6 × 2 cm. Outros balões dilatadores também podem ser usados. Os balões menores passam facilmente através de um duodenoscópio diagnóstico, como um Olympus JF-240 260V, enquanto que o balão de 24 Fr requer um canal de biópsia de, pelo menos, 3,2 mm.

Após a dilatação papilar, os cálculos são removidos com o uso de cestas Dormia ou cateteres com balão para remoção (**Fig. 17.2**). A litotripsia mecânica (BML-V237 QR-30 ou BML-V242 QR-30, Olympus Medical Systems, Tóquio) pode ser usada para fragmentar os cálculos se eles tiverem mais de 10 mm de diâmetro, segundo determinado pela colangiografia. A sessão inicial de CPRE é realizada dentro de 60 minutos e, se não houver a liberação completa dos cálculos, um *stent* biliar ou dreno nasobiliar pode ser inserido para impedir a impactação dos cálculos. A colocação do *stent* não é necessária depois de realizada EPBD.

Indicações para EPBD

Na recente metanálise de Barn *et al.*, a incidência de sangramento foi significativamente menor após EPBD comparada à ES.[23] Ocorre sangramento pós-ES clinicamente significativo em 2 a 5% dos pacientes com ES.[12,22] Além disso, os pacientes com coagulopatia e aqueles que requerem anticoagulação dentro de 3 dias do procedimento estão em risco aumentado de sangramento.[12] Dessa forma, a descontinuação transitória da anticoagulação, a correção da coagulopatia com plasma fresco congelado ou transfusão de plaquetas são frequentemente usadas para evitar sangramento após ES, embora essas medidas possam ser inadequadas para preveni-lo. A EPBD oferece uma alternativa útil à ES em tais casos. Nenhum artigo descreveu sangramento após EPBD.[15,17,18,21] Diante disso, a EPBD deve ser considerada uma alternativa viável à ES em pacientes com uma coagulopatia subjacente ou com a necessidade de anticoagulação após ES, já que tais pacientes têm uma incidência maior de sangramento pós-ES.[12] A EPBD pode reduzir significativamente o risco de sangramento na comparação à ES em pacientes com cirrose avançada e coagulopatia. Nestes pacientes, a EPBD é recomendada em vez de ES para o tratamento de coledocolitíase.[24] Outras populações em que a EPBD pode ser uma opção atraente são aqueles pacientes que recusam transfusão sanguínea por motivos religiosos e pacientes com anatomia difícil que impede a orientação segura do papilótomo para ES (p. ex., Gastrectomia a Billroth II prévia, **Fig. 17.3**, ou localização intradiverticular da papila, **Fig. 17.4**).[25]

Bergman *et al.* relataram um ensaio randomizado de EPBD e ES para remoção de cálculos no ducto biliar em pacientes com uma gastrectomia a Billroth II prévia.[25] Comparados a pacientes com uma anatomia normal, os pacientes com uma gastrectomia a Billroth II prévia tiveram um risco significativamente aumentado de sangramento após ES. Eventos adversos precoces ocorreram em 19% dos pacientes que se submeteram à EPBD quando comparados a 39% dos pacientes que se submeteram à ES. A remoção endoscópica de cálculos em pacientes com uma gastrectomia a Billroth II prévia e anastomose a Billroth II representa um dos grandes desafios ao endoscopista biliar.

Atualmente a técnica mais amplamente aceita consiste em uma esfincterotomia com estilete sobre uma endoprótese previamente inserida.[26] Comparadas à ES padrão na situação anatômica normal, todas estas técnicas são mais exigentes e provavelmente estão associadas a uma incisão de esfincterotomia menor, uma remoção de cálculos com menos sucesso e uma taxa mais alta de eventos adversos agudos.[25] Quando a ES é usada para tais pacientes, deve ser dada uma atenção cuidadosa à direção e comprimento da incisão, e um alto nível de habilidade é necessário para evitar eventos adversos graves. Com EPBD, no entanto, depois que um cateter é inserido no ducto biliar comum, o cateter com balão é simplesmente inserido, e o balão é insuflado. Por conseguinte, pacientes com anatomia a Billroth II parecem ser especialmente adequados para a remoção de cálculos usando EPBD.

Limitações e Recomendação de EPBD

O sucesso da remoção de cálculos e o tempo do procedimento variam entre a EPBD e ES. Vlavianos *et al.* realizaram uma análise de regressão logística univariada, avaliando o sucesso da remoção de cálculos do ducto biliar após EPBD. Foram analisados os seguintes parâmetros: sexo, idade, randomização, apresentação com icterícia, colangite aguda ou pancreatite aguda, diâmetro do CBD na colangiografia inicial, número de cálculos e tamanho do cálculo maior. Destes, a idade, o diâmetro do CBD e o tamanho e número de cálculos estavam significativamente associados ao sucesso. A análise de regressão logística multivariada mostrou que

Capítulo 17 – Dilatação com Balão da Papila Nativa e Pós-Esfincterotomia

> **Quadro 17.1 Pacientes Ideais para a Escolha de Dilatação Papilar Endoscópica com Balão (EPBD)**
> - Hemostasia prejudicada
> - Número de cálculos ≤ 3
> - Tamanho dos cálculos < 10 mm
> - Ducto biliar comum (CBD) minimamente dilatado < 12 mm
> - Sem colangite aguda grave
> - Sem história de pancreatite prévia ou persistente
> - Idade < 50 anos
> - Sem canulação difícil

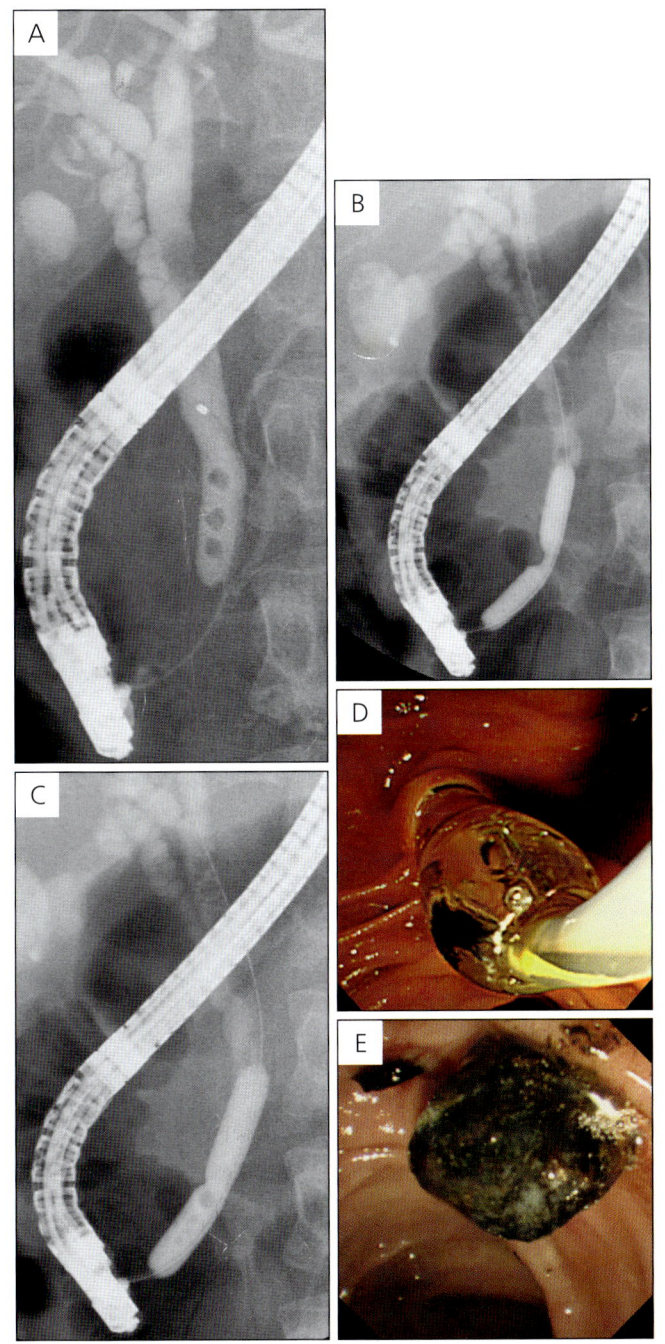

Fig. 17.2 Dilatação endoscópica com balão em um paciente com múltiplos cálculos pequenos no CBD. (**A**) A colangiografia endoscópica demonstrou múltiplos cálculos no ducto biliar comum. Após a CPRE diagnóstica, um fio-guia de 0,035 polegada foi passado pelo cateter da CPRE até o interior do ducto biliar, e o cateter foi removido. (**B**) Um cateter com balão na ponta é inserido no CBD sobre o fio-guia. Depois que o balão está localizado na papila, ele é insuflado. O esfíncter biliar pode ser vista como uma "cinta" no balão. (**C**) O esfíncter biliar é considerado adequadamente dilatado, se a cintura tiver desaparecido quase completamente. (**D**) Após a canulação de um fio-guia, o cateter com balão é insuflado sobre o fio-guia. (**E**) Após a remoção do balão e fio-guia, os cálculos são extraídos com o uso de um balão extrator.

Cálculos maiores são mais difíceis de remover com o uso de EPBD, porque a abertura biliar é aumentada em maior grau com ES. De fato, nos estudos examinados na análise de Baron *et al.* comparando EPBD e ES, muitos pacientes foram excluídos com base no tamanho ou número de cálculos. Os pacientes eram excluídos, se os cálculos do CBD tivessem um diâmetro de 12,[28] 14,[29] 15,[21] ou 20 mm[30] ou se houvesse mais de cinco[30] ou dez[21] cálculos. A limitação da EPBD para extração de cálculos grandes do ducto biliar é realçada pela necessidade mais frequente de litotripsia mecânica com procedimento coadjuvante. Isto provavelmente aumenta o tempo do procedimento. De fato, em três estudos usados nesta análise, o protocolo solicitava o uso de litotripsia mecânica no grupo de EPBD se o diâmetro de algum cálculo do CBD fosse 8,[16] 11[31] ou 12 mm.[32] Portanto, a EPBD pode ser mais difícil de realizar tecnicamente e consumir mais tempo do que a ES.[28]

Em uma análise classificando os pacientes de acordo com o tamanho dos cálculos, as duas abordagens de tratamento acabaram atingindo taxas de sucesso similares e precisaram de números similares de sessões de tratamento para os pacientes com cálculos com menos de 10 mm de diâmetro. Para os pacientes com cálculos com mais de 10 mm de diâmetro, a EPBD exigiu um número médio de sessões de tratamento significativamente maior do que a ES devido à dificuldade técnica de remover cálculos grandes após EPBD.

A EPBD é uma alternativa possível à ES, especialmente em pacientes com hemostasia prejudicada. Entretanto, cálculos grandes podem ser difíceis de ser removidos com EPBD isoladamente. Portanto os pacientes ideais para escolher EPBD em detrimento de ES (**Quadro 17.1**) são aqueles com um número limitado de cálculos (≤ 3), cálculos no CBD com um diâmetro máximo de 10 mm e ductos biliares minimamente dilatados.[21,27,30,32] Também é importante usar cuidado extremo quando a EPBD é aplicada nos seguintes contextos clínicos: a presença de colangite aguda grave, uma história de pancreatite aguda prévia ou persistente, idade acima de 50 anos e canulação biliar difícil,[33] especialmente decorrente dos relatos descrevendo pancreatite fatal em pacientes mais jovens.[34] Em pacientes com colangite grave deve-se considerar a colocação de um *stent* biliar para assegurar a drenagem adequada, se for realizada EPBD. Nos outros contextos clínicos mencionados, pode ser considerada a colocação de um *stent* no ducto pancreático para prevenir pancreatite pós-CPRE.

Eventos Adversos Decorrentes da EPBD

Os eventos adversos precoces, definidos como aqueles que ocorrem dentro de 24 horas do procedimento, são pancreatite, sangramento, infecção (colangite ou colecistite) e perfuração. A meta-

apenas o tamanho do cálculo maior era um previsor independente de sucesso para liberação do ducto. Em média estes pacientes tinham um CBD com 12 mm de diâmetro e até dois cálculos de 10 mm. Estes foram usados como pontos de corte na análise estatística.[27]

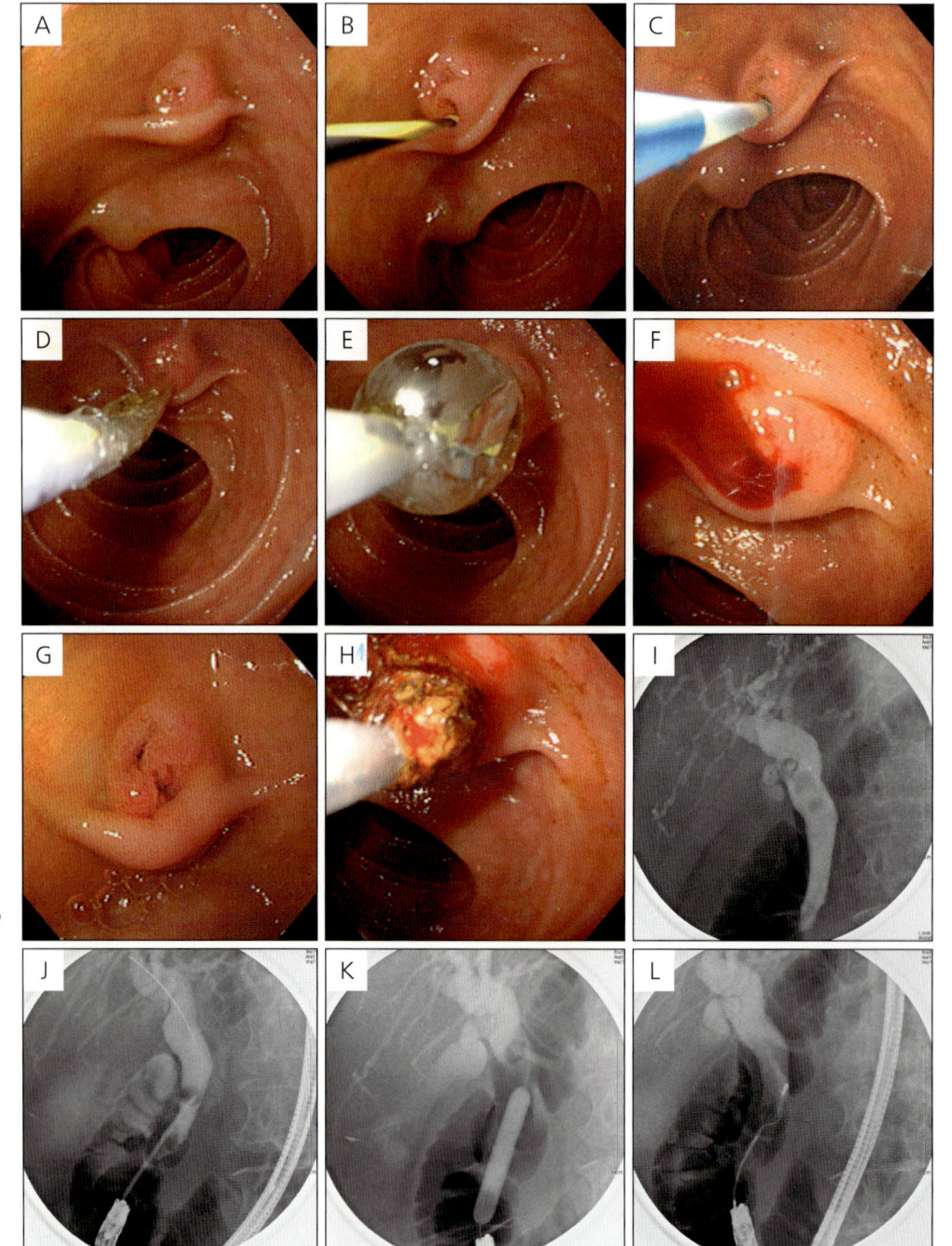

Fig. 17.3 Imagens endoscópicas seriadas (A-H) e colangiografias retrógrados (I-L) demonstram dilatação papilar endoscópica com balão do esfíncter biliar em um paciente com dois cálculos no ducto biliar e gastrectomia a Billroth II prévia. (A) A endoscopia mostra uma imagem invertida da papila. (B-E, J e K) O balão é avançado sobre um fio-guia e insuflado com contraste diluído. (F e G) É observado porejamento transitório de sangue na papila após esvaziamento do balão, mas não se evolui para hemorragia grave. (I) São vistos dois defeitos de preenchimento na colangiografia. (H e L) Um cálculo é removido com um cateter com cesta.

nálise dos ensaios randomizados controlados de Baron *et al.* mostrou que a taxa de eventos adversos precoces da EPBD era comparável à ES para remoção de cálculos do ducto biliar comum durante CPRE.[23] Globalmente, as taxas de eventos adversos precoces foram similares na EPBD e ES, 10,5 *versus* 10,3%, p = 0,9. É digno de nota que a taxa de sangramento foi mais alta para o grupo de ES (2 *versus* 0%, p = 0,001), enquanto que as taxas de infecção (2,7% para EPBD *versus* 3,6% para ES, p = 0,3) e perfuração (0,4 *versus* 0,4%, p = 1,0) foram similares (**Tabela 17.1**). A taxa de pancreatite foi mais elevada no grupo de EPBD (7,4 *versus* 4,3%, p = 0,05) (**Tabela 17.1**). Ocorreu a morte de um paciente em cada grupo, produzindo uma taxa de mortalidade de 0,2%.

Naqueles pacientes com suspeita de terem desenvolvido eventos adversos imediatos relacionados com a EPBD, o hemograma completo, enzimas hepáticas e amilase sérica são dosados dentro de 24 horas após o procedimento. Radiografias abdominais, ultrassonografia (US) e tomografia computadorizada (CT) são obtidos, se necessário.

Hemorragia é um dos eventos adversos mais comuns e graves de ES, e a presença de coagulopatia é um dos fatores de risco para hemorragia. Na metanálise de Baron *et al.*,[23] o sangramento era claramente reduzido, quando foi realizada EPBD, comparada à ES para remoção de cálculos no CBD, porém quase todos os estudos comparativos de EPBD e ES excluíam pacientes com coagulopatia e distúrbios hepáticos. Quando ocorre sangramento em pacientes cirróticos, eles podem também desenvolver outros eventos adversos, como insuficiência hepática. Komatsu *et al.* trataram 24 pacientes cirróticos com cálculos no CBD usando EPBD.[18] Embora a hemostasia fosse prejudicada devido à disfunção hepática, não ocorreu sangramento, e todos os pacientes

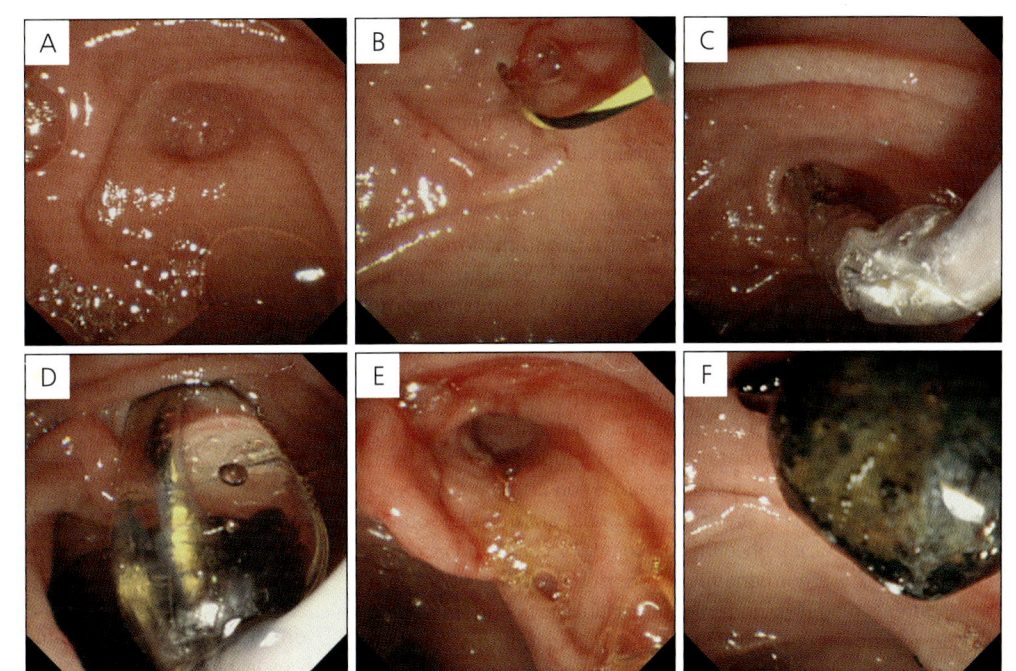

Fig. 17.4 Imagens endoscópicas de EPBD em um paciente com cálculo no CBD e uma papila com uma localização intradiverticular. (**A**) A papila maior está localizada no divertículo. (**B**) É realizada ES pequena. (**C** e **D**) Após a canulação de um fio-guia, o cateter com balão é insuflado sobre o fio-guia até 15 mm. (**E** e **F**) Após a remoção do balão, o cálculo é retirado com um cateter com cesta pela papila totalmente aberta.

Tabela 17.1 Eventos Adversos Relacionados com o Procedimento com Base em Ensaios Prospectivos Comparando Dilatação Papilar Endoscópica com Balão (EPBD) e Esfincterotomia Endoscópica (ES) para o Tratamento de Coledocolitíase

	Vlavianos[27]	Fujita[29]	Arnold[30]	Minami[16]	Bergman[17]	Ochi[21]	Natsui[32]	Yasuda[31]	Total
Pancreatite (EPBD)	5/103 (1 severo)	15/138	6/30 (2 severos)	2/20	7/101 (2 severos)	0/55	4/70	2/35	41/552 (7,4%)*
Pancreatite (ES)	1/99 (severo)	4/144	3/30	2/20	7/101 (1 severo)	2/55	3/70	2/35	24/554 (4,3%)*
Sangramento (EPBD)	0	0	0	0	0	0	0	0	0/552 (0%)†
Sangramento (ES)	0/99	2/144	2/30	0/20	4/101	0/55	2/70 (1 severo)	1/35	11/554 (2,0%)†
Infecção (EPBD)	2/103	4/138	3/30	0/20	4/101	0/55	2/70	0/35	15/552 (2,7%)#
Infecção (ES)	1/99	11/114	0/30	0/20	5/101	0/55	3/70	0/35	20/554 (3,6%)#
Perfuração (EPBD)	0/103	0/138	0/30	0/20	2/101	0/55	0/70	0/35	2/552 (0,4%)
Perfuração (ES)	0/99	0/144	0/30	0/20	1/101	1/55	0/70	0/35	2/554 (0,4%)
Morte (EPBD)	0	0	0	0	1	0	0	0	1/552
Morte (ES)	1	0	0	0	0	0	0	0	1/554

*$p = 0,05$ (pancreatite em EPBD *versus* ES).
†$p = 0,001$ (sangramento em EPBD *versus* ES).
#$p = 0,3$ (infecção em EPBD *versus* ES).

responderam bem ao tratamento. Em particular, não foram vistos efeitos adversos em quatro pacientes com cirrose Child-Pugh classe C ou em seis pacientes com coagulopatia grave. A taxa de hemorragia relacionada com a ES foi de 30% (6 de 20 pacientes), enquanto que a taxa para hemorragia relacionada com a EPBD foi de 0% ($p = 0,009$). No que tange às taxas de hemorragia em relação à classe Child-Pugh, a maior parte ($n = 5$) dos eventos adversos de sangramento ocorreu em pacientes com cirrose Child-Pugh classe C, enquanto que ocorreu sangramento em apenas um paciente com cirrose Child-Pugh classe B.[24] Com base nestes resultados, a EPBD parece ser a estratégia preferida em pacientes com cálculos no CBD e uma coagulopatia subjacente e aqueles que requerem anticoagulação completa dentro de 72 horas da remoção dos cálculos,[35] uma vez que esses pacientes

Tabela 17.2 Frequência e Gravidade de Pancreatite Pós-EPBD em Estudos Randomizados

Investigador (Ref. nº)	Ano	Nº de Pacientes	Pacientes com Pancreatite (%)	Gravidade da Pancreatite			
				Leve	Moderada	Grave	Morte
Bergman (17)	1997	101	7 (7)	5	0	2	0
DiSario (34)	2004	117	18 (15,4)	7	5	6	2
Arnold (30)	2001	30	6 (20)	4	0	2	0
Vlavianos (21)	2003	103	5 (4,9)	2	2	1	0
Fujita (29)	2003	144	15 (10,4)	12	3	0	0
Tsujino (36)	2004	304	15 (5)	8	7	0	0

estejam em risco mais elevado de sangramento pós-esfincterotomia após a ES.[12]

A pancreatite relativa ao procedimento precisa ser abordada. Em anos recentes, foram realizados cinco ensaios randomizados controlados de EPBD *versus* ES.[17,27,29,30] A frequência e gravidade da pancreatite pós-EPBD são resumidas na Tabela 17.2.[36] Destes, o estudo holandês[12] e no Reino Unido[27] mostrou eficácia e segurança similar entre os dois métodos. A incidência de pancreatite foi similar em pacientes que se submeteram à EPBD e ES, na variação de 5 a 7%. No estudo japonês[29] a taxa de pancreatite foi um pouco mais alta com EPBD do que com ES; no entanto, não houve relatos de pancreatite grave, e todos os pacientes se recuperaram com tratamento conservador. Além disso, Mac Mathuna *et al.*[15] e Komatser *et al.*[18] conduziram estudos em grande escala, mas não eram ensaios randomizados controlados; as taxas de incidência de pancreatite foram de 5 e 7%, respectivamente. Não ocorreu pancreatite grave ou mortes (**Tabela 17.2**).

O mecanismo da hiperamilasemia e pancreatite pós-EPBD não é claro, embora pareça ser multifatorial. A compressão com balão da papila ou orifício do ducto pancreático pode provocar edema peripapilar ou espasmo do esfíncter de Oddi.[30,37] A canulação do ducto biliar por si só ou manipulação transpapilar (extração de cálculos, drenagem nasobiliar) também podem induzir edema ou espasmo. O edema peripapilar ou espasmo pode, por sua vez, obstruir o fluxo do suco pancreático e por fim induzir edema pancreático ou pancreatite associada à hiperamilasemia.[30,37] A injeção com meio de contraste ou canulação do ducto pancreático também tem a possibilidade de ter algum efeito sobre o pâncreas ou as secreções pancreáticas.[38]

Diversos estudos examinaram os fatores de risco para pancreatite pós-CPRE. Os fatores de risco mais importantes estavam relacionados com características do paciente ou com a facilidade de canulação. No estudo de Bergman *et al.*,[37] nenhum destes fatores estava associado à pancreatite induzida por EPBD. No entanto, uma análise univariada revelou que o tamanho dos cálculos, estenose do ducto biliar distal, litotripsia mecânica, sessões endoscópicas múltiplas, ES adicional e drenagem nasobiliar endoscópica após EPBD eram fatores de risco significativos para o desenvolvimento de pancreatite aguda após EPBD (**Tabela 17.3**), embora na análise multivariada a litotripsia mecânica fosse o único fator de risco para pancreatite após EPBD (**Tabela 17.4**).[39,40]

Yasuda *et al.* relataram uma taxa aumentada de hiperamilasemia após EPBD em pacientes que se submeteram à litotripsia mecânica quando comparados a pacientes em que os cálculos foram fragmentados com litotripsia extracórpea por ondas de choque (ESWL), um fato que pode ser explicado pela manipulação reduzida do complexo papilar neste último grupo.[31] Sugiama *et al.* relataram uma taxa de incidência de mais de 30% em pacientes com uma história de pancreatite,[33] o que pode limitar o uso de EPBD para o tratamento de cálculos no CBD no contexto de pancreatite aguda. Pacientes mais jovens possuem um risco mais elevado de pancreatite pós-CPRE,[41] embora muitos dos estudos de EPBD não tenham incluído pacientes com menos de 50 anos, justamente o grupo por quem existe preocupação quanto aos eventos adversos de ES a longo prazo.

Vários estudos sugeriram que a colocação de *stent* no ducto pancreático reduz o risco de pancreatite pós-EPBD em pacientes de alto risco.[38,39,41] Recentemente, a colocação de *stent* no ducto pancreático foi usada em um ensaio comparativo não randomizado de pacientes que se submeteram à EPBD para remover cálculos do CBD.[42] Embora não tenha sido encontrada diferença significativa na taxa de pancreatite quando foram colocados *stents* no ducto pancreático, a colocação de *stent* no ducto pancreático pode ser útil para prevenir pancreatite pós-CPRE em pacientes jovens que se submetem à EPBD.

A pancreatite aguda é usualmente leve e ocorre em aproximadamente 6% dos pacientes após EPBD para extração de cálculos do ducto biliar. A EPBD frequentemente resulta em hiperamilasemia (25%), embora isto seja usualmente inconsequente. A hiperamilasemia, no entanto, pode representar irritação pancreática ou lesão pancreática latente. É necessário um cuidado particular quando é realizada EPBD em pacientes mais jovens, naqueles com uma história de pancreatite e em pacientes com um ducto biliar não dilatado, ou quando a canulação é difícil, dada a alta frequência de hiperamilasemia. Ao ser realizada EPBD, também deve ser prestada muita atenção ao manejo delicado da papila, evitando opacificação pancreática desnecessária e a injeção de meio de contraste no ducto pancreático. Além da colocação de um *stent* no ducto pancreático após EPBD, as precauções potenciais para prevenção de pancreatite após EPBD incluem a insuflação gradual do balão a uma baixa pressão, infusão intravenosa de dinitrato de isossorbida[43] e a colocação temporária de um cateter de drenagem nasobiliar, que podem agir prevenindo a obstrução do ducto pancreático pelos cálculos residuais ou por edema papilar.[44]

Infecção é outro problema potencial que pode ser um desafio para o endoscopista. A incidência de colangite e colecistite parece ser mais alta após ES do que em EPBD, embora na análise de Baron *et al.* a diferença não tenha atingido uma significância estatística. Em pacientes com colangite severa, deve-se considerar a colocação de um *stent* biliar para assegurar a drenagem adequada, se for realizada EPBD. Atualmente, é recomendado

Tabela 17.3 Fatores de Risco para Pancreatite após Dilatação Papilar Endoscópica com Balão em Uma Análise Univariada

Fatores de Risco	Pacientes com Pancreatite (11/156)	Pacientes com Pancreatite (145/156)	P
RELACIONADOS COM A DILATAÇÃO PAPILAR COM BALÃO PRÉ-ENDOSCÓPICO			
Tamanho dos cálculos (≥ 10 mm)	9 (81,8)	54 (48,6)	0,036
Estenose do ducto biliar distal	3 (27,3)	6 (5,4)	0,008
< 60 anos de idade	4 (36,4)	50 (45)	0,83
Sexo feminino	7 (63,6)	50 (45)	0,24
Colecistectomia prévia	4 (36,4)	29 (26,1)	0,46
Divertículo periampular	4 (36,4)	32 (28,8)	0,51
Diâmetro do ducto biliar (± SD médio [mm])	17,1 ± 3,9	14,8 ± 4,5	0,31
Múltiplos cálculos (≥ 2)	7 (63,7)	62 (55,8)	0,73
Injeção pancreática de contraste (≥ 1)	7 (63,7)	62 (55,9)	0,71
RELACIONADOS COM A DILATAÇÃO PAPILAR COM BALÃO PÓS-ENDOSCÓPICO			
Litotripsia mecânica	7 (63,6)	25 (22,5)	0,003
Sessões endoscópicas múltiplas (≥ 2)	6 (54,5)	25 (22,5)	0,02
ES adicional	3 (27,3)	2 (1,8)	0,00
ENBD após EPBD	4 (36,4)	16 (13,5)	0,046

ENBD, drenagem nasobiliar endoscópica; *EPBD*, dilatação papilar endoscópica com balão; *ES*, esfincterotomia endoscópica; *SD*, desvio-padrão.

Tabela 17.4 Fatores de Risco para Pancreatite após Dilatação Papilar Endoscópica com Balão em Uma Análise Multivariada

Fatores de Risco	Razão de Probabilidade Ajustada	95% CI	p
Litotripsia mecânica	5,25	1,29-21,31	0,02
CPREs múltiplas (≥ 2)	2,81	0,67-11,86	0,16
Tamanho dos cálculos (≥ 10 mm)	1,24	0,27-5,84	0,35
Cálculos múltiplos (≥ 2)	1,44	0,16-12,65	0,74
Sexo feminino	1,92	0,48-7,63	0,36
> 60 anos de idade	0,58	0,43-7,82	0,68

CI, intervalo de confiança; *CPRE*, colangiopancreatografia retrógrada endoscópica.

colecistectomia em pacientes com cálculos biliares após ES, já que existe uma alta taxa de colecistite aguda. Diversos autores relataram que a incidência de colecistite é significativamente mais baixa após EPBD do que após ES.[17,21] Natsui *et al.* diagnosticaram colecistite aguda em 25% dos pacientes com ES e em 0% dos pacientes com EPBD que tinham cálculos na vesícula após tratamento endoscópico.[32] Contudo, é inapropriado concluir que a colecistectomia é desnecessária para pacientes com cálculos na vesícula após EPBD, já que a maioria dos cálculos que migram para o ducto biliar têm menor probabilidade de passar espontaneamente para o duodeno e maior probabilidade de causar colangite.

Perfuração é um efeito adverso muito raro após EPBD, porém potencialmente fatal. Na metanálise de Baron *et al.*, não houve diferença entre ES e EPBD nas taxas de perfuração (0,4% cada).[23]

Cálculos recorrentes no ducto biliar são um evento adverso tardio de EPBD e ES. Vários estudos mostraram que 3 a 20% dos pacientes que se submeteram à ES desenvolveram cálculos recorrentes no ducto biliar durante um período médio de 9 a 15 anos.[45] A destruição permanente do mecanismo esfincteriano por ES resulta em infecção bacteriana ascendente do trato biliar, o que pode estar envolvido na formação de cálculos com pigmento marrom. Em contraste, estudos manométricos mostraram que a EPBD não recupera completamente a função esfincteriana até seu estado intacto, mas pode preservá-la melhor do que a ES.[16,21,31] Portanto, devemos esperar que a EPBD reduza a recorrência de cálculos no ducto biliar, quando comparada à ES em pacientes sem uma vesícula intacta.[46]

Dilatação Papilar Endoscópica com Balão Grande (EPLBD) após Esfincterotomia Biliar Endoscópica (ES)

Para superar as limitações da EPBD convencional, foi inventada a "dilatação com balão grande após esfincterotomia biliar menor". A dilatação com um balão grande após ES menor é efetiva para a recuperação de cálculos biliares grandes sem o uso de litotripsia mecânica (**Figs. 17.5 e 17.6**). Embora a ES com uma grande incisão possa ser efetiva na redução da necessidade de litotripsia mecânica, uma grande incisão possui um risco maior de perfuração e possivelmente um risco mais elevado de sangramento do que a ES padrão. Este método novo e inovador que incorpora a dilatação lenta da papila até um diâmetro grande pode oferecer uma abertura maior do que uma ES grande (**Fig. 17.5**) e previne perfuração e sangramento. Este método de recuperação de cálculos é fácil de realizar e pode tratar efetivamente cálculos grandes ou múltiplos do ducto biliar (**Fig. 17.6**).

Os balões empregados nesta técnica são maiores do que os atualmente usados para dilatação endoscópica padrão (EPBD) do ducto biliar com balão (**Fig. 17.1**), porém semelhantes àqueles usados em estudos preliminares da dilatação com balão do esfíncter papilar.[18,20]

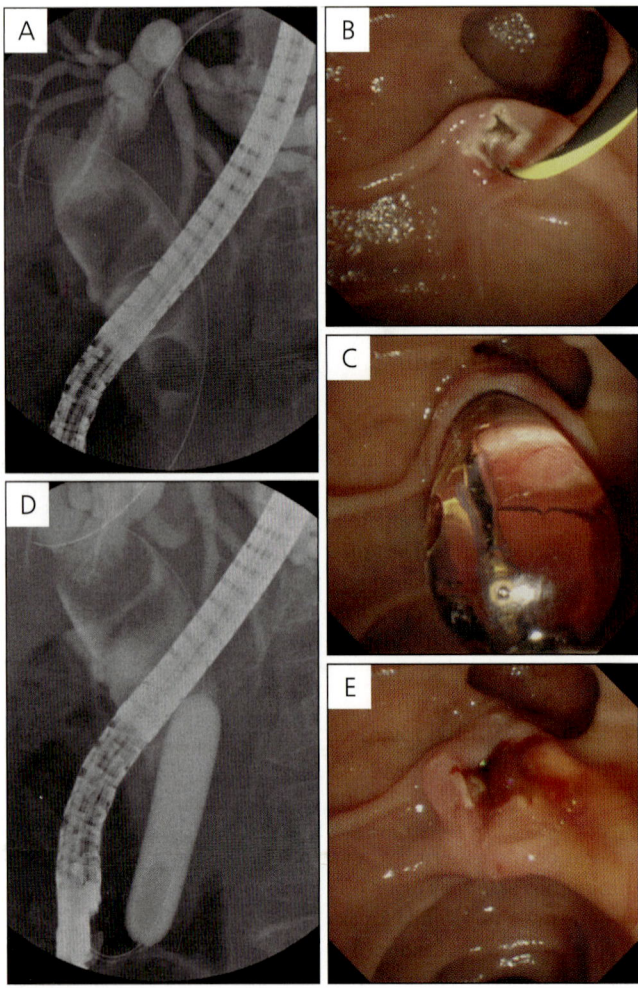

Fig.17.5 Um caso de dilatação com balão de grande diâmetro após ES menor em um paciente com múltiplos cálculos extra-hepáticos grandes do ducto biliar. (**A**) A colangiografia retrógrada apresenta múltiplos cálculos grandes que preenchem completamente o ducto biliar extra-hepático. (**B**, **C** e **D**) Após ES menor, um balão grande é insuflado até 15 mm sobre o fio-guia e através da papila esfincterotomizada. (**E**) O orifício papilar está dilatado completamente, e a mucosa do ducto biliar é facilmente vista.

Técnica de Dilatação Papilar com Balão Grande Pós-Esfincterotomia

Com o uso de um duodenoscópio terapêutico (TJF 260V, Olympus Medical Systems, Tóquio), o duodenoscópio é avançado até o duodeno. É importante usar um duodenoscópio com um canal de trabalho grande (4,2 mm de diâmetro) para a passagem mais fácil dos balões grandes. A diferença da EPBD convencional é que a ES é realizada antes que o cateter com balão seja inserido. Na maioria dos casos não é necessária uma ES maior, e uma ES menor é suficiente. Isto se dá porque a finalidade da ES não é dilatar o esfíncter de Oddi (SO), mas direcionar a dilatação do SO. Quando é usado um cateter com balão grande para dilatar o SO sem ES, é difícil predizer a direção em que o SO se dilatará. Portanto, realizando uma ES menor, a direção da dilatação papilar pode ser prevista. Outra razão para ES menor é prevenir pancreatite pós-procedimento, minimizando o edema papilar após a dilatação papilar.

Após a ES, é inserido um fio-guia no ducto biliar, e um cateter com balão é guiado pelo fio. O diâmetro do cateter com balão deve ser de 12 a 20 mm. Um cateter com balão que foi inicialmente desenvolvido para dilatação em estenose pilórica, CRE Wireguided Balloon (Boston Scientific, Natick, Mass.), pode ser útil (Fig. 17.1).

O diâmetro do cateter com balão é determinado pelo tamanho dos cálculos no ducto biliar e o tamanho do ducto biliar proximal ao afilado. A ES com uma pequena incisão até o orifício pancreático é realizada sobre um fio-guia. A dilatação papilar endoscópica é realizada lentamente com um balão grande (máximo de 20 mm de diâmetro) para se adequar ao tamanho do ducto biliar. Aproximadamente 1 minuto é o tempo suficiente de dilatação do balão.

A dilatação com balões de grande diâmetro é realizada na mesma sessão que a ES. São usados balões do tipo que passa sobre o fio-guia para dilatações esofágica e pilórica. Os cateteres com balão são passados sobre um fio-guia e posicionados no orifício biliar; a posição intermediária do balão é gradualmente preenchida com meio de contraste diluído sob orientações endoscópica e fluoroscópica para manter a posição correta e observar o desaparecimento gradual da cintura no balão, o que é considerado para indicar a dilatação progressiva do orifício. Depois que a cintura desapareceu, o balão é mantido na posição por 20 a 45 segundos, após os quais ele é desinsuflado e removido. Então é usado um cateter padrão com cesta para cálculos ou um cateter com balão extrator para remover os cálculos. Em alguns casos, a cintura do balão diminui, mas não desaparece completamente; em tais casos, manter o balão no lugar por mais de 45 segundos pode ser útil. Os cálculos são, então, removidos do ducto biliar com um cateter com balão extrator ou uma cesta para cálculos. Após a remoção dos cálculos, a lavagem do ducto biliar com solução salina normal pode ajudar a detectar algum cálculo remanescente.

Um tempo de dilatação que dure menos de 1 minuto pode na verdade induzir sangramento, o que pode ser atribuído ao tempo insuficiente de compressão pelo balão. Após a dilatação papilar por 1 minuto, o cateter com balão é removido, e uma cesta é inserida para remover o cálculo. A dilatação com um balão de grande diâmetro após ES pode ser especialmente útil para liberar os cálculos do ducto biliar em pacientes com um ducto biliar distal afilado. Com o uso de um balão maior, o ducto distal pode ser moldado quase que em um quadrado, facilitando a remoção dos cálculos.

ES padrão é a modalidade clássica de tratamento para cálculos extra-hepáticos do ducto biliar. Entretanto, para cálculos grandes do ducto biliar (usualmente > 15 mm de diâmetro), a litotripsia endoscópica mecânica (EML) é usada para partir os cálculos grandes em pequenos fragmentos. Se estiverem presentes múltiplos cálculos grandes no ducto biliar, será necessária a repetição da EML para remover os cálculos extra-hepáticos do ducto biliar. No entanto, se a ampola puder ser amplamente dilatada, esses cálculos grandes podem potencialmente ser removidos sem o uso de EML. Os pacientes em quem os cálculos do ducto biliar não podem ser eliminados em razão de um ducto biliar distal afilado e pacientes com cálculos grandes, quadrados ou em forma de barril também se beneficiariam com este procedimento.[6]

Se o cálculo for muito grande para passar através da papila, pode ser usada litotripsia mecânica. Naqueles pacientes em que a eliminação dos cálculos permanece impossível, um dreno nasobiliar ou *stent* biliar pode ser colocado, e outra sessão pode ser realizada num momento posterior, usando balões de grande diâmetro.

Como os pacientes com estenose do CBD distal ou um ducto biliar comum estreito estão em risco de sangramento, perfuração ou lesão ao ducto biliar após a dilatação completa do balão,

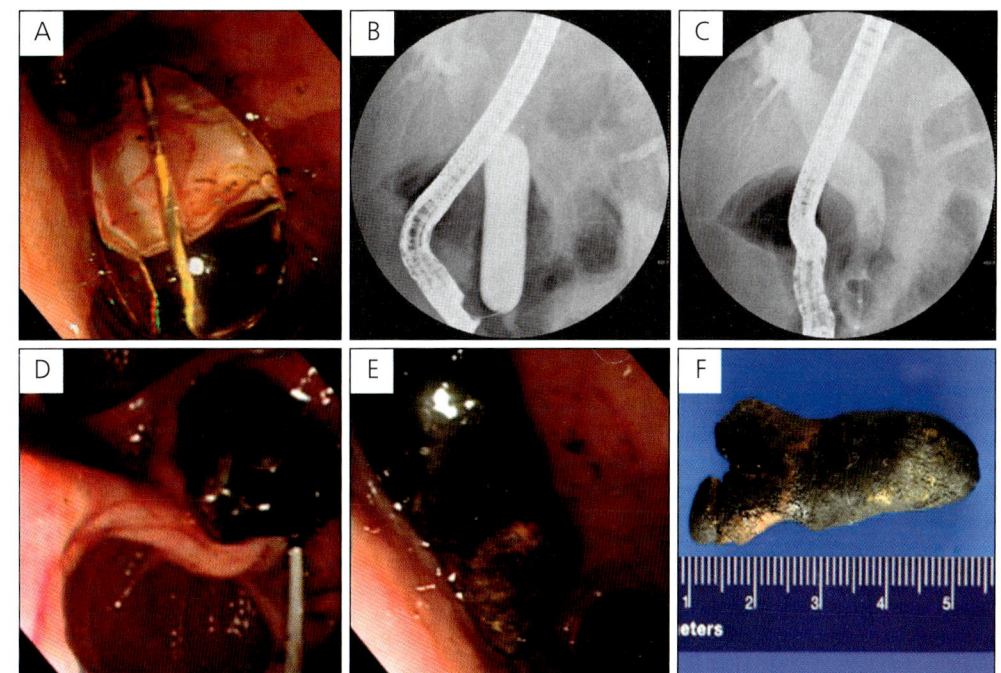

Fig. 17.6 Um grande cálculo é impactado na bifurcação do ducto biliar. Após esfincterotomia, é realizada a dilatação com balão grande de até 18 mm. (**A** e **B**) Falha a remoção com um cateter com cesta grande e litotriptor mecânico, e é tentada a remoção de um cálculo grande com um cateter com balão extrator (**C**). (**D**) O cálculo é puxado com um balão extrator e extraído da papila. (**E** e **F**) Um grande cálculo (4,5 × 2 cm) é finalmente retirado sem ser esmagado.

parece prudente evitar a dilatação excessiva em pacientes com risco de dilatação do balão além da largura do CBD.

Eventos Adversos da EPLBD após ES

Um resumo das múltiplas séries publicadas usando balões de dilatação de < 10 mm após ES para remoção de cálculos no ducto biliar é apresentado na **Tabela 17.5**. Dez estudos foram publicados como trabalhos completos em inglês,[6,47-54] enquanto que quatro estudos são relatos preliminares.[55-58] As taxas de sucesso relatadas para remoção de cálculos variaram de 72,7 a 100%, e a taxa de litotripsia mecânica variou de 1 a 33%. Esta ampla variação do uso da litotripsia pode ser devida ao tamanho variável dos cálculos e ao diâmetro dos balões de dilatação usados. A taxa global de sucesso da eliminação total dos cálculos na primeira sessão em 1.003 pacientes foi de 90,2%, e a taxa de litotripsia mecânica foi de 11,6%.

A taxa de eventos adversos relatados das séries publicadas variou de 1 a 23%, com a taxa de pancreatite variando de 0 a 5%. A análise de todas as séries relatadas mostrou uma taxa agrupada de eventos adversos de 10,9% com uma taxa agrupada de pancreatite de 2,6% (**Tabela 17.5**). A maioria dos casos relatados de pancreatite era leve em gravidade. A taxa agrupada de eventos adversos desta técnica combinada é similar à da ES isoladamente, com uma taxa média de eventos adversos totais de 8,2% e uma taxa de pancreatite de 1,9%.[59] No entanto, foram relatadas duas mortes por sangramento grave e perfuração,[55] que correspondem a uma taxa de mortalidade geral de 0,2% em 1.003 pacientes.

Heo *et al.* da Coreia[47] randomizaram 200 pacientes consecutivos com cálculos no ducto biliar em números iguais para ES mais EPLBD (diâmetro do balão de 12 a 20 mm) ou ES isoladamente. Não houve diferença na taxa de pancreatite pós-procedimento. Em um estudo multicêntrico, Attasaranya *et al.* relataram eficácia potencial da EPLBD com o uso de balões de grande diâmetro (≤ 12 mm) após esfincterotomia em 107 pacientes com cálculos grandes no CBD em cinco centros de referência de CPRE nos Estados Unidos.[51] Não houve casos relatados de pancreatite pós-CPRE. A ausência de pancreatite induzida por CPRE documentada neste estudo pode estar relacionada com múltiplos fatores. Primeiro, e talvez mais importante, a realização de EPLBD após ES pode reduzir o risco de pancreatite, porque o orifício pancreático está separado do orifício biliar após ES. Isto pode resultar em que a dilatação do balão force o afastamento do ducto pancreático. A significância dos orifícios biliares e pancreáticos separados foi relatada por Mavrogiannis *et al.*,[60] mostrando que 81 pacientes com cálculos no ducto biliar que passaram por ES repetida tinham uma taxa significativamente mais baixa de pancreatite do que tiveram 250 pacientes com ES inicial (0 e 4,8%, respectivamente).

Em segundo lugar, este estudo incluiu pacientes mais velhos com uma idade média de 70,7 anos, enquanto que a idade média era de 49 anos em um ensaio multicêntrico prospectivo nos Estados Unidos que apresentou uma taxa mais alta de pancreatite após EPBD.[34] Análises de subgrupos em uma metanálise recente comparando ES à EPBD para cálculos no ducto biliar demonstraram que a idade de < 60 anos era um dos fatores associados a uma taxa mais elevada de pancreatite em pacientes tratados com EPBD.[61] A idade de < 60 anos também foi documentada como um dos fatores de risco independentes para pancreatite com CPRE em um estudo multicêntrico prospectivo.[62]

Em terceiro lugar, a pancreatografia foi feita infrequentemente neste estudo (14%).[51] Uma pequena série mostrou que a injeção de contraste pancreático era o único fator de risco independente para pancreatite em pacientes com cálculos no ducto biliar tratados com EBD com um balão de 6 a 8 mm.[36] Um estudo recente, incluindo 14.331 CPREs em um centro de encaminhamento para CPRE, mostrou que havia uma frequência significativamente mais alta de pancreatite com CPRE com injeção no ducto pancreático.[63]

Ocorre sangramento em 2 a 5% dos pacientes submetidos à ES para remover cálculos do ducto biliar.[13,64] Em contraste, não foi observado sangramento significativo após dilatação endoscópica com balão.[17,18] Misra e Dwivedi relataram sobre EPLBD reali-

Tabela 17.5 Resumo de Séries Relatadas de EPLBD após ES para Remoção de Cálculos Extra-Hepáticos do Ducto Biliar

Séries	Nº de Procedimentos	Tamanho do Balão (mm)	Média do Cálculo Maior (mm)	% de Sucesso na Primeira Sessão	% de Uso de Litotripsia	Eventos Adversos [Nº (%)] Geral	Pancreatite	Sangramento	Perfuração	Outros
Ersoz et al.[6]	58	12-20	16/18[a]	83	7	9 (16)	2 (3)	5 (9)	0	2[h]
Minami et al.[70]	88	Até 20	14 ± 3	99	1	5 (6)[c]	1 (1)	1 (1)	0	1[h]/1[j]
Heo et al.[47]	100	12-20	16 ± 0,7	97	8	5 (5)	4 (4)	0	0	1[h]
Maydeo et al.[48]	62	12-15	16	92	5	5 (8,3)	0	5 (8,3)	0	0
Bang et al.[49]	22	10-15	10 (5-25)	72,7	9	1 (4,5)	1 (4,5)	0	0	0
Misra et al.[50]	50	15-20	NM (< 15-25)	90	10	23 (46)	4 (8)	19 (38)	0	0
Attasaranya et al.[51]	107	12-18	13 (10-30)	95	27	6 (5,6)	0	2 (1,9)	1 (0,9)	1[i]/1[j]/1[j]
Kochhar et al.[52]	74	10-18	NM (10-15)	91,9	2,7	16 (21,6)	2 (2,7)	6 (8,1)	0	13[i]/1[j]/1[j]
Kim et al.[53]	27	15-18	20,8 (≥15)	85	33	4 (15)	0	4 (15)	0	0
Kim et al.[54]	72	12-20	NM	87,5	17,9	6 (8,3)	5 (6,9)	0	0	1[h]
Yoo et al.[55]	166	15-20	16,1 ± 5,4	83	NM	11 (6,6)[d]	NM	1 (0,6)	1 (0,6)	NM
Park et al.[56]	70	15-20	NM (todos > 15)	100	16	13 (19)	3 (4)	10 (14)	0	0
Cho et al.[57]	69	NM	17,5/18,2[e]	91	NM	5 (7)	4 (6)	1 (1,4)	0	0
Cha et al.[58]	38	15-20	18,9 ± 5,3	95	3	1 (3)	0	1 (3)	0	0
TOTAL	1.003	10-20	—[f]	90,2	11,6[b]	110 (10,9)	26 (2,6)[g]	55 (5,5)	2 (0,2)	24 (2,4)[g]

EDB, dilatação endoscópica com balão; EPLBD, dilatação papilar endoscópica com balão de grande diâmetro; ES, esfincterotomia endoscópica; NM, não mencionado.
[a]Mediana em dois subgrupos.
[b]Não inclui as séries de Yoo et al. e Cho et al. decorrente do uso da taxa de litotripsia.
[c]Não incluindo 10 pacientes que tiveram hipotensão após infusão de nitrato (por protocolo para prevenção de pancreatite relacionada com o procedimento).
[d]Duas mortes por sangramento (1) e perfuração (1).
[e]Média em dois subgrupos com/sem divertículo periampular.
[f]Não pode ser calculado.
[g]Não inclui as séries de Yoo et al. devido a taxas de pancreatite e outro evento adverso não especificadas.
[h]Colangite ou colecistite.
[i]Dor abdominal.
[j]Hipóxia, cesta rompida incluída e dissecção intramural.

zada na Índia usando balões de 15 a 20 mm em 50 pacientes após esfincterotomia.[50] O porejamento menor de sangue foi visto em 16 pacientes (32%), mas o mesmo parou espontaneamente durante a endoscopia. Um sangramento maior necessitando cirurgia ocorreu em um paciente. Ersoz et al.[6] relataram três pacientes com sangramento moderado necessitando transfusão sanguínea e terapêutica endoscópica, o que foi atribuído à ES, não à dilatação com balão. Embora a dilatação com balão de pequeno diâmetro seja recomendada pela maioria dos especialistas como opção de tratamento para cálculos no ducto biliar em pacientes com coagulopatia incorrigível,[65-67] ainda é necessário estudo adicional para saber se a dilatação com balão de grande diâmetro após ES (concomitante ou remota) é tão segura quanto a dilatação com balão de pequeno diâmetro isoladamente em termos de sangramento. Na verdade, foi relatada uma morte com sangramento,[56] e sangramento que necessitava de terapêutica endoscópica foi observado em 8,3% em outro estudo preliminar.[49] O uso de dilatação com balão de grande diâmetro em pacientes com coagulopatia (mesmo quando usado sozinho em um orifício de esfincterotomia biliar remoto) deve ser realizado com cautela.

A perfuração é um dos efeitos adversos mais perigosos quando é realizada a dilatação com balão grande ou ES. Houve dois casos de perfuração após dilatação com balão de grande diâmetro em séries publicadas.[51,55] A primeira foi a perfuração do ducto cístico. Foi realizada EPLBD com um balão de 16 mm após ES. Infelizmente, foi dilatado o ducto cístico em vez do ducto biliar comum. Para evitar este evento adverso, o posicionamento do balão de dilatação sobre o fio-guia com monitoramentos endoscópico e fluoroscópico é essencial para assegurar o posicionamento preciso do balão. Isto é particularmente verdadeiro em pacientes com inserção baixa do ducto cístico ou um ducto cístico dilatado, quando o balão pode ser colocado equivocadamente no ducto cístico. Em outra perfuração fatal, o tamanho do balão pode ter sido maior do que o ducto biliar nativo.[55]

EPLBD sem Esfincterotomia (ES) Anterior

Estudos recentes[50,52] mostraram que ES seguida de dilatação com balão de grande diâmetro ou apenas dilatação com balão de grande diâmetro[68] para a remoção de cálculos grandes ou difíceis do CBD têm boa eficácia e taxas aceitáveis de eventos adversos. Teoricamente, a EPLBD sem ES é mais fácil de manipular do que o método combinado e também é mais adequada para pacientes com cálculos grandes concomitantes e tendência a sangramento. Além disso, a principal finalidade da EPLBD para cálculos grandes do ducto biliar é excluir procedimentos endoscópicos adicionais, como EML, para simplificar o processo de extração dos cálculos e reduzir eventos adversos.

Quando é acessada a papila maior, o ducto biliar é canulado com um cateter de 0,035 Fr e é obtida uma colangiografia. O ducto biliar e os diâmetros dos cálculos são medidos durante a CPRE e corrigidos para magnificação com o diâmetro externo (13,5 mm) da extremidade distal do duodenoscópio (TJF 260V, Olympus Medical Systems, Tóquio) como referência. Se o diâmetro transversal máximo do cálculo maior e o ducto biliar forem > 10 e ≥ 15 mm, respectivamente, um cateter com balão é usado com um diâmetro maior do que 15 mm e é realizada EPLBD sem uma ES anterior. Depois de realizada a CPRE diagnóstica, um fio-guia de 0,035 polegada é passado pela cânula diagnóstica até o ducto biliar. Um cateter com balão hidrostático do tipo sobre o fio-guia de 7,5 Fr para balão CRE de dilatação esofágica e pilórica (Microvasive, Boston Scientific, Natick, Mass.) é passado sobre o fio-guia, atravessando a ampola. O balão é, então, insuflado gradualmente até 15 mm ou mais por contraste diluído, usando um acessório de insuflação. O esfíncter é considerado adequadamente dilatado, se a cintura do balão desaparecer completamente ao exame fluoroscópico. O balão completamente expandido é mantido na posição por 30 a 60 segundos e, então, é esvaziado e removido (Fig. 17.7). Os cálculos do ducto biliar são extraídos com uma cesta Dormia e/ou um cateter com balão extrator. Um litotriptor mecânico pode ser usado para esmagar os cálculos, quando a extração dos cálculos não puder ser obtida pelo uso de um balão com cesta ou extrator, mesmo após EPLBD.

Em um estudo de Jeong et al. da Coreia,[68] foi realizada EPLBD sem ES com sucesso em todos os 38 pacientes. O diâmetro médio do balão usado para dilatação com balão grande foi de 15,5 mm (variação de 15 a 18 mm). O tempo de insuflação foi de 10 a 60 segundos. A liberação completa do ducto ocorreu em 37 pacientes (97,4%), independente de ter sido usada litotripsia mecânica. A liberação completa do ducto por EPLBD isoladamente (sem um procedimento adicional) ocorreu em 29 pacientes (76,3%). Em 25 pacientes (65,8%) os cálculos foram removidos completamente na primeira sessão por EPLBD isoladamente sem o uso de litotripsia mecânica. Um total de 247 pacientes foi examinado em outro estudo.[69] A idade média dos pacientes era de 71,2 anos (76% dos pacientes ≥ 65 anos). O tamanho médio do CBD era de 18,1 mm. O tamanho médio do balão de dilatação usado foi de 13,2 mm. A taxa de sucesso de recuperação completa dos cálculos com a primeira sessão de tratamento foi de 81,8% (202 de 247); a taxa final de sucesso foi de 92,7%.

Ocorreu pancreatite leve pós-procedimento em apenas um paciente (2,6%) após EPLBD sem uma ES anterior. A concentração sérica de amilase foi aumentada em 3 vezes ou mais além do limite superior normal sem pancreatite clínica em três pacientes (7,9%).[68] Em outra série, a injeção no ducto pancreático foi observada em 26,7% (66 de 247). Houve três eventos adversos (1,2%), incluindo dois casos (0,8%) de pancreatite leve e um caso (0,4%) de colangite leve.[69] As causas possíveis da baixa taxa de pancreatite incluem a idade relativamente mais avançada dos pacientes neste estudo (idade média de 71 anos),[61,62] e pode ser decorrente do declínio progressivo na função pancreática exócrina associada ao envelhecimento que poderia proteger os pacientes mais velhos de lesão pancreática. Além disso, os autores tentaram canular seletivamente o CBD quando realizaram CPRE e evitar a canulação ou injeção excessiva do ducto pancreático.[69] Embora ainda não existam dados comparando EPLBD com e sem ES, a incidência (2,6%) de pancreatite[68] que se desenvolveu após EPLBD sem ES foi tão baixa quanto à da EPLBD com ED em estudos anteriores.[6,47,48,50,52,70,71] Portanto, a razão para a incidência mais baixa de pancreatite pós-procedimento em EPLDB com ES comparada a EPLDB com um balão pequeno não reflete a ES realizada antes da EPLDB.

Entre os efeitos adversos relacionados com a CPRE, o sangramento teoricamente ocorre menos frequentemente se não existir corte envolvido antes da EPLBD.[72] De fato, Baron e Harewood[23] relataram que ocorreu sangramento menos frequentemente com EPBD (EPBD, 0% versus ES, 2%; $p = 0,001$) em sua metanálise de oito ensaios randomizados prospectivos de EPBD e ES. A realização de ES antes da EPLDB deve ser evitada em pacientes com coagulopatias. Embora a incidência de sangramento pós-procedimento varie entre 0 e 9% em estudos ante-

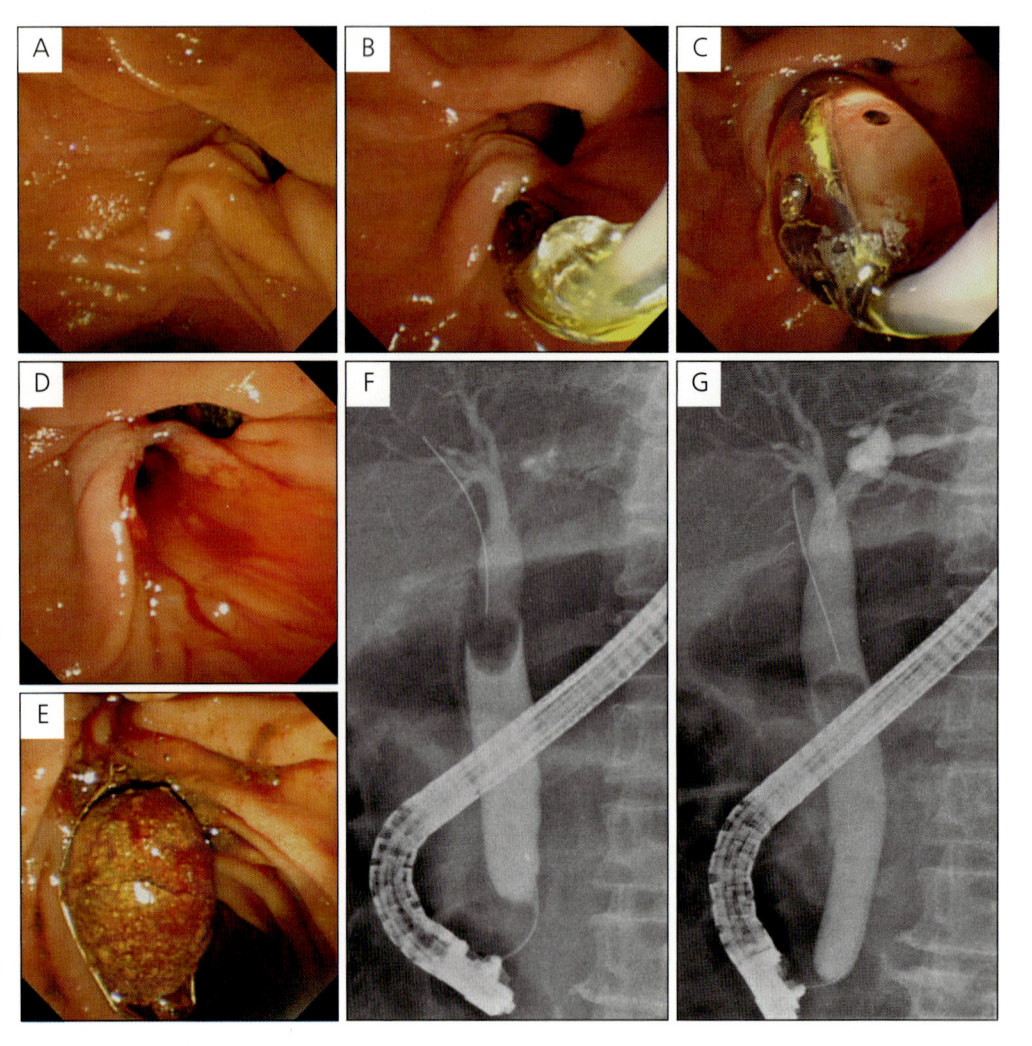

Fig. 17.7 Imagens endoscópicas seriadas de EPLBD sem ES em um paciente com um cálculo do CBD na papila peridiverticular. (**A**) O cateter com a ponta com balão é inserido no CBD sobre o fio-guia. O balão é insuflado. (**A-C**) O cateter com balão é insuflado sem ES anterior sobre o fio-guia até 15 mm. (**D**) Após a remoção do balão, o orifício papilar é aberto completamente. (**E**) É extraído um cálculo grande (15 mm de diâmetro) com o uso de uma cesta Dormia. (**F** e **G**) A colangiografia retrógrada mostra um cálculo grande no CBD e um balão completamente insuflado pela papila.

riores envolvendo ES com EPLDB,[6,47,48,50,52,70,71] não se desenvolveu sangramento menor ou maior após EPLDB sem ES em um estudo de Jeong et al.[68] No entanto, 6 dos 247 pacientes (2,4%) desenvolveram incidentes de sangramento durante o procedimento em outro estudo.[69]

O diâmetro transversal máximo do cálculo induz alta resistência na saída biliar quando o cálculo do CBD é extraído por um cateter com cesta ou balão extrator. Na verdade, sempre que os endoscopistas têm experiência insuficiente com EPLDB, o diâmetro do cateter com balão é menor, em vez de maior, do que o do cálculo maior e, portanto, é escolhido inapropriadamente. Assim sendo, os endoscopistas devem escolher um cateter com balão suficientemente grande para que possa ser aplicado com segurança, considerando o diâmetro transversal máximo do cálculo maior revelado por fluoroscopia. Uma curva de aprendizagem significativa é necessária para superar este problema com a EPLBD.

As principais limitações destes dois estudos[68,69] são o pequeno tamanho da amostra[68] e a análise retrospectiva,[68,69] que podem ter contribuído para a subestimação das taxas de eventos adversos. Além disso, havia muito mais pacientes mais velhos incluídos nestes estudos, e os riscos de pancreatite foram subestimados. Portanto, existe uma possibilidade de que este procedimento possa causar morbidade grave em pacientes mais jovens. Os projetos dos estudos podem não ter sido adequados para demonstrar a segurança e eficácia deste procedimento.

Em conclusão, a EPLBD sem ES pode ser simples, efetiva e segura em pacientes com cálculos grandes no ducto biliar, conforme encontrado em estudos anteriores de EPLDB com ES. Portanto, EPLBD sem ES poderia ser uma boa alternativa para o tratamento de cálculos grandes no ducto biliar, e a esfincterotomia pode não ser necessariamente um pré-requisito para EPLDB no tratamento de cálculos grandes no ducto biliar. Contudo, estudos comparativos randomizados prospectivos em larga escala são necessários para validar esta técnica como uma opção útil e segura para a remoção de cálculos grandes do ducto biliar em pacientes mais jovens.

Resumo

Embora a dilatação com balão isoladamente esteja associada a um risco mais elevado de pancreatite do que a esfincterotomia isoladamente, a dilatação com balão de grande diâmetro após esfincterotomia não parece estar associada a uma alta taxa de pancreatite. A dilatação com balão de grande diâmetro após ES menor parece ser uma técnica segura e efetiva no contexto de cálculos no ducto biliar que são difíceis de extrair com o uso de ES e técnicas convencionais. Este procedimento pode reduzir a necessidade de

EML e encurtar o tempo do procedimento, e assim servir com uma modalidade de tratamento efetiva para múltiplos cálculos grandes extra-hepáticos do ducto biliar. Uma vez que o uso de um balão maior possa rasgar o esfíncter e também o ducto biliar, possivelmente resultando em sangramento e perfuração, é recomendado um balão que seja igual ou menor em diâmetro do que o diâmetro do ducto biliar distal nativo. O diâmetro transversal máximo do cálculo e a proporção entre o balão e o cálculo têm a tendência de afetar o sucesso ou fracasso da remoção completa dos cálculos através da dilatação de balão de grande diâmetro. Deve-se levar em conta o tamanho do ducto biliar nativo, o tamanho e a quantidade de cálculos, a forma e o tamanho do monte papilar e a presença da papila no divertículo ou adjacente a ele. Além disso, as comorbidades do paciente, principalmente a presença de coagulopatia ou a necessidade de anticoagulação, pareceriam favorecer a maior ênfase na dilatação e menos ênfase na esfincterotomia.

Embora o tipo e a taxa de eventos adversos a longo prazo após ES mais EPLBD sejam desconhecidos no momento, é improvável que sejam muito diferentes da ES ou EPBD isoladamente. A EPLBD sem ES pode ser uma boa alternativa para o tratamento de cálculos grandes no ducto biliar, e a esfincterotomia pode não necessariamente ser um pré-requisito para EPLDB no tratamento desses cálculos. No entanto, a definição do seu papel exato vai requerer experiência clínica e investigação adicional.

A lista de referências deste capítulo pode ser encontrada em www.revinter.com.br/online/referencias-baron.pdf

Capítulo 18

Extração de Cálculos

Catherine B. Ngo ▪ Joseph W. Leung

Após a esfincterotomia endoscópica, a maioria dos cálculos com menos de 1 cm de diâmetro passará espontaneamente.[1] Entretanto, é prática corrente tentar a extração dos cálculos e varrer o ducto biliar para evitar subsequente impactação dos cálculos e o risco de colangite. A extração dos cálculos é mais comumente obtida pelo uso de um cateter com balão ou cesta com fio-guia. No entanto, os cálculos grandes – particularmente aqueles com mais de 2 cm de diâmetro – são difíceis de remover e exigirão alguma forma de fragmentação dos cálculos antes da remoção com cestas ou balões. O método mais popular de fragmentação de cálculos é a litotripsia mecânica, usando cestas grandes e fortes para quebrar o cálculo. Outros métodos incluem litotripsia intraductal eletro-hidráulica ou com *laser* e, raramente, litotripsia extracorpórea por ondas de choque (ESWL). Nos casos em que fracassa a extração endoscópica do cálculo, uma opção é a cirurgia ou dissolução química do cálculo,[2-5] embora na maioria das unidades sejam realizadas tentativas endoscópicas adicionais (às vezes múltiplas), o que com frequência permite a eliminação completa dos cálculos. A colocação temporária de *stents* proporciona descompressão e é efetiva no controle da sepse biliar. Deixar o *stent* no lugar em combinação com a administração de agentes orais de dissolução reduz o tamanho dos cálculos e facilita a remoção endoscópica.[6-8] Ou então pode ser usada um *stent* permanente para drenagem biliar nos casos de cálculos grandes não extraíveis para prevenir colangite.[9-14]

No contexto de suspeita de coledocolitíase, sugerimos que seja realizada injeção de contraste inicial, usando 60% de contraste (força normal), e que as primeiras imagens do preenchimento sejam analisadas cuidadosamente para detectar cálculos, que são vistos como defeitos no preenchimento, frequentemente com um sinal do menisco. Entretanto, se o ducto biliar for dilatado no calibre, deve ser usado contraste diluído para evitar o mascaramento de cálculos menores no interior de uma grande quantidade de contraste denso.[15] Para evitar não perceber os cálculos ocultos atrás do endoscópio, o endoscópio pode ser avançado na posição alongada para expor o cálculo (**Fig. 18.1**). Em pacientes com suspeita de cálculos intra-hepáticos ou cálculos acima de uma estenose, poderá ser necessário um colangiograma de oclusão com o balão insuflado acima do início do ducto cístico para visualizar os cálculos. Tenha em mente que a injeção excessiva de contraste em um sistema obstruído infectado pode causar uma elevação na pressão intrabiliar que pode resultar em colangite agravada ou induzir sepse.

Para obter sucesso na extração de cálculos, é de importância primordial avaliar o tamanho dos cálculos em relação ao tamanho da esfincterotomia e o ducto biliar comum distal (isto é, passagem de saída). A esfincterotomia deve ser de tamanho adequado para permitir a passagem do cálculo. Um método para avaliar o tamanho da esfincterotomia é puxar um esfincterótomo completamente flexionado pela papila cortada. Uma esfincterotomia generosa deve permitir a passagem fácil do esfincterótomo flexionado. Um método alternativo para avaliar a facilidade da extração dos cálculos é puxar um balão extrator de cálculos insuflado (com o tamanho aproximado do cálculo) pelo ducto biliar distal e esfincterotomia. Se o balão passar facilmente, a extração do cálculo será simples. Se o balão ficar deformado enquanto passar através do ducto biliar distal ou for sentida uma resistência excessiva na extração pela esfincterotomia, é provável que a extração do cálculo seja difícil e seja necessária terapêutica adicional para facilitar a extração do cálculo, particularmente se os cálculos não forem macios. Além disso, acessórios apropriados devem estar disponíveis para manejar quaisquer eventos adversos (AEs) previsíveis.

A dilatação de uma estenose biliar a jusante (ver o Capítulo 40) poderá ser necessária para remover cálculos que ocorram proximalmente na árvore biliar. A dilatação da estenose pode ser obtida com o uso de balões hidrostáticos.[16] Estes balões C estão disponíveis em diferentes tamanhos, variando de 4 a 10 mm de diâmetro e podem ser colocados sobre um fio-guia através da estenose. Balões não biliares de grande diâmetro (pilóricos e colônicos) sobre o fio também podem ser usados. É usado contraste diluído para insuflar o balão até uma pressão predeterminada, conforme recomendado pelo fabricante. O balão possui marcadores radiopacos que ajudam a posicionar o balão através da estenose. A escolha do tamanho do balão deve estar com base no diâmetro da porção normal do ducto biliar para evitar danos desnecessários ao ducto biliar. O balão é insuflado até a pressão recomendada e é observada a persistência ou desaparecimento da cintura do balão. Isto irá determinar a eficácia da dilatação e a facilidade da posterior extração dos cálculos através da estenose. Se a estenose não puder ser dilatada adequadamente, será necessária a fragmentação dos cálculos antes da remoção. Ou então um ou mais *stents* biliares plásticos ou um stent metálico recoberta removível pode ser colocada para permitir a extração posterior do *stent* e dos cálculos.[17] A dilatação com balão ou esfincteroplastia após uma pequena esfincterotomia inicial foi usada para facilitar a remoção de um cálculo grande, ao mesmo tempo evitando os riscos de sangramento e perfuração por uma esfincterotomia grande (ver o Capítulo 17).[18]

Indicações e Contraindicações

Indicações

1. *Cálculo ampular impactado*. Tais pacientes apresentam pancreatite biliar e/ou colangite. Em geral, um cálculo ampular impactado impede a fácil canulação biliar profunda e a esfincterotomia, dificultando a extração do cálculo sem esfincterotomia com pré-corte.

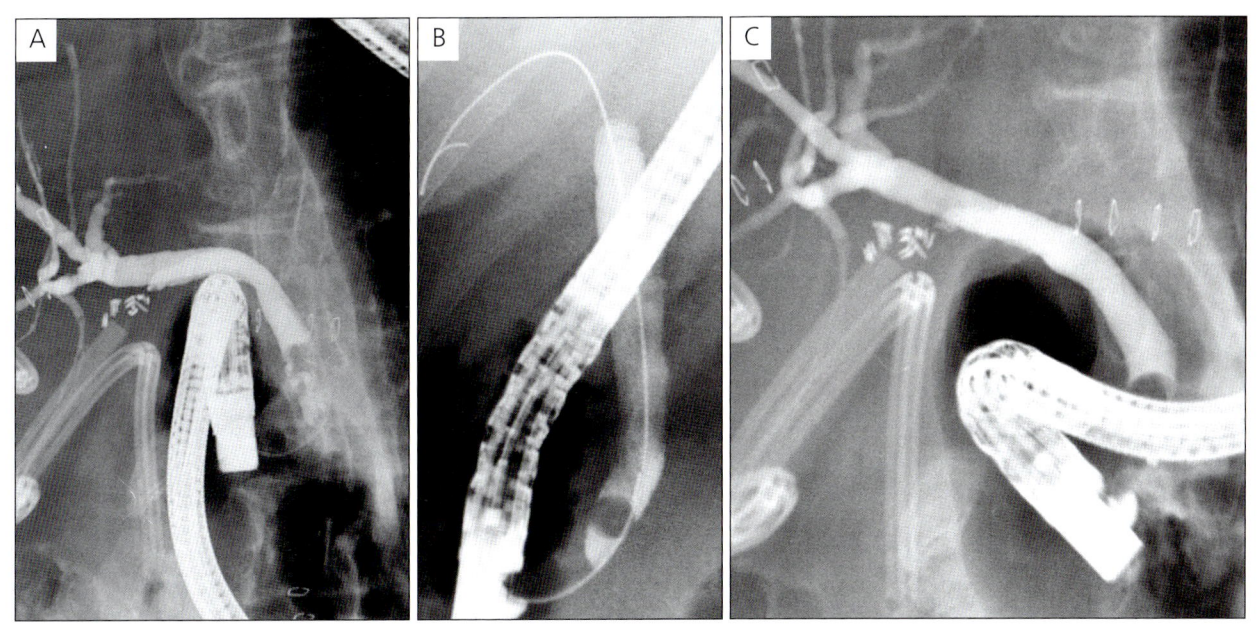

Fig. 18.1 (A) Colangiografia mostrando um defeito de preenchimento que representa um cálculo irregular no ducto biliar distal. Observe que o endoscópio está na posição alongada para expor o cálculo. (B) A colangiografia mostra um defeito de preenchimento redondo compatível com um cálculo do ducto biliar comum. (C) Colangiograma de oclusão após extração do cálculo do mesmo paciente em A. O balão insuflado é visto imediatamente acima do endoscópio, que está agora na posição curta.

2. *Cálculos no ducto biliar comum.* Os pacientes apresentam geralmente dor abdominal ou testes da função hepática anormais com ou sem colangite. Em alguns pacientes assintomáticos os cálculos do ducto biliar são diagnosticados por estudos de imagem realizados por motivos não relacionados. Acredita-se que o risco de complicações dos cálculos não tratados é maior do que o risco de AEs que ocorrem com coloangiopancreatografia retrógrada endoscópica (CPRE) e remoção do cálculo.
3. *Cálculos no ducto intra-hepático.* Os pacientes estão em risco de desenvolvimento de colangite.
4. *Fracasso da extração padrão com balão ou cesta.* Quando os cálculos são muito grandes para serem removidos com balões ou cestas-padrão, a litotripsia mecânica, dilatação papilar com balão de grande diâmetro ou litotripsia intraductal é indicada para fragmentação do cálculo antes da remoção.
5. *Cesta de recuperação de cálculos impactados contendo um cálculo.* Litotripsia mecânica, dilatação com balão e outras técnicas podem ser usadas para liberar a cesta através da fragmentação do cálculo.
6. *Falha na litotripsia mecânica.* Quando a litotripsia mecânica falha em permitir a remoção dos cálculos, particularmente cálculos grandes que são difíceis de capturar com a cesta de litotripsia, ou um cálculo impactado, a litotripsia eletro-hidráulica intraductal é uma opção efetiva. Ou então pode ser realizada a colocação de um *stent* biliar com uma repetição na tentativa de extração endoscópica.

Contraindicações

1. Instabilidade médica impedindo procedimentos endoscópicos (exceto em colangite com ameaça à vida).
2. Obstrução da saída gástrica ou anatomia alterada cirurgicamente que impede o acesso à papila maior.
3. Perfuração luminal com peritonite.

Descrição da Técnica

Remoção de um Cálculo Ampular Impactado

Devem ser feitas tentativas para desimpactar o cálculo proximalmente dentro do ducto biliar para atingir a canulação profunda. Isto é obtido pelo avanço do esfincterótomo pré-carregado com um fio-guia ao lado do cálculo. Entretanto, poderá ser necessário usar um estilete para cortar diretamente a papila saliente causada pelo cálculo impactado para facilitar a canulação profunda (*i. e,* esfincterotomia com pré-corte; ver o Capítulo 14). O uso posterior de um esfincterótomo padrão ou dilatação com balão do local com pré-corte permite a remoção do cálculo. É possível simplesmente estender o corte usando o estilete e retirar o cálculo.

Nos casos em que um cálculo é impactado no orifício ampular, como pode ser visto em pacientes com pancreatite aguda biliar (**Fig. 18.2**), um laço para polipectomia pode ser aplicado acima do cálculo impactado e fechado em torno da papila saliente além do cálculo. O laço de arame enlaça a papila saliente e impede que o cálculo migre. Com um puxão suave no laço fechado, o cálculo impactado pode ser expelido do orifício.[19] Poderá ser realizada esfincterotomia posterior se estiverem presentes cálculos residuais no ducto biliar. Um *stent* biliar pode ser colocado para assegurar a drenagem e prevenir colangite, se houver a preocupação de estase da papila inchada.

Extração de Cálculos com Balão

Os balões extratores estão disponíveis em vários tamanhos, variando de 8,5 a 18 mm (**Tabela 18.1**).[20] Os balões extratores são compostos de um balão único montado na ponta de um cateter. A maioria dos balões pode ser insuflada com ar até um, dois, três ou quatro tamanhos predeterminados, embora o tamanho do balão possa ser ajustado pela injeção de ar para dentro do balão e regulando o volume com uma torneira de duas vias (**Fig. 18.3,** *A*). Para adequar o tamanho do diâmetro da passagem de saída (esfincte-

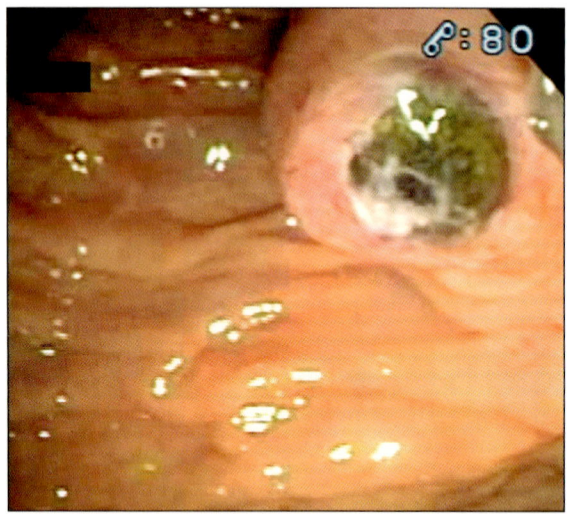

Fig. 18.2 Cálculo ampular impactado sobressaindo-se do orifício papilar.

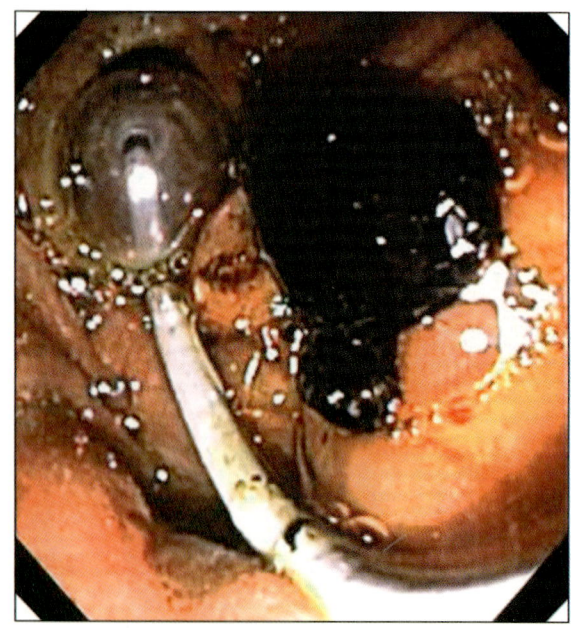

Fig. 18.4 Cálculo extraído com um balão.

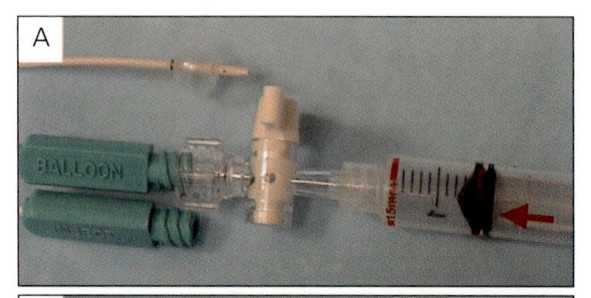

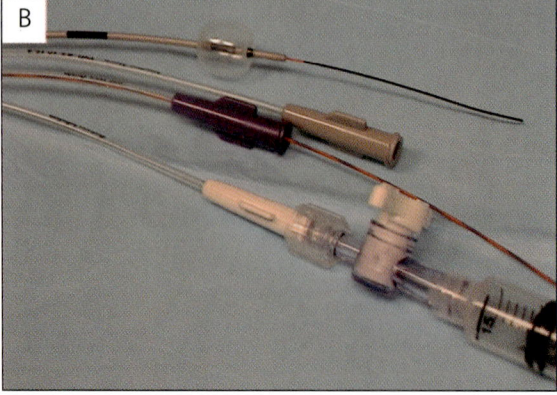

Fig. 18.3 (**A**) Balão para extração de cálculos de diâmetro variável. O balão é insuflado até 12 mm de diâmetro e mantido na posição com torneira de duas vias. (**B**) Balão para extração de cálculos de triplo lúmen mostrando o balão insuflado e mantido na posição com torneira de dupla via, com um lúmen separado para injeção de contraste e passagem do fio-guia. (**A,** *Cortesia Boston Scientific, Natick, Mass.* **B,** *Cortesia Cook Endoscopy, Winston-Salem, N.C.*)

rotomia ou anastomose bilioentérica) antes da extração do cálculo e evitar a impactação do cálculo, o balão é insuflado até o diâmetro mais amplo do ducto biliar comum abaixo do nível do cálculo e puxado para baixo suavemente para determinar se existe alguma resistência à remoção do balão com tração, enquanto é observada alguma deformidade significativa do balão fluoroscopicamente. Nos casos de pancreatite crônica em que a porção intrapancreática do ducto biliar pode ser comprimida ou fixada, o balão pode deformar-se ou ficar em "forma de salsicha." Isto sugere que haverá resistência à extração do cálculo. Balões de triplo lúmen permitem que o cateter seja passado sobre um fio-guia e mantenha o acesso ao sistema biliar, ao mesmo tempo em que mantém a capa-

cidade de injetar contraste (**Fig. 18.3, *B***). No entanto, as hastes do balão de triplo lúmen podem ser mais rígidas do que os balões comuns de duplo lúmen e um pouco mais difíceis de passar pelo ducto biliar. A ponta do cateter com balão pode ser enrolada cuidadosamente antes da introdução no endoscópio para facilitar a canulação. Uma desvantagem adicional dos cateteres de triplo lúmen é que o diâmetro da porta de contraste é muito pequeno, o que limita a possibilidade de injetar volumes adequados de contraste, especialmente em uma árvore biliar dilatada.

Depois que o cateter está no interior do ducto biliar, o balão é insuflado acima do cálculo e puxado delicadamente, até que o cálculo esteja no nível da papila. O endoscópio deve ser alinhado de forma que o eixo de tração esteja no mesmo eixo que o ducto biliar. A ponta do endoscópio é, então, dobrada para cima contra a esfincterotomia. Enquanto é mantida a tração suave no cateter com balão no nível da válvula de biópsia, a ponta do endoscópio é defletida para baixo, expelindo o cálculo pela esfincterotomia (**Fig. 18.4**). Se houver resistência, a ponta do endoscópio é mais uma vez angulada para cima com tração constante aplicada ao cateter, e o movimento de inversão da ponta do endoscópio é repetido para remover o cálculo. Poderá ser necessário manter a tração no balão quando o cálculo for lentamente liberado do ducto biliar. Se necessário, a ponta do endoscópio pode ser dobrada para baixo e rodada para a direita para exercer mais força de tração para expelir o cálculo. É importante lembrar que um balão insuflado excessivamente pode causar resistência quando está sendo puxado para baixo, e poderá ser necessário esvaziar o balão lentamente (usando a torneira como controle) para se adequar ao tamanho do ducto biliar. Se estiverem presentes múltiplos cálculos, deve-se remover primeiro o cálculo mais distal e, então, o cálculo mais proximal e continuar até que seja obtida a remoção completa dos cálculos.

Também deve ser tomado cuidado para evitar a insuflação excessiva do balão, pois isso irá estender o ducto biliar e causar desconforto ao paciente. O balão deve ser ajustado a um tamanho para se adequar ao diâmetro do ducto biliar. Nos casos em que o balão passa sobre um fio-guia, o movimento excessivo do endoscópio durante a extração dos cálculos pode desalojar o fio.

Tabela 18.1 Balões para Extração de Cálculos

Fabricante	Produto	OD do Balão Insuflado (mm)	Comprimento do Cateter (cm)	Local da Injeção (acima ou abaixo do Balão)	OD do Cateter (Fr)	Fio-Guia Recomendado	Preço ($)
BALÕES DE TRIPLO LÚMEN							
Boston Scientific (Natick, Mas.)	Extrator RX Retrieval	9-12*, 12-15* e 15-18*		Disponível acima ou abaixo	7 para 6	0,035	209
	Extrator XL Retrieval	8,5, 11,5 e 15	210	Disponível acima ou abaixo	7 para 5	0,035	159
	Esfincterótomo/ Balão StoneTome	11,5	200	Abaixo	7 para 5,5	0,035	409
ConMed Endoscopic Technologies (Chelmsford, Mass.)	Remoção de Cálculos Duraglide	8,5, 11,5 e 15	200	Disponível acima ou abaixo	7 para 5	0,035	176
Cook Endoscopy (Winston-Salem, N.C.)	Extração D.A.S.H.	8,5-12-15*	200	Acima	6	0,025	160
	Radiopaco Tri-Ex	8,5-12-15*	200	Disponível acima ou abaixo	7	0,035	160
	Radiopaco Tri-Ex	8,5, 12 e 15	200	Disponível acima ou abaixo	7	0,035	171
	Extração Fusion Quatro	8,5-10-12-15* e 12-15-18-20*	200	Disponível acima ou abaixo	6,6	0,035	199
	Extração Fusion	8,5-12-15*	200	Disponível acima ou abaixo	7	0,035	199
Olympus Endoscopy (Center Valley, Pa.)	Extração Multi-3	8,5-11,5-15*	190	Disponível acima ou abaixo	5 (na ponta)	0,035	147
	Extração V-System	8,5-11,5-15*	190	Disponível acima ou abaixo	5,5 (na ponta)	0,035	186
BALÕES DE DUPLO LÚMEN							
Boston Scientific	Remoção Extractor	8,5, 11,5 e 15	210	Acima	5	0,025	145
ConMed Endoscopic Technologies	Remoção de Cálculos Duraglide	11,5 e 15	200	Acima	7	0,035	145
	Remoção de Cálculos Duraglide Tapered	8,5, 11,5 e 15	200	Acima	7 para 5	0,035	145
Cook Endoscopy	Extração Escort II	8,5-12-15*	200	Acima	6,8	0,035	150
	Oclusão Bouncer Multi-Path	15	200	Acima	6,6	0,025-0,035[†]	171
Olympus Endoscopy	Balão de Extração	11	195	Acima	5	0,021	177
	Balão de Extração	13	350	Acima	7	0,035	177
	Balão de Extração	13	195	Acima	7	0,035	177

De ASGE Technology Commitee, Adler DG, Conway JD et al. Biliary and pancreatic stone extraction devices. *Gastrointest Endosc.* 2009;70(4):603-609, Tabela 1.
OD, diâmetro externo.
*Indica tamanho predeterminado do balão variável com base no volume da insuflação.
[†]Fio sai do cateter abaixo do balão.

Poderá ser necessário puxar o balão suavemente e evitar a deflexão excessiva da ponta do endoscópio para prevenir o desalojamento do fio-guia. Uma alternativa é avançar o fio-guia mais proximalmente para dentro da árvore biliar para manter o acesso durante a extração dos cálculos. No entanto, se o acesso for perdido, deve ser fácil recanular o ducto biliar na presença de uma esfincterotomia adequada.

A vantagem de usar um balão para extração em relação a uma cesta é que o balão insuflado fecha completamente o lúmen do ducto biliar, facilitando a remoção dos cálculos e resíduos. Além disso, um colangiograma de oclusão livre de ar pode ser realizado para assegurar a liberação completa do ducto biliar (ver a **Fig. 18.1, C**). Isto é obtido após a insuflação de ar logo abaixo da bifurcação, retirando o ar dos ductos intra-hepáticos e retirando o balão, enquanto é injetado o contraste. Além do mais, o cateter com balão pode ser inserido sobre um fio-guia, permitindo o acesso aos ductos intra-hepáticos e a remoção dos cálculos intra-hepáticos.

Extração de Cálculos com Cesta

Cestas de arame são frequentemente usadas para a extração de cálculos. Uma variedade de cestas encontra-se disponível em diferentes tamanhos e configurações, o que permite o envolvimento de cálculos que variam de 5 mm até 3 cm de diâmetro (**Tabela 18.2**).[20] Entretanto, pedras maiores do que 2 cm normalmente não podem ser extraídas inteiras e por isso precisam ser fragmentadas antes da remoção. A cesta de Dormia de quatro fios é a cesta de remoção de cálculos mais comumente usada (**Fig. 18.5**). Ela tem a forma hexagonal e é composta de fios de aço trançado ou nitinol. O cálculo é envolvido entre os fios, quando a cesta é fechada, e removido pela tração contínua na retirada da cesta. Cálculos pequenos podem ser difíceis de capturar com as cestas-padrão que possuem grandes espaços entre os fios. Uma cesta em flor (Olympus America, Center Valley, Pa.) possui um desenho modificado de tal forma que a parte de cima da cesta é mais dividida em oito fios, criando uma tela menor para o melhor envolvimento do cálculo, quando a cesta é fechada. Os cálculos pequenos são, desta maneira, presos com mais facilidade do que com a cesta normal de quatro fios (**Fig. 18.6**).

Cestas em espiral também estão disponíveis e podem ser usadas para remover cálculos relativamente pequenos (**Fig. 18.7**). Na configuração em espiral, os fios se fecham em torno do cálculo, quando a cesta é aberta. No entanto, as cestas em espiral não são projetadas para litotripsia mecânica. Encontra-se à disposição uma variedade de cestas que são compatíveis a aparelhos para litotripsia mecânica e são projetadas para capturar cálculos grandes. Os fios da cesta são muito mais fortes e, quando usados com um aparelho de litotripsia, podem ser usados para esmagar o cálculo sem rompê-lo. Pode ser aplicada tração ou tensão aos fios,

Tabela 18.2 Cestas para Extração de Cálculos

Fabricante	Produto	Largura da Abertura (mm)	Comprimento de Trabalho (cm)	Tamanho Mínimo do Canal (mm)	Preço ($)	Comentário
Cook Endoscopy (Winston-Salem, N.C.)	Fusion Basket	20	200	4,2	376	Litotriptor compatível
	Web Extraction Basket	15, 20, 25 e 30	220	2,8	194	Compatível com Conquest TTC e litotriptor mecanico Soehendra
	Web II Extraction Basket	20	200	3,2	194	Construção com fio macio; não para uso com litotriptor mecânico
	Memory Basket Fio Macio 5 Fr	20	200	2	343	Não para uso com litotriptor mecânico, fios de multifilamento macio
	Memory Basket Fio Duro 7 Fr	20, 30	200	2,8	343	Não para uso com litotriptor mecânico, cesta com monofilamento duro
	Memory Basket Fio Macio 7 Fr	15, 20, 25, e 30	220	2,8	343	Compatível com Conquest TTC e litotriptor Soehendra, cesta de quatro fios multifilamento
	Memory Basket Oito Fios	20	200	2	343	Não para uso com litotriptor mecânico
	Mini Basket	5	200	2	290	Não para uso com litotriptor mecânico
	Memory Basket Oito Fios	30	200	2	343	Não para uso com litotriptor mecânico, configuração da cesta em espiral
Olympus (Center Valley, Pa.)	Flower Basket	20	195	2,8	237	Construção com oito fios, para retirada de cálculos pequenos
	Stiff Wire	22	195	2,8	228	
	Soft Wire	22	195	2,8	228	

De ASGE Technology Commitee, Adler DG, Conway JD et al. Biliary and pancreatic stone extraction devices. *Gastrointest Endosc.* 2009;70(4):603-609, Tabela 2.

Capítulo 18 – Extração de Cálculos **157**

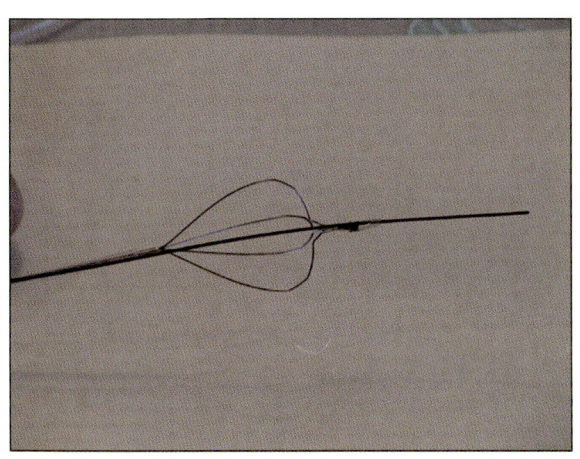

Fig. 18.5 Cesta guiada por fio aberta (Olympus America, Lehigh Valley, Pa.) com o fio-guia. Observe os espaços muito maiores entre os fios.

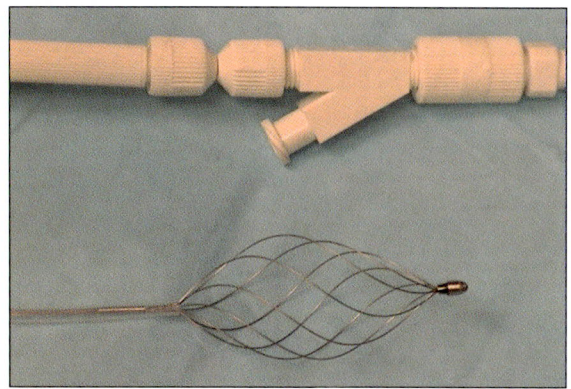

Fig. 18.7 Cesta helicoidal aberta (Cook Endoscopy, Winston-Salem, N.C.).

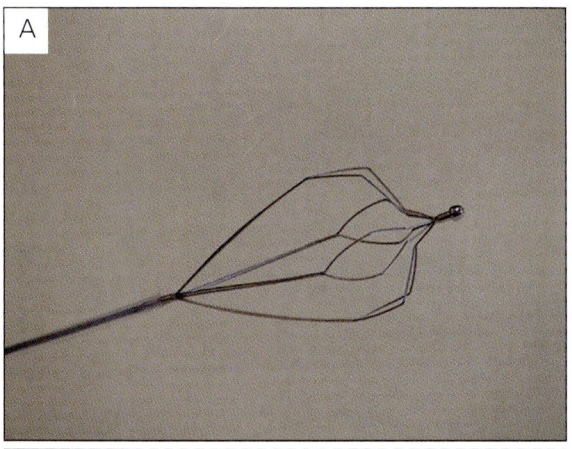

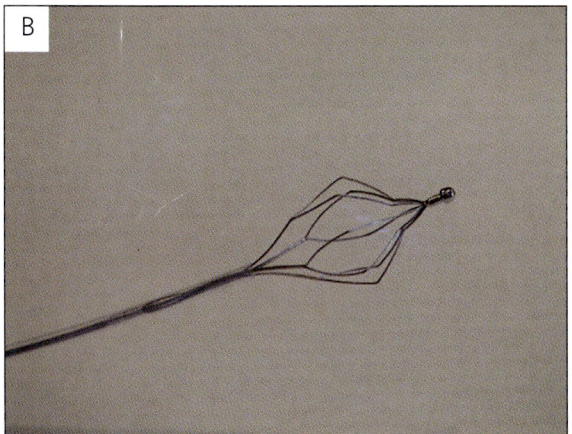

Fig. 18.6 (A) Cesta em flor aberta (Olympus America, Center Valley, Pa.). Observe o tamanho menor da malha na parte superior da cesta. (B) Cesta em flor parcialmente fechada mostrando o tamanho menor da malha, o que é melhor para prender cálculos pequenos.

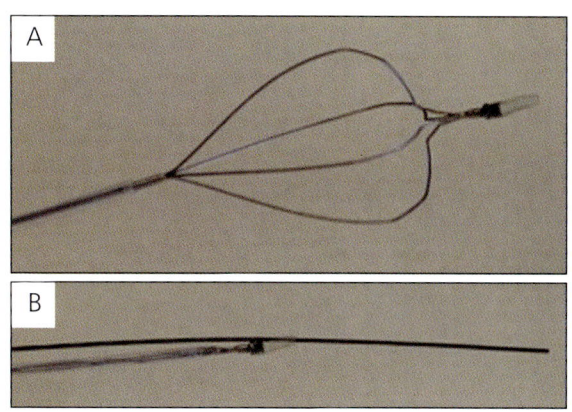

Fig. 18.8 (A) Cesta *ropeway* Olympus mostrando o segmento curto do cateter anexado à ponta de uma cesta aberta. (B) A ponta da cesta passa sobre um fio-guia (denominada técnica sobre o fio).

seja manualmente ou com o auxílio de um cabo especial em manivela (litotriptor mecânico Soehendra. Cook Endoscopy, Winston-Salem, N.C.; BML-110A-1, Olympus America), que é usado para apertar os fios da cesta em torno do cálculo e fragmentá-lo.

Pode ser injetado contraste pela cesta para contornar os cálculos no ducto biliar. Deve ser evitada a injeção de quantidades excessivas de contraste para reduzir o risco de deslocamento do cálculo para cima, entrando no sistema intra-hepático. Quando é usada uma cesta de único lúmen, a cesta deve ser aberta ligeiramente para permitir o livre fluxo do contraste diluído. Uma cesta de duplo lúmen permite a injeção de contraste através do canal da cesta e a passagem de um fio-guia por um canal separado. Ou, então, a cesta pode ser avançada sobre um fio-guia previamente posicionado. Isto é especialmente útil para a remoção de cálculos intra-hepáticos ou cálculos que podem ter migrado para os ductos intra-hepáticos. Tradicionalmente, o fio-guia atravessa todo o comprimento do cateter com cesta. Com o sistema de fio curto, apenas uma curta extensão da cesta na verdade passa por cima do fio-guia, e a manipulação é feita com o fio preso na posição. Outra modificação é a cesta *"ropeway"* que é um sistema de único lúmen que tem um cateter curto preso à ponta da cesta, permitindo que apenas a ponta (em vez da haste) da cesta passe sobre o fio-guia (**Fig. 18.8**).

Depois que os cálculos são visualizados no colangiograma, uma cesta fechada é inserida no ducto biliar e avançada para além do cálculo. Uma abordagem alternativa é injetar contraste usando a cesta para definir a localização dos cálculos. Após uma nova esfincterotomia ou esfincteroplastia com balão, é importante que a cesta seja inserida no eixo correto no ducto biliar para minimizar o risco de trauma submucoso, perfuração e evitar a dissecção de um falso plano no tecido cortado. Uma forma de evitar este

AE potencial é trabalhar com um fio-guia implantado e trocar a cesta sobre o fio. Uma vez no ducto biliar, a cesta é aberta delicadamente acima do cálculo. Se necessário, a cesta pode ser aberta no ducto intra-hepático e puxada para trás para envolver o cálculo. Deve ser tomado cuidado para evitar abrir a cesta abaixo do cálculo, pois os fios da cesta aberta podem empurrar o cálculo mais proximalmente no ducto biliar ou para dentro do sistema intra-hepático. A cesta aberta é puxada para trás gentilmente, usando movimentos rápidos e curtos para cima e para baixo ao lado do cálculo para englobá-lo dentro da cesta. Depois de envolvido, a cesta é fechada delicadamente para evitar liberar o cálculo (**Fig. 18.9, *A***). O endoscópio é, então, empurrado para dentro da segunda e terceira partes do duodeno para endireitar o eixo da cesta e o ducto biliar. É aplicada uma tração constante ao cateter no nível da válvula de biópsia, e a cesta contendo o cálculo é retirada até que alcance o ducto biliar distal da esfincterotomia. Com a ponta do endoscópio dobrada para cima próxima à esfincterotomia, a tração é aplicada ao cateter com cesta, e ao mesmo tempo a ponta do endoscópio é dobrada para baixo e rodada suavemente para a direita, puxando o cálculo para fora do ducto biliar (**Fig. 18.9, *B***). Na maioria das situações, cálculos de tamanho pequeno a médio podem ser removidos facilmente. Se o cálculo não sair imediatamente, vale a pena repetir a mesma manobra ao mesmo tempo em que é mantida a tração constante na cesta para facilitar a saída do cálculo do ducto biliar.

Durante a extração do cálculo, puxar com uma cesta aberta é menos efetivo, já que os fios frouxos da cesta tendem a atravessar a esfincterotomia em vez de se localizarem ao longo do eixo do ducto biliar comum distal. Isto também tende a puxar o cálculo contra a esfincterotomia e resulta em trauma ao tecido. O fechamento delicado da cesta permite que os fios se unam, possibilitando que uma força de extração mais efetiva seja transmitida ao longo do cateter com cesta para a remoção do cálculo. No entanto, a cesta não deve ser fechada de forma muito apertada em torno do cálculo, para evitar a introdução dos fios na superfície do cálculo. Isto é especialmente importante no caso de um cálculo grande, pois pode ocorrer a impactação do cálculo e da cesta, sendo ainda mais difícil sua remoção e liberação da cesta nos casos de cálculos muito grandes.

Um truque para envolver cálculos pequenos ou fragmentos de cálculos em um ducto biliar dilatado é abrir a cesta acima dos cálculos e aspirar o contraste e a bile com uma seringa para esgotar o ducto biliar, quando a cesta for retirada. Isto ajudará a prender os cálculos entre os fios da cesta.

A vantagem que uma cesta de arame oferece em relação a um balão extrator é que ela proporciona uma tração mais efetiva e, portanto, é útil na remoção de cálculos de tamanhos médio a grande. Além disso, em alguns casos um balão de oclusão desliza pelos cálculos mesmo quando insuflado até um diâmetro adequado, sendo o uso de uma cesta útil. Entretanto, cálculos menores ou fragmentos de cálculos podem não ser envolvidos com facilidade pelos fios. Além disso, cálculos intra-hepáticos podem ser difíceis de acessar em virtude do calibre menor dos ductos intra-hepáticos e limitações na abertura da cesta. Nestas situações, o uso de um balão extrator é preferível.

Custo Relativo dos Balões e Cestas para Remoção de Cálculos

Os balões para remoção de cálculos variam em preço de $100 a $150 (preço de tabela), dependendo do fabricante e se eles são balões de duplo lúmen ou triplo lúmen. Os preços de tabela para as cestas variam de $150 a $350, dependendo do modelo. Algumas cestas são descartáveis, enquanto outras são reutilizáveis.

Litotripsia Mecânica

Quando fracassa a extração do cálculo com balão ou cesta padrão (**Fig. 18.10**), a fragmentação do cálculo dentro do ducto biliar pode tornar-se necessária, particularmente se o cálculo tiver mais de 2 cm ou se houver discrepância entre o tamanho do cálculo e a passagem de saída (p. ex., a presença de uma estenose no ducto biliar comum distal, ducto biliar estreito ou esfincterotomia pequena). Em alguns casos, a extensão da esfincterotomia não é viável e pode aumentar o risco de sangramento e perfuração. A litotripsia mecânica é realizada pela captura do cálculo dentro de uma cesta e a aplicação de tração vigorosa aos fios da cesta e cálculos contra uma bainha de metal que é avançada sobre o cateter com cesta para esmagar o cálculo.

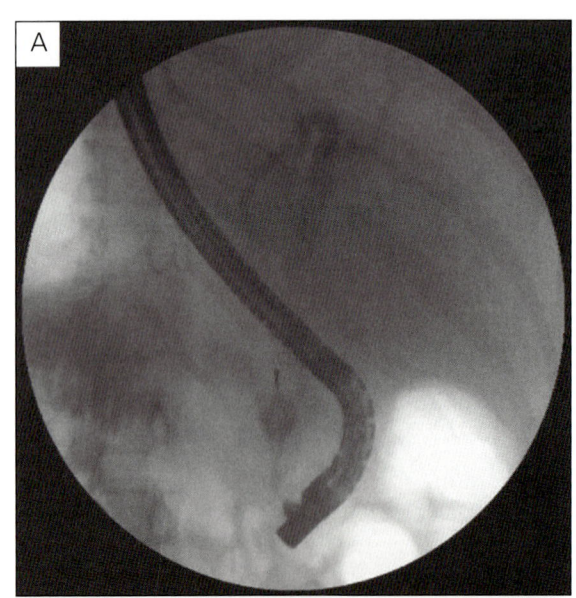

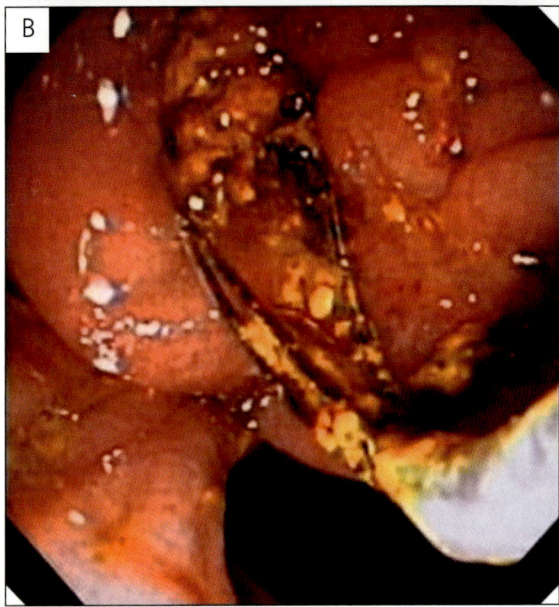

Fig. 18.9 (**A**) Cálculo envolvido dentro de uma cesta de remoção. (**B**) Cálculo removido com uma cesta de arame.

Capítulo 18 – Extração de Cálculos

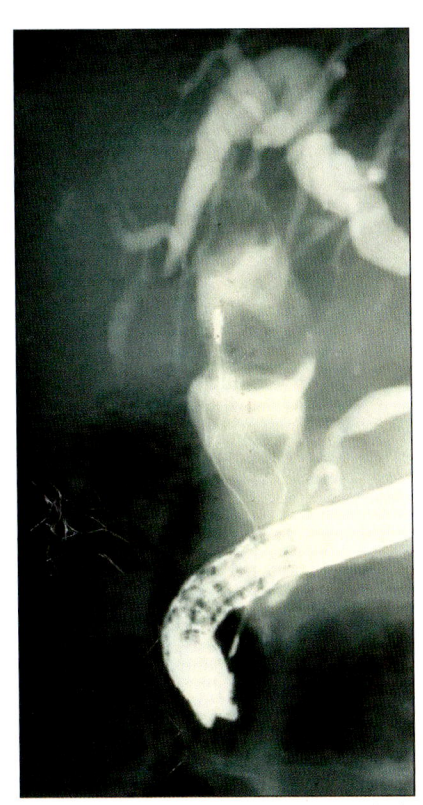

Fig. 18.10 Falha na extração com cesta de um cálculo do ducto biliar. São vistos três cálculos grandes no ducto biliar comum. A cesta é muito pequena para envolver os cálculos.

Diversos litotriptores estão disponíveis (**Tabela 18.3**) e de um modo geral se enquadram em duas categorias principais.[20] Uma delas requer o corte do cabo da cesta e a remoção do endoscópio antes da litotripsia e é frequentemente usada de forma emergencial (litotripsia de resgate ou salvamento) quando ocorre impactação inesperada do cálculo e da cesta. O litotriptor Soehendra (Cook Endoscopy, Winston-Salem, N.C.) consiste de uma bainha de metal de 14 Fr e um cabo em manivela com autotravamento. O aparelho é compatível com as cestas para extração padrão ou grandes cestas de litotripsia com fios mais fortes. Ele requer o corte do cabo da cesta para permitir a remoção do duodenoscópio. A bainha de metal é, então, inserida sobre o cateter com cesta. Existem ranhuras na ponta da bainha de metal. Para evitar que os fios desencapados da cesta fiquem presos nessas ranhuras, pode ser aplicado um pedaço de fita na extremidade da bainha de metal. Isto também ajuda a evitar lesão na faringe posterior durante a inserção. É útil reter a bainha de Teflon inicialmente para facilitar a passagem dos fios pela bainha de metal antes de removê-la. A ponta distal da bainha de metal é avançada com orientação fluoroscópica até se aproximar da extremidade distal da cesta e do cálculo. A bainha de Teflon é removida, e as extremidades cortadas dos fios da cesta são, então, inseridas na haste do cabo em manivela. A bainha de metal é anexada ao cabo por um cadeado Luer. Os fios são então amarrados ao cabo, e é aplicada tração lentamente, girando o cabo da manivela. A cesta é fechada e transferida para dentro da bainha de metal, enquanto é aplicada uma tração vigorosa, esmagando o cálculo contra a ponta da bainha de metal no processo (**Fig. 18.11**). É importante lembrar que as cestas-padrão não são projetadas para litotripsia, e se for aplicada tração, os fios da cesta tendem a romper antes de ser obtida a fragmentação do cálculo. Girar a manivela lentamente

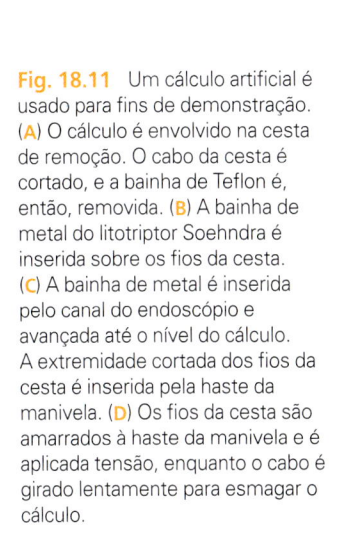

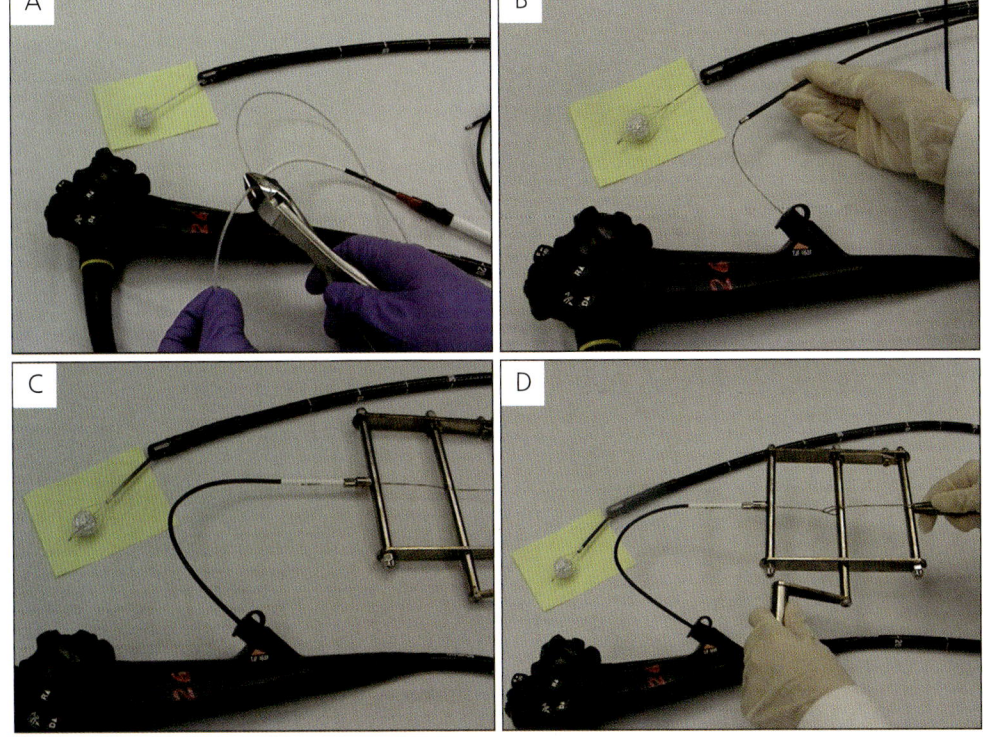

Fig. 18.11 Um cálculo artificial é usado para fins de demonstração. (**A**) O cálculo é envolvido na cesta de remoção. O cabo da cesta é cortado, e a bainha de Teflon é, então, removida. (**B**) A bainha de metal do litotriptor Soehndra é inserida sobre os fios da cesta. (**C**) A bainha de metal é inserida pelo canal do endoscópio e avançada até o nível do cálculo. A extremidade cortada dos fios da cesta é inserida pela haste da manivela. (**D**) Os fios da cesta são amarrados à haste da manivela e é aplicada tensão, enquanto o cabo é girado lentamente para esmagar o cálculo.

Tabela 18.3 Litotriptores Mecânicos

Fabricante	Acessório	Largura da Abertura (mm)	Comprimento de Trabalho (cm)	Tamanho Mínimo do Canal (mm)	Preço ($)	Comentários
Boston Scientific (Naick, Mass.)	Cesta de Remoção Guiada por Fio Trapezoid RX	15, 20 e 30		3,2	349	Característica de liberação de emergência para reduzir o risco de aprisionamento da cesta
	Cabo Alliance II (Litotripsia Mecânica)	n/a	n/a	n/a	499	
Cook Endoscopy (Winston-Salem, N.C.)	Cesta Compatível para Litotripsia Fusion	20	208	4,2	376	Compatível com os cabos de litotriptor Conquest TTC e Soehendra
	Cesta Compatível para Litotripsia Fusion	30	208	4,2	376	Compatível com cabos de litotriptor Conquest TTC e Soehendra
	Cabo para Litotriptor Conquest TTC	n/a	170	3,7	167	Bainha de metal para litotripsia mecânica, disponível em 8,5 Fr ou 10 Fr
	Litotriptor Soehendra Cabo para Litotripsia	n/a	n/a	n/a	300	Cabo para litotriptor mecânico; requer o uso de cabo para litotripsia, vendido separadamente
Olympus (Center Valley, Pa.)	Lithocrush	22, 26 e 30	195	3,2	454	Requer cabo reutilizável MAJ-440, construção de bainha dupla
	Lithocrush	31	195	4,2	454	Requer cabo reutilizável MAJ-440, construção de bainha dupla
	Cabo autoclavável	n/a	n/a	n/a	673	Compatível com todos os litotriptores Olympus, reutilizável
	Litotriptor de Emergência	n/a	n/a	n/a	486	Somente para uso de emergência; a bainha da bobina de substituição tem um custo adicional de $ 78

De ASGE Tecnology Commitee, Ader DG, Conway JD et al. Biliary and pancreatic stone extraction devices. *Gastrointest Endosc.* 2009;70(4):603-609.
n/a, não aplicável.

e dar tempo para que os fios da cesta cortem o cálculo serve para partir o cálculo e evitar a impactação da cesta partida e do cálculo.

A mais recente melhoria no modelo do litotriptor Soehendra envolve o uso de uma bainha de 10 Fr menor, que pode ser inserida pelo canal do escópio (TTS) sobre os fios da cesta após o corte do cabo da cesta (**Fig. 18.12**). Neste caso não é necessário remover o duodenoscópio. Esta configuração do TTS é usada especificamente com a cesta Web (Cook Endoscopy) e pode não ser compatível com outras cestas-padrão. Entretanto, ao contrário de outras cestas de litotripsia, esta cesta não pode ser reutilizada para repetição da captura do cálculo e fragmentação depois que o cabo é cortado.

Os outros litotriptores especificamente projetados para serem usados pelo endoscópio incluem as cestas de litotripsia BML (Olympus Co., Tóquio), a cesta Trapezoid (Boston Scientific, Natick, Mass.) e a cesta para extração por litotripsia Fusion (Cook Endoscopy). Estes são usados quando é feita a remoção de cálculos grandes ou cálculos acima de uma estenose ou quando é prevista uma remoção de cálculo difícil.

O litotriptor BML é um aparelho de três camadas consistindo em uma cesta forte de quatro fios dentro de uma bainha de Teflon e uma bainha recobrindo. A cesta para litotripsia maior ou BML-3Q equivalente (BML-201) possui uma bainha de metal levemente mais espessa e requer um endoscópio com um canal de trabalho de 4,2 mm. Ela permite a injeção de contraste decorrente do diâmetro maior. A cesta menor ou BML-4Q equivalente (BML-202, BML-203) atravessa um canal de 3,2 mm, o

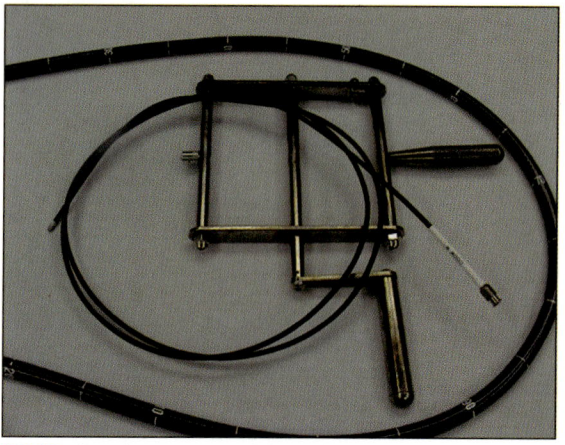

Fig. 18.12 O mais recente modelo do litotriptor Soehendra consiste em uma bainha de 10 Fr pelo escópio (TTS) que atravessa o canal do instrumento do duodenoscópio e uma manivela com autotravamento. *(Cortesia Cook Endoscopy, Winston-Salem, N.C.)*

que dificulta mais a injeção de contraste. O litotriptor BML possui uma versão reutilizável e uma versão descartável. O sistema reutilizável é montado pela inserção da bainha de Teflon através da bainha de metal e depois carregando a cesta dentro do cateter de Teflon. Os fios são soldados juntos em uma haste que está conectada à manivela. O contraste pode ser injetado pelo cateter de Teflon. A abertura e fechamento da cesta são controlados com o cabo. O envolvimento do cálculo é realizado inicialmente com o cateter de Teflon e a cesta. A bainha de metal é, então, avançada sobre o cateter de Teflon até o nível do cálculo somente quando for necessária litotripsia (**Figs. 18.13 e 18.14**).

Quando é usada a cesta BML, os movimentos ascendentes e descendentes da cesta podem envolver o cálculo. No entanto, muito frequentemente o cálculo grande comprime o fio da cesta, dificultando o envolvimento do cálculo. Para envolver o cálculo pode ser útil rodar os fios da cesta em torno do cálculo através do movimento rotacional da ponta do endoscópio (até mesmo com a ajuda da bainha de metal para transmitir uma força maior). Existe um mecanismo de fechamento (ranhuras no cabo de metal) para que a bainha de metal assegure o envolvimento adequado do cálculo antes da litotripsia. É muito importante assegurar que a bainha de metal esteja fechada na posição correta. Isto é feito mantendo o aparelho reto e evitando qualquer volta. Se a bainha de metal não estiver fechada apropriadamente (isto é, com um pequeno segmento do cateter de Teflon exposto entre o cálculo e a ponta da bainha de metal), a litotripsia mecânica não será efetiva. Se houver um recuo ou som de estalo ouvido quando é girado o volante de controle durante o fechamento da cesta, a litotripsia não está funcionando, e a posição da bainha de metal precisará ser ajustada. Com o cálculo envolvido apropriadamente na cesta e a bainha de metal corretamente posicionada, é aplicada tração aos fios, girando o volante de controle para esmagar o cálculo. O volante de controle do modelo anterior não possui um mecanismo de autotravamento embutido, portanto a tração deve ser aplicada lenta e continuamente para possibilitar um tempo para que os fios atravessem o cálculo. Um cabo de esmagamento recentemente projetado possui um mecanismo de autotravamento que pode ser usado para manter a tração nos fios da cesta para uma fragmentação mais controlada do cálculo. O sistema reutilizável pode ser desmontado após a litotripsia para limpeza e esterilização. A versão descartável vem pré-montada com a cesta para litotripsia, o cateter de Teflon e a bainha de metal e com a intenção de ser usada uma única vez. Se for esmagado um cálculo grande e rígido, deve-se sempre remover a cesta para examinar os fios, pois eles ficam com frequência deformados (**Fig. 18.15**). Poderá ser necessário remodelar os fios da cesta com a mão ou com o uso de pinças hemostáticas para assegurar a posterior abertura adequada da cesta e o envolvimento dos fragmentos do cál-

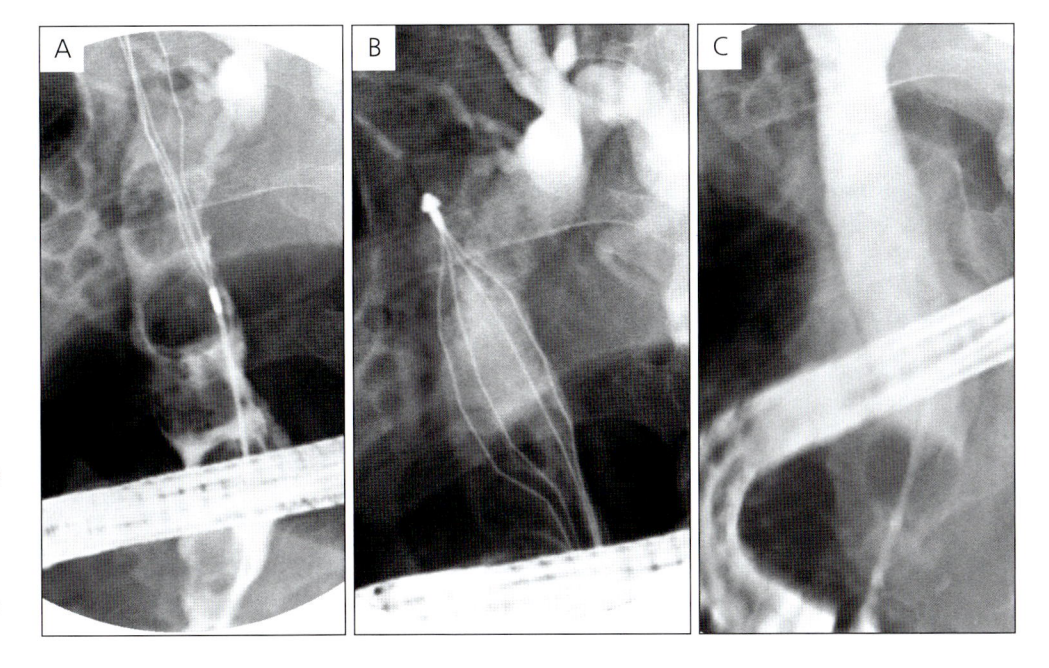

Fig. 18.13 (A) Múltiplos cálculos grandes no ducto biliar. (B) Pelo menos um dos cálculos está envolvido na cesta BML para litotripsia. (C) Colangiograma de oclusão de *follow-up* mostrando a liberação total do ducto.

Fig. 18.14 (A) O litotriptor BML que atravessa o escópio consiste em uma cesta de arame dentro do cateter de Teflon, uma bainha de metal recobrindo e a manivela. (B) Com o cálculo envolvido na cesta, a bainha de metal é avançada sobre o cateter de Teflon até a cesta. O giro do volante fecha a cesta, e o cálculo é esmagado contra a bainha de metal. *(Cortesia Olympus America Inc., Center Valley, Pa.)*

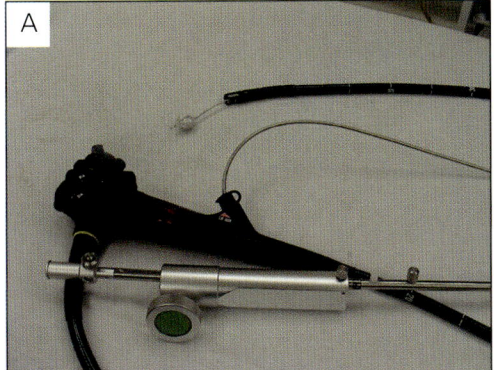

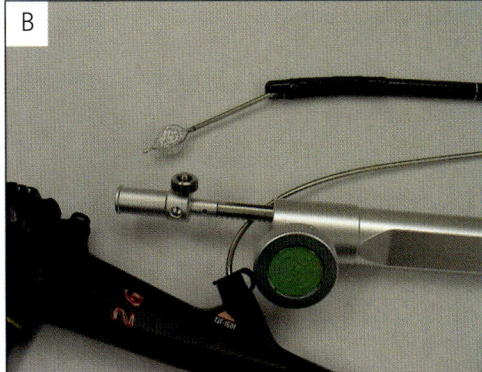

Fig. 18.15 (A) Os fios de uma cesta para litotripsia podem ficar deformados em consequência do esmagamento de um cálculo grande. (B) Será necessário remodelar os fios da cesta para assegurar que eles abram apropriadamente para que possa ser repetido o envolvimento do cálculo.

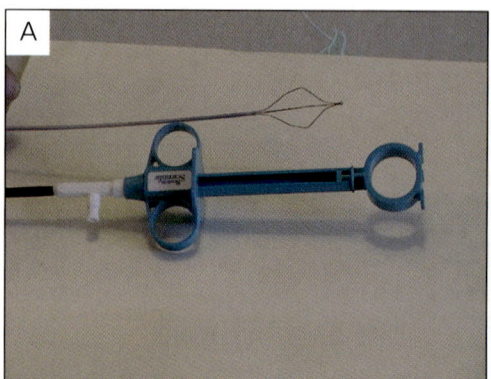

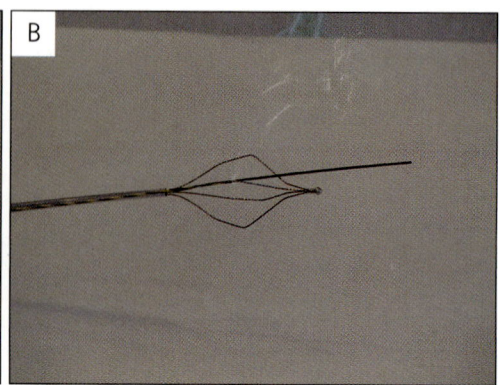

Fig. 18.16 (A) Cesta Trapezoid aberta com cabo. Observe a bainha de metal recoberta com plástico. O cabo plástico pode ser encaixado a um aparelho em manivela se for necessário litotripsia. (B) Cesta Trapezoid aberta inserida sobre um fio-guia. *(Cortesia Boston Scientific, Natick, Mass.)*

culo remanescentes para repetição da litotripsia. Em geral, a litotripsia mecânica é muito efetiva em partir cálculos grandes. A fragmentação repetida do cálculo poderá ser necessária para remoção de cálculos muito grandes. A taxa de sucesso para remoção de cálculos grandes usando litotripsia mecânica varia de 85 a 90%.[21-25]

A cesta Trapezoid (Boston Scientific) e, por razões similares, a cesta para litotripsia Fusion (Cook Endoscopy) possuem fios compostos de nitinol e têm uma bainha de metal flexível revestida (**Fig. 18.16**). As cestas vêm em diferentes tamanhos e são projetadas para passar sobre um fio-guia inserido por um canal separado. Isto é especialmente útil quando é usado um sistema com fio curto. A flexibilidade da bainha também permite a livre canulação com a cesta. Se não for necessária a fragmentação do cálculo, a extração do cálculo poderá ser feita da maneira usual em virtude da bainha flexível. Quando for necessária fragmentação do cálculo, o cabo de um insuflador (similar a um desenho de pistola de êmbolo) poderá ser encaixado ao cabo da cesta e, então, é aplicada tração aos fios da cesta para partir o cálculo. Este desenho oferece os benefícios de permitir a canulação seletiva sobre um fio-guia e a opção potencial para fragmentação do cálculo.

Litotripsia Intraductal

A litotripsia mecânica e esfincterotomia biliar com ou sem dilatação papilar com balão grande é tão efetiva e bem-sucedida para remoção de cálculos grandes e difíceis que reduziu a necessidade de litotripsia intraductal (IDL), que geralmente está disponível somente em centros de referência terciária.

Existem duas formas de IDL: litotripsia eletro-hidráulica (EHL) e *laser*.[26-30] Cada uma tem melhor desempenho com o controle visual direto com colangioscopia peroral (POC) (ver o Capítulo 26).

A IDL pode ser conduzida com fluoroscopia usando um balão especial que centraliza a sonda no ducto biliar, ou então sob controle visual direto com POC usando o sistema de escópio mãe-bebê (Olympus Co., Tokyo), o SpyGlass Direct Visualization System (Boston Scientific) ou um endoscópio superior ultrafino passado diretamente para o interior do ducto biliar (POC direta).

Métodos de POC

Existe uma variedade de endoscópios especificamente projetados para coledocoscopia.[31,32]

Um sistema mais antigo consiste em um duodenoscópio tamanho gigante com um canal de 5,5 mm e um escópio "bebê" que tem 4,7 mm de diâmetro com um canal de 1,7 mm que possui deflexão da ponta em dois sentidos. O canal maior do instrumento permite a passagem mais fácil da sonda de litotripsia. Os escópios "bebês" mais recentes são menores, com um diâmetro de 3,2 mm e um canal de instrumentação de 1 mm e podem ser inseridos por um duodenoscópio terapêutico padrão com um canal de trabalho de 4,2 mm. No entanto, em razão do pequeno canal de instrumentação do escópio "bebê", ele pode acomodar somente sondas de litotripsia e sondas com *laser* de pequeno diâmetro.

Recentemente foi disponibilizado um sistema peroral controlado por um operador que usa um diâmetro externo de utilização única, quatro lúmens, 10 Fr e possui capacidade de direção em quatro vias (SpyGlass Direct Visualization System). Um lúmen é o canal óptico para introdução do feixe de fibra óptica para visualização direta, um lúmen é canal acessório de 1,2 mm, e os outros dois lúmens são canais independentes.[33] O custo do sistema SpyGlass é cerca de $ 35.000, e o cateter Access and Delivery de quatro lúmens de utilização única custa em torno de $ 1.000.

A sonda de fibra óptica custa aproximadamente $ 3.000 e pode ser usada até 10 vezes antes que ocorra o rompimento das fibras com degradação da imagem e haja necessidade de substituição.

Endoscópios ultrafinos foram projetados inicialmente para uso transnasal e estão disponíveis através de uma variedade de fabricantes.[31,34] Os endoscópios menores são com deflexão de ponta única (acima e abaixo). Recentemente eles foram usados para realizar colangioscopia peroral direta.[35]

Após uma esfincterotomia adequada ou esfincterotomia combinada com esfincteroplastia com balão, o colangioscópio ou endoscópio ultrafino é introduzido no ducto biliar comum.

Litotripsia Eletro-Hidráulica

A EHL consiste em um gerador de força bipolar (AUTOLITH, Northgate Technologies Inc., Elgin, III.) através do qual a força ou energia pode ser predefinida com base no tamanho da sonda (3 ou 4,5 Fr). É necessário um meio líquido (solução salina, não água) para EHL. A ponta da sonda possui um par de eletrodos bipolares, que quando são ativados em um meio líquido irão gerar uma onda de choque para fragmentar o cálculo. A frequência de descarga da onda de choque pode ser predefinida na máquina e ser ativada por um pedal interruptor, como uma descarga de pulso único ou contínuo. Dependendo do canal do instrumento do colangioscópio, podem ser usados vários diâmetros de sonda (1,9 Fr, 3 Fr e 4,5 Fr). O preenchimento do ducto biliar com solução salina facilita a visualização colangioscópica. É tomado cuidado para não transbordar o sistema para minimizar o risco de colangite. A sonda de EHL é colocada muito próxima do cálculo com visualização colangioscópica direta e usando fluoroscopia. O cálculo e a sonda são imersos na solução salina. O pedal interruptor é ativado, e a fragmentação do cálculo é realizada com controle visual direto. Os fragmentos de cálculo gerados durante a litotripsia podem obscurecer a visão colangioscópica. A irrigação adicional com solução salina ou sucção clareia a visão. A fragmentação efetiva do cálculo pode ser demonstrada fluoroscopicamente pela injeção de contraste no ducto biliar. A extração posterior do cálculo pode ser realizada com um balão ou cesta após a remoção do colangioscópio, seguida por um colangiograma de oclusão para documentar a liberação do ducto biliar. Uma vez que sejam gerados fragmentos do cálculo durante a litotripsia, poderá ser útil inserir a cesta de extração de cálculos no fundo do ducto biliar e irrigar o ducto com solução salina injetada pela cesta (enquanto é aplicada sucção com o endoscópio). Isto ajuda a remover os fragmentos de cálculo remanescentes do ducto comum. Se for usado o duodenoscópio de tamanho gigante para exame com escópio mãe-bebê, poderá ser útil trocar os duodenoscópios e usar um duodenoscópio terapêutico padrão, que é muito mais fácil de manipular. Se não puder ser confirmada a liberação completa, é aconselhável inserir um stent ou dreno nasobiliar para descomprimir o sistema biliar. Isto impedirá a impactação do cálculo e posterior colangite. Posteriormente é realizada uma CPRE para extrair o *stent* e remover os fragmentos remanescentes do cálculo.

Litotripsia com Laser

A litotripsia com *laser* é um método mais efetivo de fragmentação de cálculos do que a EHL para a fragmentação de cálculos duros. Ela pode ser realizada usando somente a orientação fluoroscópica.[36,37] Mais comumente, no entanto, a litotripsia com *laser* é realizada com visualização direta.[38-40]

Manejo de Cálculos no Ducto Cístico

Os cálculos no ducto cístico representam um desafio clínico único por várias razões. Primeiramente, a entrada seletiva do fio no ducto cístico pode ser desafiadora uma vez que em alguns pacientes o fio entra preferencialmente no ducto hepático comum. Em segundo lugar, o ducto cístico é tortuoso. Em terceiro lugar, o ducto cístico é frequentemente menor do que o cálculo. Por fim, se o cálculo for impactado no coto proximal, será impossível passar um balão proximal ao cálculo para extração. As técnicas e artifícios necessários incluem o uso de esfincterótomo (que geralmente orienta na direção do ducto cístico), fios hidrofílicos dobrados, dilatação do balão no ducto cístico, insuflação de um balão para remoção de cálculos abaixo do cálculo com retirada rápida para sugar o cálculo pelo ducto cístico, cestas guiadas por fios e o uso de colangioscopia com litotripsia intraductal. Ocasionalmente uma cesta-padrão passa naturalmente dentro do ducto cístico.

Eventos Adversos e o Seu Manejo

Conforme discutido no Capítulo 7, os AEs são eventos que têm consequências clínicas. A maioria dos eventos que ocorrem decorrente dos balões extratores pode prolongar o procedimento e representar desafios técnicos, mas não são AEs; é durante o manejo dessas dificuldades técnicas que pode ocorrer um AE. Assim sendo, é importante entender como evitar estes desafios técnicos.

Balões Extratores

- Pode ocorrer ruptura do balão.
- Cálculo impactado causado por inadequação relativa da esfincterotomia.

Poderá ocorrer ruptura do balão, se o balão for puxado vigorosamente contra o cálculo. Se o cálculo for muito grande para a esfincterotomia, o balão insuflado com ar pode deformar-se e escapar, deixando o cálculo impactado na extremidade inferior do ducto biliar comum ou no nível da papila. Para liberar um cálculo impactado, poderá ser necessário empurrá-lo para trás, usando um acessório mais rígido, como uma pinça de biópsia. Ou então, pode, se possível, ampliar a esfincterotomia, caso seja inserido um esfincterótomo padrão junto ao cálculo. Outra opção é usar um estilete para cortar a porção intraduodenal saliente do ducto biliar distal e a papila para liberar o cálculo (**Fig. 18.17**). Se ocorrer impactação do cálculo no ducto distal acima do nível da papila, um balão poderá ser insuflado abaixo do cálculo impactado para injetar contraste sob pressão, deslocando, assim, o cálculo proximalmente no ducto de modo que outros acessórios possam ser usados para envolver e extraí-lo, ou pode ser feita canulação profunda para a colocação de um *stent* ao seu lado para drenagem. No caso de o cálculo estar impactado dentro do ducto biliar, é importante assegurar a drenagem do sistema biliar, colocando um *stent* ou dreno nasobiliar para evitar colangite.

Cestas para Extração

- Migração de cálculos para o interior dos ductos hepáticos.
- Impactação do cálculo e da cesta.

Durante a extração dos cálculos com cesta, os cálculos podem migrar até o ducto intra-hepático. Envolver um cálculo migrado dentro do ducto intra-hepático pode ser um desafio. O melhor método é evitar o uso de uma cesta. Um balão e fio-guia podem ser usados para canular seletivamente o respectivo seg-

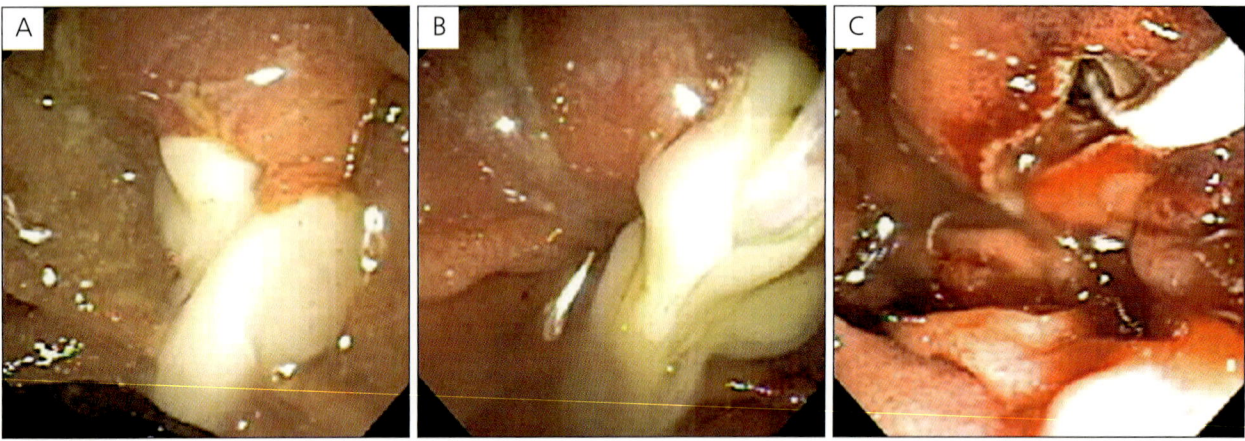

Fig. 18.17 Cálculo impactado. (**A**) Observe a papila saliente com existência de pus. (**B**) O pré-corte inicial foi seguindo por canulação com esfincterótomo. (**C**) Após extensão da esfincterotomia e liberação do cálculo.

mento que contém o cálculo. O balão é avançado sobre o fio-guia além do cálculo e insuflado. O cálculo é, então, puxado para o interior do ducto hepático comum ou o ducto biliar comum antes de serem feitas mais tentativas para remover o cálculo, seja usando o mesmo cateter com balão ou usando uma cesta. O uso de uma cesta guiada por fio também é útil na remoção de cálculos dos ductos intra-hepáticos, embora estas cestas tenham a tendência a ser mais rígidas, e a manipulação dos ductos intra-hepáticos pode ser difícil.

Se fracassar a extração do cálculo com a cesta, poderá ser necessário liberar o cálculo envolvido para evitar a impactação da cesta e do cálculo. Isto pode ser obtido pelo avanço delicado da cesta e do cálculo proximalmente em direção à bifurcação e abrindo a cesta de modo que os fios se retraiam sobre si mesmos. Dessa maneira, os fios são abertos, e o cálculo pode ser retirado da cesta. A cesta é, então, fechada lentamente acima do cálculo para evitar que o cálculo seja envolvido novamente, quando a cesta aberta for puxada para trás. Depois que a cesta é fechada, ela pode ser removida. A extração do cálculo poderá necessitar de uma ampliação da esfincterotomia ou fragmentação do cálculo com o uso de um litotriptor mecânico.

A impactação da cesta e do cálculo dentro do ducto biliar ou no nível da papila pode ocorrer em razão do grande tamanho do cálculo e de uma esfincterotomia inadequada. Em casos raros, a impactação do cálculo e da cesta ocorreu no nível da cabeça do pâncreas decorrente de um ducto comum distal estreito. Nestes casos, pode ser tentada litotripsia mecânica emergencial com o uso de litotriptores mecânicos.

Litotripsia Mecânica

- A tração excessiva nos fios contra um cálculo muito duro pode levar ao rompimento dos fios da cesta.
- Pode ocorrer falha, se houver impactação do cálculo que impeça a abertura adequada da cesta grande em torno do cálculo.

Litotriptores mecânicos podem ser usados como uma medida de salvamento em casos de impactação do cálculo e da cesta.[41] No entanto, os fios da cesta-padrão são relativamente macios e podem romper-se no duodeno ou mais proximalmente, resultando na retenção de uma cesta rompida e cálculo no ducto biliar. Podem ser feitas tentativas para usar uma cesta para litotripsia TTS para envolver a cesta rompida e o cálculo, e, então, fragmentar o cálculo com posterior remoção da cesta. Isto também pode necessitar a ampliação da esfincterotomia, conforme discutido anteriormente. Se for possível o envolvimento do cálculo e a cesta, poderá ser obtida a remoção do cálculo e cesta impactados. Caso contrário, poderá ser necessária exploração cirúrgica para remover o cálculo e a cesta impactados. Uma nova abordagem de manejo foi relatada em um caso em que foram deixados no lugar a cesta com o cálculo impactados após o fracasso da litotripsia mecânica de salvamento decorrente da ruptura dos fios. Os fios remanescentes foram cortados e passados inseridos no estômago. A colocação de um *stent* biliar junto à cesta rompida, e o cálculo permitiu a posterior remoção endoscópica eletiva do *stent*, cálculo e cesta.[42]

A cesta para litotripsia Olympus TTS é projetada para se romper na conexão entre a cesta e a manivela e, alternativamente, os fios da cesta são projetados para se romperem na ponta para impedir que haja uma cesta rompida em torno de um cálculo impactado no ducto biliar. No caso inesperado da cesta se romper no ponto de conexão, encontra-se disponível uma bainha de metal especial que pode ser inserida sobre a cesta rompida após a remoção do duodenoscópio. A fragmentação do cálculo pode ser realizada com os acessórios do litotriptor não TTS. Não é aconselhável usar o cabo do liptotriptor Cook Endoscopy Soehendra e adaptá-lo a uma cesta para litotripsia Olympus rompida, pois ele não é totalmente compatível. Se isto for feito, é importante prender o cateter de Teflon em volta dos fios da cesta para oferecer apoio para a bainha de metal. O modelo da bainha de metal com o sistema Olympus BML descartável é diferente e se for aplicada tensão aos fios sem o cateter de Teflon, as bobinas da bainha de metal se afivelam, tornando, assim, a litotripsia inefetiva.

A litotripsia mecânica TTS tem sucesso na maioria dos casos, porque estas cestas são mais fortes. Mais de 80% dos cálculos grandes (> 2 cm) foram fragmentados em séries relatadas, resultando em uma taxa de liberação do ducto de mais de 95%. A principal razão para o fracasso é que o cálculo é muito grande para o tamanho da cesta, mas mesmo assim, se parte do cálculo puder ser envolvida, poderá ser obtida a fragmentação parcial do cálculo e a redução do tamanho do cálculo, permitindo o posterior envolvimento e fragmentação completa do cálculo. A litotripsia mecânica fracassa quando existe uma impactação do cálculo que não permite que a cesta seja passada ou quando existe espaço inadequado dentro do ducto biliar para abrir a cesta e envolver o cálculo. Nesta situação, a colocação temporária de um *stent* pode ser realizada para assegurar a drenagem biliar. A posterior fragmentação espontânea do cálculo foi observada em 30% dos casos, possivelmente decorrente da fricção entre o cálculo e o *stent* ou de efeitos de melhora do fluxo biliar.

Embora relativamente incomum, a perfuração do ducto biliar pode ocorrer devido à rigidez relativa da cesta quando os fios estão apertados. Além disso, pode ocorrer pancreatite após remoção vigorosa de um cálculo impactado e da cesta, causando lesão ao orifício pancreático.

Litotripsia Intraductal

- Lesão e perfuração no ducto biliar.

Embora altamente efetiva, um dos principais problemas com a IDL é a dificuldade em direcionar as ondas de choque levando a uma lesão e perfuração inadvertida do ducto biliar. O procedimento deve ser realizado com orientação endoscópica e fluoroscópica direta por endoscopistas com experiência no uso do equipamento para evitar AE.

Resumo

É costumeiro liberar o ducto biliar de cálculos em virtude do risco de obstrução, colangite e pancreatite. A esfincterotomia e esfincteroplastia facilitam o acesso dentro do sistema biliar. Os cateteres com cesta e balão são úteis para remover cálculos de até 1,5 cm de diâmetro. O uso de cateteres com cesta guiada por fios ou balão permite o acesso adequado ao interior do sistema hepático para remover cálculos intra-hepáticos ou cálculos que migraram. Os cálculos acima da estenose do ducto biliar requerem dilatação da estenose com balão antes da remoção com sucesso. O uso de litotripsia mecânica para fragmentar cálculos facilita a liberação do ducto de cálculos grandes ou cálculos acima de uma estenose. A litotripsia mecânica é muito efetiva para obter a liberação do ducto comum, e a necessidade de litotripsia intraductal está limitada a cerca de 5% dos cálculos difíceis do ducto biliar.

A lista de referências deste capítulo pode ser encontrada em www.revinter.com.br/online/referencias-baron.pdf

Capítulo 19

Esfincterotomia Pancreática

Jonathan M. Buscaglia ▪ Anthony N. Kalloo

Desde a sua aplicação inicial, em 1974, a esfincterotomia biliar endoscópica revolucionou a abordagem de pacientes com doenças no trato biliar.[1] O uso da esfincterotomia biliar em conjunto com outras técnicas, como a colocação de *stent*, extração de cálculos com balão ou cesta e dilatação de estenose, a esfincterotomia biliar se transformou no padrão de cuidados para problemas que anteriormente eram remediados somente por procedimentos cirúrgicos. No entanto, a terapia endoscópica para distúrbios pancreáticos não avançou tão rapidamente. A razão principal para isto parece ser o antigo temor de induzir pancreatite em um órgão que, frequentemente, expressa uma reação pela simples manipulação da papila e do esfíncter.[2] Historicamente, a pancreatite e seus eventos adversos associados impediram que alguns endoscopistas tentassem aplicar técnicas terapêuticas semelhantes às usadas no tratamento de distúrbios do trato biliar. Além disso, as indicações nítidas para a terapêutica endoscópica do pâncreas eram muito mais difíceis de definir em razão de uma escassez de ensaios clínicos bem projetados que justificassem o seu uso. A maioria das técnicas que foram usadas em estudos prévios foi realizada em um número pequeno de pacientes e somente em centros especializados. A maior parte dos estudos era retrospectiva no *design* e sem grupos-controle. Havia uma deficiência de estudos que usassem randomização e comparassem diretamente a terapêutica endoscópica com a cirúrgica ou médica.[2]

É sobre este pano de fundo que começamos a discutir a esfincterotomia pancreática endoscópica. Esta técnica é a pedra angular da terapêutica endoscópica do pâncreas e propicia o acesso inicial ao principal ducto pancreático.[3] Depois de obtido o acesso ao ducto, ela pode ser usada como uma manobra terapêutica (p. ex., para tratar disfunção do esfíncter de Oddi do tipo pancreático) ou em série com outras técnicas endoscópicas terapêuticas, como a colocação de um *stent* em uma estenose ductal.[4] Na pancreatite crônica, por exemplo, a esfincterotomia pancreática não só reduz a pressão no interior do ducto pancreático principal, como também pode ser usada para facilitar a extração de cálculos e tampões de proteínas.[1]

Este capítulo foca nas técnicas endoscópicas e no equipamento usado pela maioria dos especialistas que realizam constantemente esfincterotomia pancreática. As indicações e contraindicações para esta técnica, bem como as evidências que apoiam a sua base também são discutidas. Os eventos adversos associados à esfincterotomia pancreática e as estratégias de controle desses problemas são abordados. Finalmente, discutimos brevemente a literatura existente associada aos custos e economia de custos da esfincterotomia pacreática.

Esfincterotomia Pancreática Endoscópica

Preparação
Como em todos os procedimentos endoscópicos, é imperativo obter o consentimento informado válido antes de iniciar.[5] Isto assume importância primordial quando se discutem com os pacientes e suas famílias os riscos potenciais envolvidos na realização de uma colangiopancreatografia retrógrada endoscópica (CPRE) com esfincterotomia pancreática, uma vez que as taxas de eventos adversos sejam maiores quando comparadas à endoscopia superior eletiva. Exames de sangue de rotina, incluindo um hemograma completo (CBC) e parâmetros de coagulação, são usualmente verificados antes do procedimento. Aspirina, drogas anti-inflamatórias não esteroides (NSAIDs), varfarina e outros anticoagulantes são interrompidos vários dias antes e depois do procedimento, se possível.[5] Frequentemente são ministrados antibióticos 30 a 60 minutos antes do procedimento como um esforço para prevenir infecções relacionadas com o procedimento, como sepse biliar, mas isto não é um padrão em todas as instituições. Os dados que apoiam a profilaxia com antibióticos antes da esfincterotomia pancreática ou biliar são esparsos e muito limitados. Apenas alguns estudos tentaram investigar esta questão, e a maioria deles tinham números pequenos com parâmetros pouco definidos.[6] No entanto, muitos endoscopistas utilizarão a profilaxia com antibióticos antes (e frequentemente depois) de uma esfincterotomia endoscópica planejada. A cobertura com uma cefalosporina de segunda ou terceira geração parece ser suficiente. Antibióticos de espectro mais amplo, como piperacilina/tazobactam ou vancomicina e gentamicina, se houver alergia à penicilina, podem ser justificados em alguns casos.

Equipamento
A esfincterotomia pancreática, assim como a esfincterotomia biliar, é realizada com um duodenoscópio de visão lateral padrão, o esfincterótomo apropriado (papilótomo) e um gerador eletrocirúrgico.[7] Existe uma variedade de opções em termos de geradores eletrocirúrgicos disponíveis comercialmente. A maioria tem opções monopolar e bipolar, e oferecem corte puro, coagulação pura e modos combinados (corte/coagulação) atuais.[5] Estes são os mesmos geradores que são usados quando se realizam polipectomias. Os modelos mais recentes permitem ainda opções de corte que gradativamente unem o músculo do esfíncter em segmentos de 1 mm, informando o endoscopista com um alarme audível na extremidade de cada segmento. Esta é uma tentativa para assegu-

rar que a esfincterotomia seja realizada de uma maneira cuidadosa e gradativa sem a produção de um corte exagerado não intencional. Contudo, não existem dados para verificar a eficácia deste método.

Existem poucas evidências apoiando o uso de um modo de corrente em detrimento dos outros durante uma esfincterotomia. Alguns dados, contudo, sugerem que a corrente de corte pura pode estar associada a um menor risco de pancreatite pós-CPRE quando comparada à corrente combinada.[8] Além disso, acredita-se que a técnica de corte puro cause menos fibrose, ajudando assim a diminuir a chance de desenvolvimento de estenose papilar futura. Em consequência, alguns endoscopistas defendem o uso apenas do modo de corte puro quando é realizada uma esfincterotomia pancreática. Não está claro se ocorrem realmente mais eventos adversos de sangramento associados a esta opção, como alguns sugeriram.

Uma enorme variedade de esfincterótomos com fios-guia está disponível comercialmente no momento para uso em esfincterotomia pancreática. Para uma descrição mais detalhada de todos os fios-guia endoscópicos e acessórios para CPRE, consulte o Capítulo 4. O esfincterótomo original Demling-Classen ou o tipo tração Erlangen (*design* em corda) é ainda a opção mais popular para a realização de esfincterotomia pancreática (**Fig. 19.1**). Existem diversas variações deste tipo de esfincterótomo; todas elas estão com base em diferenças no comprimento do fio de corte exposto, o número de lúmens adicionais e as diferenças no comprimento do "nariz" do instrumento.[5,7] Um nariz mais curto (5 a 8 mm além do fio) é por vezes mais conveniente para canulação da papila maior antes da esfincterotomia. Isto permite o melhor acoplamento entre a ponta do esfincterótomo e a papila sem muita interferência do fio cortante. Depois que a ponta está posicionada no interior do orifício papilar, pode ser usada tensão no fio para curvar a ponta no eixo correto e alinhar corretamente o acessório para a esfincterotomia final.[7] Esfincterótomos com nariz mais longo (2 a 5 cm além do fio) perdem a sua capacidade de se curvarem, uma vez que a maior parte do fio cortante seja retida dentro do duodenoscópio até que seja atingida a canulação profunda. A vantagem deste tipo de esfincterótomo é a capacidade de manter a canulação, enquanto o fio está sendo retirado durante a esfincterotomia. No entanto, agora com os cateteres de triplo lúmen e fios-guia de pontas macia e flexível que causam menos danos ao ducto pancreático, um fio-guia pode ser facilmente deixado no lugar dentro do ducto pancreático para manter a canulação, enquanto é realizada uma esfincterotomia pancreática (esfincterotomia sob fio-guia). Esta técnica de esfincterotomia sob fio-guia é agora considerada o padrão de cuidados para esfincterotomias pancreática e biliar.

Os esfincterótomos-padrão possuem uma ponta de cateter de 5 Fr a 7 Fr que podem aceitar um fio-guia de 0,035 polegada.[9] O uso de um cateter de triplo lúmen permite a colocação de um fio-guia previamente colocado e a injeção simultânea de contraste sem precisar remover o fio-guia. Ao manipular a papila e as porções mais proximais do ducto pancreático principal antes da esfincterotomia, muitos endoscopistas preferem uma ponta de cateter ultrafina (5 Fr-4 Fr-3 Fr) para canulação mais fácil. Estes esfincterótomos usam fios-guia de menor calibre, frequentemente com menos de 0,018 polegada de diâmetro. Em contrapartida, uma cânula especial de 3 Fr pode ser passada pelo canal de um esfincterótomo-padrão para produzir o efeito de um cateter com ponta pontiaguda.[9]

A esfincterotomia pancreática endoscópica é realizada após a canulação profunda do ducto pancreático principal com um fio-guia.[10] Existem vários tipos diferentes de fios-guia disponíveis comercialmente que podem ser usados para executar esta técnica. Essas configurações de fios-guia incluem o convencional, em nitinol, hidrofílico e "híbrido." A variação no diâmetro do fio está entre 0,018 e 0,035 polegada.[11] Ao ser realizada a esfincterotomia pancreática guiada por fio, os fios hidrofílicos revestidos com pontas macias e moles podem ser úteis na prevenção de trauma ao ducto pancreático principal ou seus ramos laterais.[10] Conforme mencionado anteriormente, esta técnica guiada por fio em esfincterotomia pancreática evitou esfincterótomos com nariz mais longo. A manutenção da canulação adequada da papila, dessa maneira, é menos traumática e mais segura.

A Técnica Endoscópica

Os princípios fundamentais envolvidos na esfincterotomia pancreática se assemelham muito aos da esfincterotomia biliar. Eles envolvem a canulação do ducto guiada por fio antes do corte e o uso de uma abordagem lenta e gradual que se baseia na identificação precisa dos pontos de referência anatômicos. Existem essencialmente dois tipos de técnicas que são usadas pela maioria dos endoscopistas especializados na realização deste procedimento. A primeira abordagem, e a mais popular, é realizada com o uso de um esfincterótomo-padrão do tipo tração. A segunda abordagem usa um papilótomo do tipo estilete para cortar o músculo esfincteriano *após* a colocação de um stent no ducto pancreático. Ambas as técnicas têm as suas vantagens e desvantagens, e os detalhes em torno de cada abordagem são discutidos a seguir. Além disso, descreveremos brevemente a técnica de esfincterotomia pancreática com pré-corte ou "acesso" naqueles casos em que o endoscopista se defronta com uma canulação pancreática difícil. A esfincterotomia da papila menor é discutida separadamente no Capítulo 20.

Como ocorre com as esfincterotomias biliar e pancreática, o sucesso começa pela canulação precisa do ducto correto. Isto por vezes é o maior obstáculo para os endoscopistas terapêuticos novatos. Em geral, a canulação seletiva do ducto pancreático é

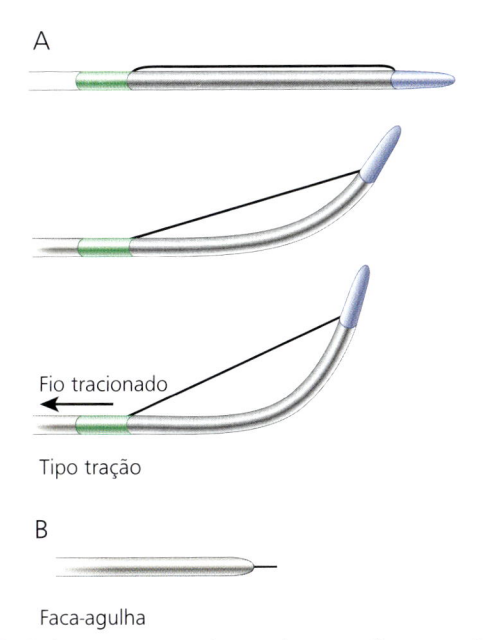

Fig. 19.1 Esfincterótomos padrão usados em esfincterotomia pancreática. *(Reproduzida com permissão of Division of Gastroenterology and Hepatology, Johns Hopkins Hospital.)*

A — Tipo tração (Fio tracionado)
B — Faca-agulha

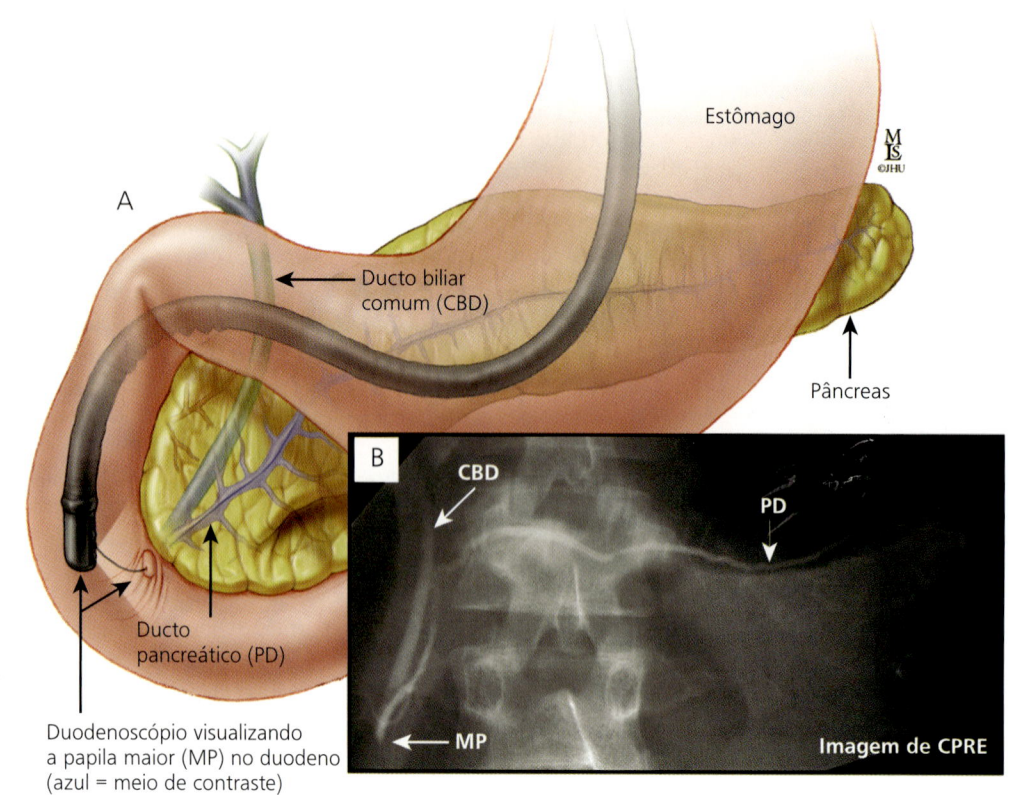

Fig. 19.2 (**A** e **B**) Posição do ducto pancreático principal e ducto biliar comum em relação à papila maior. O ducto pancreático corre a 90 graus perpendicular à parede lateral duodenal. *(Reproduzida of Division of Gastroenterology and Hepatology, Johns Hopkins Hospital.)*

mais fácil do que a do ducto biliar, presumindo-se que não tenha havido uma esfincterotomia prévia. A razão está diretamente relacionada com o eixo anatômico de cada ducto em relação à parede do duodeno. Embora o ducto pancreático principal possa ser tortuoso com múltiplos ramos laterais, a porção mais proximal do ducto se afasta da papila em um ângulo de 90 graus da parede duodenal (**Fig. 19.2**). Ela, então, corre mais para a direita e diretamente para dentro.[12] A parte mais distal do ducto biliar comum, por outro lado, assume um ângulo mais agudo na sua relação com a parede duodenal. Ela se estende em direção ascendente e para a esquerda do orifício papilar. Isto proporciona uma canulação mais difícil, dependendo do quanto é agudo o ângulo de saída da papila.

Devemos lembrar que uma visão transversal da porção *interna* da ampola de Vater (parte mais distante do lúmen duodenal) é semelhante a uma "cebola com dois olhos", com cada ducto percorrendo a sua própria direção.[12] A porção mais proximal da ampola, no entanto, é um único orifício que segue do lúmen do duodeno para o interior de um canal comum. Este canal comum, então, se funde com a assim chamada "cebola com dois olhos". O comprimento deste canal é variável, mas geralmente varia entre 1 e 10 mm.[7] Dentro deste canal encontram-se várias dobras de mucosa papilar que podem, com frequência, ser obstáculo para a canulação seletiva com esfincterótomo. Assim sendo, a canulação precisa depende de encontrar o eixo correto com a ponta do cateter antes que o fio-guia possa ser empurrado para dentro do ducto pancreático principal. A abordagem do orifício papilar com a orientação correta permite que o endoscopista encontre o eixo correto.

Quando se dirige para o ducto pancreático, o cateter deve entrar no orifício perpendicular à parede duodenal. Então, para atravessar o plano correto, a ponta do cateter deve ser avançada ao longo do *assoalho* do orifício para encontrar o ducto pancreático. Isto contrasta com a canulação biliar, em que a ponta do cateter é direcionada para o *teto* do orifício papilar para encontrar o ducto biliar comum distal.[7] Finalmente a única maneira de assegurar a canulação correta é (1) avançar delicadamente o fio-guia para dentro do ducto e confirmar fluoroscopicamente a posição do fio na transversal em direção à coluna ou (2) injetar contraste para verificar a própria posição dentro do ducto fluoroscopicamente. Para limitar o risco de pancreatite, deve ser usado menos contraste possível nesta situação.

A importância do eixo ductal correto é fundamental. Quando defrontado com uma canulação difícil do ducto pancreático, pode-se ter que abaixar a ponta do cateter mais uma vez avançando ao longo do piso do orifício papilar. Isto pode ser obtido abaixando o elevador no duodenoscópio, dessa forma pressionando para baixo sobre o piso.[7] A injeção de contraste é feita simultaneamente num esforço para identificar corretamente o ducto pancreático.

Esfincterotomia do Tipo Tração

Após o sucesso da canulação pancreática e o avanço do fio-guia para dentro do ducto pancreático principal, a confirmação da posição é usualmente obtida com um pancreatograma. Presumindo que foi estabelecida uma clara indicação para esfincterotomia, esta parte do procedimento é mais frequentemente realizada com um esfincterótomo do tipo tração (conforme mencionado anteriormente). Assim como na esfincterotomia biliar, a incisão deve ser "quente e lenta".[7] Ela deve ser direcionada para a posição de 1 a 2 horas com a parte mais distal do fio cortante.[5,10] Em outras

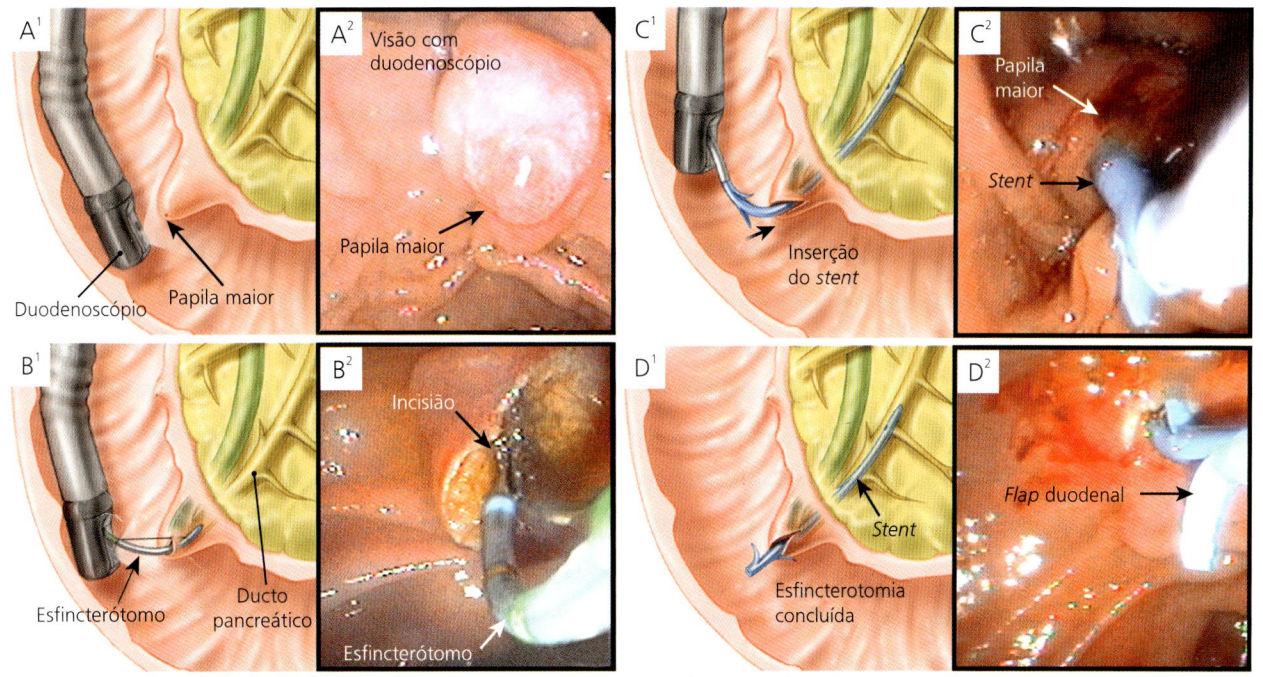

Fig. 19.3 (**A**) Visão da papila maior antes da esfincterotomia pancreática. (**B**) Esfincterotomia realizada com o fio cortante direcionado para a posição de 2 horas. (**C**) Colocação de um *stent* pancreático após esfincterotomia. (**D**) Finalização da esfincterotomia com o *stent* em boa posição. *(Reproduzida com permissão of Division of Gastroenterology and Hepatology, Johns Hopkins Hospital.)*

palavras, a maior parte do fio cortante deve ser visível fora do orifício papilar. Observe que a direção do corte é muito diferente de uma esfincterotomia biliar (**Fig. 19.3**). Na esfincterotomia biliar, a direção do corte está na posição de 11 a 1 hora (preferencialmente a posição de 12 horas). O esfincterótomo é levemente curvado enquanto o fio cortante "sobe" até o teto da papila de uma forma gradual.[7] Na esfincterotomia pancreática se aplicam os mesmos princípios, mas a direção é mais para a direita, guiando o fio cortante ao longo do piso do orifício papilar.

A verdadeira incisão deve ser feita usando a corrente de corte pura com o gerador eletrocirúrgico. Isto previne maior dano ao pâncreas e limita o possível desenvolvimento futuro de fibrose e estenose papilar.[10,13] O comprimento do corte está geralmente entre 5 e 10 mm. Ductos de diâmetro maior requerem cortes mais longos para obter o maior acesso possível. Depois de concluída a esfincterotomia, um *stent* pancreático temporário é usualmente deixado no lugar por um curto período de tempo para facilitar a drenagem adequada do ducto. O edema resultante após uma esfincterotomia pancreática pode causar obstrução ductal e, por fim, pancreatite.[14] No entanto, esta política de colocar um *stent* pancreático após cada esfincterotomia pancreática não é universal. Alguns endoscopistas especializados não sentem a necessidade de realizar este passo. Além do mais, os tipos de *stents* que são escolhidos e a duração desejada também foram motivo de debate.[15]

No começo da era da esfincterotomia pancreática, muitos endoscopistas defenderam que este procedimento *sempre* fosse realizado em combinação com uma esfincterotomia biliar anterior. Alguns consideram que esfincterotomia biliar feita imediatamente antes da esfincterotomia pancreática permite a identificação mais fácil de marcos anatômicos mais claros, tornando-a, desta forma, um procedimento mais seguro e efetivo. Ela pode proporcionar melhor exposição do septo pancreaticobiliar e assim

Quadro 19.1 Técnica de Esfincterotomia do Tipo Tração

- A direção da posição é ao longo da posição de 1 a 2 horas
- Deve ser usada corrente de corte pura
- A incisão deve ser "lenta e quente"
- A maior parte do fio cortante deve estar fora do orifício papilar
- O comprimento da incisão geralmente está entre 5 e 10 mm
- É inserido um *stent* no ducto pancreático após a conclusão
- Pode ou não ser precedida por uma esfincterotomia biliar

permitir melhor acesso ao tecido pancreático desejado.[16] Além disso, esta técnica previne a rara possibilidade de eventos adversos biliares após um corte pancreático primário.[1] Isto inclui dano inadvertido ao ducto biliar distal, além de uma possível obstrução biliar decorrente do edema adjacente ao orifício do ducto biliar. Muitos endoscopistas especializados recomendam uma esfincterotomia biliar antes de uma esfincterotomia pancreática em casos de colangite ou icterícia obstrutiva, um ducto biliar comum com > 12 mm de diâmetro, ou um nível de fosfatase alcalina maior do que 2 vezes o normal.[10] Também pode ser feita quando é necessário obter melhor acesso ao ducto pancreático principal.[17]

Quando é realizada uma esfincterotomia pancreática após uma esfincterotomia biliar, os marcos anatômicos são diferentes. Parte da papila já foi aberta para este procedimento e, assim, o orifício pancreático usualmente é visto na posição de 5 horas próximo à margem direita da esfincterotomia.[1] A abertura transitória do ducto pancreático permitirá melhor visualização e corte mais preciso. Isto pode ser obtido pela sucção delicada de ar para dentro do duodeno com o duodenoscópio. Depois que o orifício estiver corretamente identificado e canulado, a esfincterotomia pode ser realizada de uma forma similar à descrita anteriormente (**Quadro 19.1**).

Esfincterotomia com Estilete

Um método alternativo à esfincterotomia pancreática usa um estilete endoscópico em vez de um esfincterótomo do tipo tração (**Fig. 19.1**).[16] O corte com o estilete é feito somente depois da colocação de um *stent* no ducto pancreático. A ponta do estilete é colocada na porção mais proximal do esfíncter pancreático que está recobrindo o *stent*. Usando o *stent* como um guia para direcionar o corte ao longo do plano do ducto pancreático, a ponta do estilete é avançada sobre o topo do *stent* e abaixo no seu eixo longitudinal (**Fig. 19.4**). O comprimento da incisão é similar ao da esfincterotomia com um esfincterótomo do tipo tração; isto é, o comprimento em geral está entre 5 e 10 mm. Muitos especialistas acreditam que uma esfincterotomia biliar prévia é especialmente útil antes de usar esta técnica com estilete.[16] A boa exposição do septo pancreaticobiliar permite o melhor acesso ao tecido e uma "septotomia" mais efetiva.

Entretanto, existem algumas limitações para esta técnica. O pré-requisito absoluto da colocação de um *stent* no ducto pancreático faz dela uma técnica que pode não ser viável se um *stent* não puder ser colocado. Por exemplo, na pancreatite crônica pode ser muito difícil inserir um *stent* sem primeiro remover os cálculos ductais.[10] Além do mais, o uso da técnica com esfincterótomo do tipo tração permite uma avaliação mais completa da integridade da esfincterotomia. O endoscopista pode reavaliar a incisão e estender o corte, se necessário, com o fio do esfincterótomo. Isto não é possível com o estilete e a técnica com *stent*. Finalmente, muitos endoscopistas acham mais simples e mais rápido realizar a esfincterotomia sem ter que colocar primeiro um *stent* pancreático (**Quadro 19.2**).

Apesar do fato de que a esfincterotomia pancreática é realizada somente por duas técnicas diferentes, questionários de pesquisas mostram que existe realmente uma ausência de consenso entre os especialistas em termos de qual delas é a melhor abordagem. Um levantamento prévio com 14 endoscopistas especialistas em 9 centros dos Estados Unidos mostrou que 6 destes 14 gastroenterologistas "sempre" ou "frequentemente" usam a técnica com o esfincterótomo do tipo tração, enquanto que 7 destes 14 "sempre" ou "frequentemente" usam a técnica com o estilete.[15] Oito médicos "sempre" realizam uma esfincterotomia biliar antes da esfincterotomia pancreática e apenas 2 dos 14 usam corrente de corte puro durante o procedimento (**Tabela 19.1**). Quase todos os endoscopistas inserem um *stent* pancreático após a esfincterotomia, uma vez que ela reduza a probabilidade de pancreatite pós-CPRE.[14] No entanto, quais tipos de *stents* são usados e quanto tempo são deixados no lugar é muito variável entre aqueles que realizam esfincterotomia pancreática regularmente.[15] As perguntas em torno destas diferenças entre as técnicas somente poderão ser respondidas com ensaios randomizados futuros que examinem os resultados a curto e longo prazos de cada uma (**Quadro 19.3**).

Esfincterotomia Pancreática com Pré-Corte

A esfincterotomia pancreática com pré-corte se refere a uma técnica endoscópica que permite que se obtenha acesso ao ducto pancreático sem a realização anterior de canulação profunda. Ela é, usualmente, realizada quando o acesso ao ducto está bloqueado de alguma maneira (p. ex., um cálculo impactado).[9,12] Depois que o ducto pancreático é finalmente acessado, a esfincterotomia pancreática convencional pode, então, ser realizada. Geralmente esta técnica não é usada tão frequentemente quanto a esfincterotomia biliar com pré-corte, já que uma canulação difícil do ducto pan-

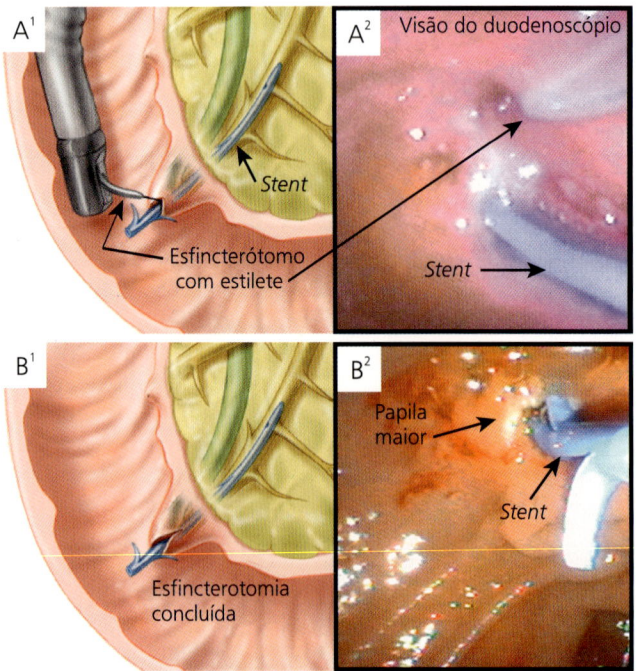

Fig. 19.4 (A) Esfincterotomia realizada com um esfincterótomo com estilete. Um *stent* pancreático é colocado antes de ser cortado o tecido do esfíncter. O *stent* age como um guia, direcionando o corte ao longo do plano do ducto pancreático. Observe que o ângulo de corte está na posição de 2 horas descendo em direção ao *stent*. (B) Conclusão da esfincterotomia com estilete. *(Reproduzida com permissão of Division of Gastroenterology and Hepatology, Johns Hopkins Hospital.)*

Quadro 19.2 A Técnica com Estilete

- Sempre é inserido previamente um *stent* no ducto pancreático
- O estilete é avançado sobre o topo do *stent*
- Deve ser usada corrente de corte pura
- O comprimento da incisão é de 5 a 10 mm
- Frequentemente precedida por uma esfincterotomia biliar

Tabela 19.1 Diferenças na Técnica de Esfincterotomia com Base em um Levantamento com 14 Endoscopistas Especialistas

	Sempre	Frequentemente	Às vezes	Nunca
PTS	3	3	7	1
NK	1	6	5	2
EBS	8	4	1	1
PC	2			
BC	12			
PS	12	2		

Modificada de Alsolaiman M, Cotton P, Hawes R et al. Techniques of pancreatic sphincterotomy: lack of expert consensus. *Gastrointest Endosc.* 2004;59:AB210. Com permissão.
BC, Corrente combinada; EBS, esfincterotomia biliar endoscópica antes da esfincterotomia pancreática; NK, técnica com estilete; PC, corrente de corte pura; PS, colocação posterior de prótese pancreática; PTS, esfincterótomo do tipo tração.

> **Quadro 19.3 Controvérsias em Torno da Esfincterotomia Pancreática**
>
> - Técnica de esficterotomia do tipo tração *versus* técnica com estilete
> - Esfincterotomia biliar antes da esfincterotomia pancreática?
> - Corrente combinada *versus* corrente de corte pura
> - *Stent* pancreático *versus* sem *stent* após esfincterotomia
> - Se *stent*, que tipo de *stent*? Por quanto tempo o *stent* deve ficar no lugar?

> **Quadro 19.4 Indicações para Esfincterotomia Pancreática Endoscópica (EPS)**
>
> **EPS como Terapia Primária**
> - Disfunção do esfíncter de Oddi (SOD)
>   - SOD pancreática
>   - SOD biliar não responsiva a esfincterectomia biliar
> - Pancreatite crônica com estenose ou estreitamento papilar
> - *Pancreas divisum* (EPS da papila menor)
>
> **EPS para Facilitar uma Intervenção Adicional**
> - Pancreatite crônica com estenoses ductais ou cálculos tratados com *stents* pancreáticos e/ou remoção de cálculos
> - Pseudocistos pancreáticos tratados com drenagem transpapilar
> - Ressecção de um adenoma ampular
> - Fístula pancreática tratada com colocação de *stent*
> - Doença pancreática devido neoplasia
>   - Câncer pancreático primário, causando estenoses, cálculos, pseudocistos
>   - Doença metastática do pâncreas, causando estenoses, cálculos, pseudocistos

creático é encontrada muito menos frequentemente do que uma canulação biliar. O pré-corte pancreático é feito de uma maneira muito similar ao da esfincterotomia biliar com pré-corte (ver o Capítulo 14). A maioria dos endoscopistas usará um estilete à mão livre para realizar o pré-corte, embora haja várias opções para esta técnica.[9,18] No caso de um cálculo que está obstruindo o orifício pancreático, por exemplo, pode ser usado um estilete para cortar a mucosa papilar que repousa diretamente sobre o cálculo. Depois que o cálculo é liberado, e a obstrução é resolvida, o ducto pancreático pode ser canulado da maneira usual para se preparar para a esfincterotomia pancreática convencional.

Indicações para Esfincterotomia Pancreática

Ao contrário da esfincterotomia biliar, a literatura que descreve e valida as indicações para esfincterotomia pancreática é escassa. Existem várias razões para esta disparidade. Primeiramente, a esfincterotomia pancreática parece ser principalmente realizada em centros de referência especializados. Os médicos que realizam este procedimento usualmente possuem anos de experiência em endoscopia biliar e pancreática terapêutica. Para realizar estes procedimentos endoscópicos avançados com proficiência adequada o endoscopista precisa tipicamente praticar em um ambiente que produza um volume relativamente alto de CPRE (uma carga de trabalho que não é vista na maioria dos centros). Este é usualmente um centro acadêmico ou de referência maior capaz de manejar todos os eventos adversos possíveis associados a este procedimento. Além do mais, é a probabilidade relativamente alta de eventos adversos vista com a esfincterotomia pancreática que cria uma inquietação geral entre os endoscopistas, contribuindo assim para um número global reduzido de médicos que executam esta técnica. Em consequência, foram publicados menos estudos ao longo dos anos que descrevam as indicações, resultados e segurança da esfincterotomia pancreática. É sobre este cenário que discutimos as indicações para esta técnica.

A esfincterotomia pancreática pode ser indicada para uma variedade de doenças e manifestações relacionadas com doenças que envolvem o pâncreas. Em geral, é mais fácil pensar nas indicações para esfincterotomia pancreática em termos de terapias primária e secundária (**Quadro 19.4**). Em outras palavras, esta técnica pode ser realizada sozinha como modalidade primária de tratamento (isto é, para o tratamento de SOD) ou pode ser usada como modalidade de tratamento secundária para facilitar uma intervenção adicional (isto é, melhor acesso ao ducto pancreático principal antes da dilatação de uma estenose dominante). Globalmente, existem muito mais dados disponíveis referentes ao uso de esfincterotomia pancreática em conjunto com uma intervenção adicional (terapia secundária) do que referente ao uso desta técnica isoladamente (terapia primária).[4] Boa parte da discussão a seguir se concentra nas indicações de esfincterotomia pancreática como terapia primária.

Esfincterotomia Pancreática como Terapia Primária

Pancreas Divisum e Disfunção do Esfincter de Oddi

A maior parte da literatura que descreve a esfincterotomia pancreática como terapêutica endoscópica primária de escolha está concentrada na área do *pancreas divisum* e esfincterotomia da papila menor. Este tema é abordado em profundidade no Capítulo 20. Foi comprovado que a esfincterotomia pancreática proporciona benefício terapêutico primário em pacientes com SOD pancreática. É necessária uma breve revisão deste transtorno para melhor compreender o papel da esfincterotomia pancreática como sua principal modalidade de tratamento.

A SOD é uma obstrução benigna do fluxo da bile ou suco pancreático no nível da junção pancreaticobiliar.[19] Ela se deve à discinesia funcional ou hipertensão da porção biliar e/ou pancreática do esfíncter. Ela resulta em obstrução transitória sem cálculos, causando dor abdominal ou pancreatite. Pode ser vista em qualquer idade, porém é mais comumente encontrada em mulheres de meia-idade. Deve-se sempre suspeitar de SOD naqueles pacientes que passaram por uma colecistectomia e estão experimentando dor abdominal do tipo biliar e/ou ataques de pancreatite aguda recorrente. Atualmente, o padrão ouro para fazer o diagnóstico de SOD é a manometria biliar ou do esfíncter pancreático. (**Fig. 19.5**). A manometria do esfíncter de Oddi envolve a passagem de um cateter com sensor de pressão através de um duodenoscópio para dentro do ducto biliar ou ducto pancreático. As pressões podem ser medidas nas duas porções do esfíncter (biliar e pancreático), quando o cateter é lentamente puxado para trás e posicionado dentro de cada uma das zonas esfincterianas (**Fig. 19.6**).[19] Pressões elevadas podem ser ocasionadas por discinesia do músculo esfincteriano ou por estenose estrutural.

Na SOD pancreática, existem essencialmente três critérios usados para fazer o diagnóstico: (a) dor pancreática, (b) amilase/lipase > 1,5 a 2 vezes o normal e (c) diâmetro do ducto pan-

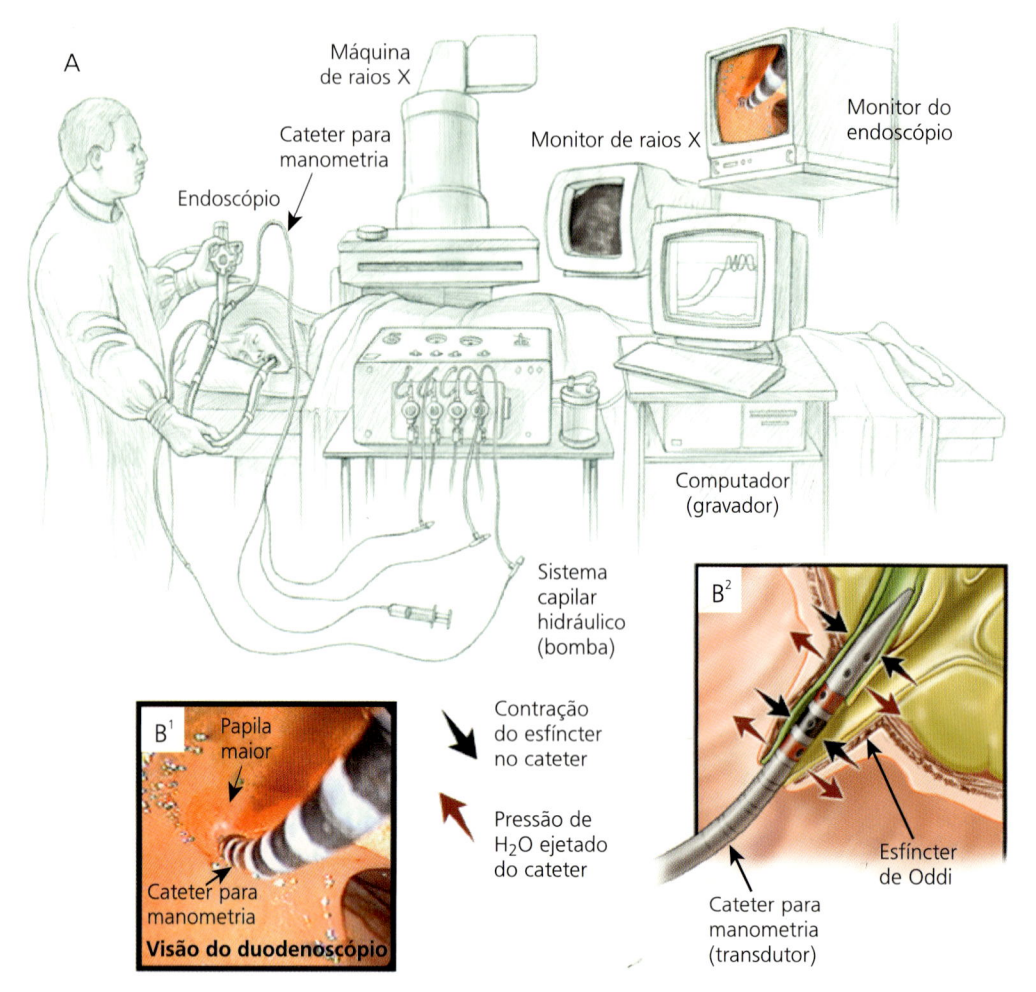

Fig. 19.5 (**A** e **B**) Manometria pancreática do esfíncter de Oddi. A ponta do cateter com sensor de pressão fica dentro dos ductos pancreático proximal (**B¹**) e biliar (**B²**). *(Reproduzida com permissão of Division of Gastroenterology and Hepatology, Johns Hopkins Hospital.)*

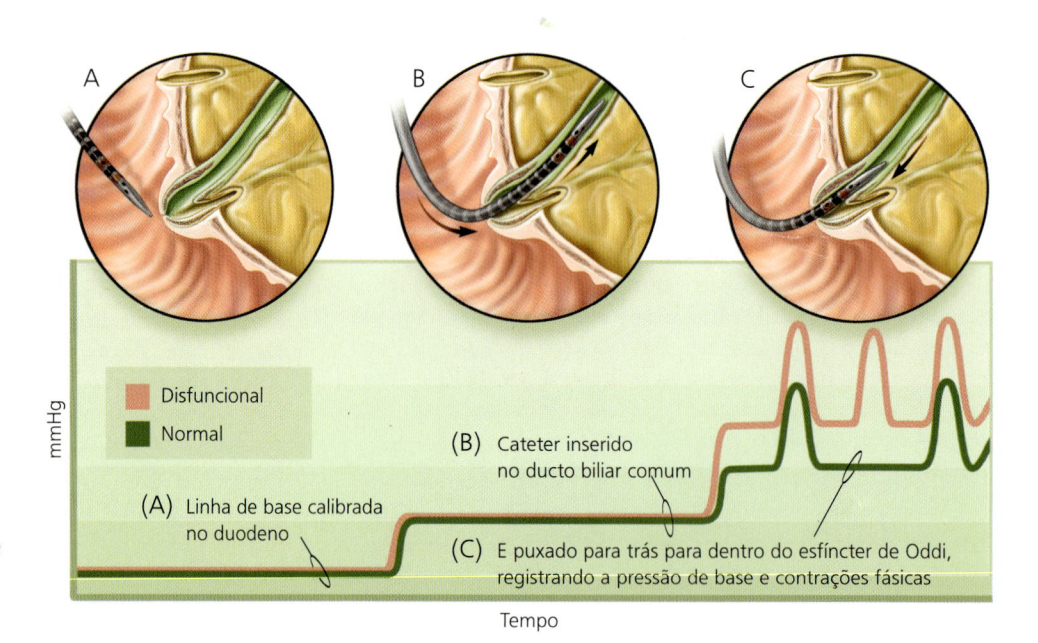

Fig. 19.6 Manometria biliar do Esfíncter de Oddi. *(Reproduzida com permissão of Division of Gastroenterology and Hepatology, Johns Hopkins Hospital.)*

creático > 6 mm na cabeça ou > 5 mm no corpo (**Quadro 19.5**). A SOD pancreática do tipo 1 possui todos os três componentes. A SOD do tipo 2 tem dor pancreática mais (b) ou (c). A SOD do tipo 3 tem apenas dor pancreática. Em termos da SOD do tipo biliar, os critérios são muito semelhantes, mas envolvem o uso de testes da função hepática sérica e drenagem retardada do contraste da árvore biliar durante a CPRE (**Quadro 19.6**).

A SOD pancreática isolada pode ser vista em 15 a 20% de todos os pacientes com pancreatite aguda recorrente de etiologia desconhecida.[19] Foi estimado que ocorra em 25% de todos os

> **Quadro 19.5 Classificação de Milwaukee Modificada para Disfunção do Esfíncter de Oddi (SOD) Pancreática**
>
> **Critérios**
> a. Dor pancreática
> b. Amilase/lipase > 1,5 a 2 vezes o normal
> c. Diâmetro do ducto pancreático > 6 mm na cabeça ou > 5 mm no corpo
>
> **Classificação**
> SOD pancreática tipo 1 = (a), (b) e (c)
> SOD pancreática tipo 2 = (a) mais (b) ou (c)
> SOD pancreática tipo 3 = (a) somente
>
> Adaptado de Novack DJ, Al-Kawas F. Endoscopic management of bile duct obstruction and sphincter of Oddi dysfunction. In: Bayless TM, Diehl AM, eds. *Advanced therapy in gastroenterology and liver disease.* Hamilton, Ont: B.C. Decker; 2005:766-773, com permissão de BC Decker Inc.

> **Quadro 19.6 Classificação de Milwaukee da Disfunção do Esfíncter de Oddi Biliar (SOD)**
>
> **Critérios**
> a. Dor biliar (critérios ROME)
> b. Aspartato aminotransferase (AST) anormal ou fosfatase alcalina > 2 vezes o normal em duas ou mais ocasiões
> c. Drenagem retardada do contraste do ducto biliar comum em CPRE > 45 minutos e um ducto biliar comum dilatado > 12 mm
>
> **Classificação**
> SOD biliar tipo 1 = (a), (b) e (c)
> SOD biliar tipo 2 = (a) mais (b) ou (c)
> SOD biliar tipo 3 = (a) somente
>
> Adaptado de Novack DJ, Al-Kawas F. Endoscopic management of bile duct obstruction and sphincter of Oddi dysfunction. In: Bayless TM, Diehl AM, eds. *Advanced therapy in gastroenterology and liver disease.* Hamilton, Ont: B.C. Decker; 2005:766-773, com permissão de BC Decker Inc.

pacientes que se submetem à manometria para suspeita de SOD. A taxa de resposta clínica global da esfincterotomia endoscópica para SOD (biliar e pancreática) varia entre 55 e 95%. Pacientes com SOD pancreática do tipo 1 têm maior probabilidade de se beneficiarem com uma esfincterotomia pancreática. Vários estudos demonstraram que estes pacientes podem experimentar uma redução significativa na dor e episódios clínicos de pancreatite. Pacientes com SOD pancreática do tipo 2 também podem beneficiar-se com uma esfincterotomia pancreática, porém a maioria dos especialistas preferem documentar a manometria pancreática anormal antes de realizar a esfincterotomia. Além disso, estudos mais recentes sugerem um benefício clínico da esfincterotomia pancreática naqueles pacientes que têm dor persistente apesar da esfincterotomia biliar anterior.[20]

Pancreatite Crônica

Uma esfincterotomia pancreática isolada é, frequentemente, usada como modalidade primária de tratamento em pancreatite crônica moderada à grave. A justificativa para o tratamento da pancreatite crônica com terapêutica endoscópica está com base no princípio da pressão intraductal pancreática decrescente. Na doença moderada à grave, pode ocorrer o desenvolvimento de cálculos ductais, tampões de proteína e estenoses ductais. Cada um destes pode causar obstrução parcial ou completa do fluxo do suco pancreático no duodeno, resultando em alterações permanentes na morfologia do ducto (**Figs. 19.7 e 19.8**). A obstrução ductal leva à hipertensão do tecido e, assim, à isquemia do mesmo. Karanja *et al.* demonstraram uma redução do fluxo sanguíneo pancreático após a ligação do ducto pancreático principal (produzindo assim hipertensão intraductal) em um modelo felino de pancreatite.[21] A redução do fluxo sanguíneo foi parcialmente revertida após o alívio da obstrução do ducto principal. Acredita-se fortemente que o sintoma de dor na pancreatite crônica se deve diretamente a esta isquemia parenquimatosa.[1]

Outra consequência da obstrução do ducto pancreático principal é a obstrução secundária dos ductos menores do ramo lateral. Isto acaba causando atrofia do parênquima. Quando o tecido começa a atrofiar, o pâncreas perde a capacidade de executar suas funções endócrinas e exócrinas. Uma intervenção terapêutica que pudesse minimizar a pressão intraductal poderia ajudar a prevenir esta perigosa cascata de eventos, dessa forma, diminuindo a dor e preservando a função pancreática. Esta é a base que está por trás da esfincterotomia na pancreatite crônica.

Poucos estudos examinaram especificamente o papel da esfincterotomia pancreática como terapia endoscópica única em pancreatite crônica. A maioria dos estudos que investigaram este tópico fez isso no contexto de intervenções endoscópicas adicionais. Ou seja, a esfincterotomia é frequentemente realizada em conjunto com uma intervenção adicional (isto é, colocação de *stent* ou dilatação da estenose). Estudos nesta área precisam ser examinados mais detalhadamente para separar aqueles pacientes que receberam somente uma esfincterotomia *versus* aqueles que receberam uma esfincterotomia em combinação com uma técnica endoscópica adicional. Isto é frequentemente difícil, especialmente se os autores não distinguiram claramente entre os dois grupos. No entanto, vários estudos procuraram avaliar a segurança e os resultados a longo prazo da esfincterotomia pancreática na pancreatite crônica.

Ell *et al.* descreveram a esfincterotomia pancreática em 118 pacientes com pancreatite crônica.[22] Oitenta por cento dos pacientes se submeteram a uma esfincterotomia padrão do tipo tração, enquanto que 20% se submeteram a uma técnica com estilete. Ao todo, 98% das esfincterotomias realizadas tiveram sucesso, e a taxa de eventos adversos foi de apenas 4,2% (quatro casos de pancreatite moderada, um caso de sangramento intenso). Entretanto, os resultados em termos de alívio da dor não foram examinados neste estudo.

Okolo *et al.* analisaram retrospectivamente 55 pacientes que fizeram uma esfincterotomia pancreática.[23] Quarenta pacientes (73%) se submeteram ao procedimento para a indicação de pancreatite crônica sintomática. O objetivo do estudo foi avaliar a eficácia a longo prazo da esfincterotomia, com o alívio da dor sendo o parâmetro primário. Após um seguimento médio de 16 meses, 60% de todos os pacientes relataram uma melhora significativa nos seus escores de dor.

Mais recentemente, Cahen *et al.* realizaram um ensaio prospectivo randomizado examinando a descompressão endoscópica e cirúrgica do ducto pancreático principal em pacientes com pancreatite crônica.[24] Um total de 39 pacientes se submeteram à randomização, 19 dos quais foram submetidos à CPRE com esfincterotomia pancreática e manejo endoscópico da sua doença. Durante os 24 meses de seguimento, os escores de dor de Izbicki e os escores resumidos de saúde física (no questionário

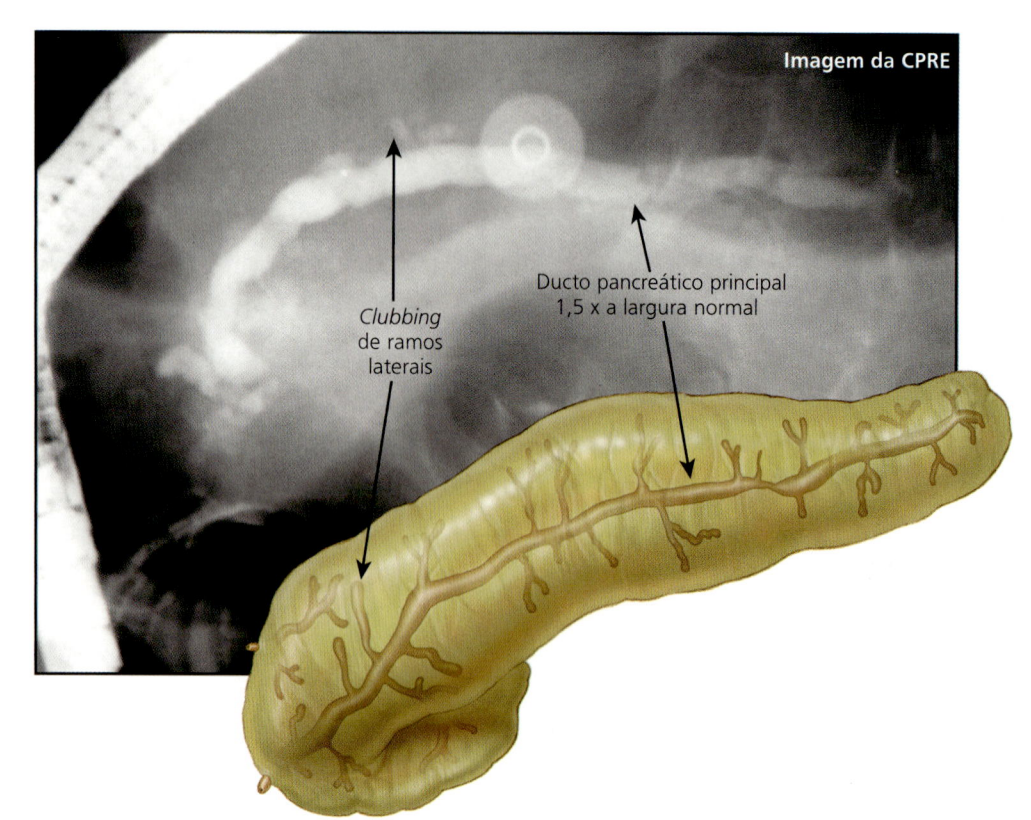

Fig. 19.7 Alterações na morfologia ductal vistas em pancreatite crônica de gravidade moderada. *(Reproduzida com permissão of Division of Gastroenterology and Hepatology, Johns Hopkins Hospital.)*

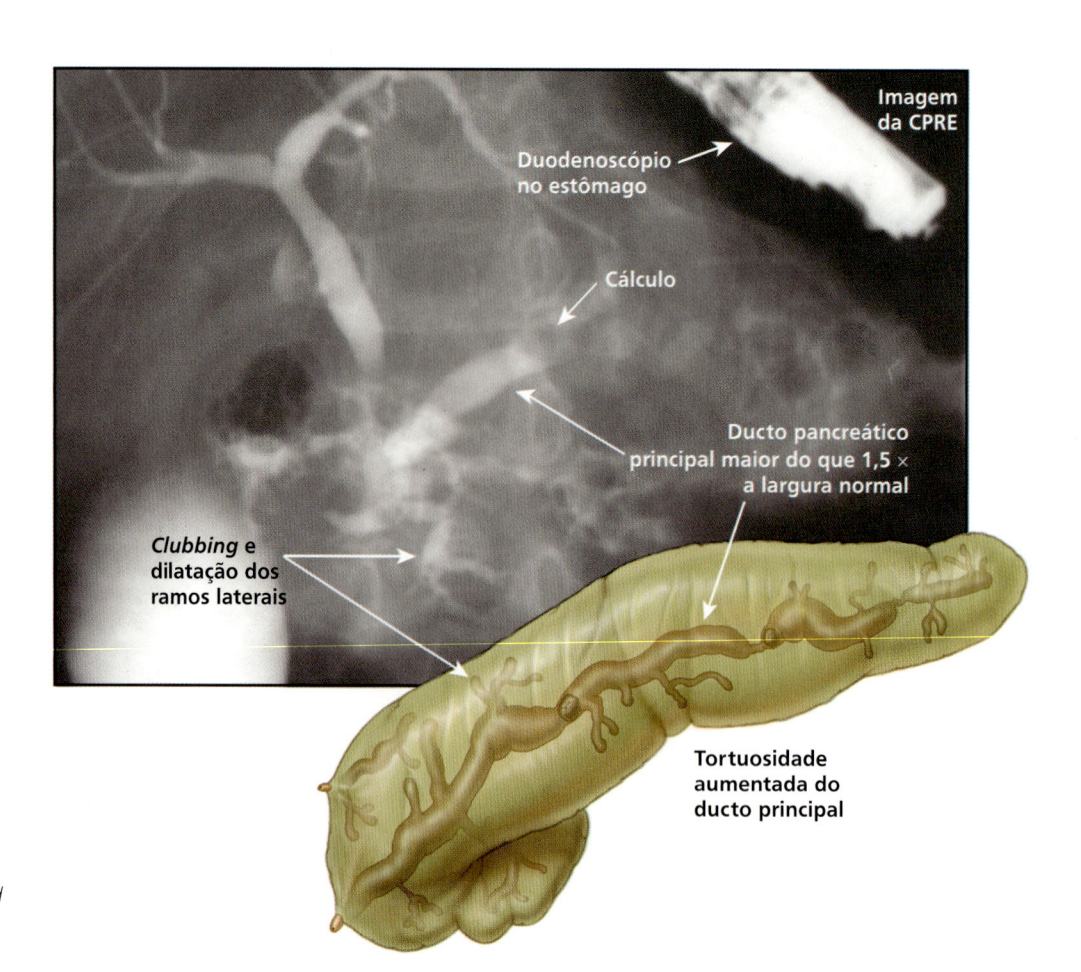

Fig. 19.8 Alterações da morfologia ductal vistas em pancreatite crônica grave. *(Reproduzida com permissão of Division of Gastroenterology and Hepatology, Johns Hopkins Hospital.)*

SF-36) foram melhores no braço cirúrgico comparado ao braço endoscópico. No final do seguimento, 32% dos pacientes no braço endoscópico obtiveram alívio completo ou parcial da dor, comparados a 75% no grupo cirúrgico.

A estenose papilar parece ser uma indicação clara para esfincterotomia pancreática isolada naqueles pacientes com pancreatite crônica sintomática. Sem anormalidades ductais significativas distais à papila que necessitem de alguma forma adicional de intervenção, a esfincterotomia pode ser usada com confiança como terapia endoscópica primária de escolha nestes pacientes. Igualmente, ectasia ductal mucinosa ou neoplasia mucinosa papilar intraductal (IPMN), envolvendo o ducto pancreático principal proximal para esfincterotomia pancreática, também foi proposta como potencialmente eficaz em pacientes com pancreatite recorrente.[4]

Esfincterotomia Pancreática com Terapia Secundária

A esfincterotomia pancreática é comumente realizada em combinação com outras técnicas endoscópicas, como a colocação de *stent* ou dilatação com balão do ducto principal. Neste contexto, a finalidade da esfincterotomia é facilitar a terapia primária (isto é, a remoção dos cálculos do ducto ou dilatação de uma estenose ductal). Existem várias doenças e condições em que a esfincterotomia pancreática é usada dessa maneira (**Quadro 19.4**). A decisão de cortar o esfíncter nestas situações está com base no sólido julgamento clínico do endoscopista e se ele acha que o risco de uma esfincterotomia é superado pelo benefício potencial que pode ser obtido com o auxílio da terapia primária.

Na pancreatite crônica moderada à grave, estenoses e cálculos ductais são, com frequência, a regra. Frequentemente a sua localização dentro do ducto principal pode ser muito distal à papila. Portanto a esfincterotomia isolada pode não ser suficiente. A remoção de cálculos ou dilatação de estenose pode, portanto, ser o objetivo principal da CPRE para certos pacientes. Pode ser necessária esfincterotomia pancreática antes do procedimento para melhor acesso ao ducto (pré-corte) ou pode ser usada simplesmente para ajudar a reduzir a hipertensão intraductal e permitir o melhor fluxo do suco e resíduos de cálculos para dentro do duodeno. Isto também é verdadeiro, por exemplo, quando são tratados pseudocistos pancreáticos por meio de uma abordagem transpapilar. Para aqueles pseudocistos que se comunicam com o ducto pancreático principal, um *stent* é colocado dentro do ducto para fazer a conexão fistulosa.[25] Uma esfincterotomia pancreática neste contexto também ajuda a reduzir as pressões intraductais e facilita o fluxo em direção à papila.

Outros cenários clínicos para os quais a esfincterotomia foi proposta como terapia secundária incluem a colocação de *stent* antes da cirurgia para IPMN ou cirurgia do pâncreas distal (p. ex., pancreatectomia distal) para prevenir vazamento pós-operatório do ducto pancreático, bem como a colocação de *stent* no tratamento de uma fístula pancreática.[4] A esfincterotomia pancreática também pode ser usada juntamente com um *stent* pancreático após a ressecção de um adenoma ampular. Aqui, a finalidade da esfincterotomia (e do *stent*) é reduzir o risco de pancreatite pós-procedimento decorrente do edema periampular. Finalmente, a esfincterotomia é, com frequência, indicada para o tratamento paliativo de estenoses, cálculos e pseudocistos na obstrução maligna do pâncreas.

Eventos Adversos da Esfincterotomia Pancreática

Embora a primeira esfincterotomia pancreática endoscópica tenha sido realizada 30 anos atrás, a técnica não tem sido usada tão frequentemente quanto a esfincterotomia biliar.[26] A razão para isto se deve em parte à incerteza passada acerca das suas indicações e também decorrente de preocupações relativas à probabilidade relativamente alta de eventos adversos relacionados com este procedimento.[27] Quando se discutem os eventos adversos associados à esfincterotomia pancreática, deve ser lembrado que os estudos que avaliaram este tópico são de um modo geral pequenos em número e têm um pequeno número de participantes. Eles são geralmente realizados somente em centros de referência especializados e mais frequentemente não têm grupos-controle.[2] Além do mais, a maioria dos estudos relata esfincterotomia pancreática quando ela é usada para facilitar outras manobras endoscópicas, como a colocação de *stent* pancreático, dilatação com balão ou remoção de cálculos. Portanto, frequentemente é difícil decifrar qual manobra é verdadeiramente responsável pelo evento adverso. Por exemplo, a pancreatite resultante é causada apenas pela dilatação da estenose ou pela esfincterotomia que foi necessária primeiro para acessar o ducto? Estes são os tipos de questões que complicam a literatura nesta área de estudo. É sobre este cenário que discutimos os eventos adversos associados à esfincterotomia pancreática.

Em geral, existem essencialmente três tipos diferentes de eventos adversos associados à esfincterotomia pancreática: eventos adversos precoces, tardios e relacionados com *stent* (**Quadro 19.7**).[27] Os eventos adversos precoces são usualmente reconhecidos nas primeiras 72 horas após o procedimento, mas frequentemente dentro das primeiras horas. Eles incluem pancreatite, sangramento intenso, perfuração e sepse pancreática ou biliar. Os eventos adversos tardios são encontrados pelo menos 3 meses após o procedimento; esta categoria consiste principalmente em estenose papilar e estenoses ductais proximais. Por outro lado, existem vários eventos adversos que são relacionados o *stent*. O momento da sua ocorrência é variável. Eles incluem alterações ductais pancreáticas e parenquimatosas, formação de cálculos, infecção, perfuração ductal, migração do *stent*, oclusão do *stent* (causando dor e/ou pancreatite) e erosão duodenal.

Quadro 19.7 Eventos Adversos da Esfincterotomia Pancreática

Eventos Adversos Precoces (< 3 meses, tipicamente < 72 horas)
- Pancreatite
- Sangramento intenso
- Perfuração
- Sepse pancreática e/ou biliar

Eventos Adversos Tardios (> 3 meses)
- Estenose papilar
- Estenoses do ducto pancreático proximal

Eventos Adversos Relacionados com *Stent*
- Alterações ductais e parenquimatosos
- Formação de cálculos
- Infecção
- Perfuração ductal
- Migração do *stent*
- Oclusão do *stent*
- Erosão duodenal

Tabela 19.2 Estudos Recentes que Relatam Eventos Adversos Precoces Associados à Esficterotomia Pancreática

Autor	n	Pancreatite	Total de Eventos Adversos
Kozarek et al.[16]	56	4 (7,1%)	6 (10,7%)
Esber et al.[28]	236	33 (14%)	37 (15,7%)
Parsons et al.[29]	31	1 (3,2%)	1 (3,2%)

Adaptada de Sherman S, Lehman GA. Complications of endoscopic pancreatic sphincterotomy. In: Testoni PA, Tittobello A, eds. *Endoscopy in pancreatic disease: diagnosis and therapy.* Chicago, 1997, Mosby-Wolfe, pp 167-171, com permissão.

Nos últimos 12 anos, foram realizados três estudos importantes que examinaram as taxas de eventos adversos associados à esficterotomia pancreática (**Tabela 19.2**)[17,28,29] Em um estudo de Kozarek et al., 56 pacientes se submeteram à esficterotomia pancreática. Cinquenta e quatro (96%) pacientes tiveram pancreatite crônica, e dois pacientes tiveram pancreatite aguda recorrente. As indicações para esficterotomia foram as seguintes: obstrução com cálculos ductais,[27] rompimento ductal e vazamento,[12] estenose no esfíncter[10] e estenose dominante.[8,17] Quarenta e sete pacientes passaram por esficterotomia do tipo tração e 33 destes pacientes também tiveram um *stent* pancreático colocada após a esficterotomia. Nove pacientes passaram por uma esficterotomia com estilete sobre um *stent* pancreático existente. Ocorreram eventos adversos precoces em 10,7% dos pacientes e incluíam pancreatite (quatro pacientes, ou 7,1%) e colangite (dois pacientes, ou 3,6%). No entanto, eventos adversos tardios ocorreram em 30% dos pacientes; 14% com estenose papilar e 16% com alterações ductais assintomáticas (provavelmente causadas por colocação do *stent*).

Esber et al. relataram eventos adversos da esficterotomia pancreática em 236 pacientes consecutivos.[28] Uma esficterotomia do tipo tração foi realizada em 123 pacientes, e 87 pacientes neste grupo também tiveram um *stent* colocado após a esficterotomia. Foi realizada esficterotomia com estilete sobre um *stent* pancreático em 113 pacientes. Setenta e quatro por cento dos pacientes passaram por uma esficterotomia para fins de tratamento de SOD pancreática, enquanto 26% tiveram pancreatite crônica e o procedimento foi realizado para facilitar uma manobra endoscópica adicional, como a remoção de cálculos, biópsia da estenose etc. Ao todo, ocorreu pancreatite pós-CPRE em 14% (leve em 76%, moderada em 21% e grave em 3%). Outros vários eventos adversos ocorreram em apenas 1,7% dos casos. A taxa de pancreatite foi de 15,5% nos pacientes com SOD pancreática e 9,7% em pacientes com pancreatite crônica. Foi sugerido que a taxa mais baixa de pancreatite pós-CPRE em pacientes com pancreatite crônica foi devida à fibrose periductal e cicatrização. Em outras palavras, a quantidade limitada de parênquima pancreático saudável por perto oferece alguma proteção contra o dano que ocorre após uma esficterotomia pancreática.[17,27]

Parsons et al. avaliaram a taxa de eventos adversos da realização de esficterotomia pancreática sem *stent*.[29] Em 31 pacientes a esficterotomia foi feita com um esficterótomo do tipo tração seguida pela colocação de tubo nasopancreático. Todos os tubos foram removidos em até 24 horas da colocação. Foi observada pancreatite pós-CPRE em um paciente (3,2%), e não foi visto nenhum outro evento adverso (como perfuração, sangramento ou sepse).

No total, a taxa de pancreatite após uma esficterotomia pancreática parece ser de aproximadamente 10 a 12%, com uma taxa total de eventos adversos (perfuração, sangramento etc.) entre 10 e 15%. Ocorre pancreatite com mais frequência naqueles pacientes com SOD pancreática em vez de naqueles que têm o procedimento realizado para problemas associados à pancreatite crônica. Dados completos referentes ao uso de *stents* pancreáticos na prevenção de pancreatite após uma esficterotomia do tipo tração são escassos. Sherman *et al.* demonstraram que um *stent* pancreático usado em associação à esficterotomia com estilete pode limitar a frequência de pancreatite pós-procedimento em pacientes com SOD.[30] O problema, no entanto, é que se o *stent* é deixado no lugar por muito tempo, ele mesmo pode começar a induzir alterações ductais e parenquimatosas indesejadas. Além disso, os pacientes precisam se submeter a um procedimento abdominal para ter esta endoprótese removida, a menos que um *stent* de 3 Fr seja empregado rotineiramente.

Pancreatite é o evento adverso potencial mais preocupante para os endoscopistas que realizam esficterotomia pancreática. Isto ocorre principalmente porque este parece ser o evento adverso sobre o qual eles têm o menor controle, e também porque o seu efeito pode ser muito severo e, por vezes, letal. A decisão de colocar um *stent* após a esficterotomia é tomada caso a caso. Os fatores pesados na decisão incluem o risco percebido de pancreatite precoce *versus* o potencial para eventos adversos tardios e a necessidade de um procedimento adicional.

O Custo da Esficterotomia Pancreática

Existem poucas informações publicadas referentes ao custo e à economia da esficterotomia pancreática. Consideramos que a terapêutica endoscópica para doenças, como pancreatite crônica e SOD, acaba reduzindo os custos a longo prazo ao diminuir a frequência das hospitalizações e o número de intervenções cirúrgicas necessárias; no entanto, existe realmente uma falta de dados na literatura médica atual referente a esta área de interesse. A razão para isto pode ser a enormidade e complexidade de um estudo como este. Para produzir informações úteis e efetivas, o estudo precisaria ser conduzido durante muitos anos, e preferencialmente em vários centros diferentes. Estudos com parâmetros tão difíceis e variáveis complexas são menos prováveis de serem iniciados pela maioria dos investigadores.

Existem alguns estudos, no entanto, que examinaram a possibilidade de realizar esficterotomia pancreática endoscópica com segurança na modalidade ambulatorial. Possivelmente, a importância desta ideia está centrada em torno da redução das hospitalizações desnecessárias para observação durante a noite, reduzindo, assim, os custos globais associados à endoscopia pancreática terapêutica. Tham *et al.* revisaram 190 pacientes que se submeteram à CPRE terapêutica ambulatorial planejada.[31] Cinco pacientes fizeram somente esficterotomia pancreática, e 28 pacientes fizeram a inserção de *stent*. Foi necessária hospitalização em 31 pacientes (16%). Cinco dos 31 pacientes (3% ao todo) foram hospitalizados vindos de casa após um intervalo médio de 24 horas após a alta. Os outros 26 pacientes (13% ao todo) foram hospitalizados diretamente da unidade de endoscopia decorrente de eventos adversos óbvios e discerníveis pós-procedimento. Nos 219 pacientes consecutivos internados que se submeteram à CPRE, houve uma taxa global de eventos adversos de 13%. Os autores afirmam que "uma política de CPRE terapêutica ambulatorial seletiva, com a hospitalização reservada para aqueles com eventos adversos estabelecidos ou suspeitos parece ser segura e reduz os custos dos cuidados médicos."[31] Mais estudos nesta área são necessários para avaliar questões de custo e segurança em endoscopia pancreática terapêutica ambulatorial.

A lista de referências deste capítulo pode ser encontrada em www.revinter.com.br/online/referencias-baron.pdf

Capítulo 20

Canulação e Esfincterotomia da Papila Menor

Pier Alberto Testoni ▪ Alberto Mariani

O *pancreas divisum* (literalmente "pâncreas dividido") é uma variante anatômica congênita em que os ductos pancreáticos dorsal e ventral falham completa ou parcialmente em se fundir e drenam separadamente para o duodeno. Assim, na maior parte dos pacientes a vasta maioria do sistema ductal pancreático drena via ducto dorsal através da papila menor. Esta é a anomalia pancreática mais comum, ocorrendo em aproximadamente 10% da população em geral, embora as taxas variem pelo mundo de 2,7 a 22%.[1,2] A frequência também varia enormemente em diferentes séries de colangiopancreatografia retrógrada endoscópica (CPRE); uma revisão sistemática da detecção endoscópica de *pancreas divisum* encontrou uma taxa acumulada de 2,9%, variando de 1,5% na Ásia a 5,8% nos Estados Unidos e 6,0% na Europa.[3]

Cerca de 15% dos casos de *pancreas divisum* são do tipo incompleto, com um pequeno ramo do ducto ventral se comunicando com o ducto dorsal. As implicações clínicas do *pancreas divisum* incompleto e completo são as mesmas.

Embora a maioria dos pacientes com *pancreas divisum* não sofra de sintomas pancreáticos durante toda a sua vida, cerca de 5% têm dor pancreática leve à grave recorrente, pancreatite aguda ou pancreatite obstrutiva crônica. Estes sintomas ou doenças muito provavelmente ocorrem porque o orifício da papila menor é tão pequeno, que a pressão do ducto dorsal intrapancreático é excessivamente alta durante a secreção ativa, resultando em drenagem ductal inadequada e distensão.[4] A pressão alta no ducto dorsal intraluminal persistente ou recorrente pode causar ataques recorrentes de pancreatite aguda e com o tempo a glândula passa por alterações obstrutivas crônicas. Assim sendo, o *pancreas divisum* pode ser considerado um fator predisponente para pancreatite crônica recorrente.[5]

A obstrução do ducto dorsal depende da estenose relativa da papila menor em vez do *pancreas divisum* por si só. A redução do gradiente da pressão transpapilar através da papila menor, pincipalmente por CPRE e esfincterotomia endoscópica da papila menor (MiES), parece ser essencial, quando esta condição é sintomática.

Pacientes com pancreatite aguda recorrente parecem ter uma resposta significativamente melhor à MiES do que aqueles com dor pancreática somente e aqueles com pancreatite crônica.[3] Contudo, como alguns pacientes com pancreatite aguda recorrente continuam a ter ataques após a drenagem ductal dorsal efetiva,[6] outras anormalidades não ductais, como mutações genéticas, álcool e pancreatite autoimune[7] podem desempenhar um papel patogênico. Em torno de 10 a 20% dos pacientes com *pancreas divisum* e pancreatite são portadores de, pelo menos, um alelo do produto do gene da fibrose cística[8] ou uma frequência mais alta da mutação do gene SPINKI do que controles saudáveis,[9] sugerindo uma origem multifatorial da pancreatite nestes casos.

A identificação endoscópica, canulação e MiES ainda são um desafio, e a decisão de realizar CPRE em pacientes com *pancreas divisum* deve ser tomada com cuidado em vista da taxa potencialmente alta de eventos adversos. Embora a canulação da papila menor possa fornecer o diagnóstico de *pancreas divisum*, são preferíveis técnicas de imagem não invasivas como colangiopancreatografia por ressonância magnética realçada com secretina (S-MRCP), ultrassonografia endoscópica (EUS) ou tomografia computadorizada (CT) coronal com cortes finos. A S-MRCP é a técnica preferida, com sensibilidade, especificidade, valores preditivos positivos e preditivos negativos relatados de 73,3; 96,8; 82,4 e 94,8%, respectivamente.[10] A secretina é essencial para o diagnóstico de *pancreas divisum*, porque a MRCP sem estimulação hormonal não é diagnóstica em uma proporção substancial dos pacientes. As taxas de não detecção de *pancreas divisum* por MRCP também podem se dever a técnicas subaproveitadas e à inexperiência do leitor.[11]

Este capítulo foca na identificação endoscópica e canulação da papila menor e em técnicas para esfincterotomia e drenagem do ducto dorsal.

Indicações para Canulação e Esfincterotomia da Papila Menor

O **Quadro 20.1** lista as indicações para canulação e esfincterotomia da papila menor. As mais frequentes são dor do tipo pancreática recorrente com um sistema ductal pancreático não dilatado, pancreatite aguda recorrente com ou sem dilatação do ducto dorsal e dor pancreática obstrutiva ou pancreatite recorrente em pacientes com alterações crônicas do sistema ductal pancreático. Em alguns pacientes sem *pancreas divisum*, o acesso ao ducto pancreático através da papila menor e MiES pode ser útil.[13]

Sedação, Drogas Complementares e Acessórios para CPRE

Sedação

A canulação endoscópica e esfincterotomia da papila menor são, em geral, procedimentos demorados, que requerem sedação e analgesia apropriadas. A sedação profunda com propofol é, portanto, preferida, embora possa ser obtida sedação moderada com doses repetidas de benzodiazepínicos (midazolam) e opioides (meperidina, fentanil) (ver o Capítulo 5).

Drogas Complementares

Agentes antiespasmódicos melhoram a visualização da papila menor e devem estar facilmente disponíveis para administração. No entanto, estes agentes não devem ser administrados até que o endoscópio seja passado para o duodeno descendente, pois pode ocorrer distensão gástrica e dificultar a passagem através do piloro. Depois que o endoscópio foi colocado em uma posição estável em frente à papila menor, é administrada injeção intravenosa de um inibidor muscular suave como glucagon gradativamente de 0,25 a 0,50 mg.

Embora os videoendoscópios em alta definição da mais nova geração tenham facilitado a identificação da papila menor e o seu orifício, em aproximadamente um terço dos casos o orifício não é visível inicialmente. Nestes casos, corantes, como azul de metileno ou índigo carmim e/ou secretina, podem ser usados para identificar a papila e o seu orifício. A secretina é cara, portanto usualmente usamos um *spray* com corante antes da administração de secretina, embora em muitos centros a secretina seja amplamente usada inicialmente para identificar o orifício papilar, seguida por *spray* de corante, quando não é obtido sucesso na identificação. Azul de metileno (corante vital) diluído com solução salina (1:10) ou, preferencialmente, índigo carmim a 0,4% não diluído pode ser borrifado sobre a área suspeita de conter a papila menor para identificar o orifício papilar ou a própria papila, respectivamente (**Fig. 20.1**). Depois que a solução com corante foi borrifada, o orifício pode aparecer como uma mancha esbranquiçada emergindo em uma mucosa azulada, ou é evidenciado por um lavado de suco claro com corante azul de fundo.[12,14] Em pacientes com *pancreas divisum* incompleto conhecido, o azul de metileno pode ser diluído a 1:10 com meio de contraste e injetado no sistema ductal pancreático pela papila maior; parte do suco pancreático tingido flui pelo ducto dorsal e papila menor. Com este método é melhor evitar a opacificação do sistema ductal pancreático inteiro de forma a limitar a pressão intraductal durante a injeção de corante de contraste e, assim, reduzir o risco de pancreatite pós-CPRE (PEP).

A secretina é um polipeptídeo de 27 aminoácidos que estimula fortemente a secreção de água e bicarbonato das células ductais pancreáticas; a secreção intensificada do suco pancreático pode deixar visível o orifício da papila menor. A secretina intravenosa estimula o fluxo do suco pancreático entre 1 e 3 minutos após a injeção, com dilatação ductal transitória durante cerca de 15 minutos. No entanto, quando os ductos pancreáticos estão dilatados ou obstruídos, como na pancreatite crônica grave, o fluxo do suco pancreático após a secretina pode ser insuficiente para identificar o orifício da papila menor. Duas secretinas suínas sintéticas e uma secretina não suína sintética estão disponíveis para aplicação clínica geral nos Estados Unidos e Europa, respectivamente. Todas as formulações de secretina melhoram significativamente as taxas de canulação da papila menor e reduzem o tempo de canulação.[15,16]

A infusão de ácido clorídrico (HCl) intraduodenal supostamente melhora a taxa de canulação da papila menor em pacientes com *pancreas divisum* durante a canulação difícil.[17] O HCl intraduodenal induz fisiologicamente a liberação de secretina[18] e tem menor custo do que secretina. No entanto, os dados preliminares precisam ser confirmados em mais pacientes.

Acessórios para CPRE

Em geral, a canulação e a papilotomia da papila menor necessitam muitos dos mesmos acessórios que para a papila maior: um esfincterótomo ou um cateter para CPRE e um fio-guia de ponta macia (**Fig. 20.2**). Se o orifício papilar for muito pequeno, um cateter com

---

Quadro 20.1 Indicações para Canulação e Esfincterotomia da Papila Menor

- *Pancreas divisum* e pancreatite aguda recorrente
- Pancreatite obstrutiva crônica (remoção de cálculos e/ou dilatação de estenose)
- Santorinicele
- Adenomas da papila menor
- Neoplasia mucinosa papilar intraductal (IPMN) do ducto dorsal (facilitar a drenagem do muco transpapilar)
- Falha na canulação da papila maior (*rendez-vous* com fio-guia da papila menor para a papila maior)
- Tratamento de obstrução no contexto de pseudodivisum pancreático ou síndrome do ducto dorsal adquirida
- Tratamento de distúrbios pancreáticos através da papila menor em pacientes não *divisum* em que a canulação da papila maior falhou

---

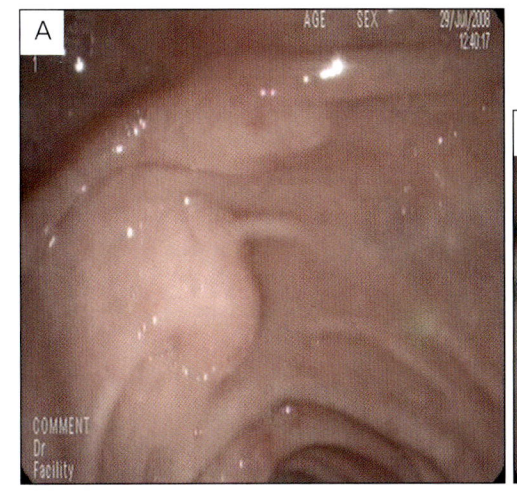

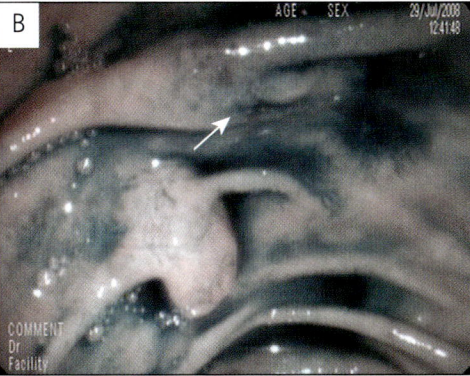

Fig. 20.1 (A) A papila menor está localizada na posição de 12 horas acima da papila maior. O orifício da papila menor não está claramente visível. (B) O orifício da papila menor *(seta)* é visível após a pulverização com 0,4% de índigo carmim não diluído.

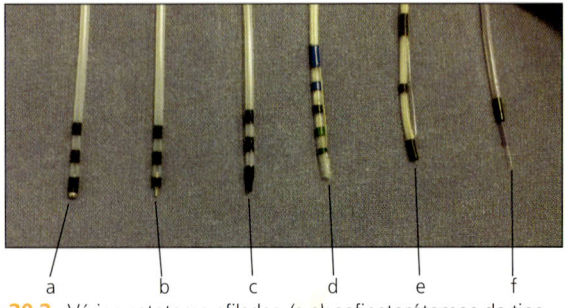

Fig. 20.2 Vários cateteres afilados *(a-c)*; esfincterótomos do tipo tração (*d* e *e*) e um esfincterótomo do tipo estilete *(f)* usados em endoterapia da papila menor.

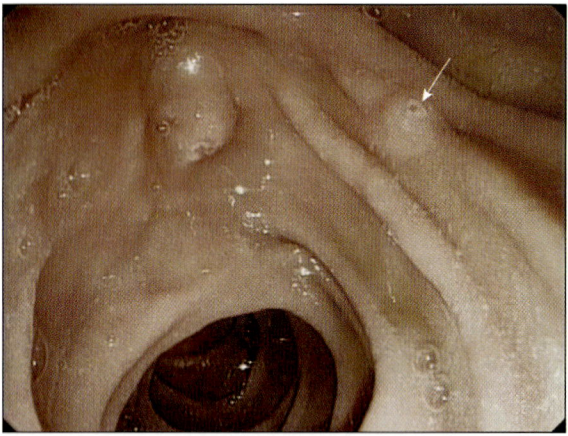

Fig. 20.3 Visão endoscópica da papila menor; ela está localizada na posição de 2 horas *(seta)*, a 1 cm da papila maior, que é visível no alto da imagem.

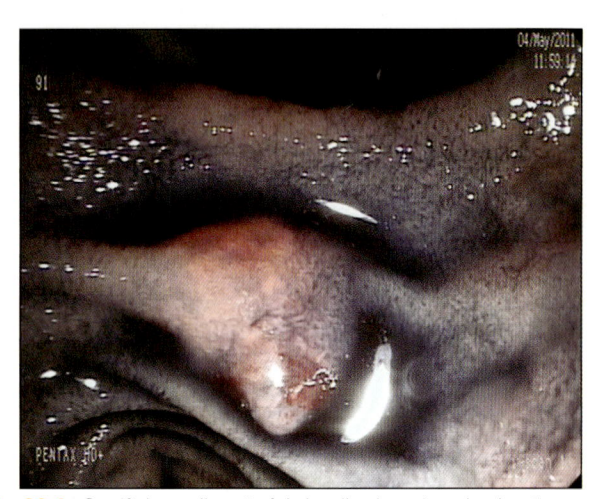

Fig. 20.4 O orifício papilar não foi visualizado após pulverização com índigo carmim não diluído a 0,4%, mas foi visualizado apenas 5 minutos depois da injeção intravenosa de secretina.

ponta de agulha (CPRE-1-CRAMER, Cook Endoscopy, Winston-Salem, N.C.) pode ser útil. Às vezes um orifício estenosado requer dilatação, o que pode ser feito com um dilatador afilado de 3 a 5 Fr (cateter Contour, Boston Scientific, Natick, Mass.).

Os seguintes acessórios devem ser mantidos na sala de endoscopia, quando é realizada tentativa de canulação e papilotomia da papila menor:

- Cateteres: cateteres afilados de 3 a 5 Fr, alguns com pontas de metal.
- Fios-guia: fio-guia parcialmente ou totalmente hidrofílico de 0,018 para 0,035 polegada com pontas retas ou anguladas.
- Esfincterótomos: esfincterótomo de ponta curta do tipo tração (4 a 5 Fr de diâmetro) com um fio cortante de 20 a 25 mm.
- Dilatadores: dilatadores afilados de 4 a 7 Fr.
- Estilete: fio cortante de 4 mm com ou sem um canal para passar um fio-guia ou para injeção de contraste.
- *Stents* pancreáticos: (a) *stents* "profiláticos": 3 a 5 Fr, 2 a 8 cm de comprimento, com ou sem *flaps*, com ou sem um *pigtail* duodenal; (b) "terapêuticos": 7 a 10 Fr, 3 a 7 cm de comprimento, com *flaps*.
- Unidade de cautério: usamos um gerador ERBE modelo ICC 200 (ERBE *Elektromedizin, Tubingen*, Alemanha) usualmente ajustado com efeito 3, 120 W e modo "ENDOCUT".

Canulação da Papila Menor

O paciente fica geralmente em posição prona, como para a CPRE padrão; os endoscopistas que realizam CPRE na posição supina para endoterapia pancreática preferem a mesma posição para canulação da papila menor. É usado um duodenoscópio padrão. Em alguns casos, é escolhido um duodenoscópio diagnóstico mais flexível de pequeno calibre porque se acredita que seja mais fácil manter o endoscópio em uma posição longa ao longo da curvatura maior do estômago para alcançar uma posição frontal da papila menor. No entanto, nossa experiência não confirma isto, e os duodenoscópios terapêuticos mais novos são menores e mais flexíveis do que os modelos mais antigos. Até o momento, a CPRE no *pancreas divisum* deve ser feita somente para fins terapêuticos, portanto é preferível um duodenoscópio padrão com canal grande porque permite que *stents* de grande calibre sejam colocados, se necessário.

O primeiro passo do procedimento é localizar a papila menor. Ela se encontra usualmente no quadrante superior direito do campo visual, quando de frente para a papila maior, 2 a 3 cm cranial e anterior à papila maior, mas pode-se encontrar a 1 cm da papila maior, na borda da sua dobra longitudinal (**Fig. 20.3**). A papila menor pode ser reconhecida pela retirada cuidadosa do endoscópio da posição da papila maior. A posição longa do endoscópio facilita a identificação em virtude das melhores imagens endoscópicas e fluoroscópicas. A papila menor pode ser muito pequena e difícil de localizar ou ser bastante proeminente e, raramente, está localizada dentro de um divertículo. Quando o reconhecimento é problemático, técnicas de coloração ou injeção de secretina podem ser úteis (**Fig. 20.4**). A sondagem delicada das dobras duodenais pode ser necessária para identificar o monte da papila menor e torná-la mais proeminente, embora deva ser tomado cuidado para evitar edema relacionado com a manipulação excessiva que pode dificultar mais a identificação da papila.

A aparência endoscópica da papila menor pode predizer *pancreas divisum* e achados pancreatográficos subjacentes.[19,20] A saliência do monte da papila menor e a evidência do seu orifício podem diferir em pacientes com ductografias normal e anormal. Cerca de 70% dos pacientes com anormalidades no ducto dorsal pancreático possuem saliência substancial e um orifício visível,

Fig. 20.5 (A) Um fio-guia hidrofílico de 0,035 polegada é delicadamente avançado pela ponta de um esfincerótomo de 5 Fr e direcionado para dentro do orifício da papila menor. (B) A papila menor é canulada pelo esfincterótomo pré-carregado com o fio-guia.

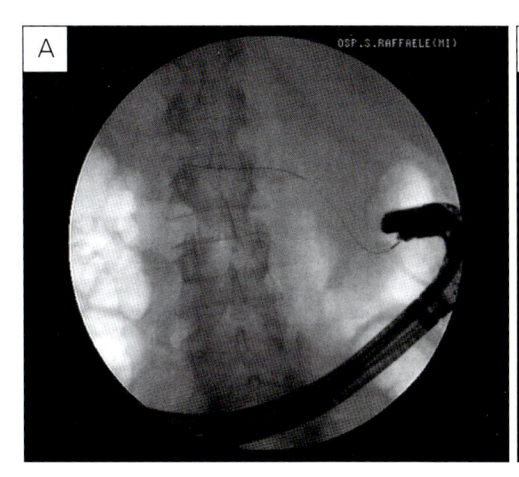

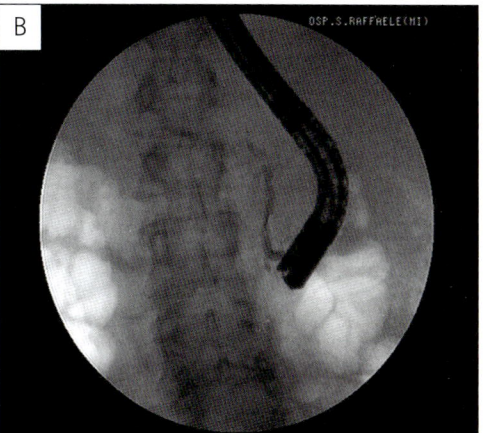

Fig. 20.6 (A) Posição longa do duodenoscópio e canulação profunda do ducto pancreático dorsal. (B) Posição curta do duodenoscópio e opacificação do ducto pancreático. O paciente está na posição prona.

enquanto que a maioria dos casos com um pancreatograma normal não possui orifício saliente e/ou visível.[21]

Depois que a papila menor foi reconhecida, a canulação é, em geral, mais bem obtida com o endoscópio na posição longa. O endoscópio pode retroceder para dentro do estômago e deve ser reintroduzido para manter a posição longa.

A papila pode ser canulada com o uso de um cateter afilado projetado especificamente para esta finalidade (CPRE-1- CRAMER), usando cateteres padrão ou afilados de 5 Fr ou um cateter de 3 Fr, ou usando diretamente um esfincterótomo do tipo tração com fio cortante de 20 a 25 mm. O cateter CPRE-1-CRAMER não aceita um fio-guia, mas dilata a abertura do orifício e facilita a canulação profunda assistida por fio-guia e cateter. Os cateteres de 5 Fr podem ser pré-carregados com um fio-guia de 0,021 ou 0,035 polegada; cateteres de 3 Fr podem ser usados somente com um fio-guia de 0,018 polegada, que é por vezes muito mole, não sendo de fácil manipulação. Os cateteres sem uma ponta afilada são menos úteis.

O fio-guia é usado para entrar diretamente no orifício da papila menor e deve, preferencialmente, ser passado até o meio do corpo do ducto dorsal antes de tocar a papila com um cateter ou esfincterótomo. Isto ajuda a evitar edema relacionado com trauma, que dificulta a canulação posterior. Quando o orifício é muito pequeno ou estenosado, o fio passará por dentro do ducto, embora o cateter não. Em tais casos, o fio é deixado no lugar, e um cateter do tipo tração extremamente afilado é passado ao longo dele, ou um pré-corte pode ser feito ao longo ou sobre o fio seguindo o caminho do fio. Na maioria destes casos, a dilatação através do cateter de avanço é suficiente. Além disso, se o endoscópio for colocado cuidadosamente na posição curta, ele aumenta a vantagem mecânica para permitir que um cateter seja passado.

Quando é planejada esfincterotomia da papila menor, é preferível iniciar a canulação usando um esfincterótomo do tipo tração pré-carregado com um fio-guia, que é, então, usado para entrar no orifício papilar (**Fig. 20.5**). O esfincterótomo também tem uma vantagem quando a orientação na frente da papila menor não pode ser alcançada para canulação inicial: O esfincterótomo pode "se curvar" no eixo correto, facilitando a canulação. Depois de atingida a canulação profunda com o fio-guia, se foi mantida uma posição longa é aconselhável retirar o endoscópio na posição curta ao longo da curvatura menor do estômago; isto o coloca em uma posição mais estável em frente à papila (**Fig. 20.6**).

Em mãos de especialistas e com os acessórios apropriados, a canulação da papila menor pode ser obtida em 90 a 100% dos casos.[21] A canulação pode fracassar por vários motivos: a papila não pode ser identificada apesar de uma busca completa, presença de distorção papilar decorrente da inflamação da papila ou da parede duodenal, a papila está dentro de um divertículo, presença de neoplasia duodenal ou anatomia duodenal anormal.

Canulação da Papila Menor em Casos Difíceis

EUS é a melhor técnica complementar para identificar e canular a papila menor em casos difíceis. Com assistência da ultrassonografia o ducto pancreático principal pode ser localizado e puncio-

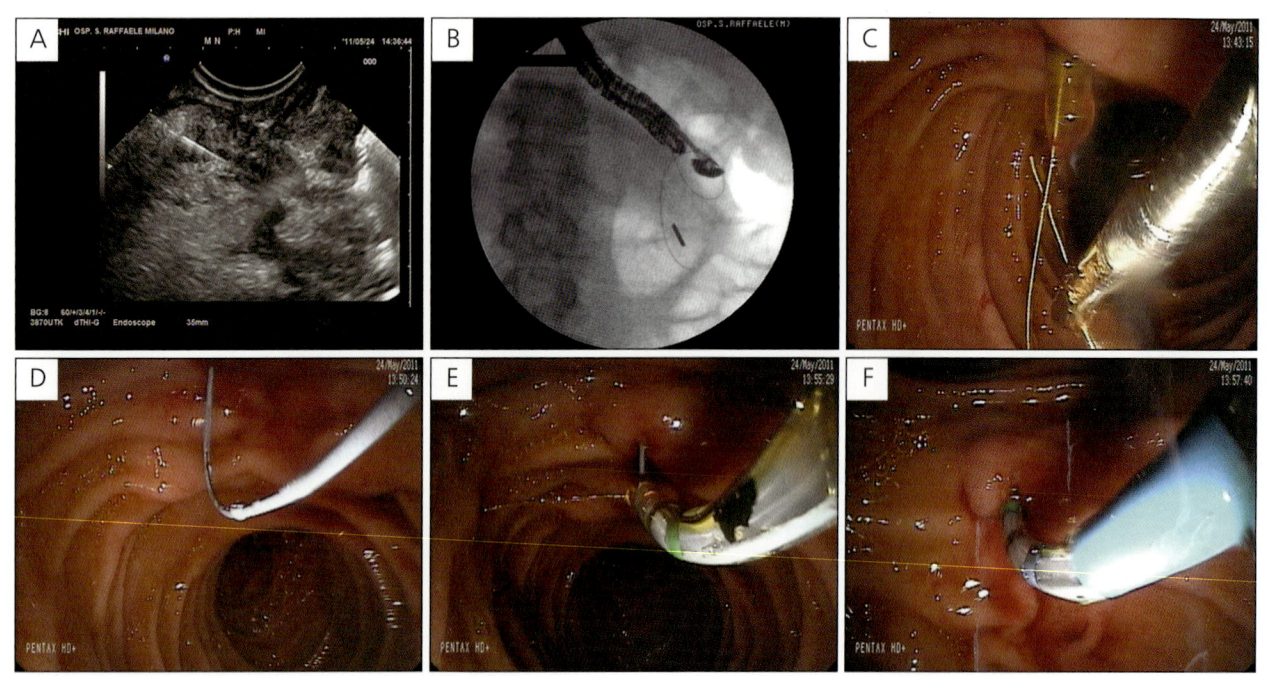

Fig. 20.7 *Rendez-vous* EUS-CPRE em um paciente com insucesso na canulação da papila menor. (**A**) Punção com agulha por EUS do ducto pancreático principal. (**B**) Um fio-guia de 0,018 polegada é passado do ducto pancreático pela papila menor até o lúmen duodenal. (**C**) A ponta metálica do fio-guia é agarrada com um laço. (**D**) O corpo do fio-guia é visível dentro do lúmen duodenal quando ele é progressivamente retirado pelo canal acessório do duodenoscópio. (**E**) Um esfincterótomo é inserido sobre o fio-guia na frente da papila. (**F**) A papila menor é canulada com o esfincterótomo.

nado pelo estômago usando um cateter de aspiração com agulha fina (FNA). Existem, então, duas formas de atingir a canulação papilar. A primeira envolve a injeção de meio de contraste misturado com azul de metileno diluído ou índigo carmim dentro do ducto pancreático usando uma agulha com 19 ou 22 Gauges, esta última sendo menos traumática. O ecoendoscópio é, então, retirado e trocado por um duodenoscópio padrão com visão lateral; o corante pode ser visto passando por fora do orifício da papila menor, o que facilita a canulação. Em alguns casos, a estimulação com secretina pode realçar a secreção pancreática azulada de forma a realçar a visualização do orifício papilar.[22,23]

A outra técnica é passar um fio-guia de 0,018 a 0,035 polegada com orientação do ultrassom através do parênquima pancreático para dentro do ducto pancreático, e, então, passar o fio anterogradamente através da papila menor para dentro do duodeno. Uma agulha de 19 Gauge permite o uso de um fio-guia de 0,035 polegada e é preferível porque quando é usada uma agulha de 22 G, é difícil passar um fio de 0,018 polegada pela ponta. O ecoendoscópio é, então, retirado e o duodenoscópio é inserido; o fio que sai da papila menor é capturado por um laço ou uma cesta de Dormia e removido pelo canal de trabalho do duodenoscópio (**Fig. 20.7**). Com esta técnica *rendez-vous* um cateter padrão ou um esfincterótomo pode facilmente ser introduzido sobre o fio-guia no ducto dorsal.[24,25]

O procedimento assistido por ecoendoscopia é útil em pacientes com *pancreas divisum* completo ou incompleto. Se um ecoendoscópio não estiver disponível, uma técnica *rendez-vous* interna pode ser usada em casos de *pancreas divisum* incompleto. Após a canulação da papila maior, um fio-guia é passado do ducto ventral até o ducto dorsal e, então, pela papila menor. O duodenoscópio é retirado até o nível da papila menor, o fio é agarrado e puxado através do duodenoscópio, e a papila menor é canulada retrogradamente sobre o fio-guia. Para esta manobra, é preferível um fio mais mole de 0,018 ou 0,021 polegada porque ele facilmente envolve a conexão ductal dos ductos ventral e dorsal, que pode ser fino e estreito.

Se estas manobras fracassarem, a esfincterotomia com pré-corte da papila menor pode permitir o sucesso da canulação. A técnica de pré-corte da papila menor é relatada em detalhes posteriormente neste capítulo.

Esfincterotomia da Papila Menor

Embora alguns autores relatem que um esfíncter verdadeiro pode não estar presente e sugiram que o termo *papilotomia*, em vez de *esfincterotomia*, é mais apropriado para este procedimento endoscópico, estudos manométricos identificaram um mecanismo esfincteriano similar à papila maior.[26]

Infelizmente, a esfincterotomia da papila menor ainda é uma técnica mal padronizada, porque os marcos anatômicos para a ampliação adequada e a profundidade do corte são difíceis de estabelecer e nunca foram apropriadamente definidos, exceto em pacientes com uma santorinicele, onde a dilatação acentuada do ducto dorsal próxima ao orifício papilar causa um monte saliente dentro do duodeno (**Fig. 20.8**).

Técnicas para Esfincterotomia da Papila Menor

Existem três técnicas para esfincterotomia: (1) secção papilar usando um esfincterótomo padrão do tipo tração ou "mini" papilótomo, geralmente guiada por fio; (2) secção papilar por um corte de estilete sobre um stent plástico no ducto dorsal; e (3) secção papilar por um estilete guiado por fio.

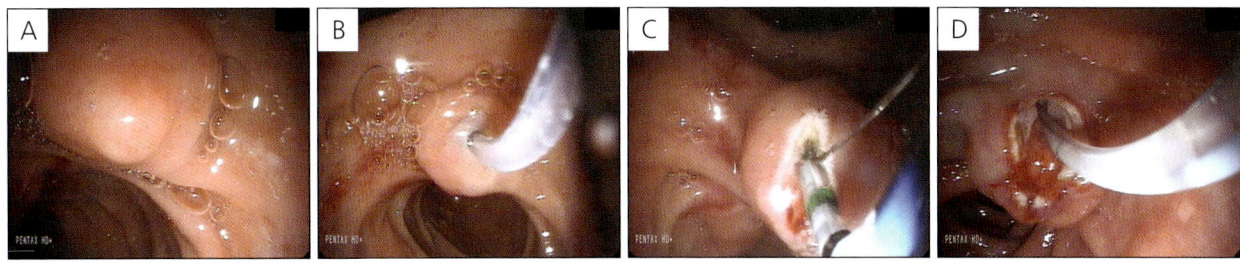

Fig. 20.8 Um paciente com *pancreas divisum*, santorinicele e pancreatite aguda recorrente. (**A**) Visão endoscópica de uma papila menor proeminente. (**B**) Canulação da papila menor por um esfincterótomo do tipo tração pré-carregado com um fio-guia de 0,035 polegada. (**C**) Esfincterotomia inicial da papila menor. (**D**) Secção papilar no final da esfincterotomia com um lúmen do ducto dorsal pancreático visível.

Esfincterotomia com Esfincterótomo do Tipo Tração

A canulação da papila menor com o esfincterótomo é sempre feita sobre um fio-guia. Em geral é usado um fio-guia de 0,018 ou 0,025 polegada para canulação primária, mas um fio de 0,035 polegada pode ser também usado. Se um fio de 0,018 polegada foi usado para canular a papila, depois que o esfincterótomo foi avançado para dentro do ducto dorsal, este fio poderá precisar ser trocado por um fio menos flexível (0,021 a 0,035 polegada) para manobras posteriores. Depois que o fio-guia foi avançado profundamente no ducto dorsal até pelo menos a metade do corpo, o esfincterótomo é avançado sobre o fio pelo orifício papilar, com o fio cortante na direção de 10 a 12 horas, dependendo da posição longa ou curta do duodenoscópio. Se a posição longa for mantida durante a canulação, o fio cortante tende a ser orientado na direção da posição de 10 a 11 horas, enquanto que se a posição curta for atingida, o fio se orienta mais para a posição de 11 a 12 horas (**Fig. 20.9**).

Qualquer esfincterótomo padrão guiado por fio pode ser usado se o orifício da papila menor for dilatado. Deve ser usado um esfincterótomo de ponta curta (2 a 3 mm da ponta se estendendo além do fio cortante) de 4 a 5 Fr de diâmetro, com um fio cortante de 20 a 25 mm de comprimento. Um fio cortante de 30 mm pode ser útil para uma papila menor grande. Esfincterótomos de pequeno diâmetro podem ser inseridos sem a necessidade de dilatação do orifício. No entanto, como existe apenas um canal, onde o fio-guia precisa ser removido para injetar contraste, o esfincterótomo precisa ser inserido profundamente sobre o fio-guia antes da remoção do fio e injeção de contraste, acaba consumindo tempo. Esfincterótomos de diâmetro maior permitem a colocação do fio e a injeção do meio de contraste ao mesmo tempo, mas podem requerer dilatação do orifício papilar para passar por dentro do ducto.

Depois que o fio está em posição estável o esfincterótomo é avançado para dentro do ducto dorsal. O esfincterótomo é posicionado com o fio cortante orientado para 10 a 12 horas e inserido 2 a 3 mm dentro do orifício. O corte é iniciado pela ação contínua do pedal ou por batidas repetidas até que o corte esteja quase completo, com a unidade do cautério ajustada com efeito 3.120 W e modo *ENDOCUT* ligado. Em geral nós preferimos o método passo a passo porque temos um melhor controle do comprimento e profundidade do corte. Durante o corte o esfincterótomo é flexionado para assegurar tensão moderada sobre o tecido; este mantém contato com o fio para um corte mais rápido. O recuo do esfincterótomo flexionado ajuda mais a expor o espaço de corte. O objetivo é cortar a borda superior do monte da papila menor com uma profundidade de 3 a 4 mm (**Fig. 20.10**).

Em casos com uma papila menor pequena, a borda superior do monte papilar pode ser difícil de identificar. Entretanto, ela se torna mais proeminente durante a esfincterotomia decorrente do edema induzido pelo calor, assim as margens cefálicas do corte se tornam mais claras (**Fig. 20.11**).

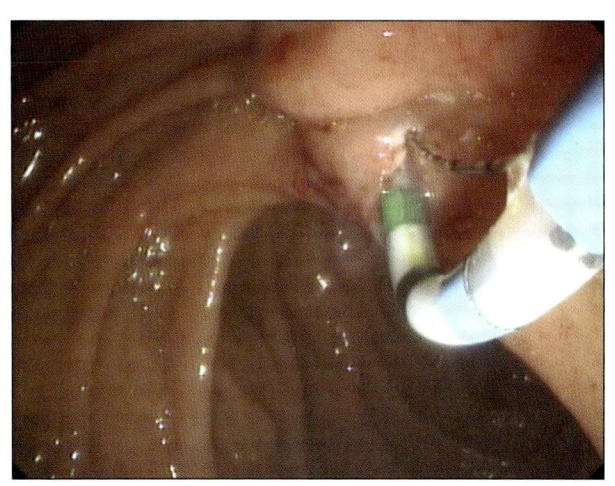

Fig. 20.9 Esfincterotomia da papila menor usando um esfincterótomo do tipo tração.

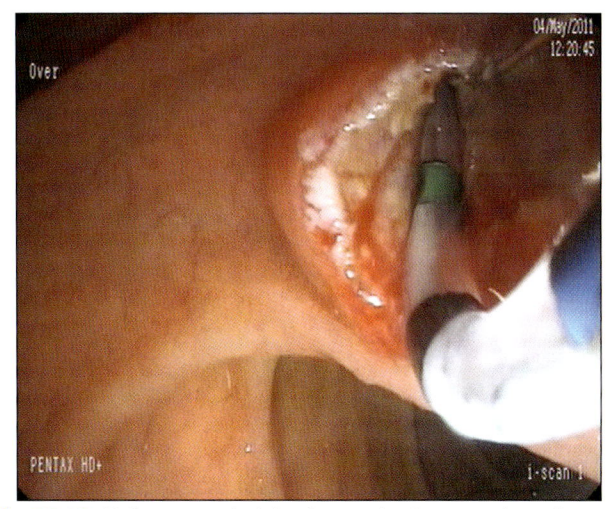

Fig. 20.10 Esfincterotomia da borda superior do monte da papila menor com a exposição do espaço de corte.

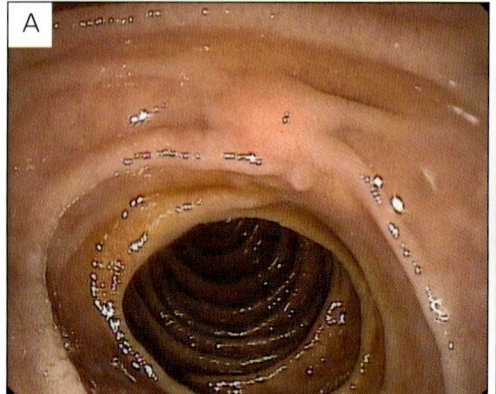

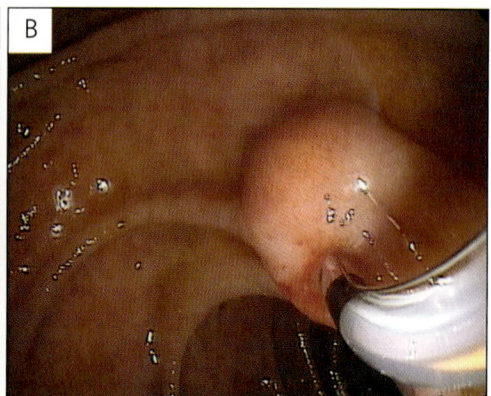

Fig. 20.11 **(A)** A borda superior do monte da papila menor é difícil de identificar. **(B)** Agora ela é mais fácil de visualizar em virtude do edema da papila durante a canulação e a injeção de contraste.

Ao contrário da papila maior, o lúmen do ducto dorsal é visível após o corte somente em uma minoria dos casos, geralmente aqueles com uma papila grande ou ducto dilatado.

O corte requer um campo relativamente seco, porque as secreções em contato com o fio cortante desviam corrente do tecido-alvo e permitem que o tecido circundante coagule, em vez de cortá-lo. Isto pode facilitar que se forme uma estenose no nível da esfincterotomia. É, portanto, muito importante aspirar as secreções durante a MiES.

Se não ocorrer o corte, o fio cortante pode ter sido inserido muito profundamente na papila e ter contato com o epitélio ductal pancreático.

Esfincterotomia com Estilete sobre o Stent Pancreático

Dois tipos de esfincterótomos com estilete podem ser usados. O mais amplamente utilizado é um estilete com ponta afilada com um fio retrátil de 0,012 polegada de diâmetro e 4 mm de comprimento. A agulha pequena permite o corte preciso e rápido e reduz a área de coagulação, limitando o risco de estenoses pós-procedimento. A desvantagem é que é impossível cortar e injetar ao mesmo tempo. No entanto, durante o corte sobre um stent normalmente não existe a necessidade de injetar meio de contraste. Um estilete de diâmetro maior, com um canal para injeção de contraste ou inserção de fio-guia, é mais difícil de manipular, e a agulha maior pode reduzir a precisão do corte e causar mais coagulação.

Depois que o fio-guia foi passado pela papila e avançado proximalmente até pelo menos a metade do corpo do ducto dorsal, um *stent pancreático* plástica, reta ou com uma espiral na extremidade duodenal é colocada sobre o fio. Com um *stent* com espiral, deve ser tomado cuidado durante o disparo final para manobrar a espiral em direção ao duodeno descendente, de modo a orientá-lo inferiormente até a papila menor e não interferir no corte com estilete que se dá superiormente. A colocação do *stent* ajuda a elevar a papila menor para um corte mais fácil. A agulha deve ser colocada no orifício papilar e inserida 1 a 2 mm dentro dele; o corte é iniciado no orifício e estendido cranialmente na direção de 10 a 11 horas, com cortes repetidos de 1 a 2 mm mais fundo no tecido, até que a parte superior do monte papilar esteja dividida. Os cortes repetidos expõem o *stent* intramural, e o corte continua progressivamente junto a ele. Finalmente, o cateter com estilete pode ser avançado com a agulha recolhida junto ao *stent* para dentro do ducto dorsal. A esfincterotomia com estilete é feita usando corrente de corte pura (200 W) ou corrente *ENDOCUT* (corte 200 W, coagulação 20 W; efeito no tecido). Um método de corte alternativo é iniciar no ápice do monte papilar e fazer um corte descendente até o *stent*. Isto define mais precisamente o limite cranial do corte, prevenindo o corte não intencional mais cranial do que o necessário.

Esfincterotomia com Estilete Assistida por Fio

Depois que o fio-guia foi avançado profundamente para dentro do ducto dorsal pancreático, o estilete é passado ao lado do fio, e o corte é iniciado cranialmente na direção de 10 a 11 horas, passando o estilete ao lado do fio. A técnica de corte é essencialmente a mesma que para papilotomia com um estilete sobre um *stent* pancreático e possui eficácia e taxas de eventos adversos comparáveis. No entanto, são limitados os dados comparativos sobre técnicas de pré-corte da papila menor.

Esfincterótomo do Tipo Tração ou Estilete: Prós e Contras

As duas técnicas de esfincterotomia são igualmente efetivas, com aproximadamente as mesmas taxas de eventos adversos.[28] Um esfincterótomo do tipo tração é preferível nos casos em que é difícil manter o duodenoscópio numa posição estável na frente da papila menor em razão de um ângulo desfavorável de abordagem ou do controle difícil da motilidade duodenal. Nestas situações, o esfincterótomo do tipo tração avançado sobre um fio-guia colocado profundamente ajuda a alcançar estabilidade. Um esfincterótomo do tipo tração também é mais conveniente, quando é planejada a colocação de múltiplos *stents* pancreáticos. Por outro lado, a esfincterotomia com tração não permite o corte limitado ao tecido papilar, e o fio cortante pode facilmente entrar em contato com a porção pré-papilar do ducto dorsal, estendendo assim o efeito térmico não somente à papila, mas também ao pâncreas, e leva à formação de estenose. O estilete permite melhor controle do corte e limita o cautério ao tecido papilar, porém surgem dificuldades quando o endoscópio não está numa posição estável em frente à papila menor. Embora no passado a maioria das papilotomias tenha sido feita, usando o estilete sobre o *stent*, parece haver uma tendência ao uso mais amplo do esfincterótomo do tipo tração.

Colocação de *Stent* Pós-Procedimento da Papila Menor

A drenagem pancreática temporária ou um *stent* é obrigatório após esfincterotomia da papila menor, para prevenir PEP e estenoses ductais. Para prevenir PEP, são colocados *stents* (Fig. 20.12): de polietileno de 3 a 5 Fr, com 2 a 8 cm de comprimento, sem *flaps* (3 Fr) ou com *flaps*, com uma espiral na extremidade duodenal (*stent* pancreático Zimmon, Cook Endoscopy), ou *stents* retos de 5 Fr, com 3 a 5 cm de comprimento (*stent* pancreático Geenen, Cook Endoscopy). A escolha do *stent* depende do diâmetro do ducto pancreático, do fio-guia usado para canulação (*stents* de 3 Fr necessitam de um fio de 0,018 polegada) e da preferência do endoscopista. Embora o tempo mais curto para proteção efetiva pós-esfincterotomia ainda não tenha sido definido, 2 a 3 dias de drenagem parecem ser adequados. Para um ducto dorsal dilatado, um dreno nasopancreático de 5 a 6 Fr deixado *in situ* por 24 a 48 horas pode ser suficiente. Para pancreatite crônica com um ducto dorsal muito dilatado, poderá não ser necessário um *stent*.

Stents curtos de 3 a 5 Fr tendem a migrar espontaneamente para dentro do duodeno em poucos dias, portanto danos ductais relacionados com *stent* não são uma preocupação. Nestes casos um raios X abdominal simples deve ser feito 1 semana após a colocação para confirmar a migração espontânea; se o *stent* ainda estiver no lugar (5 a 10% dos casos), ele deve ser removido endoscopicamente.

Foram relatados resultados muito bons com um *stent* Zimmon de 3 Fr, com 6 a 8 cm de comprimento, sem *flaps* internos.[29] O pequeno diâmetro causa menos dano ductal, evitando, assim, o risco de alterações ductais por pancreatite crônica potencialmente irreversível,[30] incluindo a formação de estenoses.[31,32] Estes *stents* têm uma tendência a migrar para fora do ducto, embora o comprimento intraductal mais longo sirva como uma âncora de fricção para minimizar a migração. Nós usamos principalmente o *stent* Zimmon de 5 Fr, com 2 a 3 cm de comprimento, porque a maioria dos nossos procedimentos é realizado com fios-guia de 0,025 ou 0,035 polegada; não foram observadas alterações morfológicas ductais com colocação de *stent* de curta duração.

Para prevenir a formação de estenose pós-esfincterotomia, podem ser usados *stents* de polietileno com ou sem *flaps* de 5 a 7 Fr, com 2 a 3 cm de comprimento.

Técnica de Esfincterotomia Pré-Corte

Esta técnica é substancialmente a mesma que para a papila maior. Pré-corte se refere ao corte da papila com um esfincterótomo do tipo estilete sem canulação profunda prévia, passagem de fio-guia ou colocação de *stent*. Contudo, o pré-corte da papila menor é mais difícil do que para a papila maior e possui um risco maior de eventos adversos. Isto se deve ao pequeno tamanho da papila menor e à falta de marcos anatômicos claramente definidos e ao fato de que se a canulação falhar, o *stent* pancreático protetor não será possível. Considerando estes riscos potenciais, acreditamos que deva ser usada uma técnica *rendez-vous* guiada por ultrassom, se disponível. Ou então a necessidade de canulação da papila menor deve ser reavaliada, e a decisão de prosseguir deve ser tomada caso a caso.

Se o orifício papilar menor for visível, o estilete deve ser inserido 1 a 2 mm no tecido papilar na borda cefálica do orifício, com o fio cortante se estendendo 1 a 2 mm, e o corte é feito na direção de 10 a 11 horas, como para o corte com estilete sobre um *stent*. Outros cortes curtos 1 a 2 mm mais profundos são, então, feitos na base da primeira incisão, ou próximos à esquerda ou direita, até que o orifício papilar tenha sido aberto completamente, e o suco pancreático seja visto escorrendo. Então é tentada a canulação com um fio-guia de ponta macia de 0,025 a 0,035 polegada.

Em casos difíceis e quando o orifício papilar não pode ser visto, pode ser injetada secretina para ajudar a localizá-lo. O escoamento através da papila é visto como uma pequena mancha de fluido claro contra a mucosa de mancha azulada, se o corante foi borrifado sobre a superfície da papila. Se falhar a canulação profunda com fio-guia, podem ser feitos mais cortes curtos na base das incisões originais. Depois que o fio-guia é avançado com sucesso para dentro do ducto pancreático, a esfincterotomia é completada com um esfincterótomo do tipo tração ou corte com estilete ao lado do fio ou sobre um *stent* no ducto pancreático.

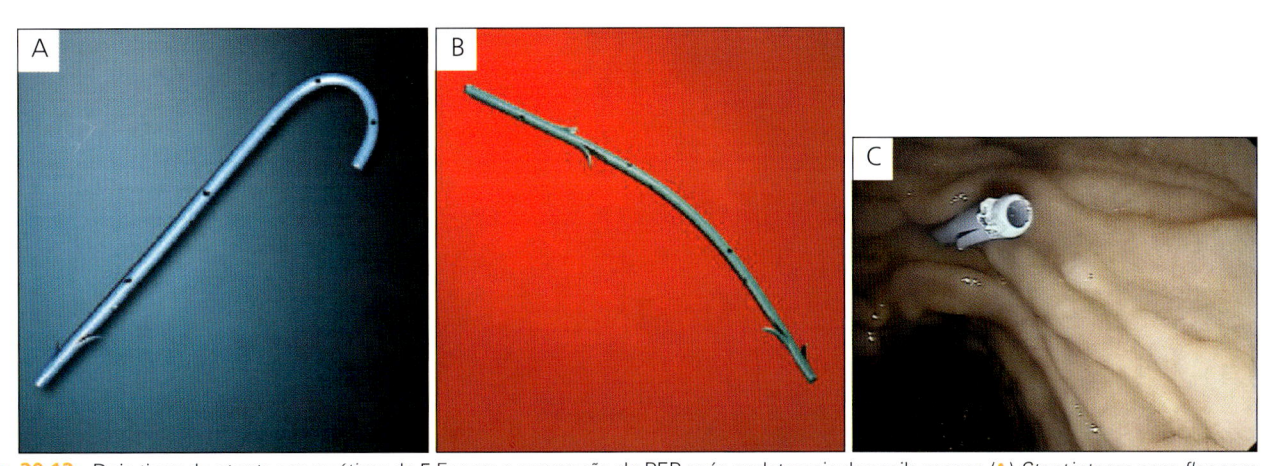

Fig. 20.12 Dois tipos de *stents pancreáticos* de 5 Fr para a prevenção de PEP após endoterapia da papila menor. (**A**) *Stent* interno com *flap* com uma espiral na extremidade duodenal. (**B**) *Stent* reto com *flaps* interno e externo. (**C**) Um *stent* pancreático de 5 Fr atravessa a papila menor para prevenção de PEP em um paciente com *pancreas divisum* e pancreatite aguda recorrente.

O pré-corte é realizado mais facilmente em pacientes com santorinicele, uma dilatação sacular da parte distal do ducto dorsal, abaixo da parede duodenal e do monte papilar. Usualmente o monte papilar é proeminente, e a parede duodenal tem menos do que 2 mm de dilatação. Após injeção de contraste ou estimulação com secretina, a saliência se torna mais evidente e se for injetado azul de metileno misturado com meio de contraste, pode ser vista uma mancha azulada. Em virtude da espessura da parede na santorinicele, uma incisão com o estilete de 2 a 5 mm de comprimento e 2 a 3 mm de profundidade é suficiente para entrar no lúmen ductal. Comparada ao pré-corte de uma papila menor normal, a incisão com estilete é mais bem realizada na parte mais proeminente da saliência superior do orifício, semelhante à fistulotomia com pré-corte para acesso biliar. Dependendo do tamanho da santorinicele, a incisão final pode ser de até 8 mm de comprimento. De um modo geral, o pré-corte em um caso com santorinicele é mais fácil e envolve menos eventos adversos do que o pré-corte padrão.

Repetição de Esfincterotomia da Papila Menor

Após MiES, ocorre estenose da papila menor em aproximadamente 20% dos casos. A estenose pode resultar da cicatrização natural da incisão ou pela formação de cicatriz induzida pelo cautério. A repetição da MiES pode ser mais difícil do que a esfincterotomia inicial decorrente da ausência do monte papilar, embora seja usualmente fácil localizar o orifício. Se existir tecido residual suficiente entre o orifício e a parede duodenal, o corte é estendido com o uso de um esfincterótomo do tipo tração ou com estilete. Se não houver tecido residual presente para permitir o corte adicional, a dilatação do orifício com um balão de 4 mm ou um dilatador pontiagudo de 7 a 9 Fr (dilatador Soehendra, Cook Endoscopy) pode revelar um tecido que possa ser cortado, conforme descrito anteriormente. Igualmente, a colocação de um *stent* de 3 a 7 Fr também pode revelar uma pequena quantidade de tecido residual na borda superior do orifício.

Deve ser tomado cuidado para minimizar a coagulação durante a repetição da MiES para prevenir reestenose. Além disso, é aconselhável colocar um *stent* plástico de 10 Fr com 3 cm de comprimento ou um *stent* plástico menor e mais longo (dependendo do diâmetro do ducto) para permanecer no lugar por 1 a 3 meses para prevenir reestenose, embora a duração ideal da permanência do *stent* seja desconhecida.

Resultados de Esfincterotomia da Papila Menor

O sucesso da esfincterotomia da papila menor depende da doença pancreática subjacente associada ao *pancreas divisum*: pancreatite aguda recorrente, pancreatite crônica ou somente dor pancreática recorrente. O sucesso técnico é definido como a drenagem completa ou parcial do ducto pancreático ou a redução de episódios de pancreatite aguda e redução no escore de dor, uso e dosagem de narcótico.

Conforme apresentado na **Tabela 20.1**, durante o seguimento a médio prazo, a endoterapia da papila menor proporcionou um benefício clínico médio em 82% de 207 pacientes com pancreatite aguda recorrente, o que é cerca de 2 vezes a resposta vista em pacientes com pancreatite crônica (40% de 118 pacientes) ou somente dor do tipo pacreática (42% de 89 pacientes).[32-39] São aguardados seguimentos mais longos (10 a 20 anos) e ensaios controlados randomizados para verificar o benefício da endoterapia em pacientes com pancreatite aguda recorrente e *pancreas divisum*; parece haver alguma redução com o tempo, mas são necessários procedimentos múltiplos em cerca de 2/3 dos casos. Um ducto dorsal dilatado ou irregular não parece estar relacionado co um melhor resultado após MiES comparado a ducto não dilatado ou regular.[38]

Eventos Adversos

A esfincterotomia menor pode causar eventos adversos imediatos, precoces ou tardios semelhantes àqueles após esfincterotomia da papila maior. Na maior série publicada, 1.476 pacientes com *pancreas divisum* se submeteram a 2.753 CPREs.[28] Ocorreram eventos adversos precoces e imediatos em 7,8% dos procedimentos e incluíam pancreatite (6,8%), hemorragia (0,7%), perfuração

Tabela 20.1 Resultados Favoráveis (Melhora Clínica) da Endoterapia da Papila Menor para *Pancreas Divisum*								
			Pancreatite Aguda Recorrente		Dor		Pancreatite Crônica	
	Terapia	Seguimento (meses)	N	%	n	%	n	%
Coleman 1994[32]	MiES/stent	23^	9	78	5	0	20	60
Kozarek 1995[33]	MiES/stent	20^	15	73	5	20	19	32
Linder 2003[34]	MiES	nd	38	58	12	0	4	25
Gerke 2004[35]	MiES/stent	29*	30	43	9	11	0	–
Bierig 2006[36]	MiES	19^	16	94	7	43	16	38
Chacko 2008[37]	MiES/stent	20*	27	76	8	33	20	42
Borak 2009[38]	MiES	43*	62	71	29	55	22	45
TOTAL			197	70	75	23	101	34

MiES, esfincterotomia endoscópica da papila menor; *nd*, não dado.
^Média.
*Mediana.

Tabela 20.2 Frequência de Pancreatite após Esfincterotomia da Papila Menor para *Pancreas Divisum* nas Maiores Séries Publicadas

	PEP (n = 2.753)	
	n	%
TOTAL	187	6,8
Gravidade da Pancreatite (*n* = 187)		
Leve	63	33,7
Moderada	118	63,1
Grave	6	3,2

PEP, pancreatite pós-CPRE.
De Moffatt DA, Coté GA, Avula H, *et al*. Risk factors for ERCP-related complications in patients with pancreas divisum: a retrospective study. *Gastrointest Endosc*. 2011;73:963-970.

(0,2%), colecistite (0,1%) e eventos adversos cardiorrespiratórios (0,1%). A frequência e gravidade da pancreatite são relatadas na **Tabela 20.2**. Em pacientes que se submeteram à canulação do ducto dorsal, e canulação e MiES, as taxas de pancreatite foram significativamente mais altas comparadas às dos pacientes sem tentativa de canulação do ducto dorsal (1,2%): 8,2 e 10,6%, respectivamente (p < 0,01). Em pacientes com *pancreas divisum*, a regressão logística multivariada indicou que os fatores prognósticos significativos de PEP incluíam < 40 anos de idade, MiES, sexo feminino, PEP anterior e tentativa de canulação do ducto dorsal, sendo que esta última tem o maior risco. Pancreatite crônica severa subjacente era protetora. A taxa de PEP parece ser reduzida pela colocação de um *stent* pancreático curta de 3 a 5 Fr, semelhante aos pacientes de alto risco que se submetem à CPRE. No entanto, são necessários estudos prospectivos para avaliar especificamente o benefício de *stents* profiláticos de pequeno calibre no ducto pancreático em pacientes com *pancreas divisum* após endoterapia da papila menor.

Entre os eventos adversos precoces, o sangramento agudo é interrompido espontaneamente na maioria dos casos ou após injeção de 0,5 a 2 mL de epinefrina diluída (1:10.000) no local de sangramento. Cautério bipolar focal ou colocação de endoclipe podem ser usados para tratar sangramento persistente durante o procedimento ou após. No entanto, a aplicação do cautério pode induzir estenose no local da esfincterotomia.

Os eventos adversos tardios incluem estenose da esfincterotomia e alterações ductais pela colocação do *stent* pancreático. O manejo dos eventos adversos é semelhante ao da esfincterotomia da papila maior. O evento adverso mais importante é a reestenose papilar, observada em 11,5 a 19% dos pacientes.[38,39] Conforme descrito anteriormente, esta pode ser tratada pela extensão da esfincterotomia ou, quando não existe tecido residual para cortar, através da colocação de um *stent* pancreático sequencial (5 a 10 Fr, dependendo do diâmetro do ducto). As alternativas cirúrgicas incluem esfincteroplastia ou descompressão ductal, como pancreaticojejunostomia e, em algumas circunstâncias, pancreaticoduodenectomia.[40]

Quando um *stent* pancreático não é usado para prevenção de PEP, mas para fins terapêuticos, especialmente em pacientes com um ducto não dilatado, existe um risco de alterações no ducto pancreático dorsal induzidas pelo *stent* a médio e longo prazos. Essas alterações são similares à pancreatite crônica e são observadas em 30 a 57% dos pacientes com *pancreas divisum* que se submetem à colocação de um *stent* pancreático. Para reduzir este risco, o diâmetro do *stent* não deve ser maior do que o do ducto dorsal, e a permanência prolongada do *stent* deve ser evitada. A colocação prolongada de um *stent* também pode resultar em reincidência de dor e/ou infecção decorrente da oclusão da mesma e/ou migração proximal (ver o Capítulo 23).

A lista de referências deste capítulo pode ser encontrada em www.revinter.com.br/online/referencias-baron.pdf

Capítulo 21

Stents Plásticos Pancreaticobiliares e Drenos Nasopancreaticobiliares – Conceitos e Técnicas de Inserção

Todd H. Baron

O uso de *stents* biliares plásticos para drenagem do ducto biliar foi descrito há mais de 3 décadas[1] e os *stents* pancreaticobiliares são usados para uma variedade de indicações.[2] Estes *stents* são usados para condições malignas e benignas e se revelaram confiáveis e seguros para descompressão da árvore biliar. A inserção paliativa de *stents* biliares alivia a obstrução biliar distal de forma tão eficaz quanto a válvula cirúrgica.[3] Os *stents* plásticos estão disponíveis numa variedade de configurações e comprimentos e são compostos de teflon, polietileno ou poliuretano (**Tabelas 21.1 e 21.2**).[2,4] As configurações comuns são reta, em espiral ou em espiral dupla (**Fig. 21.1**). Todos os *stents* plásticos têm função limitada graças à oclusão com resíduos e biofilme (**Fig. 21.1**)[5] e requerem substituição periódica quando é necessária drenagem a longo prazo. Quase todos os *stents* do mesmo diâmetro possuem taxas similares de perviedade. Um *stent* de 10 Fr com um *design* único de dupla camada (**Fig. 21.3**) demonstrou em mais de um estudo prospectivo ter perviedade prolongada, quando comparada ao *design* do *stent* padrão,[6] embora em outro estudo tenha demonstrado ser equivalente a outros *stents* plásticos.[7]

Os *stents* plásticos são fáceis de inserir, efetivos para descompressão e econômicos de usar. Quase todos os *stents* plásticos são tubos ocos. Orifícios laterais estão presentes em grau variável, mas uniformemente presentes em *stents* do ducto pancreático para permitir a drenagem dos ramos laterais (**Fig. 21.4**). Um *stent* em forma de estrela com um lúmen central limitado (**Fig. 21.5**) está disponível para inserção biliar e pancreática (Viaduct, GI Supply, Camp Hill, Pa.).[8] O lúmen central permite somente um fio-guia e é inserido sem um cateter-guia interno mesmo para *stents* com 10 Fr de diâmetro (ver Sistemas de *stents* a seguir). Um *stent* biliar com uma válvula antirrefluxo (windsock) para prevenir a oclusão do *stent* decorrente do alimento e material vegetal (Cook Endoscopy, Winston-Salem, N.C.) também está disponível e pode ter perviedade melhorada em relação os *stents* convencionais de grande calibre de 10 Fr.[9]

Sistemas de Stent

Uma variedade de sistemas de *stent* encontra-se disponível, conforme discutido no Capítulo 4. *Stents* com menos de 8,5 Fr de diâmetros são usualmente colocados diretamente sobre um fio-guia com o uso de um tubo empurrador. *Stents* com mais de 8,5 Fr de diâmetro tipicamente incluem um cateter-guia interno que passa sobre o fio-guia (**Fig. 21.6**); o *stent* e o tubo empurrador são, então, passados sobre o cateter-guia interno (**Fig. 21.7**). O cateter-guia interno promove estabilidade e rigidez, que são necessárias para permitir a passagem do *stent* por estenoses estreitas.

Requisitos do Endoscópio

Quase todos os duodenoscópios modernos têm um canal terapêutico de 4,2 mm que pode acomodar *stents* de até 11,5 Fr de diâmetro. Contudo, canais de trabalho com diâmetro menor como nos enteroscópios com balão e colonoscópios pediátricos permitem somente a colocação de *stents* de 7 Fr de diâmetro.

Descrição da Técnica: Biliar

Como os *stents* de 10 Fr possuem perviedade superior os *stents* de 7 Fr, é recomendado, sempre que possível, que *stents* de 10 Fr sejam colocados em pacientes com doença maligna para limitar o número de procedimentos endoscópicos necessários para paliação.

Obstrução Biliar Distal

A abordagem das estenoses biliares distais é mais simples do que para tumores hilares e será discutida separadamente. Após o sucesso da canulação profunda da árvore biliar, é introduzido contraste para elucidar claramente as margens para permitir a seleção do comprimento apropriado do *stent*. A estenose é atravessada com um fio-guia. É importante passar o fio bem proximal à este-

Tabela 21.1 *Stents* Biliares Plásticas

	Fabricante/Forma									
	ConMed		Hobbs Medical*		Microvasive		Olympus		Cook Endoscopy	
	ACS	DP	ACS	DP	ACS	DP	ACS	DP	ACS	DP
TAMANHO (Fr)†										
5										X
6										X
7	X	X	X	X	X	X	X	X	X	X
8,5					X				X	
10	X	X	X	X	X	X	X		X	X
11,5					X				X	
12	X				X		X			
COMPRIMENTO (cm)										
1										X
2,5							X			
3							X	X		X
4			X		X		X	X		X
4,5							X			
5	X		X		X	X	X		X	X
6							X		X	
6,5							X			
7	X	X	X	X	X		X	X	X	X
8							X		X	
8,5							X			
9	X		X				X		X	X
10	X	X	X	X	X	X	X	X	X	X
10,5							X			
11							X		X	
12	X		X		X		X		X	X
12,5							X			
13							X		X	
14							X		X	
15	X				X	X	X	X	X	X
> 15									X	
MATERIAL										
Náilon					X					
Polietileno					X		X		X	
Poliuretano	X+				X					
Teflon									X	
Duas camadas							X			
SISTEMA CENTRADO NO OPERADOR	Não		Não		Sim		Sim		Sim	
PREÇO										
Stent	60		40		69		45-47		57	
Com sistema de liberação	115-130		86		119-159		117-198		123	
Com sistema centrado no operador	N/D		N/D		139		N/D		123	

De Somogyi L, Chuttani R, Croffie J et al. Biliary and pancreatic *stents*. *Gastrointest Endosc*. 2006;63(7):910-919.
ACS, angulado, curvado ou reto; DP, espiral dupla; N/D, não disponível.
*Hobbs Medical não divulgou seu material de *stent* para esta revisão.
†*Stents* > 10 Fr requerem um duodenoscópio com canal de 4,2 mm.
+Coberto com revestimento de hidrômero.

Tabela 21.2 Stents Pancreáticos

Característica	GI Supply S	GI Supply SP	Hobbs Medical S	Hobbs Medical SP	Olympus S	Olympus SP	Cook Endoscopy S	Cook Endoscopy SP
TAMANHO (Fr)								
3							√ 5, 7, 9	
4			√					
5	√	√	√	√			√ 3-15	√
7	√	√		√	√		√	√
COMPRIMENTO (CM)								
2			√		√			√
3	√	√	√	√			√	√
4					√		√	√
5	√	√		√			√	√
6					√		√	√
7	√	√		√			√	√
8					√		√	√
9		√	√		√		√	√
10					√		√	√
11				√			√	√
12	√	√			√		√	√
13							√	
14							√	
15							√	
MATERIAL	poliuretano		Não disponível*		Polietileno		Polietileno	
PREÇO ($) (STENT/PRÉ-CARREGADA)	58		40		49		57/123	

De Somogyi L, Chuttani R, Croffie J et al. Biliary and pancreatic stents. *Gastrointest Endosc.* 2006;63(7):910-919.
S, reto; SP, *pigtail* único.
*Hobbs Medical não divulgou seu material de *stent* para esta revisão.

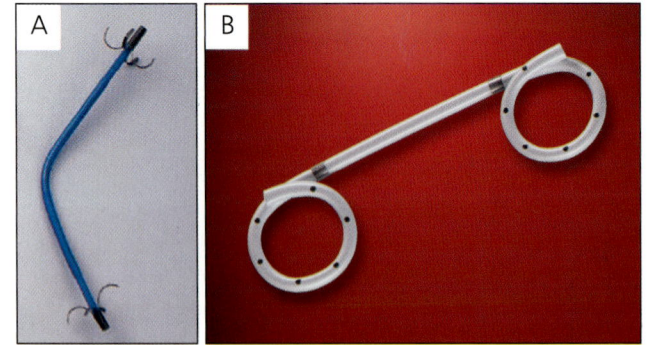

Fig. 21.1 Vários *stents*. (**A**) *Stent* biliar reto de 10 Fr (Olympus Corporation). (**B**) *Stent* com espiral duplo de 10 Fr (Cook Endoscopy).

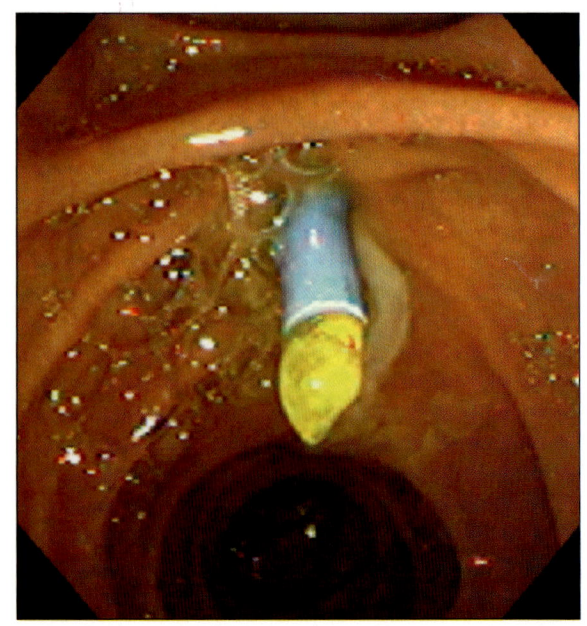

Fig. 21.2 Foto endoscópica de *stent* de 10 Fr ocluído saindo do ducto biliar.

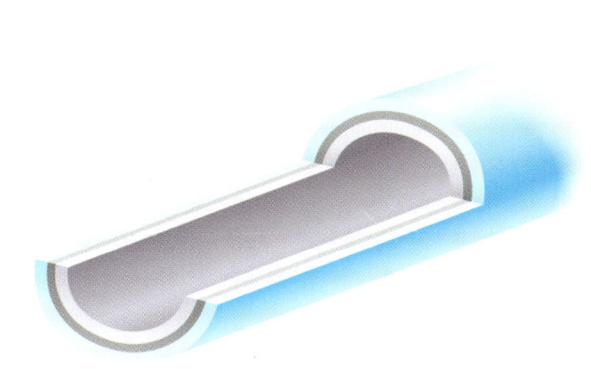

Capítulo 21 – Stents Plásticos Pancreaticobiliares e Drenos Nasopancreaticobiliares – Conceitos... **191**

Fig. 21.3 Modelo de camada dupla (Olympus).

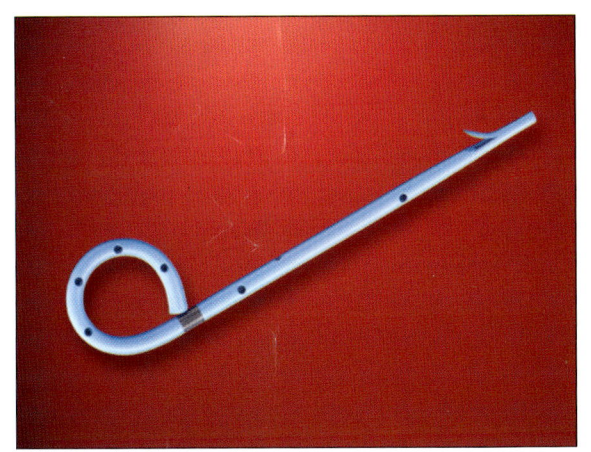

Fig. 21.4 Stent do ducto pancreático (Cook Endoscopy). Observe os orifícios laterais.

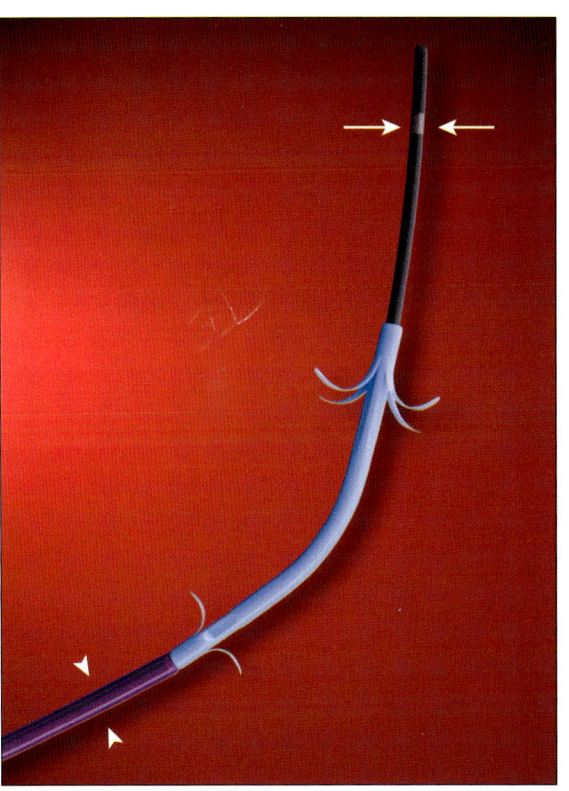

Fig. 21.6 Sistema de stent Cook Endoscopy mostrando modelo típico de 10 Fr. Cateter-guia interno (setas), stent (azul) e cateter empurrador (pontas de seta) são vistos.

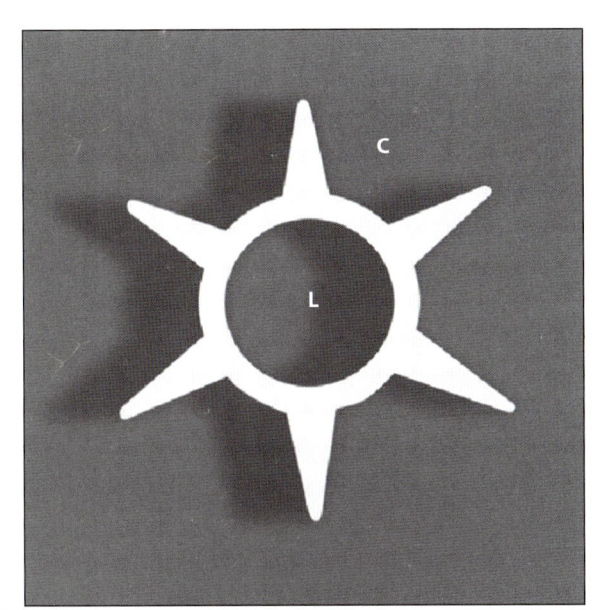

Fig. 21.5 Ilustração de stent Viaduct. O fluxo é através dos canais (C) em vez de através do lúmen (L).

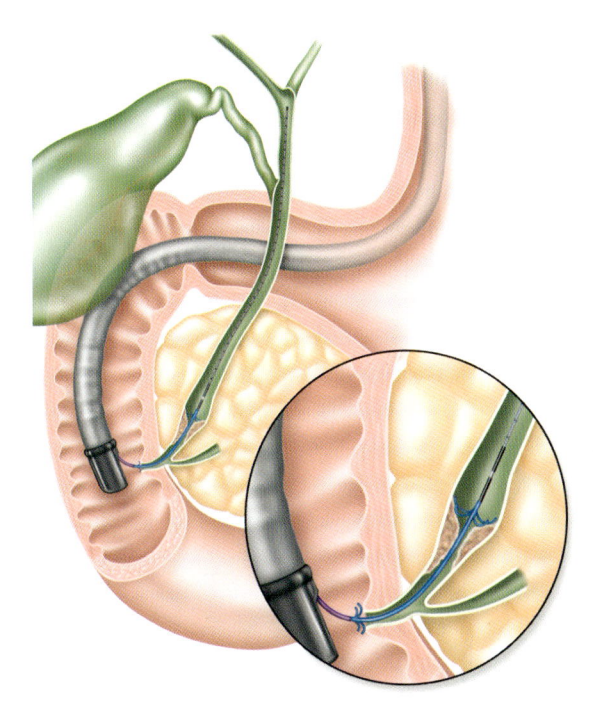

Fig. 21.7 Ilustração do sistema de stent de 10 Fr com stent colocado para alívio de obstrução biliar distal maligna.

nose para prevenir a perda de fio e proporcionar vantagem mecânica, embora deva ser tomado cuidado para evitar perfuração através da cápsula hepática. Em geral, não é necessária uma esfincterotomia biliar para inserção de *stent* com até 10 Fr de diâmetro[10] e não previne pancreatite pós-CPRE após colocação de *stent* para obstrução biliar maligna.[11] Contudo, um estudo mostrou que em pacientes com vazamento biliar, a colocação de *stents* de 10 Fr sem uma esfincterotomia estava associada a uma maior taxa de pancreatite pós-CPRE.[12] É necessária uma esfincterotomia biliar quando são colocadas múltiplos *stents*, como no tratamento de estenoses benignas (ver o Capítulo 40).[10]

Quando é colocado um único *stent* de 10 Fr, raramente é necessário dilatar a estenose, uma vez que a vantagem mecânica seja suficientemente grande para superar a resistência. Em casos de incerteza, pode ser passado um cateter dilatador de 10 Fr (p. ex., dilatador Soehendra, Cook Endoscopy, Winston-Salem, N.C.) e se ele atravessar a estenose com facilidade, não será necessária a dilatação com balão. Caso contrário, pode ser realizada dilatação com balão hidrostático. Quando a inserção de múltiplos *stents* for planejado, a dilatação da estenose é essencial. Neste contexto, mais de um fio-guia pode ser colocado antes da inserção do primeiro *stent*. Ou então um fio-guia pode ser colocado após a inserção de cada *stent*, recanulando o ducto biliar ao lado dos *stents*. Um conselho útil na colocação de mais de um fio é passar um cateter grande ou multilúmen sobre o fio-guia inicial. Isto pode ser feito com a bainha de uma escova de citologia de triplo lúmen. Mais recentemente, uma "troca intraductal" pode ser realizada com o uso do sistema Fusion (Cook Endoscopy) e o lúmen com fio curto. Durante a colocação de cada *stent*, o fio pode ser separado do sistema de liberação para permitir que os outros *stents* sejam colocados sequencialmente com o uso de um único fio-guia.

Quando são colocados múltiplos *stents*, o uso de um *stent* inicial um pouco mais longo pode ser útil, já que a fricção criada pela passagem dos *stents* adicionais durante a inserção pode resultar em movimento ascendente. Se o primeiro *stent* for muito curto, ele pode migrar para dentro do ducto. Isto geralmente não traz consequências, presumindo-se que o *stent* ainda está do outro lado da estenose. O comprimento do *stent* escolhido é com base na distância da papila até a borda proximal da estenose mais 2 cm adicionais. *Stents* excessivamente longos devem ser evitados, pois tende a ocorrer migração distal para o interior do duodeno até que o *flap* proximal ou a espiral impacte no alto da estenose; enquanto isso, a extremidade distal do *stent* pode impactar e perfurar a parede duodenal oposta (**Fig. 21.8**). Em geral, *stents* de 5 ou 7 cm são de comprimento suficiente para quase todas as estenoses biliares resultantes de câncer de pâncreas. A definição do comprimento da estenose pode ser obtida de várias maneiras. Uma forma é durante a retirada do cateter de canulação inicial. Quando a ponta do cateter está na extremidade proximal da estenose, o endoscopista mantém o cateter fora da porta de biópsia; o cateter é retirado até que seja endoscopicamente visível no duodeno distal à papila. A distância dos dedos do endoscopista até a porta da biópsia é medida e representa o comprimento da estenose. Empiricamente, este método parece superestimar o comprimento da estenose. Outra maneira é usar a radiografia para medir o comprimento da estenose. Quando a ponta do endoscópio está em contato com a papila, uma imagem radiográfica é capturada. É medida a distância da ponta do endoscópio até a borda proximal da estenose. O diâmetro do endoscópio é usado como um ponto de medida de comparação para determinar o verdadeiro comprimento da estenose e justificar um fator de magnificação. A seguinte equação é usada para resolver a variável X desconhecida, que é o comprimento verdadeiro da estenose (**Fig. 21.9**):

$$\frac{\text{Comprimento real da estenose}\,(X)}{\text{Comprimento medido da estenose}} = \frac{\text{Diâmetro real do endocópio}}{\text{Diâmetro medido do endoscópio}}$$

Finalmente, marcadores fluoroscópicos separados por uma distância conhecida estão disponíveis em alguns cateteres e fios-guia e podem ser usados como um ponto de referência para a estenose e a papila. Os cateteres para dilatação com balão também possuem marcadores radiopacos, correspondendo ao comprimento do balão.

Depois que o *stent* foi escolhido, a colocação é realizada. Se uma ponta estiver afilada, ela representa a extremidade proximal. Dependendo do tipo de sistema do *stent*, somente o cateter com guia interno ou o cateter-guia interno e o *stent* são avançados sobre o fio-guia. É importante que o fio não passe muito proximalmente dentro da árvore biliar durante o avanço, uma vez que isto poderia causar danos aos ductos intra-hepáticos ou à cápsula hepática. Por outro lado, a tração excessiva sobre o fio pode resultar em perda do fio. O *stent* é, então, avançado sobre o cateter-guia, avançando o tubo empurrador. Este último tem um furo maior que se aproxima do diâmetro do *stent*. Durante o avanço, o elevador deve permanecer fechado. Quando o *stent* impacta no elevador, o mesmo é aberto ligeiramente para permiti-lo emergir do canal do duodenoscópio. O elevador é, então, fechado para di-

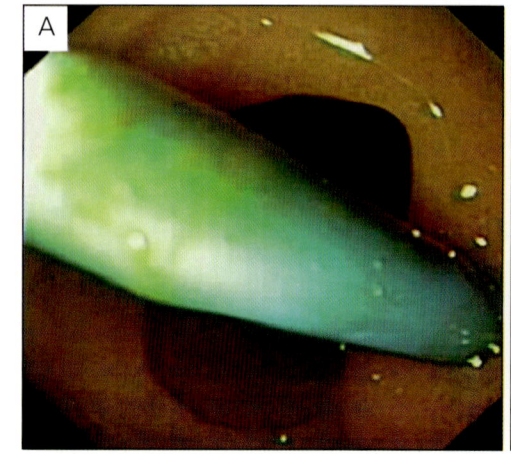

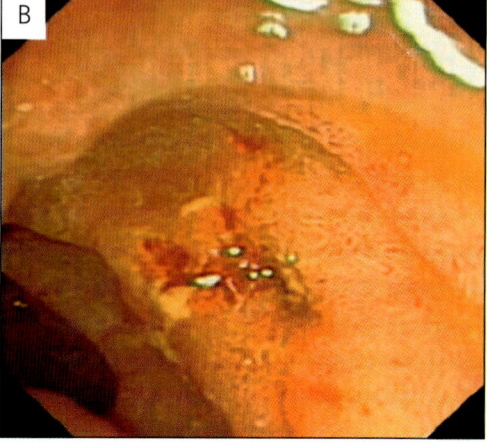

Fig. 21.8 Fotos endoscópicas de um *stent* biliar de 11,5 Fr migrada distalmente e impactada contra a parede duodenal oposta à papila maior. (**A**) Antes da remoção e (**B**) após a remoção, é visto um pequeno defeito.

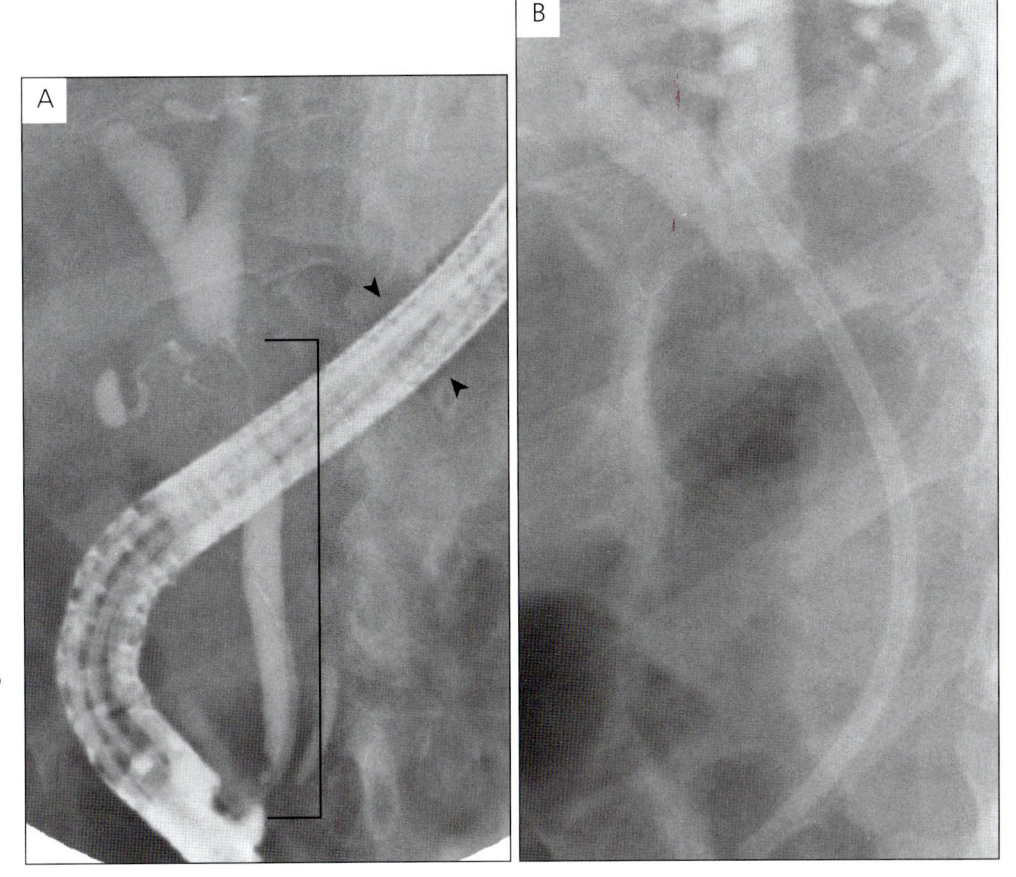

Capítulo 21 – *Stents* Plásticos Pancreaticobiliares e Drenos Nasopancreaticobiliares – Conceitos...

Fig. 21.9 Medida na radiografia para calcular o comprimento do *stent*. (**A**) A medida do topo da estenose até a ponta do endoscópio quando posicionado na papila *(colchete)* comparada com o diâmetro do endoscópio *(pontas de seta)* foi de 7:1. (**B**) Como o diâmetro do duodenoscópio era de 11,5 mm, foi colocado um *stent* de 9 cm.

recionar o *stent* para cima e para dentro da papila. É imperativo manter uma posição curta do endoscópio com a ponta o mais próximo possível da papila para manter a máxima vantagem mecânica. Usando uma série de pequenos movimentos em que o elevador é abaixado sequencialmente para permitir o avanço do *stent* e, então, fechado para avançar o *stent* de uma maneira do "tipo engrenagem", o *stent* é avançado para dentro do ducto biliar. A deflexão da ponta para cima e a retirada da haste do endoscópio encurta mais o escópio e proporciona o avanço do *stent*. É importante observar que, permitir mais que uma quantidade mínima do *stent* seja avançado do endoscópio para dentro do duodeno diminui a vantagem mecânica do avanço em virtude da alça e da encurvadura. Para facilitar o movimento de avanço do *stent*, o assistente da endoscopia deve efetuar tração no cateter-guia interno (ou fio-guia se não houver cateter-guia interno). Depois de atingida a posição ideal do *stent*, o cateter-guia interno e o fio-guia são removidos enquanto o endoscopista mantém pressão dianteira com o tubo empurrador contra o *stent* para prevenir o desalojamento distal do mesmo. Se for necessário contraste adicional para avaliar a drenagem ou a anatomia intra-hepática acima do *stent*, o fio-guia pode ser removido antes da retirada do cateter-guia interno para permitir a injeção de contraste (isto só é possível quando são usados sistemas com fios longos). O processo é repetido para a colocação de *stent* adicional.

Em pacientes com estenoses biliares distais curtas (p. ex., pancreatite crônica, estenose ampular pós-esfincterotomia), três a quatro *stents* de 10 Fr com 5 cm de comprimento podem ser montados no cateter-guia interno de uma só vez. Depois de colocado o primeiro *stent* (**Fig. 21.10**), o cateter-guia interno e o fio-guia são retirados o suficiente para liberar este primeiro *stent*; o ducto é, então, recanulado ao lado do primeiro *stent* com o segundo *stent*, fio-guia e cateter-guia interno. O processo é continuado até que todos os *stents* sejam implantados. Ou então os *stents* podem ser colocados um por um lado a lado (**Fig. 21.11**).

Stents para Cálculos Irremovíveis no Ducto Biliar

Na ausência de uma estenose, *stents* em espiral (**Fig. 21.1, B**) podem ser preferíveis aos *stents* retos quando colocados dentro de uma árvore biliar dilatada em pacientes com cálculos irremovíveis no ducto biliar (ver o Capítulo 18), porque eles têm menor probabilidade de migrarem distalmente. Os *stents* em espiral são colocados de forma um pouco diferente do que os *stents* retos, uma vez que o duodenoscópio tenha de ser retirado parcialmente durante a implantação final para permitir que a espiral se forme no duodeno. O *stent* deve ser avançado até que a porção distal do *stent*, proximal à espiral distal, seja identificada endoscopicamente. Esta última é identificada aplicando marcadores permanentes antes da colocação, caso um marcador visível já não esteja sobre o *stent*. O *stent* é, então, avançado enquanto simultaneamente o endoscópio é retirado de modo que a espiral seja instalada dentro do duodeno, ou permitindo que o elevador do duodenoscópio permaneça aberto, e a espiral forme-se distalmente.

Obstrução Biliar Hilar

A obstrução biliar hilar difere da obstrução distal em dois aspectos: (1) embora não seja necessária uma esfincterotomia para colocação de um stent unilateral, dados limitados sugerem que a colocação de *stent* hilar acarreta um maior risco de pancreatite do que para obstrução distal, o que pode ser prevenido com a realiza-

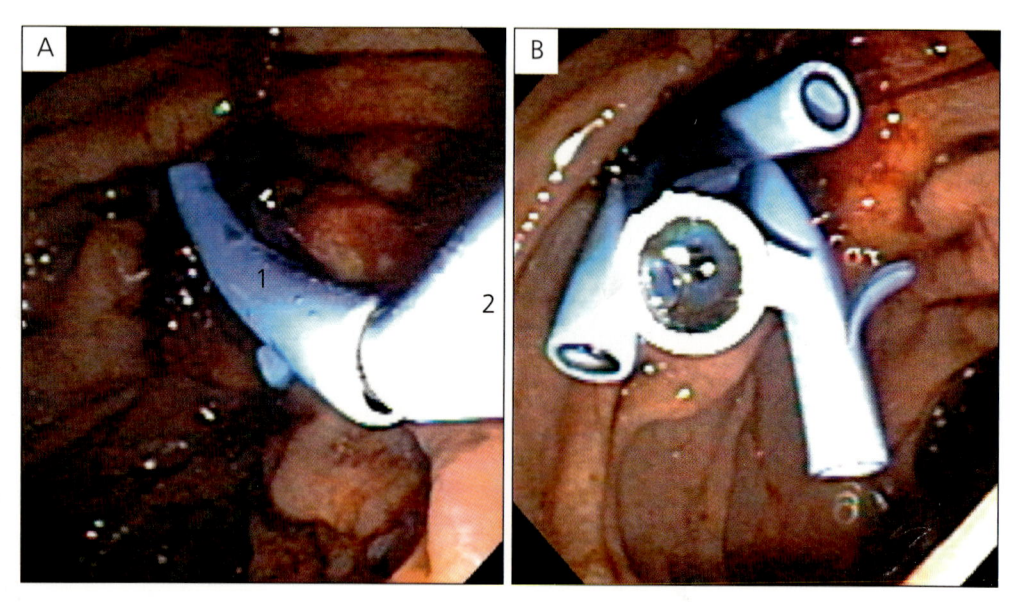

Fig. 21.10 Inserção de múltiplos *stents* de 10 Fr. **(A)** O primeiro *stent* (1) está sendo empurrado pelo segundo *stent* (2), já que o cateter empurrador ainda está bem acima dos múltiplos *stents* carregados no cateter. **(B)** Resultado final de quatro *stents* de 10 Fr, todos colocados com uma passagem do sistema introdutor de *stent*.

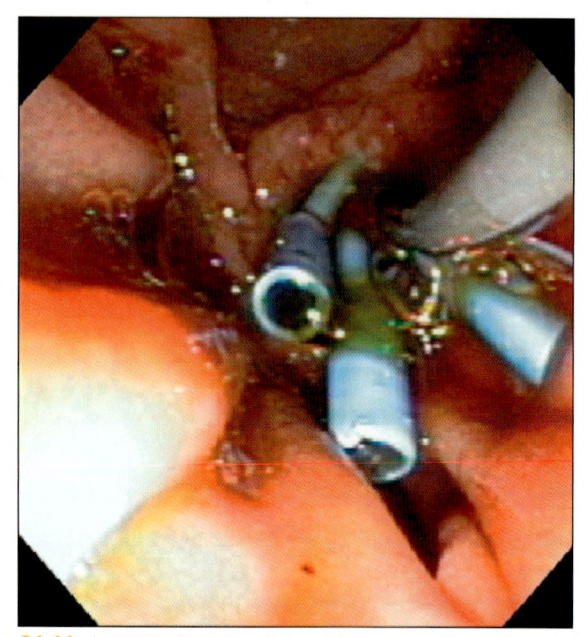

Fig. 21.11 Inserção de *stent* adicional. Passagem do cateter ao lado dos *stents* iniciais para recanular e colocar *stents* adicionais.

ção de uma esfincterotomia biliar. (2) Frequentemente é necessária a dilatação da estenose em virtude da perda da vantagem mecânica, quando a resistência da estenose está distante da ponta do endoscópio. Tanto a esfincterotomia quanto a dilatação da estenose são necessárias quando são colocados *stents* bilaterais (**Fig. 21.12**).

Em geral, os *stents* usados para tumores hilares têm pelo menos 12 cm de comprimento, uma vez que a distância até a bifurcação desde a papila seja de, aproximadamente, 9 cm. Os *stents* que são de comprimento adequado para atravessar a estenose podem ser muito curtos para "ancorar" dentro do sistema intra-hepático e são mais propensos a migrar distalmente. *Stents* mais macios e flexíveis podem ser menos propensos à migração distal.[13] Se for necessária a colocação de *stent* bilateral (ver o Capítulo 37), existem duas opções para a colocação do fio-guia. Uma opção é colocar dois fios lado a lado, um em cada sistema intra-hepático antes de colocar cada *stent* (**Fig. 21.1**). A outra opção é colocar o primeiro *stent*, recanular o ducto biliar ao lado dele e passar o fio-guia por dentro do sistema intra-hepático oposto. Existem proponentes de ambos os métodos, com as vantagens sendo a ausência de fricção dentro do canal do endoscópio entre o primeiro *stent* (se 10 Fr) e o seu tubo empurrador maior e o outro fio-guia dentro do canal do endoscópio. Isto pode ser superado pelo uso de um fio-guia de 0,025 polegada como o fio inicial. É importante observar que pode não ser possível colocar *stents* bilaterais de 10 Fr durante a primeira sessão. Neste caso poderá ser melhor colocar dois *stents* de 7 Fr ou 8,5 Fr ou um *stent* de 10 Fr e um de 7 Fr, e, então, aumentar o tamanho de um ou ambos *stents* em outra sessão endoscópica.

Drenos Nasobiliares

Os drenos nasobiliares (NBTs) são essencialmente *stents* biliares extremamente longos que saem do nariz do paciente depois de passar pela boca. Os NBTs são colocados para muitas das mesmas indicações que os *stents* biliares, incluindo descompressão da vesícula biliar. Eles não são usados normalmente nos Estados Unidos em razão do desconforto do paciente e do risco de desalojamento, bem como decorrente da dificuldade no deslocamento durante a transferência oral para nasal. As vantagens dos NBTs em relação os *stents* internos são a capacidade de obter colangiogramas e colecistogramas não invasivos; proporcionar irrigação para hemobília, mucina ou resíduos; e remover o dreno sem a necessidade de endoscopia. Eles são especialmente úteis para uso a muito curto prazo em pacientes com múltiplos cálculos no ducto biliar, quando a extração completa dos cálculos não é certa, como uma medida temporária em pacientes com colecistite aguda antes da colecistectomia[14] (**Fig. 21-13**) e para realização de braquiterapia com alta dose.

Os NBTs variam em diâmetro de 5 a 10 Fr e com extremidades proximais que podem ser retas ou em espiral. A colocação do NBT começa inicialmente igual à colocação de um *stent* biliar. Depois que o dreno está no lugar, o endoscópio é retirado do paciente ao mesmo tempo em que o dreno é resgatado do endoscópio. Depois que o endoscópio está no estômago, o avanço adicional do NBT possibilita que ele fique numa posição longa ao lado da curvatura maior, o que permite uma margem de segurança, de

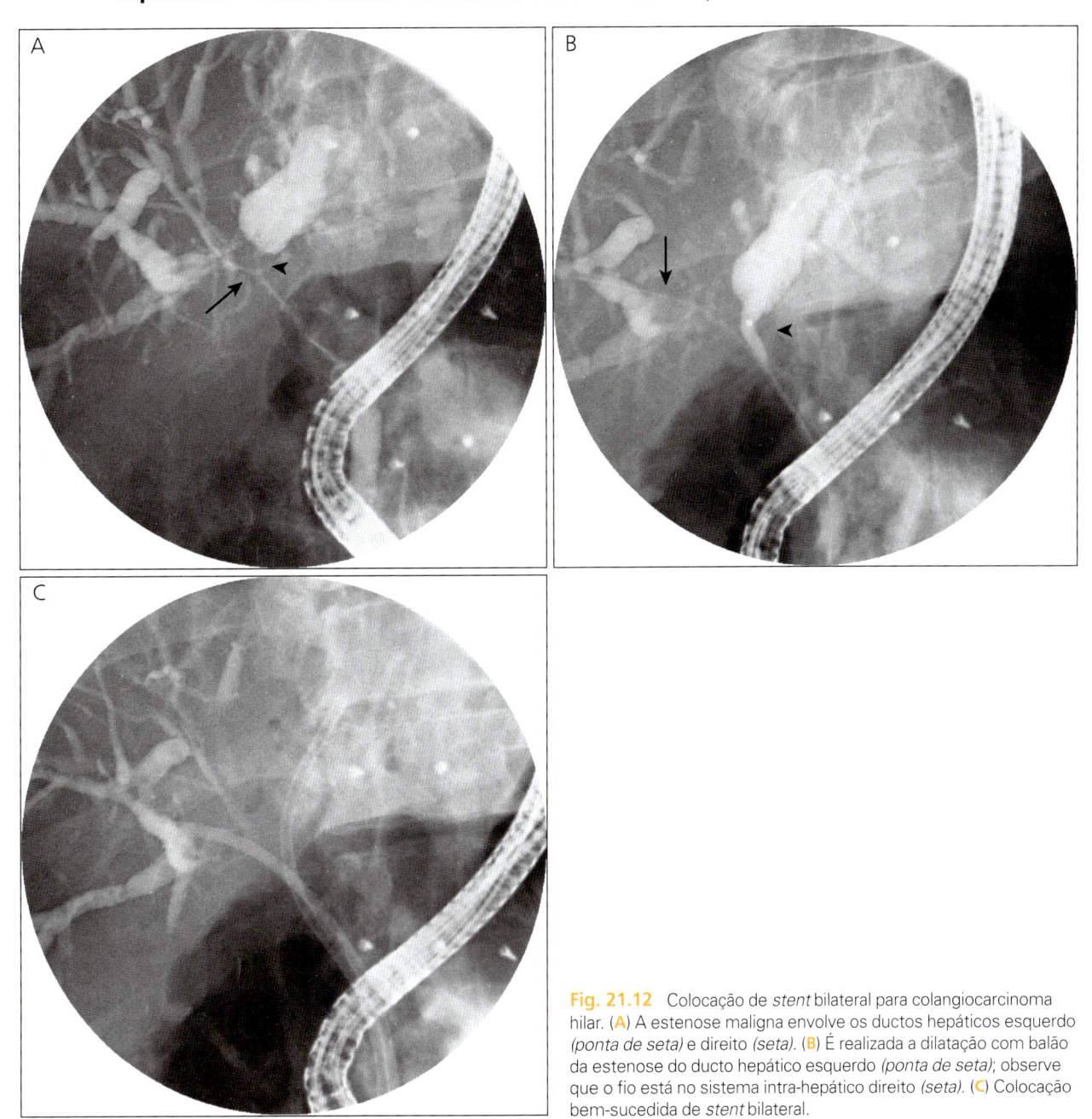

Capítulo 21 – *Stents* Plásticos Pancreaticobiliares e Drenos Nasopancreaticobiliares – Conceitos...

Fig. 21.12 Colocação de *stent* bilateral para colangiocarcinoma hilar. (**A**) A estenose maligna envolve os ductos hepáticos esquerdo *(ponta de seta)* e direito *(seta)*. (**B**) É realizada a dilatação com balão da estenose do ducto hepático esquerdo *(ponta de seta)*; observe que o fio está no sistema intra-hepático direito *(seta)*. (**C**) Colocação bem-sucedida de *stent* bilateral.

Fig. 21.13 Colocação endoscópica de dreno nasobiliar dento da vesícula biliar. (**A**) Balão de oclusão posicionado na saída do ducto cístico; observe o contraste e a pequena quantidade de fio-guia dentro da vesícula biliar. (**B**) Fio-guia hidrofílico enrolado dentro da vesícula biliar. (**C**) Imagem após a colocação do dreno nasobiliar (nasocolecístico) e remoção do endoscópio.

forma que o dreno não seja desalojado acidentalmente durante a retirada do endoscópio e a transferência oral-nasal. Contudo, não deve ser colocada no estômago uma quantidade excessiva de NBT, pois a formação de voltas pode fazer com que a porção intraductal seja desalojada. Depois que o endoscópio é removido do paciente, o dreno é transferido da boca para o nariz com o uso de um cateter de transferência nasal incluído no kit do NBT. Isto pode exigir a passagem dos dedos do endoscopista dentro da boca do paciente. Pacientes moderadamente sedados podem morder inadvertidamente durante o processo. Isto pode ser evitado com o uso de um endoscópio transnasal de pequeno calibre para realizar a transferência.[14]

Inserção de Stent no Ducto Pancreático

A colocação de stent no ducto pancreático não requer esfincterotomia pancreática, especialmente porque estes stents são de pequeno calibre (3 a 7 Fr). Raramente são colocados stents de 10 Fr e mesmo assim a esfincterotomia pancreática para colocação do stent sozinho usualmente não é necessária. O diâmetro do stent escolhida depende da indicação (prevenção de pancreatite pós-CPRE, tratamento de estenose ou vazamento), bem como do tamanho do ducto pancreático principal. Stents de pequeno diâmetro são passados sobre o fio-guia sem um cateter-guia interno, usando apenas um cateter empurrador (o qual pode ser um cateter-padrão, esfincterótomo ou cateter com balão). Semelhante à colocação de stents biliares, o local da patologia é identificado, um fio é passado dentro da cauda, e a dilatação é realizada, se necessário. O fio é removido enquanto o cateter empurrador é mantido em posição. O cateter empurrador é, então, removido, deixando a extremidade do stent saindo da papila. Deve-se ter cuidado ao colocar stents pancreáticos curtos e muito pequenos (3 Fr), pois com facilidade eles podem ser inseridos muito para dentro do ducto. Alguns preferem usar stents espirais únicos com a espiral no duodeno para evitar a migração para dentro dos stents de menor diâmetro, já que a recuperação destes stents migrados proximalmente pode ser difícil.[15]

Stents plásticos de pequeno calibre (3 a 5 Fr) são comumente usados para prevenção de pancreatite pós-CPRE em pacientes de alto risco (p. ex., disfunção do esfíncter de Oddi, ampulectomia) e/ou a realização de intervenções de alto rico (esfincterotomia biliar com pré-corte, esfincterotomia pancreática) (ver o Capítulo 7; **Fig. 21.14**).[16] É esperado que estes stents migrem espontaneamente dentro de um curto período de tempo para minimizar o dano ao ducto pancreático.

Drenos Nasopancreáticos

Os drenos nasopancreáticos são raramente usados dentro do ducto pancreático principal. No entanto, as indicações para uso são similares aos dos stents pancreáticos, incluindo drenagem transpapilar de coleções de fluidos pancreáticos, tratamento de vazamentos e fístulas e prevenção de pancreatite pós-CPRE.[18-23] Eles também foram usados para proporcionar irrigação através do ducto pancreático principal após litotripsia extracorpórea por ondas de choque (ESWL) para o tratamento de pancreatite crônica (ver o Capítulo 52) e transmuralmente para o tratamento de necrose pancreática isolada (ver o Capítulo 53).

Os drenos nasopancreáticos, assim como os stents do ducto pancreático, possuem múltiplos orifícios laterais nos 10 a 12 cm distais. O diâmetro escolhido é geralmente 5 ou 7 Fr. A colocação é igual aos drenos nasobiliares.

Drenagem de Coleções de Fluidos Pancreáticos

Stents com espiral dupla são colocados gastricamente ou transduodenalmente durante a drenagem transmural das coleções de fluidos pancreáticos (ver os Capítulos 51 e 53). É preferível a colocação de stents com espiral dupla através da parede dentro da coleção (**Fig. 21.15**). Stents retos podem ser a origem de sangramento tardio, pois a extremidade proximal dentro da coleção colide com a parede quando ela desaba. Os stents são inseridos conforme descrito para a árvore biliar. É importante observar que a extremidade proximal de alguns stents em espiral de 10 Fr é afilada e não permite que passe um cateter-guia interno (stent Zimmon, Cook Endoscopy). A porção afilada pode ser cortada para permitir que

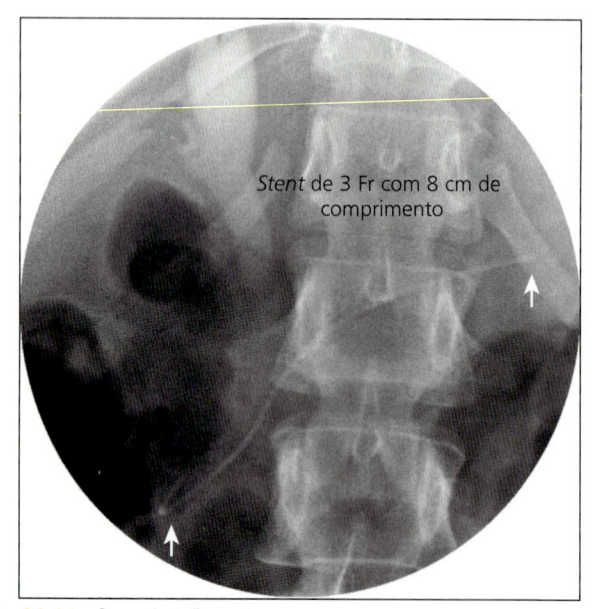

Fig. 21.14 Stent de 3 Fr no ducto pancreático colocado para prevenção de pancreatite pós-CPRE. As setas denotam as extremidades do stent.

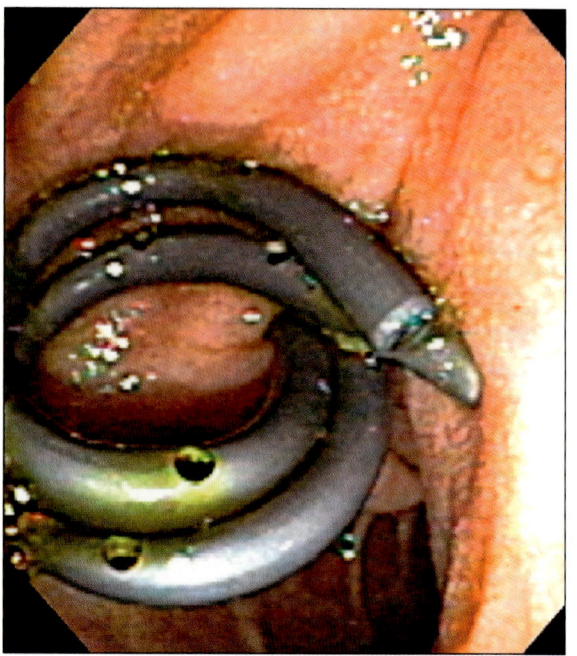

Fig. 21.15 Dois stents de 10 Fr colocados transduodenalmente para drenar um pseudocisto pancreático.

um cateter empurrador do cateter-guia interno passe através do *stent*. Alternativamente, o cateter-guia interno pode ser cortado mais curto de modo que quando a extremidade distal impacte dentro da proximal, a porção afilada do cateter empurrador da *stent* esteja em contato com a outra extremidade do *stent*. Durante a instalação dos *stents* em espiral deve-se ter cuidado especial para que não seja introduzido um comprimento excessivo do *stent* para dentro da coleção, uma vez que o *stent* inteiro possa ser inadvertidamente introduzido para dentro da coleção.

Indicações e Contraindicações
Indicações Biliares

Obstrução biliar maligna é a indicação mais frequente para o uso de *stents* plásticos. A obstrução ductal é mais comumente decorrente do carcinoma pancreático. A obstrução maligna mediana à proximal pode ser causado por um câncer primário da árvore biliar (vesícula biliar ou colangiocarcinoma) ou por invasão ou obstrução do ducto por linfonodos metastáticos malignos adjacentes. Os *stents* plásticos podem ser usados para liberar a obstrução dos *stents* de metal colocados previamente (**Fig. 21.16**).[24,25] Em geral, tumores do ducto biliar distal são paliados mais efetivamente com *stents* plásticos do que os tumores hilares.

Estenoses benignas são tratadas por dilatação e colocação de múltiplos *stents* plásticos (**Fig. 21-17**; ver o Capítulo 40).[26,27] As causas de obstrução benigna incluem estenose pós-esfincterotomia, pancreatite crônica, lesão pós-cirúrgica, isquemia e estenoses anastomóticas e não anastomóticas após transplante de fígado (ver o Capítulo 41). Vazamentos biliares e fístulas após cirurgia biliar, colecistectomia e trauma podem ser tratados pela colocação de *stents* a curto prazo na papila (**Fig. 21.18**) e podem não precisar atravessar o local do vazamento. A eliminação da pressão no esfíncter promove a liberação do vazamento para dentro do duodeno, levando ao fechamento do vazamento ou fístula. Para vazamentos mais complexos e maiores do ducto biliar comum, usualmente é necessário atravessar o local do vazamento.

Indicações Pancreáticas

Os *stents* plásticos são usados para liberar a obstrução ductal pancreática em virtude da pancreatite crônica. Vazamentos pancreáticos podem manifestar-se como ascites pancreáticas ou coleções de fluidos pancreáticos (ver os Capítulos 51 e 53).[28] Ocasionalmente a obstrução ductal pancreática maligna decorrente de câncer pancreático resultará em pancreatite ou contribuirá para dor incapacitante que pode ser manejada com a colocação de *stents* pancreáticos através da estenose (**Fig. 21.19**). A colocação temporária de *stents* demonstrou prevenir pancreatite pós-CPRE em pacientes de alto risco.[29] No contexto de pancreatite aguda grave, vazamentos e fístulas do ducto pancreático podem contribuir para o mau resultado; a colocação de *stent* pancreático pode melhorar o curso clínico em um subgrupo destes pacientes. Em pacientes com lesão ductal pancreática traumática, os *stents* plásticos são efetivos para estabelecer uma ponte no ducto lesionado e permitir a resolução do vazamento (ver o Capítulo 42). Os vazamentos pós-cirúrgicos do ducto pancreático (pancreatectomia distal, lesão cirúrgica inadvertida) são tratados efetivamente com *stents* pancreáticos (**Fig. 21.20**).[30] Finalmente, uma variedade de configurações de *stents* plásticos foi útil nas drenagens transpapilar e transmural de coleções de fluidos pancreáticos (ver o Capítulo 44).

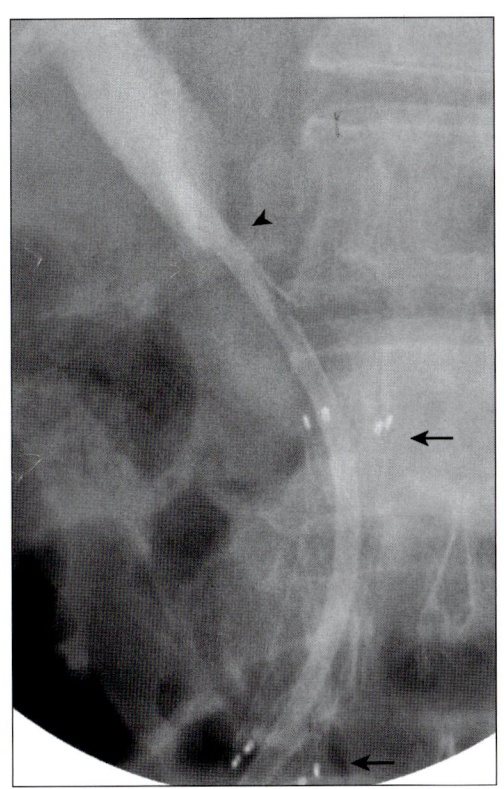

Fig. 21.16 *Stent* biliar plástico *(ponta de seta)* passado através de um *stent* biliar metálico ocluído *(setas)* que tinha sido colocado para paliação de carcinoma pancreático.

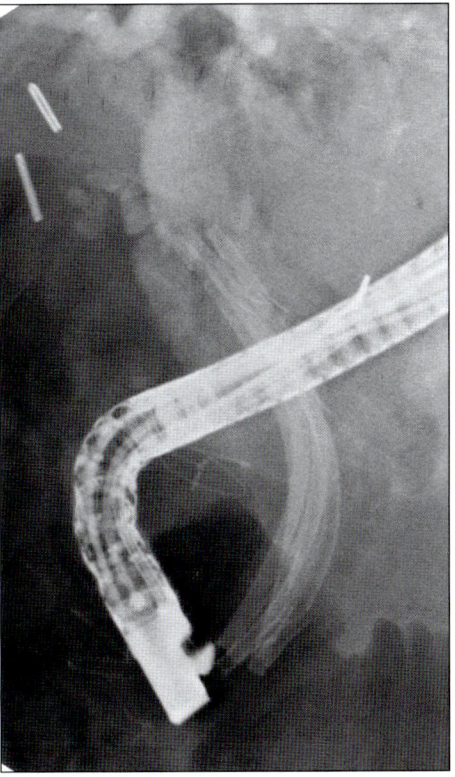

Fig. 21.17 Imagem fluoroscópica após a colocação de cinco *stents* para tratamento de estenose benigna do ducto biliar distal.

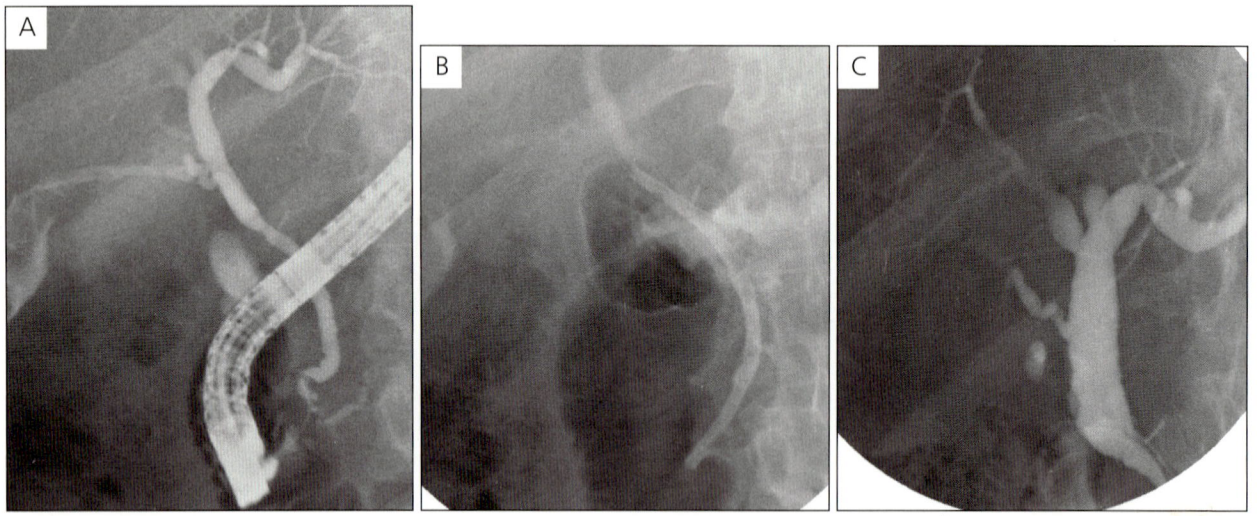

Fig. 21.18 Colocação de *stent* biliar para tratamento de vazamento do ducto cístico pós-colecistectomia. (**A**) É visto vazamento ativo. (**B**) Imagem fluoroscópica tirada imediatamente após a colocação de *stent* biliar de 10 Fr. (**C**) Colangiograma de controle de várias semanas após, mostrando o fechamento do vazamento.

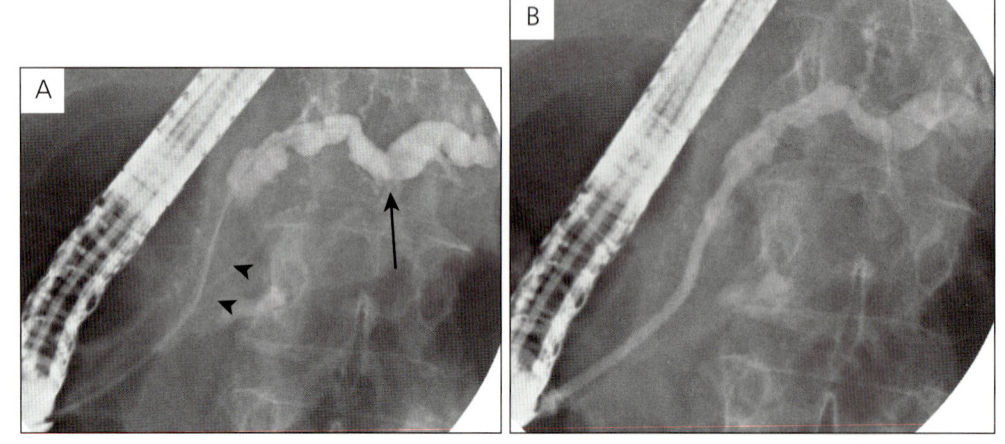

Fig. 21.19 Colocação de *stent* pancreático plástico em um paciente com câncer pancreático irressecável, dor intratável, febre e hiperamilasemia. (**A**) Estenose *(pontas de seta)* e ducto pancreático principal dilatado *(seta)*. (**B**) Imediatamente após a colocação do *stent*. Foi obtida melhora significativa da dor.

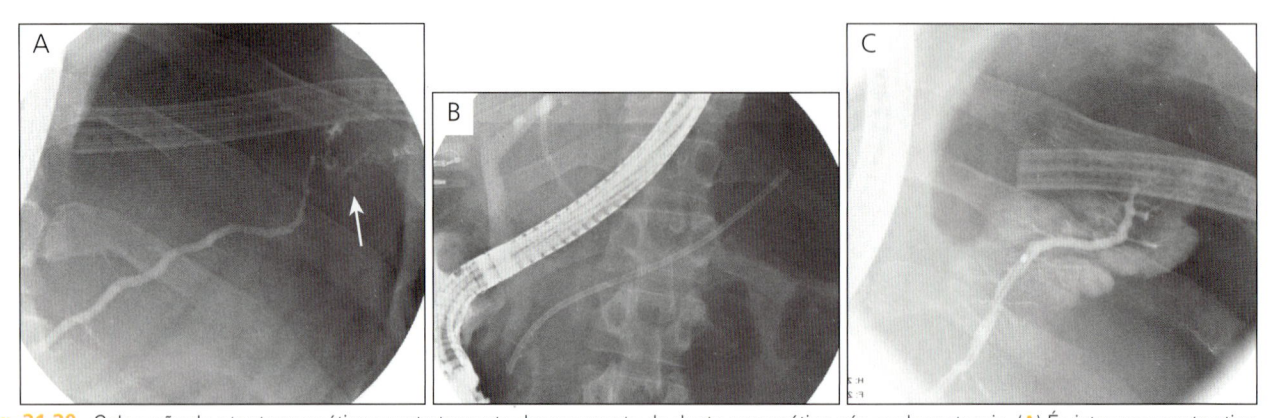

Fig. 21.20 Colocação de *stent* pancreático para tratamento de vazamento do ducto pancreático pós-esplenectomia. (**A**) É visto vazamento ativo. (**B**) Imagem fluoroscópica feita imediatamente após a colocação de *stent* pancreático de 7 Fr na cauda. (**C**) Pancreatograma de controle várias semanas depois, mostrando o fechamento do vazamento.

Eventos Adversos

Quando é realizada esfincterotomia, podem ocorrer eventos adversos, como hemorragia (**Fig. 21.21**) e perfuração. Os eventos adversos diretamente relacionados com *stent* incluem colangite, frequentemente decorrente da oclusão ou migração do *stent*, e colecistite em consequência da obstrução do ducto cístico. A oclusão do *stent* biliar se deve à deposição de biofilme bacteriano e/ou material de plantas (**Fig. 21.2**) e conduz à obstrução biliar recorrente e colangite. A migração do *stent*, para dentro ou para fora do ducto, ocorre em aproximadamente 5% dos casos e pode resultar em obstrução recorrente e colangite. Os eventos adversos inco-

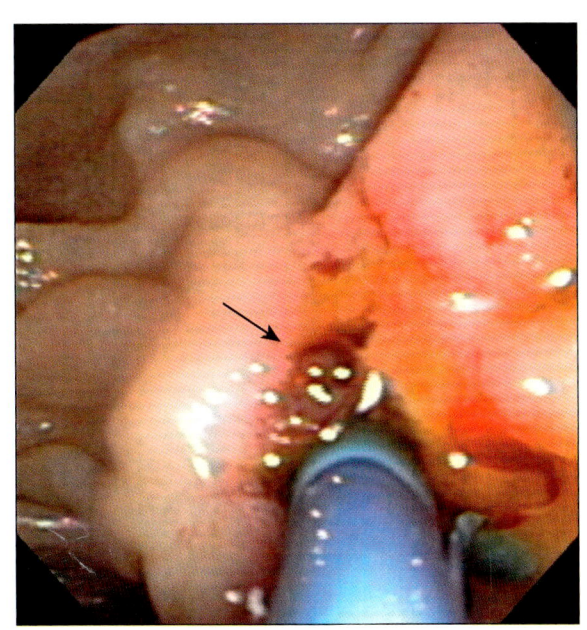

Fig. 21.21 Vaso visível endoscopicamente *(seta)* identificado por sangramento pós-esfincterotomia após colocação de *stent* biliar. Foi realizada hemostasia com *Heater probe* e não ocorreu mais sangramento.

muns com *stent* incluem perfuração do duodeno na extremidade distal se uma quantidade excessiva se projetar dentro do lúmen ou se ocorrer migração distal do *stent* (**Fig. 21.8**);[31] tais perfurações podem ser ocultas e somente ser reconhecidas no momento da remoção ou substituição do *stent*. Eventos adversos raros, em consequência da migração do *stent* completamente para fora do ducto biliar, incluem obstrução e perfuração do intestino.[32]

Custo Relativo

Os *stents* plásticos proporcionam alívio rápido da obstrução biliar e encurtam a permanência no hospital quando comparadas com *bypass* cirúrgico para alívio de obstrução biliar distal maligna. A colocação de *stent* também pode evitar a necessidade de cirurgia. Os *stents* plásticos custam aproximadamente $100 a $200 e são muito mais econômicas do que os *stents* metálicos expansíveis, que podem ultrapassar $2.000, dependendo do fabricante e da presença ou ausência de uma cobertura. Os *stents* metálicos possuem uma duração significativamente maior do que as plásticas, mas se o paciente não tiver uma sobrevida prolongada, não haverá este benefício. Portanto, em pacientes com doença maligna distal, que têm uma expectativa de vida prevista de menos de 3 a 4 meses, os *stents* plásticos têm maior relação custo-benefício.[3,33] Os códigos da Terminologia Processual Atual (CPT) e as classificações para pagamento ambulatorial nos Estados Unidos para a colocação e/ou remoção de *stents* biliares plásticos estão disponíveis.[2]

A lista de referências deste capítulo pode ser encontrada em www.revinter.com.br/online/referencias-baron.pdf

Capítulo 22

Inserção de *Stent* Metálico Biliar

Brintha K. Enestvedt ▪ Gregory G. Ginsberg

Existem duas categorias principais de *stents* biliares: *stents* plásticos (PS) com diâmetro fixo e *stents* metálicos autoexpansíveis (SEMS). Os SEMS são usados principalmente para a paliação de obstrução biliar maligna. Os SEMS podem ainda ser classificados como descobertos, parcialmente cobertos ou completamente cobertos. Os PS, introduzidos em 1980, precederam a sua contrapartida dos SEMS e são discutidos em detalhes no Capítulo 21. Embora os PS sejam um meio seguro e efetivo de superar estenoses biliares, eles eventualmente se fecham.[1] A oclusão do PS é atribuída à formação de biofilme e ocorre em 30 a 50% dos pacientes em um período de 3 a 6 meses, respectivamente.[2] A taxa de fluxo da bile é uma função do diâmetro do lúmen do *stent*, o qual por sua vez é limitado pelo tamanho do canal acessório do duodenoscópio. Como o diâmetro do canal acessório de um duodenoscópio terapêutico é de 4,2 mm, os PS estão disponíveis com diâmetros internos de até 12 Fr (4 mm). Os SEMS foram desenvolvidos para superar esta limitação, uma vez que eles introduzem um *stent* de diâmetro maior (10 mm) através de um sistema de transmissão de pequeno diâmetro de 7,5 Fr. Como a obstrução biliar maligna é tipicamente associada a uma sobrevivência menor que 1 ano, os SEMS pretendem produzir paliação "por toda a vida" dos sintomas obstrutivos, evitando, assim, a necessidade de colangiopancreatografia retrógrada endoscópica (CPRE) com intervalo para trocas do *stent*, como seria necessário para o PS.[3,4]

Este capítulo examina os SEMS biliares, incluindo indicações para a colocação, os tipos disponíveis e o manejo de eventos adversos e seu custo relativo.

Indicações

Os SEMS são indicados para a paliação de obstrução biliar maligna. A causa mais comum de obstrução biliar maligna é o adenocarcinoma pancreático que surge na região da cabeça ou "joelho" do pâncreas. Outras causas de estenoses biliares malignas são colangiocarcinoma, carcinoma ampular, câncer na vesícula biliar e compressão extrínseca associada à linfadenopatia causada por linfoma e carcinoma metastático. Os pacientes com obstrução biliar maligna tipicamente apresentam icterícia. Se não for tratada, a obstrução biliar pode causar prurido, dor, colangite, disfunção da função hepática e má absorção. Sem tratamento, a sobrevivência média para pacientes que apresentam obstrução biliar maligna é < 200 dias. Como a maioria dos pacientes tem doença avançada no momento da apresentação, a ressecção operatória com intenção curativa somente é possível em 10 a 15% dos casos.[6,7] Portanto, a paliação dos sintomas é um componente importante do manejo nos muitos pacientes com obstrução biliar maligna (**Quadro 22.1**).

As opções para paliação da obstrução biliar maligna incluem *bypass* operatório, drenagem percutânea e colocação de *stent* endoscópico. Múltiplos estudos, incluindo ensaios clínicos randomizados, compararam estes três resultados de drenagem biliar. Em uma metanálise recente de 2.436 pacientes (24 estudos), *bypass* operatório, PS e SEMS foram comparados.[8] Embora o PS estivesse associado a menos efeitos adversos e a um período mais curto de hospitalização do que o *bypass* operatório, houve taxas mais elevadas de obstrução biliar recorrente. Taxas de sucesso técnico e terapêutico, mortalidade e eventos adversos similares foram vistos após tentativa de SEMS, mas com taxas mais baixas de obstrução biliar aos 4 meses do que PS (razão de probabilidade de [OR] 0,44, 95% intervalo de confiança [CI] 0,3-0,63). Embora o SEMS permaneça patente por mais tempo do que o PS, a sua perviabilidade não é indefinida.

SEMS versus *Stents* Plásticos

Tanto os PS quanto os SEMS podem ser usados para a paliação de obstrução biliar maligna. Os PS são seguros e efetivos, são significativamente menos caros do que os SEMS e podem ser removidos e substituídos se ocorrer oclusão. Mais uma vez, a principal desvantagem dos PS é a oclusão mais precoce. Os sintomas de oclusão do *stent* incluem recorrência de icterícia e/ou colangite ascendente. Foram empregadas duas estratégias para prevenir e manejar a oclusão de PS: (1) troca profilática do *stent* e (2) manejo expectante. A primeira envolve a remoção seletiva e troca do *stent* com 3 meses de intervalo para reduzir o risco de colangite e a necessidade de troca de emergência, enquanto que a última se baseia na espera vigilante e resposta rápida, caso ocorra a oclusão do *stent*. Uma discussão mais detalhada sobre os SP pode ser encontrada no Capítulo 21. Os SEMS foram projetados para ampliar a duração da perviabilidade em virtude do seu diâmetro interno maior, reduzindo assim a necessidade e a frequência de reintervenção. Como tal, o seu custo maior pode ser compensado por uma redução nos episódios de colangite e na necessidade de intervenções eletivas e de emergência, incluindo hospitalização.

O grupo de estudos multicêntrico *U.S.* Wallstent realizou um ensaio que randomizou pacientes para a colocação de SEMS descobertos (Wallstent) e a colocação de PS de 10 Fr para a paliação de obstrução do ducto biliar distal maligna.[9] A oclusão precoce do *stent* em virtude do acúmulo de lama biliar ocorreu em cerca de 3% no grupo com PS quando comparado a 0% no grupo com SEMS. Durante o seguimento a longo prazo a probabilidade de oclusão do *stent* foi quase 3 vezes maior para o PS do que para o SEMS. O crescimento para dentro ou crescimento excessivo de um tumor contribuiu para cerca de 14% das oclusões de

> **Quadro 22.1 Indicações e Contraindicações**
>
> - SEMS descobertos são indicados para paliação da obstrução biliar maligna
> - Altamente útil se é esperado que a sobrevivência do paciente ultrapasse 6 meses
> - Interesse crescente no uso de SEMS totalmente cobertos para indicações biliares benignas

SEMS e não ocorreu no grupo com PS. No entanto, a taxa global de eventos adversos foi significativamente mais baixa no grupo com SEMS do que no grupo com PS (20 *versus* 31%, $p < 0,05$). No grupo com PS houve um número maior de procedimentos realizados, o que resultou em um custo mais alto. Outro ensaio randomizado prospectivo foi realizado para comparar a perviabilidade e determinar a relação custo-benefício do grupo com SEMS *versus* PS.[4] A perviabilidade média foi significativamente maior para o grupo com SEMS aos 273 dias comparado a uma média de 126 dias para o grupo com PS. Dois ensaios randomizados prospectivos posteriores[10,11] também apresentaram períodos de maior duração de perviabilidade com SEMS descoberto comparado a PS. Juntamente com a taxa estendida de perviabilidade houve significativamente menos dias acumulados de hospitalização no grupo com SEMS.

Convencionalmente, o uso de SEMS está limitado a pacientes com obstrução biliar maligna, confirmada, não operável. A nossa prática, e a prática de muitos, tem sido colocar PS para o manejo inicial de suspeita de obstrução biliar maligna. Nós adiamos o uso de SEMS na maioria dos pacientes até que existam evidências de oclusão do PS colocado inicialmente, um *status* de desempenho sugerindo uma sobrevivência de mais de 6 meses, um diagnóstico confirmado pela análise histológica e/ou estadiamento finalizado para confirmar a impossibilidade de operar. Contudo, estudos recentes sugerem uma aplicação mais ampla para os SEMS, conforme mencionado anteriormente.

As preocupações quanto ao uso de SEMS antes da confirmação de um diagnóstico de câncer e a impossibilidade de ressecção do tecido foram contestadas mais recentemente. É importante observar que SEMS descobertos de comprimento curto foram colocados no pré-operatório para liberar a obstrução biliar em pacientes com adenocarcinoma pancreático ressecável. O benefício da colocação pré-operatória de SEMS é debatido.[12] A drenagem biliar pré-operatória pode aliviar a icterícia e os eventos adversos associados à colestase e permite tempo para a realização de quimiorradiação neoadjuvante. No entanto, também pode aumentar o custo e o risco de eventos adversos relacionados com o procedimento. Embora exista preocupação acerca da complicação da ressecção operatória com SEMS, isto não foi confirmado na prática clínica. Várias séries foram relatadas até o momento, detalhando a utilidade da drenagem pré-operatória com SEMS em adenocarcinoma pancreático ressecável. Até agora, estas séries relataram consistentemente que a colocação pré-operatória de SEMS não impõe dificuldades técnicas cirúrgicas ou influencia o curso pós-operatório ou os resultados a longo prazo. Estudos também indicaram que para indicações pré-operatórias os SEMS requerem menos intervenções endoscópicas do que os PS.[12-15] Uma análise de decisão de *Monte Carlo* que comparou diversas estratégias pré-operatórias em pacientes com câncer pancreaticobiliar distal ressecável concluiu que a colocação de SEMS biliar de comprimento curto proporcionava eficácia igual ou superior e reduzia os custos globais comparada à colocação de PS.[15] Embora estas séries publicadas não sejam de natureza prospectiva e nem randomizadas, existem evidências suficientes para apoiar a colocação seletiva de SEMS antes da ressecção operatória prevista quando considerada individualmente.

SEMS para Doença Biliar Benigna

Embora a colocação de SEMS tradicionalmente venha sendo usada para a paliação de obstrução do ducto biliar maligna, está surgindo um corpo crescente de literatura relativo ao uso de SEMS totalmente cobertos (e, portanto, previstos como removíveis) para o manejo em pacientes selecionados com condições biliares benignas (estenoses, vazamentos, fístula, sangramento pós-esfincterotomia).[16-18] As estenoses benignas podem ser ocasionadas por lesão pós-operatória, anastomótica ou relacionada com pancreatite crônica, colangite esclerosante primária e cálculos biliares (ver o Capítulo 40). Os SEMS cobertos se mostraram promissores no tratamento de estenoses biliares benignas e possivelmente vazamentos biliares com a vantagem da realização de menos procedimentos (o que compensa o alto custo inicial do *stent*), porém são necessários dados mais conclusivos para definir o seu papel no manejo de doenças biliares benignas. Foi relatado que o uso de SEMS em receptores de transplante de fígado para o tratamento de vazamentos biliares está associado a altas taxas de formação novas estenoses posteriores (ver o Capítulo 41).[17,19,20]

Tipos de SEMS

Os *stents* metálicos biliares são trançados ou compostos de um cilindro oco com aberturas cortadas a *laser*, em uma estrutura de metal trançado. Alguns são construídos com marcações proximais e distais para limitar a migração. Assim como o PS, os *stents* metálicos biliares são implantados em um cateter introdutor e avançados sobre um fio-guia através do canal acessório do endoscópio. Diferente dos PS, os SEMS pré-implantados são restritos dentro de uma bainha ou corda externa. Depois de implantados, os SEMS descobertos exercem pressão radial e se prendem ao tumor e tecido adjacente, impedindo a migração do *stent* e expandindo o lúmen biliar. *Stents* cobertos foram introduzidos para superar o crescimento para dentro do tumor e hiperplasia epitelial benigna através dos interstícios dos SEMS como contribuintes para a oclusão prematura do *stent*. Na porção coberta os fios de metal não entram no tecido, permitindo a potencial remoção, embora também com uma taxa maior de migração. O componente de metal pode ser composto de nitinol (uma combinação de níquel e titânio), aço inoxidável ou Platinol (núcleo de platina com revestimento de nitinol). O revestimento do *stent* coberto pode consistir em uma cobertura de silicone, poliéter poliuretano, poliuretano, policaprolactona ou polipropileno de etileno fluorinado politetrafluoretileno expandido (ePTFE).

SEMS Cobertos *versus* Descobertos

Os SEMS descobertos estão associados a menores taxas de migração do *stent* e podem ser usados em qualquer lugar no ducto biliar, incluindo o hilo.[21-23] No entanto, o crescimento para dentro do tumor e a remoção limitada são fatores limitantes dos SEMS descobertos. Os SEMS cobertos foram desenvolvidos para superar o crescimento para dentro do tumor e a hiperplasia do tecido através dos interstícios dos SEMS. Os SEMS cobertos compartilham as mesmas indicações que as descobertas, embora eles não sejam indicados para obstrução hilar ou intra-hepática pois podem bloquear o sistema intra-hepático contralateral ou os ramos intra-hepáticos ipsolaterais. A vantagem prevista dos SEMS cobertos é a prevenção de crescimento para dentro do tecido (maligno ou hiperplásico) e a posterior oclusão do stent, ao mesmo tempo em que permite a possibilidade de remoção (embora estes *stents* sejam aprovados pelo *Food and Drug Administration* [FDA] para remoção imediata – e não retardada). Embora haja mais dados publicados sobre o uso de stents descobertos, existe um corpo crescente na literatura defendendo o uso de SEMS parcialmente cobertos. Estudos de SEMS cobertos demonstraram taxas muito baixas de oclusão do *stent* devido ao crescimento para dentro do tumor.[24,25] Entretanto, surgiram preocupações quanto às maiores taxas de migração do *stent*, colecistite induzida por *stent* e pancreatite pela obstrução dos ductos cístico e pancreático, respectivamente.[24,26-28]

Uma metanálise avaliando a perviabilidade do *stent* de SEMS cobertos e descobertos em obstruções irressecáveis do ducto biliar distal, abrangendo cinco ensaios clínicos randomizados de 781 pacientes, concluiu que os SEMS cobertos possuem taxas de perviabilidade mais longas, porém com maiores taxas de migração do *stent* e formação de lama do que os *stents* descobertos.[19] Os resultados são interpretados com precaução devido o número limitado de estudos. Mais recentemente, foram publicados vários ensaios controlados, randomizados, com SEMS parcialmente cobertos *versus* descobertos.[30,31] Os principais achados destes estudos foram uma taxa significativamente maior de migração dos *stents* cobertos, situando-se entre 3 e 13%. Ocorreram colecistites em 1 a 7% e não houve diferença significativa entre os dois grupos. As taxas de pancreatite foram baixas (≤ 2%) e não diferiram entre os dois grupos. O mais importante é que não houve diferença significativa na perviabilidade do *stent* ou sobrevivência do paciente entre os braços do estudo entre *stents* parcialmente cobertos ou descobertos.

No manejo da obstrução biliar distal maligna em pacientes com uma vesícula biliar intacta, é preferível colocar *stents* metálicos descobertos, quando *stents* cobertos não podem ser colocados abaixo da saída do ducto cístico. A escolha de SEMS cobertos *versus* descobertos varia dentro e entre as situações, os praticantes, a geometria e a localização da estenose. Os pacientes com tumores intrínsecos do ducto biliar podem beneficiar-se com a colocação de *stents* cobertos, o que limita o crescimento para dentro do tumor, enquanto que aqueles com estenose biliar que resulta da compressão extrínseca podem ser manejados igualmente com SEMS cobertos e descobertos. Os *stents* cobertos podem ser particularmente bem utilizados para recanalização de um SEMS não coberto ocluído.

Existe uma variedade de SEMS comercialmente disponíveis usados na paliação de obstrução biliar maligna (**Tabela 22.1**). Eles variam no modelo, sistema de entrega, configuração, propriedades do mecanismo, tipo de metal, tamanho e preço; todos eles podem ser introduzidos através de um duodenoscópio. Existem poucos estudos comparando diferentes SEMS. Embora *stents* estejam sendo constantemente introduzidos no mercado, os seguintes são os *stents* descobertos mais comumente disponíveis: Wallstent (Boston Scientific, Natick, Mass.), *stent* Wallflex (Boston Scientific), *stent* Zilver (Cook Endoscopy, Winston-Salem, N.C.), *stent* ALIMAXX-B (Merit Medical Endotek, South Jordan, Utah), *stent* biliar X-Suit NIR (Olympus, Center Valley, à.), *stent* Flexxus (ConMed, Billerica, Mass.), Niti-S tipo S e Niti-S tipo D (Taewoong, Seoul, Coreia do Sul), Nitinella plus (ELLA-CS, Hradec Králové, República Tcheca) e Bonastent Biliary (EndoChoice, Inc., Alpharetta, Ga.). Os *stents* cobertos incluem o Wallstent coberto (parcialmente) (Boston Scientific), *stent* Viabil (W.L. Gore, Flagstaff, Ariz., distribuído por ConMed), Wallflex (Boston Scientific), ComVi e Niti-S (Taewoog), Nitinella (ELLA-CS) e Bonastent Billiary (EndoChoice, Inc.). As seções a seguir descrevem alguns dos SEMS mais comumente usados na prática clínica.

SEMS Não Cobertos
Wallstent

O Wallstent foi o primeiro SEMS disponível para uso endoscópico e é considerado o padrão da indústria (**Fig. 21.1**). A maioria dos dados sobre os resultados com SEMS se aplicam ao Wallstent biliar (Boston Scientific), uma malha trançada de aço inoxidável (Elgiloy) com extremidades farpadas. O Wallstent não coberto está disponível nos comprimentos de 4, 6, 8 e 10 cm. Os diâmetros totalmente expandidos disponíveis são de 8 e 10 mm. O dispositivo de entrega possui um diâmetro externo de 8 Fr e consiste em um cateter introdutor compatível com o fio-guia de 0,035 polegada em que o SEMS comprimido é limitado por uma bainha externa recoberta hidrofílica. O Wallstent também está disponível em uma forma parcialmente coberta (silicone); as extremidades são descobertas por 0,5 mm com o mesmo dispositivo de entrega e diâmetro que o *stent* descoberto. O dispositivo de entrega possui uma ponta estreita para facilitar a inserção. O SEMS é introduzido com a retirada da bainha externa. O Wallstent é radiopaco e possui quatro marcadores radiopacos no dispositivo de entrega para guiar a introdução com precisão. O *stent* pode ser recapturado, se houver necessidade, e reposicionado até 80% da liberação completa do *stent*. Os Wallstents podem ser introduzidos totalmente dentro do ducto biliar ou em uma posição transpapilar. Ocorre 33% de encurtamento do Wallstent durante a inserção, continuando até que esteja totalmente instalado (o que pode ocorrer vários dias após a inserção). Os Wallstents descobertos posicionados transpapilarmente podem ser removidos com segurança dentro de 12 a 24 horas após a inserção. Após 24 horas, o *stent* descoberto fica preso no ducto biliar e se torna difícil, se não impossível de remover.

Wallflex

O Wallflex descoberto é construído com uma malha feita de fio em nitinol com núcleo de platina (Platinol) associado às extremidades fechadas em laço e alargadas, projetado para ser menos traumático para o epitélio do que as extremidades abertas do Wallstent. A extremidade do *stent* possui um laço de recuperação para permitir a sua remoção. O núcleo de platina intensifica a visualização fluoroscópica e a flexibilidade para se adequar às variações anatômicas e angulações sem sacrificar o diâmetro intraluminal ou a força radial. O Wallflex descoberto possui um sistema de

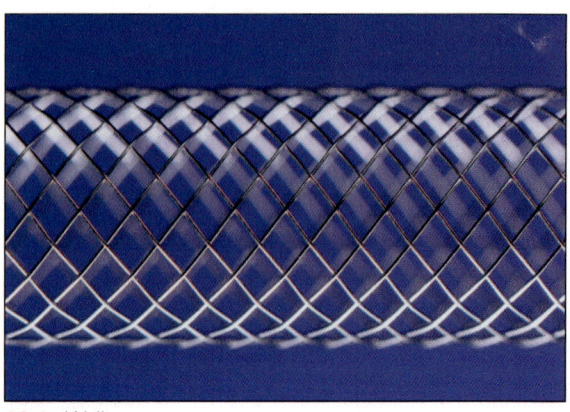

Fig. 22.1 Wallstent.

Tabela 22.1 SEMS Descobertos e Cobertos Comuns Disponíveis Comercialmente

Tipo	Fabricante	Sistema de Entrega (Fr)	Material de Metal	Comprimento (cm)	Diâmetro (mm)	Relação de Encurtamento	Capacidade de Recaptura
DESCOBERTO							
Wallstent	Boston Scientific	8,0	Elgiloy	4, 6, 8, 10	8, 10	33%	Até 80% da instalação completa
Wallflex	Boston Scientific	8,5	Platinol	4, 6, 8, 10	8, 10	45%	Até 80% da instalação completa
Zilver 635	Cook Endoscopy	6,0	Nitinol	4, 6, 8	6, 8, 10	0%	Não
ALIMAXX-B	Merit Medical Endotek	6,5	Nitinol	4, 6, 8, 10	8, 10	0%	Sim
X-Suit NIR	Olympus, Inc.	7,5	Nitinol	4, 6, 8, 10	8, 10	0%	Não
Flexxus	ConMed	7,5	Nitinol	4, 6, 8, 10	8, 10	0%	Não
Bonastent Biliary	EndoChoice, Inc.	7,0	Nitinol	4, 5, 6, 8, 10, 12	10	30%	Até 76% da instalação completa
Niti-S tipo S	Taewoong	7,0	Nitinol	4, 5, 6, 7, 8, 10, 12	6, 8, 10	37%	Não
Niti-S tipo D	Taewoong	8,0	Nitinol	4, 5, 6, 7, 8, 10, 12	6, 8, 10	26%	Não
Nitinella plus	ELLA-CS	7,0	Nitinol	4, 6, 8, 10	8, 10	27%	Até 50% da instalação completa
COBERTO							
Wallflex: parcialmente coberto	Boston Scientific	8,5	Platinol	4(3)*, 6(5), 8(7), 10(9)	8, 10	45%	Até 80% da instalação completa
Wallflex: totalmente coberto	Boston Scientific	8,5	Platinol	4, 6, 8, 10	8, 10	45%	Até 80% da instalação completa
Wallstent: parcialmente coberto	Boston Scientific	8,0	Elgiloy	4(3)*, 6(5), 8(7)	8, 10	45%	Até 80% da instalação completa
ComVi: totalmente coberto	Taewoong	8,0	Nitinol	4, 5, 6, 8, 10, 12	6, 8, 10	25%	Não
Niti-S: totalmente coberto	Taewoong	8,0	Nitinol	4, 5, 6, 7, 8, 10, 12	6, 8, 10	35%	Não
Nitinella plus: parcialmente coberto	ELLA-CS	9,0	Nitinol	4, 6, 8, 10	8, 10	27%	Até 50% da instalação completa
Bonastent Biliary: totalmente coberto	EndoChoice, Inc.	8,5	Nitinol	4, 6, 8, 10	10	30%	Até 76% da instalação completa
Aixstent: parcialmente ou totalmente coberto	Leufen Medical	8,5/10	Nitinol	4, 6, 8, 10	10	20%	Não
Viabil (com e sem orifícios laterais)	W.L. Gore	8,5	Nitinol	4, 6, 8, 10	8, 10	0%	Não

*O número entre parênteses indica o comprimento do *stent* coberto.

entrega de 8,5 Fr e está disponível em comprimentos de 4, 6, 8 e 10 cm e 8 ou 10 mm de diâmetro. O Wallflex também está disponível em versões parcialmente cobertas (silicone) e totalmente cobertas (**Fig. 22.2**, *A*).

Zilver

O *stent* Zilver (**Fig. 22.3**) é um tubo único de nitinol que é cortado a laser comparado a um filamento único de nitinol trançado (p. ex., Wallflex, Wallstent). Isto resulta em um *stent* com design das células abertas em vez do trançado apertado ou interligação dos *stents* com desenho de células fechadas. Os marcadores radiopacos de ouro estão nas extremidades proximal e distal dos *stents*. O diâmetro do introdutor é de 6 Fr, que é o menor do mercado. Isto permite a passagem dos *stents* pré-instalados lado a lado através do canal de trabalho de um duodenoscópio com canal terapêutico para colocação hilar. Os *stents* são instalados posteriormente.[32] O mecanismo de liberação é semelhante ao do Wallstent. O *stent* Zilver não encurta, o que facilita a instalação precisa.

Stents Niti

Um grupo de *stents* feito por Taewoong inclui a série Niti. Estes *stents* são compostos por um fio de nitinol e estão disponíveis em múltiplos formatos. O *stent* Niti-S tipo D tem uma estrutura em "gancho e cruz" que resulta numa configuração em D dos fios na instalação. O seu *design* permite a adaptação e flexibilidade do *stent*, o encurtamento mínimo do *stent* e a força radial máxima, o

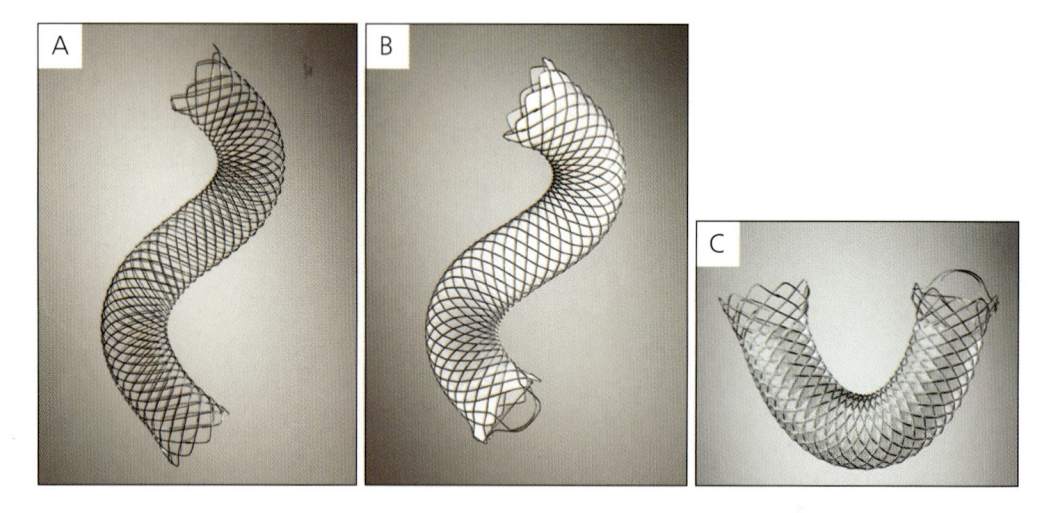

Fig. 22.2 *Stents* Wallflex.
(**A**) Descoberto. (**B**) Totalmente coberto. (**C**) Parcialmente coberto.

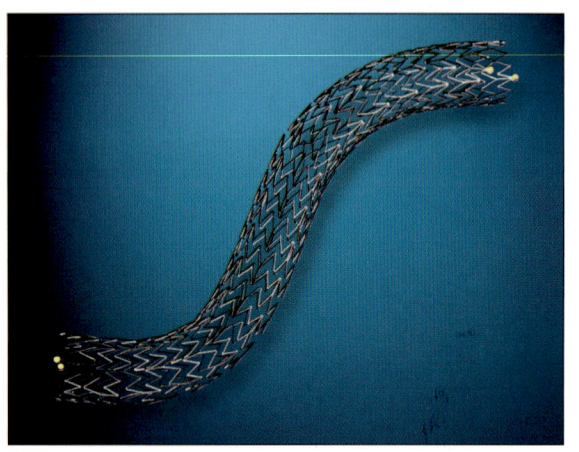

Fig. 22.3 *Stent* Zilver.

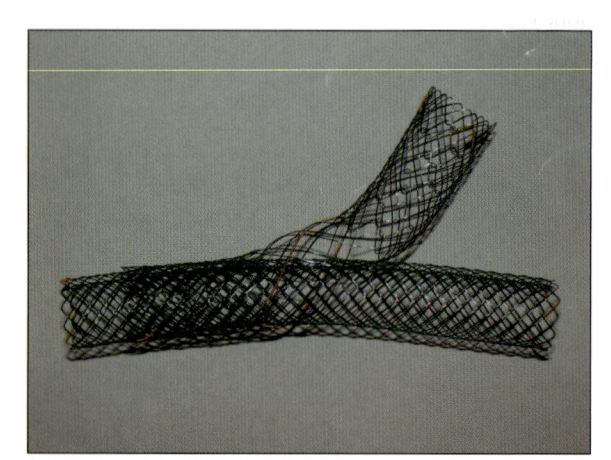

Fig. 22.4 *Stent* Niti-S Y.

que o torna adequado para obstruções hilares. O *stent* Niti-D foi comparado ao Wallstent com taxas de perviabilidade do *stent* e resultados similares para obstrução biliar maligna.[33]

Outros *stents* do tipo Nitti incluem os *stents* Nitti-S biliar descoberto, o Nitti-S biliar em Y e o *stent* biliar Nitti-S do tipo D com células grandes. O *stent* biliar descoberto Nitti-S apresenta extremidades atraumáticas e limita a hiperplasia tecidual. O *stent* biliar Nitti-S em Y possui uma região central com malha muito aberta através da qual um segundo *stent* pode ser colocado dentro do ducto hepático contralateral para paliação de obstrução hilar maligna (**Fig. 22.4**).[34] Finalmente, o *stent* biliar Nitti-S do tipo D com células grandes usa um fio em nitinol mais espesso (0,178 mm) e tamanho de célula maior para atingir a força axial baixa enquanto permite que um segundo *stent* seja passado pela malha. Este *stent* pode ser usado em combinação com outro *stent* para obstrução hilar.

Flexxus

O *stent Flexxus* (anteriormente Memotherm e depois Luminexx, da ConMed) é um *stent* em nitinol altamente flexível com extremidades alargadas (**Fig. 22.5**) e também é cortado a *laser*. Os interstícios são suficientemente grandes para permitir a canulação com um fio e a passagem de um segundo *stent* para criar uma configuração em Y para paliação de estenoses hilares.[35] Existem quatro marcadores de metal (Tantalum) em cada extremidade para melhorar a imagem fluoroscópica. O diâmetro do sistema de entrega

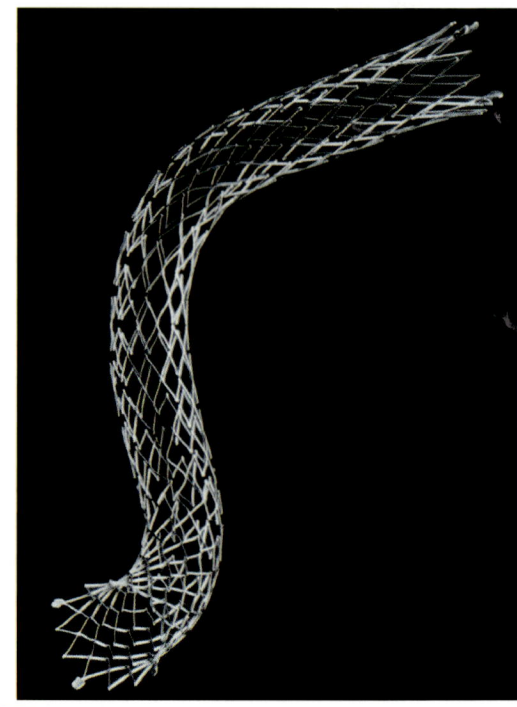

Fig. 22.5 *Stent* Flexxus.

pré-instalação é de 7,5 Fr, e os diâmetros pré-instalação são 8 e 10 mm com comprimentos de 4, 6, 8 e 10 cm. O mecanismo de liberação é único e emprega um cabo com punho em pistola que retira a bainha restritora e permite a liberação gradual e controlada. Durante a liberação não há encurtamento, e o *stent* não pode ser retraído novamente. Um estudo que comparou *stents* Wallstents e Flexxus demonstrou eficácia, duração da perviabilidade do *stent*, taxas de oclusão e eventos adversos comparáveis.[36]

SEMS Cobertos

Vários ensaios, levando a uma metanálise, compararam as taxas de patência de SEMS cobertos e descobertos.[21,22,29-31] Embora três dos ensaios individuais não tenham demonstrado diferença nas taxas de perviabilidade entre *stents* cobertos e descobertos, os resultados da metanálise (5 ensaios, 781 pacientes) concluíram que os SEMS cobertos estavam associados a uma perviabilidade mais longa (diferença média de 61 dias).[29] No entanto, migração do *stent*, crescimento excessivo do tumor e formação de lama foram maiores no grupo com SEMS. Um estudo recente comparou a propensão a biofilme e durabilidade de três coberturas do *stent*: ePTFE, silicone e poliuretano.[37] Um sistema de perfusão biliar ex vivo foi criado para circular bile humana através de vários *stents* cobertos. O ePTFE formou biofilme mais frequentemente em comparação aos outros materiais de cobertura de *stents* e demonstrou o maior decréscimo em resistência à tração ou ao rompimento quando exposto à bile. As implicações clínicas destes achados são desconhecidas.

Wallstent

O Wallstent parcialmente coberto possui uma membrana de polímero de silicone, chamada Permalume (Boston Scientific) (**Fig. 22.6**). Cada extremidade é descoberta e penetra no tecido, que pode reduzir a taxa de migração do *stent*. O sistema de entrega e a instalação são os mesmos que para a versão descoberta. Os dados são variados no que diz respeito à melhora nas taxas de perviabilidade.[22,24,28] Além do mais, os eventos adversos dos Wallstents cobertos incluem formação de resíduos, migração (6%) e colecistite (12%).

Wallflex

O Walflex está disponível como um *stent* parcialmente coberto (silicone) ou completamente coberto com as características do dispositivo de entrega e comprimento do *stent* conforme descritos anteriormente na seção sobre o Wallflex descoberto (**Fig. 22.2, B e C**).

Viabil

O *stent* Viabil (**Fig. 22.7**) está disponível somente em uma versão totalmente coberta e possui um segmento com fenestrações que pode ser introduzido pelo ducto cístico para prevenir colecistite. A cobertura de PFTEe não porosa e propileno etileno fluorinado (PEP) impedem o crescimento para dentro do tumor. Fora deste revestimento existe um *stent* em nitinol com anéis radiopacos em cada extremidade. Saliências para ancoragem ao longo do lado externo do *stent* impedem a migração. Ele está disponível nos comprimentos de 4, 6, 8 e 10 cm com diâmetros de 8 e 10 mm. O sistema de entrega é de 8,5 Fr. Este *stent* é singular na medida em que é o único *stent* biliar que entrega um mecanismo de disparo com corda e assim não existe movimento durante a instalação; isto somado à ausência de encurtamento permite a entrega precisa.

Outros SEMS

Muitos outros SEMS cobertos estão disponíveis, incluindo ComVi (Taewoong Medical, Seul, Coreia do Sul), *stents* da série Niti-S D cobertos (Taewoong Medical), Zeostent (Zeon Medical, Tóquio), Hercules DH (S&G Biotech Inc, Coreia), Aixstent (Leufen Medical, Aachen, Alemanha) e Hanarostent (MI Tech Co, Ldt., Seul, Coreia do Sul). Estes *stents* estão atualmente disponíveis comercialmente, e é crescente a experiência clínica com o seu uso.

Stents obscuros e pirateados também foram desenvolvidos e comercializados de forma limitada fora dos Estados Unidos. No entanto, eles não estão facilmente disponíveis na maioria dos mercados. No futuro, provavelmente veremos o uso de *stents* biodegradáveis. Recentemente, um *stent* biliar derivado do ácido poli-L-láctico (PLLA) foi estudado em um modelo animal; houve migração mínima, e a degradação ocorreu aproximadamente 6 a 9 meses depois da colocação.[38] Esta tecnologia emergente pode encarregar-se das limitações dos SEMS cobertos, incluindo a sua remoção. Vários ensaios em animais com *stents* biliares biodegradáveis demonstraram segurança e eficácia relativas em configurações experimentais, como ductos biliares caninos normais, anastomoses do ducto biliar e ductos císticos após colecistectomia. Até agora não parece haver alterações histológicas significativas do ducto biliar após a colocação de *stent* biodegradável.[39] Até o momento é limitada a experiência em humanos com tais *stents*. *Stents* com liberação de drogas impregnados com agentes quimioterápicos estão em avaliação e desenvolvimento. Os *stents* impregnados com 5-fluorouracil, gencitabina e paclitaxel demonstraram respostas locais do tecido *in vitro* e *in vivo*.[39] Os *stents*

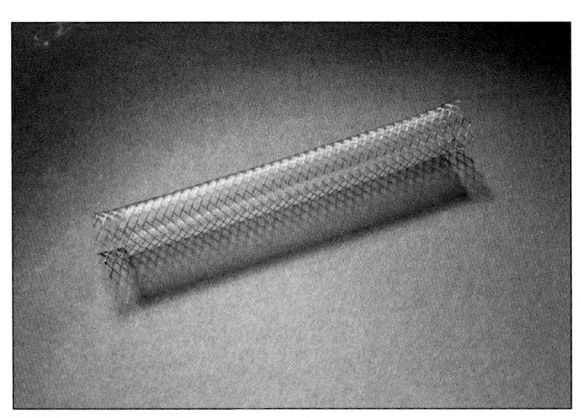

Fig. 22.6 Wallstent coberto com poliuretano.

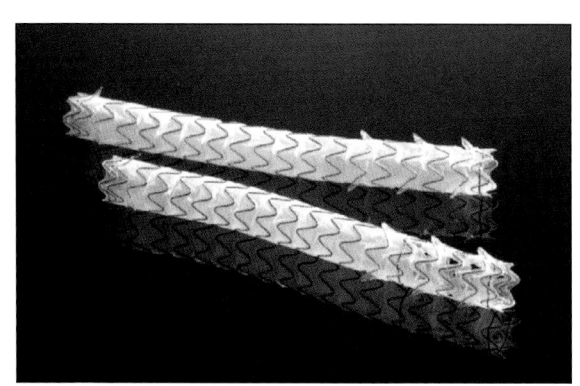

Fig. 22.7 *Stents* Viabil: sem orifícios *(acima)* e com orifícios *(abaixo)*.

com liberação de drogas foram estudados de forma limitada em pacientes com colangiocarcinoma e parecem ser promissores, mas atualmente não estão amplamente disponíveis.

Técnicas para Colocação de SEMS

Duodenoscópio

Nós preferimos duodenoscópios terapêuticos (canal acessório de 4,2 mm) para a maioria das CPREs. Os duodenoscópios diagnósticos padrão com um canal acessório de 3,2 mm permitem a inserção da maioria dos SEMS. Em pacientes em iminência de obstrução duodenal da saída gástrica, um endoscópio de visão frontal pode ser necessário para a inspeção inicial e dilatação da estenose (**Quadro 22.2**). Quando é considerada a colocação de *stent* enteral e biliar no mesmo procedimento, colocamos primeiro o SEMS, seguido pela colocação do *stent* enteral, conforme discutido no Capítulo 39.

Colangiograma

Um colangiograma de boa qualidade, utilizando contraste não diluído, define o comprimento, a localização e a configuração da obstrução biliar e é essencial para a seleção do *stent* apropriado. A colangiopancreatografia por ressonância magnética (MRCP) ou tomografia computadorizada (CT) com protocolo pancreaticobiliar é frequentemente valiosa na avaliação pré-CPRE na suspeita de obstrução hilar, quando pode ser indicada drenagem unilateral selecionada *versus* bilateral ou multissegmentar, conforme discutido no Capítulo 38.[40]

Esfincterotomia

Uma esfincterotomia biliar não é obrigatória para a colocação de SEMS em qualquer uma das posições, supra ou transpapilar. As afirmações de que a colocação de SEMS papilar sem esfincterotomia biliar prévia aumenta o risco de pancreatite são infundadas, e a não realização de esfincterotomia pode reduzir o risco de eventos adversos relacionados com o procedimento.

Dilatação

A dilatação rotineira da estenose para facilitar a colocação de SEMS não é necessária. Os discretos sistemas de entrega de pequeno diâmetro possibilitam sua passagem e do SEMS, especialmente quando colocado para obstrução biliar distal. As forças radiais são suficientes para permitir a expansão completa ou quase completa no período de 48 horas; portanto a dilatação pós-instalação também não é realizada rotineiramente.

Quadro 22.2   Pontos-Chave: Resumo da Técnica

- Compreender a indicação e conhecer o seu material (*stents* disponíveis, fios-guias compatíveis etc.)
- Determinar o comprimento apropriado do *stent*; obter colangiograma de alta qualidade para auxiliar na tomada da decisão
- Manter a papila em posição "próxima"
- Usar marcações fluoroscópicas no *stent* para guiar o posicionamento durante a instalação
- Ajustar para o encurtamento do *stent*, aplicando resistência ao cateter durante a instalação

---

Seleção do Stent

O endoscopista e o assistente devem estar suficientemente familiarizados com os mecanismos de entrega, instalação e as características do desempenho pós-instalação dos SEMS. Isto inclui a compatibilidade do fio-guia e o canal acessório, a preparação do acessório, mecanismos de inserção e instalação, marcações radiográficas, encurtamento do SEMS, capacidades de recaptura e reposição e uma terminologia de comunicações compartilhada.

Embora o SEMS com 10 mm de diâmetro seja o mais comumente usado, a seleção do comprimento do SEMS é individualizada e depende do comprimento e localização da estenose e a intenção de colocação supra ou transpapilar. Medidas cuidadosas asseguram resultados ideais. No SEMS instalado e totalmente expandido deve-se ultrapassar um mínimo de 10 mm além dos limites proximal e distal da estenose para impedir o crescimento excessivo do tumor. Deve-se evitar a colocação do *stent* onde as extremidades do SEMS se opõem ao ducto biliar ou à parede lateral duodenal. O comprimento do SEMS é determinado no momento da colangiografia. Os endoscopistas experientes comumente estimam o comprimento com base nas dimensões do diâmetro do duodenoscópio sobreposto (ver os Capítulos 4 e 21). O comprimento da estenose também pode ser determinado durante a troca do cateter da seguinte forma: a ponta do cateter é posicionada na localização pretendida da extensão proximal do *stent*. Demarcando esta posição com os dedos na bainha do cateter na porta do canal acessório, o cateter é, então, retirado até que a ponta esteja posicionada na localização pretendida da extensão distal do SEMS. A distância é, então, determinada pelo comprimento do cateter retirado a partir da porta do canal acessório. Cateteres e fios-guia com marcações de comprimento designadas também podem ser usados. O grau de encurtamento do SEMS precisa ser levado em consideração para melhorar a precisão da colocação.

Uso de Fio-Guia

Um fio-guia é necessário para atravessar as estenoses biliares, facilitar a inserção do cateter e manter o acesso durante a troca do mecanismo. O mecanismo de entrega do SEMS é passado sobre o fio-guia e posicionado dentro da estenose. Fios revestidos com nitinol de diâmetro maior (0,035 polegada) com uma ponta hidrofílica são geralmente preferidos, pois eles facilitam a troca do mecanismo. Quando são colocados *stents* bilaterais para paliação de estenoses hilares de uma forma lado a lado em Y, podem ser usados múltiplos fios-guia para manter o acesso aos segmentos específicos (ver o Capítulo 38).

Posicionamento do SEMS

O SEMS biliar pode ser colocado em uma posição suprapapilar ou transpapilar. Este posicionamento fica a critério do endoscopista. Em uma posição suprapapilar (**Fig. 22.8**) o esfíncter de Oddi permanece intacto, presumindo-se que a esfincterotomia não tenha sido realizada. A vantagem potencial desta abordagem é que ela previne o refluxo livre dos conteúdos duodenais, embora haja dados insuficientes para apoiar esta abordagem. A colocação de SEMS suprapapilar é mais comumente realizada para estenoses da região hilar ou ducto hepático comum em que o comprimento do SEMS é insuficiente para atravessar a ampola; de fato, estas estenoses são geralmente curtas, e não há necessidade de atravessar para o duodeno. Uma desvantagem potencial da colocação de SEMS suprapapilar é que a recanulação do lúmen do *stent*, caso se torne necessária para o manejo da oclusão do SEMS, pode revelar-se desafiadora se não foi realizada uma esfincterotomia anterior ou se forem colocados *stents* bilaterais, e as extremidades distais não estejam alinhadas precisamente.

A colocação transpapilar de SEMS (**Fig. 22.9**) é tipicamente usada para obstrução do ducto biliar comum. O SEMS colocado transpapilarmente deve estender-se 5 a 10 mm para dentro do lúmen duodenal. Esta extensão facilita a recanulação posterior. Os SEMS, que se estendem muito mais, aumentam o risco de trauma mecânico da parede duodenal contralateral com potencial para o desenvolvimento de ulceração, sangramento e perfuração. A colocação de SEMS transpapilar não promove obstrução do ducto pancreático ou pancreatite.

Orientação Endoscópica e Fluoroscópica

Depois de obtido o acesso e de o *stent* apropriado ter sido colocado, o SEMS pode ser entregue e instalado. As portas do introdutor do *stent* (dependendo do *stent*) devem ser lubrificadas com solução salina normal para o fácil avanço sobre o fio-guia e a retirada da bainha externa. A ponta do duodenoscópio deve permanecer em grande proximidade com a papila, e, assim, um mínimo de fio é visto endoscopicamente. Esta posição "próxima" ajuda a prevenir a perda acidental do acesso com fio-guia, quando o cateter introdutor relativamente rígido do SEMS está sendo inserido no orifício ampular, especialmente quando o alinhamento axial não é ideal. O *stent* é passado sob o fio-guia para dentro do ducto biliar e avançado pela estenose. Em um esforço coordenado entre o endoscopista e o assistente, o fio-guia é mantido numa posição estacionária, enquanto o cateter introdutor é passado sobre ele. O arranjo e a designação da marcação endoscópica e fluoroscópica variam entre os SEMS disponíveis comercialmente, e o endoscopista e o assistente devem estar familiarizados com estas apresentações. As marcações fluoroscópicas comumente designam as extremidades proximais e distais pré-instalação e pós-instalação aproximada do SEMS. Quando o *stent* é colocado transpapilarmente, a margem distal do SEMS pode ser vista endoscopicamente e

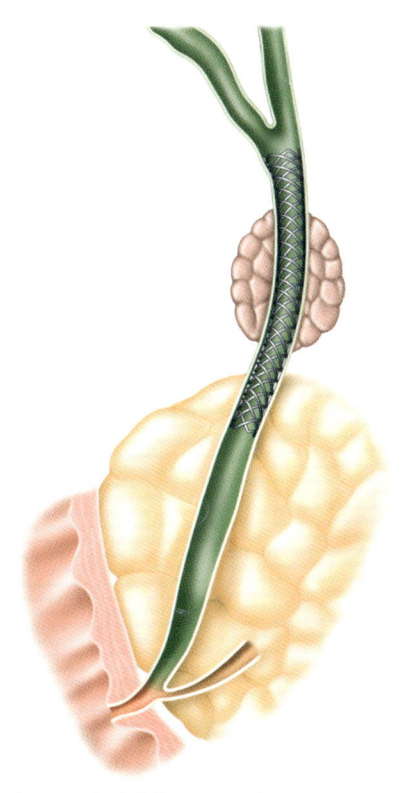

Fig. 22.8 Colocação de SEMS suprapapilar.

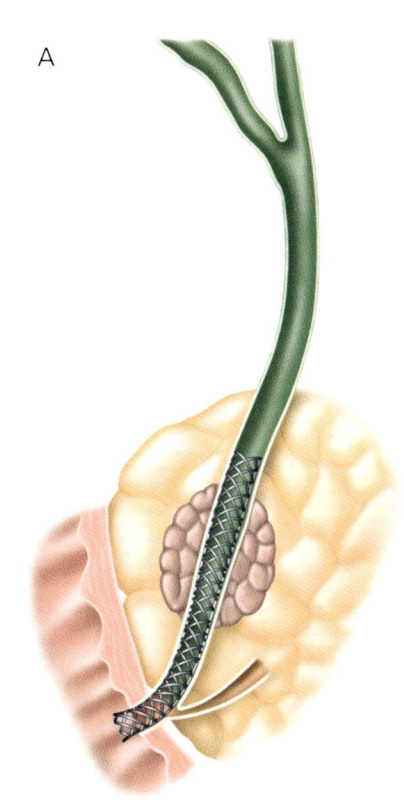

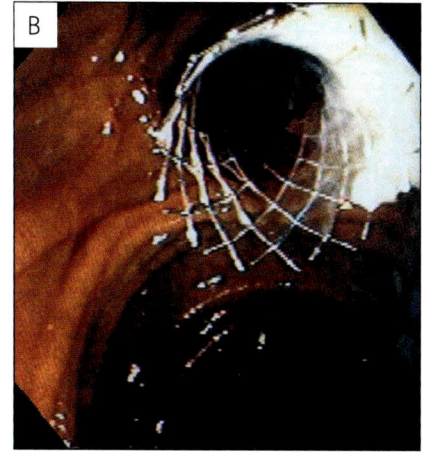

Fig. 22.9 (**A** e **B**) Colocação de SEMS transpapilar.

posicionada de forma a ser instalada com o comprimento desejado se estendendo desde a ampola. Geralmente mantemos a orientação fluoroscópica e endoscópica durante a instalação para assegurar a colocação precisa do SEMS. Deve ser observado que durante a colocação, o SEMS pode ter uma tendência de migrar proximalmente. Isto ocorre por duas razões: (1) os *stents* que são instalados por um mecanismo de "retirada da bainha" tendem a se mover afastando-se do operador (endoscópio), porque, na realidade o *stent* está sendo empurrado para fora do sistema de entrega e (2) o encurtamento do *stent* quando ocorre expansão. Para combater isto, durante a instalação o endoscopista precisa aplicar resistência, ou fazer uma retirada gradativa, do cateter introdutor para obter a colocação precisa. Conforme dito anteriormente, isto não é necessário quando o *stent* Viabil é instalado.

Instalação

Com o aparelho introdutor do SEMS na posição desejada, a bainha externa é retirada pelo assistente para liberar o *stent*. A extremidade proximal (em relação ao fígado) do *stent* gradualmente se abrirá quando a bainha externa for retirada (**Fig. 22.10**). A posição do *stent* pode ser ajustada distalmente com a retirada do aparelho inteiro. Para o reajuste da posição mais proximal, é frequentemente necessário recapturar o SEMS parcialmente liberado, se possível, avançando a bainha externa. A capacidade de recuperar e, o ponto da liberação em que o *stent* pode ser recapturado variam entre os produtos. O elevador deve ser relaxado durante a instalação para permitir a retirada suave da bainha externa. A retirada da bainha externa libera completamente o SEMS. O cateter introdutor e o fio-guia são, então, removidos. Deve-se tomar cuidado para garantir que a ponta do obturador, que possui uma borda associada, e o cateter introdutor não fiquem presos na margem superior ou dentro do SEMS, causando seu deslocamento. Quando um SEMS é colocado por uma estenose extremamente apertada, a expansão radial imediata e completa não ocorre. Consequentemente o *stent* permanece apertado em torno do cateter introdutor e pode resultar em desalojamento ou mau posicionamento do SEMS durante a retirada do cateter introdutor. Para superar isto, o cateter introdutor pode ser retirado delicadamente de uma maneira rotacional em saca-rolha ou a bainha externa do cateter introdutor pode ser avançada sobre ele, enquanto o mesmo é retirado. Isto permite a retirada do sistema de entrega do *stent* enquanto é aplicada resistência ao SEMS instalado, evitando assim, o deslocamento involuntário. Alternativamente (ou complementar a este procedimento), pode-se também esperar vários minutos para que ocorra a expansão do *stent* até um grau suficiente para permitir que o introdutor tenha espaço adequado para ser removido sem resistência. O SEMS pós-instalação não pode ser reajustado proximalmente. Um fórceps de preensão pode ser usado para ajustar a posição mais distalmente. A maioria dos *stents* pode ser removida imediatamente após a instalação com fórceps de preensão. *Stents* totalmente cobertos ou *stents* com um laço de recuperação distal permitem maior facilidade na remoção imediata do *stent*.

Técnica *Rendezvous*

Quando a canulação do ducto biliar, através da CPRE, não pode ser obtida ou se um fio-guia não pode ser passado retrógrado através da estenose, a colocação de SEMS pode ser realizada em um esforço coordenado pelo endoscopista e o radiologista intervencionista ou por orientação da ultrassonografia endoscópica (EUS) (ver o Capítulo 30). Um fio-guia é colocado dentro do ducto biliar através de uma abordagem trans-hepática percutânea ou abordagem com EUS e avançado para dentro do duodeno. O fio-guia é, então, agarrado endoscopicamente no duodeno com o uso de um fórceps de biópsia ou alça e, é puxado pelo canal acessório do duodenoscópio. Um cateter ou o *stent* pré-instalado é, então, avançado sobre o fio-guia através do canal acessório e, por fim, dentro do ducto biliar.

Estenoses Hilares

O manejo de tumores hilares também é discutido no Capítulo 37. Colangiocarcinoma, carcinoma da vesícula biliar e linfonodos hepáticos portais podem levar à obstrução do ducto biliar no nível do hilo hepático. Estes tumores apresentam-se frequentemente em um estágio avançado, são irressecáveis e com mau prognóstico; a morte é, geralmente, causada por colangite ou insuficiência hepática. A paliação das obstruções hilares proporciona um desafio maior do que as lesões do ducto biliar comum. Embora o *stent* unilateral seja efetivo para o alívio da icterícia,[41] o *stent* bilateral pode ser necessário para paliar colangite, o que usualmente ocorre após instrumentação anterior. Atualmente é recomendado em geral que os ductos intra-hepáticos esquerdo e direito sejam drenados durante o procedimento, se ambos os lados estiverem opacificados durante a colangiografia (**Fig. 22.11**). Um procedimento de MRCP é útil no planejamento da canulação seletiva e posterior drenagem com *stents* metálicos.[40] Se houver um lado dominante identificado por MRCP, deve ser tentada a canulação seletiva com um cateter e um fio-guia, evitando intencionalmente a injeção de contraste com pressão. Depois que o cateter está na localização desejada, deve ser realizada injeção de contraste limitada. Se apenas um lado estiver opacificado, pode ser colocado um único *stent*. Se houver opacificação dos dois sistemas biliares, direito e esquerdo, deve ser colocado *stent* bilateral para diminuir os riscos de colangite posterior devido ao contraste não drenado. SEMS bilaterais podem ser colocados ao lado um do outro ou o segundo SEMS pode ser instalado através da malha do SEMS inicial (**Fig. 22.12**) em configurações em Y. Dois fios são usados para manter o acesso aos sistemas biliares direito e esquerdo, enquanto são colocados os *stents* bilaterais lado a lado. Estes fios devem permanecer separados e seguros, enquanto são colocados os *stents*. Às vezes pode ser difícil colocar o segundo *stent* ao lado do primeiro. As técnicas para facilitar a passagem de um segundo *stent* ao lado do primeiro *stent* instalado foram descritas anteriormente.[42] Alternativamente, um *stent* com um sistema de entrega de pequeno diâmetro pode ser usado conforme descrito anteriormente.[32,43] Quando um segundo *stent* está sendo colocado pelo interstícios do primeiro *stent*, às vezes os interstícios precisam ser dilatados com balão.[35] Se os ductos intra-hepáticos obstruídos permanecerem inadequadamente drenados, podem ser necessários drenagem percutânea coadjuvante e antibióticos.[44]

Obstrução Duodenal

Até 10 a 20% dos pacientes com tumores pancreáticos e ampulares desenvolvem obstrução duodenal ou gástrica. A colocação de *stent* enteral é um meio efetivo de paliação dos sintomas de obstrução gastroduodenal maligna.[45-49] A maior parte destes pacientes têm obstrução do ducto biliar concomitante ou iminente, ou alguns pacientes se submeteram anteriormente à CPRE com colocação de *stent* biliar. Em virtude da sua perviabilidade prolongada, os SEMS biliares são recomendados antes da colocação de

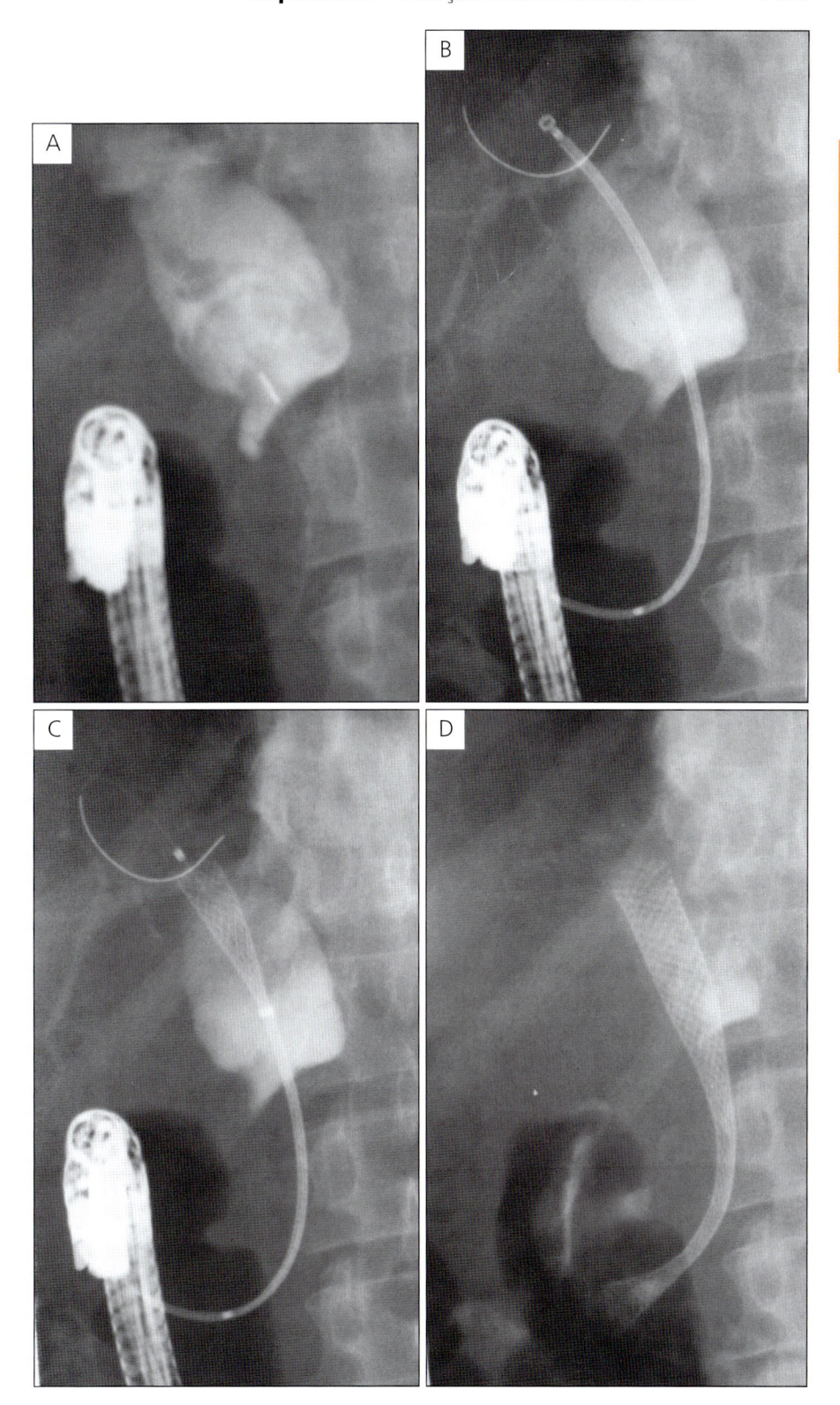

Fig. 22.10 Instalação de SEMS. (**A**) Colangiograma demonstrando um ducto biliar proximal acentuadamente dilatado com uma estenose distal. (**B**) Introdutor do SEMS avançado sobre o fio com a extremidade proximal do *stent* acima da extremidade proximal da estenose. (**C**) Retirada inicial da bainha externa. (**D**) Instalação completa do SEMS demonstrando a cintura fluoroscópica da estenose.

um *stent* enteral, já que o acesso posterior ao ducto biliar pode ser perdido, se o *stent* gastroduodenal atravessar a papila. A colocação do *stent* biliar pode ser realizada no mesmo contexto.[50] Ver o Capítulo 39 para maiores detalhes da abordagem biliar combinada com a colocação de um *stent* duodenal. Embora viável em casos individuais, é mais difícil colocar um *stent* biliar através dos interstícios de um *stent* enteral previamente colocado. É nossa prática, portanto, dilatar a estenose duodenal, se necessário, para permitir a CPRE com colocação de SEMS biliar, seguida pela colocação de *stent* enteral.

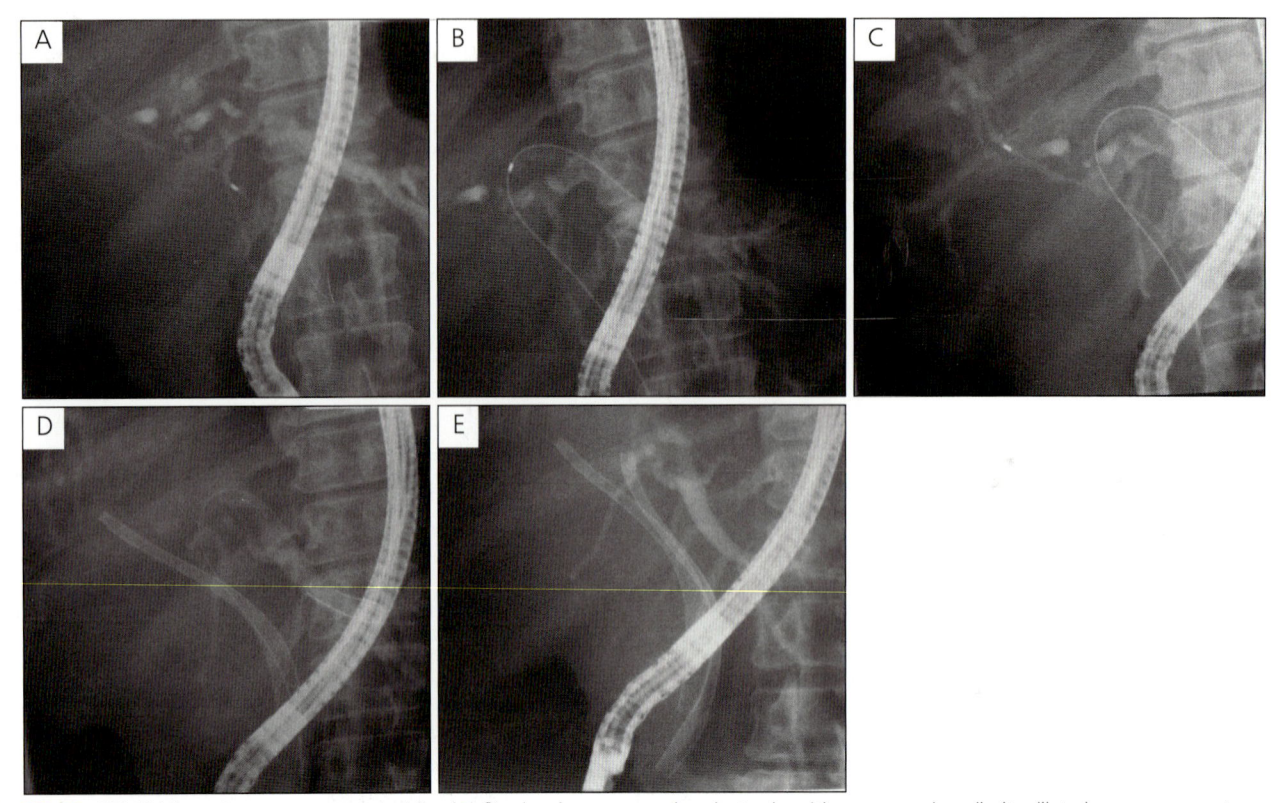

Fig. 22.11 SEMS bilateral para uma estenose hilar. (**A**) O colangiograma revelou ductos hepáticos esquerdo e direito dilatados com uma estenose hilar. (**B**) Fio colocado no sistema intra-hepático esquerdo. (**C**) Cateter colocado no sistema intra-hepático direito para facilitar a colocação de um segundo fio. (**D**) SEMS colocado sobre o fio dentro do sistema intra-hepático direito com um fio no sistema intra-hepático esquerdo. (**E**) *Stents* colocados nos ductos intra-hepático esquerdo e direito. O *stent* no ducto intra-hepático esquerdo foi colocado em uma posição suprapapilar.

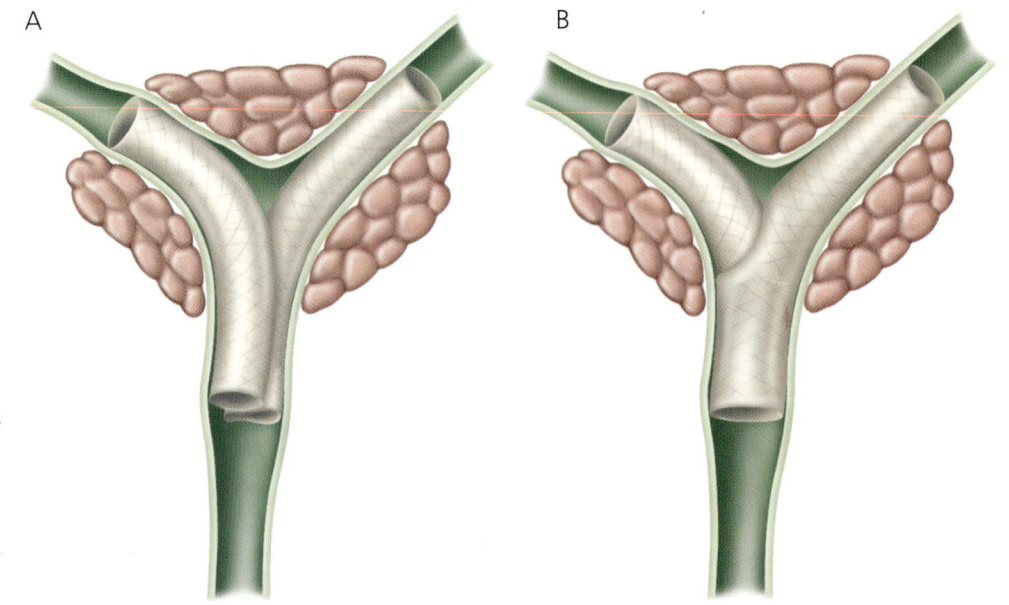

Fig. 22.12 Posicionamento dos SEMS em estenoses hilares. (**A**) Colocação de *stents* lado a lado. (**B**) Um *stent* através dos interstícios de outro *stent* criando uma formação em Y. (*Redesenhada de Ahmad NA, Ginsberg GG. Expandable metal stent for malignant biliary obstruction. Tech in Gastrointest Endosc. 2001; 3(2):93-102, com permissão.*)

Eventos Adversos e Seu Manejo

Os SEMS são, em geral, seguros e efetivos para a paliação da obstrução biliar maligna. Os eventos adversos relacionados com os SEMS incluem aqueles associados à CPRE e mau funcionamento imediato ou retardado dos SEMS. Os eventos adversos genéricos associados à CPRE incluem sangramento, perfuração, pancreatite, colangite e comprometimento cardiorrespiratório relacionado com a sedação, e são discutidos em maiores detalhes no Capítulo 7.

As causas imediatas de mau funcionamento dos SEMS incluem falha no mecanismo, falha na introduçao e mau posicionamento do *stent*. A falha em lubrificar adequadamente os canais do mecanismo de entrega pode dificultar a retirada da bainha externa. Igualmente, a articulação excessiva do elevador dificulta a retirada da bainha externa e pode levar à separação do mecanismo de entrega no centro do introdutor.

O mau posicionamento do SEMS é, geralmente, atribuído a erro do operador. Se a localização do *stent* não for satisfatória, um segundo *stent* sobreposto pode ser colocado na mesma localização. Quando em posição transpapilar, outra opção é remover completamente o *stent*. O SEMS recentemente colocado pode ser reposicionado mais distalmente ou ser removido completamente com um fórceps de preensão ou uma alça. Para a remoção do SEMS, o *stent* deve ser agarrado e puxado até a ponta do endoscópio, e o endoscópio deve ser retirado com orientação fluoroscópica. Em geral, deve-se evitar a retirada do *stent* pelo canal acessório do dudenoscópio, porque as extremidades afiadas (Wallstent) podem danificar o canal e/ou pode ocorrer a perda do *stent* dentro do canal. A remoção de um *stent* descoberto é mais bem realizada em um período de 48 horas após a inserção, pois pode ocorrer a inclusão do *stent* dentro da parede do ducto biliar com ou sem hiperplasia tecidual. Os SEMS cobertos são removidos com maior facilidade no momento da inserção.

Outros eventos adversos precoces, definidos como ocorrendo na 1ª semana de colocação do *stent*, incluem colangite, hemobilia e perfuração. A drenagem ineficaz dos segmentos opacificados durante a colangiografia aumenta o risco de colangite. Os pacientes com estenoses hilares malignas ou colangite esclerosante primária coexistente estão em maior risco. A administração de antibióticos profiláticos pode ser benéfica para prevenir ou manejar a colangite em pacientes selecionados.[44] Evidências persistentes de colangite, enquanto estão em uso de antibióticos, requerem a repetição do exame através da abordagem retrógrada ou anterógrada.

A colocação de SEMS em tumores do ducto biliar friáveis pode induzir hemobilia. Este sangramento normalmente não é clinicamente significativo e se resolve espontaneamente. No entanto, um coágulo retido pode resultar em recorrência de obstrução biliar. O coágulo de sangue retido pode ser retirado com irrigação com cateter ou um balão para remoção do extrator.

Um SEMS mau posicionado pode perfurar a parede do ducto biliar ou produzir ulceração, sangramento e perfuração da parede duodenal contralateral. Existem relatos do uso de coagulação com plasma de argônio para encurtar o comprimento excessivo dos *stents* dentro do duodeno, que causaram eventos adversos.[51] Estudos em animais sugerem que isto seja seguro para os tecidos adjacentes.[52]

O evento adverso tardio mais comum relacionado com o SEMS é a oclusão do *stent*. O *stent* pode ser ocluído pelo crescimento para dentro ou crescimento excessivo do tumor, hiperplasia tecidual, lama biliar e refluxo de material alimentar. A lama biliar é a causa mais comum de oclusão de *stents* plásticos. Isto ocorre com menor frequência com SEMS decorrente de seu maior diâmetro. Os SEMS descobertos obstruem com maior frequência decorrente de crescimento para dentro do *stent* de tumor e/ou hiperplasia tecidual através dos interstícios do *stent*. Esta oclusão pode ser manejada pela inserção de um *stent* plástico, outro *stent* metálico dentro do SEMS preexistente ou por liberação mecânica do SEMS. Estudos não conseguiram mostrar uma diferença em eficácia entre os diferentes métodos.[53,54] A colocação de um SEMS coberto dentro de um SEMS ocluído previamente pode ser uma opção particularmente atraente em casos selecionados.

> **Quadro 22.3 Custo, Eventos Adversos e Controvérsias**
>
> - A colocação de SEMS tem boa relação custo-benefício se for esperada uma sobrevida do paciente maior que 6 meses; caso contrário, pode ser preferível o *stent* plástico
> - A migração do *stent* ocorre mais frequentemente com SEMS cobertos
> - Os SEMS cobertos são promissores no tratamento de doença biliar benigna; são necessários dados mais conclusivos para definir o seu papel

Os meios de revisão dos SEMS devem ser individualizados e levar em consideração o prognóstico global do paciente.

A migração do *stent* pós-instalação de um SEMS descoberto é rara. A migração de SEMS totalmente cobertos é descrita, mas ocorre com menor frequência em relação aos SEMS parcialmente cobertos. Isto se dá porque as extremidades proximal e distal descoberta (quando colocado suprapapilarmente) penetram no tecido. Em pacientes com uma vesícula biliar intacta, ocorre colecistite em 2,9 a 12% dos pacientes quando são colocados SEMS biliares decorrente da obstrução do ducto cístico[24] (**Quadro 22.3**).

Custo Relativo

SEMS *versus* Plástico

De um modo geral, os SEMS biliares não têm perviabilidade mais prolongada do que os PS. O principal fator limitante dos SEMS é o custo mais elevado. A relação custo-benefício da colocação de SEMS fica aparente quando precisam ser realizadas muitas trocas de PS. Um estudo prospectivo randomizado[10] demonstrou que os dias adicionais de hospitalização, antibióticos e o número de CPREs realizadas no grupo com PS foram maiores quando comparados ao grupo com SEMS. Em outro estudo[4] foi verificada uma redução de 28% em CPREs por paciente com o uso de SEMS. Estudos usando o modelo de Markov demonstraram que a colocação inicial de SEMS tem boa relação custo-benefício em pacientes com uma sobrevivência maior que 6 meses.[55,56] Os pacientes com metástases a distância têm um mau prognóstico global e têm menor probabilidade de sobrevivência de mais de 6 meses, e assim a colocação de um *stent* plástico é mais econômico.

Resumo

A doença biliopancreática maligna comumente se apresenta em um estágio avançado e com mau prognóstico. A paliação da obstrução biliar maligna é importante no manejo do paciente. As técnicas endoscópicas paliativas substituíram em grande parte o *bypass* biliar cirúrgico. Os SEMS são efetivos para a paliação da obstrução biliar maligna. Os SEMS possuem perviabilidade mais duradoura do que os PS rígidos. Embora o custo inicial seja maior para os SEMS comparados aos PS, são necessárias menos reintervenções, e os SEMS podem ser mais econômicos. Estudos recentes sugerem que SEMS cobertos são promissores para o tratamento da doença biliar benigna.[17,20]

A lista de referências deste capítulo pode ser encontrada em www.revinter.com.br/online/referencias-baron.pdf

Capítulo 23

Remoção de Stent Pancreaticobiliar – Migrado e Não Migrado

Everson L.A. Artifon ▪ Juan J. Vila ▪ Jose Pinhata Otoch

Os pacientes com doenças obstrutivas pancreaticobiliares são adequados para colocação endoscópica de *stent* como tratamento definitivo ou como intermediário para a cirurgia. Na realidade, a colocação endoscópica de um *stent* se revelou tão efetiva quanto a drenagem cirúrgica para o tratamento da icterícia maligna, porém com taxas de morbidade menores confirmadas em diversos ensaios controlados, randomizados.[1] A colocação do *stent* pode proporcionar a drenagem pancreaticobiliar parcial ou definitiva enquanto evita a morbidade associada à terapêutica percutânea ou cirúrgica, e frequentemente oferecendo uma melhor qualidade de vida comparada a outras alternativas.[1] O objetivo da colocação endoscópica de um *stent* pancreaticobiliar é proporcionar a descompressão biliar ou pancreática e a drenagem com alívio dos sintomas obstrutivos.

A remoção de *stents* pancreaticobiliares torna-se necessária em pacientes com doença benigna, em pacientes com longa sobrevivência, com doença maligna não ressecável e em pacientes com eventos adversos relacionados com o *stent*. O primeiro relato de caso de remoção de um *stent* metálico autoexpansível (SEMS) descoberto foi publicado em 1999, e foi obtido com o uso de uma pinça para remover as fibras metálicas do *stent* uma por uma.[2] Posteriormente, a primeira remoção de SEMS parcialmente coberto migrado foi descrita em 2003[3] e foi realizada em dois pacientes com doença maligna. A extração foi concluída sem intercorrências com o uso de uma alça. O tempo para remoção de um *stent* varia dependendo do órgão drenado (ducto biliar ou pâncreas), o tipo de *stent* (plástico ou metálico), o número de *stents* colocados[4] e a presença de sintomas que possam levantar suspeita de um evento adverso com o *stent*.

Uma vez que o tipo de *stent*, o tempo necessário para remoção, os eventos adversos potenciais relacionados com o *stent* e a técnica para resolvê-los diferem grandemente entre os *stents* biliares e pancreáticos, iremos discuti-los separadamente.

Remoção de Stents Biliares

A remoção de *stents* biliares plásticos (PBS) é, geralmente, realizada com facilidade, especialmente se for feita poucos meses após a colocação. A taxa de sucesso na remoção de SEMS cobertos (C-EMS) é relatada em torno de 95%,[5] mas a remoção de SEMS descobertos (U-SEMS) é geralmente muito difícil, se não impossível, porque eles penetram no tecido, independente se a doença for benigna ou maligna. Assim, a remoção bem-sucedida relatada de U-SEMS varia entre 0 e 38%.[6] Existem vários fatores reconhecidos relacionados com difícil extração de SEMS:

- *Tipo de SEMS*. Conforme observado anteriormente, os U-SEMS são muito mais difíceis de remover do que os C-SEMS, porém a remoção frustrada neste último também pode atingir 22%.[5,7]
- *Duração do tratamento*. Em um estudo recente avaliando a eficácia e segurança da remoção endoscópica dos SEMS em 19 pacientes, sua remoção foi impossível em cinco deles; quatro destes pacientes tinham um C-SEMS, e um tinha um U-SEMS.[5] Os autores relataram que o período médio de permanência de SEMS removíveis era menor do que o dos SEMS não removíveis, sugerindo que a duração da implantação pode afetar a taxa de sucesso da remoção do SEMS.
- *Propriedades estruturais do stent*. Na experiência de alguns autores, as diferenças no encurtamento e endireitamento do *stent* foram relacionadas com as propriedades estruturais do *stent* e associadas à facilidade de extração. Estes autores descreveram, então, que a remoção de *stents* Niti-S Biliary ComVi (Taewoong Company, Seul, Coreia do Sul) era um pouco mais difícil do que a remoção do Wallstent (Bonston Scientific, Japão, Tóquio).[5]
- Tecido *ingrowth*. O crescimento para dentro do tumor em U-SEMS é comum, com o *stent* penetrando na lesão e, assim, dificultando ou até mesmo impedindo a retirada do *stent*. Embora os C-SEMS não sejam afetados por este fenômeno, ele também é comum na parte descoberta dos SEMS parcialmente cobertos (PC-SEMS).

Por outro lado, a extração de PBS é dificultada quando ocorre migração proximal. Alguns fatores que tornam a remoção mais desafiadora nesta situação são:[8]

- Migração do *stent* proximalmente a partir de uma região estenótica.
- Inconsistência entre o *stent* biliar e o seu eixo em pacientes sem dilatação biliar.
- *Stent* com a extremidade inferior penetrando na parede do ducto biliar (**Fig. 23.1**).
- Migração do *stent* para a região profunda de um ramo biliar.

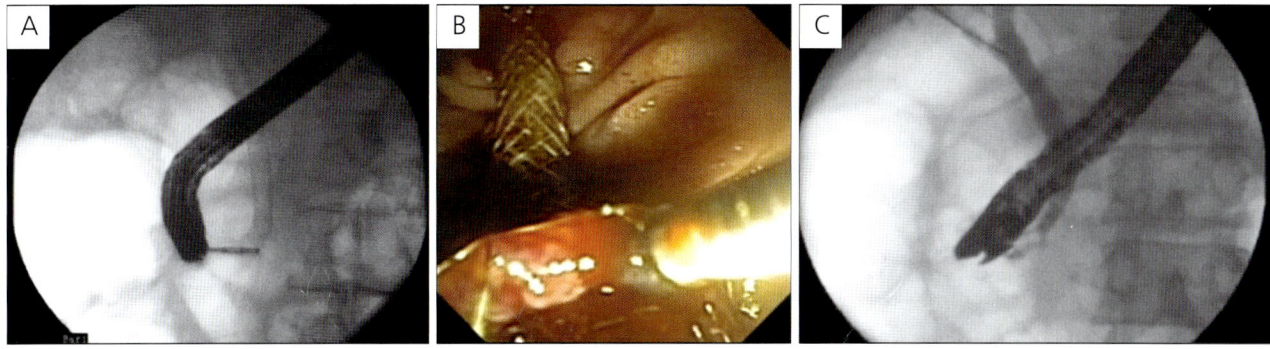

Fig. 23.1 Sequência de imagens demonstrando remoção de SEMS com o uso da pinça. (**A**) Pinça agarrando a extremidade distal do SEMS. (**B**) Visão endoscópica da pinça. (**C**) Colangiograma de controle após a remoção do *stent*.

Stents migrados distalmente atravessam geralmente o intestino sem qualquer problema, embora a retirada possa ser necessária em alguns casos. A taxa de remoção endoscópica quando o *stent* está acessível é alta e pode atingir 100%.[9] *Stents* migrados proximalmente são mais difíceis de remover, mas a taxa de sucesso da remoção endoscópica varia de 71 a 90%. Se o procedimento de remoção endoscópica não tiver sucesso, será necessária cirurgia[8,10] ou a colocação de um segundo *stent* deixando o primeiro no lugar para permitir o acesso e posterior remoção do *stent* migrado.

Indicações e Contraindicações

A indicação para remoção de *stents* biliares depende basicamente da natureza da doença biliar para que o *stent* foi colocado (benigna ou maligna) e da expectativa de vida do paciente. Na doença benigna, usualmente são empregados PBS e C-SEMS. Os dois tipos de *stents* devem ser removidos neste contexto em razão do risco de entupimento e colangite. As indicações para remover ambos os tipos de *stents* no contexto de doença biliar benigna são as mesmas, uma vez que as suas indicações para instalação e objetivos terapêuticos sejam considerados equivalentes:

1. *Resolução da doença biliar.* Depois que o efeito benéfico do *stent* já não é mais necessário, ele deve ser removido. Naqueles *stents* colocados para tratar estenoses biliares, especialmente aquelas relacionadas com pancreatite crônica, é recomendado manter o *stent* no lugar por um período mais longo para prolongar o seu efeito benéfico. Na maioria das séries, a resolução da doença é a indicação mais comum para remoção do *stent*,[11,12] embora alguns identifiquem como indicação principal a oclusão do *stent*. Por exemplo, em uma análise multicêntrica da segurança e resultados da remoção de FC-SEMS em 37 pacientes publicada recentemente, a oclusão por resíduos é a causa de remoção em 46% dos pacientes, enquanto que a conclusão do tratamento atinge 40%.[13]

2. *Mau funcionamento do stent.* Duas circunstâncias principais estão associadas ao mau funcionamento de um *stent* biliar, incluindo oclusão por resíduos ou hiperplasia tecidual e migração do *stent*.

    A oclusão do *stent* envolve o desenvolvimento de colangite ou icterícia. O PBS é obstruído por um biofilme formado principalmente por proteínas, bilirrubina e cristais, mas quase nenhum colesterol.[14] A origem deste biofilme não está clara, mas já foi postulado que ele se origina de produtos bacterianos, dado que os *stents* perfundidos não acumulam lama.[15] O biofilme permite a aderência firme das bactérias ao *stent*, e, assim, a deposição contínua de produtos da degradação bacteriana e o crescimento de colônias bacterianas podem eventualmente levar à oclusão completa do *stent*.[15,16] O tratamento da oclusão do PBS inclui a remoção do *stent* ocluído, seguido pela colocação de múltiplos PBS ou SEMS, dependendo da indicação.

    No que se diz respeito ao SEMS, o crescimento para dentro do tumor é a causa de oclusão do U-SEMS, enquanto que o crescimento excessivo do tumor é responsável pela oclusão de ambos os tipos de SEMS.[17] A terapêutica endoscópica de um *stent* metálico ocluído por resíduos é a varredura com balão, embora a recorrência de obstrução a curto prazo seja alta, ou então a colocação de um *stent* coaxial dentro do *stent* obstruído.[18,19] A oclusão do SEMS pelo crescimento para dentro do tumor ou crescimento excessivo do tecido pode ser manejada com a colocação de um ou múltiplos PBS ou um segundo SEMS coaxial. Existem alguns estudos retrospectivos que avaliam esta questão com resultados contraditórios, embora na maioria destes estudos não sejam encontradas diferenças significativas quando comparadas à inserção de PBS coaxial ou SEMS para obter a drenagem biliar.[17] Alguns autores apoiam a extração do *stent* ocluído com a instalação de um novo SEMS.[5,20,21]

    A outra causa principal de mau funcionamento do *stent* biliar é a migração. A completa migração externa usualmente causa a recorrência de sintomas, como colangite ou icterícia, mas pode ser assintomática naqueles pacientes em que a conclusão do efeito terapêutico foi atingida (p. ex., em estenoses benignas). Se este não for o caso, um novo *stent* deve ser inserido. Os *stents* migrados externamente geralmente passam através do intestino sem problemas, e a remoção endoscópica não é necessária. Infrequentemente, os *stents* podem ficar presos no intestino, levando a eventos adversos que podem ser letais.[9] A migração externa pode ser incompleta, e os *stents* podem ficar calçados na parede duodenal contralateral. Em tais casos, além de colangite e icterícia, pode ocorrer sangramento ou mesmo perfuração. A migração interna ocorre em 5% dos casos, metade deles sendo assintomáticos[9] e são usualmente mais difíceis de resolver. As taxas de sucesso relatadas de remoção de *stents* migrados proximalmente variam de 71 a 90%.[9,22,23]

3. *Eventos adversos da colocação de um stent.* Sintomas clínicos relacionados com a inserção de um *stent* podem ser considerados uma indicação para remover o *stent* recentemente co-

locado. Foi relatada colecistite aguda como um evento adverso específico da instalação de C-SEMS,[24] mas em nossa experiência também pode ocorrer após colocação de um PBS ou U-SEMS. Pancreatite aguda também pode ocorrer após a colocação de C-SEMS ou U-SEMS, forçando a remoção do *stent* em alguns casos.[20,24] Recomenda-se uma esfincterotomia antes da colocação de um C-SEMS para prevenir pancreatite,[7] e *stents* pancreáticos também podem ser inseridos com esta finalidade. A colecistite aguda pode ser prevenida com a colocação de um *stent* plástico fino (isto é, um *stent* pancreático) parcialmente inserido no ducto cístico antes da instalação do C-SEMS, mas quando isto não for possível é recomendado posicionar a extremidade proximal do *stent* abaixo da comunicação do ducto cístico com o ducto biliar comum, se possível. Dor abdominal também é raramente relatada após a colocação de *stents* biliares.[13,20,25] Em uma avaliação prospectiva da eficácia do C-SEMS em estenoses biliares benignas, incluindo 79 pacientes, a dor abdominal após a colocação de C-SEMS forçou a remoção do *stent* em dois pacientes (2,5%).[11]

Outras indicações para remoção do *stent* foram descritas randomicamente. Kahaleh *et al.* (2004) removeram um U-SEMS e outro PC-SEMS para facilitar o manejo de sangramento.[20]

Contraindicações estritas para a remoção do *stent* não foram descritas, exceto quando é contraindicada a colangiopancreatografia retrógrada endoscópica (CPRE). O desenvolvimento de estenoses duodenais após a colocação de um *stent* biliar em pacientes com oclusão biliar benigna ou maligna pode, portanto, ser considerado uma contraindicação para tentativas de remoção endoscópica do *stent*. Na série previamente mencionada sobre remoção de C-SEMS em 79 pacientes, esta foi a razão que impediu a remoção inicial em dois pacientes com estenoses biliares benignas, que assim precisaram de alimentação enteral até que o edema duodenal que impedia a passagem do duodenoscópio se resolvesse completamente.[11] Igualmente, algumas técnicas de remoção podem ser contraindicadas em pacientes individuais: A extração de U-SEMS por meio da remoção de filamentos individuais do fio-guia é contraindicada em pacientes com coagulopatia, e a extração de *stents* migrados intraductais com pinça para corpo estranho é desencorajada em pacientes com varizes pericoledocianas ou hipertensão porta grave. Além do mais, a remoção do *stent* não deve ser tentada nas seguintes situações:

1. *Efeito terapêutico incompleto e ausência de eventos adversos relacionados com o stent*. Os *stents* não devem ser removidos antes que o efeito benéfico esteja concluído, se o paciente for assintomático, e o *stent* estiver corretamente posicionado. As exceções são as trocas de *stent* agendadas recomendadas para evitar a oclusão do *stent*.
2. *Expectativa de vida curta em um paciente assintomático*. Em pacientes com doença maligna e expectativa de vida curta sem sintomas atribuíveis ao *stent* biliar, não há necessidade de removê-lo. É razoável não tentar extrair nem mesmo *stents* biliares migrados proximalmente nesta situação.

Momento para a Remoção do *Stent*

O período de tempo recomendado durante o qual os *stents* biliares devem ser deixados no lugar depende em grande parte do tipo de *stent* e a indicação para que os *stents* estão sendo usados. Em relação ao tipo de *stent*, a perda da patência do PBS ocorre em média após 3 a 4 meses, com 30% dos PSB tendo oclusão após 3 meses e 70% após 6 meses. Se o tratamento não for concluído até então, a troca de *stent* é necessária, um evento que ocorre em aproximadamente 30 a 60% dos casos.[26,27] O U-SEMS deve ser instalado somente em pacientes com doença maligna ou pacientes com doença benigna, mas com expectativa de vida de menos de 2 anos,[28] particularmente em pacientes em quem não é previsto que a remoção do *stent* será necessária. Em uma série de 18 pacientes selecionados para remoção de SEMS, foi obtido sucesso em 17 (94%).[20] Quatro destes *stents* eram U-SEMS e todos puderam ser removidos, dois deles após mais de 10 meses. Um C-SEMS não pode ser extraído em razão do crescimento excessivo do tumor e da obstrução pós-bulbar que impediu o acesso ao orifício papilar.

Em relação à indicação para a colocação de um *stent*, o tratamento de estenoses biliares benignas requer a manutenção do *stent* no lugar por um período mais longo, sendo recomendados em pelo menos 1 a 2 anos.[29] Se forem usados PBS, a substituição do *stent* deve ser realizada a cada 3 meses até o fim do tratamento. O C-SEMS pode permanecer no lugar por um período de tempo prolongado antes da remoção. Alguns autores declararam que a remoção de PC-SEMS além de 6 meses é viável apesar de mais desafiadora, portanto provavelmente este tipo de *stent* deve ser removido ou substituído antes de 6 meses.[11,30] Atualmente, o U-SEMS não deve ser considerado como um tratamento temporário e deve ser instalado somente em pacientes com doença maligna em que nenhuma necessidade de remoção possa ser prevista. A remoção destes *stents* é considerada somente quando eles têm oclusão por resíduos ou crescimento para dentro do tecido (*ingrowth*). O tempo médio de funcionamento correto dos U-SEMS foi estimado em 20 meses (2 semanas a 60 meses) antes de ser necessária reintervenção, que é realizada sobretudo em virtude da obstrução do *stent*.[12] Infelizmente, no momento da instalação do *stent* nem sempre é possível saber o prognóstico da doença, e uma doença que inicialmente parecia avançada pode revelar-se ressecável após um trabalho completo de estadiamento. Nesta situação, o U-SEMS geralmente pode ser removido com facilidade no espaço de 2 semanas após a inserção para facilitar a cirurgia.[6]

Técnicas

A remoção de *stents* pode ser desafiadora, uma vez que atualmente não existam dispositivos especificamente projetados para a remoção de *stents* além do removedor de *stents* Soehendra. Os dispositivos mais comumente usados para este propósito são alças de polipectomia, pinças para corpos estranhos e uma cesta de Dormia. É recomendado o uso de duodenoscópios terapêuticos com grandes canais de trabalho se houver múltiplos *stents* para serem removidos, se for necessária a substituição desses *stents* ou revisão do ducto biliar. Endoscópios com visão frontal são comumente usados quando existe apenas um *stent* para remoção ou não for necessária uma CPRE.

Para *stents* não migrados e *stents* migrados distalmente, é adequada a preensão do *stent* e sua posterior remoção através do canal de trabalho do endoscópio ou simplesmente a retirada do endoscópio enquanto ele é sustentado. A remoção de *stents* migrados proximalmente é muito mais difícil, e por vezes são necessários dispositivos especiais, como os balões Fogarty. Além do mais, o fluoroscópio bidimensional usado para esta abordagem requer um endoscopista habilidoso. Nestes casos, é necessária canulação e manipulação intraductal indireta dos acessórios, o

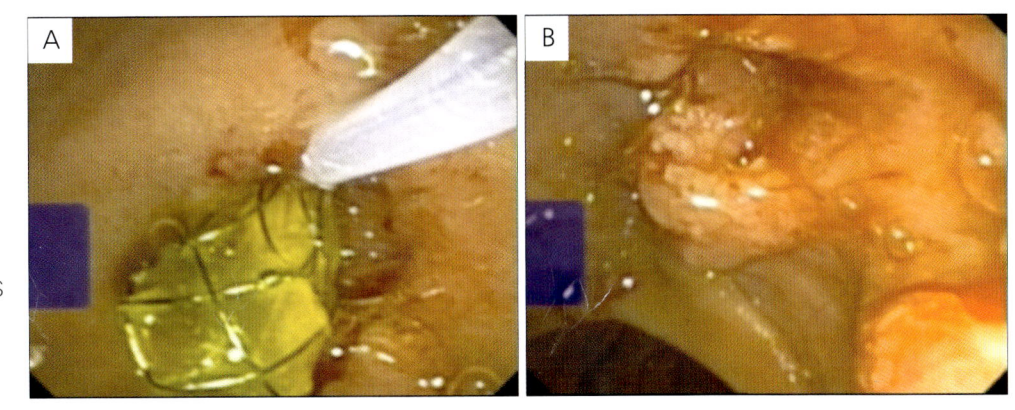

Fig. 23.2 Sequência de imagens demonstrando a remoção de SEMS com o uso de uma alça. (A) Alça prendendo a extremidade distal do SEMS. (B) Aspecto final da papila após a remoção do SEMS.

que prejudica a extração, e a sua remoção é facilitada pela realização de esfincterotomia.[9]

Uma visão geral das técnicas mais frequentemente utilizadas para remoção de *stents* é apresentada a seguir.

Técnica de Preensão Direta

A técnica de preensão direta é uma técnica simples que envolve alcançar a segunda porção duodenal com um endoscópio e manobrar a alça para capturar a extremidade intraduodenal distal do *stent*, o qual, então, é agarrado firmemente e puxado diretamente para fora do ducto biliar. Em nossa experiência, assim como a de outros autores,[13,22,23] esta é a técnica mais comumente usada. Uma cesta de Dormia ou pinças para corpos estranhos também pode ser usada em vez de uma alça de polipectomia, e são consideradas técnicas de escolha por outros autores.[9] Ver as **Figuras 23.1 e 23.2**.

Estas técnicas de preensão também são usadas para remover *stents* migrados distalmente. Em um estudo multicêntrico recente, a remoção endoscópica de *stents* migrados distalmente foi tentada em 17 de 30 pacientes com este evento adverso e obteve sucesso em todos eles. Recuperação com alça foi empregnada em 11 destes pacientes, e a remoção com cesta foi empregada nos 6 pacientes restantes.[9]

Técnica de Preensão Indireta

A *técnica de preensão indireta* também foi usada com sucesso em *stents* migrados proximalmente (**Figs. 23.3 e 23.4**). Nesta situação os dispositivos devem ser inseridos no ducto biliar pela papila, avançados até a extremidade distal do *stent* e, então, manobrados para prender e puxar o *stent* distalmente até que ele caia dentro do duodeno. O procedimento é, geralmente, concluído com a preensão do *stent* com pinça, embora alguns autores prefiram usar uma alça ou cesta para remover os *stents* migrados.[31]

Técnica do Laço

A técnica do laço envolve a inserção de um fio-guia através do lúmen do *stent* e, então, inserindo uma alça de polipectomia parcialmente aberta sobre o fio-guia para prender o *stent*. Depois que o *stent* está envolto firmemente pela alça, ele é puxado para fora sobre o fio-guia, mantendo, dessa forma, o acesso ao ducto biliar sem a necessidade adicional de canulação. Deve ser tomado um cuidado especial para não remover o fio-guia do ducto biliar enquanto é removido o *stent*, porém em nossa experiência isto é incomum. Esta técnica foi descrita originalmente por Sherman *et al.*[32] e necessitava da canulação do *stent* com um fio-guia, porém foram relatados estudos recentes usando variações desta técnica canulando o ducto ao lado do *stent* em vez do lúmen do *stent*.[33] A principal vantagem da técnica do laço é que ela preserva o acesso ao ducto biliar, evitando, assim, a necessidade de canulação para revisar o ducto biliar ou inserir um novo *stent* sobre o fio-guia. Isto é especialmente útil quando é prevista uma canulação difícil.

A técnica do laço não desempenha nenhum papel na remoção de *stents* biliares migrados distalmente, mas pode ser muito útil em *stents* migrados proximalmente. A canulação do ducto biliar deve ser realizada primeiramente para deixar um fio-guia passando através ou ao lado do *stent* migrado. Então uma alça de polipectomia é introduzida sobre o fio-guia e inserida delicadamente no ducto biliar, evitando trauma à ampola ou ducto biliar, uma vez que a inserção é realizada sobre o fio-guia. Depois que a alça está no nível da extremidade distal do *stent*, ela é aberta e manipulada para segurar o *stent* e retirá-lo.

Técnica com Removedor de Stents Soehendra

O removedor de *stents* Soehendra é um dispositivo removedor em espiral metálico, guiado por um fio-guia de 200 cm de extensão com uma ponta em parafuso de 3 a 4 mm de comprimento, que é girado dentro do lúmen interno do *stent*.[34] É necessário o alinhamento exato do lúmen do *stent* com o dispositivo de remoção para permitir que o acessório seja inserido automaticamente para dentro do *stent*. Depois que o removedor do *stent* estiver firmemente ancorado na extremidade do *stent*, o mesmo é retirado pelo canal de trabalho do endoscópio. O fio-guia é mantido durante a troca como quando qualquer acessório é trocado. O tamanho do removedor do *stent* é escolhido, dependendo do tamanho do *stent*. Esta técnica também pode ser usada para remover um *stent* migrado proximalmente, quando o lúmen do *stent* é canulado com um fio-guia.

Técnica com Balão Fogarty

A extração de *stents* biliares com um balão Fogarty ou de dilatação pode ser realizada com o uso de diferentes técnicas. Um balão dilatador pode ser inserido em um SEMS, insuflado e posteriormente puxado, arrastando o *stent* com ele.[35] Para a extração de PBS, um balão dilatador biliar padrão de 4 mm pode ser avançado para dentro do *stent* sobre o fio-guia e insuflado dentro dele. A quantidade de insuflação necessária para produzir tração suficiente é menor do que para a dilatação da estenose; 4 atmosferas de pressão são usualmente adequadas. O balão é, então, retirado, puxando o *stent*, enquanto o fio-guia é mantido no lugar. Este mé-

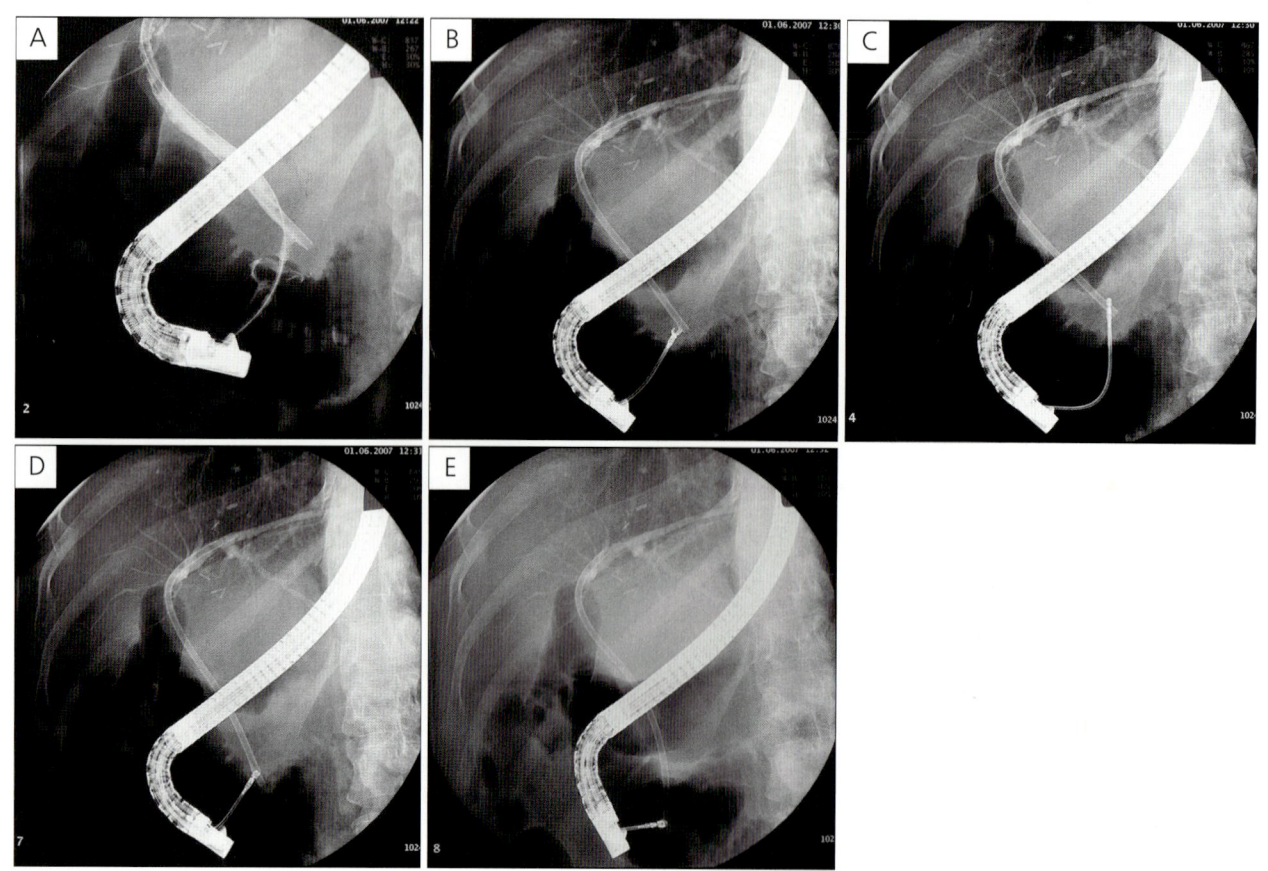

Fig. 23.3 Sequência de imagens demonstrando a preensão indireta de um PBS migrado proximalmente com uma pinça para corpo estranho. (**A**) O PBS está migrado proximalmente com a extremidade distal penetrando na cabeça do pâncreas através da parede do ducto biliar. (**B**) Uma pinça para corpo estranho é delicadamente introduzida no ducto biliar até alcançar a extremidade inferior do *stent*. (**C**) O *stent* é agarrado e empurrado para cima para desenterrá-lo da parede do ducto biliar. (**D**) Depois que o *stent* está completamente dentro do ducto biliar ele é orientado para a ampola. (**E**) O PBS é, finalmente, removido do ducto biliar.

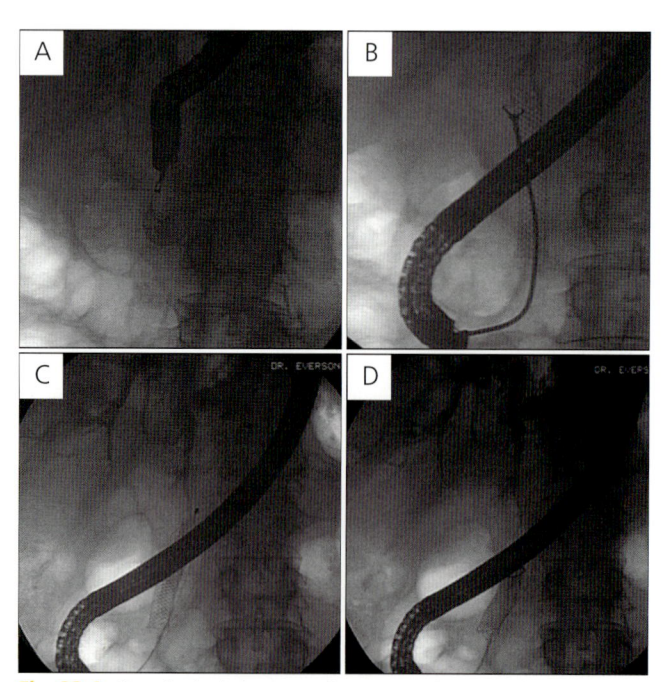

Fig. 23.4 Sequência de imagens demonstrando as possibilidades técnicas de remoção do *stent* metálico em situações de migração proximal. (**A**) Etapa da técnica de remoção usando a pinça e agarrando a extremidade distal do SEMS. (**B**) Etapa da técnica de remoção usando a pinça e agarrando a extremidade proximal do SEMS. (**C** e **D**) Etapas da técnica de remoção com cesta agarrando todo o comprimento do SEMS.

todo pode ser usado somente para *stents* com um calibre de pelo menos 10 Fr.[36]

Quando são removidos *stents* migrados proximalmente, um balão Fogarty ou de dilatação é inserido sobre um fio-guia ao lado do *stent* migrado. O balão é, então, insuflado e gradualmente puxado distalmente, tracionando o *stent* para fora do trato biliar.

Em pacientes com C-SEMS locados na árvore biliar decorrente da doença benigna por um longo período, sugerimos um artifício interessante. Um balão biliar é passado sobre um fio-guia entre o ducto biliar comum e a parede externa do *stent* metálico. Depois é realizada a dilatação hidrostática controlada do balão seguida pela remoção do *stent*. Esta técnica funciona bem em C-SEMS distais com migração proximal e também depois do fracasso em tentativas anteriores de remoção do *stent*, conforme descrito na **Figura 23.5**.

Técnica do Stent Coberto dentro do Stent Descoberto

A presença de crescimento para dentro do tumor *("ingrowth")* é a principal característica que limita a remoção de U-SEMS. No esôfago, a colocação de um *stent* plástico coberto autoexpansível dentro de um SEMS incorporado demonstrou induzir necrose por pressão no tecido hiperplásico, permitindo a remoção posterior do SEMS.[37] Este método também foi aplicado com sucesso para remover U-SEMS incorporado à parede do ducto biliar. Um caso representativo foi descrito em um paciente de 58 anos em quem um U-SEMS biliar com 10 mm de largura e 6 cm de com-

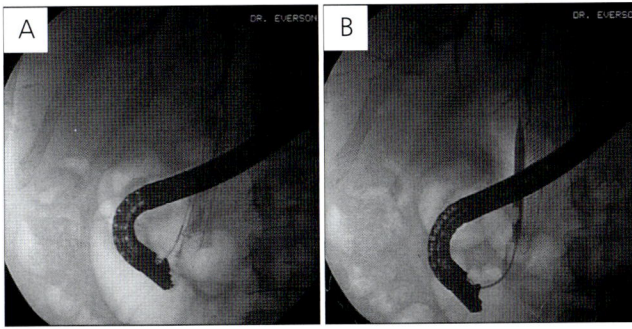

Fig. 23.5 Remoção de SEMS após 1 ano em um paciente com pancreatite crônica e estenoses biliares distais. Depois que tentativas convencionais usando uma alça e pinça falharam, realizamos a passagem de um fio-guia entre a parede do ducto biliar comum e o SEMS seguida pela dilatação com balão para separá-los e permitir a remoção do *stent*. (**A**) Passagem do fio-guia usando um esfincterótomo. (**B**) Dilatação com balão sobre o fio-guia com um balão de dilatação de 6 mm × 6 cm.

primento foi equivocadamente retirado 1 ano antes em razão de uma primeira impressão sugerindo malignidade, que posteriormente foi excluída. O U-SEMS não pode ser removido com o uso de manobras convencionais, portanto um C-SEMS foi inserido por um período de 4 semanas após o qual uma tentativa de remover ambos os *stents* não obteve sucesso. Outro C-SEMS foi colocado por outras 4 semanas, após as quais o U-SEMS pode ser facilmente removido.[6] Em um caso semelhante, um C-SEMS foi introduzido dentro de um U-SEMS, e ambos foram facilmente removidos 2 semanas após.[38] Contudo, também foi relatada falha desta técnica; outra série descreveu tentativas malsucedidas em todos os três pacientes em quem ela foi tentada.[39] Alguns autores consideram que o tempo entre a colocação do C-SEMS e a remoção de ambos *stents* não deve exceder 18 dias.[4] Outros estudos para avaliar a utilidade desta técnica para remover SEMS incorporado são justificados.

Diminuição do SEMS

Os SEMS podem ser deslocados parcialmente e ficar impactados na parede duodenal contralateral, causando mau funcionamento do SEMS, colangite secundária ou até mesmo perfuração duodenal. Esta situação é desafiadora, e a remoção do *stent* não é fácil. A diminuição do SEMS através da coagulação com plasma de argônio foi usada para remover estes *stents* migrados. Em uma revisão retrospectiva da eficácia e segurança da diminuição em 18 C-SEMS e 1 U-SEMS, o procedimento obteve sucesso em 14 casos (73,7%). A remoção foi impossível no caso com U-SEMS e em quatro casos com C-SEMS. As configurações da coagulação com plasma de argônio foram estabelecidas em uma voltagem de 60 a 80 watts e um fluxo de gás de 1,5 L/min.[5] Os autores recomendaram o uso de uma voltagem de 80 watts, uma vez que seja mais segura e mais efetiva do que potência mais baixa, porém as configurações ideais para saída de argônio não foram padronizadas. A diminuição inefetiva do C-SEMS decorrente da fraca transmissão de corrente causada pela membrana de cobertura de poliuretano, que está intimamente ligado à malha, também foi descrita por outros autores.[40] No entanto, a diminuição do C-SEMS através da coagulação com plasma de argônio foi realizada com sucesso em modelos animais.[41] Até o momento existem relatos sobre a diminuição de SEMS descobertos Elgiloy e nitinol através da coagulação com plasma de argônio, afirmando que a diminuição pode ser realizada sem eventos adversos importantes.

Outras Técnicas e Variações das Técnicas Anteriores

A primeira remoção de U-SEMS descrita envolvia uma pinça com uma borda serrada que foi usada para remover os filamentos de metal um por um.[2] Foi um procedimento longo de mais de 90 minutos que arriscou danificar o endoscópio, já que os fios afiados passavam através dele. Mas apesar de longo, ele foi incompleto, uma vez que um raios X abdominal revelou a presença de restos de filamentos ainda incorporados ao ducto biliar comum. É, portanto, uma técnica trabalhosa, demorada, com risco de eventos adversos e danos ao endoscópio, sendo, portanto, pouco provável que se torne popular.[2,5]

Outro método para remover SEMS incorporados foi o método da invaginação. Um caso ilustrativo em que ele foi aplicado é o de um homem de 85 anos com icterícia secundária a câncer pancreático, que foi tratado com um PC-SEMS. O *stent* foi obstruído 4 meses depois e inicialmente não pôde ser removido, porque a porção descoberta proximal estava profundamente incorporada ao ducto biliar. Os endoscopistas canularam uma pinça de biópsia dentro do *stent*, prenderam com a alçao fio-guia proximal e o puxaram para fora do ducto biliar. A borda proximal foi gradualmente invaginada para dentro do lúmen, e o *stent* foi finalmente removido com uma alça.[42]

Como uma alternativa à diminuição do SEMS incorporado, a pinça de biópsia fechada pode ser avançada de fora do *stent* através de sua malha e aberta dentro do lúmen, formando uma âncora dentro dele.[43] Quando o endoscópio é retirado, o *stent* pode ser facilmente desalojado do duodeno.

Além disso, a técnica do laço com fio foi relatada como um meio de retirar PBS migrados distalmente que impactaram na parede contralateral e perfuraram o duodeno.[44] Em um caso publicado, um fio-guia de 0,035 polegada foi passado por trás do *stent*, e a sua ponta, presa por uma alça de polipectomia, envolvendo o *stent*. O *stent* foi, então, puxado próximo ao endoscópio, e todo o aparelho foi retirado junto com o *stent*. Em vez de uma alça, uma cesta de remoção também foi usada para esta finalidade.[45]

Outro relato de caso descreveu a remoção de um *stent* biliar de 10 Fr migrado proximalmente, cuja extremidade distal havia penetrado na parede do ducto biliar comum. Um fio-guia de 0,035 polegada (Boston Scientific, Natick, Mass.) foi avançado para além da extremidade proximal do *stent* dentro do ducto hepático comum e, então, fazendo uma volta na bifurcação, conseguindo direcionar a sua ponta de volta na direção da papila. Uma alça foi inserida pelo canal acessório, e a extremidade do fio-guia que se sobressaía através da papila foi presa com uma alça, apertando o fio-guia e laçando o *stent*. Com mais tração, o *stent* pode ser dobrado e retirado.[46]

Alguns pacientes que se submetem a transplante de fígado possuem um tubo-T inserido na coledococoledocostomia para assegurar a perviabilidade anastomótica. Um cateter urinário de 5 Fr pode ser modificado e usado intraductalmente como um *stent* para manter a perviabilidade anastomótica. Como não possui abas, ele normalmente migra distalmente para dentro do duodeno dentro de semanas. Foi relatado um caso em que um *stent* de látex permaneceu no ducto biliar e ficou dobrado sobre si dentro dele. Neste caso, foi realizada CPRE e um fio-guia foi inserido sem a realização de esfincterotomia. Uma pinça dente de rato giratória (Olympus America, Lehigh Valle, Pa.) foi inserida pelo canal de trabalho e manipulada em torno do fio-guia de tal forma que o fio-guia ficou preso na fenda quando a pinça foi fechada. A pinça foi então introduzida facilmente no ducto biliar juntamente com o fio-guia e desengatado, permitindo que o cateter fosse capturado e removido sem prejudicar a arquitetura da papila.[47]

Eventos Adversos e Manejo

Eventos adversos durante ou após a remoção do *stent* biliar são raros, variando de 0 a 9%. A maioria das séries avaliando o papel dos *stents* biliares em diferentes indicações não relatam eventos adversos. Os possíveis eventos adversos incluem os seguintes:

- *Sangramento.* Kahaleh *et al.* relataram um caso de sangramento biliar sendo necessário transfusão sanguínea após a remoção de um SEMS tratado conservadoramente, em uma série de remoções de 18 SEMS.[20] Ishii *et al.* também relataram um caso de sangramento esofágico autolimitado decorrente da lesão na mucosa esofágica durante a remoção de um fragmento de *stent* após sua diminuição.[5]
- *Vazamento biliar.* Em uma série de 79 pacientes com estenoses biliares benignas tratadas com C-SEMS, foi descrito o desenvolvimento de um vazamento biliar durante a remoção do C-SEMS em um paciente.[11] Este vazamento estava relacionado com a perfuração do ducto biliar causada pelo mau posicionamento de um balão de dilatação usado para extração do *stent*.
- *Pancreatite aguda.* Pancreatite também é um possível evento adverso após a remoção de um *stent* biliar. A maioria dos casos relatados foi manejada conservadoramente com sucesso. Sakai *et al.* descreveram um caso de pancreatite leve em uma série de 37 pacientes, avaliando a remoção de PBS migrados proximalmente.[31]
- *Estenose biliar.* As estenoses biliares estão relacionadas com o crescimento excessivo ("*overgrowth*") em C-SEMS ou crescimento para dentro ("*ingrowth*") na extremidade proximal descoberta do PC-SEMS. Elas não são, realmente, um evento adverso da remoção do *stent*, mas um evento adverso dos próprios *stents*, e o manejo com *stents* novos e mais longos é geralmente bem-sucedido.
- *Dor abdominal.* Dor abdominal também foi descrita em relação à remoção do *stent*.[25]

Custos Relativos e Escolha da Técnica

Não foi estabelecido um procedimento padrão para remoção endoscópica de *stents* biliares migrados ou não migrados, portanto este procedimento foi realizado de acordo com a imaginação, criatividade e habilidades do endoscopista, usando acessórios disponíveis para outras finalidades. Estes acessórios estão facilmente disponíveis em uma unidade de endoscopia e não são caros, portanto os custos de remoção de *stent* endoscópico não devem ser considerados altos se forem comparados aos custos da cirurgia, a alternativa natural, e *stents* biliares.[1] Não existem estudos comparando as várias técnicas de remoção. Além disso, não existem estudos de custo-benefício e é improvável que tais estudos sejam desenvolvidos.

A escolha da técnica apropriada é importante para o sucesso da remoção do *stent*, e muitos fatores precisam ser considerados, como os acessórios disponíveis, a experiência do endoscopista, o tipo de *stent* e a sua situação dentro do ducto biliar. Ao se confrontar com um *stent* não migrado, a melhor técnica é a preensão direta da extremidade intraduodenal com uma alça ou pinça. Esta é uma técnica sem custos, simples e fácil, geralmente útil para a remoção de PBS, C-SEMS e U-SEMS se forem instalados há menos de 2 semanas. Se for necessário CPRE após a remoção do *stent* e for prevista uma canulação difícil, devem ser escolhidas técnicas que mantêm o acesso ao ducto biliar, como a técnica do laço, com qualquer uma das variações discutidas previamente, ou o removedor de *stent* Soehendra. Quando a extremidade distal de um PBS estiver impactada contra o ducto biliar ou o *stent* estiver perdido dentro de um ducto acentuadamente dilatado, a canulação do *stent* pode ser extremamente difícil, favorecendo uma técnica de preensão indireta com pinça. Se estivermos lidando com um U-SEMS ou PC-SEMS incorporados à parede do ducto biliar, a melhor opção provavelmente seria a técnica do *stent* coberto dentro do *stent* descoberto,[6,38] deixando o método de invaginação como uma segunda opção.[42] Se o SEMS estiver parcialmente migrado e impactado na parede duodenal contralateral, podemos primeiro tentar inserir uma pinça de biópsia através da malha do *stent* para ancorá-lo e facilitar a remoção do mesmo.[43] Se isto não funcionar, a técnica do laço de arame[44,45] pode ser uma boa alternativa, especialmente em casos de PBS, antes de tentar a diminuição.[5]

Em um *stent* migrado distalmente sintomático em que a remoção deve ser realizada, a técnica de preensão direta é a melhor opção. Conforme dito anteriormente, *stents* migrados proximalmente representam uma situação desafiadora para remoção endoscópica. Alguns autores fizeram algumas recomendações úteis para lidar com esta situação.[9] No ducto biliar comum dilatado ou não dilatado com um *stent* migrado proximalmente, a técnica de preensão indireta com pinça é a técnica mais comumente usada, embora a técnica com balão também seja útil. A técnica com cesta de Dormia ou a técnica do laço é especialmente aplicável em pacientes com coledocolitíase e um ducto biliar comum acentuadamente dilatado. O removedor de *stents* Soehendra é particularmente útil quando empregado sobre um fio-guia em pacientes com um ducto biliar comum distal não dilatado, em uma estenose ductal e *stent* migrado proximalmente.

Remoção de *Stents* Pancreáticos

A inserção de *stents* pancreáticos está sendo realizada mais frequentemente em razão de um número crescente de indicações e de uma melhor compreensão dos possíveis resultados. As indicações para *stents* pancreáticos foram descritas em outros capítulos, mas em resumo eles podem ser inseridos com uma intenção terapêutica ou profilática. Depois de atingido este efeito terapêutico ou profilático, os *stents* pancreáticos também devem ser retirados. Para realizar a inserção e a remoção de *stents* pancreáticos é essencial ter conhecimento das diferentes opções técnicas, bem como as suas indicações, tendo em mente os passos necessários antes de iniciar o procedimento, as dificuldades que podem ser encontradas e os possíveis eventos adversos.[31] Outro fator a ser levado em conta é a experiência do endoscopista. É fortemente recomendado que endoscopistas experientes realizem estas técnicas; caso contrário, os resultados podem não ser tão bons quanto o relatado.[48]

Como no trato biliar, geralmente os *stents* utilizados no ducto pancreático são os *stents* plásticos (PPS), mas os C-SEMS especialmente dedicados também foram desenvolvidos.[49] Além disso, uma das indicações mais comuns para a colocação de um *stent* pancreático é a profilaxia de pancreatite pós-CPRE usando *stents* com um *flap* externo, que são geralmente deixados no lugar por 1 a 14 dias e são projetados para migrar espontaneamente, o que ocorre em aproximadamente 80 a 90% dos casos.[50,51]

Indicações e Contraindicações

Ao contrário dos *stents* biliares, os *stents* pancreáticos são quase sempre colocados durante o manejo de doenças benignas, portanto a maioria deve ser removida. As exceções a isto são os *stents* colocados para o tratamento de dor do tipo pancreática obstrutiva secundária a câncer pancreático e *stents* profiláticos para pancreatite pós-CPRE. Na primeira, a substituição do *stent* não é comum devido à curta sobrevivência dos pacientes. Na última, a remoção não é necessária, porque a maioria dos *stents* pancreáticos migra espontaneamente, embora a remoção de *stents* pancreáticos profiláticos para pancreatite pós-CPRE seja necessária em 10 a 20% dos casos em virtude da retenção do *stent*.[51]

Além da conclusão do tratamento, a outra indicação principal para remoção do *stent* pancreático são os eventos adversos relacionados com ele:

1. *Oclusão do stent.* Aproximadamente 50% dos *stents* pancreáticos são ocluídos até a 6ª semana após a inserção e quase todos até a 9ª semana.[52] O tempo médio até a oclusão do *stent* foi estimado em 35 dias.[53] O mecanismo de oclusão do *stent* permanece desconhecido, porém a adesão de proteínas à superfície interna do *stent* desempenha um papel importante. O material da oclusão é formado pela precipitação de materiais da secreção pancreática junto com cristais de bicarbonato de cálcio e bactérias.[54] Embora a maioria dos *stents* pancreáticos fique ocluída em um curto espaço de tempo, de acordo com dados publicados, apenas 6% dos pacientes com *stents* ocluídos desenvolvem pancreatite ou dor.[52] Entretanto, a oclusão do *stent* deve ser prevenida por meio da remoção ou substituição do *stent* para evitar o desenvolvimento destes eventos adversos clínicos. É reconhecido que o uso de *stents* de maior calibre e com grandes orifícios laterais reduz a taxa de oclusão. Em um estudo em que *stents* pancreáticos de 10 Fr foram inseridos em 23 pacientes para o tratamento de estenoses pancreáticas em relação à pancreatite crônica, foi encontrado que apenas 13% dos *stents* foram ocluídos após 2 meses.[55] Por outro lado, em um estudo prospectivo que analisou os fatores associados à oclusão em 68 *stents* com um tempo médio de substituição de 27 dias, foi encontrado que entre os *stents* com pelo menos quatro grandes orifícios laterais a probabilidade de oclusão no momento da substituição foi 54% menor.[53] Nem sempre é possível usar *stents* de grande calibre no ducto pancreático para prevenir oclusão. Quando isto não é possível, a seleção de *stents* com orifícios de grande calibre e a otimização do tempo de substituição do *stent* podem ajudar a evitar este evento adverso e as suas possíveis consequências.

2. *Migração do stent.* A migração do *stent* pode ser interna ou externa. Esta última usualmente não leva a eventos adversos, exceto aqueles derivados da ausência do efeito terapêutico. A migração interna é um evento adverso sério, usualmente muito difícil de resolver, e representa um sério desafio para o endoscopista. Em uma das primeiras séries publicadas abordando esta questão, foi descrita uma taxa de migração interna de 5,2%, enquanto que a migração externa atingiu 7,5%.[56] Os fatores associados à migração interna foram: diagnóstico prévio de disfunção do esfíncter de Oddi (razão de probabilidade [OR] 4,2, 95% intervalo de confiança [CI] 1,0-16,4) e um *stent* com comprimento maior do que 7 cm (OR 3,2, 95% CI 1,01-10). Os autores postularam que os *stents* cuja extremidade proximal passa pelo istmo pancreático tiveram um risco aumentado de migração interna. Assim, é recomendado colocar o *stent* abaixo do istmo pancreático sempre que possível para evitar este evento adverso.

Em uma série retrospectiva, 80% de 26 *stents* migrados proximalmente puderam ser extraídos endoscopicamente, enquanto que 10% foram deixados *in situ* sem repercussão clínica e 10% precisaram de cirurgia para fazer a remoção.[22] Em outra série mais recente a taxa de remoção endoscópica foi similar (78%), com extração cirúrgica em 17% e observação sem remoção do *stent* em 5%.[57]

A maioria das séries publicadas abordando *stents* pancreáticos se refere ao PPS, mas os C-SEMS estão sendo usados mais frequentemente para o tratamento de estenoses pancreáticas com bons resultados, especialmente em pacientes com pancreatite crônica.[49,58] Em uma das primeiras séries publicadas referentes ao tratamento de estenoses pancreáticas secundárias à pancreatite crônica com C-SEMS, ocorreu migração proximal em 8% dos pacientes.[58]

As contraindicações para a remoção de *stent* pancreático são as mesmas discutidas anteriormente para a remoção de *stent* biliar.

Momento de Remoção do *Stent*

Em virtude do menor calibre dos *stents* pancreáticos em comparação aos *stents* biliares, a sua substituição ou remoção deve ser realizada mais cedo. Assim, a maioria dos autores recomenda a substituição do PPS aproximadamente a cada 6 semanas, embora este número provavelmente deva variar, dependendo do número de *stents* colocados e da doença subjacente do paciente. No entanto, isto não foi confirmado no estudo de Buscaglia *et al.*,[53] onde não foram encontradas diferenças de acordo com o diagnóstico dos pacientes, se com pancreatite crônica ou com outros processos. Assim sendo, em pacientes com dois ou mais *stents* pancreáticos, a substituição pode ser realizada com menor frequência, reduzindo, assim, o número de procedimentos.[4] Com relação ao C-SEMS, a maioria dos autores recomenda a substituição a cada 2 a 3 meses, embora a eficácia mantida requeira maior duração da colocação do *stent* para induzir remodelagem suficiente.[58,59] Os intervalos ideais para troca do *stent* e a duração total do período em que o *stent* permanece no lugar justificam maiores estudos.

Em relação aos *stents* profiláticos pós-CPRE, a migração espontânea deve ser confirmada com raios X em 7 a 10 dias. Se os *stents* permanecerem no lugar, eles devem ser extraídos endoscopicamente antes do décimo quarto dia.[31,51,60]

Técnicas

As técnicas endoscópicas para extração de *stents* pancreáticos são basicamente as mesmas que as usadas para a extração de *stent* biliar, mas com algumas peculiaridades que devem ser levadas em conta. O calibre do ducto pancreático e o risco de pancreatite após a manipulação do ducto pancreático forçam o endoscopista a realizar uma remoção cuidadosa e deliberadamente atraumática dos *stents* pancreáticos para evitar irritação ao longo do ducto pancreático ou na área do orifício, quando o *stent* é retirado. No que se diz respeito a isto, a pancreatite crônica permite a realização de uma técnica de extração mais agressiva do que quando é realizada em um pâncreas normal, porque implica um ducto dilatado e um risco menor de eventos adversos. A extração de um *stent* pancreático colocado corretamente é geralmente realizada com as mesmas técnicas de preensão direta descritas para os *stents* biliares.[57,61] Por exemplo, uma publicação de Moffatt *et al.* descreveu o uso de uma alça para remover *stents* pancreáticos.[51] No caso da necessidade de substituição, preferimos remover o *stent* com a técnica do laço, mantendo, assim, o acesso ao ducto pancreático (Fig. 23.6). Com as técnicas de preensão direta, a obtenção da recanulação do ducto pancreático após a remoção do *stent* pode não ser viável, já que o fio-guia pode entrar em um ramo secundário ou mesmo seguir em um falso trajeto, impedindo a colocação de um novo *stent*. Em nossa experiência, diante de *stents* colocados normalmente, a técnica do laço deve ser realizada por canulação do lúmen do *stent* com um esfincterótomo em vez de um canulótomo, porque a flexão do primeiro permite a fácil inserção do fio-guia através do *stent*. O alinhamento do canulótomo com o *stent* nem sempre é fácil e pode ter que ser aplicada alguma pressão na ponta do *stent*, o que pode causar a sua migração interna.

Os *stents* pancreáticos migrados proximalmente representam uma situação desafiadora. Muitas técnicas de extração foram propostas, mas na vasta maioria dos casos relatados a remoção foi obtida com o uso de uma cesta de Dormia para capturar o *stent* ou um balão Fogarty colocado proximalmente ou adjacente a ela e, então, puxando suavemente para fora, arrastando o *stent*.[22,31,57] Na série de Price et al.[57] em 23 *stents* pancreáticos migrados proximalmente colocados endoscopicamente, a técnica de remoção mais comum foi a extração com balão (8 de 18; 44%). O restante dos *stents* foi removido com o uso de preensão direta com pinça (28%) e a técnica do laço (11%). A maioria destes procedimentos envolveu a substituição do *stent* pancreático transpapilar após a manipulação do ducto (15 de 22; 68%). Nesta série, o fracasso na extração endoscópica estava relacionado com a presença de estenoses descendentes que a impediram.

O principal problema com *stents* pancreáticos migrados proximalmente é que quase todas as técnicas foram desenvolvidas para a extração de *stent*s biliares migrados proximalmente,

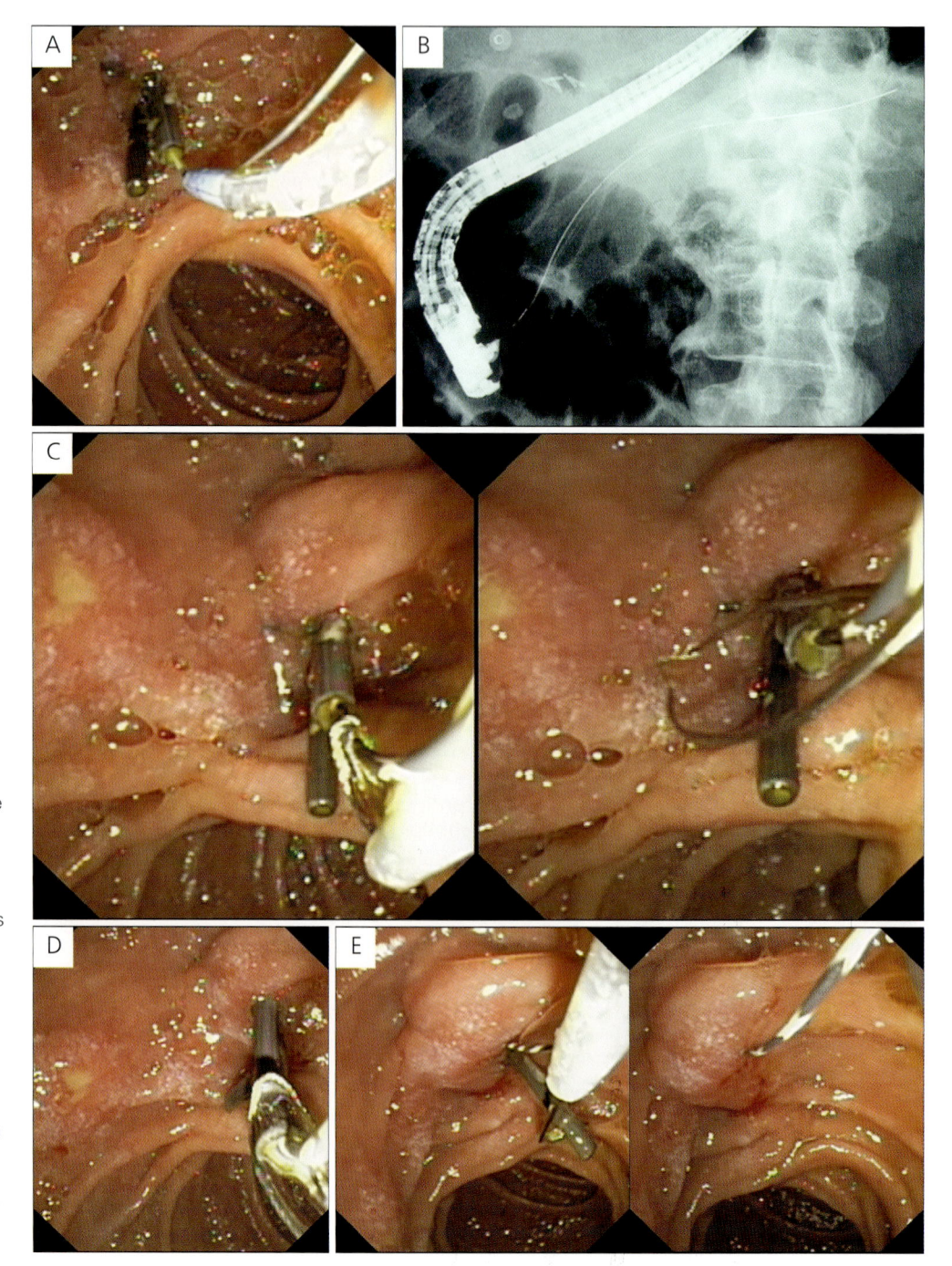

Fig. 23.6 Demonstração da técnica do laço em um paciente de 83 anos com estenose do ducto pancreático tratado em uma primeira CPRE por meio de dois PPS, um com calibre de 5 Fr e o outro de 7 Fr. Seis semanas depois é agendada a substituição do PPS. (A) O lúmen do PPS de 7 Fr é canulado com esfincterótomo. (B) O fio-guia passa através do lúmen do *stent* até a cauda pancreática. (C) Uma alça de polipectomia é passada sobre o fio-guia e avançada para prender o *stent*. (D) O *stent* é capturado com a alça e extraído sobre o fio-guia, o qual permanece dentro do ducto pancreático. (E) O segundo *stent* é extraído por captura direta com a alça ao lado do fio-guia.

conforme mencionado anteriormente. O ducto biliar possui um calibre maior, usualmente permitindo a realização destas manobras sem dificuldade. Entretanto, no ducto pancreático isto nem sempre é possível, dado que o seu tamanho geralmente não permite a introdução ou manipulação dos acessórios necessários. Por esta razão outras técnicas de remoção foram testadas, como o uso de material geralmente usado para cateterização cardíaca, em muitos casos com sucesso.[62]

Em nossa experiência a técnica do laço se revelou útil e fácil de realizar, permitindo a recuperação dos *stent*s migrados proximalmente. Esta técnica envolve a inserção de um fio-guia através do lúmen do *stent* migrado[32] ou paralelo a ele.[33] Então uma alça de polipectomia ligeiramente aberta é inserida sobre o fio-guia dentro do ducto pancreático até que a extremidade distal do *stent* seja alcançada. A alça é, então, cuidadosamente e delicadamente aberta e manipulada para capturar o *stent* e removê-lo, aplicando uma leve tração, sem apertar muito a alça ao fechá-la para evitar a fragmentação do *stent*.

O uso de novos aparelhos, como SpyGlass (Boston Scientific, Natick, Mass.), foi aplicado com sucesso na remoção de *stent*s pancreáticos, como demonstraram dois casos recentemente relatados.[63,64] Em ambos os casos os métodos descritos anteriormente falharam. Em um caso o sistema SpyGlass foi introduzido no ducto pancreático e avançado até que o *stent* migrado ficasse à vista. Nesse ponto, o SpyForceps (Boston Scientific Natick, Mass.) foi empregado para capturar e remover o *stent*.[64] No outro caso o SpyGlass possibilitou que o endoscopista visualizasse a extremidade distal do *stent* e, então, canulasse o seu lúmen com um fio-guia. Então o sistema SpyGlass foi removido, e o *stent* foi retirado, usando um removedor de *stent*s Soehendra.[63] No que se diz respeito a esta técnica, deve ser determinado previamente que o diâmetro do ducto pancreático seja suficiente para tolerar a inserção do sistema SpyGlass.

Outros métodos de remoção foram descritos, como o uso de um fio-guia para endireitar o ducto pancreático antes de agarrar o *stent* migrado com a pinça.[65]

Eventos Adversos e Manejo

Os eventos adversos do procedimento na série citada anteriormente por Price *et al.* alcançaram 13%, incluindo transtorno do ducto pancreático com subsequente vazamento (1 de 23), fragmentação do *stent* (1 de 23) e pancreatite pós-procedimento (1 de 23).[57] Moffatt *et al.* descreveram uma taxa de pancreatite pós-procedimento de 3% em uma série de remoção endoscópica de 230 *stent*s pancreáticos profiláticos retidos pós-CPRE.[51]

Os eventos adversos preocupantes que podem ocorrer após a colocação do *stent* são alterações ductais e no parênquima, que simulam as alterações na pancreatite crônica. Estas alterações estão principalmente relacionadas com a extremidade proximal do *stent*. Em uma série que incluiu 25 pacientes que se submeteram a 40 procedimentos para substituição dos *stent*s, desenvolveram-se estenoses induzidas pelo *stent* em 18% dos casos.[66] Em outro estudo envolvendo 16 pacientes que foram estudados com ultrassonografia endoscópica (EUS), alterações parenquimatosas induzidas pelo *stent* foram encontradas em 68% dos casos e alterações ductais em 56%.[32] O tratamento destas alterações ductais pancreáticas e parenquimatosas é a remoção do *stent*, após que estas anomalias se resolvem, exceto para uma pequena porcentagem em que elas persistem como pancreatite crônica.[32] No caso de estenose induzida pelo *stent*, a colocação a curto prazo de um *stent* mais longo após dilatação com balão normalmente resolve a estenose. Em uma série recente, incluindo 32 pacientes tratados com C-SEMS pancreático, foi encontrada estenose induzida pelo *stent* em cinco pacientes (15%). Quatro dos cinco pacientes foram tratados com um *stent* mais longo por um período de 2 meses, e todos eles melhoraram.[49]

Custos Relativos e Escolha da Técnica

Um procedimento-padrão para a remoção endoscópica dos *stent*s pancreáticos ainda não foi definido. Assim como para os *stent*s biliares, a remoção de *stent*s pancreáticos é comumente realizada com o uso de acessórios em nossa unidade de endoscopia que estão disponíveis para outras finalidades, portanto o procedimento não deve ser considerado dispendioso.

Em nossa opinião, a extração definitiva de *stent*s colocados normalmente deve ser realizada com técnicas de preensão. Se a substituição do *stent* for necessária, preferimos a técnica do laço.

Price *et al.*[57] consideram a extração com balão o procedimento de escolha para obter a remoção do *stent* migrado proximalmente, seguida pela alça de polipectomia ou a preensão com cesta para cálculos sobre o fio-guia. Se possível, a canulação do *stent* facilita a remoção, embora isto não seja fácil de se obter. Casos difíceis com estenoses descendentes necessitam de uma série de dilatações ductais com balão antes da retirada. Foram realizadas tentativas finais na série de Price *et al.*[57] com preensão direta com pinça. Em *stent*s migrados proximalmente, começamos tentando a técnica do laço e no caso de fracasso usamos uma técnica indireta de preensão. O uso de acessórios intraductais, como o SpyGlass, se permitido pelo diâmetro do ducto pancreático, é uma alternativa promissora que justifica novos estudos.

Resumo

A remoção endoscópica de *stent*s biliares e pancreáticos é uma situação desafiadora que depende de muitos fatores, incluindo acessórios apropriados na sala de exame, experiência em procedimentos terapêuticos, decisões multidisciplinares e, finalmente, respeito pelas limitações profissionais, institucionais e anatômicas.

A lista de referências deste capítulo pode ser encontrada em www.revinter.com.br/online/referencias-baron.pdf

Capítulo 24

Papilectomia e Ampulectomia

Shayan Irani ■ Richard A. Kozarek

As neoplasias ampulares são raras, com uma prevalência relatada de 0,04 a 0,12% em séries de necropsia.[1,2] Endoscopicamente a ampola pode aparecer aumentada e anormal devido a vários tumores (benignos e malignos), além de outras etiologias, como papilite, metaplasia foveolar gástrica ou hiperplasia acinar pancreática (**Fig. 24.1**). Os tumores ampulares podem ser classificados com base na sua camada de origem: epitelial (p. ex., adenomas, adenocarcinomas, linfomas) e subepitelial (p. ex., tumores neuroendócrinos, lipomas, leiomiomas, tumores estromais gastrointestinais, linfangiomas, fibromas e hamartomas). As lesões ampulares adenomatosas são de longe as mais comuns delas, e embora incomuns na população em geral, elas são 2 a 3 vezes mais frequentes em síndromes de polipose genética, especialmente polipose adenomatosa familiar (FAP) e as suas variantes.[3] Entre 40 e 100% dos pacientes com FAP irão desenvolver adenomas duodenais, que são frequentemente numerosos e também têm potencial maligno. Os adenomas ampulares podem originar-se no epitélio superficial ou no revestimento interno da papila.[4]

Historicamente, os adenomas apresentavam-se tardiamente com uma alta incidência de malignidade subjacente. O manejo endoscópico, nos primeiros anos, consistia principalmente de paliação da icterícia obstrutiva com esfincterotomia biliar e colocação de *stent*. Os pacientes frequentemente tornavam-se sintomáticos quando as lesões eram suficientemente grandes para causar obstrução, apresentando colestase, colangite, pancreatite, dor abdominal inespecífica e, menos comumente, sangramento.[5,6] Com o aumento do conhecimento dos endoscopistas e o uso crescente do exame de imagem transversal (tomografia computadorizada [CT] e imagem por ressonância magnética [MRI]), estas lesões são identificadas em estágios mais precoces com uma incidência mais baixa de malignidade subjacente. As lesões assintomáticas são diagnosticadas mais comumente em pacientes que se submetem à endoscopia por razões não relacionadas, como doença do refluxo gastroesofágico (GERD), vigilância do esôfago de Barrett e dispepsia ou, alternativamente, em pacientes que se submetem à vigilância para FAP.[7,8]

Opções de Tratamento

Após ser diagnosticado com adenoma ampular comprovado por biópsia, os pacientes têm quatro opções: vigilância endoscópica atenta com ou sem colocação de *stent* biliar (para colestase ou dilatação biliar), papilectomia endoscópica, ampulectomia cirúrgica e ressecção local, ou duodenopancreatectomia (operação de Whipple). Não existem ensaios clínicos comparando uma abordagem a outra. A decisão referente à escolha do tratamento é influenciada por vários fatores, incluindo a preferência do paciente, comorbidades associadas que podem afetar a adequação da cirurgia, *expertise* endoscópica e cirúrgica do local, as características da lesão e se esporádica ou no contexto de FAP. Para pacientes com lesões grandes (mais de 4 a 5 cm), presença de displasia em alto grau ou carcinoma *in situ* ou doença nodal óbvia no exame de imagem transversal ou ultrassonografia endoscópica (EUS), deve-se considerar a duodenopancreatectomia.[9-11]

Embora associada às taxas mais altas de cura e taxas mais baixas de recorrência, a duopdenopancreatectomia apresenta uma alta morbidade de 25 a 63% com uma mortalidade variando de 0 a 13% (as taxas mais altas são relatadas em pacientes com doença maligna).[12,13] A ressecção cirúrgica local está geralmente associada à morbidade (14 a 27%) e mortalidade (0 a 4%) mais baixas, porém as taxas de recorrência podem ser altas, de 17 a 32%, necessitando, assim, de vigilância endoscópica pós-operatória continuada.[14,15] Como a polipectomia colonoscópica tornou-se uma rotina mesmo para pólipos colônicos grandes, e com as taxas aceitáveis de morbidade, mortalidade e recorrência da ressecção local cirúrgica para adenomas papilares, a papilectomia endoscópica surgiu como uma alternativa aceitável à cirurgia.

A papilectomia endoscópica foi descrita inicialmente por Suzuki *et al.*, em 1983,[16] e a primeira grande série de casos foi relatada por Binmoeller *et al.*, em 1993.[9] Durante as 2 últimas décadas, muitos outros estudos foram publicados mostrando altas taxas de sucesso, baixa morbidade e mínima mortalidade. Portanto, a papilectomia endoscópica ganhou crescente aceitação como tratamento de escolha para a grande maioria de pacientes com adenomas ampulares.

Considerações em FAP

O manejo de adenomas ampulares no contexto de FAP é mais complicado pelo fato de que a excisão completa não elimina o risco de recorrência ou de novos cânceres do trato gastrointestinal superior. Felizmente, o risco de progressão histológica dos adenomas do trato gastrointestinal superior em pacientes com FAP parece ser baixo.[17,18] Em um dos maiores estudos sobre vigilância de adenomas duodenais e ampulares em 114 pacientes com FAP, houve progressão no tamanho em 26%, progressão em número em 32% e progressão histológica em 11% com apenas um paciente desenvolvendo neoplasia periampular.[18] Isto motivou alguns especialistas a proporem vigilância endoscópica somente com biópsias, em vez de excisão, para pacientes com FAP com adeno-

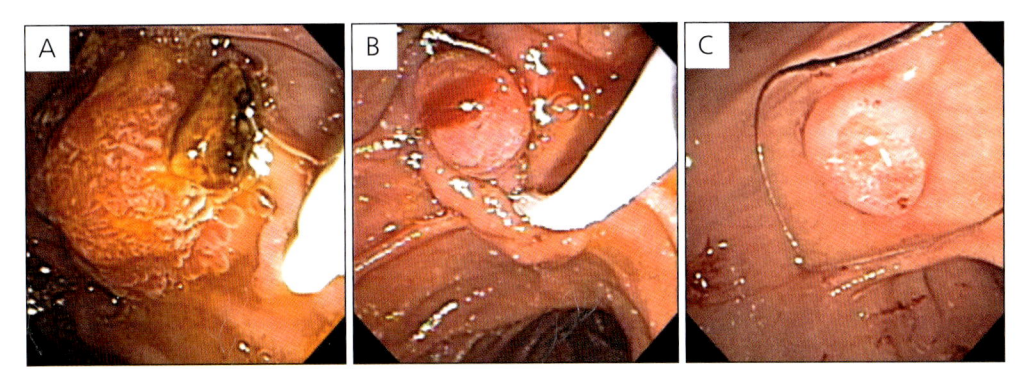

Fig. 24.1 Papila proeminente aumentada que pode ser confundida com um adenoma ampular decorrente de papilite (**A**), metaplasia foveolar gástrica (**B**) e hiperplasia acinar pancreática (**C**).

Quadro 24.1 Sumário da Técnica

- O estadiamento de adenomas ampulares com exame de imagem transversal (CT ou MRI) não é rotina, embora no contexto de perda de peso significativa e ductos dilatados deva ser feito para avaliar a presença de doenças nodal e metastática[8]
- A ultrassonografia endoscópica é muito útil na definição do tamanho da lesão, profundidade da invasão, envolvimento ductal e anatomia, mas não é rotina, especialmente em pequenas lesões e na ausência de icterícia, história de pancreatite aguda ou dilatação do ducto pancreático ou biliar
- É indicada CPRE antes da papilectomia em todos os pacientes para avaliar se o envolvimento intraductal está presente e para identificar a anatomia ductal pancreática para condições como *pancreas divisum*
- Um duodenoscópio é usado para realizar a papilectomia de forma similar à polipectomia colonoscópica com alça, geralmente utilizando corrente mista
- Pode ser usada ablação térmica em casos selecionados como terapia coadjuvante
- Esfincterotomia pancreática profilática e colocação de *stent* devem ser tentadas em todos os pacientes
- É recomendada esfincterotomia biliar de rotina, embora a colocação de *stent* biliar não seja rotina na presença de boa drenagem biliar
- A vigilância é essencial após a ressecção completa decorrente de recorrências locais conhecidas

---

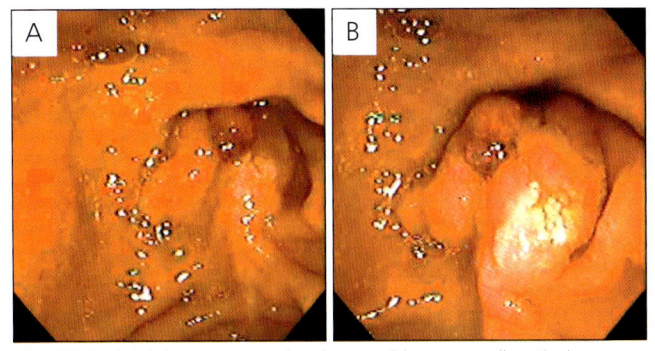

Fig. 24.2 (**A**) Adenoma ampular obscurecido por um divertículo periampular. (**B**) Mais bem apreciado após eversão da mucosa circundante.

Técnica (Quadro 24.1)

O papel da papilectomia endoscópica foi revisado em uma declaração de diretrizes publicada pela Sociedade Americana para Endoscopia Gastrointestinal em 2006.[20]

Avaliação Endoscópica Inicial

1. Endoscopia Convencional

A visualização da ampola é possível com um endoscópio convencional de visão frontal, porém é mais bem realizada com um duodenoscópio. Um grande divertículo periampular pode dificultar a visualização endoscópica (**Fig. 24.2**). Os adenomas ampulares podem ter aparências variadas, variando de aparência normal no contexto de FAP até um leve aumento, expansão lateral plana, granular ou polipoide, com ou sem ulceração (**Fig. 24.3**). Embora algumas características endoscópicas isoladas possam levantar a suspeita de uma malignidade subjacente associada (lesões grandes, friáveis, ulceradas, endurecidas), são necessárias biópsias endoscópicas para confirmar a patologia. Entretanto, as biópsias endoscópicas estão notoriamente longe do ideal na detecção de focos malignos subjacentes. As taxas relatadas de malignidade em adenomas ampulares são de, aproximadamente, 20 a 30%.[8,12,21] As taxas de detecção para carcinoma presente nos adenomas com base em biópsia isolada variam de um desanimador 40 até 89%.[14,15,22-26] Estes argumentos podem sugerir o favorecimento de uma abordagem cirúrgica radical em todos os pacientes. Entretanto, isto está fundamentado em dados obtidos de pacientes cirúrgicos. Atualmente, muitas lesões ampulares são diagnostica-

mas ampulares na ausência de displasia com crescimento rápido ou displasia de alto grau na biópsia endoscópica. O benefício óbvio desta conduta é evitar os riscos associados à excisão destas lesões. A limitação da vigilância endoscópica somente com biópsias é o grande potencial em não identificar focos ocultos de displasia em alto grau ou carcinoma. Em um estudo de 33 pacientes com adenomas ampulares (não necessariamente FAP) em quem foram obtidas biópsias endoscópicas, foi encontrado carcinoma na patologia cirúrgica em 5 de 10 pacientes com displasia em alto grau e em 3 de 19 pacientes com displasia em baixo grau.[19] Devido a estas questões contraditórias, o manejo de adenomas ampulares em pacientes com FAP é determinado caso a caso, levando em consideração todos os fatores anteriormente mencionados além do desejo do paciente e da tolerância ao risco.

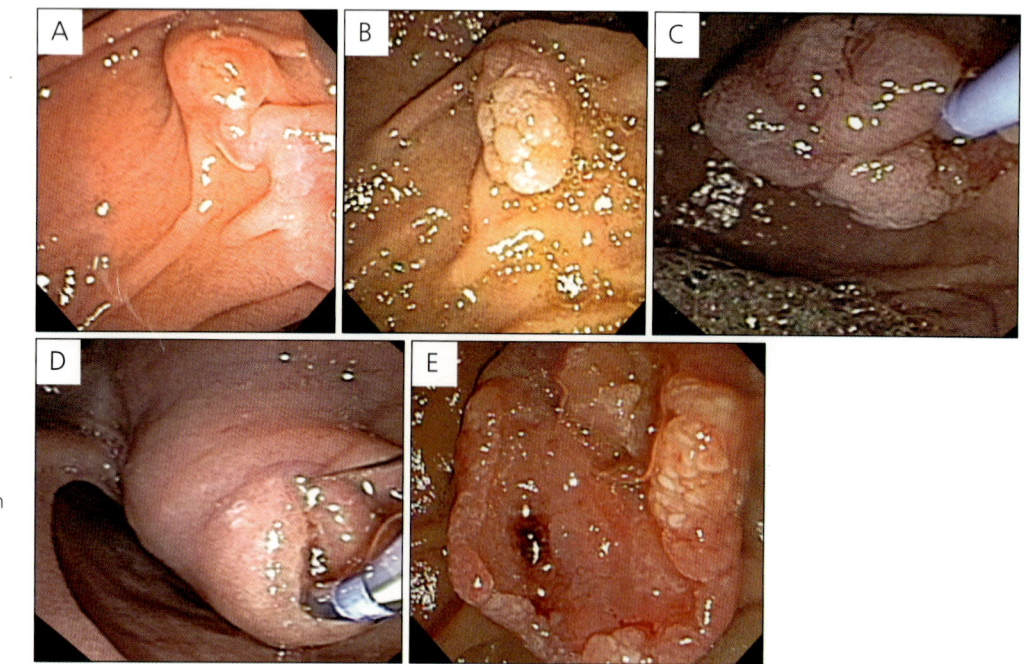

Fig. 24.3 Aparência endoscópica de vários adenomas ampulares. (A) Papila de aparência normal com microadenomas em FAP. (B) Adenoma ampular plano. (C) Adenoma granular e polipoide. (D) Adenoma puramente intraductal. (E) Adenocarcinoma ampular deprimido.

Fig. 24.4 Exame com EUS de lesões ampulares. (A) Lesão limitada à submucosa com uma *muscularis propria* intacta *(setas)*. (B) Lesão invadindo através da *muscularis propria (seta)*, impedindo papilectomia. (C) Extensão intraductal para o interior do ducto biliar *(seta)*, impedindo papilectomia.

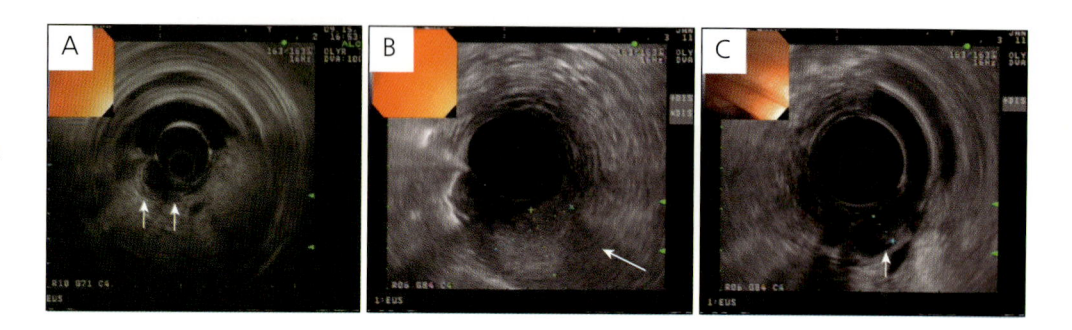

das com endoscopia de rotina, com uma porcentagem muito mais alta sendo detectada em estágios mais precoces. Nas séries endoscópicas mais recentes e maiores (mais de 100 pacientes em cada), a apresentação acidental ou assintomática de lesões adenomatosas ampulares foi vista em 25 a 33%.[2,8,27] As taxas de malignidade em amostras de papilectomia variaram de 6 a 8%.[2,8,27] Além disso, existem características clínicas, endoscópicas e de imagem que devem dar uma pausa antes da papilectomia endoscópica, mesmo que as biópsias isoladas não revelem câncer. Entre as características clínicas estão perda de peso significativa e icterícia. Já as características endoscópicas são lesões grandes (> 4 cm), friáveis, ulceradas e fixas. Com relação às características radiológicas, a evidência de ductos dilatados, especialmente com extensão intraductal. Em nossa série de 102 pacientes que se submeteram à papilectomia, foi constatado que 8 (7%) tinham câncer invasivo. Destes oito pacientes, dois foram encaminhados por cirurgiões em razão d comorbidades significativas que impediam a realização da duodenopancreatectomia. Assim, apenas 6 dos 102 pacientes (5%) que pareciam endoscopicamente ressecáveis e que se submeteram à papilectomia tinham câncer invasivo na patologia final.[8] Portanto, embora seja verdadeiro que a biópsia isolada tenha uma taxa definível de perda no diagnóstico de câncer invasivo, apenas uma minoria dos pacientes com câncer invasivo parece ter lesões endoscopicamente ressecáveis. A maioria dos autores propõe que a EUS em pacientes selecionados possa ajudar a reduzir ainda mais esta taxa de papilectomia desnecessária, com muitos centros realizando EUS rotineiramente para todos adenomas ampulares.[28,29]

2. Ultrassonografia endoscópica (EUS) e Ultrassonografia Endoscópica Intraductal (IDUS)

Alguns autores recomendam a realização de EUS em todos os pacientes com adenomas ampulares, enquanto que outros recomendam EUS apenas para casos selecionados.[8,28,29] Conforme mencionado anteriormente, as características de perda de peso e icterícia, imagem transversal característica de ductos dilatados e aparecimento endoscópico de lesões (lesões friáveis, ulceradas, endurecidas e, em nossa prática, > 2 cm) devem motivar uma EUS antes da papilectomia. A EUS é muito útil na avaliação do tamanho do tumor, profundidade da invasão da parede duodenal, envolvimento do ducto biliar ou pancreático e linfonodos periampulares (**Fig. 24.4**).[20,29-32] Ecoendoscópios de varredura radial são usados mais comumente do que ecoendoscópios lineares. A precisão de estadiamento T da EUS é muito boa (83 a 90%) e superior à CT e MRI.[29,33-36] A precisão do estadiamento N em alguns estudos é relatada como melhor do que CT (84 *versus* 68%),[32] enquanto que em outros ela é relatada como comparável à CT e MRI (68 *versus* 59 *versus* 77%).[37] No entanto, uma esfincterotomia prévia e a presença de *stent* biliar ou pancreático podem reduzir a precisão da EUS para o estágio T.

O manejo ideal de pacientes com câncer intramucoso (pT1) permanece discutível. Nestes pacientes não ocorre invasão angiolinfática e metástases linfonodais.[38,39] A ressecção local pode ser justificada se puder ser excluída infiltração ductal biliar ou pancreática. A avaliação da invasão do tumor do esfíncter de Oddi permanece um desafio. A ultrassonografia endoscópica intraductal (IDUS) pode ser realizada de uma forma transpapilar ou percutânea. AO IDUS possui uma boa resolução devido ao uso de ultrassonografia de alta frequência (20 a 30 MHz) comparado à EUS (7,5 a 10 MHz). Existem três estudos que comparam o EUS com IDUS em neoplasia ampular. Itoh *et al.*[29] relataram a precisão diagnóstica da IDUS e EUS em 32 pacientes com neoplasia ampular que se submeteram à ressecção cirúrgica. A precisão do estadiamento do TNM de IDUS foi comparável ao EUS (88 *versus* 90%), mas a representação do esfíncter de Oddi e o estadiamento detalhado foi superior a IDUS. Menzel *et al.*[40] relataram os resultados de um estudo prospectivo sobre 27 pacientes com neoplasia ampular (adenoma em 12, adenocarcinoma em 15) que passaram por manejo cirúrgico. Eles concluíram que a IDUS era significativamente superior à EUS quanto à visualização e estadiamento do tumor (precisão do estadiamento 93 *versus* 62%). Ito *et al.*[30] realizaram EUS e IDUS transpapilar em 40 pacientes (adenocarcinoma em 33, adenoma em 7). A IDUS teve uma precisão de estágio T um pouco melhor (78 *versus* 62%), porém não foi melhor na detecção de envolvimento ductal (90 *versus* 88%). Em virtude da escassez de dados e do desempenho similar de IDUS e EUS, aquela não pode ser rotineiramente recomendada neste momento. Entretanto, à medida que progredir a tecnologia das sondas, ela poderá se tornar mais comumente usado para diferenciar neoplasia ampular invasiva e precoce, evitando assim papilectomias desnecessárias.

3. Colangiopancreatografia Retrógrada Endoscópica (CPRE)

Enquanto que a EUS é geralmente realizada antes da ressecção para melhorar a precisão do estadiamento, a colangipancreatografia retrógrada endoscópica (CPRE) é realizada no momento da papilectomia para excluir o envolvimento de tumor intraductal e realizar esfincterotomias pancreaticobiliares e colocação de *stents*. Se a EUS estiver indisponível ou se os achados na EUS forem ambíguos, a realização de CPRE é essencial antes da ressecção (**Fig. 24.5**). Deve-se considerar o encaminhamento cirúrgico se houver evidências de envolvimento intraductal, especialmente se houver extensão de > 1 cm para dentro do ducto biliar ou pancreático. A colangiopancreatografia descreve a anatomia ductal para ajudar a avaliar os ductos pancreático e biliar após a papilec-

tomia. Além disso, a presença de *pancreas divisum* pode evitar a necessidade de colocação de *stent* no ducto pancreático.

Papilectomia Endoscópica

A ressecção endoscópica está limitada à mucosa e submucosa da parede duodenal e ao tecido em torno dos orifícios dos ductos biliar e pancreático localizados na papila duodenal maior.[41] Com a papilectomia endoscópica é difícil a remoção do tecido com tumor que invade o ducto biliar ou ducto pancreático. Na prática clínica, os termos *papilectomia endoscópica* e *ampulectomia* são usados de forma intercambiável. No entanto, ampulectomia consiste na ressecção circunferencial da ampola de Vater, com a reinserção separada do ducto biliar e ducto pancreático no interior da parede duodenal. Isto necessita de uma duodenotomia cirúrgica e ressecção do tecido pancreático na área das fixações da ampola à parede duodenal.[42] Assim sendo, a expressão *papilectomia endoscópica* é mais apropriada do que *ampulectomia endoscópica* quando é realizada a ressecção endoscópica de lesões ampulares.

O objetivo da ressecção endoscópica é realizar a excisão completa da neoplasia ampular. Atualmente, existem inúmeras técnicas diferentes usadas para realizar uma papilectomia, sem consenso sobre como ela deve ser realizada. Não há estudos comparando as diferentes técnicas. Ao decidir qual a melhor maneira de remover um adenoma ampular, o endoscopista precisa definir claramente as margens da lesão (o que pode às vezes ser difícil em lesões planas espraiadas ou quando associado a divertículo peripapilar). Em geral, a papilectomia é realizada de maneira semelhante à polipectomia colonoscópica com alça usando um duodenoscópio. Embora não haja dados que apoiem a administração de antibióticos antes da papilectomia endoscópica, o procedimento é semelhante a uma CPRE e outras ressecções da submucosa. Rotineiramente, administramos antibióticos antes da papilectomia, e em alguns pacientes mantemos por 2 a 3 dias após o procedimento.

1. Excisão com alça

A papilectomia é tipicamente realizada com uma alça diatérmica monopolar padrão, usada para polipectomia colonoscópica. Na maioria dos estudos não são mencionados nem o tamanho da alça nem a direção do enlaçamento.[5,9,10,43,44] São usadas alças para polipectomia de vários diâmetros, variando de 11 a 27 mm, dependendo do tamanho da lesão.[11,27,45,46] Alguns autores preferem alças mais macias e flexíveis (p. ex., AcuSnare de 2,5 cm, Cook Medical, Winston-Salem, N.C.), e alguns preferem uma alça mais dura e rígida (p. ex., alça oval de 2 cm com fios em espiral, SnareMaster, Olympus America Inc., Center Valley, Pa.).[47,48]

Fig. 24.5 Exame com CPRE de adenomas ampulares. (**A**) Visualização e realização de ductografia. (**B**) Extensão intraductal para o interior do ducto biliar *(seta)* além da ampola, impedindo a papilectomia. (**C**) Extensão intraductal para o interior do ducto pancreático *(seta)* além da ampola, impedindo a papilectomia.

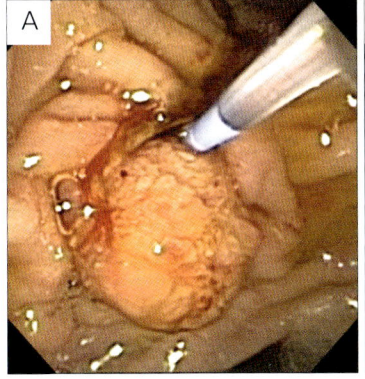

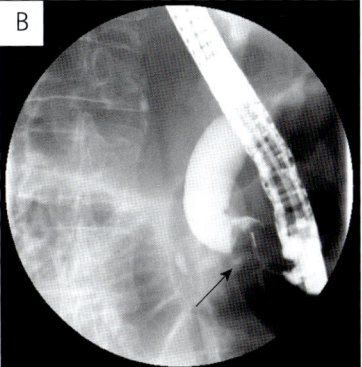

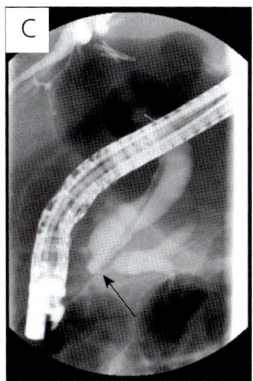

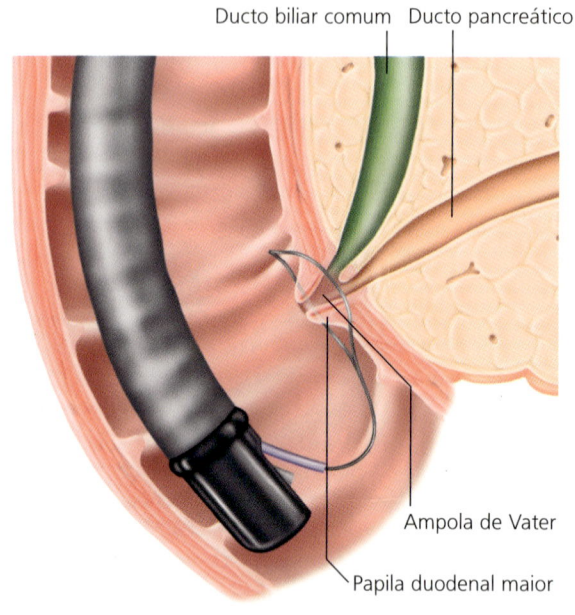

Fig. 24.6 Desenho esquemático demonstrando o plano exato de ressecção durante papilectomia endoscópica.

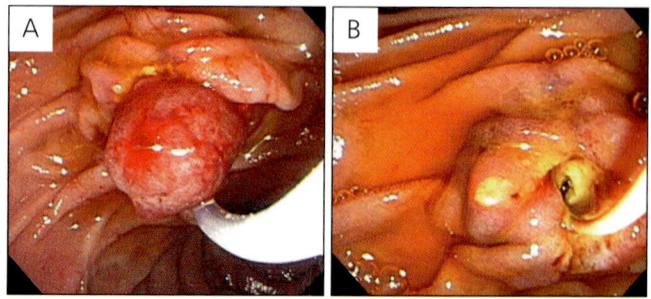

Fig. 24.7 Papilectomia em bloco. (**A**) A lesão é enlaçada do lado cefálico até caudal. (**B**) Aparência da mesma lesão após papilectomia.

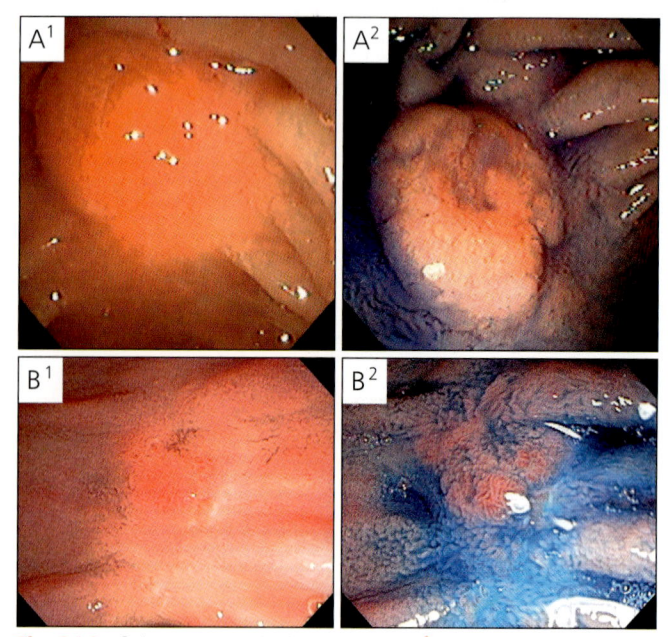

Fig. 24.8 Coloração para tingimento vital. (**A¹**) Adenoma ampular com bordas indistintas. (**A²**) A mesma lesão com bordas bem definidas após coloração com azul de metileno. (**B¹**) Um pequeno adenoma recorrente após papilectomia prévia é mais bem visualizado com (**B²**) coloração índigo carmim.

As alças mais macias e flexíveis permitem a manipulação mais fácil sobre o elevador. Uma alça mais rígida pode ser posicionada mais facilmente paralela ao plano da dissecção e perpendicular ao cateter para uma excisão uniforme até o nível da muscular própria (**Fig. 24.6**). Nós preferimos uma alça mais macia para lesões pediculadas ou mais volumosas e uma alça mais rígida para lesões mais planas com espraiamento lateral. A lesão, juntamente com a papila, é agarrada e removida com o uso de uma corrente mista para reduzir os riscos de sangramento. Dois estudos defenderam o enlaçamento do tumor do lado cefálico até o caudal (o ápice do laço colocado na margem superior da lesão), mencionando que o enlaçamento da papila inteira foi mais fácil, embora o enlaçamento seguro seja viável de cada direção.[46,49]

2. Correntes Eletrocirúrgicas: Corte versus Coagulação

Não há consenso estabelecido ou diretrizes referentes à potência ou ao modo de corrente eletrocirúrgica para papilectomia endoscópica, e na maioria dos estudos estas configurações não estão especificadas.[50] Quando foi usada corrente monopolar esfecificada em todos os estudos,[51-53] a potência variou de 25 a 150 watts, usualmente com um efeito de 2 ou 3.[10,11,27,52] O modo da corrente também variou, com alguns autores usando corrente eletrocirúrgica mista, e outros usando corrente de corte pura.[5,27,52,53] A justificativa para o uso de corrente de corte pura é evitar edema causado pelo modo de coagulação.[2,9,33,51] Na ausência de ensaios randomizados é difícil comparar várias potências e modos de corrente. Em nossa prática, usamos uma corrente mista monopolar com uma configuração de 25 watts.

3. Ressecção em Bloco versus Fragmentada

Deve-se tentar ressecção em bloco sempre que possível, embora nenhum estudo até o momento tenha demonstrado um decréscimo na incidência de recorrência de tumor quando é realizada papilectomia em bloco em vez de fragmentada (**Fig. 24.7**). No entanto, com base em princípios gerais de cirurgia oncológica, a ressecção em bloco é preferível em virtude da probabilidade mais elevada de excisão completa do tumor e melhor análise histológica das margens de ressecção.[51,54] A ressecção em bloco pode ser tecnicamente mais difícil e pode incorrer em risco mais elevado de sangramento e perfuração, especialmente na presença de um ou mais dos seguintes: tamanho grande do tumor, acessibilidade endoscópica limitada e lesões de espraiamento lateral. Nestes casos, pode-se realizar ressecção fragmentada, frequentemente, com terapia ablativa coadjuvante, se necessário. Além disso, a excisão fragmentada pode requerer várias sessões para alcançar a remoção completa da lesão.[10] A coloração com índigo carmim ou azul de metileno e o uso de imagens de banda estreita podem ajudar a delinear as margens do tumor antes da ressecção (**Fig. 24.8**). Em nosso centro, quando viável, é realizada ressecção em bloco. Quando isto não é possível, realiza-se ressecção fragmentada.[8,9,11,27,43,49,55]

4. Papel da Injeção na submucosa

Assim como outros aspectos da papilectomia endoscópica, o uso de injeção na submucosa de solução salina ou epinefrina diluída permanece controverso. Extrapolando da prática da injeção na submucosa antes da mucossectomia, há um benefício teórico de que isto reduz o risco de perfuração e sangramento. A incapacidade de "erguer" a lesão após injeção na submucosa foi usada por alguns para predizer a presença de câncer invasivo e impedir a tentativa de uma papilectomia endoscópica.[46]

Ao optar por injeção na submucosa, usa-se uma agulha de escleroterapia e o número de injeções e o volume total da solução varia com o tamanho da lesão.[10] Pode-se acrescentar azul de metileno à solução para melhorar a visualização do tumor, especialmente as margens.[54] No entanto, os tumores ampulares diferem das neoplasias restritas à camada mucosa em outras localizações dentro do trato gastrointestinal, porque os ductos biliar e pancreático estão inclusos e atravessam a submucosa para emergir na superfície da camada mucosa. Uma injeção na submucosa não conseguiria erguer a lesão no local da inserção ductal, dificultando a ressecção completa do músculo esfincteriano e, potencialmente, impedindo o acesso posterior aos ductos biliar e pancreático.[56] Além do mais, as injeções na submucosa podem aumentar o risco de pancreatite pós-procedimento. Na maioria das séries, não foram usadas injeções de submucosa. Isto não parece dificultar a ressecção completa ou aumentar a taxa de eventos adversos.[5,9,38,43,55] Em nossa prática não realizamos injeções na submucosa a menos que se esteja lidando com lesões grandes e espraiadas lateralmente e, nestes casos, são evitadas injeções na submucosa próximas à papila.

5. Novas Técnicas Realizadas Infrequentemente

Foram propostas algumas técnicas novas, mas realizadas infrequentemente, para facilitar a papilectomia endoscópica. Alguns autores relataram sucesso na ressecção de adenomas ampulares com extensão intraductal, usando um cateter com balão ligado a uma alça com o balão insuflado no ducto biliar comum, proporcionando tração na direção do lúmen duodenal.[51,57,58] Para manter o acesso ao ducto pancreático após papilectomia, Moon et al.[59] inseriram um fio-guia no ducto pancreático antes da papilectomia em seis pacientes com adenomas ampulares. Uma alça foi passada sobre o fio e imediatamente após a papilectomia foi colocado um *stent* no ducto pancreático. São necessários mais estudos para confirmar a viabilidade e segurança destes métodos criativos.

6. Remoção e Preparação da Amostra

A remoção de todas as amostras ressecadas para submeter à histopatologia é essencial para a detecção de pequenos focos malignos. As amostras devem ser retiradas imediatamente após a ressecção com uma rede, alça ou cesta (**Fig. 24.9**). A administração intravenosa de glucagon um pouco antes da papilectomia pode ajudar a prevenir a perda descendente de tecido decorrente do peristaltismo. Embora alguns autores tenham sugerido prender a amostra em placas de poliestireno para orientação antes da submissão, nossos patologistas não acharam isto necessário.[50] O tamanho, aparência macroscópica, histologia, profundidade microscópica e envolvimento das margens e ductos devem ser relatados em detalhes.[50]

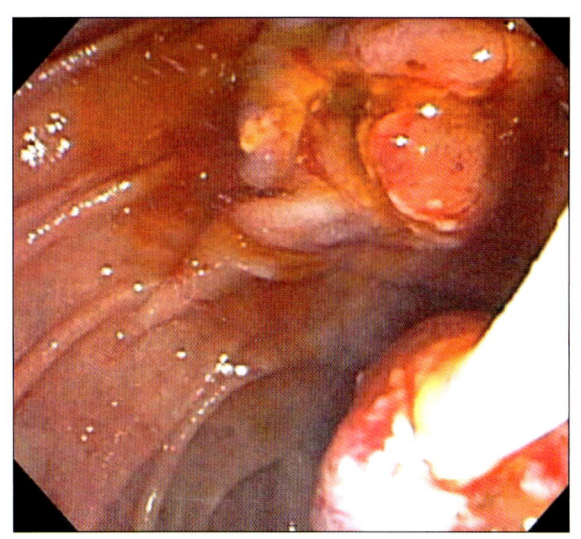

Fig. 24.9 Remoção de amostra com uma alça após papilectomia em bloco.

7. Esfincterotomia Pré-Ressecção

A justificativa para esfincterotomia pancreática pré-ressecção é permitir o acesso mais fácil ao ducto pancreático após a papilectomia. Em uma série de 41 pacientes, esfincterotomia pré-ressecção e colocação de *stent* no ducto pancreático foram realizadas para reduzir os eventos adversos relacionados à papilectomia e permitir um tratamento mais agressivo.[10] Após a esfincterotomia pancreática foi colocado um *stent* de 5 Fr e 5 cm no ducto pancreático. Uma nova endoscopia foi realizada após 1 mês e ablação térmica adicional foi realizada para tratar tecido adenomatoso residual com o *stent* ainda no lugar para proteger contra lesão térmica.[10] A justificativa proposta por aqueles que favorecem a realização de esfincterotomia biliar pré-ressecção é permitir uma excisão mais completa, facilitando o acesso aos tecidos no orifício biliar e também aumentar a precisão diagnóstica antes da ressecção.[10,60] Apesar destas vantagens, existem desvantagens potenciais e significativas, incluindo o risco aumentado de sangramento na esfincterotomia em adenomas ampulares.[61] Entretanto, o sangramento pós-esfincterotomia ocorreu somente em 1 de 14 pacientes que se submeteram à esfincterotomia biliar pré-ressecção.[10] Outros riscos potenciais da esfincterotomia pré-ressecção incluem perfuração ou penetração da parede duodenal, o que pode levar à implantação do tumor, se a lesão tiver malignidade.[61] No entanto, não ocorreram perfurações no estudo previamente mencionado, nem existem relatos de implantação do tumor na literatura. Provavelmente a razão mais importante para se considerar evitar uma esfincterotomia pré-ressecção é a lesão térmica e mecânica que afeta o estadiamento histopatológico preciso e o potencial para não identificar focos de malignidade. Por fim, a presença de um *stent* no ducto pancreático ou biliar limita a capacidade de realização de ressecção em bloco. Em nossa instituição, não é realizada esfincterotomia nem colocação de *stent* pré-ressecção.

8. Esfincterotomia Pós-Papilectomia

Após papilectomia os orifícios separados dos ductos biliar e pancreático podem ser facilmente identificados. Misturar azul de metileno com contraste durante pancreatografia anterior à papilectomia ou administrar secretina após ressecção podem facilitar a identificação do orifício ductal quando é encontrada dificuldade. O papel da esfincterotomia profilática na redução do risco de eventos adversos, como colangite, pancreatite e estenose papilar, permanece controverso. A esfincterotomia permite a exposição dos ductos biliar distal e pancreático, permitindo ocasionalmente a detecção de envolvimento intraductal que pode ter passado despercebido na ductografia pré-ressecção.[2] Este benefício deve ser comparado aos riscos de sangramento e perfuração. Nós realizamos rotineiramente esfincterotomia biliar pós-ressecção e esfincterotomia pancreática em pacientes com suspeita de envolvimento do ducto pancreático a menos que exista preocupação por um risco de perfuração.

9. Stents Pós-Papilectomia: Pancreáticas e Biliares

A colocação de *stent* no ducto pancreático demonstrou reduzir a incidência de pancreatite pós-CPRE (PEP) quando a CPRE é realizada em pacientes de alto risco para este evento adverso.[62,63] Embora não existam ensaios randomizados demonstrando o benefício de *stents* no ducto pancreático após papilectomia, parece haver um consenso uniforme de que os *stents* reduzem o risco de pancreatite pós-papilectomia e talvez de estenose papilar. *stents* pancreáticas de vários diâmetros, comprimentos e formas foram usados.[2,8,10,11,27,43,44,55] No entanto, alguns autores defendem a colocação de *stent pancreático* somente se for observada drenagem retardada após a papilectomia.[5,9,46,47] Com a colocação seletiva de *stents* pancreáticos, Norton *et al*.[52] constataram que se desenvolveu PEP em 2 dos 10 (20%) pacientes com colocação de *stent* *pancreático* e 2 dos 18 (11%) pacientes sem um *stent*, mas esta diferença não era estatisticamente significativa ($p > 0,5$), provavelmente devido a tamanhos pequenos da amostra. A função da papila duodenal menor pode afetar o desenvolvimento de pancreatite pós-papilar.[41] Em um estudo, um ducto de Santorini patente na CPRE era protetor de PEP e evitava a necessidade de colocação de *stent* pancreático após a papilectomia.[51] Em um estudo maior usando *stents* pancreáticos de 5 a 7 Fr, Catalano *et al*.[27] encontraram uma taxa reduzida de pancreatite aguda e estenose papilar nos pacientes em quem foi colocado um stent (17 *versus* 3% para pancreatite e 8 *versus* 3% para estenose). Contudo, não foi feita randomização e o número total de pacientes com eventos adversos de pancreatite (5 de 103) e estenose papilar (3 de 103) foi pequeno. Igualmente, em um estudo feito por Cheng *et al*.[11] 4 de 41 (10%) pacientes desenvolveram pancreatite comparados a 1 de 4 (25%) pacientes com *stents* (3 a 5 Fr). Esta diferença também não foi estatisticamente significativa ($p = 0,33$). Zadarova *et al*.[43] observaram que ocorreu pancreatite pós-papilectomia em 0 e 20% dos pacientes com e sem *stent* pancreático, respectivamente. O único ensaio controlado, randomizado, prospectivo, da colocação de *stent* pancreático após papilectomia endoscópica foi relatado por Harewood *et al*.[56] Foram colocados *stents* pancreáticos (5 Fr) imediatamente após a papilectomia sem realização de uma esfincterotomia pancreática. A pancreatite se desenvolveu em 3 de 19 (16%) pacientes no grupo sem *stent versus* 0 de 10 pacientes (0%) no grupo com *stents* ($p = 0,02$). O estudo foi encerrado precocemente em virtude das preocupações do conselho de revisão institucional acerca do risco de pancreatite no grupo sem *stent*. Um ponto importante a observar é que o número de pacientes inscritos era menor do que os 25 pacientes pretendidos em cada braço. Consequentemente, um único episódio de pancreatite no grupo com *stent* teria resultado em um valor *p* não significativo.[64]

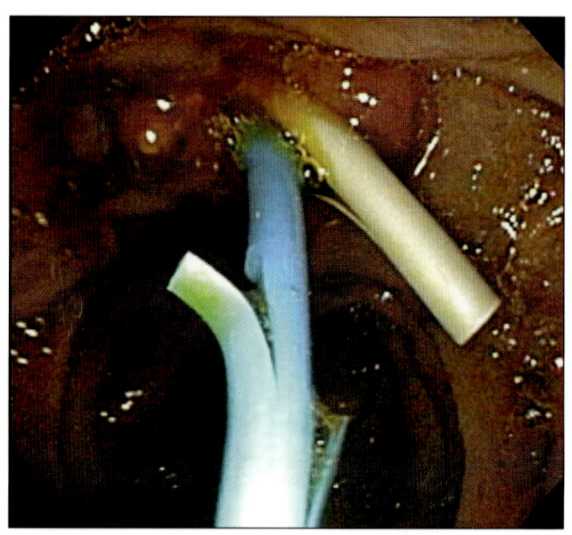

Fig. 24.10 *Stent* no ducto biliar posicionado além da colocação de rotina de *stent* no ducto pancreático graças à fraca drenagem de contraste da árvore biliar após papilectomia endoscópica.

São necessários mais estudos prospectivos em maior escala para comprovar conclusivamente que a colocação de *stent* pancreático profilático diminui os eventos adversos após papilectomia endoscópica. Todavia, dados atuais de CPRE difícil ou complexa e a maior parte das evidências apoiam a colocação empírica de *stent pancreático*, e é nossa prática rotineiramente colocar *stents* pancreáticos em todos os pacientes que se submetem à ampulectomia que não têm *pancreas divisum* (a menos que o adenoma se origine na papila menor) (**Fig. 24.10**). O momento ideal para a remoção do *stent* pancreático é desconhecido e varia de 2 dias a 3 meses.[9,27,52] Uma vez que a finalidade principal da colocação de *stent* pancreático seja a prevenção de pancreatite pós-papilectomia ao mesmo tempo em que minimiza a alteração ductal induzida pelo *stent*,[65] a maioria dos endoscopistas prefere utilizar os de pequeno calibre (*stent* de 3 Fr sem abas) pelo tempo mais curto possível.[8,11] Uma radiografia abdominal é obtida 2 semanas após confirmação da migração espontânea do *stent*. Um *stent* retido é removido endoscopicamente sem a necessidade de ductografia.

Em contraste com a pancreatite, a colangite após papilectomia endoscópica é rara e ocorre pela mesma patogênese que a pancreatite pós-papilectomia.[8,27,52] A maioria dos autores não recomenda rotineiramente a colocação de *stent* biliar, embora tenha havido relatos ocasionais usando *stents* biliares após papilectomia endoscópica.[8,9,10,44] O diâmetro dos *stents* varia de 7 a 10 Fr.[8-10,44,46] Se houver dúvida quanto à adequação da drenagem do contraste após esfincterotomia biliar ou se for necessária uma terapia térmica coadjuvantes, colocamos um *stent* biliar de 10 Fr para reduzir o risco de colangite e prevenir estenose posterior em virtude da lesão térmica ao epitélio biliar.

10. Terapia Coadjuvante e Ablação Térmica

Embora a ablação térmica tenha sido usada inicialmente como terapia primária com sucesso aceitável,[53] ela é agora quase universalmente aplicada somente como um tratamento coadjuvante. Quando utilizada isoladamente, a ablação térmica impede a avaliação histopatológica e traz o risco de tratamento incompleto. Se for identificado tecido residual que não seja mais suscetível a ressecção com alça (remoção fragmentada) ou a remoção com fórceps de biópsia após papilectomia, é usada a ablação térmica coadjuvante.[11,52] As modalidades para alcançar a ablação coadjuvante incluem coagulação com plasma de argônio (APC),[19,43,47,52,66] coagulação monopolar ou bipolar,[10,47,52,67] terapia fotodinâmica (PDT)[68] e *laser* neodímio: ítrio-alumínio-granada (Nd:YAG).[47,67,68] A escolha depende da disponibilidade e preferência de cada endoscopista. O *laser* Nd:YAG pode causar lesão profunda no tecido e é considerado inferior a outras modalidades.[54] A ablação térmica coadjuvante não foi consistentemente usada ou avaliada na maioria dos estudos e houve apenas um estudo retrospectivo avaliando a sua eficácia. As taxas globais de sucesso foram semelhantes entre os pacientes que tiveram ablação térmica e aqueles que não tiveram (81 *versus* 78%). Contudo, houve uma taxa de recorrência mais baixa em pacientes tratados com ablação térmica, embora a diferença não tenha alcançado significância estatística.[27]

Além da destruição do tumor residual, a ablação térmica coadjuvante pode ser usada para hemostasia ou para paliação em pacientes com neoplasias inoperáveis. Nós usamos uma sonda APC de 7 Fr para tecido adenomatoso residual visível após excisão com alça a uma potência de 40 a 60 watts e uma taxa de fluxo de 0,8 L/min. Além disso, rotineiramente colocamos *stents* pancreáticos e biliares antes de qualquer ablação térmica, especialmente se a terapia for aplicada próxima à papila, a fim de proteger os epitélios pancreático e biliar para reduzir o risco de estenose.

Vigilância Pós-Papilectomia

A duodenoscopia de vigilância e CPRE se aplicam predominantemente a adenomas papilares, mas o mesmo princípio pode ser usado para monitorar recorrências de lesões não adenomatosas raras. A histopatologia final e adenomas esporádicos *versus* adenomas associados a FAP são dois determinantes principais dos cuidados de seguimento. Em um estudo de Heidecke *et al*.[21] foi avaliado o impacto do grau de displasia no prognóstico. Houve um risco aumentado de recorrência pós-operatória e desenvolvimento de carcinoma invasivo em adenomas com displasia de alto grau, enquanto que não foram observadas recorrências no grupo com displasia em baixo grau.[21] Se a histopatologia revelar displasia em alto grau (previamente conhecida como carcinoma *in situ*), deve ser considerada cirurgia adicional.[21] No entanto, em pacientes que são fracos candidatos cirúrgicos ou que recusam cirurgia, o seguimento de perto com CPRE periódica e biópsia pode ser suficiente.[54]

Deve-se realizar duodenoscopia com biópsias múltiplas do local da papilectomia, mesmo na ausência de recorrência macroscópica. Além disso, realizar ductografia pelo menos durante os primeiros um ou dois seguimentos, especialmente se houver evidência de envolvimento intraductal na histopatologia final. Houve raros relatos de lesões intraductais tardias que se desenvolveram na ausência de uma recorrência local na ampola.[8] Não existem diretrizes-padrão referentes aos intervalos apropriados para vigilância pós-papilectomia, porém alguns autores fizeram recomendações. Em geral, adenomas pequenos (< 3 cm) com margens de ressecção livres são reavaliados aos 3 meses. Depois que a ausência de adenoma residual é comprovada por biópsia, o seguimento é realizado com intervalos de 6 a 12 meses por pelo menos 2 anos e depois quando necessário clinicamente.[8-11,27] Em pacientes com FAP, é seguido um protocolo similar, e após 2 anos sem recorrência é realizada vigilância com base na carga de pólipos duodenais, mas não mais do que a cada 1 a 2 anos.[8,27,47] Para adenomas grandes (> 3 cm) com excisão fragmentada e para lesões com margens de ressecção positivas, a repetição da papilectomia com possível ablação térmica e ductografia deve ser realizadas a cada 2 a 3 meses até que a erradicação comprovada por biópsia seja estabelecida.[8-10,27] Posteriormente deve ser realizada duodenoscopia de seguimento com biópsias e CPRE a cada 6 meses por um mínimo de 2 anos. Cirurgia deve ser considerada fortemente para extensão de tumor intraductal que possa ser encontrado em seguimento posterior.

Indicações e Contraindicações
(Quadro 24.2)

A seleção criteriosa dos pacientes em centros com experiência substancial com doença pancreaticobiliar é um pré-requisito para papilectomia endoscópica bem-sucedida. As indicações para papilectomia endoscópica são a coleção de características que podem predizer a remoção completa de adenomas ao mesmo tempo minimizando a morbidade relacionada com o procedimento. Estas ainda não foram completamente estabelecidas e neste momento são individualizadas com base na preferência do paciente, saúde geral, características da lesão, associação com FAP e experiência local. Os critérios para a seleção de pacientes variaram entre os estudos, mas em geral as seguintes características foram consideradas importantes:

1. Biópsias que não mostram evidências de malignidade (usualmente pelo menos 6 biópsias).[9]
2. Tamanho máximo para ressecabilidade endoscópica. Binmoeller *et al*.[9] sugeriram 4 cm e Cheng *et al*.[11] sugeriram 4,5 cm. Desilets *et al*.[10] e Irani *et al*. sugeriram metade da circunferência duodenal. Em alguns estudos um tamanho máximo para a ressecção não foi mencionado.[27,44]
3. Características endoscópicas da lesão sugerindo benignidade. A maioria dos autores foi consistente e inclui lesões com margens bem definidas que não são friáveis, ulceradas ou endurecidas e são macias na sondagem como características indicativas de lesões não invasivas.[2,8-11,27]

Quadro 24.2 Indicações e Contraindicações

- Em geral, a papilectomia é indicada em pacientes com lesões ampulares benignas sem evidência de envolvimento intraductal
- A papilectomia endoscópica pode ser considerada em pacientes com displasia em alto grau ou câncer intramucoso, envolvimento intraductal ou câncer invasivo precoce (pT1) que não são candidatos cirúrgicos ou que recusam cirurgia
- A papilectomia endoscópica deve ser realizada por endoscopistas apropriadamente treinados e experientes devido ao seu potencial para eventos adversos sérios
- As contraindicações à papilectomia incluem metástases, câncer invasivo e envolvimento intraductal avançado. Os pacientes que não estão dispostos a se submeterem à vigilância pós-papilectomia devem ser desaconselhados a realizar o tratamento
- Com a melhoria das técnicas e o aumento da experiência, as indicações para papilectomia endoscópica podem expandir-se e ser modificadas

4. Envolvimento intraductal em EUS ou CPRE. Alguns autores consideraram qualquer envolvimento ductal uma contraindicação para papilectomia endoscópica,[9] enquanto outros permitiram alguma extensão intraductal de até 1 cm.[2,8,46] A extensão ductal mínima não parece ser uma contraindicação absoluta para papilectomia endoscópica porque o tumor pode ser exposto e ressecado completamente após esfincterotomia ou com uma varredura com balão. Uma opção para tratamento de extensão intraductal > 1 cm pode ser o cateter de ablação biliar com radiofrequência (cateter Habib), que foi recentemente aprovado na Europa e Estados Unidos para paliação de estenoses biliares malignas.[69]

As três contraindicações absolutas para papilectomia endoscópica neste momento são metástases óbvias, câncer invasivo além da mucosa e extensão intraductal que não pode ser exposta completamente com uma esfincterotomia ou com técnicas de extração com balão (usualmente ≥ 1 cm dentro do ducto). As contraindicações relativas incluem tamanho do tumor maior do que 4 ou 5 cm, cânceres T1 precoces, fraca adesão do paciente ao seguimento e falta de perícia em endoscopia pancreaticobiliar. É importante ressaltar que estes critérios de inclusão e exclusão podem ser modificados, à medida que sejam aprimoradas as técnicas endoscópicas e novas modalidades diagnósticas. Adenomas papilares de até 7 cm de diâmetro[43] e lesões com crescimento intraductal de até 1 cm[2,8,46] foram manejados endoscopicamente com sucesso. Alguns casos de adenocarcinomas papilares T1 precoces também foram tratados endoscopicamente com sucesso,[70-75] embora estudos prévios sugiram que até 50% destes pacientes têm envolvimento de linfonodos no momento da duodenopancreatectomia.

Eventos Adversos e Seu Manejo (Quadros 24.3 e 24.4)

De um modo geral, os eventos adversos em algumas das maiores séries de papilectomia endoscópica (**Tabela 24.1**) têm uma média de 22% (variação de 10 a 58%) e podem ser classificados como precoces (pancreatite, sangramento, perfuração e colangite) e tardios (estenose papilar).[27,76] A mortalidade relacionada com o procedimento é muito baixa, com a média de 0,03% (variação de 0 a 7%). Os eventos adversos mais comumente relatados são sangramento pós-papilectomia (0 a 16%) e pancreatite leve à moderada, (5 a 15%). Perfuração,[26,30] colangite[8,46,49] e estenose papilar[26,30] são muito menos comuns. A maioria das pancreatites é leve a moderada gravidade e é manejada conservadoramente. O único óbito relatado foi decorrente da pancreatite necrosante severa em um paciente em quem fracassou a tentativa de colocação de *stent* pancreático.[46] Em um estudo prospectivo de 25 pacientes com FAP que se submeteram à papilectomia endoscópica com ablação térmica coadjuvante, 15% desenvolveram pancreatite apesar da colocação de *stent*.[77] Os pacientes com FAP e aqueles com adenocarcinoma podem ter taxas mais altas de eventos adversos.[8] O sangramento imediato pode ser controlado com injeção de epi-

Quadro 24.4 Controvérsias

- Em virtude da falta de estudos controlados, randomizados, comparando papilectomia endoscópica à ressecção cirúrgica local e pancreaticoduodenectomia, o tratamento ideal para adenomas ampulares está fundamentado em múltiplos fatores, incluindo a perícia do local. Parte desta controvérsia provém da capacidade limitada de biópsias isoladas para detectar focos de malignidade em adenomas ampulares
- Alguns autores propõem o uso de EUS para estadiamento de todos os adenomas ampulares, enquanto outros o utilizam mais seletivamente. Não existem estudos disponíveis que comparem os resultados de uma abordagem a outra. O papel da IDUS permanece obscuro neste momento
- Existem várias opções e controvérsias sobre a técnica de papilectomia, incluindo o uso de injeção da submucosa, ablação térmica, esfincterotomia e colocação de *stent* biliar profilático.
- A estratégia ideal para vigilância pós-papilectomia é desconhecida

Quadro 24.3 Eventos Adversos

- Eventos adversos ocorrem comumente (média de 22%), mas são geralmente leves, e a maioria é manejada de forma conservadora. Eles incluem pancreatite aguda, sangramento, colangite, perfuração e estenose papilar
- Óbito como consequência de papilectomia endoscópica é muito rara, mas pode ser sub-relatada

Tabela 24.1 Eventos Adversos Relacionados com a Papilectomia Endoscópica, segundo Relatado em Séries Maiores Publicadas

Autor	N	Sangramento (n [%])	Pancreatite (n [%])	Perfuração (n [%])	Colangite (n [%])	Estenose Papilar (n [%])	Morbidade Geral (n [%])	Mortalidade (n [%])
Binmoeller[9]	25	2 (8)	3 (12)	0	0	0	5 (20)	0
Fukushima[76]	31	4 (13)	4 (13)	0	0	0	8 (26)	0
Norton[52]	26	0	4 (15)	1 (4)	0	2 (8)	7 (27)	0
Bohnacker[2]	106	18 (21)	11 (13)	0	0	0	29 (34)	0
Catalano[27]	103	2 (2)	5 (5)	0	0	3 (3)	10 (10)	0
Cheng[11]	55	4 (7)	5 (9)	1 (2)	0	2 (4)	12 (22)	0
Kahaleh[46]	56	2 (4)	4 (7)	0	1 (2)	0	7 (13)	1 (2)
Hirooka[49]	60	8 (13)	6 (10)	0	2 (3)	0	16 (26)	0
Han[50]	33	6 (18)	0	1 (3)	1 (3)	3 (9)	11 (33)	0
Irani[8]	102	5 (5)	10 (10)	2 (2)	1 (1)	3 (3)	21 (21)	0

Fig. 24.11 Fechamento endoscópico de perfuração pós-papilectomia. (**A**) Defeito profundo identificado após a papilectomia com acesso de fio para o interior do ducto biliar. (**B**) Separação óbvia de fibras circulares da *muscularis propria*. (**C**) Múltiplos clipes foram colocados para aproximar a perfuração após a colocação do *stent*.

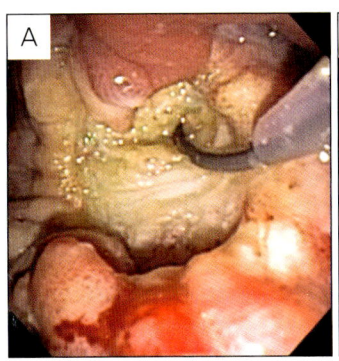

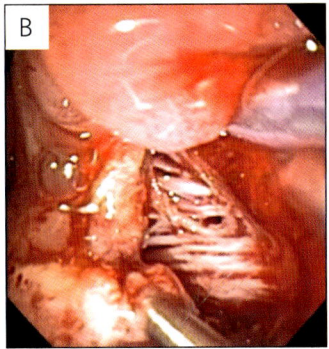

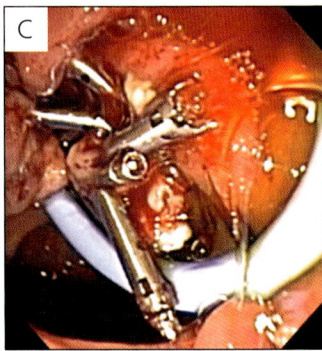

Tabela 24.2 Resultados de Papilectomia Endoscópica para Adenomas Ampulares, segundo Relatado em Séries Maiores Publicadas

Autor	N	FAP	Sucesso Endoscópico (%)	Ressecção Incompleta	Recorrência (%)	Focos Malignos (%)	Necessidade de Cirurgia (%)	Seguimento Médio (meses)	Número Médio de Procedimentos
Binmoeller[9]	25	ND	23 de 25 (92)	2	6 de 23 (26)	0	3 (12)	37	1,1
Bohnacker[2]	93	6	74 de 93 (73)	13	15 de 93 (17)	9 (10)	8 (9)	43	1,5
Catalano[27]	103	31	83 de 103 (81)	20	10 de 103 (10)	6 (6)	16 (16)	36	1,8
Cheng[11]	55	14	39 de 55 (71)	0	9 de 27 (33)	7 (13)	4 (7)	30	1,3
Hirooka[49]	60	ND	49 de 60 (82)	11	1 de 60 (2)	ND	2 (3)	60	ND
Han[50]	33	ND	20 de 33 (61)	13	2 de 29 (6)	3 (9)	2 (7)	8	ND
Irani[8]	102	17	86 de 102 (84)	14	14 de 102 (8)	8 (8)	16 (16)	35	1,4

FAP, polipose adenomatosa familiar; *ND*, não disponível.

nefrina, eletrocautério ou colocação de clipe. O sangramento tardio pode requerer transfusão sanguínea. Raramente é necessária embolização.[8] A aplicação de clipes através de um duodenoscópio é tecnicamente desafiadora decorrente da angulação na extremidade do canal de trabalho. É importante manter o elevador abaixado quando é aberto o clipe (dessa forma abrindo o clipe cegamente), elevando o elevador para deixar o clipe à vista para posicionamento apropriado e, então, abaixando o elevador novamente quando é instalado o clipe (novamente cegamente).

Foram relatadas perfurações duodenais em quatro pacientes.[8,11,44,52] Todos, exceto um paciente (reparo cirúrgico com sucesso)[8] melhoraram somente com manejo conservador, consistindo em repouso do intestino e antibióticos por 5 a 10 dias. Dois autores descreveram o fechamento com clipe de perfurações (**Fig. 24.11**).[8,52] Colangite após papilectomia é rara e facilmente manejada com antibióticos e CPRE com extensão de esfincterotomia e/ou colocação de *stent* biliar.[8,46,49] A estenose dos orifícios biliar e pancreático é um evento adverso tardio que pode ocorrer semanas até anos após a papilectomia.[8,52,53] Em um estudo, ela foi mais frequente sem a colocação de *stent* a curto prazo no ducto pancreático (15,4 *versus* 1,1%).[27] O tratamento consiste em esfincterotomia endoscópica e dilatação com balão com ou sem a colocação de *stent*. Houve um paciente na série acima que precisou de esfincteroplastia cirúrgica em razão da falha na canulação endoscópica.[8,11,27,52]

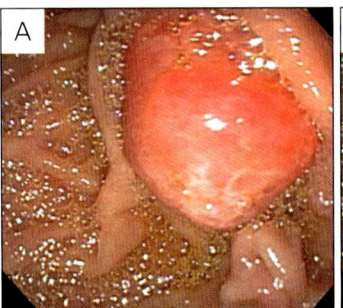

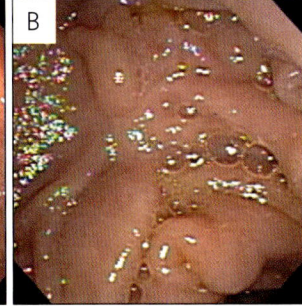

Fig. 24.12 Erradicação bem-sucedida de adenoma ampular após papilectomia endoscópica. (**A**) Um adenoma ampular de 2 cm. (**B**) A mesma lesão 3 meses depois da papilectomia endoscópica não apresentando tumor residual.

Sucesso

As taxas de erradicação completa do tumor com base em algumas das maiores séries publicadas são em média superiores a 80% (variação de 46 a 92%) (**Tabela 24.2; Fig. 24.12**). Em virtude da falta de consenso quanto à definição de "sucesso" após papilectomia endoscópica, é difícil comparar os resultados entre os estudos. Convencionalmente, o sucesso pode ser definido como a ressecção completa do adenoma com papilectomia endoscópica. No entanto, o sucesso pode ser definido como a erradicação completa apesar da necessidade de ablação térmica adicional para margens positivas ou o tratamento de tecido residual, independente do número de sessões necessárias. Existem vários fatores que afetam a taxa de sucesso. Catalano et al.[27] constataram que os seguintes fatores estão associados a resultados de sucesso: idade > 48 anos, gênero masculino, tamanho da lesão < 2,4 cm e lesões esporádicas em comparação a adenomas associados à FAP (86 versus 67%). Bohnacker et al.[2] encontrou taxas de recorrência comparáveis entre pacientes com e sem extensão intraductal (14 versus 15%). No entanto, a taxa de sucesso a longo prazo, foi significativamente mais alta no grupo sem envolvimento intraductal (83 versus 46%, $p < 0,001$). Irani et al.[8] descobriram que as lesões < 2 cm e a ausência de ductos dilatados estavam associadas a resultados de sucesso. Kahaleh et al.[46] não conseguiram identificar quaisquer fatores (idade, tamanho, estágio da EUS ou "sinal de elevação") como preditivos de uma ressecção de sucesso. Além disso, há uma falta de consenso quanto às definições de "recorrência" e "tecido residual", com alguns autores preferindo não diferenciar as duas. Alguns autores consideram o tecido adenomatoso encontrado na biópsia 3 meses após a papilectomia uma recorrência, enquanto outros consideram isto como tecido residual. O adenoma ampular recorrente ou residual após papilectomia endoscópica tem uma média de 13% (variação de 0 a 33%). Os fatores de risco para recorrência incluíram tamanho maior da lesão e possivelmente a ausência de ablação térmica coadjuvante na papilectomia inicial.[15] A maioria das recorrências é benigna e pode ser tratada por terapia endoscópica,[2,8,11,27,43,52] embora alguma recorrência intraductal requeira manejo cirúrgico.[2,8,55]

Economia de Custos Relativos

Embora não haja comparações diretas do custo e resultados entre a ressecção cirúrgica e endoscópica de adenomas ampulares, podem ser feitas comparações indiretas (**Tabela 24.3**). A duração média de hospitalização após ressecção local cirúrgica varia de 11 a 13 dias e 15 a 23 dias após duodenopancreatectomia.[13,14] Por comparação, a papilectomia endoscópica é usualmente realizada como um procedimento ambulatorial usando sedação moderada, com um período de observação de 2 a 24 horas. Além disso, conforme mencionado anteriormente, as taxas de morbidade e mortalidade após papilectomia endoscópica são significativamente mais baixas do que aquelas após alternativas cirúrgicas, com taxas de recorrência similares ou maiores do que a ressecção local cirúrgica. A erradicação completa após papilectomia endoscópica é obtida em > 80% dos pacientes, com o número médio de procedimentos para atingir a erradicação menor do que dois (variação de 1,2 a 2,7 procedimentos por paciente), o que ainda se traduz em economia substancial comparada à cirurgia. Finalmente, os pacientes com FAP, em que as taxas de recorrência são altas mesmo depois de ressecção local cirúrgica,[36] requerem vigilância por toda a vida para pólipos duodenais.

Lesões Subepiteliais

Tumores subepiteliais que se originam da papila duodenal maior ou menor são extraordinariamente raros. Estes são semelhantes aos tumores subepiteliais encontrados em outras localizações no trato gastrointestinal e incluem tumores neuroendócrinos (carcinoides), lipomas, leiomiomas, tumores estromais gastrointestinais, linfangiomas, fibromas e hamartomas (**Fig. 24.13**). Destes, os mais frequentes são os tumores neuroendócrinos, representando 0,3% de todos os carcinoides gastrointestinais.[78] Os tumores neuroendócrinos da ampola de Vater são raramente ativos hormonalmente.[79] Colestase é o sintoma que se apresenta em dois

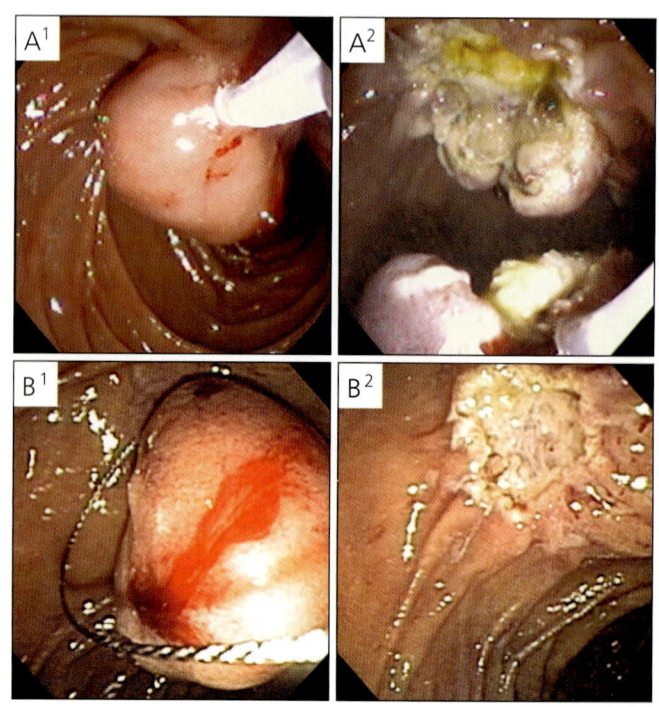

Fig. 24.13 Papilectomia endoscópica de tumores subepiteliais da ampola. (**A¹**) Ressecção endoscópica de um tumor neuroendócrino de 2,5 cm em um paciente que recusou pancreaticoduodenectomia. (**A²**) Local da papilectomia após ressecção em bloco da mesma lesão. (**B¹**) Remoção endoscópica de um paraganglioma gangliocítico ampular com sangramento. (**B²**) Local da papilectomia após ressecção em bloco da mesma lesão. Não ocorreu nenhuma lesão em mais de 3 anos de seguimento.

Tabela 24.3 Comparação de Resultados entre Papilectomia Endoscópica, Ressecção Local Cirúrgica (LR) e Pancreaticoduodenectomia (PD) para Adenomas da Ampola de Vater

	Papilectomia Endoscópica	LR Cirúrgica	PD
Taxa de recorrência	70 de 573 (16%)	15 de 117 (26%)	0 de 31 (0%)
Morbidade	144 de 651 (22%)	22 de 80 (29%)	8 de 31 (26%)
Mortalidade	2 de 651 (0,03%)	3 de 117 (0,03%)	4 de 31 (13%)
Duração da permanência no hospital	0-2 dias	1-3 semanas	2-4 semanas
Necessidade de vigilância endoscópica	Sim	Sim	Não
Necessidade de laparotomia	Não	Sim	Sim

terços dos pacientes. As biópsias endoscópicas são frequentemente não diagnósticas, e a EUS é a modalidade primária usada para estadiamento locorregional.[37,80] O exame de imagem transversal e a cintilografia dos receptores de somatostatina podem ser úteis. A duodenopancreatectomia foi recomendada por alguns autores para tumores neuroendócrinos ampulares independente do tamanho, visto que foram descobertas metástases em alguns pacientes com lesões pequenas.[81] Entretanto, considerando-se a morbidade e mortalidade significativas com a duodenopancreatectomia[82] e dados que demonstram sobrevivência livre da doença por longo prazo e segurança da ressecção local cirúrgica,[83,84] a excisão endoscópica foi proposta como um método preferido em pacientes com comorbidades, idade avançada ou tamanho do tumor < 1 cm,[83-85] pois tumores superiores a 1 cm apresentam uma maior propensão à metástase.[86-88] É recomendada endoscopia de seguimento 2 a 3 meses após o procedimento para assegurar a ressecção completa nestes pacientes.

Existem dois relatos de caso[89,90] de hamartomas ampulares de Peutz-Jeghers tratados com ressecção local cirúrgica e pelo menos um paciente que se submeteu à papilectomia endoscópica com sucesso.[91] Em virtude do seu potencial pré-maligno, a vigilância endoscópica é recomendada e deve ser individualizada de acordo com a histologia do tumor, margens da ressecção e comorbidades do paciente.

Paragangliomas gangliocíticos da ampola de Vater são tumores muito raros e ocorrem em homens de meia-idade, frequentemente apresentando sangramento gastrointestinal e dor abdominal.[92,93] Embora considerados benignos, foram relatadas linfadenopatia metastática, infiltração do ducto biliar e a necessidade de terapia com radiação.[92,94] Existem poucos relatos de casos de ressecção endoscópica de sucesso.[91,95,96]

Eventos adversos após ressecção endoscópica de lesões ampulares subepiteliais são desconhecidos, embora eles devam ser semelhantes aos que ocorrem após papilectomia endoscópica para adenomas ampulares.

Resumo

Em resumo, embora a ressecção endoscópica de lesões ampulares potencialmente curáveis esteja sendo realizada cada vez mais, deve ser exercido critério significativo na seleção dos pacientes. Os clínicos devem ter conhecimento da possibilidade de resultados falso-negativos nas amostras de biópsia endoscópica e o risco de eventos adversos no procedimento e pós-procedimento. É recomendada cirurgia para o tratamento de pacientes operatórios que têm lesões que abrigam câncer invasivo. Finalmente, o seguimento a longo prazo é essencial em todos os pacientes com tumores benignos ressecados endoscopicamente para excluir doença residual, recorrência e a progressão para câncer.

A lista de referências deste capítulo pode ser encontrada em www.revinter.com.br/online/referencias-baron.pdf

Capítulo 25

Pancreatoscopia

Tadashi Kodama ■ Tatsuya Koshitani

A inacessibilidade relativa do trato pancreaticobiliar por endoscopia significou que a avaliação de doença pancreaticobiliar se baseou na imagem radiográfica por ultrassonografia transcutânea (US), tomografia computadorizada (CT), imagem por ressonância magnética (MRI), colangiopancreatografia por ressonância magnética (MRCP), colangiopancreatografia retrógrada endoscópica (CPRE), ultrassonografia endoscópica (EUS) quando disponível, e/ou ultrassonografia intraductal (IDUS). No entanto, as informações adquiridas por estas técnicas indiretas de imagem podem apenas ser sugestivas da causa subjacente da doença. Consequentemente, o diagnóstico permanece obscuro em uma determinada proporção de pacientes, apesar das amplas investigações com estas técnicas e a amostragem de tecido combinada. A colangiopancreatoscopia foi desenvolvida para se encarregar desta limitação, possibilitando a visualização direta dos ductos pancreaticobiliares.

A pancreatoscopia peroral, em que um fibroscópio de calibre pequeno ("escópio bebê") é inserido no ducto pancreático desde a papila através do canal de trabalho de um duodenoscópio ("escópio mãe"), foi descrita pela primeira vez pelos investigadores japoneses, Takagi e Takegoshi[1], em 1974. Embora a ideia fosse muito atraente e vários investigadores tenham estudado a sua viabilidade, a pancreatoscopia não foi amplamente adotada em razão da baixa visibilidade e fragilidade do instrumento, além do diâmetro relativamente grande do instrumento comparado ao tamanho da papila. A descrição da neoplasia mucinosa papilar intraductal (IPMN) por outro investigador japonês, Ohashi et al.[2], causou um impacto na pancreatoscopia no início da década de 1980. Desde então, a pancreatoscopia tem sido reavaliada como uma modalidade útil para o diagnóstico de IPMN apresentando achados endoscópicos característicos.

Os protótipos iniciais do pancreatoscópio tinham apenas feixes de imagem com fibra óptica sem qualquer canal ou deflexão da ponta. Aparelhos posteriores com mais de 3 ou 4 mm de diâmetro foram, então, desenvolvidos com deflexão da ponta em um ou dois sentidos e um canal acessório. Para inserir o escópio em um ducto pancreático não dilatado, também foi desenvolvido um pancreatoscópio ultrafino (0,8 mm de diâmetro), reduzindo-se o número de fibras ópticas. Estes escópios finos ou ultrafinos tinham o mesmo problema de baixa visibilidade em diferentes graus, dependendo do número de feixes ópticos.

Vários desenvolvimentos recentes reacenderam o interesse na pancreatoscopia. O primeiro foi o surgimento dos pancreatoscópios com vídeo (eletrônicos), que foi feito pela primeira vez pelo nosso grupo com o desenvolvimento de um *video chip* para o dispositivo de carga acoplada em miniatura (CCD), em 1999.[3]

O segundo é o desenvolvimento da pancreatoscopia com técnicas de imagem coadjuvantes, como a imagem de banda estreita (NBI) e imagem autofluorescente (AFI). O terceiro é a aplicação do sistema de colangiopancreatoscopia com um operador SpyGlass Direct Visualization no ducto pancreático.

Descrição da Técnica
Equipamento
Pancreatoscópio

O pancreatoscópio de fibra óptica mais comumente usado tem um diâmetro externo superior a 3 mm. Ele possui deflexão da ponta e um canal acessório (mais de 1,2 mm de diâmetro) que permite biópsia e litotripsia com visualização direta.[4,5] Um segundo tipo de aparelho, conhecido como pancreatoscópio ultrafino, tem um diâmetro externo de 0,75 a 0,8 mm e contém 3.000 a 6.000 fibras de imagem.[4,6] Como o pancreatoscópio ultrafino pode ser inserido por um cateter de CPRE padrão, ele pode ser aplicado facilmente no momento da CPRE. Embora não possua deflexão da ponta ou canal acessório, a amostragem da citologia e também a injeção e aspiração de solução salina estão disponíveis através da cânula externa. As especificações dos pancreatoscópios de fibra óptica são comparadas na **Tabela 25.1**.

O pancreatoscópio com vídeo foi descrito pela primeira vez por Kodama et al.[7] Um primeiro protótipo foi desenvolvido com novo *design* de 50.000 pixels interlinha CCD (cerca de 1 mm quadrado de tamanho) por Matsushita Electronics Corp. (Osaka, Japão) em cooperação com a Olympus Optical Co. (Tóquio). O protótipo (XPF-22EY) tinha um diâmetro externo de 2,1 mm e deflexão da ponta em dois sentidos sem um canal acessório. Após o sucesso do protótipo, a Olympus desenvolveu uma versão melhorada que possui um canal acessório (XCHF-BP240).[8] Atualmente a Olympus oferece dois tipos de pancreatoscópios no mercado japonês. O primeiro tipo (CHF-BP260) é um modelo comercial do XCHF-BP240 com um diâmetro externo de 2,6 mm e um canal acessório de 0,5 mm. O segundo tipo (CHF-B260) é um escópio maior com um diâmetro externo de 3,4 mm e um canal acessório de 1,2 mm que permite biópsia e litotripsia com visualização direta (**Fig. 25.1**). Os escópios usam um sistema de imagem sequencial do campo. Nos Estados Unidos o maior pancreatoscópio com vídeo (CHF-B160) que usa um sistema de imagens simultâneas está disponível para encomendas especiais. As especifi-

Tabela 25.1 **Especificações dos Pancreatoscópios com Fibra Óptica Representativos**

	Fabricante	Diâmetro da Ponta (mm)	Canal (mm)	Angulação Acima/Abaixo (Graus)	Visão (Graus)
CHF-BP30	Olympus	3,1	1,2	160/130	90
PF-8P	Olympus	0,8 (1,8)*	Nenhum	Nenhum	75
FCP-8P	Pentax	2,7	0,75	90/90	90
FCP-9P	Pentax	3,0	1,2	90/90	90

*Diâmetro externo do cateter-guia.

Tabela 25.2 **Especificações do Protótipo e Pancreatoscópios com Vídeo Disponíveis Comercialmente (Olympus Medical Systems Co.)**

	Imagem	Diâmetro da Ponta (mm)	Canal (mm)	Angulação Acima/Abaixo (Graus)	Visão (Graus)
XPF-22EY (protótipo)	Simultânea	2,1	Nenhum	120/120	80
XCHF-BP240 (não disponível comercialmente)	Campo sequencial	2,6	0,5	90/90	90
CHF-BP260	Campo sequencial	2,6	0,5	70/70	90
CHF-B260	Campo sequencial	3,4	1,2	70/70	90
CHF-B160	Simultânea	3,4	1,2	70/70	90

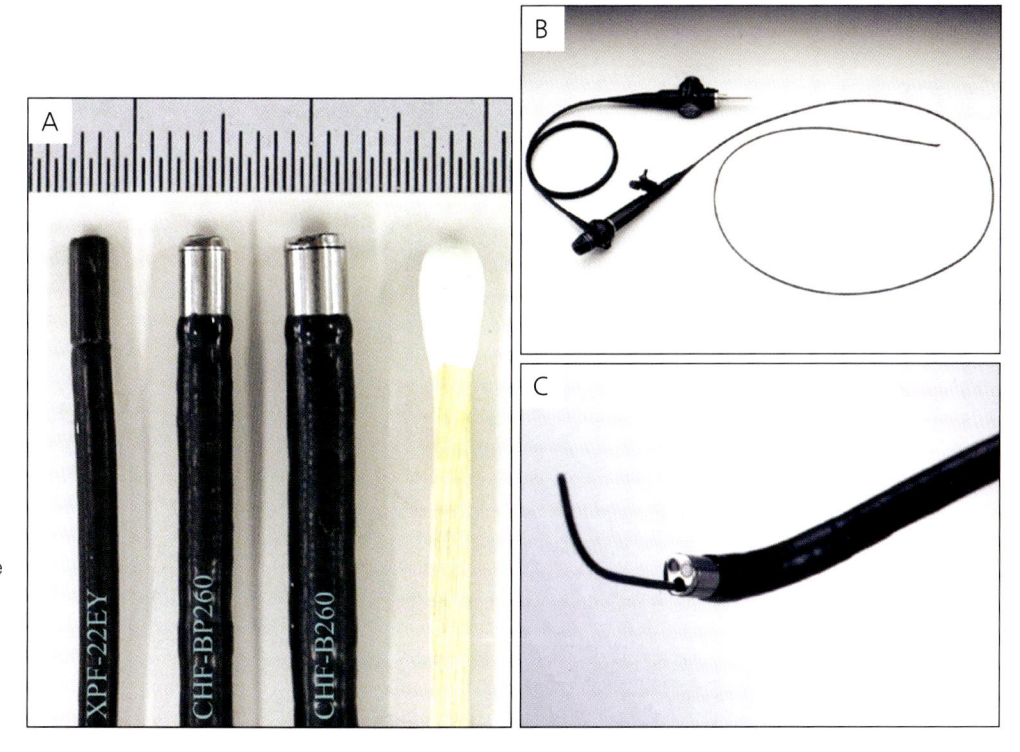

Fig. 25.1 (A) Comparação do diâmetro externo em vários tipos de pancreatoscópios com vídeo. (B) Visão geral do pancreatoscópio com vídeo de 3,4 mm (CHF-B260, Olympus). (C) Ponta distal do mesmo modelo (observe o canal acessório).

cações do protótipo e dos pancreatoscópios com vídeo comerciais são comparadas na **Tabela 25.2**.

Estes pancreatoscópios são inseridos pelo canal de trabalho de um duodenoscópio (escópio mãe), como escópios bebês. Todos os escópios bebês requerem uma fonte de luz dedicada e um processador de imagens. A imagem do escópio bebê é projetada em um monitor de vídeo separado (**Fig. 25.2**).

Fonte de Luz e Processador de Imagens

A pancreatoscopia direta requer uma segunda fonte de luz para um escópio bebê além da luz para o escópio mãe. Os pancreatoscópios com vídeo também precisam de processadores adequados. O protótipo (XPF-22EY) funciona com um processador modificado do processador CV-140, usando um sistema simultâneo de

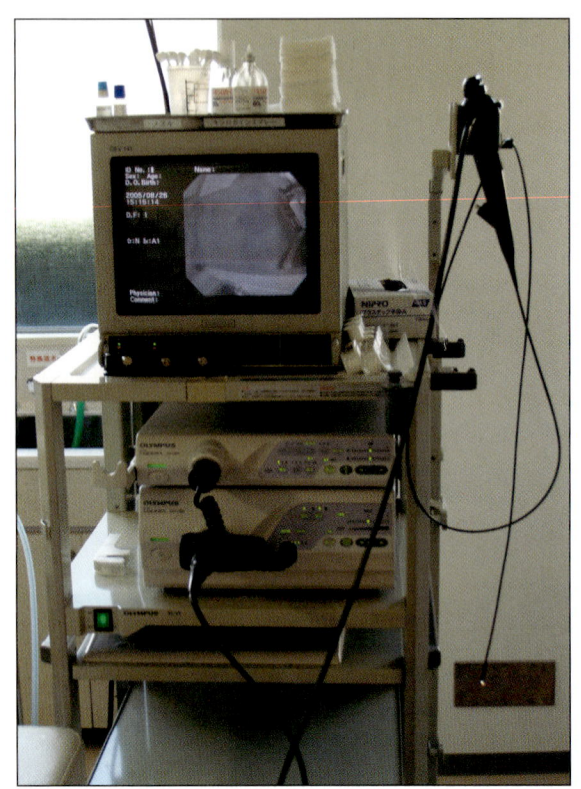

Fig. 25.2 Sistema de pancreatoscopia com vídeo. O escópio bebê requer uma fonte de luz dedicada, processador de imagem e monitor de vídeo separado.

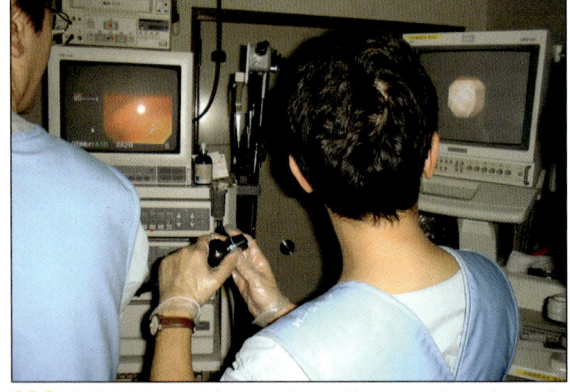

Fig. 25.3 Método com dois operadores. Um segundo endoscopista opera o escópio bebê.

televisão em cores. Os dois pancreatoscópios (CHF-BP260 e CHF-B260, Olympus) funcionam com o processador CV-240 ou CV-260 (Olympus), usando um sistema de televisão em cores sequencial para endoscopia gastrointestinal comum. Estes escópios podem ser usados com o processador de NBI (processador CV-260SL, Olympus) para exames da NBI.

Procedimento Endoscópico

Usando um método com dois operadores, um endoscopista opera o duodenoscópio mãe e o outro opera o escópio bebê (**Fig. 25.3**). O duodenoscópio é posicionado na ampola, e o escópio bebê é inserido pelo canal de trabalho do duodenoscópio. Geralmente é necessária uma esfincterotomia ou esfincteroplastia pancreática anterior, quando é inserido um pancreatoscópio relativamente grande. É realizada entubação com o escópio bebê pelo endoscopista que opera o duodenoscópio. Como o escópio bebê é frágil na parte flexível da sua ponta, deve ser tomado cuidado para avançar o escópio bebê com o elevador do duodenoscópio aberto. Para escópios bebês equipados com um canal acessório, a inserção do escópio bebê sobre um fio-guia reduz a necessidade de uso do elevador e o risco de danos ao escópio. O ducto pancreático é inicialmente canulado com um fio-guia, e o escópio bebê é, então, carregado sobre o fio-guia. O escópio bebê deve ser avançado para dentro do ducto pancreático com o auxílio de uma angulação para cima do duodenoscópio em vez do uso do próprio elevador decorrente sua fragilidade. Como alternativa, para escópios bebês que não possuem canal acessório, o escópio deve ser inserido diretamente no ducto pancreático.

Já no ducto pancreático, o escópio bebê pode ser avançado profundamente com orientação endoscópica e fluoroscópica direta. Uma porção tortuosa na cabeça do pâncreas é a parte mais difícil de passar. O escópio bebê é, principalmente, conduzido pelo endoscopista que maneja o duodenoscópio, enquanto reposiciona o duodenoscópio em relação à papila. O endoscopista que maneja o escópio bebê pode ajustar o direcionamento com a deflexão da ponta do mesmo. Usualmente é necessária irrigação com água para otimizar a visualização. Tampões de proteína no ducto pancreático podem prejudicar a visualização e precisam ser enxaguados com solução salina estéril. Para escópios bebês que não possuem canal acessório, a remoção deste pode ser necessária para irrigar o ducto com uma cânula de CPRE. A secretina intravenosa (100 unidades) tem sido utilizada para estimular o fluxo do suco pancreático como uma tentativa para melhorar a visualização do ducto pancreático.[7] Para facilitar a inserção de acessórios, como o fórceps de biópsia ou a sonda de litotripsia eletrohidráulica (EHL), o elevador do duodenoscópio precisa ser relaxado, e a angulação deste e do escópio bebê deve ser reduzida.

Indicações

As principais indicações para pancreatoscopia peroral incluem uma estenose ou defeito de preenchimento na CPRE de etiologia incerta. A visualização direta do ducto pancreático pode discriminar malignidade de patologia ductal benigna, ou tumores intradutais de cálculos e mucina amorfa. Com a disponibilidade de um fórceps de biópsia em miniatura, o tecido pode ser retirado com visão direta. A pancreatoscopia também pode ser utilizada para melhor avaliação de pancreatite crônica e endoterapia de cálculos no ducto.

Diferenciação de Estenose do Ducto Pancreático Principal (Benigna ou Maligna)

A EUS tem um alto rendimento diagnóstico na identificação de massas pancreáticas que podem não ser detectadas em exames de imagem não invasivos. A adição da capacidade de aspiração com agulha fina (FNA) melhora ainda mais a precisão diagnóstica para câncer pancreático com uma sensibilidade que varia de 80 a 95%.[9,10] O papel da pancreatoscopia no diagnóstico de câncer ainda precisa ser definido. No entanto, a pancreatoscopia oferece as vantagens da visualização e inspeção direta do epitélio ductal para anormalidades da mucosa ou padrões vasculares sutis.

Em uma série de 52 pacientes (8 com câncer pancreático, 19 com pancreatite crônica e 25 casos normais), 42 (81%) foram observados com sucesso com o pancreatoscópio ultrafino (0,8 mm).[6] Os achados pancreatoscópicos nas sete estenoses malignas foram friabilidade, eritema (100%), nodularidade (71%) e alterações erosivas (57%). Estenoses com aparência cicatrizada foram observadas em 12 (80%) dos 15 casos com pancreatite crônica.

Em outra série de pacientes com 35 cânceres pancreáticos e 20 estenoses benignas, 22 (63%) e 16 (80%) pacientes, respectivamente, foram vistos adequadamente com o pancreatoscópio ultrafino.[11] Os achados específicos de câncer pancreático foram friabilidade (50%), protrusão (27%), vasos com tumor (23%) e tumor papilar (14%). Foi observada estenose sem alterações significativas da mucosa em 62% dos casos com estenose benigna. Mucosa grossa e friabilidade foram observadas mais frequentemente em associação à neoplasia de pâncreas do que estenose benigna.

Carcinoma *in situ* de pâncreas pode ser diagnosticado por pancreatoscopia. Em uma série de 11 pacientes com carcinoma pancreático *in situ*, foram realizadas pancreatoscopia peroral com o pancreatoscópio ultrafino e amostragem do suco pancreático pré-operatoriamente.[12] A pancreatoscopia revelou o local da lesão em 10 casos com carcinoma *in situ* no ducto pancreático principal. Os achados de carcinoma *in situ* foram mucosa papilar, mucosa irregular ou mucosa nodular. Usando citologia pancreatoscópica, foram obtidas células neoplásicas de todas as lesões no ducto pancreático principal, enquanto que a citologia do suco pancreático convencional foi diagnóstica somente em 60% dos casos.

Neoplasia Mucinosa Papilar Intraductal (IPMN)

IPMN é a melhor indicação para pancreatostomia decorrente da papila patulosa e do ducto pancreático dilatado (**Fig. 25.4**). A utilidade da pancreatoscopia peroral para IPMN foi destacada em vários relatos.[13-20] Em pacientes com IPMN e achados radiográficos ambíguos, a pancreatografia pode fornecer informações valiosas para o diagnóstico diferencial de defeitos de preenchimento amorfos no ducto pancreático principal e pode tornar possível um diagnóstico definitivo com base na aparência característica dos tumores papilares.[21,22] Uma biópsia pode ser feita a partir de lesões mucosas de aparência anormal com visão direta quando for usado um pancreatoscópio com um canal acessório. A pancreatoscopia pode fornecer informações valiosas ao avaliar a extensão da lesão para a escolha do melhor procedimento cirúrgico.

Dados atuais indicam que a pancreatografia com fibra óptica e vídeo identifica com sucesso lesões ductais em 67 a 83% dos pacientes com IPMN.[15,16,18-20] Esta taxa de diagnóstico é comparável à da EUS e CPRE e é significativamente melhor do que a da US transcutânea, porém pior do que a IDUS. Em uma série de 31 pacientes com IPMN cirurgicamente ressecada, as taxas de detecção foram comparadas entre as várias técnicas de imagem.[15] As taxas de detecção para lesões tumorais papilares de 3 mm ou mais de altura máxima (adenocarcinoma) foram 29% com US transcutânea, 21% com CT, 86% com EUS, 100% com IDUS e 83% com pancreatografia.

A diferenciação entre IPMN maligna e benigna com pancreatoscopia pode ser desafiadora. Em uma série de 60 pacientes com IPMN cirurgicamente ressecada, os achados de pancreatoscopia e IDUS foram comparados à histopatologia de amostras ressecadas.[18] Protrusões do tipo ovas de peixe com imagens vasculares, protrusões vilosas e protrusões vegetantes foram consideradas malignas na pancreatoscopia. Com estes critérios, a sensibilidade, especificidade e precisão da pancreatoscopia na diferenciação de IPMN maligna de benigna foram de 65, 88 e 75%, respectivamente. Quando os achados pancreatoscópicos foram combinados com achados de IDUS no diagnóstico de lesões com protrusão de 4 mm ou mais como malignas, a sensibilidade, especificidade e precisão melhoraram para 91, 82 e 88%, respectivamente.

A amostragem do suco pancreático pode ser realizada pelo canal acessório do pancreatoscópio. Em uma série de 103 pacientes com IPMN ressecados cirurgicamente, foi avaliada a utilidade da pancreatoscopia peroral para citologia do suco pancreático. A sensibilidade da citologia do suco pancreático para IPMN foi de 62,2% quando o suco pancreático foi coletado da lesão suspeita através de pancreatoscopia e foi de 38,2% quando coletado com o uso de um cateter. A produção citológica foi mais alta em pacientes com IPMN do que naqueles com carcinoma pancreático.

Investigação Adicional e Manejo de Pancreatite Crônica

A pancreatoscopia peroral pode ser usada para avaliar os achados em pancreatite crônica.[24] Em uma série de 36 pacientes com pancreatite crônica foi realizado um total de 42 procedimentos pan-

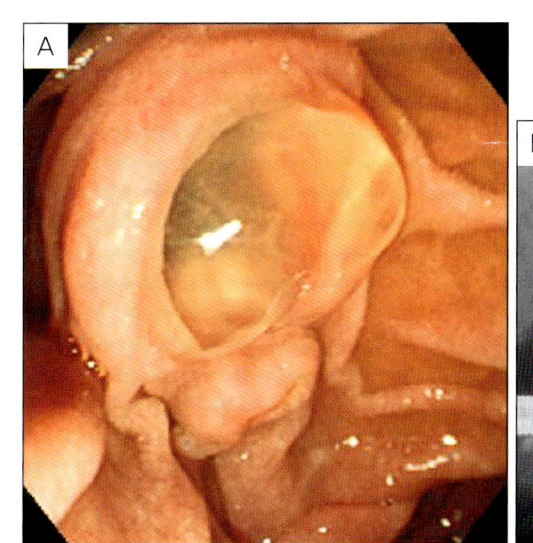

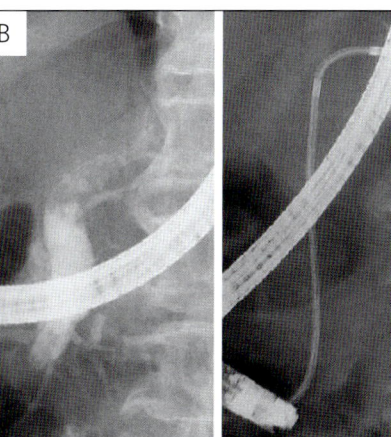

Fig. 25.4 Observação de uma IPMN do tipo ducto. (**A**) Um orifício ampular patuloso com secreção de muco. (**B**) Um ducto pancreático principal dilatado com defeitos de preenchimento na CPRE. Um pancreatoscópio foi inserido com facilidade no ducto pancreático.

creatoscópicos, e 38 (90%) foram realizados com sucesso.[25] Neste estudo, os pacientes foram classificados como tendo um grau de pancreatite crônica ambíguo (*n* = 5), leve (*n* = 5), moderado (*n* = 15) ou acentuado (*n* = 11) pelos achados da CPRE com base nos critérios de Cambridge. Os achados pancreatoscópicos com vídeo foram avaliados em cada grupo em relação aos conteúdos ductais, mucosa ductal e deformação da parede ductal. Suco pancreático turvo e tampões de proteína foram encontrados nos estágios precoce e avançado de pancreatite crônica. Foi reconhecido suco pancreático fortemente turvo nos pacientes com histórico de abuso de álcool. Os cálculos que coexistiam com tampões de proteína pareciam ser relativamente macios nos casos precoces, enquanto que os cálculos tinham uma superfície áspera e geralmente uma aparência branca calcificada nos casos avançados. Mucosa esbranquiçada e marcações vasculares indistintas foram encontradas nos casos precoces. Nos casos avançados as marcações vasculares tendiam a ser visíveis, o que ocorreu com alterações, como interrupção, estenose, irregularidade, rearranjo e alongamento. Eritema foi observado com frequência em pacientes com dor abdominal de forte intensidade associado a enzimas pancreáticas séricas aumentadas. Dobras levemente arqueadas desapareceram mesmo em casos precoces com um epitélio edematoso espessado. Ducto com superfície áspera, deformação das dobras, lúmen irregularmente dilatado e estenose foram reconhecidos em casos avançados.

A pancreatoscopia pode ser usada para endoterapia para cálculos ductais. EHL com orientação pancreatoscópica foi bem-sucedido como terapia coadjuvante em aproximadamente 75% dos casos.[26] Observou-se melhora a curto prazo na dor em aproximadamente 77 a 100% dos pacientes, e dados a longo prazo de até 5 anos sugeriram que foi obtida melhora continuada na dor depois deste tratamento em 54 a 86% dos pacientes.[27,28]

Achados Pancreatoscópicos com Vídeo em Vários Tipos de Doenças Pancreáticas

Com o surgimento dos pancreatoscópios com vídeo, a resolução das imagens do ducto pancreático melhorou em comparação às obtidas com o uso de pancreatoscópios de fibra óptica.[29,30] Até o momento, realizamos pancreatografia diagnóstica em mais de 80 pacientes usando vários tipos de pancreatoscópios, e 75% deles se submeteram ao procedimento com sucesso. Em virtude do diâmetro externo fino, imagens dos detalhes finos do ducto pancreático foram fornecidas em várias condições clínicas.

Caso Normal

Em casos normais, observaram-se paredes lisas no ducto pancreático com uma cor rosa-esbranquiçada, além de claras confluências de ramos laterais. Foram claramente visualizados vasos capilares finos na superfície do ducto pancreático (**Fig. 25.5**).

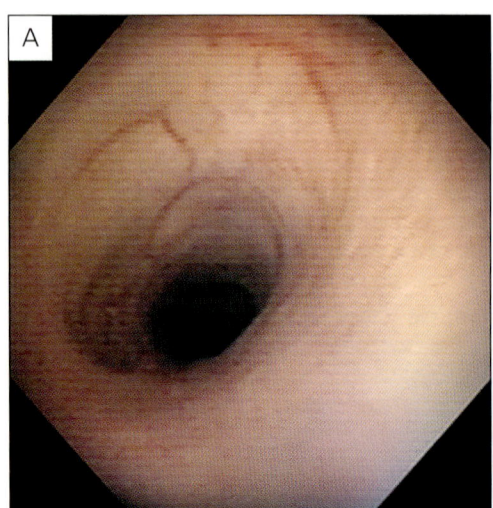

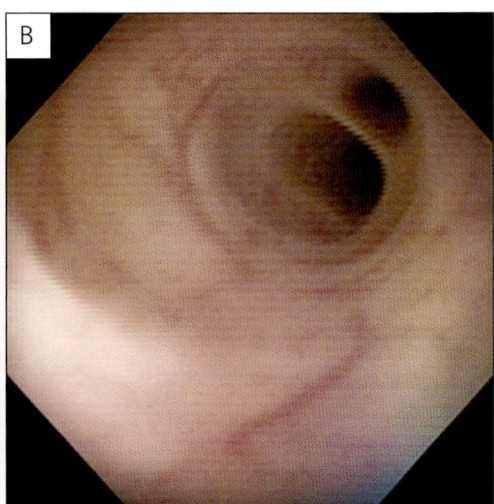

Pancreatite Crônica

A maioria dos casos com pancreatite crônica apresentava tampões de proteína e/ou cálculos calcificados no ducto pancreático principal (**Fig. 25.6, *A* e *B***). Os achados do ducto incluíam caracteristicamente mucosa esbranquiçada, áspera, parecida com cicatriz ou eritematosa. Os vasos capilares finos na superfície do ducto pancreático estavam frequentemente indefinidos (**Fig. 25.6, *C* e *D***).

Estenose Ductal

Estenoses com mucosa eritematosa friável e alterações erosivas são mais comuns em neoplasia pancreática (**Fig. 25.7**). Entretanto, uma parede do ducto pancreático comprimida recoberta com epitélio normal pode ser observada em malignidade extrínseca que não envolve o epitélio do ducto pancreático no ponto distal da estenose (**Fig. 25.8**).

A formação de estenoses com cicatriz ou edema de mucosa são, usualmente, observados na pancreatite crônica (**Fig. 25.9**). Estas estenoses podem ser diferenciadas das neoplasias pancreáticas. Uma estenose causada pela pancreatite pseudotumoral foi observada pelo pancreatoscópio com vídeo.[31] Neste caso a mucosa em torno da estenose era eritematosa, mas não friável ou erosiva, diferente da que é vista no caso de carcinoma pancreático. O eritema estava espalhado no ducto pancreático distal em direção à papila, o que pode refletir inflamação ativa no interior do ducto pancreático.

Um único caso com IPMN tinha estenose ductal. Foram observados tumores papilares dentro do ducto (**Fig. 25.10**).

Fig. 25.5 (**A,B**) Imagens pancreatoscópicas com vídeo do ducto pancreático em um sujeito normal. Vasos capilares finos foram claramente visualizados na superfície do ducto pancreático. (**A,** De Kodama T, Sato H, Horii Y et al. Pancreatografia para a próxima geração: desenvolvimento do sistema do pancreatoscópio eletrônico peroral. *Gastrointest Endosc. 1999;49:366-371.* **B,** De Kodama T, Koshitani T, Sato H et al. Pancreatoscopia eletrônica para o diagnóstico de doenças pancreáticas. *Am J Gastroenterol. 2002;97:617-622.*)

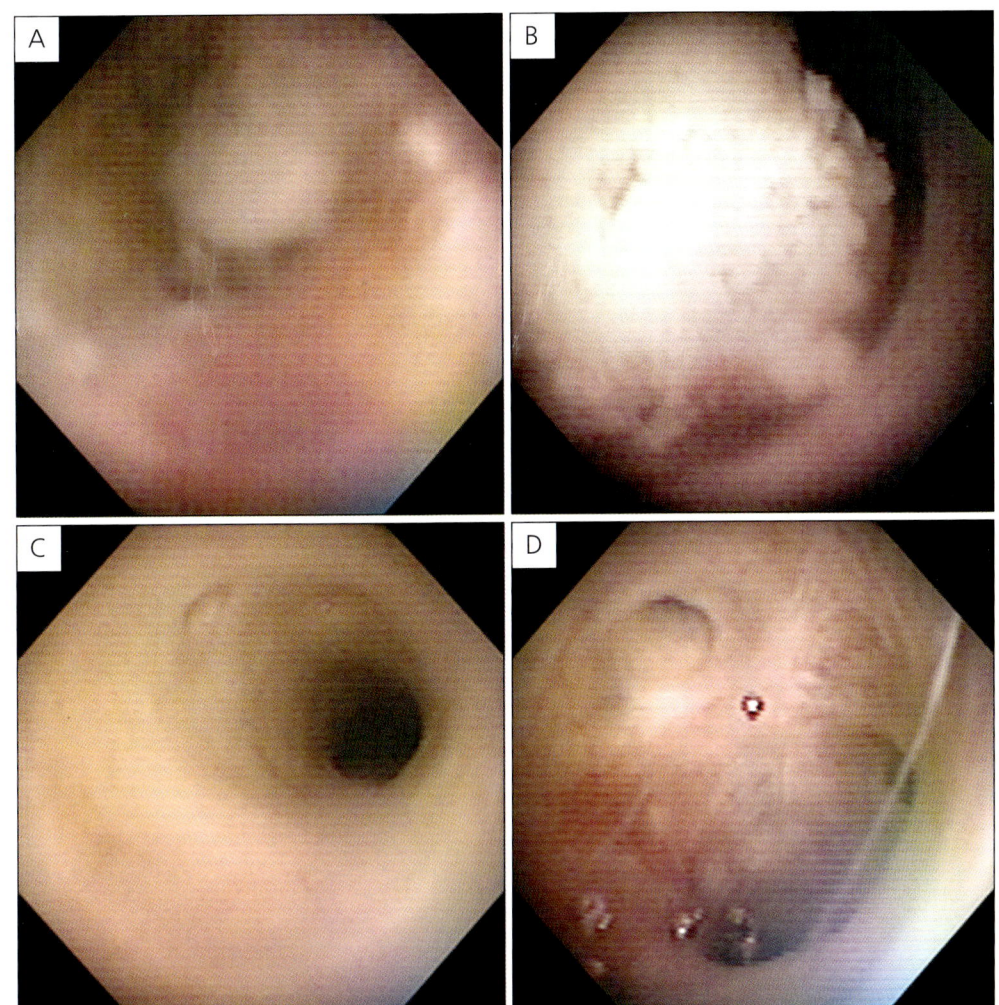

Fig. 25.6 Imagens pancreatoscópicas com vídeo de pancreatite crônica. (**A**) Tampões de proteína. (**B**) Um cálculo calcificado. (**C**) Os vasos capilares finos estavam indefinidos na mucosa esbranquiçada de superfície áspera. (**D**) Formação de cicatriz e eritema. (**B,** De Kodama T, Sato H, Horii Y et al. Pancreatoscopy for the next generation: development of the peroral electronic pancreatoscope system. Gastrointest Endosc. 1999;49:366-371.
C, De Kodama T, Koshitani T, Sato H et al. Electronic pancreatoscopy for the diagnosis of pancreatic diseases. Am J Gastroenterol. 2002;97:617-622.)

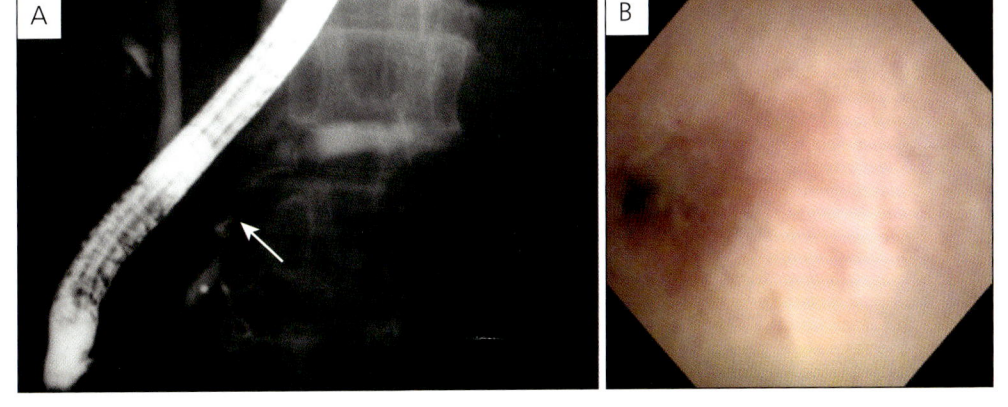

Fig. 25.7 Estenose ductal causada por câncer pancreático. (**A**) Pancreatografia retrógrada endoscópica. (**B**) Imagem pancreatoscópica com vídeo. Foram observadas mucosa friável com eritema e alterações erosivas em torno da estenose.

IPMN

Tumores papilares foram visualizados com clareza insuperável. No caso de adenocarcinoma, o pancreatoscópio com vídeo revelou uma variedade de tumores, desde tumores granulares ou nodulares até tumores vilosos maiores com dilatação dos vasos capilares.[32] Tumores em forma oval com marcações vasculares também foram observados no caso de adenocarcinoma (**Fig. 25.11**), enquanto que tumores em forma oval com cor interna esbranquiçada foram observados no caso de adenoma (**Fig. 25.12**).[33] Estes achados apoiaram os resultados dos estudos anteriores com pancreatoscópios de fibra óptica referentes a adenoma papilar ou adenocarcinoma na IPMN.

Fig. 25.8 Estenose ductal causada por câncer pancreático. (**A**) Pancreatografia retrógrada endoscópica. (**B**) Imagem pancreatoscópica com vídeo. A parede do ducto pancreático foi comprimida pelo tumor, coberta com epitélio normal.

Fig. 25.9 Estenose ductal causada por pancreatite crônica. (**A**) Pancreatografia retrógrada endoscópica. (**B**) Imagem pancreatoscópica com vídeo. O lúmen foi estreitado pela formação de cicatriz. (*De Kodama T, Koshitani T, Sato H et al.: Electronic pancreatoscopy for the diagnosis of pancreatic diseases.* Am J Gastroenterol. *2002;97:617-622.*)

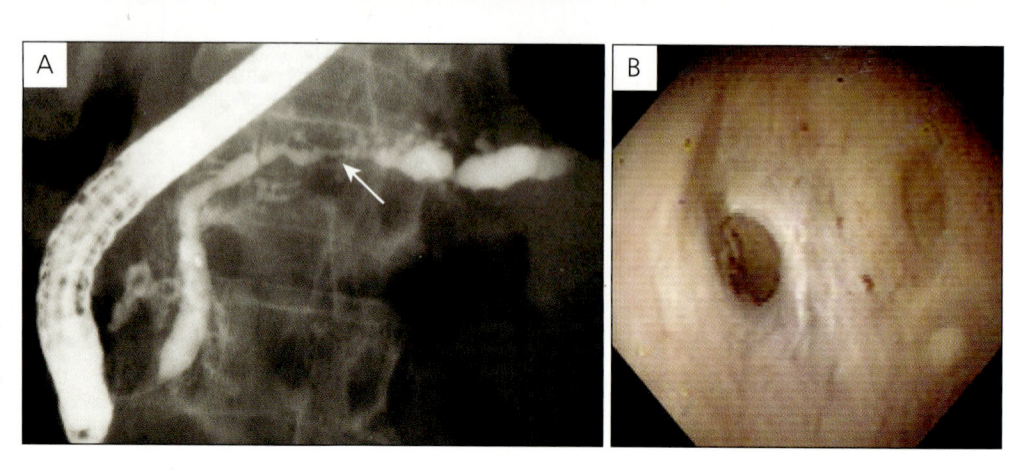

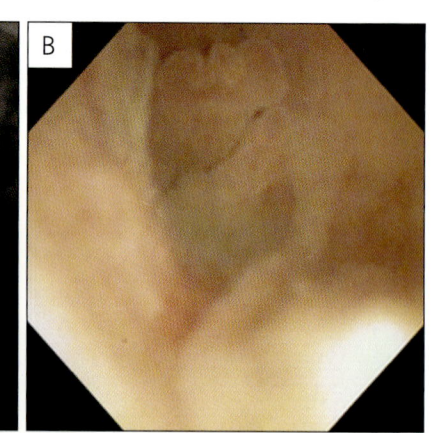

Fig. 25.10 Estenose ductal causada por IPMN. (**A**) Pancreatografia retrógrada endoscópica. (**B**) Imagem pancreatoscópica com vídeo. Foram observados tumores papilares no interior do ducto.

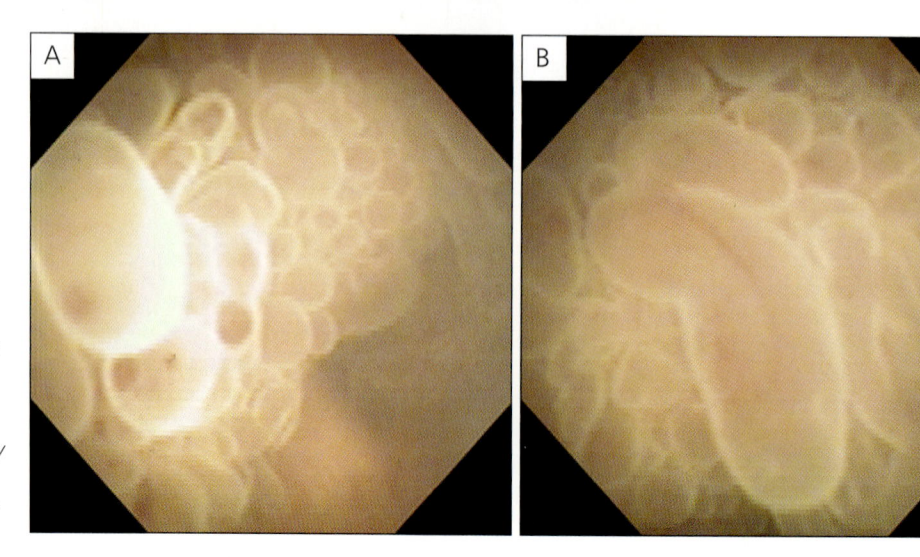

Fig. 25.11 Imagens pancreatoscópicas com vídeo de uma IPMN do tipo ducto principal (adenocarcinoma). (**A** e **B**) Tumores em forma oval com marcações vasculares. (*De Koshitani T, Kodama T; The role endoscopy for the diagnosis of intraductal papillary mucinous tumor of the pancreas,* Techniques in Gastrointest Endosc. *2005;7:200-210.*)

Fig. 25.12 Imagens pancreatoscópicas com vídeo de uma IPMN do tipo ducto principal. (A) Tumores em forma oval com cor interna esbranquiçada. (B) Mesmo as projeções papilares pequenas próximas a tumores maiores foram visualizadas claramente. (*De Koshitani T, Kodama T, Sato H et al.: Clinical application of the peroral electronic pancreatoscope for the investigation of intraductal mucin-hypersecreting neoplasm*, Gastrointest. Endosc. 2000;52:95-99.)

Fig. 25.13 Um caso de IPMN do tipo ducto principal (adenocarcinoma). (A) Pancreatografia retrógrada endoscópica. O ducto pancreático principal foi dilatado com um defeito de preenchimento amorfo na cabeça do pâncreas. (B) Imagem pancreatoscópica com vídeo. Foram observados tumores vilosos com dilatação dos vasos capilares correspondendo ao defeito de preenchimento.

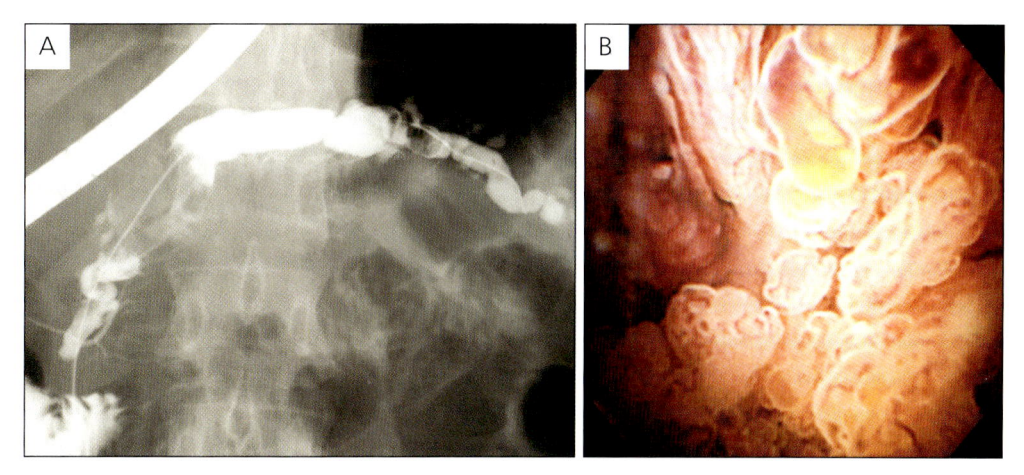

Fig. 25.14 Um caso de IPMN do tipo ducto com ramificação (adenoma). (A) Pancreatografia retrógrada endoscópica. O ducto pancreático principal foi dilatado com uma dilatação cística do ducto com ramificação na cabeça do pâncreas. (B) Imagem pancreatoscópica com vídeo. Tumores papilares foram visualizados claramente dentro do ducto com ramificação, e a biópsia do tumor foi realizada com visão direta.

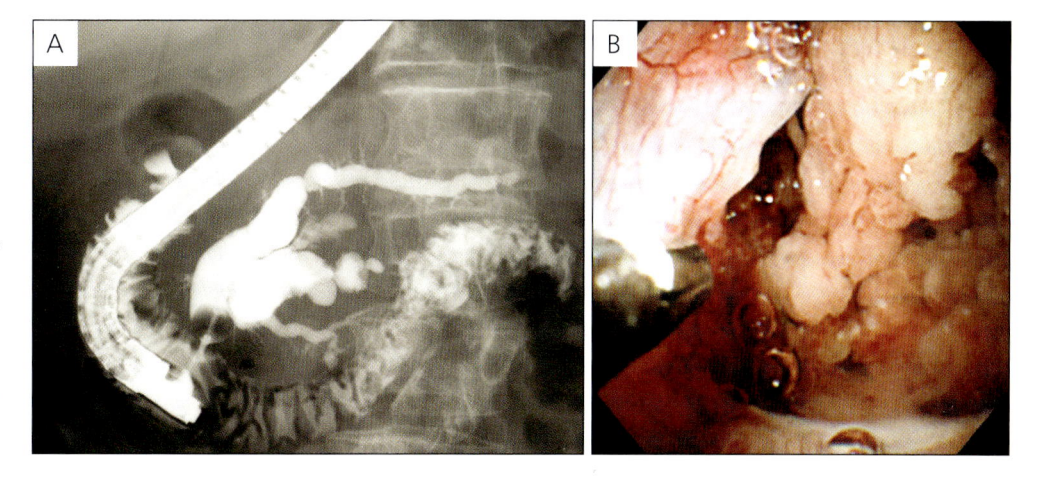

Na IPMN do tipo ducto principal, onde o ducto pancreático principal está envolvido pelo tumor, o pancreatoscópio com vídeo visualizou claramente as lesões pequenas na borda do tumor principal, além da borda da lesão com mucosa normal ter sido bem identificada (**Fig. 25.13**).

Mesmo na IPMN do tipo ducto com ramificação, onde existe o tumor principal no ducto com ramificação dilatado, o pancreatoscópio com vídeo visualizou tumores papilares com extrema clareza. Um endoscópio com vídeo de 3,4 mm possibilitou a biópsia do tumor com visão direta (**Fig. 25.14**).

Novas Tendências em Pancreatoscopia Peroral

A maior miniaturização do pancreatoscópio sem sacrificar queidade da imagem e melhorando a imagem digital, como a adição de NBI, são áreas de investigação encorajadoras. Em um estudo preliminar,[34] a NBI proporcionou imagem com alto contraste do ducto pancreático e da estrutura de superfície da IPMN. Além do mais, ela proporciona excelente visualização de padrões vasculares e vasos do tumor que são prenúncio de malignidade.[35]

O Sistema de Visualização Direta SpyGlass, que foi recentemente desenvolvido, pode ser aplicado para pancreatoscopia.[36,37] Este sistema possui um cateter de quatro lúmens descartável de 10 Fr (SpyScope) contendo um canal de 0,9 mm para a sonda de fibra óptica SpyGlass, um canal de instrumentação de 1,2 mm e dois canais de irrigação de 0,6 mm dedicados. O sistema é operado por um único endoscopista, amarrado ao duodenoscópio logo abaixo do canal de operação.

O diâmetro externo (10 Fr) do SpyScope atual é maior do que o da maioria dos ductos pancreáticos, e isto pode limitar as aplicações pancreáticas. No entanto, a pancreatoscopia com SpyGlass foi aplicada para a investigação do ducto pancreático acentuadamente dilatado em pacientes selecionados com IPMN.[38] A EHL guiada por pancreatoscopia com SpyGlass para cálculos ductais também foi descrita.[37]

Eventos Adversos

Os eventos adversos possíveis da pancreatoscopia peroral com ou sem esfincterotomia pancreática são sangramento, perfuração da parede duodenal e pancreatite. Pancreatite aguda pode ser induzida pela estimulação mecânica da passagem do pancreatoscópio ou lavagem salina estéril intraductal excessiva a fim de melhorar a inspeção.

A frequência relatada de pancreatite relacionada com a pancreatoscopia nas séries maiores é relativamente baixa (3 a 12%),[6,11,18] parcialmente porque o procedimento é, usualmente, realizado em centros avançados de excelência endoscópica. Em nossa série de 70 pancreatoscopias com endoscópios com vídeo, foi diagnosticado pancreatite aguda moderada em dois casos (2,9%). Para evitar possíveis eventos adversos, em nossa instituição os pacientes ficam usualmente hospitalizados por 1 dia após o procedimento e recebem administração intravenosa de antibióticos profiláticos. Drogas (gabexato mesilato, nafamostat mesilato, ulinastatina) que inibem a ativação de enzimas pancreáticas também são utilizadas no Japão para minimizar pancreatite relacionada com o procedimento.[7] A pancreatite pós-procedimento é, geralmente, autolimitada e é manejada conservadoramente na maioria dos casos.

Custos Relativos

Não existem dados publicados sobre comparações de custos entre pancreatoscopia e técnicas alternativas. Portanto, não há estudos da relação custo-benefício para pancreatoscopia. No entanto, o custo do instrumento pode ser caro, porque a pancreatoscopia requer uma segunda fonte de luz e um processador adequado para um escópio bebê além do usado para o escópio mãe. Além disso, o escópio bebê reutilizável envolve custos significativos de manutenção em razão da sua fragilidade. Em nossa experiência, o pancreatoscópio com vídeo precisa de reparos na parte flexível da sua ponta após cada cinco procedimentos. Espera-se que um reforço na ponta do endoscópio ou que o refinamento do mecanismo de deflexão melhore a durabilidade do instrumento.

Conclusão

A pancreatoscopia desempenha um papel importante tanto no diagnóstico quanto no tratamento de distúrbios pancreáticos, especialmente naqueles que não podem ser facilmente diferenciados por técnicas de imagem não invasivas e amostragem de tecido convencional. No entanto, a aplicação desta tecnologia permanece limitada a centros especializados porque a técnica ainda é desafiadora, e os instrumentos requerem custos de manutenção significativos. Além disso, é necessário um maior refinamento no calibre endoscópico, na deflexão da ponta e no sistema de irrigação para maior aplicação de rotina em doenças pancreáticas.

A lista de referências deste capítulo pode ser encontrada em www.revinter.com.br/online/referencias-baron.pdf

Capítulo 26

Colangioscopia

Introdução

Peter B. Kelsey

Os avanços na colangiopancreatoscopia continuam a aumentar o âmbito do intervencionista na eficácia do diagnóstico e administração de doenças biliares e pancreáticas. A evolução contínua do *design* transferiu essa tecnologia de centros de pesquisa acadêmica para as mãos da comunidade praticante. A nomenclatura evoluiu da mesma forma através de um espectro de termos descritivos, incluindo *colangioscopia, coledoscopia, colangiopancreatoscopia assistida por duodenocópio* e *colangioscopia peroral*, entre outros. O ducto pode ser acessado por meio de uma variedade de abordagens: por meio das papilas de Vater nativas através de um duodenoscópio, percutaneamente através de uma rota trans-hepática, ou intraoperatoriamente através de uma coledocotomia ou exploração do ducto cístico. Este capítulo está dividido em três partes. A Parte B foca no desenvolvimento da videocolangioscopia e das melhorias que podem ser esperadas, conforme essa tecnologia se torna mais disponível. A Parte C, sobre o sistema Spyglass, enfatiza a abordagem de operador único que simplificou muito a colangioscopia, permitindo a expansão de seu uso.

Caso se deseje que a colangioscopia se torne um adjunto verdadeiramente significativo para o intervencionista, o equipamento precisa estar prontamente disponível, conforme surgem as indicações. A presença de cálculos comuns grandes e recalcitrantes nos ductos e avaliação mais precisa das suspeitas de estreitamento biliar estão entre as duas indicações mais comuns para endoscopia biliar. Para seu uso prático, o equipamento precisa estar à mão e a equipe de apoio bem instruída sobre sua montagem e manutenção.

Os colangioscópios apareceram pela primeira vez nos ambientes de pesquisa acadêmica há mais de 25 anos e desde então foram lentamente submetidos a uma série de interações. Atualmente, nos Estados Unidos, há uma variedade limitada de colangioscópios de fibra óptica disponíveis para compra (**Tabela 26.1**). Em geral, quanto menor o diâmetro externo do colangioscópio, maior sua maleabilidade dentro do ducto biliar. No entanto, em contrapartida, esses endoscópios menores podem ter um canal de trabalho menor ou menos cabos internos para deflexão da ponta. Os endoscópios ultrafinos são de calibre suficientemente pequeno para serem introduzidos no ducto biliar ou do pancreático através de cateteres-padrão e fornecerem boa visualização de pequenos ramos ductais secundários. Porém, a falta de um canal de trabalho ou mecanismo de limpeza é uma desvantagem em comparação às colangioscopias terapêuticas maiores.

O excelente *design* do conjunto colangiopancreatografia retrógrada endoscópica (CPRE) coloca o colangioscópio, sua fonte de energia e acessórios muito próximos ao endoscopista. Por causa dos relacionamentos de funcionamento espacial íntimos entre os endoscópios "mãe" e "bebê", os componentes do colangioscópio são montados sobre ou adjacentes ao carro do processador CPRE. Esses componentes incluem o gerador de luz e o processador de imagens, assim como o equipamento de limpeza. Dependendo do fabricante e do modelo, a fonte de luz, o hardware de processamento de imagem e a bomba de ar e fluido estão disponíveis ou como componentes individuais ou combinados em uma única unidade. O sistema Spyglass, conforme será discutido na Parte C, combina todas essas unidades em um único equipamento.

A colocação estratégica dos monitores é crítica para permitir visualização simultânea das imagens de vídeo do endoscópio "mãe", do endoscópio "bebê" e da unidade fluoroscópica durante a colangioscopia. De forma ideal, os três monitores são agrupados e montados no nível dos olhos em frente ao endoscopista. Nos *designs* das novas unidades, esses três monitores são montados em braços articulados para maximizar o conforto do operador e a ergonomia. Computadores e pedais permitem mudança fácil entre outras fontes de saída de vídeo, como ultrassonografia endoscópica (EUS) ou microscopia. Monitores extras são posicionados para a equipe de assistência. A gravação digital do exame colangioscópico fornece um registro permanente do exame e, mais importante, permite revisão pós-procedimento das descobertas.

Uma variedade de acessórios é utilizada durante a colangioscopia de rotina. Adaptadores especiais anexados à abertura do canal do instrumento endoscópico mãe evitam ondulações do endoscópio bebê, conforme esse é manobrado durante o procedimento. Pelo fato de limpeza e sucção copiosas serem rotina durante a colangioscopia, irrigação com solução salina, tubos conectores, válvulas e seringas precisam estar disponíveis. Alguns processadores são equipados com componentes de irrigação e sucção. Finalmente, há uma variedade de acessórios específicos para colangioscopia, como escova para citologia, fórceps de biópsia, alças e sondas de litotripsia eletro-hidráulica, que precisam estar organizados e prontamente disponíveis.

Para mostrar o quanto evoluímos desde a época em que eu converti pela primeira vez um procedimento de duas pessoas em um procedimento que pode ser realizado por uma única pessoa, consultem a **Figura 26.1**.

Tabela 26.1 Colangioscópios Disponíveis nos Estados Unidos

Característica	Olympus	Pentax	Pentax
Modelo	CHF BP 30	FCP-9N	FCP-8P
Canal de trabalho	1,2 mm	1,2 mm	0,75 mm
Tamanho do fio-guia	0,035 pol.	0,035 pol.	0,025 pol.
Diâmetro externo	3,4 mm	3,1 mm	2,8 mm
Diâmetro do canal de abordagem "escópio mãe"	4,2 mm	4,2 mm	3,8 mm
Campo de visão	90°	90°	90°
Profundidade do campo	1-50	1-50	1-50
Deflexão da ponta (cima/baixo)	160°/130°	160°/130°	160°/130°
Extensão de trabalho	187 cm	190 cm	190 cm

Tabela 26.2 Videocolangioscopia Usando Abordagem "Mãe-Bebê"

	Olympus	
	CHF-BP260	CHF-B260/B160
Ângulo de visão	90°	90°
Profundidade observada	3-20 mm	3-20 mm
Diâmetro externo		
Extremidade distal	2,6 mm	3,4 mm
Extremidade de inserção	2,9 mm	3,5 mm
Seção de flexão		
Para cima/para baixo	70°/70°	70°/70°
Direita/Esquerda	ND	ND
Extensão de trabalho	2.000 mm	2.000 mm
Diâmetro do canal de trabalho	0,5 mm	1,2 mm
Endoscopia com imagem aumentada	NBI	NBI

ND, não disponível; *NBI*, imagenologia de banda estreita.

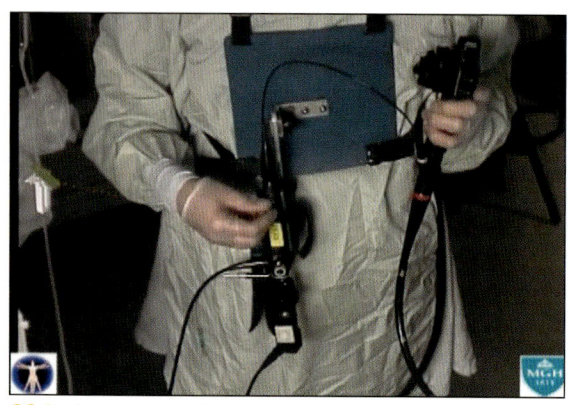

Fig. 26.1 O endoscópio "bebê" preso ao endoscopista por um peitoral.

Fig. 26.2 Videocolangioscopia usando sistema "mãe-bebê".

Videocolangioscopia

Takao Itoi

Videocolangioscopia Usando o Sistema Mãe-Bebê

Um videocolangioscópio pode fornecer imagens de qualidade digital excelente em comparação à colangioscopia convencional por fibras ópticas.[1-9] Dois videocolangioscópios são usados no sistema de colangioscopia mãe-bebê (**Tabela 26.2**). No entanto, atualmente seu uso é limitado a poucos países.

Descrição da Técnica

O duodenoscópio terapêutico que é usado como endoscópio mãe tem um canal de trabalho de 4,2 mm, o que ajuda a evitar dobras no videocolangioscópio bebê. Esfincterotomia endoscópica é necessária para facilitar a passagem do endoscópio através das papilas. Dois videocolangioscópios (CHF-B260/B160 e CHF-BP260, com diâmetros externos de 3,4 e 2,8 mm e diâmetros dos canais de trabalho de 1-2 e 0,8 mm, respectivamente; B260 E BP260, Olympus Medical Systems, Tóquio; B160, Olympus America Inc., Center Valley, Filadélfia) (**Fig. 26.2**) são introduzidos pelo canal de trabalho de 4,2 mm do duodenoscópio terapêutico para dentro do ducto biliar com ou sem um guia de 0,035 polegada. Têm angulação bidirecional na ponta. A técnica de inserção por guia é usada com o CHF-B260, mas não com o CHF-BP260 por causa do diâmetro do canal de trabalho. Irrigação com insuflação de solução salina e dióxido de carbono (CO_2) é usada para observação do ducto biliar.[7,8] Observação endoscópica é, geralmente, realizada usando imagenologia com luz branca. A observação usando imagenologia de banda estreita (NBI) está disponível com o sistema NBI (CV-260SL, CVL-260SL/CV-180, CLV-180, fonte de luz, Olympus).

Técnica: Diagnóstica e Terapêutica

A videocolangioscopia fornece imagens digitais com melhor qualidade e oferece detalhes aumentados da mucosa em comparação a colangioscopias convencionais com fibra óptica (**Fig. 26.3**). Assim, podem-se delinear estruturas finas da mucosa, como superfícies rasas, irregulares, pseudodiverticulares, lesões papilares ou granulares, padrões de vasos finos, levando à diferenciação entre lesões benignas e malignas com base em defeitos de preenchimento indeterminados e estreitamentos biliares, conforme descrito pela colangiografia. Um estudo recente da capacidade da videocolangioscopia de diferenciar entre defeitos de preenchimento indeterminados e estreitamentos biliares revelou que a CPRE/amostragem de tecido e videocolangioscopia fornecem alta capacidade diagnóstica (precisão 98,3%, sensibilidade 99%, especificidade 95,8%, valor preditivo positivo 99%, valor preditivo negativo 95,8%) em comparação à CPRE/ amostragem de tecido apenas (precisão 85%, sensibilidade 86,5%, especificidade 79,2%, valor preditivo positivo 94,3%, valor preditivo negativo 59,4%).[6] Neoplasias produtoras de mucina no ducto biliar podem produzir uma grande quantidade de mucina, resultando em diagnóstico errôneo de localização do tumor, se for empregada apenas colangiografia. Videocolangioscopia é bastante útil para detecção precisa do local primário do tumor.[9] Observações detalhadas tornam possível não somente detectar descobertas anormais, mas também direcionar de forma adequada os locais de biópsia por inspeção direta (**Fig. 26.4**).

Neoplasias no ducto biliar, em particular do tipo crescimento papilar, ou neoplasias produtoras de mucina, mostram com frequência um tumor longitudinal se disseminando a partir de lesões primárias no ducto biliar. Imagens detalhadas de imagens ampliadas obtidas por videocolangioscopia permitem detecção de pequenas descobertas anormais, não importa se de natureza benigna ou maligna.[5,9] Além disso, a realização de biópsia por colangioscopia usando um fórceps de biópsia 3 Fr fornece boa capacidade de diagnóstico.[6] Quando o estreitamento biliar é excessivamente inelástico para permitir a passagem por videocolangioscopia, uma cateter de balão de dilatação biliar ou a colocação de um *stent* plástico temporário de 10 Fr pode ser eficaz.

Videocolangioscopia por imagem aumentada, usando NBI, mostra claramente cinco estruturas mucosas biliares e vasos capilares (**Fig. 26.5**), o que contribui para precisão na biópsia e diagnóstico de doenças no trato biliar.

Embora a videocolangioscopia terapêutica seja limitada por apresentar canal de trabalho muito pequeno, litotripsia eletro-hidráulica 1,9 a 3 Fr (EHL) e litotripsia a *laser* usando *holmium* YAG e FREDDY foram realizadas sob visualização videocolangioscópica direta (**Fig. 26.6**).

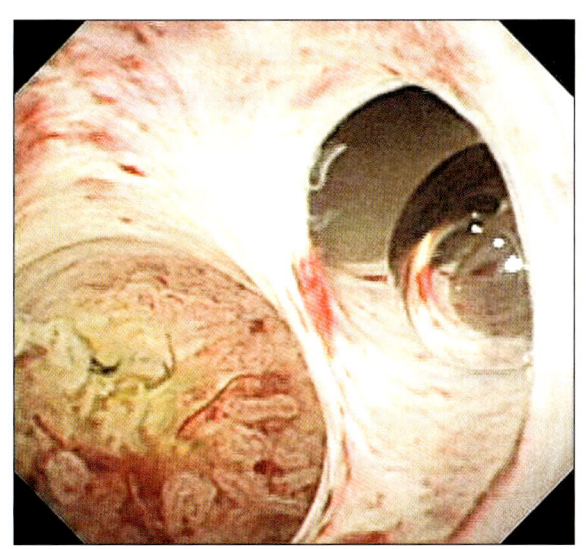

Fig. 26.3 Lesões papilares no ducto biliar intra-hepático.

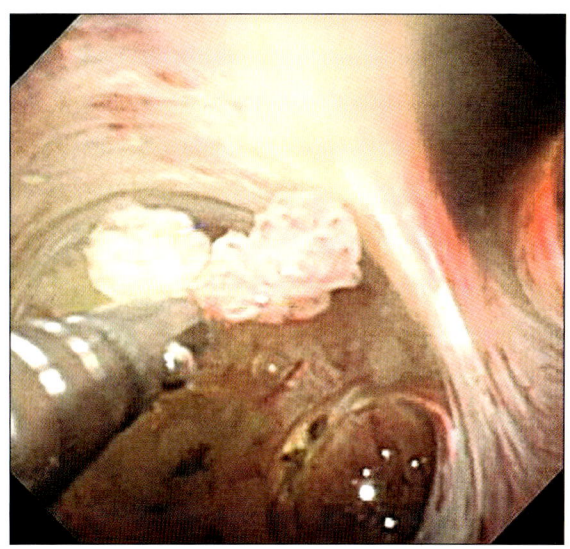

Fig. 26.4 Biópsia sob inspeção direta.

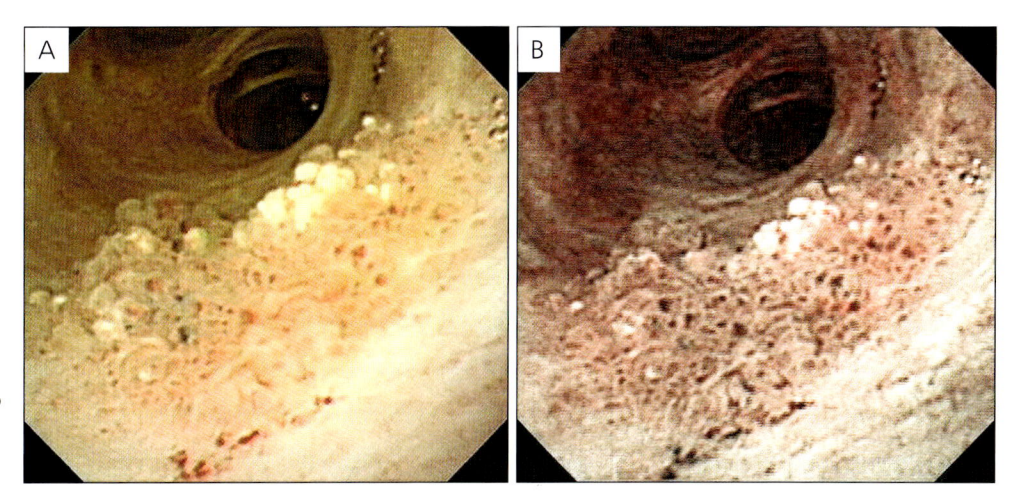

Fig. 26.5 Início de câncer no ducto biliar. (A) Imagenologia com luz branca. (B) Imagenologia de banda estreita.

Eventos Adversos e Limitações

Videocolangioscopia, da mesma forma que colangioscopia por fibra óptica, pode causar eventos adversos relacionados com o procedimento, como colangite e pancreatite. Há diversas limitações do sistema de videocolangioscopia mãe-bebê por causa da fragilidade endoscópica, custo do reparo e necessidade de dois endoscopistas habilidosos. No NBI, a bile da colangioscopia se parece com sangue, o que pode levar a imagens de baixa qualidade, além de gastar muito tempo limpando o ducto biliar.[4]

Videocolangioscopia pelo Sistema de Inserção Direta

Colangioscopia por fibra óptica peroral direta realizada pela técnica de inserção direta foi descrita por Urakami *et al.*[11] três décadas atrás, utilizando um endoscópio-padrão para o sistema gastrointestinal (GI) superior. No entanto, este método não se tornou comum por causa da dificuldade de inserção direta, usando um endoscópio-padrão no trato GI superior. Em 2006 a primeira série de casos, usando videoendoscópios ultrafinos para trato GI superior, foi relatada por Larghi e Waxman.[12] Desde então videocolangioscopia peroral direta diagnóstica e terapêutica (DPVCS) tornou-se cada vez mais comum.[13-23]

Descrição da Técnica

Videocolangioscopia (DPVCS) peroral direta diagnóstica e terapêutica geralmente é realizada usando endoscópios ultrafinos para trato GI superior (**Tabela 26.3**). No entanto, visto que eles têm diâmetro externo de 5 a 6 mm, a esfincterotomia endoscópica é obrigatória. Além disso, é realizado dilatação papilar para facilitar a passagem do endoscópio através das papilas. Possuem angulação de ponta quádrupla e um canal de trabalho de 2 mm.

Até os dias atuais, foram relatadas cinco abordagens para acesso direto ao ducto biliar: (1) inserção à mão livre sem quaisquer dispositivos de assistência, (2) inserção orientada por guia, (3) inserção assistida por balão sobre tubo, (4) inserção assistida por balão duodenal obstruído e (5) inserção assistida por balão com ancoragem intraductal (**Fig. 26.7**).[23] Em geral, a inserção

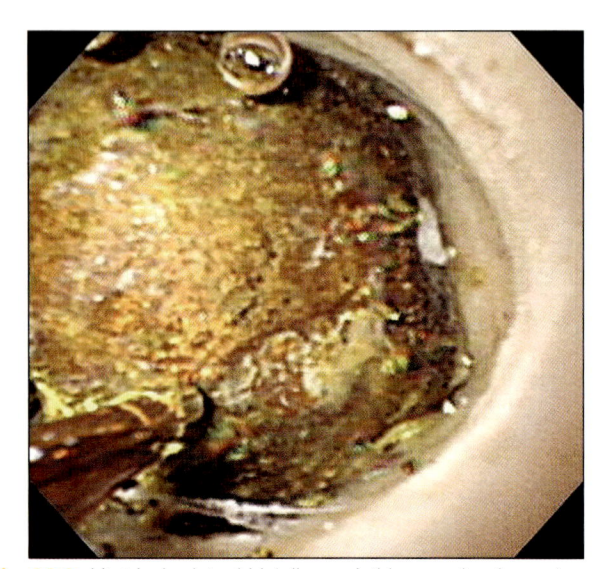

Fig. 26.6 Litotripsia eletro-hidráulica assistida por colangioscopia "bebê" para cálculo grande no ducto biliar.

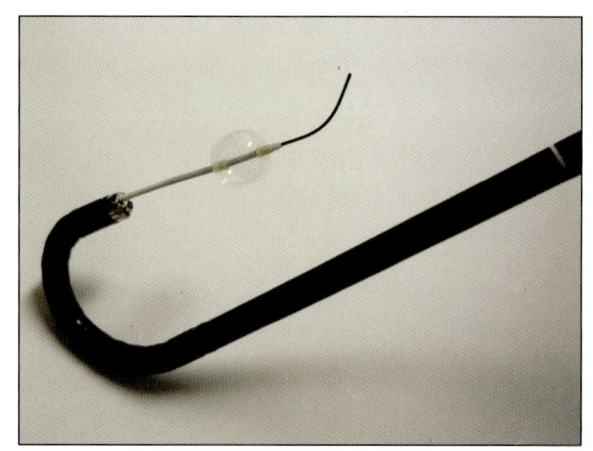

Fig. 26.7 Videocolangioscopia direta com balão de ancoragem.

Tabela 26.3 Videocolangioscopia Peroral Direta

	Videlocolangioscopia Peroral Direta				
	Olympus			Fujinon	Pentax
	GIF-XP160	GIF-XP180N	GIF-XP260N	EG-530NW/530N2	EG-1.690 K
Ângulo de visão	120°	120°	120°	140°	120°
Profundidade observada	3-100 mm	3-100 mm	3-100 mm	4-100 mm	4-100 mm
Diâmetro externo					
Extremidade distal	5,9 mm	5,5 mm	5,0 mm	5,9 mm	5,4 mm
Extremidade de inserção	5,9 mm	5,5 mm	5,5 mm	5,9 mm	5,3 mm
Seção de flexão					
Para cima/para baixo	180°/90°	210°/90°	210°/90°	210°/90°	210°/120°
Direita/Esquerda	100°/100°	100°/100°	100°/100°	100°/100°	120°/120°
Extensão de trabalho	1.030 mm	1.100 mm	1.030 mm	1.100 mm	1.100 mm
Diâmetro do canal de trabalho	2 mm	2 mm	2 mm	2 mm	2 mm
Endoscopia com imagem aumentada	NBI	NBI	NBI	FICE	i-SCAN

FICE, aumento de cor por imagenologia espectral flexível; *NBI*, imagenologia de banda estreita.

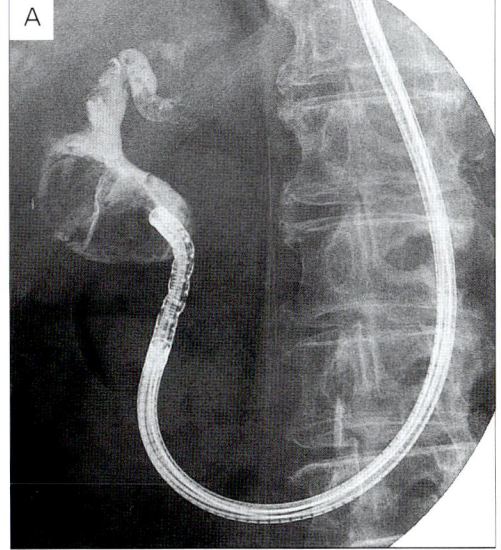

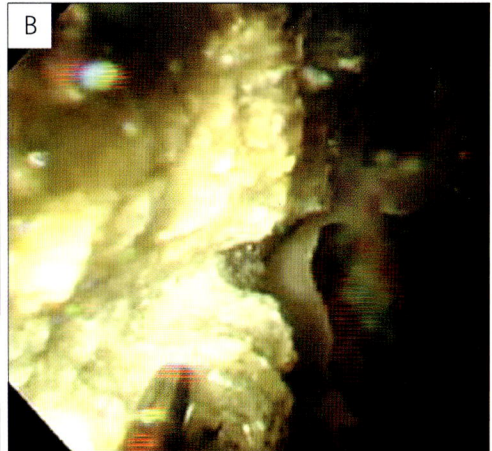

Fig. 26.8 EHL assistida por videocolangioscopia direta para cálculo grande no ducto biliar. (A) Descoberta de raios X. (B) Imagenologia por endoscópio.

do endoscópio à mão livre geralmente parece difícil ou impossível. Já a inserção orientada por guia ou inserção assistida por balão com ancoragem intraductal são usadas com frequência. Diversos estudos descreveram uma taxa de sucesso de inserção superior por cateter de balão intraductal (95,2%, 20 de 21) do que de inserção por guia (45,5%, 5 de 11) ou inserção assistida por balão sobre tubo (83,3%, 10 de 12).[15,18]

Para a realização da inserção orientada por guia, um fio-guia de 0,035 polegada ou tipo rígido de 0,025 polegada é inserido primeiramente dentro do ducto biliar por meio de um duodenoscópio, que é removido, deixando o guia no local. Após isso, um endoscópio ultrafino é avançado dentro do ducto biliar, utilizando a técnica sobre o fio. É relativamente fácil avançar a ponta do endoscópio dentro do ducto biliar inferior com o duodenoscópio na posição angulada ou reta. Uma combinação das técnicas endoscópicas tanto de empurrar quanto de puxar é necessária para inserção do endoscópio até a porção hilar. Quando um balão de ancoragem 5 Fr é usado para inserção do endoscópio dentro do ducto biliar, o balão de ancoragem é avançado dentro do ducto intra-hepático direito ou esquerdo e insuflado como uma âncora. O guia de 0,018 ou 0,025 polegada é usado para o balão de ancoragem 5 Fr. Dessa maneira, um endoscópio ultrafino é avançado dentro da porção hilar ou no ducto biliar intra-hepático, usando a técnica de empurrar e puxar em combinação com o balão de ancoragem. Nesse momento a forma do endoscópio mostra a posição do endoscópio em alça α ou alça U. Irrigação com solução salina e insuflação de CO_2 são usadas para facilitar a observação no ducto biliar.

Técnica: Diagnóstica e Terapêutica

Após atingir o segmento de interesse do ducto biliar, a DPVCS direta diagnóstica e terapêutica permite diversos procedimentos endoscópicos diagnósticos e terapêuticos, como observação, biópsia para diagnóstico, litotripsia eletro-hidráulica (**Fig. 26.8**), litotripsia a *laser*, ablação do tumor, usando coagulação por plasma de argônio, terapia fotodinâmica, ou colocação de *stent* biliar usando a plástica ou metálica através do canal de trabalho de 2 mm. Entretanto, acessórios de 2 mm não estão comumente disponíveis e são limitados em número (**Fig. 26.9**).

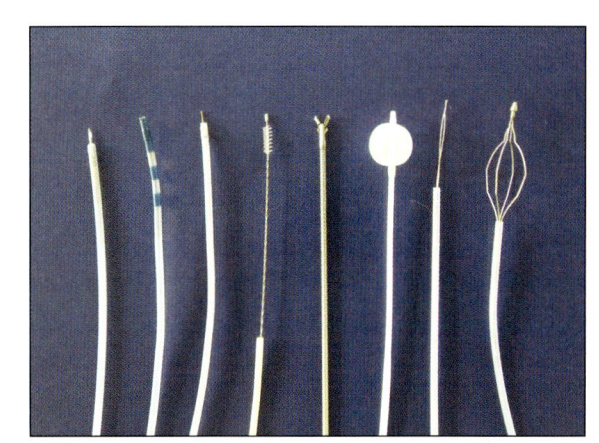

Fig. 26.9 Acessório 5 Fr para colangioscopia direta.

A endoscopia com imagem aumentada, possibilitando o delineamento de estruturas finas da mucosa e vasos, é possível, usando vários sistemas processadores, como: (1) NBI (Olympus), (2) imagenologia espectral flexível com contraste de cor (FICE) (Fijifilm, Tóquio) e (3) i-Scan (Pentax, Tóquio).

Efeitos Adversos e Limitações

A DPVCS direta diagnóstica e terapêutica causa eventos adversos relacionados com o procedimento. O efeito adverso mais grave é a possibilidade de embolia aérea cardíaca ou cerebral se o procedimento for realizado sob insuflação de ar em vez de irrigação salina ou insuflação de CO_2.[23] Embora a DPVCS direta diagnóstica e terapêutica seja superior à videocolangioscopia mãe-bebê em termos de durabilidade do endoscópio e não haja necessidade de duas fontes de luz ou de dois endoscopistas habilidosos, a taxa de sucesso de inserção do endoscópio ainda não é suficiente. Além disso, endoscópios ultrafinos não são compatíveis com o tamanho do ducto biliar ou das papilas com tanta frequência quanto na videocolangioscopia mãe-bebê. Deve-se tomar cuidado porque essa incompatibilidade de tamanho parece causar efeitos adversos inesperados.

Agradecimentos

Agradecemos ao Professor J. Parick Barron, Presidente do Departamento de Comunicação Médica Internacional da Universidade Médica de Tóquio, por sua revisão editorial do manuscrito em inglês.

Colangiopancreatoscopia de Operador Único Utilizando o Sistema de Visualização Spyglass Direct

Raj J. Shah

As vantagens percebidas da colangioscopia de operador único usando o sistema Spyglass com base em cateter (SOC-S) (Spyglass Direct Visualization System, Boston Scientific, Natick, Massachusetts) incluem a capacidade de um único endoscopista em realizar colangiopancreatografia e o uso de um cateter 10 Fr de quatro lúmens descartável com deflexão de quatro pontas (para cima e para baixo e esquerda para direita) que se encaixa no canal de trabalho (4,2 mm) de um duodenoscópio terapêutico padrão.[24] O dispositivo é aprovado pela *U.S. Food and Drug Administration* (FDA) tanto para aplicações biliares quanto pancreáticas.

Em um estudo *ex-vivo*, Chen comparou acesso de quatro quadrantes, biópsia simulada, taxas de fluxo de irrigação e resolução óptica entre SOC-S e um sistema com base em endoscópio (CHF BP-30, Olympus).[25] O autor relatou que a capacidade de acessar quatro quadrantes para visualização e biópsia com SOC-S era melhor do que a deflexão de ponta bipartida do sistema com base em endoscópio (relação de probabilidades [OR] 1,7 para 2,94, $p < 0,001$). Embora o número máximo de pares de linhas por milímetro em um teste-alvo padrão fosse 2 vezes o da resolução para o endoscópio (7,1 pares linha/mm *versus* 3,6 pares de linha/mm) a qualidade óptica não se deteriorou com o reuso da fibra óptica no SOC-S (observação pessoal).

Equipamento

SOC-S tem uma seção de controle que abriga três portas: irrigação que alimenta dois canais de 0,6 mm, uma sonda óptica de 0,77 mm, e um canal acessório de 1,2 mm que permite a passagem de guias, fibras de litotripsia intraductal e fórceps de biópsia em miniatura.[25] A seção de controle é presa com um cinto de silicone exatamente abaixo do canal de trabalho do duodenoscópio. O tubo de inserção descartável de 3,4 mm tinha quatro fios de direção embutidos em sua extensão. A sonda óptica de 6.000 pixels é um agrupamento de fibras de luz que envolve ramos de fibras ópticas e é incorporada em um estojo de poliimida fornecendo um campo de visão de aproximadamente 70 graus. A seção conectora compreende uma câmera processadora com um *chip* de (CCD) acoplado de 0,25 polegada, uma fonte de luz, um acoplador óptico que faz interface da sonda óptica com a fonte de luz e cabeça de câmera de vídeo, um transformador de isolamento de grau médico, e um carrinho de viagem com um braço de três juntas para extensão. Uma bomba de irrigação com pedal e monitor está disponível em outros vendedores.[26]

TÉCNICA

A sonda óptica é pré-carregada com o cateter de acesso ou terapêutico e avançada até poucos milímetros da porção de flexão do cateter para reduzir o dano potencial durante a passagem através do elevador do duodenoscópio e dos estreitamentos ductais. O avanço através do canal de trabalho do duodenoscópio é semelhante ao da colangioscopia com base em colangioscópio. Uma vez que o ducto seja penetrado com o cateter de acesso, a sonda óptica é avançada gentilmente além da ponta do cateter para injeção intraductal. Caso seja encontrada resistência, as maçanetas da seção de controle devem ser destrancadas, e o fluoroscópio pode ser usado, para determinar se a ponta do cateter está reta. O endoscopista tem o controle dos comandos de direção das quatro saídas e pode periodicamente travar os comandos para estabilizar a posição do endoscópio em um alvo durante a aquisição de tecidos ou na litotripsia intraductal. A irrigação é realizada por dois canais dedicados, facilitados por um pedal. As taxas de irrigação devem ser mantidas o mais baixo possível para permitir visualização suficiente e litotripsia, conforme aplicável, para reduzir potencialmente o risco de colangite.[27]

Uso Clínico e Eficácia (Figuras 26.10 a 26.12)

Litotripsia Intraductal

Litotripsia eletro-hidráulica (EHL) ou litotripsia a *laser* (LL) pode ser usada para tratar tanto os cálculos no ducto biliar, quanto no ducto pancreático. Visualização colangioscópica ou pancreatoscópica durante a litotripsia intraductal ajuda a evitar lesão no ducto. A fibra de EHL nitrinol 1,9 Fr contém dois eletrodos com isolamento coaxial, terminando em uma ponta aberta. É necessário imersão em solução salina, e, como vantagem sobre colangioscopias com base em endoscópio, os canais dedicados para irrigação fornecem um meio suficiente. Durante a imersão em solução salina, são geradas faíscas que produzem ondas de pressão hidráulica de alta amplitude para fragmentação do cálculo.[28] Um gerador produz uma série de impulsos elétricos de alta voltagem a uma frequência de 1 para 20 por segundo, com configurações variando de 50 a 100 watts. A ponta da fibra de EHL deve-se projetar não mais que 2 a 3 mm a partir do endoscópio e ser posicionada frente a frente com o cálculo ao mesmo tempo em que o pedal do gerador é pressionado para gerar energia.[29]

Durante a LL, um feixe de *laser* é transmitido por meio de uma fibra de quartzo flexível através do canal de trabalho da colangiopancreatoscopia. A LL requer localização mais precisa do cálculo, e embora a fragmentação seja aumentada por contato direto, pode levar a um efeito de "perfuração". A aplicação de pulsos repetidos de energia a *laser* no cálculo leva à formação de um acúmulo gasoso de íons e elétrons livres de alta energia cinética. Esse plasma se expande rapidamente conforme absorve a energia do *laser* e, então, colapsa, induzindo uma onda de choque mecânica esférica entre a fibra de *laser* e o cálculo, levando à fragmentação do cálculo.[30]

Cálculos Biliares Difíceis Usando SOC-S

Uma série de relatórios de centro único sobre 26 pacientes que foram submetidos a uma média de três CPREs (44% dos quais não haviam tido sucesso com a litotripsia mecânica) antes da SOC-S.[31] Foi observada limpeza completa em 24 de 26 pacien-

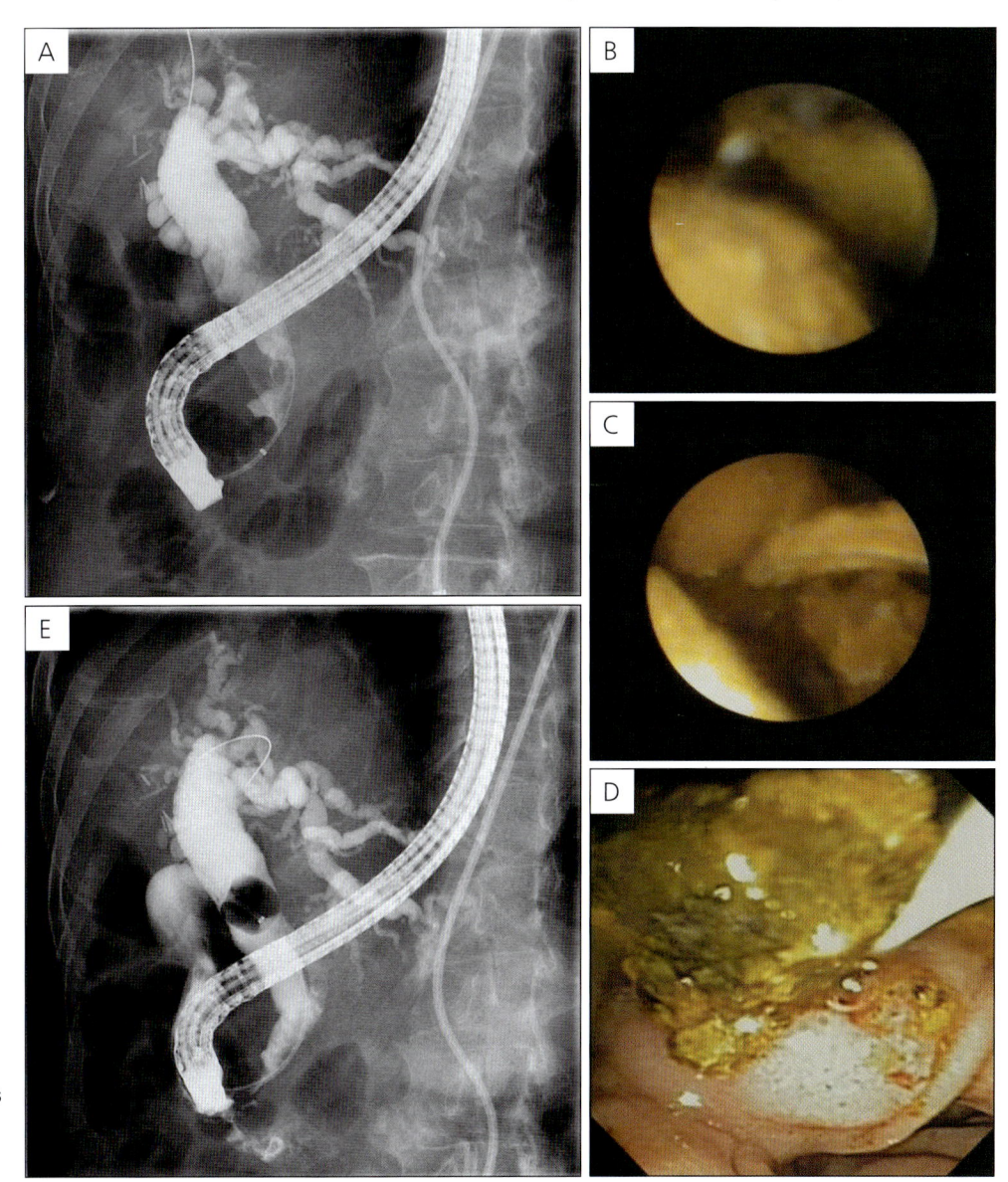

Fig. 26.10 (A) Visão fluoroscópica de uma parede lateral de defeito de preenchimento no ducto biliar com cálculos impactados. (B) Visualização SOC-S de dois grandes cálculos comuns no ducto biliar. (C) Visualização SOC-S de fragmentos de cálculos comuns no ducto biliar após litotripsia eletro-hidráulica. (D) Visualização duodenal de fragmentos de cálculos removidos. (E) Colangiograma com balão de oclusão após limpeza de cálculo comum no ducto biliar.

tes (92%). Somente dois pacientes precisaram de mais de uma SOC-S com sessões de EHL ou LL. Em uma série maior de estudos em um único centro de SOC-S da Índia, LL Holmium foi usada em 60 pacientes com tentativas anteriormente malsucedidas em litotripsia mecânicas (44%) ou outros fatores, como síndrome de Mirizzi ou impacto do cálculo, que impossibilitam tentativas de cesta para captura ou dilatação de esfíncter por balão grande.[32] O tamanho médio do cálculo era de 23 mm (gama de 15 a 40 mm), e a limpeza completa de 100% ocorreu após uma média de 1,2 sessão. De forma interessante, 24 pacientes potencialmente elegíveis foram excluídos em razão da hipertensão porta ou carga de cálculos extensa que ocupava a maior parte do ducto biliar e foram encaminhados à cirurgia sem tentativa de SOC-S. Em uma série nova de 13 pacientes com cálculos no ducto cístico (quatro com síndrome de Mirizzi Tipo 1), o SOC-S foi usado para conseguir limpeza completa do ducto cístico e do ducto biliar em 10 de 13 pacientes (77%) durante um total de 17 sessões de SOC-S.[33]

Em um estudo de registro prospectivo internacional multicêntrico usando SOC-S, 66 de 297 casos totais foram para o tratamento de cálculos biliares difíceis e incluíram EHL (n = 50) e LL (n = 16).[34] O tamanho médio dos cálculos era de 19 mm e a duração do tempo índice de litotripsia intraductal foi de 38 minutos. A limpeza ductal foi obtida em 100% dos casos. Quarenta e sete de 66 (71%) em um estudo-índice de SOC e os 29% restantes após uma média de 1 a 2 CPREs.

Terapia para Cálculo Pancreático Utilizando SOC-S

Uma vantagem em potencial da pancreatoscopia peroral (POP) sobre a litotripsia extracorpórea por ondas de choque (ESWL) como modalidade primária na abordagem a pacientes com cálculos no ducto pancreático principal (MPD) é a capacidade de fragmentar e remover cálculos durante o mesmo procedimento. Em um estudo preliminar realizado em um único centro com 45 pacientes que foram submetidos à endoscopia ou à pancreatoscopia com SOC-S com EHL ou LL para cálculos no MPD, 14 foram submetidos a Spyglass.[35] Limpeza completa ou parcial dos cálculos foi obtida em 100%, com limpeza completa atingida em 57%. Além disso, a limpeza completa ou parcial foi semelhante aos que foram submetidos à pancreatoscopia com base em endoscópio

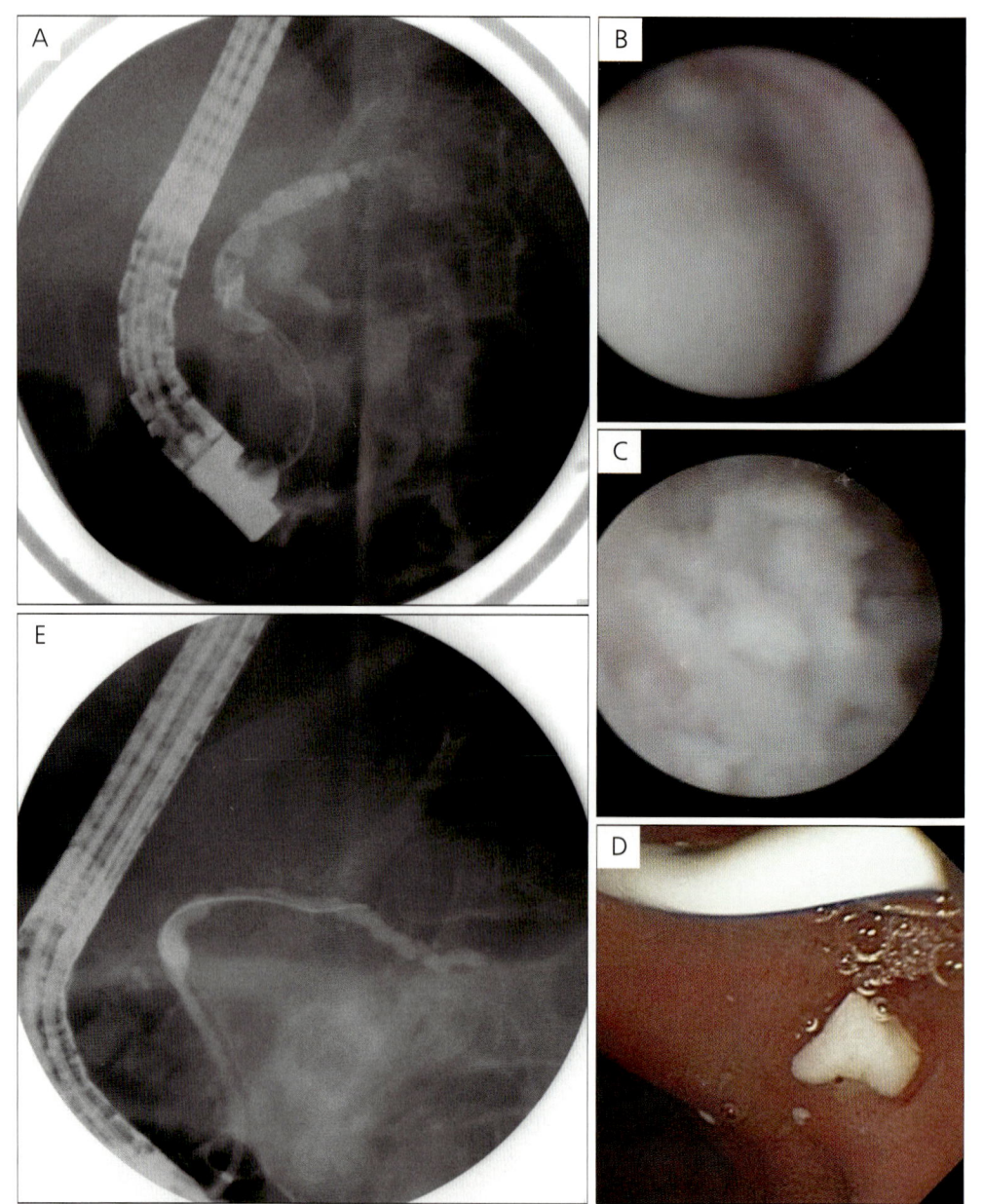

Fig. 26.11 (A) Pancreatograma com cálculos na cabeça e na cauda. (B) Visualização SOC-S de cálculo na cabeça do ducto pancreático impactado. (C) Visualização SOC-S de fragmentos de cálculo no ducto pancreático impactado após litotripsia eletro-hidráulica. (D) Visualização duodenal de fragmento de cálculo pancreático em seguida à remoção endoscópica. (E) Pancreatograma revelando ausência (limpeza) de cálculos na cabeça e cauda.

(p = 0,294). Eventos adversos leves relacionados com a POP ocorreram em 3 de 25 procedimentos (12%) do grupo SOC-S. O sucesso clínico em um acompanhamento médio de 15 meses foi de 100%, mas similar ao grupo com base em endoscópio (p = 0,149).

De um grupo de trabalho multicêntrico LL, um relatório preliminar identificou retrospectivamente 28 pacientes que foram submetidos a SOC-S para cálculos no MPD.[36] Antes do índice SOC-S com LL, 32% tinham sido submetidos a ESWL adjuntiva e 25% tinham tido fragmentação do cálculo malsucedida ou incompleta com SOC-S com ou sem EHL. O tamanho médio do cálculo era de 15 mm (gama de 4 a 32 mm) e localizado na cabeça ou no pescoço (n = 12,42%), corpo ou cauda (n = 10,36%) ou múltiplos locais (n = 6,21%). Em geral houve sucesso técnico de 97% por protocolo com limpeza completa (24 de 28; 86%) e parcial (3 de 28; 11%) e sucesso clínico em 27 de 28 (96%) em acompanhamento de aproximadamente um ano com base na melhora da dor (n = 26) e redução nos narcóticos (n = 25) ou hospitalizações (n = 19).

Avaliação por SOC-S de Estreitamentos Biliares Indeterminados

Embora séries comparativas de colangioscopias com base em endoscópios e SOC-S não terem sido realizadas, séries de grupos de SOC-S mostraram descobertas encorajadoras em pacientes com patologia pancreaticobiliar indeterminada. É provável que a capacidade de navegar e fazer amostras de diferentes quadrantes de um estreitamento pode ser melhorada com deflexão de quatro pontas e uma ponta de cateter compressível.[25] Lesões sugestivas de malignidade foram com base principalmente em estudos usando as colangioscopias com base em endoscópio e incluíram: (1) lesões exofíticas, (2) ulceração, (3) projeções papilares da mucosa, e (4) vasos tortuosos e dilatados.[24,37,38] Embora um relatório preliminar de concordância interobservadores de clipes de vídeo de exames por SOC-S para distinguir lesões malignas de benignas revelasse somente concordância de leve a justa, muitos estudos ainda são necessários.[39]

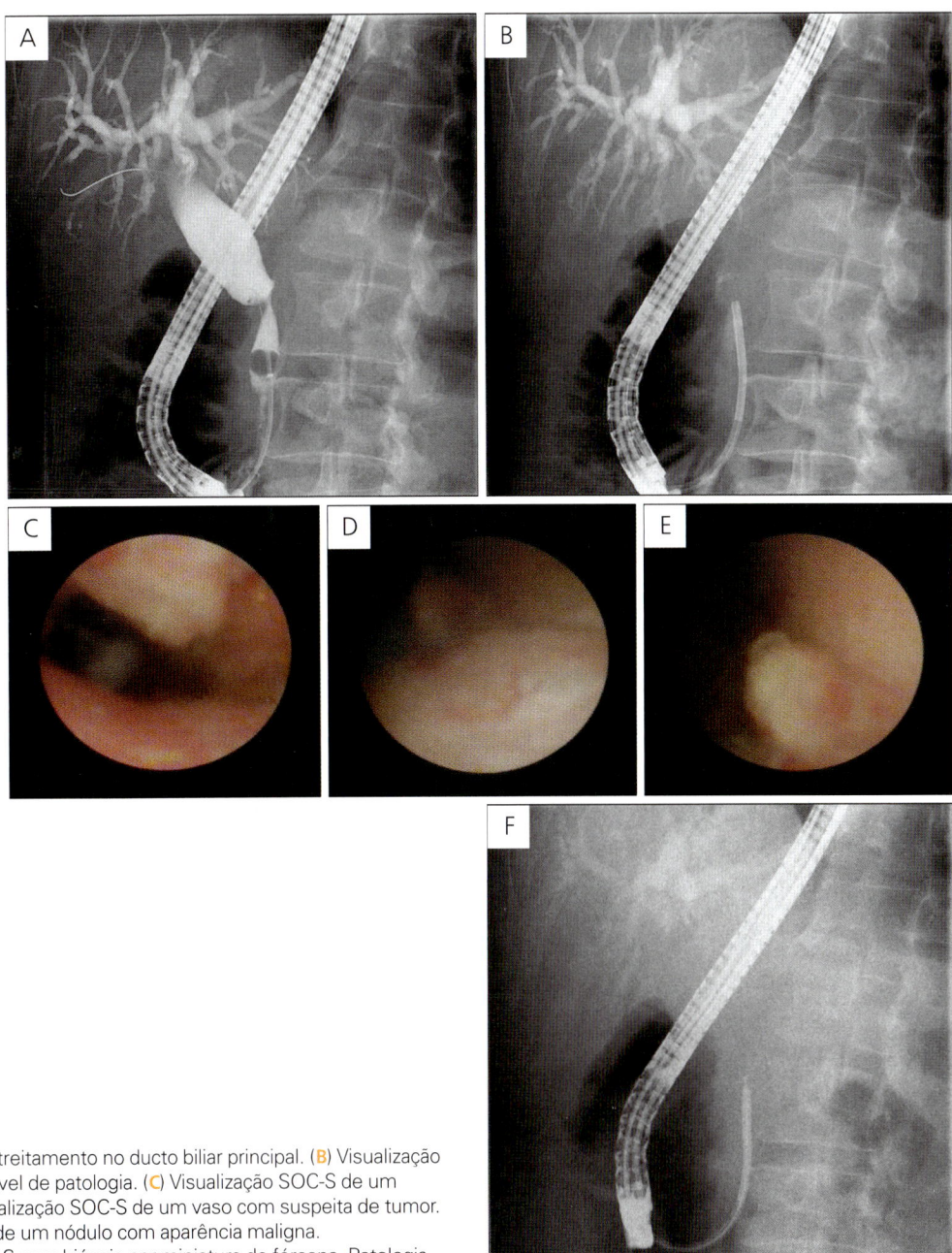

Fig. 26.12 (**A**) Colangiograma de estreitamento no ducto biliar principal. (**B**) Visualização fluoroscópica de posição SOC-S no nível de patologia. (**C**) Visualização SOC-S de um nódulo de aparência maligna. (**D**) Visualização SOC-S de um vaso com suspeita de tumor. (**E**) Visualização alternativa de SOC-S de um nódulo com aparência maligna. (**F**) Visualização fluoroscópica de SOC-S com biópsia por miniatura de fórceps. Patologia revelou displasia de alto grau.

Biópsia intraductal com técnica SOC-S pode ser realizada usando dois métodos previamente descritos para a colangioscopia com base em endoscópio.[37] Biópsia direcionada por colangioscopia é realizada passando um fórceps de biópsia de colangioscopia em miniatura com um espaço de 4,1 mm (Spybite, Boston Sicentific) através do canal de trabalho de 1,2 mm do SOC-S.[2] Biópsia assistida por colangioscopia é realizada localizando o local-alvo da biópsia, utilizando visualização colangioscópica (isto é, estreitamentos biliares distais em que a passagem do fórceps em miniatura pode ser tecnicamente difícil) e obtendo filmes localizados da ponta do colangioscópio posicionado na lesão-alvo. Após remover o colangioscópio, uma biópsia com fórceps biliar convencional é passada, então, pelo canal de trabalho do duodenoscópio para obter amostras de tecidos sob orientação de fluoroscópio.[37]

Estudos de viabilidade clínica revelam espécimes histológicos adequados para o fórceps em miniatura em 95 a 97% das amostras, quando a lesão maior foi atingida.[24,31] Uma série prospectiva de 26 pacientes com estreitamentos biliares indeterminados foi submetida, de acordo com o protocolo, à biópsia direcionada por SOC-S seguido por citologia com escova e biópsia orientada por fluoroscópio.[40] A maioria dos pacientes (85%) tinha amostras anteriores de tecido não diagnosticado, e 46% eram estreitamentos hilares. Sensibilidade, especificidade e precisão da citologia (6, 100, 39%), biópsia-padrão com fórceps (29, 100, 54%) e biópsia com fórceps em miniatura (77, 100, 85%) foram relatadas a diferenças significativas observadas ao comparar biópsia a fórceps em miniatura com outros métodos de sensibilidade e precisão ($p < 0,0001$ e $p = 0,0215$ para citologia e biópsia com fórceps-padrão respectivamente). Se citologia com escova ou biópsia convencional foram realizadas fazendo referência a filmes locais do colangioscópio na área-alvo é um dado desconhecido. Além disso, não houve uma explicação satisfatória fornecida em relação à sensibilidade extremamente baixa da citologia com escova nas duas séries.

Em uma série retrospectiva de 30 pacientes altamente selecionados com colangiocarcinoma extra-hepático documentado, os investigadores avaliaram aqueles pacientes que foram submetidos à SOC-S após CPRE não diagnóstica com citologia com escova e EUS e aspiração por agulha fina (FNA) de um estreitamento biliar.[41] Os investigadores usaram o critério de malignidade acima para determinar um lugar para a amostra de tecido. Histologia "suspeita" das lesões foi considerada positiva para os objetivos do estudo. Todos os pacientes tiveram imagem radiológica com SOC-S sugestiva de lesões malignas e foi retirada uma média de cinco fragmentos com o fórceps em miniatura. Os investigadores relataram uma precisão de 77% de diagnóstico de malignidade (23 de 30 pacientes com positivo verdadeiro). O estudo pode não ser amplamente aplicável graças à identificação retrospectiva altamente seletiva de pacientes e falta de interpretações falso-positivas de SOC-S que seriam vistas em uma população mista de pacientes.

Em um estudo da Índia, foi relatado um período de 9 meses de inscrição em que aproximadamente 10% dos pacientes (n = 36) com estreitamentos biliares determinados foram submetidos à SOC-S para caracterização posterior.[42] Em geral foi obtida histologia adequada em 82%. Uma alta proporção de estruturas hílares (21 de 36, 58%) pode explicar parcialmente as baixas taxas de histologia adequada do fórceps miniatura em virtude de acesso limitado. A precisão da impressão visual de SOC-S usando o critério de malignidade descrito acima foi de 89% (95% de sensibilidade e 79% de especificidade) e para histologia usando o fórceps miniatura foi de 82% (82% de sensibilidade e especificidade). A aparência benigna foi sugerida por mucosa superficial lisa sem neovascularização definida e mucosa granular homogênea.

O maior estudo multicêntrico sobre colangioscopia incluiu 15 centros na Europa e EUA, em que SOC-S foi utilizado prospectivamente para patologia pancreaticobiliar indeterminada e doença de cálculo difícil.[34] Chen et al. avaliaram 226 pacientes com patologia biliar indeterminada que foram submetidos à SOC-S diagnóstica; 140 tiveram biópsia direcionada com fórceps miniatura (média de quatro fragmentos, 20% hílares, e adequação histológica de 88%). CPRE completa, SOC-S e dados de biópsia estavam disponíveis em relação a um subconjunto de 95 pacientes. As sensibilidades e especificidades da impressão colangioscópica, visualização SOC-S e biópsias de tecido direcionadas por SOC-S para detectar a malignidade foram de 51 e 54%, 78 e 82%, e 49 e 98%, respectivamente. Talvez o uso ideal de SOC-S possa ser a identificação de lesões suspeitas seguidas pela amostra de tecido direcionada ou por métodos direcionados por colangioscopia ou assistidos por colangioscopia, em conjunto com citologia com escova, para fornecer a probabilidade mais alta de obter confirmação de tecido de lesões suspeitadas.

Reembolso e Limitações

A partir de 2009 existe um código de acréscimo na Terminologia de Procedimentos Atuais (CPT) para CPRE nos Estados Unidos para colangiospancreatoscopía que cobre custos associados ao uso de um SpyScope que "pode ser reposto".

Apesar dos avanços descritos, permanece uma capacidade limitada do cateter de diâmetro de 10 Fr em atravessar restrições apertadas sem dilatação de pré-inspeção que, quando realizada, pode alterar a interpretação visual. Embora a inspeção dos quatro quadrantes da mucosa possa ser obtida com deflexão de quatro pontas e aplicação de torque sobre o duodenoscópio, a visualização circunferencial e a capacidade de progredir os acessórios através do canal de trabalho pode ser abaixo do ideal, dependendo das angulações do duodenoscópio, estreitamentos ductais distais, diâmetro pequeno do ducto e estreitamentos intraductais. Aspirar os detritos e fluidos através de um adaptador em Y fixado ao canal de trabalho enquanto simultaneamente irriga-se pela porta de descarga pode melhorar o último.[26] Visualização circunferencial também pode ser difícil na presença de ductos marcantemente dilatados por causa da difusão da luz. Durante a inspeção dos estreitamentos, mudança associada ao *stent* pode alterar a aparência da mucosa para incluir projeções mucosais papilares, tornando o diagnóstico visual de malignidade abaixo do ideal.[43]

Se for encontrada resistência durante a passagem do acessório, deve-se avançar com o colangioscópio para o ducto superiormente ou aumentar a alça do colangioscópio dentro do duodenoscópio pode efetivamente passar o dispositivo além do ponto de angulação. As fibras da EHL e da LL são frágeis e algumas vezes requerem pré-carregamento através de um colangioscópio reto para facilitar a introdução.[29,41] Durante a litotripsia intraductal, pode haver retrocesso da fibra para dentro do canal de trabalho graças à energia transmitida, contato com cálculos fragmentados, ou deflexão da ponta do endoscópio. Visto que resíduos de sangue e cálculos podem reduzir a visibilidade, a confirmação cuidadosa e frequente de que a ponta da fibra está na posição adequada por visualização endoscópica e fluoroscópica é necessária para reduzir o risco de lesão no ducto ou dano à fibra óptica. Se a passagem do fórceps de biópsia não for bem-sucedida, pode ser realizada colangioscopia assistida por biópsia orientada por fluoroscópio.[37]

Embora a sonda óptica na SOC-S seja reprocessada, o uso é geralmente limitado a 10 casos, além do que a qualidade da imagem pode diminuir. Na presença de fibra de litotripsia ou fórceps de biópsia dentro do canal de trabalho, o canal de irrigação dedicado fornece taxas de fluxo mais altas quando comparado a colangioscópios reutilizáveis.[25] Falta ao cateter de acesso um botão de sucção convencional, e aspiração manual intermitente usando uma seringa presa a uma porta Y e/ou sucção intermitente com duodenoscópio é necessária para reduzir pressão intraductal e refluxo de fluido gastroduodenal.[26]

Eventos Adversos

Embora não especificamente para SOC-S, uma série de centro único de CPRE sozinha comparada à CPRE e colangiopancreotoscopia descobriu que a colangiopancreotoscopia pode estar associada a uma taxa significativamente mais alta de eventos adversos relacionados com o procedimento do que a CPRE apenas.[27] Esse risco aumentado foi observado em eventos adversos em geral (7,0 *versus* 2,9%), eventos adversos de consenso (pancreatite, perfuração, colangite, ou sangramento; 4,2 *versus* 2,2%), e especificamente com colangite pós-procedural (1,0 *versus* 0,2%). Estudos específicos de SOC-S revelam que as taxas de complicações variam de 5 a 13% e correspondem principalmente à colangite e à pancreatite.[31,32,40,42] Recomenda-se a antibioticoprofilaxia.

Resumo

Colangioscopia com operador único usando o sistema Spyglass demonstrou ser uma modalidade estabelecida no tratamento de cálculos biliares difíceis. Quando usada na avaliação de estreitamentos biliares indeterminados por endoscopistas experientes no reconhecimento de patologia intraductal, aumenta-se a acurácia diagnóstica da amostra de tecido. Os resultados permanecem limitados e mais preliminares em seu uso para cálculos no ducto pancreático ou na avaliação de neoplasia pancreática.

A lista de referências deste capítulo pode ser encontrada em www.revinter.com.br/online/referencias-baron.pdf

Capítulo 27

CPRE em Crianças

Victor L. Fox

Colangiopancreatografia retrógrada endoscópica (CPRE) foi introduzida na Medicina Pediátrica da metade ao final dos anos 1970 após a experiência inicial em pacientes adultos.[1] É atualmente utilizada de forma rotineira para o diagnóstico e tratamento do trato biliar e doenças pancreáticas em crianças que são encaminhadas aos grandes centros médicos do mundo todo.[2-9] Embora o *expertise* técnico permaneça concentrado entre endoscopistas treinados em medicina para adultos, especialistas pediátricos colaboram rotineiramente na seleção de pacientes e administração pré e pós-processual.[10] Em centros de encaminhamento pediátricos de alto volume terciário, a CPRE é algumas vezes realizada por endoscopistas pediátricos especializados que trabalham sozinhos ou em conjunto com endoscopistas de medicina para adultos.

As maiores diferenças entre a CPRE adulta e pediátrica se relacionam desde a abordagens alternativas à preparação e sedação do paciente, até restrições técnicas impostas porque são menos favoravelmente adequados para uso em crianças pequenas e bebês, e para um espectro de patologias biliar e pancreática que é direcionado para condições benignas e congênitas adquiridas.

Descrição da Técnica (Quadro 27.1)

Ambiente do Procedimento

Na prática moderna, a maioria dos pacientes é submetida à CPRE com o potencial para intervenção terapêutica imediata. Portanto, o ambiente em que o procedimento é realizado deve incluir equipamentos adequados e pessoal para proceder às terapias disponíveis e dar suporte aos efeitos adversos que possam surgir. Embora CPRE intervencionista possa ser realizada com segurança em base ambulatorial, a admissão para pernoite no hospital é com frequência aconselhável, visto que os sinais de sintomas de efeitos adversos podem não ser relatados com confiança ou reconhecidos inicialmente em uma criança. Acesso imediato à consulta de subespecialidade por anestesistas, cirurgiões e radiologistas pediátricos é essencial para fornecer administração de equipe ideal e abrangente. De forma ideal, pessoal de enfermagem da recuperação, com experiência em reconhecimento e administração inicial de eventos adversos pós-operatórios que ocorrem em crianças, devem estar disponíveis para intervenções de apoio rápidas.

Endoscopista

CPRE pediátrica requer habilidades técnicas avançadas e amplitude suficiente de experiência clínica para atingir um resultado ideal para a criança. Isto pode envolver os esforços colaborativos de especialistas em medicinas adulta e pediátrica.

CPRE terapêutica requer que um endoscopista consiga realizar canulação profunda e seletiva do ducto desejado (biliar ou pancreático) com sucesso superior a 90% a fim de possibilitar a intervenção essencial, como dilatação, colocação de *stent*, esfincterotomia ou extração do cálculo. Visto que a experiência necessária para o *trainee* médio conseguir essa taxa de sucesso técnico é superior a 200 casos[11] e como o volume de casos pediátricos é relativamente pequeno, mesmo em instalações médicas terciárias, especialistas pediátricos requerem um treinamento suplementar com pacientes adultos ou um período de treinamento longo para atingir competência inicial. O volume de casos requeridos para manter a competência permanece controverso e irá variar por endocopista e por complexidade dos procedimentos.[12] Taxas de eventos adversos mostraram estar correlacionadas com o volume de casos tanto em relação ao endoscopista, quanto à instalação.[13,14] Volume alto de CPRE e habilidades avançadas de endoscopistas residem com mais frequência dentro dos centros de excelência de medicina para adultos, e o sucesso técnico é com certeza requerido para se obterem resultados ideais. No entanto, as crianças podem ter acesso limitado a esses centros. Os endoscopistas devem considerar esses fatores e a disponibilidade de opções de administração alternativa antes de embarcarem em CPRE para pacientes pediátricos.

Sedação

A maioria dos gastroenterologistas pediátricos prefere anestesia geral ou sedação profunda para procedimentos tecnicamente desafiadores em crianças. Também houve uma tendência em relação ao uso mais frequente de sedação profunda e anestesia em adultos submetidos a procedimentos endoscópicos particularmente desconfortáveis ou extensos. Embora CPRE em crianças e especialmente em adolescentes cooperativos possa ser realizada com sucesso com sedação moderada intravenosa, a anestesia geral com entubação orotraqueal permite a segurança das vias aéreas e anestesia garantida com hipnose por tanto tempo quanto for necessário para realizar um procedimento particularmente extenso ou difícil.

Fluoroscopia

Fluoroscopia para CPRE pediátrica pode ser realizada usando uma mesa fixa com um conjunto fluoroscópico dedicado ou um braço C portátil em uma sala de procedimentos separada. As vantagens do dispositivo de braço C são portabilidade, custo mais

> **Quadro 27.1 Pontos-Chave**
>
> - Equipamento de emergência pediátrica e subespecialistas devem estar imediatamente disponíveis para tratar os eventos adversos
> - O endoscopista deve estar familiarizado com patologia pediátrica ou consultar um especialista pediátrico e ter capacidade técnica para proceder a intervenção terapêutica
> - Anestesia geral é necessária para a maioria das crianças pequenas
> - Equipamento de fluoroscopia deve ser ajustado para crianças a fim de minimizar a exposição à radiação
> - Duodenoscópio de diâmetro ultrafino é necessário para bebês < 12 meses de idade

baixo e imagem oblíqua mais fácil. Dispositivos digitais modernos fornecem qualidade de imagem excelente. O equipamento de raios X deve ser ajustado para acomodar o corpo de uma criança pequena e reduzir a taxa de dose de radiação. A proteção dos órgãos reprodutivos é importante e deve ser realizada em todos os pacientes. Uma boa técnica fluoroscópica pelo examinador pode minimizar a exposição da criança e da equipe à radiação (ver também Capítulo 3). As seguintes regras ou princípios irão ajudar a alcançar esse objetivo: (1) posição da criança de forma que o feixe de luz leve à menor distância através do corpo – isto é, evitar projeção oblíqua desnecessária; (2) posição do intensificador ou receptor da imagem acima do paciente; (3) minimizar a distância do intensificador e maximizar a distância do tubo de raios X até o corpo da criança; (4) uso da mínima ampliação necessária e uso de colimadores de campo para focar na área de interesse; (5) evitar o uso de uma grade; e (6) minimizar o tempo do feixe de luz e o uso das taxas de pulso mais lentas que produzem imagem aceitável para uma dada tarefa. A assistência de um técnico radiologista com experiência em equipamento pediátrico para configuração do equipamento e a disponibilidade de um radiologista com treinamento pediátrico para consulta pode ser muito importante para atingir as metas delineadas anteriormente. Pode-se usar meio de contraste solúvel em água de osmolaridade baixa, não iônico, ou osmolariade alta na faixa de 150 a 300 mg/mL.

Medicações Suplementares

Dosagem de drogas para crianças geralmente é com base em unidades por quilo de peso corporal, variando até o máximo da dosagem adulta. Além do uso limitado de profilaxia para endocardite, antibióticos são usados em casos de obstrução de ducto biliar ou pancreático em alto grau, rompimento do ducto biliar ou pancreático, e pseudocisto pancreático. Ampicilina/sulbactam (100 a 200 mg/kg/dia intravenosamente [IV] divididos a cada 6 horas, máximo de 4 g de sulbactam por dia), uma cefalosporina de largo espectro, como cefazolin (50 a 100 mg/kg/dia IV dividida a cada 8 horas, máximo de 6 mg/dia), ou um fluoroquindona como ciprofloxacina (20 a 30 mg/kg/dia IV dividido a cada 12 horas, máximo 800 mg por dia) são geralmente adequados. Glucagon intravenoso pode ser usado para reduzir de forma breve, as contrações duodenais durante a canulação. Uma dose de 0,5 mg IV é apropriada para a maioria das idades e pode ser repetida. Secretina intravenosa 0,2 mcg/kg também pode ser usada a fim de facilitar a canulação bem-sucedida da papila menor.

Equipamento Endoscópico

Crianças de todas as idades e tamanhos, incluindo neonatos a termo, podem ser submetidas à CPRE diagnóstica e terapêutica com os duodenoscópios que estão comercialmente disponíveis. Duodenoscópios diagnósticos padrão com diâmetros de tubo de inserção entre 11 a 12 mm podem ser utilizados com eficácia em crianças com mais de 2 anos de idade e com dificuldade em crianças entre 1 e 2 anos de idade. Estes endoscópios geralmente têm canais operacionais que irão acomodar cateteres e *stents* de até 7 a 8 Fr, que são adequados para a maioria das intervenções. Embora duodenoscópios "terapêuticos" contendo canais operacionais em excesso de 4 mm são necessários para colocar *stents* de 10 Fr. Essas endopróteses grandes são raramente necessárias em crianças pequenas. Esses endoscópios maiores são facilmente usados em adolescentes.

Neonatos e bebês requerem um instrumento de diâmetro pequeno, entre 7 a 8 mm, que irá transpor facilmente o piloro e permitirá posicionamento eficaz da ponta adjacente na papila maior. Atualmente, somente um duodenoscópio está comercialmente disponível para uso em bebês pequenos, o PJF 160 (Olympus America, Inc., Lehigh Valley, Filadélfia). Esse endoscópio tem um diâmetro de ponta distal máximo de 7,5 mm, um diâmetro de canal operacional de 2 mm e um elevador. Diagnóstico básico e manobras terapêuticas são possíveis com esse endoscópio, embora o número de acessórios disponíveis que irão se adequar ao pequeno canal operatório seja um tanto limitado. Pontas de cateter que se afunilam em um diâmetro de 3 a 4 Fr são úteis a fim de canular seletivamente ductos biliares e pancreáticos em bebês. Entretanto, a progressão de cateteres dentro de ductos normais nem sempre é possível em bebês pequenos em razão do calibre fino dessas estruturas nessa idade (**Fig. 27.1**). Uma cânula ultra-afunilada (3,5 Fr), um cateter de balão de recuperação e um cateter com cesto-guia que irá se encaixar no canal de 2 mm do duodenoscópio PJF 160 estão disponíveis na Olympus. Outras cânulas altamente afuniladas, como a pré-curvada Glo-Tip, GT-5-4-3 (Cook Endoscopy, Winston-Salem, Carolina do Norte), podem ser usadas. Um cateter de esfincterotomia de ponta afunilada com uma guia de corte curta, como o UTS-15 (Cook Endoscopy), pode progredir com alguma resistência através do canal de operação do endoscópio PJF 160.

Técnica

As técnicas para CPRE em crianças são as mesmas que para pacientes adultos. O procedimento pode ser conduzido com a criança ou na posição supinada ou pronada na mesa de exames, embora a posição pronada seja mais confortável para o endoscopista. As manobras endoscópicas básicas são mais tecnicamente desafiadoras em crianças, pois os endoscópios de visão lateral e acessórios não foram projetados de forma ideal para funcionar em um lúmen estreito e através de um canal de operação, respectivamente. Em crianças pequenas e bebês, a ponta do endoscópio é forçada em uma posição bem próxima à papila, permitindo que apenas uma parte da cânula se estenda dentro da vista o que aumenta a dificuldade de atingir posição ideal para canulação seletiva do ducto biliar. Embora cânulas pré-curvadas estejam disponíveis, canulação biliar seletiva é realizada com mais facilidade usando uma ponta afunilada, esfincterótomo *pull-type* com uma guia de corte curta. Estreitar a guia de corte aumenta a angulação da ponta do cateter em uma distância de funcionamento curta a partir da papila. Além disso, ao começar o procedimento com um esfincterótomo, o endoscopista pode proceder diretamente com a terapia quando indicada. O acesso orientado por guia, usando um fio-guia de calibre estreito de ponta mole hidrofílica, pode ser usado-se a canulação livre comprovar ser muito difícil (**Fig. 27.1**). Cateteres

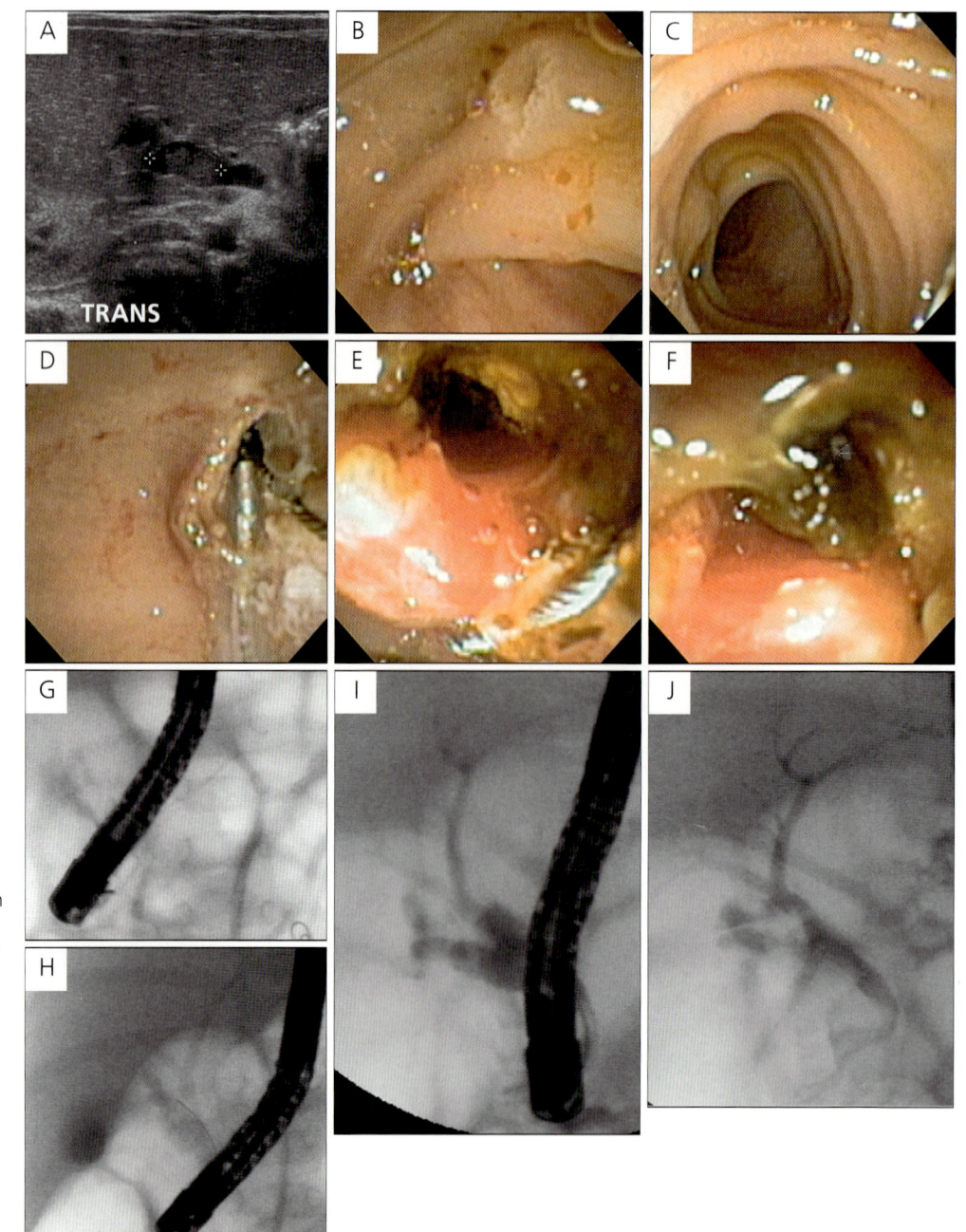

Fig. 27.1 Anteriormente um neonato com 28 semanas, agora um bebê de 3 meses de idade com colestase grave.
(**A**) Ultrassonografia transabdominal mostrou distensão fusiforme do ducto biliar comum, contendo fragmentos sugestivos de cisto colodocal. (**B** e **C**) Visualização endoscópica de papilas maiores e menores. (**D-F**) Esfincterotomia inicial e completada e sedimentos emergentes. (**G**) Ducto pancreático normal pequeno. (**H**) Acesso com guia para canulação do ducto biliar profundo. (**I** e **J**) Colangiograma durante e após extração com cesta dos sedimentos.

rígidos, como os usados para dilatação de estreitamento ou remoção de cálculo, têm maior probabilidade de requererem entrada orientada por guia. Vale ressaltar que, em bebês pequenos, uma cesta de recuperação de guia macia irá entrar no ducto de forma mais fácil se estiver parcialmente aberta, visto que as cestas-guia são mais flexíveis, quando estendidas a partir da bainha de plástico mais rígido. De forma alternativa, o endoscópio pode atingir uma posição mais favorável na frente da papila maior, semelhante à técnica usada para canulação da papila menor. No entanto, o controle da ponta não é ideal com o endoscópio nessa posição. Esfincterotomia, extração de cálculo e colocação temporária de *stent* foram executadas com sucesso em crianças muito novas, usando endoscópios de diâmetro pequeno (**Fig. 27.2**).[15-20]

Embora o duodenoscópio PJF 160 com um canal operatório de 2 mm aceite cateteres acessório de diâmetro de 5 Fr, os cateteres tendem a se ligar no canal, quando a ponta do endoscópio é angulada. O endoscopista deve ser cuidadoso para evitar distensão acentuada do intestino com ar, o que pode impedir o movimento do diafragma e, consequentemente, comprometer a ventilação do bebê. Também é difícil manter uma posição de ponta estável ao usar endoscópio de diâmetros pequenos em um bebê, visto que muito do tubo de inserção flexível longo permanece não ancorado fora da criança. Algumas vezes é necessário assistência para manter o torque sobre o tubo de inserção.

Outra ressalva a considerar quando instrumentar em uma criança pequena ou bebê é a fragilidade dos tecidos moles. Im-

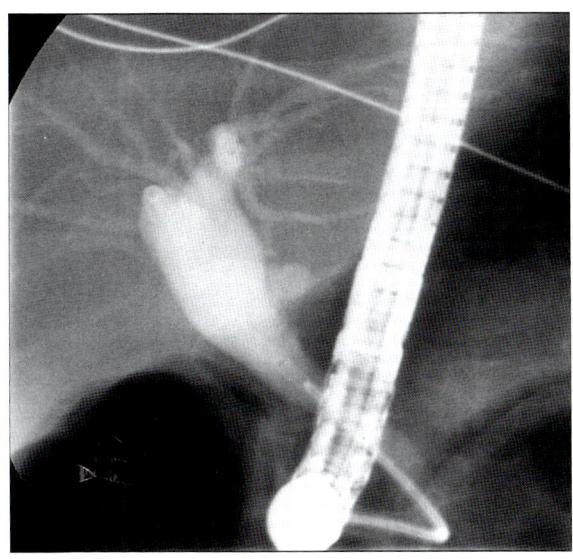

Fig. 27.2 Colocação de um *stent* nasobiliar em um bebê de 4 meses em seguida à esfincterotomia para um cálculo impactado.

Quadro 27.2 Maiores Indicações

Biliares
- Colestase neonatal
- Coledocolitíase
- Malformações coledocais
- Estenoses
- Fístulas

Pancreáticas
- Pancreatite aguda biliar
- Pancreatite aguda recorrente
- Trauma
- Estenoses
- Cálculos
- Fístulas
- Drenagem de pseudocisto

pacto repetido dos cateteres, ou fios-guias, contra a papila em um bebê pequeno pode tornar a estrutura irreconhecível em virtude de edema traumático. Além disso, um falso trajeto pode ser criado ao utilizar, surpreendentemente, pouca força ao avançar o cateter ou guia dentro da ampola de Vater ou dentro da papila menor.

Indicações e Contraindicações (Quadro 27.2)

Diagnóstico e Indicações Terapêuticas

Embora a necessidade de CPRE diagnóstica tenha diminuído por conta dos avanços na colangiopancreatografia por ressonância magnética (MRCP), descobertas sutis ainda são mais bem diagnosticadas com injeção direta por contraste. Isto é particularmente verdadeiro para crianças pequenas que não cooperam com sequências em que têm que segurar a respiração para a obtenção de imagens por ressonância magnética (MRI) e para condições que podem requerer resolução espacial fina como colangite esclerosante precoce, síndromes de fraqueza no ducto biliar e atresia biliar neonatal, junção anômala dos ductos pancreático e biliar, e *pancreas divisum*. A melhora progressiva em técnicas de imagem não invasivas pode, eventualmente, remover essa limitação.

A indicação principal para CPRE em crianças, como em adultos, é para potencial intervenção terapêutica de anormalidades estruturais conhecidas ou suspeitadas a fim de aliviar a obstrução, desviar vazamentos, ou drenar um acúmulo.

Indicações Biliares

Colestase Neonatal

Colestase neonatal é a única condição biliar da pediatria que a colangiografia diagnóstica tem papel. As causas mais comuns de colestase neonatal são hepatite neonatal idiopática e nutrição parenteral total, ambas frequentemente encontradas em neonatos comprometidos por parto prematuro, anormalidades congênitas que requerem intervenção cirúrgica, ou outras doenças agudas dos recém-nascidos. Essas condições são caracterizadas por disfunção hepatocelular e canalicular em vez de obstrução do ducto biliar. No entanto, algumas vezes pode ser difícil de distinguir da obstrução ductal em razão da presença de bile espessa (vista com fibrose cística ou causas idiopáticas), fraqueza do ducto biliar (p. ex., síndrome de Alagille), ou obliteração do ducto decorrente da atresia biliar (BA). Dessas condições, o diagnóstico correto é mais urgentemente necessário para BA visto que a intervenção cirúrgica por portoenterostomia (procedimento de Kasai) reduz, substancialmente, a morbidade e mortalidade a longo prazo se realizado durante as primeiras semanas e meses de vida.[21,22] Se não tratada, BA leva à falência hepática e transplante de órgãos ou óbito por volta dos 1 ou 2 anos de idade.

O papel da CPRE no diagnóstico de BA permanece controverso, em virtude de variações na pratica clínica; interpretação da histologia do fígado; acesso à ultrassonografia diagnóstica de alta qualidade, MRI e imagem por cintilografia; e disponibilidade de endoscopistas de via biliar extremamente competentes. A maioria dos gastroenterologistas, hepatologistas e cirurgiões pediátricos continuam a confiar em uma combinação de apresentação clínica, perfil de soro químico, ultrassonografia, cintilografia biliar e histologia do fígado, em vez da CPRE para identificar bebês com necessidade de exploração cirúrgica, colangiografia intraoperatória e, possivelmente, portoenterostomia. No entanto, séries publicadas de CPRE em bebês com colestase não explicada consistentemente relatam altos valores preditivos positivos e negativos, excedendo 90% somente com eventos adversos menores raros.[23-27] É necessário um alto nível de habilidade e confiança em proficiência técnica para os endoscopistas que utilizam a CPRE para essa indicação. As descobertas endoscópicas que sugerem BA incluem ausência de bile visível no duodeno, preenchimento parcial do ducto biliar com terminação anômala e ausência de preenchimento do ducto biliar apesar do preenchimento do ducto pancreático (**Fig. 27.3**).[28] A visualização completa do ducto biliar, incluindo ramos hepáticos, exclui o diagnóstico de BA. CPRE é mais útil, quando o diagnóstico de BA é improvável, mas não pode ser definitivamente excluído sem colangiografia. Nessa situação, pode-se evitar uma laparotomia exploradora ao demonstrar um ducto biliar patente (**Fig. 27.4**).

Colelitíase e Coledocolitíase

Coledocolitíase, geralmente associada à colelitíase, é a principal indicação para CPRE em crianças. Material bilirrubinato com

Tipo 1   Tipo 2

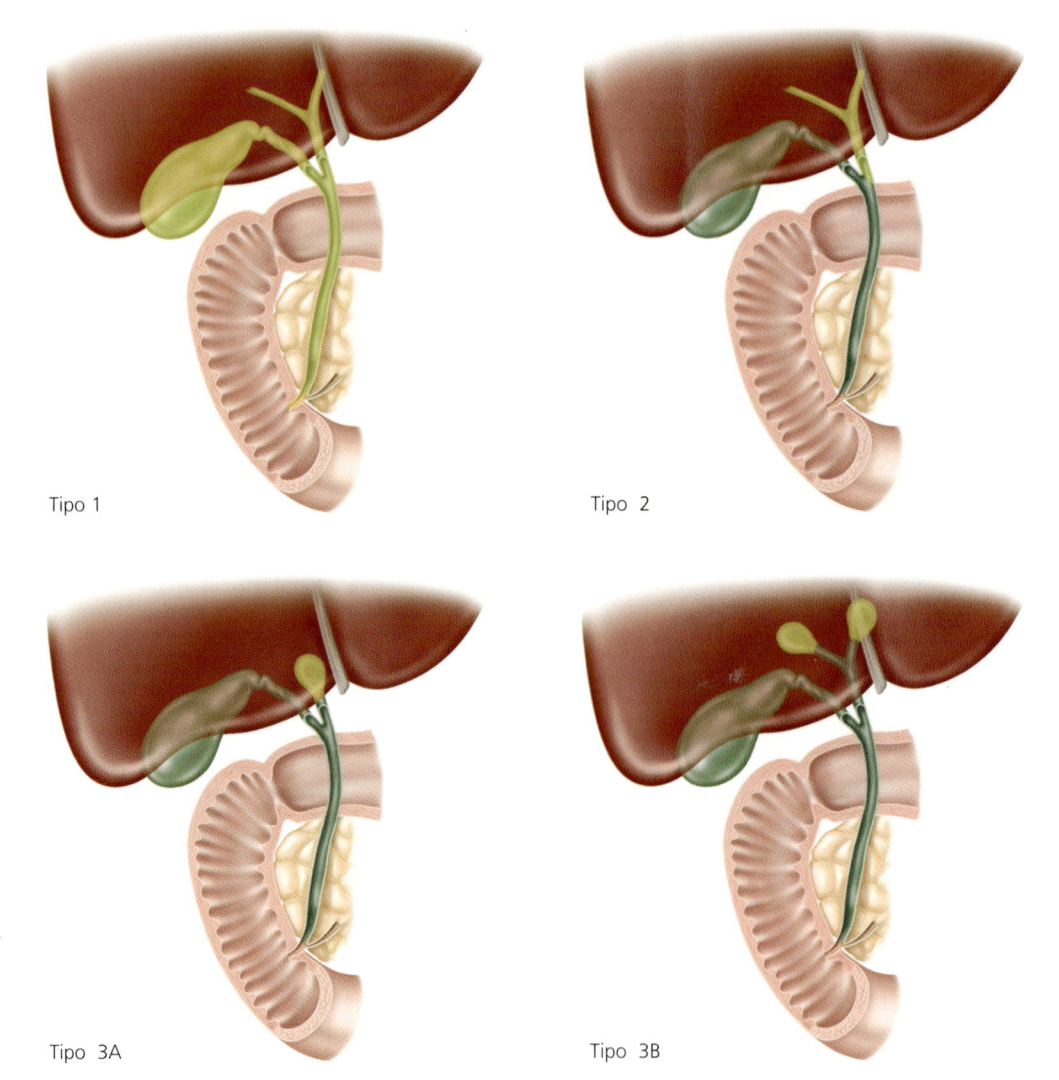

Tipo 3A   Tipo 3B

Fig. 27.3 Representação esquemática de padrões colangiográficos em bebês com atresia biliar. Verde claro indica segmento não pacificado ou atrético. (*Adaptada de Guelrud M, Carr-Locke DL, Fox VL,* CPRE in pediatric practice: diagnosis and treament. *Oxford: Isis medical media, 1997, com permissão de Taylor e Francis.*)

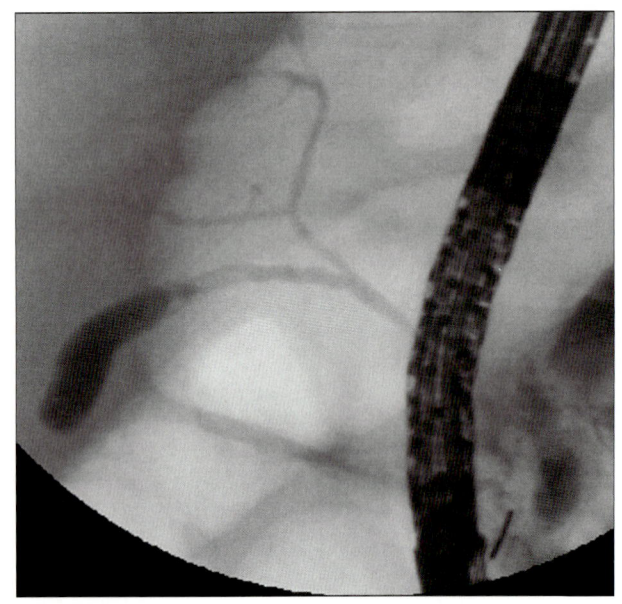

Fig. 27.4 Ductos biliares normais intra-hepáticos e extra-hepáticos e vesícula biliar pequena em bebê de 10 meses de idade, 4,3 kg que tem colestase e fibrose cística. Atresia biliar foi suspeitada com base em cintilografia e biópsia hepática com histopatologia sugestiva.

pigmento preto é geralmente encontrado com colelitíase, enquanto que cálculos de colesterol de cor leve são mais típicos em paciente adolescentes sem distúrbio hemolítico subjacente, como anemia falciforme ou esferocitose. Stringer *et al.* relataram uma análise detalhada da composição química de cálculos biliares em uma série de 20 crianças com idade entre 0,3 a 13,9 anos.[29] Dez tinham cálculos com pigmentos pretos, dois tinham cálculos de colesterol, um tinha cálculos com pigmento marrom, e sete (35%) tinham cálculos com carbonato de cálcio, uma forma encontrada exclusivamente em crianças.

Colelitíase neonatal assintomática pode-se resolver espontaneamente, e mesmo a coledocolitíase sintomática pode ser solucionada sem a necessidade de intervenção agressiva.[30,31] Portanto, um período breve de cuidados, como o jejum dietético, fluidos IV e antibióticos, pode ser justificado a fim de evitar terapia invasiva desnecessária. Caso contrário, cálculos pequenos sintomáticos e sedimentos impactados podem ser definitivamente tratados endoscopicamente sem recorrer à intervenção cirúrgica ou técnicas trans-hepáticas percutâneas desafiadoras. Esfincterotomia com remoção de cálculos ou sedimentos pode ser realizada com sucesso mesmo em bebês muito novos com equipamento adequado (**Fig. 27.5**).[17,18,20] Esfincteroplastia com balão ou dilatação em vez da esfincterotomia pode ser vista como uma alternati-

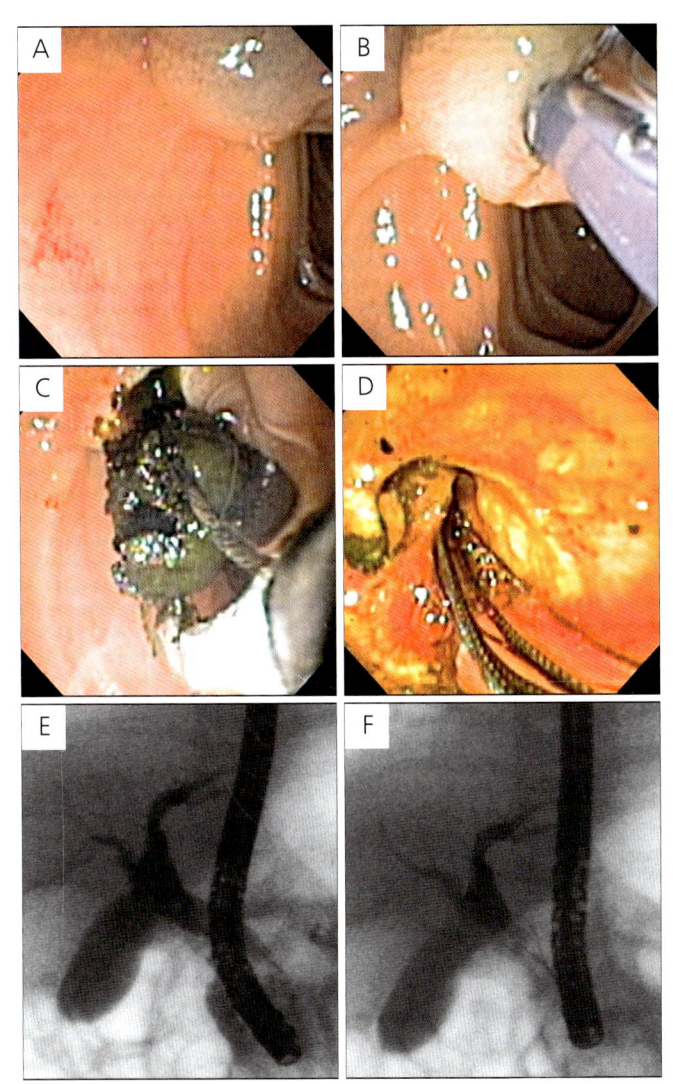

Fig. 27.5 Um bebê de 4 meses de idade, 4,8 kg apresentando-se com fezes acólicas e icterícia 6 semanas após a cirurgia para doença cardíaca congênita complexa. Visualizações endoscópicas de uma papila protuberante escurecida (A), canulação com esfincterótomo (B), remoção de cálculo de pigmento mole impactado (C), e cesta de recuperação na finalização da esfincterotomia (D) são mostradas. O colangiograma mostra ductos hepáticos intra e extra-hepáticos dilatados, pequenos defeitos de preenchimento dentro do ducto biliar comum (E) e cesta de recuperação aberta dentro do ducto biliar comum (F).

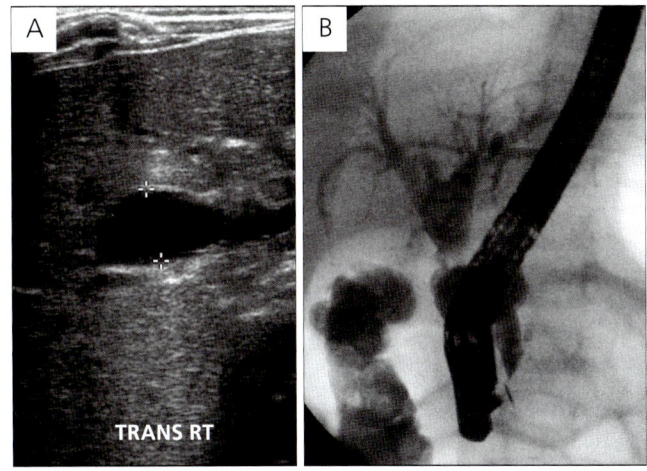

Fig. 27.6 (A) Criança de dois anos de idade apresentando-se com pancreatite, icterícia obstrutiva e dilatação cística e ducto biliar comum (CBD) na ultrassonografia. (B) O colangiograma mostra dilatação do CBD se estendendo para a ampola. Esfincterotomia biliar e extração do cálculo resolveram o problema.

va interessante em crianças pequenas, visto que os efeitos a longo prazo da esfincterotomia realizada na infância são desconhecidos. Osanai *et al.* recentemente relataram uma série pequena de cinco crianças variando na idade entre 7 a 13 anos que foram submetidas à dilatação papilar por balão bem-sucedida para remoção de cálculos no ducto biliar.[32] Três dos cinco pacientes desenvolveram hiperamilasemia, mas pancreatite ou outros efeitos adversos graves não foram relatados. Estudos maiores em crianças são necessários para determinar se a alta taxa de eventos adversos da pancreatite encontrada em pacientes adultos tratados com dilatação papilar por balão pode ser evitada.[33,34]

Alguns cirurgiões pediátricos advogam colangiografia intraoperatória e exploração laparoscópica do ducto biliar comum (CBD) no momento da colecistectomia para terapia primária de coledocolitíase, evitando, assim, eventos adversos potenciais da CPRE.[35-37] Com essa abordagem, CPRE terapêutica é reservada para situações em que os cálculos não podem ser facilmente eliminados no intraoperatório. Entretanto, não há dados para apoiar a colecistectomia de rotina em crianças pequenas com coledocolilitíase, especialmente na ausência de condição hemolítica ou outra condição que predisponha a formação de cálculos e se não houver cálculos residuais dentro da vesícula biliar. Pequenos cálculos residuais na vesícula biliar podem passar espontaneamente após esfincterotomia endoscópica. De fato, uma série pediátrica recente demonstrou limpeza de cálculos residuais em cada um dos sete bebês tratados por esfincterotomia endoscópica para coledocolilitíase.[20]

Anomalias Coledococianas

Anomalias coledococianas incluem malformações císticas do ducto biliar e junções anômalas entre os ductos biliar e pancreático, e essas condições com frequência coexistem. Cisto colédoco (descrito com mais detalhes no Capítulo 32) é um termo descritivo usado quando há distensão segmentar arredondada ou distensão fusiforme do ducto biliar. Um esquema de classificação anatômico, proposto por Todan, subcategoriza as condições em tipos de I a V dependendo da forma e localização.[38] A obstrução no CBD distal em bebês em virtude da colecodolitíase pode induzir distensão fusiforme que imita cisto colédoco tipo I (**Fig. 27.6**). Portanto, a CPRE é importante nessa situação para esclarecimento diagnóstico e proporcionar terapia que alivie a obstrução, evitando ressecção cirúrgica desnecessária do ducto biliar. Quando a junção pancreaticobiliar anômala (APBU) acompanha uma deformidade cística do ducto biliar, com frequência apresenta estenose na junção (**Fig. 27.7**), e cirurgia é o tratamento adequado para descompressão definitiva e para reduzir o risco a longo prazo de início posterior de neoplasia biliar. A CPRE terapêutica pode ser útil em cistos de colédocos complicados para aliviar obstrução previamente à cirurgia.[39] APBU também pode ser encontrada em associação à pancreatite aguda recorrente.[40,41] Esfincterotomia endoscópica pode aliviar os sintomas ou auxiliar na administração pré-operatória do problema.[42]

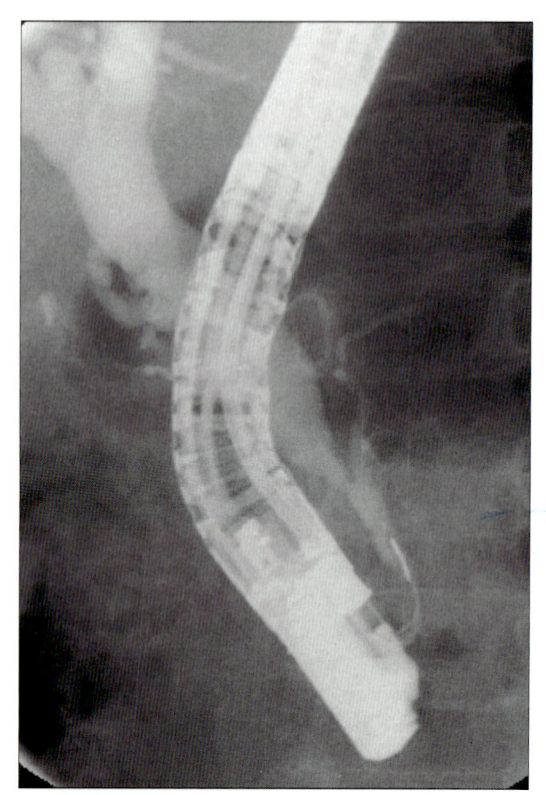

Fig. 27.7 Criança de 4 anos de idade apresentando pancreatite recorrente e obstrução biliar. O colangiograma mostra uma união pancreaticobiliar anômala, estreitamento biliar distal, e ducto biliar comum dilatado. Isso foi tratado com sucesso com remoção do ducto biliar e anastomose em Y de Roux.

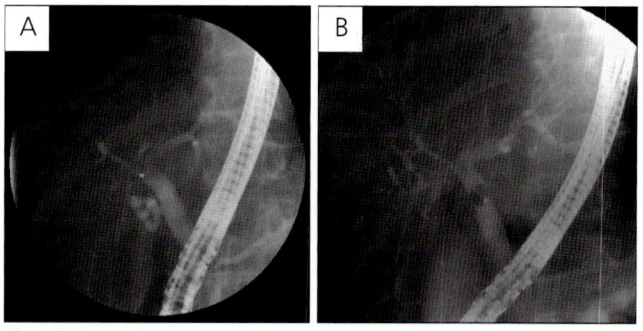

Fig. 27.8 Mulher de 16 anos de idade com doença de Crohn e colangite esclerosante primária confirmada por biópsia hepática. (A) O colangiograma mostra ducto biliar comum levemente dilatado e mau preenchimento de ductos intra-hepáticos apesar da canulação profunda. (B) Contraste injetado proximal a cateter de balão inflado preenche ductos intra-hepáticos revelando padrão difusamente irregular.

Estenoses e Fístulas Biliares

A maioria das estenoses biliares é decorrente de colangite esclerosante (**Fig. 27.8**). No entanto, pacientes com mudanças avançadas de colangite esclerosante primária (PSC) com estreitamento dominante que é passível de dilatação endoscópica terapêutica são a exceção. O quadro típico é o de ductos intra-hepáticos difusamente irregulares com calibres fino e grosso. Visto que o epitélio da bile encontra-se difusamente inflamado até a papila, há com frequência dilatação do CBD graças à obstrução papilar funcional leve. Uma característica observada durante a

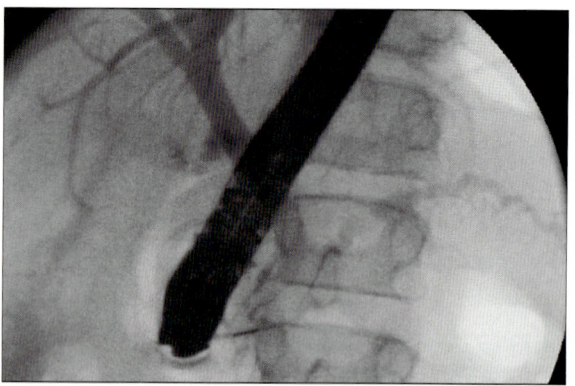

Fig. 27.9 Estreitamento do ducto biliar comum e do ducto pancreático na altura da cabeça pancreática decorrente da pancreatite subaguda em um menino de 11 anos de idade com autismo que se apresentou com icterícia.

CPRE para PSC é o subpreenchimento dos ductos intra-hepáticos apesar da canulação profunda ao nível do ducto hepático comum. Injeção pressurizada por um cateter de balão que obstrua o refluxo de contraste permite preenchimento ideal dos ramos intra-hepáticos. Colangite esclerosante em crianças está associada à doença inflamatória intestinal crônica (retocolite ulcerativa e doença de Crohn) e é o evento hepático adverso mais comum de alterações primárias de imunodeficiência.[43] Pacientes com PSC podem apresentar características clínicas que são indistinguíveis de hepatite autoimune, e a distinção é identificada durante a colangiografia.[44]

Embora o "sinal de ducto duplo" ou estenose coexistente tanto do ducto biliar distal quanto do ducto pancreático a jusante sejam considerados ameaçadores, indicando a presença de malignidade pancreática quando vistos em adultos, é mais provável que sejam decorrentes de um processo benigno quando vistos em crianças.[45] Imagens por MRI, tomografia computadorizada (CT), ou ultrassonografia endoscópica (EUS) são recomendadas a fim de afastar a hipótese de uma neoplasia rara na cabeça pancreática, que de outra forma pode parecer normal ou edemaciada em razão da pancreatite aguda ou subaguda.[46] Essa condição também foi denominada pancreatite fibrosante idiopática (IFP) com base na biópsia pancreática ou espécimes de ressecção que revelam um infiltrado linfoplasmocitário, fibrose e edema do parênquima.[47] Os pacientes apresentam quadro de dor abdominal e icterícia obstrutiva decorrente da compressão extrínseca do ducto biliar distal na localização da cabeça do pâncreas (**Fig. 27.9**). A maioria dos casos publicados de IFP foi tratada com pancreatectomia parcial e desvio biliar. No entanto, a dilatação endoscópica da estenose e colocação de um ou mais *stents* temporários aliviarão a obstrução, enquanto aguarda-se a resolução da pancreatite. Embora não tenha sido relatado acompanhamento a longo prazo dessa condição, não foi descrita recidiva da doença. Portanto, deve-se buscar uma forma de tratamento não cirúrgico, isto é, conservador.[48] Biópsias guiadas por EUS podem ser indicadas para investigar neoplasia em casos de massa mais discreta.

Estenoses biliares decorrentes do transplante hepático pediátrico são com frequência inacessíveis por colangiografia endoscópica, visto que poucas crianças são submetidas a transplante do órgão completo com anastomose ducto a ducto. Por exemplo, no caso de atresia biliar, a indicação mais comum para transplante hepático na infância é criada uma enterostomia biliar. Muitas outras crianças recebem um enxerto parcial do órgão em virtude da escassez de doadores de órgãos compatíveis em idade e o uso de enxertos de doadores vivos aparentados. Estenoses nas anastomoses entéricas biliares são, geralmente, decorrente da isquemia e requerem intervenção radiológica ou cirúrgica. Estenose anastomótica pós-anastomose ducto a ducto é tratada da mesma forma que um paciente adulto, sendo realizada a dilatação associada à colocação de *stents* (**Fig. 27.10**). Estenoses próximas da junção dos ductos hepático esquerdo e direito foram raramente relatadas em crianças e presume-se que sejam de origem congênita (**Fig. 27.11**).[49] Estas foram tratadas com sucesso tanto cirúrgica quanto endoscopicamente.

Fístulas biliares ocorrem em crianças com laceração hepática após trauma abdominal fechado e também após cirurgias abdominais, como colecistectomia, ou, raramente, de forma espontânea.[50,51] CPRE pode ser usada para diagnóstico e tratamento da fístula com a colocação de *stent* transpapilar (**Fig. 27.12**).[53-54] Um *stent* de diâmetro médio com uma extensão curta através da papila pode ser adequado para tratamento das fístulas de baixo débito.

Infecções Biliares Incomuns

Colangiopatia associada a vírus da imunodeficiência humana (HIV) foi descrita em crianças.[55] Como nos adultos, as anormalidades biliares correspondem a irregularidades de contorno e calibre dos ductos intra-hepáticos e extra-hepáticos além da estenose papilar. As mudanças podem resultar de infecção concomitante com microrganismos oportunistas, como citomegalovírus e *Crypstosporidium parvum*. Infestação por ascaridíase pode ser a infecção biliar mais predominante no mundo, embora esteja concentrada em regiões tropicais.[56] Entre 214 crianças admitidas para internação no hospital no norte da Índia para tratamento da ascaridíase hepatobiliar e pancreática, 20 (9%) foram submetidas à intervenção endoscópica, e 7 (4%) foram submetidas à intervenção cirúrgica.[57]

Motilidade no Esfíncter de Oddi

Motilidade no esfíncter de Oddi é algumas vezes considerada em crianças com dores de cólicas biliares não explicadas. Embora nenhum valor manométrico normal tenha sido estabelecido para crianças, alguns especialistas aplicam dados normais de adultos e realizam intervenções, como esfincterotomia biliar, quando a pressão basal excede 40 mmHg. A melhora após a esfincterotomia foi relatada em número menor de pacientes, mas não existe nenhum dado de resultados controlados para crianças.[2,58]

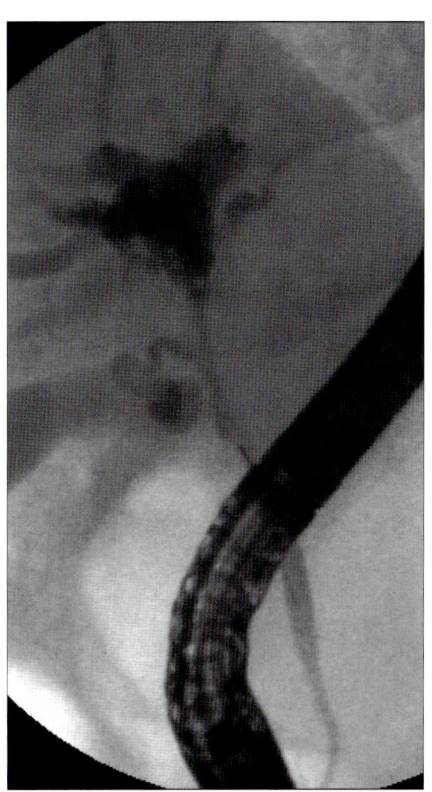

Fig. 27.11 Estreitamento congênito presumido do ducto hepático comum apresentando cirrose avançada e hipertensão porta em uma criança de 10 anos de idade.

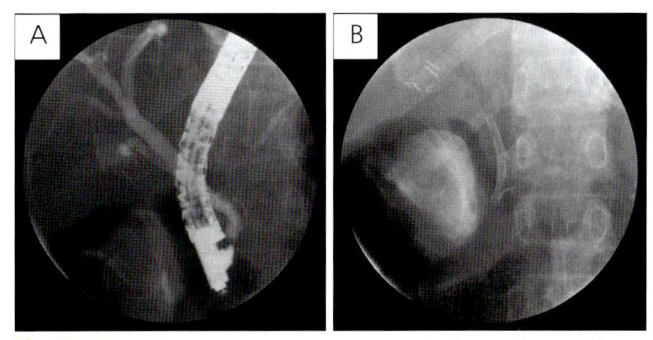

Fig. 27.12 (A) Extravasamento de contraste de alça no ducto cístico em uma moça de 15 anos de idade com fístula biliar após colecistectomia laparoscópica. (B) Fístula tratada após colocação temporária de *stent* curto biliar transpapilar.

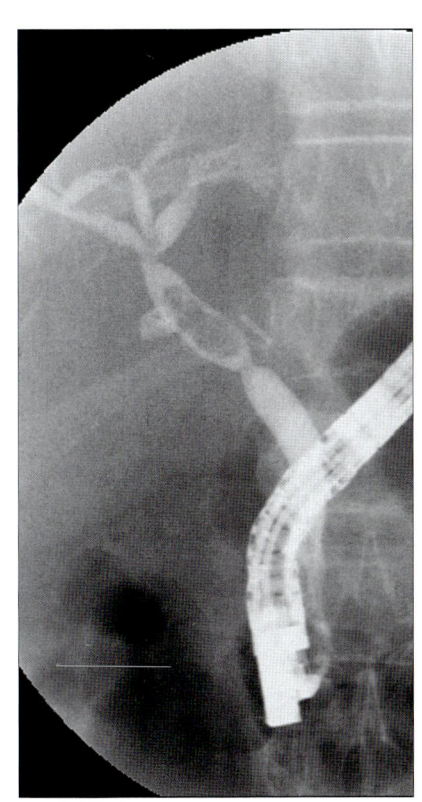

Fig. 27.10 Estreitamento anastomótico coledocal e cálculo impactado em um rapaz adolescente após um transplante de fígado.

Indicações Pancreáticas
Pancreatite Aguda

CPRE raramente é indicada durante pancreatite aguda. Como em adultos, é mais útil no ambiente de pancreatite aguda biliar quando há evidências de coledocolilitíase e colangite grave. Pancreatite biliar é vista com frequência, mas é uma patologia subrelatada na infância.[59-61] Drenagem do ducto biliar pode melhorar de forma abrupta a condição da criança sem necessariamente melhorar a pancreatite. Outra indicação para CPRE é o trauma pancreático. Neste caso, CPRE é recomendada quando há hipótese de rompimento do ducto principal que é sugerido por CT ou MRI anterior e para tentativa de passagem de um *stent* transpapilar para reduzir o débito da fístula (**Fig. 27.13**).[62-66] Terapêutica endoscópica não é indicada para fístulas intraparenquimatosas contidas, que geralmente melhoram espontaneamente (**Fig. 27.14**). Em países tropicais, parasitas, principalmente *Ascaris lombricoides*, são uma causa importante de pancreatite aguda em crianças.[57] A endoscopia é indicada para remoção de vermes que causam obstrução, após falha com tratamento farmacológico.

Pancreatite Persistente, Recorrente e Crônica

CPRE é um procedimento investigativo importante em crianças com pancreatite persistente ou recorrente sem causa identificável. No entanto, um histórico cuidadoso e avaliação médica abrangente junto com exames de imagem não invasivos precedem a realização de CPRE a fim de evitar risco desnecessário. Exposições a drogas ocultas, distúrbios metabólicos subjacentes e autoimunes, e transtornos genéticos recém-reconhecidos podem ser diagnosticados e remover pancreatografia direta. De forma crescente, crianças anteriormente diagnosticadas com pancreatite idiopática recorrente receberam um novo diagnóstico específico sem a necessidade de testes invasivos. Análise completa dos genes para CFTR, SPINK1, PRSS1, e quimiotripsina C, que pode identificar mutações associadas à doença pancreática recorrente e crônica, recentemente tornou-se possível com testes comercialmente disponíveis (Ambry Genetics, Aliso Viejo, Califórnia). Mutações em um ou mais desses genes pode trazer à tona diagnósticos anteriormente designados como *pancreas divisum* ou disfunção no esfíncter de Oddi (SOD), para os quais a causalidade da pancreatite permanece controversa.

Anomalias de desenvolvimento envolvendo o pâncreas foram relatadas em associação à pancreatite aguda recorrente.[67] Entre essas incluem *pancreas divisum* completo e parcial, junção pancreaticobiliar anômala (**Fig. 27.15**) e duplicações entéricas (**Fig. 27.16**). Relatórios de terapia endoscópica com esfincterotomia das papilas maiores e menores (respectivamente para as primeiras duas entidades) em crianças são limitados, mas indicam resultados com potenciais benéficos. Comunicação do ducto pancreático com cistos de duplicação entérica pode ser confirmada endoscopicamente e ajuda a orientar intervenção cirúrgica ou marsupialização endoscópica.

SOD foi relatada como causa de pancreatite recorrente em crianças que melhoram após esfincterotomia pancreática endoscópica.[2,58,68] Da mesma forma que com a manometria biliar,

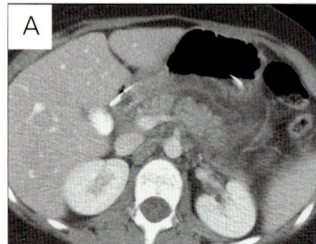

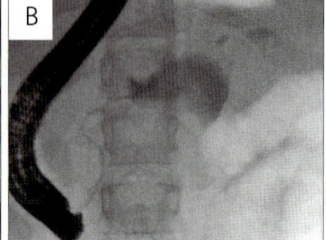

Fig. 27.13 (A) Laceração na junção da cabeça e corpo do pâncreas em um menino de 8 anos de idade após queda de um *kart*.
(B) Pancreatograma revela extravasamento livre de um rompimento que não pode ser cruzado por um fio-guia. Foi realizada uma pancreatectomia distal após transecção pancreática que foi confirmada durante laparotomia exploradora.

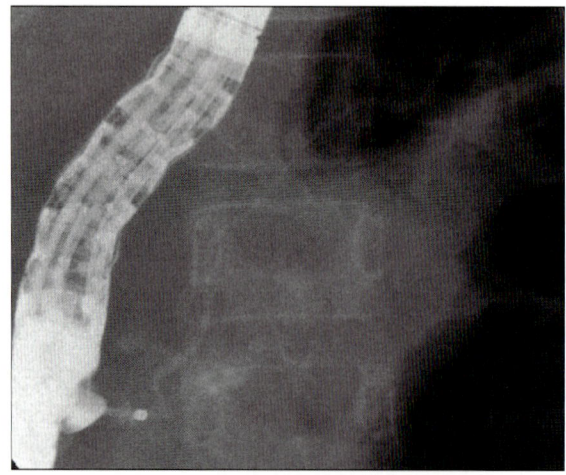

Fig. 27.14 O pancreatograma mostra extravasamento fraco de contraste intrapanrequimal na cabeça do pâncreas em uma menina de 9 anos de idade após uma lesão com cinto de segurança que ocorreu durante um acidente automobilístico.

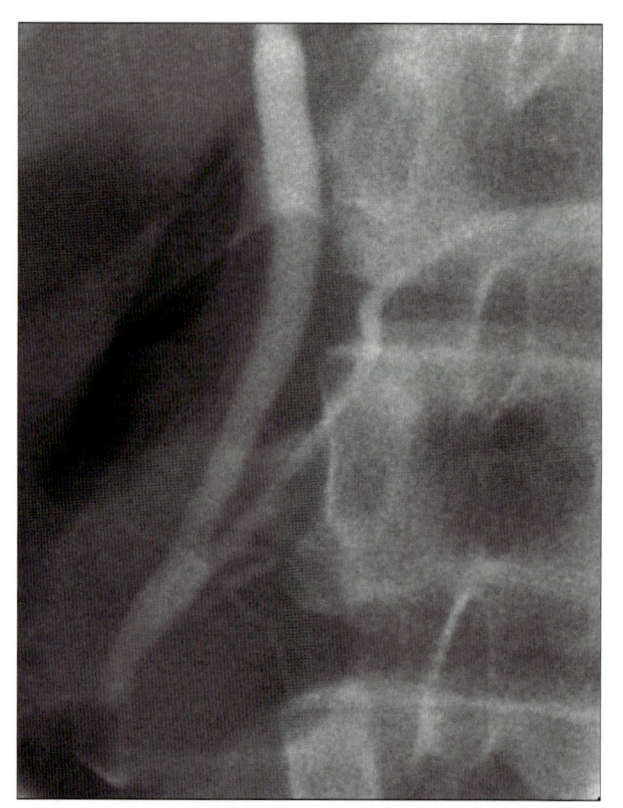

Fig. 27.15 União pancreaticobiliar anômala com canal comum longo tratado com esfincterotomia em uma menina de 14 anos de idade apresentando pancreatite aguda recorrente.

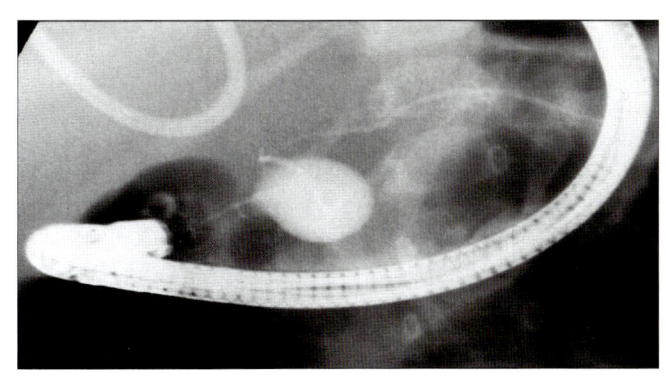

Fig. 27.16 Bebê de 18 meses de idade apresentando pancreatite aguda recorrente e cisto pancreático persistente. O pancreatograma revelou cisto de duplicação intestinal em continuidade com ducto pancreático que foi cirurgicamente removido e histologicamente confirmado.

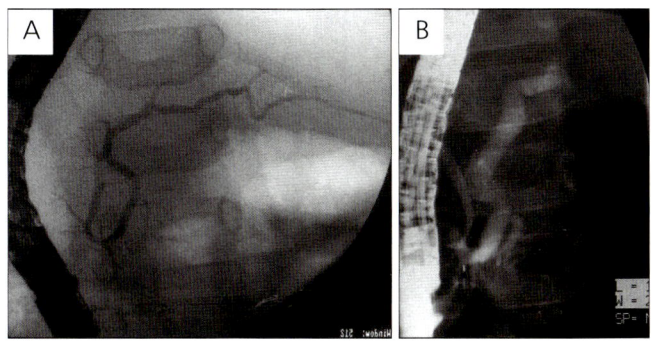

Fig. 27.17 Pancreatogramas repetidos com 6 anos de diferença mostrando dilatação progressiva do ducto principal em uma criança com pancreatite crônica.

copicamente, usando abordagens transpapilares, transmurais ou ambas, conforme discutido no Capítulo 53. Experiência em crianças está restrita a relatos de caso e pequenas séries.[70-74]

Eventos Adversos

Altas taxas estatisticamente equivalentes de sucesso técnico e baixas taxas de eventos adversos foram encontradas em um estudo controlado com 116 crianças e 116 adultos comparáveis pela complexidade do procedimento.[75] Pancreatite é o efeito adverso mais comum da CPRE em crianças. As taxas nas séries iniciais variaram de 3 a 17% com taxas mais altas associadas a procedimentos terapêuticos.[10] As taxas mais altas de pancreatite pós-CPRE em crianças foram relatadas por Cheng *et al.*[2] em pacientes que foram submetidos à esfincterotomia para SOD: 30% com esfincterotomia biliar apenas, 25% com esfincterotomia biliar seguida por colocação de *stent* temporário no ducto pancreático, e 20% com esfincterotomia biliar seguida por colocação de *stent* no ducto pancreático. Outros eventos adversos, como sangramento, perfuração e infecção, ocorrem raramente na maior série de CPRE pediátrica. Um único caso de embolia aérea foi relatado em uma criança recentemente.[76] Taxas de eventos adversos, após esfincterotomia em crianças parecem comparáveis àquelas em adultos. Cheng *et al.* relataram sangramento agudo menor tratado com injeção de epinefrina em 5 pacientes em sua série de 245 CPREs terapêuticas em crianças com menos de 18 anos de idade, incluindo 100 esfincterotomias biliares seletivas e 22 esfincterotomias biliares e pancreáticas.[2]

Não foi relatada incidência de eventos adversos seletivos tardios com relação à esfincterotomia no início da infância. Eventos adversos de sedação ou anestesia, embora relativamente raros, especialmente quando administradas por um anestesiologista, também devem ser considerados como parte do risco total de crianças que foram submetidas à CPRE.

Custos Relativos

Não há dados publicados comparando o custo de CPRE a diagnóstico alternativo e abordagens terapêuticas, como colangiografia trans-hepática percutânea e exploração cirúrgica direta. A anestesia contribui com uma grande fração do custo total de cada abordagem. Honorários cirúrgicos provavelmente excedem os honorários de endoscopia ou de radiologia intervencionista. As despesas para manter endoscópios especializados caros e um inventário razoável de acessórios podem ser barreiras para muitas instalações pediátricas. Compartilhar equipamentos e acessórios com um serviço de medicina para adultos ativo é mais eficaz em termos de custos.

A lista de referências deste capítulo pode ser encontrada em www.revinter.com.br/online/referencias-baron.pdf

pressões basais consideradas normais em adultos foram usadas para valores de base normais em crianças. Não há estudos controlados comparando esfincterotomia endoscópica à terapia simulada ou a placebo em crianças. A maior série até o momento por Cheng *et al.* não incluía dados de resultados.[2]

A alteração da morfologia do ducto pancreático principal e seus ramos laterais é vista com a progressão da pancreatite crônica decorrente de várias causas (**Fig. 27.17**). A gama de mudanças é a mesma vista em pacientes adultos, incluindo ramos laterais ectasiados, irregularidades de contorno e dilatação do ducto principal, e defeitos ocasionais de preenchimento consistindo em *plugs* de proteína e cálculos. Esfincterotomia pancreática foi realizada em casos de dilatação do ducto principal em crianças sintomáticas que não tiveram sucesso em responder à terapia médica. Não há estudos controlados, mas foi relatada melhora após a terapia endoscópica.[69]

Pseudocistos que causam sintomas clínicos em virtude da compressão de estenoses adjacentes podem ser drenados endos-

Capítulo 28

CPRE na Gravidez

Ara B. Sahakian ■ Priya A. Jamidar

Alterações na fisiologia durante a gravidez, como ganho de peso e mudanças hormonais, aumentam o risco de colelitíase. Acredita-se que níveis elevados de estrogênio aumentem a litogenicidade da bile, enquanto um aumento na progesterona causa relaxamento dos músculos lisos e estase da bile, promovendo, assim, formação de cálculos biliares.[1,2] A incidência de litíase biliar na população em geral é de aproximadamente 10%, com cálculos biliares e lama biliar relatados em mais de 12 até 30% das pacientes grávidas, respectivamente.[3,4] Coledocolititíase durante a gravidez é muito menos frequente, e a incidência relatada foi de 1 em 1.200 partos.[5] Cálculos no ducto biliar comum (CBD) (**Fig. 28.1**) podem levar a eventos adversos, como pancreatite e colangite, que geralmente requerem intervenção terapêutica imediata.

Literatura mais antiga evidencia que a colecistectomia aberta com exploração do CBD durantre a gravidez oferece risco significativo ao feto.[6] Embora estudos mais recentes mostrem que a colecistectomia laparoscópica seja mais segura, a presença de coledocolitíase ainda necessita de exploração do CBD.[7] Apesar da colangiopancreatografia retrógrada endoscópica (CPRE) tenha sido cada vez mais utilizada nos últimos anos durante a gravidez, esta não foi sempre aceita como uma modalidade terapêutica adequada. Preocupações com os potenciais efeitos teratogênicos da fluoroscopia e complicações, como pancreatite, que poderiam potencialmente prejudicar tanto a mãe quanto o feto foram levantadas. Foi só, em 1990, que Baillie *et al.* do Centro Médico da Universidade de Duke relataram a primeira experiência com CPRE durante a gravidez. Cinco mulheres grávidas foram submetidas à CPRE com esfincterotomia sem quaisquer efeitos colaterais para a mãe ou para o feto.[8] Desde então, foram relatados mais de 300 casos de CPRE durante a gravidez.[9] Atualmente, é considerada um tratamento seguro e eficaz para mulheres grávidas quando realizado para indicações adequadas com o apoio de uma equipe multidisciplinar.

Indicação

É essencial ter uma indicação segura antes de realizar a CPRE em uma mulher grávida. CPRE na gravidez é mais comumente realizada para tratamento de coledocolitíase. Suspeitas fortes da presença de cálculos no CBD são necessárias antes de considerar a realização da CPRE. Não há espaço para CPRE diagnóstica, dados os avanços na tecnologia diagnóstica. CPRE também é realizada durante a gravidez para colangite (**Fig. 28.2**), pancreatite biliar e lesão no ducto biliar.[10,11] Houve poucos relatos de realização de CPRE em pacientes grávidas para administração de cistos de colédoco, infestação por parasitas da árvore biliar e adenocarcinoma de pâncreas.[12–14] Situações incomuns como essas justificam a avaliação cuidadosa caso a caso com uma avaliação completa dos riscos e benefícios antes de solicitar a CPRE. Eventos obstétricos adversos, como rompimento da placenta, eclâmpsia, rompimento de membranas ou parto iminente são contraindicações para endoscopia. Atualmente, o teste rápido de gravidez antes da endoscopia é comum e deve ser considerado o padrão de atendimento antes da CPRE em mulheres em idade fértil. O **Quadro 28.1** lista as indicações para CPRE na gravidez.

Modalidades Alternativas da Radiologia Diagnóstica

Avanços da radiologia diagnóstica possibilitam que os endoscopistas com frequência tenham uma hipótese diagnóstica antes de prosseguir com a CPRE, obtendo-se a mais alta possibilidade de intervenção terapêutica. Isto é especialmente importante na paciente grávida, visto que essas modalidades de radiologia podem, com frequência, evitar procedimentos desnecessários de CPRE.

Ultrassonografia abdominal é, geralmente, usada por causa de seu perfil de segurança e baixo custo. É um método sensível para detecção de cálculos biliares, mas tem baixa sensibilidade para detectar cálculos no CBD.[15] Apesar disso, ainda deve ser utilizada como exame inicial, visto que CBD dilatado juntamente com quadro clínico com frequência é evidência suficiente para realizar CPRE. Vale ressaltar que os sintomas de doença biliar (isto é, náuseas, vômitos, dor abdominal) podem, com frequência, ser encontrados como parte de uma gravidez normal, obscurecendo potencialmente o quadro clínico.

Varredura por tomografia computadorizada (CT) não é recomendada na paciente grávida em virtude da exposição à radiação além da sensibilidade ruim para coledocolitíase.[16] Colangiopancreatografia por ressonância magnética (MRCP) é uma excelente ferramenta radiológica para detecção de cálculos no CBD com uma sensibilidade relatada de 92%.[17] Não há efeitos deletérios conhecidos de campos magnéticos na gravidez em urgência diagnóstico-terapêutica, quando a informação necessária não pode ser obtida por radiologia não ionizante.[18] Deve-se ter em mente que agentes de contraste paramagnéticos (gadolínio) cruzam a placenta. Embora não haja relatos dos efeitos danosos sobre o feto, a molécula teoricamente permanece no sistema fetoplacentário e por esse motivo esses agentes geralmente não são recomendados para uso na paciente grávida.[19] Felizmente a

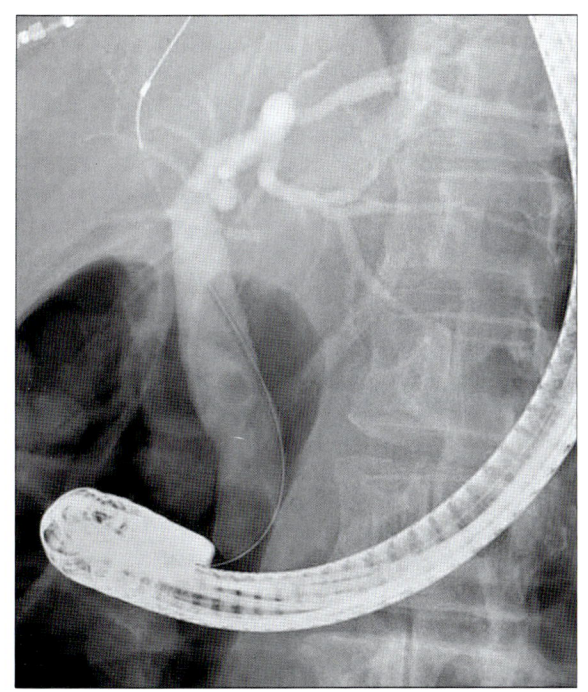

Fig. 28.1 Colangiograma demonstrando um cálculo no meio do CBD.

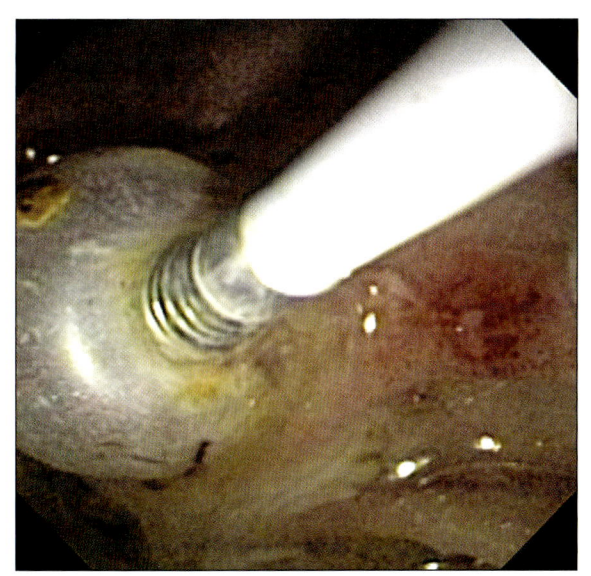

Fig. 28.2 Papila duodenal drenando material purulento pós esfincterotomia e extração de cálculo em paciente com colangite.

Quadro 28.1	Indicações para CPRE durante a Gravidez

- Coledocolitíase
- Colangite
- Pancreatite biliar
- Lesão ductal biliar ou pancreática

Adaptado de Qureshi WA, Rajan E, Adler DG et al. ASGE guideline: guidelines for endoscopy in pregnant and lactating women. *Gastrointest Endosc.* 2005;61:357-362.

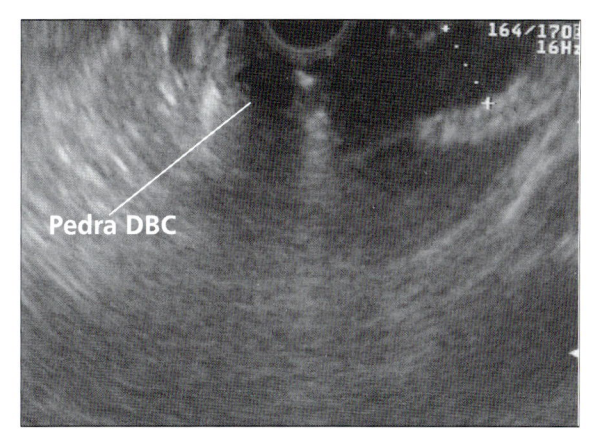

Fig. 28.3 Ultrassonografia endoscópica demonstrando um cálculo no CBD.

MRCP não requer contraste paramagnético para realizar a imagem dos sistemas ductais biliar e pancreático, embora a imagem de outras estruturas seja limitada sem contraste. Deve-se observar que a MRCP é menos sensível para detecção de cálculos menores (< 6 mm).[20]

Ultrassonografia endoscópica (EUS) emergiu como um teste de alta sensibilidade e especificidade para coledocolitíase (**Fig. 28.3**) e pode reduzir a necessidade de intervenção em casos de probabilidade baixa ou moderada.[21,22] Poucos casos de EUS durante a gravidez foram relatados. Acredita-se que o risco de uma EUS durante a gravidez seja mínimo. Pode-se considerar a realização da EUS imediatamente antes de CPRE em casos não determinados de obstrução biliar se a MRCP não estiver disponível ou for contraindicada.

Tempo

O momento ideal para realizar a CPRE é durante o segundo trimestre, embora tenha sido realizada com segurança durante toda a gestação. CPRE durante o primeiro trimestre deve ser evitada se possível em virtude da exposição fetal à radiação ionizante durante o período de organogênese e o risco de aborto espontâneo. Quinze a 20% das gravidezes clínicas terminam em aborto espontâneo, com a maioria ocorrendo durante o primeiro trimestre.[23] Isto pode representar um fator causador de confusão, se o aborto ocorrer após a realização de uma CPRE realizada no primeiro trimestre. CPRE durante o terceiro trimestre pode ser complicada decorrente da distorção da anatomia causada pelo útero gravídico e o risco de parto pré-termo. Na presença de indicação de urgência, a CPRE deve ser realizada, independente do estágio da gravidez.

A cirurgia para tratamento da colelitíase durante a gravidez é controversa. Alguns cirurgiões são a favor do tratamento cirúrgico de imediato, enquanto outros preferem esperar até o parto.[7] Se possível, a cirurgia deve ser evitada no primeiro trimestre durante o período de organogênese. Laparoscopia no terceiro trimestre pode ser dificultada em virtude do útero aumentado, o que pode obscurecer a anatomia cirúrgica e limitar o acesso à fossa da vesícula biliar. O segundo trimestre e o início do terceiro trimestre fornecem a melhor janela, se for necessária cirurgia.[24] Relatos recentes sugerem que a colecistectomia laparoscópica pode ser realizada com segurança durante toda a gestação.[7]

Exposição à Radiação durante a CPRE

Expor o feto á radiação ionizante é a preocupação principal ao realizar a CPRE durante a gravidez. A exposição à radiação da fluoroscopia pode ocorrer de múltiplas formas. A exposição primária resulta da fonte de raios X que está emitindo um feixe de luz focado de radiação na direção da paciente. Radiação secundária ou "disseminada" ocorre quando um raios X de fótons atinge um objeto (como a paciente) e, então, desvia de uma trajetória em linha reta. Esse tipo de radiação pode afetar o feto ao "disseminar-se" dentro do corpo da mãe. Qualquer um presente no campo de atuação da fluoroscopia será afetado pela radiação secundária. Outra forma de exposição chamada "vazamento" pode ocorrer, quando a radiação escapa do escudo protetor da fonte.

Os riscos de radiação para o feto incluem anormalidades no crescimento e desenvolvimento, malformações e risco aumentado de câncer no futuro. Efeitos determinísticos sobre o crescimento e desenvolvimento têm um limiar de aproximadamente 100 miligrays (mGy) e estão sob risco mais alto de ocorrer entre a segunda e a décima quinta semanas de gestação.[25] De acordo com o American Congress of Obstetricians and Gynecologists, "a exposição a menos de 5 rad [50 mGy] não foi associada a um aumento nas anormalidades fetais ou perda na gravidez".[26] O risco de desenvolvimento de câncer por radiação, embora pequeno, é aleatório e não tem nenhum nível de limiar.[25] (Para radiação gama: 100 rem = 100 rad = 1 gray = 1 sievert.)

Múltiplos estudos estimaram os níveis de exposição à radiação do feto e relataram uma exposição média entre 10 e 310 mrad.[27,28] O maior estudo por Kaheleh et al.[29] examinou a exposição à radiação em 15 mulheres grávidas submetidas à CPRE. Foram utilizadas técnicas para minimizar o tempo de fluoroscopia, e os níveis de exposição foram monitorados por dosímetros termoluminescentes. O nível de exposição fetal estimado médio foi de 40 mrad (gama de 1 a 180 mrad), que está dentro do limite teratogênico aceitado. Samara et al.[30] estudaram o conceito potencial de doses de radiação usando modelos matemáticos simulados em 24 pacientes não grávidas submetidas à CPRE. Esses modelos levaram em conta não somente o efeito do feixe de luz primário de radiação sobre o feto, mas também "disseminação" de radiação interna. Os autores descobriram que a exposição à radiação para o feto pode, ocasionalmente, exceder 10 mGy. Embora a maioria das pacientes grávidas seja provavelmente exposta a níveis muito mais baixos, essa descoberta enfatiza a importância de minimizar a exposição à radiação para mulheres grávidas.

Uma variedade de técnicas pode ser utilizada para reduzir exposição à radiação em pacientes grávidas (**Quadro 28.2**). Mais importante, o tempo de fluoroscopia deve ser minimizado. Toques "curtos" de fluoroscopia podem ser usados para confirmar a posição do fio e do cateter no ducto. Um esfincterótomo deve ser usado para o procedimento a fim de se evitarem trocas desnecessárias de cateter. "Imagens em cópias" impressas devem ser evitadas, visto que expõem a paciente a níveis mais altos de radiação. Ao invés disso, a "opção de manter a última imagem" deve ser usada para revisar o estudo. Baixa taxa de dose de fluoroscopia pulsada deve ser usada com colimação estreita na área de interesse para reduzir a quantidade de radiação disseminada. O tubo do raios X deve ser mantido o mais distante possível do paciente, enquanto o receptor de imagem deve ser mantido o mais próximo possível. A ampliação pode aumentar os níveis de radiação, e seu uso deve ser evitado.[31] Escudo de chumbo também pode ser usado para proteger o feto. É importante colocar o avental de chumbo embaixo da paciente, de onde o feixe de luz do raios X se origina (**Fig. 28.4**). O escudo de chumbo pode reduzir os níveis de radiação primária para o feto, mas não irá afetar a radiação disseminada dentro da mãe. Alguns afirmam que o efeito protetor do escudo de chumbo é insignificante.[30] Apesar disso, ainda é recomendado como um método simples de diminuir a exposição à radiação sem acrescentar qualquer risco. Um dosímetro pode ser anexado ao abdome gravídico para estimar os níveis de exposição fetal.[29] Uma consulta com um radiologista pode ser útil ao planejar a CPRE em uma paciente grávida. Recentemente, houve evolução de novas técnicas para realizar a CPRE sem fluoroscopia. Esse tópico será abordado mais adiante neste capítulo.

Quadro 28.2 Técnicas para Reduzir Exposição à Radiação

- Usar esfincterotomia para canulação, para evitar intercâmbio de cateter
- Usar pequenas "tampas" para fluoroscopia
- Evitar imagens do tipo "cópia impressa"
- Usar recurso "manter última imagem" para rever imagens
- Evitar uso de amplificação
- Usar fluoroscopia pulsada com taxa de baixa dosagem
- Colimar feixe de luz de raios X para o menor campo possível
- Colocar o paciente longe da fonte de radiação e aproximar o receptor de imagem
- Usar escudo de chumbo
- Usar técnica de aspiração de bile
- Considerar o uso de coledoscopia ou EUS para confirmar limpeza do CBD

CBD, ducto biliar comum; *EUS*, ultrassonografia endoscópica.

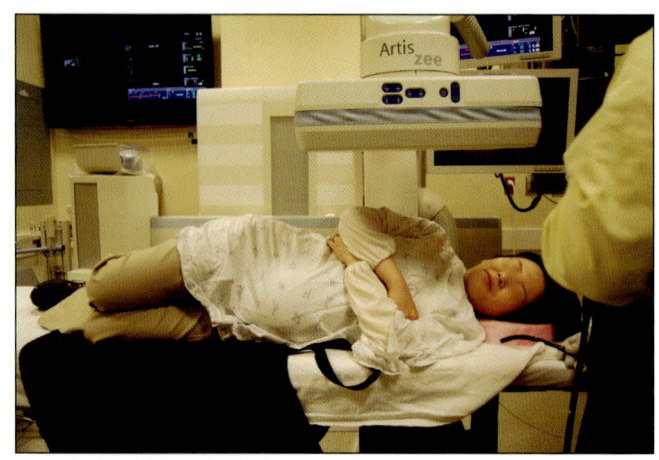

Fig. 28.4 Paciente grávida deitada na posição lateral esquerda com um avental de chumbo sob a parte inferior do abdome.

Posicionamento, Sedação e Medicações

No início da gravidez, a paciente pode ser colocada em decúbito ventral que é a padrão. Entretanto, o abdome gravídico pode tornar esta posição difícil durante o segundo e terceiro trimestres. Nesse caso, o decúbito lateral esquerdo ou uma posição oblíqua semipronada pode ser usada (**Fig. 28.4**). Uma cunha pélvica pode

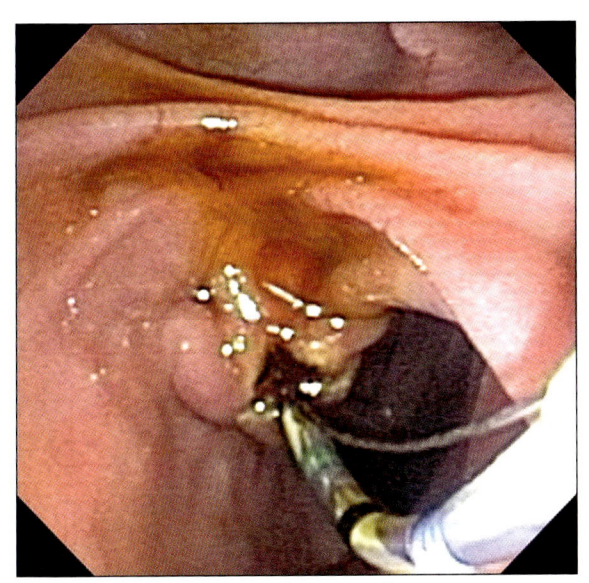

Fig. 28.5 Papila duodenal pós esfincterotomia.

Tabela 28.1 Medicações Sedativas para CPRE durante a Gravidez

Droga	Categoria de Segurança para Gravidez	Evidências na Literatura
Propofol	B	Risco baixo em estudos com animais, dados inadequados no primeiro trimestre
Meperidina	C (D com uso prolongado no termo)	Metabólitos tóxicos podem acumular-se em grandes doses, limitando o uso durante a gravidez para 50-75 mg
Fentanil	C	Pode ser usado durante a gravidez em doses baixas (< 125 mcg). Pode existir algum risco com o uso no terceiro trimestre
Diazepam	D	Estudos iniciais demonstraram possível associação à fenda palatina. Uso desencorajado, especialmente durante o primeiro trimestre
Midazolam	D	Existem poucos dados sobre humanos. Evitar durante o terceiro trimestre em razão do mesmo mecanismo de ação que o diazepam

ser útil na manutenção dessa posição. Durante o terceiro trimestre, o decúbito dorsal deve ser evitado, visto que o útero gravídico pode comprimir a veia cava inferior (IVC) ou a aorta, resultando em perfusão diminuída para a mãe e o feto, conhecida como "síndrome supina hipotensiva".[32] Ao realizar a esfincterotomia (**Fig. 28.5**), prefere-se a cauterização bipolar em vez de monopolar. Para evitar a condução de corrente elétrica através do líquido amniótico, a almofada de aterramento deve ser colocada de forma que o útero não fique entre o esfincterótomo e a almofada.[33] Prefere-se o monitoramento materno-fetal durante o procedimento, e o tônus cardíaco fetal deve ser confirmado antes e após o procedimento.

Geralmente, sedação consciente em pacientes não grávidas é obtida com uma combinação de benzodiazepínicos intravenosos e opioides, como diazepam, midazolam, fentanil e meperidina. Durante a gravidez, a escolha de medicação pode ser alterada, visto que certas medicações podem oferecer risco adicional ao feto. Por exemplo, diazepam e midazolam são consideradas drogas de categoria D. Os primeiros estudos evidenciam que o diazepam, em especial, está associado à malformação da fenda palatina.[34] Geralmente, ambas as drogas devem ser evitadas na gravidez. Se o uso de um bezodiazepínico for absolutamente necessário, é preferível midazolam em vez de diazepam. Meperidina é uma droga de categoria C (categoria D se usada por um período prolongado no termo), assim como o fentanil. Essas drogas analgésicas podem ser usadas com segurança durante a gravidez. Os antagonistas naxolona e flumazenil são classificados como categorias B e C, respectivamente. Esses agentes devem ser usados somente se absolutamente necessário, em uma *overdose* de medicação. Se estiver sendo usada sedação consciente, pode ser útil a consulta com um farmacologista antes do procedimento.[35]

O propofol é cada vez mais utilizado para atingir a sedação moderada à profunda durante a CPRE. Classificado como uma droga de categoria B, o propofol é uma alternativa atraente para sedação consciente na gravidez. No entanto, o propofol pode rapidamente causar depressão respiratória e deve ser utilizado na paciente grávida somente com o suporte de um anestesista.[35] Anestesia geral com entubação também deve ser considerada para proteger as vias aéreas. Mudanças hormonais durante a gravidez podem causar a diminuição do tônus do esfíncter esofágico inferior, o que pode causar refluxo gastrointestinal e aumentar o risco de broncoaspiração.[36] A **Tabela 28.1** resume os dados sobre a segurança de medicações sedativas que podem ser usadas na CPRE durante a gravidez.

As indicações de antibióticos são as mesmas para pacientes grávidas e não grávidas. Os antibióticos devem ser usados em casos de obstrução biliar e colangite. A maioria dos derivados de penicilina, como amoxicilina, ampicilina e cefalosporinas, são drogas de categoria B e são consideradas seguras durante a gravidez. Clindamicina ou eritromicina podem ser usadas com segurança em pacientes alérgicas à penicilina.[33]

Técnicas

A primeira série de casos de CPRE durante a gravidez foi relatada, em 1990.[8] Quatro mulheres foram submetidas à esfincterotomia para cálculos visualizados no CBD, e a primeira esfincterotomia empírica foi realizada em uma paciente com colelitíase e colangiograma normal. Desde então, houve desenvolvimentos significativos nas técnicas de CPRE usadas em grávidas. Binmoeller e Katon[37] relataram o primeiro caso do uso de um *needle knife* para remoção de um cálculo impactado no CBD. Essa também foi a primeira CPRE sem fluoroscopia em uma paciente grávida. Axelrad et al.[27] foram os primeiros a descrever um caso de colocação profilática de *stent* no CBD durante a gravidez. A paciente tinha dores recorrentes após uma CPRE com esfincterotomia e extração de cálculos com o uso de balão no CBD. Uma repetição da CPRE demonstrou litíase biliar e um colangiograma normal. Um *stent* foi colocado no CBD para evitar episódios posteriores. Jamidar et al.[38] relataram a primeira esfincterotomia menor em uma paciente grávida com *pancreas divisum*. Era desconhecido no momento do procedimento que a paciente estava grávida. Tanto a mãe quanto o bebê ficaram bem, mas isso enfatiza a importância da realização do teste de gravidez antes da CPRE.

Inúmeras técnicas foram descritas para minimizar o uso da fluoroscopia durante a CPRE. A canulação inicial deve ser realizada com um esfincteróctomo para evitar trocas de cateter desnecessárias. Uomo et al.[39] foram os primeiros a descrever a técnica de "aspiração de bile", em 1994, após realizar CPRE em duas pacientes grávidas sem o uso da fluoroscopia. Essa técnica envolve canulação do CBD guiada por fio-guia. Uma vez que o cateter seja passado pelo fio e para dentro do ducto, realiza-se a aspiração da bile para confirmar canulação seletiva do CBD. Se for visto fluido limpo, tenta-se a canulação novamente. Caso seja visto bile, é realizada esfincterotomia biliar, seguida da extração de cálculos por balão sem o auxílio da fluoroscopia (**Fig. 28.6**).

O advento dessa técnica possibilitou que alguns endoscopistas realizassem a CPRE com sucesso sem fluoroscopia. Essa abordagem evita exposição à radiação para o feto. No entanto, pode ser difícil excluir cálculos residuais ou fragmentos no ducto sem a imagem radiológica da fluoroscopia. Além disso, a "técnica de aspiração da bile" não ajuda a diferenciar entre canulação do ducto cístico e ducto hepático comum. Consequentemente, alguns realizaram CPRE sem radiação usando radiologia alternativa. Um grupo descreveu o uso bem-sucedido da ultrassonografia abdominal durante a CPRE para confirmar a canulação do CBD.[40] Esse método não confirmava a limpeza do ducto, uma vez que os cálculos tivessem sido removidos. Shelton et al.[10] relataram uma série com 21 casos de mulheres grávidas que foram submetidas à CPRE sem fluoroscopia. Dessas 21 pacientes, 5 tiveram coledocoscopia peroral usando a sonda óptica SpyGlass. Em uma paciente, a coledocoscopia revelou canulação do ducto cístico. As outras quatro pacientes estavam livres de cálculos residuais. Nenhum evento adverso da coledocoscopia ocorreu nessas pacientes. Se a colangioscopia não estiver disponível, outra opção é realizar uma EUS diagnóstica após ser realizada extração por balão, para confirmar a limpeza do ducto. Embora essa técnica não tenha sido formalmente estudada, provavelmente acrescentaria um mínimo risco.

Procedimentos longos e complicados, como remoção de cálculos múltiplos ou grandes no CBD, podem ser problemáticos durante a gravidez, visto que oferecem risco adicional de eventos adversos. Dilatação com balão do esfíncter deve ser evitada em razão de um aumento no risco de pancreatite com essa técnica.[41] Recentemente, dilatação com balão após esfincterotomia tornou-se uma técnica popular para remoção de grandes cálculos no CBD. Essa técnica deve, geralmente, ser evitada, visto que ainda não foi relatado seu uso em pacientes grávidas. De forma alternativa, colocar um *stent* biliar para descompressão com o objetivo de repetir o procedimento pós-parto pode ser mais prudente nesses casos difíceis. Essa alternativa precisa ser analisada contra o risco de oclusão potencial do *stent* e colangite. Além disso, considera-se razoável colocar um *stent* no ducto pancreático em procedimentos complexos a fim de reduzir o risco de pancreatite grave pós-CPRE.

Enquanto esfincterotomia é claramente justificada em casos de coledocolitíase ou colangite, a realização daquela na pancreatite biliar com um colangiograma normal é controverso. Esfincterotomia endoscópica pode fornecer proteção contra pancreatite recorrente, o que levou alguns a advogarem esfincterotomia empírica na ausência de cálculos no CBD ou colangiograma.[42] Deve-se ser cauteloso nessa abordagem, com consideração cuidadosa dos riscos e benefícios, visto que a esfincterotomia pode aumentar a probabilidade de eventos adversos da CPRE.

Resultados após CPRE durante a Gravidez

Até o momento, mais de 300 procedimentos de CPRE em mulheres grávidas foram relatados. A **Tabela 28.2** resume os resultados dos 10 maiores estudos, cada um dos quais incluindo 10 ou mais pacientes. Estudos com menos de 10 pacientes e resumos foram excluídos da análise. Esses 10 estudos incluíram um total de 200 pacientes que foram submetidas a 217 procedimentos. Realizou-se CPRE 62 vezes no primeiro trimestre (29%), 75 vezes no segundo trimestre (35%), e 79 vezes no terceiro trimestre (36%). Pancreatite pós-CPRE ocorreu após 19 procedimentos (9%). Não foi relatado nenhum caso de pancreatite grave. Ocorreram dois casos de hemorragia pós-esfincterotomia (1%), que foram controlados por injeção de epinefrina e colocação de hemoclipe. Resultados fetais incluíram oito partos pré-termo (4%), um aborto espontâneo (0,5%) e dois casos de pré-eclâmpsia (1%). Uma morte neonatal foi relatada, mas não houve relacionamento causal claro com o procedimento de CPRE. Não foram relatadas mortes maternas.

Resumo

CPRE é atualmente considerada o padrão ouro para tratamento de coledocolitíase. Em virtude dos riscos inerentes desse procedimento, deve ser usado somente se for planejada terapia. Modalidades alternativas da radiologia, como MRCP e EUS, devem ser consideradas antes da CPRE em paciente com probabilidade baixa ou intermediária de apresentar cálculos no CBD. Essa abordagem pode evitar procedimentos de CPRE desnecessários. Somente os endoscopistas mais experientes devem realizar CPRE em mulheres grávidas e devem ser realizados todos os esforços para reduzir o tempo de exposição à radiação. Técnicas mais recentes para minimizar ou mesmo eliminar o uso de fluoroscopia devem ser usadas, sempre que possível. Em casos complexos,

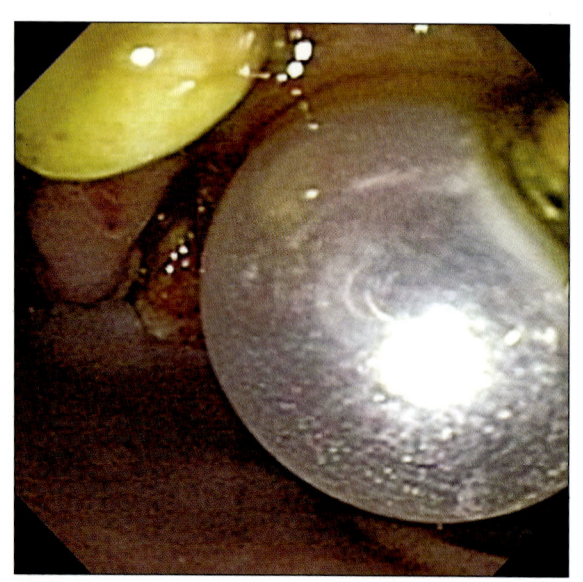

Fig. 28.6 Extração de um cálculo no CBD, usando um cateter de balão.

Autor	Número de Pacientes (Número de Procedimentos)	Trimestre em que Foi Realizado o Procedimento	Eventos Maternos Adversos	Resultados Fetais	Observações Interessantes
Tang[43]	65 (68)	1º ($n = 17$) 2º ($n = 20$) 3º ($n = 31$)	PEP ($n = 11$)	PTD ($n = 5$) EAB ($n = 1$) LBW ($n = 4$)	Maior estudo até o momento
Bani Hani[44]	10 (10)	1º ($n = 2$) 2º ($n = 5$) 3º ($n = 3$)	PEP ($n = 1$)	Sem resultados adversos	
Daas[45]	10 (17)	1º ($n = 5$) 2º ($n = 3$) 3º ($n = 5$)	Nenhum	EAB ($n = 1$)	
Shelton[10]	21 (21)	1º ($n = 8$) 2º ($n = 6$) 3º ($n = 7$)	PEP ($n = 1$) Cálculos residuais no CBD ($n = 1$)	IUGR + PTD ($n = 1$)	Todos sem fluoroscopia (5 com *Spyglass*)
Sharma[46]	11 (11)	1º ($n = 2$) 2º ($n = 6$) 3º ($n = 3$)	Nenhum	Sem resultados adversos	Todos com *stent* biliar e CPRE pós-parto
Gupta[47]	18 (18)	1º ($n = 4$) 2º ($n = 6$) 3º ($n = 8$)	PEP ($n = 1$) Sangramento ($n = 1$)	PTD ($n = 1$)	US usada em alguns casos para confirmar CBD
Kahaleh[29]	17 (17)	1º ($n = 4$) 2º ($n = 9$) 3º ($n = 4$)	PEP ($n = 1$) Sangramento ($n = 1$)	Pré-eclâmpsia ($n = 2$)	Exposição fetal à radiação estimada
Tham[28]	15 (15)	1º ($n = 1$) 2º ($n = 5$) 3º ($n = 9$)	PEP ($n = 1$)	PTD ($n = 1$)	
Farca[48]	10 (11)	1º ($n = 3$) 2º ($n = 5$) 3º ($n = 2$)	Migração proximal do *stent*, ambos removidos ($n = 2$)	Sem resultados adversos	Somente *stent* colocado. Sem esfincterotomia ou extração de cálculo
Jamidar[38]	23 (29)	1º ($n = 15$) 2º ($n = 8$) 3º ($n = 6$)	PEP ($n = 3$); todos na mesma paciente após 3 procedimentos	SAB ($n = 1$) EAB ($n = 2$) Morte neonatal ($n = 1$)	Maior estudo multicentros

CPRE, colangiopancreatografia retrógrada endoscópica; IUGR, retardo de crescimento intrauterino; LBW, recém-nascido com baixo peso ao nascer; PEP, pancreatite pós-CPRE; PTD, parto pré-termo; SAB, aborto espontâneo; US, ultrassonografia; CBD, ducto biliar comum; EAB, aborto eletivo.
Somente estudos com n > 10 pacientes estão incluídos.

colocação de *stent* biliar temporário com CPRE repetida pós-parto para tratamento definitivo deve ser considerada, ao invés de submeter a paciente a um procedimento longo e potencialmente arriscado. *Stents* profiláticos no ducto pancreático devem ser utilizados quando se sente que o risco de pancreatite pós-CPRE é alto. CPRE pode ser realizada com segurança e eficácia durante a gravidez, quando utilizada criteriosamente com o apoio de uma equipe multidisciplinar experiente.

A lista de referências deste capítulo pode ser encontrada em www.revinter.com.br/online/referencias-baron.pdf

Capítulo 29

CPRE em Anatomia Cirurgicamente Alterada

Simon K. Lo

Colangiopancreatografia retrógrada endoscópica (CPRE) é geralmente considerado o procedimento endoscópico tecnicamente mais difícil. Pode tornar-se mais desafiador, se a anatomia gastrointestinal (GI) ou pancreaticobiliar tiver sido modificada. A compreensão abrangente de uma anatomia cirurgicamente alterada é essencial para minimizar efeitos adversos e para aumentar as chances de um resultado bem-sucedido. Em virtude desses casos, o planejamento cuidadoso do procedimento é obrigatório (**Quadro 29.1**).

Cirurgia que Pode Afetar a Realização ou Interpretação da CPRE

Muitas cirurgias redirecionam o trato GI superior e podem requerer equipamentos especiais ou familiaridade extrema a fim de atingir os sistemas pancreático e biliar. Algumas cirurgias removem ou alteram uma porção do ducto biliar ou pancreático, mas não criam qualquer dificuldade para realizar a CPRE. De modo contrário, existem aquelas consequências cirúrgicas improváveis que não permitiriam qualquer acesso endoscópico do trato biliar, a despeito da experiência, habilidade e equipamento. Iremos explicar a maior parte dessas cirurgias e tentaremos trazer pontos relevantes em relação à CPRE.

Ressecção Esofágica

São realizadas, na maioria das vezes, por neoplasia esofágica ou condições pré-malignas, até 22% das ressecções esofágicas podem ser acompanhadas por estenoses anastomóticas no esôfago proximal.[1] Além disso, um pequeno divertículo pode formar-se proximal à anastomose. Ao passar um duodenoscópio, deve-se ter o cuidado para não forçá-lo através de um divertículo ou estenose anastomótica. Caso tenha sido encontrada resistência, um endoscópio de visão frontal deve ser usado para inspecionar a anatomia esofágica cuidadosamente. Ressecções esofágicas também resultam em situações que o estômago é trazido para cima do diafragma e transformado em um tubo gástrico que pode terminar em uma piloroplastia. Uma vez que o duodenoscópio tenha passado pelo piloro, a abordagem para a papila maior requer rotação ligeiramente maior no sentido horário ou mais inserção do endoscópio do que o normal.

Ressecção Gástrica

Existem muitas formas de ressecção gástrica, variando desde uma Billroth I, em que há pouca perda de volume do estômago, até uma gastrectomia total. Como resultado, o impacto da ressecção gástrica na CPRE pode ser mínimo ou muito significativo.

Billroth I

Em uma cirurgia Billroth I, somente o antro e o piloro são removidos, e o estômago é anexado ao duodeno ao longo da grande curvatura (**Fig. 29.1**). A passagem do endoscópio dentro do duodeno é, geralmente, mais fácil do que o normal, mas a papila é mais difícil de ser visualizada. Conforme esperado, tanto a papila maior quanto a menor estão mais proximalmente localizadas do que o habitual. Na posição de endoscópio retificado, a papila é vista após uma rotação exagerada no sentido horário do endoscópio. No entanto, a ancoragem do aparelho fica comprometida sem o piloro, e conseguir uma posição estável para o endoscópio durante a canulação pode ser bem difícil. Nessa situação, trabalhar na posição de endoscópio "alçado" pode ser mais desejável para a canulação do ducto biliar, já que o orifício papilar é mais bem visualizado, e o endoscópio é situado de forma mais estável. Visto a dificuldade em canular precisamente o ducto biliar de forma retrógrada, usar a combinação de um esfincterótomo e um fio-guia pode ajudar na questão intrínseca em uma canulação Billroth I.

Billroth II

Antes que inibidores de bomba de prótons fossem introduzidos, cirurgia para úlcera péptica era comum. Uma cirurgia Billroth II envolve uma antrectomia e a confecção de uma gastrojejunostomia. O resultado é uma anastomose terminoterminal (estômago e jejuno) com uma alça aferente e, outra, eferente (**Fig. 29.2**). A alça aferente progride proximalmente e termina na alça duodenal, enquanto a alça eferente restaura a continuidade com o resto do trato GI. A papila maior está localizada na alça duodenal e é vista com o orifício papilar de frente para o endoscópio. Existem diversos desafios com os quais o endoscopista tem de lidar ao realizar CPRE em um estômago Billroth II. Começa com a escolha do endoscópio. Acreditava-se que o endoscópio de visão frontal fosse

Capítulo 29 – CPRE em Anatomia Cirurgicamente Alterada   **271**

Quadro 29.1 Planejamento Pré-Procedimento em Situações Que Envolvam Anatomia Cirurgicamente Alterada

- Entender a cirurgia anterior completamente
- Escolher o endoscópio adequado
    - Duodenoscópio terapêutico padrão
    - Duodenoscópio diagnóstico de calibre fino
    - Duodenoscópio pediátrico
    - Endoscópio superior diagnóstico
    - Endoscópio superior terapêutico
    - Colonoscópio pediátrico (rigidez variável)
    - Colonoscópio terapêutico
    - Enteroscópio do tipo *push*
    - Enteroscópio de duplo balão
    - Endoscópio de EUS linear
- Posicionar o paciente de forma adequada
    - Pronado
    - Supinado
    - Lateral esquerda
    - Lateral direita
- Preparar os acessórios
    - Acessórios-padrão
    - Cateteres não pré-curvados
    - Drenos nasobiliares
    - Acessórios de especialidade (p. ex., para Bilroth II)
    - Acessórios de longa extensão
- Anestesia
    - Sedação consciente
    - Anestesia com propofol
    - Anestesia geral

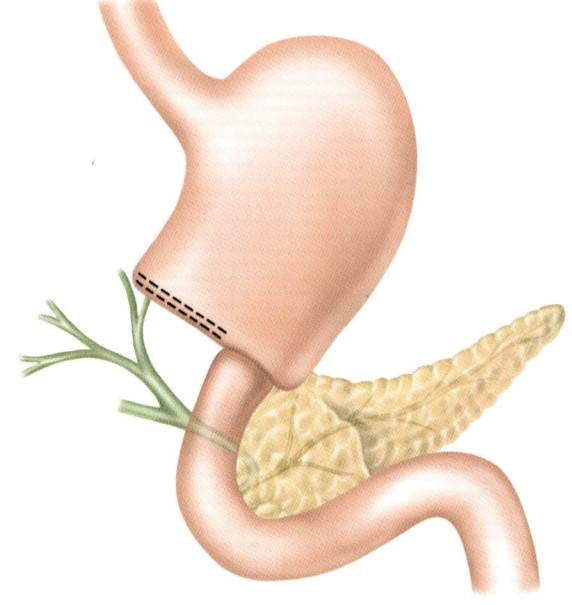

Fig. 29.1 Gastrectomia Billroth I. A antrectomia é seguida por anastomose do estômago ao duodeno de forma terminoterminal. O lado da pequena curvatura da extremidade cortada do estômago é fechado para permitir criação da grastroduodenostomia.

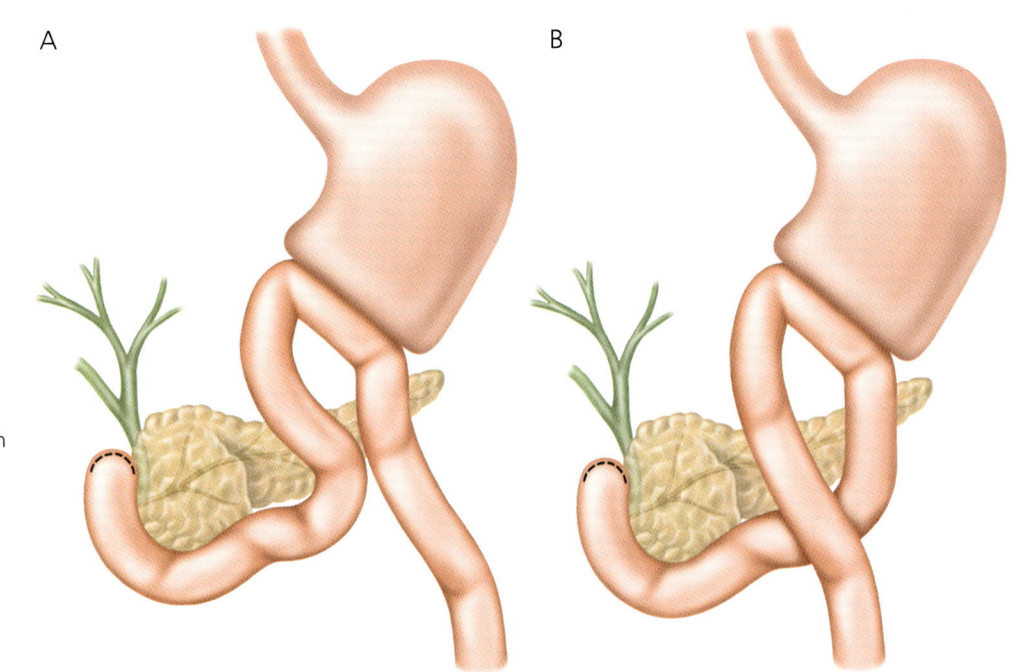

Fig. 29.2 (**A**) Gastrectomia Billroth II com uma anastomose de gastrojejunostomia antiperistáltica. Nesse caso, a alça aferente é acessada pelo orifício estomal localizado próximo á pequena curvatura. (**B**) Gastrectomia Billroth II com anastomose isoperistáltica, onde a alça aferente é anastomosada à grande curvatura.

mais bem usado para avaliar o intestino delgado e cateterizar o orifício biliar. Mas, então, muitos experientes endoscopistas biliares passaram a utilizar duodenoscópios de visão lateral para aproveitar o comando do "elevador" e visualizar melhor a papila. No entanto, em um estudo randomizado prospectivo com 45 pacientes na Coreia, não foi observada diferença entre endoscópios de visões lateral e frontal no sucesso da canulação e esfincterotomia.[2] De fato, endoscópios de visão frontal eram de uso mais seguro. A despeito de qual endoscópio foi utilizado, a CPRE na Billroth II é um dos procedimentos mais difíceis. Em um estudo envolvendo 185 procedimentos de CPRE na Billroth II, a taxa de fracasso foi de 34%.[3]

Não há forma definida de identificar corretamente o lúmen aferente para passar o endoscópio, embora haja a impressão comum de que ele sai do orifício localizado no local mais estranho. A alça aferente pode ser anastomosada ao estômago ao longo da pequena curvatura (anisoperistáltico) (**Fig. 29.2, A**) ou da grande curvatura (isoperistáltica) (**Fig. 29.2, B**). A passagem do endoscópio com um dispositivo de visão frontal é bastante intuitiva, e o maior desafio está na visualização e canulação da papila. Embora os estudos não identifiquem qualquer diferença no sucesso técnico entre endoscópios de visões lateral e frontal, a facilidade em se realizarem canulações biliar e terapêutica com os duodenoscópios é significativa.

Ao usar um duodenoscópio, a dificuldade inicia-se na obtenção da entrada no lúmen aferente. É até mais difícil se a alça aferente estiver suturada na pequena curvatura, já que essa forma de cirurgia cria um ponto de entrada fixo e significativamente angulado (**Fig. 29.3**).[4] Quando é usado um duodenoscópio, a técnica para entrar no orifício da gastrojejunostomia é a mesma que para o piloro. Quando o lúmen puder ser visualizado somente na posição retroflexa, deslizar o endoscópio com delicadeza em direção a ele raramente funciona. Sugar o excesso de ar gástrico torna o deslizamento um pouco mais fácil. Assim que a ponta do endoscópio tiver alcançado o orifício, o mesmo deve ser gradualmente puxado e retificado a fim de avançar. Também existe a técnica de entrar no lúmen rotacionando o endoscópio a 180 graus e direcionar sua extremidade para baixo, até que o lúmen do intestino delgado esteja claramente à vista. Essa técnica pode teoricamente ser realizada com o endoscópio de visão frontal. No entanto, a visão endoscópica pode ser comprometida pelo revestimento mucosal, e a inspeção visual durante a manobra ficaria mais difícil. Existem relatos de que compressão abdominal ou estender uma alça de polipectomia para dentro do lúmen pretendido colaboram para o sucesso da entubação de um orifício intestinal difícil.[4] A passagem do duodenoscópio ao longo ou sobre um fio-guia rígido que foi colocado com um endoscópio de visão frontal pode ajudar na entrada no lúmen correto da gastrojejunoanastomose. Mesmo em um centro biliar terciário, o insucesso ao entrar na alça aferente foi relatado como sendo de até 10%.[3]

Assim que o duodenoscópio de visão lateral tenha ancorado com segurança ao lúmen jejunal, a passagem para frente é segura e eficaz ao orientar constantemente o intestino na posição de 6 horas (**Fig. 29.4, A**). Isso simularia a visualização ao dirigir um carro em um túnel comprido. É comum ver dois lúmens quando um duodenoscópio é parcialmente retroflexionado e cria-se a confusão em relação ao caminho a se avançar o endoscópio. Uma boa regra é orientar os dois lúmens ao longo da linha média vertical; o lúmen mais baixo é aquele em que o endoscópio deveria entrar (**Fig. 29.4, B**). Redundância e tortuosidade intestinal raramente permitem avanço desimpedido. Em vez disso, passagens bem-sucedidas requerem uma combinação de rotação delicada, redirecionamento dos comandos manuais, puxar e empurrar. Deve-se tomar cuidado para minimizar manipulações rápidas ou forçadas, já que podem resultar em perfuração. Em uma série, ocorreu perfuração em 5% dos casos e foi principalmente o resultado de manipulações da alça aferente.[3] Em outro estudo, 18% dos casos encontraram perfuração jejunal.[2] O uso de um duode-

Fig. 29.3 (A) Aparência endoscópica de uma típica gastrojejunostomia Billroth II. Visualizados do estômago, os dois ramos jejunais estão localizados no extremo direito e esquerdo dessa imagem. (B) Gastrectomia Billroth II com o lado da grande curvatura do estômago anastomosado ao jejuno de formas terminoterminal. O lado da pequena curvatura do estômago é fechado cirurgicamente. Alguns cirurgiões escolhem suturar o jejuno sobre essa área para proteger a linha de sutura. Se a alça aferente estiver marcada para baixo dessa forma, a entrada do endoscópio nessa alça pode ser bastante difícil.

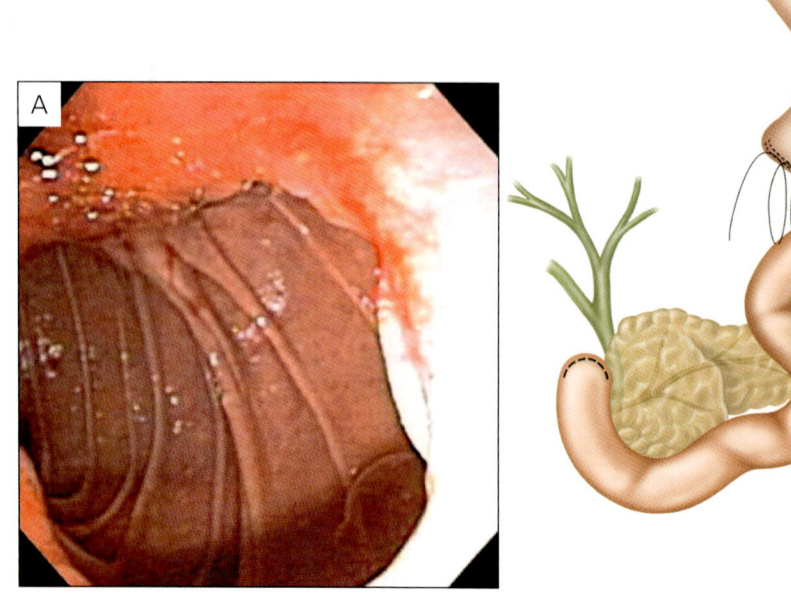

noscópio macio e de calibre menor e mais antigo pode reduzir a chance de traumatizar a parede intestinal. Minimizar a insuflação de ar ajuda a manter o lúmen reto e a parede do intestino macia e elástica. Rotacionar o paciente é, ocasionalmente, eficaz para conseguir voltas aparentemente improváveis. Essas medidas todas podem contribuir para um procedimento seguro e bem-sucedido. Com experiência e cuidado especial um risco aceitado de perfuração pode ser conseguido.[5] Após alguma distância, é aconselhável tirar uma foto fluoroscópica para confirmar que o endoscópio passou ou está passando através do duodeno transversal (Fig. 29.5). Se a ponta do endoscópio estiver na pelve, está provavelmente na alça eferente e deve ser removida para procurar o outro orifício intestinal. Algumas alças aferentes parecem ser mais longas e mais tortuosas para atingir a papila do que outras. Essa impressão é, de fato, correta, considerando que a alça aferente pode ser criada na forma pré-cólica, sobre o cólon transversal (Fig. 29.6).

No caminho para o duodeno proximal, pode ser encontrada uma anastomose que conecta os ramos aferente e eferente. Esse "procedimento de Braun" é uma modificação da operação Billroth II para reduzir o refluxo de bile dentro do estômago ou para diminuir a chance de obstrução duodenal (Fig. 29.7). Isso não deve influenciar a passagem do endoscópio, além de criar confusão para o endoscopista. Em algumas ocasiões, a alça duodenal, que parece uma bolsa de fundo cego com mucosa distintamente achatada e lisa, é atingida sem que a papila maior seja percebida. A papila menor e, então, a maior devem ser prontamente identificadas com a retirada gradual do endoscópio (Fig. 29.8).

A papila maior está quase sempre próxima da posição de 12 horas do duodeno, quando é usado um duodenoscópio (Fig. 29.8, C). Se o lúmen intestinal for mantido à vista à frente do endoscópio, o ducto biliar está se distanciando do endoscópio à

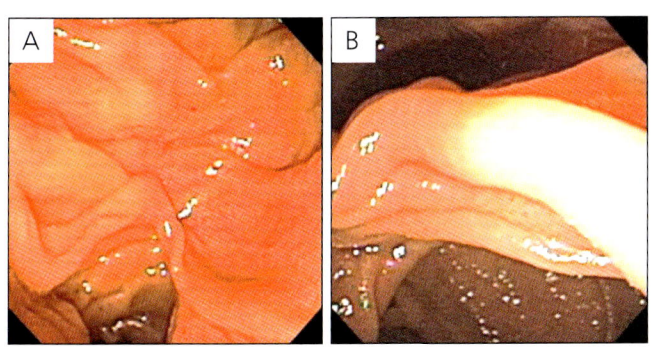

Fig. 29.4 (A) A visualização típica do lúmen jejunal quando um duodenoscópio de visão lateral está sendo avançado. Observe que a metade superior do lúmen deve sempre ser mantida na posição de 6 horas. (B) Uma visualização duodenoscópica semelhante do lúmen distal na posição de 6 horas. Observe que o lúmen superior sempre representa uma visualização retroflexa. Uma tentativa de passar o endoscópio na direção de 12 horas causaria perfuração ou que o endoscópio se dobrasse para trás.

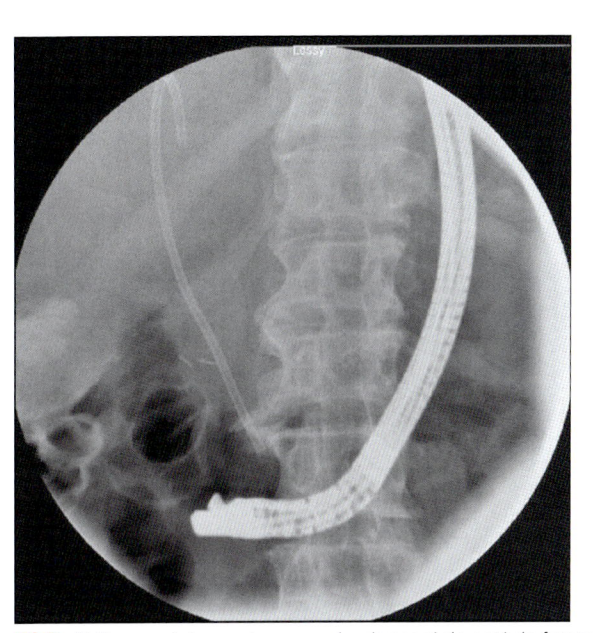

Fig. 29.5 O fluoroscópio mostra que o duodenoscópio está de frente para a direita e cruzando o duodeno transversal.

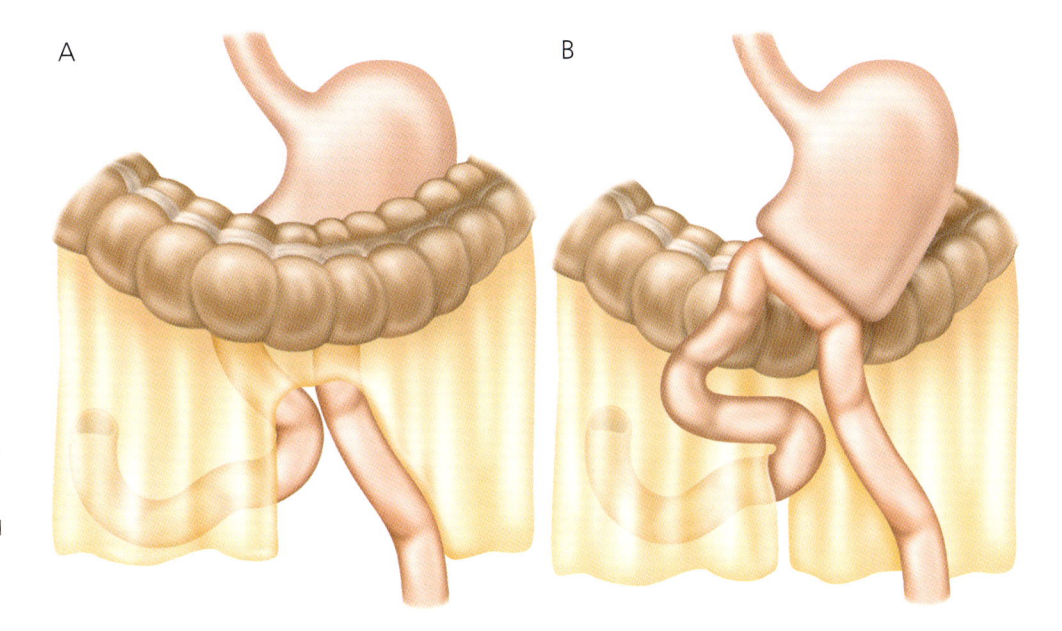

Fig. 29.6 (A) Construção retrocólica da gastrojejunostomia Billroth II. A alça aferente é relativamente curta nesse caso. (B) Gastroejejunostomia Billroth II pré-cólica. A alça aferente é significativamente mais longa do que em (A).

frente ou levemente à direita (**Figs. 29,9, *A* e 29.10**). Para manter o cateter de canulação ou o fio-guia ao longo da parede duodenal para acesso biliar, não se deve aproximar muito da papila (**Fig. 29.8, *C***). Em vez disso, o endoscópio pode ser retirado levemente com seu elevador parcialmente abaixado para passagem do cateter. De forma oposta, o ducto pancreático é mais fácil de canular avançando o endoscópio próximo à papila e mantendo o elevador em uma posição elevada (**Fig. 29.8, *B***). Alguns endoscopistas preferem usar cateteres de ponta reta para canulação biliar,[3] enquanto outros gostam de usar guias retas. No entanto, talvez a forma mais eficaz de entrar no ducto biliar é usar um cateter que tenha sido dobrado em forma de S (**Fig. 29.9, *B***). Uma abordagem assistida por cobertura foi descrita para melhorar a canulação de uma papila Billroth II, quando um endoscópio de visão frontal for utilizado (**Fig. 29.11**).[6] Em algumas ocasiões, quando há suspeita de *pancreas divisum*, a papila menor deve ser corretamente identificada para canulação. Via de regra, está localizada distalmente de (cefalada a) e à esquerda da papila maior (**Figs. 29.8, *A* e 29.10**).

Esfincterotomia biliar é obtida pelo uso de um esfincterótomo Billroth II ou uma *needle knife* para cortar um *stent* biliar. Um esfincterótomo Billroth II do tipo *push* é projetado virtualmente em oposição a um esfincterótomo convencional de tração. O fio de corte é afrouxado para formar uma meia alça sobre um cateter de esfincterótomo reto. O esfincterótomo com essa guia projetada é, então, empurrado para a frente, sobre uma guia, para cortar o capuz da papila ao longo da posição de 6 horas da papila localizada superiormente. Esfincterotomia feita dessa forma é pouco menos bem controlada do que no ambiente normal, em virtude do movimento de empurrar e visualização ruim da borda proximal do monte papilar. Um esfincterótomo modificado, que força sua ponta em forma de S quando o fio de corte aperta, também pode ser usado para realizar esfincterotomia nesse ambiente.[7] No entanto, a maioria dos endoscopistas parece preferir esfincterotomia com *needle knife* sobre um *stent* biliar porque evita lesão ao esfíncter pancreático e permite um corte de tecido gradual e sem pressa.[4,8] Dilatação do esfíncter com balão, geralmente, é feita com um balão de 8 mm, é tecnicamente fácil de ser realizada. Um estudo randomizado mostrou que dilatação do esfíncter com

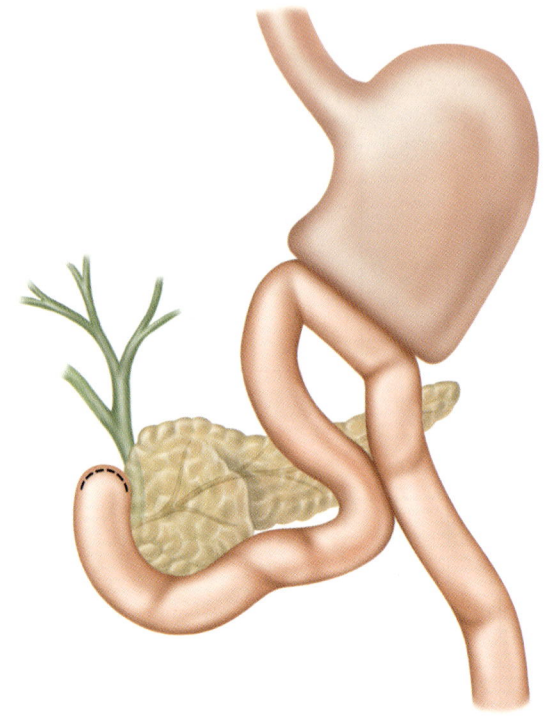

Fig. 29.7 Uma modificação de Braun de uma cirurgia Billroth II. Aqui os ramos aferente e eferente estão conectados por uma anastomose laterolateral.

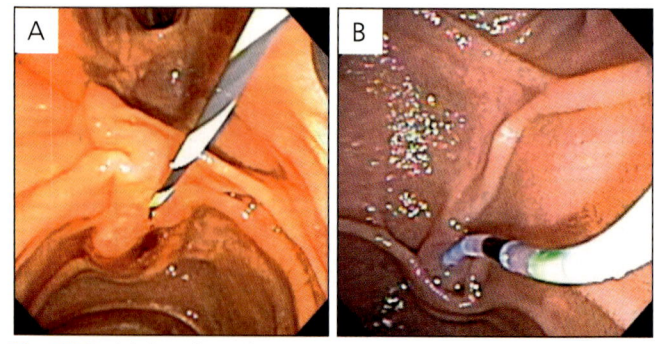

Fig. 29.9 (**A**) A papila maior está geralmente localizada na posição de 12 horas. Aqui o fio-guia aponta na direção do ducto biliar.
(**B**) Essa cânula biliar em forma de S é mais bem usada para cateterizar o ducto biliar.

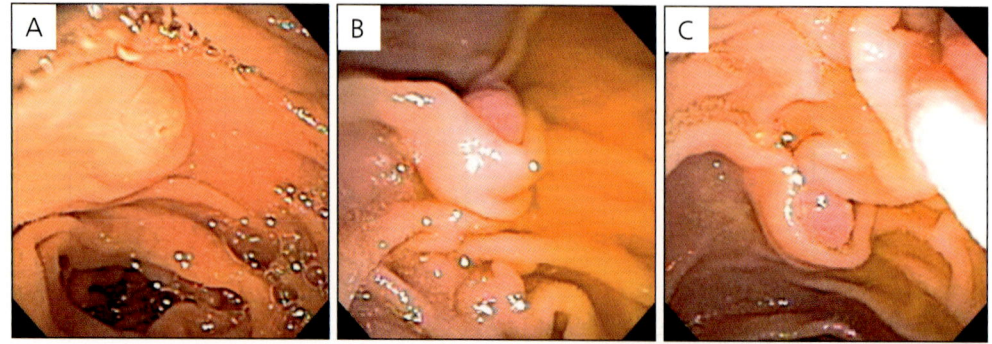

Fig. 29.8 (**A**) A papila menor, que é bastante proeminente nesse caso, está localizada mais cefálica e ao lado esquerdo da papila maior. Mais adiante o lúmen aferente é a alça duodenal. (**B**) Conforme o endoscópio é empurrado para trás a partir da alça duodenal, a papila maior é vista proximalmente e perpendicular ao duodenoscópio. Essa posição favorece uma canulação do ducto pancreático. (**C**) O duodenoscópio é empurrado de volta mais distante da papila maior. Essa posição favorece canulação do ducto biliar.

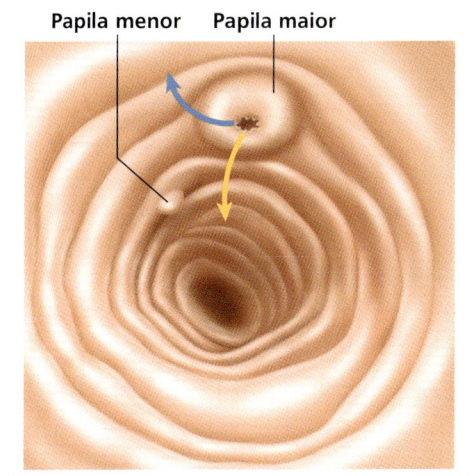

Fig. 29.10 Uma ilustração esquemática do relacionamento das papila maior e menor e as direções dos ductos biliar *(seta amarela)* e pancreático *(seta azul)*.

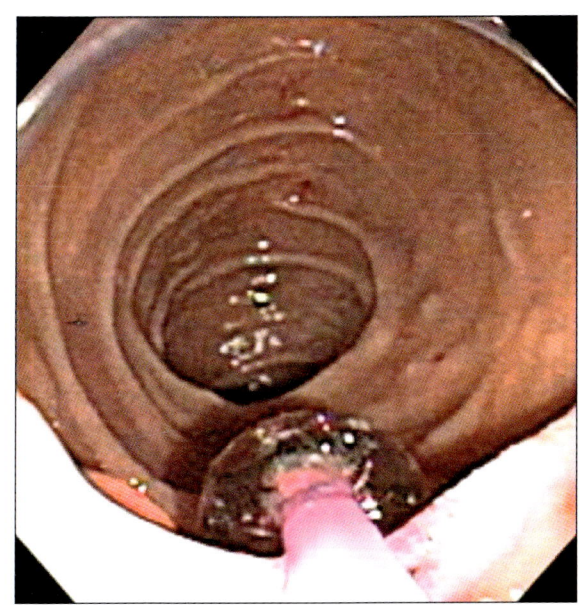

Fig. 29.11 Um balão dilatador está sendo usado para realizar esfincterotomia usando um endoscópio de visão frontal. Observe que uma cápsula macia foi encaixada na ponta do endoscópio. Acredita-se que essa cápsula melhore a capacidade de canular a papila.

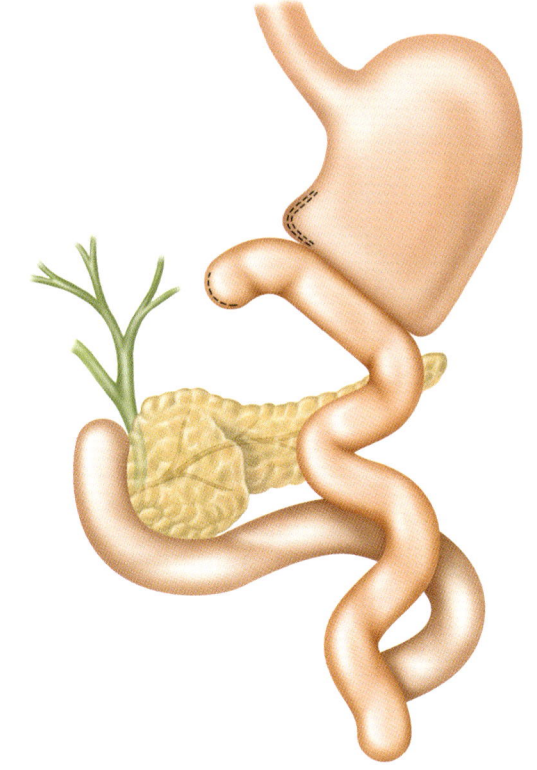

Fig. 29.12 Uma típica gastrojejunostomia em Y de Roux.

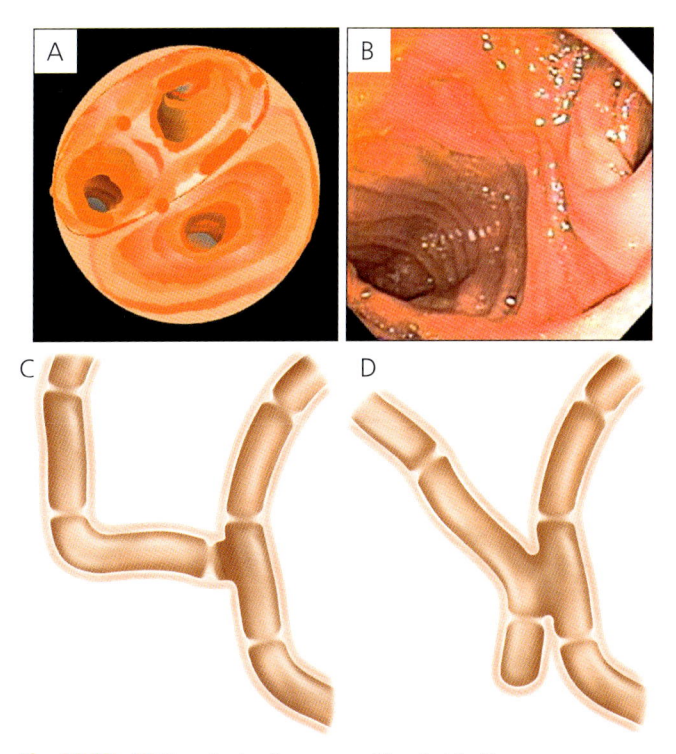

Fig. 29.13 (**A**) Uma ilustração esquemática de três lúmens no ponto de uma anastomose jejunojejunostomia. O lúmen distal único no mesmo lado da anastomose deve ser a alça eferente. Um dos dois lúmens no outro lado da anastomose é uma alça em fundo cego, enquanto o outro é a alça aferente. (**B**) Imagem endoscópica dos dois lúmens vista além de uma anastomose. Um desses orifícios deve levar à alça aferente. (**C**) Ilustração de uma anastomose de jejunojejunostomia terminolateral. (**D**) Ilustração de uma anastomose de jejunojejunostomia laterolateral.

balão foi tão eficaz quanto esfincterotomia para facilitar extração de cálculo, com menos eventos adversos, no ambiente de Billroth II.[9] Adicionalmente, não houve mais pancreatite com essa forma de tratamento do que com esfincerotomia.

Gastrectomia em Y de Roux

Com o objetivo de reduzir refluxo pancreático e fluidos biliares dentro do estômago em seguida a uma gastrectomia parcial, a gastrectomia em Y de Roux cria uma saída gástrica que parece similar à da cirurgia Billroth II. No entanto, essa anastomose terminolateral leva a uma alça cega muito curta e um ramo de Roux longo (**Fig. 29.12**). A alça de Roux se estende por cerca de 40 cm antes que seja encontrada uma anastomose de jejunojejunostomia. Nesse ponto, dois ou três lúmens (**Fig. 29.13,** *A* e *B*) serão identificados, dependendo se os dois ramos jejunais estão conectados terminolateralmente (**Fig. 29.13, C**) ou laterolateralmente (**Fig. 29.13, D**). Se feito laterolateralmente, uma das três saídas é uma alça curta e com fundo cego. Se a alça aferente for acessada corretamente, o endoscópio irá progredir até o jejuno proximal, o ligamento de Treitz, o duodeno transversal e, finalmente, o duodeno descendente. Essa longa distância a ser percorrida torna-se quase impossível para um duodenoscópio de 125 cm de extensão atingir a papila maior. Muitos duodenoscópios de extensão maior foram usados para realizar CPRE nesse ambiente, incluindo versões adultas ou pediátricas de colonoscópios e endoscópios *push*.[9] Um endoscópio especial de visão oblíqua foi relatado como sendo potencialmente útil para esse objetivo.[10] Enteroscópios de duplo balão, que podem atingir até o ceco via peroral, foram introduzidos nos Estados Unidos, em 2004 (**Fig. 29.14**). Seu uso na realização de diagnósticos e CPRE terapêutica em pacientes com jejunostomia hepática em Y de Roux foi logo relatado.[11] Até o momento todas as formas de enteroscopias profundas, incluindo enteroscopias simples e em espiral, são rotineiramente usadas para uma variedade de condições pancreáticas e biliares nesse ambiente.

O desafio de realizar CPRE em uma gastrectomia em Y de Roux está não só em não percorrer uma grande extensão e em reconhecer o lúmen intestinal adequado, mas também em canular seletivamente os ductos biliar e pancreático. Não é incomum direcionar o endoscópio exatamente após a anastomose dentro da alça jejunal eferente sem reconhecer a jejunostomia. Uma pista para as adjacências da anastomose é a presença de fluido biliar. Uma vez que a bile seja avistada, o avanço do endoscópio deve ter a velocidade diminuída para procurar a bifurcação luminal. A alça aferente é sempre encontrada pela borda circular da anastomose. É interessante observar que esse é geralmente o lúmen mais reto dos dois. Todos os endoscópios de visão frontal têm a dificuldade inerente de visualizar a papila maior por causa de sua localização ao longo do aspecto interior da alça duodenal em C. Mesmo quando é identificada, a canulação é extraordinariamente difícil por causa da orientação estranha e do posicionamento instável para canulação (**Fig. 29.15**). Nas mãos de especialistas em CPRE, a taxa de sucesso são meros 67%.[12] Iwamoto *et al.* relataram o sucesso de realizar CPRE diagnóstica e terapêutica com um enteroscópio de balão duplo em seis pacientes.[12] Interessante observar que os autores encaixaram uma pequena tampa de plástico na ponta do enteroscópio para possibilitar as canulações. Não é certo se essa ponta de plástico ajuda no procedimento. Dada a dificuldade e fracasso frequente de realizar a CPRE nessa anatomia pós-operatória, é melhor encaminhar esse tipo de caso para um centro biliar terciário ou escolher um método alternativo como um estudo trans-hepático. Realizar a CPRE com a intenção de avaliar e tratar uma condição pancreática é particularmente problemático, visto que um procedimento trans-hepático não pode cateterizar o ducto pancreático. Preferimos usar um cateter de diagnóstico de CPRE 5 Fr de extensão longa (320 cm) pré-carregado com um fio-guia hidrofílico para realizar a canulação, se for empregado um enteroscópio de balão duplo ou simples. Pode ser injetado contraste com essa configuração se um adaptador em Y for usado (**Fig. 29.15, C**). Um método de CPRE transjejunal intraoperatório foi relatado como superando essa dificuldade. Na laparotomia, uma enterotomia é feita 20 cm distal ao ligamento de Treitz para permitir a passagem que um duodenoscópio esterilizado a gás avance até a alça aferente.[13]

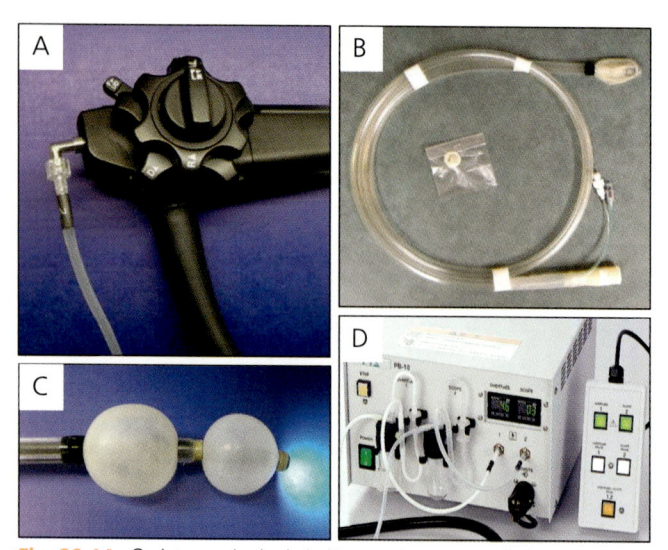

Fig. 29.14 O sistema de duplo balão consiste em um balão na ponta de um endoscópio fino (**A**) e um balão em um sobretubo (**B**). (**C**) Ambos os balões são inflados. (**D**) Dispositivo de inflar o balão que controla a insuflação de ar, a desinsuflação, a leitura de pressão e um alarme com um indicador de pressão excessiva com luz amarela.

Gastrectomia Total

Feita geralmente para tratamento de câncer gástrico ou eventos pós-operatórios adversos, uma gastrectomia total necessita da

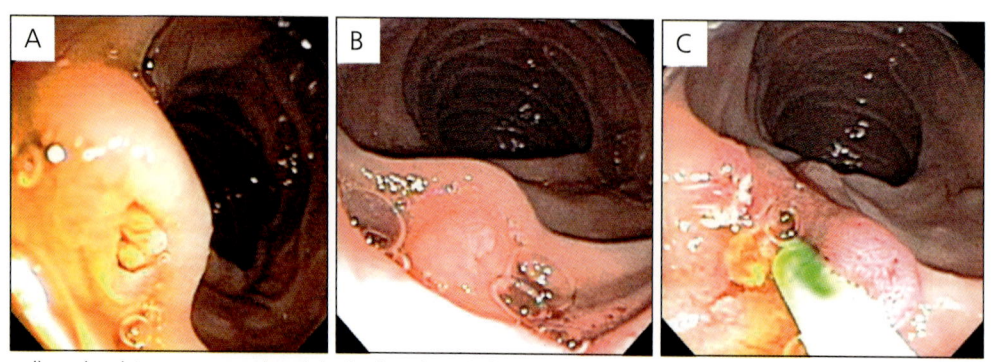

Fig. 29.15 (**A**) A papila maior vista com um endoscópio de visão frontal. Observe que é uma visualização muito tangencial com uma posição estranha para canulação. (**B**) Após rotacionar o endoscópio de visão frontal, a papila maior parece estar posicionada de forma ideal para canulação. A papila está ainda tangencialmente localizada e é difícil manter essa visualização por muito tempo. (**C**) Um cateter foi inserido com sucesso dentro do ducto biliar com esse endoscópio de visão frontal.

criação de uma esofagojejunostomia terminolateral. Um lúmen da esofagojejunostomia é uma extremidade cega, enquanto o outro é a alça jejunal de Roux (**Fig. 29.16**). Uma distância curta até esse ramo é uma jejunojejunostomia laterolateral ou terminolateral para receber conteúdos pancreático e biliar. Semelhante à gastrectomia em Y de Roux, o endoscópio tem de entrar na alça aferente e passar através do jejuno proximal e da maior parte do duodeno. Mas ao contrário da gastrectomia parcial em Y de Roux, um duodenoscópio pode, de fato, atingir a papila maior em base mais regular talvez por causa da rota mais reta e curta do trato gastrointestinal superior. Uma vez que seja identificada a papila maior com o duodenoscópio, a abordagem à canulação da CPRE e terapia é bastante semelhante à da para a anatomia Billroth II. Mas se um duodenoscópio for muito curto para atingir o duodeno descendente, então um endoscópio longo de visão frontal tem de ser usado. Nesse caso, o desafio está em canular e tratar os processos de doença sem os benefícios de uma capacidade elevadora e de visão lateral. As mesmas técnicas usadas para uma gastrectomia em Y de Roux se aplicam a essa situação.

Cirurgia de *Bypass* no Trato GI Superior sem Ressecção

Gastrojejunostomia

As indicações para gastrojejunostomia sem ressecção de qualquer parte do estômago incluem grande massa na cabeça pancreática, obstrução duodenal benigna crônica e estreitamento maligno duodenal não ressecável. Ao inspecionar o estômago durante a CPRE, essa alça de gastrojejunostomia está geralmente localizada ao longo da porção dependente do estômago. No entanto, pode estar ligeiramente na direção da parede anterior ou posterior ao longo da grande curvatura (**Fig. 29.17**). Embora seja esperado que a maioria das anastomoses para *bypass* de doenças obstrutivas sejam grandes, algumas dessas aberturas de gastrojejunostomia parecem ser bem pequenas. Imediatamente através da borda da anastomose, dois orifícios jejunais serão encontrados, e qualquer das aberturas pode ser aquela que leva à alça aferente. Se for o orifício mais distal, então é uma conexão antiperistáltica, e a alça aferente é relativamente curta. Mas se a distância for mais longa, é porque a cirurgia foi feita de forma pré-cólica, já que o intestino tem de ser delimitado sobre o cólon transverso. Esse ramo pode tornar-se até mesmo mais longo se a gastrojejunostomia for criada da forma isoperistáltica. Em algumas ocasiões, uma segunda anastomose é observada além da gastreojejunostomia. Esse procedimento de Braun (**Fig. 29.17, B**) é feito para acrescentar *bypass* posterior de conteúdos entre os ramos aferente e eferente para reduzir o refluxo biliar alcalino dentro do estômago ou para forne-

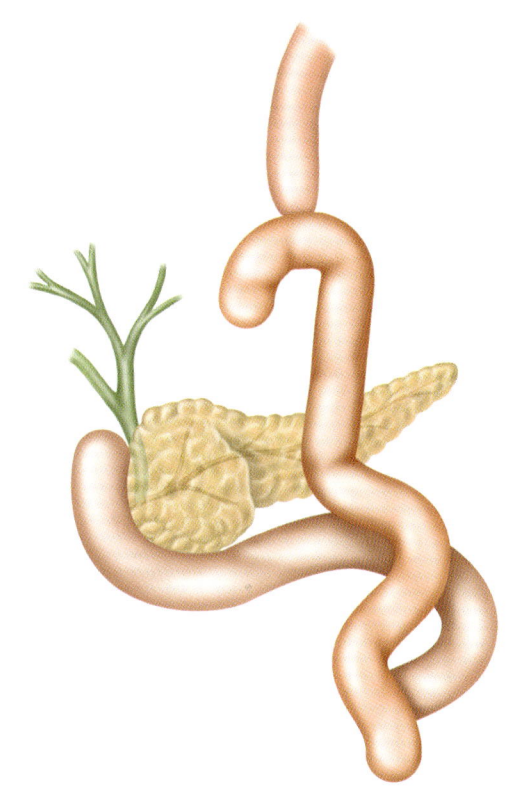

Fig. 29.16 Uma gastrectomia total com esofagojejunostomia em Y de Roux. Apesar da distância significativa, um duodenoscópio de visão frontal é geralmente longo o suficiente para atingir a papila.

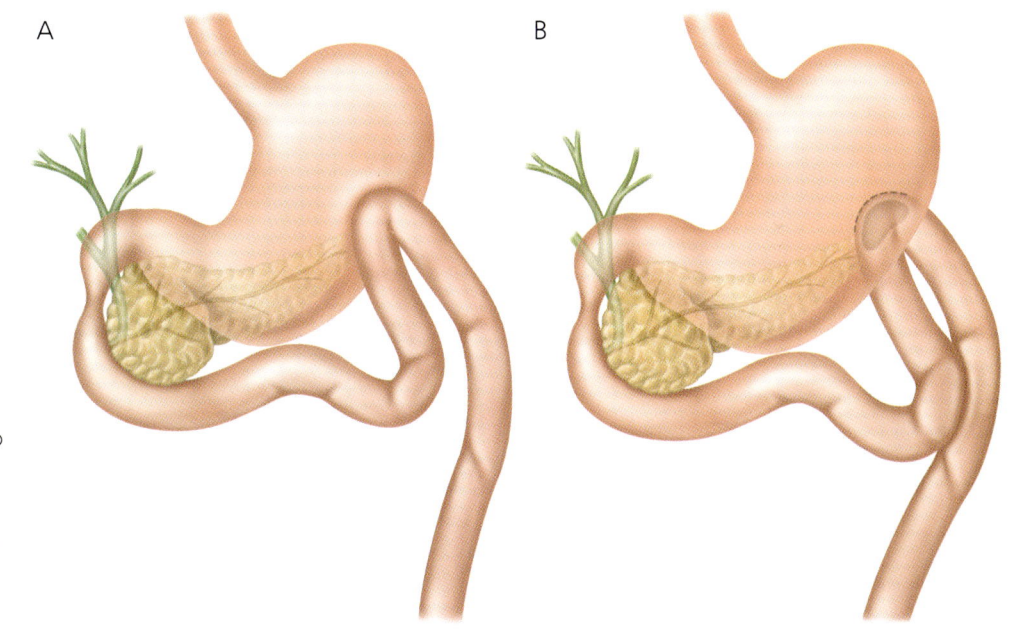

Fig. 29.17 (A) Um *bypass* gástrico com gastrojejunostomia localizada anteriomente. (B) *Bypass* gástrico com uma gastrojejunostomia localizada posteriormente. Observe um procedimento de Braun que conecta as alças jejunais aferente e eferente.

cer uma rede segura para minimizar as chances de uma obstrução na alça aferente. Se o endoscópio passa através de uma anastomose de Braun, tem uma chance de 50% de retornar ao estômago através da outra alça da gastrojejunostomia.

Desde que a papila maior esteja intacta nesse ambiente, é preferível um duodenoscópio para o caso de inspeção e canulação, a menos que fique comprovado ser muito curto. Na prática, atingir o duodeno descendente, com frequência, não é a questão-chave, Em vez disso, a inspeção e a canulação são desafios maiores, porque a maior parte desses casos tem um duodeno altamente estenótico como causa da gastrojejunostomia em alça. Felizmente, obstrução duodenal por câncer na cabeça do pâncreas é, com frequência, localizada proximal à papila maior, havendo espaço suficiente para realizar uma CPRE. No caso de espaço inadequado, a dilatação por balão do estreitamento duodenal pode ser realizada, mas os traumas da mucosa e hemorragia resultantes podem acrescentar mais obstáculos ao procedimento. Uma abordagem trans-hepática à drenagem biliar é, com frequência, necessária nessa situação. De forma alternativa, um procedimento de *rendezvous* em que um cateter trans-hepático ou fio-guia é passado pelo esfíncter biliar, pode ser feito para acesso endoscópico. Existem ocasiões quando a cirurgia de *bypass* é feita por gastroparesia, e realizar uma CPRE de forma usual anterógrada é preferível. Nessa situação o duodenoscópio tem de ser rotacionado levemente para deslizar ao longo da parede gástrica anterior, desviando da gastrojejunostomia para atingir o piloro.

Bypass Duodenal

Perfurações duodenais são, ocasionalmente, tratadas por uma duodenojejunostomia. Embora essa forma de cirurgia seja incomum, a descoberta de dois ou mais lúmens intestinais além do piloro ou no duodeno descendente pode criar confusão para o endoscopista. Se não houver estreitamento duodenal associado, o procedimento é direto, e a chave é inspecionar cuidadosamente cada lúmen até que a papila maior seja encontrada. Se um lúmen leve a moderadamente estenótico for encontrado, pode ser tentada dilatação por balão com delicadeza, para facilitar a passagem do endoscópio. De forma alternativa, um endoscópio de CPRE pediátrico com um diâmetro externo de 7,5 mm e canal de instrumento de 2 mm pode ser usado. Mas o pequeno canal do instrumento permite somente possibilidades terapêuticas limitadas, como esfincterotomia, extração de cálculo com cesta e colocação de um *stent* de 5 Fr.

Cirurgia Bariátrica

Existem muitas formas de cirurgia bariátrica para induzir redução de peso, mas cerca de 70% delas realizadas nos EUA são *bypass* gástrico em Y de Roux. Desvio biliopancreático (12%), gastroplastia de banda vertical (7%) e banda gástrica (5%) constituem as outras práticas de cirurgia bariátrica hoje.[14] É interessante observar que pacientes obesos mórbidos têm mais probabilidade de ter cirurgia bariátrica realizada no nordeste dos Estados Unidos do que no resto do país.[15] Conforme a obesidade vem aumentando nos americanos, mais cirurgias de redução de peso estão sendo realizadas. Considerando que cálculos biliares e dor abdominal são questões comuns em pacientes com perda de peso rápida ou com cirurgia abdominal extensa, avaliações biliares e pancreáticas são comumente solicitadas. Ao mesmo tempo, nesse grupo de pacientes é difícil realizar CPRE em virtude da necessidade de passar através do longo intestino para chegar ao duodeno proximal. Variações das técnicas e preferências dos cirurgiões acrescentam mais confusão a essa arena difícil da CPRE.

Bypass Jejunoileal com Má Absorção

Essa forma de cirurgia de redução de peso é mencionada aqui principalmente com objetivos históricos. Não é mais praticada hoje em dia e não afeta a realização da CPRE. Raramente, uma consulta para CPRE pode ser requisitada para um paciente com uma cirurgia anterior de *bypass* jejunoileal decorrente de icterícia. Nesse caso, a causa da icterícia é mais provavelmente causada por falência hepática do que a uma doença no trato biliar. Essa cirurgia, popular antes de 1980, consiste em transecção e em conexão de um grande segmento jejunoileal ao cólon distal. De forma alternativa, são feitas transecção e conexão do jejuno proximal ao íleo distal de forma terminolateral, excluindo um jejuno e íleo longos do contato com os nutrientes intestinais (**Fig. 29.18**). O resultado dessa forma de operação é um intestino delgado funcional muito curto que causa perda de peso por má absorção e má digestão. Diarreia crônica, doenças com cálculos e disfunção hepática fatal são razões pelas quais todos os pacientes que foram submetidos a essa cirurgia devem ter o *bypass* jejunoileal revertido.[16]

Desvio Biliopancreático e *Switch* Duodenal

Existem duas outras formas de cirurgias de má absorção que ainda são praticadas hoje. Eventos metabólicos adversos são, de acordo com os relatórios, vistos com menos frequência do que no *bypass* ileojejunal. Ambas as cirurgias requerem ressecção da mai-

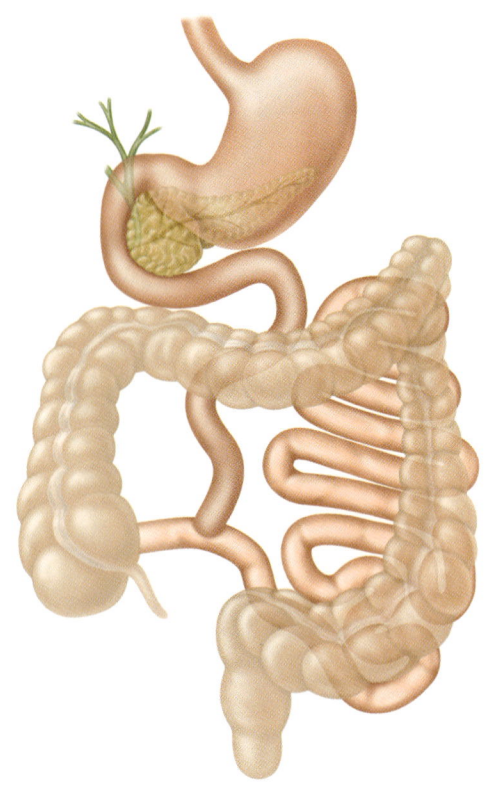

Fig. 29.18 *Bypass* jejunoileal. A cirurgia não interfere com o desempenho da CPRE.

Capítulo 29 – CPRE em Anatomia Cirurgicamente Alterada **279**

or parte do estômago e anastomose do duodeno ou do estômago remanescente até o íleo distal (250 cm proximal à válvula ileocecal) (**Fig. 29.19**). O bloco excluído do duodeno-jejuno-íleo é, então, preso ao íleo distal cerca de 100 cm proximal à válvula ileocecal. A CPRE não é uma possibilidade se for *bypass* biliopancreático ou duodenal *switch*, porque o duodeno descendente pode ser alcançado somente pela maior parte do intestino delgado ou retrógrado através do cólon.

Cirurgia Restritiva

Existem duas formas dessa cirurgia que têm o objetivo de restringir a passagem de alimentos, criando uma bolsa gástrica simples de 15 mL e uma pequena saída de bolsa de aproximadamente 1 cm de diâmetro. Gastroplastia de banda vertical, popular nos anos 1980, consiste em grampear o fundo e limitar a saída da bolsa com uma banda Marlex de 5 cm de circunferência (**Fig. 29.20, *A***).[17] Uma alternativa mais moderna é o procedimento de banda gás-

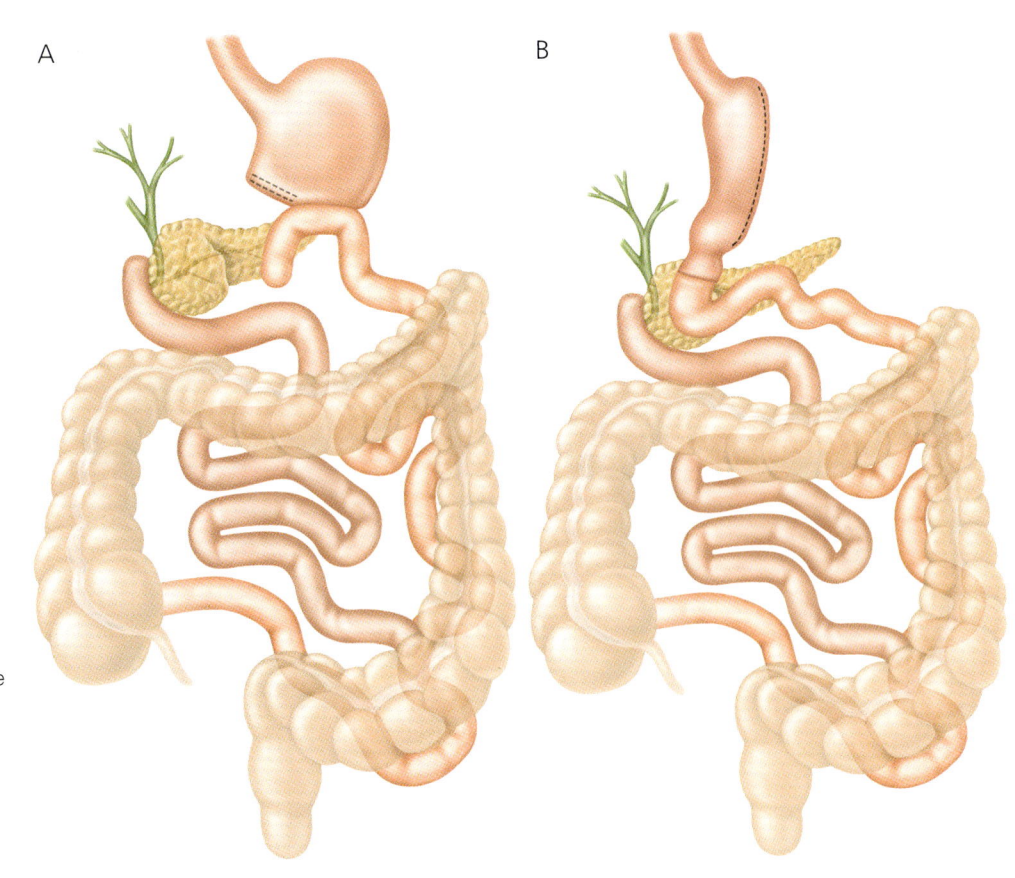

Fig. 29.19 (**A**) Desvio biliopancreático. Os ramos eferente longo e aferente evitam qualquer possibilidade de realizar CPRE nesse caso. (**B**) Procedimento duodenal de *switch*. Muito semelhante à cirurgia de desvio biliopancreático, não é possível realizar CPRE nessa situação.

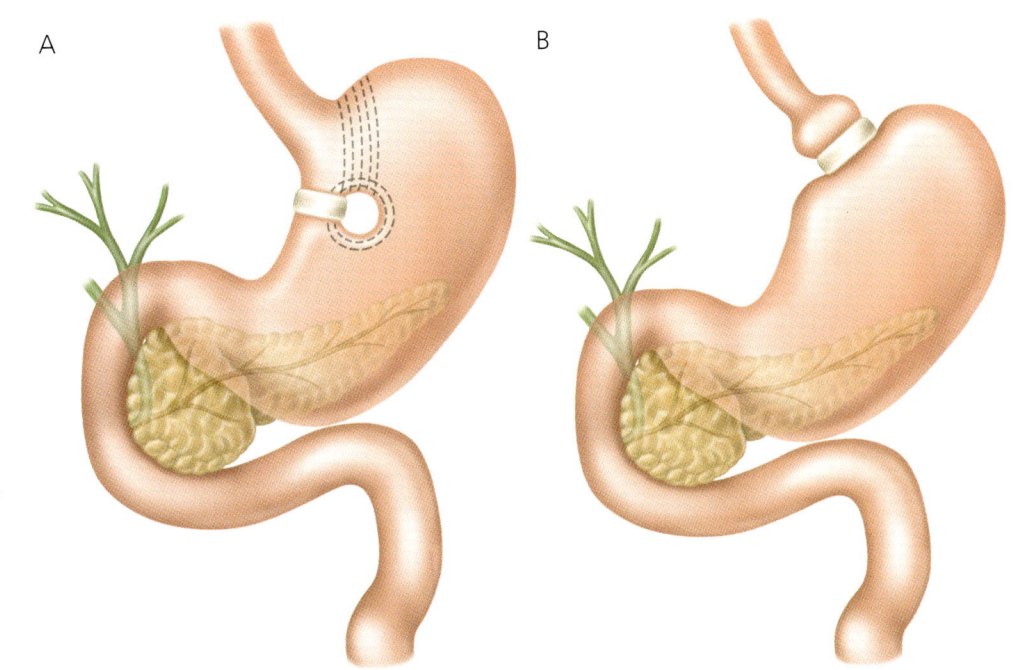

Fig. 29.20 (**A**) Gastroplastia de banda vertical com uma pequena abertura que permite passagem de alimentos. Esse canal pode ser dilatado a fim de que um duodenoscópio passe por ele. (**B**) Banda gástrica ajustada por laparoscópio. O grau de constrição no estômago proximal é ajustável externamente.

trica ajustável laparoscópica, feito com a colocação de uma banda de silicone que é enrolada ao redor do cárdia (**Fig. 29.20, B**). A rigidez dessa banda pode ser modificada em seguida à cirurgia, inserindo uma agulha dentro de um reservatório embutido na parede abdominal. A banda gástrica é difícil de ser apreciada a menos que haja sintomas obstrutivos associados. Um nó no duodeno não é geralmente encontrado. A gastroplastia de banda vertical é facilmente reconhecida endoscopicamente por causa da pequena bolsa gástrica que leva a uma saída pequena firme que mal permite a passagem do endoscópio superior. O canal de saída tem geralmente de 1 a 2 cm de extensão. Se uma gastroplastia restritiva for suspeitada antes da CPRE, é melhor começar o procedimento com um endoscópio superior padrão para inspecionar a estreiteza do canal. Se for antecipada dificuldade de passar um duodenoscópio, então dilatar o anel de saída com um balão de 13, 5 ou 15 mm pode ser feito com segurança. Uma vez que o duodenoscópio tenha atingido o estômago distal, nenhuma técnica especial de CPRE é necessária, mesmo que haja alguma mudança sutil na forma pela qual o endoscópio é retificado e se aproxima da papila maior. Em pacientes que ganharam peso novamente após a gastroplastia de banda vertical, seu estômago pode parecer normal com evidências mínimas de qualquer restrição ou tem duas saídas da bolsa que leva ao resto do estômago. Essa perda de restrição física é devida ou à quebra do material de banda gástrica ou desenvolvimento de fístula de fundo gástrico causada por bolsa gástrica.

Bypass Gástrico

Esse é o procedimento cirúrgico mais comumente realizado para induzir redução de peso atualmente. Funciona restringindo a ingestão de alimentos com uma pequena bolsa gástrica (< 50 mL) e criando má absorção ao permitir que fluidos pancreático e biliar entrem em contato com alimentos não digeridos mais abaixo no intestino delgado. Essa é a forma mais difícil de anatomia cirúrgica em Y de Roux para a realização de CPRE. Para atingir a papila, o endoscópio tem de viajar através de 40 cm de esôfago, uma pequena bolsa gástrica, um ramo de 75 a 150 cm de Roux seguido por uma extensão variável de ramo aferente (**Fig. 29.21**). Após chegar ao duodeno descendente, a ponta do endoscópio tem de ser flexível o suficiente para visualizar a papila maior e suficientemente rígida para realizar canulação. Mesmo um enteroscópio do tipo *push* de 250 cm de extensão é geralmente curto demais por causa das voltas e estiramento do intestino. Trabalhar com acessórios longos para realizar CPRE nesse ambiente coloca desafios técnicos adicionais que mesmo os endoscopistas de elite considerariam complicados.

Existem diversas formas de realizar CPRE nessa situação muito difícil (**Quadro 29.2**). O método mais simples, mas também o que tem mais probabilidade de fracassar, é usar o endoscópio mais longo que estiver disponível e canular a papila com acessórios extralongos. Mas o emprego de um colonoscópio ou duodenoscópio pediátrico raramente é eficaz e é frustrante manobrar até o duodeno descendente. Uma alternativa mais lógica é usar enteroscópios de duplo balão, que são mais finos, mais flexíveis e capazes de percorrer longos segmentos do intestino. Relatamos nossa experiência inicial de usar enteroscópio de duplo balão e acessórios modificados para utilizar CPRE em 40 pacientes com *bypass* gástrico em Y de Roux e uma papila intacta na reunião do American College of Gastroenterology de 2009.[17] Esse procedimento envolve a passagem de um enteroscópio de duplo balão dentro da pequena bolsa gástrica e da alça jejunal de Roux. Após atingir a jejunostomia, a alça aferente é identificada e penetrada.

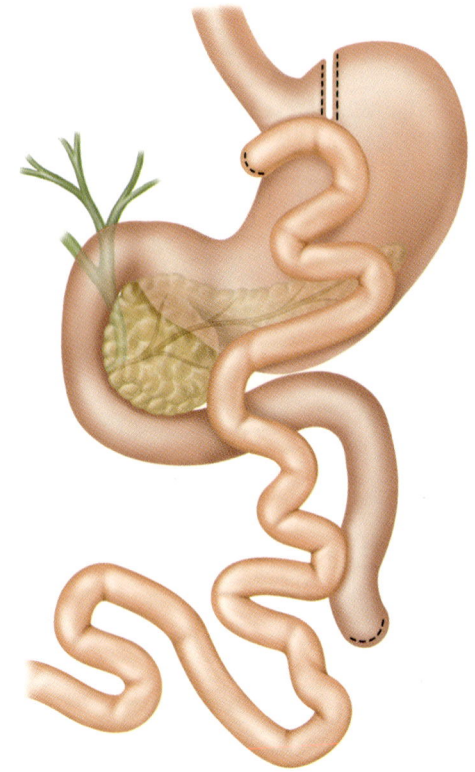

Fig. 29.21 Cirurgia de *bypass* gástrico para redução de peso combinando princípios restritivos e de má absorção. Essa cirurgia cada vez mais comum é uma das mais desafiadoras anatomias alteradas cirurgicamente para realização de CPRE.

Quadro 29.2 Métodos de Realização de CPRE em Pacientes com Bypass Gástrico em Y de Roux

- Peroral com um endoscópio longo
  - Colonoscópio (terapêutico, pediátrico)
  - Duodenoscópio (não aconselhável)
  - Enteroscópio tipo *push* (precisa de acessórios longos especiais)
  - Enteroscópio de duplo balão (precisa de acessórios longos especiais)
  - Enteroscópio de balão simples e enteroscópio em espiral
- Duodenoscópio periestomal através de uma fístula gastrocutânea madura
  - Fístula criada na cirurgia
  - PEG criada na enteroscopia de duplo balão de forma retrógrada
  - PEG criada sobre perfuração com monitoramento com fluoroscópio
- Procedimento de concentração
  - Abordagem de concentração colangiográfica percutânea com um endoscópio longo
  - Abordagem de concentração interna com perfuração trans-hepática orientada por EUS
- Intraoperatória por meio de um endoscópio esterilizado
  - Estoma gástrico
  - Estoma jejunal proximal

Geralmente avançamos intencionalmente o endoscópio para dentro do estômago para encurtar o endoscópio e trazer o tubo superior para dentro da área geral do ligamento de Treitz. Depois de endireitado, o endoscópio é, gradualmente, trazido para dentro do duodeno descendente, onde a papila menor é, com frequência, mais fácil de ser visualizada. Gostamos de orientar a papila maior para a posição de 6 a 7 horas, embora a posição de 12 horas seja ocasionalmente usada. Um esfincerótomo de 320 cm disponível comercialmente ou uma cânula de CPRE são usados para se aproximar da papila. Visto que com frequência não é possível canular o ducto biliar com um cateter, geralmente pré- carregamos o dispositivo com um fio-guia hidrofílico de 450 cm e um adaptador lateral e preenchemos o instrumento com contraste. Se não houver sucesso em engajar a papila, usaremos o fio- guia para sondar delicadamente até que o ducto biliar seja acessado. O fluoroscópio é importante nesse momento para determinar se o fio-guia está no curso adequado na direção biliar. Se não for possível adentrar a papila apesar de inúmeras tentativas, modificaremos o esfincerótomo longo para um *needle knife* e realizaremos um pré-corte para acessar o ducto biliar. Mesmo que o ducto biliar seja penetrado delicadamente com um fio-guia, cortar a papila ainda requer que o *needle knife* tenha sido inserido sobre o fio-guia. É importante saber que a mudança de instrumento não pode ser feita sobre o fio-guia convencional de 450 ou 480 cm. Um fio-guia de 600 cm e 0,035 polegada está agora disponível para esse objetivo. Dilatação por balão é, geralmente, feita para assegurar uma abertura papilar adequada sem arriscar perfuração ou sangramento com um esfincerótomo grande. Com essa técnica, nossa taxa de sucesso inicial para realização de CPRE terapêutica em pacientes com *bypass* gástrico em Y de Roux foi de 90%. Desde então, fizemos cerca de 90 procedimentos desses, e nossa taxa de sucesso técnico é de cerca de 95%. É interessante observar que houve múltiplos relatórios e apresentações[18] sugerindo que a CPRE assistida por enteroscópio em pacientes com *bypass* gástrico em Y de Roux é somente moderadamente bem-sucedida em cerca de 50%, e a razão para a discrepância relativa à nossa experiência não é clara.

Em teoria, a técnica assistida por enteroscópio pode ser usada com a enteroscopia de balão simples ou espiral. Tentamos o dispositivo de balão simples algumas vezes, mas descobrimos que é difícil negociar a jejunostomia e decidimos ficar com os enteroscópios de duplo balão. Se não for possível a canulação apesar do avanço bem-sucedido do endoscópio até a papila maior, então é possível realizar uma gastrostomia endoscópica percutânea (PEG), inserindo o enteroscópio de duplo balão retrógrado dentro do estômago. Depois que uma grande fístula gástrica de calibre grande tenha amadurecido, um duodenoscópio pode ser inserido pela fístula gástrica para realizar CPRE. Uma alternativa semelhante e menos tecnicamente desafiadora é ter um tubo de gastrostomia cirúrgica colocado e, então, realizar a CPRE após maturação do trato.[19] Recentemente, um método transgástrico assistido por ultrassonografia endoscópica (EUS) para insuflar o estômago excluso para fornecer um alvo para inserção da PEG foi descrito.[20] Também é possível realizar uma gastrostomia cirúrgica aberta ou uma gastrostomia laparoscópica com inserção de duodenoscópio em um ambiente.[21] De forma alternativa, uma abordagem cirúrgica retrógrada transjejunal para avançar um duodenoscópio 20 cm abaixo do ligamento de Treitz pode ser tentada.[14] Claro, o procedimento de *rendezvous* que envolve a colocação de um fio-guia trans-hepático percutâneo dentro do duodeno e jejuno pode ajudar o avanço enteroscópico, assim como obter acesso ao ducto biliar.

Recentemente, uma abordagem transgástrica-trans-hepática orientada por EUS para dilatar diretamente o esfíncter biliar de forma anterógrada para realizar terapia biliar foi tentada com sucesso em base limitada.[22] Se o acesso biliar for atingido e um fio-guia puder ser passado dentro do duodeno, mas dilatação do trato trans-hepático for muito difícil de ser realizada, o fio transampular pode ser avançado até o jejuno para permitir a realização do procedimento de "*rendezvous* interno". Finalmente, nem todas as doenças biliares requerem manipulações endoscópicas, e uma abordagem unicamente trans-hepática pode ser suficiente para administrar as condições sem envolver os endoscopistas.

Ressecção Pancreática
Procedimento de Whipple Convencional

O nome mais famoso na cirurgia pancreática é o procedimento de Whipple ou duodenopancreatectomia, feito para ressecção de lesões malignas ou benignas na cabeça pancreática. Embora o conceito de ressecção seja simples, as anastomoses de órgãos múltiplos nessa cirurgia criam uma grande confusão para não cirurgiões. Considerando que o ducto biliar, o ducto pancreático e o duodeno são seccionados, pelo menos três anastomoses separadas são feitas para restabelecer a continuidade pancreática, biliar e intestinal. Quando um endoscópio é passado dentro do estômago médio, dois pequenos orifícios intestinais são vistos no procedimento de Whipple convencional (**Fig. 29.22, *A***). Uma gastrojejunostomia ascende até a alça aferente e se une ao ducto biliar e, eventualmente, ao ducto pancreático, o outro orifício de anastomose leva à alça eferente ao resto do trato GI. Visto que o desafio usual de canular uma papila intacta está ausente, a CPRE pode ser prontamente realizada ou com um endoscópio de visão frontal ou um endoscópio de visão lateral. De fato, rotineiramente iniciamos esse procedimento com um endoscópio de diagnóstico superior para tirar vantagem de seu calibre pequeno e de sua flexibilidade e do fato de que pode alcançar a jejunostomia hepática em mais de dois terços dos casos. Mesmo alcançar a jejunostomia pancreática, que está geralmente localizada mais profundamente acima da alça jejunal aferente, é possível cerca de metade das vezes. Se uma alça gástrica evita que o endoscópio atinja a anastomose biliar, um cateter de enrijecimento endoscópico pode ser inserido dentro do canal do instrumento de gastroscopia. Se um endoscópio superior diagnóstico for simplesmente curto demais, então um colonoscópio pediátrico deveria conseguir chegar à anastomose bilioentérica ou pancreaticoentérica (**Fig. 29.22, *B***). Um endoscópio protótipo de visão oblíqua de 120 cm com canal terapêutico foi bem-sucedido no tratamento de um caso pós-Whipple em que haviam fracassadas outras tentativas com endoscópios de saída.[11] No entanto, é necessária mais experiência clínica com esse endoscópio para revelar o verdadeiro valor desse endoscópio de visão oblíqua nesse ambiente. O fluoroscópio pode, ocasionalmente, ser benéfico para confirmar, se o endoscópio está dentro da alça aferente porque estaria localizado no quadrante superior direito.

É interessante observar que cerca de 90% das alças aferentes estão localizadas ao redor da posição de 10 horas na gastrojejunostomia (procedimento de Whipple convencional) ou duodenojejunostomia (procedimento de Whipple que preserva o piloro) de uma anatomia pós-Whipple. Inserir corretamente o endoscópio dentro da alça aferente poupa tempo e evita frustrações associadas a entrar em um lúmen sem saber se é o errado ou um ramo excessivamente longo. O fluoroscópio geralmente ajuda a localizar a anastomose biliar, já que geralmente escapa a porção mais cefalada do gás intestinal no quadrante superior direito. Uma jejunostomia hepática patente deve permitir que a pneumobilia seja localizada. Endoscopicamente, uma anastomose normal no ducto biliar é prontamente identificada como um orifício redondo com bile existente. A abertura está, com frequência, localizada excentricamente ou retraída atrás de uma dobra intestinal e é,

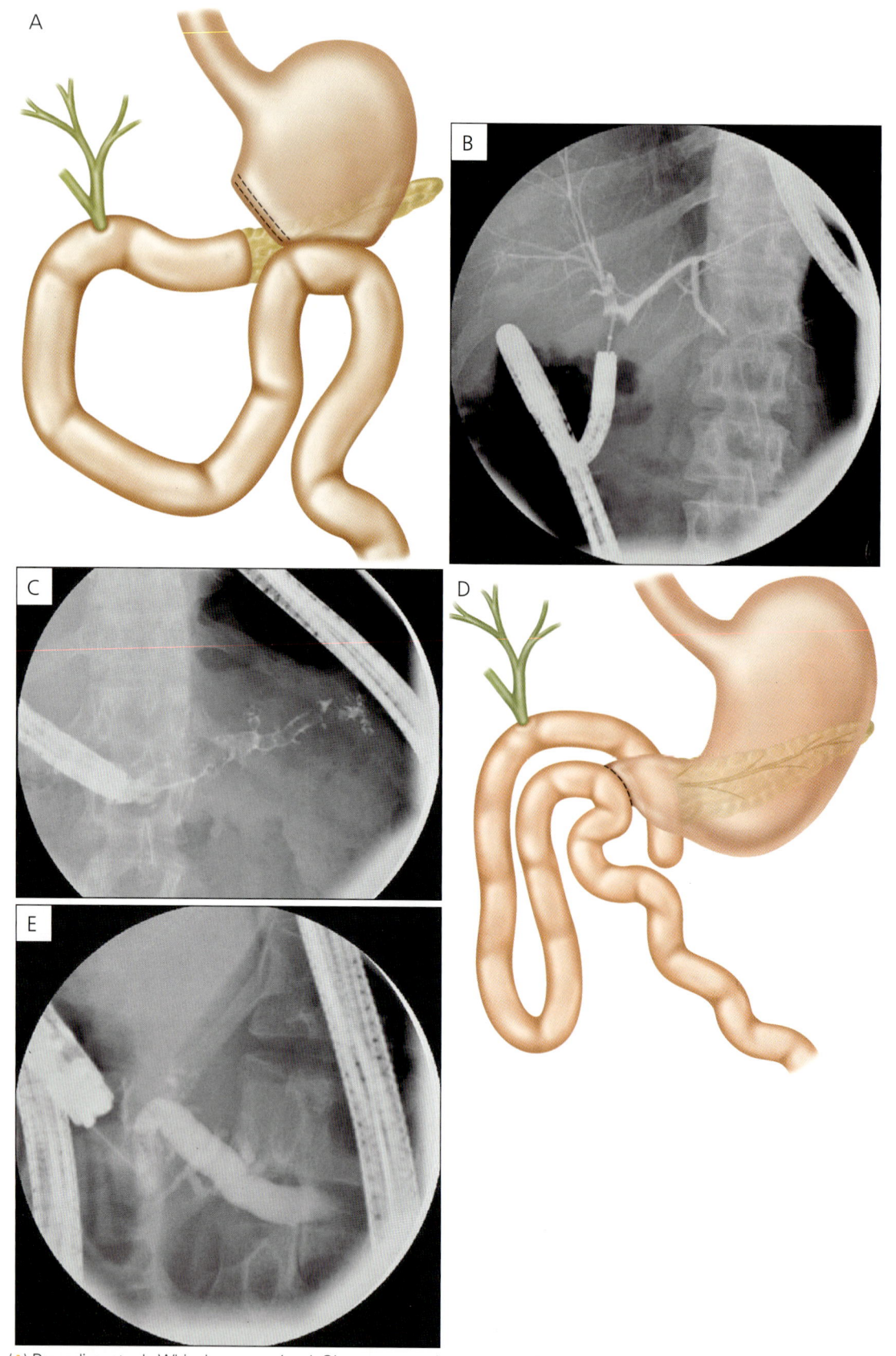

Fig. 29.22 (**A**) Procedimento de Whipple convencional. Observe que o ducto pancreático é encontrado na extremidade superior da alça aferente. (**B**) Um colangiograma obtido por uma anastomose jejunostomia hepática com um colonoscópio pediátrico. (**C**) Um pancreatograma de um ducto pancreático notavelmente dilatado em seguida a um procedimento de Whipple. (**D** e **E**) Procedimento de Whipple preservador do piloro com um estômago intacto e um bulbo duodenal muito curto, antes que o lúmen se divida em ramos aferente e eferente. Observe que a pancreaticojejunostomia é elaborada sobre o lado da alça proximal aferente antes que o lúmen intestinal termine nesse caso. Uma radiografia correspondente (**E**) mostrando a relação entre o endoscópio e um ducto pancreático tortuoso e notavelmente dilatado em virtude da estenose da pancreaticojejunostomia. O jejuno aferente termina alguns centímetros imediatamente à frente da ponta do endoscópio.

geralmente, vista no lado esquerdo. É um parecer bastante subjetivo determinar se uma jejunostomia hepática é leve ou moderadamente normal. Em estenose grave, a abertura pode parecer como um buraco de alfinete ou estar completamente coberta por uma camada de tecido cicatrizado esbranquiçado, e pneumobilia está distintamente ausente na fluoroscopia. A anastomose pancreaticoentérica é notoriamente difícil de ser identificada ou canulada. Pode ser vista ou na extremidade proximal da alça aferente (invaginação do remanescente pancreático dentro da extremidade do lúmen do intestino) (Fig. 29.22, A e C) ou muito mais comumente 5 a 10 cm antes que a alça fechada cirurgicamente seja atingida (terminolateral, mucosa a mucosa, jejunostomia pancreática) (Fig. 29.22, D e E). Uma boa pista para as áreas adjacentes da jejunostomia pancreática é a descoberta de um tecido grande liso com ou sem cicatriz de tecido associada.

Procedimento de Whipple que Preserva o Piloro

Com o objetivo de minimizar o problema de esvaziamento gástrico e outras morbidades relacionadas com a cirurgia, um procedimento de Whipple que preserva o piloro difere de um procedimento de Whipple tradicional por preservar todo o estômago e um segmento pequeno do bulbo duodenal proximal (Fig. 29.22, D). No entanto, essa vantagem presumida de manter o piloro e o antro não foi comprovada.[23] Ao realizar uma CPRE, o estômago e o piloro parecem normais. Imediatamente após o piloro estão dois lúmens jejunais, com o lúmen esquerdo superior provavelmente levando a anastomoses biliares e pancreáticas. Em oposição à cirurgia de Whipple convencional, essa anatomia torna mais difícil atingir a anastomose bilioentérica por causa da distância maior do trajeto e o ângulo mais agudo que é necessário para entrar profundamente na alça aferente.

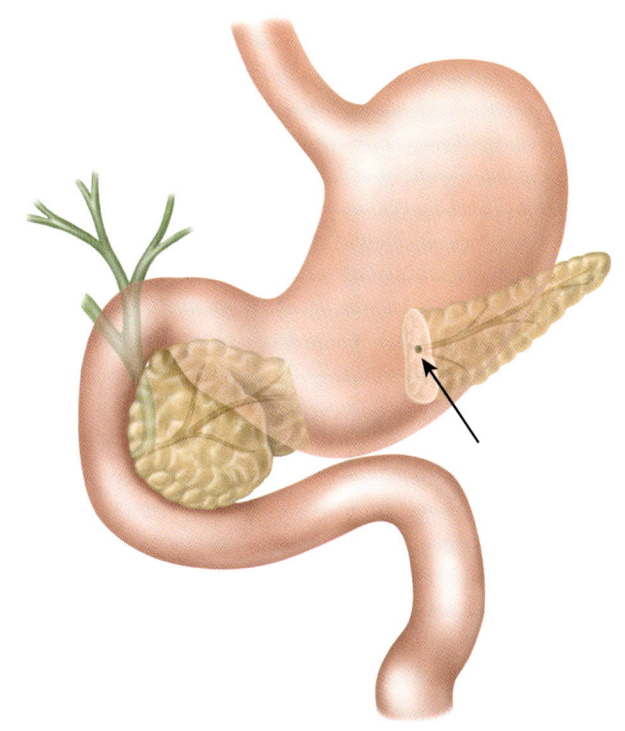

Fig. 29.23 Pancreaticogastrostomia. A seta aponta para o ducto pancreático que está diretamente anastomosado à parede posterior do estômago. Pancreatografia endoscópica é possível, se for identificada anastomose gástrica.

Gastrostomia Pancreática

Uma duodenectomia pancreática pode ser posteriormente modificada para ter o ducto principal do corpo e a cauda do pâncreas implantadas dentro da parede posterior do estômago (Fig. 29.3).[24] Nesse caso, a anastomose bilioentérica é encontrada ao longo da alça aferente da forma usual. No entanto, o orifício pancreático não é mais visto próximo da extremidade da alça jejunal proximal. Em vez disso, está localizado ao longo do corpo gástrico superior como uma abertura pequena. Descobrir a anastomose entre as gástricas pode ser difícil, mas injeção parenteral de secretina e aspersão de um corante colorido na mucosa gástrica devem ajudar com a identificação. Apesar da localização gástrica dessa anastomose, pode ser mais fácil identificar e abordar o ducto pancreático com um duodenoscópio do que com um endoscópio de visão frontal superior.

Outra Cirurgia de Ressecção Pancreática

Ressecção da cauda do pâncreas não altera qualquer anatomia gástrica, duodenal ou pancreaticobiliar. Injeção de contraste através do esfíncter pancreático obviamente descobriria um ducto encurtado. Ressecções do médio pâncreas para doenças benignas podem resultar em uma anatomia normal na cabeça do pâncreas e um ducto pancreático muito curto. A cauda do pâncreas é, geralmente, drenada dentro de um pedaço de jejuno. Estudar a jejunostomia pancreática nesse ambiente é difícil. Quando a cauda do pâncreas está conectada à parede posterior do estômago, a possibilidade de acessar o ducto pancreático se torna muito maior.[25]

Procedimentos de Drenagem do Ducto Pancreático

Procedimento de Puestow

Esse procedimento de jejunostomia pancreática longitudinal é favorecido pela maioria dos cirurgiões pancreáticos para descompressão de um ducto pancreático dilatado para alívio da dor da pancreatite crônica. O procedimento envolve abertura do ducto pancreático da cabeça até a cauda do pâncreas e criação de uma anastomose laterolateral entre o pâncreas e o jejuno.[26] Não há obviamente nenhuma alteração anatômica no trato GI superior, e a CPRE pode ser feita da forma usual. Injeção de contraste dentro do esfíncter pancreático principal deve identificar um ducto de Wirsung curto seguido por opacificação imediata do jejuno. Embora seja relativamente fácil determinar se há estreitamento entre o ducto de Wirsung e o jejuno, não há certeza se o ducto além daquele ponto está totalmente descomprimido pela cirurgia.

Procedimento de Frey

Esse procedimento combina uma jejunostomia pancreática longitudinal (ver procedimento de Puestow acima) preservação do duodeno e remoção local de tecido pancreático dentro da cabeça do pâncreas.[27] Semelhante ao procedimento de Puestow, a injeção de contraste deve identificar um ducto de Wirsung que drena dentro do intestino. Apesar da ressecção de uma grande porção da cabeça do pâncreas, o ducto pancreático não é interrompido e, portanto, não deve mostrar anatomia alterada.

Procedimento de Duval

Um dos procedimentos originais de drenagem do ducto pancreático, essa cirurgia envolve ressecção da cauda do pâncreas e o baço e a criação de uma jejunostomia pancreática terminoterminal. A principal função dessa cirurgia é permitir drenagem retrógrada de um ducto pancreático obstruído dentro do jejuno em vez de através da obstrução na cabeça do pâncreas. No entanto, essa cirurgia tem uma alta incidência de fracasso no tratamento e é raramente praticada hoje. Um pancreatograma deve refletir um ducto pancreático levemente encurtado que pode se conectar ao lúmen intestinal nessa situação.

Cirurgia Biliar

Coledocoduodenostomia

É uma forma simples de cirurgia para fornecer drenagem do ducto biliar médio para uma condição benigna, como estreitamento do ducto biliar ou coledocolitíase recorrente. Geralmente não há transecção ductal, e a anastomose é feita de maneira laterolateral, entre o duodeno proximal e o ducto biliar médio (**Fig. 29.24, A**). No entanto, esse procedimento pode ser complicado por febre recorrente, dor abdominal, abscesso no fígado, pancreatite, ou colangite. Impacto no ducto biliar decorrente de fragmentos retidos distais a uma coledocoduodenostomia é mencionado como *sump syndrome* (**Fig. 29.24, B, C e F**). Não obstante, inspeção cuidadosa e rotação delicada do duodenoscópio devem revelar essa abertura. Uma esfincterotomia biliar pode fornecer alívio para a *sump syndrome* por vários anos.[29] A inspeção das queixas biliares nessa situação deve ter o objetivo de estudar o ducto biliar por meio da papila maior. No entanto, o esfíncter biliar está, com frequência, estenótico e pode não permitir o acesso através dele. Portanto, pode ser necessária injeção de contraste através da anastomose. A identificação do orifício, que normalmente tem cerca de 0,5 a 1 cm de diâmetro, é difícil porque está localizado no aspecto posteromedial do duodeno proximal descendente (**Fig. 29.24, D e E**). Apesar disso, inspeção cuidadosa e rotação delicada do duodenoscópio devem revelar essa abertura. Uma esfincterotomia biliar fornece alívio da *sump syndrome* por vários anos.[29] Icterícia e colangite recorrente podem também ocorrer como resultado de estenose da colecododuodenostomia; dilatação por balão e colocação de *stent* através da anastomose estreitada são necessárias nessa situação. Coledocoscopia direta através da colecododuodenostomia é necessária algumas vezes para inspecionar os segmentos distal e proximal do ducto biliar e para realizar litotripsia eletro-hidráulica. Raramente, é feita coledocoduodenostomia com o ducto biliar distal seccionado. Nesse casos, o ducto hepático comum e os ductos intra-hepáticos podem ser acessados somente pela anastomose duodenal. Considerando que o ducto biliar comum distal é uma alça de fundo cego, detritos de alimentos não podem entrar no ducto biliar distal e a *sump syndrome* não ocorre.

Jejunostomia Hepática em Y de Roux

O ducto hepático está cirurgicamente anastomosado ao jejuno por uma variedade de condições, incluindo cálculos biliares recorrentes, estreitamentos biliares distais benignos, colengiocarcinoma, cisto coledocociano, transplante de fígado e lesão iatrogênica no ducto biliar. Em doença de cálculo e estase biliar benigna, a continuidade de todo o trato biliar pode ser mantida, e a anastomose biliojejunal é construída laterolateral. A CPRE pode ser realizada da forma usual acessando a papila maior (**Fig. 29.25, A**). Uma dica para essa cirurgia é o transbordamento de contraste dentro do que parece ser o bulbo duodenal através do ducto hepático comum. Nesse caso, colangiogramas de qualidade podem ser obtidos somente por injeção de contraste superior à jejunostomia hepática ou obstruindo o ducto hepático comum com um balão de remoção de cálculo.

Na maioria das vezes, uma jejunostomia hepática é criada com transecção do ducto biliar médio. Nessa situação, um colangiograma através da papila maior deve mostrar um bloqueio completo do ducto biliar proximal comum (**Fig. 29.25, B**). Se esse fato for conhecido antecipadamente, realizar uma CPRE padrão através da papila maior para estudar o trato biliar é desnecessário e oferece o risco de uma chance de pancreatite que de outra maneira seria insignificante. Algumas vezes a alça cirurgicamente ligada é mal interpretada como um estreitamento biliar apertado e pode ocorrer perfuração ductal decorrente da sondagem agressiva da extremidade cega do ducto biliar.

Estudar o sistema biliar proximal ao ducto biliar seccionado é uma tarefa bastante difícil. Requer um endoscópio longo que pode viajar através de todo o duodeno, ligamento de Treitz, jejuno proximal, jejunostomia e da alça aferente. Um colonoscópio pediátrico de rigidez variável é o endoscópio ideal para esse objetivo, embora um enteroscópio do tipo *push*, colonoscópio terapêutico, ou enteroscopia assistida por dispositivo também possam ser usados. Desde que não haja papila maior envolvida, acessar o ducto biliar é relativamente direto, uma vez que seja atingida a alça aferente proximal. A despeito disso, buscar a anastomose da jejunostomia hepática ou da coledocojejunostomia pode precisar de alguma experiência. Está, com frequência, escondida por trás de uma curva aguda ou reentrância de prega. A visualização é, com frequência, difícil porque pode estar somente parcialmente visível próxima á borda de uma imagem endoscópica, mas a fluoroscopia pode orientar a passagem do endoscópio e o cateterismo biliar com o colangiograma aéreo. A canulação pode ser possível com o uso de um fio-guia nessa situação. Uma bifurcação imediata pode ser observada se a anastomose for criada no ducto hepático proximal. Em raras ocasiões, dois orifícios separados podem ser identificados, se a anastomose bilioentérica for criada muito alto, acima do ducto biliar. Quando a anastomose estiver gravemente estenótica, um fechamento aparentemente completo com um filme de tecido cicatrizado esbranquiçado pode ser observado. É essencial procurar por um colangiograma hepático totalmente opacificado. Se estiver faltando uma parte da distribuição intra-hepática, deve-se suspeitar de um estreitamento ductal ou de um orifício separado obstruído.

Coledocistojejunostomia

Essa cirurgia já foi em certa época empregada pela maioria dos cirurgiões para passar pelo ducto biliar obstruído por um câncer de cabeça pancreática obviamente irressecável. No entanto, essa forma de cirurgia é um meio não confiável de descomprimir o ducto biliar por causa do potencial da extensão do tumor para envolver o ducto cístico. A cirurgia é muito simples, por meio da qual uma vesícula biliar distendida é aberta e anastomosada até uma alça jejunal (**Fig. 29.26**). Hoje em dia essa cirurgia é principalmente reservada para descoberta intraoperatória de um câncer não removível e obstrutivo que é muito grande para permitir acesso ao ducto biliar proximal para criar uma jejunostomia hepática. Essa cirurgia não altera a anatomia do trato GI superior e não oferece dificuldade adicional à CPRE regular. De fato, o resultado dessa cirurgia não é prontamente reconhecido, a menos que o ducto biliar esteja excessivamente preenchido com contraste.

Transplante de Fígado

A anastomose do ducto biliar em transplante de fígado é, geralmente, uma conexão ducto a ducto ou coledococoledocostomia. Não há desafio anatômico especial para a realização de CPRE nessa situação. Quando o transplante é feito por colangite escle-

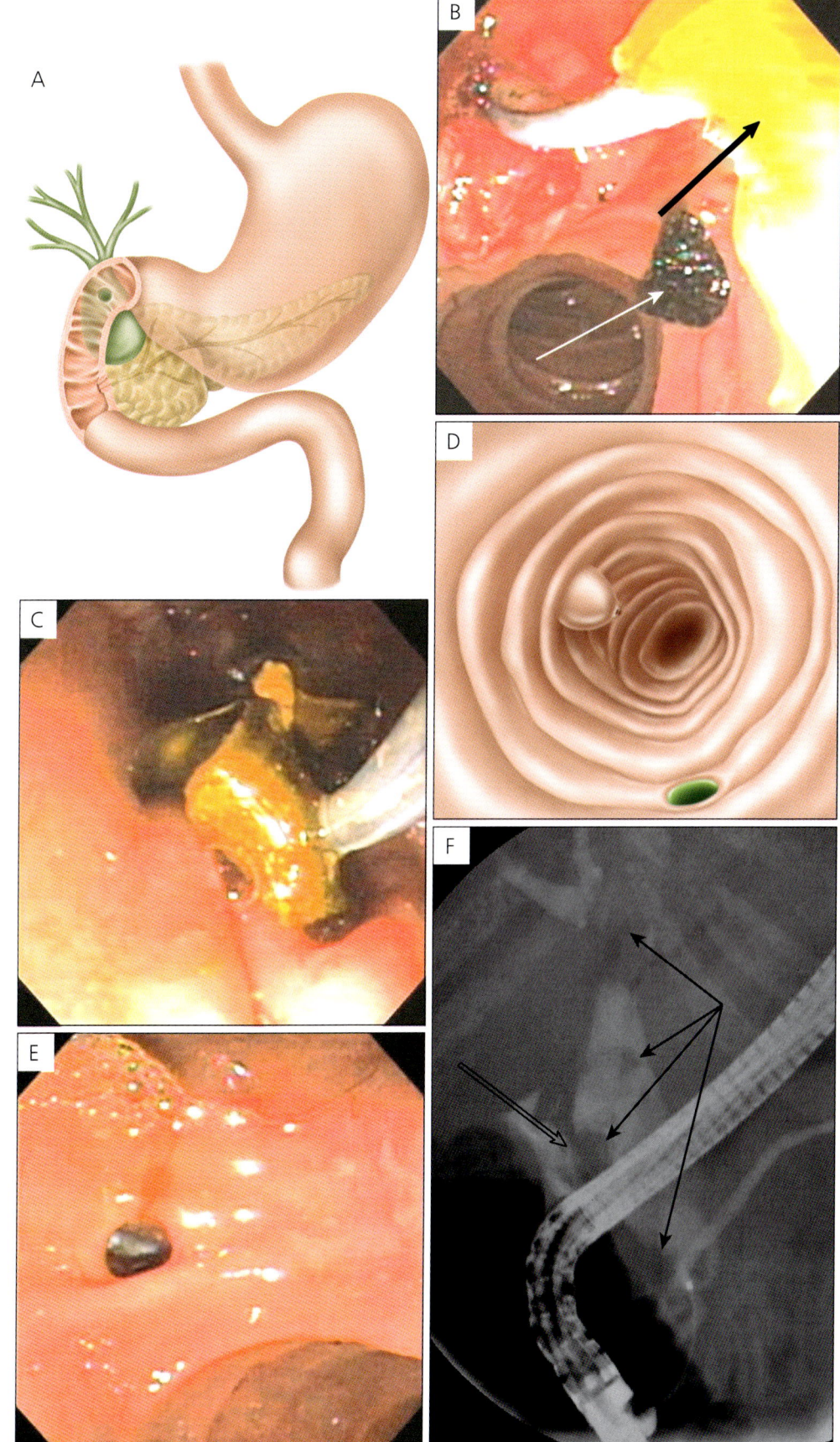

Fig. 29.24 (**A**) Uma coledocojejunostomia sem interrupção do ducto biliar. O ducto biliar pode ser acessado ou pela papila maior ou de coledocoduodenoscopia. (**B**) Um cálculo pigmentado *(seta branca)* e um pedaço grande de verdura fresca *(seta preta)* foram varridos para dentro do duodeno após uma esfincterotomia. (**C**) Mais fragmentos biliares semelhantes a corpos estranhos foram extraídos do ducto biliar do mesmo paciente. Esse material parece ter estado no ducto biliar por um longo período. (**D**) Uma ilustração esquemática do relacionamento usual entre a coledocoduodenostomia e a papila maior. Descobrir a anastomose pode ser bem difícil por causa de sua localização incomum na parede posterior do duodeno proximal descendente. (**E**) Um *stent* biliar foi visualizado por uma coledocoduodenostomia, conforme esperado. (**F**) Um colangiograma visto tipicamente em uma síndrome do coto cego. A seta vazada aponta para a coledocoduodenostomia, onde o contraste biliar escapa lateralmente dentro do duodeno. Setas finas mostram defeitos de preenchimento por todo o ducto biliar dilatado.

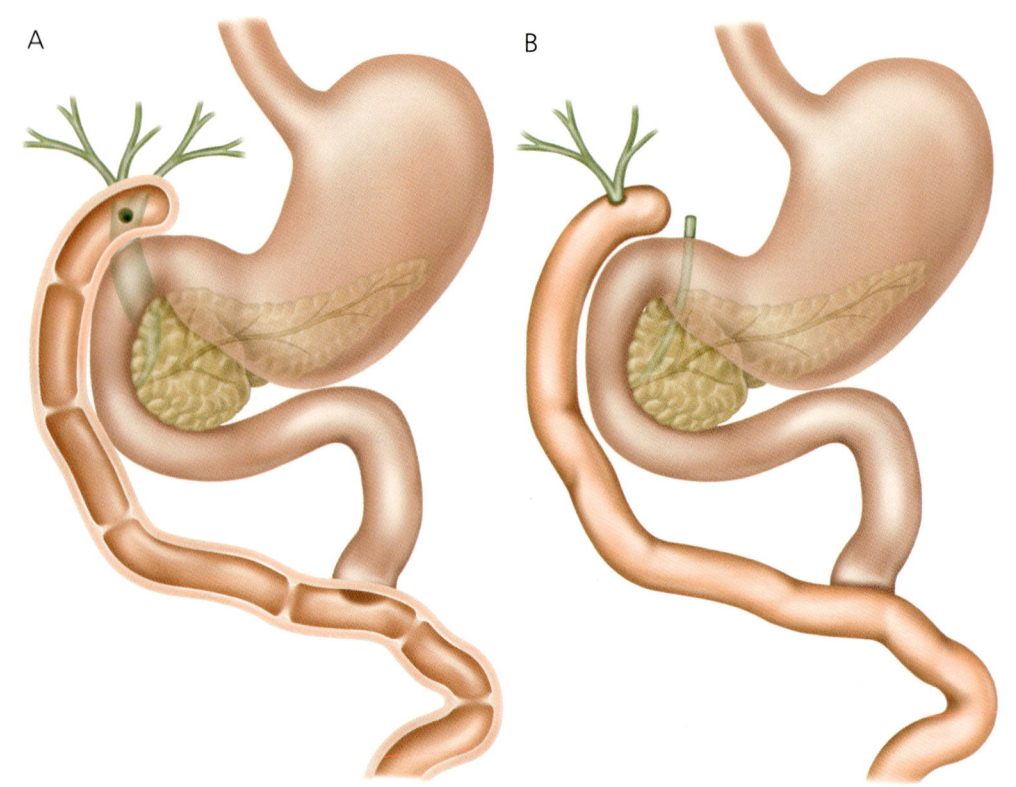

Fig. 29.25 (**A**) Jejunostomia hepática em Y de Roux sem transecção do ducto biliar. A CPRE é feita da forma usual e é visto contraste fluindo fora do ducto biliar através do *bypass* biliar para dentro do jejuno. (**B**) Jejunostomia hepática em Y de Roux sem continuidade biliar. Neste caso, a única forma possível para estudar o ducto biliar é passando um endoscópio longo através do jejuno proximal e até a alça jejunal aferente. Deve-se evitar injeção da papila maior para avaliar o ducto biliar a fim de evitar pancreatite.

rosante primária ou outra condição em que o ducto biliar não pode ser usado, então uma coledocojejunostomia em Y de Roux ou jejunostomia hepática é confeccionada (**Fig. 29.25, B**). Alguns casos de transplantes de fígado de doador vivo também usam jejunostomia hepática em Y de Roux por causa da dificuldade de compatibilidade do ducto biliar nativo para o doador do ducto hepático direito. Conforme mencionado anteriormente, um endoscópio longo é obrigatório para um estudo de CPRE bem-sucedido nessa situação.

Jejunostomia Hepático-Cutânea

Esta forma de cirurgia biliar é raramente encontrada nos EUA, mas é ocasionalmente feita no sudoeste da Ásia, onde colangite piogênica recorrente é prevalente. É essencialmente uma jejunostomia hepática em Y de Roux com uma extensão da alça aferente até a parede abdominal como um estoma permanente ou para ser ocultada no tecido subcutâneo. A natureza persistente da colangite piogênica recorrente exige um acesso fácil ao ducto biliar para limpeza periódica de cálculos biliares intra-hepáticos.[29] Por meio desse estoma, um coledocoscópio, broncoscópio, ou endoscópio pediátrico superior podem ser inseridos dentro dos ductos hepáticos para dilatação do estreitamento e extração de cálculos. Esse estoma cutâneo fornece um meio altamente conveniente de acesso biliar sem ter que realizar inúmeros procedimentos de CPRE difíceis e coledocoscópios perorais. Deve reduzir significativamente o risco de colangite pós-CPRE, exposição cumulativa à radiação e sedação prolongada repetida.

Técnicas Endoscópicas Geralmente Empregadas para CPRE em Anatomia Cirurgicamente Alterada

Realizando um Procedimento de *Rendezvous*

Não há uma técnica simples de *rendezvous* adotada por todos os gastroenterologistas para acesso endoscópico biliar através do uso

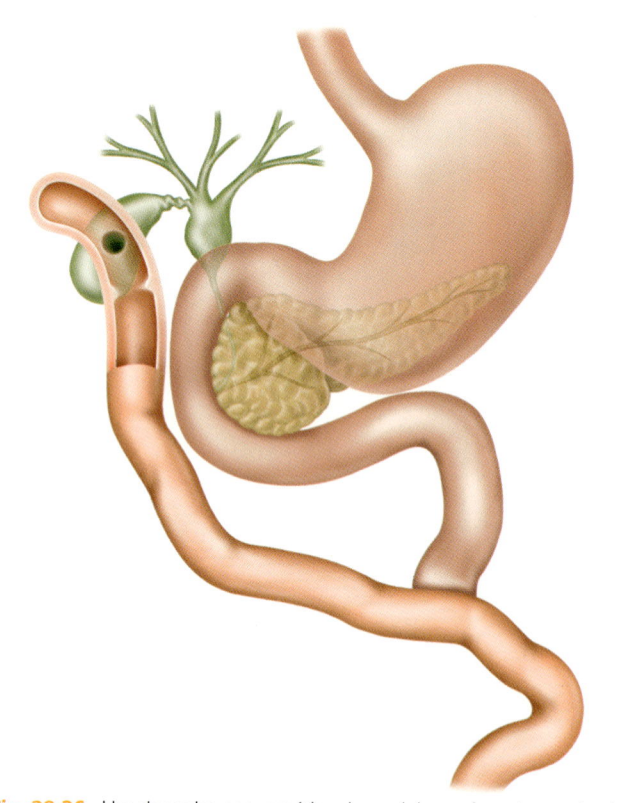

Fig. 29.26 Um desenho esquemático de um jejuno aferente proximal parcialmente exposto para ilustrar descompressão biliar através de um ducto cístico patente. Essa forma de cirurgia não interfere com a realização da CPRE e pode nem mesmo ser reconhecido, se somente uma pequena quantidade de contraste é injetada acima de um ducto biliar obstruído.

de fio-guia biliar trans-hepático percutâneo ou cateter. A maioria desses procedimentos é feita em duas etapas e, possivelmente, em dois locais de um hospital.[30] Um radiologista intervencionista primeiro iria inserir uma agulha dentro de um ducto intra-hepático periférico dilatado. Um fio-guia entre 250 e 450 cm de extensão é, então, passado pela agulha para dentro do ducto biliar e, eventualmente, dentro do duodeno ou jejuno, se houver uma anastomose biliojejunal. A extremidade externa do fio-guia é, então, presa à parede abdominal com curativo pesado. Alguns radiologistas preferem deslizar um cateter biliar de calibre fino sobre o fio-guia para proteger o fígado e o tecido biliar de lesões de fatiamento de um fio fino enrolado firmemente.[31] O paciente é, então, transferido para um local de endoscopia, onde a CPRE é realizada, exceto quando os dois procedimentos são realizados no mesmo local. Se a passagem do endoscópio encontra dificuldade técnica, como no caso de ramo aferente longo de um procedimento de Whipple, o fio-guia pode ser lançado para baixo até o lúmen intestinal sob orientação da fluoroscopia até que seja visto endoscopicamente. O fio-guia é agarrado com uma alça e puxado pelo canal endoscópico até que possa ser seguro externamente. Com uma leve tração no fio-guia, o endoscópio pode ser avançado pelo lúmen. No entanto, a suposição de que um fio colocado externamente pode prontamente puxar um endoscópio até o trato aferente é imprecisa. De fato, tensão excessiva em um fio puxado com firmeza pode lesar o intestino ou tecido hepático e deve ser evitada.

Na maioria das vezes, o procedimento de *rendezvous* é feito para passar através de uma papila difícil ou de um estreitamento apertado. A extremidade livre do fio é alçada e puxada até o canal do endoscópio até que possa ser segurada externamente. Durante a manipulação do fio-guia, a extremidade externa deve ser presa com um grampo, para evitar que seja arrastada para dentro do fígado ou intestino delgado. Uma vez que o fio-guia tenha sido puxado para fora do canal do instrumento, um esfincterótomo, um balão dilatador, ou um *stent* biliar são prontamente passados sobre o fio-guia para dentro do ducto biliar para completar o procedimento de CPRE. De forma alternativa, uma esfincterotomia com *needle knife* pode ser feita sobre o fio-guia trans-hepático/transpapilar ou cateter para criar uma espaço sobre a papila para canulação biliar subsequente. Outra forma ainda de completar um procedimento de *rendezvous* é deslizar um cateter diretamente sobre a extremidade livre do fio-guia que é mal exposto pela papila para realizar uma esfincterotomia, dilatação de estreitamento, ou colocação de *stent*. Finalmente, um procedimento em duas etapas que combina colocação trans-hepática de um cateter biliar de 8 Fr externo a duodenal com uma sessão subsequente de CPRE para canular o ducto biliar ao longo do dreno biliar foi descrito.[31]

Escolhendo uma Abertura Anastomótica Intestinal para Acessar

É confusão frequente quando o endoscópio atinge uma anastomose com mais de um lúmen. Além disso, descobrir corretamente a alça aferente ao longo de diversos orifícios de uma anastomose é uma tarefa difícil e demorada. Não há solução rápida que não seja examinar a anatomia cuidadosa e sistematicamente. Um entendimento completo de cirurgia do intestino delgado pode minimizar a frustração. Reconhecer que o lúmen foi examinado é crucial, de forma que não haja tempo desperdiçado em entrar no mesmo lúmen várias vezes. Alguns endoscopistas usam tatuagem com tinta da Índia para marcar o lúmen examinado, enquanto outros realizam biópsias superficiais ou deixam marcas de cauterização para ajudá-los a lembrar do caminho. Em um *bypass* gástrico em alça, há dois lúmens gastrojejunais em que um lúmen leva de volta ao duodeno, e o outro leva à alça eferente. Na gastrectomia total, há uma alça curta em fundo cego que segue distal à esofagojejunostomia, e um ramo longo que é o lúmen de Roux. Na extremidade da alça de Roux há uma bifurcação de jejunostomia. Em todas as jejunojejunostomias, sejam feitas por *bypass* gástrico em Y de Roux ou jejunostomia hepática, a alça aferente/pancreaticobiliar é, geralmente, encontrada além do grampeamento anelar da linha cirúrgica. É importante saber se há dois ou três lúmens em qualquer dada anastomose de jejunojejunostomia, dependendo se são os resultados de uma reconstrução laterolateral (três lúmens) ou terminolateral (dois lúmens) (**Fig. 29.13**). É igualmente importante saber se a alça aferente não é, geralmente, uma extensão direta da alça de Roux. Portanto é importante observar onde está a linha de sutura. A alça aferente deve ser um dos lúmens que cruza a linha de sutura. Ao contrário da crença comum, o lúmen aferente é, geralmente, o lúmen que é fácil de ser visualizado. Em nossa experiência na realização de cerca de 500 casos em Y de Roux, podemos "adivinhar" corretamente a alça aferente em mais de 90% das vezes. Uma exceção é quando um procedimento de Braun é encontrado e deve ser suspeitado sempre que uma segunda anastomose seja observada em uma série. Na cirurgia de Whipple, quer seja a cirurgia convencional ou o procedimento que preserva o piloro, o lúmen aferente está geralmente conectado ao orifício visto na posição de 10 horas. Visto que muitos desses procedimentos devem ser repetidos no futuro, é importante construir um laudo documentando cuidadosamente como a alça aferente e a papila ou a anastomose bilioentérica foram encontradas.

Navegando Através do Intestino Delgado

Passar um endoscópio através do intestino delgado é semelhante a percorrer o lúmen de um cólon tortuoso; simplesmente empurrar um endoscópio não vai longe. Quer usando um endoscópio de visão lateral ou visão frontal, rotação delicada e retificação intermitente são manobras essenciais. No entanto, manipular um duodenoscópio de visão lateral requer cuidado extra para evitar perfuração. Quando é usado um duodenoscópio, o endoscópio deve constantemente ser ajustado de forma que o lúmen intestinal esteja situado na posição de 6 horas antes que possa ser avançado para frente. Rotação súbita e puxada forçada devem ser evitadas para não traumatizar o intestino. Minimizar a insuflação de ar é igualmente importante, visto que reduz a tortuosidade e permite algum lugar para retificação de forma que haja menos chance de traumatizar a parede intestinal. Quando passagens repetidas resultam em movimentos paradoxais, a compressão com a mão das várias regiões do abdome pode ter efeitos positivos semelhantes às manobras usadas para passar um colonoscópio. Rotacionar o paciente pode endireitar um segmento angulado do intestino e permitir a passagem posterior. Em raras ocasiões, o exame fluoroscópico pode visualizar uma alça gástrica ou jejunal redundante que pode ser delicadamente endireitada antes de fazer avanços posteriores. Alguns intestinos levemente angulados se comportam como uma bolsa em fundo cego. O lúmen a jusante pode ser identificado somente por sondagem com um fio hidrofílico ou infusão de contraste dentro do lúmen intestinal. Finalmente, é importante estar preparado para parar um procedimento se tentativas repetidas não tiverem sucesso em levar a qualquer progresso posterior.

As crescentes aplicações de enteroscopia de duplo balão, e mesmo enteroscopia espiral, para realizar procedimentos de CPRE significam que os intervencionistas biliares de hoje devem estar familiarizados com esses procedimentos. Virtualmente todos os centros biliares terciários devem ter alguém com *expertise* em um dos enteroscópios profundos. Visto que pode ser demorado realizar uma enteroscopia e, então, a CPRE, deve-se tomar cuidado para evitar distensão intestinal excessiva. Uma forma eficaz é equipar o sistema de endoscopia com dióxido de carbono (CO_2) em vez de ar ambiente. A difusão rápida através da mucosa do intestino delgado e troca eficiente de ar nos pulmões torna o CO_2 um gás ideal para insuflação de lúmen intestinal. De fato, descobriu-se que o CO_2 induz menos desconforto abdominal pós-procedimento em seguida a CPRE e enteroscopia com duplo balão.[32]

Acessórios de CPRE

Gastrectomia Billroth II pode ser a anatomia alterada cirurgicamente mais comum encontrada na CPRE. Todos os acessórios de CPRE comercialmente disponíveis podem ser usados; no entanto, eles podem ser modificados a fim de obter acesso ao ducto biliar orientado tangencialmente e de cabeça para baixo (**Fig. 29.27, *A***). Esfincterótomos são também especialmente feitos para acomodar a anatomia distorcida (**Fig. 29.27, *B***). As técnicas para utilizar esses cateteres e esfincterótomos são intuitivas, mas podem ser difíceis nos primeiros poucos usos. Apesar da preocupação com pancreatite grave,[33] dilatação com esfíncter de balão é uma opção terapêutica importante, se o endoscopista não estiver familiarizado com a realização de esfincterotomia nesse ambiente. De fato, um estudo pequeno não mostrou nenhuma desvantagem no emprego de dilatação de balão para remover cálculos biliares em casos de Billroth II.[9] Quando é usado um colonoscópio, a maioria dos acessórios de CPRE diagnósticos e terapêuticos pode ser suficientemente longa para diagnóstico e terapia. Por exemplo, todas as colocações de *stents* biliares plásticos e metálicos podem ser realizadas. Por outro lado, a maioria dos balões dilatadores biliares são muito curtos. No entanto, balões dilatadores colônicos orientados por fio-guia podem ser usados em vez desses. Alguns, mas não todos, esfincterótomos são suficientemente longos para uso através de um colonoscópio. Cada unidade de endoscopia deve consultar seus fabricantes de acessórios de CPRE para reunir um conjunto completo de suprimentos para esse objetivo.

É muito mais desafiador encontrar os acessórios certos para utilizar através de um enteroscópio do tipo *push* ou enteroscopia com duplo balão. Com extensões de 200 a 250 cm, esses endoscópios são muito compridos para a maioria dos instrumentos de CPRE comercialmente disponíveis. Diversos fabricantes de acessórios endoscópicos tornaram disponíveis cateteres e esfincterótomos de 320 cm de extensão. Um fio-guia de 600 cm torna possível trocar instrumentos sobre o fio-guia sem problemas. Os balões dilatadores GI comercialmente disponíveis são longos o suficiente para serem usados com os enteroscópios. Considerando que é difícil realizar CPRE em uma anatomia de Y de Roux, têm de ser feitos todos os esforços para reduzir a chance de repetir o procedimento. Portanto, cateteres de drenagem nasobiliar têm mais probabilidade de serem usados nesse ambiente do que em pacientes com anatomia do trato GI superior normal. Colocação de *stent* de metal é um pouco complicada para ser realizada com um enteroscópio profundo. Após a colocação de um fio-guia rígido através do estreitamento, o enteroscópio deve ser removido, enquanto se deixa o tubo superior do enteroscópio no lugar. O dispositivo de *stent* pode, então, ser avançado sobre o fio-guia para liberação do *stent* sob orientação fluoroscópica.

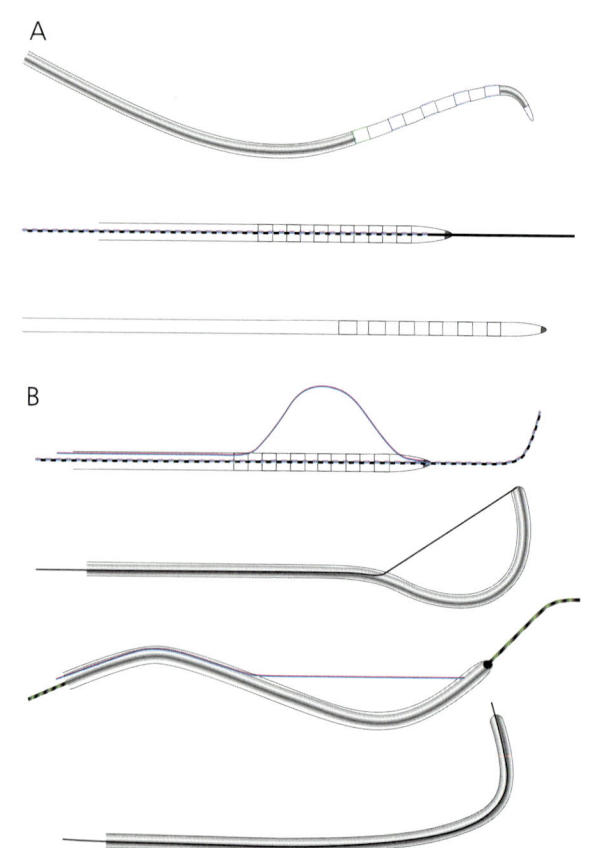

Fig. 29.27 (**A**) Três tipos de instrumentos diagnósticos são geralmente utilizados para canular o ducto biliar com Bilroth II. Um cateter de CPRE afinado dobrado em forma de S é provavelmente o instrumento mais útil. Alguns endoscopistas preferem usar com cateter com um fio hidrofílico reto. No entanto, outros endoscopistas acham útil começar com uma cânula reta, não curvada. (**B**) Acessórios para cortar o esfíncter incluem um esfincterótomo do tipo *push* com um laço saliente quando o fio cortante é afrouxado, um esfincterótomo com o fio

Resumo

Realizar CPRE em anatomia cirurgicamente alterada é uma experiência singularmente desafiadora. Planejamento pré-procedimento, estoque de acessórios adequados e conhecimento de procedimentos cirúrgicos são tão importantes quanto as habilidades de um bom endoscopista para conseguir sucesso técnico. CPRE em Billroth II predispõe o paciente a um alto risco de perfuração e deve ser feito somente por aqueles com registro de segurança aceitável. Acessar o ducto biliar através da alça aferente em uma anatomia de Y de Roux, que já foi considerado uma improbabilidade, é cada vez mais conseguido por endoscopistas especializados. No entanto, o padrão de dificuldade técnica foi elevado pelo recente crescimento dramático de cirurgias bariátricas. Exceto em situações ocasionais de alças de Roux e aferentes favoravelmente curtas, a cirurgia de *bypass* gástrico torna a CPRE um procedimento muito desafiador para ser realizado no ambiente de comunidade. CPRE com enteroscopia de duplo balão foi relatada como altamente bem-sucedida em poucos centros, mas a maioria dos endoscopistas preferem realizar CPRE através de uma PEG ou em conjunção com laparoscopia em pacientes bariátricos.

A lista de referências deste capítulo pode ser encontrada em www.revinter.com.br/online/referencias-baron.pdf

Drenagem Biliar Guiada por Ultrassonografia Endoscópica

Marc Giovannini ■ Erwan Bories ■ Félix Ignacio Téllez-Ávila

A drenagem biliar ecoendoscópica é uma opção de tratamento das icterícias obstrutivas, quando a colangiopancreatografia endoscópica retrógrada (CPRE) falha. Esses procedimentos são métodos alternativos à cirurgia e à drenagem biliar trans-hepática percutânea (PTDB), que são possibilitados pelo desenvolvimento e aperfeiçoamento contínuos dos ecoendoscópios e seus acessórios. O desenvolvimento de ecoendoscópios com arranjos lineares setoriais, no início da década de 1990, trouxe uma nova abordagem das capacidades diagnósticas e terapêuticas da ecoendoscopia, abrindo a possibilidade de realização de punções extraluminais, com visão ultrassonográfica direta. Apesar da alta taxa de sucesso e baixa morbidade, existem dificuldades potenciais na drenagem biliar por CPRE, quando existem casos de invasão por um tumor, compressão do intestino pelo tumor, divertículos periampulares e variantes anatômicas. As técnicas endoscópicas de acesso biliar implicam em punção e injeção de contraste, na árvore biliar esquerda. Quando realizadas a partir do estômago, o acesso é através do segmento hepático III; quando feita através do duodeno, faz-se uma punção direta no ducto biliar comum. É preciso dilatar o trato puncionado com um citóstomo de 6 Fr, e/ou um cateter balão, e depois instalar um *stent* plástico ou metálico. O sucesso técnico da hepatogastrostomia aproxima-se de 98%. Ocorrem 20% de eventos adversos: pneumoperitônio, extravasamento de bile, infecção e disfunção no *stent*. Para evitar os extravazamentos de bile, temos usado uma técnica de dois *stents*: primeiro é introduzido um *stent* metálico longo, não recoberto (8 a 10 cm) e, dentro dele, é posto um segundo *stent*, de 6 cm, completamente recoberto, para fazer a ponte entre o ducto biliar e o estômago. A taxa geral de sucesso da coledocoduodenostomia é de 92%. Os eventos adversos compreendem o pneumoperitônio e a peritonite de foco biliar, ocorrendo em 14%. Ao longo dos últimos 10 anos, a técnica foi sendo cada vez mais realizada em centros de referência, mediante tecnologias de CPRE de ultrassonografia endoscópica (EUS)

A instalação de *stent* biliar por endoscopia é o método mais comum de tratamento da icterícia obstrutiva. Em 3 a 12% dos casos, a instalação seletiva de uma cânula na papila principal é malsucedida, tornando necessária uma cirurgia, ou a drenagem biliar percutânea. A drenagem percutânea requer a dilatação dos ductos intra-hepáticos; a taxa de eventos desfavoráveis aproxima-se de 25 a 30%, e inclui hemorragia peritoneal. Agora é possível uma nova técnica de drenagem biliar por meio de EUS ou de punção do ducto biliar (o ducto biliar comum ou o ducto hepático esquerdo) guiada por EUS.

Com o uso de direcionamento por EUS e de acessórios dedicados, atualmente é possível criar anastomoses biliodigestivas.

Os propósitos deste capítulo são:

1. Descrever o equipamento necessário para esses procedimentos.
2. Descrever a técnica de drenagem biliar guiada por EUS (**Quadro 30.1**).
3. Descrever a posição dessas técnicas comparativamente à CPRE (**Quadro 30.2**).

Equipamento

Ecoendoscópios de Intervenção

Por volta de 1990, a Pentax Corporation desenvolveu um ecoendoscópio eletrônico de curvatura convexa e arranjo linear (FG 32UA), com uma imagem plana no eixo longo do instrumento, que se sobrepunha à instrumentação plana. Esse endoscópio, equipado com um canal de trabalho de 2 mm, permitia biópsias com agulhas finas, guiadas por EUS. Entretanto, o canal de trabalho relativamente curto do FG 32UA era um obstáculo à drenagem de pseudocistos, uma vez que exigia a troca do ecoendoscópio por um duodenoscópio terapêutico, para a inserção de um *stent* ou um dreno nasocístico. Para permitir a instalação de *stents* através de ecoendoscópios, a Pentax-Hitachi desenvolveu os ecoendoscópios de intervenção por EUS (FG 38X, EG 38UT e EG 3870UTK). O FG 38X tem um canal de trabalho de 3,2 mm, o que permite a inserção de um *stent* ou de um dreno nasocístico de 8,5 Fr, e o EG 38UT e o EG 3870UTK têm canais de trabalho mais longos, com 3,8 mm, com um elevador que permite a instalação de um *stent* de 10 Fr.[1,2]

A Olympus Corporation também desenvolveu ecoendoscópios de arranjos convexos. O GF-UC 30P tem um canal de biópsia de 2,8 mm, e está equipado com um elevador, o que permite a instalação de um *stent*, ou de cateter nasocístico, de 7 Fr. Um novo protótipo, o GF UCT 30, tem um canal de trabalho maior, com 3,7 mm, permitindo a colocação de *stents* de 10 Fr. O principal inconveniente dos ecoendoscópios de arranjo linear convexo é o campo de imagem mais limitado (120 graus com o Pentax e 180 graus com o Olympus), produzido por um transdutor eletrônico. Esses instrumentos são acoplados ao processador Aloka, ou a um processador menor.

Agulhas e Acessórios de Drenagem

Alguns autores usam cateteres com *needle knife*, mas estas podem ser difíceis de visualizar na ecoendoscopia. Na *needle knife* Zim-

Quadro 30.1	Técnicas De EUS para Drenagem Biliar

- Acesso transduodenal hepático por fio, para o procedimento de abordagem
- SEMS transduodenal
- C-SEMS com SEMS para hepaticogastrostomia
- SEMS através da estritura biliar distal via acesso trans-hepático

C-SEMS, SEMS recobertos, stents metálicos autoexpansíveis.

Quadro 30.2	Indicações para Acesso à Árvore Biliar por EUS

- CPRE malsucedido
    - Cânula primária
    - Obstrução biliar completa, ou desconexão
    - Variante anatômica (p. ex., anastomose em "Y de Roux")
- Obstrução duodenal
    - Neoplásica
        - Intrínseca
        - Extrínseca

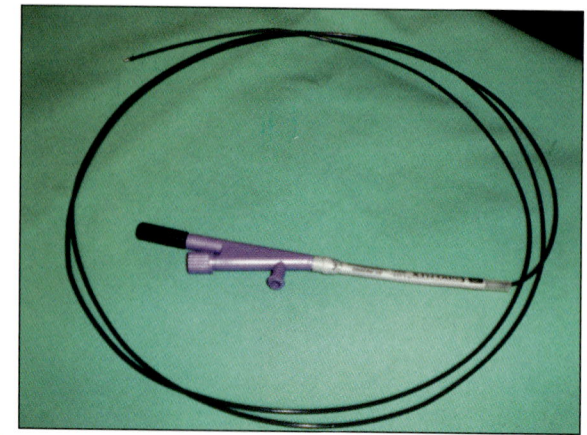

Fig. 30.1 Um citóstomo de 6 Fr (ENDO-FLEX GmbH, Voerde, Alemanha).

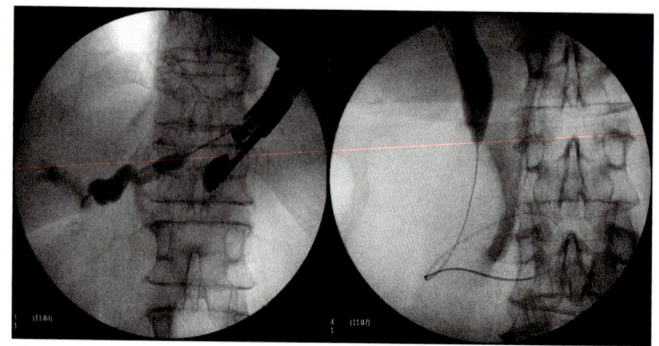

Fig. 30.2 Técnica de *rendezvous* guiada por EUS.

mon (Cook Endoscopy, Winston-Salem, N.C.) há uma agulha de calibre maior, que é mais fácil de visualizar. Para penetrar o cisto, geralmente é necessária diatermia, especialmente no acesso transgástrico (**Fig. 30.1**).[3]

Na aspiração por agulha fina (FNA), por endossonografia padrão, a agulha é bem visualizada ultrassonograficamente, e pode ser usada para puncionar o ducto biliar. O inconveniente dessa agulha é que o seu pequeno calibre (calibre 22 ou 23) só aceita um fio-guia de 0,018 pol. Usando-se uma agulha FNA, com calibre 19 (Cook Endoscopy), é possível, através dela, inserir, um fio-guia de 0,035 pol, até o ducto biliar dilatado. Recentemente a Cook Endoscopy desenvolveu uma "agulha de acesso". Entretanto, a manipulação do fio-guia através dessa agulha de calibre 19, para EUS, é difícil quando se faz hepaticogastrostomias, por causa do "descascamento" do revestimento do fio com riscos de falhas no procedimento e de rompimento dele no paciente.

Para resolver esse problema, trabalhamos em colaboração com a Cook Endoscopy, no projeto de uma agulha especial chamada Echo Tip Access Needle (agulha de acesso com ponta eco). Esta agulha é exclusiva, porque seu estilete é afiado, sendo relativamente simples inseri-la no ducto biliar, no ducto pancreático, ou em um pseudocisto. Quando o estilete é retirado, a agulha que fica é lisa, e a manipulação do fio-guia é relativamente fácil. Esse dispositivo é projetado para reduzir a possibilidade de descascamento do fio-guia.

Técnica de *Rendezvous* Guiado Por EUS (Fig. 30.2)

Após a punção do sistema biliar hepático esquerdo (ver a discussão anterior) com uma agulha de calibre 19 (Echo-19, Cook Endoscopy), insere-se um fio-guia hidrofílico de 0,03 pol (Tracer Metro Direct; Cook Endoscopy; ou Jagwire, Boston Scientific, Paris) no ducto biliar, através da lesão obstrutiva e faz-se uma alça no duodeno. Agora o ecoendoscópio pode ser retirado cuidadosamente, e o fio-guia permanece instalado. Subsequentemente um duodenoscópio é inserido paralelamente ao fio-guia, e instalado na terceira porção do duodeno, permitindo um acesso retrógrado. Então o fio-guia é capturado com uma alça padrão de polipectomia, através do canal de trabalho do duodenoscópio. Subsequentemente, a partir do fio, podem ser procedidas a esfincterectomia biliar, a remoção de cálculo, ou a instalação de *stent*, sendo o fio removido em seguida.

Coledocoduodenostomia Guiada por EUS

Uma agulha de calibre 19 (EchoTip, Cook Endoscopy), guiada por EUS, é inserida transduodenalmente no ducto biliar. A bile é aspirada, e um meio de contraste para colangiografia é injetado no ducto biliar, um fio-guia de 450 cm de comprimento e 0,035 pol é inserido por meio de uma agulha de calibre 19, e enrolado na árvore biliar. A fístula coledocoduodenal é dilatada por meio de um cateter de dilatação biliar (Dilatador biliar Soeendra, Cook Endoscopy, ou um citóstoma 6 Fr, ENDOFLEX, Voerde, Alemanha). Um *stent* biliar plástico, de 7 a 10 Fr, ou um *stent* metálico autoexpansível (SEMS), recoberto, é instalado no ducto biliar extra-hepático, através do local da coledocoduodenostomia. Nesse caso, não é necessária a instalação de um duodenoscópio.

Técnica De Hepaticogastrostomia Esquerda Guiada por Eus (HGE) (Fig. 30.3)

A hepaticogastrostomia guiada por EUS foi descrita primeiramente, em 2003, por Burmester et al.[4] A técnica é semelhante à da drenagem de pseudocistos pancreáticos guiada por EUS. Com um ecoendoscópio de intervenção, o ducto hepático esquerdo dilatado (3º segmento) pode ser bem visualizado. Então é realizada a HGE, guiada por uma combinação de fluoroscópio e ultrassonografia, sendo a ponta do ecoendoscópio posicionada de modo que o balão insuflado esteja usualmente na parte média da pequena curvatura do estômago. Uma agulha (calibre 19 EchoTip Access Needle, Cook Ireland Ltd. Limerick, Irlanda) é inserida transgastricamente na parte distal do ducto hepático esquerdo, e o meio de contraste é injetado. Uma opacificação demonstra que os ductos biliares dilatados estão com obstrução biliar, cujos níveis variam de parcial a completa. Sobre um fio-guia (diâmetro de 0,021 pol, Terumo Europe, Lovaine, Bélgica), a agulha é trocada por uma placa diatérmica de 6,5 Fr (protótipo do conjunto Cysto-Gastro, ENDO FLEX, Voerde, Alemanha) ou, mais raramente, por cateteres ou balões de dilatação, para alargar o canal entre o estômago e o ducto hepático esquerdo. Por meio de um citóstomo, a placa é introduzida por aplicação de uma corrente de corte. Após a troca por sobre um fio-guia (coberto com TFE, de 0,035 pol de diâmetro, Cook Europe, Bjaeverskov, Dinamarca), um *stent* hepatogástrico de 8,5 Fr e 8 cm de comprimento, ou um *stent* metálico, expansível recoberto (p. ex., Boston Scientific), é posicionado com a extremidade distal acima da estenose à extremidade proximal no estômago. Fluoroscopicamente, o contraste no *stent* deve esvaziar-se no estômago. Para evitar extravasamento de bile, um dreno nasobiliar de 6 ou 7 Fr pode ser deixado dentro do *stent* durante 48 horas, para aspiração de bile. Mais recentemente, nós fizemos a combinação de um SEMS não recoberto, introduzido pela hepaticogastrostomia, em que foi possível introduzir um *stent* recoberto para fazer ponte com o estômago. Isto evita a migração de quando só se usa um *stent* recoberto, e o extravasamento de bile quando se usa um só *stent* não recoberto. Um subconjunto de pacientes hepaticogastrostomizados pode receber a colocação de *stents* adicionais, controlada por EUS ou por controle do acesso através da estenose distal do ducto biliar.

Colocação de Anastomoses Biliodigestivas, Guiadas por EUS, em Comparação à CPRE

A CPRE é a técnica padrão ouro para a drenagem da icterícia obstrutiva causada por câncer pancreático. Em mãos especializadas, a taxa de sucesso da colocação de *stents* biliares através de CPRE pode chegar a 85%. Na CPRE, em casos de obstrução duodenal, a incapacidade de colocação seletiva da cânula na papila, ou de alcançar a papila, podem-se revelar problemática. Historicamente, a drenagem biliar percutânea demonstrou ser preferencial, mas a nova drenagem guiada por EUS é uma alternativa. Em contraste, as técnicas de drenagem biliar percutânea têm taxas elevadas de eventos adversos, que incluem hemorragias e extravasamentos biliares no peritônio (20 a 30%) e, nas cirurgias para esses procedimentos paliativos, a morbidade e a mortalidade aproximam-se, respectivamente, de 35 a 50% e de 10 a 15%.

Até o presente, foram relatados 202 pacientes, em 36 estudos (**Tabela 30.1**), com drenagem de ducto biliar guiada por EUS (EUS – CD, n = 104; EUS – HGE, n = 65; e *rendezvous*, n= 33). Foi usada uma agulha fina, de calibre 19 ou 22, seguida por uma agulha cortante ou um citóstomo, para puncionar os ductos biliares intra-hepáticos de todos os pacientes.

Coledocoduodenostomia

Essa técnica de acesso e drenagem tem registros de elevados sucessos técnico (98 em 104, ou 94,2%) e clínico (95 em 98, ou 97%). Até o presente, a taxa relatada de eventos adversos é de 15 em 104

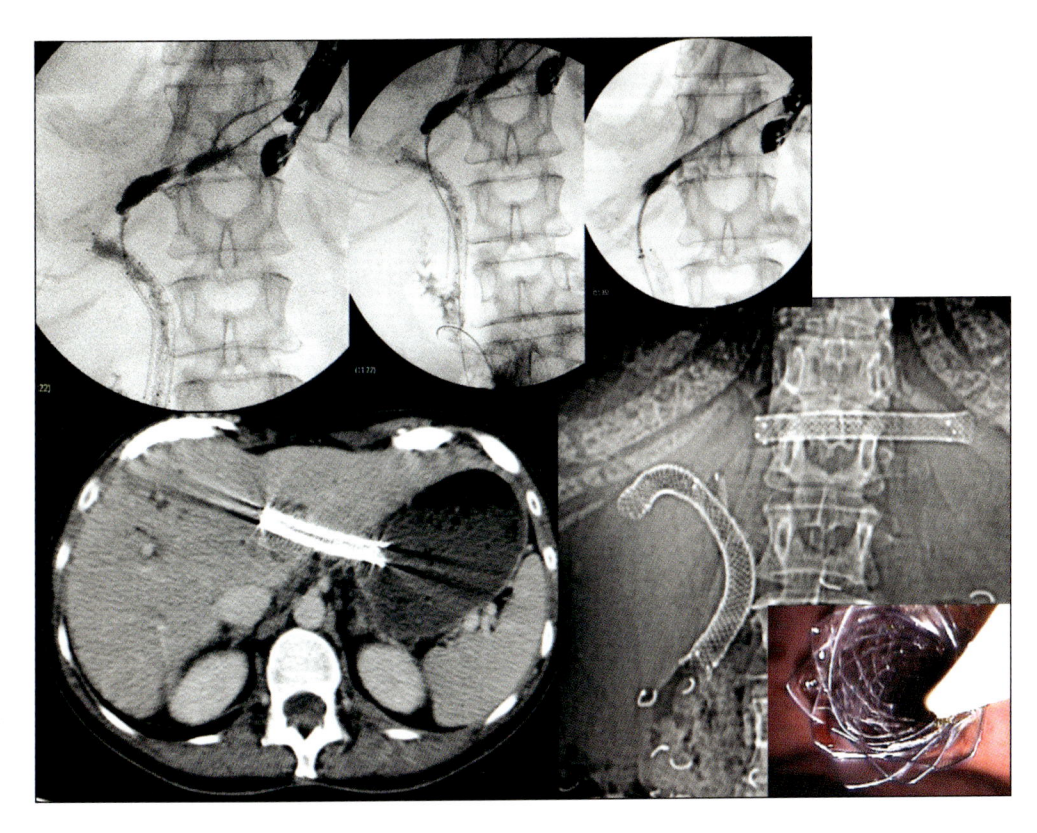

Fig. 30.3 Hepaticogastrostomia realizada (após a CPRE ter falhado) para drenar o lobo hepático esquerdo, em um paciente com tumor de Klatskin.

Tabela 30.1 Sumário da Literatura Publicada sobre Drenagem Biliar Guiada por EUS (HGE, CD e Técnica de Acesso)

Primeiro Autor e Ano	n	Dispositivo de Punção	Sucesso Técnico (n)	Sucesso Clínico (n)	Stent Inicial (Fr)	SEMS – SMAE (mm)	Eventos Adversos Imediatos (n)
Giovannini, 2001[5]	1	NK	1/1	1/1	10	—	Nenhum
Burmester, 2003[4]	2	19G FT	1/2	1/1	8,5	—	Peritonite biliar (1)
Puspok, 2005[6]	5	NK	4/5	4/4	7-10	—	Nenhum
Kahaleh, 2006[2]	1	19G FN	1/1	1/1		10	Pneumo (1)
Yamao, 2008[7]	5	NK	5/5	5/5	7-8,5	—	Pneumo (1)
Ang, 2007[8]	2	NK	2/2	2/2	7	—	Pneumo (1)
Fujita, 2007[9]	1	19G FN	1/1	1/1	7	—	Nenhum
Tarantino, 2008[10]	4	19G, 22G FN/NK	4/4	4/4	—*	—	Nenhum
Itoi, 2008[11]	4	NK (2), 19G FN (2)	4/4	4/4	7, NBD	—	Peritonite biliar (1)
Horaguchi, 2009[12]	8	19G	8/8	8/8	7	—	Peritonite (1)
Hanada, 2009[13]	4	19G FN	4/4	4/4	6-7	—	Nenhum
Park, 2009[14]	4	19G, FN/NK	4/4	4/4	—	10	Nenhum
Brauer, 2009[15]	3	19G, 22G FN/NK	2/3	2/2	10	—	Pneumo (1), insuficiência cardíaca (1)
Maranki, 2009[16]	4	19G, 22G		δ	10	10	δ
Artifon, 2010[17]	3	19G	3/3	3/3	—	10	Nenhum
Eum, 2010[18]	2	19G	2/2	2/2	—	10	Nenhum
Hara, 2011[19]	18	22G	17/18	17/17	7-8,5	—	Peritonite focal (2), hemobilia (1)
Ramírez-Luna, 2011[20]	9	19G	9/9	8/9	7-10	—	Bilioma (1)
Park, 2011[21]	24	19G	22/24	20/22	7	10	Pneumo (7), peritonite biliar (2), hemorragia (2)
HEPATICOGASTROSTOMIA GUIADA POR EUS							
Burmester, 2003[4]	1	19G FT	1/1	1/1	8,5	—	Nenhum
Kahaken, 2006[2]	2	19G, 22G FN	2/2	2/2	10		Nenhum
Artifon, 2007[22]	1	19G FN	1/1	1/1	—	10	Nenhum
Bories, 2007[23]	11	19G, 22G FN/CT	10/11	10/10	7	10	Colangite (2), íleo (1), bilioma (1)
Will, 2007[24]	4	19G FN	4/4	3/4	—	10	Colangite (1)
Chopin-Laly, 2008[25]	1	—	1/1	1/1	—	—*	Nenhum
Park, 2009[14]	9	19G, FN/NK	9/9	9/9	—	10	Nenhum
Horaguchi, 2009[12]	6	19G	6/6	5/6	7	—	Nenhum
Maranki, 2009[16]	3	19G, 22G	3	δ	10	10	δ
Park, 2010[26]	5	19G	5/5	5/5	—	10	Nenhum
Martins, 2010[27]	1	19G	1/1	0/1	—	—	Morte (1)
Eum, 2010[18]	1	19G	1/1	1/1	—	10	Nenhum
Artifon, 2011[28]	1	19G	1/1	1/1	—	10	Nenhum
Ramírez-Luna, 2011[20]	2	19G	2/2	2/2	7	—	Migração de stent (1)
Park, 2011[21]	17	19G	17/17	13/17	7	10	Pneumo (4), hemorragia (2)
RENDEZVOUS GUIADO POR EUS							
Will, 2007[24]	1	19G FN	—	—	—	—	—
Maranki, 2009[16]	32	19G, 22G	—	δ	10	10	δ

CD, coledocoduodenostomia; CT, citóstomo; EUS – USE, ultrassonografia endoscópica; FN, agulha fina; FT, fistulótomo; G, calibre, calibre; HGE, hepaticogastrostomia; NBD, drenagem nasobiliar; NK, agulha cortante; Pneumo, pneumoperitônio; SEMS, stents metálicos autoexpansíveis.
*Não especificado.
δOs dados são apresentados como intra-hepáticos versus extra-hepáticos (estes últimos compreendem HGE, CD e técnica de rendezvous). Os estudos múltiplos tinham tópicos com dados incompletos.

(14,4%). Todos os pacientes que tiveram eventos adversos precisaram de alguma forma de tratamento invasivo, ou terapia de salvação.

Hepaticogastrostomia

Nos casos publicados, a hepaticogastrostomia foi bem-sucedida em todos, menos uma exceção (98,5%). Vários tipos de *stents*: plásticos, ou de metal não recoberto ou recoberto, foram usados para drenagem. Dos pacientes que tiveram *stents* instalados, todos menos cinco (91,6%) obtiveram sucesso na resolução da icterícia obstrutiva. A taxa de eventos adversos imediatos relacionados com o procedimento foi de 20% (13 casos). Entretanto, apenas seis pacientes tiveram efeitos adversos que exigiram intervenção (colangite em quatro pacientes, e hemorragia em dois). Houve uma morte no procedimento. Em dois casos, a migração do *stent* foi relatada como um efeito adverso tardio.

Kahaleh[2] sugeriu que, dentre as vantagens da hepaticogastrostomia guiada por EUS, em relação à PTBD, sejam incluídas: a punção da árvore biliar em ultrassonografia de tempo real, quando se usam informações sobre coloração Doppler para limitar a possibilidade de lesão vascular; a ausência de ascite no campo de intervenção, quando ela está presente no peritônio; e a ausência de dreno externo. Com base em sua experiência, Kahaleh relatou que o acesso extra-hepático traz menor chance de eventos adversos do que o acesso intra-hepático. Itoi *et al.*[11] relataram as limitações dessa técnica, incluindo (1) a não oposição entre a parede gástrica e o lobo hepático esquerdo, com algum deslocamento do sítio da punção na parede gástrica e no ducto biliar intra-hepático, resultando na possibilidade de falha do procedimento, (2) o risco de mediastinite no acesso transesofágico, (3) a dificuldade de punção em casos de cirrose hepática, (4) o risco de lesão na veia porta e (5) a necessidade de *stents* plásticos de pequeno calibre, ou de *stents* metálicos com dispositivo de liberação de pequeno diâmetro.[29]

Do ponto de vista clínico, a escolha técnica mais relevante parece ser o tipo de *stent*. É difícil extrair conclusões definitivas dos relatos publicados, já que não foram feitas comparações formais entre os diferentes tipos de *stents*. Por três razões, os SEMS recobertos parecem ser uma opção melhor do que os plásticos e os SEMS não recobertos. Primeiro, porque, quando completamente expandidos, os SEMS recobertos selam efetivamente a punção e o trato dilatado, o que, teoricamente, evita o extravasamento. Segundo, porque seu maior diâmetro proporciona melhor manutenção da abertura a longo prazo, o que diminui a necessidade de revisões do *stent*. Finalmente, se ocorrer uma disfunção por concrescência ou por entupimento, o tratamento é um pouco mais fácil do que com *stents* plásticos, porque um novo *stent* (plástico ou SEMS) pode ser inserido, facilmente, pelo SEMS ocluído, já instalado. Em contraste, a substituição de um *stent* plástico *transmural* obstruído geralmente exige uma substituição a partir de fio-guia, porque a remoção direta traz o risco de uma perfuração no trato, com a subsequente passagem do fio-guia pelo peritônio. Isto pode exigir a repetição da drenagem biliar guiada por endoscopia, ou a drenagem percutânea, se for preciso restabelecer a drenagem.[30] O SEMS não recoberto pode permitir extravasamento de bile no peritônio, com possível formação de *biliomas*. Essas presumíveis vantagens dos SEMS recobertos precisam ser contrabalanceadas com o fato de que a inserção e o implante de SEMS *transmurais* através de ecoendoscópio são bem mais exigentes do que sua instalação durante a CPRE por meio de duodenoscópio. Especialmente, deve ser evitado o grave risco de perfuração e de peritonite biliar, com uma atenção particular aos detalhes.[27]

Recentemente relatamos nossa experiência prospectiva com 11 pacientes (8 masculinos e 3 femininos, com média de idade de 58 anos [variação de 20 a 84]) em fase final de câncer *biliopancreático* e de obstrução do trato biliar, usando colangiodrenagem guiada por EUS.[20] Antes da EUS, outros métodos disponíveis, de drenagem do trato biliar (CPRE e/ou PTBD), foram tentados sem sucesso. O sucesso técnico foi registrado em 10 de 11 pacientes (91%), e o sucesso clínico em 9 de 10 pacientes (90%). A bilirrubina diminuiu mais do que 50% em 7 de 11 pacientes (63,6%). Um paciente teve um evento adverso e precisou de reintervenção, e outro desenvolveu um *bilioma*. Não houve mortalidade diretamente relacionada com o procedimento.

Comparação de Custos

Não há dados publicados sobre comparação de custos da drenagem percutânea ou cirúrgica com os da drenagem biliar facilitada por EUS.

Sumário

O tratamento biliar guiado por EUS é útil em casos de falha na CPRE e tem alta taxa de sucesso técnico e eficácia clínica (complementar a um acesso percutâneo). Mais melhorias técnicas são essenciais para reduzir o número de efeitos adversos e integrar a técnica à prática convencional. A taxa de morbidade é elevada durante a drenagem biliar guiada por EUS, exigindo equipes experientes.

A lista de referências deste capítulo pode ser encontrada em www.revinter.com.br/online/referencias-baron.pdf

Capítulo 31

Acesso ao Ducto Pancreático com Auxílio de Ultrassonografia Endoscópica

Larissa L. Fujii ▪ Michael J. Levy

A pancreatografia retrógrada endoscópica (ERP) é o método mais comumente empregado para acessar o ducto pancreático principal (MPD), sendo usada ocasionalmente para fins diagnósticos e rotineiramente para propósitos terapêuticos. Historicamente, as abordagens percutânea e cirúrgica eram as únicas opções disponíveis para pacientes em que o acesso não podia ser feito por ERP. Uma alternativa emergente é o acesso e a drenagem pancreática com auxílio de ultrassonografia endoscópica (EUS). A EUS, como modalidade de diagnóstico por imagem foi introduzida há uns 30 anos, e o desenvolvimento de instrumentos lineares permitiu o acesso a mais tecidos.[1,2] Isto levou ao desenvolvimento de intervenções terapêuticas guiadas por EUS, como bloqueios celíacos e neurólise,[3-5] drenagem de suco pancreático acumulado,[6-9] colecistoenterostomia,[10] administração de quimioterapia e de implantes radioativos e terapia gênica.[11,12] Em 1995, o conceito de combinar ERP com a tecnologia EUS de intervenção levou ao primeiro relato de pancreatografia guiada por EUS, num paciente que precisava da remoção de um cálculo do ducto pancreático após uma duodenopancreatectomia.[13] A contínua necessidade de desenvolver alternativas menos invasivas do que as cirurgias e as terapias por intervenção radiológica fez avançar o desenvolvimento de métodos de intervenção pancreática guiados por EUS.

Descrição da Técnica

Considerações sobre o Pré-Procedimento

As intervenções pancreáticas com auxílio de EUS exigem orientação por fluoroscópio, sendo tipicamente realizadas em instalações hospitalares com suporte de anestesia. O ideal é usar uma unidade fluoroscópica com braço C, que permite imagens em vários ângulos, para exibir a anatomia em diversas orientações. Como na EUS diagnóstica, a avaliação inicial deve incluir histórico, exame físico, revisão dos dados médicos e estudos de imagens, para identificar os fatores que determinam as indicações, riscos, benefícios, alternativas e oportunidade para a EUS. Frequentemente o alto risco e a natureza controversa desses procedimentos exigem um processo de consentimento bem detalhado e documentado. Estudos laboratoriais e radiológicos são solicitados sempre que necessários para o tratamento do transtorno subjacente e, às vezes, para esclarecer a anatomia e guiar as intervenções programadas. Rotineiramente, antes do procedimento são administrados antibióticos (como fluoroquinolonas).

Seleção do Equipamento

Ecoendoscópios terapêuticos com arranjo de canal linear são os mais favoráveis, porque permitem o uso de todo o espectro de acessórios e a instalação de *stents* de calibres grandes (10 Fr). Ecoendoscópios de diagnóstico, com calibres menores, podem ser usados em acesso para passagem de fio ou para colocação de *stents* com diâmetros ≤ 7 Fr. O acesso ao ducto pode ser alcançado por qualquer uma das agulhas finas de aspiração (FNA) com bitolas 25, 22 ou 19, e com o conjunto de fios-guias atualmente disponíveis. É importante escolher um fio-guia com uma bitola que passe através da agulha FNA selecionada. Geralmente são preferidas agulhas de grosso calibre (diâmetro de 19), porque permitem a passagem de fios-guias mais grossos (0,035 pol), o que pode facilitar a travessia de regiões estenosadas, e a passagem de outros acessórios e *stents*. Entretanto, a rigidez das agulhas 19 pode impedir o acesso a ductos de menor calibre. Como as agulhas de menor calibre (diâmetro de 22) não são facilmente introduzidas no MPD, sua escolha exige o uso de fios-guias de pequeno calibre (≤ 0,021 pol). Esses fios são mais flexíveis podendo melhorar o acesso ao ducto e facilitar a travessia de segmentos obstruídos, mas, por sua pouca rigidez, podem dificultar as intervenções subsequentes. Além de alterar o calibre do fio-guia, podem ser selecionados tanto fios hidrofílicos, quanto fios com ponta angulada, o que pode facilitar a travessia de segmentos estreitados ou tortuosos.

Uma compreensão clara das metas do procedimento pode ajudar na escolha do equipamento. Por exemplo, se a meta for apenas obter um pancreatograma, pode ser razoável usar uma agulha de diâmetro de 22, ou até 25. Quando se trata de determinar se o contraste está fluindo livremente para um lúmen intestinal anastomosado, sugerindo a inexistência de uma estenose crítica que torne potencialmente óbvia a necessidade de intervenção terapêutica, alguns endossonografistas também preferem uma agulha com diâmetro menor.

Vários acessórios podem ser usados para criar uma fístula entre o lúmen da víscera (estômago, duodeno ou jejuno) e o ducto pancreático, para facilitar a passagem de outros acessórios e dispositivos, para dilatação de estreitamentos e para eventual instalação de *stent*. Pode ser empregada uma variedade de cateteres-padrões, biliares e pancreáticos, de dilatadores pneumáticos e de acessos com auxílio de cautérios, e devem estar prontamente disponíveis. As técnicas de intervenções pancreáticas guiadas por EUS não estão padronizadas, e há uma falta de estudos comparativos que esclareçam o valor relativo dos dispositivos atuais. O equipamento usado varia conforme o endoscopista, e frequentemente exige tentativas e erros no grupo de pacientes, e até num mesmo paciente.

Nomenclatura

Grosso modo, as técnicas de acesso e drenagem do MPD, com auxílio de EUS, podem ser divididas como segue:

1. Transpapilar/transanastomose:
    a. Colocação retrógrada de *stent* (**Fig. 31.1**).
    b. Colocação anterógrada de *stent* (**Fig. 31.2**).
2. Transluminal:
    a. Colocação anterógrada de *stent* (**Fig. 31.3**).

A rota transpapilar, ou transanastomose, envolve a instalação de um *stent* ao longo da papila ou da anastomose, após a ressecção. Inicialmente é feita a EUS para acesso ao MPD e a passagem do fio-guia pelo intestino delgado. Então o *stent* pode ser colocado, com o auxílio de um duodenoscópio ou com um endoscópio com campo e visão frontal bem prolongado (colonoscópios ou enteroscópios de tipo pressionável ou de balão), que são inseridos após a remoção do ecoendoscópio (abordagem retrógrada), no que frequentemente é referido como um "procedimento de *rendezvous*". O procedimento completo, inclusive com a colocação do *stent*, também pode ser realizado por meio de um ecoendoscópio (abordagem anterógrada).

Se a instalação transpapilar ou transanastomose do *stent* falhar, pode ser executada a via transluminal (ou transmural). Nessa estratégia, a extremidade distal do *stent* é colocada no MPD, e o exame completo é realizado por meio de EUS (abordagem anterógrada).

Técnicas

Abordagem Transpapilar/Transanastomose (Com Colocação Retrógrada de Stent)

O MPD é localizado e acessado por direcionamento com EUS. O ponto ideal de acesso ao MPD varia de acordo com o sítio da obstrução, e está localizado em algum ponto entre o cárdia gástrico e a segunda porção do duodeno. Para facilitar o acesso e a terapia subsequente, escolhe-se um local que tenha a menor distância entre o transdutor e o MPD. É importante evitar estruturas interpostas, como vasos sanguíneos, alças intestinais ou ductos que não estejam envolvidos.

O fio-guia é introduzido no sítio da estenose por meio da agulha FNA, a partir de uma posição anterógrada, através da papila ou da anastomose, e é enrolado no intestino delgado. Essa ação permite a subsequente instalação do *stent*, transpapilar ou transanastomose. O fio-guia deve ser introduzido o suficiente para que forme voltas na luz do intestino, a fim de reduzir o risco de deslocar-se, o que pode ocorrer tanto na remoção do ecoendoscópio quanto na inserção do duodenoscópio. Para verificar a posição do ecoendoscópio, fazer a ductografia e facilitar a passagem do fio-guia, usa-se um fluoroscópio.

Depois da colocação correta do fio-guia, o ecoendoscópio é retirado, e o fio fica posicionado. Agora é realizada a parte do exame correspondente à ERP ou ao *rendezvous*, mediante a passagem de um endoscópio com visão lateral, ou frontal, em relação à papila ou ao sítio de anastomose. A extremidade final do fio-guia é retida por uma alça ou um cabo de biópsia, e puxada pelo canal do endoscópio. Nos pacientes em que a anatomia gastroduodenal está intacta, quando as intervenções são transpapilares é preferível um duodenoscópio. Nos pacientes que têm uma alça jejunal aferente, ou têm a anatomia de em Roux Y subsequente à duodenopancreatectomia, frequentemente é empregado um instrumento com visão frontal prolongada, como um colonoscópio. Quando o instrumento escolhido está adequadamente posicionado, e o fio-guia está sob controle, a inserção de *stent* biliar e outras intervenções podem ser realizadas do modo padrão. Frequentemente, até conseguir a primeira dilatação, é necessário manipular o fio-guia para dentro e para fora. Após dilatar o sítio de obstrução com um cateter ou um balão, uma cânula pode ser passada ao longo do fio-guia inserido, para permitir a inserção de um segundo fio no ducto pancreático. Isto possibilita a inserção de *stent* por um dos fios, enquanto o outro serve como segurança no caso de uma perda involuntária do acesso ao ducto.

Abordagem Transpapilar/Transanastomose (Com Colocação Anterógrada de Stent)

Em contraste com a abordagem transpapilar/transanastomose retrógrada, o exame completo, incluindo a inserção de *stent*, pode ser feito por ecoendoscópio, sem necessidade de *rendezvous*. Nessa técnica, tipicamente, todo o trato é dilatado, inclusive a parede gástrica, o parênquima pancreático, a parede do MPD, o sítio da obstrução e, quando presente, a constrição pancreaticojejunal anastomosada. A dilatação do trato pode ser realizada por meio de vários dispositivos, sendo que nossa preferência é usar inicialmente um balão de dilatação (Titan, Cook Medical, Winston-Salem, N.C.), uma cânula biliar, ou um cateter de ponta cônica (Contour, Boston Scientific, Natick, Mass.). Uma dilatação adequada pode exigir uma sucessão de vários desses dispositivos, começando pelos fios e acessórios de menor calibre e aumentando o diâmetro. Enquanto alguns ecoendoscopistas rotineiramente se concentram no citóstomo (Cook Endoscopy), ou no ingresso com agulha cortante, nós só o fazemos como técnica de salvação, se as demais abordagens falham, em razão da percepção do risco de lesão ductal induzida por cautério.

O *stent* é, então, inserido do modo rotineiro, com a ponta distal (a partir do endoscópio) colocada no intestino delgado e a parte proximal no interior do estômago, para melhorar a drenagem pelo ducto e diminuir o risco de migração inadvertida do *stent*. *Stents* de calibres e comprimentos variáveis já foram usados. Apesar de geralmente preferirmos *stents* em hélice (pigtail = rabo de porco), para reduzir o risco de migração, *stents* retos também podem ser usados. Na porção intraductal do *stent* podem ser abertos orifícios laterais extras, para facilitar a drenagem dos ramos laterais.

Acesso e Drenagem Transluminal

A maioria dos princípios relacionados com a drenagem transpapilar/transanastomose também se aplica à drenagem transluminal, às vezes, referida como drenagem transmural, e que é conceitualmente semelhante à drenagem por cateteres externos instalados nas intervenções feitas pelos radiologistas. Quando não for possível introduzir o fio-guia além do sítio da obstrução, da papila, ou da anastomose, esse modo de drenagem também pode ser considerado. Nessa situação, o *stent* pode ser inserido de modo tal que a extremidade distal do endoscópio fique dentro do MPD, enquanto a extremidade proximal fique na luz do estômago. A abertura da fístula é mantida pelo *stent* inserido, resultando na criação de uma pancreaticogastrostomia endoscópica, com um *stent*

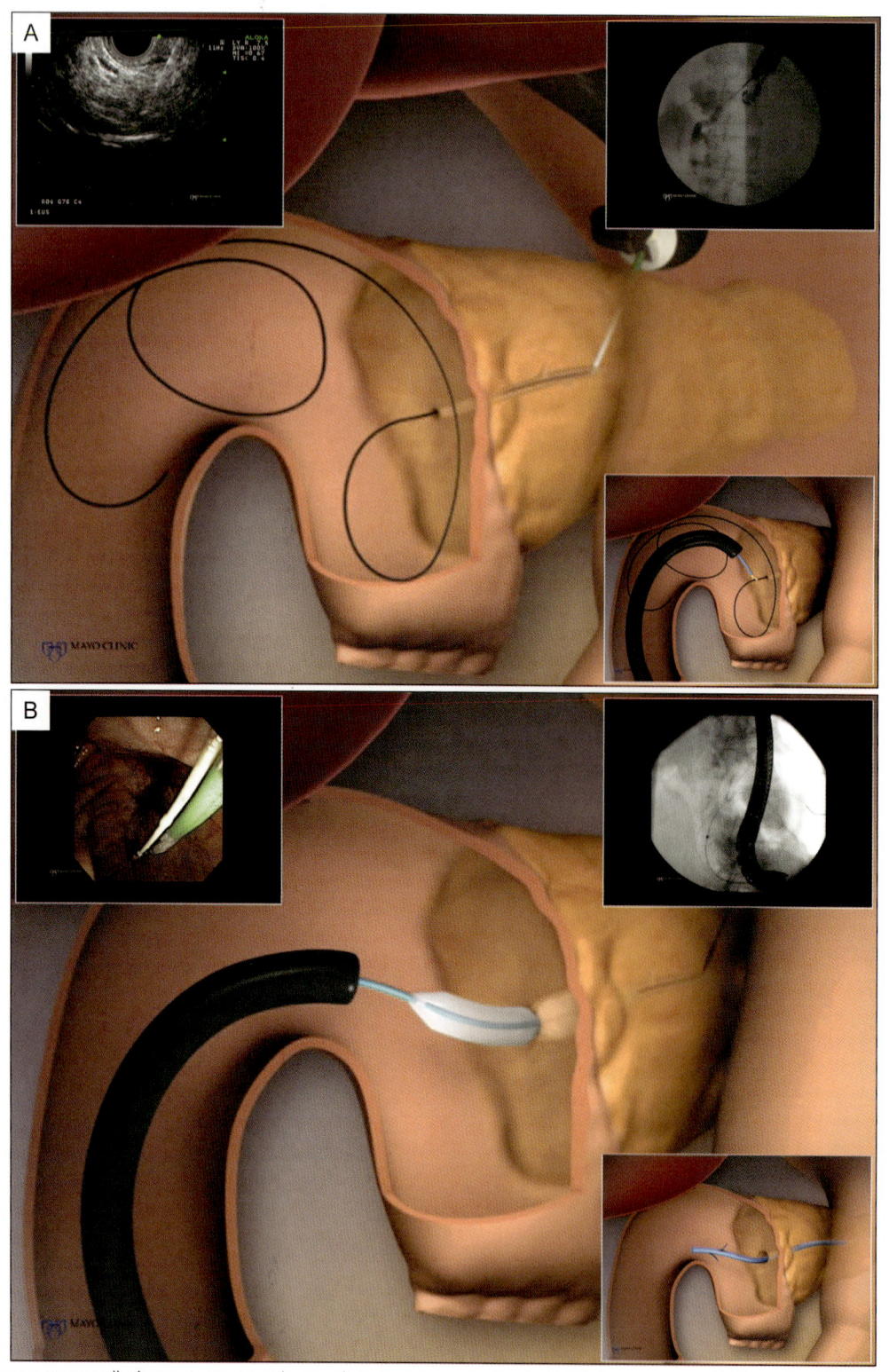

Fig. 31.1 Abordagem transpapilar/transanastomose (com colocação retrógrada do *stent*). (**A**) A imagem por EUS revela o MPD com o avanço da agulha, a colocação do fio e a pancreatografia. (**B**) Agora, um instrumento com visão lateral ou frontal é passado para o intestino delgado, permitindo tanto uma biópsia por cabo quanto uma retração do fio-guia por alça. As técnicas-padrão podem ser usadas para introdução retrógrada da cânula no ducto, dilatação por balão e inserção de *stent*.

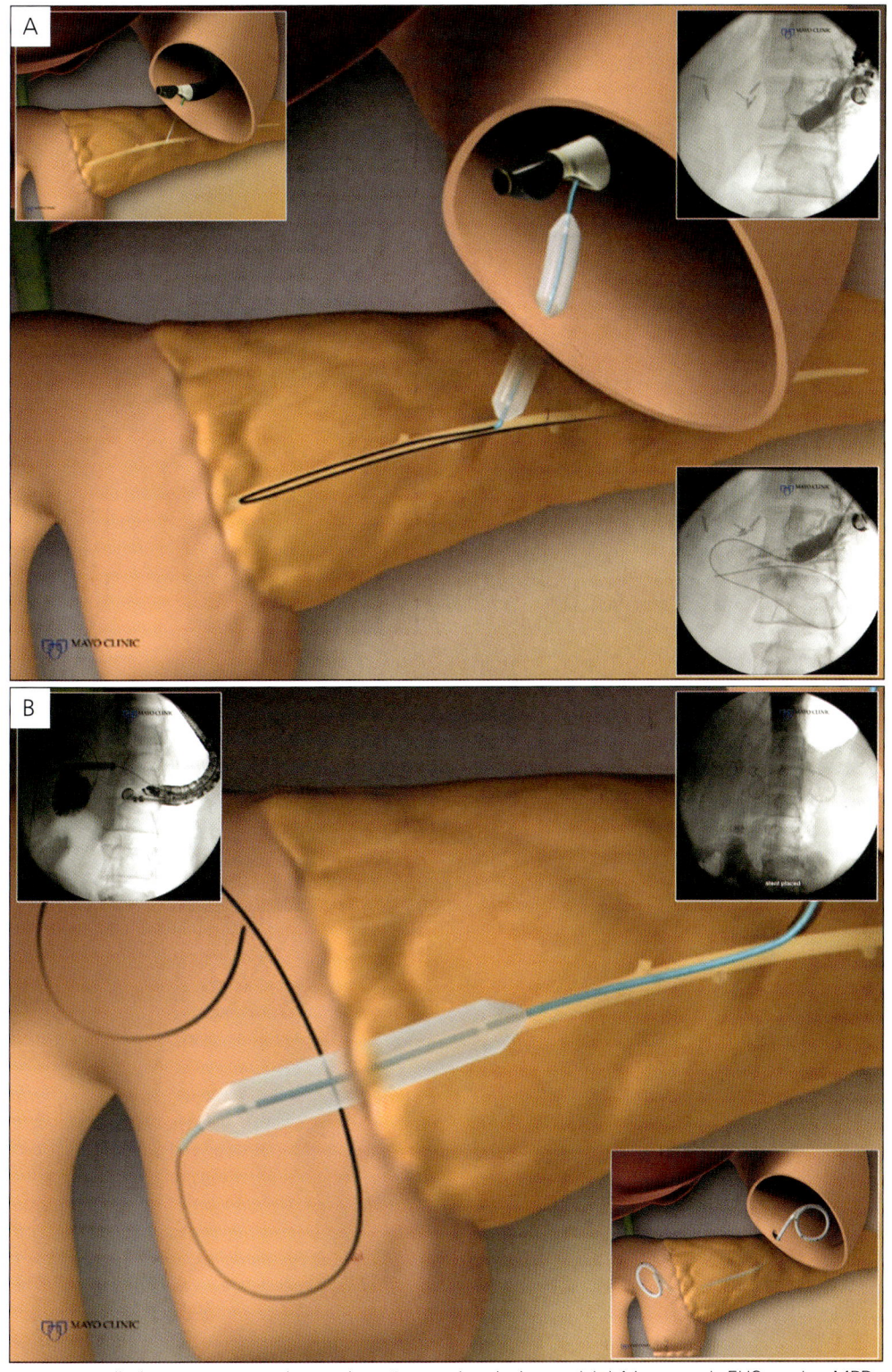

Fig. 31.2 Abordagem transpapilar/transanastomose (com colocação anterógrada do *stent*). (**A**) A imagem de EUS revela o MPD com o avanço da agulha, a colocação do fio e a pancreatografia com o balão de dilatação da parede gástrica, o parênquima pancreático e a parede do ducto pancreático. (**B**) Um fio-guia é passado pelo sítio da obstrução ou de anastomose, seguido por uma dilatação por balão. Um *stent* é avançado de forma anterógrada, desde a luz gástrica, para dentro do ducto pancreático, e através do sítio da obstrução.

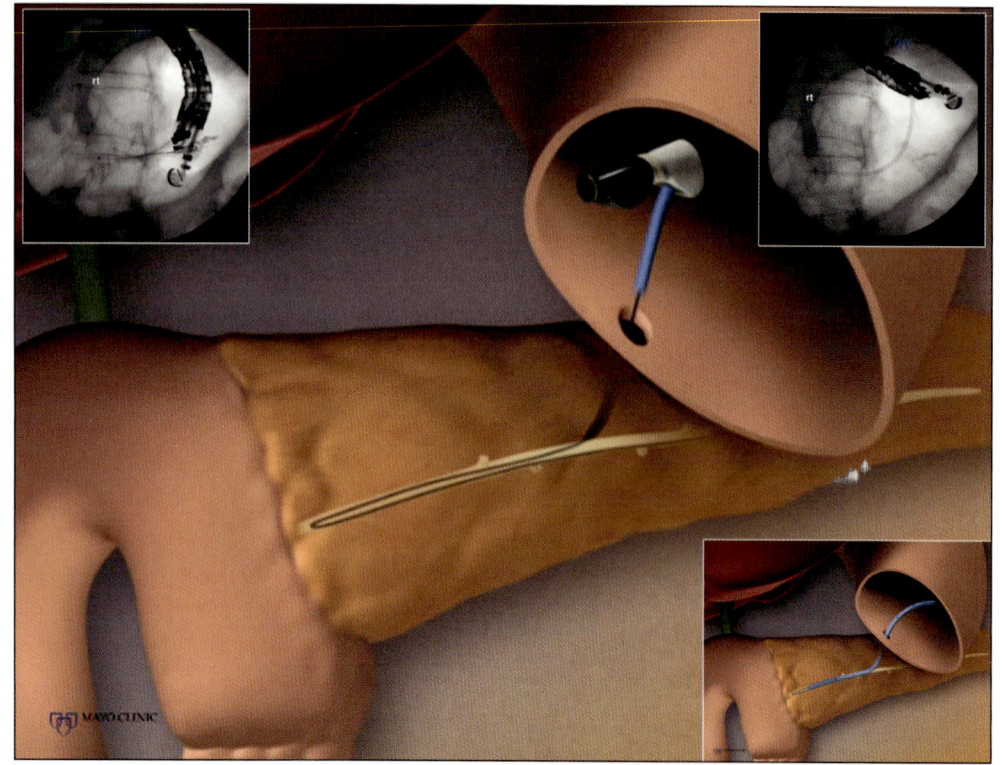

Fg. 31.3 Acesso e drenagem transluminal. A imagem do pâncreas e do MPD, por EUS, permite a inserção guiada da agulha, a colocação do fio e a pancreatografia, com balão de dilatação, da parede gástrica, do parênquima pancreático e da parede do ducto pancreático. A inserção anterógrada do *stent* é feita pelo ecoendoscópio.

transluminal e descompressão do MPD, sem que a massa obstrutiva ou a papila/anastomose seja transposta.

Sucesso e Desfecho Técnico

Enquanto o sucesso das intervenções nos ductos pancreáticos com auxílio de ultrassonografia endoscópica pode ser determinado, os dados relativos ao sucesso clínico, à resposta terapêutica e aos eventos adversos são mais difíceis de reconhecer nos relatos disponíveis. A escassez de dados, a heterogeneidade dos estudos e a metodologia geral limitam a veemência de quaisquer conclusões a respeito dessas técnicas. Os estudos variam quanto à precisão dos procedimentos endoscópicos utilizados, aos seus objetivos, às finalidades técnicas e clínicas, à duração e extensão dos acompanhamentos e à extensão geral do detalhamento da documentação. A falta de dados comparativos controlados e randomizados e a ausência de testes cegos limitam ainda mais nosso entendimento sobre a utilidade e o papel dessas técnicas. Finalmente, existem prováveis vieses nos relatos e publicações. Apesar dessas limitações, os estudos disponíveis oferecem dados preliminares que sugerem a eficácia relativa do acesso e da drenagem pancreáticos por meio de EUS, mas que preocupam quanto a seus riscos.

Dos 118 pacientes apresentados na literatura, o sucesso técnico foi alcançado em 90 (76%), enquanto 22 desenvolveram eventos adversos (19%) (**Tabela 31.1**). A necessidade de reintervenção, sua tempestividade e desfechos clínicos a longo prazo não podem ser acuradamente determinados com base nos dados publicados. Entretanto, Will *et al.* verificaram que, durante um período de acompanhamento que variou de 1 mês a 3 anos, 29% dos pacientes precisaram de intervenção cirúrgica.[18] Tessier *et al.* relatam disfunções de *stent* em 20/36 pacientes (55%), que exigiram, ao todo, um total de 29 repetições de procedimentos endoscópicos.[14] François *et al.* relatam que, em um acompanhamento com média de 10 meses, mais de 75% dos pacientes com ruptura do ducto pancreático, ou com pancreatite crônica, tiveram alívio de dores e fechamento da fístula.[15]

No artigo mais vultoso até o presente, Tessier *et al.*[14] revisam sua experiência com pacientes submetidos a tentativas de acesso ao ducto pancreático guiado por EUS e com 20 pacientes submetidos a terapias para pancreatites crônicas complicadas por: obstrução completa (secundária a estenoses, cálculos ou rompimento ductal); papila inacessível ou falha na canulação, estenose na anastomose após duodenopancreatectomia (*n = 12*), e ruptura completa do MPD, decorrente de pancreatite aguda ou de traumatismo (*n = 4*). Em dois pacientes foram relatados eventos adversos importantes, incluindo hematomas (detalhes não disponíveis) e pancreatite aguda grave. Outros três pacientes desenvolveram eventos adversos não especificados, o que leva a uma taxa geral de 14% de eventos adversos. A mediana da duração do acompanhamento foi de 14,5 meses (variando de 4 a 55 meses), sendo que um paciente foi excluído durante o acompanhamento. Em uma análise baseada no objetivo do tratamento, o alívio completo da dor foi referido por 50% (*n = 18*), alívio parcial por 19% (*n = 7*), e nulo por 31% (*n = 11*). Nos pacientes que inicialmente tiveram alívio completo, a dor recorreu numa mediana de 210 dias (com um intervalo e confiança (CI) de 95%, e variação de 42 a 377 dias) após a terapia inicial. Nos 11 pacientes que não tiveram qualquer alívio de dor, a ausência de resposta foi atribuída a uma malignidade subjacente (*n = 4*), à migração do *stent* e falha de sua reposição (*n = 1*), a pancreatectomia urgente por formação de pseudocisto (*n = 1*), e à falta de resposta à colocação de *stent* (*n = 1*). Em 20 pacientes (55%) ocorreram disfunções de

Tabela 31.1 Acesso ao Ducto Pancreático, Guiado por EUS*

Autor	Ano	Pacientes (n)	Abordagem	Sucesso Técnico	Acompanhamento (Meses)	Eventos Adversos
Francois[15]	2002	4	Rendezvous e pancreaticogastrostomia	4/4	12	Deslocamento do stent (n = 1)
Mallery[16]	2004	4	Rendezvous	1/4	não divulgado	Febre passageira (n = 1)
Kahaleh[17†]	2007	13	Pancreaticogastrostomia transluminal	10/13	14	Hemorragia (n = 1) Perfuração contida (n = 1)
Will[18]	2007	12	Rendezvous transluminal	9/12	não divulgado	Dor (n = 4) Pseudocisto (n = 1) Hemorragia (n = 1) Perfuração (n = 1)
Tessier[14]	2007	36	Pancreaticogastrostomia e pancreaticoduodenostomia transluminais	33/36	14,5	Pancreatite grave (n = 1) Hematoma (n = 1) Eventos adversos leves não especificados (n = 3)
Kinney[19]	2009	9	Rendezvous	4/9		Febre (n = 1)
Brauer[20]	2009	8	Rendezvous transluminal	7/8		Nenhum
Barkay[21]	2010	12	Rendezvous	4/12	Não divulgado	Abscesso peripancreático (n = 1)[‡] Pancreatite leve (n = 1) Descasque do fio-guia (n = 1)
Ergun[22]	2011	20	Rendezvous e pancreaticogastrostomia e pancreaticoduodenostomia	18/20	37	Hemorragia (n = 1): terapia com hemoclip Coleção de líquido perigástrico (n = 1); melhora espontânea

*A tabela contém relatos que abrangem quatro ou mais pacientes.
†Estudo prospectivo.
‡Efeito adverso percebido em um grande grupo de pacientes, muitos dos quais sofreram pancreatografia.

stents que, no total, exigiram 29 repetições de endoscopia, sendo a mediana do tempo da primeira troca de *stent* de 195 dias (com variação de 10 a 780 dias).

Indicações e Treinamento

Indicações

Tipicamente, esses procedimentos são realizados depois de insucesso na ERP, em razão de uma doença subjacente (p. ex., obstrução gástrica ou duodenal, ruptura ductal), da presença de variantes anatômicas (p. ex., divertículo duodenal), ou anatomia alterada cirurgicamente (p. ex., a cirurgia de Billroth II ou a duodenopancreatectomia; ver Capítulos 29 e 42). As estratégias de EUS também podem ser consideradas para candidatos com más condições para cirurgia ou para pessoas que não desejam intervenção cirúrgica. As indicações mais comuns compreendem:

1. Antes de duodenopancreatectomia ou de suspeita de estenose de anastomose pancreaticojejunal (manifestada por pancreatite recorrente, dor, ou esteatorreia confirmadas por estudos de imagens, como tomografia computadorizada [CT], colangiopancreatografia por ressonância magnética [MRCP] estimulada por secretina e EUS).
2. Pancreatite crônica (secundária à constrição e/ou cálculos), exigindo descompressão.
3. Ampolectomia endoscópica por alça (quando a inserção profilática de *stent* falha).
4. Ruptura do ducto pancreático principal.

Treinamento e Experiência

Essas são as técnicas mais complexas e desafiadoras de todas as colangiopancreatografias endoscópicas retrógradas (CPRE) e procedimentos de EUS. Os endoscopistas estão bem servidos por terem um conjunto completo de habilidades, que inclui treinamentos em CPRE avançada e em EUS. Esses procedimentos também podem ser executados por equipes com dois endoscopistas, um com treinamento em EUS e outro em CPRE, mas isto complica prazos, diminui a eficiência do uso de espaço e tem impacto financeiro. Os profissionais novos devem desenvolver sua prática de modo gradual. Procedimento e seleção do paciente também devem ser orientados pelo seu estado de saúde e necessidades clínicas, pelo grau de habilidade de cada endoscopista, pela sua habilidade e pela experiência não endoscópica que ele possui.

Dificuldades Tecnicas, Eventos Adversos e seu Manejo

Existem várias dificuldades técnicas que podem surgir durante a intervenção pancreática guiada por EUS e várias manobras pertinentes que podem ajudar a superar esses desafios. Existe risco de injeções vasculares ou parenquimatosas involuntárias que, às vezes, podem impedir novas intervenções. Deve-se tomar cuidado com o volume e a concentração do contraste injetado, o que pode reduzir o risco e preservar a visibilidade das áreas visadas.

Acidentalmente o fio-guia pode penetrar em ramos laterais do ducto, particularmente quando o ecoendoscópio fica em posição perpendicular à orientação do MPD. Esse problema pode ser superado por mudança do ângulo de entrada da agulha, por seleção de um fio alternativo (p. ex., um fio deslizante, ou angulado), ou fazendo com que o fio-guia forme uma hélice na ponta distal. Além disso, a passagem do fio-guia através de uma papila, anastomose, ou outro sítio de obstrução, pode ser difícil, levando a enovelamento e a uma passagem acidental através de áreas indesejadas. Retrair gradualmente o fio e reintroduzi-lo, com uma torção (no fio angulado) ou com uma ligeira pressão para diante, pode ser suficiente. Também pode ser inserido um cateter ou um balão no MPD que estreite o trajeto do fio-guia, permitindo aumentar a força longitudinal sobre ele, facilitando sua passagem através do sítio de obstrução. Também pode ser útil escolher um fio alternativo. Essas técnicas podem ser ajudadas pelo uso de imagens fluoroscópicas ampliadas.

Mesmo que o fio-guia esteja posicionado, pode ser difícil passar um cateter ou balão através da parede do estômago ou do intestino delgado, de uma anastomose, ou de outros sítios de obstrução. Uma pressão prolongada pode permitir essa passagem, da mesma forma que uma dilatação inicial com a cobertura da agulha. Também se pode considerar a alternância de diferentes dispositivos, que podem atravessar constrições inacessíveis de outros modos. Existe uma possibilidade de o fio-guia se romper na agulha de FNA. O risco é diminuído pela diminuição da força de retração e pelo grau de angulação entre o fio e a agulha, durante a retração. Quando for sentida uma forte resistência e o fio não puder ser removido sozinho, a retirada conjunta do fio e da agulha permite uma remoção segura.

Na tentativa de dilatar o trato transmural, o balão pode passar, acidentalmente, entre a parede gástrica e o pâncreas. Esse risco pode ser minimizado por uma cuidadosa EUS e um monitoramento fluoroscópico. Além disso, há uma tendência de perda da posição do estômago com o pâncreas, o que predispõe a um vazamento no ducto pancreático. Esse risco pode ser reduzido evitando a dilatação excessiva, que agride o trato, pelo uso de *stents* duplos em hélice, e por drenagem completa do estômago para o intestino delgado, evitando a necessidade de colocação de *stent* transluminal.

Custo Relativo

Potencialmente as intervenções pancreáticas guiadas por EUS tornam óbvia a necessidade de estratégias percutâneas e cirúrgicas. Essas técnicas podem melhorar as perspectivas dos pacientes de modo compensador, especialmente quando se comparam os custos relativos das estratégias endoscópicas às estratégias cirúrgicas. Entretanto, os procedimentos por EUS também podem ser caros para o paciente e para a instituição médica. A necessidade de ecoendoscópios e, frequentemente, de outros endoscópios e de diversos acessórios endoscópicos afeta substancialmente o custo do procedimento, especialmente em comparação ao desembolso pelos que pagam a terça parte. Também é preciso considerar a duração total do procedimento, que ocupa um ou dois médicos e uma equipe completa de enfermeiras e assistentes, às vezes, por várias horas. A necessidade frequente de suporte anestésico, que adiciona honorários à duração do exame, aumenta ainda mais o custo. Além disso, também devem ser considerados: a frequente necessidade de várias intervenções, o risco de eventos adversos, o impacto da falha na intervenção e a ocasional necessidade de intervenção radiológica ou de resgate cirúrgico. Finalmente, esses procedimentos não têm um código para apreciamento, sendo essencial a experiência em apreciamento e codificação médicas. A codificação é ampliada pelo uso dos códigos da família de EUS e pelo fornecimento de uma descrição clara e detalhada de todas as intervenções.

Resumo

Quando uma ERP falha, a EUS pode permitir o acesso e a drenagem do ducto pancreático e tornar óbvia a necessidade de intervenções percutânea e cirúrgica. Esses procedimentos são tecnicamente desafiadores, e são intensivos quanto a tempo e pessoal. É preciso tomar muitos cuidados, porque eventos adversos são relativamente comuns e podem ser graves. A limitação de dados e as adaptações metodológicos dos relatos existentes restringem nosso entendimento sobre a utilidade e o papel dessas técnicas. Para esclarecer seus riscos e desfechos a longo prazo, são necessárias mais experiências. Até lá, as intervenções guiadas por EUS não podem ser advogadas incondicionalmente e só devem ser realizadas em pacientes cuidadosamente selecionados, por endoscopistas adequadamente treinados e com cuidados clínicos gerais dirigidos por uma equipe multidisciplinar.

A lista de referências deste capítulo pode ser encontrada em www.revinter.com.br/online/referencias-baron.pdf

Seção III

Abordagem dos Problemas Clínicos

Pancreas Divisum, Cistos Biliares e Outras Anomalias Congênitas

Mark Topazian

Durante a CPRE (colangiopancreatografia endoscópica retrógrada), os achados de anomalias nos ductos biliares e pancreáticos são frequentes, e importantes tanto para cirurgiões quanto para gastroenterologistas. O presente capítulo revisa o diagnóstico, a importância clínica e a terapia dessas variantes.

Anomalias Ampulares

Papila Principal Ectópica

Tipicamente a papila principal está localizada na parte média ou distal do segundo terço do duodeno; ocasionalmente ela se localiza no terceiro terço do duodeno.[1] Essa localização ectópica distal da ampola está associada a uma junção pancreaticobiliar anômala, com dilatação biliar congênita e com cistos biliares.[2] O deslocamento distal da papila pode coincidir com o comprimento de um canal comum anormalmente longo[3], e refletir uma incapacidade de migração normal dos ductos para o duodeno durante o desenvolvimento embrionário. Mais raramente, a papila principal pode estar localizada no bulbo duodenal.[4] Uma papila de Vater dupla foi descrita.[5] Quando a papila está numa posição anômala, o trajeto intramural oblíquo do ducto biliar frequentemente está ausente,[6] o que deixa menos espaço para uma esfincterectomia biliar endoscópica.

Junção Pancreaticobiliar Anômala

Tipicamente, os ductos biliar e pancreático formam um canal comum, de 1 a 6 mm, na papila de Vater.[7] Mais raramente, apresenta-se como um canal comum mais longo (Fig. 32.1), que pode ser denominado de junção pancreaticobiliar anômala (APBJ). A sinonímia compreende: união anômala do ducto pancreaticobiliar,[8] disposição anômala do ducto pancreaticobiliar, e união pancreaticobiliar anômala.[9] A APBJ pode ser subdividida em má união pancreaticobiliar (PBM), em que a junção dos ductos biliar e pancreático ocorre fora da parede duodenal, com livre comunicação entre os ductos quando o esfíncter da ampola se contrai,[10] e em alta confluência dos ductos pancreático e biliar (HCPBD), em que as contrações da parede duodenal do esfíncter interrompem a comunicação entre os ductos.[11] A APBJ também pode ser subdividida de acordo com a presença ou ausência do *pancreas divisum*; a dilatação do canal comum; e um ângulo agudo entre os ductos biliar e pancreático.[12] Esses achados podem influenciar na estratégia de tratamento dos pacientes sintomáticos, especialmente dos que têm cistos biliares.

Como se discute adiante, a APBJ causa refluxo do suco pancreático para o sistema biliar, e parece ser um fator de risco para o desenvolvimento de malignidade num cisto biliar. Os pacientes que têm APBJ, mas sem cisto biliar, não só têm risco aumentado de câncer de vesícula biliar, mas também desenvolvem esse câncer em idade mais precoce (Fig. 32.2).[13,14] O risco do câncer de vesícula em pacientes com HCPBD pode ser um pouco mais baixo do que o risco dos que têm PBM.[11] De qualquer modo, o achado de uma APBJ isolada deve levar à imediata consideração de uma colecistectomia profilática. Em ultrassonografia transabdominal, foi identificado um espessamento não explicado da parede da vesícula biliar, que foi associado a uma APBJ subjacente.[15]

Anomalias Biliares

Variações na Anatomia do Ducto Biliar

Colunaud[16] descreveu o fígado como sendo composto de quatro setores, definidos pelas três veias hepáticas.[17] Os quatro setores podem ser subdividido em oito segmentos, que são drenados pelos ductos biliares segmentares (Fig. 32.3). Os ductos dos segmentos II, III e IV formam o ducto hepático esquerdo, e os dos segmentos V, VI, VII e VIII formam o ducto hepático direito. Os ductos hepáticos direito e esquerdo formam a confluência ou bifurcação biliar. O lobo caudado (segmento I) é tipicamente drenado por vários ductos pequenos e curtos, nos ductos hepáticos direito e esquerdo, e os ramos do caudado geralmente não são bem visualizados durante a CPRE.

O ducto hepático direito drena na confluência biliar e é tipicamente formado por um ducto setorial anterior direito (segmentos de drenagem V e VIII) e um ducto setorial posterior direito (segmentos de drenagem VI e VII). À colangiografia, o ducto anterior direito tem um trajeto relativamente medial e vertical, e o ducto posterior direito tem um trajeto mais horizontal e lateral (Fig. 32.4; ver também as Figs. 32.6 e 32.7).[17] Afastando-se da confluência ao longo do ducto hepático esquerdo, os primeiros ramos visualizados geralmente drenam o segmento IV, que pode ser drenado por um dos três ductos segmentares. Dirigindo-se mais para a esquerda, o ducto hepático esquerdo bifurca-se nos ductos dos segmentos II e III (Fig. 32.4).[17]

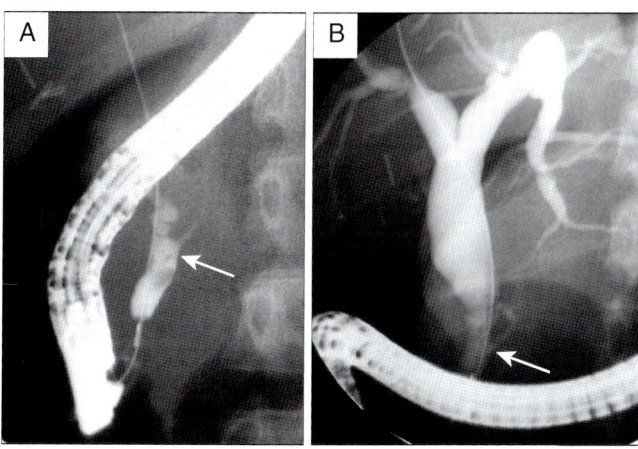

Capítulo 32 – *Pancreas Divisum*, Cistos Biliares e Outras Anomalias Congênitas

Fig. 32.1 Junção pancreaticobiliar anômala (APBJ) *(setas)* e *pancreas divisum*, em uma pessoa de 14 anos, com pancreatite recorrente. (**A**) Um canal comum dilatado, longo, está presente e contém um cálculo. (**B**) O ducto biliar comum está dilatado, sugerindo um cisto de colédoco, de tipo I.

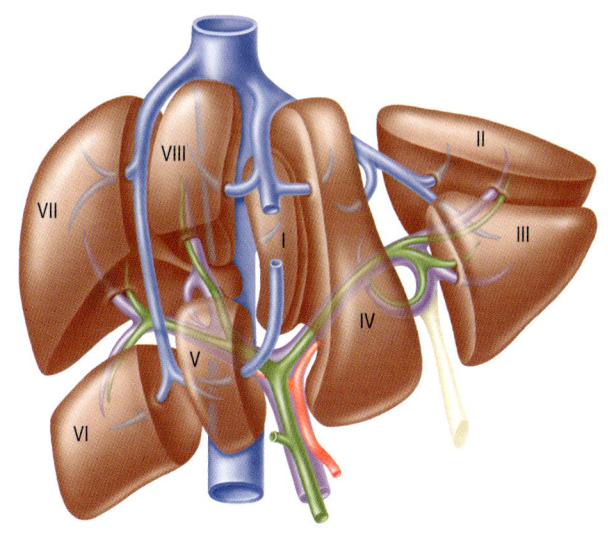

Fig. 32.3 Divisão funcional do fígado em segmentos, de acordo com a nomenclatura de Couinaud (*De: Blumgart LH, Fong Y, eds*. Surgery of the liver and biliary tract *Philadelphia. Saunders, 2002. Reproduzida com permissão.*)

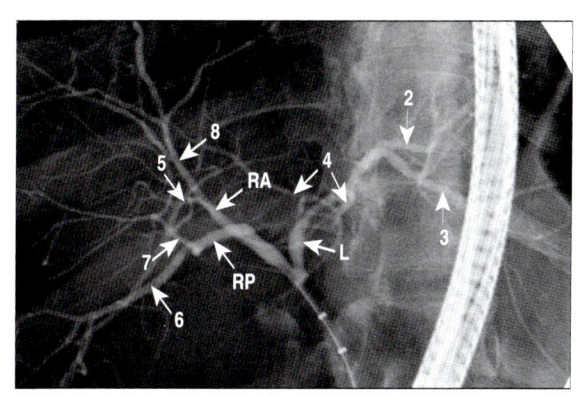

Fig. 32.4 Anatomia ductal intra-hepática normal. Note que o ducto anterior direito tem um trajeto relativamente vertical e medial e que o ducto posterior direito tem um trajeto mais horizontal e lateral. Ver também **Figuras 32.6** e **32.7**. *L*, ducto esquerdo; *RA*, ducto anterior direito; *RP*, ducto posterior direito; os números indicam os segmentos hepáticos drenados.

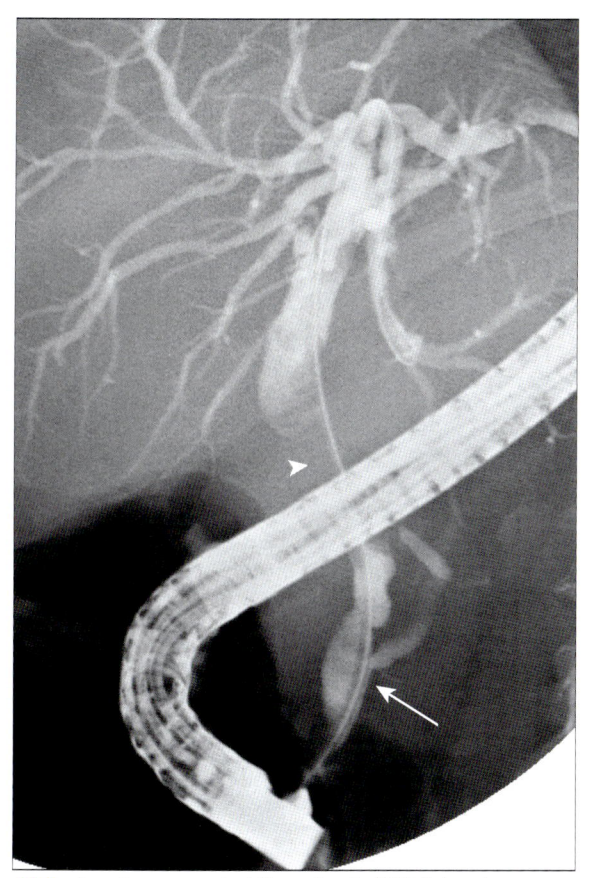

Fig. 32.2 Junção pancreaticobiliar anômala (APBJ) *(seta)* com uma constrição no ducto biliar *(ponta de seta)* causada por câncer de vesícula biliar em uma pessoa com 32 anos e com icterícia obstrutiva. A APBJ é um fator de risco de desenvolvimento de câncer da vesícula. Note a ausência de cisto no ducto biliar.

Variantes anatômicas da confluência são comuns, e a confluência com anatomia normal, aqui descrita, só é encontrada em 57% das pessoas. As variações mais comuns envolvem os ductos direitos, anterior e posterior, e são apresentadas na **Figura 32.5**. Elas compreendem: uma drenagem reduzida de um dos ductos setoriais direitos no ducto comum (observada em 20%; **Fig. 32.6**); uma "confluência tríplice", em que os dois ductos setoriais direitos drenam separadamente na confluência (12%); e a drenagem de um ducto setorial direito no ducto esquerdo (6%). Em cerca de 2%, um ducto setorial direito drena no ducto cístico, como é apresentado na **Figura 32.7**. Essas variantes da anatomia do ducto direito podem aumentar o risco de lesão de um ducto biliar durante uma colecistectomia. Elas também são importantes para o endoscopista que está tratando de uma obstrução hilar maligna e avaliando constrições e extravasamentos biliares pós-operatórios. Quando um ducto setorial direito, que drena no ducto cístico, é divisum e grampeado durante uma colecistectomia laparoscópica, resultando numa lesão ductal Bismuth V, o diagnóstico colangiográfico é difícil, e exige alto grau de suspeição para se reconhecer que não se está visualizando um ducto setorial direito.

Variantes anatômicas do ducto segmentar também ocorrem frequentemente (especialmente nos segmentos IV, V, VI e VIII), e são apresentadas na **Figura 32.8**. Pode ocorrer drenagem ectópica da vesícula biliar e do ducto cístico, e isto será discutido oportunamente.[17] O ducto cístico pode drenar na ampola, separadamente do ducto biliar comum.[18]

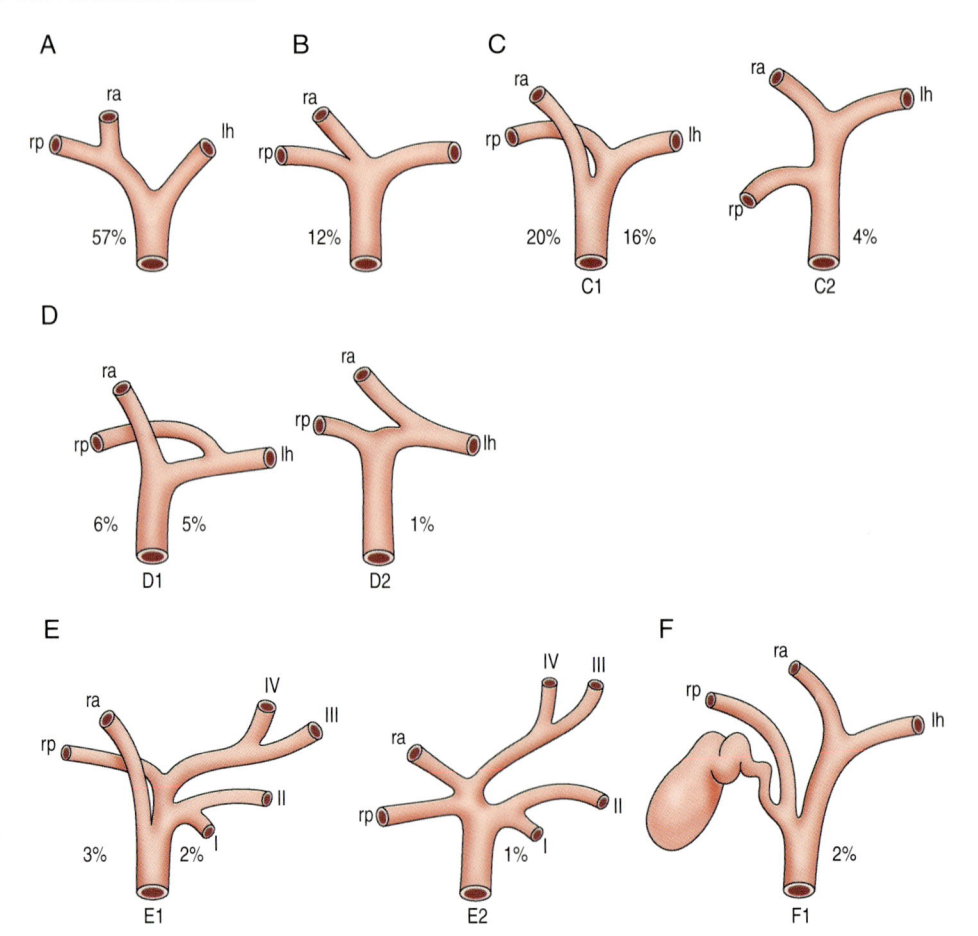

Fig. 32.5 Variantes anatômicas comuns da confluência biliar. (**A**) Anatomia típica. (**B**) Confluência tríplice. (**C**) Drenagem ectópica de um ducto de setor direito no ducto hepático comum. (**D**) Drenagem ectópica de um ducto de setor direito no ducto hepático esquerdo. (**E**) Ausência de confluência. (**F**) Drenagem ectópica de ducto posterior, de setor direito, no ducto cístico. *lh*, Ducto hepático esquerdo; *ra*, anterior direito; *rp*, posterior direito. (De: Blumgart LH, Fong Y, eds. Surgery of the liver and biliary tract Philadelphia. Saunders, 2002. Reproduzida com permissão.)

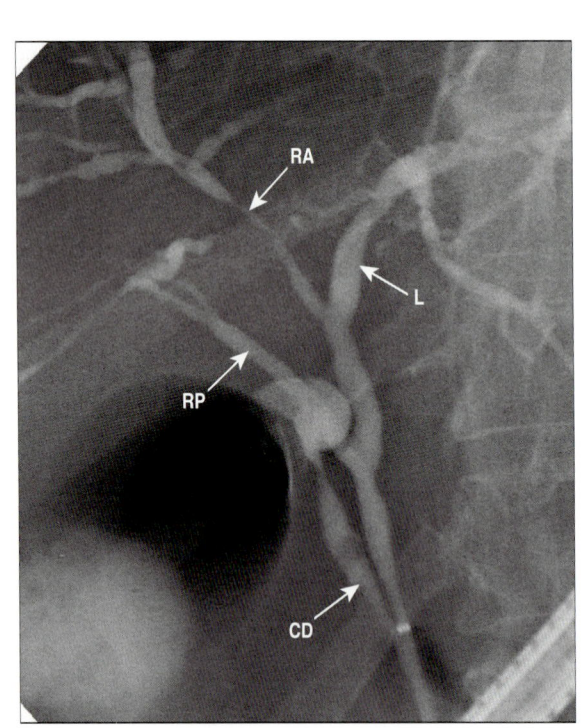

Fig. 32.6 Drenagem ectópica do ducto posterior direito no ducto hepático comum. *CD*, ducto cístico; *L*, ducto esquerdo; *RA*, ducto anterior direito; *RP*, ducto posterior direito.

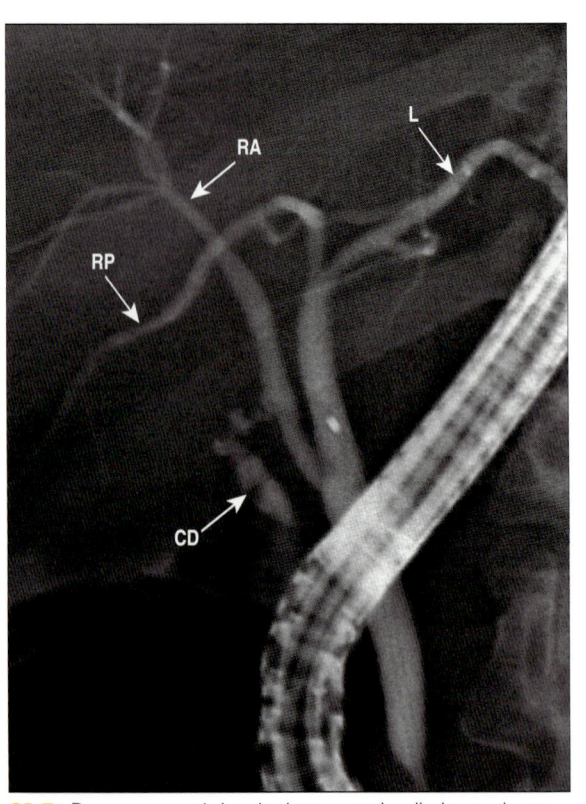

Fig. 32.7 Drenagem ectópica do ducto anterior direito no ducto hepático comum. O ducto cístico drena no ducto anterior direito. *CD*, ducto cístico; *L*, ducto esquerdo; *RA*, ducto anterior direito; *RP*, ducto posterior direito.

Cistos Biliares

Os cistos biliares, também chamados de cistos do colédoco, são dilatações císticas da árvore biliar. Uma classificação amplamente adotada para cistos biliares é a descrita por Alonso-Lej, modificada por Todani, que é apresentada na **Figura 32.9**.[19,20] Os cistos do tipo I, que são os mais comuns, são dilatações do ducto biliar comum, tipicamente associadas a uma APBJ. Eles podem ser subdivididos em tipos IA, IB e IC, com base na presença ou ausência de uma APBJ e de uma dilatação fusiforme ou segmentar, como é apresentado nas **Figuras 32.1**, **32.9** e **32.10**. Os cistos do tipo II são divertículos do ducto comum. Os cistos do tipo III envolvem a papila principal, também podendo ser designados como coledococele ou como duplicação duodenal (já que frequentemente são revestidos pela mucosa duodenal e não pela biliar). Os cistos do tipo III podem ser subdivididos em IIIA (em que o ducto biliar e o pancreático entram no cisto proximalmente, e o cisto drena no duodeno por uma abertura distal separada; **Figura 32.11**) e IIIB (um divertículo do canal intra-ampular comum). Os cistos do tipo IV são cistos múltiplos, localizados nos ductos intra-hepáticos e extra-hepáticos (tipo IVA, **Fig. 32.12**) ou na árvore biliar extra-hepática (tipo IVB). Os cistos do tipo I, que estão associados a dilatações dos ductos intra-hepáticos centrais, podem ser distinguidos dos do tipo IVA (cistos intra-hepáticos e extra-hepáticos combinados) pela presença de uma nítida mudança no calibre do ducto, na extremidade distal de um cisto intra-hepático verdadeiro.[20] Os cistos do tipo V, também chamados de doença de Caroli, são dilatações císticas segmentares dos ductos intra-hepáticos (**Fig. 32.13**).

Os divertículos coledocianos periampulares são pequenas evaginações diverticulares do ducto biliar distal, na parte superior do esfíncter biliar. Essas lesões, geralmente, são incidentais, não estão associadas a APBJ, e podem estar associadas a disfunções do esfíncter de Oddi. Esses pequenos divertículos, provavelmente, devem ser distinguidos dos cistos biliares do tipo II, e não foram associados a malignidades biliares.[21]

Os mecanismos que levam à formação dos cistos biliares provavelmente são variados, conforme revisão apresentada.[22] A maioria dos pacientes que têm cistos extra-hepáticos apresentam uma APBJ, com níveis elevados de amilase na bile,[11] sendo provável que o refluxo crônico do suco pancreático no ducto biliar leve a uma dilatação do ducto e à inflamação da mucosa biliar. As sequelas podem incluir pancreatite, cálculos ductais, displasia biliar e colangiocarcinoma. O risco de colangiocarcinoma aumenta com a idade e pode chegar até a 14% em adultos jovens[23] e a 50% dos adultos mais velhos[24] que apresentam os sintomas dos eventos adversos de seus cistos; a prevalência de câncer em cistos assintomáticos é mais baixa, mas certamente está aumentada na comparação à população em geral. O risco de colangiocarcinoma também parece ser menor em pacientes com cistos biliares sem APBJ.[9] A possibilidade de colangiocarcinoma sempre deve ser considerada num paciente adulto com cisto biliar recém-diagnosticado, especialmente quando também existe uma APBJ.

O diagnóstico de um cisto biliar exige alto grau de suspeita clínica, particularmente para cistos do tipo I que, à colangiografia, podem ter uma aparência semelhante à de uma obstrução crônica de ducto biliar. A ausência de evidências bioquímicas, exames de imagem ou endoscópicas de obstrução, é um achado diagnóstico-chave, apesar de que pacientes com cistos biliares possam vir a se tornar

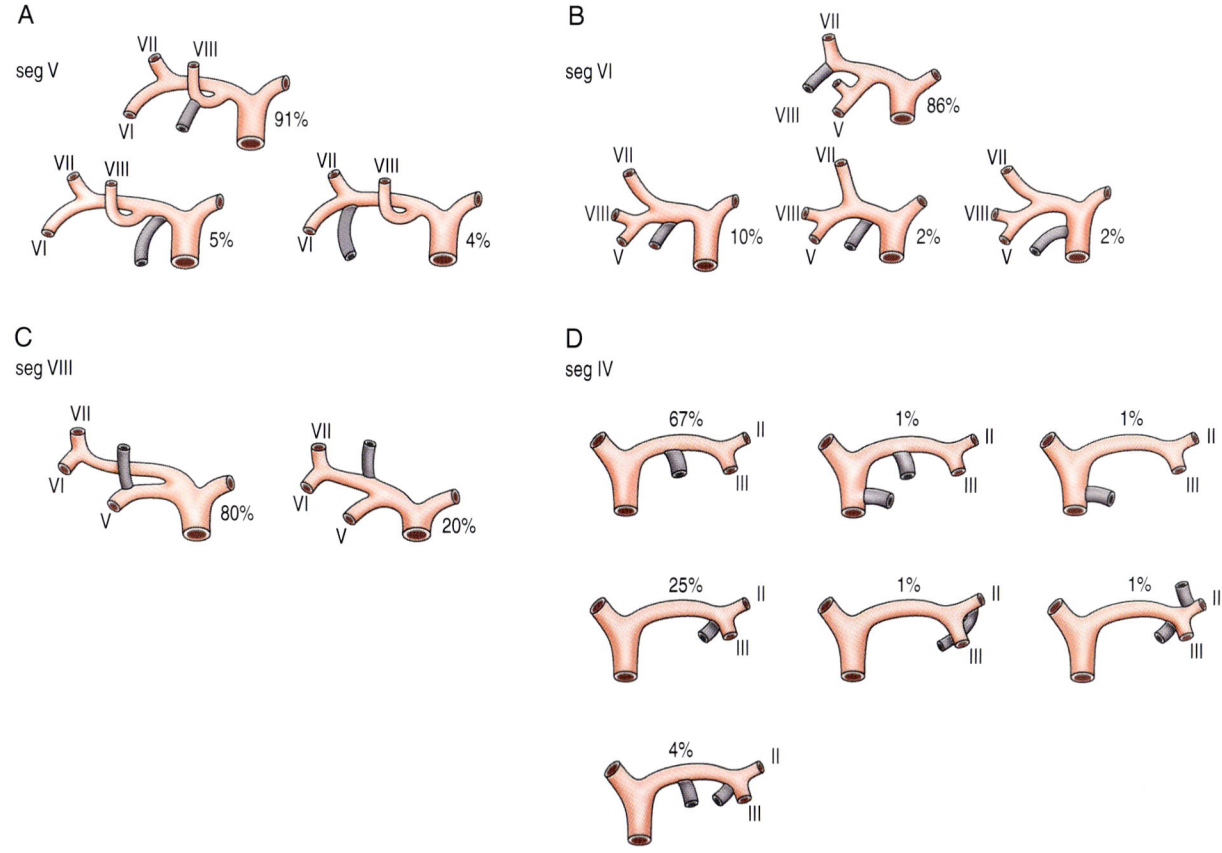

Fig. 32.8 Variantes comuns dos ducto dos segmentos intra-hepáticos. (**A**) Segmento V. (**B**) Segmento VI. (**C**) Segmento VIII. (**D**) Segmento IV. *(De: Blumgart LH, Fong Y, eds. Surgery of the liver and biliary tract Philadelphia. Saunders, 2002. Reproduzida com permissão.)*

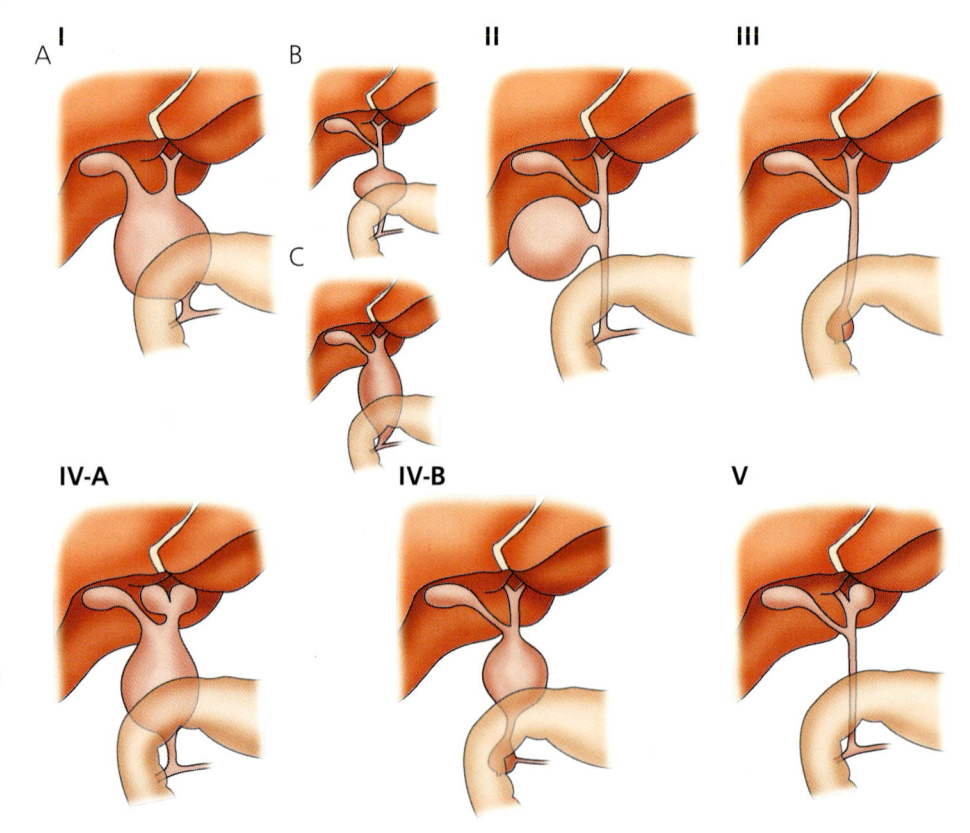

Fig. 32.9 Classificação dos cistos biliares. *(De: Todani T, Watanabe Y, Toki A et al. Classification of congenital biliary cystic disease: special reference to type IC an IVA cysts with primary ductal stricture J. Hepatobiliary Pancreat Surg. 2003; 10(5):340-344. Reproduzida com permissão.)*

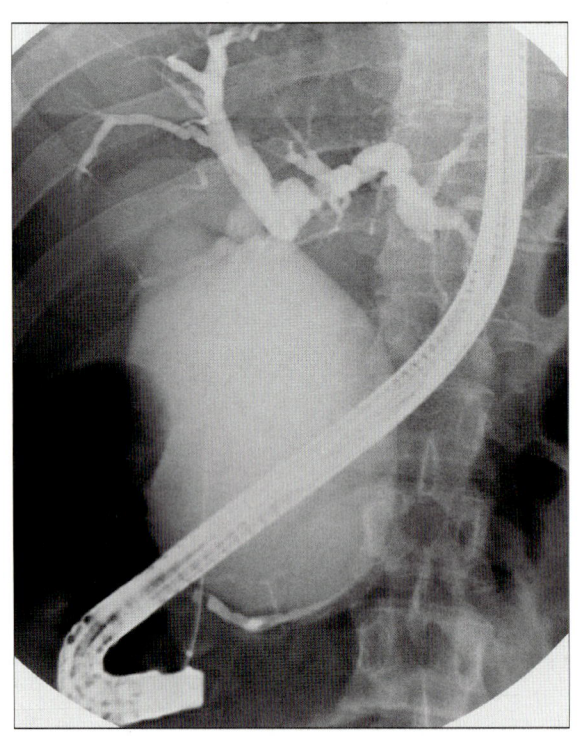

Fig. 32.10 Cisto biliar do tipo I. Também é apresentada uma junção pancreaticobiliar anômala.

sintomáticos somente quando a obstrução ocorrer (em decorrência de cálculos ou de malignidades). É difícil excluir completamente uma obstrução distal sutil de ducto biliar, e o uso crônico de narcóticos ou de cetamina pode causar a dilatação fusiforme do ducto, imitando um cisto biliar do tipo IC,[25] presumivelmente por indução de espasmo do esfíncter de Oddi, ou por uma constrição sutil. A presença de uma APBJ é uma indicação importante para o diagnóstico de um cisto biliar extra-hepático. A ausência de uma dilatação ductal intra-hepática também é um indício.

Em neonatos com dilatações císticas nos ductos biliares, a atresia biliar é um diagnóstico diferencial importante. Ela, geralmente, requer cirurgia em até 60 dias do nascimento, para evitar uma cirrose irreversível e a insuficiência hepática, enquanto os cistos biliares podem ser acompanhados com segurança durante a lactância e a infância. Os neonatos com atresia biliar têm icterícia persistente, elevação dos níveis sanguíneos de bilirrubina e de ácidos biliares e uma dilatação ductal menos expressiva do que os que têm cistos biliares.[26]

Quando um colangiocarcinoma se desenvolve num cisto biliar do tipo I, o ducto biliar fica tipicamente dilatado, tanto proximal quanto distalmente em relação à constrição maligna; a malignidade pode ser omitida durante a CPRE, a menos que o ducto extra-hepático, a confluência biliar e os ductos intra-hepáticos centrais sejam visualizados. Pode ser difícil contrastação de todo o ducto dilatado; a canulação com um fio-guia nos ductos intra-hepáticos pode facilitar a passagem de um cateter por sobre o cisto biliar e a visualização da extensão proximal do cisto. Também o diagnóstico de um colangiocarcinoma inicial não obstrutivo em um segmento dilatado do ducto biliar é difícil, porque a lesão pode ser mascarada pela grande coluna de contraste que é necessária para se obter um colangiograma completo. Nesse quadro, provavelmente a ultrassonografia endoscópica (EUS) e a ultrassonografia intraductal sejam mais sensíveis do que a colangiografia, para detectar um colangiocarcinoma inicial.

Os cistos biliares dos tipos I, II e IV são mais bem tratados com ressecção cirúrgica, que previne os eventos adversos locais da doença e diminui o risco de malignidade subsequente. Os procedimentos de drenagem cirúrgica, como a coledocojejunosto-

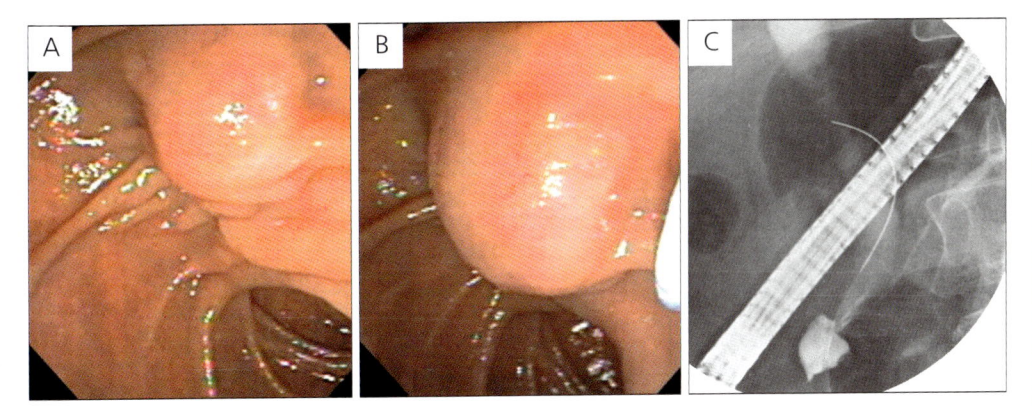

Capítulo 32 – *Pancreas Divisum*, Cistos Biliares e Outras Anomalias Congênitas

Fig. 32.11 Coledococele ou cisto biliar do tipo IIIA. (A) A papila principal parece normal antes da canulação. (B) Os balões do ducto intramural evaginados após a colangiografia. (C) A colangiografia demonstra uma dilatação cística do canal intra-ampular comum.

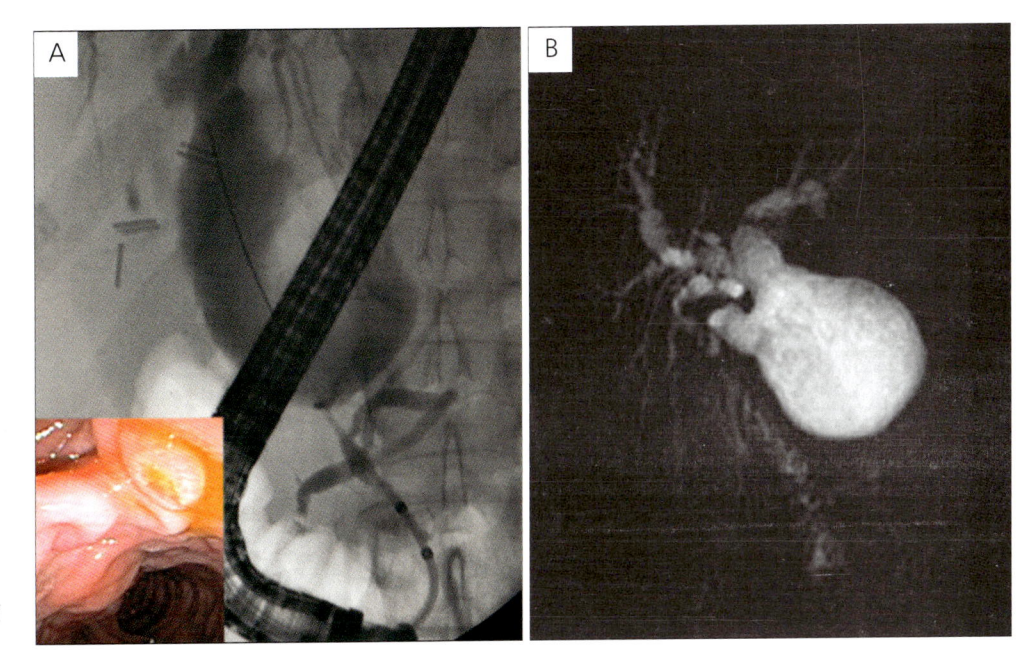

Fig. 32.12 Cistos biliares do tipo IVA. (A) Junção pancreaticobiliar anômala com um cisto do ducto biliar comum. A bile drena para o duodeno através da papila menor *(inserção)*. (B) A colangiopancreatografia por ressonância magnética (MRCP) demonstra as dilatações císticas intra-hepática e extra-hepática dos ducto biliares. *(Imagens por cortesia do Dr. Naoki Takahashi.)*

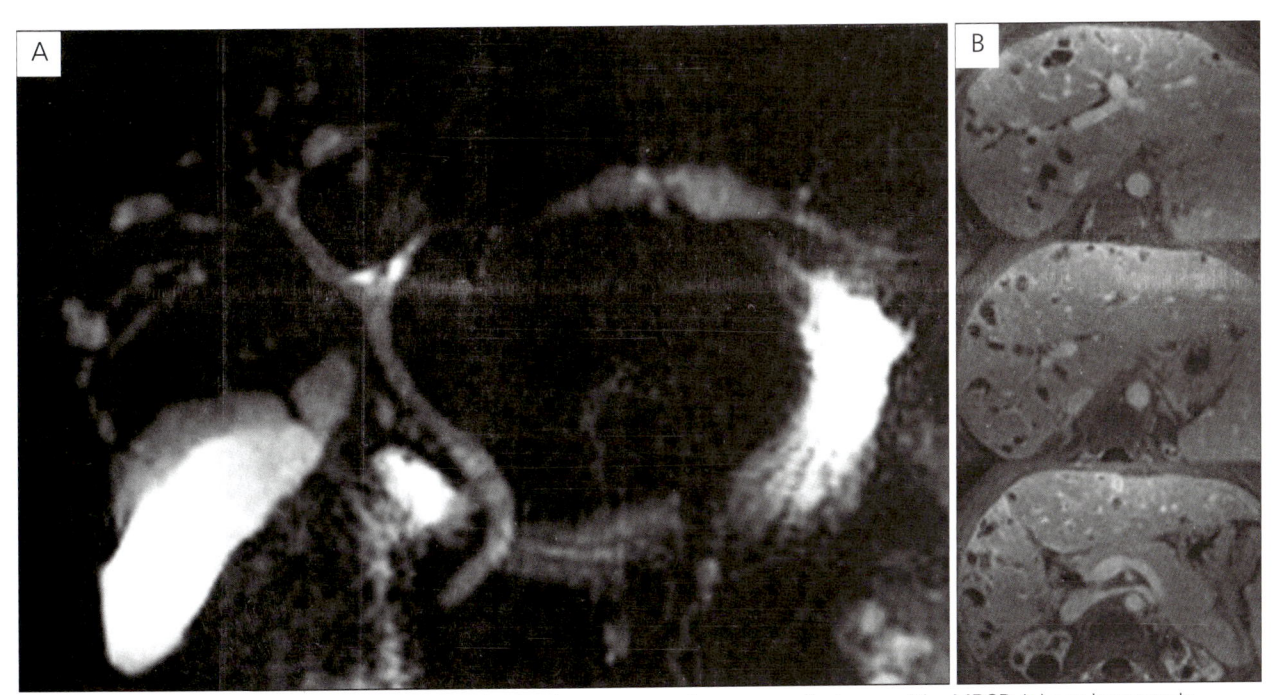

Fig. 32.13 Cistos biliares do tipo V (doença de Caroli). A colangiopancreatografia por ressonância magnética MRCP; (A) e as imagens de ressonância magnética trans-seccional MRI; (B) demonstram dilatações císticas segmentares dos ductos biliares intra-hepáticos. *(Imagens por cortesia do Dr. Naoki Takahashi.)*

mia em paralelo, estão associados a uma maior taxa de eventos adversos benignos subsequentes, como recorrência de cálculos biliares, constrições e colangites, e com um risco de câncer persistentemente elevado.[27,28] A ressecção laparoscópica de cistos dos tipos I e IV parece segura e eficiente.[29]

As exceções ao princípio geral da ressecção cirúrgica abrangem os cistos do tipo III, ou coledococeles, que podem ser tratados com esfincterectomia biliar endoscópica[30] (tipo IIIA) ou com ressecção endoscópica (tipo IIIB).[31] Apesar da crença anterior de que as coledococeles não eram um fator de risco, excepcionalmente ocorre câncer em cistos biliares do tipo III.[30] Embora a ressecção de um cisto biliar diminua o risco de câncer, um colangiocarcinoma pode ocorrer décadas após a excisão completa do cisto.[32]

Embora o melhor tratamento para a maioria dos cistos do tipo I seja a ressecção cirúrgica, um tratamento endoscópico também pode ser necessário, particularmente para os pacientes que têm cálculos em um canal ductal comum longo. A ultrassonografia intradutal (IDUS) provavelmente é o exame de imagem mais sensível atualmente disponível para identificar pequenos tumores em cistos biliares não ressecados, mas a acurácia da triagem por IDUS é desconhecida.

Os pacientes com cistos do tipo V (doença de Caroli), tipicamente, apresentam dor e colangite, decorrente de cálculos intra-hepáticos e da "lama" biliar. O tratamento dos cistos de tipo V varia conforme sua distribuição e os cálculos e constrições no interior do fígado. Frequentemente é feita a ressecção dos fragmentos hepáticos envolvidos, às vezes combinada com o tratamento endoscópico ou percutâneo da doença. O transplante de fígado pode ser necessário.[33]

Anomalias Pancreáticas

Pancreas Divisum

Embriologia e Terminologia

O desenvolvimento embrionário do sistema ductal do pâncreas é apresentado na **Figura 32.14**. O pâncreas se desenvolve a partir dos brotos pancreáticos, o dorsal e o ventral, que aparecem no mesentério dorsal durante a quinta semana do desenvolvimento embrionário. O broto dorsal é maior e forma a cauda, o corpo e o pescoço, e partes da cabeça do pâncreas, inclusive o processo uncinado. O broto ventral surge juntamente com o ducto biliar, e forma parte da cabeça periampular do pâncreas. O crescimento e a rotação do duodeno trazem o broto ventral para perto do aspecto posterior do duodeno, junto ao broto dorsal. Os dois brotos se fundem como é demonstrado na **Figura 32.14**. Tipicamente, os ductos dos brotos também se fundem, e o ducto pancreático principal drena o pâncreas dorsal e o ventral no duodeno, através da papila principal. No *pancreas divisum*, os ductos não se fundem, ou o fazem incompletamente, e o ducto pancreático dorsal drena a maior parte das secreções pancreáticas exócrinas para o duodeno através da papila menor.

O *pancreas divisum* pode ser subclassificado em: casos em que não há comunicação entre os pâncreas ventral e dorsal ("*pancreas divisum* completo", **Fig. 32.15**); casos em que o ducto dorsal drena para a papila menor, e também se comunica com o ducto pancreático ventral ("*pancreas divisum* incompleto" a (**Fig. 32.16**). Os pacientes com o pâncreas completamente dividido geralmente têm um ducto pancreático ventral pequeno, que se comunica com a papila principal, mas isso nem sempre é demonstrável. O *pancreas divisum* incompleto pode ser subdividido em: casos em que um ducto conector estreito une os pâncreas ventral e dorsal, e a maior parte da secreção pancreática exócrina tem de ser drenada pela papila menor ("drenagem predominante pelo ducto dorsal"); casos em que o ducto conector é grande, e a maior parte da drenagem pode ocorrer pela papila principal.

Diagnóstico

Tipicamente, o diagnóstico de *pancreas divisum* pode ser feito por tomografia computadorizada (CT), por imagens de ressonância magnética (MRI), ou por EUS, embora isso possa exigir uma revisão das imagens diagnósticas, atentando para a possibilidade de *pancreas divisum*. Na divisão completa, a pancreatografia demonstra um ducto pancreático ventral diminuído e arboriforme, que não cruza a linha medial (**Fig. 32.15**). O processo uncinado pancreático faz parte do pâncreas dorsal e, no *pancreas divisum*, o ramo uncinado não se contrasta com injeções na papila principal; esta é mais uma indicação para o diagnóstico.[34] Quando o *pancreas divisum* é diagnosticado com base apenas num pancreatograma ventral, deve ser considerada a possibilidade de pseudodivisão (em que uma obstrução na cabeça do ducto pancreático principal simula uma divisão) (**Fig. 32.17**). A pseudodivisão tipicamente causa uma terminação excêntrica do ducto pancreático ventral, que se afila rapidamente, ou termina abruptamente; enquanto isso, na divisão verdadeira o ducto ventral se arboriza. Em certas situações clínicas, a canulação da papila menor pode ser necessária para excluir uma pseudodivisão.

Associação à Pancreatite

A relação entre *pancreas divisum* e doença pancreática é controversa. Um dos primeiros estudos observou *pancreas divisum* em 25% dos pacientes submetidos à CPRE devido à pancreatite idiopática,[35] mas, em estudos subsequentes, mais amplos, com pacientes submetido à CPRE, a frequência de *pancreas divisum* não foi maior nos pacientes que tinham histórico de pancreatite aguda, crônica ou idiopática, do que nos pacientes que não tinham histórico de doença pancreática.[36] Um viés no encaminhamento poderia explicar a alta incidência de *pancreas divisum* que é observada em alguns centros, e a maioria dos estudos incluiu apenas os pacientes encaminhados para CPRE. Em um estudo recente, de base comunitária, a incidência de *pancreas divisum* na população, determinada por meio de MRI, foi de 2,6%, enquanto 35% dos pacientes consecutivos com pancreatite não explicada, submetidos à MRI, tinham *pancreas divisum*.[37] Este *pancreas divisum* foi associado às pancreatites idiopáticas, crônicas e agudas recorrentes, mas não a episódios esporádicos de pancreatite aguda. Ele é um evento comum; em necropsias, tem uma prevalência de 5 a 10%.[38,39] Considerando que, anualmente, menos do que 0,1% da população é hospitalizada por pancreatite de qualquer causa,[40] a grande maioria das pessoas que tem *pancreas divisum* deve ser assintomática. É provável que o *pancreas divisum* contribua para a doença pancreática, mas só numa pequena minoria das pessoas que têm essa variante anatômica. O *pancreas divisum* pode ser apenas um achado acidental em um paciente com pancreatite, e não uma causa da doença. A obstrução do fluxo na papila menor e a presença de anormalidades genéticas subjacentes, associadas a pancreatites, poderiam estar entre os fatores que poderiam associar diretamente o *pancreas divisum* às pancreatites.

A estenose do orifício da papila menor, ou espasmos do esfíncter da papila menor[41] podem resultar em pancreatite relacionada com *pancreas divisum*, por causa da obstrução relativa da drenagem pelo ducto dorsal. Diversas linhas de evidência dão al-

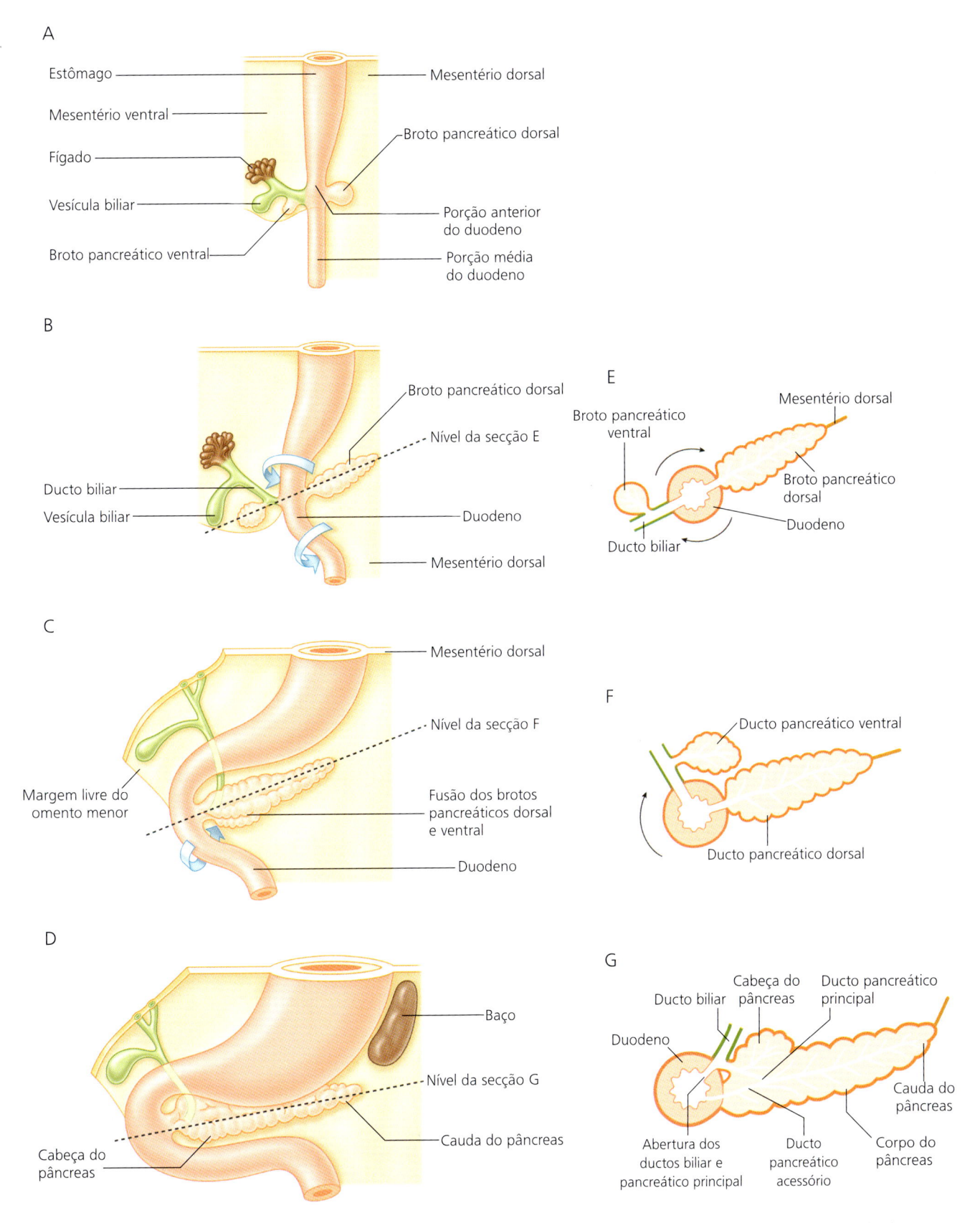

Fig. 32.14 Desenvolvimento embrionário do pâncreas e do sistema de ducto pancreático. *(De: Moore KL, Persaud TVN. The developing human: clnically oriented embriology. 7th Ed. Philadelphia: Saunders; 2003. Reproduzida com permissão.)*

guma sustentação a essa hipótese. Numa série de cirurgias em pacientes com *pancreas divisum* que tinham estenose da papila menor, a esfincteroplastia da papila menor foi a cirurgia mais benéfica, em virtude da avaliação intraoperatória com sondas lacrimais.[42] Num pequeno estudo prospectivo, randomizado, de pacientes com *pancreas divisum*, que tiveram pelo menos dois

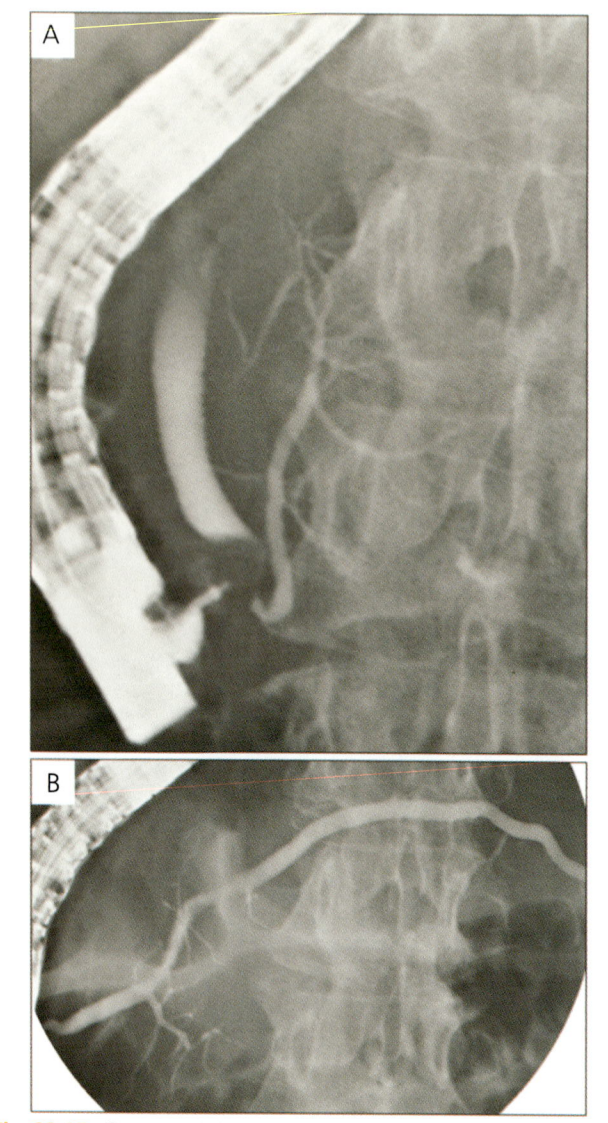

Fig. 32.15 *Pancreas divisum* completo. (A) A canulação da papila principal demonstra um ducto pancreático ventral arboriforme, que não cruza a linha medial e nem origina um ramo uncinado. (B) A canulação da papila menor demonstra um ducto pancreático dorsal predominante, sem comunicação com o pâncreas ventral. O ramo uncinado surge do ducto pancreático dorsal.

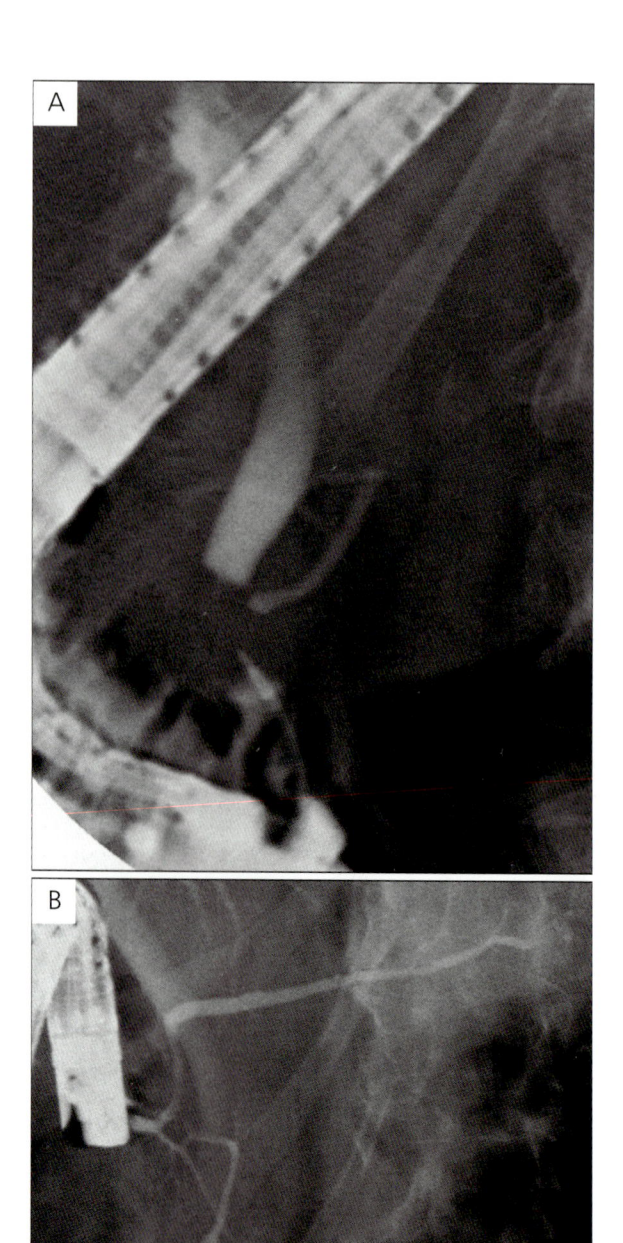

Fig. 32.16 *Pancreas divisum* incompleto. (A) A canulação da papila principal demonstra um ducto pancreático ventral pequeno, e o ducto dorsal não é preenchido. (B) A canulação da papila menor demonstra um ducto pancreático dorsal predominante, comunicando-se com o ducto pancreático ventral e com a papila principal. O ramo uncinado surge do ducto pancreático dorsal.

ataques não explicados de pancreatite, a instalação endoscópica de *stents* produziu desfechos significativamente melhores do que a terapia com o placebo.[43] O achado ocasional de uma santorinicele ou de uma dilatação terminal no ducto pancreático dorsal na parede duodenal também pode servir como evidência de obstrução do fluxo de saída do pâncreas em alguns dos pacientes que têm *pancreas divisum*. As MRIs estimuladas por secretina demonstram que os pacientes com santorinicele têm ducto pancreático com diâmetro maior, e uma drenagem mais demorada no duodeno, do que os pacientes sem santorinicele.[44] A manometria realizada na papila menor e no ducto pancreático dorsal demonstrou aumento das pressões no ducto dorsal, mas não existem dados disponíveis para controles normais.[41] Numa pequena série, injeções da toxina botulínica na papila menor forneciam uma previsão da resposta a uma subsequente esfincterectomia da papila menor, presumivelmente porque diminuíam as contrações do esfíncter ou da parede duodenal.[45]

A teoria da obstrução levou à adoção generalizada da terapia endoscópica para a pancreatite idiopática associada a *pancreas divisum*. Além das séries randomizadas e controladas descritas anteriormente, relatos cirúrgicos e endoscópicos não controlados indicam que cerca de 70% das pessoas que têm *pancreas divisum* e pancreatite idiopática aguda recorrente terão uma melhora após esfincterectomia ou colocação de *stent* na papila menor. Esses desfechos relativamente bons são relatados em pacientes com pancreatite aguda recorrente, sem evidências de pancreatite crônica. Já os pacientes com pancreatite crônica e *pancreas divisum* têm menor probabilidade de resposta e somente cerca de 30% dos pacientes com dor abdominal crônica na parte superior do

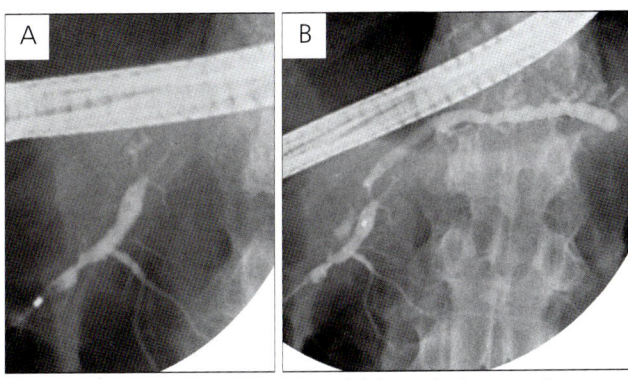

Fig. 32.17 *Pancreas pseudodivisum.* **(A)** A canulação da papila principal demonstra um ducto pancreático ventral arboriforme, sugestivo de *pancreas divisum*, mas com algum preenchimento irregular de um ducto superior. **(B)** Com uma canulação profunda do ducto pancreático ventral e a continuidade da injeção, fica aparente uma constrição do ducto pancreático principal. As biópsias apresentaram adenocarcinoma.

abdome, e sem histórico de pancreatite, apresentarão melhora.[46] Um estudo randomizado, publicado em forma de resumo, fez uma comparação entre a esfincterectomia da papila menor e a terapia com placebo em pacientes que, além do *pancreas divisum* só tinham dor, e não se constatou benefício significativo do tratamento endoscópico.[47]

Entretanto, há persistentes dificuldades com a teoria da obstrução. Os pacientes que melhor respondem à terapia endoscópica não têm evidências pancreatográficas de obstrução ductal crônica. Os endoscopistas não desenvolveram um método seguro de avaliar a estenose ou o espasmo da papila menor durante a CPRE: os valores normais da manometria da papila menor não são conhecidos, e o retardo na drenagem não foi investigado como um possível preditor dos desfechos resultantes do tratamento endoscópico. As séries mais recentes registram respostas ainda mais pobres ao tratamento endoscópico do que os anteriormente observados, havendo uma melhora imediata, mas uma posterior recorrência na maioria dos pacientes.[48] Finalmente, a canulação da papila menor e a esfincterectomia trazem um aumento de risco em relação à CPRE realizada na papila principal.[49]

Essas dificuldades levaram os investigadores a examinar outros fatores responsáveis pela pancreatite em pacientes com *pancreas divisum*. Um dos primeiros estudos verificou que as mutações no gene receptor transmembrana, que são as causadoras da fibrose cística (gene *CFTR*), eram significativamente mais frequentes em pacientes com *pancreas divisum* e pancreatite (22%) do que nos pacientes com *pancreas divisum* e sem pancreatite (0%).[50] A verdadeira prevalência dessas mutações em pessoas com *pancreas divisum* e pancreatite provavelmente é mais elevada, porque foram descritos cerca de 1.000 tipos de mutações do gene *CFTR*, mas os autores só testaram as 13 mais comuns. Nos pacientes com *pancreas divisum* e pancreatite, a atividade do *CFTR*, testada pelo teste de diferença de potencial transepitelial nasal, foi intermediária entre a dos controles normais e a dos pacientes com a fibrose cística clássica. Este é um resultado que se assemelha aos achados em outras doenças de órgão único que iniciam na fase adulta e que estão relacionadas com perda parcial da atividade do *CFTR*.[51] O *pancreas divisum* foi encontrado em 7% dos pacientes que tinham pancreatite idiopática e genes de *CFTR* e de *PRSS1* (gene do tripsinogênio catiônico) do "tipo selvagem" (isto é, com atividade normal), mas estava presente em até 47% dos indivíduos com pancreatite idiopática e alelos mutantes.[52] Em outro estudo recente, variantes do gene *MCP-1* (gene da proteína 1 quimioatraente de monócito) foram comuns em pacientes com *pancreas divisum* e pancreatite idiopática.[53] As evidências sugerem, cada vez mais, que variações genéticas subjacentes podem contribuir para o envolvimento de pancreatite em pessoas com *pancreas divisum*. No caso do *CFTR*, uma diminuição na atividade pode resultar em secreções pancreáticas mais viscosas, com potencial contribuição para obstrução ductal. Por enquanto não existem grandes séries que permitam avaliar se os testes genéticos podem identificar pacientes com *pancreas divisum* que possam se beneficiar de uma intervenção endoscópica. Em um pequeno estudo, apenas 2 de 12 pacientes com *pancreas divisum* e atividade diminuída de *CFTR* melhoraram após a terapia endoscópica ou cirúrgica.[51]

Um exame não invasivo, que identificasse uma obstrução do fluxo do ducto pancreático e antecipasse a resposta a uma terapêutica da papila menor, seria de grande utilidade. Exames de imagem, com estimulação por secretina, foram usados com esse propósito. A secretina, é administrada, e são efetuadas medidas do diâmetro do ducto pancreático, por meio de ultrassonografia transabdominal, MRI e de EUS. Nos indivíduos normais, após a administração da secretina, ocorre uma dilatação transitória do ducto; uma dilatação ductal de mais de 1 mm, que persiste por, pelo menos, 10 minutos após a administração, pode indicar uma obstrução ductal. Em algumas séries, esta técnica é um forte preditor da resposta clinica à terapia da papila menor, em *pancreas divisum*.[42,54] Outros investigadores, porém, não conseguiram reproduzir esses achados.[55] Em um estudo foram observados resultados anormais com ultrassonografia após secretina, após episódios de pancreatite aguda por causas diversas.[56] A maior preocupação em relação aos testes estimulados por secretina é o potencial de resultados falsos positivos; resultados falsos negativos têm mais probabilidade de serem observados apenas em pacientes com pancreatite crônica e insuficiência exócrina. Teoricamente, a secretina com MRI tem vantagens em relação à secretina com ultrassonografia, já que todo o ducto pancreático é visualizado e o volume de secreção de suco pancreático no duodeno pode ser estimado.[57,58] Atualmente o valor preditor da resposta da secretina com MRI, para a terapia endoscópica do *pancreas divisum*, não está claro.

Resumindo, embora a terapia endoscópica da papila menor provavelmente ajude um pequeno número de pacientes com *pancreas divisum*, o seu valor é limitado, e ainda são necessários mais esclarecimentos para que se consiga fazer uma seleção ideal de pacientes candidatos. Uma providência prática para pacientes com *pancreas divisum*, com base nas evidências disponíveis, é a de desencorajar a terapia endoscópica dos que tiveram apenas dor ou um só episódio de pancreatite, mas mantê-la para os que tiveram pelo menos dois episódios de pancreatite aguda não explicável de outro modo, embora reconhecendo que esses pacientes continuam a ter uma chance substancial de persistência ou de recorrência da doença, após o tratamento endoscópico. A possibilidade de predisposição genética à pancreatite deve ser discutida com os pacientes com *pancreas divisum*. Antes do tratamento endoscópico, deve ser considerada a realização de MRI estimulada por secretina e de testes genéticos, apesar de serem necessários dados adicionais a respeito do real valor preditor desses testes. Se forem feitos os testes de mutações do *CFTR*, eles devem incluir aquelas mutações raras associadas a doenças em um único órgão, que iniciam na fase adulta. Se o paciente estiver tendo episódios frequentes de pancreatite, a injeção de toxina botulínica na papila menor pode ser considerada como uma prova terapêutica, embo-

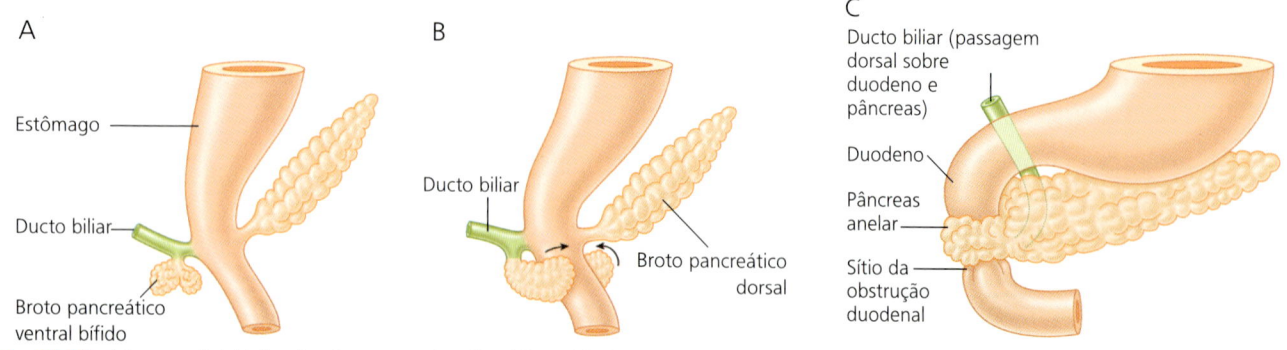

Fig. 32.18 A base embriológica do pâncreas anelar. *(De: Moore KL, Persaud TVN. The developing human: clinically oriented embriology. 7th Ed. Philadelphia: Saunders; 2003. Reproduzida com permissão.)*

ra baseada em dados limitados. Nos pacientes em que está sendo cogitada a esfincterectomia ou a instalação de *stent* na papila menor devem ser alertados sobre a variabilidade dos desfechos relatados nessas intervenções, a chance de recorrência de sintomas, e a possibilidade de eventos adversos, como uma estenose após a esfincterectomia. As técnicas endoscópicas de canulação e terapia da papila menor são discutidas em detalhe no Capítulo 20, e a pancreatite sem explicação é discutida no Capítulo 49.

Pancreas Divisum Incompleto

Como foi discutido anteriormente, o *pancreas divisum* incompleto se caracteriza pela comunicação entre os ductos pancreáticos ventral e dorsal, havendo uma papila menor patente e drenagem do ducto pancreático, tanto pela papila maior quanto pela menor. Apesar de existir duas vias de drenagem pancreática, alguns pacientes com *pancreas divisum* incompleto podem, ainda assim, ter sintomas relacionados com obstrução do fluxo pancreático. Alguns têm "predomínio de drenagem pelo ducto dorsal", em que o ducto que conecta o pâncreas ventral e o dorsal é diminuto, e o volume principal de secreção exócrina tem de sair pela papila menor (**Fig. 32.16**). Outros podem ter estenoses de ambas as papilas, ou uma predisposição genética à pancreatite.

Como ocorre com o *pancreas divisum*, o *divisum* incompleto é uma variante anatômica frequente, e a maioria de pessoas que o apresenta é assintomática. Parece provável que, ocasionalmente, ele cause ou contribua para doenças, como no caso relatado de um adulto com pancreatite aguda relapsa, *pancreas divisum* incompleto e um tumor carcinoide da papila menor, causando obstrução parcial.[59] Entretanto, os pressupostos discutidos anteriormente em relação ao *pancreas divisum* também se aplicam ao *pancreas divisum* incompleto. Não há estudos controlados e randomizados sobre a terapia endoscópica na divisão incompleta, e faltam evidências convincentes sobre os benefícios do tratamento endoscópico. Duas séries de tratamentos endoscópicos em *pancreas divisum* incompleto relatam melhora a curto prazo em 50 a 60% dos casos, mas não há acompanhamento a longo prazo.[60,61] A terapia foi mais bem-sucedida nos pacientes que tinham pancreatite aguda recorrente. A decisão de direcionar o tratamento endoscópico para a papila menor, para a maior, ou para ambas, é afetada pela presença ou ausência de predominância de drenagem pelo ducto dorsal.

Pâncreas Anular/Anelar

Annulus é a palavra latina para "anel", e o pâncreas anular ou anelar é um pâncreas que se anelou, por estar envolvendo o duodeno,

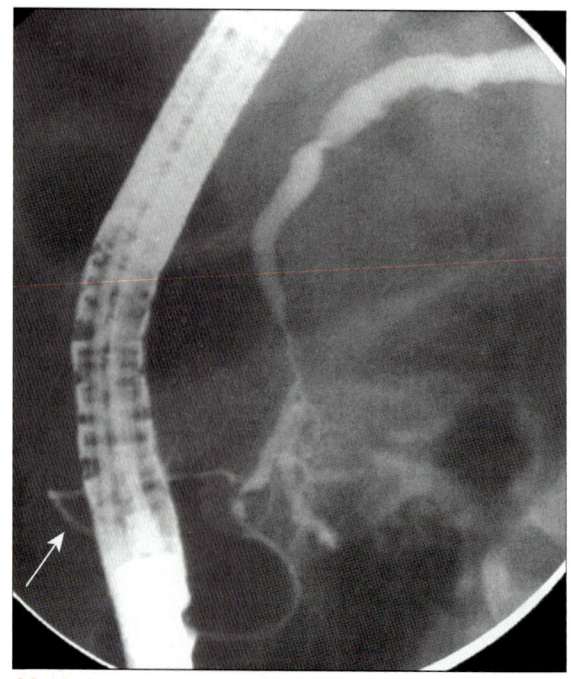

Fig. 32.19 Pâncreas anelar. O ducto pancreático ventral circunda a segunda porção do duodeno *(seta)*. Este paciente também tem uma constrição do ducto pancreático principal, causada por adenocarcinoma pancreático.

parcial ou completamente. Como é apresentado na **Figura 32.18**, a provável base embriológica do pâncreas anelar é o completo envolvimento circular do duodeno pelo pâncreas ventral durante a rotação duodenal, entre a quinta e a oitava semana do desenvolvimento embrionário. Tipicamente, o anel circundante do pâncreas envolve a segunda parte do duodeno ou o ápice do bulbo duodenal. A apresentação clínica mais comum do pâncreas anelar é a obstrução duodenal, geralmente diagnosticada na infância, mas ocasionalmente apresentando-se em idade mais tardia. Foram relatados casos de pâncreas anelar associado com pancreatite e a câncer pancreático, mas não está claro se o pâncreas predispõe a essas doenças.

Em adultos, o pâncreas anelar é tipicamente diagnosticado por CT. A EUS também é útil para o diagnóstico, demonstrando um anel de tecido pancreático ventral, circundando o duodeno, próximo à papila. Na pancreatografia, observa-se um ducto pancreático ventral, circundando o duodeno, como se vê na **Figura 32.19**.

A lista de referências deste capítulo pode ser encontrada em www.revinter.com.br/online/referencias-baron.pdf

Capítulo 33

Estratégias para Ducto Biliar Dilatado e Pneumobilia

Pari Shah ▪ Geoffrey Spencer ▪ Michael L. Kochman

O Ducto Biliar Dilatado

Generalidades

O ducto biliar dilatado é um fenômeno encontrado com frequência na prática diária da clínica médica, sendo, muitas vezes, considerado como a representação de um processo patológico. Mais frequentemente, o ducto biliar dilatado é secundário a um processo obstrutivo, limitante do fluxo de bile, mas também pode ser decorrente de um processo não obstrutivo, com ou sem implicações clínicas. O ducto dilatado pode ser percebido acidentalmente, em imagens obtidas para outras indicações, ou ser encontrado em conjunção com anormalidades clínicas ou bioquímicas. A indicação e a finalidade de qualquer avaliação subsequente é o diagnóstico e tratamento de qualquer lesão, reconhecida ou desconhecida. A avaliação do ducto biliar dilatado exige a definição dos limites do tamanho normal do ducto biliar, e o desenvolvimento de marcadores para prever dilatações clinicamente significativas e entender a acurácia e o papel das várias modalidades de imagens de avaliação da etiologia da dilatação.

Definição de Ductos Biliares Dilatados

Não há um consenso estabelecido para definir um ducto biliar dilatado. Pelo contrário, é importante compreender que a definição depende do local medido, da modalidade de imagem usada e do contexto clínico em que ela foi obtida. Mesmo com parâmetros desse tipo, as definições podem variar bastante, em razão de características individuais de cada paciente e das características do estudo de imagem.

A dilatação pode estar presente em ductos intra-hepáticos isolados, em ductos extra-hepáticos, ou em ambos. Se ela for secundária a uma obstrução numa lesão distal, geralmente será observada uma dilatação difusa dos ductos biliares, intra-hepáticos e extra-hepáticos. Se a dilatação ficar num sítio mais proximal, ver-se-á, geralmente, uma dilatação intra-hepática focal. Em tomografia computadorizada (CT) ou ultrassonografia, os ductos intra-hepáticos pequenos (1 a 2 mm) são observados como ramos biliares espalhados e não confluentes, mas, à medida que se dirigem para o centro, onde têm diâmetros que ultrapassam os 2 mm, eles se tornam confluentes, e mais facilmente observados (**Fig. 33.1**).[1] Considera-se que existem ductos intra-hepáticos anormais quando seu diâmetro excede o diâmetro da veia porta intra-hepática adjacente em 40% e quando os ductos se apresentam como tubos paralelos que seguem juntos.[1]

Um aumento de diâmetro dos ductos biliares extra-hepáticos, particularmente do ducto hepático comum (CHD) ou do ducto biliar comum (CBD), constitui o que mais frequentemente se chama de dilatação biliar. O tamanho normal do ducto varia ao longo de seus diferentes níveis, e de pessoa para pessoa, conforme características individuais.[1,2] Numerosos fatores que potencialmente podem afetar a medida do diâmetro dos ductos extra- hepáticos normais já foram elucidados.

Primeiro, a modalidade de imagem usada para avaliar o sistema biliar pode influenciar no diâmetro medido. A ultrassonografia extracorpórea mede o diâmetro interno do ducto (**Fig. 33.2**).[2,3] As medidas do CHD são obtidas típicas ao nível da artéria hepática, na fissura portal (*porta hepatis*) anterior à veia porta principal, ou direita; as medidas do CBD são obtidas mais proximalmente em relação a este sítio.[1,4] À ultrassonografia, a maioria dos estudos estabeleceu o limite normal superior do diâmetro do CBD em 6 a 8 mm, e o do CHD em 6 mm.[1,4-7] Entretanto, vários estudos que usaram ultrassonografia reportaram uma amplitude diferente, e estudos que usam diferentes modalidades de imagens registraram diversas amplitudes. Por exemplo, um estudo usando ultrassonografia para medir os diâmetros do CBD registrou valores normais de até 8 a 10 mm em pacientes completamente assintomáticos.[5] Isto pode ser reflexo da variação entre os operadores que obtiveram as medidas, e entre os interpretadores dessas modalidades de imagens. Em CT, valores de CBD de 8 a 10 mm são mais frequentemente aceitos como normais (**Fig. 33.3**).[1,2] Em parte, essa diferença é devida a mensurações feitas em diferentes posições ao longo do ducto. Diferentemente da ultrassonografia, a CT pode produzir mais facilmente imagens da porção média para a distal do CBD, que frequentemente têm um diâmetro maior.[1] A CT também identifica mais prontamente a gordura em torno do ducto, e as medidas por CT geralmente incluem a parede ductal. A avaliação do sistema biliar por colangiograma, obtido por colangiopancreatografia endoscópica retrógrada (CPRE) ou de colangiografia trans-hepática percutânea (PTC), também pode produzir resultados diferentes dos de outras técnicas de imagem. Um estudo de 135 pacientes submetidos a exames de imagem dos ductos biliares extra-hepáticos por ultrassom, CPRE e PTC demonstrou que o tamanho normal dos ductos era de até 4 mm na ultrassonografia, de 10,4 mm na CPRE e de 10,6 mm na PTC.[8] Provavelmente isto resulta da ampliação radiográfica do colangiograma, podendo refletir, também, a distensão causada pela injeção de contraste.

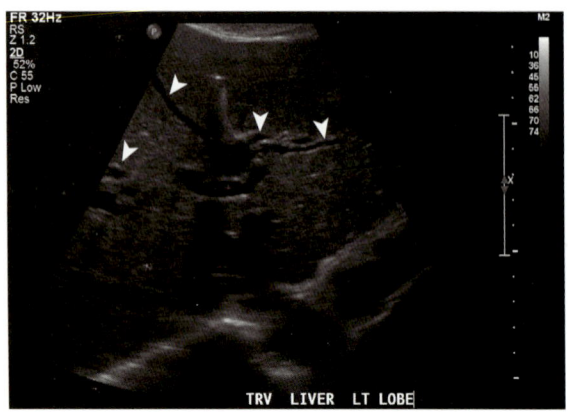

Fig. 33.1 Exame por ultrassonografia extracorpórea, demonstrando dilatação ductal intra-hepática *(pontas de setas)*.

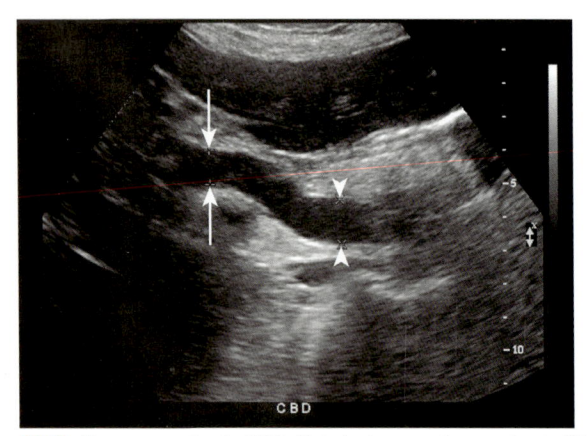

Fig. 33.2 Demonstração de CBD dilatado *(pontas de setas)* e de CHD dilatado *(setas)*, ao exame por ultrassonografia extracorpórea.

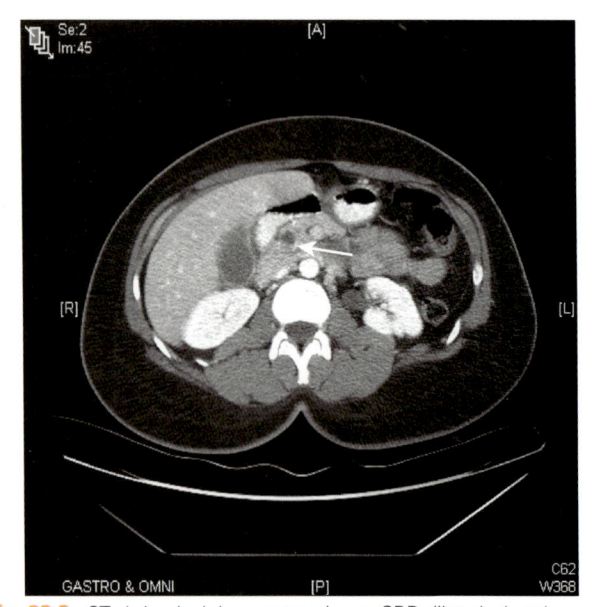

Fig. 33.3 CT abdominal demonstrando um CBD dilatado *(seta)* em um paciente com coledocolitíase.

Segundo, as medidas do tamanho dos ductos podem ser afetadas por características do paciente. Um estudo previamente descrito[5] verificou uma tendência de aumento dos diâmetros dos CBDs nos indivíduos mais idosos, dando sustentação à crença de que o tamanho do ducto pode aumentar com a idade. Com base nessa hipótese, os autores propõem que, para cada década de vida, aumente-se o limite do tamanho do ducto normal em 0,4 mm ou, a partir dos 60 anos, se aumente 1 mm para cada década de vida.[7,9,10] Entretanto, um amplo estudo por ultrassonografia, em 1.018 adultos assintomáticos, demonstrou uma leve tendência de aumento do tamanho dos ductos com a idade, mas não tão grande quanto a anteriormente relatada; o diâmetro médio foi de 3,6 mm aos 60 anos e de 4 mm aos 85 anos.[7] Neste estudo, 99% dos pacientes tinham diâmetros de CBD inferiores a 7 mm.

Outras características, afora a idade do paciente, podem afetar o limite normal superior do CBD. A dilatação do CBD após colecistectomia continua com controvérsia, desde que Oddi previu o fenômeno pela primeira vez, em 1887.[11] À ultrassonografia, vários estudos prospectivos não encontraram dilatação ductal antes ou após colecistectomia.[12,13] Outros estudos, porém, encontraram uma ligeira tendência à dilatação ductal após colecistectomia, que era estatisticamente significativa com relação à idade.[14-17] Num estudo de 234 pacientes submetidos à colecistectomia, o CBD aumentou de diâmetro, de uma média de 5,9 mm antes da colecistectomia para 6,1 mm depois de passados, em média, 393 dias após a cirurgia.[17] Assim como nos outros estudos em que foi observada dilatação pós-cirúrgica do CBD, na maioria dos pacientes o aumento do diâmetro foi da ordem de 1 a 2 mm. Foi sugerido que, para esses pacientes, o limite normal superior, à ultrassonografia, fosse ajustado para 8 mm.[15] Num estudo com 24 pacientes submetidos à colecistectomia eletiva, foi verificado que dois pacientes sintomáticos, que tinham resultados laboratoriais normais, tiveram aumento do diâmetro ductal, de 4 mm ou mais e que, 5 anos depois da colecistectomia, os diâmetros dos ductos eram de >9 mm e de > 10 mm.[16] Embora a maioria dos pacientes tenha pouca, ou nenhuma, dilatação após colecistectomia, alguns podem manifestar claramente uma dilatação sintomática mais acentuada dos ductos.

Finalmente, foi demonstrado que fatores, como o momento do dia, a respiração, ou a postura do paciente, afetam o calibre normal do CBD.[18-20] Dadas todas as possíveis circunstâncias que podem afetar as medidas do sistema biliar extra-hepático, fica difícil definir uma medida absoluta que possa produzir, por si só, valores de previsão da dilatação patológica do ducto biliar que sejam satisfatórios. Em vez disso, o diâmetro do ducto deve ser interpretado num contexto de causas potenciais de dilatação biliar, obstrutiva ou não obstrutiva, de modo que quaisquer achados pertinentes da apresentação clínica ou dos testes bioquímicos, possam ser considerados na investigação diagnóstica (**Fig. 33.4**).

Etiologia

Uma vez identificado um ducto biliar dilatado considerado patológico, o próximo passo é identificar sua etiologia. Ductos biliares dilatados podem ser secundários a lesões obstrutivas ou a não obstrutivas; as obstrutivas são mais frequentemente encontradas em adultos. As causas comuns de obstrução compreendem etiologias neoplásicas ou benignas (**Tabela 33.1**).[1,21,22] Nos Estados Unidos, uma das etiologias mais comuns da dilatação de ducto biliar é a coledocolitíase. Uma etiologia pouco comum nos Estados Unidos, porém muito comum no mundo inteiro, são as infecções, como as infecções por doenças parasitárias. Um estudo sobre o

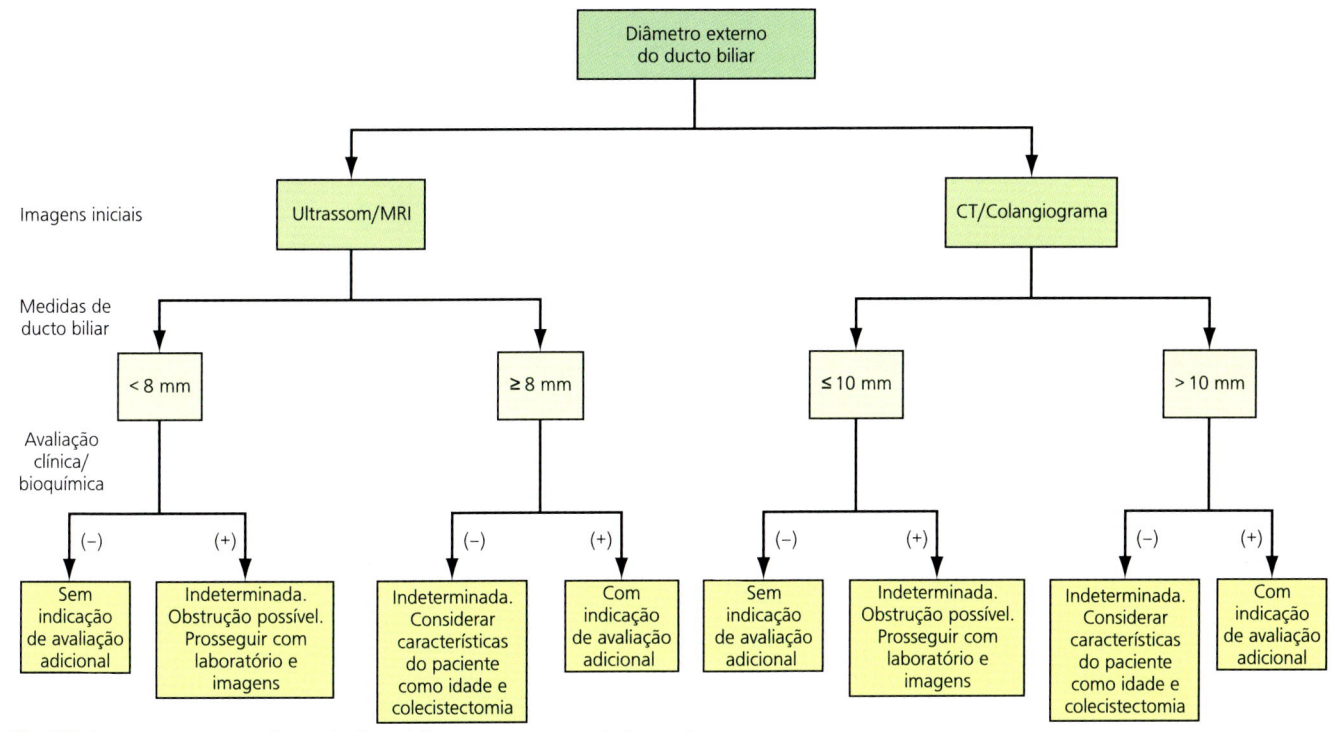

Fig. 33.4 Algoritmo para avaliação do ducto biliar comum, quanto à obstrução.

Tabela 33.1 Causas Comuns de Obstrução Biliar

Intra-Hepáticas	Porta *Hepatis*	Suprapancreáticas	Intrapancreáticas
Colangite esclerosante primária (PSC)	Colangiocarcinoma	Carcinoma pancreático	Carcinoma pancreático
Lesão hepática ocupante de espaço	PSC	Colangiocarcinoma	Pancreatite
	Carcinoma de vesícula biliar	Doença metastática	Coledocolitíase
	Carcinoma hepatocelular	Metástases de extensão direta, ou nodais, de carcinomas gástricos, de cólon ou de vesícula biliar	Estenose ou carcinoma ampular
	Linfonodos malignos	Carcinoma	Carcinoma duodenal
	Metástases de fígado	Pancreatite	Colangiocarcinoma
	Metástases nodais	PSC	PSC

uso de ultrassonografia endoscópica (EUS), para avaliar a árvore biliar dilatada em 90 pacientes em que a ultrassonografia abdominal não foi reveladora, verificou que 40 deles tinham coledocolitíase, 13 tinham malignidades, 8 tinham uma constrição benigna, 2 tinham cistos no colédoco, 1 tinha infecção por *Ascaris*, e 24 tinham os ductos dilatados sem evidências de lesão obstrutiva.[23] Esses números são semelhantes aos de outros estudos que, em ordem decrescente de prevalência, apresentaram os seguintes resultados finais como causas de dilatação biliar: coledocolitíase, câncer pancreático, carcinoma ampular e colangiocarcinoma.[6] A dilatação não obstrutiva do ducto biliar pode ser vista em pacientes com cistos de colédoco. Estes cistos são malformações congênitas do sistema biliar, que resultam em graus variáveis de dilatação biliar. É importante reconhecê-los e classificá-los porque eles estão associados a um alto risco de transformação maligna. Os cistos de colédoco geralmente são descritos segundo o sistema de classificação de Todani, em que o tipo I representa uma dilatação cística única do CBD; o tipo 2 representa um divertículo isolado do CBD; o tipo 3 é um cisto bulboso no extremo mais distal do CBD, no segmento intraduodenal do mesmo; o tipo 4 é caracterizado por múltiplos cistos, apenas no CBD ou neste e nos ductos intra-hepáticos; e o tipo 5 representa uma dilatação intra-hepática isolada, conhecida como doença de Caroli. Uma discussão adicional sobre cistos de colédoco pode ser encontrada no Capítulo 32. A primeira avaliação a respeito da probabilidade de determinada doença, considerando o quadro clínico, deve influenciar a adoção da avaliação diagnóstica subsequente.

Avaliação

A decisão de prosseguir na avaliação deve incluir um exame clínico e bioquímico da obstrução, além da consideração de mais estudos de imagem.

Avaliação Clínica

A apresentação clínica deve ser examinada quanto a sinais ou sintomas relacionados com a obstrução biliar, ou com sua causa. Por exemplo, deve ser obtida uma história detalhada, incluindo presença ou ausência de sintomas, como dor abdominal, febre, perda de peso, icterícia, prurido, acolia fecal, colúria ou esteatorreia. O exame físico pode ter a utilidade limitada, mas deve ser dada especial atenção à flacidez e massas abdominais, hepatomegalia, icterícia ou linfadenopatia. Um histórico ou um exame físico positivos podem servir para rebaixar o limite para futuras avaliações diagnósticas dos pacientes que têm tamanhos de ductos ou imagens iniciais equívocos. Na fase da colecistectomia laparoscópica os estudos tentavam desenvolver modelos de características clinicas, para somar aos valores bioquímicos, para prever uma coledocolitíase antes da cirurgia. Alguns desses estudos demonstraram um aumento da probabilidade de coledocolitíase em presença de: icterícia ou febre à apresentação, acolia fecal, colúria, ou de um paciente mais idoso.[24-27] Entretanto, é difícil extrair uma conclusão desses estudos, porque eles diferem quanto à metodologia e aos resultados.

Avaliação Bioquímica

As bilirrubinas e as enzimas associadas ao fígado (LAEs) são parte integrante da avaliação de obstrução. A avaliação dessas enzimas geralmente inclui a fosfatase alcalina (AP), a alanina aminotransferase (ALT) e a aspartato aminotransferase (AST).

Os principais marcadores da colestase são a bilirrubina e a AP.[28-30] A bilirrubina total presente no soro resulta do equilíbrio entre a bilirrubina que ingressa através da produção e a que sai através da remoção hepatobiliar. Na icterícia obstrutiva, a maior parte da bilirrubina sérica está na forma conjugada (hidrossolúvel). A AP hepatobiliar está presente na superfície da membrana apical do hepatócito e no epitélio luminal do ducto biliar. Os aumentos de AP são resultantes de aumento de sua síntese e de sua liberação para o soro. Em consequência, o aumento dos níveis pode vir a ocorrer só 1 a 2 dias depois da ocorrência da obstrução biliar. Além disso, a enzima tem uma meia-vida de 1 semana, pelo que pode permanecer elevada por vários dias, mesmo após a resolução da obstrução biliar. Níveis de AP até 3 vezes maiores do que o normal são relativamente inespecíficos e ocorrem numa variedade de doenças hepáticas. Elevações maiores, porém, são mais específicas da obstrução biliar (intra-hepática ou extra-hepática) e de doenças hepáticas infiltrativas. Como a AP pode ser produzida em fontes extra-hepáticas, em certas circunstâncias pode ser necessário, para confirmar a etiologia hepatobiliar de uma elevação de AP, usar outros testes bioquímicos, como o de isoenzimas de AP, o da gama-glutamil transpeptidase, ou o da 5'-nucleotidase.

As aminotransferases séricas incluem a AST e a ALT. Na obstrução aguda do CBD, em traumatismos ou, tipicamente, na coledocolitíase, podem ocorrer elevações transitórias, durante 1 ou 2 dias, com níveis na casa dos milhares e, subsequentemente, um rápido declínio desses níveis.[28-30] Os níveis de aminotransferase também podem aumentar em virtude de outras obstruções, crônicas ou subagudas, mas, tipicamente, eles permanecem abaixo de 500 IU/dL.

É difícil interpretar os modelos previsores com o uso desses marcadores para avaliar obstruções por coledocolitíase, porque os resultados variam entre estudos.[24-27] Em geral, quando existem anormalidades de bilirrubina, de AP, e dos níveis de transaminases, há um aumento da probabilidade de coledocolitíase. Considerando esses estudos, é possível prever que seria incomum que uma lesão causasse obstrução biliar e dilatação sem haver qualquer anormalidade clínica ou bioquímica. Entretanto, isto não é absoluto, existindo relatos de casos de pacientes com enzimas hepáticas normais apesar de apresentarem ambos os ductos dilatados e terem coledocolitíase.[31]

Imagens

Os estudos de imagens do trato biliar continuam a evoluir com o desenvolvimento de técnicas não invasivas de avaliação transeccional e técnicas de reconstrução biliar. Existem numerosas modalidades radiográficas e invasivas disponíveis para obtenção de imagens da anatomia do sistema biliar. São elas: ultrassonografia, CT e colangiografia por CT, imagens por ressonância magnética (MRI), colangiopancreatografia por ressonância magnética (MRCP), EUS e CPRE. Cada uma tem vantagens, desvantagens e, também, limitações, para a avaliação do sistema biliar. O objetivo de todo o procedimento radiológico de avaliação de ducto biliar dilatado é confirmar a presença de obstrução e definir sua localização, extensão e etiologia.

ULTRASSONOGRAFIA

Frequentemente a ultrassonografia é a técnica de imagem de primeira linha para a avaliação do ducto biliar, da vesícula biliar e do quadrante superior direito (RUQ), e costuma ser o primeiro teste a demonstrar uma dilatação no ducto biliar. A ultrassonografia não é invasiva, é barata, e é um procedimento rápido, que pode ser feito junto ao leito. Entretanto, ela exige experiência com a técnica e a interpretação, podendo ser limitada por interferência da distensão gasosa nos intestinos, ou pelo *habitus* corporal. Ficou demonstrado que a ultrassonografia é um dos mais acurados estudos de imagem para avaliação da colelitíase, tendo sensibilidade e especificidade superiores a 99%.[4,32-34] Ela também é altamente sensível para detectar dilatações da árvore biliar como um todo, com uma sensibilidade superior a 90%.[4,35] A capacidade da ultrassonografia em definir o sítio e a causa da obstrução biliar é um pouco menos fidedigna. Uma revisão da literatura, com mais de 700 pacientes, demonstrou que a sensibilidade da ultrassonografia é de 71%, na identificação do nível de obstrução, de 57% na definição da etiologia, e de 32% para a coledocolitíase.[32] Entretanto, há uma grande variação dos dados de sensibilidade, que variavam entre 27 a 95% quanto ao nível correto de obstrução e entre 23 a 81% quanto à causa correta da obstrução.[36-39] Parte dessa limitação pode resultar da incapacidade relativa de obter imagens do CBD distal, por causa dos gases intestinais. Essa região só é bem visualizada em 40 a 50% dos pacientes.[4] Claramente, a facilidade de uso, a ampla disponibilidade e as poucas contraindicações colocam a ultrassonografia no princípio do algoritmo de avaliação do trato biliar, mas, ela pode exigir estudos adicionais, já que frequentemente é inconclusiva e não proporciona informações adequadas a respeito de estágios ou cirurgias em quadros de suspeita de neoplasia.

TOMOGRAFIA COMPUTADORIZADA

Como a ultrassonografia, a CT abdominal pode ser o teste inicial para demonstração de dilatação dos ductos biliares e também pode ser considerada um teste para avaliação adicional de suspeita de patologia biliar.

Um multidetector de CT pode obter imagens intervaladas, com espessuras de 1,25 a 2,5 mm, que, por meio de alta resolução, podem ser reformatadas em imagens que reproduzem a árvore biliar.[1,40,41] Essa técnica, juntamente com uma revisão cuidadosa das imagens axiais, pode proporcionar uma avaliação completa dos ductos biliares. Transfusão intravenosa (IV) de agentes de contraste é necessária para proporcionar referenciais e opacificação de órgãos, maximizando a visualização dos ductos biliares.[40] Varreduras sem amplificação podem revelar a presença de calcificações e ajudar na visualização de coledocolitíase. A água pode ser usada como um agente de contraste oral quando se suspeita de anormalidades do trato biliar, para não obscurecer uma potencial patologia ao nível da ampola de Vater.[40] A colangiografia por CT foi avaliada nos Estados Unidos, e é amplamente usada na Ásia e na Europa. Ela usa administração de material de contraste IV para destacar a árvore biliar. Entretanto, a colangiografia por CT tem alguns inconvenientes, como a limitação da excreção do contraste para os ductos biliares, na obstrução, e a alta incidência de reações adversas aos agentes de contraste.[42] No futuro, com novos agentes de contraste e multidetectores de CT, essa poderá ser a técnica de imagem preferencial.

Num estudo de avaliação de obstrução biliar definida pela presença de um ducto biliar extra-hepático com diâmetro de > 8 mm, a sensibilidade e a especificidade da CT foram de 96% e 91%, respectivamente.[40] A CT também tem acurácia para definir os níveis de obstrução em 88 a 97% dos casos, bem como para definir as causas da obstrução em 70 a 95% dos casos.[39,40,43,44]

Embora a CT seja um teste facilmente disponível, que pode identificar uma dilatação de CBD, bem como proporcionar detalhes importantes quanto ao nível e à causa da obstrução, ela também tem suas limitações. Ela requer contraste IV para imagens ampliadas, o que pode levar a reações adversas, inclusive uma potencial nefrotoxicidade. Ela também tem pouca sensibilidade a uma causa comum de obstrução, a coledocolitíase, o que provavelmente é responsável pelas baixas taxas de detecção da etiologia da obstrução; aproximadamente 20 a 25% dos cálculos biliares são isoatenuados pela bile, tornando-se difíceis de detectar por CT.[1,40] A sensibilidade da CT à coledocolitíase varia de 70 a 94%, dependendo do uso de sinais indiretos de obstrução, que tipicamente coincidem com a coledocolitíase.[1,45,46]

IMAGENS POR RESSONÂNCIA MAGNÉTICA

Desde sua introdução, em 1991, a MRCP ganhou popularidade como uma modalidade não invasiva de imagens do sistema biliar. Ela explora as diferenças entre as estruturas abdominais preenchidas com líquidos e as estruturas adjacentes, de tecidos moles. O líquido estático, ou de movimentação lenta, produz um sinal distinto do produzido nos tecidos sólidos.[21,22] As imagens podem ser obtidas sem uso de contraste IV e são rotineiramente realizadas nos planos axial e coronal (**Figs. 33.5 e 33.6**).

A MRCP tem alta acurácia na detecção do nível e da causa da obstrução biliar. Foi demonstrado que ela tem uma sensibilidade de 91 a 97%, e uma especificidade de até 99%, no diagnóstico de obstrução biliar.[47-49] Diferentemente da CT e da ultrassonografia, que podem ter capacidade limitada de identificação correta do nível e de etiologia de um sistema biliar obstruído, a MRCP pode definir esses parâmetros com maior acurácia, de modo semelhante ao que se tem com o uso da colangiografia direta. Em 87 a 98% dos casos, o nível de obstrução pode ser detectado por MRCP.[47,48,50,51] A etiologia da obstrução pode ser determinada em cerca de 84% dos casos que têm um processo maligno, e em cerca de 94% dos casos com um processo benigno.[47,48] Isto foi corroborado por uma grande metanálise, que

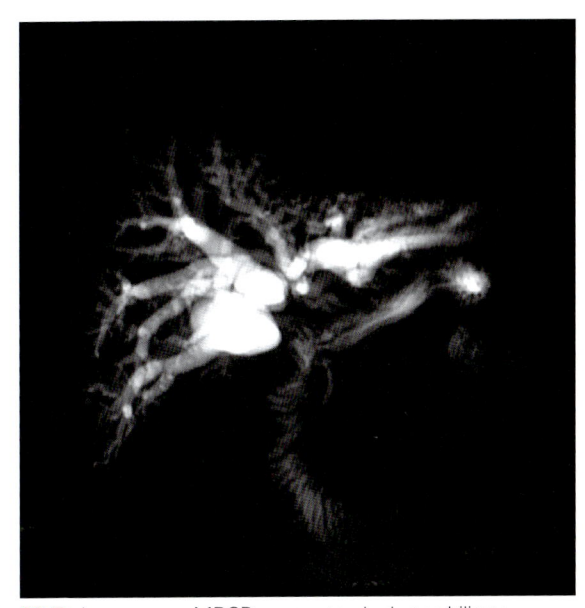

Fig. 33.5 Imagem por MRCP apresentando ductos biliares marcantemente dilatados, proximais a um tumor de ducto biliar do tipo Klatskin.

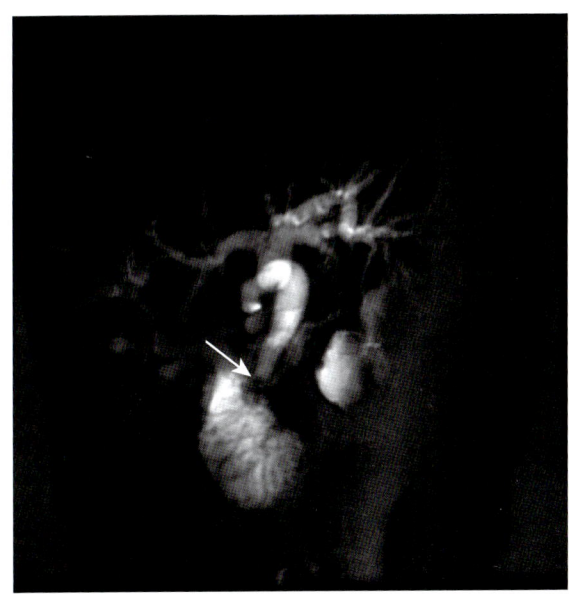

Fig. 33.6 MRCP apresentando uma coledocolitíase *(seta)*.

demonstrou que a sensibilidade e a especificidade da MRCP eram respectivamente de 92 e 97% para a colelitíase, e respectivamente de 88 e 95% para malignidade.[47] Entretanto, a acurácia relatada para o discernimento entre uma obstrução benigna e uma maligna variou de 30 a 98% entre os estudos, sendo que a acurácia média reportada na metanálise foi de 88%. O acréscimo, à MRCP, de imagens T1 e T2 ponderadas permite a avaliação de tecidos moles extraductais, melhorando a acurácia do diagnóstico por revelar a extensão do tumor, linfonodos, ou doença metastática.[51,52] Num estudo, isto fez aumentar a sensibilidade, a especificidade e a acurácia em 17 a 20% na diferenciação entre causas benignas ou malignas de obstrução biliar.[53] Esse exame, entretanto, aumenta o custo e o tempo.

As principais vantagens da MRCP em relação às técnicas de imagens são evitar de procedimentos invasivos, contraste IV e radiação ionizante, e a possibilidade de visualizar o sistema biliar acima e abaixo da obstrução. A MRCP tem limitações. Sua natureza não invasiva leva à incapacidade de realizar intervenção terapêutica. Dificuldades técnicas e de interpretação podem limitar ou omitir condições patológicas do sistema biliar. Por exemplo, imagens estáticas revelando uma contração no CBD distal podem simular uma estenose.[54] Outros empecilhos incluem o custo elevado do exame, o tempo de duração do mesmo, o que leva o paciente à intolerância, e as contraindicações, como os objetos magnéticos.

ULTRASSONOGRAFIA ENDOSCÓPICA

Desde sua introdução, em 1987, a EUS foi um avanço significativo na endoscopia gastrointestinal. Ela permite uma avaliação diagnóstica do sistema pancreaticobiliar, com imagens de alta resolução, e para procedimentos terapêuticos. A EUS é realizada por meio de um endoscópio especial, que tem na extremidade um transdutor de ultrassom radial ou linear.[55,56] As imagens do sistema biliar são obtidas a partir de localizações transgástricas ou transduodenais. Diferentemente da ultrassonografia transabdominal, a EUS permite uma melhor visualização da árvore biliar extra-hepática, sem interferência de gás intestinal, já que o CBD passa atrás do bulbo duodenal. Além disso, a EUS oferece uma visualização acurada e sistemática da parede do duodeno, inclusive da região papilar.

A EUS foi amplamente estudada numa variedade de transtornos que podem levar à dilatação do CBD (**Fig. 33.7**). No quadro da coledocolitíase, ela demonstra, de modo constante, sensibilidade maior do que 90% e especificidade de até 100%.[57-59] A EUS pode ser particularmente útil na detecção de microlitíase (cálculos menores que 3 mm), embora cálculos assim pequenos tenham menos probabilidade de causar obstrução e dilatação (**Fig. 33.8**).[60] A proximidade do estômago e do duodeno com o pâncreas permite uma avaliação mais sensível das lesões pancreáticas, como as neoplasias e os cistos, que podem levar à obstrução. A EUS demonstrou maior sensibilidade na detecção do carcinoma pancreático, com sensibilidades na faixa de 90% ou mais, na comparação a outras modalidades de imagens (**Fig. 33.9**).[61-63] Essa superioridade é particularmente evidente em lesões menores (< 3 cm). A EUS tem a vantagem adicional de permitir biópsias e diagnósticos. No todo, a EUS proporciona uma explicação acurada da dilatação biliar em mais de 90% dos pacientes.[23]

As limitações da EUS para a avaliação da dilatação biliar incluem uma fraca visualização das lesões obstrutivas localizadas mais proximalmente no sistema biliar, como no hilo ou no ducto hepático direito. A fraca visualização do CBD distal também ocorre, quando o pâncreas está marcadamente calcificado, durante um episódio de pancreatite aguda, ou em pancreatite crônica, quando há uma alteração anatômica, como uma cirurgia gástrica anterior, ou se existir ar no trato biliar, por prévias intervenções iatrogênicas. Eventos adversos causados pelo diagnóstico por EUS são incomuns, com uma taxa máxima de eventos adversos ao redor de 0,5%.[64] Esta taxa é a mesma que a da endoscopia superior, com riscos similares de perfuração, hemorragias e sedação.

COLANGIOGRAFIA

A colangiografia geralmente é realizada com CPRE, mas pode ser feita percutaneamente (PTC) ou cirurgicamente (IOC). Cada via proporciona uma vista anatômica dos ductos biliares e uma avaliação funcional sobre como a bile pode drenar livremente através dos ductos. A CPRE é uma técnica que usa um duodenoscópio com visão lateral, para canulação da ampola de Vater e injeção de contraste no ducto biliar. Com os recentes avanços em imagens biliares, particularmente na MRCP, as indicações diagnósticas para CPRE foram significativamente reduzidas. Por

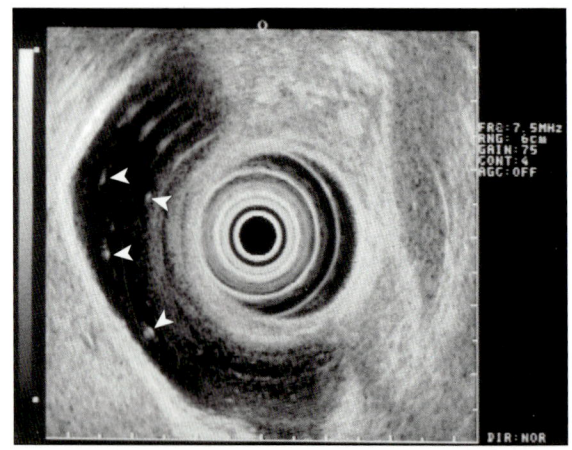

Fig. 33.8 EUS radial demonstrando microlitíase *(pontas de setas)*.

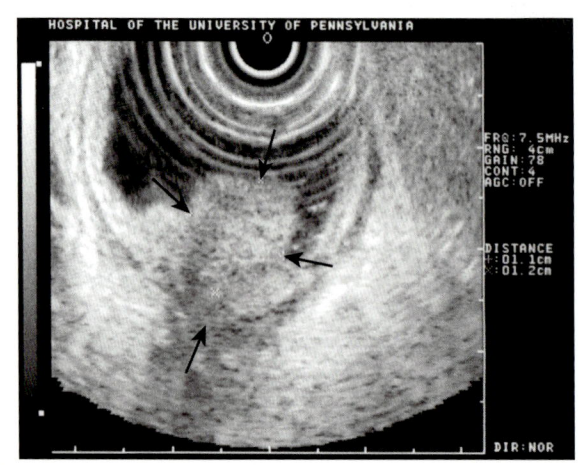

Fig. 33.7 EUS radial demonstrando um adenoma ampular *(setas)*.

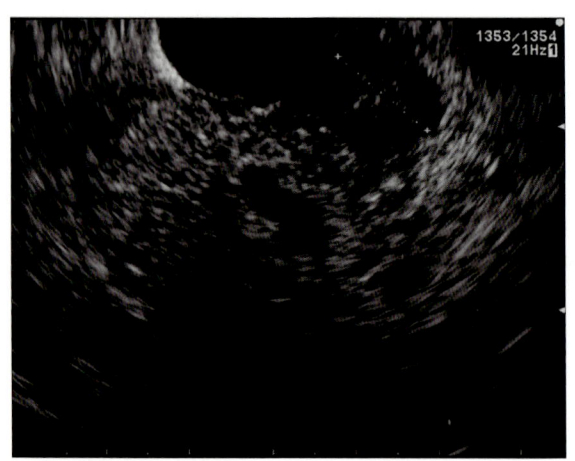

Fig. 33.9 EUS radial demonstrando um carcinoma da cabeça do pâncreas.

exemplo, as taxas de detecção de coledocolitíase usando CPRE, MRCP e EUS são todas maiores do que 90%, embora a microlitíase possa ser mascarada pelo meio de contraste, e melhorada pela EUS.[22,60] No diagnóstico de câncer pancreático, foi demonstrado que a CPRE tem uma sensibilidade de 70% contra 84% com MRCP (Fig. 33.10).[51] A avaliação da obstrução biliar peri-hilar, local mais comum do colangiossarcoma, demonstrou que CPRE e MRCP são, ambas, muito eficazes para detectar a presença de obstrução, com uma sensibilidade de 100%.[65] Entretanto, a MRCP foi superior à CPRE na investigação da causa e da extensão anatômica da doença, em parte porque ela expunha a árvore biliar em posição mais cefálica relativamente à obstrução e ao caráter do defeito de enchimento intraductal. Por sua visualização direta e possibilidade de biópsia, CPRE e EUS continuam sendo os melhores meios de diagnosticar cânceres ampulares.[34,56]

Os eventos adversos comuns ao uso da CPRE compreendem a pancreatite, com um taxa de 1 a 7%, além de hemorragias, perfuração e infecção.[66] Por isso, é recomendado que a CPRE seja reservada para pacientes com uma probabilidade razoável de intervenção terapêutica.[66,67] Por exemplo, a remoção de cálculos e a limpeza dos ductos são bem-sucedidas em mais de 90% dos casos e, em quadros de colangite supurativa aguda, pode salvar vidas.[56] A CPRE também pode ser usada como paliativo de lesões obstrutivas em pacientes não cirúrgicos, ou para obtenção de tecidos para diagnóstico.

A PTC também é uma técnica invasiva de obtenção de imagens do sistema biliar. Ela exige a inserção percutânea de uma agulha no ducto biliar dilatado, seguida pela opacificação dos ductos biliares por injeção de contraste. Ela tem perto de 100% de sensibilidade e especificidade para identificação do sítio e da causa da obstrução biliar.[68] Entretanto, esse procedimento invasivo requer sedação. As taxas de eventos adversos variam com o estado do paciente, mas incluem eventos adversos importantes, como sepse, colangite, extravasamento de bile, hemorragia, ou pneumotórax, numa taxa de 2%.[69] Se for indicado um procedimento de drenagem, essas taxas passam a ser de 2,5% para sepse, 2,5% para hemorragia, 1,2% para infecção, e 1,7% para morte. Com o advento de técnicas de ampliação de imagens, a PTC só deve ser empregada em pacientes que necessitam de intervenção terapêutica biliar, mas que não são candidatos à CPRE ou que não foi conseguido acesso biliar endoscópico.

CINTILOGRAFIA BILIAR

A cintilografia usa administração IV de radioisótopos para avaliar o sistema biliar. Estes são captados pelos hepatócitos e excretados na bile, concentrando-se na vesícula biliar. A sensibilidade e a especificidade quanto à obstrução biliar em pacientes ictéricos são de 97 e de 89% respectivamente, com base no período de tempo até o aparecimento do radiomarcador no duodeno.[70] Esse teste pode ajudar a elucidar se a obstrução está presente num quadro de dilatação de ducto biliar, mas fornece muito pouca informação sobre a etiologia da obstrução.

Estratégia para Ducto Biliar Dilatado

O desenvolvimento de um algoritmo para abordagem do ducto biliar dilatado tem de incorporar as diversas variáveis descritas (Fig. 33.11). O primeiro passo desse processo é determinar a probabilidade clínica da presença de uma lesão obstrutiva subjacente que exija avaliação adicional. Essa decisão baseia-se na informação anatômica do estudo de imagem inicial e nas avaliações clínica e bioquímica do paciente.

A ultrassonografia e a CT são testes radiográficos iniciais comuns para demonstração de uma anormalidade de ducto biliar. Como já foi descrito, uma dilatação de ductos intra-hepáticos se evidencia quando seu diâmetro excede o diâmetro da veia porta adjacente em 40%, e os ductos se tornam confluentes ao longo do fígado. A dilatação isolada de todos os ductos intra-hepáticos, ou de parte deles, demanda uma investigação adicional. A abordagem da dilatação do ducto extra-hepático é mais desafiadora. A heterogeneidade de resultados para definição do limite superior normal do tamanho do ducto dificulta o estabelecimento de um valor que representa a dilatação patológica. Em geral, à ultrassonografia, um CBD com diâmetro superior a 7 mm deve ser considerado anormal, porque foi demonstrado que 99% da população que não tem obstrução possui ductos de tamanho igual ou inferior a 7 mm. Em CT, valores maiores do que 10 mm devem ser considerados anormais. É importante lembrar que essas regras

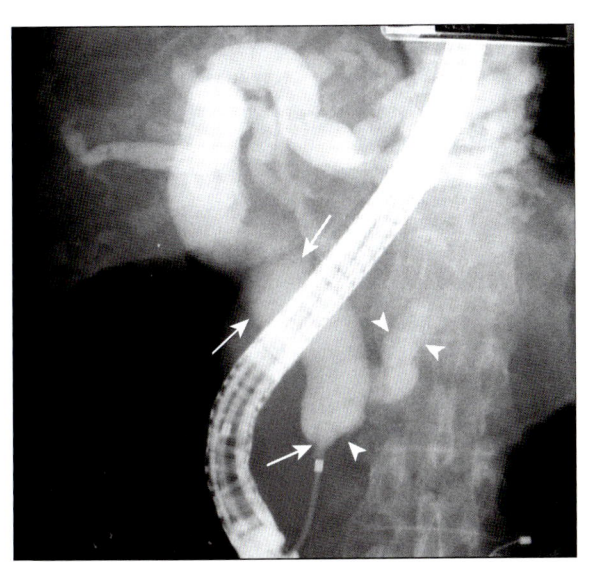

Fig. 33.10 CPRE demonstrando um sinal de "duplo ducto" em um carcinoma pancreático, com dilatação biliar *(setas)* e ducto pancreático dilatado *(cabeças de setas)*.

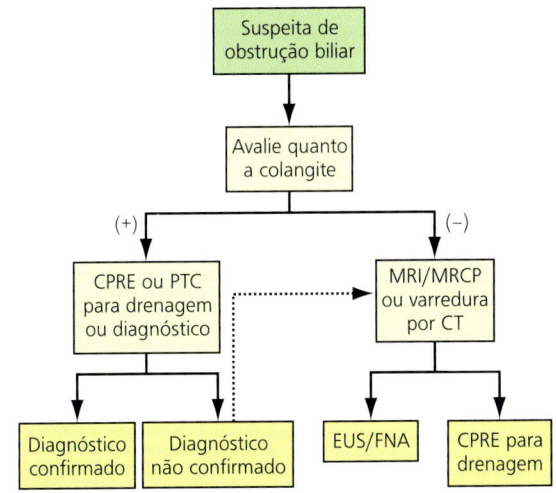

Fig. 33.11 Algoritmo para avaliação de um ducto biliar obstruído. FNA, aspiração por agulha fina.

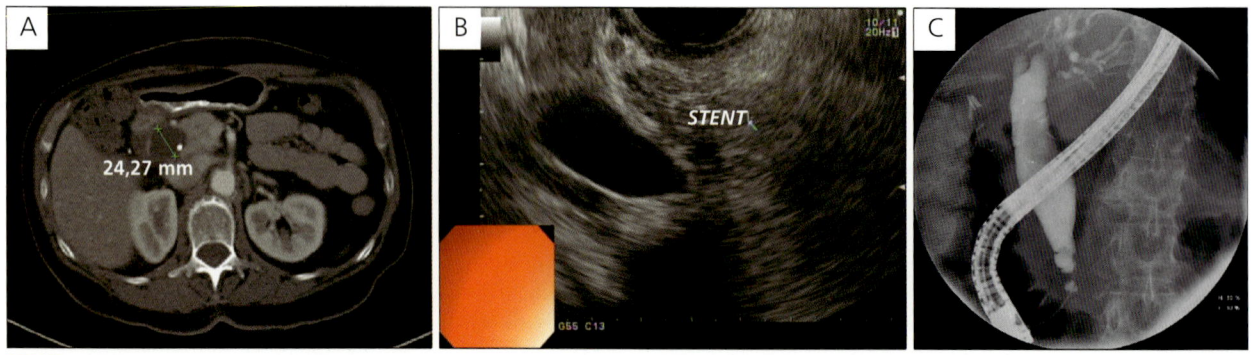

Fig. 33.12 Paciente com constrição biliar indeterminada. (**A**) Dilatação de CBD documentada em varredura por CT. (**B**) Dilatação de CBD documentada por EUS radial. (**C**) Dilatação de CBD documentada por CPRE.

são gerais; a tomada da decisão clínica precisa ser feita no contexto das características clínicas e bioquímicas.

Uma vez determinado que uma dilatação de ducto biliar provavelmente corresponde a uma obstrução, o próximo passo é determinar a continuação da avaliação. Essa estratégia deve ser individualizada, com base no quadro clinico e considerando a etiologia subjacente. Em pacientes clinicamente estáveis, o algoritmo deve começar por testes não invasivos. Os pacientes que têm obstrução e sinais e sintomas de colangite (febre, dor no RUQ, icterícia) podem necessitar de diagnóstico e intervenção terapêutica urgentes; a CPRE seria um procedimento inicial apropriado. Pacientes sem indicação de drenagem biliar de emergência provavelmente teriam mais benefícios com CT ou com MRI/MRCP. Ao escolher entre esses testes, é preciso considerar a disponibilidade do teste, seu custo, as características do paciente e a probabilidade da causa subjacente. Há pouca utilidade em comparar, em paralelo, os dados desses testes, na tentativa de controlar a etiologia, mas alguns indícios podem ser observados. As considerações compreendem contraindicações de contraste IV na CT, intolerância à MRI e objetos metálicos impedindo a MRI. A CT tem alta acurácia na definição de muitas das etiologias comuns da obstrução biliar, mas tem menos sensibilidade à coledocolitíase. As imagens de transecções por MRCP têm a sensibilidade máxima de definição de lesões obstrutivas, e devem ser o teste de escolha, embora sejam mais custosas; um diagnóstico errado com CT levaria a investigações adicionais, com mais gastos. Com base nos achados de imagem subsequentes, procedimentos mais invasivos, como EUS ou CPRE, podem ser necessários para obter tecidos para um diagnóstico definitivo (**Fig. 33.12**).

Em conclusão, a estratégia para ducto biliar dilatado pode envolver um conjunto de decisões difíceis. Primeiro, o clínico precisa prever a possibilidade de uma lesão obstrutiva que exige avaliação adicional com base no tamanho do ducto, na apresentação clínica e na avaliação bioquímica. Depois, devem ser escolhidas modalidades adicionais de imagens, com base nos testes e nas características do paciente. Finalmente, podem ser considerados o diagnóstico definitivo, a biópsia e o tratamento.

Pneumobilia

Generalidades

A pneumobilia é um achado patológico raro, indicativo de uma comunicação entre o sistema biliar e o trato gastrointestinal. Ela pode representar uma condição benigna e clinicamente não sig-

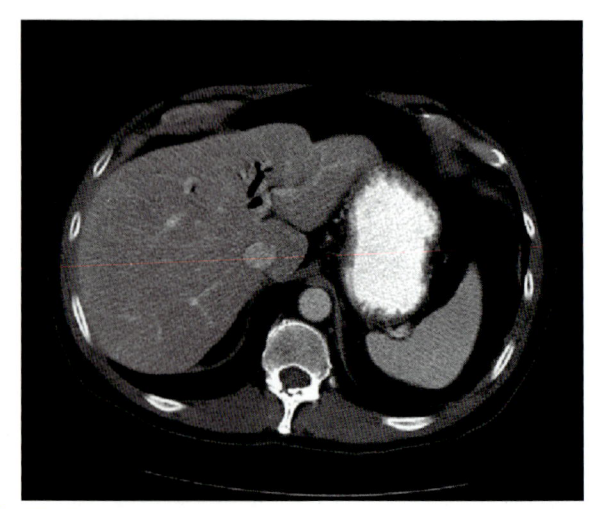

Fig. 33.13 Varredura por CT demonstrando pneumobilia em um paciente, após CPRE.

nificativa, ou uma condição de risco de vida. A avaliação e o tratamento da pneumobilia requerem um reconhecimento precoce e um histórico clínico detalhado, para determinar quando uma nova intervenção é necessária.

Definindo a Pneumobilia

A pneumobilia é definida como a presença de ar no sistema biliar, ou de gás no interior do fígado. Isto geralmente é representado pela coleção de bolhas de ar, isoladas no sistema biliar, variando de 2 a 5 mm, e mais comumente agrupadas em localização central junto ao hilo do fígado (**Fig. 33.13**).[71] Inicialmente ela pode ser identificada em várias modalidades de imagens; pode aparecer na radiografia abdominal plana, ou pode ser destacada na ultrassonografia ou na varredura por CT. Seu achado ocasional em raios X pode demonstrar o "sinal de sabre". No paciente em supino, bolhas de ar se acumulam no ducto intra-hepático esquerdo e no CBD e adquirem um formato de sabre.[71,72] A pneumobilia é mais frequentemente identificada por ultrassonografia ou por CT.

O primeiro passo para determinar se um paciente tem pneumobilia, quando ela se apresenta em estudos de imagem, é diferenciar essa entidade do ar na veia porta. À ultrassonografia, ambas as entidades podem ter um aspecto similar e, para diferenciá-las, pode ser necessária uma varredura por CT, com contraste. O ar na veia porta pode ser decorrente de várias condições clínicas, sendo tratado de um modo bem diferente do ar da pneumobilia. O ar da veia porta tende a aparecer mais confluente, pode estender-se à cápsula do fígado, e pode ter um padrão mais ramificado do que o da pneumobilia. O uso de contraste IV pode auxiliar a localizar as bolhas de ar identificadas.[73]

Uma vez que a pneumobilia seja identificada e caracterizada em estudos de imagem, um histórico clínico e um exame físico minuciosos devem ser completados, para determinar o significado clínico do achado.

Etiologia

Geralmente a etiologia da pneumobilia se deve a uma de quatro causas possíveis (**Tabela 33.2**). A primeira categoria de etiologias é a pneumobilia secundária a uma alteração cirúrgica da anatomia biliar. Anastomoses entre o sistema biliar e o intestino delgado podem resultar em livre comunicação de ar entre o sistema biliar e a luz do sistema gastrointestinal. A pneumobilia mais frequentemente encontrada é a secundária a uma coledocoduodenostomia. A coledocojejunostomia e a duodenopancreatectomia (procedimento de Whipple) também podem resultar em pneumobilia, como achado pós-operatório normal, sem significância clínica.[71] A segunda categoria etiológica é a de pneumobilia secundária à incontinência do esfíncter de Oddi, que pode resultar em uma entidade normal e clinicamente não significativa, após uma CPRE com esfincterotomia. Esta é a etiologia mais comum da pneumobilia. A incompetência do esfíncter de Oddi também pode resultar da passagem de cálculos através da ampola de Vater. Também existem vários relatos de casos que documentam pneumobilia após procedimentos, como endoscopia superior ou enteroscopia de duplo balão, o que gerou a hipótese de que a alta pressão de ar na luz do intestino supera a pressão no esfíncter de Oddi, resultando numa pneumobilia transitória.[74] Mais raramente, também foi relatada pneumobilia após traumatismo abdominal contuso, possivelmente relacionada com esse mecanismo.[75] Geralmente a pneumobilia secundária à incompetência do esfíncter de Oddi, iatrogênica ou não, é benigna e não exige avaliação adicional. A terceira categoria de etiologias de pneumobilia é secundária a fístulas entéricas biliares espontâneas. A fístula entre o sistema biliar e o intestino se forma mais comumente em consequência de colelitíase, resultando em necrose e inflamação. Entretanto, uma fístula entre o trato biliar e o sistema entérico pode resultar de uma malignidade e, mais raramente, foi relatado que uma doença de úlcera péptica levou a fístulas entéricas biliares com pneumobilia.[76-78] A conexão fistular mais comum é a fístula colecistoduodenal, que representa 70% de todas as fístulas entéricas biliares.[71] Os 30% restantes se compõem de fístulas colecistocólicas, colecistogástricas e coledocoduodenais. A fístula entérica biliar pode resultar num efeito adverso raro dos cálculos biliares no íleo. Além disso, na síndrome de Bouveret, há o desenvolvimento de obstrução gástrica por vazão secundária a uma impacção no bulbo duodenal após a passagem de um cálculo através de uma fístula colecistogástrica ou colecistoduodenal.[79] Essas entidades são diagnosticadas por uma combinação de sintomas clínicos, imagens radiográficas e avaliação endoscópica. A quarta categoria de etiologias de pneumobilia é secundária a infecções. Elas podem estar incluídas nas subcategorias de infecções com produção de gases, como as observadas na colecistite enfisematosa ou na colangite; de abscessos hepáticos, como na infecção por *Klebsiella*; e de infecções secundárias a parasitas, como a ascaríase, que leva à obstrução do esfíncter de Oddi e à pneumobilia.[71,80]

Avaliação

Imagens

Geralmente a pneumobilia é identificada primeiro por um estudo de imagem, tipicamente em CT ou ultrassonografia, mas também pode ser identificada numa radiografia abdominal plana. A ultrassonografia identificará a pneumobilia como áreas do fígado que têm sombras destacadas por de trás. Um estudo comparativo de imagens por ultrassonografia e por CT, em 25 pacientes com pneumobilia, demonstrou que a pneumobilia foi identificada pela ultrassonografia em todos eles, embora não fosse tão bem caracterizada.[73] Se a etiologia não ficar bem clara, a varredura por CT é o teste de escolha para a continuação da avaliação de pneumobilia. Na CT, ela geralmente aparece com um padrão de ar ramificado. Além disso, o refluxo de material de contraste ingerido pode ser visto no ducto biliar, o que pode confirmar o diagnóstico de pneumobilia.

Da mesma forma, a varredura por CT proporciona informação adicional para ajudar na elucidação da etiologia da pneumobilia. A CT pode identificar *stents* biliares e presença de ductos biliares dilatados, sugerindo um possível diagnóstico de colangite, e também pode destacar a presença de modificações na vesícula biliar, compatíveis com colecistite ou com uma alteração anatômica sugestiva da etiologia benigna de uma cirurgia.

Avaliação Clínica

A história clínica e o exame físico podem ser úteis para a identificação da etiologia da pneumobilia e para determinação da urgência do tratamento. Durante a obtenção do histórico, qualquer relato de intervenção cirúrgica ou de CPRE prévia, com esfincterectomia ou colocação de *stent*, provavelmente dispensará avaliação ou intervenção clínica adicional. Entretanto, a ausência da história desperta preocupação quanto à infecção ou fístula. O exame físico ajudará na formulação do diagnóstico diferencial. É importante reconhecer a presença de sinais ou sintomas de infec-

Tabela 33.2 Etiologias da Pneumobilia

Pneumobilia Cirúrgica	Incompetência do Esfíncter de Oddi	Fístula Entérica Biliar	Infecção
Coledocoduodenostomia	Esfincterectomia pós-CPRE	Passagem de cálculo	Colecistite
Coledocojejunostomia	Passagem de cálculo	Malignidade	Abscesso de fígado
Duodenopancreatectomia	Endoscopia	Abscesso de fígado	Ascaríase
	Traumatismo contuso	Doença de úlcera péptica	
	Ascaríase		

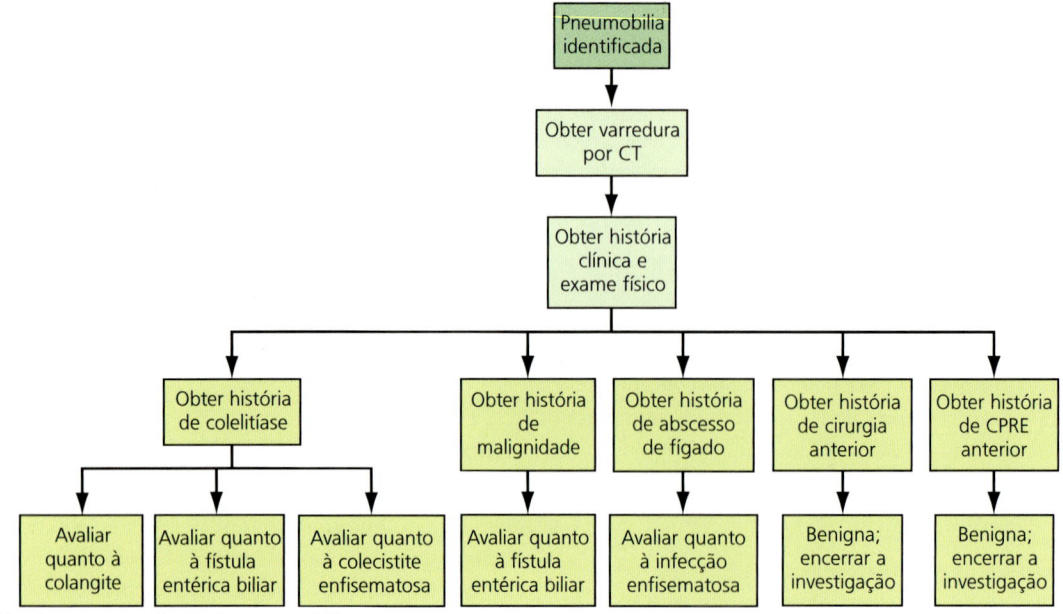

Fig. 33.14 Algoritmo para avaliação de pneumobilia.

ção. Dor abdominal no RUQ ou sinal de Murphy positivo, também, contribuirão para restringir o diagnóstico diferencial.

Na avaliação do paciente com pneumobilia, a história e o exame físico, além das imagens em transecção, contribuem significativamente para a determinação da etiologia e a necessidade de intervenção futura.

Estratégia para o Paciente com Pneumobilia

Na **Figura 33.14** é apresentado um algoritmo para abordagem do paciente com pneumobilia. Num paciente em que é identificada pneumobilia, o primeiro passo é a obtenção de uma varredura por CT, para a posterior caracterização de ar no fígado. Revisar a varredura por CT é essencial para confirmar a presença de ar na árvore biliar, comparativamente à veia porta. Subsequentemente deve-se montar um histórico detalhado, para determinar se o paciente já sofreu algum procedimento endoscópico ou cirúrgico em sua vida, que seja capaz de explicar os achados. Isto descartará as causas mais comuns da pneumobilia, o que inclui a incompetência do esfíncter de Oddi, devida à esfincterectomia ou à passagem de um cálculo, e a anatomia pós-cirúrgica. Em ausência disso, o paciente deve ser avaliado quanto à fístula entérica biliar ou a uma infecção biliar, como colangite ou colecistite enfisematosa. Nessas duas entidades os sintomas podem ser semelhantes, devendo ser considerada a avaliação de colelitíase ou de malignidade subjacentes.

Em conclusão, sem uma intervenção antecedente, a pneumobilia é rara. Um diagnóstico bem-sucedido da etiologia determinará a necessidade da terapia posterior. A avaliação para determinar se a etiologia é benigna, e clinicamente não significativa, ou se é secundária a uma infecção, é de máxima importância.

A lista de referências deste capítulo pode ser encontrada em www.revinter.com.br/online/referencias-baron.pdf

Capítulo 34

Ducto Pancreático Dilatado

Michelle A. Anderson ▪ Anoop Prabhu

O pâncreas surge a partir da fusão dos ductos pancreáticos ventrais e dorsais. O ducto pancreático dorsal dá origem ao corpo e à cauda pancreática, e o ducto ventral dá origem à cabeça e ao processo uncinado. O ducto pancreático principal (ou ducto de Wirsung) se forma quando os brotos pancreáticos dorsais e ventrais se fundem no genu (ou pescoço), a drenagem pancreática é esvaziada via papila maior. Uma parte remanescente do ducto pancreático dorsal, que está em continuidade com a papila menor, é chamada de ducto de Santorini. Em pacientes com *pancreas divisum*, o qual ocorre grosseiramente em 10% da população, a rota principal da drenagem pancreática se dá pelo ducto de Santorini e pela papila menor ao invés da papila maior. Ver Capítulo 32 para mais detalhes acerca do *pancreas divisum* e outras anomalias pancreáticas.

A dimensão média do ducto pancreático varia de paciente para paciente e em relação à sua localização dentro do pâncreas. Em geral, o diâmetro do ducto pancreático principal é de aproximadamente 3 a 4 mm na cabeça, 2 a 3 mm no corpo, e de 1 a 2 mm na cauda. A dilatação do ducto pancreático se refere a uma dimensão ductal que excede os limites máximos aceitos como normais em cada secção anatômica. As causas para a dilatação do ducto pancreático podem ser amplamente divididas em aquelas associadas a condições benignas e aquelas associadas a condições malignas ou pré-malignas (**Quadro 34.1**).

É importante reconhecer que o ducto pode ser considerado dilatado mesmo se atingir a média normal, embora esteja distendido em relação ao ducto que está à frente. Em outras palavras, o ducto pancreático deve afunilar em direção da cabeça para o corpo e para a cauda. Quando isto não acontece, uma doença subjacente torna-se suspeita. Isto frequentemente ocorre, quando há estenose focal. Em contraste, não é anormal encontrar estreitamento focal no seio pancreático sem dilatação prévia, isto representa a localização da fusão entre os ductos pancreáticos dorsais e ventrais.

Vários estudos clínicos e necropsias já sugeriram que o ducto pancreático provavelmente dilata com o avançar da idade na ausência de doença pancreática subjacente. Em um estudo com necropsias de 112 pacientes sem doença pancreática conhecida, 18 pacientes (16%) apresentavam diâmetros de ductos maiores que 4 mm. Curiosamente, uma proporção relativamente maior de pacientes (40%) apresentava dilatação pancreática em ramos laterais, que geralmente é encontrada em associação a depósitos concentrados de eosinófilos em um dos ramos laterais.[1] Hastier *et al.* compararam pancreatografias obtidas por *colangiopancreatografia* retrógrada endoscópica (CPRE) de 105 indivíduos obtidos de um grupo de controle acima de 70 anos de idade com os pacientes com menos de 50 anos de idade.[2] Os indivíduos com doenças pancreáticas foram excluídos de ambos os grupos. Foi observado que o diâmetro médio do ducto pancreático principal na cabeça do pâncreas era 2 mm mais largo (5,3 mm comparado a 3,3 mm, $p < 0,05$) no grupo de mais idade, e que 20% dos indivíduos do grupo de mais idade apresentaram diâmetro dos ductos com mais de 2 desvios-padrão acima do normal. Em um estudo de ultrassonografia endoscópica prospectiva (EUS) relacionado com as alterações pancreáticas pela idade, os pacientes acima de 60 anos de idade apresentaram ductos mais largos na cabeça do pâncreas (diâmetro mediano em mm; intervalo interquartil = 2,9 [2,2 a 3,5]) em comparação aos pacientes abaixo de 40 anos de idade (2,0 [1,6 a 2,2]).[3] Semelhantemente, os diâmetros dos ductos no corpo do pâncreas apresentaram-se maiores em pacientes com idade acima de 60 anos (1,8 [1,3 a 2,1]) comparado a pacientes com idade abaixo de 40 anos (1,5 [1,2 a 2,0]), enquanto que o diâmetro do ducto na cauda do pâncreas não apresentou diferença significativa entre os dois grupos.

Avaliação

Clínica

O paciente com ducto pancreático dilatado pode apresentar dor abdominal, pancreatite aguda ou crônica, insuficiência exócrina ou extravasamento do ducto pancreático, ou apresentar-se completamente assintomático. O aspecto mais importante é o quadro clínico (características do paciente, sintomas, aspectos associados à imagem) em que a anormalidade é encontrada, e, portanto, um histórico detalhado é fundamental. Dor abdominal associada à dilatação de ducto pancreático é conhecida como resultado de pressão aumentada dentro do ducto, assim como hipertensão parenquimal associada e isquemia localizada e inflamação. Se um ducto dilatado for encontrado em um paciente livre de dor, a suspeita de uma neoplasia obstrutiva subjacente é substancialmente aumentada. Isto é particularmente real no quadro de perda de peso concomitante, um sinal de duplo ducto (dilatação de ducto biliar junto à dilatação de ducto pancreático), presença de atrofia pancreática encontrada em estudos de imagem, e outros sintomas de "bandeira vermelha", como o caso novo ou a piora de diabetes melito e depressão. Alternativamente, se o paciente apresentar dor significativa com calcificação pancreática em exames de imagem, o diagnóstico para pancreatite crônica com distensão de ducto pancreático associado que apresenta ou não o estreitamento posterior é mais provável. Neste caso, um histórico prévio de pancreatite aguda é aceitável.

Se o paciente realmente for assintomático, pode influenciar na decisão acerca de futuro tratamento ou investigação. Isto é particularmente verdadeiro em pacientes com idade avançada

Quadro 34.1 Diagnóstico Diferencial do Ducto Pancreático Dilatado

Benigno
- Pancreatite crônica (com ou sem cálculos ou estenoes pancreáticas)
- Estenose ampular
- Iatrogênico (p. ex., estenoese induzida por *stent*, estenose de anastomose cirúrgica)
- *Pancreas divisum*
- Lesão cística com obstrução (p. ex. cistadenoma seroso, pseudocisto)
- Necrose pancreática que resulta em bloqueio do ducto pancreático
- Associado à idade
- Idiopático
- Fibrose cística

Maligno ou Pré-maligno
- Adenocarcinoma pancreático
  - Adenoma ampular ou adenocarcinoma
  - Neoplasia intraductal mucinosa do pâncreas
  - Cistadenoma ou cistoadenocarcinoma mucinoso com obstrução do ducto pancreático principal

ou com comorbidades significativas, onde um potencial procedimento endoscópico ou ressecção cirúrgica podem não afetar o histórico natural da doença ou melhorar o tempo ou a qualidade de vida. Em contraste, já que um terço dos pacientes com ducto pancreático dilatado isolado sem pancreatite crônica é diagnosticado com uma malignidade pancreática subjacente, é prudente obter mais informação diagnóstica na maioria dos pacientes.[4]

Avaliação Laboratorial

Os valores laboratoriais podem auxiliar na identificação de sinais de inflamação pancreática, assim como a insuficiência exócrina com má absorção de gordura ou esteatorreia associadas. A presença de marcadores tumorais séricos pode aumentar a suspeita de lesões malignas, apesar de sua especificidade e sensibilidade relativa poderem variar, dependendo dos valores de corte e condições de comorbidade.

Amilase e lipase séricas: Estes valores podem estar elevados na presença de pancreatite, lesão cística do pâncreas e neoplasia pancreática. Os níveis de amilase e lipase também podem aumentar na ausência de doença pancreática no quadro de insuficiência renal, lesão intestinal, ou isquemia gastrointestinal. Porém, a lipase sérica 3 vezes maior que o limite máximo normal é um critério de diagnóstico confiável para pancreatite aguda no quadro clínico apropriado. Em pacientes com pancreatite crônica, níveis normais de amilase e lipase não excluem o surto da pancreatite aguda. Elevações persistentes, porém moderadas, podem ser vistas na pancreatite crônica.

Gordura fecal: Níveis elevados de gordura fecal implicam no elemento da má absorção de gordura, tipicamente da insuficiência pancreática exócrina. Isto pode ser testado de modo qualitativo com exame de fezes único. Uma coleção quantitativa cronometrada em 72 horas pode ser utilizada como teste de triagem ou confirmatório. O nível máximo normal é a medida de > 7 g de gordura em um período de 24 horas.

Elastase-1 fecal e quimiotripsina: O teste de Elastase-1 fecal é utilizado para medir a concentração da enzima elastase-3B nas fezes, um zimógeno que é secretado pelo pâncreas. Níveis < 200 µg/g nas fezes sugerem insuficiência pancreática exócrina.

Ca 19-9 sérico: O CA 19-9 tem utilidade limitada como teste de triagem e é utilizado mais eficientemente como teste de vigilância para doença recorrente nos pacientes com níveis altos antes do tratamento. O CA 19-9 sérico carece em especificidade para o diagnóstico de câncer pancreático e pode apresentar-se elevado em uma variedade de cânceres não pancreáticos, incluindo câncer de cólon, carcinoma hepatocelular e câncer gástrico, assim como em doenças não cancerosas, incluindo pancreatites aguda e crônica, coledocolitíase com ou sem colangite, cirrose hepática e obstrução biliar por qualquer causa.[5] A presença de hiperbilirrubinemia é particularmente confusa na interpretação de níveis séricos de CA 19-9 elevados. Em um estudo retrospectivo o CA 19-9 sérico apresentou-se elevado em 61% (25 de 61) dos indivíduos, onde, em última análise, encontrou-se icterícia obstrutiva de causas benignas.[6] O mesmo estudo mostrou que a normalização ou queda significativa nos níveis de CA 19-9 (para menos de 90 U/mL) após drenagem biliar, era altamente sugestiva para etiologia benigna. É possível que ensaios alternativos para CA 19-9 possam melhorar a especificidade no futuro,[7] porém no momento presente este indicador deve ser considerado como informação adjunta no quadro específico, onde a dilatação de ducto pancreático é identificada, assim como um nível marcadamente elevado (> 1.000 U/mL) indicaria uma etiologia maligna. Para uma discussão detalhada sobre a utilidade e as limitações do CA 19-9 na avaliação de pacientes com suspeita de câncer pancreático, o leitor é referenciado para duas revisões compreensivas sobre o assunto.[8,9]

Antígeno carcinoembrionário (CEA) no líquido aspirado: A aspiração por agulha fina (FNA) com a mensuração do nível do CEA no líquido aspirado tem sido utilizada para auxiliar no diagnóstico de lesões císticas de pâncreas (incluindo neoplasia cística mucinosa e neoplasia intraductal mucinosa papilar) por providenciar informação que é complementar aos dados clínicos e de imagem. Os CEA são secretados em altos níveis das lesões císticas mucinosas ao oposto do cistadenoma seroso, é através dos níveis mais elevados do CEA que é sugerido uma probabilidade mais alta de neoplasia mucinosa. Estudos têm demonstrado que os níveis de CEA no líquido > 200 ng/mL são altamente sensíveis e específicos para lesões císticas mucinosas, porém não podem ser definitivamente diferenciados entre lesões benignas e malignas.[10] O diagnóstico de neoplasia intraductal mucinosa do pâncreas (IPMN) em paciente com ducto pancreático dilatado isolado é tipicamente realizado pelos resultados das imagens em combinação com o histórico clínico, porém o uso do nível do CEA no líquido obtido via FNA-EUS assim como a pancreatografia retrógrada endoscópica (ERP) têm sido descrita.[11-13]

Imagem e Endoscopia

Estudos radiológicos têm providenciado meios não invasivos para uma melhor avaliação do paciente com dilatação de ducto pancreático. Imagens de tomografia computadorizada (CT) de protocolo incluem cortes finos (1 a 3 mm) através do pâncreas com injeção de contraste arterial cronometrado para providenciar uma resolução de imagem mais elevada do pâncreas. Mesmo quando CTs abdominais tradicionais identificam dilatação do ducto pancreático, uma CT do pâncreas pode adicionar uma quantidade significativa de informação acerca da natureza da dilatação. Semelhantemente, a visualização direta do orifício pancreático pode revelar um diagnóstico de abertura distendida do ducto principal na IPMN (**Fig. 34.1**).

Colangiopancreatografia por ressonância magnética (MRCP) é outro estudo de imagem não invasivo que providencia grande quantidade de informações acerca da anatomia pancreática biliar e tem substituído efetivamente a CPRE na avaliação da dilatação do ducto pancreático. MRCP tem-se mostrado tão sensível quanto a CPRE para o diagnóstico de câncer pancreático, e mais preciso em providenciar as medidas do diâmetro do ducto pancreático principal em pacientes com pancreatite crônica.[14,15] MRCP com estimulação por secreção (MRCP-S) pode ser utilizada para induzir a dilatação do ducto pancreático principal. A diferença das medidas do diâmetro absoluto do ducto pré e pós-injeção pode ser usada como indicador direto da função do esfíncter e fluxo de saída pancreático (**Fig. 34.2**).[16] Se for observada dilatação significativa, sugere-se a presença de estenose que necessita de avaliação diagnóstica adicional e/ou terapia.

A EUS providencia informações diagnósticas através da avaliação do parênquima pancreático, identificação de estruturas e massas associadas, e avaliação da vascularização adjacente e linfonodos. Além disso, a aspiração do ducto pancreático guiado por EUS pode providenciar material para citologia e/ou marcadores tumorais, embora tenha sido identificada pancreatite relacionada com o procedimento. Em uma revisão sistemática recente dos eventos adversos associados à FNA-EUS, Wang *et al.* registraram resultados de 20 estudos retrospectivos e 31 prospectivos, envolvendo mais de 10.000 pacientes.[17] Embora a pancreatite relacionada com o procedimento represente uma porção significativa de eventos adversos pós-procedimento (33% de todos os eventos registrados), as taxas gerais de pancreatite foram bem baixas (0,44%). Na avaliação do paciente com dilatação do ducto pancreático, EUS é tipicamente utilizada para localizar a massa, e, então, é realizada a sua biópsia utilizando FNA-EUS. Porém, FNA do ducto pancreático sozinho tem registrado esse cenário. Em um pequeno estudo, 12 pacientes com dilatação isolada do ducto pancreático realizaram avaliação por EUS com FNA.[18] Dentre estes pacientes, 9 não apresentaram massa associada, e FNA do ducto pancreático com aspiração do líquido pancreático resultou em rendimento de diagnóstico em 100%.

O papel da CPRE exclusivamente como ferramenta para diagnóstico para dilatação do ducto pancreático é limitado e expõe os pacientes para o risco de pancreatite, quando outros testes, menos invasivos, porém igualmente eficientes, estão disponíveis

Fig. 34.1 (**A**) Um homem de 74 anos de idade realizou teste de imagem de ressonância magnética para avaliação de hematúria. A imagem mostra dilatação do ducto pancreático principal *(seta)*. (**B**) Imagem endoscópica do mesmo paciente revela orifício pancreático distendido com mucina espessa sendo expelida. EUS confirmou o diagnóstico de IPMN e revelou ducto pancreático de 12 mm cheio de mucina e evidência de projeções papilares. *(Imagem por cortesia de Richard S. Kwon, M.D.)*

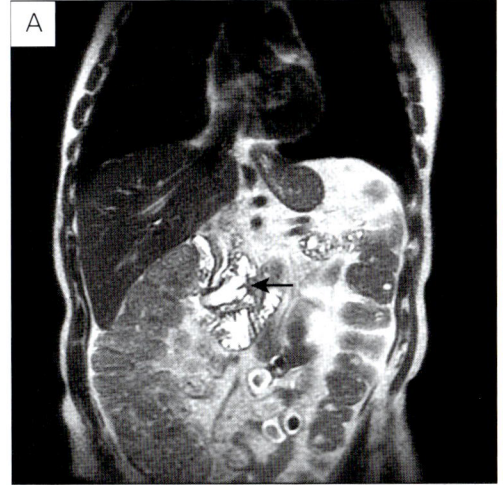

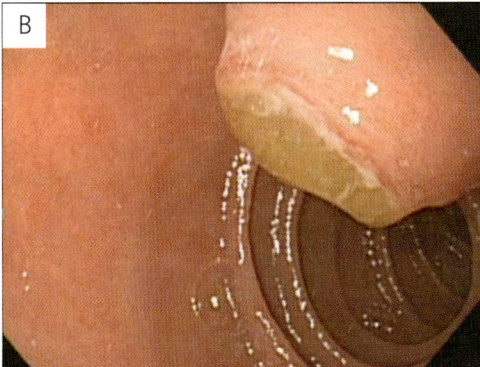

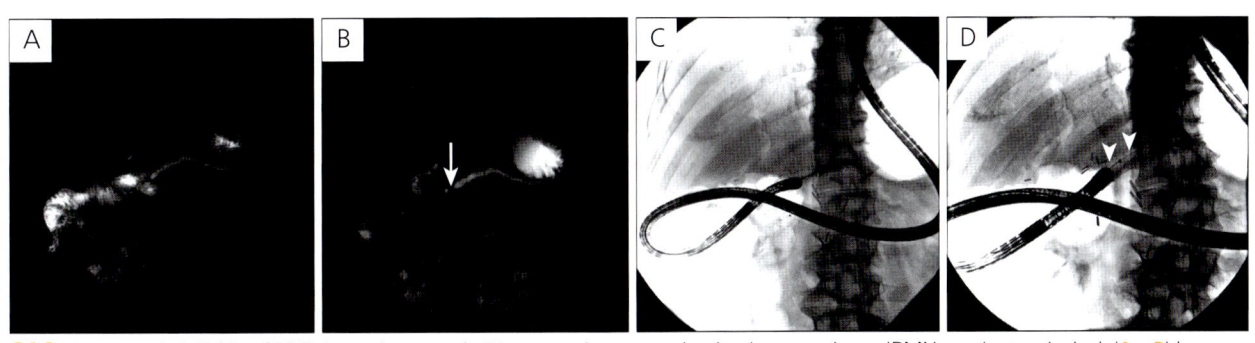

Fig. 34.2 Imagens de MRCP e CPRE de um homem de 71 anos após pancreaticoduodenectomia por IPMN em ducto principal. (**A** e **B**) Imagens de MRCP em 1 minuto (**A**) e em 10 minutos (**B**) após infusão de secreção. Observe a dilatação do ducto pancreático principal e dos ramos laterais com evidência de estritura (seta) próximo à anastomose. (**C** e **D**) Imagens de CPRE demonstram estenose anastômica (**C**) que foi tratada com sucesso com balão de dilatação (**D**). *(Imagens de MRCP por cortesia de Hero Hussain, MD.)*

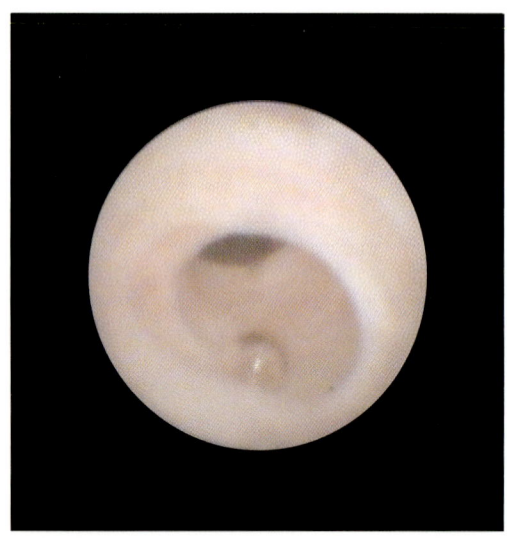

Fig. 34.3 Imagem obtida com pancreatoscopia em paciente com dilatação do ducto pancreático principal. A ausência de mucina ajudou em excluir o diagnóstico de IPMN.

(p. ex., EUS e MRCP). Uma exceção notável é no uso da CPRE com manometria do esfíncter de Oddi, onde CPRE pode providenciar valor de diagnóstico, que não se pode obter por outros estudos, para avaliar hipertensão de esfíncter subjacente. Estudos recentes comparam MRCP-S favorável com manometria do esfíncter de Oddi, embora existam controvérsias acerca da segurança se MRCP persistir com alterações de imagem.[19]

Uma área relativamente nova onde a endoscopia é utilizada em pacientes com dilatação de ducto pancreático é a pancreatoscopia direta. Para pacientes com suspeita de neoplasia cística do pâncreas, a pancreatoscopia pode ser utilizada para diferenciar IPMN do ducto principal do de ramo lateral, definir a extensão do envolvimento do ducto, e providenciar amostra de tecido para diagnóstico histopatológico (**Fig. 34.3**).[20] Para indicações para o uso desta tecnologia e características de atuação, ver Capítulo 25.

Tratamento

A decisão de prosseguir com qualquer tipo de terapia no paciente com dilatação de ducto pancreático deve levar em conta sintomas e sequelas que podem estar associados à dilatação do ducto pancreático. As indicações mais frequentes para terapia, uma vez que a doença pancreática pré-maligna ou maligna seja excluída, são dores abdominais agudas ou crônicas recorrentes e aparecimentos documentados de pancreatite aguda. Outros objetivos de terapia incluem a melhora da insuficiência exócrina e a melhora do extravasamento do ducto pancreático. Uma dilatação do ducto pancreático em um paciente assintomático tipicamente não dá garantia de terapia descompressiva. Semelhantemente, embora um paciente com tumor de cabeça de pâncreas possa apresentar dilatação do ducto pancreático e dor abdominal, a colocação de *stent* em ducto pancreático não resulta em alívio significativo da dor na maioria dos pacientes e não é realizado rotineiramente neste cenário.

Terapia Médica

Os objetivos da terapia médica em pacientes com dilatação do ducto pancreático incluem a redução dos sintomas através da diminuição do esforço pancreático ou saída do suco pancreático, prevenção de inflamação futura e destruição do parênquima pancreático e reposição de deficiências funcionais associadas à obstrução de ducto pancreático. Por exemplo, no paciente com rompimento ou extravasamento do ducto pancreático, o uso de octreotide (o análogo sintético de somatostatina) tem sido proposto para diminuir a excreção do suco pancreático com a expectativa de que o corpo com ou sem *stent* em ducto pancreático e/ou drenagem externa irá fechar o vazamento. O sucesso desta conduta tem sido variável, e os resultados de uma revisão sistemática recente e metanálise não têm sustentado o papel dos análogos de somatostatina para o fechamento da fístula pancreática.[21,22] Semelhantemente, a administração de suplementos de enzimas pancreáticas em um paciente com câncer pancreático e dilatação do ducto pancreático frequentemente irá melhorar os sintomas de insuficiência exócrina (quando presente) e, ocasionalmente, diminuir a dor abdominal. O mecanismo desse último não é claro e pode ser relacionado com a melhora dos sintomas mais associados à insuficiência exócrina do que à dilatação do ducto pancreático. Por causar forte estimulação da secreção pancreática, é recomendado evitar o álcool e limitar a ingestão de gordura em pacientes sintomáticos com dilatação de ducto pancreático. Outra terapia para as condições restantes associadas à dilatação do ducto pancreático não é, especificamente, direcionada para a redução da hipertensão ductal ou saída pancreática. Por exemplo, quase todos os pacientes com pancreatite crônica (com ou sem dilatação de ducto pancreático) irá receber analgésicos narcóticos e não narcóticos como parte do regime terapêutico em algum momento, porém isso não tem demonstrado redução no diâmetro do ducto pancreático ou da função pancreática. Uma revisão compreensiva do tratamento médico do paciente com pancreatite crônica está além do alcance deste capítulo, porém vários papéis de revisão de qualidade que cobrem este tópico estão disponíveis.[23,24]

Terapia Endoscópica

A terapia endoscópica para a dilatação do ducto pancreático se centra na premissa de que a dilatação ductal resulta de pressão intraductal aumentada. Por causa disso, tratamentos são direcionados para aliviar o elemento obstrutivo e restauração do fluxo normal do suco pancreático para o duodeno. Tais terapias endoscópicas incluem esfincterotomia pancreática (maior e menor), remoção de cálculo do ducto pancreático (geralmente com litotripsia extracorpórea por ondas de choque, ou ESWL), dilatação de estenose do ducto pancreático, colocação de *stent* pancreático, drenagem de pseudocisto e necrosectomia endoscópica (ver Capítulos 51, 52 e 53). A cirurgia tem demonstrado produzir maior redução significativa e duradora da dor em pacientes com pancreatite crônica do que a terapia endoscópica.[25] Porém, a maioria das terapias endoscópicas para pancreatite crônica tem taxas de morbidade e mortalidade menores, fazendo o tratamento endoscópico mais atrativo para pacientes sem condições cirúrgicas. Além disso, quase todas as terapias endoscópicas não impedem uma intervenção cirúrgica, se o tratamento falhar. O sucesso técnico está associado à melhora da lesão alvejada e à normalização do diâmetro do ducto pancreático na repetição de imagem, enquanto que o sucesso clínico é mensurado pela melhora dos sintomas do paciente.

Em pacientes com pancreatite crônica, a indicação mais comum para terapia endoscópica do paciente com dilatação do ducto pancreático é o tratamento do cálculo pancreático, estenose ou ambos. A efetividade da terapia endoscópica varia e reflete a abordagem utilizada pelos endoscopistas, assim como a complexidade da dor nesta população.[26] Em adição, há uma suposição razoável que estenose e cálculos em pancreatite crônica ocorrem como resultado natural do processo da doença em vez de incitar a dor abdominal ou dilatações recorrentes. Apesar deste debate, uma tentativa de triagem de terapia endoscópica é razoável se há doença definitiva como cálculos e estenose, pode ser tratada, particularmente se há dilatação de ducto pancreático (**Fig. 34.4**). A maioria da endoterapia pancreática é iniciada por esfincterotomia pancreática (**Fig. 34.5**) seguida de passagem de fio-guia para dentro do ducto em direção distal para permitir a passagem do equipamento terapêutico (**Fig. 34.6**). Para tratamento de estenose pancreática, a dilatação pode ser alcançada com cateteres de dilatação gradual, balões dilatadores, ou cateter do tipo extrator de *stent* Soehendra que pode ser usado para chegar ao núcleo da estenose (**Fig. 34.7**). Uma regra geral é selecionar dispositivos que são do mesmo diâmetro ou levemente maior que o ducto que segue fluxo abaixo para evitar perfuração ou ruptura do ducto. Seguindo a dilatação, um *stent* plástico é posicionado transversalmente do ducto pancreático sobre um fio-guia (**Fig. 34.8**). Fios-guias utilizados na terapia endoscópica do pâncreas geralmente são mais hidrofílicos e flexíveis que os selecionados para a terapia biliar para evitar a perfuração pelo fio-guia e/ou lesão do ducto de parede relativamente fina. Tipicamente, os *stents* utilizados no pâncreas são projetados especificamente para o uso no pâncreas e construídos de material mais complacente do que os *stents* plásticos biliares convencionais. Em adição, os *stents* pancreáticos comumente têm múltiplos furos em sua lateral. Similar à abordagem endoscópica para o tratamento de pancreatite crônica associada à estrutura biliar, alguns têm defendido a colocação de múltiplos *stents* no ducto pancreático para tratar estenose de ducto pancreático.[27] Efeitos adversos da colocação de *stent* em ducto pancreático incluem migração do *stent* para dentro do ducto proximal ou para fora do ducto e para dentro do lúmen intestinal, formação de estrutura iatrogênica por trauma localizado decorrente de *stent*, lesão aguda ao ducto pancreático, incluindo ruptura do ducto, úlceras nas mucosas induzidas pelo *stent* e formação de cálculos. Oclusão prematura do *stent* pode resultar em pancreatite aguda e sepse pancreática. Terapia endoscópica pancreática em pacientes com um cisto ou pseudocisto pode carregar um menor risco de infecção (1 a 2%), e a administração de antibióticos pré-procedimento é recomendada. Antibióticos orais de 3 a 7 dias após a terapia endoscópica são

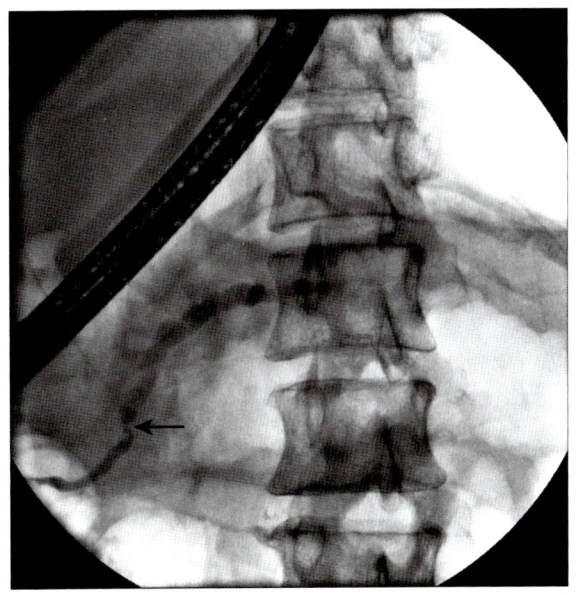

Fig. 34.4 Imagem de CPRE de um paciente com pancreatite crônica. Pancreatograma revela estritura na cabeça do pâncreas com dilatação acima do ducto pancreático.

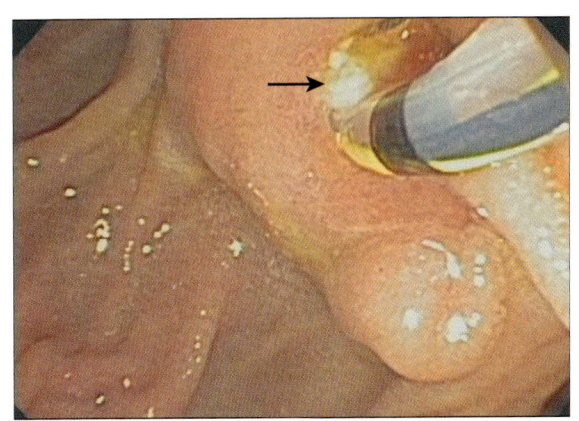

Fig. 34.5 Imagem de CPRE do mesmo paciente que aparece na **Figura 34.4**. Uma esfincterotomia pancreática foi realizada para facilitar a passagem de acessórios para tratar a estritura. Um pequeno cálculo *(seta)* é visualizado saindo do ducto pancreático imediatamente após e esfincterotomia pancreática. A imagem também revela a extensão de uma esfincterotomia biliar realizada anteriormente.

Fig. 34.6 Imagens de uma mulher de 64 anos com pancreatite recorrente. (**A**) Imagem de CT mostrando dilatação do ducto pancreático no corpo e cauda com ponto de transição próximo à cabeça. (**B**) Imagem de CPRE mostrando um cálculo *(seta)* na cabeça do pâncreas com dilatação acima do ducto pancreático. A paciente foi tratada com esfincterotomia pancreática e extração da pedra.

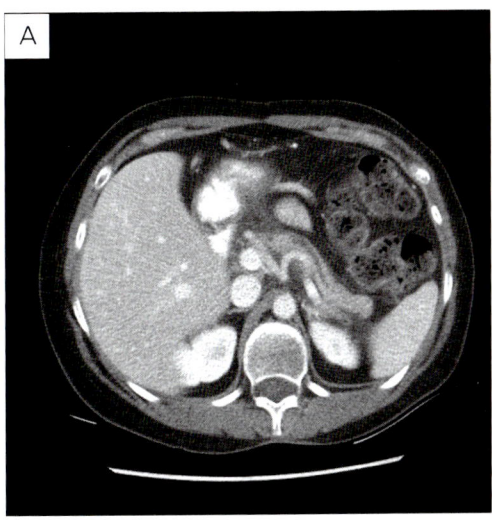

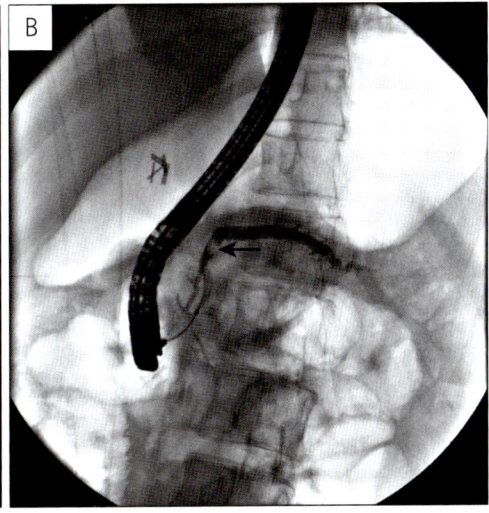

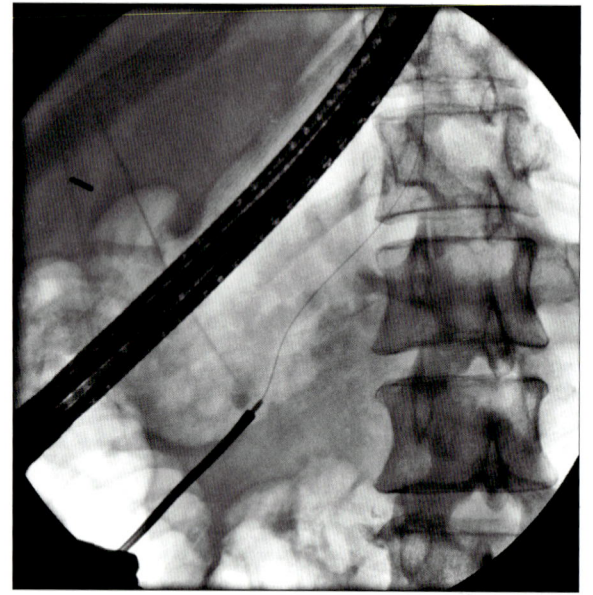

Fig. 34.7 Imagem de CPRE de um paciente com estenose no ducto pancreático. Após tentativas fracassadas de tratamento da estritura com dilatadores rígidos e balão, um extrator de *stent* Soehendra foi usado com sucesso para atravessar o núcleo da estrutura.

fundamentais em pacientes, onde o contraste permanece dentro do pâncreas após o procedimento.

Pacientes com pancreatite crônica e cálculos em ductos pancreáticos frequentemente têm estenoses que contribuem para a formação de cálculos e devem ser dilatados antes da extração do cálculo (**Fig. 34.9**). Isto é particularmente verdade em pacientes com múltiplas estenoses, onde uma limpeza ductal completa é difícil de conseguir e está associado a menores taxas de sucesso técnico e melhora clínica.[28] Outros fatores associados à dificuldade maior e menores taxas de sucesso de extração incluem a presença de múltiplos cálculos, grandes ou cálculos impactados e cálculos na cauda do pâncreas. Em alguns centros, ESWL é utilizada em conjunto com terapia de CPRE direcionada para atingir extração do cálculo. No quadro de pancreatite crônica e dilatação do ducto pancreático sem cálculo ou estenose adjacentes, os benefícios da terapia endoscópica geralmente são limitados para bloqueio/neurólise do plexo celíaco guiado por EUS. Para uma discussão mais detalhada da terapia endoscópica em pacientes com pancreatite crônica, ver Capítulo 52.

Ocasionalmente CPRE é utilizada no tratamento de estenose ampular associada à pancreatite recorrente ou crônica. Neste quadro o objetivo da terapia é aumentar o orifício pancreático, permitindo uma resistência menor ao fluxo de saída das secreções

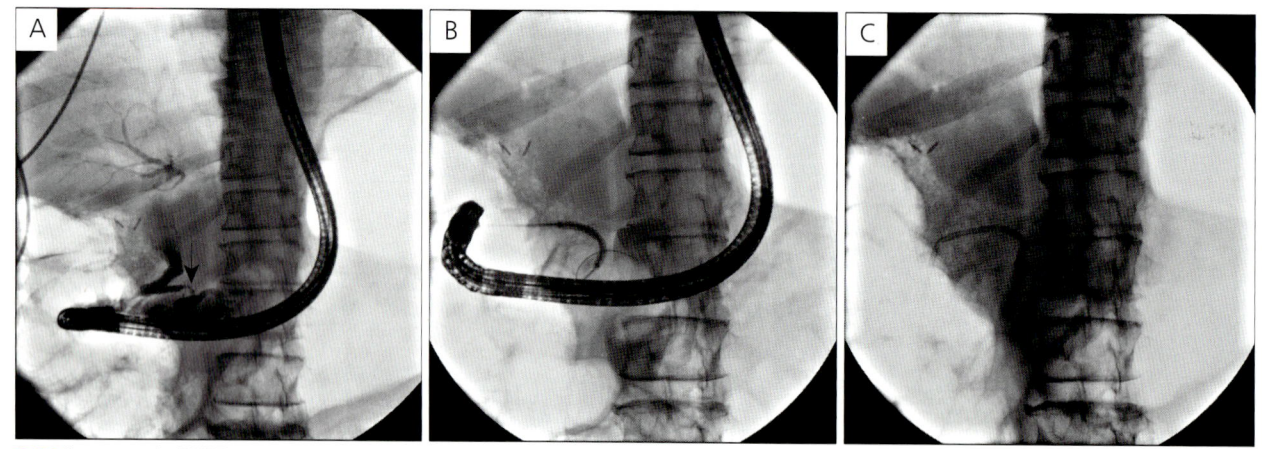

Fig. 34.8 Imagens de CPRE para pacientes com pancreatite crônica e dilatações agudas recorrentes. (**A**) Injeção de contraste revelou a estenose *(seta)* na cabeça do pâncreas com dilatação acima do ducto tortuoso. A estenose foi tratada com balão de dilatação (**B**) seguido de colocação do *stent* pancreático (**C**).

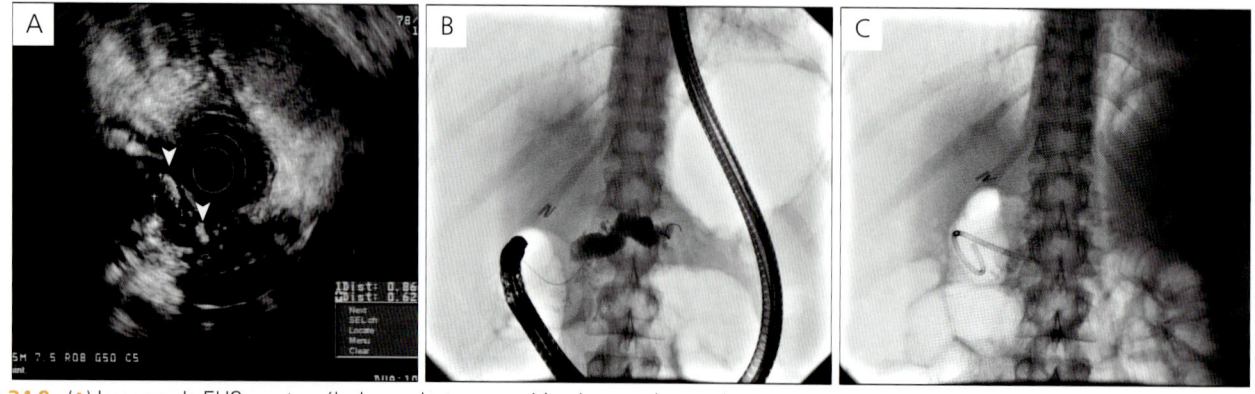

Fig 34.9 (**A**) Imagem de EUS mostra cálculo em ducto pancreático *(pontas de setas)* em uma mulher de 54 anos com pancreatite crônica e elevação da dor. (**B**) CPRE demonstra a dilatação do ducto pancreático com múltiplos defeitos de enchimento consistentes com cálculos e estenose na cabeça do pâncreas. (**C**) A paciente foi tratada com a combinação de esfincterotomia pancreática, dilatação de estenose e litotripsia. Um *stent pancreático* temporário foi colocado no final do procedimento.

pancreáticas. Isto geralmente é alcançado pela realização de esfincterotomia pancreática. Um *stent* profilático é colocado em ducto pancreático para reduzir o risco de pancreatite pós-CPRE. Para uma discussão detalhada da esfincterotomia pancreática incluindo a técnica, dispositivos, e eventos adversos potenciais, ver Capítulo 19.

As implicações clínicas de *pancreas divisum* permanecem controversas, porém novos dados sugerem que os pacientes com mutação genética de *pancreas divisum* subjacente podem estar predispostos à pancreatite.[29] Terapia endoscópica em pancreatite aguda recorrente geralmente envolve esfincterotomia da papila menor com colocação de *stent* pancreático profilático. Por causa da alta taxa de eventos adversos relacionados com a CPRE nesta população, a terapia endoscópica da papila menor deve ser realizada por endoscopistas experientes.

O papel da endoscopia em pacientes com dilatação de ducto pancreático decorrente de uma neoplasia cística do pâncreas é principalmente diagnóstico, e mais comumente envolve o uso da EUS com ou sem FNA. Embora estudos prospectivos que examinam o papel da EUS no tratamento da neoplasia cística demonstre promessa, este trabalho ainda o considera experimental e é descrito como ablação cística em vez da correção da dilatação do ducto pancreático.[30]

Controversamente, ampulectomia de adenoma ampular irá tipicamente resultar na resolução da dilatação do ducto pancreático, particularmente se o ducto não estiver dilatado por um período de tempo prolongado. Este procedimento está sendo realizado com mais frequência em centros, oferecendo endoscopia terapêutica avançada e tem efeitos adversos aceitavelmente baixos quando realizado por endoscopista experiente.[31] Para discussão adicional sobre ampulectomia, ver Capítulo 24.

Terapia Cirúrgica

A intervenção cirúrgica para paciente com dilatação do ducto pancreático é empreendida com um dos dois objetivos: ressecção de uma lesão obstrutiva (tanto benigna, como maligna) ou descompressão do ducto com a intenção de redução da dor. No anterior, o cenário mais comum é o paciente com uma massa sólida ou cística e dilatação de ducto distal. No caso de neoplasia na cabeça pancreática, a pancreaticoduodenectomia (procedimento de Whipple), geralmente, é realizada quando possível. Menos frequente, a massa no corpo é ressecada, utilizando pancreatomia distal estendida ou ressecção pancreática média. Na situação de uma lesão maligna, o objetivo é primeiramente a remoção do tumor com pequena preocupação para o tratamento da dilatação do ducto pancreático subjacente.

Há inúmeras aproximações cirúrgicas que têm sido desenvolvidas para a ressecção de lesão inflamatória na cabeça do pâncreas em pacientes com pancreatite crônica, dilatação do ducto pancreático e dor crônica. Incluem-se o procedimento de Frey e a operação de Beger. Ambos envolvem ressecção parcial ou retirada do núcleo da cabeça do pâncreas e descompressão do pâncreas remanescente via pancreaticojejunostomia lateral. Nos pacientes com pancreatite crônica, dilatação do ducto pancreático e envolvimento difuso da glândula sem uma massa predominante na cabeça, o procedimento de Puestow ou pancreaticojejunostomia lateral é a operação de escolha. Nesta cirurgia o paciente é "filetado" longitudinalmente ao longo do ducto pancreático principal e, então, anastomosado em um segmento de jejuno que é similarmente incisionado longitudinalmente. O alívio parcial ou completo da dor após a drenagem cirúrgica varia de 65 a 85%, porém o alívio mantido a longo prazo é signifcativamente menor (30 a 50%).[25]

Conclusões

O diagnóstico diferencial no paciente com dilatação de ducto pancreático é diverso e varia de benigno, assintomático, achados coincidentes ao precursor de malignidade subjacente. A avaliação com sucesso de tais pacientes depende de uma avaliação do histórico do paciente e a avaliação cuidadosa dos resultados de testes laboratoriais e de imagem. Dada a complexidade destes casos e as consequências potenciais da terapia, treinamento dedicado e a experiência em endoterapia pancreática são recomendados. Enquanto a comunidade médica se move para aproximações menos invasivas, as terapias endoscópicas, incluindo EUS e CPRE, irão continuar a ter um papel central na avaliação e tratamento do paciente com dilatação de ducto pancreático.

A lista de referências deste capítulo pode ser encontrada em www.revinter.com.br/online/referencias-baron.pdf

Capítulo 35

Neoplasia Ampular

Paul Fockens ■ Ian D. Norton

Tumores malignos na ampola de Vater são incomuns. Menos de 1 em 50.000 pessoas acima de 40 anos são diagnosticadas com malignidade ampular a cada ano.[1] Muito mais comum é um grupo heterogêneo de malignidades que ocorrem na região *peri*-ampular, incluindo tumores na parte adjacente da cabeça do pâncreas, ducto biliar comum distal, mucosa duodenal adjacente e a ampola de Vater. Antes da ressecção cirúrgica a origem exata do tumor periampular geralmente não é clara. No entanto, o tecido de origem tem implicações prognósticas importantes, com tumores que surgem do pâncreas, trazendo o pior prognóstico (**Fig. 35.1**).[2] Reciprocamente, tumores nesta região geralmente apresentam-se precocemente em razão da obstrução biliar e/ou pancreática e possui um prognóstico melhor. Uma série de necropsias da Mayo Clinic registrou 25 lesões periampulares de 4000 necropsias consecutivas (0,6%), e no máximo 20% destas lesões eram sintomáticas.[3]

O tumor benigno mais comum da ampola de Vater é um adenoma. Uma sequência de adenoma-carcinoma é similar ao que ocorre no cólon e, portanto, todos os adenomas devem ser considerados para ressecção. Muitos adenomas serão adequados para ressecção endoscópica (ver Capítulo 24). No entanto, adenomas que se estendem para dentro do sistema ductal ou lesões com transformação maligna geralmente requerem pancreaticoduodenectomia (procedimento de Whipple). Este capítulo discute lesões que surgem da ampola.

Sinais e Sintomas

Por sorte, pacientes com lesões ampulares geralmente desenvolvem sinais e sintomas relativamente no início do percurso da doença. Isto é resultado da lesão que surge a partir da junção dos ductos pancreáticos e biliares, assim impedindo o fluxo de bile e/ou secreções pancreáticas. A icterícia é o sintoma de apresentação na maioria dos pacientes. Diferente dos pacientes com malignidade de cabeça pancreática, a icterícia pode, inicialmente, ser intermitente. A obstrução biliar pode também estar associada a sinais e sintomas de colangite. Em adição, sintomas não específicos, como perda de peso, desconforto abdominal, náusea e vômito, podem ser observados. Icterícia por obstrução, anemia em razão da perda sanguínea, e uma vesícula biliar palpável* formam a tríade clássica vista no câncer ampular, embora isso seja visto em uma pequena minoria dos pacientes.

Lesões ampulares benignas apresentam icterícia com menos frequência, refletindo seu tamanho pequeno. Uma vaga dor abdominal poderá ocorrer. Cálculo de ducto biliar relacionado com a estase biliar pode causar sintomas obstrutivos. Cada vez mais pacientes com adenoma ampular benigno são diagnosticados, enquanto assintomáticos, geralmente por um dos três contextos a seguir:

1. Observação de lesões duodenais/ampulares em pacientes com síndrome de polipose adenomatosa familiar (FAP).
2. Lesões identificáveis descobertas com endoscopia superior.
3. Investigação da dilatação biliar onde exames de imagem foram realizados por indicação não relacionada (ver Capítulo 33).

Em uma série endoscópica de 55 adenomas ampulares, 45% eram assintomáticos, 16% apresentavam dor abdominal, 15% com icterícia, 9% com pancreatite, e 15% apresentavam uma mistura de sintomas.[4]

Apresentação de sangramento gastrointestinal (GI) grave não é comum, porém tem sido registrado junto a adenomas ampulares, carcinomas, malignidade metastática e tumores mesenquimais. Em todos os casos, resultaram de necrose e ulceração da mucosa sobrejacente.[5]

Não há achados laboratoriais específicos associados a tumores ampulares. Obstrução biliar resulta na elevação de fosfatase alcalina, gama-glutamiltranspeptidase e, eventualmente, bilirrubina. Transaminase também pode estar elevada, especialmente no quadro de obstrução aguda ou colangite. Marcadores tumorais têm pequeno papel, porém podem ser úteis para prognóstico. Níveis de CA 19-9 sérico e antígeno carcinoembrionário (CEA) têm sensibilidade para adenocarcinoma ampular de 78 e 33%, respectivamente. A especificidade de ambos marcadores é baixa.[6]

Exames de Diagnóstico e Avaliação

Endoscopia

Para uma avaliação endoscópica da ampola completa, o exame *deve* ser realizado com duodenoscópio. O exame com endoscópio de visão final irá causar uma proporção significativa de anomalias que poderão passar despercebidas. Dois estudos recentes demonstraram que a endoscopia com visão frontal não visualizava 50% do total das lesões visíveis com endoscopia de visão lateral.[7,8]

---

*Sinal de Courvoisier, geralmente citado erroneamente, afirma que a icterícia no aparecimento de uma vesícula biliar palpável provavelmente não é causada por cálculos biliares (neste caso a fibrose vesicular irá prevenir dilatação obstrutiva). O sinal é geralmente citado erroneamente afirmando que icterícia sem dor na presença de vesícula biliar palpável se dá em virtude da obstrução biliar maligna, geralmente uma malignidade pancreática.

A endoscopia permite geralmente diagnóstico de tumores ampulares, também providenciando informações acerca do grau da disseminação lateral. Existe uma vasta variedade de aparências da ampola, que tem geralmente aspecto filiforme. A endoscopia permite a biópsia da ampola, porém em um estudo a biópsia endoscópica falhou em diagnosticar malignidade mais profunda em 7 de 23 casos.[9] Além disso, cuidados devem ser tomados para evitar a biópsia direta do orifício papilar, pois mesmo a biópsia fria tem sido associada à pancreatite aguda necrosante. A biópsia do interior de uma esfincterotomia biliar pode diagnosticar patologia ampular com maior precisão.

Macroscopicamente, massas ampulares se ajustam em uma das quatro variações que são bem reconhecidas (**Figs. 35.2** e **35.3**):

- Papila macroscopicamente normal: A suspeita de uma lesão ampular geralmente é devida à dilatações ductais pancreática e biliar até o nível da parede duodenal em imagens transversais (ver Capítulos 33 e 34). Neoplasias completamente intra-ampulares podem apresentar-se somente quando uma esfincterotomia é realizada, mas também pode ser visualizada com a ultrassonografia endocópica (EUS).
- Protrusão intramural: Uma protuberância abaixo da papila de aspecto normal ("infundíbulo proeminente"). O diagnóstico diferencial desta aparência também inclui cisto de colédoco tipo III e cálculos biliares ou de ducto pancreático compactados.
- Protrusão exposta: Tecido de aspecto neoplásico que se estende para fora da papila.
- Tumor com ulceração: Esta situação é suspeita de malignidade (ver **Fig. 35.4, A**). Outro aspecto sugestivo de malignidade é a falha em levantar a lesão quando é realizada injeção submucosa (algumas vezes é incluída na técnica da ampulectomia endoscópica; ver Capítulo 24).[10] Outros aspectos que sugerem malignidade são a friabilidade e endurecimento.

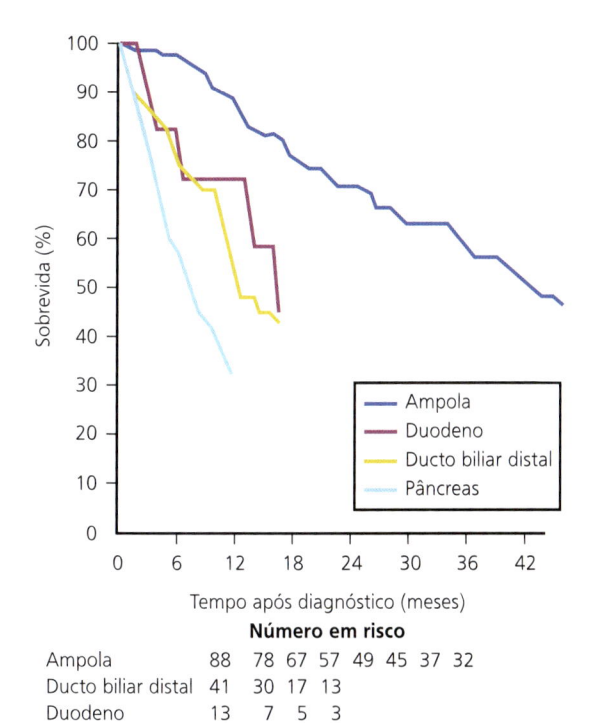

Fig. 35.1 Curvas de sobrevida para 561 pacientes com tumores periampulares, estratificadas pelo sítio de origem. (*Reproduzida com permissão de Bettschart V, Rahman MQ, Engleken FJ, et al. Presentation treatment and outcome in patients with ampullary tumors.* Br J Surg. *2004;91[12]:1600-1607.*)

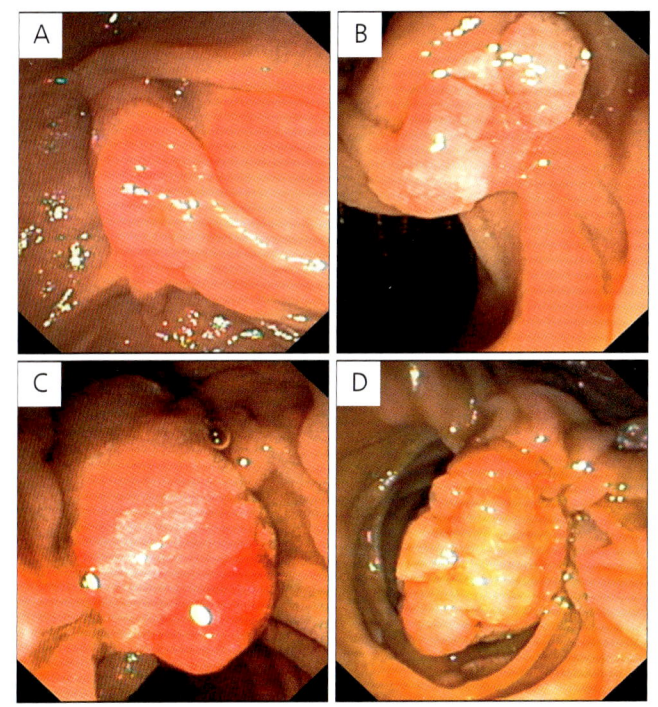

Fig. 35.2 Diferentes aparições de adenomas ampulares. (**A**) Papila macroscópica quase normal. (**B**) Adenoma com superfície granular. (**C**) Protrusão exposta de adenoma viloso. (**D**) Grande massa polipoide. (*Redesenhada de Bettschart V, Rahman MQ, Engleken FJ, et al. Presentation treatment and outcome in patients with apullary tumors.* Br J Surg. *2004;91[12]:1600-1607.*)

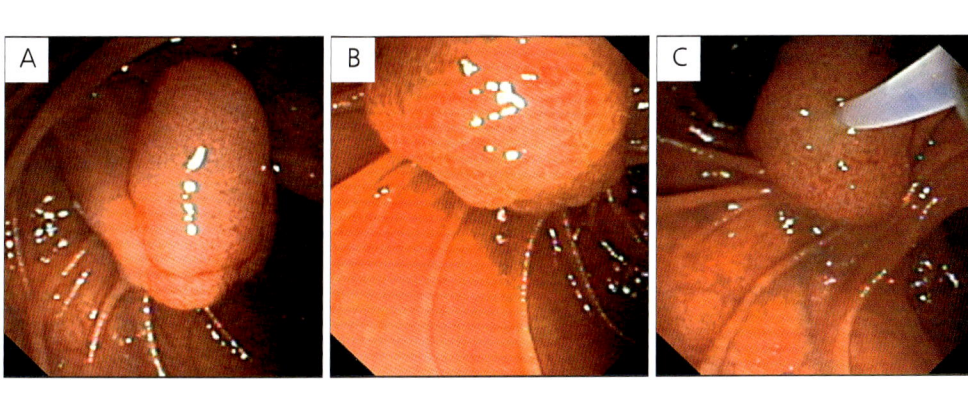

Fig. 35.3 Tumor ampular predominante. Biópsia revelou somente adenoma, porém amostra da ampulectomia revelou malignidade, e o paciente passou subsequentemente por pancreaticoduodenectomia.

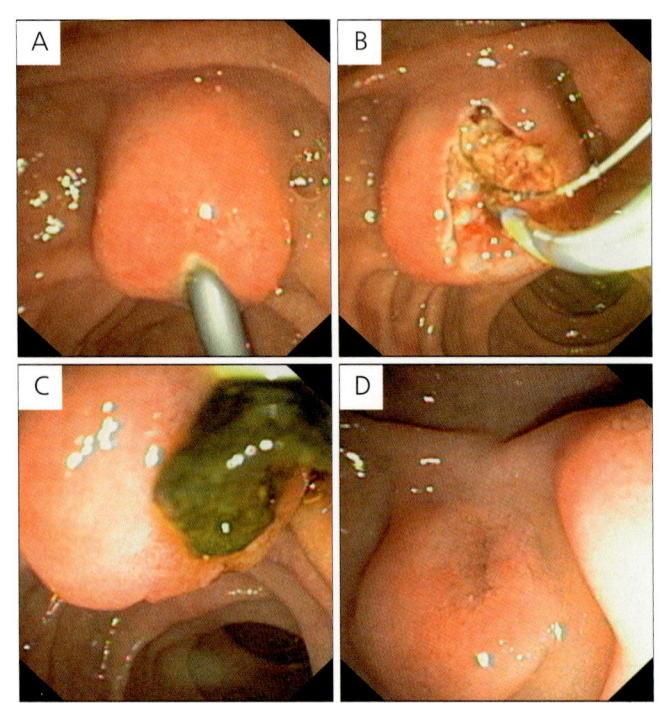

Fig. 35.4 Papila inflamada decorrente do cálculo biliar. (**A**) Papila edemaciada com stent in situ e mucosa sobrejacente de aspecto normal. (**B**) Esfincterotomia realizada para permitir biópsia dentro da ampola. (**C**) Cálculos biliares removidos. (**D**) Aparência 2 meses depois.

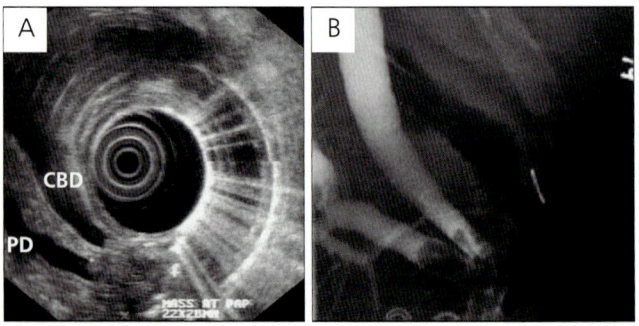

Fig. 35.5 CPRE e imagens de EUS correspondentes de grande massa ampular. Observe que ambas as modalidades demonstram extensão de tumor intraductal.

Em uma série de 52 casos de adenomas ou carcinomas, Ponchon et al. observaram endoscopicamente a ampola de aspecto normal em 37% dos casos.[11] Nestes casos um tumor subjacente tornou-se evidente somente após esfincterotomia biliar.

Lesões esporádicas são solitárias, enquanto que aquelas associadas à síndrome de FAP são geralmente acompanhadas por pólipos duodenais. Estes podem ter aparências variadas, variando de lesões vilosas discretas até placas espessas de tecido até uma miríade de pequenos pontos espalhados pela mucosa (aparência "miliar").

CPRE

A introdução da colangiopancreatografia por ressonância magnética (CPRM) e EUS tem diminuído o papel diagnóstico da colangiopancreatografia retrógrada endoscópica (CPRE). No entanto, a CPRE continua a interpretar um papel terapêutico importante, estabelecendo drenagem biliar, geralmente acompanhado de biópsia diagnóstica. Esfincterotomia biliar permite uma amostra mais profunda de tecido, assim como biópsias dirigidas do orifício pancreático. Esfincterotomia é também utilizada como parte da técnica de ampulectomia, tanto para deslocar inferiormente uma pequena lesão para longe do orifício ductal antes da remoção por laço, como para prevenção de estenose por papilectomia. A colangiografia permanece como ferramenta importante para avaliação da extensão intraductal de um tumor (**Fig. 35.5**).[12]

Biópsia com pinça

Biópsia endoscópica com pinça retira, superficialmente, a lesão ampular, é o método de diagnóstico mais comum. No entanto, estas biópsias podem ter uma taxa falso-negativa significativa para malignidade.[9] Para reduzir o erro de amostragem é recomendado realizar, ao menos, seis biópsias, cuidando para evitar o orifício pancreático. Alteração de malignidade dentro do adenoma ampular pode ser observada em até 30%, e em até 50% em séries mais antigas.[9,13] Apesar destas limitações, séries recentes de manuseio endoscópico de adenomas ampulares têm citado taxa de malignidade em somente 6 a 8% de amostras de ampulectomia que eram suspeitas de ter doença benigna.[12,14] Esta alteração está provavelmente relacionada com o estágio melhorado antes da papilectomia endoscópica e ampulectomia cirúrgica. Como foi mencionado anteriormente, biópsias obtidas por meio de esfincterotomia podem apresentar maior taxa de malignidade. O melhor rendimento da biópsia é observado, quando a amostra é obtida, pelo menos, 10 dias após a esfincterotomia, quando o artefato de diatermia não existe mais.[15] A aspiração por agulha fina guiada por EUS pode ser útil na avaliação de massas ampulares com sensibilidade e especificidade relatadas em 82 e 100%, respectivamente,[16] embora dados adicionais no papel da amostragem de tecido por EUS sejam necessários.

Ultrassonografia Transabdominal, CT e MRI

A icterícia obstrutiva geralmente é investigada primeiramente com a ultrassonografia transabdominal (US) em virtude de sua acessibilidade, custo e segurança. No caso de obstrução decorrente da lesão ampular, o achado comum é a dilatação de toda a árvore biliar até a parede duodenal. O tumor não é geralmente visualizado. Semelhantemente, a sensibilidade geral para Tomografia Computadorizada (CT) é, relativamente, baixa em 20 a 30%, porém é maior na presença de um tumor maior.[17-19] Se uma massa não for visualizada, a EUS pode ser considerada, com ou sem CPRE, dependendo se houver a necessidade de liberar a obstrução biliar. A CT é uma ferramenta útil para determinar o estágio, tanto para estadiamento local (p. ex., envolvimento vascular), como para metástases distantes.[20] Imagem por Ressonância Magnética (MRI) e CPRM não têm sido suficientemente investigadas para lesões ampulares, porém aparentam ser alternativas promissoras para EUS.[21]

Ultrassonografia por Endoscopia (EUS)

EUS pode ser utilizada para diferentes propósitos no aparecimento de neoplasia ampular:

1. *Diagnóstico*. A EUS tem papel no diagnóstico de pacientes com icterícia obstrutiva sem massa visível por EUS transabdominal ou CT. A EUS tem demonstrado ser superior à US e CT na detecção de lesões ampulares (95 *versus* 15% e 20 a 30%, respectivamente).[17-19] No entanto, a ampola é geral-

mente, hipoecoica e pequenas lesões (< 10 mm) podem passar despercebidas com EUS.[18]

A EUS pode ser também utilizada na investigação de ampola de aspecto normal visualizada na endoscopia. A literatura limitada sobre o assunto sugere que a especificidade da EUS neste cenário é de, aproximadamente, 75%.[22] Os resultados falso-positivos vêm de uma ampola inflamada e edemaciada, possivelmente em virtude da recente passagem de cálculos (**Fig. 35.4**). Em suma, EUS deve ser considerada uma ferramenta importante no esclarecimento da presença de uma ampola de aspecto normal, porém o diagnóstico depende da confirmação tecidual.

2. *Câncer ampular em estágio avançado.* A EUS ajuda em estadiar a malignidade ampular de acordo com o sistema de estadiamento TNM (**Quadro 35.1**). Comparado à CT e MRI, EUS é a ferramenta mais precisa para estadiamento T.[19,23] Na maior série com 50 pacientes, EUS foi observada como sendo mais precisa (87%) comparada à CT (24%) e MRI (46%) com base no estadiamento T cirúrgico e patológico. A limitação principal da EUS é a diferenciação de lesões T2 e T3. Pancreatite peritumoral pode resultar em superestadiamento de uma lesão T2. Semelhantemente, a presença de um *stent* biliar pode resultar em alterações inflamatórias, fazendo com que o estadiamento T seja mais difícil. A partir de uma perspectiva clínica, isto não é uma questão crítica, pois o manejo cirúrgico de T2 e T3 é idêntico.

A precisão do estadiamento N não tem sido relatada como sendo diferente entre EUS, CT e MRI. Nódulos metastáticos regionais são detectados por EUS com uma precisão de, aproximadamente, 65% (**Fig. 35.6**).[23,24] O envolvimento de linfonodo locorregional geralmente não influencia no manejo cirúrgico.

A ressecabilidade cirúrgica depende principalmente do envolvimento vascular e da presença de metástase distante. Em virtude da apresentação precoce de tumores ampulares e distância relativa dos vasos mesentéricos, o envolvimento vascular é incomum. A EUS é um meio preciso para a avaliação do envolvimento vascular[25,26] e pode permitir a imagem do sistema porta venoso do duodeno proximal e do tronco celíaco do fundo gástrico.

3. *Estadiamento precoce de lesões ampulares.* Quando a intervenção endoscópica local ou cirúrgica está sendo considerada, um estadiamento T preciso é de vital importância. Ressecção endoscópica é geralmente limitada para lesões pré-malignas, pois o câncer precoce tem risco de 10 a 45% para metástase de linfonodo[27] e deve ser manejado com ressecção radical (procedimento de Whipple) em pacientes operáveis. A EUS depende da infiltração e destruição dos planos teciduais normais para diferenciar doença benigna de maligna. No caso de biópsia benigna, o papel da EUS é de excluir uma lesão infiltrativa na parte profunda da lesão que pode ser visualizada endoscopicamente. A precisão da EUS em distinguir lesões > do estágio T1 é alta, entre 87 e 95%.[18,23,25,28] Tumores T1 têm subclassificações adicionais de T1d0 (limitado ao esfíncter de Oddi) e T1d1 (invasão da mucosa duodenal). A ressecção local é apropriada, se a lesão for T1d0 e não houver evidência de malignidade. Para o subgrupo d0/d1, a ultrassonografia intraductal (IDUS) aparenta ter a melhor precisão (ver a seguir), porém não está prontamente disponível.

4. *Extensão de tecido para dentro de ducto biliar distal ou ducto pancreático é uma contraindicação relativa para ressecção endoscópica.* Isto pode ser avaliado por CPRE ou EUS cuidadosamente realizadas (**Fig. 35.5**).

Ultrassonografia Intraductal (IDUS)

A IDUS é uma ferramenta promissora para estadiamento ampular e de tumores biliares. Seguindo a canulação do ducto biliar em CPRE onde um cateter 7 Fr de ultrassom é introduzido sobre um fio-guia para dentro do sistema ductal. Estes cateteres são sondas mecânicas reutilizáveis que operam com frequência relativamente alta (12 ou 20 MHz) para produzir imagens de alta qualidade próximas ao campo, porém com profundidade limitada. No maior estudo prospectivo sobre este assunto, IDUS foi superior a CT

Quadro 35.1 Sistema de Estadiamento TNM para Carcinomas Ampulares	
T1	Tumor limitado à ampola de Vater*
T2	Tumor invade a parede duodenal *(muscularis propria)*
T3	Tumor invade para dentro do pâncreas < 2 cm
T4	Tumor invade para dentro do pâncreas > 2 cm ou para órgãos ou vasos adjacentes
N0	Sem metástase em linfonodos regionais
tN1	Metástase em linfonodos regionais
M0	Sem metástase a distância
M1	Metástase a distância

De: Sobin LH, Wittekind CH, Eds. *International union against cancer (UICC): the TNM classification of malignant tumors.* 6th ed, New York: Wiley; 2002.
*Alguns dividem tumores T1 em d0 (limitado ao esfíncter de Oddi) e d1 (tumor invade a submucosa duodenal).

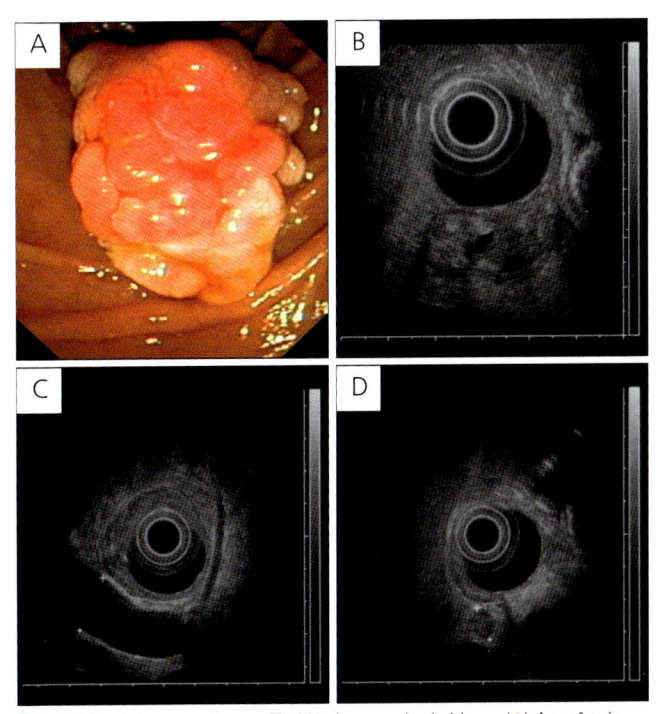

Fig. 35.6 Adenocarcinoma T2 N1 da ampola de Vater. (**A**) Aparência endoscópica. (**B**) EUS revelando tumor polipoide. (**C**) Ductos biliar comum e pancreático dilatados. (**D**) Envolvimento de linfonodo.

e EUS em termos de visualização de tumor, especialmente na detecção de pequenas lesões.[18] IDUS é a única modalidade de imagem em que aparece o esfíncter de Oddi como estrutura distinta.[28] Claramente a IDUS tem potencial de ter uma grande parte na seleção de pacientes para a ressecção endoscópica, mas ainda são necessários mais estudos.

Colonoscopia

O adenoma ampular pode ser o aspecto de apresentação da síndrome de FAP atenuada. Além do mais, há relatos de pacientes com adenoma ampular que possuem risco aumentado de neoplasia colônica, mesmo na ausência de síndrome de FAP.[29-31] O grupo de Ponchon registrou pólipos colônicos em 50% dos pacientes com adenomas ampulares esporádicos, incluindo um com oito pólipos e outro com malignidade sigmoide.[32] Mesmo que sejam poucos pacientes, é prudente realizar colonoscopia em todos os pacientes diagnosticados com adenomas e carcinomas ampulares, especialmente antes de ressecção cirúrgica de lesão ampular.

Patologia

Noventa e cinco por cento de neoplasias da ampola consistem em adenomas ou adenocarcinomas. Tumores ampulares são cada vez mais reconhecidos como lesões esporádicas (p. ex., não associados à condição neoplásica hereditária; ver **Fig. 35.2** e **Quadro 35.2**), e estes provavelmente contam em mais de 50% dos adenomas e carcinomas ampulares. Há uma vasta gama de outras condições neoplásicas benignas e malignas que podem afetar a ampola de Vater. Estas estão listadas nos **Quadros 35.3 e 35.4** (ver também Capítulo 24). Abaixo, as condições mais comuns são descritas em maiores detalhes.

Adenoma

A ampola de Vater é, anatomicamente, complexa e na maioria dos pacientes é composta de canal comum, segmento intraduodenal dos ductos biliar e pancreático, e a mucosa duodenal (**Fig. 35.7**). O canal comum, ductos biliar e pancreático são todos cercados por fibras musculares lisas. O canal comum é o provável sítio de onde a maioria dos tumores ampulares surgem, assim como foi observado em séries histológicas e necropsias.[33]

A região periampular é o sítio da grande maioria dos adenomas intestinais, pequenos, significativos em ambos os pacientes esporádicos e nos com FAP. Estas lesões parecem ser paralelas à exposição mucosa à bile (ver Patogênese do Adenoma Ampular e Síndrome de FAP, adiante), particularmente em relação à característica de extensão inferior de adenomas precoces (aparência de "cavanhaque"; **Fig. 35.8**). Adenomas ampulares são histologicamente, semelhantes aos seus homólogos colônicos e são, classificados como tubular, túbulo-viloso, ou viloso, por ordem de aumento de displasia e potencial maligno. Assim como no cólon,

---

Quadro 35.3 Diagnóstico Diferencial de Tumores e Pseudotumores da Ampola de Vater

Doença Benigna
- Adenoma
- Carcinoide
- GIST
- Lipoma
- Leiomioma
- Hamartoma (pólipo de Peutz-Jeghers)
- Schwannoma
- Linfangioma
- Hemangioma
- Fibroma
- Neurofibroma
- Tumor de célula granular
- Adenomioma
- Gastroenterite eosinofílica
- Duplicação duodenal
- Coledococele
- Pâncreas heterotópico
- Hiperplasia da glândula de Brunner
- Mucosa gástrica heterotópica
- Lesões inflamatórias não neoplásicas: odite/papilite (p. ex., em virtude da litíase)
- Grande, porém ampola variante normal

Quadro 35.4 Diagnóstico Diferencial de Tumores Malignos e Pseudotumores da Ampola de Vater

Doenças Malignas
- (Adeno) carcinoma*
- Carcinoma neuroendócrino
- GIST maligno
- Linfoma
- Pancreatoblastoma
- Leiomiossarcoma
- Neurofibrossarcoma
- Sarcoma de Kaposi
- Angiossarcoma
- Schwannoma maligno
- Rabdomiossarcoma (somente registrado em crianças)
- Metástase para a ampola

*População celular mista de carcinoma tem sido descrita, tal como:
- Carcinomas sarcomatoides, uma mistura de elementos carcinomatosos e sarcomatosos.
- Tumores adenocarcinoides, uma mistura de adenocarcinomas e tumores carcinoides.
- Carcinomas ampulares com padrões diferentes de diferenciação, como carcinomas papilares, carcinomas de célula de Paneth e carcinomas de célula de anel de sinete, também estão incluídos.

Quadro 35.2 Síndromes do Câncer Associadas ao Carcinoma Ampular

- FAP
- HNPCC*
- Neurofibromatose tipo 1[†]
- Síndrome de Muir-Torre[‡]

*Câncer colorretal hereditário não polipoide (HNPCC) é pobremente associado ao carcinoma ampular.
[†]Neurofibromatose parece estar predisposto a ambos somatostatinomas e carcinomas da ampola de Vater.
[‡]Síndrome de Muir-Torre é uma condição caracterizada pela associação de múltiplos tumores sebáceos e queratoacantomas com malignidade interna, incluindo carcinoma ampular.

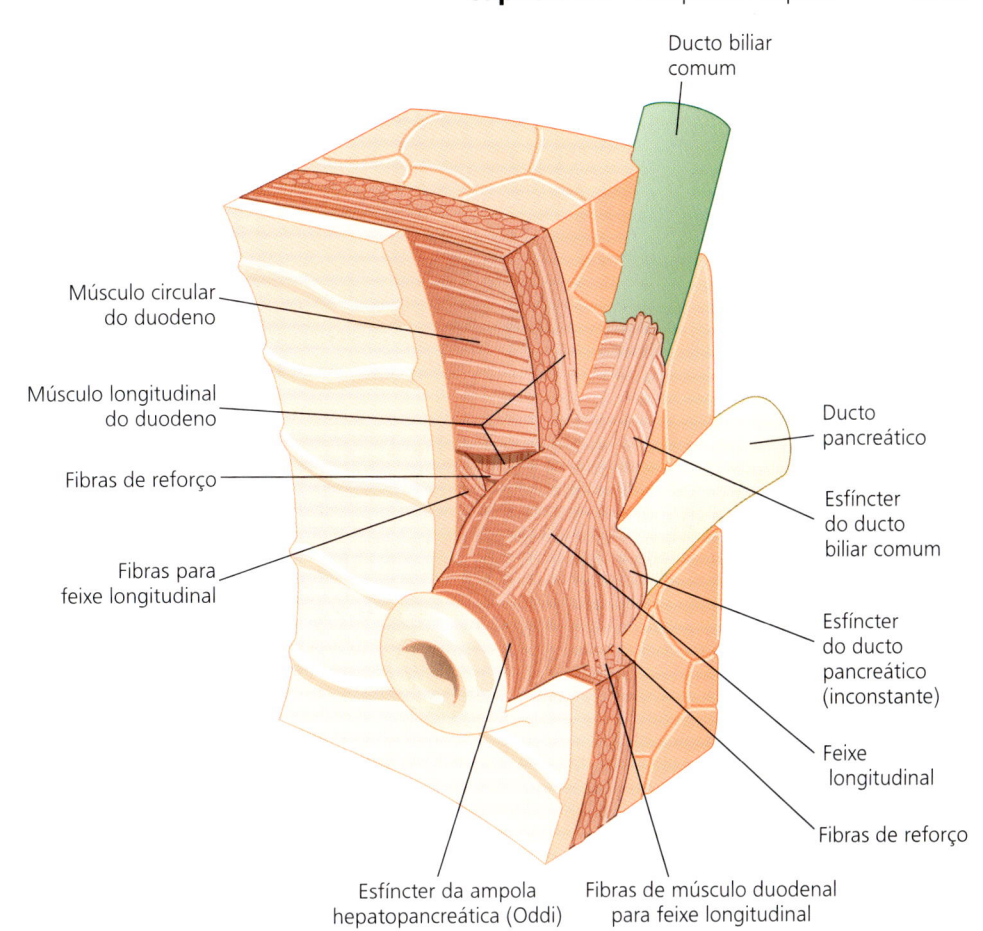

Fig. 35.7 Demonstração da anatomia da ampola de Vater. Observe os componentes musculares distintos da papila, colédoco e ducto pancreático.

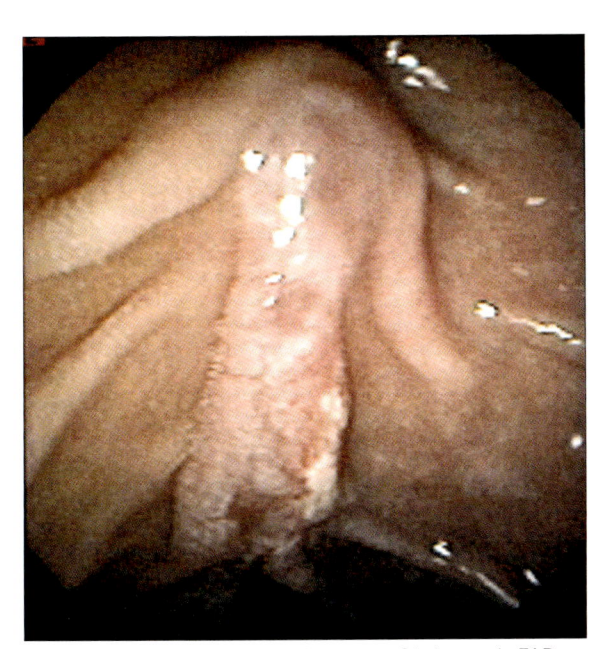

Fig. 35.8 Ampola de Vater em paciente com Síndrome de FAP. Observe a extensão tipo "cavanhaque" do tecido adenomatoso inferior a partir do segmento externo papilar.

alterações genéticas progressivas e aumento de displasia podem resultar em transformação maligna. Várias linhas de evidência suportam esta hipótese:

- Restos adenomatosos têm sido encontrados adjacentes à malignidade.[11,34,35]
- Progressão histológica do adenoma para malignidade tem sido observada em pacientes acompanhados longitudinalmente.[36]
- Um estudo retrospectivo de Bleau suporta a progressão temporal de adenomas periampulares até o carcinoma, com média de diagnóstico de adenoma na idade de 39 anos, displasia de alto grau com 47 anos, e malignidade com 54 anos.[7]
- Um modelo de alteração genética que descreve alteração para malignidade tem sido relatado, análogo ao que é visto na sequência adenoma-carcinoma colônico.[37]

Uma série de necropsias também tem demonstrado câncer sem evidência de adenoma adjacente, sugerindo que ou o câncer tem substituído todo o tecido adenomatoso ou algumas lesões podem progredir para o câncer sem precursor adenomatoso.[33]

Carcinoma

Adenocarcinoma da ampola pode ser categorizado histologicamente e imuno-histologicamente como do tipo intestinal ou do tipo pancreaticobiliar.[38] O tipo intestinal lembra a neoplasia colônica e surge da mucosa; o tipo pancreaticobiliar surge do epitélio ductal do sistema ductal, embora geralmente se origine do canal comum. Há relatos conflitantes se o prognóstico se diferencia entre estas duas formas de malignidade.[34,38]

Tumores Neuroendócrinos

Os tumores neuroendócrinos (NETs) são morfológica e biologicamente diferentes, com um amplo espectro de subtipos. NETs ampulares são raros, com menos de 200 casos registrados pelo mundo. A maioria dos casos relatados são somatostatinomas, mas paraganglionomas gangliocíticos e outros NETs têm sido registrados (Figs. 35.9 e 35.10). A maioria dos NETs ampulares não são funcionais, podem produzir hormônios específicos detectados na imunocoloração da lesão, mas não resulta em níveis peptídicos séricos elevados ou síndromes neuroendócrinas clínicas.[39]

Há uma forte relação entre NETs ampulares e a doença de Recklinghausen; aproximadamente 25% dos NETs relatados ocorrem juntamente com neurofibromatose.[40]

A apresentação se dá geralmente com a icterícia. O diagnóstico é feito geralmente após ressecção cirúrgica decorrente da localização submucosa do tumor que afeta biópsias com base mucosa.[41] O tamanho do tumor se correlaciona pobremente com o potencial metastático e com o prognóstico.[40,41] Em adição às modalidades de imagem discutidas anteriormente, a cintilografia com receptor de somatostatina pode ser de auxílio.[39] A pancreaticoduodenectomia é recomendada para o manejo de NETs ampulares > 2 cm.[41] A ressecção local ou remoção endoscópica pode ser considerada para lesões pequenas após investigação minuciosa para doença metastática. Geralmente o prognóstico é bom, com uma taxa de sobrevida de 5 anos de 90%.[41] No entanto, lesões pobremente diferenciadas podem apresentar um curso clínico agressivo com metástase precoce e resultado fatal.

Linfoma

Linfoma que afeta a ampola é muito rara. Quatro tipos de lesões têm sido descritas:

1. *Tecido linfoide associado à mucosa ampular primária (MALT), linfoma que surge a partir da mucosa ampular.* Estas são semelhantes na aparência e no comportamento do linfoma gástrico MALT e geralmente regride após tratamento da *Helicobacter pylori*. Se isto falhar, tratamento agressivo com quimiorradiação geralmente obtém sucesso.[42]
2. *Linfoma difuso de grandes células B (DLBL).* Dentre os linfomas ampulares estes são relativamente comuns e são tratados do mesmo modo que DLBL em outro local.[43]
3. *Linfoma folicular.* Estes geralmente são relativamente difusos e, assim, são tratados melhor com quimioterapia do que com cirurgia.[44]
4. *Linfoma de célula T.* Estas são muito raras e podem estar associadas à doença celíaca subjacente.

Tumor Estromal Gastrointestinal (GIST)

Há vários casos relatados de GISTs que surgem do complexo ampular. Estas lesões geralmente são tratadas com pancreaticoduodenectomia. Tratamento com Imatinib tem sido útil em pacientes com doença metastática ou nos pacientes não aptos para cirurgia.[45,46]

Adenomas ampulares e Síndrome de FAP

Alteração assintomática adenomatosa da ampola é extremamente comum em pacientes com FAP, ocorrendo em até 100% dos indivíduos.[7] Síndrome de FAP e suas variantes (síndromes de Gardner e Turcot) ocorrem em cerca de 1 em 2.000 europeus.[47] O câncer duodenal é a causa mais comum de morte por câncer nestes pacientes após colectomia.[47] A incidência de FAP relacionada com adenomas duodenais e periampulares depende da

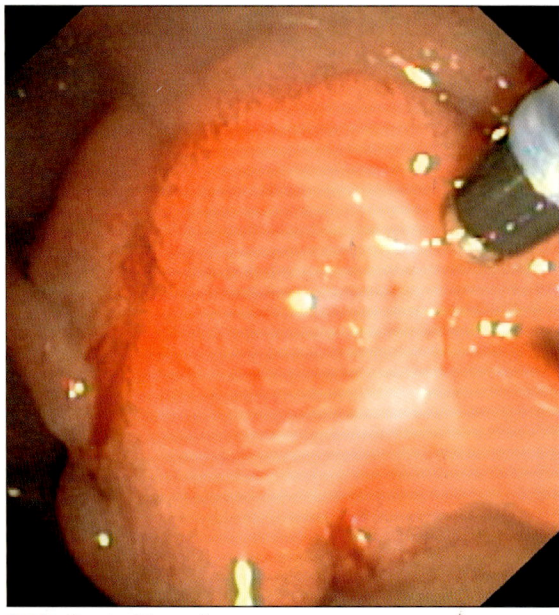

Fig. 35.9 Carcinoide papilar.

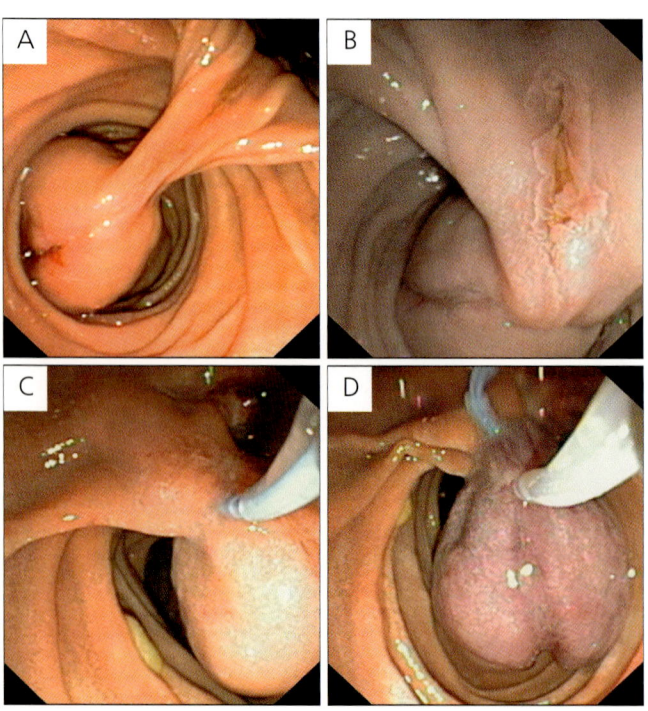

Fig 35.10 Paraganglioma gangliocíticoperiampular. (**A**) Pólipo com grande pedúnculo. (**B**) Orifício papilar. (**C**) Canulação. (**D**) Ressecção com alça abaixo do orifício após colocação de *endoloop*.

intensidade e observação (ver Exames Diagnósticos e Avaliação, anteriormente). Uma revisão de John Hopkins sobre o registro de FAP indicou que, em pacientes com FAP, o risco relativo de desenvolverem cânceres duodenal e ampular comparados à população em geral é de 330 e 123, respectivamente.[48] O risco absoluto combinado de câncer duodenal em pacientes com FAP foi, no entanto, somente 1 em 1.698 anos. Já que o seguimento ficou incompleto, e a maioria dos cânceres ocorreu tardiamente no decorrer da vida, o risco de malignidade pode ser subestimado. Um estudo do Reino Unido relatou o desenvolvimento de malignidade em 3 dos 70 pacientes com seguimento de mais de 40 meses.[49] É importante lembrar, portanto, que mesmo alterações adenomatosas no duodeno podem ser quase universais, no FAP parece que somente uma minoria de pacientes desenvolve câncer. Vários estudos têm indicado a idade média do aparecimento de malignidade periampular com FAP e complicações como sendo a sexta década de vida.[48,50,51] A literatura deste assunto comumente não diferencia adequadamente adenomas periampulares esporádicos dos relacionados com FAP. Em uma tentativa de prevenir a malignidade duodenal em pacientes com síndrome de FAP, várias estratégias de triagem têm sido desenvolvidas. Spigelman et al. desenvolveram um sistema de estadiamento para adenomas ampulares em pacientes com FAP para estratificar o risco de desenvolver câncer (Tabela 35.1).[52,53,55] Pacientes com estágio IV da doença têm entre 10 e 30 vezes o risco de desenvolver câncer comparado a alguém de pontuação baixa. Contudo, a melhor aproximação de tratamento para pacientes com alta pontuação permanece controversa. Embora um estudo inicial escandinavo mostrasse que 25% dos pacientes com doença em estágio IV desenvolveram câncer,[52] no momento acreditamos que um exame endoscópico melhor da ampola gera um aumento do estadiamento destas lesões, para que o risco de malignidade de um certo estágio pode não ser tão alto como foi previamente acreditado. No entanto, há pouca dúvida que estes pacientes devem ser observados periodicamente de modo estrutural, utilizando um duodenoscópio. Foi sugerido por alguns que o seguimento deve ocorrer, no mínimo, a cada 3 anos em pacientes em estágio baixo e a cada 6 meses a 1 ano em pacientes em estágio IV da doença.[54] Interessantemente, adenomas ampulares são mais prováveis de ter potencial maligno do que lesões que ocorrem em outro local do duodeno.[29,36,55] Uma ampola de aparência normal é vista em, pelo menos, 50% dos casos que têm alteração adenomatosa (Fig. 35.2, A). O papel do tratamento endoscópico não é bem definido em razão da falta de dados prospectivos. No entanto, a intervenção endoscópica aparenta ser uma alternativa viável à cirurgia.[4,14,56,57]

Patogênese de Adenoma Ampular e Síndrome de FAP

É interessante que as regiões ampular e periampular são os sítios mais prováveis de sofrer alterações adenomatosas no intestino delgado. A bile tem demonstrado ter efeitos proliferativos[58-60] e mutagênicos[61] na mucosa intestinal. Além do mais, a bile dos pacientes com FAP tem demonstrado formar mais adutos de DNA, ambos in vitro e in vivo, que a bile dos pacientes, controle,[35,57] particularmente com pH baixo (como é visto no duodeno proximal).[62] Estes adutos de DNA têm potencial em fazer surgir mutagênese. Como condição autossômica dominante, todas as células nucleadas em pacientes com FAP contêm um gene APC normal e um anormal (uma mutação germinativa). No cólon, uma mutação somática no alelo APC previamente normal (tipo selvagem) geralmente é um evento precoce na carcinogênese. Acumulação de outras mutações somáticas (em genes como p53 e K-ras) guia o progresso no sentido da malignidade.[63] A situação em respeito à malignidade periampular aparenta ser similar com exceção de que a mutação APC somática pode ser relativamente menos frequente, e mutações K-ras relativamente mais frequentes.[64] Outro estudo tem demonstrado mutações p53 associadas a alterações malignas de alto grau em tumores periampulares.[65] Uma publicação recente sugere outros fatores familiares, possivelmente genes modificadores não identificados, que podem influenciar o desenvolvimento de adenomas periampulares em famílias com FAP, o que explica pelo menos em parte, a segregação familiar de doença periampular observada em famílias com FAP.[51] Esta segregação é independente da mutação APC específica da família. Spigelman et al. têm relatado uma correlação entre a gravidade da polipose duodenal e polipose retal seguido de colectomia e anastomose ileorretal.[66] Eles sugerem que outros fatores, possivelmente ambientais, podem ser sinérgicos em alguns pacientes, resultando em polipose mais grave em ambos os sítios. Os autores deste estudo alertam, portanto, que a falta de pólipos retais não elimina a necessidade de observação periampular.

Tratamento

Adenomas

Há 20 anos, o tratamento de adenoma ampular era realizado com pancreaticoduodenectomia. Removia efetivamente todo o tecido adenomatoso, porém com custo significativo de morbidade e mortalidade. Ressecção transduodenal da ampola tem morbidade significativamente menor, porém com o custo de risco de adenoma recorrente (5 a 30%), que requer observação endoscópica subsequente.[9,54,67] O alvo atual do tratamento de adenoma difere entre pacientes com FAP e aqueles com lesões esporádicas. Naqueles com lesão esporádica o objetivo é o mesmo que o do cólon, que é a completa excisão de todo o tecido adenomatoso. O objetivo dos pacientes com FAP é "controlar" a doença, isto é, através da remoção de todo o tecido de tamanho significativo (lesões maiores que muitos milímetros em tamanho).

Desde 1983 muitas séries e reportagens têm sido publicadas descrevendo o manejo endoscópico de adenomas, utilizando res-

Tabela 35.1 **Sistema de Estadiamento para a Gravidade da Polipose Duodenal em FAP: A Classificação de Spigelman**

Pontos	1	2	3
Número de pólipos	1-4	5-20	> 20
Tamanho do pólipo (mm)	1-4	5-10	> 10
Histologia	Tubular	Túbulo-viloso	Viloso
Displasia	Leve	Moderada	Grave

De: Spigelman AD, Williams CB, Talbot IC et al. Upper gastrointestinal cancer in patients with familial adenomatous polyposis. Lancet. 1989;2:783-785, com permissão.
0 ponto = Estágio 0; 1-4 = Estágio I; 5-6 = Estágio II; 7-8 = Estágio III; 9-12 = Estágio IV.

secção com alça e fotocoagulação a *laser*.[68-70] Após, a excisão com alça de toda a ampola foi registrada por Binmoeller *et al.* (**Figs. 35.11 e 35.12**).[71] Literatura considerável demonstra a terapia endoscópica como alternativa eficaz à cirurgia em pacientes selecionados (**Tabela 35.2**). Enquanto foi tradicionalmente pensado que as lesões que se estendem para dentro do sistema ductal não poderiam ser retiradas endoscopicamente, a literatura recente sugere que lesões selecionadas podem ser retiradas com sucesso.[72] Uma técnica que facilita isso inclui o uso de balão intraductal para o prolapso do tecido proximal para dentro da alça.[73] Ver Capítulo 24 para uma discussão detalhada do manuseio endoscópico do adenoma ampular.

Adenomas duodenais não ampulares podem também ser removidos com sucesso, utilizando técnicas de ressecção endoscópica da mucosa (EMR) desenvolvida para a remoção de grandes pólipos colônicos. A parede duodenal é, extremamente, fina, e EMR requer injeção submucosa com solução salina ou outra solução. Análogo ao cólon, o tamanho das lesões retiradas endoscopicamente aumenta com o aumento da experiência.[74]

Carcinomas

O manejo cirúrgico padrão de câncer ampular incisivo é realizado com pancreaticoduodenotomia. Ressecção cirúrgica local não é recomendada, pois a margem da ressecção pode ser inadequada,[75] e o envolvimento de linfonodo é comum. Isto é suportado mais além por resultados ruins em pacientes tratados com ressecção local comparado ao procedimento de Whipple.[76] Um estudo recente com 106 pacientes com câncer ampular relatou 45% de invasão de linfonodo em câncer T1.[27] Outro grande estudo demonstrou uma correlação próxima entre metástase em linfonodo e estágio T (28, 51, 70, e 78% para estágios T/I, II, III e IV, respectivamente).[77] Uma estratégia alternativa pode ser iniciada com ressecção local e converter para pacreaticoduodenectomia, se o indivíduo ressecado mostrar ter sido inadequadamente ressecado, tanto por secção macroscópica ou por congelamento.[78] Esta estratégia não aparenta comprometer o resultado no paciente comparado à pancreaticoduodenectomia inicial.[78] No evento de uma ressecção cirúrgica ou endoscópica que demonstre displasia de alto grau (carcinoma *in situ*) não há evidência adequada para suportar ressecção radical subsequente com linfadenectomia.[79]

A sobrevivência após ressecção está intimamente relacionada com o estágio T (ver **Tabela 35.1**).[2] Mortalidade operativa tem melhorado no decorrer dos tempos e, em centros de grande volume, deve ser ≤ 1%. Vários fatores que influenciam a sobrevida incluem ressecção de R0, *status* do linfonodo, diferenciação de tumor e invasão local (pancreática, perineural ou perivascular).[2,75]

O tratamento paliativo é determinado com base individual. Há alguma evidência que esfincterotomia biliar, ressecção local[79] e papilectomia por laço[80] podem ser estratégias razoáveis. Outras abordagens endoscópicas incluem a colocação de um *stent* metálico autoexpansível. Ocasionalmente a colocação de *stent* duodenal é requerida para alívio de obstrução de saída gástrica.

Conclusões

Tumores ampulares são relativamente incomuns, porém são regularmente vistos nas práticas clínicas, especialmente em instituições de referência. O prognóstico é melhor do que o do câncer pancreático. Lesões iniciais são tratadas geralmente com ressecção endoscópica e lesões mais avançadas, e cânceres são tratados

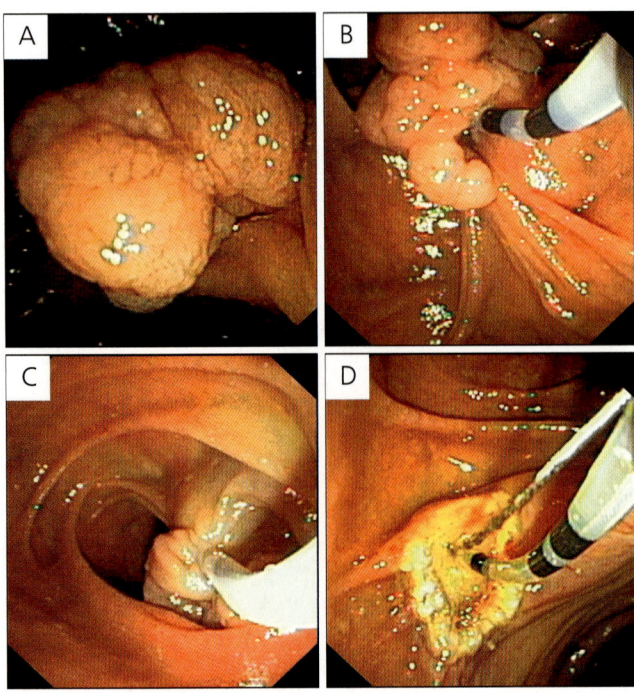

Fig. 35.11 Ressecção em bloco de adenoma túbulo-viloso. (**A**) Massa periampular. (**B**) Canulação da papila. (**C**) Ressecção com alça. (**D**) Resultado após ampulectomia e esfincterotomia.

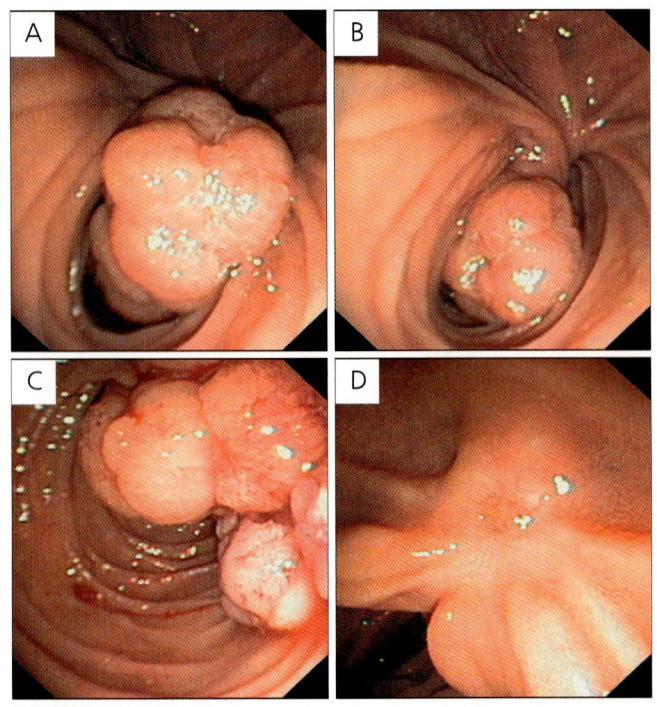

Fig. 35.12 Ressecção fragmentada de adenoma túbulo-viloso ampular. (**A**) Grande pólipo com orifício da papila em cima; observe que com muitas destas lesões grandes o anexo à parede duodenal é geralmente pequeno. (**B**) Pendículo retorcido. (**C**) Ressecção fragmentada. (**D**) O resultado 2 meses após a ressecção.

Tabela 35.2 Sumário da Literatura sobre Ressecção Endoscópica de Tumores Ampulares[a]

Autor Principal	Ano de Publicação	Número de Pacientes Incluídos	Retrospectivo ou Prospectivo	Técnica	Crescimento Intraductal	Taxa de Evento Adverso[b]	Histologia	Acompanha-mento	Ressecção Endoscópica Total[c]	Cirurgia[d]	Reaparecimento[e]
Katsinelos[81]	2006	14	Retrospectivo	Excisão com alça	0	7% pancreatite, 7% sangra-mento	11 adenomas, 3 carcinomas	28 meses	79%	21%	18%
Harewood[82]	2005	19	Prospectivo	Excisão com alça (RCT de colocação de stent pancreático profilático)	0	33% pancreatite sem stent PD vs 0% com stent PD, 5% colestase	NR	NR	NR	NR	NR
Bohnacker[12]	2005	106 (109 lesões[f])	Prospectivo	Excisão com alça e/ou Eletrocoagulação	31	12% pancreatite, 3% sangramento	92 adenomas (18 com HGD), 4 carcinomas, 12 lesões inflamatórias, 1 linfangioma	43 meses	73%	19%	18%
Han[83]	2005	22	Retrospec-tivo	Excisão com alça	0	5% sangramento, 5% perfuração, 5% estenose papilar, 5% colangite, 5% colestase	15 adenomas (3 sem HGD), 2 carcinomas, 1 carcinoide, 3 lesões inflamatórias, 1 linfangioma	8 meses	86%	NR	5%
Moon[84]	2005	6	Prospectivo	Excisão com alça (papilectomia endoscópica por fio-guia)	0	17% pancreatite tardia, 17% colangite	6 adenomas (1 com HGD)	7 meses	100%	0%	0%
Cheng[4]	2004	55	Retrospec-tivo	Excisão com alça	6	9% pancreatite, 7% sangramento, 2% perfuração	45 adenomas (7 com HGD), 5 carcinomas, 2 carcinoides, 1 heterotopia gástrica, 2 histologias normais	30 meses	74%	13%	33%

HGD, displasia de alto grau; NR, não registrado; PD, ducto pancreático; RCT, ensaio clínico randomizado.
[a]Inclusão: Estudos publicados de 1990, e com mais de cinco pacientes incluídos, em tratamento endoscópico de tumores ampulares com aspectos benignos.
[b]Taxa de evento adverso (porcentagem por número total de pacientes): Somente sangramento clinicamente evidente que ocorreu após completar o procedimento foi considerado como evento adverso. Pancreatite e perfuração foram manejadas, conservadoramente, na maioria dos pacientes.
[c]Ressecção endoscópica completa (porcentagem por número total de pacientes): Liberação total do adenoma em um ou mais sessões de tratamento, sem a necessidade de cirurgia (isto inclui reaparecimentos que podem ser tratados endoscópicamente.
[d]Cirurgia (porcentagem por número total de pacientes): inclui a necessidade de cirurgia por doença maligna, para adenoma persistente, para efeitos adversos, e para reaparecimentos que não puderam ser tratados endoscópicamente.
[e]Reaparecimento: Reaparecimento do adenoma (ou adenocarcinoma) após ressecção endoscópica completa (pacientes que não seguem com acompanhamento são excluídos).
[f]Tumores síncronos das papilas maior e menor.

(Continua)

Tabela 35.2 Sumário da Literatura sobre Ressecção Endoscópica de Tumores Ampulares[a] (Cont.)

Autor Principal	Ano de Publicação	Número de Pacientes Incluídos	Retrospectivo ou Prospectivo	Técnica	Crescimento Intraductal	Taxa de Evento Adverso[b]	Histologia	Acompanha-mento	Ressecção Endoscópica Total[c]	Cirurgia[d]	Reaparecimento[e]
Catalano[14]	2004	103	Retrospectivo	Excisão com alça	0	5% pancreatite, 2% sangramento, 3% estenose papilar	97 adenomas (14 com HGD), 6 carcinomas	36 meses	80%	16%	20%
Saurin[32]	2003	24	Retrospectivo	Principal-mente fotodestruição a laser[g]	0	17% pancreatite, 13% sangra-mento, 4% perfuração	Biópsias com pinça: 24 adenomas (10 com HGD)	81 meses	67%	17%	6%
Norton[57]	2002	26 (28 lesões[f])	Retrospectivo	Excisão com alça	0	15% pancreatite, 4% perfuração, 8% estenose de ducto pancreático	25 adenomas, 1 carcinoma, 1 lesão inflamatória, 1 histologia normal	9 meses	96%	4%	10%
Desilets[85]	2001	13	Retrospectivo	Excisão com alça (fragmentado)	0	8% pancreatite	13 adenomas (1 com HGD)	19 meses	92%	8%	0%
Zádorová[86]	2001	16	Retrospectivo	Excisão com alça	NR	13% pancreatite, 13% sangramento	16 adenomas	NR	100%	6%	19%
Vogt[87]	2000	18	Retrospectivo	Excisão com alça	NR	11% pancreatite, 11% sangramento, 6% stent disfuncional	18 adenomas	75 meses	100%	17%	44%
Park[88]	2000	6	Retrospectivo	Excisão com alça	NR	33% pancreatite	4 adenomas, 2 carcinoma	21 meses	67%	17%	0%
Binmoeller[71]	1993	25	Prospectivo	Excisão com alça	2	12% pancreatite, 8% sangramento	25 adenomas (1 com HGD)	37 meses	92%	12%	26%

[g] Número médio de três sessões terapêuticas para atingir destruição total de tecido adenomatoso.

geralmente por pancreaticoduodenectomia. Os exames de diagnóstico destas lesões são um desafio. Uma inspeção rigorosa da ampola é importante e deve ser realizada com duodenoscópio. Cuidados devem ser tomados com a biópsia da ampola, especialmente em pacientes que não realizaram esfincterotomia biliar prévia. Pacientes com FAP devem ser inscritos em um programa de observação. Ultrassonografia endoscópica pode ser útil para o estadiamento local da lesão, e a CT pode ser útil para avaliar a extensão em lesões avançadas.

A lista de referências deste capítulo pode ser encontrada em www.revinter.com.br/online/referencias-baron.pdf

Capítulo 36

Obstrução Distal Biliar Maligna

Sandeep Krishnan ■ Douglas Pleskow

Estenoses malignas da árvore pancreaticobiliar são geralmente difíceis de diagnosticar e tratar. Apresentam-se, tardiamente, e, consequentemente, isto contribui para um diagnóstico ruim destes tumores. A icterícia é o sinal de apresentação mais comum e o principal sintoma de obstrução biliar maligna. As causas de obstrução maligna distal incluem o câncer pancreático, carcinoma da ampola de Vater, câncer de vesícula biliar, colangiocarcinoma distal e doença metastática que envolve a cabeça do pâncreas ou o ducto biliar comum (CBD) (**Tabela 36.1**). A icterícia obstrutiva apresenta-se geralmente no contexto da doença avançada e afeta, negativamente, a qualidade de vida. Este capítulo discute o papel da colangiopancreatografia retrógrada endoscópica (CPRE) no manejo de obstrução distal biliar maligna. O manejo da obstrução biliar no aparecimento da obstrução biliar proximal é discutido separadamente no Capítulo 37.

Epidemiologia

A causa mais comum de obstrução distal biliar maligna é o câncer pancreático. Nos Estados Unidos é estimado que 43.920 novos casos de câncer pancreático, em 2012, com uma estimativa de 37.390 mortes em decorrência desta condição.[1] A taxa de incidência do câncer pancreático tem aumentado em 1,5% ao ano, desde 2004, com aumento nas taxas de mortalidade de 0,4% ao ano durante este período. Pelas estimativas de 2012, o câncer pancreático está entre os 10 primeiros novos cânceres diagnosticados no *ranking* dos Estudos Unidos em ambos os sexos, também está em quarto lugar pelas mortes relacionadas com câncer em ambos os sexos.[1] Embora o câncer pancreático, globalmente, seja considerado uma forma rara de câncer (2,5% de todos os cânceres), ainda está entre as primeiras 10 mortes relacionadas com o câncer, principalmente pela sua mortalidade excepcionalmente alta. Pela grande variedade de incidência pancreática através das regiões, o estilo de vida e fatores ambientais são sugeridos como atuantes no papel da etiopatogênese. A idade avançada é um fator de risco reconhecido para o câncer pancreático. A idade média para diagnóstico de câncer pancreático nos Estados Unidos é de 72 anos. Cerca de 5 a 10% dos pacientes desenvolvem câncer pancreático antes dos 50 anos de idade, porém este grupo é mais provável em incluir aqueles com predisposição genética ou os que realizaram tratamento para câncer, como radiação prévia.[2,3] O tabagismo é fortemente associado ao câncer pancreático, e o risco aumenta em 70 a 100% sobre os não fumantes. Consumo abusivo de álcool (três ou mais bebidas ao dia ou maior ou igual a 30 a 40 g de álcool por dia) está associado a 22% de aumento no risco de câncer pancreático.[4] Pancreatite crônica subjacente, embora rara, aumenta o risco do desenvolvimento de câncer pancreático. Outro fator de risco implicado para o câncer pancreático inclui vitamina D e radiação ultravioleta B (UVB), exposição ocupacional e obesidade. O histórico familiar de câncer pancreático está associado a aumento duplicado de risco de câncer pancreático.[5] Fatores genéticos que aumentam o risco de câncer pancreático incluem síndrome de mola melanoma múltiplo atípico familiar (FAMMM), pancreatite hereditária, síndrome de Peutz-Jeghers, câncer pancreático familiar, fibrose cística, polipose adenomatosa familiar e síndrome de câncer colorretal hereditário não polipoide (HNPCC).

Colangiocarcinoma pode surgir tanto dentro do fígado (intra-hepático) como dentro dos ductos biliares extra-hepáticos (extra-hepático). Globalmente, colangiocarcinoma é a segunda malignidade hepática primária mais comum.[6] Recentes estudos epidemiológicos mostram que a incidência e as taxas de mortalidade de colangiocarcinoma estão aumentando, enquanto que colangiocarcinoma extra-hepático está diminuindo globalmente. A idade de pico de colangiocarcinoma é a sétima década de vida, e a incidência é maior nos homens. A maioria dos casos é esporádica, e somente em uma minoria dos pacientes há fatores de risco identificados. Fatores que resultam em inflamação crônica do ducto biliar estão geralmente implicados. Alguns destes fatores de risco incluem a idade avançada, sexo masculino, condição subjacente, como colangite esclerosante (PSC), doença fibropolicística do fígado, doença de Caroli, cisto colédoco retal, HNPCC e adenomas de ducto biliar. A PSC é, particularmente, associada ao aparecimento precoce de colangiocarcinoma. Raramente o colangiocarcinoma tem sido associado à diabetes, obesidade, hepatite viral (hepatite C e, possivelmente, hepatite B), fatores de estilo de vida, como o tabagismo e consumo de álcool, e exposição a toxinas, como asbesto, nitrosaminas e Thorotrast. Na Ásia, especialmente na Tailândia e China, infestação de vermes hepáticos *Clonorchissinensis* e *Opisthorchisviverrini* são altamente associados ao colangiocarcinoma.

Nos Estados Unidos, o câncer de vesícula biliar é o quinto câncer gastrointestinal mais comum e o câncer mais comum que envolve o trato biliar. Entre os nativos americanos do Sudoeste e mexicanos americanos, o câncer de vesícula biliar é a malignidade gastrointestinal mais comum.[7]

A colelitíase é um fator de risco bem descrito e o mais forte para câncer de vesícula biliar. A maioria dos pacientes têm detecção incidental de câncer da vesícula biliar quando realizam investigação para colelitíase. O câncer será detectado em menos de 1% dos casos.[6]

Outros fatores de risco incluem idade avançada, sexo feminino e áreas geográficas específicas. Nos países da América do Sul, como Chile, Equador e Bolívia, e em países asiáticos, como Índia, Paquistão, Japão e Coreia, a incidência de câncer de vesícula biliar é maior. Condições subjacentes de vesícula biliar, como vesícula biliar de porcelana, pólipos de vesícula biliar, cistos biliares congênitos e junção de ductos pancreaticobiliar anormal são associados ao risco aumentado de câncer de vesícula biliar.[6] Tabagismo e obesidade também têm sido implicados, embora a evidência que os associe ao câncer de vesícula biliar seja fraca. Os fatores de risco potenciais de malignidade pancreaticobiliar estão resumidos na **Tabela 36.2**.

Histórico Natural

Obstrução biliar maligna distal pode ocorrer como consequência de compressão extrínseca do ducto biliar ou pode envolver o ducto através de um processo primário ou por metástase para o ducto biliar. A causa mais comum de obstrução biliar maligna é o câncer pancreático, que conta em mais de 90% dos casos. Outros cânceres incluem câncer de vesícula biliar, câncer de ampola de Vater, colangiocarcinoma, câncer metastático e linfadenopatia maligna. Geralmente a doença avançada está presente quando a obstrução biliar ocorre. Em adição à causa da obstrução biliar, a doença rapidamente se espalha localmente e comprime ou oclui órgãos locais, como o duodeno, estômago, ou vaso sanguíneo. A doença também se dissemina rapidamente para órgãos distantes e impõe estado catabólico grave no indivíduo, resultando em morte precoce.

O papel do gastroenterologista no manejo destas condições se estende para prover tanto o diagnóstico, como soluções terapêuticas/paliativas, dependendo do tipo de câncer e seu progresso natural. Assim, o procedimento de diagnóstico, como ultrassonografia endoscópica (EUS) com aspiração por agulha fina (FNA) ou CPRE com escovado podem ser necessárias. Alternativamente, a endoscopia terapêutica, como CPRE com *stent* biliar, endoscopia com *stent* duodenal/pilórico, ou posicionamento fiducial guiado por EUS para facilitar radioterapia podem virar parte do manejo. Apesar de avanços recentes no diagnóstico e aspectos terapêuticos de câncer pancreaticobiliar, a maioria dos pacientes têm doença irressecável na apresentação e têm uma média de sobrevida de 4 meses sem tratamento.

Tabela 36.1 Causas da Obstrução Biliar Maligna

Câncer Primário	Câncer Metastático
Câncer pancreático	Câncer gástrico
Carcinoma de ampola de Vater	Câncer de cólon
Colangiocarcinoma	Câncer de mama
Carcinoma de vesícula biliar	Câncer pulmonar
	Carcinoma de célula renal
	Melanoma
	Câncer hepatocelular
	Linfadenopatia maligna

Tabela 36.2 Fatores de Risco para Cânceres Pancreaticobiliares

Câncer Pancreático	Colangiocarcinoma	Câncer de Vesícula Biliar
• Demográfico	• Demográfico	• Colelitíase
Idade	Idade	• Demográfico
Sexo masculino (levemente elevado)	Sexo masculino	Idade
Raça: maior para negros	• Condições subjacentes	Sexo feminino
• Estilo de vida	Colangite esclerosante primária	Raça/etnia
Tabagismo	Doença fibropolicística do fígado	Caucasianos
Álcool (3 ou mais bebidas por dia)	Doença de Caroli	Nativos americanos do Sudoeste
• Exposição ocupacional	Cistos do colédoco	Mexicanos americanos
Hidrocarbonetos	Síndrome de Lynch	• Padrão geográfico
Cloreto	Adenoma de ducto biliar	América do Sul
Formaldeído	Obesidade	Chile
• Condições subjacentes	• Infecções e infestações parasíticas	Bolívia
Pancreatite crônica	Vermes hepáticos	Equador
Diabetes	*Chonorchis*	Ásia
Doença periodontal	*Opistherchis*	Índia
• Infecções	HIV	Paquistão
Hepatite C	Hepatite C	Japão
Helicobacter pylori	• Estilo de vida	Coreia
• Suscetibilidade Genética	Tabagismo	• Vesícula biliar de porcelana
Síndrome de FAMMM	Consumo de álcool	• Pólipos em vesícula biliar
Pancreatite hereditária	• Exposição ocupacional	• Cistos biliares congênitos
Síndrome de Peutz-Jeghers	Asbesto	• Junção de ducto pancreaticobiliar anormal
Câncer pancreático familiar	Nitrosaminas	• Exposição ocupacional
Fibrose cística		• Thorotrast
Síndrome de Lynch		
Polipose adenomatosa familiar		
Síndrome de Li-Fraumeni		

FAMMM, mola melanoma múltiplo atípico familiar; *HIV*, vírus de imunodeficiência humana.

Aspectos Clínicos

A apresentação mais comum de malignidades pancreáticas e biliares inclui a icterícia sem dor, perda de peso e anorexia. A elevação da bilirrubina associada à obstrução biliar resulta em icterícia escleral, fezes pálidas, urina escura, prurido e náusea. Formas avançadas de câncer pancreático podem apresentar-se por dor epigástrica com radiação para as costas, sugerindo obstrução de ducto pancreático e infiltração de estruturas retroperitoneais, vesícula biliar palpável, dispepsia que pode ocorrer secundário à obstrução de saída gástrica, intolerância à glicose ou diabetes de aparecimento recente e pancreatite aguda. O colangiocarcinoma apresenta-se com dor abdominal, principalmente no quadrante superior direito, icterícia, prurido e perda de peso. Fatores de risco devem ser observados durante a coleta do histórico. Para o câncer pancreático, incluem-se o histórico de fumo de tabaco e uso de tabaco sem ser pelo fumo, histórico familiar de câncer pancreático, histórico pessoal de diabetes, pancreatite e obesidade. Para colangiocarcinoma, o histórico de condições prévias já conhecidas deve ser obtido, como doença inflamatória intestinal, PSC, colelitíase, cisto em colédoco, doença de Caroli, HNPCC, vírus de imunodeficiência humana (HIV) e diabetes. O histórico de obesidade, tabagismo, uso de álcool e exposição a substâncias tóxicas, como asbesto e nitrosaminas, devem ser também obtidos. Um exame físico completo deve incluir identificação de organomegalia, incluindo fígado, vesícula biliar e linfonodos. Tromboflebite migratória pode ser reconhecida pelo sinal de Trousseau positivo ou vasos sanguíneos visíveis que melhoram e depois aparecem em outra área do corpo. Os sintomas e achados do exame físico destas condições estão resumidos na **Tabela 36.3**. Testes laboratoriais devem incluir bilirrubina total, fosfatase alcalina, aminotransferase alanina (ALT), aspartato aminotransferase (AST), e marcadores de tumores como antígeno do câncer (CA) 19-9 e antígeno carcinoembriônico (CEA). Testes adicionais com estudos de imagem avançados devem ser com base na suspeita inicial de malignidade pancreaticobiliar pelo histórico, exame físico e resultado de exames laboratoriais iniciais.

Diagnóstico Diferencial de Malignidades Biliares Distais e Técnicas de Imagem

Carcinoma Ampular

Carcinoma ampular apresenta-se, geralmente, com icterícia por obstrução e torna-se suspeito, quando estudos de imagem detectam dilatação de ductos pancreaticobiliares. A ultrassonografia não é muito sensível para a detecção de carcinoma ampular em razão do pequeno tamanho do tumor. Em adição, gases intestinais que se sobrepõem limitam as visões de estruturas retroperitoneais. Assim, o ultrassom depende mais da evidência indireta como dilatação de ductos biliares. Tomografia computadorizada (CT) providencia mais precisão que a ultrassonografia, porém um número substancial de lesões ainda poderia passar despercebido. Colangiopancreatografia por ressonância magnética (MRCP) é outra técnica não invasiva e é superior a CT na detecção de obstrução biliar. No entanto, MRCP não diferencia tumores e outras causas benignas de obstrução ampular, como cálculos ou estenoses benignas.[8] CPRE pode tanto diagnosticar pela detecção de massa ampular e também providenciar amostras de tecido (**Fig. 36.1**) e ser terapêutica para o alívio de icterícia por obstrução. EUS e CPRE são comparáveis em termo de detecção de câncer ampular. EUS é a modalidade de imagem mais precisa para providenciar informações sobre estadiamento de tumor local de neoplasia ampular.[9,10] Quando a cura parece viável através da cirurgia, a opção de cirurgia, como a ressecção local, *versus* uma cirurgia mais radical, como a pancreaticoduodenectomia, é determinada pela informação de estadiamento obtida pela técnica não invasiva discutida anteriormente.

Câncer Pancreático

As malignidades pancreáticas que causam obstrução biliar distal envolvem a cabeça do pâncreas, embora grandes lesões que envolvam outras áreas do pâncreas também podem obstruir o ducto biliar. Os testes iniciam geralmente com a combinação de estudos de imagem. Estas ferramentas incluem ultrassonografia transabdominal, CT, imagem por ressonância magnética (MRI), EUS e

Tabela 36.3 Sintomas Comuns Associados à Malignidade Pancreaticobiliar

Sintomas	Sinais

• Sintomas de obstrução biliar
  Icterícia
  Fezes pálidas
  Esteatorreia
  Urina escura
  Prurido generalizado
  Náusea
• Sintomas constitucionais
  Perda de peso
  Anorexia
• Dor
  Dor epigástrica ou abdominal em quadrante superior direito
  Dor nas costas (geralmente em doença avançada)
• Dispepsia
  Por saída gástrica ou obstrução duodenal
	• Icterícia escleral
	• Organomegalia
	  Fígado
	  Vesícula biliar
	  Linfonodos
	• Sinal de Trousseau: vasos sanguíneos edemaciados

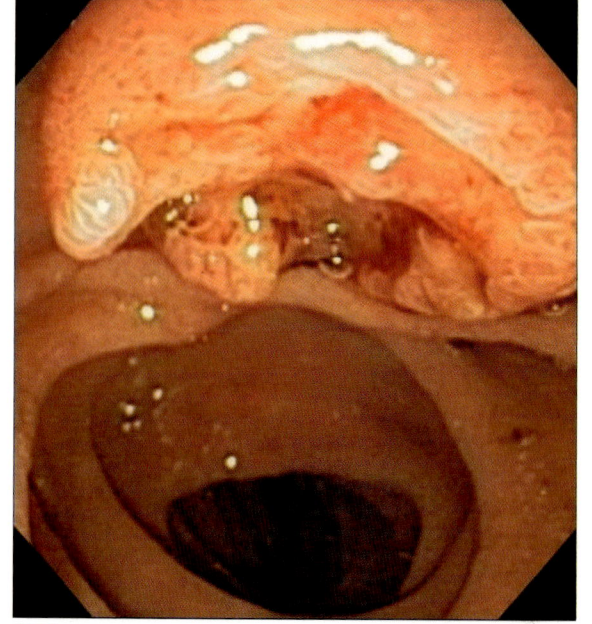

Fig. 36.1 Diagnóstico de adenocarcinoma ampular por CPRE. Biópsia da lesão confirmou malignidade.

CPRE. Estas ferramentas de imagem possibilitam o diagnóstico de câncer e o estadiamento, determinam a ressecabilidade do tumor e auxiliam em providenciar diagnóstico histopatológico do câncer. A ultrassonografia transabdominal com e sem contraste tem acuidade de diagnóstico de cerca de 82 a 86% no diagnóstico de malignidades na cabeça do pâncreas.[11] Avanços recentes na tecnologia de ultrassonografia, incluindo incorporação de estudos com Doppler, angiografia e imagem por ultrassonografia tridimensional, são esperados para melhorar o rendimento de diagnóstico ainda mais.

Imagens por CT melhoram a detecção de tumor e providenciam informações acerca da invasão local pelo tumor e invasão de estrutura vascular. CT *multislice* por contraste tem melhorado gradativamente a imagem de câncer pancreático, com habilidade em providenciar reconstrução tridimensional aumentada de tumores pancreáticos e seu envolvimento vascular (**Fig. 36.2**). A sensibilidade de CT *multislice* varia de 63 a 92% e é atualmente a modalidade de preferência para estadiamento pré-operatório e para avaliação da ressecabilidade do paciente com malignidade pancreática.[12]

MRI na força de área de 1,5 Tesla (T) com aumento tanto por sequências de gadolínio em fase dinâmica são igualmente úteis na detecção de câncer pancreático. Os tipos de MRI disponíveis para avaliar o pâncreas incluem MRI convencional, MRCP e ressonância magnética por angiografia. Um estudo recente que comparou CT *multislice* e MRI relatou precisão comparável de diagnóstico de identificação de tumor e ressecabiliade nas duas técnicas.[13] A precisão da CT e MRI demonstrou ser comparável para caracterização de pequenos tumores pancreáticos com menos ou igual a 2 cm.[14] Um estudo recente que compara CT *multislice* (64-detector de linha) à MRI aumentada por gadobenato de dimegluminade 3 T (comparado à imagem prévia onde foi utilizado 1,5 T) também demonstrou sensibilidade e especificidade similar para as duas técnicas na detecção de câncer pancreático.[15] Enquanto que a prática rotineira não é incomum na utilização de ambas, CT e MRI, na detecção de câncer pancreático, MRI é mais útil seletivamente em casos específicos, onde o paciente não pode receber material de contraste iodado em virtude da alergia do contraste ou por insuficiência renal.

EUS com a sua habilidade de posicionar transdutor de alta frequência na proximidade do tumor providencia imagens de alta resolução e tem grandemente aumentado a detecção de câncer pancreático.

Uma revisão sistemática, que incluiu 11 estudos e 678 pacientes, concluiu que EUS tem maior sensibilidade comparada à CT na detecção de tumores pancreáticos.[16] Um estudo que avalia a precisão da EUS, CT dinâmica e MRI na detecção de tumores pancreáticos com menos de 3 cm em diâmetro apontou a sensibilidade de 93% para EUS, 53% para CT, e 67% para MRI, assim, destacando a importância da EUS na detecção de tumores com menos de 3 cm em diâmetro.[17] No entanto, deve ser observado que imagem por CT *multislice* foi introduzida após a maioria dos estudos anteriores serem publicados. Em adição às características dos tumores, a imagem por CT *multislice* providencia uma avaliação mais completa da invasão vascular comparadas a imagens de CT convencionais. Estudos adicionais são aguardados para comparação de EUS, CT, e MRI utilizando a tecnologia atual.

O estadiamento do câncer pancreático após o estadiamento de Tumor, Nódulo, Metástase (TNM) é proposto pela *American Joint Commitee on Cancer* (AJCC). O sistema de estadiamento TNM tem sofrido alterações periódicas. Com o sistema de estadiamento TNM atual, estudos recentes têm relatado que EUS é superior à CT *multislice* no sentido de estadiamento T e tem no total menor precisão de superestadiamento quando comparada à CT e MRI.[18,19] Com relação ao estadiamento N, os estudos que tem comparado CT e EUS não têm estabelecido conclusivamente a superioridade de uma técnica sobre a outra.[18,20] Para estadiamento M, a vantagem de CT *multislice* sobre a EUS se baseia no fato que, em adição à disseminação local, a CT também pode providenciar informações acerca de metástase distal. Assim, a CT atualmente é mais utilizada no estadiamento inicial do câncer pancreático. A EUS torna-se uma ferramenta de estadiamento importante em situações onde a CT providencia resultados equívocos sobre linfonodos circundantes ou quando pequenos tumores sólidos com menos de 3 cm em diâmetro são detectados na CT.[12] Com os avanços na imagem transversal e EUS, atualmente a CPRE tem um papel mínimo no diagnóstico e estadiamento do câncer pancreático. No entanto, certos sinais devem ser observados na CPRE que devem alertar o corpo clínico sobre a possibilidade de apresentar câncer pancreático. O achado de dilatação de ducto biliar combinado com a dilatação de ducto pancreático (sinal de duplo ducto) ocorre no contexto de obstrução por massa na cabeça do pâncreas, uma vez que seja considerado patognomônico desta condição. Semelhantemente, achados, como o corte abrupto de ducto pancreático ou uma única estenose longa (> 1 cm) do ducto pancreático, embora não específico ao câncer pancreático, devem levantar suspeita para esta condição.

Se os estudos de imagem iniciais forem sugestivos de malignidade pancreática, e o paciente for candidato para cirurgia, é razoável referenciar o paciente para cirurgia de ressecção. O diagnóstico tecidual pode ser obtido por espécime cirúrgico. Em virtude da apresentação tardia desta doença, somente uma pequena porção dos pacientes pode ser considerada candidatos cirúrgicos (15 a 20%). Mais comumente, o diagnóstico citológico de câncer pancreático fora da cirurgia é realizado por FNA (guiado por ultrassom, por CT, ou por EUS) e escovado citológico (obtida durante CPRE). A FNA guiada por EUS tem sensibilidade de aproximadamente 98%, especificidade de aproximadamente 85%, e valor preditivo positivo que se aproxima a 100%, porém com valor preditivo negativo baixo.[21] Assim, um resultado negativo de FNA-EUS não pode descartar o câncer. Uma triagem randomizada recente que comparou FNA guiada por EUS com FNA

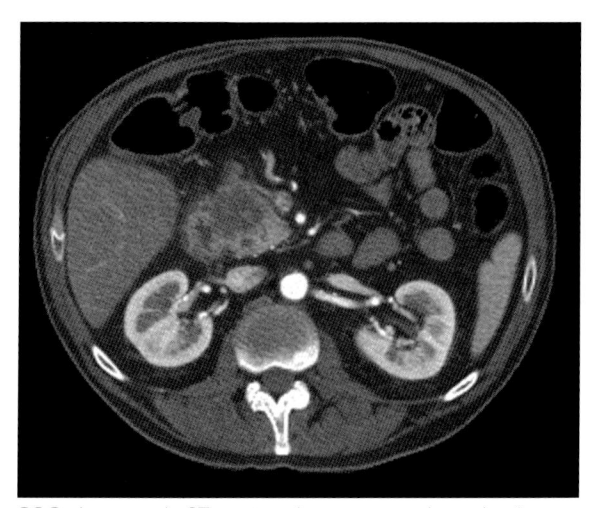

Fig. 36.2 Imagem de CT mostrando massa na cabeça do pâncreas que obstrui o ducto biliar sem grande envolvimento vascular adjacente.

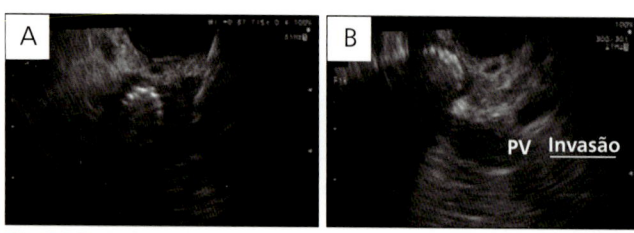

Fig. 36.3 EUS mostrando massa na cabeça do pâncreas. (**A**) EUS guiada por FNA de massa utilizando agulha. Um *stent* biliar metálico também é visto. (**B**) Invasão da veia porta pela massa. A FNA resulta na confirmação de malignidade. *PV*, veia porta.

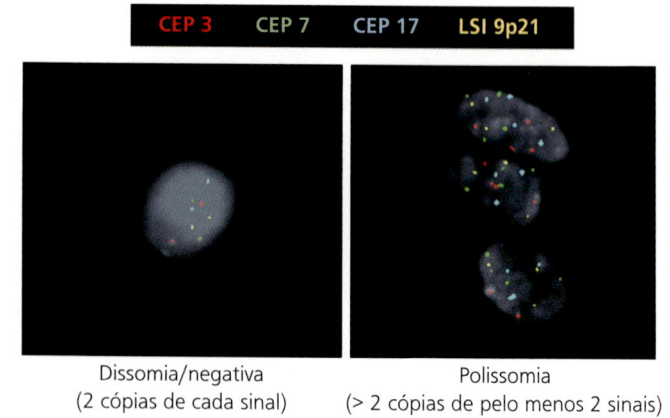

Fig. 36.4 Hibridização fluorescente *in situ* (FISH), FISH realizada em um paciente com colangiocarcinoma demonstrando instabilidade cromossomal. *(Cortesia de Gregory J. Gores, MD.)*

guiada por CT não achou diferenças significativas entre a sensibilidade destas duas técnicas.[22] Portanto, EUS é o teste de escolha quando o tamanho do tumor for menor que 3 cm (**Fig. 36.3**).

Os eventos adversos de FNA-EUS incluem sangramento, pancreatite, perfuração e disseminação tumoral. Em um estudo prospectivo que incluiu 355 pacientes com tumor pancreático sólido, a taxa total de eventos adversos foi de 2,54% (3 casos de pancreatite), com 1,9% de pacientes que necessitaram hospitalização.[23] Até mesmo na situação de centros com operadores com menos experiência, a taxa de eventos adversos de FNA-EUS foi relatada em 1,1%.[24]

Têm-se três relatos de disseminação tumoral como resultado de FNA-EUS, com disseminação em parede gastrointestinal.[25] Também há relatos de desenvolvimento de carcinomatose peritoneal. Portanto, quando comparado à biópsia percutânea guiada por ultrassom ou CT, o risco de disseminação peritoneal com FNA-EUS tem sido relatado como sendo menos comum (16,3 *versus* 2,2%).

Em adição, espécimes citológicos podem ser retirados no momento da descompressão biliar na CPRE. Escovado citológico tem sensibilidade que varia de 30 a 60%. Esta sensibilidade pode ser argumentada pela obtenção de múltiplos exemplares por escovado citológico antes e após dilatação de estenose e pelo envio de toda a escova para análise.[27,28] O escovado citológico tem alto valor preditivo positivo, porém baixo valor preditivo negativo. Se a escova de citologia for inconclusiva, a biópsia guiada por colangioscopia do ducto biliar pode ser realizada e tem até 82% de precisão em diferenciar estenose benigna de maligna.[29]

Colangiocarcinoma

O colangiocarcinoma intra-hepático pode apresentar-se com uma ou mais lesões em massa em estudos de imagem. Colangiocarcinomas hilar e distal são suspeitos em pacientes que apresentam obstrução biliar, dor abdominal em quadrante superior direito e colangite. A visualização biliar não invasiva com MRCP é a modalidade radiológica de escolha para determinar a extensão da doença. Em adição, MRCP pode providenciar um mapa para *stents* biliares.[30] No entanto, se obstrução biliar estiver presente ou se a lesão suspeita deve ser coletada amostra, tanto a CPRE com escovado citológico ou CPRE e colangioscopia com biópsias de ducto biliar podem ser necessárias. Técnicas mais atuais, como análise digital de imagens (DIA) e hibridização fluorescente *in situ* (FISH), têm sido incorporadas na avaliação de escovado citológico do ducto biliar para aumentar a sensibilidade da citologia (**Fig. 36.4**; ver também Capítulo 38).[31,32] Ambas as técnicas identificam aneuploidia, que é a marca registrada de instabilidade cromossomal e câncer. A combinação de DIA e FISH oferece sensibilidade maior para o diagnóstico de estritura biliar maligna em pacientes com e sem PSC em centro de experiência única.[33] A EUS pode ser útil na determinação da extensão da doença e na amostra regional de linfonodos. A ressecabilidade cirúrgica e o tipo de cirurgia podem ser auxiliados pela classificação de Bismuth-Corlette de colangiocarcinoma hilar (**Fig. 36.5**). Enquanto que a ressecção cirúrgica é o esteio do tratamento curativo para colangiocarcinoma, quando não houver PSC, a cirurgia não é recomendada para pacientes com PSC, em razão da multifocalidade da doença. Há pouco impacto sobre a totalidade de mortalidade da doença após a cirurgia. Em pacientes com PSC com colangiocarcinoma precoce, o transplante de fígado é a cirurgia definitiva de preferência.[33] O câncer de ducto biliar distal requer pancreaticoduodenectomia concomitante. Fatores que podem interferir com a decisão de cirurgia incluem a baixa capacidade de desempenho, presença de cirrose e outras comorbidades. A sobrevida de 5 anos no câncer biliar distal é de, aproximadamente, 37%.[34]

Doença Metastática

Os cânceres que fazem metástase e causam obstrução de trato biliar maligno na ordem por frequência são o câncer gástrico, do cólon, de mama e pulmonar. Outros incluem carcinoma de célula renal, melanoma e câncer hepatocelular. Ocasionalmente a linfadenopatia maligna pode causar obstrução biliar maligna (**Tabela 36.1**). Estas lesões podem causar tanto compressão extrínseca, como intrínseca do ducto biliar. Geralmente uma fonte primária de câncer é conhecida, tornando o diagnóstico mais fácil. Em outras ocasiões a lesão pode ser descoberta quando o manejo de obstrução biliar por endoscopia ou cirurgia for realizado. Modalidades de imagem, como CT e MRI, podem ser úteis na determinação do nível de obstrução e podem ajudar a determinar a melhor opção de manejo da icterícia por obstrução. Em virtude do avanço da doença, com exceção de casos muito limitados, a paliação torna-se a única opção disponível para estes pacientes.

Uma Abordagem para o Manejo de Pacientes com Malignidades Biliares Distais

A abordagem inicial para malignidade pancreaticobiliar é estabelecer um diagnóstico e o estágio da doença. CT e MRI podem

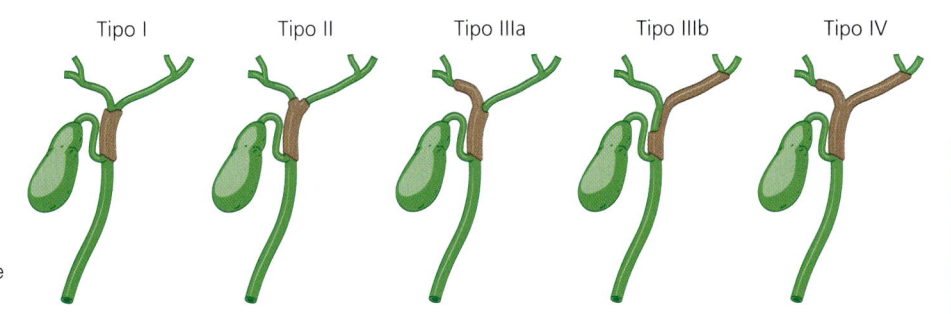

Fig. 36.5 Classificação Bismuth-Corlette de colangiocarcinoma hilar.

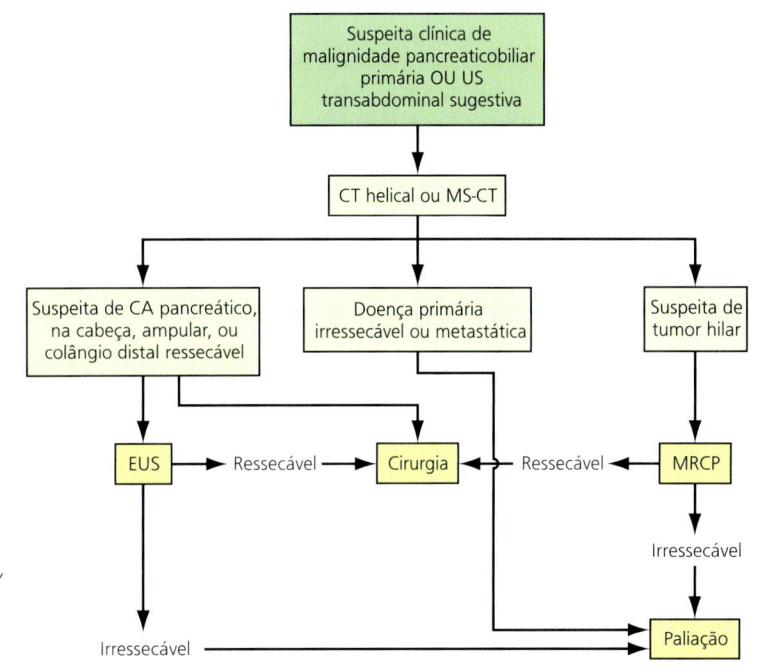

Fig. 36.6 Um algoritmo proposto pela American Society for Gastrointestinal Endoscopy para diagnóstico e manejo da suspeita de malignidade pancreaticobiliar. *CA*, carcinoma; *CT*, tomografia computadorizada; *EUS*, ultrassonografia endoscópica; *MRCP*, colangiopancreatografia por ressonância magnética; *MS-CT*, tomografia computadorizada com múltiplos cortes; *US*, ultrassonografia. *(Redesenhada de Baron TH, Mallery JS, Hirota WK et al. The role of endoscopy in the evaluation and treatment of patients with pancreaticobiliary malignancy. Gastrointest Endosc. 2003;58:643-649.)*

estabelecer o sítio da malignidade, envolvimento vascular e a presença ou ausência de doença metastática. O tecido pode ser obtido para avaliação histopatológica por EUS, se a lesão estiver dentro do pâncreas, dentro do CBD distal, ou dentro de linfonodo circundante aumentado. CPRE com escovado citológico ou biópsia pode revelar o diagnóstico. Raramente, quando há forte suspeita de câncer por estudos de imagem e alta precisão de estadiamento oferecido por estas modalidades de imagem, um paciente é referenciado para cirurgia e diagnóstico tecidual, e o estadiamento pode ser obtido durante a cirurgia. O estadiamento é crucial para determinar se a cirurgia curativa é possível ou não. As opções de manejo para icterícia por obstrução também podem variar de acordo com o nível de obstrução biliar. Se o nível de obstrução for distal, drenagem endoscópica ou outra opção cirúrgica, como coledocoduodenostomia ou coledocojuojenostomia, podem ser consideradas. Um algoritmo proposto pela *American Society for Gastrointestinal Endoscopy* para o diagnóstico e manejo de pacientes com suspeita de malignidades pancreaticobiliares é demonstrado na **Figura 36.6**.

Cirurgia Curativa

Apesar de avanços significativos na área de diagnóstico e tratamento, a malignidade pancreaticobiliar ainda está associada a mau prognóstico geral. No momento do diagnóstico somente 15 a 20% dos pacientes são considerados candidatos para ressecção curativa.[35] A razão para categorizar o paciente como não sendo um candidato cirúrgico pode ser por causa de doença avançada ou baixa capacidade de desempenho em razão da condição de comorbidade. Para câncer que envolve a cabeça do pâncreas, o procedimento cirúrgico curativo é o procedimento de Whipple (pancreaticoduodenectomia), que envolve a remoção da cabeça do pâncreas, vesícula biliar, CBD, duodeno, antro do estômago e a parte proximal do jejuno. No procedimento de Whipple modificado, denominado pancreaticoduodenectomia com preservação de piloro, o estômago é retido, reduzindo os problemas de refluxo da bile, esvaziamento e ulceração marginal. Ambos os procedimentos são comparáveis em termos de mortalidade, morbidade e sobrevida geral.[36] A opção cirúrgica para o paciente com colangiocarcinoma distal é a pancreaticoduodenectomia com preservação de piloro, ressecção de ducto biliar e ressecção hepatobiliar, com sobrevida de 5 anos que varia de 20 a 30%.[37,38] Para cânceres ampulares, a cirurgia curativa é realizada por procedimento de Whipple clássico ou pancreaticoduodenectomia com preservação de piloro com taxa de sobrevida de 5 anos relatada em 37,9%.[39] Se em um paciente com malignidade pancreaticobiliar for encontrado um tumor ressecável após exames de diagnóstico pré-operatórios, não invasivos por estudos de imagem, ele ou ela podem passar por laparoscopia diagnóstica com lavagem peritoneal para citologia ou laparoscopia exploratória para determinar a ressecabilidade. Paliação deve ser considerada para pacientes que são determinados como não candidatos para cirurgia curativa.

Paliação

Os sintomas mais comuns que requerem paliação em pacientes com malignidade pancreaticobiliar são a icterícia por obstrução, dor e obstrução duodenal. Paliação para icterícia decorrente de obstrução biliar maligna distal é realizada por um dos três meios: stent por endoscopia, drenagem biliar trans-hepática percutânea (PTBD), ou cirurgia de desvio biliar (**Tabela 36.4**).

Stent por Endoscopia

Em pacientes com obstrução biliar maligna, a melhora da icterícia por obstrução que se dá pela descompressão biliar paliativa tem demonstrado melhora na qualidade de vida.[40] O papel da CPRE na descompressão biliar é discutido adiante. Aspectos técnicos de stent biliar por endoscopia e o equipamento são discutidos em detalhes nos Capítulos 21, 22 e 23.

HISTÓRICO

O estudo mais antigo relatando stent biliar por endoscopia foi feito, em 1979, por Soehendra, que colocou stent plástico em pacientes com câncer não operáveis.[41] Os instrumentos disponíveis naquela época tinham pequenos canais funcionais, o tamanho limitado do stent era até 7 Fr. A necessidade do stent com diâmetro maior foi rapidamente notada pela alta incidência de obstrução e colangite recorrente nos pacientes. Sendo assim, endoscopia com visão lateral que permitisse a inserção de stent com diâmetros que variam de 7 a 12 Fr foi desenvolvida. A colocação de stent plástico melhorou a obstrução em uma média de 3 a 4 meses. Tem sido demonstrado que a inserção do stent biliar com diâmetro maior que 10 Fr a 11,5 Fr é tecnicamente mais difícil e não oferece melhora significativa na obstrução do stent, o stent metálico auto-expansível (SEMS) foi desenvolvido. Estudos iniciais que relatam seu uso para melhora de obstrução biliar foram publicados, em 1989.[42,43]

INDICAÇÃO PARA STENT BILIAR

A icterícia por obstrução geralmente é complicada por sintomas, como a perda de apetite, náusea, prurido, colangite recorrente, cura de lesão retardada e insuficiência renal. Drenagem biliar é recomendada em pacientes com câncer avançado e que não são considerados candidatos cirúrgicos. No quadro paliativo do stent biliar foram demonstrados o alívio de sintomas e melhora na qualidade de vida.[40] O stent também é essencial antes da iniciação de quimioterapia para evitar potencial efeito hepatotóxico de drogas quimioterápicas. No entanto, o stent pré-operatório em pacientes com obstrução que são assintomáticos é controverso. Por um lado, há estudos que demonstram que o stent é de benefício antes da cirurgia, por outro lado, há estudos que relatam que poderá ser danoso.[44-47] O consenso atual é que a ressecção cirúrgica deve ser planejada dentro de 1-2 semanas, a drenagem, geralmente, não é recomendada porque há riscos associados à colocação de stent por endoscopia, pois a colangite, pancreatite, e perfuração pesam mais do que qualquer benefício potencial. No entanto, se a intervenção cirúrgica for planejada além de 3 semanas, e o paciente tornar-se sintomático, então é aconselhável considerar a colocação de stent para drenagem biliar.[48] A colangite é uma indicação aceitável para colocação de stent. Pacientes selecionados que desenvolveram icterícia grave e aqueles que realizaram quimiorradiação neo-adjuvante antes da cirurgia, também, podem beneficiar-se com a colocação de SEMS.[49] Se CPRE é feita como ferramenta de diagnóstico, então a drenagem é realizada durante o mesmo procedimento.

STENT PLÁSTICO

A vantagem dos stent plásticos sobre os metálicos é que são de fácil inserção, podem ser retirados quando necessário, e o custo é melhor. Poliuretano, Teflon e polietileno são usados na fabricação dos stents plásticos. Há relato que o stent com o menor coeficiente de fricção é o que tem menos chances de obstrução. Embora o Teflon tenha o menor coeficiente de fricção, os stent são mais rígidos, e assim, aumentam a chance de perfuração na parede duodenal oposta. Os stents de poliuretano acabavam fragmentando quando era atentada sua retirada. Portanto, atualmente, polietileno permanece como material de tubulação de preferência, pois é relativamente mole (**Fig. 36.7, A**).[50] Em adição, uma metanálise demonstrou que stents de polietileno são superiores aos outros designs de stent na obstrução biliar distal maligna.[51]

Hoje, uma grande variedade de stents biliares de plástico estão disponíveis com diâmetros internos que variam de 5 a 11,5 Fr e em comprimento variam de 5 a 19 cm. O tipo mais comum de stent plástico usado é o stent reto com furos laterais e alargamentos nas duas pontas que são feitos para minimizar o risco da migração do stent. Um stent tipo rabo de porco *(pigtail)* oferece a vantagem de menor risco de migração, enquanto ele se curva, permite melhor posicionamento e ancoragem dentro do ducto

Tabela 36.4 Técnicas Paliativas de Drenagem Biliar		
Tipo de Intervenção	**Tipo de Procedimento**	**Tipo de Drenagem**
Cirurgia	Coledocojejunostomia	Interna
	Coledocoduodenostomia	
	Colecistojejunostomia	
	Colecistogastrostomia	
	Colecistoduodenostomia	
	Hepatojujenostomia	
Percutânea (guiado por imagem)	Drenagem biliar percutânea interna	Interna, externa ou ambas
	Drenagem biliar percutânea externa	
	Drenagem biliar percutânea externa-interna	
Endoscopia	Drenagem biliar transpapilar	Interna
	Drenagem Nasobiliar	

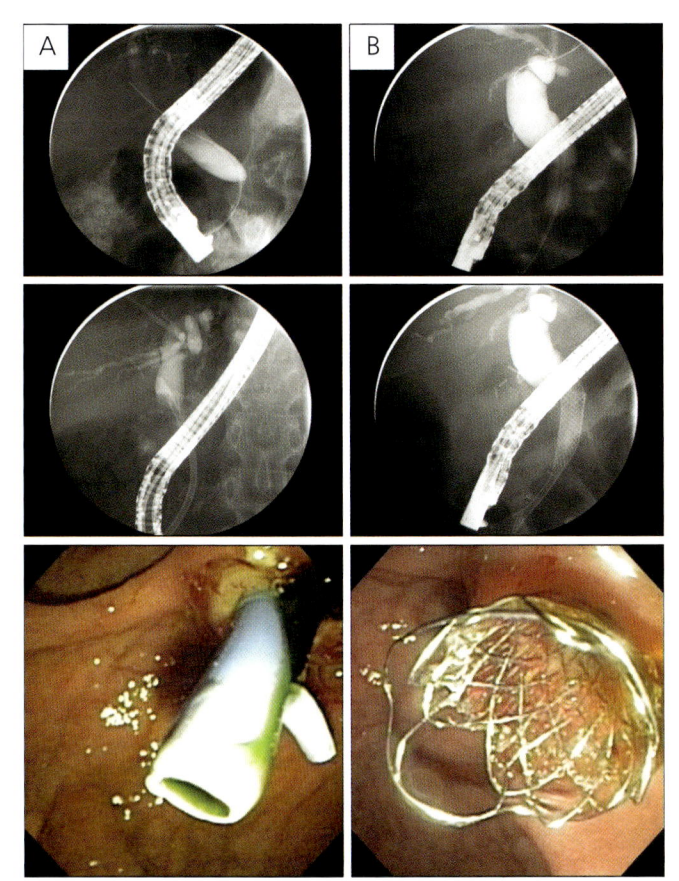

Capítulo 36 – Obstrução Distal Biliar Maligna   **349**

Fig. 36.7 *Stent* no manejo de obstrução biliar. (**A**) O painel superior mostra estenose de CBD distal maligno com dilatação pós-obstrutiva de CBD proximal. Um único *stent* plástico foi colocado para aliviar a obstrução biliar, como demonstrado pela imagem por fluoroscópio no painel do meio e imagens endoscópicas no painel inferior. (**B**) O painel superior mostra a estenose de CBD distal maligna com grave dilatação pós-obstrução do CBD proximal. Um único SEMS foi colocado para aliviar obstrução biliar, como demonstrado na imagem por fluoroscópio no painel do meio e a imagem endoscópica no painel inferior.

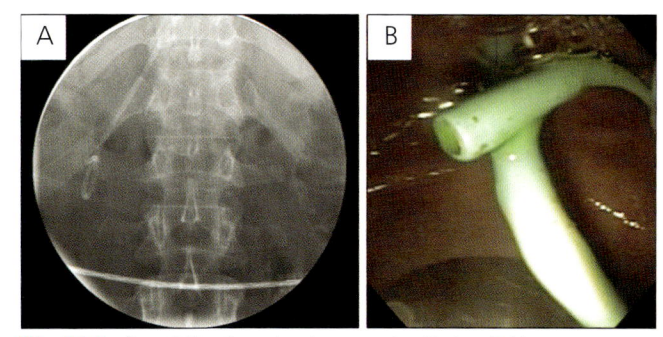

Fig. 36.8 *Stent* biliar tipo rabo de porco de plástico. (**A**) Imagem radiográfica do *stent* biliar tipo rabo de porco com ponta distal no duodeno. (**B**) Imagem endoscópica do mesmo paciente.

biliar e duodeno (**Fig. 36.8**). O comprimento do *stent* é selecionado para minimizar o comprimento dentro da árvore biliar e do duodeno e ao mesmo tempo assegurar a eficácia da drenagem biliar. Geralmente *stents* são inseridos para que suas pontas se estendam 1 a 2 cm acima da ponta proximal da obstrução biliar e cerca de 1 cm para dentro do duodeno.

Efeitos adversos associados ao *stent* plástico são os seguintes:

1. *Oclusão do stent:* Oclusão do *stent* plástico ocorre dentro de poucos meses da inserção e, portanto, requer repetidas trocas de *stents* decorrente do risco de icterícia por obstrução e colangite. O mecanismo de obstrução do *stent* plástico envolve a absorção de proteínas da bile pelo *stent*, a atração por aderência bacteriana a estas proteínas, e a formação de biofilme de glicoproteínas bacterianas que blindam a bactéria das forças mecânicas do fluxo biliar, antibióticos e células do sistema imune.[52,53] Como ultimo, a atividade enzimática de enzimas bacterianas induzem precipitação de bilirrubina desconjugada e cristais de ácido graxo e sais de cálcio que resultam da formação de "lodo" que eventualmente bloqueia o *stent*. Imagem com *laser* confocal e estudos de imagem com microscopia eletrônica também têm demonstrado que grandes redes de fibras dietéticas que vêm como refluxo do duodeno contribuem para oclusão do *stent*.[54] A remoção de um *stent* ocluído pode ser realizada utilizando o método com alça, cesto de Dormia, ou *stent* de aparelho de remoção de *stent* Soehendra.

Várias estratégias têm sido adotadas na tentativa de prevenir a oclusão do *stent*. *Stent* plástico biliar com diâmetro maior tem patência prolongada. A duração média de patência do *stent* com diâmetro interno de 10 Fr é estimada em 32 semanas comparado a 12 semanas para *stent* de 8 Fr.[55]

Os *stents* de diâmetro maior permitem maior taxa de fluxo da bile e têm taxa de patência mais longa. No entanto, a duodenoscopia atual não aceita *stent* com diâmetro interno maior que 12 Fr. Além do mais, *stents* maiores que 10 a 11,5 Fr em diâmetro são tecnicamente mais difíceis de colocar. A presença ou ausência de furos laterais também tem sido considerada como estratégia de prevenção de oclusão do *stent*. Estudos demonstraram que formação considerável de "lodo" ocorre ao redor dos furos laterais dos *stents*. O *stent* Tannenbaum (Cook Medical Inc., Bloomington, Ind.), um *stent* de Teflon reto sem furos laterais foi introduzido com este propósito. No entanto, estudos que compararam *stent* Tannenbaum e de polietileno não encontraram diferença significativa na patência e sobrevida do paciente.[56,57]

Uma triagem randomizada mostrou que o *stent* Double-Layer (Olympus, Tokyo) sem furos laterais tinha patência mais duradora e risco diminuído de oclusão comparado a *stent* de polietileno padrão com furos laterais em pacientes com estenose maligna.[58] Portanto, uma triagem prospectiva recente randomizada demonstrou patência comparável para *stent* DoubleLayer e *stent* Tannenbaum.[59]

Atentados para aumentar a duração do *stent* por contornar o refluxo duodeno biliar levaram ao desenvolvimento de *stent* antirrefluxo com mecanismo de válvula unidirecional que permite somente fluxo anterógrado da bile. Uma triagem randomizada mostrou a patência média dos *stents* antirrefluxo como sendo significativamente maior (145 dias) que *stents* plásticos biliares convencionais (101 dias) e demonstrou eficácia igual na melhora em testes do fígado com taxas de efeitos adversos comparáveis.[60] No entanto, mais estudos são esperados nesta área.

A utilidade de agentes, como ácido ursodesoxicólico (UDCA) e antibióticos que aumentam a patência dos *stents* plásticos, tanto pelo aumento do fluxo biliar ou pela diminuição da colonização de bactérias dentro do *stent* também foram avaliados. Atibióticos, como ciprofloxacino, ampicilina/sulbactam, norfloxacino, ou UDCA combinado com antibiótico cíclico, têm sido estudados. A metanálise de cinco triagens randomizadas que incluem 258 pacientes com estenose biliar maligna que realizaram colocação de *stent* de polietileno e tratados com combinação de UDCA e antibióticos ou sem tratamento não mostraram efeitos significativos de tratamento na duração da patência do *stent* ou na mortalidade.[61]

2. *Migração do stent:* A migração de um *stent* pode ocorrer em até 10% dos pacientes.[62] A migração do *stent* pode ser tanto proximal como distal ao sítio de inserção. Um *stent* migrado pode tornar-se disfuncional, virar foco de infecção, ou resultar em perfuração da árvore biliar ou duodeno. O manejo do *stent* migrado é realizado por CPRE. Laço, cesto de Dormia, ou fórceps tipo dente de rato são as ferramentas mais comumente utilizadas. Outras técnicas incluem a utilização de balão extrator de cálculo pela sua inflação acima do *stent* e que lentamente puxa o balão. Algumas vezes é necessário usar aparelhos especiais, como o extrator de parafuso de Soehendra (Cook Medical Inc., Bloomington, Ind.). Se um *stent* migrar acima da estenose, a extração pode requerer dilatação de balão na estenose.[50] Se uma aproximação endoscópica falhar, tanto a aproximação percutânea como a cirúrgica podem ser necessárias para a remoção do *stent* (ver Capítulo 23).

3. *Quebra do stent:* Um efeito adverso raro do *stent* plástico é a fratura protética, desde a introdução do *stent* de polietileno, a ruptura do *stent* tornou-se extremamente rara. A porção distal do *stent* é suscetível à quebra, possivelmente é consequencia de peristalse repetida.

STENT METÁLICO AUTOEXPANSÍVEL (SEMS)

SEMS foram desenvolvidos para paliação de obstrução biliar maligna na tentativa de prolongar a duração da patência pelo aumento do diâmetro do *stent* enquanto que simultaneamente supera a limitação imposta pelo diâmetro do canal de biópsia do duodenoscópio. O SEMS tem uma estrutura tubular que consiste na liga de metal, como o aço inoxidável, nitinol, Platinol, ou Elgiloy trançado ou cortado a *laser*. Estes *stents* são reprimidos por uma bainha sobre um cateter de entrega de 6 a 8,5 Fr com marcadores radiopacos que facilitam sua liberação precisa para dentro dos ductos biliares. Após a localização desejada do *stent* é alcançada, a bainha é lentamente retirada distalmente, deixando para trás o *stent* que então se expande e assume sua configuração original dentro do ducto biliar, expandindo a estenose (**Fig. 36.7, B**). Em seu estado de expansão total, SEMS tem um diâmetro de lúmen que é de 3 a 4 vezes maior que o *stent* plástico (**Tabela 36.5**).

Desde os relatos em publicações iniciais utilizando SEMS para melhorar a estenose biliar, em 1989,[42,43] o SEMS tem sido amplamente utilizado no tratamento de obstrução distal biliar maligna. Os SEMS iniciais eram de metal puro, *stents* descobertos que incrustam em tecido circundante em um curto período de tempo, fazendo sua remoção quase impossível. *Stent* parcialmente e totalmente cobertos foram desenvolvidos para superar a barreira da oclusão do *stent* pelo crescimento tumoral interno e a reativação de hiperplasia tecidual através da malha do *stent*. A cobertura do *stent* previne sua incrustação dentro do tecido e teoricamente permite sua remoção, especialmente se a ponta distal do *stent* se estende para dentro do duodeno. Atualmente, SEMS composto por uma variedade de metais que são tanto descobertos, parcialmente cobertos, ou totalmente cobertos estão disponíveis. Estes *stents* têm comprimento que varia de 40 a 120 mm e diâmetro que varia de 6 a 10 mm. A duração média de patência para SEMS é relatada na faixa de 9 a 12 meses quando utilizada paliação da obstrução distal maligna.[63-65] Dados atuais não favorecem um tipo de SEMS sobre o outro.[66-69] Assim, seu uso em geral é baseado na familiaridade do endoscopista com a técnica de colocação.

SEMS são mais comumente colocados por CPRE após canulação do ducto biliar com esficteretoma e fio-guia. Uma quantidade mínima de contraste deve ser injetada para definir a anatomia do ducto biliar e localizar a estenose. A maioria dos SEMS tem marcadores radiopacos nas suas pontas proximais e distais e algumas vezes na porção média do *stent*. *Stents* devem ser colocados para que o marcador proximal fique acima da ponta proximal da estenose. Após a determinação da posição final do *stent*, bainha de contenção exterior do *stent* é, lentamente, retirada com tração simultânea do *stent* para manter sua posição dentro do ducto biliar. O fluxo da bile é um bom indicador para dilatação de sucesso da estenose pelo *stent*. Se a drenagem ruim de bile for notada pela falha de expansão do SEMS, a dilatação da estenose utilizando balão pode ser realizada com efeito imediato notável. A expansão completa do SEMS pode levar até 72 horas.

O envolvimento de malignidade do ducto biliar distal geralmente distorce a anatomia local e previne o acesso biliar. Nesta situação, outras técnicas endoscópicas para acesso biliar devem ser consideradas para colocação de SEMS. Se um tumor não se estendeu até a ampola, uma esfincterotomia pré-cortada por agulha/faca após a colocação de *stent* em ducto pancreático é possível. A técnica de encontro CPRE-EUS, colocação de SEMS trans-hepático guiado por EUS, colocação de SEMS transluminal guiado por EUS são outras opções. A técnica de encontro CPRE-EUS envolve o acesso do ducto biliar utilizando agulha calibre 19-22 com EUS pelo duodeno no ponto mais proximal da papila. Um fio-guia, então, é passado pela agulha para dentro do ducto biliar e passa anterógrado através da papila. A CPRE convencional é, então, realizada para colocação de SEMS. Drenagem biliar de sucesso em até 80% dos pacientes tem sido relatada na utilização desta técnica.[70] Na colocação de SEMS trans-hepático guiado por EUS, a agulha é atravessada pela parede do estômago, fígado e, então, a papila, é guiada por EUS, e um fio-guia é passado pela agulha. O trato pode, então, ser dilatado em até 8,5 Fr utilizando um cateter que passa pelo duodenoscópio, e o SEMS é colocado sobre o fio-guia pela papila.[71]

Colocação de SEMS transluminal guiado por EUS envolve o uso de EUS para visualizar e perfurar o ducto biliar com agulha calibre 19-22 no sítio perto da ampola, passagem de fio-guia através da agulha e, então, a colocação do SEMS sobre o fio-guia utilizando um duodenoscópio ou EUS de escopo terapêutico. A perfuração mais proximal do ducto biliar aumenta o risco de vazamento biliar. Taxas de sucesso de até 100% foram relatadas.[72]

Efeitos adversos de SEMS incluem oclusão do *stent*, migração do *stent*, colecistite e pancreatite. A oclusão do ducto cístico potencialmente pode resultar em colecistite. A oclusão do ducto pancreático pode teoricamente resultar em pancreatite. O mecanismo de oclusão de SEMS inclui crescimento tumoral interno, supercrescimento tumoral e hiperplasia de mucosa. Os SEMS ocluídos por "lodo" podem ser liberados pela realização de varreduras com balões. Se a oclusão for secundária ao crescimento tumoral interno, como visto com *stent* descobertos, a estratégia de manejo envolve a colocação de um segundo SEMS (coberto ou descoberto) ou *stent* plástico (**Fig. 36.9**) dentro do *stent* original. Estudos comparando a colocação subsequente de

Tabela 36.5 Especificação de Vários SEMS Biliares

Stent	Fabricante	Cobertura no Design de Metal	Opções de Cobertura	Comprimento (mm)	Opções de Diâmetro (mm)	Radiopacidade e/N° de Marcadores	Recuperabilidade	Liberação do Sistema (Fr)	Encurtamento (%)	Tamanho da Malha	Força Axial (FA)	Força Radial (FR)	Pontas
Flexxus	ConMed	Nitinol	Somente UC	40, 60, 80, 100	8, 10	++ (tântalo)/4	Não	7,5	<1	+++	++	++	Alargada
Niti-S*	Taewoong Medical	Nitinol, feito a mão	FC, UC	40, 50, 60, 70, 80, 90, 100, 110, 120	8, 10	++/10	Sim (30-40%)	8,5	Não	++	+	++	Em laço, alargada
X-Suit NIR	Olympus Medical	Nitinol	UC	40, 60, 80	8, 10	++/4	Não	7,5	Não	++	N/A	N/A	Arredondado
Viabil	Gore Medical	Nitinol, cortado a laser, ePTFE	FC	40, 60, 80, 100	8, 10	++/2	Não	10	Não	N/A	+	++	Alargado
WallFlex RX	Boston Scientific	Platinol, trançado, silicone	UC, PC, FC	40, 60, 80, 100	8, 10	+++/4	Sim (80%)	7,5	40	+	+++	+	Em laço, alargado
Wallstent RX	Boston Scientific	Elgiloy, trançado	UC, FC, PC	40, 60, 80, 100	8, 10	+++/4	Sim (80%)	7,5	40	+	+++	+	Aberto, alargado
Zilver	Cook Medical Endoscopy	Nitinol	UC	40, 60, 80	6, 8, 10	++/4	Não	7	Não	+++	+	+	Alargado

Contribuído por Lee JH. Adaptado da tabela original de Lee JH. Self expandable metal stents for malignant distal biliary strictures. *Gastrointest Endosc Clin N Am*. 2011;21:463-480.
ePTFE, Politetrafluoroetileno; FC, totalmente coberto; N/A, não se aplica; PC, parcialmente coberto; UC, descoberto.
*Amplamente disponível fora dos Estados Unidos.

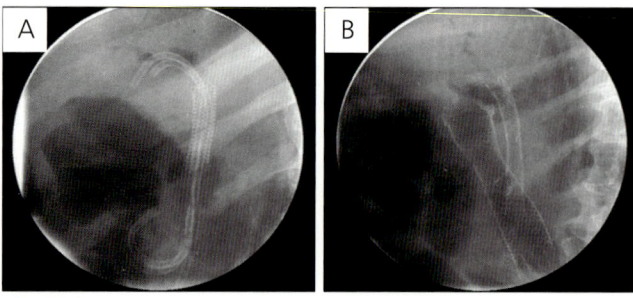

Fig. 36.9 Manejo de SEMS obstruído ou que migrou.
(**A**) Múltiplos *stents* de plástico posicionados para aliviar a obstrução de uma SEMS. (**B**) Colocação de SEMS dentro de um SEMS que migrou distalmente. O primeiro passo foi criar uma abertura dentro da parede de um *stent* duodenal metálico previamente colocado seguido pela criação de uma abertura dentro da parede de um SEMS que migrou utilizando o dispositivo de Soehendra. Isso foi seguido pela canulação de ducto biliar através da parede do *stent* que migrou seguido pela colocação da nova SEMS.

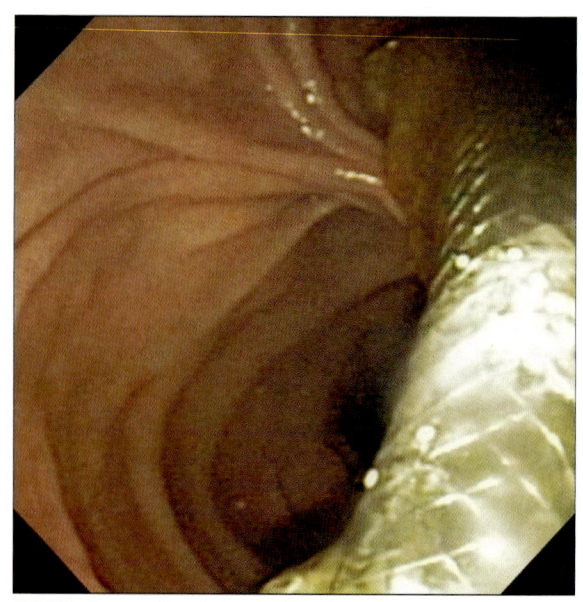

Fig. 36.10 Foto endoscópica de SEMS coberta que migrou distalmente.

SEMS *versus stents* de plástico têm mostrado que a colocação de SEMS para o alívio de obstrução providencia maior duração de patência que a colocação de um *stent* plástico[73,74] e SEMS coberto providencia patência mais longa que a colocação de *stent* descoberto.[73]

Pancreatite pós-CPRE tem sido relatada de ocorrer mais comumente após a colocação de SEMS do que após a colocação de *stent* plástico.[75] No entanto, quando SEMS coberto e descoberto foram comparados, taxas de pancreatite e colecistite foram conflitantes.[75,76]

A migração dos *stent* é um evento adverso raro (**Fig. 36.10**). A migração de SEMS coberto é mais comum do que quando se utiliza SEMS descoberto. No caso de migração incompleta do *stent* a remoção do *stent* descoberto pode ser muito difícil. O tecidual cresce para dentro da malha do *stent* descoberto e quando a remoção é tentada a parede do ducto biliar pode rasgar, causando perfuração. O risco de perfuração com um SEMS coberto é muito mais baixo. Em virtude do revestimento da membrana, o crescimento tecidual interno no *stent* é menos provável. *Stent* cobertos têm sido removidos, utilizando alça ou pinça tipo dente de rato.[77]

OPÇÕES DE *STENT* PARA PALIAÇÃO NA OBSTRUÇÃO BILIAR MALIGNA

Vários fatores devem ser considerados antes de determinar a escolha do *stent* para um dado paciente. Estes fatores incluem o tipo de *stent* a ser usado (de plástico *versus* SEMS) e, se um SEMS for necessário, considerar se o *stent* é descoberto ou coberto. A decisão requer consideração de fatores técnicos, econômicos, e fatores do paciente. Fatores técnicos incluem a facilidade da colocação de *stent*, eficácia do *stent*, duração de patência, necessidade de reintervenção, e se a remoção do *stent* é desejável. Fatores econômicos incluem o custo dos *stents* e custos associados à reintervenção. Fatores do paciente incluem o *status* socioeconômico, expectativa de sobrevida e o nível de obstrução da árvore biliar.

Ambos os *stents* plásticos e SEMS têm taxas similares no sucesso da colocação para a obstrução biliar maligna distal, porém isto depende da familiaridade do clínico com o equipamento. A patência média de *stent* plástico é de, aproximadamente, 3 a 4 meses, enquanto que o do SEMS é de, aproximadamente, 9 a 12 meses.[63-65,78] Vários estudos prospectivos, randomizados e controlados têm comparado *stent* plástico e SEMS em relação a sua eficácia e duração de patência. A metanálise destes estudos que incluem sete triagens randomizadas controladas não observou diferenças entre os *stent* plásticos e SEMS em termos de sucesso técnico, sucesso terapêutico, mortalidade de 30 dias, ou efeitos adversos. No entanto, SEMS foram associados à maior taxa de patência comparado a *stents* plásticos em 4 meses.[79]

A escolha da utilização de SEMS coberto ao invés de SEMS descoberto para paliação de obstrução maligna distal permanece controversa. Enquanto que SEMS coberto foi desenvolvido na tentativa de prolongar a patência do *stent* comparado ao que pode ser atingido com o SEMS descoberto, diferenças na duração do *stent* entre estes tipos de *stent* não têm sido demonstrado definitivamente. Estudos retrospectivos iniciais demonstraram a superioridade de SEMS coberto sobre o descoberto em termos de duração de patência. No entanto, em um único estudo prospectivo randomizado recente, Telford não encontrou diferença significativa no tempo de obstrução biliar recorrente ou sobrevida do paciente entre os grupos de SEMS parcialmente coberto e descoberto em pacientes com obstrução biliar distal. Taxas mais altas de migração de *stent* foram observadas em SEMS parcialmente cobertos.[80] Semelhantemente, Kullman relatou patência de *stent* comparável, tempo de sobrevida do paciente, e taxas de efeitos adversos entre SEMS de nitinol coberto e descoberto que foram usados como paliação em pacientes com obstrução biliar maligna distal. No entanto, maiores taxas de migração do *stent* foram observadas com o SEMS coberto.[81] Uma metanálise recente, que incluiu cinco triagens randomizadas que compararam a patência de SEMS coberto e descoberto para paliação de obstrução biliar maligna distal, concluiu que SEMS coberto tem duração de patência significativamente maior comparada com SEMS descoberto em uma média de 61 dias e tem uma média de acompanhamento de 212 dias.[82] Enquanto que ambas as SEMS, coberto e descoberto, tiveram taxa similar de disfunção de *stent* em qualquer momento, houve uma tendência para tempo adiado para reobstrução (sobrevida do *stent*) com SEMS coberto. A migração do *stent*, supercrescimento tumoral e formação de "lodo", foram observados como sendo significativamente maiores com SEMS coberto, no entanto, crescimento tumoral interno foi a causa mais comum de obstrução no SEMS descoberto. O estudo também descobriu que o SEMS coberto não aparenta aumentar o risco de colecistite, como foi sugerido previamente. Portanto, a maioria dos estudos incorporam medidas para prevenir a colecistite, como inclusão de *stent* com furos para drenagem transmural ou colocação de *stent* abaixo do nível do ducto cístico em pacientes com vesícula biliar intacta, são estratégias que podem não ser aplicáveis ou de sucesso na prática clínica rotineira.[82] Semelhantemente, a taxa de pancreatite foi similar entre SEMS coberto e descoberto. Uma análise de subgrupo neste estudo não demonstrou diferença entre a patência do *stent* e a taxa de migração entre SEMS totalmente coberto e parcialmente coberto. As limitações do estudo acima incluem o fato de que dois dos estudos incluídos foram realizados por uma única instituição e também que em dois dos estudos os SEMS foram inseridos percutaneamente.

Algumas situações justificam a retirada do *stent* como a migração ou irreversibilidade de oclusão e, em casos raros, remissão do tumor (p. ex., se a obstrução for por um linfoma que responde à quimioterapia). Nestes exemplos, os *stent* mais facilmente removíveis são os de plástico seguido pelo SEMS coberto. Os SEMS descobertos são de difícil remoção, e a tentativa pode induzir perfuração do ducto biliar. Em um estudo retrospectivo houve a comparação da remoção de *stent* descoberto do coberto em pacientes com *stent* migrado ou disfuncional, os SEMS cobertos puderam ser removidos em 92% dos casos, porém somente 38% dos *stent* descobertos puderam ser eliminadas.[77]

Fatores relacionados com paciente como o custo, expectativa de tempo de sobrevida, e nível da obstrução biliar também podem influenciar na escolha do *stent*. Os SEMS podem ser de 15 a 40 vezes mais caros que os *stent* plástico. O custo menor do *stent* plástico é equilibrado pelo fato de intervenções repetidas serem necessárias decorrente de menor duração de patência. Vários estudos de custo-eficácia têm comparado os *stent* plástico com SEMS. Os dois fatores que influenciam o custo total são o custo local de CPRE e a sobrevida do paciente. O consenso geral é que SEMS é superior o *stent* plástico neste sentido quando a sobrevida do paciente é esperado a ir além de 4 a 6 meses.[63,64,79,83,84] Enquanto que é difícil prever a sobrevida do paciente, dois estudos recentes relataram que o tamanho do tumor e a presença de metástase hepática são indicadores independentes de sobrevida mais curta,[65,85] e estes fatores de prognóstico podem ser usados para determinar a escolha do *stent*.[50] O nível de obstrução biliar induzido por tumor também pode afetar a decisão na escolha do *stent*. Em tumores hilares, por exemplo, embora o SEMS tenha demonstrado ser mais custo eficiente e ter menor taxa de reintervenção, a colocação de mais de um SEMS pode ser mais desafiadora tecnicamente que a colocação de múltiplos *stents* plásticos

Atualmente não há nenhum critério preciso definido sobre a preferência de um tipo de *stent* sobre outro, e a decisão deve ser feita após discutir com o paciente e considerar cuidadosamente os fatores socioeconômicos, o fardo da doença e sobrevida predita do paciente.

Uma vez que a escolha do *stent* seja realizada, um plano de seguimento é feito, e a colocação de *stent* inicial é realizada, o plano de seguimento deve considerar as limitações do tipo de *stent* escolhido. Há estudos onde se um *stent* plástico for escolhido para colocação de *stent* inicial, a reposição se torna rotineira antes de ficar obstruída ao invés de repor quando se torna disfuncional. Prat demonstrou, em uma triagem randomizada, que comparado ao grupo que realizava troca rotineira de *stent* plástico somente quando obstruía, o grupo que trocava rotineiramente o *stent* a cada 3 meses tinha melhor sobrevida livre de efeitos adversos, embora a sobrevida geral não fosse diferente entre os dois grupos.[63]

Abordagem Percutânea na Drenagem Biliar

Em alguns pacientes, a drenagem biliar endoscópica pode não obter sucesso ou ser impossível. Este grupo inclui: pacientes com estenose duodenal, anatomia alterada decorrente da cirurgia anterior (como desvio gástrico em Y de Roux ou criação prévia de anastomose bilar-entérica), dificuldade de passagem da estenose biliar e canulação sem sucesso da papila em razão do envolvimento papilar do tumor ou em razão de sua localização dentro do divertículo duodenal. Para tais pacientes, colangiografia trans-hepatica percutânea (PTC) é uma opção relativamente segura e eficiente. Embora tenha sido inicialmente desenvolvido como técnica de diagnóstico, a PTC tem gradualmente se desenvolvido para auxiliar na possibilidade de intervenções. Esta abordagem envolve acesso trans-hepático do sistema biliar com uma agulha fina e fio-guia com auxílio radiológico, colocando uma bainha acima do fio-guia e negociando a estenose, utilizando um cateter, assim, alcançando um sistema de drenagem externo. Em uma abordagem de duas etapas, o sistema pode ser posteriormente convertido a uma drenagem interna pela colocação de um *stent* biliar. Esta abordagem, cujo nome é *colocação de* stent *percutâneo secundário*, pode requerer a drenagem percutânea para permanecer no local por 2 a 6 semanas antes da completa internalização com um *stent* metálico para permitir a maturação de um trato epitelizado da árvore biliar para a pele e, assim, minimizar o risco de vazamento biliar intraperitoneal, quando o cateter for removido.[86] Drenos internos são a preferência por serem mais fisiológicos, pois a circulação êntero-hepática da bile é mantida. Estudos experimentais têm demonstrado que a drenagem interna é superior à drenagem externa na preservação da imunidade intestinal e prevenção de translocação bacteriana, embora tais resultados não têm sido validados em humanos. Em adição, a internalização do tubo de drenagem ajuda a evitar limitações no estilo de vida e efeitos adversos potenciais associados a drenos externos, como deslocamento do cateter, dor no sítio de inserção e vazamento da bile ao redor do cateter. Mais recentemente, o *stent* percutâneo para obstrução de ducto biliar maligna ou como abordagem de uma etapa para o sistema de drenagem percutâneo interno tem sido desenvolvido. Com esta abordagem, o cateter externo pode ser removido em até 24 horas após a colocação de *stent* percutâneo na maioria dos pacientes.[87]

A drenagem biliar percutânea foi observada em ser tão eficiente quanto a cirurgia no alívio de obstrução biliar. Em um estudo randomizado controlado que comparou drenagem biliar percutânea com desvio cirúrgico em pacientes com câncer irressecável na cabeça do pâncreas, a abordagem percutânea foi comparada à cirurgia de sucesso na drenagem em todos os pacientes.[88] No entanto, comparado ao grupo cirúrgico, o grupo de drenagem biliar percutâneo apresentou menor mortalidade em 30 dias e mortalidade relacionada com o procedimento e menor permanência no hospital. As vantagens da drenagem percutânea foram parcialmente balanceadas pelo número maior de readmissão para icterícia por obstrução recorrente e desenvolvimento de obstrução que requereu cirurgia. Portanto, a revisão sistemática de dados Cochrane que comparou os benefícios e as lesões da drenagem biliar pré-operatória inclui quatro triagens clínicas randomizadas que comparam PTBD à cirurgia direta, não perceberam diferença significativa na mortalidade e morbidade entre os dois grupos.[89]

Para o propósito de *stent* biliar trans-hepático percutâneo, o SEMS tem-se tornado a escolha padrão. É a preferência sobre *stent* plástico inseridos percutaneamente em razão de sua taxa de patência maior e porque evitam a necessidade de dilatação repetida da estenose. Além do mais, se a obstrução não ocorrer, uma novo *stent* pode ser inserido dentro do *stent* metálico bloqueado sem precisar remover o *stent* original.

Duas triagens randomizadas compararam PTC com drenagem biliar endoscópica. Speer demonstrou que CPRE era significativamente mais efetiva na melhora da icterícia comparada com PTC (81 *versus* 61%) e também apresentou diminuição da mortalidade em 30 dias (15 *versus* 33%). A maior mortalidade pós-*stent* percutâneo tem sido atribuída à hemobilia e extravazamento de bile. No entanto, o uso de tubos de drenagem plásticos rígidos para PTC não pode ser generalizado em quadros modernos onde *stent* metálicos se tornaram o mais comum.[90] Em outra triagem Pinol *et al.* compararam a colocação de PTC ao SEMS com a inserção endoscópica de *stent* de polietileno. Eles observaram que enquanto as taxas de sucesso técnico de ambos os procedimentos eram similares, o sucesso terapêutico era significativamente maior no grupo de PTC (71 *versus* 42%).[91] Portanto, grandes efeitos adversos foram mais comumente observados no grupo de PTC (61 *versus* 35%). Apesar desta observação, as taxas de mortalidade em 30 dias foram semelhantes. A média total de sobrevida foi observada como sendo significativamente maior no grupo PTC comparado ao grupo endoscópico (3,7 *versus* 2 meses). O estudo concluiu que PTC com colocação de SEMS é uma alternativa para a colocação de *stent* plástico endoscopicamente. Deve ser observado que os dois estudos acima incluíam ambos os pacientes de obstrução de ductos biliar distal e proximal. Considerando que PTC é mais fácil de realizar na obstrução de ducto biliar proximal do que na obstrução distal, os resultados anteriores devem ser observados com cuidado. Em adição aos estudos anteriores, os dados de vários estudos não comparativos sugerem que não há diferença significativa no sucesso de taxas técnicas, de efeitos adversos e de mortalidade entre as duas técnicas. No entanto, os tipos de eventos adversos diferem entre os dois grupos. Enquanto que o vazamento de bile é mais frequentemente observado na PTC, a pancreatite é mais frequente na drenagem endoscópica. O último estudo não é realista na prática. O estudo ideal iria comparar a colocação de SEMS percutâneo à colocação de SEMS endoscopicamente.

Para resumir, atualmente a PTC é primariamente reservada para casos onde a drenagem biliar endoscópica não tem tido sucesso ou não é possível. Portanto, preferências institucionais baseadas na disponibilidade da tecnologia e na habilidade do clínico e sua experiência com ambas as técnicas também ditam a decisão de utilizar uma técnica sobre a outra.

Paliação Cirúrgica

Antes do advento de drenagem biliar endoscópica, a paliação cirúrgica tem sido a opção de esteio de manejo para a obstrução biliar distal maligna irressecável. Estes procedimentos incluem colecistojejunostomia e coledocoduodenostomia e, em algumas situações, hepatojejunostomia. Em adição, a cirurgia é uma opção para pacientes que requerem desvio gástrico por obstrução concomitante e que necessitam de controle de dor por bloqueio do nervo celíaco.

Três triagens randomizadas têm comparado a colocação de *stent* cirúrgico e endoscópico entre 1988 e 1994.[92-94] Uma metanálise realizada por Taylor utilizando os três estudos anteriores concluiu que o grupo de *stent* tinha maior probabilidade de reintervenção comparado ao grupo cirúrgico.[95] Outro estudo randomizado foi registrado por Nieveen, em 2003, onde pacientes que realizaram estadiamento por laparoscopia que confirmasse metástase eram randomizados para colocação de Wallstent em vez de desvio cirúrgico. Nenhuma diferença foi notada na mortalidade, morbidade, tempo de permanência hospitalar, readmissão, ou efeitos adversos entre os dois grupos.[96] Mais recentemente, uma metanálise de estudos que compararam cirurgia e colocação de *stent* biliar guiado por CPRE mostrou que a colocação de *stent* plástico por endoscopia estava associado a menor risco de efeitos adversos totais, porém estava associado a maior risco de obstrução biliar recorrente comparado a desvio cirúrgico. SEMS foram observados como sendo associados a um risco significativamente menor de obstrução biliar recorrente em 4 meses. *Stents* plásticos e metálicos eram similares em termos de sucesso técnico, sucesso terapêutico, mortalidade e efeitos adversos.[51] Uma das limitações dos dados disponíveis é que desde que estes estudos foram publicados, aproximadamente uma década atrás, ambas paliações, cirúrgicas e endoscópicas, têm sofrido grandes avanços. Por exemplo, colecistojejunostomia laparoscópica tem-se desenvolvido com uma invasão mínima, quando providencia drenagem biliar na obstrução biliar maligna distal. Semelhantemente, a tecnologia de inserção de *stent* tem melhorado tremendamente. Enquanto que o consenso geral não pode ser derivado de dados existentes que favoreçam uma opção sobre a outra, é uma observação comum que as taxas de paliação cirúrgica têm dramaticamente diminuído e têm sido substituídos por drenagens biliares endoscópica e percutânea.

O fato que a gastrojejunostomia profilática deve ser realizada quando houver câncer irressecável permanece controverso, pois até 20% dos casos desenvolvem obstrução de saída gástrica tardia. Atualmente, a obstrução de saída gástrica é mais comumente tratada por colocação de *stent* enteral por endoscópio; se o paciente não for candidato para o *stent* anatomicamente, a gastrojejunostomia seria a opção. Uma revisão sistemática recente, que incluiu duas triagens randomizadas controladas e seis estudos que compararam jejunostomia com inserção de *stent* enteral para pacientes com obstrução de saída gástrica maligna, observou que as taxas de sucesso técnico, efeitos adversos e alívio de sintomas são comparáveis entre as duas técnicas. Este estudo concluiu que *stents* talvez sejam superiores em pacientes com expectativa de vida relativamente curta, e que a gastrojejunostomia deve ser reservada para pacientes com prognóstico de sobrevida prolongada.[97] Assim, o desvio biliar cirúrgico é uma opção viável em pacientes que não sejam bons candidatos para colocação de *stent* biliar, em que foram encontrados tumores irressecáveis no momento da laparotomia, os que têm potencial de sobrevida de mais de 6 meses, e no subconjunto de pacientes que realizaram laparotomia para ablação cirúrgica de nervo ciático para dor refratária.

Quimioterapia Adjuvante

Enquanto que a cirurgia por si só providencia uma cura definitiva para pacientes com câncer pancreático, uma sobrevida de 5 anos após a ressecção cirúrgica do câncer pancreático é de, aproximadamente, 10%. Reconhecendo a necessidade de melhorar a sobrevida destes pacientes, o impacto da quimioterapia adjuvante concomitante tem sido explorado. Estudos têm demonstrado uma melhora definitiva na qualidade de vida após terapia adjuvante independente do modo de tratamento.[98] Em estudos que randomizaram pacientes para receber quimiorradiação que incluíram radiação de 5-Fluorouracil plus (5-FU) por 2 anos *versus* a cirurgia sozinha, a média de sobrevida de 2 anos foi observada como sendo significativamente maior no grupo de quimiorradiação comparado ao grupo que realizou somente a cirurgia (42 *versus* 15%).[99] Triagens similares na Europa mostraram benefício de sobrevida no grupo de quimioterapia, mas não no grupo de quimiorradiação.[100] Uma triagem randomizada também demonstrou vantagem de sobrevida na combinação de quimioterapia utilizando 5-FU, doxorrubicina e mitomicina C.[101] Enquanto que estes agentes melhoraram as taxas de sobrevida em 5 anos, eles também tinham perfis de toxicidade sistêmica significativos. Neste contexto a introdução de gencitabina é considerada um marco significativo. Estudos têm demonstrado aumentos significativos em sobrevida livre de doença após tratamento com gencitabina comparado ao grupo que realizou somente a cirurgia.[102] A triagem ESPAC-3, que representa a maior triagem randomizada controlada no tratamento do câncer pancreático e que incluiu centros da Europa, Australásia, Japão e Canadá, não notaram diferença entre os grupos de combinação de 5-FU e ácido folínico e o grupo gencitabina, embora gencitabina tivesse um perfil de segurança melhor.[103]

Avanços recentes na radioterapia paliativa do câncer pancreático incluem o desenvolvimento da terapia de radiação guiada por imagem (radiação estereotáxica CyberKnife), que produziu resultados promissores na paliação, e controle local de doença metastática e câncer recorrente. Fiduciais radiopacos dourados colocados dentro ou ao redor do sítio tumoral permitem o rastreamento, em tumor em tempo real para manter precisão especial e, assim facilitar a distribuição de radiação focalizada. Até pouco tempo atrás, fiduciais dourados eram colocados dentro ou perto do sítio tumoral percutaneamente, sendo guiados por imagem ou durante a cirurgia. Ultimamente, a colocação de fiduciais, guiados por EUS dentro ou próximo ao sítio do tumor pancreático, tem-se tornado a alternativa de preferência. A segurança desta aproximação tem sido demonstrada recentemente.[104,105]

Independente de qual terapia adjuvante é selecionada, o manejo dos sintomas que surgem a partir da obstrução biliar distal irá requerer intervenção endoscópica, percutânea, ou cirúrgica. A drenagem biliar irá subverter efeitos hepatotóxicos potenciais dos agentes quimioterápicos. Os perfis de sobrevida melhorados providenciados pela quimioterapia adjuvante possivelmente também irão afetar a escolha de drenagem biliar, como cirurgia *versus* a colocação de *stent*. Obstrução biliar é menos provável de ser completamente liberada com a quimioterapia sozinha. Enquanto que a patência de *stent* plástico seja improvável de sofrer efeito pelos agentes quimioterápicos, seria interessante estudar se a patência de SEMS pode ser prolongada pela quimioterapia que pode tecnicamente limitar processos como crescimento tumoral interno e supercrescimento tumoral. Neste aspecto, a liberação local de agentes quimioterápicos por *stents* farmacológicos (DES) é uma nova área de interesse. Em um estudo-piloto de múltiplos centros, a viabilidade técnica e a segurança da utilização de *stent* metálicos cobertos com membrana incorporada de Paclitaxel foram demonstradas.[106] Em 21 pacientes com obstrução biliar maligna que receberam o DES, as taxas cumulativas de patência em 3, 6 e 12 meses foram de 100, 71, e 36%, respectivamente. Dos nove pacientes que desenvolveram oclusão de *stent*, quatro apresentaram "barro" biliar, três apresentaram supercrescimento tumoral, e dois tiveram crescimento tumoral interno. Os níveis séricos de Paclitaxel foram maiores entre 1 e 10 dias após inserção de DES.

Resumo

A obstrução biliar maligna distal ocorre com mais frequência no contexto de tumor irressecável que requer estratégias terapêuticas efetivas para providenciar drenagem biliar paliativa. Avanços significativos recentes na área de colocação de *stent* endoscopicamente têm resultado na mudança do foco do tratamento cirúrgico para intervenções endoscópicas para manejo de obstrução biliar. No entanto, a natureza complexa destas condições justifica uma aproximação multidisciplinar para tratamento que envolve cirurgiões, radiologistas e gastroenterologistas. Melhoras antecipadas nas áreas de detecção precoce de câncer e quimioterapia são esperadas para aumentar o tempo de sobrevida dos pacientes com malignidades pancreaticobiliares e aumentar a demanda para melhorar estratégias para descompressão biliar.

A lista de referências deste capítulo pode ser encontrada em www.revinter.com.br/online/referencias-baron.pdf

Capítulo 37

Obstrução Biliar Maligna do Hilo e Ductos Biliares Proximais

Savreet Sarkaria ■ Michel Kahaleh

Obstrução biliar maligna do hilo e de ductos biliares intra-hepáticos proximais pode resultar de cânceres pancreaticobiliares primários, cânceres hepáticos primários, linfadenopatia portal, ou doença metastática. Cânceres pancreaticobiliares primários que afetam os ductos biliares proximais e o hilo incluem os colangiocarcinomas e câncer de vesícula biliar. Colangiocarcinomas podem causar obstrução em qualquer nível do trato biliar. Câncer da vesícula biliar pode-se apresentar com obstrução hilar ou de ducto intra-hepático direito em virtude da extensão de tumor local ou compressão extrínseca de adenopatia portal ou síndrome de Mirizzi. Este capítulo irá primeiramente focar no diagnóstico e no manejo de tumores hilares. Observe a **Tabela 37.1** para diagnóstico diferencial de estenoses hílares.[1-3] A obstrução biliar maligna de ductos biliares distais (incluindo colangiocarcinoma distal) foi discutido no Capítulo 36.

Colangiocarcinoma

O colangiocarcinoma surge das células epiteliais dos ductos biliares. Eles fazem parte de, aproximadamente, 3% de todas as malignidades gastrointestinais. Colangiocarcinomas podem ser divididos em cânceres proximais (intra-hepáticos), hilares, ou distais (extra-hepáticos). Cânceres que surgem na região hilar tem classificação a mais de acordo com o padrão de envolvimento dos ductos hepáticos (ver discussão adiante sobre classificação Bismuth-Corlette). Tumores peri-hilares contêm aproximadamente 60 a 70% de todos os colangiocarcinomas, enquanto os tumores de ductos biliares distais e médios fazem parte de 30 a 40%, e aqueles que surgem de ductos intra-hepáticos proximais contam em menos de 10%.[4]

Fatores de risco para o desenvolvimento de colangiocarcinoma são relacionados com a inflamação crônica e infecção. Quase 1/3 dos colangiocarcinomas é diagnosticado em pacientes com colangite esclerosante primária (PSC) com ou sem colite ulcerativa associada.[5] Outros fatores de risco para colangiocarcinoma incluem a doença policística do fígado, infecção parasitária, hepatolitíase, exposição tóxica (como thorotrast e borracha), e distúrbios genéticos (como síndrome de Lynch e papilomatose biliar).[6-8]

A maioria dos colangiocarcinomas (> 90%) são adenocarcinomas. Carcinomas de célula escamosa contam para a maioria dos casos restantes. Adenocarcinomas são divididos em: nodular, esclerosante e papilar. Ambos os tumores nodulares e esclerosantes *(scirrhous)* têm menor taxa de ressecção e cura.[9]

Anatomia dos Ductos Biliares

Uma compreensão abrangente da anatomia segmentar do fígado e variações no relacionamento dos ductos setoriais principais é crucial para poder realizar drenagem segura e apropriada, além de diminuir efeitos adversos relacionados com a colangiopancreatografia retrógrada endoscópica (CPRE).

Anatomia Segmentar do Fígado

É um mau entendimento comum que os ductos biliares são somente em formato de "Y", com os ductos direito e esquerdo que se unem formando o ducto hepático comum. Na realidade, o padrão anatômico da árvore biliar pode ser bastante variável e incluir oito segmentos (**Fig. 37.1**; ver também Capítulo 32). O conhecimento desta anatomia, assim como as variações comuns dos ductos segmentares intra-hepáticos e confluência biliar (**Fig. 37.2** e **37.3**), é essencial para o manejo endoscópico de colangiocarcinoma hilar complexo com sucesso. Segmento I (lobo caudado) tipicamente é drenado por vários ductos pequenos para dentro de ambos os sistemas ductais direito e esquerdo. Segmentos II, III e IV incluem o lobo esquerdo. Segmento II/III geralmente é o grande ducto intra-hepático esquerdo que é alvejado na terapia endoscópica. O segmento IV é dividido em mais dois segmentos menores, IVa e IVb, que tipicamente não são alvos de drenagem endoscópica dada a sua pequena porção de parênquima hepático que é drenado. Os ductos hepáticos direitos são divididos em ducto setoral anterior direito, que drena os segmentos V e VIII, e ducto setoral posterior direito, que drena os segmentos VI e VII.[10,11]

Capítulo 37 – Obstrução Biliar Maligna do Hilo e Ductos Biliares Proximais

Tabela 37.1 Diagnóstico Diferencial de Estenoses Hilares

Maligno	Benigno
Colangiocarcinoma	Colangite esclerosante
Câncer de vesícula biliar	Coledocolitíase/hepatolitíase
Metástase nodular em porta hepática	Estrituras inflamatórias
Carcinoma hepatocelular	Pós-operatório
Metástase hepática	Compressão extrínseca (síndrome de Mirizzi)
Metástase em árvore biliar	Colangite fibrosante/esclerosante benigna
	Pós-radiação
	Doença de Caroli
	Isquemia
	Infecção

Dados de Wetter LA, Ring EJ, Pellegrini CA et al. Differential diagnosis of sclerosingcholangiocarcinomas of the common hepatic duct (Klatskin tumors). Am J Surg. 1991;161(1):57. Verbeek PC, Van Leeuwen DJ, de Wit LT et al. Benign fibrosing disease at the hepatic confluence mimicking Klatskin tumors. Surgery. 1992;112(5):886. And Chapman R, Fevery J, Kalloo A et al. Diagnosis and management of primary sclerosing cholangitis. Hepatology. 2010;51(2):660.

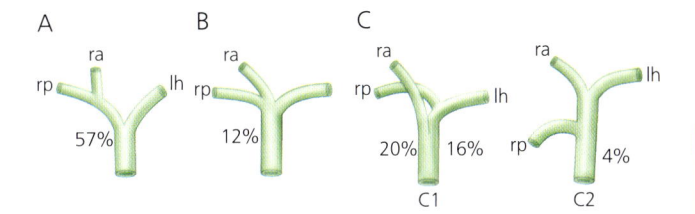

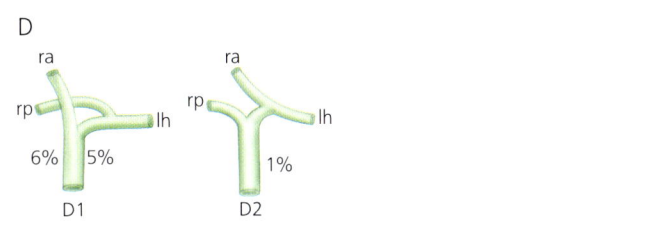

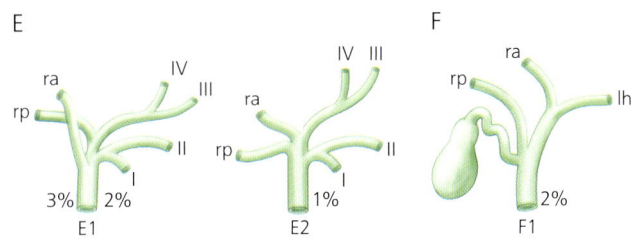

Fig. 37.2 Variação comum da anatomia da confluência biliar. (A) Anatomia típica. (B) Confluência tripla. (C) Drenagem ectópica da seção direita do ducto para dentro do ducto hepático comum. (D) Drenagem ectópica da secção direita do ducto para dentro do ducto hepático esquerdo. (E) Ausência de confluência. (F) Drenagem ectópica da seção posterior direita do ducto para dentro do ducto cístico. *lh*, ducto hepático esquerdo; *ra*, anterior direito; *rp*, posterior direito. (Redesenhada a partir de Blumgart LH, Fong Y, eds; Surgery of the liver and and biliary tract. 3rd ed. Philadelphia: W.B. Saunders; 2000.)

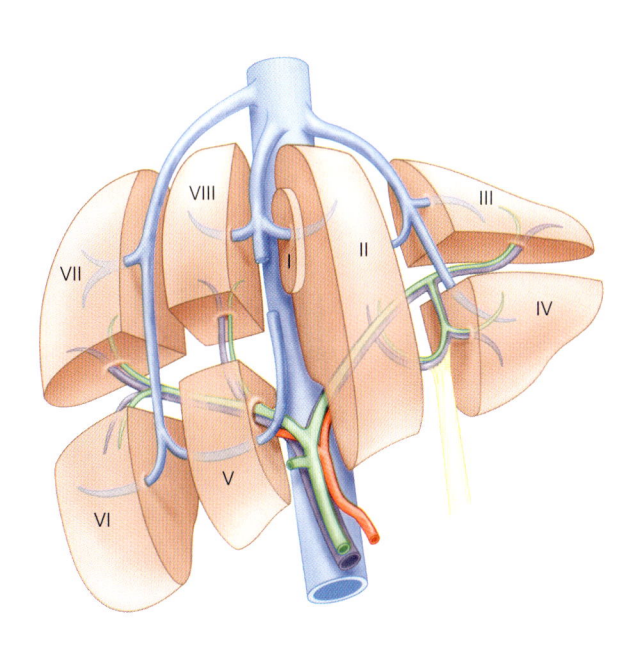

Fig 37.1 Divisão funcional do fígado em segmentos, de acordo com a nomenclatura de Couinaud. (Redesenhada a partir de Blumgart LH, Fong Y, eds: Surgery of the liver and biliary tract.3rd ed. Philadelphia: W.B. Saunders; 2000.)

Classificação Bismuth-Corlette[12]

Cânceres que surgem na região peri-hilar têm sido classificados de acordo com o padrão de envolvimento dos ductos hepáticos. A classificação de Bismuth para colangiocarcinoma é útil na determinação e planejamento de ressecção cirúrgica, assim como colocação de *stent* endoscopicamente. Tumores de ducto biliar que envolve a confluência dos ductos principais são referidos como tumores de Klatskin ou colangiocarcinomas hilares (**Fig. 37.4**).

- *Tipo I:* Tumores abaixo da confluência dos ductos hepáticos direito e esquerdo.
- *Tipo II:* Tumores que alcançam a confluência dos ductos hepáticos direito e esquerdo.
- *Tipo III:*
    - *III a:* Tumores que ocluem o ducto hepático comum e os primeiros radicais do sistema intra-hepático direito.
    - *III b:* Tumores que ocluem o ducto hepático comum e os primeiros radicais do sistema intra-hepático esquerdo.
- *Tipo IV*: Tumores que são multicêntricos ou que envolvem a confluência dos ductos principais e radicais de ambos os ductos intra-hepáticos direito e esquerdo.

Apresentação Clínica

Tumores não se tornam geralmente sintomáticos até obstruírem ambos os sistemas biliares esquerdo e direito. O grau dos sintomas e icterícia correlaciona-se diretamente com o nível de obstrução.

Obstrução biliar mais avançada apresenta geralmente fadiga, anorexia e icterícia sem dor. Outros sintomas comuns incluem prurido (66%), dor abdominal (30 a 50%), perda de peso (30 a 50%) e febre (10 a 20%).[6]

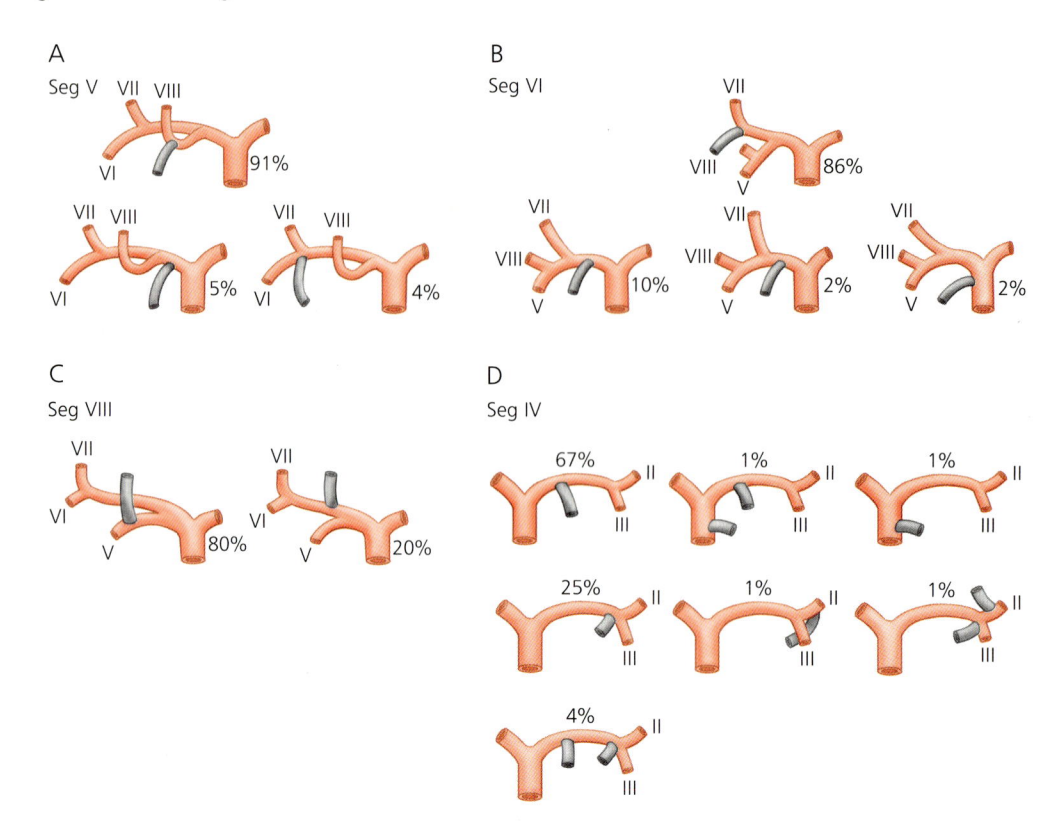

Fig. 37.3 Variações comuns dos ductos intra-hepáticos segmentados. (A) Segmento V. (B) Segmento VI. (C) Segmento VIII. (D) Segmento IV. (*Redesenhada a partir de Blumgart LH, Fong Y, eds; Surgery of the liver and biliary tract. 3rd ed. Philadelphia: W.B. Saunders; 2000.*)

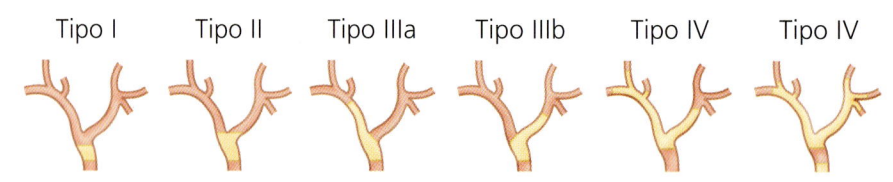

Fig. 37.4 Representação esquemática da classificação de Bismuth de colangiocarcinoma hilar. *Tipo I*: tumores abaixo da confluência dos ductos hepáticos esquerdo e direito (teto da confluência biliar está intacta; sistemas ductais direito e esquerdo se comunicam); *tipo II*: tumores alcançam a confluência, mas não envolvem os ductos hepáticos esquerdo ou direito (teto da confluência está destruída; ductos biliares estão separados); *tipo III*: tumores ocluindo o ducto hepático comum e tanto o ducto hepático direito *(IIIa)* ou o esquerdo *(IIIb)*; *tipo IV*: tumores multicêntricos ou tumores envolvendo a confluência e ambos os ductos hepáticos, o da direita e o da esquerda.

Avaliação Diagnóstica em Pacientes com Obstruções Hilar e Biliar Proximal

Estudos Laboratoriais

Exames Sanguíneos de Rotina

Embora não específica, a química sérica do fígado geralmente é consistente com um padrão sugestivo de obstrução biliar; o grau da elevação depende da localização, gravidade e cronicidade da obstrução. Uma lesão proximal pode estar associada à elevação isolada de fosfatase alcalina. Tempo de protrombina prolongada pode ser observado em pacientes com obstrução biliar crônica.[13]

Marcadores Tumorais

Marcadores tumorais também não são específicos em decorrência da sua sobreposição significativa com doença benigna e baixa sensibilidade em estágio inicial da doença. Antígeno carcinoembrionário (CEA) e antígeno do câncer (CA) 19-9 são os dois marcadores mais utilizados.

CEA: CEA sérico sozinho não é sensível nem específico o suficiente para diagnosticar colangiocarcinoma. Elevações em CEA podem ser observadas em condições benignas como gastrite, doença de úlcera peptídica, diverticulite, doença hepática, doença pulmonar obstrutiva crônica, diabetes melito e outros estados inflamatórios crônicos.[14,15]

CA 19-9: O papel dos níveis séricos de CA 19-9 tem sido amplamente estudado para a detecção de colangiocarcinoma, particularmente quando há PSC. A limitação deste teste inclui sua baixa sensibilidade e especificidade. O CA 19-9 geralmente é elevado em pacientes com alterações pancreaticobiliares variadas, incluindo a pancreatite, colangite, câncer pancreático e outras malignidades. Em adição, a obstrução biliar por qualquer etiologia pode resultar em nível sérico de CA 19-9 elevado.[16]

Avaliação Radiográfica

Em pacientes com icterícia indolor, a tomografia computadorizada (CT) e a imagem por ressonância magnética (MRI) são as modalidades de imagem de preferência. Para lesões intra-hepática e hilar, MRI com protocolo de fígado aplicado e colangiorressonância magnética (MRCP), é o exame de imagem escolhido. MRCP pode criar imagens tridimensionais da árvore biliar, auxiliando na visualização anatômica e no planejamento de procedimento (**Fig. 37.5**).[17,18] Infelizmente, a disponibilidade e a experiência com MRI dependem do centro de saúde. CT com contraste é de mais fácil acesso e pode ser uma ótima ferramenta de imagem. Tomografia com emissão de pósitrons (PET) também demonstrou habilidade na detecção de colangiocarcinomas nodulares pequenos de até 1 cm, porém é menor a utilidade na detecção de infiltração tumoral, e sua sensibilidade depende da experiência local. Estudos utilizando PET demonstraram taxas variáveis de sucesso na identificação de doença metastática distante que de outro modo não é suspeito.[19]

Avaliação Endoscópica

EUS

Embora a ultrassonografia endoscópica (EUS) com aspiração por agulha fina (FNA) possa ser realizada para avaliar lesões hilares, ela é mais desafiador do que na avaliação do ducto biliar comum (CBD) e nas lesões pancreáticas.[20] Em adição, a EUS com FNA pode ser realizada para avaliação e na coleta de amostra de adenopatia portal e é acessível a lesões no fígado (particularmente no lobo esquerdo).[21,22] A vantagem potencial da EUS sobre CPRE é que ela é menos invasiva e providencia informação sobre pacientes que de outro modo não necessitam de drenagem biliar. Uma preocupação, portanto, é o potencial para a disseminação tumoral do trato da agulha durante a FNA-EUS,[23,24] uma preocupação particular em pacientes que são candidatos para a ressecção cirúrgica curativa.

CPRE

CPRE é o método de preferência para a obtenção de diagnóstico tecidual e para a providência de drenagem biliar (**Fig. 37.6**). Ferramentas adicionais que podem aumentar a inspeção de estenoses durante a CPRE incluem a colangioscopia (ver também Capítulo 26), imagem confocal, ultrassonografia intraductal (IDUS), imagem de banda estreita (NBI) e cromoendoscopia. Esforço máximo nos diagnósticos visual e histopatológico de malignidade deve ser tentado no momento de CPRE inicial, desde manipulação e trauma por cateter, e colocação de *stent* pode interpretar os resultados durante procedimentos subsequentes.

Ultrassonografia Intraductal (IDUS)

Sondas de IDUS têm, aproximadamente, 2 mm em diâmetro e podem ser inseridas sobre fio-guia sem necessidade de esfincterotomia. A IDUS pode ajudar a determinar a extensão longitudinal do tumor com mais acuidade do que a colangiografia. A IDUS também pode ser utilizada para avaliar a invasão tumoral dentro da veia porta e da artéria hepática direita.[25,26] Com o advento de sistemas de colangioscopia mais fáceis de usar, a IDUS é realizada com menos frequência.

Colangioscopia

Das ferramentas mencionadas anteriormente, a colangioscopia (**Fig. 37.7**) é mais frequentemente utilizada pela facilidade de visualizar ductos, permitindo maior caracterização de estenoses e

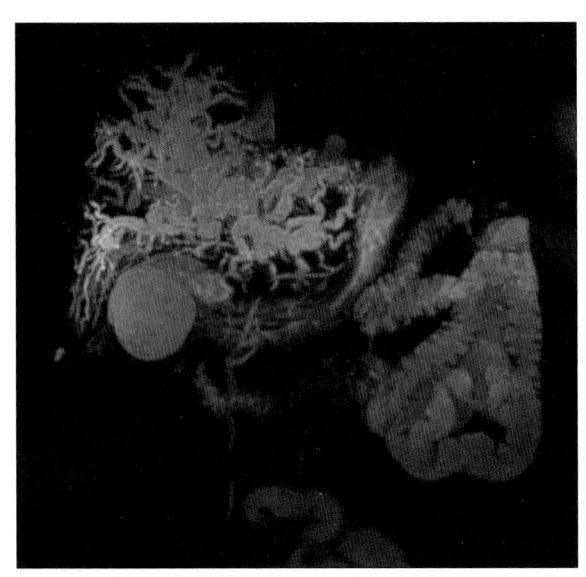

Fig. 37.5 MRCP-MRI de dilatação biliar difusa secundária a grande tumor na confluência.

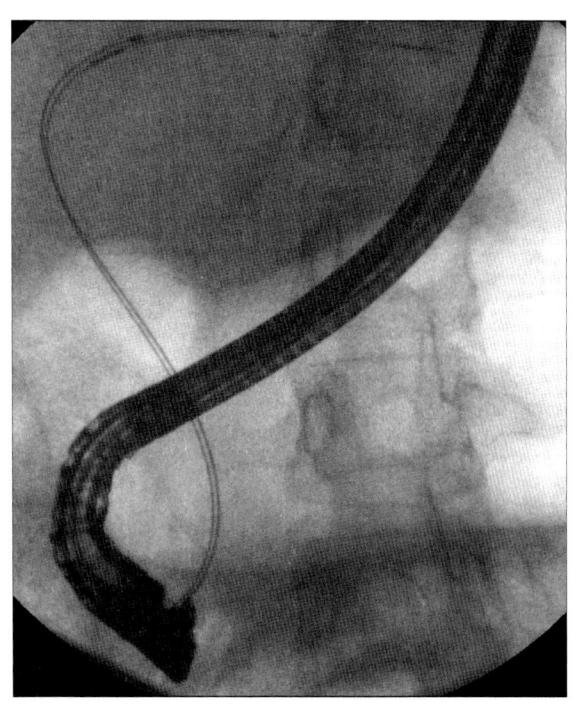

Fig. 37.6 Imagem de fluoroscópio de uma lesão em ducto hepático esquerdo, enquanto escovação está sendo realizada.

direcionamento nas biópsias.[27-29] Além disso, o sistema de operador único mais moderno (SpyGlass, Boston Scientific, Natick, Mass.) é mais fácil de usar tecnicamente,[30] embora as imagens de fibra óptica possam ter menor resolução do que aquelas obtidas com *chips* de vídeo. A colangioscopia foi discutida com mais detalhes no Capítulo 26.

Laser de Endomicroscopia Confocal (CLE)

Imagens confocais mais recentes têm sido adicionadas ao armamento endoscópico. *Laser* de endomicroscopia confocal (CLE) ilumina tecidos com um *laser* de poder baixo e detecta luz fluorescente refletida, eliminando luz disseminada e aumentando a resolução espacial. Fluoresceína intravenosa é utilizada para destacar a vascularização, lâmina própria e espaços intracelulares do tecido examinado. A sonda confocal (sonda CholangioFlex, Mauna Kea Technologies, Paris) tem um diâmetro de 0,9 mm e pode ser inserido pelo canal do instrumento colangioscópio ou cateter (**Fig. 37.8**).[26] Uma triagem de múltiplos centros utilizando *laser* de endomicroscopia confocal com base na sonda (pCLE) observou uma precisão significativamente maior, quando a combinação de CPRE e pCLE foi comparada à CPRE e aquisição de tecido (90 versus 73%). A sensibilidade, especificidade, valor preditivo positivo e valor preditivo negativo de pCLE para a detecção de estenoses cancerígenas formam 98, 67, 71 e 97%, respectivamente, comparado a 45, 100, 100, e 69%, respectivamente, para patologia de rotina. Uma grande limitação, portanto, foi que os investigadores não foram cegados para informações clínicas, que podem potencialmente levar a uma ideia pré-concebida. Estudos adicionais são necessários para melhor avaliar o papel de pCLE na avaliação das estenoses de ductos biliares.[31]

Imagem de Banda Estreita (NBI) e Cromoendoscopia

A NBI e cromoendoscopia não são utilizados rotineiramente durante a CPRE. Até hoje, literatura publicada sobre NBI e cromoendoscopia durante colangioscopia é limitada a registros de casos e pequenas casos de série.[32]

Diagnóstico Histológico

A necessidade de obter um diagnóstico histológico definitivo de malignidade pré-operatória é debatida. Há uma preocupação que a aquisição de tecido pré-operatório por EUS ou CT guiado por FNA pode resultar em disseminação peritoneal de células tumorais e deve ser evitada em pacientes com potenciais tumores curativos.[22] A aquisição destas biópsias pode ser um desafio, mesmo após avaliação diagnóstica extensiva, muitos pacientes necessitam exploração cirúrgica para confirmar o diagnóstico e determinar a ressecabilidade das lesões que são suspeitas de serem malignas.

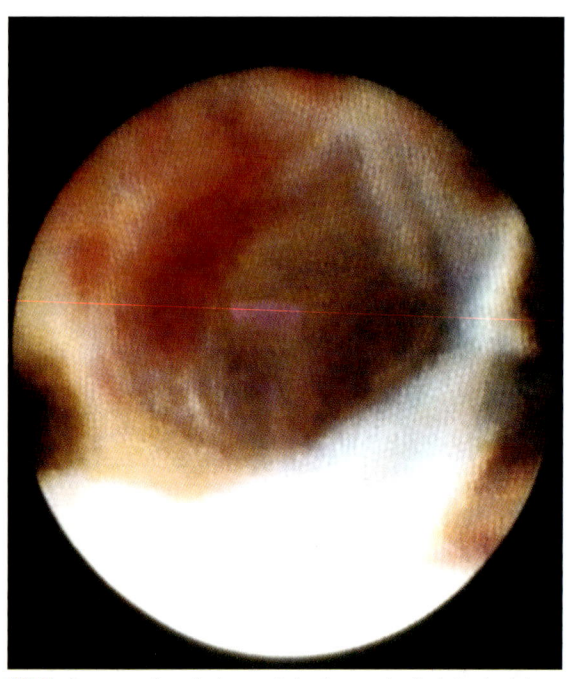

Fig. 37.7 Imagem de coledocoscópio de uma lesão intraductal confirmada de ser colangiocarcinoma.

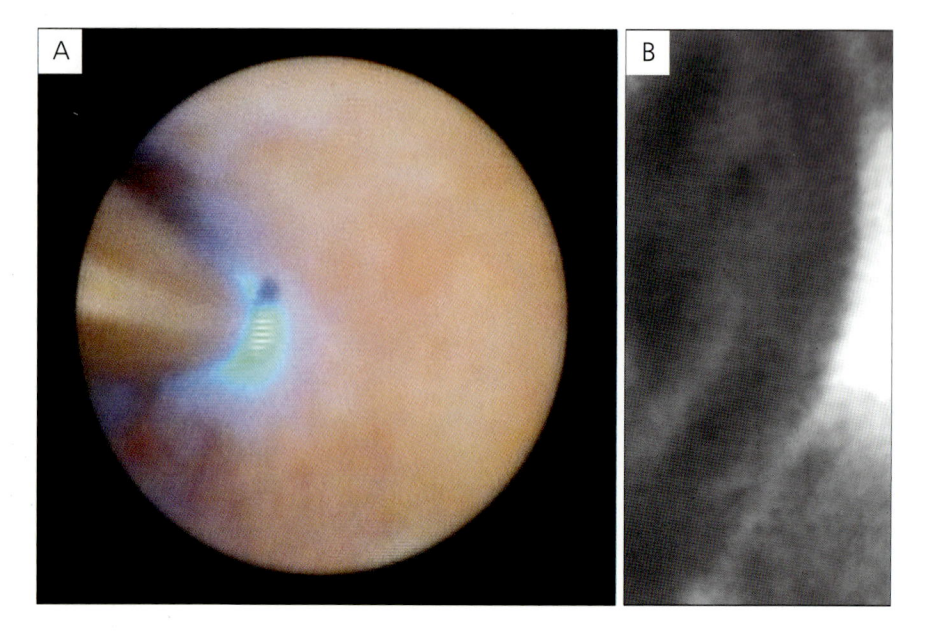

Fig. 37.8 Endomicroscopia confocal com base na sonda. (A) Sonda confocal avançada por visualização por coledoscópio contra a lesão. (B) Imagens confocais obtidas durante coledocoscopia de um colangiocarcinoma.

Citologia

A bile aspirada durante a CPRE terá resultado positivo em citologia em somente 30% dos colangiocarcinomas. Escova de citologia também tem sensibilidade limitada de 35 a 69% e especificidade de 90%.[33] O rendimento é aumentado, se a estenose for prejudicada pela realização da escova ou biópsia da lesão.[34] Se um *stent* plástico foi colocado durante uma CPRE prévia, pode ser enviado para avaliação citológica no momento da retirada ou troca. A combinação de escova, biópsia, FNA e citologia de *stent* pode resultar em diagnóstico positivo em, aproximadamente, 80% dos pacientes.[35]

A avaliação de proliferação de DNA por ambos, a hibridização fluorescente *in situ* (FISH) e análise digital de imagem (DIA), pode melhorar a especificidade da citologia.[36-38] A FISH usa sondas de fluorescência com marcadores de DNA para detectar perda anormal ou ganho de cromossomos ou *locus* cromossômico na análise citológica. DIA qualifica DNA celular pela mensuração da intensidade da mancha no núcleo pelo corante que une o DNA nuclear. Enquanto que ambos os testes mostraram uma promessa na melhora de rendimento diagnóstico, estudos adicionais são necessários.

Patologia

Durante a CPRE, dois métodos podem ser utilizados para obter biópsias: biópsias alvejadas, utilizando visualização direta durante colangioscopia, ou biópsia por fórceps, utilizando fluoroscopia para alvejar o sítio. O rendimento cumulativo de diagnóstico tecidual é aumentado em 63%, quando biópsias são adicionadas à escova da estenose de ducto biliar.[39] Tem sido proposto que as biópsias realizadas com visualização direta durante a colangioscopia podem ter maior rendimento que biópsias obtidas, utilizando fluoroscópio como guia sem a colangioscopia.[40,41]

Manejo

Ressecção Cirúrgica

Infelizmente, a maioria dos tumores que causam obstrução maligna hilar ou biliar proximal não é ressecável e carrega um prognóstico ruim. A taxa média de 5 anos de sobrevida para colangiocarcinoma é de 5 a 10%. A cirurgia oferece a única possibilidade de cura. Mesmo quando pacientes que realizam uma ressecção potencialmente curativa, margens livres de tumor são obtidas em somente 20 a 40% dos pacientes com colangiocarcinomas proximal e hilar.[8,42] Tentativas em aumentar o número de pacientes que são candidatos à ressecção cirúrgica incluem a embolização de veia porta pré-operatória,[43,44] transplante ortotópico de fígado (OLT) e transplante de doador familiar vivo (LRD). Em virtude das altas taxas de recorrência e número limitado de doadores de órgãos, o OLT não pode ser recomendado como terapia-padrão no momento.[45] A premissa por trás da embolização da veia porta é causar atrofia no lobo afetado e hipertrofia de tecido hepático normal em lobo contralateral para potencialmente conseguir margens tumorais negativas e permitir a ressecção sem insuficiência pós-operatória do fígado.

Drenagem Biliar Pré-Operatória

A questão se pacientes com doença de potencial ressecção podem beneficiar-se da drenagem biliar permanece controversa. A literatura é esparsa e desatualizada. Instrumentação pré-operatória da árvore biliar por CPRE ou colangiografia trans-hepática percutânea (PTC) pode resultar em contaminação e possível colangite, atrasando a cirurgia por efeitos adversos, como abscesso hepático. Em adição, a manipulação de ductos biliares pode resultar em inflamação, que pode dificultar ainda mais a cirurgia e a determinação de margens tumorais menos claras. Em contrapartida, a preocupação de morbidade perioperatória aumentada e mortalidade relacionada com a colestase é um argumento a favor da drenagem biliar pré-operatória. Embora estudos em animais ictéricos sugiram que a drenagem biliar pré-operatória melhora os resultados, estudos clínicos têm demonstrado um benefício variável. Em adição, a maioria dos dados é extrapolada a partir de séries que avaliam a icterícia em pacientes com obstrução biliar distal maligna decorrente do câncer pancreático. Em uma metanálise de 11 estudos (10 retrospectivos e 1 prospectivo) avaliando o benefício de drenagem biliar pré-operatória (via CPRE e PTC) em pacientes ictéricos com colangiocarcinoma hilar, foram feitas as seguintes conclusões:[46]

- Sem diferença na mortalidade.
- Sem diferença no tempo de estadia pós-operatória.
- O grupo de drenagem pré-operatória teve mais efeitos adversos pós-operatórios e infecções.
- Drenagem biliar pré-operatória não deve ser realizada rotineiramente.

Na prática, muitos cirurgiões preferem drenagem biliar pré-operatória em pacientes com dano renal, colangite, níveis séricos de bilirrubina > 10 mg/dL, ou na presença de prurido. No entanto, se a descompressão biliar for realizada, deve ser feita por um endoscopista experiente após cuidadosa revisão de imagens transversais, com injeções de contraste seletivo e drenagem de fígado saudável.

Drenagem Biliar em Pacientes com Obstrução Hilar ou Biliar Proximal

Para os pacientes que não são candidatos à ressecção cirúrgica, a drenagem biliar pode ser realizada por desvio biliar-entérico, PTC, e endoscopicamente por CPRE. Indicações para drenagem biliar em pacientes com obstrução de ducto biliar incluem prurido intratável, uma necessidade de diminuir a bilirrubina como preparação para quimioterapia, e tratamento da colangite.

Drenagem Cirúrgica

Em geral, o desvio cirúrgico é reservado para os pacientes que foram considerados irressecáveis durante a cirurgia de fim curativo. Recuperação prolongada e atraso na administração de quimioterapia pós-operatória têm limitado o uso de desvio cirúrgico paliativo.

PTC versus CPRE

CPRE geralmente é a melhor aproximação inicial, enquanto que uma abordagem por imagem é realizada. Estudos iniciais que compararam **CPRE** a PTC observaram que PTC está associado com maior taxa de sucesso e menor taxa de colangite.[47] Estes estudos, no entanto, foram realizados antes da implementação de **CPRE** com imagem segmentada, não incluía o uso de *stent* metálico de autoexpansível (SEMS), e, então, são considerados antiquados e não aplicáveis à prática atual. Com a implementação de **CPRE** com imagem segmentada (ver a seguir), colangite relacionada com a **CPRE** tem diminuído drasticamente por evitar a injeção de contraste não seletivo com contaminação de segmentos que não podem ser drenados.[44-46] Em adição, desde o advento de colocação de SEMS, taxas de oclusão de *stent* têm diminuído significativamente. Isto por sua vez tem diminuído o risco de colangite, necessidade de repetir intervenções, e custo.[47,48]

PTC carrega maior risco de hemorragia em comparação à CPRE.[43] Em adição, há o potencial para disseminação tumoral com PTC.[48,49] Estes fatores combinados com o impacto psicossocial negativo em possuir um dreno externo faz a PTC uma opção menos atrativa e geralmente é reservada para casos de falha endoscópica.

Drenagem Biliar Guiada por EUS

Quando CPRE não obtém sucesso ou não pode ser realizada em razão da anatomia alterada, a drenagem biliar guiada por EUS é uma alternativa para a drenagem guiada percutaneamente (ver Capítulo 31). Isto pode ser agendado no momento da CPRE inicial, evitando, assim, procedimentos adicionais e anestesia. Uma vantagem adicional é que a drenagem biliar é internalizada. Em virtude do número limitado de centros que realizam drenagem guiada por EUS e os efeitos desconhecidos na ressecabilidade, estudos adicionais em pacientes com colangiocarcinoma hilar são necessários.[50,51]

Drenagem Biliar Guiada por Imagem

Avanços no entendimento da anatomia biliar, técnicas em imagens transversais e a difusão do uso de SEMS biliar têm melhorado o resultado da drenagem biliar endoscópica no colangiocarcinoma hilar.[52]

Princípios Gerais

Como regra geral, CPRE não deve ser tentada em pacientes com suspeita de obstrução hilar ou de ducto intra-hepático sem uma cuidadosa revisão transversal de imagem. As seguintes regras devem ser aderidas (**Quadro 37.1**):[53-55]

- Aproximadamente 50% do parênquima do fígado necessitam ser drenados (≥ 50% se houver disfunção hepática subjacente).[56,57]
- Somente injetar contraste nos segmentos que serão drenados.
- Somente tentar drenar ductos biliares que drenam segmentos "saudáveis" do fígado.
- Segmentos que são "carregados por tumor" ou atróficos não devem ser invadidos ou drenados.
- Ductos biliares dilatados no fígado saudável devem ser drenados.

Técnica de CPRE

1. *Antibióticos profiláticos:* Antibióticos devem ser administrados quando realizada CPRE para obstrução hilar ou intra-hepática para evitar colangite. Mesmo com injeção de contraste ictérico, a preocupação permanece que alguns segmentos intra-hepáticos podem ser contaminados e não drenados. Ver Capítulo 9.
2. *Canulação seletiva e injeção de contraste dentro de segmentos que irão ser drenados:* Uma vez que canulação seletiva tenha sido alcançada pelo avanço de fio-guia dentro do segmento desejado com base na imagem, o cateter é avançado sobre o fio e o contraste é injetado próximo ao nível da obstrução, diminui significativamente o contraste que entra em outros segmentos que não foram drenados. Fios-guia devem ser posicionados em cada segmento onde há intenção de drenagem (**Fig. 37.9, A e B**).

Quadro 37.1 Pontos-Chave na Realização de CPRE para Obstrução Biliar Hilar ou Proximal

- Entender a anatomia segmentar do fígado e variações comuns da anatomia da confluência biliar
- CPRE deve ser realizada utilizando somente drenagem biliar guiada por imagem
- Aproximadamente 50% do parênquima do fígado necessita ser drenado para melhora consistente da icterícia
- Injeção de contraste deve ser limitada a segmentos hepáticos que serão drenados
- Somente tentar a drenagem de ductos biliares que drenam "saudavelmente" em segmentos hepáticos
- A escolha entre *stent* metálico ou plástico deve ser individualizada, com base no potencial de ressecabilidade e eventual terapia de ablação

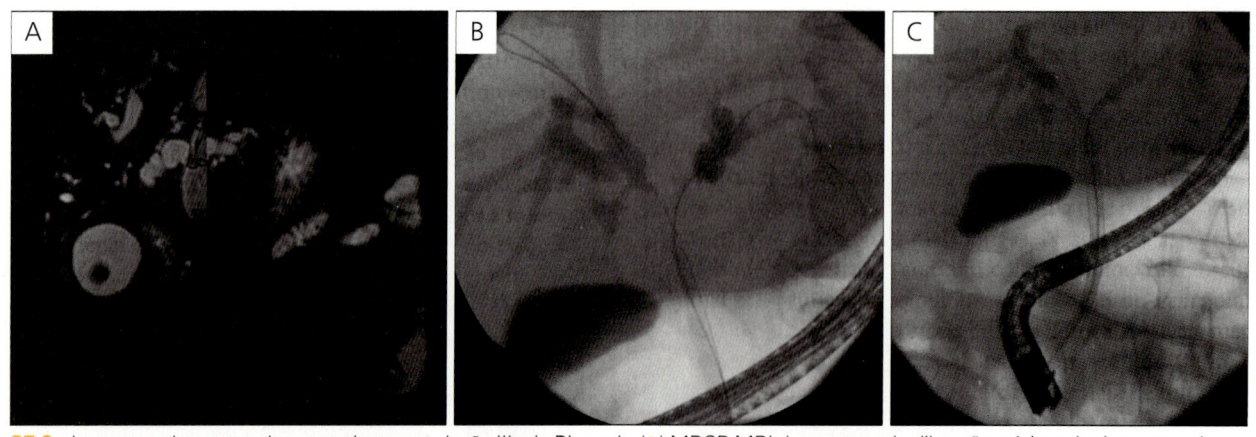

Fig. 37.9 Imagem e drenagem de um paciente com lesão IIIa de Bismuth. (**A**) MRCP-MRI demonstrando dilatação mínima de drenagem de segmentos radicais VI e VII. (**B**) Imagem fluoroscópica com fios em cada lado a ser drenado (V-VIII e II-III). (**C**) Imagem fluoroscópica de colocação de *stent* metálico bilateral colocado em cada lado (V-VIII e II-III).

3. *Esfincterotomia biliar* deve ser considerada após canulação biliar inicial, particularmente se mais de um *stent* forem colocados do outro lado do nível da papila.
4. *Colangioscopia* deve ser considerada para acessar e avaliar a estenose.
5. *Amostragem tecidual* deve ser realizada em todos os casos, sendo a citologia o mínimo necessário.
6. *Dilatação da estenose* com balão ou cateter de dilatação, especialmente se mais de um *stent* for colocado.
7. *Posicionamento do stent* (Fig. 37.9, *C*).

SEMS versus Stent Plástico

Em geral, a inserção de SEMS é preferível sobre a colocação de *stent* plástico a não ser que cirurgia ou terapia de ablação como terapia fotodinâmica (PDT) ou ablação por radiofrequência (RFA) é anticipada durante procedimentos subsequentes.[52] SEMS tem demonstrado possuir taxas de patência prolongadas, são custo eficientes comparado aos *stent* plásticos em pacientes com obstrução biliar distal maligna, e espera-se sobrevida a mais que 4 a 6 meses.[57,59] Os dados não são tão claros para lesões hilares, embora seja sugestivo que haja benefício no SEMS.[53] Os SEMS descobertos devem ser colocados nas lesões hilares ou intra-hepáticas decorrente do potencial de *stent* metálico coberto de se obstruir com segmentos intra-hepáticos contralaterais e/ou ipsolaterais. Diferentes *stent* e técnicas podem ser utilizados. Uma técnica comumente utilizada é deixar o fio-guia em cada segmento para ser drenado e consequentemente implantar SEMS lado a lado sobre cada fio-guia um de cada vez. Alternativamente, SEMS pode ser colocado em configuração de "Y" no hilo, com um *stent* implantado pela inserção de outro *stent* metálico.[59] Isto tem sido utilizado com *stent* com grande largura celular aprovados pela U.S Food and Drug Administration (FDA).[60] A **Figura 37.10** mostra um *stent* em configuração "Y" projetado especificamente para lesões hilares, embora não seja aprovado pela FDA. Outra opção para lado a lado é o posicionamento do SEMS com sistema de liberação de 6 Fr que pode ser introduzido lado a lado, pré-implantado por um canal funcional de diâmetro padrão de 4,2 mm com desenrolar subsequente.

A oclusão do SEMS permanece um problema significativo em pacientes com colangiocarcinoma avançado como resultado de crescimento tumoral interno ou supercrescimento, hiperplasia tissular e "barro" biliar ou detritos. Opções de tratamento atuais para a oclusão de SEMS incluem a colocação de *stent* plástico dentro do SEMS e posicionamento de outro *stent* metálico dentro do *stent* metálico preexistente. Estudos têm demonstrado resultados mistos acerca da colocação de um segundo *stent* metálico dentro do *stent* metálico prévia em ser superior ou similar na eficácia da colocação de *stent* plástico dentro do *stent* metálico ocluído.[61,62] A colocação de *stent* plástico, no entanto, poderá ser mais custo-eficiente se a expectativa de vida for antecipada em ser menor que 2 a 3 meses.

Para uma discussão compreensiva mais detalhada sobre a colocação de *stent* metálico ver Capítulo 22.

Técnicas de Ablação Local

Em pacientes com colangiocarcinoma irressecável, a ablação tumoral é um meio de prover terapia local, potencialmente aumentando ambos a patência do *stent* e a expectativa de vida. Em adição a melhora na qualidade de vida, o custo destas terapias é justificado com base no conceito que oclusões de *stents* menos frequentes resultam em menos episódios de colangite, hospitalização, e repetição de procedimento endoscópico para trocar *stent*.

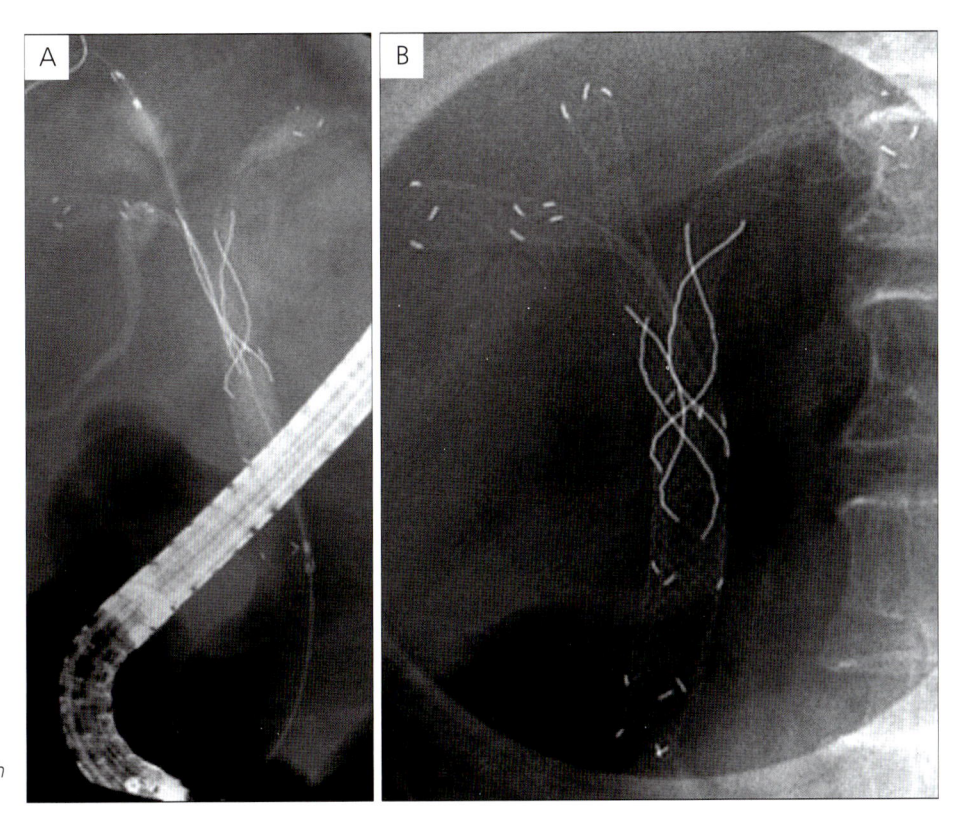

Fig. 37.10 Fluoroscópio do *stent* metálico implantado utilizando a configuração "Y". (**A**) Colocação de dois *stents* metálicos na direita e esquerda por fluoroscópio (VI-VII e II-III). (**B**) Colocação do terceiro *stent* por fluoroscopia com drenagem de segmento V-VIII através do interstício do *stent* metálico. *(Cortesia de Dr. Moon, Department os Internal Medicine, Soon Chun Hyang University School of Medicine, Bucheon/Seoul, South Korea.)*

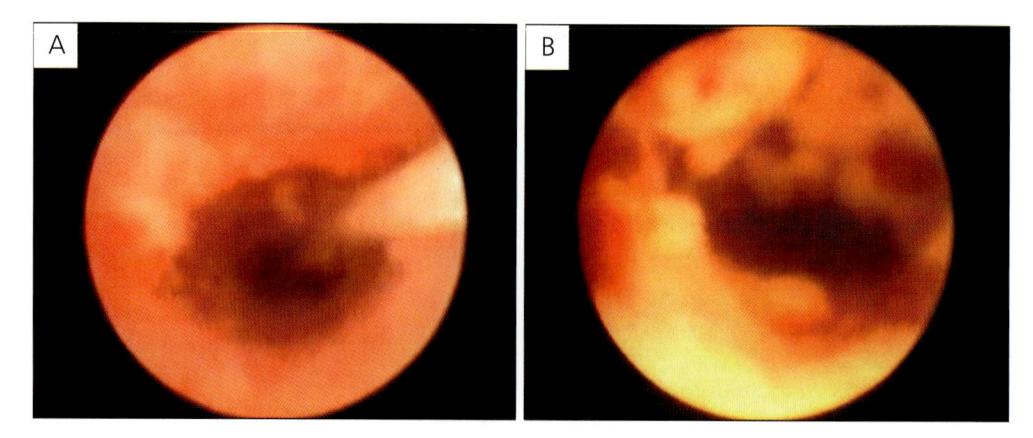

Fig. 37.11 RFA no tratamento de colangiocarcinoma. (A) Imagem pré-tratamento. (B) Imagem pós-tratamento.

Terapia Fotodinâmica (PDT)

PDT envolve a injeção de porfirina fotossensibilizadora intravenosa seguida de aplicação endoscópica de comprimento de onda específico da luz para o leito tumoral. Isto resulta em morte de célula tumoral. O mecanismo de PDT é decorrente da geração de radicais livres de oxigênio, que são tumoricidas, e/ou uma resposta imunológica antitumoral aumentada. Em 2003, Ortner *et al.* observaram que pacientes que realizaram PDT com *stent* plástico obtiveram sobrevida significativamente mais longa (média de 493 *versus* 98 dias), melhora de drenagem biliar e melhora na qualidade de vida em comparação a pacientes que realizaram somente inserção de *stent*.[62] Outros estudos têm confirmado os benefícios de PDT. O principal efeito adverso do PDT é a sensibilidade à luz, colangite e abscesso hepático.[63]

Ablação por Radiofrequência (RFA)

RFA na árvore biliar utilizando sondas de ablação com fio-guia é um desenvolvimento recente no tratamento local de colangiocarcinoma. Em um estudo de 22 pacientes com estenose biliar maligna irressecável tratada com RFA antes da colocação de *stent*, segurança por 30 dias e patência biliar de 90 dias foram observados.[64] A **Figura 37.11** mostra imagens pré-tratamento e pós-tratamento em pacientes com colangiocarcinoma após aplicação de RFA. Outra aplicação potencial para RFA é para a recanalização de SEMS descoberto ocluído por crescimento tumoral interno ou hiperplasia tumoral (**Fig. 37.12**).[37] Triagens randomizadas são necessárias para demonstrar o benefício de RFA em adição à colocação de *stent*.

Conclusão

Apesar da disponibilidade de muitas ferramentas endoscópicas, a distinção entre estenoses benignas e malignas do ducto biliar permanece um desafio. CPRE de lesões hilares ou de ducto biliar proximal é mais complexo que com lesões distais que requerem

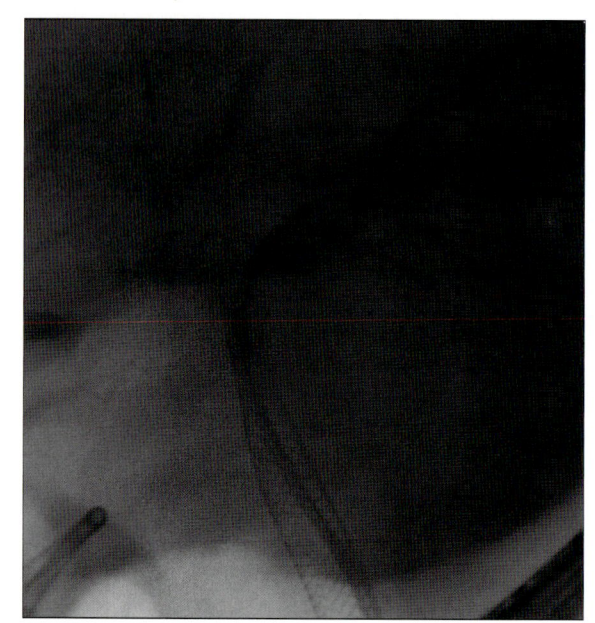

Fig. 37.12 RFA de um *stent* metálico ocluído.

uma compreensão abrangente da anatomia hepatobiliar para alcançar o sucesso de drenagem e diminuir o risco de infecção. A determinação cuidadosa de qual ducto biliar é intencionada a realização da drenagem, pode ser realizada somente por drenagem biliar guiada por imagem. Após revisão de imagens transversais, a canulação seletiva e a injeção de contraste devem ser realizadas somente em segmentos que são intencionadas as drenagens. A escolha de *stent* metálico ou plástico deve ser individualizada baseando-se na ressecabilidade potencial ou no plano para subsequente terapia de ablação.

A lista de referências deste capítulo pode ser encontrada em www.revinter.com.br/online/referencias-baron.pdf

Capítulo 38

Estenose Biliar Indeterminada

Bret T. Petersen

A obstrução biliar resulta de vários processos benignos e malignos, os pacientes podem apresentar-se com sinais e sintomas agudos ou crônicos que variam quanto à gravidade (**Quadro 38.1**). Com frequência, a natureza de uma obstrução fica de imediato evidente no momento da investigação inicial, enquanto que em outras ocasiões, a obstrução é prontamente aparente, mas a natureza do processo patológico permanece incerta. Não existe definição única para o termo *estenose indeterminada*, mas em geral ela usualmente se refere a estenoses biliares em pacientes em que a investigação por imagens em cortes cruzados não revela o suficiente (*i. e.*, sem uma lesão de massa associada) e não apresenta confirmação patológica. Experiências recentes com massas inflamatórias no pâncreas podem sugerir expansão para incluir todos os tipos de estenoses, incluindo aquelas com lesões de massa associada, antes da caracterização histológica.

Uma vez identificada a obstrução biliar, é importante elaborar uma abordagem eficiente para a verificação diagnóstica precoce e para o tratamento, visando a reduzir a morbidade e orientar a terapia definitiva. A colestasia obstrutiva não tratada, mesmo moderada, pode culminar em cirrose biliar secundária em alguns meses.[1,2] Os pacientes com estenoses não tratadas adequadamente também correm o risco de desenvolver colangite aguda ou crônica, especialmente após uma verificação invasiva.

Os passos essenciais na avaliação e tratamento de pacientes com estenoses biliares indeterminadas incluem: caracterização da patogênese da estenose, alívio da obstrução e/ou tratamento definitivo do processo patológico – empregando meios clínicos, endoscópicos, percutâneos ou cirúrgicos (**Quadro 38.2**). A caracterização da estenose e o alívio da obstrução não são buscas independentes, porém são tipicamente conquistadas juntas. A caracterização da estenose se baseia em aspectos históricos, verificação de laboratório, investigações não invasiva e invasiva por imagens e uso de vários métodos de amostragem de tecidos (**Fig. 38.1**).

Aspectos da História Clínica

Os aspectos da história [clínica] do paciente podem contribuir tanto para o diagnóstico correto, quanto para a estratégia de tratamento para estenoses biliares recentemente identificadas (**Quadro 38.3**). A história anterior de doença inflamatória do intestino, de cirurgia biliar complicada ou de pancreatite crônica sugere quadro de colangite esclerosaste primária (PSC), estenoses pós-operatórias e compressão pancreática do ducto biliar comum (CBD), respectivamente. A apresentação aguda precoce no período pós-operatório ou durante um episódio de pancreatite propõe lesão operatória significativa ou obstrução relacionada com cálculos, enquanto apresentações subagudas (< 3 meses) precoces sugerem processos inflamatórios que podem se resolver com o tempo. Portanto, abordagens minimamente invasivas e temporizadoras podem ser suficientes no segundo caso. A apresentação com mais de 3 meses depois de uma agressão anterior sugere estenose mais fibrótica e rígida, que pode exigir terapia mais agressiva ou prolongada. As estenoses que se apresentam de maneira oculta ou tardia e aquelas que se manifestam sem fatores predisponentes conhecidos levantam, todas elas, o fantasma de uma etiologia maligna. A apresentação que aumenta e diminui sugere benignidade, enquanto a progressão inexorável de sintomas associados à perda de peso sugere etiologias malignas.

Aspectos de Laboratório

Os valores de laboratório obtidos à época da apresentação com uma estenose podem fornecer uma avaliação da gravidade e da cronicidade dessa estenose, assim como da etiologia. Elevações isoladas leves a moderadas de fosfatase alcalina, sem elevações de transaminases ou bilirrubina, implicam prejuízo modesto ao fluxo biliar por causa de etiologias intra ou extra-hepáticas. O fracionamento enzimático deverá confirmar a fonte hepatobiliar da elevação, e a investigação por imagens em corte cruzado deverá identificar quando a obstrução envolver ductos centrais ou extra-hepáticos maiores. Aumentos concomitantes nas transaminases implicam um processo hepático ou intensidade relativa de início para a obstrução. Os valores de bilirrubina total não são significativamente indicativos de obstrução, mas no ambiente da obstrução completa com o fígado de outra maneira sadio, acredita-se que a bilirrubina geralmente vai a pico em 20 mg/dL, enquanto valores superiores a esse implicam lesão hepatocelular, com ou sem obstrução. A obstrução crônica com icterícia profunda pode induzir a má absorção de vitaminas solúveis em gordura, incluindo a Vitamina K, levando assim a tempos de protrombina elevados. Por isso, a chamada proporção normalizada internacional (INR, para *International Normalized Ratio*) deverá ser verificada antes de qualquer procedimento de intervenção nesses pacientes. Níveis elevados nas enzimas pancreáticas implicam pancreatite concorrente ou obstrução do ducto pancreático, geralmente, por causa da doença de cálculos biliares, carcinoma pancreático ou pancreatite crônica avançada.

São poucos os marcadores serológicos que contribuem para a caracterização da natureza benigna ou maligna de estenoses biliares indeterminadas. O antígeno de câncer 19-9 (CA 19-9) é um componente de soro que se mostra elevado no quadro de car-

> **Quadro 38.1 Diagnóstico Diferencial de Estenoses Biliares**
>
> **Maligna**
> *Carcinoma Primário*
> - Pancreático
> - Biliar
> - Hepatocelular
> - Ampular
>
> *Carcinoma Metastático*
> - Intra-hepático *versus* nodos hilares
>
> *Tipos não frequentes*
> - Linfoma
> - Sarcoma
>
> **Benigna**
> *Traumática/Iatrogênica*
> - Pós-operatória
> - Anastomótica
>
> *Isquêmica*
> - Quimioterapia com floxuridina (FUDR)
> - Anastomoses após transplante ortotópico de fígado
>
> *Inflamatória*
> - Induzida por cálculo da vesícula
> - Síndrome de Mirizzi
> - Colangite esclerosante primária
> - Pancreatite crônica
> - Estenose papilar
> - Relacionada com IgG4
>
> *Compressão Mecânica – Extrínseca*
> - Pseudocisto pancreático

> **Quadro 38.2 Pontos Essenciais**
>
> Os passos essenciais na avaliação e tratamento de pacientes com estenoses biliares indeterminadas incluem:
> - Caracterização da patogênese da estenose
>   - História
>   - Estudos de laboratório
>   - Investigação por imagens em corte cruzado
>   - Investigação invasiva por imagens e amostragem de tecidos
> - Alívio da obstrução biliar
> - Tratamento definitivo ou paliativo do processo da doença
>   - Meios clínicos, endoscópicos, percutâneos ou cirúrgicos

> **Quadro 38.3 Aspectos da História e Natureza das Estenoses Biliares**
>
> **A.** Aspectos da história sugestivos de etiologias benignas:
> - História de cirurgia no quadrante superior direito
> - Traumatismo
> - Colite ulcerativa ou doença de Crohn
> - Pancreatite crônica
> - Doença difícil de cálculos biliares
> - Peso estável
> - Resultados flutuantes de laboratório
>
> **B.** Aspectos da história sugestivos de etiologias malignas:
> - Abdome nunca operado
> - História ausente de doença abdominal
> - Perda de peso
> - Curso curto sem doença antecedente
> - Descompensação de colangite esclerosante primária conhecida

cinomas pancreático e biliar, de colangite e, em grau menor, de pancreatite.[4] Elevações acentuadas em CA 19-9 superiores a 1.000 IU são observadas somente em casos de câncer ou de colangite. Aumentos superiores a 100 IU são substancialmente sugestivos de câncer na falta de pancreatite ou colangite conhecidas. Quando se detecta um valor elevado de CA 19-9 no quadro de colangite, esse valor deverá ser reavaliado após a terapia apropriada do processo infeccioso.

Os níveis de imunoglobulina G, subfração 4 (IgG4) são, com frequência, embora não invariavelmente, elevados em casos de pancreatite autoimune, que pode causar estenoses biliares que imitam aquelas que ocorrem na pancreatite crônica de outras etiologias ou no câncer de pâncreas.[5] Essas estenoses geralmente são sensíveis à terapia com corticosteroides. A colangite associada à IgG4 pode imitar a colangite esclerosante com estenoses multifocais em qualquer localização. Em um grande estudo da Mayo Clinic (EUA), esses pacientes eram, em geral, homens mais idosos (média de 62 anos) (85%) se apresentando com icterícia obstrutiva (77%) associada à pancreatite autoimune (92%), níveis aumentados de IgG4 sérica (74%) e células IgG4-positivas abundantes em amostras para biópsia do ducto biliar (88%). Na apresentação, as estenoses biliares estavam confinadas ao ducto biliar intrapancreático em 51% e ao hilo em 49%. A apresentação clínica foi tratada com esteróides em 30 pacientes. A terapia com esteroides normalizou os níveis de enzimas do fígado em 61%; dilatadores (*stents*) biliares foram removidos em 17 de 18 pacientes, mas recidivas ocorreram em 53% após a retirada dos esteroides. A presença de estenoses hilares foi prognóstica de relapso. Quinze pacientes tratados com esteroides para relapso após a retirada dos esteróides responderam; 7 pacientes tratados com drogas imunomoduladoras adicionais permaneceram em remissão sem esteroides após um período médio de acompanhamento de 6 meses.[6]

Investigação Não Invasiva por Imagens em Corte Cruzado

A Ultrassonografia (US), a Tomografia Computadorizada (CT) e a Investigação por Imagens de Ressonância Magnética (MRI) desempenham um papel essencial na confirmação de uma obstrução (com base em achados de dilatação do ducto ou de lesões da massa), na identificação de reações adversas associadas, como um abscesso ou obstrução intestinal e na caracterização inicial do processo patológico. Cenários em que uma dilatação ductal proximal a uma estenose pode não estar presente incluem processos precoces ou flutuantes que se mostram inadequadamente avançados para causar obstrução e doenças em que os ductos e/ou o fígado se mostram com fibrose e não podem se dilatar facilmente, como no caso da colangite esclerosante.

A *Ultrassonografia Transabdominal* (TUS) é, em geral, o primeiro estudo empregado em pacientes com icterícia para identificar a presença e o nível de dilatação do ducto e buscar por cálculos ou massas no ducto ou na vesícula biliar. Embora a ultrassonografia seja extremamente sensível para dilatação de ductos e cálculos da vesícula biliar, ela é menos sensível para cálculos do ducto biliar e para identificar a etiologia específica de uma estenose.

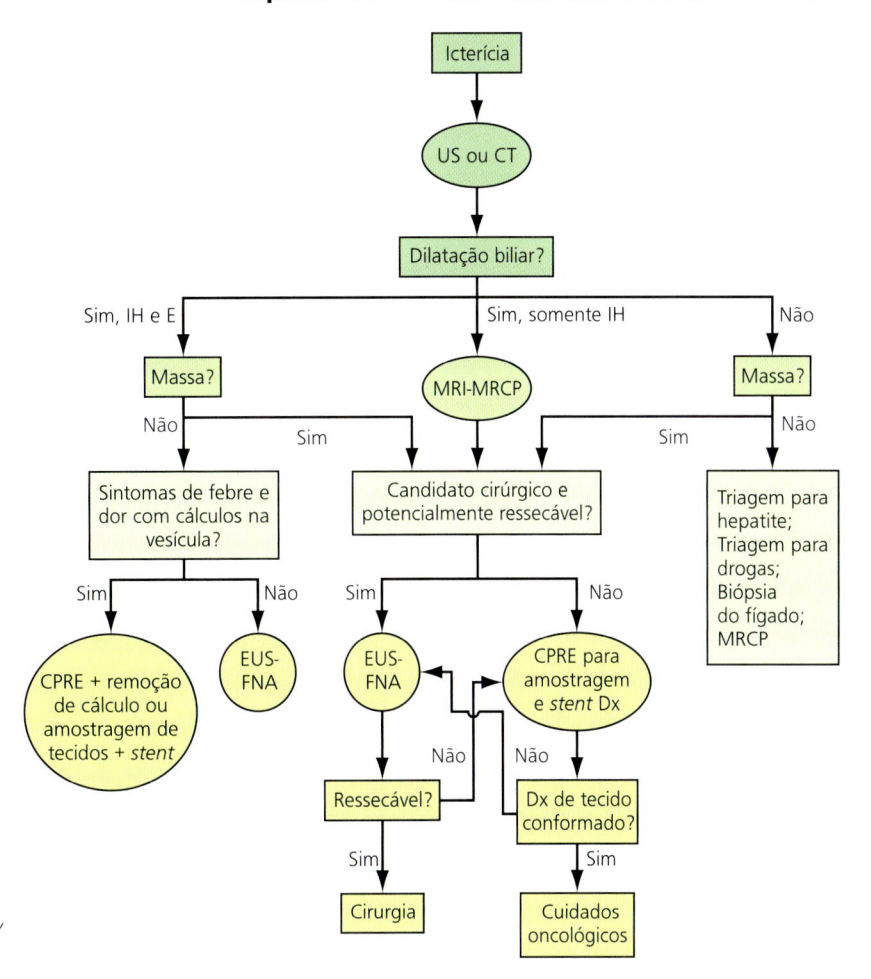

Fig. 38.1 Algoritmo para avaliação de icterícia e de obstrução biliar suspeita. Consulte o texto para a discussão. *CT*, tomografia computadorizada; *Dx*, diagnóstico/*E*, extra-hepática; *CPRE*, colangiopancreatografia retrógrada endoscópica; *EUS*, ultrassonografia endoscópica; *FNA*, aspiração por agulha fina; *IH*, intra-hepática; *MRCP*, colangiopancreatografia por ressonância magnética; *MRI*, investigação por imagens de ressonância magnética; *US*, ultrassonografia. (Adaptada de Eisen GM, Dominitz JÁ, Faigel DO et al. An annotated algorithmic approach to malignant biliary obstruction. Gastrointest Endosc. 2001;53:849-852).

Uma vez localizada a estenose por investigação por imagens em corte cruzado com US (ou varredura por CT), o próximo passo na avaliação depende substancialmente do julgamento clínico sobre se o cenário favorece um processo benigno ou maligno, a adequação do paciente para a cirurgia e a ressectabilidade aparente da lesão com base nos estudos iniciais. A evidência ultrassonográfica de uma estenose, sem evidência de câncer avançado, é *em geral* seguida de avaliação abdominal por CT para definir a existência ou não de massa e fornecer informações iniciais para o estadiamento. Se a US demonstrar *massa distal não ressecável*, com base na extensão locorregional, metástase hepática ou ascite associada, então geralmente se realiza a colangiopancreatografia retrógrada endoscópica (CPRE) tanto para a aquisição de tecidos, como para alívio da icterícia obstrutiva. Se a US demonstrar *massa hilar*, com ou sem evidência de não ressectabilidade, então a colangiopancreatografia por ressonância magnética (MRCP) será útil para mais bem definir o nível da obstrução, ajudar na avaliação de ressectabilidade e orientar a abordagem subsequente à colangiografia invasiva, amostragem de tecido e colocação de "*stent*" paliativo. Uma estenose extra-hepática sem massa num cenário de febre, pancreatite biliar aparente ou cálculos da vesícula biliar pode, com frequência, ser avaliada diretamente com CPRE antes da identificação de um cálculo de obstrução de ducto.

A *avaliação abdominal por CT* é, usualmente, empregada em pacientes com perda de peso, febre ou dor significativa associadas, pois essa investigação é especialmente útil para identificação e estadiamento de lesões de massa extraductais, processos inflamatórios e coleções ou vazamentos de bile (**Fig. 38.2**). A CT também é preferida à US em pacientes obesos. As imagens de CT, sem a inclusão de rotina de cortes axiais e coronais, são hoje muito familiares à maioria dos médicos. A colangiografia por CT está também disponível, mas é pouco usada na era da MRCP.

A *MRI abdominal* resulta em informações por cortes cruzados análogas às da avaliação por CT e podem fornecer imagens colangiográficas relativamente sensíveis que geralmente permitem determinar a localização da estenose (**Fig. 38.3**). A MRCP é o teste de investigação não invasiva por imagens mais sensível para obstrução biliar e cálculos de ducto; ela aborda a sensibilidade da CPRE para identificação das estenoses biliares. Entretanto, os estudos diferem quanto à MRCP ser inferior ou equivalente à CPRE para a diferenciação de lesões benignas e malignas.[8,9] Quando adquiridas e demonstradas por imagens-padrão de MRI por cortes cruzados, as informações sobre patologia extraductal ou extensão da doença tendem a ser menos interpretadas de imediato pelo não radiologista que as imagens por CT. A MRCP substituiu amplamente a colangiografia endoscópica quando não houver necessidade de aquisição de tecidos, terapia ou medições dinâmicas de motilidade. O benefício primário da MRCP é evitar a entubação, a sedação e o risco de pancreatite. Outras vantagens da MRI em relação à CPRE incluem a habilidade de exibir a anatomia dos ductos e do fígado superiores a uma estenose mesmo na presença de obstrução completa e a habilidade de gerar perspectivas múltiplas ou ângulos de visão para a mesma lesão. Uma desvantagem da MRI é o fato de a exibição colangiográfica incluir todos os ductos, sem a habilidade de localizar imagens para a região de interesse ao redor de uma estenose, como é feito com imagens de controle adquiridos durante a instilação de contraste inicial na CPRE. Às vezes, isso dificulta a interpretação de uma estenose central ou complexa por causa da sobreposição de ductos periféricos que são de

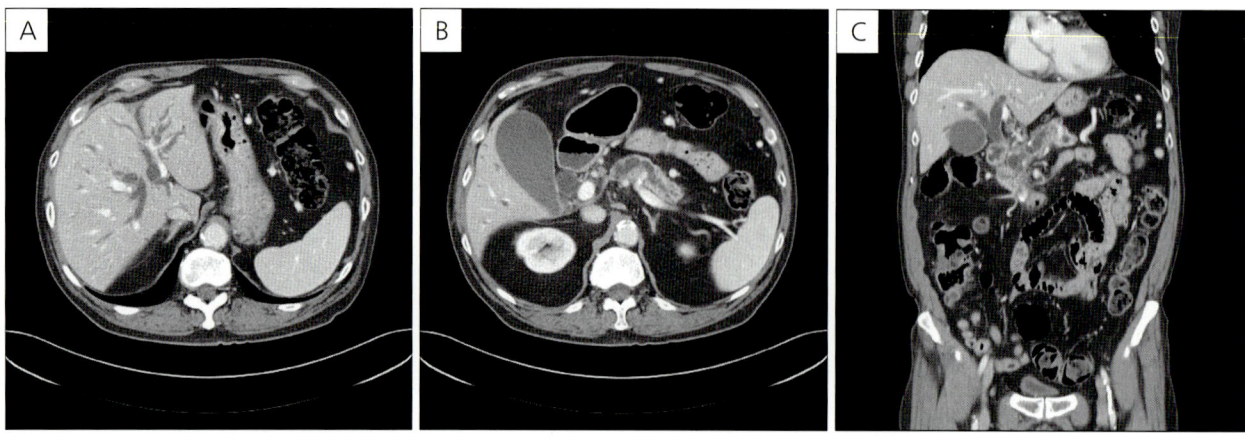

Fig. 38.2 Avaliação abdominal por CT demonstrando obstrução extra-hepática distal, com base em projeções tradicionais em corte cruzado mostrando dilatação dos ductos intra-hepáticos (**A**) e ductos extra-hepáticos proximais (**B**) e dilatação similar mais dilatação do ducto pancreático e massa distal observada na projeção coronal (**C**).

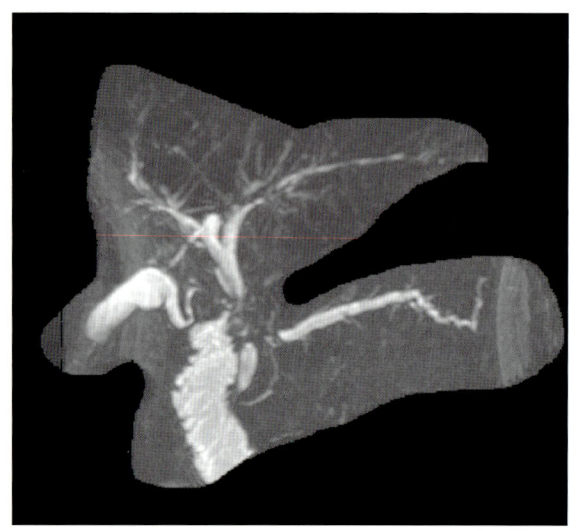

Fig. 38.3 MRCP abdominal demonstrando estenose extra-hepática distal com "sinal de ducto duplo", análogo àquele visto na CT na **Figura 38.2**.

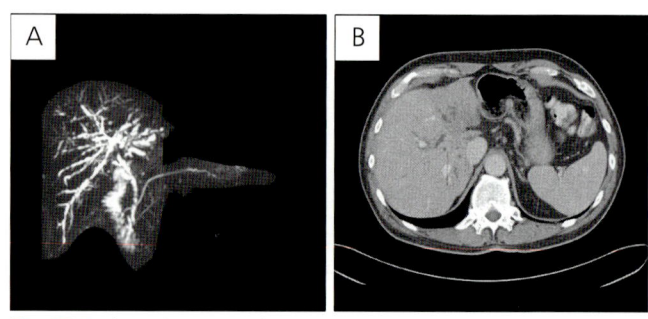

Fig. 38.4 Investigação por imagens em corte cruzado com MRCP ou CT fornecendo orientação para o lobo preferido para drenagem biliar paliativa durante CPRE em pacientes com obstrução biliar proximal. (**A**) A MRCP sugere que o acesso deverá ser buscado em direção ao lobo direito dominante. (**B**) A CT no mesmo paciente demonstra atrofia do lobo esquerdo, sugerindo também que o acesso deverá ser para o lobo direito.

poucas consequências. Vários estudos já demonstraram a utilidade de uma MRCP como orientação à CPRE subsequente e à colocação de *stent* paliativo para lesões hilares (**Fig. 38.4**), como discutido no Capítulo 37.

Técnicas Invasivas de Investigação por Imagens

As técnicas invasivas para avaliação da árvore biliar incluem a ultrassonografia endoscópica (EUS) e a colangiografia tradicional à base de contraste via rotas trans-hepáticas percutâneas (PTC) ou retrógradas endoscópicas (CPRE). A ultrassonografia intraductal (IDUS), a colangioscopia perioral são técnicas especializadas e empregadas durante a realização de uma CPRE e serão discutidas em seções subsequentes. A colangioscopia também é discutida no Capítulo 26.

A EUS é útil tanto para o diagnóstico, quanto para o estadiamento de estenoses biliares malignas. Essa investigação é obtida a partir do bulbo duodenal e/ou do antro, dependendo da anatomia do paciente. A tecnologia radial ou linear pode ser empregada, mas o uso frequente de aspiração por agulha fina (FNA) está orientando uma evolução para a investigação predominantemente por imagens lineares. As malignidades são identificadas como massas hipoecoicas ou espessamento da parede do ducto biliar. Em um estudo de 40 estenoses biliares indeterminadas (24 malignas, 16 benignas), os achados da EUS de uma massa na cabeça do pâncreas e/ou um ducto biliar irregular foram mais sensíveis que a amostragem corrente por FNA. Só a investigação por imagens da EUS foi 88% sensível e 100% específica para malignidade. O espessamento da parede superior a 3 mm foi 79% sensível e 79% específico para malignidade. A sensibilidade da FNA foi de 47%, com 100% de especificidade e valor prognóstico positivo (PPV), mas somente 50% de valor prognóstico negativo (NPV).[10] Em um estudo comparativo de várias modalidades, a sensibilidade e a especificidade da EUS (79 e 62%) foram inferiores às da CPRE ou da MRCP, mas complementares a elas.[8] Por outro lado, um estudo de avaliação da US com FNA em 28 pacientes com amostragem não diagnóstica de estenoses biliares obtida durante uma CPRE, PTC ou CT demonstrou 86% de sensibilidade, 100% de especificidade, PPV de 100%, NPV de 57 e 88% de precisão para lesões malignas.[11] E o mais importante, o tratamento foi influenciado em 84% dos pacientes. Alguns, mas não todos os estudos, observam sensibilidade maior da EUS-FNA para lesões pancreáticas que para colangiocarcinoma extra-hepático.[12]

Um estudo prospectivo de observação de um grande hospital de referência comparou a EUS *versus* CT e MRI para a detecção de tumor e prognóstico de não ressecabilidade entre 228 pacientes com estenoses biliares, 81 dos quais sendo portadores de colangiocarcinoma (CCa). Para aqueles com investigação por imagens disponíveis a detecção do tumor foi superior com a EUS, em comparação com a CT trifásica (76 de 81 [94%] *versus* 23 de 75 [30%], respectivamente; *p* < 0,001). A MRI identificou o tumor em 11 de 26 pacientes (42%; *p* = 0,07 *versus* EUS). A EUS identificou CCa distal em todos os 51 pacientes (100%) e 25 de 30 (83%) tumores proximais (*p* < 0,01). A sensibilidade total de EUS-FNA para o diagnóstico de CCa foi de 73% (intervalo de confiança [CI] de 95, 62 a 82%). Esse resultado foi substancialmente mais alto em CCa distal, comparado ao CCa proximal (81 *versus* 59%, respectivamente; *p* = 0,04). A EUS identificou corretamente a não ressectabilidade em 8 de 15 pacientes e também identificou corretamente os 38 de 39 pacientes com tumores ressecáveis (53% de sensibilidade e 97% de especificidade para não ressectabilidade). A CT e/ou a MRI falharam em detectar não ressectabilidade em 6 desses 8 pacientes.[13] A EUS e a CT também são estudos complementares para estadiamento e determinação de ressectabilidade para estenoses biliares distais causadas por lesões de massa do pâncreas.[14]

A FNA percutânea e orientada por EUS de lesões do ducto biliar impede o tratamento subsequente de colangiocarcinoma com regimes que empreguem transplante de fígado, por causa do risco de semeadura do trato extraductal da agulha.[15] Nesse cenário em potencial, a FNA orientada por EUS só é usada para amostrar linfonodos periductais ou hilares ou outras lesões distantes que excluem independentemente o uso de transplante, se positiva. Portanto, embora não seja uma modalidade primária de investigação por imagens para estenoses biliares, a EUS com FNA é uma técnica auxiliar importante, quando o diagnóstico permanece sem definição e quando se pesquisa o estadiamento para determinação de ressectabilidade.

A *colangiografia* é o esteio principal para diagnóstico e caracterização de lesões biliares extra-hepáticas de todos os tipos. As abordagens endoscópicas e percutâneas à colangiografia são estudos complementares e às vezes serão necessárias para caracterizar e tratar lesões biliares difíceis (**Quadro 38.4**). Em geral, as lesões proximais que parecem envolver a região hilar são mais bem investigadas, inicialmente, com MRCP não invasiva, pois esse estudo fornece orientação de direção para a investigação invasiva subsequente por imagens e atenuação[7] e evita o risco de colangite, que ocorre com a CPRE quando o contraste é injetado em áreas que possam apresentar dificuldade de drenagem. Entretanto, o planejamento pré-operatório para lesões hilares pode ainda exigir a clareza da colangiografia à base de contraste (CPRE ou PTC).

Em geral, a aparência colangiográfica das estenoses é inadequada para a interpretação de malignidade, e muitas delas que são interpretadas, como benignas, provam ser malignas. Os aspectos sugestivos de malignidade incluem: estenose focal progressiva com o tempo, bordas semelhantes a prateleiras, extensão superior a 14 mm, dilatação do ducto intra-hepático e presença de áreas polipoides ou nodulares intraductais.[16,17] No quadro de colangite esclerosante de fundo com estenoses dominantes, as lesões malignas têm mais probabilidade de exceder a 1 cm de extensão, estar localizadas na bifurcação, em oposição ao ducto biliar comum e apresentar margens irregulares.[18] Apesar desses critérios, a colangiografia isoladamente identificou corretamente só 8 de 12 (sensibilidade de 66%) lesões malignas e 21 de 41 (especificidade de 51%) lesões benignas.

A CPRE se tornou a modalidade não operatória principal tanto para investigação, quanto para alívio de estenoses biliares porque fornece imagens à base de contraste de alta qualidade dos sistemas ductais, acesso para amostragem de tecidos e meios de terapia via drenagem interna. A CPRE é preferida se houver a provável necessidade de extração de cálculos ou de colocação de *stent* nos ductos extra-hepáticos, quando houver coagulopatia ou ascite, quando os ductos biliares não estiverem dilatados e quando as abordagens percutâneas falharem. Essa técnica só deverá ser aplicada por endoscopistas com a experiência e a habilidade para proceder com a investigação apropriada por imagens, amostragem de tecidos e terapias. Em mãos inexperientes, os estudos iniciais sempre levam à definição insatisfatória de estenose, drenagem inadequada ou reações adversas do procedimento.

A colangiografia endoscópica no quadro de icterícia obstrutiva deverá ser executada com cobertura antibiótica antes do procedimento e antecipação de continuidade dessa cobertura por um breve intervalo, caso a drenagem completa não seja atingida. A colocação de *stent* deverá ser realizada sempre que um volume significativo de contraste for injetado acima de uma lesão que evite a drenagem espontânea. Nos casos de estenoses hilares, o preenchimento intra-hepático de contraste deverá ser evitado até que se consiga o acesso por sonda, para garantir a habilidade de fornecimento de drenagem paliativa subsequente dos segmentos investigados por imagens. Como observado, a investigação por imagens de CT ou MRCP pode orientar a seleção dos melhores sistemas intra-hepáticos para acesso com fio-guia e colocação de *stents*.

A melhor caracterização possível e o acesso bem-sucedido para amostragem e tratamento exigem atenção aos princípios de investigação por imagens, os quais nem sempre são observados pelos não radiologistas. Os pontos a seguir se aplicam igualmente à investigação por imagens de estenoses benignas ou malignas (**Quadro 38.5**):

- As estenoses, diferentemente dos grandes sistemas dilatados, são mais bem investigadas por imagens com contraste de resolução total.
- Várias radiografias anteriores deverão ser obtidas, quando o contraste cruzar inicialmente a lesão, continuando-se a injeção até a obtenção da imagem (**Fig. 38.5**). Isto permitirá a referência mais tarde de volta aos detalhes exatos de ângulos ou bifurcações, que podem não estar evidentes quando os ductos estiverem completamente preenchidos.

Quadro 38.4 Indicações e Situações Preferidas para Abordagem Colangiográfica Endoscópica *versus* Percutânea

Situações Preferidas para Abordagem Endoscópica (CPRE)
- Preferida na maioria das situações
- Anatomia intacta do intestino superior
- Necessidade antecipada de colocação terapêutica de *stent* ou remoção de cálculo
- Necessidade de exame do lúmen
- Ascite
- Coagulopatia
- Ductos de calibre menor
- Abordagens percutâneas malsucedidas

Situações Preferidas para Abordagem Percutânea (PTC)
- Anatomia alterada do intestino superior, especialmente a derivação gástrica Y em Roux, anatomia de Whipple
- Obstrução biliar completa
- Acesso endoscópico malsucedido para colangiografia ou colocação de *stent*
- Necessidade de melhor investigação por imagens e estadiamento da extremidade proximal da estenose para planejamento cirúrgico.

- O afunilamento descendente na área de interesse detalhará ainda mais o que se vê nas imagens estáticas. Isso exige, pelo menos, algumas projeções mais amplas para manter a referência anatômica.
- A amostragem de tecidos e a terapia deverão ser executadas com pelo menos o preenchimento de contraste exigido para demonstrar adequadamente a anatomia. O preenchimento excessivo dos ductos intra-hepáticos com frequência obscurece a bifurcação.
- A extensão proximal do envolvimento do ducto deve ser bem demonstrada para a tomada de decisão cirúrgica ou endoscópica. Após obtenção de acesso profundo com fio-guia, poderá ser necessário o preenchimento acentuado a partir de cima dentro do setor obstruído para delinear a extremidade proximal da estenose.
- Após demonstrar uma estenose extra-hepática distal, os ductos intra-hepáticos centrais e a confluência hepática deverão ser preenchidos adequadamente para excluir estenoses proximais adicionais (p. ex., adenopatia) dentro do alcance do tratamento endoscópico.

> **Quadro 38.5 Indicadores para Caracterização de Estenose durante a Colangiografia**
>
> - Usar antibióticos antes do procedimento e contraste de força total
> - Obter múltiplas imagens precoces durante a injeção de contraste
> - Obter projeções amplas selecionadas para manter a referência anatômica
> - Afunilar na área de interesse para melhorar os detalhes radiográficos
> - Usar o preenchimento mínimo de contraste para demonstrar a anatomia adequadamente
> - Usar a CT ou CPRE anteriores para lesões hilares para orientar a seleção do ducto intra-hepático para preenchimento de contraste e descompressão. Quando o acesso do fio for confirmado, a extensão proximal do envolvimento do ducto deve estar bem demonstrada para a tomada de decisão cirúrgica ou endoscópica
> - A posição rotatória da mesa de inclinação pode facilitar a investigação por imagens da extensão da estenose ao induzir o fluxo do contraste para a área de interesse
> - A projeção aberta do hilo é mais bem obtida com uma posição oblíqua em 20 graus usando o braço C ou virando o paciente prono para a direita em direção ao endoscopista
> - Após demonstrar a estenose distal, a bifurcação e os ductos intra-hepáticos centrais deverão ser preenchidos para excluir a obstrução proximal secundária (como adenopatia)
> - Algumas lesões só podem ser bem caracterizadas por colangiografia percutânea

- A posição rotatória da mesa de inclinação pode facilitar a investigação por imagens da extensão da estenose ao aplicar a gravidade para desviar o contraste para a área de interesse.
- A projeção aberta do hilo, sem ductos sobrepostos, é mais bem visualizada em posição oblíqua, que é obtida com o uso do "C-arm" (braço C) ou virando o paciente prono para a direita em direção ao endoscopista (**Fig. 38.6**).
- Após demonstrar uma estenose extra-hepática distal, os ductos intra-hepáticos centrais e a confluência hepática deverão ser preenchidos adequadamente para excluir estenoses proximais adicionais (como adenopatia) dentro do alcance do tratamento endoscópico.
- Algumas lesões só podem ser bem caracterizadas por meio da colangiografia percutânea.
- A pancreatografia limitada pode ajudar na demonstração ou exclusão de uma lesão primária do pâncreas, quando estenoses biliares envolverem o terço distal do ducto.

O acesso à estenose com fios-guia e subsequentemente com outros acessórios pelo fio é exigido para se conseguir o escovado citológico, a dilatação e a colocação paliativa de *stent* ou o tratamento endoscópico definitivo. Geralmente, o acesso é obtido com fios-guia para várias finalidades e revestidos com plástico ou fios hidrofílicos especiais que são extremamente escorregadios, flexíveis e fáceis de torcer.[19] A manipulação de fios angulados usando torque e avanço simultâneo pode ser executada pelo assistente ou pelo endoscopista usando qualquer um dos vários sistemas com fios curtos recentemente projetados. Essa manipulação é mais bem executada com as duas mãos para facilitar o controle do fio fino e a manutenção da posição (**Fig. 38.8**).

A dilatação da estenose deverá ser feita antes da passagem de dispositivos de calibre maior. No caso de lesões benignas, esse é o primeiro passo na terapia. Para as estenoses mais apertadas que não aceitarão nada além de fios-guia de 0,035 in (aprox. 0,08 cm) a dilatação inicial poderá ser obtida com balões de angioplastia que atravessem fios de 0,018 in (0,04 cm) e se expandam até 4 mm a partir de seu calibre desinflado de 0,08 cm (**Fig. 38.9**). Dilatadores de 4-5-7 Fr podem ser passados por um fio-guia de 0,025 in (0,06 cm). Os dilatadores padronizados em balão podem ser usados para expandir para calibres maiores. A seleção do balão se baseia no tamanho do ducto não obstruído em sentido descendente à estenose. Mais frequentemente, usam-se os balões com diâmetro de 4, 6 ou 8 mm. Estenoses crônicas mais apertadas correm o risco de ruptura ou laceração durante a dilatação. Caso isso

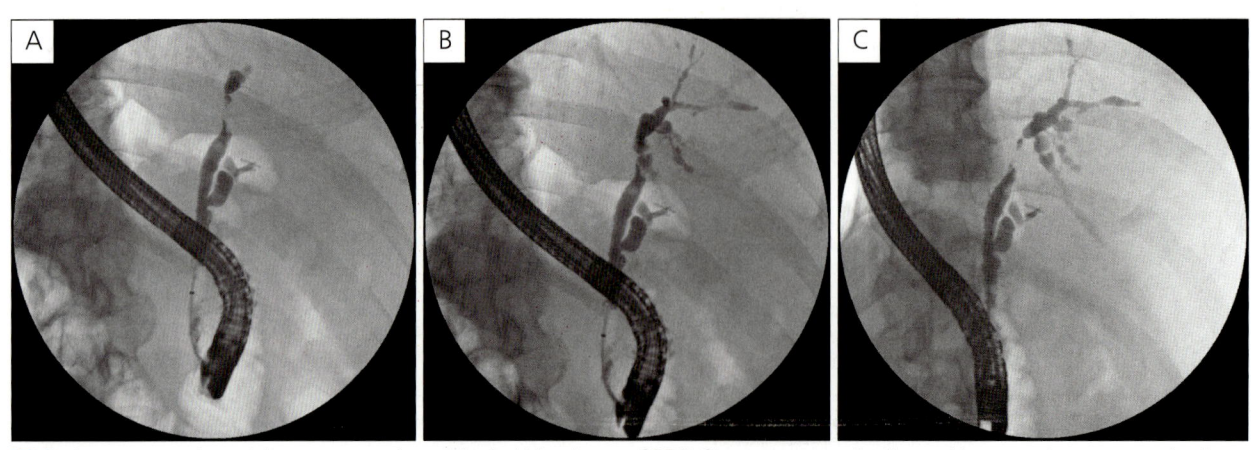

Fig. 38.5 Imagens anteriores (A) *versus* posteriores (B) adquiridas durante CPRE. Observe que os detalhes evidentes na imagem anterior ficam obscurecidos pelo preenchimento intra-hepático sobreposto à área de interesse na projeção subsequente. Observe a projeção melhorada (C) com a investigação oblíqua por imagens.

ocorra, a colocação adequada de "*stent*" para drenagem é obrigatória, e o acréscimo de um dreno nasobiliar poderá ser útil durante a permanência de vários dias no hospital para o tratamento com antibióticos parenterais.

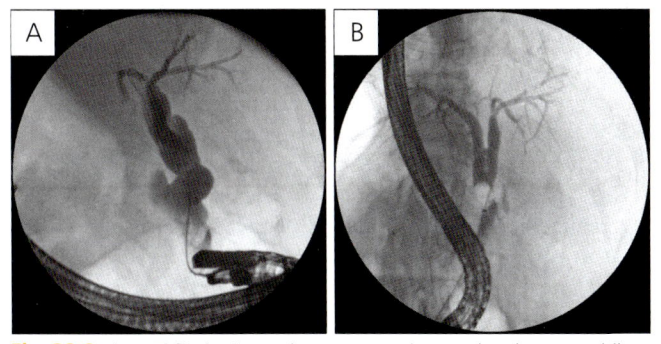

Fig. 38.6 (**A** e **B**) Projeções sobrepostas e abertas dos ductos no hilo. (**B**) É obtida rolando-se o paciente 15 a 20 graus para a direita ou por rotação do braço C para a esquerda.

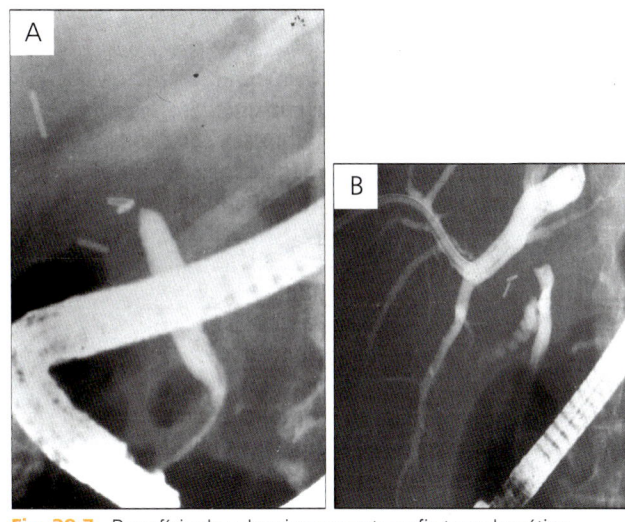

Fig. 38.7 Benefício da colangiopancreatografia trans-hepática percutânea (PTC) para avaliação proximal de lesões selecionadas de ducto. (**A**) Colangiograma endoscópico parcial demonstrando obstrução completa do ducto após colecistectomia laparoscópica. (**B**) Dreno hepático colocado por PTC demonstrando ductos intra-hepáticos e confirmando o rompimento completo do ducto.

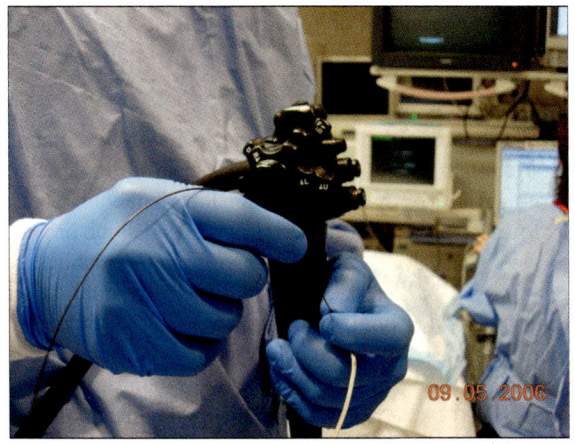

Fig. 38.8 Visão das mãos do endoscopista durante manipulação de um fio-guia deslizante através de estenoses difíceis. Observe que as duas mãos são usadas para segurar e mover o fio, enquanto a base de uma das mãos segura a seção de controle do endoscópio.

A colangiografia trans-hepática percutânea (PTC) tem capacidades similares às da CPRE de investigação por imagens, acesso e drenagem paliativa; entretanto, ela é executada por meio de um campo cutâneo estéril preparado; por isso os riscos de colangite são diminuídos, e a drenagem de segmentos preenchidos é menos crítica. A PTC só é indicada quando a extremidade proximal de uma estenose não tenha sido adequadamente caracterizada pela MRCP ou por métodos retrógrados (caso essa informação venha alterar o tratamento), quando as vias endoscópicas falham no acesso e na descompressão de um sistema obstruído, ou quando a anatomia alterada determina o uso de vias percutâneas. Quando uma estenose extra-hepática não puder ser acessada de baixo para cima, um fio-guia pode ser avançado via PTC para acesso retrógrado subsequente. O uso desse chamado "procedimento combinado" para permitir a colocação do "*stent*" e a descompressão deverá ter menos morbidade que a conversão de todo o plano de tratamento para uma abordagem percutânea. De modo semelhante, as abordagens internas combinadas ou de encontro marcado *(rendezvous)* podem ser realizadas via punção orientada por EUS da árvore biliar intra-hepática e oferta anterógrada de um fio-guia através da estenose.

Aquisição de Tecido e Investigações Patológicas

Os métodos de aquisição e análise de tecidos para neoplasia incluem a aspiração com agulha fina (FNA) e escovado da mucosa para o exame citológico de preparação fina, biópsia da mucosa para análise histológica padrão, avaliação de amostras para citologia e biópsia, usando vários testes especializados para anormalidades nucleicas ou produtos derivados da neoplasia e exame histológico *in situ* via sondas de colocação endoscópica. A aquisição de tecido é um elemento essencial de todas essas técnicas, exceto a última.[20] De modo geral, os resultados para o exame patológico de tecidos adquiridos na CPRE permanecem baixos.[21,22] São vários os fatores desse quadro, incluindo a natureza cirrosa de muitos tumores, das amostras pequenas de tecido adquirido e da dificuldade em identificar a anormalidade em questão. Durante a colangiografia, a documentação radiográfica de radiografias localizadas colimadas *(spot film)* deverá ser obtida de todas as técnicas e locais de amostragem.

Citologia do Escovado

O rendimento da citologia de escova para o diagnóstico de estenoses varia muito, com a confirmação de malignidade em 15 a 65% de estenoses biliares secundárias a câncer de pâncreas e em 44 a 80% de estenoses devidas a um colangiocarcinoma.[21,23] Os resultados combinados em mais de 800 pacientes informaram sensibilidade de 42%, especificidade de 98% e PPV de 98% entre pacientes com câncer confirmado.[21] Estudos relativos a técnicas de amostragem observam que o rendimento celular melhora usando-se um mínimo de cinco passagens da escova pela estenose, a remoção conjunta do cateter e da escova para evitar a retirada da escova através de toda a extensão do cateter e a lavagem de células residuais de dentro do cateter para o frasco de amostragem após a remoção da escova.[24] Ainda não está esclarecido se a dilatação da estenose melhora a celularidade da amostra. A inclusão de lavagens da farpa ou lúmen dos filamentos plásticos removidos também pode reforçar o rendimento da citologia. Várias escovas estão disponíveis, mas existem poucos dados comparativos entre elas. Uma variante de projeto é a incorporação de um fio-guia flexível condutora para manutenção da posição tanto na estenose,

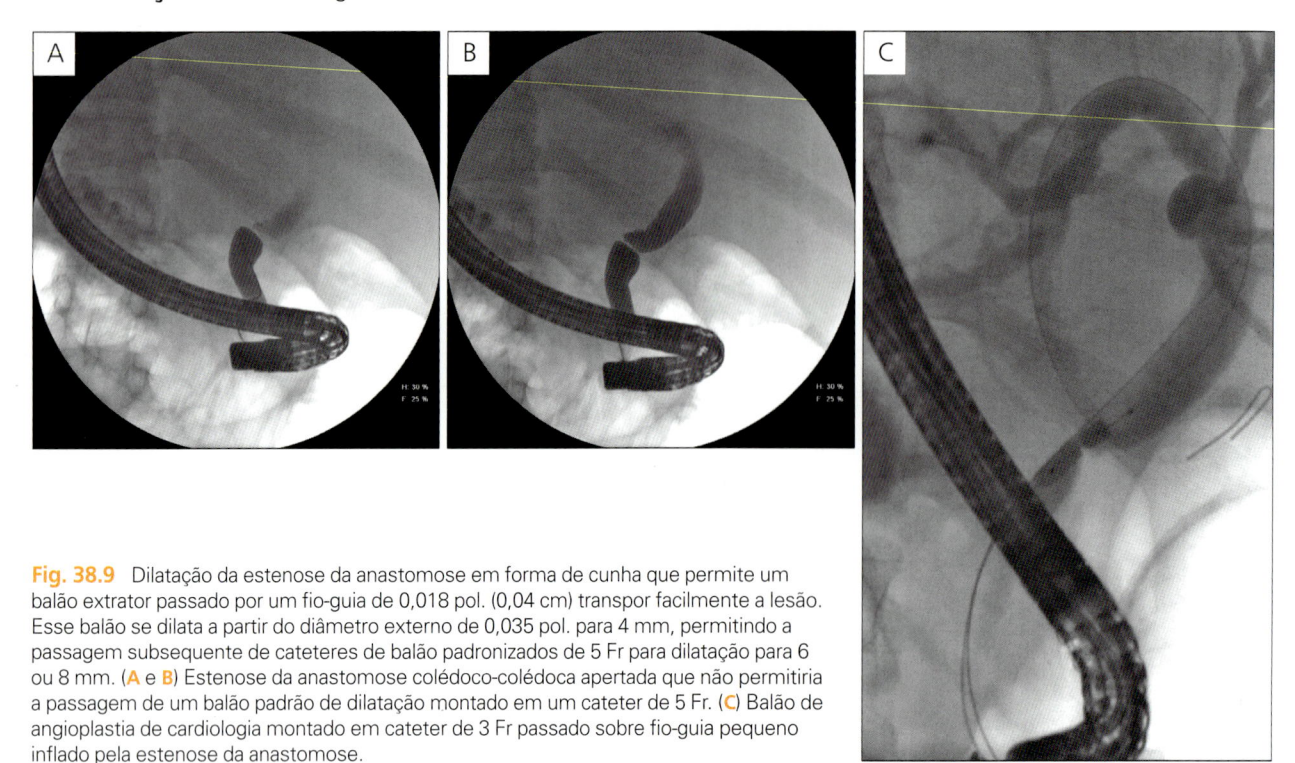

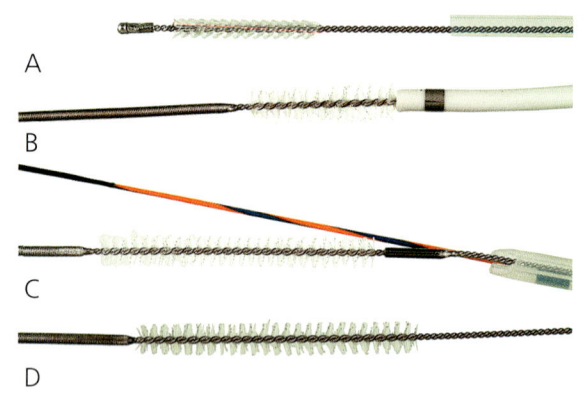

Fig. 38.9 Dilatação da estenose da anastomose em forma de cunha que permite um balão extrator passado por um fio-guia de 0,018 pol. (0,04 cm) transpor facilmente a lesão. Esse balão se dilata a partir do diâmetro externo de 0,035 pol. para 4 mm, permitindo a passagem subsequente de cateteres de balão padronizados de 5 Fr para dilatação para 6 ou 8 mm. (**A** e **B**) Estenose da anastomose colédoco-colédoca apertada que não permitiria a passagem de um balão padrão de dilatação montado em um cateter de 5 Fr. (**C**) Balão de angioplastia de cardiologia montado em cateter de 3 Fr passado sobre fio-guia pequeno inflado pela estenose da anastomose.

Fig. 38.10 Vários desenhos de escova de citologia incluindo (**A**) escova com ponta de metal, (**B**) escova com fio líder flexível em cateter de lúmen único, (**C**) escova com líder e fio-guia em cateter de lúmen duplo e (**D**) escova de grande calibre. (*Cortesia de Howell D: Endoscopic retrograde cholangiopancreatography tissue sampling techniques. In: Ginsberg GG et al., eds. Clinical gastrointestinal endoscopy. 2nd ed. Philadelphia: Saunders: 2011.*)

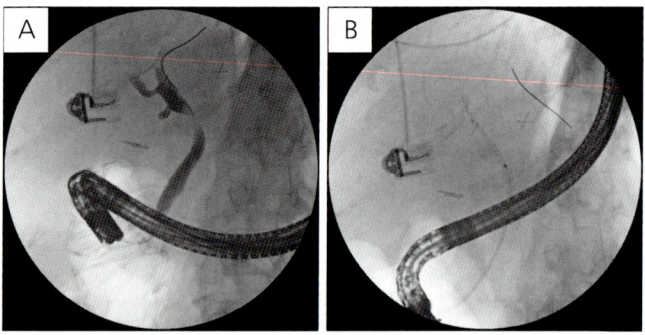

Fig. 38.11 (**A**) Colangiograma demonstrando estenose biliar indeterminada. (**B**) Dispositivo de citologia de escova orientada por fio-guia dentro da estenose.

quanto no ducto (**Fig. 38.10**). Outro desenho com cerdas anguladas mais longas e mais rígidas falhou em melhorar o rendimento citológico, em comparação às escovas tradicionais.[23] Ambas as escovas levaram a amostras adequadas em mais de 80% dos casos, sugerindo que a tecnologia citológica por si só é quase ideal para todas as variedades de lesões biliares malignas.

Hoje em dia, a escovação da citologia biliar é empregada mais frequentemente usando dispositivos orientados por fios (**Fig. 38.11**). A técnica envolve, primeiro, o estabelecimento de acesso por fio pela estenose, avanço do dispositivo de citologia sobre o fio-guia até através da estenose, o avanço da escova além da extremidade da bainha e retirada dos dois juntos até que a escova esteja dentro da estenose. A escova é, então, passada para cima e para baixo pela estenose pelo menos 5 vezes, usando-se ou o movimento combinado da bainha e da escova pelo endoscopista ou o movimento da própria escova pelo assistente, enquanto a bainha é mantida no lugar. Os dispositivos com fio-guia flexível à frente da escova podem ser retirados pela maior parte da extensão da estenose e avançados com segurança sem arriscar a perda de acesso ou perfuração. Algumas estenoses apertadas ou anguladas podem ser escovadas somente com um movimento para baixo ou com a retirada da escova, exigindo acesso repetido com todo o conjunto para cada passagem da escova. Os riscos da citologia de escova são baixos, mas incluem: colangite, perfuração do ducto e raras ocasiões de desmontagem do conjunto e retenção de corpo estranho dentro dos ductos biliares.

Aspiração Intraductal e Transmucosal com Agulha Fina

Este método de FNA foi comunicado como rendendo citologia positiva ou suspeita em 67% dos cânceres nas mãos de um proponente, mas dados acumulados de mais de 220 pacientes em cinco séries renderam sensibilidade de apenas 34%, com 100% de especificidade e 100% de PPV. A técnica não recebeu apoio por ser difícil e só ser executada de maneira ideal com um citopatologista na sala.

Biópsias Intraductais com Pinça

As biópsias intraductais fornecem o melhor rendimento para a detecção de malignidade entre as modalidades que se baseiam na CPRE, com sensibilidade acumulada de 56%, especificidade de 97% e PPV de 97%, com base em 500 pacientes em cinco estudos acumulados. Várias pinças retas, anguladas e maleáveis estão disponíveis em calibres para adultos (7 Fr) e crianças (5-6 Fr) para uso intraductal. A passagem desses dispositivos pode exigir a execução de uma esfincterotomia biliar, mas é possível passar a pinça junto com um fio-guia sem necessidade da esfincterotomia. Trocartes ou bainhas para passagem transpapilar de fios de biópsia também estão disponíveis. Os dados de comparação entre os diferentes dispositivos para biópsia são limitados.

A técnica de passar uma pinça de biópsia dentro do ducto biliar envolve impactar a extremidade rígida do cabo da biópsia contra o orifício papilar ou a abertura de esfincterotomia a partir de uma posição com abrangência curta; a seguir, avançar o endoscópio por vários centímetros ao mesmo tempo em que se flexiona a manopla maior para trás para examinar a papila de baixo para cima, seguida do avanço da pinça para cima (Fig. 38.12). Como alternativa, pode-se ocasionalmente avançar a pinça de biópsia diretamente para dentro da papila a partir de uma posição flexionada levemente mais distante, examinando para cima a partir de debaixo da papila.

Um estudo retrospectivo recente de centro único descreveu o uso de uma técnica nova de amostragem e processamento para biópsias biliares obtidas no momento da realização da CPRE.[26] Na chamada técnica do esfregaço, amostras em série de biópsia com pinça são colocadas entre duas lâminas secas de vidro, fixadas imediatamente, coradas com uma técnica rápida de Papanicolaou e interpretadas por um patologista no local. Entre 133 pacientes com estenoses biliares suspeitas, 117 receberam diagnóstico comprovado de câncer. A técnica de esmagamento isolada apresentou sensibilidade total de 76% para todos os cânceres com 100% de especificidade e sem reações adversas. Preparações de esmagamento verdadeiro-positivas incluíram câncer pancreático em 49 de 66 pacientes (74%), colangiocarcinoma em 23 de 29 pacientes (79%), câncer metastático em 8 de 15 pacientes (53%) e outros neoplasmas em 4 de 7 pacientes (57%). Resultados suspeitos ou atípicos foram considerados como sendo negativos. O número médio de biópsias em lâminas para diagnóstico foi 3 (faixa de 1 a 17). Quando combinado com aspirados intraductal com agulha fina por CPRE e histologia de rotina para biópsias com pinça, o protocolo de preparação para lâminas rendeu um diagnóstico verdadeiro-positivo para cânceres primários pancreaticobiliares em 77 de 95 pacientes (81%).

O rendimento diagnóstico mais alto para amostragem de tecidos durante a CPRE é obtido quando duas ou mais das modalidades padronizadas são combinadas no mesmo procedimento. Ponchon aumentou o rendimento acumulado para 63% combinando a citologia por escovado (sensibilidade de 43%) com a biópsia intraductal (30%).[27] Em um estudo, a biópsia combinada, escovado, FNA e citologia de *stent* renderam diagnósticos positivos em 82% dos pacientes.[28]

Dado o resultado diagnóstico quase ideal das análises-padrão das amostras de citologia por escovado e biópsia de tecido, várias técnicas analíticas avançadas foram investigadas e incluem: *citometria de fluxo, análise digital de imagens (DIA) e hibridização por fluorescência in situ* (FISH). Em um número limitado de estudos, a citometria de fluxo para avaliação de DNA de grandes populações de células rendeu sensibilidade melhorada, embora com especificidade significativamente reduzida.[29] A DIA usa uma avaliação computadorizada da ploidia do DNA celular dentro de um número menor de células individuais identificadas em uma lâmina de citologia para estimular a proporção relativa com aneuploidia, que serve como marcador de malignidade. Em um estudo prospectivo recente de 100 pacientes com estenoses mistas benignas e malignas, a sensibilidade, especificidade e precisão da DIA das amostras de citologia biliar de escova foi de 39,3, 77,3 e 56%, respectivamente, em comparação 17,9 a 97,7 e 53% para a citologia padrão.[30] Resultados falso-positivos da DIA (10 de 44 [22,7%]) ocorreram somente em pacientes com colangite esclerosante primária (PSC). O único falso-positivo para citologia de rotina (1 de 44 [23%]) foi também um paciente com PSC.

A técnica FISH aplica sondas fluorescentes que rotulam porções específicas de cromossomos selecionados, permitindo a determinação da ploidia celular via microscopia fluorescente de amostras celulares específicas (Fig. 38.13). Estudos recentes empregaram sondas cromossômicas que tinham sido originaria-

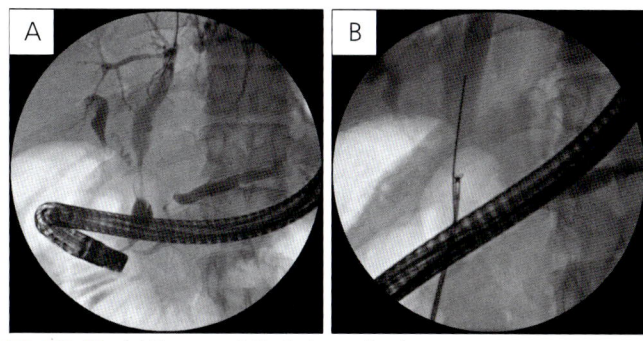

Fig. 38.12 (A) Estenose biliar indeterminada com estenose pancreática vizinha representando um sinal de ducto duplo, suspeito de carcinoma pancreático. (B) Biópsia com pinça sendo executada paralela a um fio-guia.

Fig. 38.13 Hibridização fluorescente *in situ* demonstrando campo microscópico único com sondas fluorescentes de cores diferentes anexas a *loci* cromossômicos específicos. Duas cópias de cada sonda deverão estar presentes. A presença de mais de duas cópias representa aneuploidia em uma célula. (A) Célula normal. (B) Célula de estenose maligna em paciente com PSC.

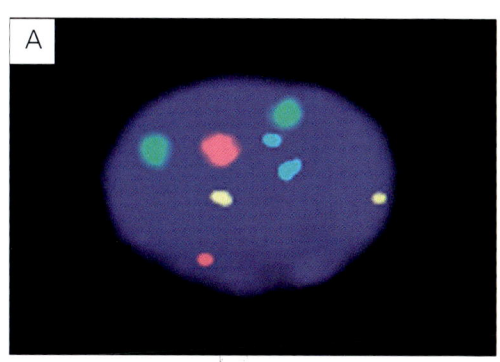

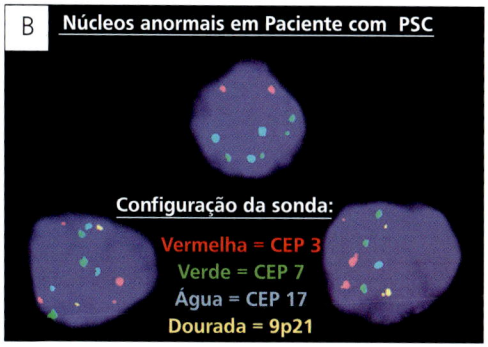

mente projetadas para identificação de cânceres uroteliais (centrômeros para cromossomos 3, 7 e 17 mais a faixa cromossômica 9p21).[31] A identificação de mais de cinco células com polissomia é considerada como evidência de malignidade. Em estudos preliminares, a técnica FISH aumentou a sensibilidade da amostragem de escovado para detecção de malignidade de 15 para 34% ($p < 0,01$), com redução não significativa do corolário de especificidade de 98 para 91% ($p = 0,06$).[31] Em uma comparação retrospectiva de dados de 498 pacientes consecutivos com estenoses biliares avaliados por citologia de rotina mais DIA e FISH em espécimes de escovado clínico, a sensibilidade da polissomia FISH (42,9%) foi significativamente mais alta que a da citologia de rotina (20,1%), quando resultados equívocos de citologia foram considerados negativos ($p < 0,001$) com especificidade idêntica (99,6%). A DIA não foi um prognosticador independente significativo de malignidade. A análise de regressão logística revelou que a polissomia FISH, a trissomia FISH, a citologia suspeita, o *status* de PSC e a idade estavam associados a carcinoma ($p < 0,05$).[33] Em um estudo prospectivo mais recente de 81 pacientes com estenoses biliares ou pancreáticas, em comparação à citologia de rotina, FISH melhorou a sensibilidade (35,2 *versus* 51,9%), mas não a especificidade (100 *versus* 88,9%). Quando a atipia foi incluída como positiva, a sensibilidade e a especificidade foram de 53,7 e 100%. Quando a citologia de rotina positiva ou atípica foi combinada com resultados positivos de FISH, a sensibilidade melhorou estatisticamente (72,2%), em comparação à citologia de rotina com atipia ($p = 0,036$) e FISH ($p = 0,023$), mas os resultados combinados apresentaram especificidade mais baixa que aquela da citologia de rotina (88,89 *versus* 100%). As preocupações quanto à especificidade persistem, e são necessárias mais séries de confirmação. Os estudos desenhados para identificar produtos de outras mutações genéticas (p-53, k-ras) na bile ou nos tecidos não renderam sensibilidade e especificidade adequadas e de uso clínico para diagnóstico.

Endomicroscopia Confocal a *Laser*

A endomicroscopia confocal a *laser* (CLE) é uma tecnologia liberada pelo U.S. Food and Drug Administration (FDA) para avaliação *in situ* de histologia ao nível celular durante a endoscopia.[34] Para as aplicações de CPRE, envia-se uma minissonda reutilizável (Cellvizio CholangioFlex, Mauna Kea Technologies, Paris) por meio do duodenoscópio após administração de 2,5 a 5,0 mL de corante de fluoresceína intravenosa. A visualização se baseia na iluminação do tecido com *laser* de baixa potência (488 ou 660 nm) e detecção subsequente de luz fluorescente refletida. A CLE com sonda (pCLE) gera 12 imagens por segundo com profundidade de investigação por imagens do tecido de 40 a 70 mm e resolução lateral de 3,5 mm, fornecendo uma "biópsia óptica" em tempo real dos tecidos investigados por imagem.

No relatório inicial de pCLE para o diagnóstico de colangiocarcinoma, a visualização de vasos irregulares permitiu o prognóstico de neoplasia com 86% de precisão, 83% de sensibilidade e 88% de especificidade entre 14 pacientes.[35] Os valores de precisão, sensibilidade e especificidade respectivos para a histopatologia-padrão concorrente foram 79, 50 e 100%. A proporção sinal: ruído médio de imagens microscópicas a *laser* adquiridas de estenoses malignas foi significativamente diferente daquelas de origem benigna (1,8 +/- 0,8 *versus* 2,6 +/- 1; $p < 0,005$).

Os estudos complementares publicados até agora não limitados. Em um relatório descritivo de 37 pacientes com cálculos nos ductos biliares (7 casos) ou com estenose (30 casos), as imagens de pCLE obtidas com a sonda CholangioFlex da Cellvizio foram revisadas por um patologista gastrointestinal (GI) experiente e comparadas às biópsias obtidas durante a CPRE ou EUS e com as amostras ressecadas (procedimento de Whipple) em 15 pacientes.[36] Não há relatos de reações adversas à inserção da sonda CholangioFlex. Imagens muito satisfatórias foram obtidas em 33 de 37 pacientes. Os diagnósticos histológicos finais foram normais em 7 casos, estenoses malignas em 23 (4 carcinomas ampulares, 13 colangiocarcinomas e 6 cânceres pancreáticos) e estenoses inflamatórias em 7 (4 pancreatites crônicas, 1 estenose de anastomose hepatojejunal, 1 estenose pós-colecistectomia de ducto biliar comum e 1 colangite esclerosante primária). A pCLE de mucosa normal exibiu uma faixa escura fina (< 20 μm), vasos finos e regulares e glândulas não visíveis. Os achados observados em todas as estenoses malignas, mas em nenhuma das estenoses benignas ou nos segmentos biliares normais incluíram vasos irregulares com falta de contraste na parede do ducto biliar comum, grandes faixas escuras (> 20 m) e agregados de células escuras irregulares (agregados escuros). A presença de vasos irregulares, grandes faixas escuras e agregados escuros permitiu o prognóstico de neoplasia com precisão de 86%, sensibilidade de 83% e especificidade de 75%, em comparação aos valores de 53, 65 e 85%, respectivamente, para a histopatologia-padrão. Por isso, a endomicroscopia confocal biliar permite obtenção de biópsias ópticas da árvore biliar, e seu uso pode permitir a determinação de malignidade em pacientes com estenoses biliares. Não se sabe se os mesmos resultados poderiam ser obtidos quando as imagens fossem interpretadas por endoscopistas, em vez de por patologistas.

Há várias publicações disponíveis somente em forma de resumo. De um registro longitudinal de casos em seis centros, os investigadores propuseram "critérios de Miami" padronizados para a interpretação de achados de pCLE em malignidade pancreaticobiliar, a seguir validaram os critérios por meio de revisão cega de vídeos de pCLE de malignidade comprovada e de casos benignos.[37] Sete aspectos foram aleatoriamente classificados nos 61 vídeos de 27 pacientes. Os critérios de imagem única apresentaram sensibilidade relativamente baixa (42 a 67%), mas PPV de 100% para malignidade. A combinação de dois ou mais critérios (especialmente estruturas epiteliais, faixas brancas espessas e agregados escuros) aumentou significativamente a sensibilidade (88 a 96%) com 100% de especificidade, 100% de PPV e 50 a 75% de NPV, permitindo aos investigadores concluírem que as pCLE têm potencial significativo para melhorar a precisão diagnóstica de estenoses pancreaticobiliares.

Por outro lado, seis investigadores de cinco instituições também usaram os critérios de Miami para realizar revisões cegas de 25 estudos de pCLE de estenoses indeterminadas e correlacionar seu nível de acordo com a experiência do caso.[38] O acordo foi insatisfatório entre aqueles com menos de 10 casos ($n = 3$) e de insatisfatório a ruim entre aqueles com 10 a 21 casos ($n = 3$). A concordância sobre o diagnóstico final foi "leve" para aqueles com experiência moderada. Eles concluíram que tanto os critérios de interpretação quanto o treinamento exigem mais padronização.

Por fim, os colaboradores dos critérios de Miami também informaram que o rendimento das pCLE é essencialmente equivalente seja a sonda enviada ao tecido de interesse por colangioscopia ou por outros cateteres cegos de CPRE, mas que o envio por meio de um colangioscópio aumentou a confiança do médico para encaminhar o paciente para a cirurgia antes dos resultados da amostragem de tecidos.[39]

Técnicas Auxiliares

A ultrassonografia intraductal emprega uma sonda de ultrassom radial de 20 mHz na extremidade frontal de um cateter de 7 Fr que pode ser passado sobre um fio-guia para dentro dos ductos biliares e pancreáticos durante a CPRE (**Fig. 38.14**). Essa técnica tem sido aplicada para a identificação de cálculos residuais nos ductos, caracterização de estenoses e estadiamento do envolvimento de câncer local. Após a realização da colangiografia, um fio-guia de 0,889 mm (0,035 pol.) é deixado no ducto, e a sonda de ultrassom avança sobre o fio com o cristal radial estacionário. A investigação por imagens é feita, então, principalmente durante a retirada do cateter, para limitar o trauma mecânico ao orientador mecânico da sonda. A aquisição de habilidades nessa técnica (IDUS) está menos envolvida que a aquisição de habilidades em EUS, e os endoscopistas mais experientes deverão ser capazes de adotar a IDUS para o tratamento da doença de cálculos com treinamento limitado e para a avaliação de estenoses com experiência ligeiramente maior.

Os aspectos ultrassonográficos das estenoses malignas incluem: espessamento hipoecoico e assimétrico das paredes, bordas mal demarcadas e ombros abruptos (**Fig. 38.15**). As lesões benignas tendem a ser hiperecoicas e apresentar maior simetria, demarcação mais aguda com tecidos ao redor, planos teciduais preservados e bordas lisas. A interpretação da IDUS é mais difícil no cenário da colangite esclerosante primária, em que estão presentes a inflamação de fundo disseminada e o espessamento do ducto. Da mesma forma, a colocação prolongada de "*stent*" pode induzir a anormalidades de ducto mais disseminadas que os originalmente presentes ao nível da estenose índice.

Vários estudos demonstraram a sensibilidade e a precisão superiores da IDUS para caracterização de estenoses como malignas (sensibilidade > 90%; precisão 88 a 92%), em comparação à colangiografia-padrão, com ou sem amostragem para citologia e biópsia (sensibilidade 48 a 57%; precisão 73 a 78%).[40-42] Em um estudo prospectivo recente de 87 pacientes, o CA 19-9 sérico elevado (> 100 unidades), a citologia de rotina e a biópsia intraductal foram comparados à avaliação citológica avançada com DIA e FISH e com a avaliação de estenoses com IDUS. A técnica da IDUS mostrou a maior sensibilidade (87%) e precisão (90%), e a combinação de IDUS, DIA e FISH permitiu o diagnóstico de malignidade em 87% daqueles com citologia de rotina falso-negativa.[44] Estudos de IDUS para estadiamento de tumor também informam a utilidade para definir a extensão longitudinal, assim como a extensão de invasão no parênquima pancreático, na veia porta e na artéria hepática direita. A disseminação periductal, nodal e distante não é avaliada adequadamente por IDUS.

A *colangioscopia*, ou avaliação visual direta da árvore biliar, está sendo usada cada vez mais para amostragem visualmente direcionada de estenoses indeterminadas e para a terapia de litotripsia eletro-hidráulica de cálculos intratáveis. A colangioscopia é discutida também no Capítulo 26 (**Fig. 38.16**). Essa técnica geralmente emprega miniendoscópios de 8 a 10 Fr que são passados pelo canal de trabalho de um duodenoscópio terapêutico, com ou sem ajuda de fio-guia. Colangioscópios de fibra óptica estão disponíveis comercialmente; versões digitais com *chip* de vídeo estão em uso, mas a disponibilidade não é tão ampla. A colangioscopia é, geralmente, realizada com a ajuda de um segundo endoscopista para manipular os controles do colangioscópio e as pincas de biópsia, enquanto o endoscopista principal controla o duodenoscópio e a inserção do colangioscópio. Alguns centros empregam suportes comuns de endoscópios para o colangioscópio para permitir os estudos por um único médico operador.[45] Durante a colangioscopia, deve-se dar atenção à lavagem frequente ou contínua para limpar o campo da bile ou de desbridamentos. O fluxo de fluido para o estômago exige aspiração fre-

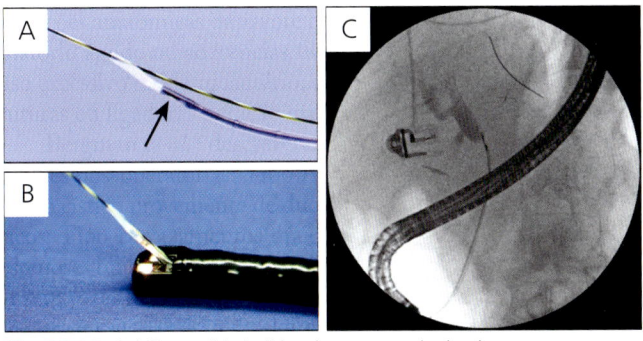

Fig. 38.14 (**A**) Extremidade líder de uma sonda de ultrassom intraductal (IDUS) de 5 Fr orientada por fio-guia. O cristal do ultrassom radial mecânico é destacado pela seta. (**B**) Cateter da IDUS saindo do duodenoscópio. (**C**) Sonda da IDUS dentro da estenose na **Figura 38.11**.

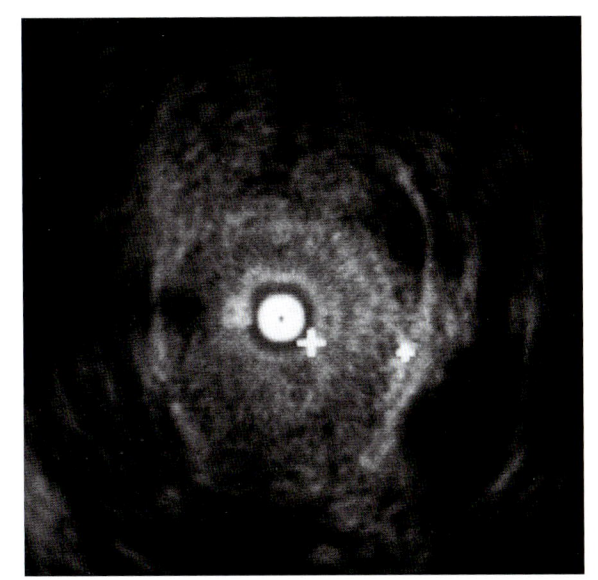

Fig. 38.15 Imagens de IDUS de um colangiocarcinoma extra-hepático. Observe a assimetria do espessamento da parede e sua borda externa irregular.

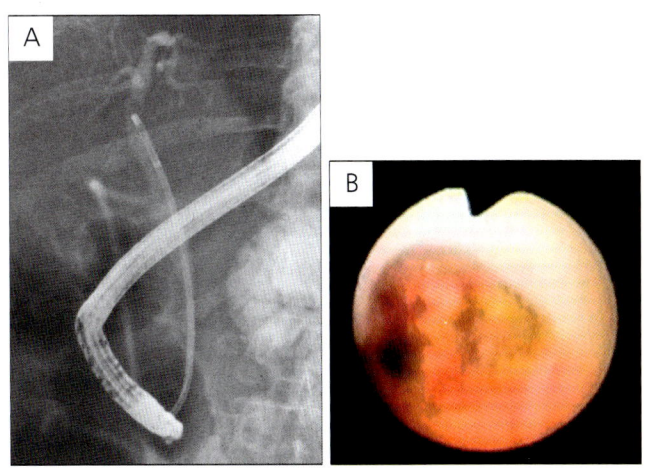

Fig. 38.16 (**A**) Radiografia de um colangioscópio avançado até o nível do ducto extra-hepático proximal. (**B**) Projeção colangioscópica da confluência hepática com ducto hepático esquerdo aberto e tumor incluindo o ducto hepático direito.

quente, o uso de um tubo nasogástrico ou a entubação endotraqueal para prevenir a aspiração pulmonar. Os colangioscópios são relativamente frágeis, e todo cuidado deve ser tomado para evitar a angulação ou força excessivas, especialmente ao nível do elevador no duodenoscópio.

Séries recentes demonstram sensibilidade e precisão melhoradas para diagnóstico de obstrução maligna quando se emprega a colangioscopia.[46,47] Em um estudo, a CPRE com amostragem de tecido orientada por fluoroscopia apresentou sensibilidade de 58% e precisão de 78% para malignidade, enquanto a adição de colangioscopia aumentou esses valores para 100 e 94%, respectivamente.[46] A colangioscopia pode ser particularmente útil em diferenciar estenoses benignas de malignas nos casos de PSC. Um estudo demonstrou melhora da sensibilidade (92 *versus* 66%, $p = 0,25$), da especificidade (93 *versus* 51%, $p < 0,001$) e da precisão (93 *versus* 55%, $p < 0,001$) para a caracterização colangioscópica em comparação à caracterização radiográfica. Nesse estudo, os critérios de suspeita de malignidade foram: a presença associada de massa polipoide ou vilosa ou ulceração em formato irregular.

Uma tecnologia parcialmente descartável que emprega uma bainha descartável com múltiplos canais de 10 Fr (SpyGlass Direct Visualization System, Boston Scientific, Marlboro, Mass, EUA) foi projetada para colangioscopia para um único operador. A bainha é anexada à cabeça do duodenoscópio logo abaixo da porta de biópsia e avança por meio do canal acessório para inserção no ducto (Fig. 38.17). Ela fornece quatro orientações para a ponta, iluminação, lavagem com água, um canal para passagem de uma sonda de fibra óptica de calibre de 0,08 cm (0,035 pol.) para visualização do ducto (SpyScope) e outra ou para orientação do fio ou passagem de dispositivos terapêuticos ou de amostragem, como: sonda eletro-hidráulica, cabos de biópsia (SpyBite) ou escovas de citologia.[48] Um grande estudo prospectivo de observação realizado em 15 centros terciários informou sobre a visualização direta com o sistema SpyGlass para caracterização de lesões biliares ou tratamento de grandes cálculos biliares em 297 pacientes.[49] A visualização de lesões-alvo não de cálculos e o desempenho da biópsia direcionada foram adequados para o exame histológico em 88% dos 140 pacientes. Só a visualização apresentou 78% de sensibilidade e 82% de especificidade para malignidade, enquanto a biópsia direta apresentou 49% de sensibilidade e 98% de especificidade. A colangioscopia diagnóstica com um único operador alterou o tratamento clínico subsequente em 64% (CI 57 a 70%) dos casos. No total, 7,5% dos pacientes sofreu uma reação adversa grave relacionada ou com a CPRE ou a execução da colangioscopia, incluindo colangite em 7 de 17 episódios, bacteremia, hipotensão ou distensão seguida de dor em 2 casos de cada, além de um caso individual de pancreatite. Um paciente com colangite exigiu colocação posterior de *stent*; os outros se resolveram somente com tratamento clínico.

Outro estudo prospectivo de observação avaliou a colangioscopia com SpyGlass com biópsias intraductais orientadas em 36 pacientes com anormalidades dos ductos biliares indeterminadas após amostragem anterior.[50] Entre os 22 pacientes com malignidade posteriormente confirmada, a impressão colangioscópica foi maligna em 21 pacientes (95%) e benigna em 1 paciente (5%). Dos 14 pacientes com diagnóstico final de doença benigna, incluindo os 3 pacientes com cálculos no ducto comum e sem estenose, a impressão colangioscópica foi maligna em 3 pacientes (21%) e benigna em 11 pacientes (79%). Portanto, a precisão da impressão visual por SpyGlass para diferenciação de lesões ductais malignas de benignas foi de 89% (32 de 36). A precisão das biópsias por SpyBite para diferenciação de lesões ductais malignas de benignas que foram inconclusivas na biópsia ou escovado orientado foi de 82% (27 de 33) em uma análise com intenção de tratar.

A *colocação de stents* para descompressão biliar é a principal modalidade terapêutica usada para pacientes com estenoses indeterminadas. Esse procedimento como terapia paliativa para obstruções biliar distal (Capítulo 36) e proximal (Capítulo 37) e como terapia definitiva para lesões benignas (Capítulo 40) é discutido em outro local. Em geral, aplicam-se *stents* plásticos para alívio de estenoses indeterminadas para assegurar a habilidade de se removê-los em um procedimento endoscópico ou cirúrgico posterior e para limitar o custo de um processo de curta duração. Quando o diagnóstico permanece indeterminado, geralmente se realizam procedimentos em série e amostragem repetida de tecidos; portanto, intervalos mais curtos de drenagem e *stents* menores de calibre de 7 e 8,5 Fr devem ser suficientes. Se o paciente não for um candidato à cirurgia, seja qual for o diagnóstico, será preferível aliviar a lesão indeterminada com *stents* de calibre maior de 10 Fr que permanecem patentes por mais tempo e podem minimizar o número de procedimentos subsequentes. No paciente com estenose indeterminada, deve-se evitar o uso de *stents* metálicos desguarnecidos e autoexpansíveis (SEMS) por causa

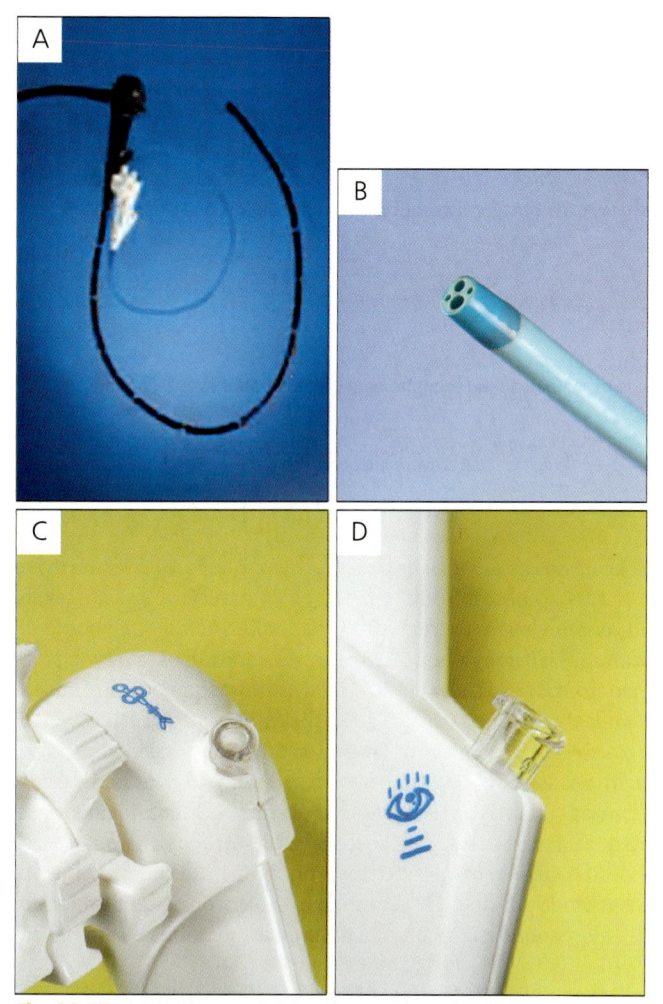

Fig. 38.17 (A) O Sistema de Visualização Direta SpyGlass anexo ao duodenoscópio e avançado para o canal acessório. (B) Ponta distal da bainha SpyGlass. (C e D) Visão de perto demonstrando manopla para direção e portas para passagem de fio-guia, pinça de biópsia e sonda de fibra óptica SpyGlass de 0,035 pol.

tanto de sua permanência quanto do custo. SEMS parcialmente revestidos são geralmente removíveis quando são deixados em extensão no duodeno, mas o crescimento interno proximal pode complicar a remoção. SEMS totalmente revestidos e projetados para prevenir o crescimento interno são facilmente removíveis, se posicionados em extensão dentro do duodeno.[51,52] O uso desses dispositivos pode ser cogitado na lesão indeterminada, se for desejável manter a colocação prolongada do *stent* ou para tratamento de estenose benigna ou para atenuação do câncer. Os *stents* plásticos continuam preferíveis para o paciente com lesão de massa e alta probabilidade de ressecção cirúrgica a curto prazo, dado o custo mais baixo.

As técnicas modernas de investigação por imagens e as novas técnicas analíticas adiantaram nossa habilidade de caracterizar estenoses biliares indeterminadas. Apesar disso, em alguns pacientes com estenoses indeterminadas, um diagnóstico definitivo não pode ser feito por meio de abordagens minimamente invasivas. Nessas circunstâncias, a exploração cirúrgica com um objetivo de diagnóstico e ressecção deverá ser considerada em pacientes passíveis de cirurgia.

A lista de referências deste capítulo pode ser encontrada em www.revinter.com.br/online/referencias-baron.pdf

Obstruções Biliar e Duodenal Combinadas

Kathryn R. Byrne ▪ Douglas G. Adler

Os pacientes com doença pancreaticobiliar maligna desenvolvem com frequência obstrução biliar, obstrução da via de saída gástrica, ou ambas. Aqueles que se apresentam com obstrução biliar e duodenal combinada representam um desafio, pois o tratamento de cada um desses problemas individualmente pode ser complicado pelo tratamento do outro. O alívio da obstrução combinada tem sido tradicionalmente executado por via cirúrgica; entretanto, a colocação endoscópica de *stents* metálicos autoexpansíveis (SEMS) também pode ser realizada para tratamento paliativo. Este capítulo abordará a avaliação e o tratamento de pacientes com obstrução combinada.

Histórico e Resumo Geral

O câncer de pâncreas é a causa mais comum de obstruções biliar e duodenal combinadas. Existem vários outros tumores que também podem levar a esse tipo de obstrução, incluindo: câncer da ampola de Vater, colangiocarcinoma, câncer de vesícula, câncer gástrico e lesões metastáticas para a cabeça do pâncreas ou ao redor dessa estrutura. Um estudo envolvendo 17 pacientes com câncer metastático para o pâncreas mostrou que o carcinoma de células renais foi o sítio mais comum de câncer primário (8 de 17 pacientes, 47%).[1] No mesmo estudo, outros tumores primários incluíram o carcinoma medular da tireoide, linfoma, rabdomiossarcoma alveolar, carcinoma de células escamosas do esôfago, carcinoma de células escamosas do pulmão e carcinoma de pequenas células do pulmão.

Em um estudo de 64 pacientes com obstrução combinada, as etiologias da obstrução foram: câncer pancreaticobiliar primário em 84% dos pacientes, câncer gástrico em 7,8%, câncer metastático (cólon, mama ou rim) em 6,2% e uma recorrência tumoral anastomótica em um único paciente.[2] Em uma revisão retrospectiva com 18 pacientes submetidos ao tratamento simultâneo de obstruções biliar e duodenal, o processo de doença subjacente foi câncer pancreático em 78% dos pacientes, câncer biliar em 11%, linfoma em 5% e câncer metastático em 1%.[3]

A conscientização sobre com que frequência os pacientes com obstrução biliar inicial exigirão mais tarde a colocação de *stent* duodenal é importante para o planejamento da terapia endoscópica. É importante, também, considerar a frequência em que os pacientes com obstrução duodenal precisarão, mais tarde, de *stent* biliar. Esta última situação é menos comum. Em um estudo de terapia endoscópica para obstrução maligna da saída gástrica, 16 de 36 pacientes (44%) desenvolveram obstrução biliar maligna em adição à obstrução da saída gástrica (9 pacientes com câncer pancreático, 2 com câncer duodenal, 2 com câncer de cólon metastático, 2 com colangiocarcinoma e 1 paciente com câncer de vesícula).[4] A obstrução biliar ocorreu antes do desenvolvimento da obstrução da saída gástrica em 9 pacientes, concomitantemente em 4, e após a colocação de *stent* enteral em 3. Um estudo demonstrou que 6 a 9% dos pacientes, tratados com *stents* biliares para obstrução maligna, desenvolveram, mais tarde, obstrução duodenal (exigindo gastrojejunostomia), destacando, novamente, a natureza conjunta desses quadros.[5]

Após o desenvolvimento da obstrução combinada, o tempo total de sobrevida é ruim. Em um estudo com 64 pacientes tratados endoscopicamente para esse tipo de obstrução, a sobrevida geral média após a colocação de *stents* foi de 81 dias.[2] De certa forma, isso não é surpresa, pois a obstrução da saída gástrica por si só está usualmente associada à doença não ressecável.[4] Em outros estudos, tempos de sobrevida similarmente curtos foram observados em pacientes tratados endoscopicamente para obstrução combinada, com tempos médios de sobrevida de 78 dias.[3,6]

Comparação Entre Alívio Cirúrgico *versus* Endoscópico

Antes do desenvolvimento dos *stents* para tratamento endoscópico da obstrução combinada, o alívio cirúrgico por meio de anastomoses colédoco-jejunais e gastrojejunais (frequentemente conhecidas como "gastrojejunostomia com derivação biliar") era o tratamento preferido. A questão do tratamento cirúrgico *versus* endoscópico desse tipo de obstrução não foi completamente elucidada na literatura. Entretanto, numerosos estudos foram desenvolvidos e avaliaram o tratamento cirúrgico *versus* endoscópico para alívio da obstrução maligna da saída gástrica.

Em um estudo prospectivo de 39 pacientes com obstrução maligna da saída gástrica, 18 pacientes foram aleatoriamente designados para a gastrojejunostomia e 21 para a colocação de *stents*.[7] A ingestão de alimentos melhorou mais rapidamente no grupo de *stents*, mas o alívio a longo prazo foi melhor após a cirurgia, usando o Sistema de Escores de Obstrução de Saída Gástrica (GOO) de Adler e Baron.[4] Esse estudo, demonstrou também, a ocorrência de reações adversas significativas, sintomas recorrentes de obstrução e novas intervenções no grupo de *stents*, em comparação ao grupo da cirurgia. Não foram observadas diferenças significativas no tempo médio de sobrevida ou na qualidade de vida entre os dois grupos.

Outro estudo prospectivo randomizou 27 pacientes portadores de obstrução maligna da saída gástrica para a gastrojejunostomia laparoscópica ou para a colocação de *stent* duodenal.[8] Ao contrário do estudo anterior, não houve reação adversa com o grupo com *stents* enquanto no grupo cirúrgico 8 de 13 pacientes (62%) tiveram complicações. O grupo com *stents* também apresentou melhora significativa na saúde física (por meio do questionário SF-36, nos EUA), o que não ocorreu no grupo submetido à cirurgia. A sobrevida acumulada no primeiro ano foi semelhante entre os dois grupos.

Uma metanálise avaliou os resultados de 307 procedimentos de 9 estudos de comparação entre a colocação endoscópica de *stents* e a gastroenterostomia cirúrgica para alívio de obstrução maligna da saída gastroduodenal.[9] A colocação endoscópica de *stents* foi associada a um maior sucesso clínico, tempo mais curto para início da ingestão oral, incidência menor de esvaziamento gástrico retardado, permanência mais curta no hospital e menos morbidade que a do grupo cirúrgico. Não houve diferença significativa na mortalidade em 30 dias entre os dois grupos. Um estudo de análise de decisão que comparou gastrojejunostomia aberta, gastrojejunostomia laparoscópica e colocação endoscópica de *stents* para alívio de obstrução maligna da saída gástrica mostrou que a colocação de *stents* resultou na taxa mais baixa de mortalidade e custo mais baixo entre as três opções de tratamento.[10]

Em resumo, tanto a colocação endoscópica de *stents* quanto a gastrojejunostomia é uma opção razoável para o tratamento paliativo da obstrução maligna da saída gástrica. Embora os estudos sejam diferentes nos resultados, como reações adversas e qualidade de vida, os estudos prospectivos ainda não mostraram qualquer diferença significativa em mortalidade entre os dois grupos. A decisão será também influenciada por "expertise" cirúrgica e endoscópica no local de tratamento do paciente.

Sistema dos Tipos 1-2-3

Mutignani *et al.* desenvolveram um sistema simples de classificação para descrever os três cenários anatômicos mais comuns de obstruções duodenal e biliar *combinadas* com base na relação entre a obstrução duodenal e a papila maior.[2] O tipo de obstrução anatômica ajudará a determinar o tipo de abordagem endoscópica para tratamento e a probabilidade de sucesso técnico.

A obstrução da saída gástrica do Tipo 1 ocorre ao nível do bulbo duodenal ou joelho duodenal superior, mas sem envolvimento da papila maior. A obstrução do Tipo 2 ocorre na segunda porção duodenal com envolvimento da papila, e a obstrução do Tipo 3 ocorre na terceira porção duodenal sem envolvimento da papila maior. A obstrução do Tipo 3 é a menos comum e ocorre, tipicamente, após um câncer pancreático com origem no processo uncinado, embora possa ser vista, também, em pacientes com câncer primário do intestino delgado.[2] Acredita-se que dificuldade técnica da terapia endoscópica para obstrução combinada seja mais difícil para a obstrução do Tipo 2, menos difícil para o Tipo 3 e intermediária para o Tipo 1.[11]

Tratamento Endoscópico da Obstrução do Tipo 1

A obstrução do Tipo 1 ocorre ao nível do bulbo duodenal ou joelho duodenal superior, sem envolvimento da papila maior (**Fig. 39.1**). Existem dois cenários que podem ocorrer com esse tipo de obstrução: aquele em que o duodenoscópio é capaz de passar além da estenose duodenal para a papila maior e outro em que o duodenoscópio não consegue ultrapassar a estenose duodenal.

No primeiro caso, quando o duodenoscópio consegue passar pela estenose, recomenda-se colocar primeiro o *stent* biliar e só, então, o *stent* duodenal.[11] Nem sempre é possível executar esse procedimento, dependendo da gravidade da estenose. A passagem além da obstrução pode exigir primeiro a dilatação da estenose duodenal.[2]

O outro cenário na obstrução do Tipo 1 ocorre quando o duodenoscópio não é capaz de passar além da estenose duodenal para a papila maior, apesar da intervenção já mencionada. Nessa situação, o *stent* duodenal pode ser colocado primeiro. O recomendável é que a extremidade distal do *stent* duodenal esteja proximal à papila maior para facilitar o acesso biliar, embora nem sempre seja possível. O duodenoscópio pode, então, ser passado através do *stent* para acessar a papila maior e colocar o *stent* biliar.

Se o duodenoscópio não puder ser passado pelo *stent*, pode-se tentar primeiro dilatar o *stent* e, então, passar o duodenoscópio.[12] Caso essa técnica não seja bem-sucedida, existem outras opções. A opção mais frequentemente empregada seria esperar 48 a 72 horas até que o *stent* estivesse totalmente expandido e, então, tentar novamente passar o duodenoscópio pelo *stent*. Um estudo demonstrou que em 98% dos casos o duodenoscópio conseguiu passar pelo *stent* duodenal sem necessidade de dilatação após 24 horas da sua colocação.[2] Outras opções a considerar, caso o duodenoscópio não consiga atingir a papila maior, seriam o acesso percutâneo à árvore biliar ou a entrada nessa árvore orientada por ultrassonografia endoscópico (EUS) (o que pode ou não ser viável dada a presença de um *stent* duodenal).

Tratamento Endoscópico da Obstrução do Tipo 2

A obstrução do Tipo 2 ocorre na segunda porção do duodeno com envolvimento concomitante da papila maior. Acredita-se que a abordagem de tratamento de pacientes com esse tipo de obstrução seja, tecnicamente, a mais difícil (**Fig. 39.2**).

O mais comum é tentar primeiro a colocação de um *stent* biliar metálico, e caso seja bem-sucedido, o *stent* duodenal poderá, então, ser colocado pela estenose e ficará superposto ao *stent* biliar.[11]

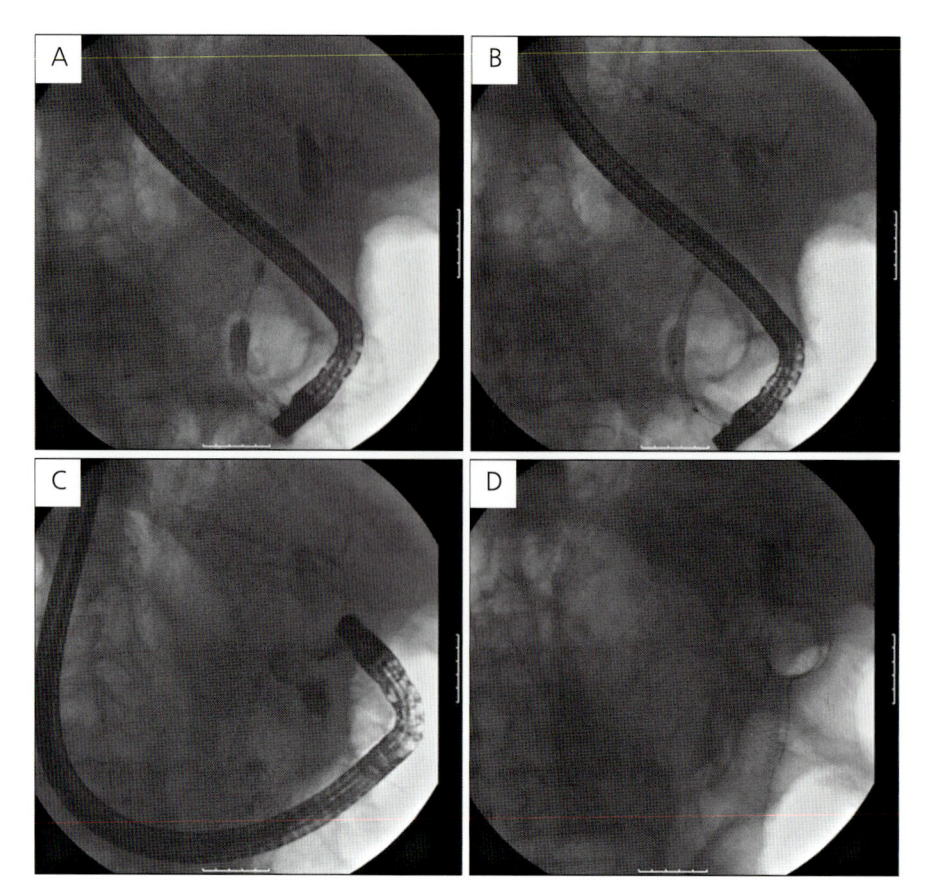

Fig. 39.1 Obstrução do Tipo 1.
(**A**) Colangiograma de estenose biliar distal de alto grau. Nesse paciente, o duodenoscópio pode passar pelo sítio de obstrução da saída gástrica para a segunda porção do duodeno. (**B**) Um *stent* biliar é colocado pela estenose biliar. (**C**) *Stent* biliar. (**D**). *Stent* enteral colocado proximal ao *stent* biliar.

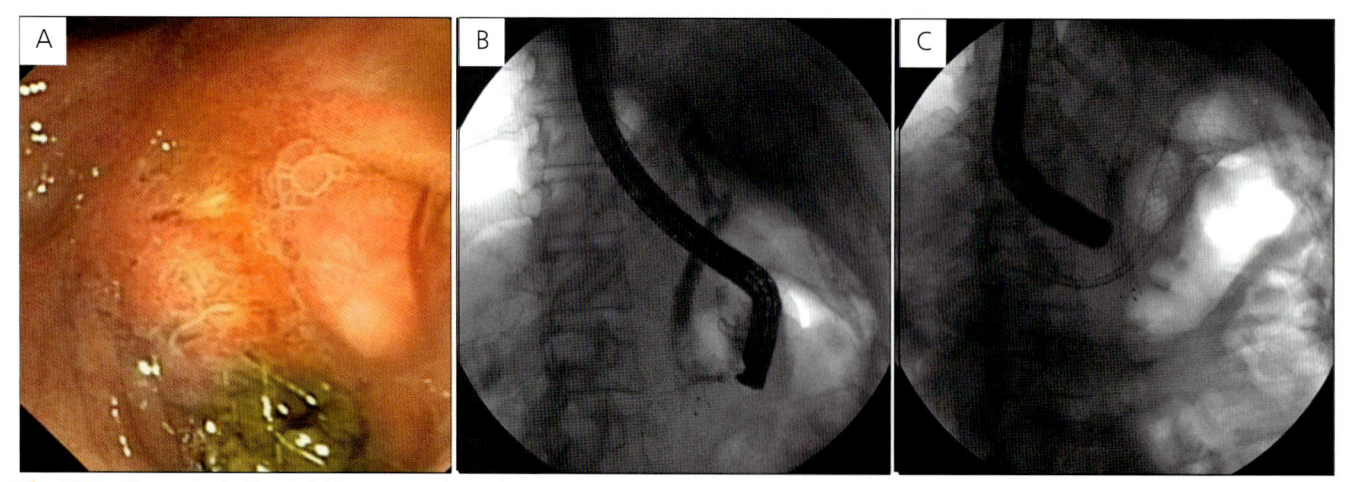

Fig. 39.2 Obstrução do Tipo 2. (**A**) Imagem endoscópica de uma obstrução Tipo 2 não comum. Um paciente de 78 anos com câncer de cabeça de pâncreas desenvolveu obstrução da saída gástrica e obstrução biliar recorrente em razão do crescimento tumoral no sítio de um *stent* biliar colocado anteriormente. (**B**) Acesso com fio-guia duplo é obtido para a árvore biliar e intestino delgado distal. (**C**) Um *stent* enteral é colocado pela obstrução intestinal. Observe a cintura do *stent* no mesmo local que o *stent* do ducto biliar comum distal e o novo *stent* biliar dentro do *stent* biliar antigo, aliviando a obstrução biliar.

Na obstrução do Tipo 2, a massa tumoral pode não permitir a identificação da papila maior, provocando inexistência de uma rota endoscópica viável para acessar a árvore biliar, mesmo que o orifício possa ser identificado. Se a canulação não for bem-sucedida, pode-se ou abortar o procedimento e, então, colocar um dreno biliar percutâneo ou tentar a drenagem biliar orientada por EUS. Outra opção é colocar o *stent* duodenal sem drenagem biliar anterior. Se o médico decidir colocar o *stent* duodenal sem acesso biliar anterior, ele/ela poderá, então, considerar as abordagens percutânea e/ou orientada por EUS para colocar o *stent*.

Seja com a técnica percutânea ou orientada por EUS, às vezes é necessária a abordagem *rendezvous* [N. do T.: que associa a via percutânea trans-hepática e a endoscópica]. Nessa abordagem, o fio-guia ou o cateter é passado para dentro da árvore biliar por meio de abordagem ou percutânea ou orientada por EUS. Neste último modelo, geralmente, acessa-se a via biliar pela via transgástrica. O fio-guia é passado pela estenose biliar em direção ao lúmen do *stent* duodenal. O duodenoscópio pode, então, avançar pelo lúmen do *stent* duodenal para agarrar o fio-guia com uma alça e retirá-lo para dentro do canal. O *stent* biliar deslizará sobre o fio-guia, até que a extremidade distal do *stent* termine dentro do lúmen do *stent* duodenal. Se um cateter for passado pelo duodeno por via percutânea, a canulação poderá ser realizada endoscopicamente e paralela ao cateter. Em algumas instituições, radiologistas intervencionistas são quem introduzem o *stent* biliar.

A colangiopancreatografia guiada por EUS (EUCP) foi mencionada pela primeira vez, em 1996.[13] Várias técnicas de EUCP foram descritas por Shami *et al.* entre outros.[14] A EUCP pode ser realizada por meio de abordagem intra-hepática (com o ecoendoscópio posicionado na cárdia ou curvatura menor do estômago para visibilizar o sistema biliar intra-hepático esquerdo) ou de abordagem extra-hepática (com o endoscópio posicionado no duodeno ou antro distal, dependendo da anatomia do paciente). Uma série de casos de cinco pacientes, submetidos à colocação de *stent* por via anterógrada e orientada por EUS, sugeriu que esse é um método seguro e efetivo de alívio da obstrução biliar em pacientes em que a árvore biliar é endoscopicamente inacessível.[15] Não foram informadas reações adversas relacionadas com o procedimento.

Tratamento Endoscópico de Obstrução do Tipo 3

A obstrução Tipo 3 ocorre na terceira porção duodenal e sem envolvimento da papila maior (**Fig. 39.3**). Este é o tipo menos comum de obstrução combinada. Em geral, esses casos são considerados tecnicamente mais fáceis uma vez que o endoscópio possa atingir facilmente a papila maior (para colocação de *stent* biliar) e a estenose duodenal (para colocação de *stent* enteral), sem a necessidade de negociar as estenoses do intestino.

Na maioria das situações, a sequência de colocação de *stents* biliar e duodenal não é crítica. Entretanto, se a extremidade proximal da estenose duodenal estiver muito próxima à papila maior, recomenda-se que a colocação do *stent* biliar seja feita primeiro.[12] Se a extremidade proximal da estenose duodenal não estiver muito próxima da papila maior, a sequência de colocação primeiro do *stent* biliar *versus* a do *stent* duodenal provavelmente não será importante.

Outras Situações

As obstruções biliar e duodenal podem não estar necessariamente presentes ao mesmo tempo. A obstrução duodenal pode ocorrer primeiro e ser tratada com um *stent* enteral, e a obstrução biliar se desenvolvendo mais tarde. Como regra geral, se a obstrução duodenal se desenvolver e houver preocupação sobre uma obstrução biliar iminente, recomenda-se a colocação de um *stent* biliar profilático.[4,11] Se um *stent* enteral for colocado primeiro, e a obstrução biliar desenvolver-se depois, isso poder ser difícil de tratar endoscopicamente, considerando que a árvore biliar poderá estar inacessível, se esse *stent* enteral estiver ocluindo a papila.

Vários métodos de acesso à via biliar através da malha do *stent* duodenal já foram descritos, incluindo a dilatação por balão pneumático dessa malha, remoção de parte da malha com pinça "dente de rato" ou usando coagulação com plasma de argônio (APC) para cortar a parte que envolve a papila.[16] Caso essas intervenções falhem, pode ser necessária a colocação de um *stent* biliar por abordagem percutânea ou guiada por EUS.

A obstrução biliar pode ocorrer primeiro e será tipicamente tratada com um *stent* biliar, com a obstrução duodenal se desenvolvendo posteriormente. Se um *stent* biliar plástico for colocado inicialmente, este deverá ser substituído por um *stent* metálico no momento da colocação do *stent* duodenal. A introdução do dispositivo biliar metálico deverá ser realizada principalmente em pacientes com obstrução do Tipo 2, uma vez que um acesso adicional à papila maior poderá se tornar muito difícil quando já houver um *stent* duodenal.

Estudos Clínicos sobre Tratamento Endoscópico de Obstruções Biliar e Duodenal Combinadas

Vários estudos clínicos examinaram os resultados após o tratamento endoscópico de obstrução combinada. Uma revisão retrospectiva de 18 pacientes, submetidos ao tratamento endoscópico para alívio da obstrução combinada, informou a colocação tecnicamente bem-sucedida de *stents* biliar e duodenal em 17 desses.[3] A única falha ocorreu por que o paciente tinha estenose duodenal tortuosa. Não foram informadas reações adversas imediatas. A sobrevida média dos pacientes após colocação combinada de *stents* foi de 78 dias, comparável àquela observada em outros estudos de colocação única de *stent* duodenal.

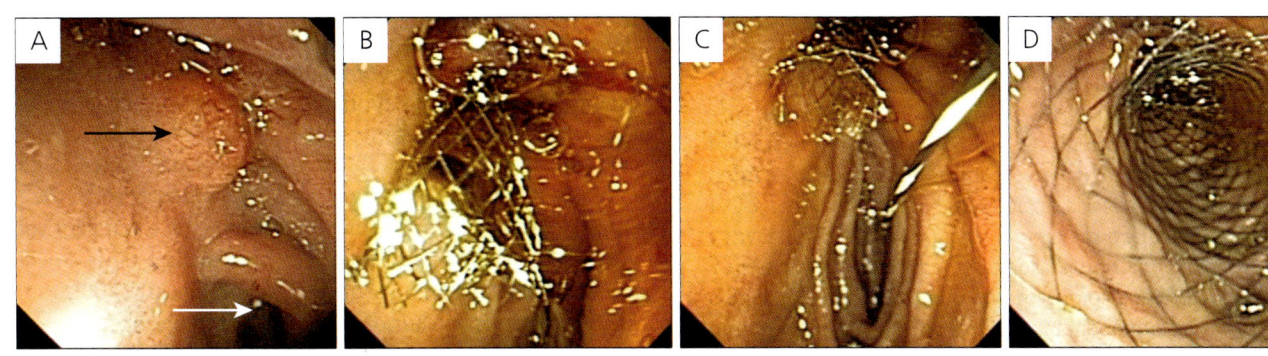

Fig. 39.3 Obstrução do Tipo 3. (**A**) Imagem endoscópica da ampola *(seta preta)* proximal a uma obstrução duodenal *(seta branca)* em paciente com câncer pancreático no processo uncinado. (**B**) *Stent* biliar colocado primeiro. (**C**) Avanço do fio-guia pela estenose duodenal. (**D**) Um *stent* enteral é colocado pela estenose duodenal após a colocação do *stent* biliar.

Um estudo prospectivo acompanhou 64 pacientes consecutivos encaminhados para colocação de *stents* gastroduodenal e biliar paliativos.[2] Quarenta e seis dos 64 pacientes apresentavam obstrução biliar ocorrida antes do desenvolvimento da obstrução duodenal (média de 107 dias), 14 pacientes tinham ocorrência simultânea de obstrução e 4 tinham obstrução biliar ocorrida após a obstrução duodenal (média de 121 dias). A taxa de sucesso endoscópico em pacientes portadores de obstrução biliar antes da obstrução duodenal (e de obstrução duodenal antes da obstrução biliar) foi de 100%, enquanto a taxa de sucesso endoscópico em pacientes portadores de obstruções simultâneas foi de 86%. Nesse estudo, os procedimentos *rendezvous* foram exigidos em 10% dos casos. Reações adversas precoces ocorreram em 6% dos pacientes e tardias em 16%. A sobrevida média dos pacientes após a colocação combinada de *stents* foi de 81 dias.

Outros estudos demonstraram taxas de sucesso similares com esse procedimento. Um estudo retrospectivo com 23 pacientes avaliou resultados a longo prazo de *stents* biliares e duodenais para alívio de obstrução combinada.[17] A colocação combinada de *stents* foi bem-sucedida em 91% dos casos, sem o relato de reações adversas significativas. Outro estudo retrospectivo com 39 pacientes, submetidos à colocação sequencial ou simultânea de *stents* biliar e duodenal, apresentou taxa de sucesso de 82,1%, sem o relato de reações adversas significativas.[18]

Um estudo pequeno e prospectivo avaliou um *stent* duodenal (BONASTENT M-Duodenal, Standard Sci-Tech Inc., Seul, Coreia do Sul) desenhado especificamente para facilitar a inserção de *stent* biliar através de sua malha.[6] Oito pacientes com obstrução combinada foram inscritos no estudo, usando esse dispositivo. Três dos pacientes tinham obstrução do Tipo 1, e cinco tinham obstrução do Tipo 2. Os *stents* duodenais foram colocados com sucesso em todos os pacientes, e os biliares em sete; entretanto, em dois pacientes com obstrução do Tipo 2 a canulação falhou, e a colocação do *stent* foi feita com sucesso pela técnica "rendezvous". Reação adversa precoce (pancreatite leve) ocorreu em 1 paciente. Não foram informadas reações adversas tardias. A sobrevida média dos pacientes após a colocação combinada de *stents* foi de 91 dias.

Reações Adversas

As reações adversas da colocação combinada de *stents* podem ser divididas em precoces, que ocorrem dentro de 30 dias do procedimento e tardias. As reações adversas precoces incluem: pancreatite aguda e colecistite aguda após colocação de *stent* biliar, sangramento após colocação de *stent* biliar ou duodenal e colangite aguda após colocação de *stent* duodenal sobre um *stent* biliar colocado anteriormente. A perfuração é uma reação adversa rara que pode ocorrer durante o procedimento ou mais tarde com a colocação dos *stents*, sendo mais associada aos duodenais.

As reações adversas tardias incluem: recorrência de obstrução biliar e/ou duodenal (geralmente causada pelo crescimento tumoral). Um estudo demonstrou que a obstrução biliar recorrente ocorreu em média 96 dias após o tratamento da obstrução combinada em 5 de 59 pacientes (8%).[2] No mesmo estudo, 7 pacientes (11%) desenvolveram obstrução duodenal recorrente após a média de 138 dias. As etiologias foram: crescimento tumoral intrínseco ($n = 5$), impactação do *stent* contra a parede duodenal ($n = 1$) e migração do *stent* ($n = 1$). Tais pacientes foram tratados com sucesso por via endoscópica com colocação repetida de *stent* duodenal, sendo essa a abordagem mais comum.

Conclusão

O tratamento da obstrução combinada tem sido tradicionalmente realizado por abordagens cirúrgicas. O tratamento endoscópico com *stents* é uma terapia alternativa cada vez mais comum e amplamente utilizada. Os desafios técnicos e de execução do procedimento dependem da relação entre a obstrução do intestino delgado e a papila maior. De modo geral, a colocação endoscópica de *stents* para alívio da obstrução combinada tem demonstrado altas taxas de sucesso com poucas reações adversas significativas.

A lista de referências deste capítulo pode ser encontrada em www.revinter.com.br/online/referencias-baron.pdf

Capítulo 40

Estenoses Biliares Benignas

Guido Costamagna ▪ Ivo Boskoshi ▪ Pietro Familiari

As estenoses benignas do ducto biliar podem ser resultado de lesão iatrogênica durante uma cirurgia, mais frequentemente após colecistectomia, podem ocorrer no sítio da anastomose biliar após ressecção hepática ou transplante de fígado, ou também podem resultar de várias outras causas (**Quadros 40.1-40.3**).

Lesões do ducto biliar são mais frequentes durante a colecistectomia laparoscópica que durante a cirurgia aberta.[1] A incidência geral estimada de lesões biliares após colecistectomia laparoscópica varia entre 0,2 e 1,7%.[2,3]

As principais causas são: identificação incorreta de estenoses anatômicas durante a dissecção, especialmente em pacientes com variações anatômicas da árvore biliar; presença de processo inflamatório agudo ou aderências fibrosas no leito da vesícula biliar; uso excessivo de eletrocautério; colocação imprecisa de grampos, suturas ou ligaduras e tração excessiva no colo da vesícula.[3]

Bergman et al.[4] descreveram quatro tipos de lesões ductais biliares pós-operatórias: Tipo A: gotejamento ou vazamento do ducto cístico proveniente de ductos biliares aberrantes ou periféricos; Tipo B: vazamentos maiores do ducto biliar com ou sem estenoses biliares concomitantes; Tipo C: estenose do ducto biliar sem vazamento de bile e Tipo D: transecção completa do ducto com ou sem excisão de alguma porção da árvore biliar.

As estenoses biliares pós-operatórias ocorrem em 0,2 a 0,5% dos pacientes e, geralmente, são resultado da transecção parcial ou completa durante o grampeamento ou ligadura do ducto biliar ou, menos frequentemente, como resultado de lesão vascular durante dissecção ou cauterização. A lesão aos ramos setoriais ou segmentares pode ocorrer em pacientes com anomalias anatômicas da árvore biliar.

Cerca de 10 a 30% dos pacientes com pancreatite crônica avançada desenvolvem estenose biliar sintomática.[5] A obstrução biliar causada pela compressão da cabeça pancreática edematosa ou pseudocisto, geralmente se resolve quando a inflamação diminui ou após a resolução do pseudocisto. Entretanto, a obstrução causada por uma estenose fibrótica não se resolve espontaneamente e exige intervenção terapêutica.

Aspectos Clínicos

Cerca de 10% das estenoses ductais biliares pós-operatórias manifestam-se dentro de uma semana após a cirurgia e ocorrem usualmente como resultado do grampeamento ou ligação inadvertida do ducto biliar comum (CBD), podendo ou não estar associadas a vazamentos biliares. Os pacientes podem apresentar-se com dor abdominal, febre, prurido, icterícia ou fístula biliar. Entretanto, na maioria dos casos, a apresentação é postergada, e 70 a 80% das lesões aparecem entre 6 e 12 meses a partir da cirurgia[6] manifestando-se como colestase sintomática ou assintomática, colangite recorrente, formação de cálculos ou cirrose biliar secundária.

Bismuth[7] classificou as estenoses benignas em cinco tipos: Tipo I: inclui estenoses de ducto hepático com extensão superior a 2 cm; Tipo II: estenoses de ducto hepático com extensão inferior a 2 cm; Tipo III: lesões em que somente o teto da confluência biliar está intacto; Tipo IV: lesões que interrompem a confluência biliar; Tipo V: estenoses do ducto hepático associadas à estenose no ramo direito separado. Nessa classificação as estenoses dos Tipos I e II são as mais mencionadas nas séries informadas.[8-10]

A apresentação clínica de estenoses biliares é um pouco diferente em pacientes portadores de pancreatite crônica.[11] Em uma pesquisa retrospectiva com 78 pacientes com essa doença, a icterícia evidente foi observada em apenas uma minoria.[12] Não foi encontrada qualquer relação entre os aspectos do CBD e a gravidade da pancreatite ou a duração da doença.

Diagnóstico

O diagnóstico clínico de estenose biliar pós-operatória é usualmente suspeito pela manifestação de colestase sintomática ou bioquímica no período inicial ou tardio após a cirurgia. Num primeiro momento, o exame por ultrassonografia é realizado para confirmar a dilatação biliar e pode sugerir o nível da obstrução biliar. A colangiopancreatografia por ressonância magnética (MRCP) é uma modalidade diagnóstica útil e não invasiva para delinear com precisão a anatomia biliar, o sítio da estenose e para planejar a terapêutica definitiva.[13] As estenoses, podem, também ser encontradas durante a colangiopancreatografia retrógrada endoscópica (CPRE) realizada principalmente para a remoção de cálculos do CBD e, especialmente, após procedimento de colecistectomia.

Tratamento

Tradicionalmente, as estenoses ductais biliares pós-operatórias eram tratadas cirurgicamente, e o papel da CPRE ficava limitado ao diagnóstico, definição do nível e extensão da estenose.[14] Atualmente a CPRE tem sido extensivamente adotada para tratar estenoses pós-operatórias e outras estenoses biliares benignas. A terapia percutânea trans-hepática da estenose com dilatação por balão é limitada pelos baixos índices de sucesso, altas taxas de

> **Quadro 40.1 Pontos Essenciais sobre Estenoses Biliares Benignas**
>
> - As estenoses biliares pós-operatórias são o tipo mais comum de estenoses biliares benignas
> - A terapia endoscópica para estenoses biliares benignas consiste na dilatação e inserção de múltiplos *stents* plásticos calibrosos ou metálicos autoexpansíveis recobertos
> - As estenoses resultantes de pancreatite crônica respondem menos à terapia endoscópica
> - O resultado a curto prazo após o tratamento endoscópico de estenoses benignas é excelente
> - O resultado bem-sucedido a longo prazo após a terapia endoscópica de estenoses biliares benignas não impede a terapia cirúrgica posterior em casos de falha ou recidiva

> **Quadro 40.2 Causas de Estenoses Biliares Benignas**
>
> - Pós-operatórias:
>   - Anastomóticas
>   - Não anastomóticas
> - Isquemia (incluindo poliarterite nodosa)
> - Colangite esclerosante primária ou secundária
> - Colangite autoimune
> - Cicatriz após esfincterotomia endoscópica
> - Pancreatite crônica
> - Radioterapia
> - Bilopatia da porta
> - Tuberculose
> - Traumatismo abdominal
> - Ablação tumoral por radiofrequência
> - Escleroterapia endoscópica para úlcera duodenal hemorrágica

> **Quadro 40.3 Indicações e Contraindicações**
>
> - As indicações para tratamento de uma estenose biliar benigna são os sintomas e a colestase
> - As contraindicações para a terapia endoscópica são a inabilidade em ultrapassar a estenose e a coagulopatia grave e não corrigível

recorrência e reações adversas.[15,16] A alta taxa de recorrência se deve, mais provavelmente, ao rompimento forçado da escara, o que pode aumentar o dano ao tecido com desenvolvimento de uma nova reação fibrótica. O tratamento endoscópico da estenose ductal biliar pós-operatória é preferido em relação às técnicas percutâneas, pois evita a necessidade de punção hepática e facilita o acesso aos ductos intra-hepáticos não dilatados. Além disso, a abordagem endoscópica é mais conveniente ao paciente e mais segura na presença de cirrose, ascite ou coagulopatia. As técnicas percutâneas trans-hepáticas são, usualmente, reservadas para quando os procedimentos endoscópicos falham ou para o procedimento conhecido como "rendezvous" (N. do T.: abordagem percutânea e endoscópica combinada) durante a endoscopia.

Técnica Endoscópica

O tratamento endoscópico de estenoses biliares benignas envolve dois passos técnicos: (1) resolução da estenose e (2) dilatação da estenose.

Resolução da Estenose

A resolução da estenose exige a continuidade do CBD. Em casos de transecção completa ou ligação desse ducto, não será possível passar um fio-guia pela lesão e, por isso, a terapia isolada não será viável. Nesses casos, recomenda-se a reconstrução cirúrgica, embora uma abordagem endoscópica percutânea combinada já tenha sido mencionada.[17]

A resolução de estenoses biliares benignas é, com frequência, muito mais difícil que as estenoses neoplásicas, porque a estenose, mesmo quando curta, pode ser assimétrica. Além disso, a fibrose associada torna essas estenoses muito afiladas, sendo, portanto, frequentemente necessário usar fios-guia hidrofílicos finos (0,053 ou 0,045 cm de diâmetro) com ponta reta ou curvada (forma de J) para ultrapassar o segmento acometido. A manipulação do fio-guia exige paciência, habilidade e avaliação por imagens fluoroscópicas de excelente resolução. Manobras forçadas podem criar falso trajeto e deverão ser evitadas. Tracionar um balão inflado para remoção de cálculos posicionados bem distal à estenose leva ao estiramento do ducto biliar e à modificação do eixo do fio-guia. Cateteres de orientação ou papilótomos também podem ser usados para obter o mesmo resultado. Uma vez ultrapassada a estenose com um fio-guia hidrofílico fino, seguido de um cateter, este é trocado por fio-guia mais espesso, com maior estabilidade. Geralmente se executa uma papilotomia pela necessidade de trocas repetidas de *stents* e para permitir a colocação lado a lado de *stents* de calibre maior. Quando não for possível ultrapassar uma estenose por CPRE, pode-se usar a abordagem percutânea endoscópica combinada *(rendezvous)*.

Na inserção de *stents* metálicos autoexpansíveis (SEMS, *self- expandable metal stent*) para estenoses biliares benignas, somente um fio-guia é colocado pela estenose. Os sistemas de colocação de *stents* são, em geral, de 8,5 French (Fr) de diâmetro e exigem usualmente fios-guia resistentes a dobras (p. ex., o fio duro revestido de Teflon ou o fio de nitinol com revestimento hidrofílico).

Dilatação da Estenose

A dilatação da estenose tem dois objetivos: (1) reabrir o CBD para permitir a drenagem da bile e (2) manter a estenose aberta e evitar sua recorrência. A inserção de um fio-guia pela estenose é acompanhada pela colocação de um cateter de 6 Fr sobre o fio-guia e pela dilatação mecânica com uma luva Cunningham-Cotton de 9,5 Fr (Cook Medical, Winston-Salem, N.C.) para testar o calibre da estenose antes de tentar a inserção do *stent*. A dilatação com balão hidrostático por meio de balões de baixo perfil de 4, 6 e 8 mm (p.ex. Hercules, Boston Scientific, Natick, Mass ou Titan, Cook Medical) pode ser necessária nos casos em que a estenose não é viável para a dilatação mecânica. A dilatação com balão é realizada, geralmente, até 1 a 2 mm a mais que o diâmetro do ducto biliar descendente. Embora efetiva de imediato, as dilatações endoscópica e percutânea com balão por si só, seja em sessão única ou em múltiplas sessões, são consideradas inadequadas e associadas a um índice elevado de recidiva (até 47%).[8,18,19]

Por outro lado, a colocação de *stents* mantém a estenose aberta por um período prolongado para permitir a remodelação e a consolidação da escara.[20] Quando a dilatação mecânica ou por balão não for bem-sucedida, a colocação de um dreno nasobiliar de 5 ou 6 Fr *in situ* por 24 a 48 horas pode aumentar as chances de colocação endoscópica subsequente de *stents*. Tipicamente, *stents* de polietileno de 10 a 12 Fr são colocados e trocados cada 3 a 4 meses para prevenir a colangite causada pela oclusão do dispositivo. Entretanto, o número ideal de *stents* e a duração da colocação desses dispositivos para resolução de uma estenose ainda não foram estabelecidos.

O SEMS tem diâmetro luminal maior (com 8 mm a 10 mm de diâmetro) e somente um *stent* é suficiente para tratamento de estenoses biliares benignas de várias etiologias. Assim como para os *stents* plásticos, a duração do tratamento para resolução de estenoses ainda não foi estabelecida.

Somente SEMS totalmente revestidos deverão ser utilizados, pois a incidência elevada de reação hiperplásica dos tecidos nas partes não revestidas, limitará frequentemente, a remoção dos dispositivos.

Consequências da Endoterapia

Stents Plásticos

Os pacientes com estenoses biliares benignas pós-cirúrgicas e sem transecção ou ligação completa do ducto biliar são candidatos ao tratamento endoscópico. Caso a endoscopia falhe, pode-se executar a cirurgia ou a abordagem percutânea. Muitas variações nos protocolos de *stent* endoscópico já foram descritas para o tratamento de estenoses biliares benignas com resolução bem-sucedida em 74 a 90% dos pacientes.[8,21]

Bergman *et al.* relataram os resultados da terapia com *stents* endoscópicos em 74 pacientes com estenoses biliares pós-operatórias.[22] Dois *stents* de 10 Fr foram colocados sempre que possível e trocados cada 3 meses durante um período de 1 ano (o chamado protocolo de Amsterdam), tendo obtido um índice de sucesso de 80%. Entretanto, por várias razões, apenas 59% (44 pacientes) da coorte original completaram o período de 1 ano de colocação dos *stents*. Entre esses sujeitos, a colocação endoscópica do *stent* falhou em 11 pacientes por causa da obstrução completa do ducto biliar. A estenose recorrente ocorreu em 9 de 44 pacientes (20%) após acompanhamento médio de 9,1 anos, com a maioria dos pacientes se apresentando dentro de 6 meses após a remoção do dispositivo (média de 2,6 meses, faixa de 2 meses a 15 anos). Da coorte original, 35 de 74 pacientes (47%) se apresentaram sem estenose ao final do período de acompanhamento. As reações adversas significativas, incluindo colangite, pancreatite, sangramento e migração do *stent*, foram mais comuns em pacientes que tinham se mostrado não conformes com o protocolo de troca dos dispositivos.

Uma abordagem mais agressiva foi realizada em nossa instituição.[9] Em 45 pacientes com estenose biliar pós-operatória, colocamos o maior número possível de *stents* durante cada sessão de CPRE, com a troca eletiva de dispositivos realizada cada 3 meses. Em cada troca, todos os *stents* colocados anteriormente eram removidos e novamente o número possível de *stents* de grande diâmetro era inserido, conforme permitido pelo diâmetro do ducto distal à estenose e do diâmetro da própria estenose. O protocolo de tratamento era suspenso, quando fosse possível demonstrar o desaparecimento morfológico completo da estenose, por meio de uma colangiografia após a remoção dos *stents* e, posteriormente, por outra colangiografia executada por um dreno nasobiliar 24 a 48 horas mais tarde (Fig. 40.1). O desaparecimento completo da estenose foi definido como a ausência de qualquer indentação significativa no sítio do estreitamento anterior. Dos 45 pacientes, 42 completaram o protocolo. Quando comparado ao protocolo de Amsterdam, não se observou aumento nos índices de reações adversas precoces ou tardias. Em 40 pacientes (89%) observou-se o desaparecimento morfológico completo da estenose, com número médio de 3,2 ± 1,3 *stents* (faixa de 1 a 6). O tratamento teve a duração média de 12,1 ± 5,3 meses (faixa de 2 a 24 meses). Dois pacientes foram a óbito por causas não relacionadas. Os demais foram acompanhados durante a média de 4 anos sem evidência de recorrência da estenose, e houve apenas 1 caso (2,5%) de colangite causada por lama biliar, retratada por via endoscópica. Esses resultados promissores foram confirmados na mesma coorte após um acompanhamento longo (média de 13,7 anos, faixa de 11,7 a 19,8) com taxa de recorrência de estenose de 11,4%, sempre muito bem retratada por endoscopia.[23]

Resultados satisfatórios também foram reproduzidos em um estudo clínico prospectivo, envolvendo 43 pacientes com estenoses de ducto biliar após colecistectomia laparoscópica, em que foi adotado um protocolo agressivo semelhante para colocação endoscópica de *stents*.[24] A média foi de 3,4 ± 0,6 *stents* (faixa de 3 a 5) que foram colocados por um período de 1 ano. Os autores informaram taxa de sucesso de 100% para a dilatação da estenose, sem recidiva da doença em um acompanhamento médio de 16 ± 11,1 meses (faixa de 1 a 42) após a remoção dos *stents*.

Dados publicados anteriormente demonstraram que a terapia endoscópica é, no mínimo, tão boa quanto o tratamento cirúrgico para estenoses biliares benignas com taxas de sucesso de aproximadamente 80%.[25] Estudos retrospectivos e caso-controlados comparando as duas modalidades de tratamento demonstraram resultados a longo prazo e taxas de recidiva da estenose similares.[25-27] Entretanto, a cirurgia pode estar associada à morbidade e à mortalidade mais altas.[26,28,29] Por outro lado, a terapia endoscópica oferece várias vantagens, incluindo a relativa simplicidade, reversibilidade e, acima de tudo, o mínimo de invasão. Uma vantagem adicional da endoterapia é o fato de que a falha do tratamento não impede a cirurgia subsequente, enquanto a hepaticojejunostomia, que é o procedimento cirúrgico clássico, torna a endoterapia futura ainda mais difícil, ou mesmo impossível. A principal desvantagem da endoterapia, porém, é a necessidade de vários procedimentos. A maioria dos estudos aplicou um protocolo de troca eletiva de *stents* para evitar a colestase e/ou a colangite, posterior à oclusão do *stent*. Em casos de não conformidade do paciente, a morbidade tardia associada à terapia endoscópica pode aumentar. Assegurar a conformidade do paciente é de importância fundamental para garantir o sucesso da endoterapia. Assim como acontece na cirurgia, as estenoses na confluência hepática ou acima dela são geralmente mais desafiadoras que aquelas abaixo dessa confluência (Fig. 40.2).

No estudo de Draganov *et al.* uma taxa elevada de sucesso foi obtida em pacientes portadores de estenoses Bismuth do tipo 1 ou 2 (80%), e a taxa de sucesso mais baixa ocorreu com as estenoses do tipo 3 (25%) em que pode haver uma lesão vascular concomitante.[8]

Os resultados favoráveis da terapia endoscópica para estenoses biliares após colecistectomia também se refletem no tratamento de estenoses anastomóticas após transplante ortotópico do fígado. Embora um resultado insatisfatório a longo prazo tenha sido obtido com a dilatação endoscópica isolada por balão,[30] resultados bons a excelentes (taxas de sucesso de 74 a 90% em acompanhamentos de 3 a 5 anos) foram relatados após inserção de *stents* múltiplos em pacientes com estenoses biliares anastomóticas após transplante.[31,32]

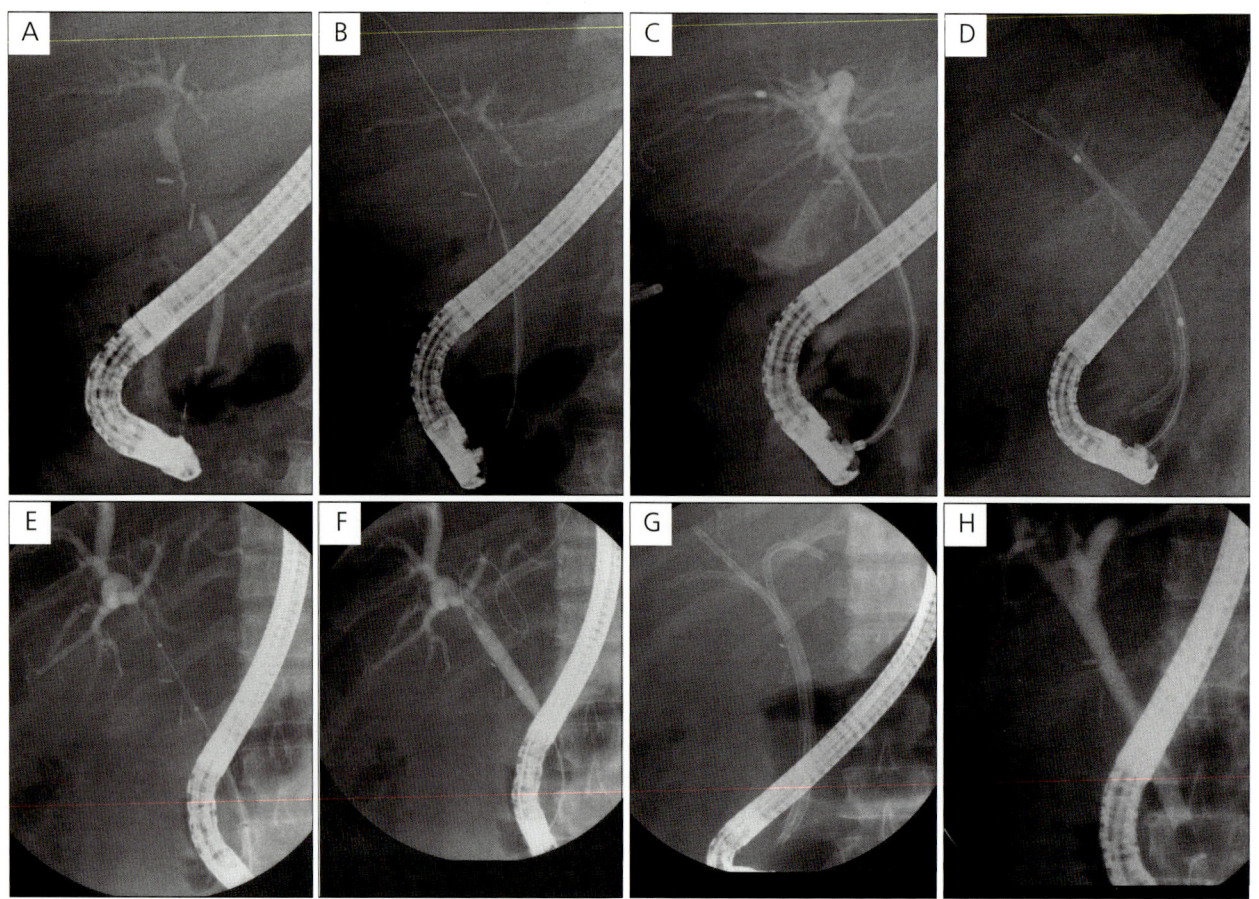

Fig. 40.1 (**A**) Estenose de Bismuth do tipo 2 após colecistectomia laparoscópica. (**B**) Fio-guia passado pela estenose. (**C**) Um único *stent* plástico calibroso foi colocado. O colangiograma mostra vazamento de bile concomitante no sítio da estenose biliar. (**D**) Na CPRE de repetição, dois *stents* plásticos de grosso calibre foram colocados. (**E**) Persistência da estenose biliar após remoção dos *stents*. A estenose foi atravessada por um fio-guia e um balão dilatador. (**F**) A dilatação biliar por balão foi executada. (**G**) Após a dilatação, três *stents* plásticos de grosso calibre foram instalados. (**H**) Desaparecimento da estenose após remoção dos *stents*

A terapia endoscópica está associada a uma baixa taxa de reações adversas e pode evitar a necessidade de intervenção cirúrgica.[31,33] Entretanto, a cirurgia deverá ser considerada para aqueles pacientes que não respondam à endoterapia.[32]

Diferentemente das estenoses biliares benignas pós-operatórias, os resultados a longo prazo da terapia endoscópica para estenoses do ducto biliar associadas à pancreatite crônica não têm sido encorajadores, uma vez que essas estenoses são muito mais resistentes ao tratamento endoscópico. A cirurgia (hepaticojejunostomia) é considerada o tratamento de escolha para estenoses de ducto biliar muito graves associadas à pancreatite crônica[34,35] e pode induzir a regressão da fibrose hepática.[36] Entretanto, a cirurgia pode ser difícil por causa das reações adversas locais da pancreatite crônica, incluindo a hipertensão porta e outras comorbidades, ou a recusa do paciente. O tratamento endoscópico dessas estenoses com um único *stent* plástico é eficaz somente a curto prazo. Os resultados a longo prazo têm sido desapontadores, com alto índice de recorrência após a remoção do *stent*.

Pozsar *et al.* colocaram múltiplos *stents* em 29 pacientes com estenoses biliares benignas decorrente de pancreatite crônica, com remissões radiológica e sorológica completa em 60%, após acompanhamento médio de 12,1 meses.[37] Não houve recorrência de estenose após a remoção dos *stents*. Os autores informaram dois óbitos por causa de sepse biliar em pacientes não conformes.

Durante acompanhamento por 3,9 anos em média, de 12 pacientes com estenose biliar por pancreatite crônica, Catalano *et al.*, obtiveram uma taxa de sucesso de 92% com a colocação de múltiplos *stents* plásticos.[38]

A inserção de múltiplos *stents* plásticos exige várias intervenções para troca dos *stents*. As reações adversas, incluindo migração e oclusão do dispositivo, aumentam os custos e podem ser menos convenientes ao paciente.

As estenoses de ducto biliar distais após um procedimento de papilotomia são uma entidade distinta que merece menção. Estima-se que essas estenoses ocorram em cerca de 2% dos pacientes, quando a indicação de papilotomia for coledocolitíase. Um estudo em 20 pacientes com estenose pós-esfincterotomia, usando inserção sequencial de múltiplos *stents* plásticos biliares, foi publicado.[39] Após acompanhamento médio de 9 meses em 18 pacientes, a taxa de sucesso foi de 90%. Dois pacientes desenvolveram recorrência da estenose aos 10 e 24 meses.

Stents Metálicos Autoexpansíveis

O maior diâmetro dos SEMS faz deles uma alternativa atraente em comparação aos *stents* plásticos únicos ou múltiplos. Os *stents* metálicos autoexpansíveis podem ser recobertos, parcialmente recobertos ou não recobertos. Este, último pode permitir o crescimento tecidual para o lúmen do *stent* e isso pode tornar sua remoção difícil, se não impossível.[40] Os *stents* total ou parcialmente recobertos são desenhados para prevenir esse problema e preferidos para tratar estenoses biliares benignas, mas têm maior probabilidade de migração.

Capítulo 40 – Estenoses Biliares Benignas

Mahajan *et al.* inseriram SEMS parcialmente cobertos em 44 pacientes com estenoses biliares benignas de várias etiologias.[41] O tempo médio de colocação foi de 3,3 meses. Após a remoção, a resolução da estenose foi constatada em 34 de 41 pacientes (83%) após tempo médio de acompanhamento de 3,8 meses. Reações adversas foram observadas em 6 pacientes (14%) após a inserção de *stents* e em 4 (9%) após sua remoção.

Stents parcialmente recobertos foram inseridos por Chaput *et al.* em 22 pacientes com estenoses biliares anastomóticas após transplante de fígado, durante um período de tratamento de 2,2 meses.[42] Ocorreram duas migrações distais e cinco deslocamentos parciais dos *stents*. Ao final do tratamento, 3 pacientes (13,6%) apresentaram persistência da estenose, recorrência em 9 de 19 pacientes (47,4%) dentro de 3,5 ± 2,1 meses. A resolução sustentada da estenose foi relatada em apenas 10 de 19 pacientes (52,6%).

O uso de *stents* metálicos para estenoses biliares benignas relacionadas com a pancreatite crônica foi encorajado pelos resultados insatisfatórios da inserção de *stents* plásticos únicos ou múltiplos. Cantú *et al.* inseriram prospectivamente *stents* parcialmente cobertos em 14 pacientes com estenose de ducto biliar decorrente da pancreatite crônica.[43] Mesmo que os resultados a curto prazo fossem promissores, a disfunção dos dispositivos a longo prazo ocorreu em 50% dos casos, após um período médio de acompanhamento de 22 meses.

Stents parcialmente cobertos também foram usados por Behm *et al.* em 20 pacientes, com taxa de resolução da estenose de 90% com 6 meses após a remoção do dispositivo.[44] Entretanto, a remoção desses *stents* foi possível em apenas 18 pacientes.

Stents totalmente cobertos são desenhados para superar o problema da remoção, mas apresentam alta incidência de migração.[35,36,45] Por isso, foram desenvolvidos *stents* totalmente cobertos com retalhos antimigração.[41] Recentemente, Park *et al.* propuseram o uso de *stents* cobertos ou com um retalho de ancoragem ou com a extremidade alargada no *stent* proximal.[46] Esses dispositivos foram inseridos em 43 pacientes com estenoses biliares de diferentes etiologias, incluindo a pancreatite crônica (11 pacientes). Nenhum caso de migração foi observado com os retalhos de ancoragem e uma taxa de 33% de migração foi encontrada em *stents* com extremidade alargada, após um período médio de 6 meses da inserção. Nos dois grupos a taxa de remoção foi de 100%, com poucas sessões endoscópicas e sem reações adversas.

Reações Adversas

As reações adversas da inserção de *stents* biliares podem ocorrer a qualquer momento durante a primeira ou em sessões subsequentes do tratamento (**Quadro 40.4**). As reações adversas precoces estão relacionadas à esfincterotomia, como pancreatite aguda, perfuração ou sangramento e ocorrem com frequência similar àquela encontrada durante a CPRE terapêutica para outras indicações, como a remoção de cálculos do CBD. As reações adversas que surgem em decorrência do uso de *stents* plásticos se devem, principalmente, à disfunção do dispositivo, incluindo: obstrução, migração e impactação. As reações adversas resultantes da inserção de *stents* metálicos são as mesmas, incluindo o crescimento tecidual para dentro do *stent* e a dificuldade ou impossibilidade de remoção do dispositivo. A disfunção do *stent* se manifesta, usualmente, como colangite aguda e exige avaliação endoscópica imediata e substituição ou reposicionamento para estabelecer a drenagem biliar.

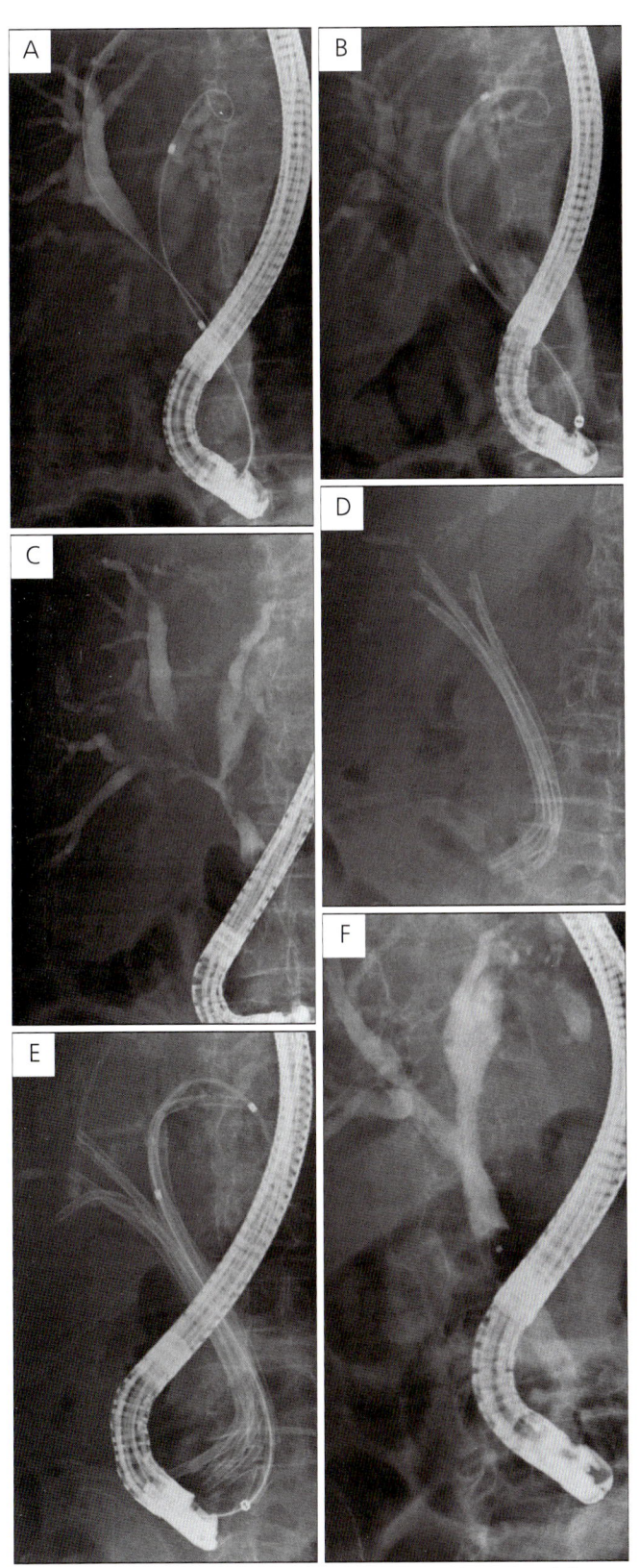

Fig. 40.2 (**A**) Estenose de ducto biliar Bismuth do tipo 4 com dois fios-guias colocados no ramo paramediano dos ductos hepáticos direito e esquerdo. (**B**) Três *stents* plásticos de grosso calibre foram inseridos. (**C**) Persistência da estenose após remoção dos *stents*. (**D**) Cinco *stents* plásticos de grosso calibre foram inseridos. (**E**) Na CPRE subsequente, oito *stents* plásticos de grosso calibre foram inseridos. (**F**) Colangiograma mostrando a resolução da estenose biliar após a remoção dos *stents*.

> **Quadro 40.4 Reações Adversas e Controvérsias**
>
> - As reações adversas da terapia endoscópica incluem: colangite, perfuração ductal ou luminal, pancreatite, sangramento e migração de *stent*
> - Nos últimos anos, *stents* metálicos autoexpansíveis foram propostos para várias estenoses biliares benignas. O tipo de *stent* metálico e a escolha da doença a ser tratada com esses dispositivos ainda geram controvérsias

As reações adversas da inserção de *stents* a longo prazo incluem a formação de cálculos ou de lama biliar acima da estenose, que pode ser assintomática ou se apresentar com colangite.

A troca regular de *stents* plásticos a cada 3 meses é essencial para minimizar o risco da formação de cálculos. A extração de todos os cálculos com cesta ou balão é obrigatória antes da inserção de novos *stents*, sejam eles plásticos ou metálicos, para minimizar o risco de reoclusão precoce.

Conclusões

No futuro, novos *stents* endoscópicos estarão disponíveis, o que deverá melhorar as taxas de sucesso da terapia endoscópica em pacientes com estenoses biliares benignas. O desenvolvimento de *stents* bioabsorvíveis e os *stents* farmacológicos que podem ser revestidos com esteroides ou agentes quimioterápicos que inibem o crescimento endotelial ou a fibrose (semelhantes aos *stents* coronários) poderão oferecer novas possibilidades para tratamento.[47]

O tratamento das estenoses biliares da colangite esclerosante primária (PSC) será discutido no Capítulo 45. De modo geral, a abordagem é diferente daquela para estenoses pós-operatórias em vários aspectos. Os ductos biliares intra e extra hepáticos são, geralmente, pequenos e não permitem a inserção de múltiplos *stents*. A taxa de oclusão desses *stents* é mais alta, de modo que já foi defendida a inserção de *stents* com duração mais curta (4 semanas).

Por fim, a possibilidade da presença de colangiocarcinoma deve sempre ser considerada. Portanto, a amostragem de tecidos é crucial durante o tratamento de pacientes com PSC. Até o momento, não há estudos que tenham comparado a relação custo-benefício da terapia endoscópica *versus* terapia cirúrgica.

Concluindo, a tentativa endoscópica de tratamento das estenoses do ducto biliar pós-operatórias deverá ser realizada como tratamento de primeira linha na maioria das situações. A abordagem agressiva de inserção de múltiplos *stents* melhora os resultados da terapia endoscópica. A reconstrução cirúrgica deverá ser considerada para a transecção completa do ducto biliar, na falha da endoterapia e na recidiva subsequente da estenose.

O papel do SEMS em estenoses biliares benignas ganhou um campo mais amplo de atuação nos últimos anos. Entretanto, estudos clínicos mais extensos são necessários para estabelecer sua real eficácia no tratamento dessas estenoses. Em pacientes portadores de estenoses biliares secundárias à pancreatite crônica, o SEMS pode ser considerado como alternativa à cirurgia, especialmente naqueles pacientes considerados com condições clínicas ruins para cirurgia.

A lista de referências deste capítulo pode ser encontrada em www.revinter.com.br/online/referencias-baron.pdf

Eventos Adversos da Cirurgia Biliar Incluindo Transplante de Fígado

Claudio Navarrete ▪ Francisca Navarrete ▪ Jaquelina M. Gobelet
Eduardo Valdivieso ▪ Miguel Muñoz-Navas

O tratamento endoscópico dos eventos adversos biliares iatrogênicos ainda é tecnicamente um desafio. Algum progresso foi feito nessa área, e a colangiopancreatografia retrógrada endoscópica (CPRE) constitui uma valiosa ferramenta terapêutica.

Este capítulo aborda o tratamento endoscópico das fístulas biliares após colecistectomia laparoscópica (LC) e ressecção hepática. A consideração da CPRE no tratamento dos eventos adversos após o transplante de fígado também é tratada.

O tratamento das estenoses tardias não será discutido com detalhes, uma vez que esse tópico em particular já foi discutido no Capítulo 40.

Existem poucos dados de estudos experimentais, e uma abordagem sistemática para orientar as decisões sobre o uso da CPRE como tratamento de eventos adversos da cirurgia biliar ainda não foi claramente estabelecida. As indicações e contraindicações à CPRE no tratamento da lesão biliar são baseadas apenas nas evidências fornecidas por dados de séries publicadas por grupos altamente experientes. Este capítulo oferece um guia para o tratamento endoscópico dos eventos adversos biliares pós-cirúrgicos.

Bases Fisiológicas da CPRE Técnicas de Tratamento dos Eventos Adversos da Cirurgia Biliar

A CPRE é útil no tratamento de eventos adversos de cirurgia biliar por vários mecanismos diferentes, que serão descritos separadamente.

Diminuição da Pressão Intrabiliar

O primeiro objetivo da terapia endoscópica é diminuir ou abolir o tônus do esfíncter de Oddi, o que desvia o fluxo biliar do local do vazamento. Isso pode ser conseguido com esfincterotomia endoscópica biliar (papilotomia). Uma vez que a papilotomia corte o esfíncter completamente, recomendamos a inserção de *stent* transpapilar para evitar o músculo do esfíncter residual (Fig. 41.1). A colocação de *stent* biliar apenas, sem papilotomia, é preferível em pacientes de alto risco de sangramento pós-papilotomia.

Desvio do Fluxo Biliar

Além de reduzir a pressão, o *stent* desvia a bile para a papila e reduz o fluxo pelo local do vazamento, o que contribui de maneira indireta para o fechamento da fístula (Fig. 41.2). Considerando a baixa morbidade dos *stents* plásticos, recomendamos o uso combinado de papilotomia e inserção de *stent* para reduzir ao máximo a pressão intrabiliar.

Tradicionalmente, *stents* plásticos são usados, porém *stents* de metal autoexpansíveis (SEMS) cobertos vêm sendo usados recentemente. Os *stents* autoexpansíveis bioabsorvíveis podem ser uma opção no futuro, eliminando a necessidade da remoção endoscópica.[1]

Drenos nasobiliares também podem ser usados como alternativa à colocação de *stent* no tratamento das fístulas biliares após LC. As vantagens incluem não necessidade de esfincterotomia, remoção fácil e capacidade de obtenção de colangiogramas periódicos do tubo para avaliar o fechamento da fístula.[2] Entretanto, em virtude do desconforto do paciente e potencial para deslocamento, os drenos nasobilares não são usados de maneira rotineira.

Selagem da Fístula

Nos pacientes com fístulas biliopleurais, a pressão negativa empurra a bile para a cavidade torácica. A aplicação de selantes pode ser necessária para que o pronto controle da fístula seja conseguido. A CPRE possibilita a aplicação de selantes para fechar a fístula.[3,4] Entretanto, em razão do risco teórico de embolismo pulmonar ocasionado pela cola, reservamos esse tratamento para casos altamente selecionados de fístulas biliopleurais e bilioperitoneais, refratários ao tratamento combinado de papilotomia e inserção de *stent* plástico (Fig. 41.3).

Dilatação da Estenose

As estenoses biliares benignas requerem dilatação acompanhada por múltiplas inserções e trocas de *stents*. Essa abordagem foi descrita em detalhes no Capítulo 40 e oferece uma alternativa minimamente invasiva à coledocojejunostomia e hepatojejunostomia no tratamento das estenoses biliares pós-operatórias.[5]

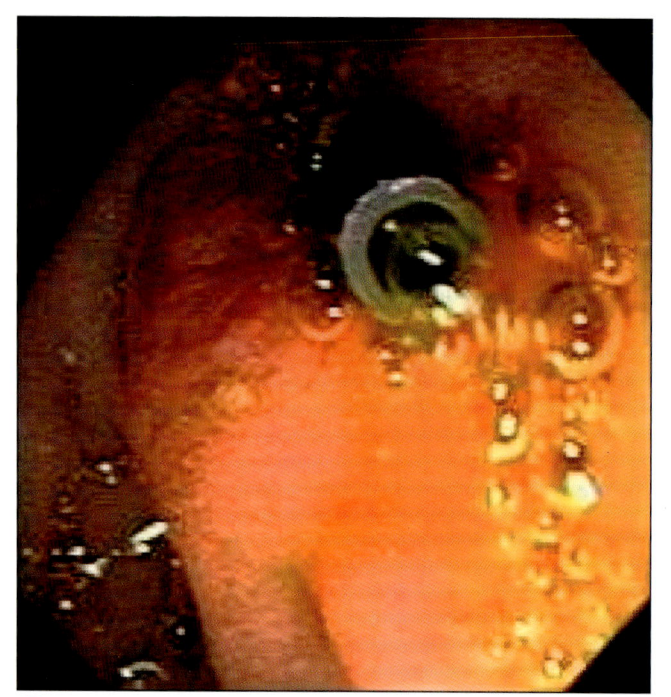

Fig. 41.1 Esfincterotomia endoscópica e *stent* transpapilar em paciente com laceração do ducto biliar comum. Após a inserção do *stent*, a drenagem biliar é melhorada, e a pressão dentro dos ductos biliares é reduzida.

A oclusão de *stents* plásticos em virtude do acúmulo de biofilme produz a necessidade de trocas repetidas, ainda que os dados mostrem que o intervalo de troca pode ser estendido, quando múltiplos *stents* plásticos laterolaterais são inseridos.[6] A oclusão de *stent* não apenas causa colangite, como também produz desconforto para o paciente e morbidade relacionada com os procedimentos repetitivos. Os *stents* biliares bioabsorvíveis e os *stents* metálicos autoexpansíveis cobertos vêm sendo descritos com resultados promissores.[7]

Vários estudos mostraram o benefício dos SEMS no caso das doenças biliares benignas, com possível remoção do *stent* em quase todos os pacientes, elevados índices de resolução da estenose e fechamento da fístula e baixa incidência de eventos adversos relacionados com a remoção, como colangite, sangramento autolimitado e pancreatite aguda. Esses achados respaldam o uso dos SEMS em doenças biliares benignas, porém são necessários mais estudos comparativos randomizados e de acompanhamento realizados com os *stents* plásticos convencionais.

Apesar dos dados que mostram eficácia da terapia endoscópica da CPRE no tratamento das lesões biliares com base nos mecanismos fisiológicos descritos, não há experimentos clínicos randomizados para determinar a melhor estratégia. Sugerimos a máxima redução da pressão biliar dentro dos ductos biliares, usando a combinação de papilotomia e inserção de *stent*. Em casos selecionados, a aplicação endoscópica de cianoacrilato pode ser considerada (**Quadro 41.1**).

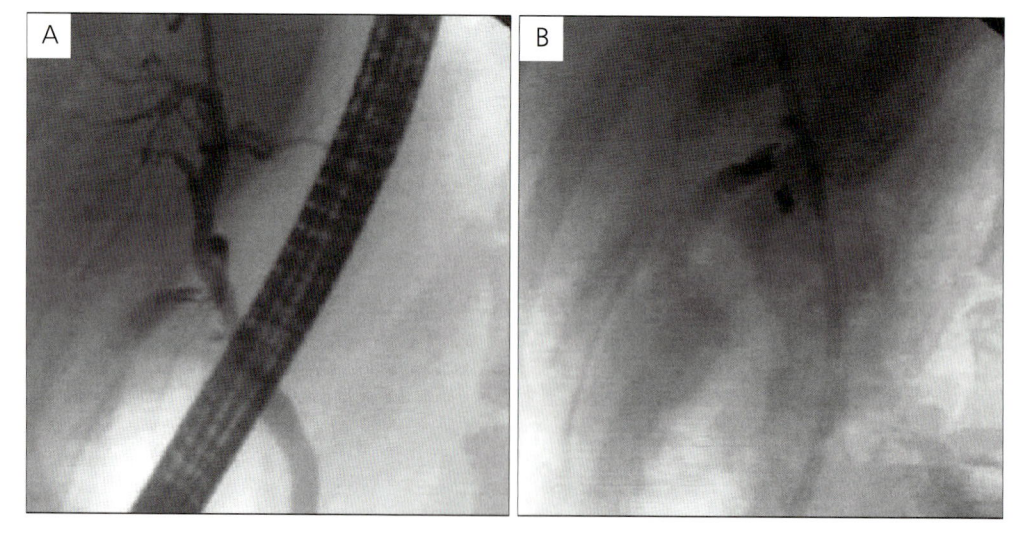

Fig. 41.2 (A) Laceração de ducto biliar comum em uma mulher de 52 anos de idade após colecistectomia laparoscópica. (B) Posição final do *stent* atravessando o local do vazamento.

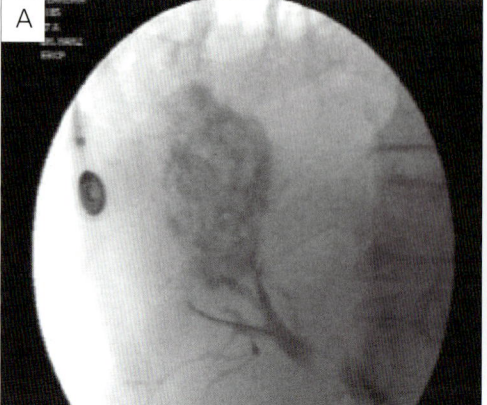

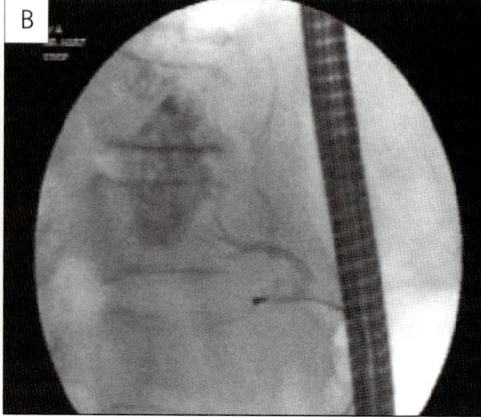

Fig. 41.3 Homem de 68 anos de idade após ressecção hepática segmentar. (A) Fístula biliar central tratada com injeção de Hystoacryl. (B) Após o esvaziamento do contraste, o cianoacrilato radiopaco é observado obstruindo o ducto lesado.

CPRE no Manejo dos Eventos Adversos Biliares após Colecistectomia Laparoscópica (LC)

Em virtude da morbidade pós-operatória mais baixa comparada à colecistectomia aberta, a LC é o tratamento de escolha contra a colelitíase sintomática. Os vazamentos pós-cirúrgicos englobam as fístulas de ducto cístico e aquelas de ductos aberrantes.

Strasbertg classificou as lesões biliares iatrogênicas de acordo com suas considerações anatômicas e tipo de tratamento.[8] Recomendamos o uso dessa classificação já que também possibilita que as lesões sejam classificadas como responsivas ao tratamento endoscópico (**Fig. 41.4**).

A maioria das lesões biliares é responsiva ao tratamento endoscópico, as quais variam de pequenas lacerações e fístulas a transecções do ducto biliar comum (CBD).[9]

As indicações e contraindicações à terapia endoscópica são baseadas na natureza e magnitude da lesão, no fluxo pela fístula, no tempo entre lesão e diagnóstico, na presença de coleções extra-hepáticas infectadas e na operabilidade do paciente de acordo com seu estado de saúde geral.

Quadro 41.1 Bases Fisiológicas para o Manejo Endoscópico dos Eventos Adversos da Cirurgia Biliar

- Diminuição da pressão intraductal dentro dos ductos biliares
- Desvio do fluxo biliar do local do vazamento
- Selagem da fístula
- Dilatação das estenoses de base
- Manutenção da perviabilidade

Natureza e Magnitude da Lesão Biliar

A continuidade do ducto biliar lesado é o fator mais importante relacionado com a natureza e magnitude da lesão e sua relação com o tratamento endoscópico.

Se houver continuidade do ducto biliar lesado (tipos de Strasberg A, C e D), a CPRE é considerada a terapia primária. Em geral, a terapia endoscópica é impossível nas lesões com transecção total do ducto biliar e presença de clipes no coto distal ou falta de continuidade entre os segmentos (Strasberg tipo E).[10,11]

A ressecção do ducto biliar comum requer manejo cirúrgico para que a continuidade do ducto seja restabelecida. A CPRE é útil apenas para determinar o tipo e a extensão da lesão, ao passo que a colangiografia trans-hepática percutânea (PTC) é complementar e permite a determinação da anatomia biliar proximal.[12] A colangiografia por ressonância magnética (MRC das vias biliares) também pode ser usada para definir a anatomia biliar.

A transecção completa do ducto biliar comum sem ressecção quase sempre requer reconstrução cirúrgica. Mesmo que alguns pacientes com transecção total do ducto biliar comum possam ser tratados com sucesso por endoscopia com ou sem o uso de PTC,[13] isto é tecnicamente difícil, e os resultados a longo prazo dessa abordagem são desconhecidos.

Em geral, ductos aberrantes drenam o parênquima hepático em contato direto com a vesícula biliar (ductos de Luschka) ou ducto biliar comum e, poucas vezes, apresentam comunicações com os sistemas biliares direito e esquerdo. Se um ducto aberrante danificado não for identificado durante a cirurgia (Strasberg tipo C), a CPRE é uma terapia útil. Se o ducto lesado for visualizado, confirma a comunicação com o sistema biliar. A terapia en-

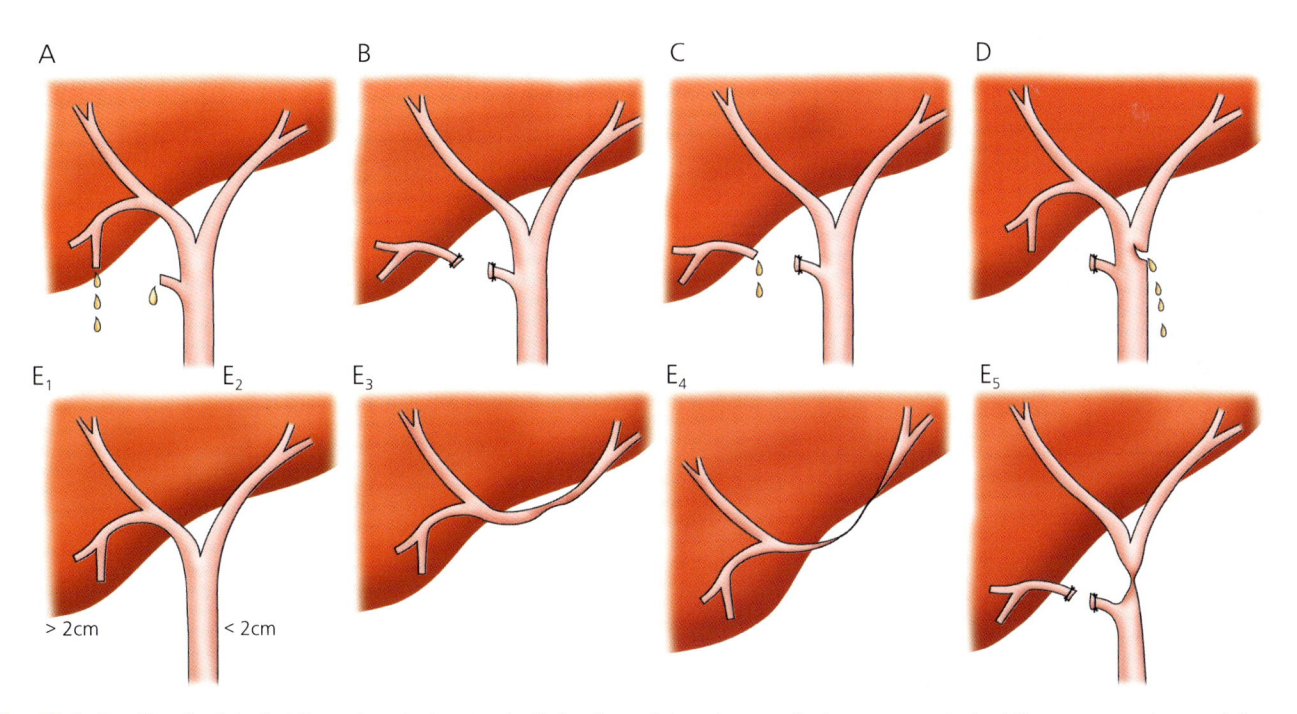

Fig. 41.4 Cassificação da lesão biliar após colecistectomia. O tipo A consiste na transecção de pequenos ductos biliares que penetram no leito hepático ou ducto cístico. Os tipos B e C quase sempre envolvem ductos hepáticos aberrantes à direita. O tipo D consiste em laceração ou queimadura do ducto biliar comum (CBD). O tipo E implica em transecção ou ressecção do ducto biliar comum. Os tipos A, C e D e algumas do tipo E, com frequência, causam bilomas de fístulas que requerem drenagem externa. O tipo B pode ou não requerer tratamento subsequente.
(Redesenhada com permissão de Strasberg SM, Hertl M, Soper NJ. An analysis of the problem of biliary injury during laparoscopic cholecystectomy. J Am Coll Surg. 1995;180[1]:101-125. © 1995 The American College of Surgeons.)

doscópica engloba papilotomia, colocação de *stent* e aplicação de colas (para fístulas refratárias). Se a lesão não puder ser detectada por colangiografia, a cintilografia ou MRC das vias biliares se faz necessária, assim como a cirurgia.

Fluxo pela Fístula

Fístulas biliares clinicamente importantes ocorrem em 0,1 a 0,5% dos pacientes após colecistectomia aberta e, inicialmente, eram mais elevadas com a LC. Em razão da diminuição das habilidades dos cirurgiões com a colecistectomia aberta, o índice de lesão pode estar crescendo.[14]

O local mais comum de vazamento é o ducto cístico (78%), seguido pelos ductos hepáticos de Luschka direitos periféricos (13%) e outros locais (9%), inclusive o ducto hepático comum, CBD e tratos do tubo T.[15]

As fístulas de alto débito eram tradicionalmente consideradas uma indicação cirúrgica. No entanto, a terapia endoscópica tornou-se a principal abordagem (**Tabela 41.1**). Shanda *et al.*, definiram uma fistula de baixo débito como aquela identificada apenas após a opacificação dos radicais biliares intra-hepáticos por contraste e uma fístula de alto débito como aquela observada por fluoroscopia antes da opacificação intra-hepática.[15] A terapia endoscópica deve ser tentada mesmo em fístulas de alto débito.

Tempo até o Diagnóstico

Se a lesão for identificada durante a cirurgia, muitas vezes é reparada cirurgicamente.

Stents biliares intraoperatórios inseridos por laparoscopia podem ser usados para evitar estenose da coledocotomia e como método alternativo de fechamento de uma coledocotomia.[16]

Tratamento das coleções Biliares Infeccionadas e Eventos Adversos Infecciosos Relacionados

O primeiro passo no tratamento das lesões biliares iatrogênicas que causam sepse é o controle da infecção e a estabilização do paciente. Eventos adversos sépticos decorrem principalmente de coleções loculadas e requerem drenagem.

A maioria das coleções e dos bilomas é tratada com inserção percutânea de cateter e administração de antibióticos sistêmicos. Se a drenagem percutânea for inadequada, técnicas cirúrgicas laparoscópicas minimamente invasivas são usadas. Existem relatos de drenagem transmural endoscópica de bilomas.[17]

A função da CPRE no tratamento moderno de abordagem minimamente invasiva de coleções sépticas e bilomas infectados é diagnosticar e controlar as fístulas biliares de base.

Risco Cirúrgico

O alto risco cirúrgico é considerado uma contraindicação ao reparo cirúrgico aberto. Em consequência disso, procedimentos minimamente invasivos têm sido usados nesses pacientes. A princípio, a CPRE foi usada em pacientes para os quais a cirurgia aberta era a única alternativa. Embora a CPRE seja segura e eficaz, o procedimento deve ser considerado no contexto da abordagem multidisciplinar, incluindo cirurgiões hepatobiliares, radiologistas intervencionistas e endoscopistas biliares.

É impossível estabelecer uma abordagem rigorosa baseada em evidências de pacientes com lesões biliares pós-cirúrgicas e iatrogênicas. Propomos uma diretriz para o manejo desses pacientes (**Tabela 41.2**). Em suma, a maioria dos pacientes é candidata à CPRE terapêutica no cenário de suspeita ou confirmação de evento adverso biliar após LC. Conforme mostrado no algoritmo proposto (**Fig. 41.5**), a CPRE é uma terapia amplamente aceita para os casos de fístulas de alto débito e pacientes de baixo risco. Apenas as lesões dos tipos D e E sem continuidade com o ducto biliar comum e lesões identificadas durante a cirurgia colocam a CPRE como terapia secundária ou adjuvante ao reparo cirúrgico (**Quadro 41.2**).

CPRE e Fístulas Biliares após Ressecção Hepática

A incidência de fístulas biliares após ressecção hepática é desconhecida. Muitas séries relatam incidência de, aproximadamente, 11%, porém a maioria das fístulas biliares menores sela com o tempo e observação. Com frequência, as fístulas de maior débito surgem em consequência da não observância da integridade dos ductos biliares no hilo hepático (**Fig. 41.6**).

A coagulopatia é comum nos pacientes após ressecção hepática. Por essa razão, papilotomia deve ser evitada, sendo inserções de *stent* sem papilotomia e injeção de cianoacrilato alternativas

| Tabela 41.1 Séries Publicadas Usando Abordagem Endoscópica para Tratar Fístulas Biliares ||||||||
Série	n	Cálculos	ES	Stent	Papilotomia e Stent	NT	Eficácia
Kozarek[46]	11	18%	2	7	–	1	82%
Foutch[47]	23	30%	4	6	12	1	100%
Barkun[49]	52	22%	27	1	27	8	88%
Ryan[50]	50	22%	6	13	31	–	88%
Davids[51]	48	31%	20	–	25	3	90%
Prat[52]	26	31%	15	–	3	8	70%
Himal[53]	12	–	6	–	6	–	100%
De Palma[54]	64	33%	25	18	–	21	96,9%
Chow[55]	19	16%	19	–	–	19	95%
Sandha[56]	204	20%	75	–	–	–	99%

ES, esfincterotomia endoscópica; *n*, número de pacientes; *NT*, dreno nasobiliar.

Tabela 41.2 Fatores que Influenciam a Endoscopia *versus* Tratamento Cirúrgico das Lesões da Árvore Biliar			
	Fator	**CPRE**	**Cirurgia**
Lesão	Ducto cístico (tipo A de Strasberg)	X	
	Ducto de Luschka (tipo A de Strasberg)	X	
	Ducto dividido ligado (tipo B de Strasberg)		X*
	Ducto dividido não ligado (tipo C de Strasberg)	X†	X
	CBD pequeno; laceração/queimadura (tipo D de Strasberg)	X	
	Transecção de CBD (tipo E de Strasberg)	X‡	X
	Ressecção de CBD (tipo E de Strasberg)		X
Fluxo pela fístula	Fístula de grau baixo	X	
	Fístula de grau alto	X§	X
Momento	Intraoperatório		X
	Pós-operatório inicial	X	
	Pós-operatório tardio (estenoses)	X§	X
Biloma associado	Nenhuma coleção associada ou pequena	X	
	Estéril, sem coleção	X	
	Coleção septada ou infeccionada	X‖	X
Risco cirúrgico	Alto risco	X	
	Não alto risco	X§	X

CBD, ducto biliar comum; *CPRE*, colangiopancreatografia retrógrada endoscópica.
*Comunicação ausente com os ramos do ducto biliar comum leva à ressecção hepática tardia.
†Apenas se sistema aberrante se comunicar com ramos do ducto biliar comum.
‡*Stent* apenas se continuidade puder ser estabelecida.
§CPRE parece tão eficaz quanto cirurgia; outros fatores devem ser considerados.
‖A drenagem é prioridade; após a drenagem, terapia endoscópica deve ser usada.

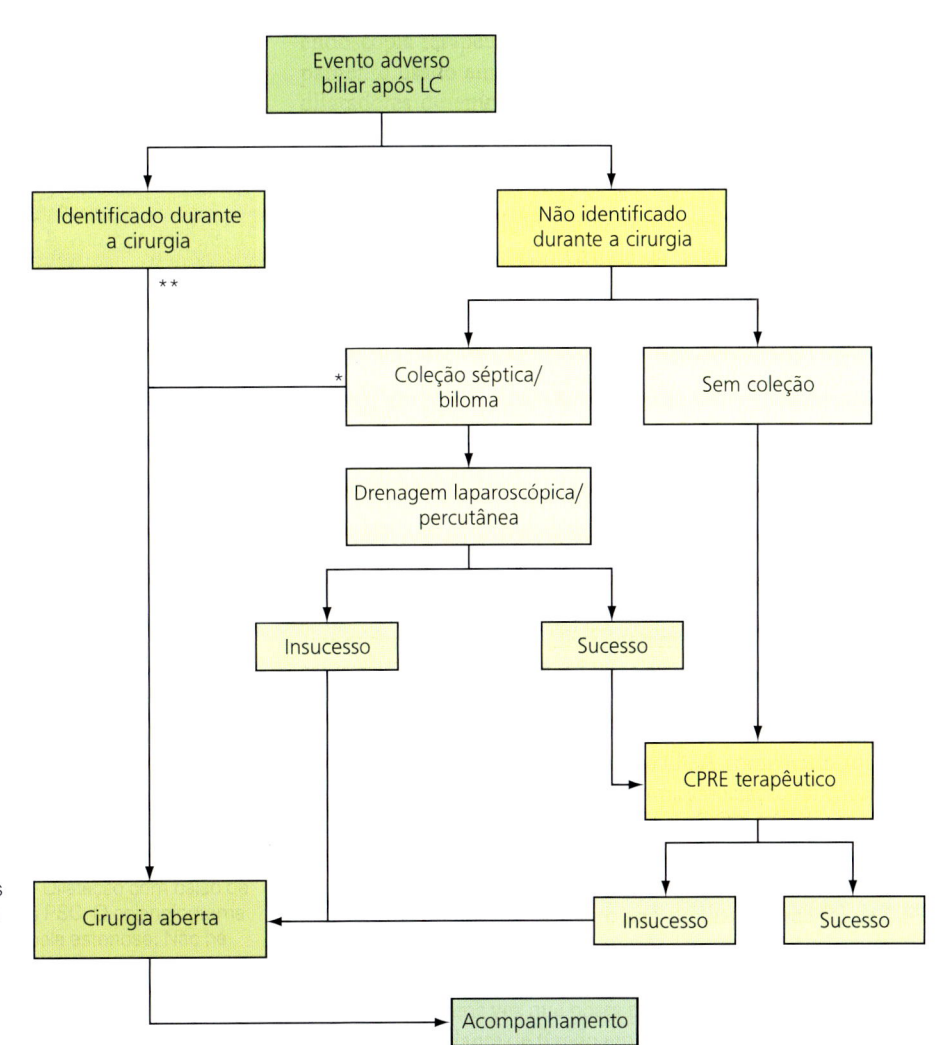

Fig. 41.5 CPRE para tratamento de eventos adversos após colecistectomia laparoscópica (LC). *Em casos solucionados de coleções sépticas e/ou biloma, a cirurgia aberta é indicada como tratamento primário. **Considerar a cirurgia aberta apenas se o tratamento não for viável.

válidas. No entanto, a colocação de *stents* de grosso calibre (≥ 10 Fr) sem papilotomia aumenta o risco de pancreatite pós-CPRE em comparação à inserção de *stents* grandes com papilotomia.[18] Quando cola e outros selantes são usados, o ducto precisa ser seletivamente visualizado pela CPRE e a ascensão distal injetada com aproximadamente 1,5 mL de um composto de cianoacrilato (ver **Fig. 41.3**). A injeção seletiva de cola é um tratamento bem reconhecido que pode ser usado como tratamento adjuvante à inserção de *stent* ou como tratamento primário de grandes fístulas biliares.

Cálculos Biliares Comuns Retidos

A retenção de um cálculo no ducto biliar após colecistectomia ocorre em até 2,5% das LCs. O uso de CPRE para remover cálculos no ducto biliar comum vem crescendo em razão do aumento da experiência dos cirurgiões endoscópicos e da introdução de novos dispositivos de litotripsia que permitem a extração de cálculos grandes e complicados (**Fig. 41.7**; ver Capítulos 18 e 43).

> **Quadro 41.2 Contraindicações ao Tratamento Endoscópico de Eventos Adversos após Colecistectomia Laparoscópica**
>
> - Lesões identificadas durante a cirurgia
> - Lesões com perda da continuidade do ducto biliar comum
>   - Strasberg do tipo B
>   - Strasberg do tipo C

Descrevemos os resultados de 8.204 pacientes tratados em 3 centros de endoscopia cirúrgica (Chile, Alemanha e Índia) e constatamos que cálculos no ducto biliar comum poderiam ser extraídos após papilotomia, usando uma cesta de Dormia em 86 a 91% dos casos; 4 a 7% dos pacientes requereram litotripsia mecânica e em 3 a 10% dos pacientes, técnicas como litotripsia a *laser* e eletro-hidráulica intraductal e litotripsia extracorpórea por ondas de choque extracorpóreo foram necessárias para eliminar o cálculo.

A CPRE intraoperatória também vem sendo usada com resultados tão bons quanto ou melhores que aqueles conseguidos quando a CPRE é realizada no período pré-operatório.[19]

Em pacientes com tubos T de demora e cálculos retidos, o tratamento usado com mais frequência é a extração percutânea através do tubo T, mas, nos casos de cálculos grandes nos ductos biliares, cálculos impactados na papila ou múltiplos fragmentos de cálculo que tornam a extração pela fístula difícil, uma técnica combinada pode ser usada.

Dessa forma, as técnicas endoscópicas possibilitam a remoção de quase todos os cálculos retidos. Menos de 1% dos pacientes requerem intervenção cirúrgica.

A CPRE é uma técnica eficaz de diagnóstico e tratamento de cálculos retidos com baixa morbidade e elevado índice de sucesso, podendo, ainda, ser considerada uma alternativa à exploração cirúrgica intraoperatória do ducto biliar comum.

Eventos Adversos Biliares dos Tubos T

Historicamente, a drenagem pós-operatória do tubo T é usada para evitar estase, descomprimir a árvore biliar, minimizar o risco de vazamento pela coledocotomia e evitar estenoses após a remo-

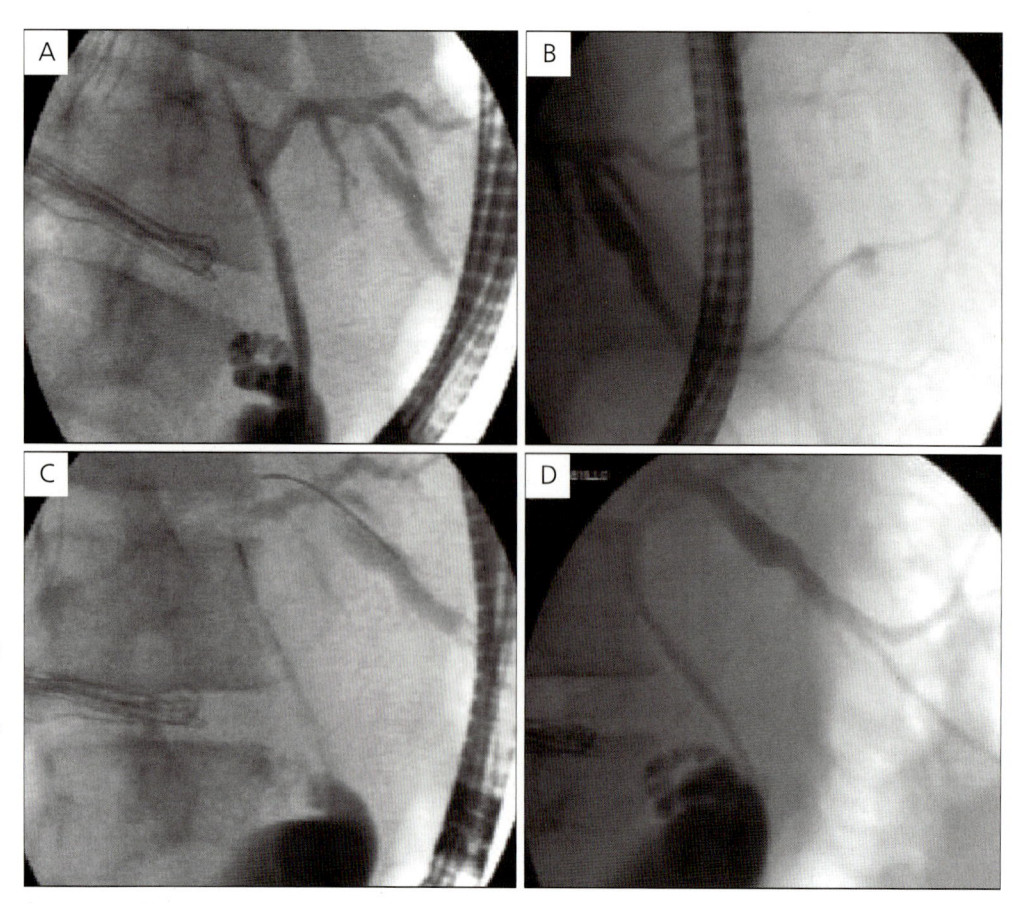

Fig. 41.6 Paciente do sexo masculino de 65 anos de idade com fístula biliobrônquica após ressecção de cisto hidático tratado com esfincterotomia endoscópica e *stent*. (**A**) Fístula biliar de um ducto hepático esquerdo. (**B**) Fístula drenando para uma fístula biliobrônquica organizada. (**C**) Fio inserido no ducto lesado. (**D**). Posição final do *stent*.

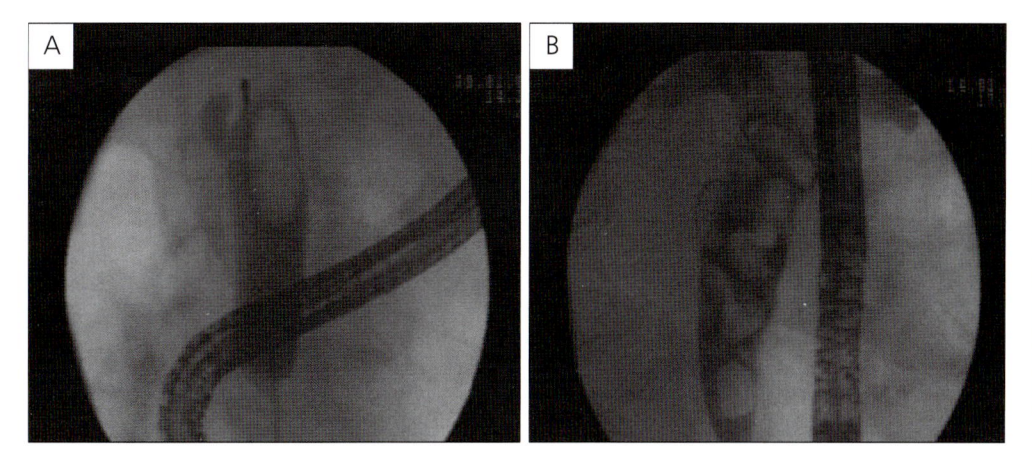

Fig. 41.7 (A) Coledocolitíase gigante. (B) Múltiplos cálculos no ducto biliar comum.

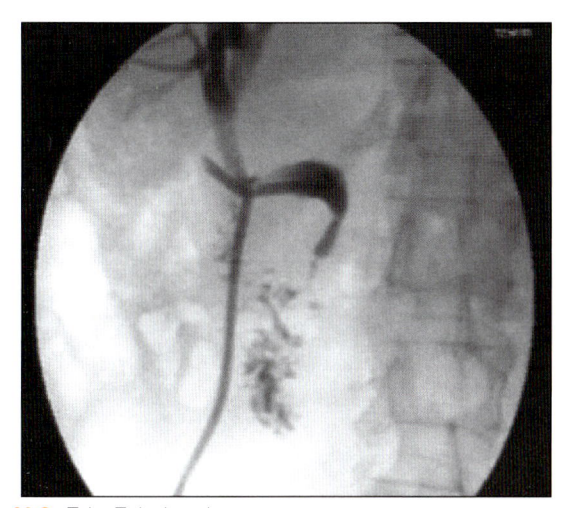

Fig. 41.8 Tubo T deslocado.

ção de um colédoco suturado. Os tubos T também oferecem fácil acesso para colangiografia e extração de cálculos retidos, porém um período de 4 semanas é necessário antes que o trato esteja estabelecido. Entretanto, as taxas de mortalidade relacionadas com o tubo T não são insignificantes.[20] Deslocamento acidental do tubo T, levando à obstrução do ducto biliar comum, fístula biliar, erosão do duodeno, fístula biliar persistente, escoriação da pele, desidratação, depleção salina, colangite e estenose do ducto biliar comum, foi relatado (**Fig. 41.8**). Tais eventos adversos e o benefício demonstrado de métodos minimamente invasivos levaram à diminuição da inserção de tubos T entre os cirurgiões laparoscópicos. O fechamento laparoscópico do ducto biliar comum com e sem inserção de *stent* endobiliar sob orientação fluoroscópica ou direta é uma alternativa rápida e segura à inserção do tubo T. Os resultados de 53 pacientes acompanhados prospectivamente submetidos à exploração laparoscópica de ducto biliar comum por meio de inserção de tubo T pela coledocotomia foram comparados a um grupo tratado com inserção de *stent* biliar e fechamento primário de ducto biliar comum. Quando um *stent* biliar foi utilizada, menor morbidade, estadia hospitalar mais curta, menos desconforto pós-operatório e retorno mais cedo às atividades foram observados.

Se uma endoprótese for inserida em lugar de um tubo T, a CPRE precoce pode ser realizada, passando um cateter pelo *stent* para realizar colangiografia. Se cálculos não forem identificados, o *stent* é removido. Se cálculos retidos forem identificados, papilotomia pode ser realizada pelo *stent* usando um acessório tipo *needle knife*, seguida por remoção do *stent* e extração do cálculo. Alternativamente, um fio-guia pode ser inserido pela luz do *stent* ou lateralmente ao longo do *stent*; o *stent* é retirado com uma alça de polipectomia (ver Capítulo 23). Um papilótomo padrão passa pelo fio, e papilotomia é realizada. Todas essas técnicas evitam a canulação pancreática e lesão.

Mesmo que a inserção intraoperatória de uma endoprótese precise de CPRE pós-operatória, preferimos essa alternativa, pois a CPRE pode ser feita precocemente e evita eventos adversos e baixa qualidade de vida relacionada com o tubo T.

Após a inserção do tubo T e antes da sua remoção, realizada pelo menos 4 semanas após sua introdução, colangiografia é realizada para excluir cálculos retidos e outras patologias biliares que podem requerer tratamento endoscópico ou percutâneo.

Se um deslocamento acidental do tubo T ocorrer antes da maturação do trato, tenta-se passar um fio-guia pelo trato da fístula para alcançar o ducto biliar comum e colocar um novo tubo. Se a colocação do tubo não for possível, a CPRE com papilotomia e/ou inserção de *stent* é necessária para a prevenção ou tratamento de uma fístula biliar. Em alguns pacientes, a ruptura do trato do tubo T, também, ocorre mesmo quando o trato está maduro. A inserção de tubo nasobiliar, também, é uma alternativa à inserção de *stent* interno.

Dreno nasobiliar endoscópico tem sido usado como alternativa à inserção de tubo T para drenagem intraductal pós-operatória. Em um estudo, 20 pacientes foram submetidos a fechamento do ducto comum por um dreno endonasobiliar sem dificuldades.[21] Nenhum paciente apresentou eventos adversos biliares, como fístula, peritonite e colangite; não ocorreu pancreatite. Os drenos foram removidos 6 a 8 dias depois. A estadia hospitalar pós-operatória variou de 7 a 15 dias. No entanto, essa abordagem causa desconforto ao paciente.

Síndrome de Sump

Mesmo que a coledocoduodenostomia laterolateral seja uma cirurgia comumente realizada, a Síndrome de Sump biliar é um evento adverso incomum. Caroli-Bosc *et al.* descreveram a apresentação clínica e resultados de papilotomia em 30 casos de síndrome de Sump.[22] O tempo médio da apresentação clínica após a cirurgia foi de 5 anos. Dor abdominal com febre foi o principal sintoma; abscessos hepáticos e pancreatite aguda ocorreram com menos frequência. Os testes de função hepática foram anormais em 79% dos casos.

A esfincterotomia endoscópica é um tratamento seguro e confiável dessa síndrome, com baixa taxa de recorrência. Após a papilotomia, resíduos alimentares e cálculos podem ser removidos colédoco distal desfuncionalizado (**Fig. 41.9**).

Em virtude dos resíduos e cálculos impactados no segmento distal do colédoco, bem como a presença de um ducto distal colapsado e estenose papilar, a canulação biliar padrão é muitas vezes difícil. Nesses casos, um fio-guia é introduzido em sentido anterógrado pela coledocoduodenostomia em direção ao ducto biliar distal e pela papila e até o duodeno. A essa altura, há diversas opções. Uma delas consiste em gentilmente dilatar a papila com um balão a partir de uma abordagem anterógrada, usando fluoroscopia para demonstrar o posicionamento e a inflação do balão. A outra é remover o duodenoscópio enquanto avança o fio ao mesmo tempo. O fio, então, sai pela boca do paciente e cruza a coledocoduodenostomia e a papila. O duodenoscópio é reintroduzido lateralmente ao longo do fio e até a altura das papilas. Usando uma alça de polipectomia, o fio-guia é removido pelo canal de trabalho do duodenoscópio. Um papilótomo é inserido pelo fio-guia, e CPRE com papilotomia é realizada da maneira usual. *Rendezvous* interno sem remoção do endoscópio também é possível, porém requer um fio-guia de comprimento longo (450 cm).

Síndrome Pós-Colecistectomia

A endoscopia desempenha um importante papel no diagnóstico e tratamento da síndrome pós-colecistectomia (PCS). A grande maioria das PCS fora dos Estados Unidos é atribuída a causas orgânicas e pode ser tratada com eficácia. Etiologias, como coledocolitíase, estenose papilar e disfunção do esfíncter de Oddi, podem ser tratadas com papilotomia. Às vezes, os pacientes são diagnosticados com tumores periampulares e hepatobiliares, podendo realizar amostragem tecidual e inserir *stents* biliares.

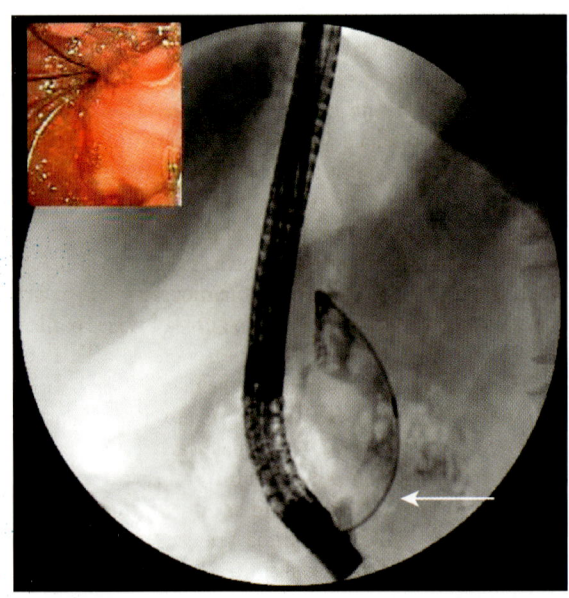

Fig. 41.9 Síndrome de Sump. Resíduos alimentares e cálculos no colédoco distal; observe a cesta de Dormia passando pela coledocoduodenostomia *(seta)*.

Tratamento Endoscópico dos Distúrbios Biliares por Meio de uma Alça Aferente Inserida por Via Subcutânea de uma Coledocojejunostomia

Uma alça aferente inserida por via subcutânea de uma coledocojejunostomia fornece acesso para tratamento endoscópico de estenoses hepaticojejuniais, fístulas anastomóticas e hepatolitíase.

Até o desenvolvimento dos procedimentos minimamente invasivos de acesso às estenoses de hepaticojejunostomia, o manejo cirúrgico era, por muitas vezes, necessário. O tratamento cirúrgico pode ser associado a altas taxas de morbidade e mortalidade. As técnicas endoscópicas pelas alças jejunais substituíram as abordagens percutâneas. Usando anestesia local, uma pequena incisão é feita sobre a alça subcutânea, e um acesso minimamente invasivo ao lúmen é estabelecido. Com um endoscópio de visão frontal, a hepaticojejunostomia é facilmente alcançada. Se houver suspeita de malignidade, biópsias podem ser feitas para confirmar o diagnóstico. Estenoses benignas podem sofrer dilatação e/ou incisão radial, usando uma *needle knife* (**Fig. 41.10**).

Foi comprovado que a injeção local de corticosteroides de depósito em estenoses esofágicas benignas mantém os efeitos da dilatação, embora isso ainda não tenha sido provado para estenoses biliares benignas. Preferimos colocar múltiplos *stents* plásticos, ainda que tenhamos que aplicar triancinolona no local da estenose com uma agulha de escleroterapia na tentativa de melhorar os resultados tardios da dilatação por balão e estenosoplastia em pacientes selecionados com estenoses anastomóticas hepaticojejunais.

Eventos Biliares Adversos em Pacientes com Anatomia Cirurgicamente Alterada

Os pacientes com anatomia gastroduodenal alterada estão sendo cada vez mais vistos nas práticas endoscópicas. A CPRE é tecnicamente difícil nesses pacientes (ver Capítulo 29). Nos pacientes com gastrectomia de Billroth II e pancreatoduodenectomia, a CPRE pode não ser possível com duodenoscópio a não ser que exista uma alça aferente curta.

As abordagens alternativas incluem CPRE com enteroscopia tipo *push* padrão ou colonoscópios pediátricos ou adultos, porém é muitas vezes difícil de alcançar a papila ou local de anastomose.

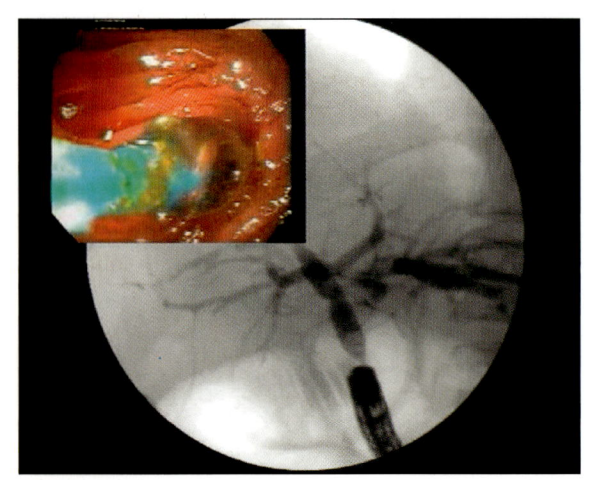

Fig. 41.10 Dilatação de uma estenose anastomótica por uma alça aferente inserida subcutaneamente em um paciente com coledocojejunostomia.

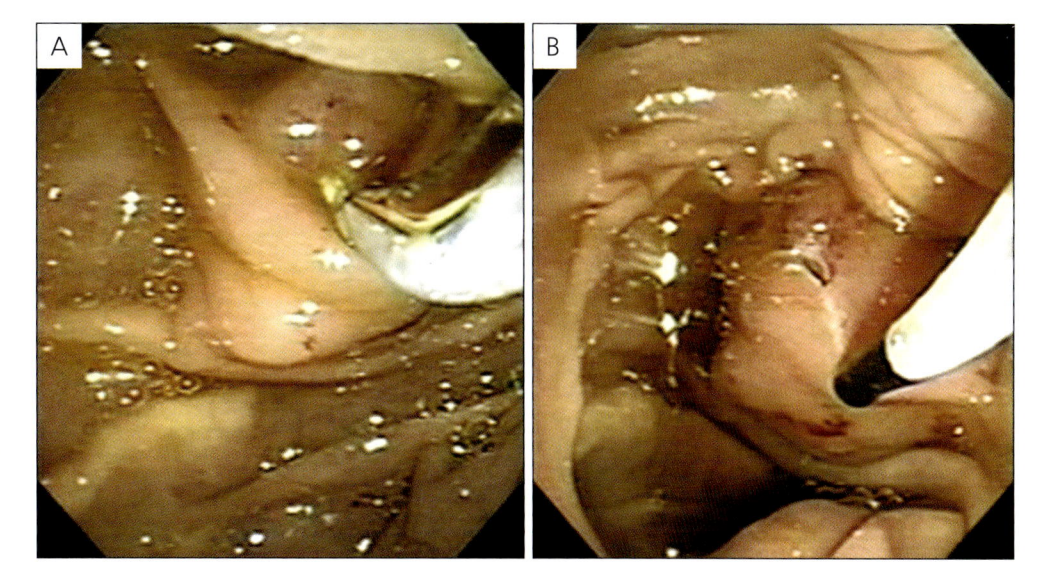

Fig. 41.11 (**A**) Vista da papila em paciente com anastomose de Billroth II. (**B**) O pré-corte é na direção de 6 horas em vez de 12 horas.

Nos últimos anos, a enteroscopia por balão (único ou duplo), o ShapeLock overtube (não mais disponível) e enteroscopia espiral têm sido usados para atingir a entubação profunda da alça aferente. Dados promissores estão se acumulando nos principais centros de endoscopia.

Não parece haver uma diferença significativa entre os resultados da CPRE assistida por balão único e por balão duplo. Itoi *et al.* alcançaram a papila com o enteroscópio de balão único em 92,3% dos casos, com índice de sucesso terapêutico geral de 76,9%.[23] Raithel *et al.* usaram enteroscopia de balão duplo em 37 pacientes pós-cirúrgicos; o acesso luminal ao trato biliar foi conseguido em 74,1 e 91,3% desses pacientes que foram tratados com sucesso.[24] Usando a enteroscopia por balão único, Wang *et al.* realizaram CPRE terapêutica em 90% dos casos, porém o sucesso geral do procedimento foi de 75% (**Fig. 41.11**).[25]

As principais limitações da CPRE assistida por balão são uso extensivo de recursos e demanda de tempo, curva de aprendizado e disponibilidade limitada dos acessórios e dispositivos de comprimento longo.[25,26]

Considerações Especiais para Pacientes com Transplante Hepático

Eventos biliares adversos são importantes causas de morbidade e mortalidade pós-operatória precoce e tardia após o transplante de fígado (LT) e ocorrem em até 20% dos pacientes.[25] Os eventos biliares adversos mais comuns são estenoses, fístulas, cálculos e disfunção do esfíncter de Oddi (**Tabela 41.3**).

A reconstrução após LT tem importantes implicações no tratamento endoscópico dos eventos biliares adversos. A reconstrução biliar é realizada como coledococoledocostomia terminoterminal (ducto a ducto) ou coledocojejunostomia em Y de Roux terminolateral ou hepaticojejunostomia (transplante de um doador vivo, colangite esclerosante primária). A coledococoledocostomia é a técnica preferível em razão da simplicidade, baixo índice de eventos adversos, preservação do esfíncter de Oddi e acesso à papila para CPRE. A reconstrução em Y de Roux é muitas vezes usada em crianças e adultos com doenças no ducto biliar, como colangite esclerosante, na presença de discrepância acentuada entre os diâmetros dos ductos biliares recipientes e doadores e no transplante de doador vivo. Em alguns casos, a alça aferente inserida subcutaneamente de uma coledocojejunostomia pode ser criada de modo a permitir acesso minimamente invasivo à árvore biliar transplantada. Mais recentemente, a coledococoledocostomia tem sido descrita, sendo abordada com facilidade pela CPRE.[27-30]

A apresentação clínica dos eventos adversos biliares após LT é muitas vezes sutil. A clássica dor no quadrante superior direito do abdome está normalmente ausente decorrente da denervação hepática, e a única indicação de anormalidade em ducto biliar é a detecção de testes de função hepática sérica anormal no paciente, sob outros aspectos, assintomático.

Tabela 41.3 Eventos Biliares Adversos após Transplante de Fígado

Eventos Adversos Tardios	Eventos Adversos Precoces
Fístulas biliares*	Local anastomótico[†] Ducto cístico Ductos biliares acessórios Trato do tubo T Lesão intra-hepática acidental Superfície de corte do fígado[‡] Tubo T migrado
Estenoses precoces	Incongruência entre os diâmetros dos ductos biliares Erros técnicos
Estenoses tardias	Anastomóticas Não anastomóticas
Defeitos de enchimento	Coledocolitíase Lama Síndrome Biliary Cast (obstrução por *debris*)
Obstrução de ampola	Disfunção do esfíncter de Oddi Estenose
Doença biliar recorrente	Colangite esclerosante recorrente Neoplasmas malignos recorrentes

*As coleções relativas à sepse precisam ser tratadas da maneira apropriada.
[†]A trombose de artéria hepática precisa ser descartada.
[‡]Apenas no transplante de fígado de doador vivo.

Mesmo na presença de obstrução grave, a dilatação do ducto biliar pode não estar presente no fígado transplantado; portanto, exames comuns não invasivos muitas vezes não são sensíveis para detectar fontes leves, porém clinicamente importantes, de obstrução biliar.

Em caso de suspeita clínica de fístula ou obstrução biliar após TF, a colangiografia é necessária. No passado, a utilização de tubos em T na anastomose permitia a colangiografia precoce, porém seu uso foi abandonado decorrente de eventos adversos de lama biliar, migração de tubo e fístulas biliares.[31] Além do mais, tem-se mostrado que os resultados não são melhores.[32] Atualmente alguns centros colocam de maneira rotineira um pequeno cateter no ducto cístico que permite que a colangiografia seja realizada.

O reconhecimento precoce e o pronto tratamento endoscópico dos eventos adversos biliares pós-LT são efetivos na prevenção da necessidade de novas intervenções cirúrgicas e pode melhorar a enxertia a longo prazo e a sobrevida do paciente. O uso de CPRE é influenciado pelo tipo de reconstrução biliar, presença de tubo T e anatomia enteral pós-cirúrgica (**Fig. 41.12**). Antibióticos profiláticos devem ser administrados antes da realização da CPRE em pacientes de TF em virtude do risco mais elevado de colangite.[33]

Fístulas Biliares após Transplante de Fígado

Similar a outros tipos de cirurgia biliar, as fístulas biliares podem emergir de vários locais, inclusive da anastomose, ductos císticos recipientes ou doadores, de tubos T e superfície de corte do fígado (transplante de doador vivo). O manejo endoscópico dessas fístulas biliares segue os mesmos princípios descritos para o tratamento das fístulas biliares secundárias a LC e cirurgia biliar. Via de regra, drenagem de coleções relacionadas, papilotomia e inserção de *stents* são usadas. O tratamento das estenoses anastomóticas também é imperativo.

É importante observar que as fístulas não anastomóticas precoces são associadas à insuficiência vascular de base, especificamente trombose de artéria hepática.[34]

Se um colangiograma de tubo T identifica uma fístula pequena, é possível tratá-la de maneira conservadora pelo tubo T. O tratamento endoscópico é reservado aos casos que não respondem ao tratamento conservador (ver **Fig. 41.12**) e consiste em inserção de um *stent* de plástico. Recentemente, *stents* de metal autoexpansíveis totalmente cobertos (FCSEMS) têm sido inseridos em pacientes de LT com fístulas biliares, mas com preocupação de nova formação de estenose.[35]

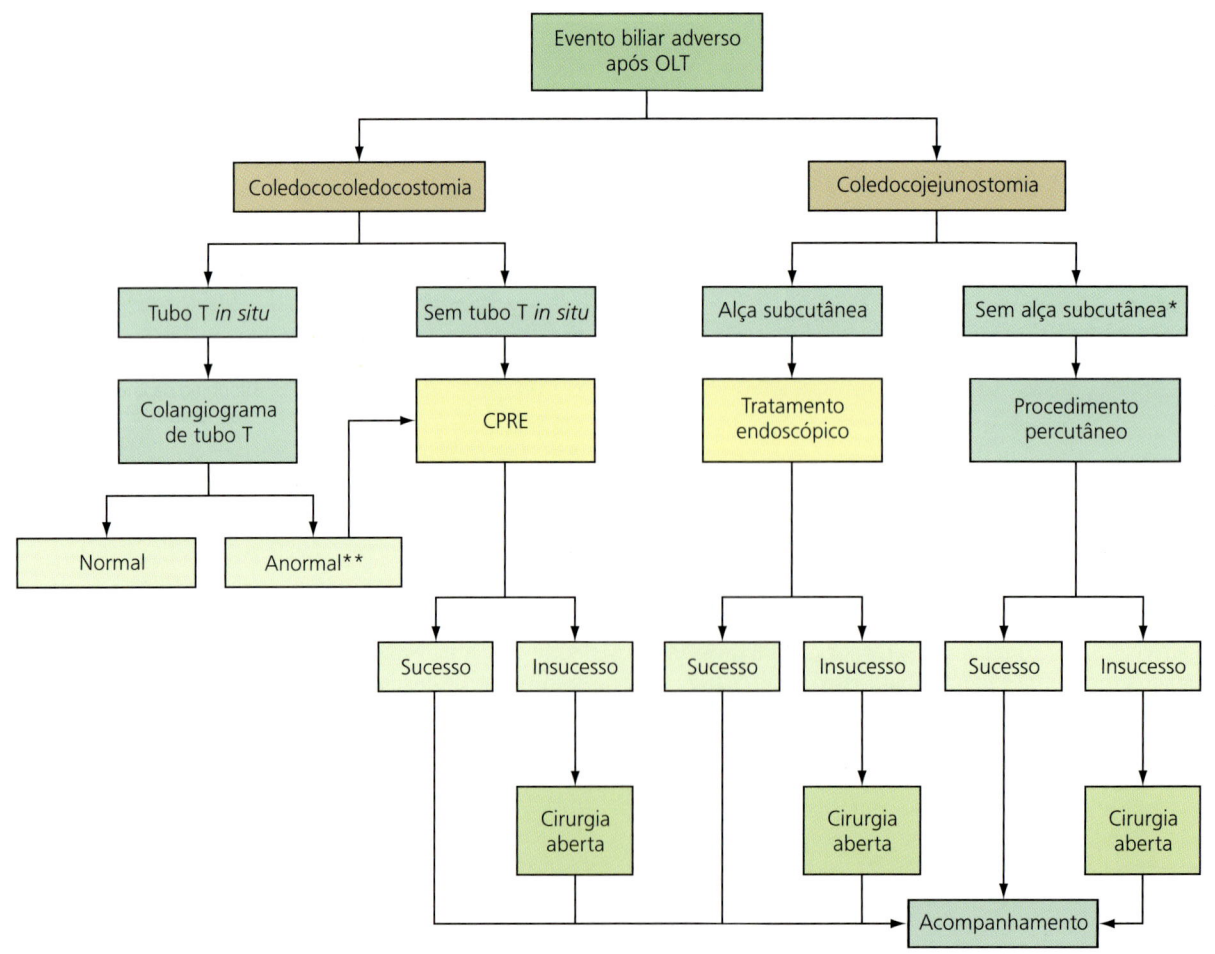

Fig. 41.12 Função da endoscopia no tratamento dos eventos biliares adversos após transplante de fígado ortotópico (OLT). *A terapia endoscópica pode ser tentada quando o acesso transoral à hepaticojejunostomia é viável. **O colangiograma do tubo T anormal normalmente leva à CPRE. Fístulas pequenas podem ser tratadas de maneira conservadora, deixando o tubo no lugar.

Estenoses Biliares após Transplante de Fígado

As estenoses são os eventos adversos mais comuns de LT e podem ser divididas em precoces (≤ 60 dias depois do LT), precoces-tardias (60 dias a 1 ano) e tardias (≥ 1 ano). As estenoses precoces são, principalmente, decorrentes da técnica durante a criação da anastomose, enquanto as precoces-tardias e tardias são muitas vezes consequência de insuficiência vascular. O estreitamento precoce em uma anastomose ducto a ducto é, na maioria das vezes, decorrente de inflamação e edema pós-operatório e responde bem à dilatação por balão e inserção de *stent* a curto prazo (3 meses), com uma baixa taxa de recorrência.[26] As estenoses anastomóticas que ocorrem no período precoce-tardio também respondem bem à inserção de *stent* a curto prazo (3 a 6 meses), porém a recorrência da estenose pode ocorrer até mesmo anos depois.

Em geral, as estenoses tardias respondem bem à dilatação por balão inicial e inserção temporária de *stent* (3 meses), contudo a taxa de recorrência é de até 40%. Desse modo, a dilatação por balão repetida e a duração mais longa da terapia com *stent* (12 a 24 meses) com o máximo de *stents* são necessárias (**Fig. 41.13**).[36] Recentemente, FCSEMS recobertos têm sido usados com o objetivo de diminuir a quantidade de CPRE necessárias (**Fig. 41.14**).[37,38] Estudos randomizados comparando o uso de FCSEMS recobertos e *stents* plásticos são necessários antes que possam ser recomendados rotineiramente.

Estenoses não anastomóticas são, geralmente, múltiplas e de natureza isquêmica, com prognóstico ruim. De fato, até 50% dos pacientes requerem novo transplante ou morrem. Múltiplos procedimentos endoscópicos que usam dilatação por balão, remoção de lama biliar/*debris* e inserções repetidas de *stents* são, muitas vezes, necessários.[39]

Lesões isquêmicas que envolvem uma grande porção dos ductos biliares intra-hepáticos são associadas à baixa sobrevida do enxerto e, com frequência, requerem novo transplante.[26]

Defeitos de Enchimento e Síndrome dos Cilindros Biliares

O diagnóstico diferencial de defeitos de enchimento após o transplante de fígado ortotópico (OLT) inclui cálculos, coágulos sanguíneos, resíduos, lama e *debris*. Os defeitos de enchimento podem aparecer como achado isolado, porém, frequentemente, o manejo dos cálculos, lama e *debris* é complementar à terapia da estenose (anastomótica e não anastomótica). Uma forma incomum de enchimento extenso de *debris* dos ductos biliares proximais é a síndrome dos cilindros biliares. Essa doença incompletamente definida é associada a eventos isquêmicos e, muitas vezes, é acompanhada por estenoses intra-hepáticas e hilares.

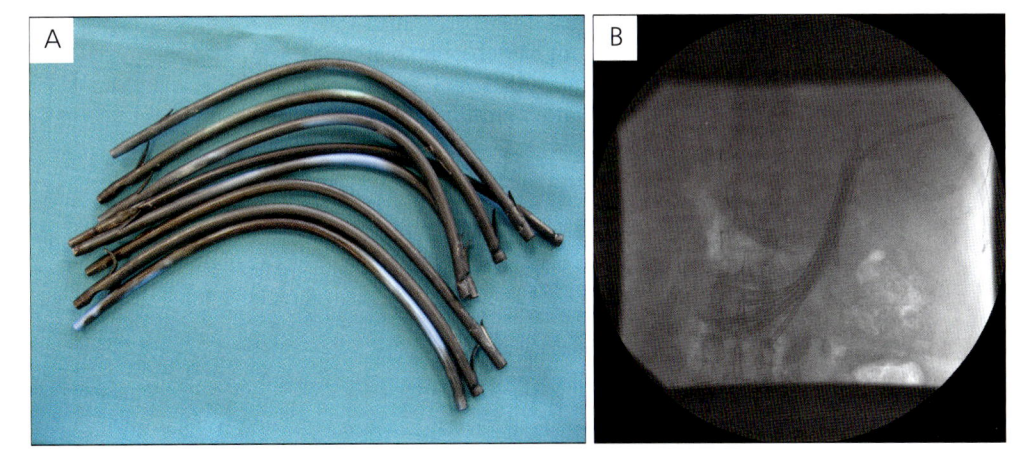

Fig. 41.13 (A) *Stents* plásticos. (B) Imagem radiológica de 8 *stents* de plástico (6 de 10 Fr e 2 de 11,5 Fr) inseridos no ducto biliar comum no paciente com estenose biliar após transplante de fígado.

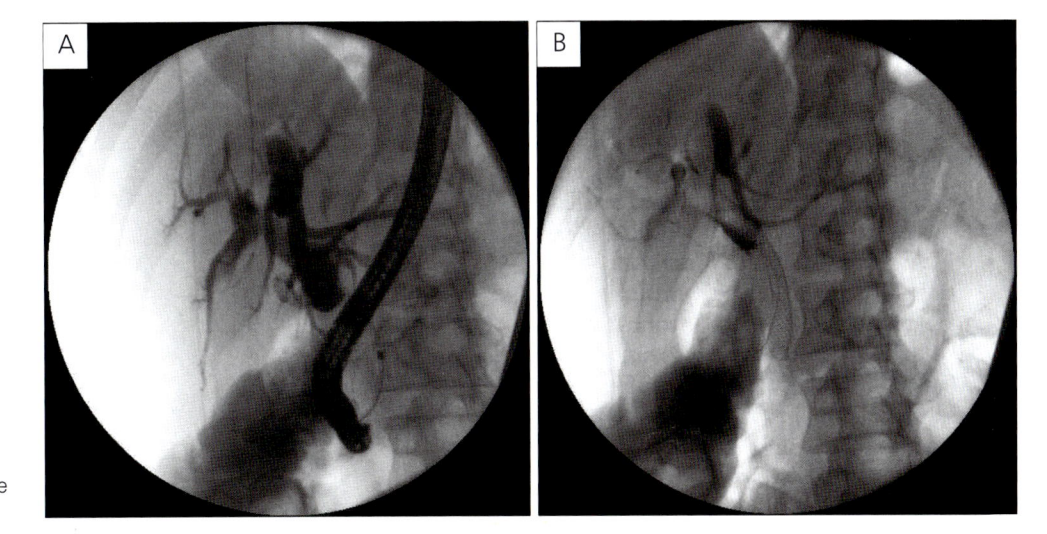

Fig. 41.14 (A) Ducto hepático comum dilatado e dilatação de ducto biliar intra-hepático de uma estenose anastomótica ducto a ducto após transplante de fígado. (B) Tratamento de estenose biliar com um *stent* metálico totalmente coberto.

A CPRE desempenha um importante papel no tratamento dessa entidade. Casos graves têm sido tratados por endoscopia, sugerindo que mesmo quando há grande comprometimento, a terapia combinada do tratamento da estenose e drenagem biliar pode ser bem-sucedida (**Fig. 41.15**).[40-42]

Tratamento Endoscópico da Doença Biliar Recorrente após Transplante de Fígado

As doenças de base que inicialmente levaram ao transplante podem recorrer no fígado doado. Uma dessas doenças é a colangite esclerosante primária (PSC), que constitui um fator de risco para o desenvolvimento de estenoses anastomóticas pós-LT. Uma vez que a coledocojejunostomia em Y de Roux é a reconstrução de escolha em caso de PSC, a abordagem endoscópica pode ser feita por meio de uma alça aferente inserida subcutaneamente (**Fig. 41.16**) e com colonoscópios ou enteroscópios de balão.[42-44]

O transplante de fígado para tumores hepatobiliares está sendo realizado com mais frequência. A obstrução biliar nesses pacientes pode ser causada pela recorrência de tumor local, que pode ser tratada por endoscopia.

Em virtude da mínima morbidade e eficácia comprovada,[45] a terapia endoscópica para eventos biliares adversos pós-LT pode ser considerada o tratamento de escolha em relação ao tratamento percutâneo ou cirúrgico, se houver experiência. Se a terapia endoscópica falhar em razão da incapacidade de canulaão, estenoses transversas ou acesso à árvore biliar em pacientes com reconstrução biliar com Y de Roux, a terapia percutânea com ou sem terapia endoscópica é uma opção.[45,46] Por fim, em casos de isquemia grave, uma nova cirurgia precisa ser considerada.

Transplante CPRE Variados

A CPRE é algumas vezes indicada para remoção de *stents* biliares inseridos durante a cirurgia, criadas a partir de sondas de alimentação pediátrica. Não raro, não são visíveis na radiografia, mas devem ser suspeitadas quando um *stent* intraoperatória tiver sido inserida.

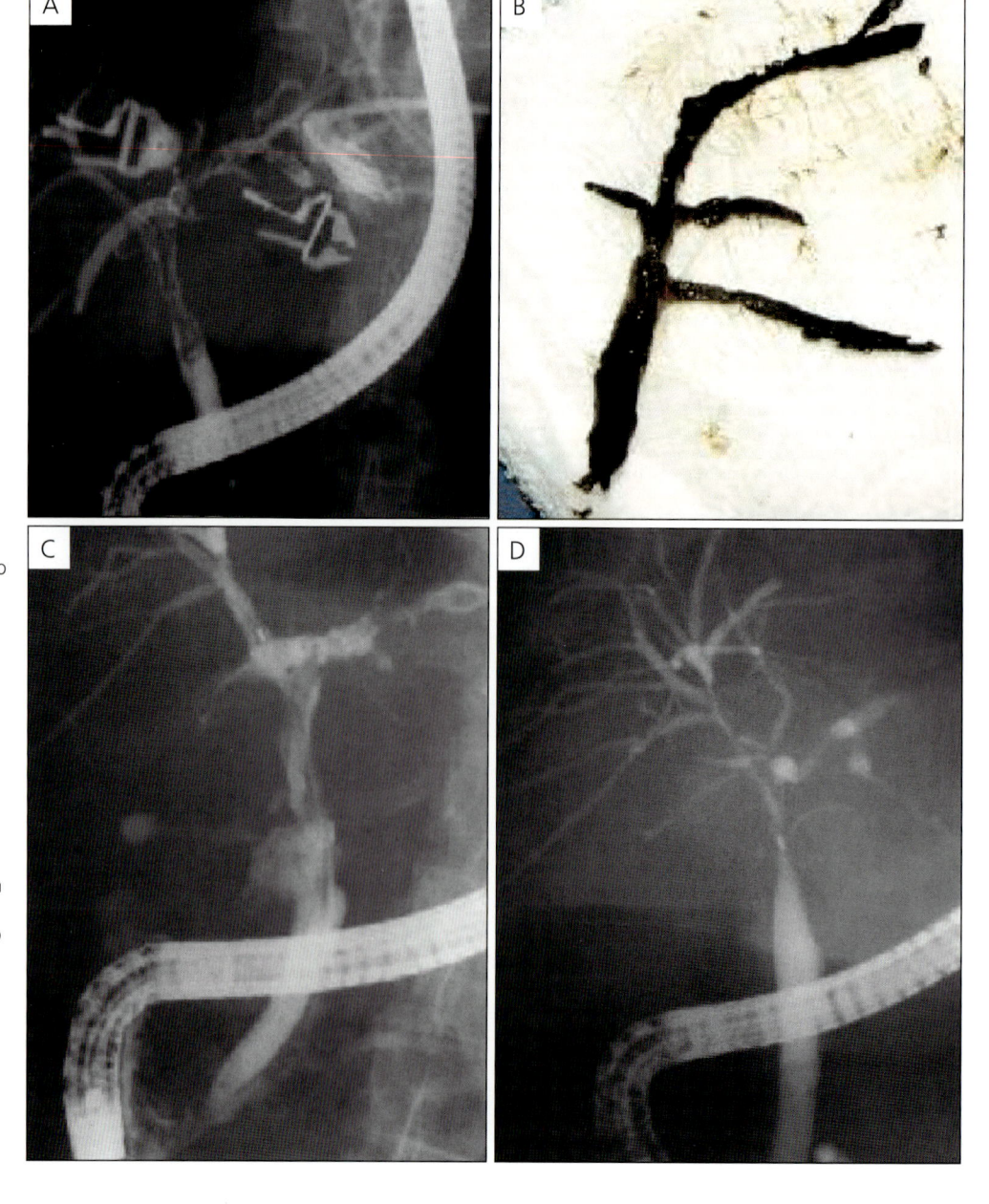

Fig. 41.15 Síndrome da obstrução por *debris (biliary cast)*: tratamento endoscópico bem-sucedido.
(**A**) Um grande defeito de enchimento foi encontrado no ducto hepático comum proximal à anastomose com extensão para o sistema intra-hepático.
(**B**) Esfincterotomia biliar endoscópica. (**C**) Imediatamente após a extração, o colangiograma melhorou acentuadamente.
(**D**) A colangite se resolveu, porém o paciente desenvolveu recorrência da obstrução biliar 3 meses depois. A CPRE demonstrou estreitamento não anastomótico na bifurcação, requerendo repetição da terapia endoscópica e percutânea.
(Reproduzida com permissão de Baron TH, Yates MRC III, Morgan DE et al. Biliary cast syndrome: successful endoscopic treatment. Gastrointest Endosc. 2000;52[1]:78-79).

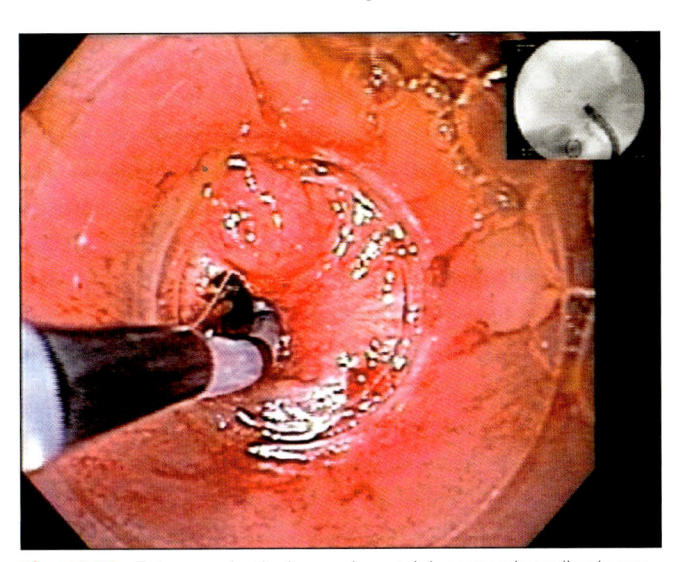

Fig. 41.16 Estenosoplastia de uma hepatojejunostomia realizada por uma alça inserida subcutaneamente. Observe a capa de "mucossectomia" na ponta do endoscópio.

A CPRE de doador vivo pode ser tecnicamente complexa, pois a variabilidade da anatomia direita do doador pode levar a até 3 anastomoses biliares separadas.

Resumo

A morbidade do tratamento endoscópico dos eventos adversos da cirurgia biliar é bem documentada. Entretanto, o índice de eventos adversos não é superior a 1,5%, o que é inferior à morbidade operatória. Os eventos adversos são, principalmente, decorrentes de pancreatite pós-CPRE e perfurações periduodenais (ver Capítulo 7) que são, em geral, tratadas de maneira conservadora. A mortalidade raramente ocorre.[15]

Com base na segurança e na eficácia da endoscopia no tratamento dos eventos adversos de cirurgia biliar e transplante de fígado, ela se tornou o tratamento de escolha, evitando a necessidade de nova cirurgia em muitos pacientes.

A lista de referências deste capítulo pode ser encontrada em www.revinter.com.br/online/referencias-baron.pdf

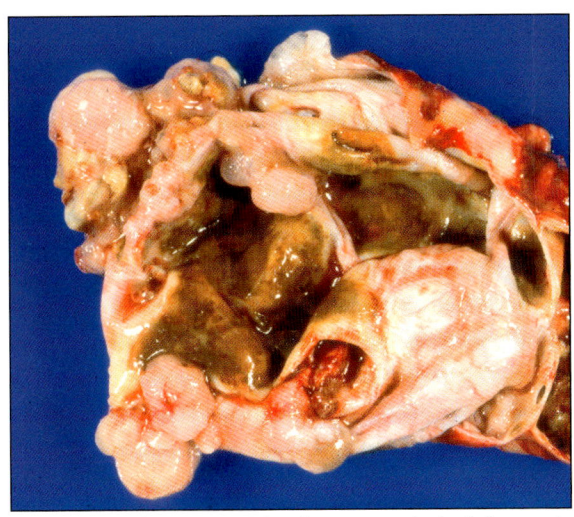

Fig. 48.1 Fotografia macroscópica de uma neoplasia cística mucinosa.

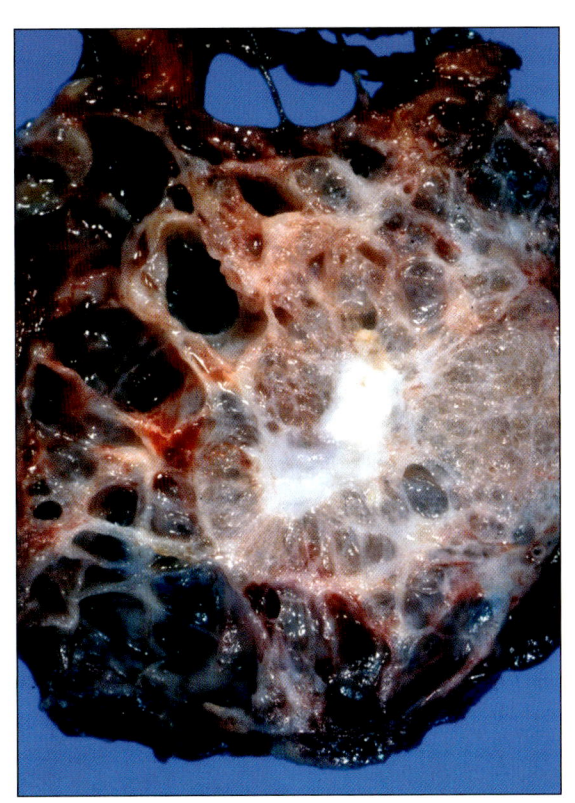

Fig. 48.2 Fotografia macroscópica de um cistadenoma seroso.

Neoplasias Císticas Mucinosas

As MCNs (Fig. 48.1) são compostas por lóculos individuais discretos, cujo diâmetro é variável. As MCNs são revestidas por células produtoras de mucina em um epitélio colunar. Geralmente não se comunicam com o sistema ductal pancreático. A classificação de 2010 da WHO separa as MCNs com base no grau de displasia epitelial: MCN com displasia de grau baixo ou intermediário, MCN com displasia de alto grau e MCN com carcinoma invasivo associado.[9] O grau de atipia do tumor é classificado de acordo com o grau de displasia/carcinoma presente.

As MCNs geralmente contêm um estroma altamente celular (chamado "tipo ovariano") que muitas vezes contém receptores de estrógeno e progesterona. Ocorrem quase exclusivamente em pacientes do sexo feminino, embora raros casos de MCNs com estroma ovariano em pacientes do sexo masculino sejam encontrados. Muitas autoridades restringiram a definição de MCNs para incluir somente aqueles tumores mucinosos císticos, contendo estroma do tipo ovariano.[36] O fluido cístico das MCNs geralmente é viscoso e claro.

Neoplasias Císticas Serosas

As SCNs (Fig. 48.2) são tumores císticos solitários, benignos, que surgem nas células centrocinares. São compostas por células epiteliais ricas em glicogênio. Segundo o grau de displasia, são classificadas como cistadenoma seroso ou cistadenocarcinoma seroso. Conforme mencionado anteriormente, os cistadenomas são raros.[11] Embora a maioria dos cistadenomas seja microcística, existem quatro variantes histológicas: cistadenoma seroso macrocístico, adenoma seroso sólido, neoplasia cística serosa associada a VHL, e neoplasia neuroendócrina serosa mista.[11] Os cistadenomas serosos "microcísticos" clássicos são compostos por múltiplos cistos com aparência de favo de mel em secção transversal. Os cistadenomas serosos microcísticos podem crescer, a longo prazo, até um grande diâmetro, e grandes lesões muitas vezes têm cicatriz fibrótica ou central calcificada. Os cistadenomas serosos macrocísticos são compostos por número bem menor de cistos, e o diâmetro de cada cisto varia de microcístico a grandes cavidades.[37] A presença de grandes cavidades císticas discretas simula a aparência de lesões mucinosas. Mas o fluido cístico dos cistadenomas serosos não é viscoso e pode conter sangue em consequência da natureza vascular das lesões.[38] Apesar da sólida aparência macroscópica, adenomas serosos sólidos compartilham características citológicas e imuno-histológicas da SCN clássica. A SCN associada a VHL descreve múltiplas SCNs que afetam os pacientes com síndrome VHL. As neoplasias neuroendócrinas serosas mistas são raras, altamente sugestivas de síndrome VHL.[11]

As SCNs contêm um estroma fibroso proeminente, células epiteliais rica em glicogênio e células musculares lisas e endoteliais.[27] Em termos ultraestruturais, o estroma fibrocolagenoso é composto por miofibroblastos e células endoteliais incrustadas em feixes espessos de colágeno. Receptores de estrógeno e progesterona não estão presentes.[29]

Neoplasias Pseudopapilares Sólidas

As SPNs são neoplasias malignas de baixo grau compostas por células epiteliais monomórficas coesivas que formam estruturas sólidas e pseudopapilares. As SPNs geralmente sofrem degeneração hemorrágica-cística.[13]

As SPNs formam massas redondas grandes, únicas. Macroscopicamente, mostram áreas sólidas em secção transversal e zonas de mistura de hemorragia, necrose e degeneração cística. Microscopicamente, são uma combinação de componentes sólidos pseudopapilares e componentes pseudocísticos hemorrágicos-necróticos. Quando as células neoplásicas precariamente coesas caem, as remanescentes e o estroma formam as pseudopapilas. A mucina está ausente.[13]

Capítulo 42

CPRE para Eventos Adversos Agudos e Crônicos da Cirurgia do Pâncreas e Trauma Pancreático

Prabhleen Chahal ■ Todd H. Baron

Pancreatite crônica, neoplasias císticas e lesões malignas ou com potencial maligno são as principais indicações para cirurgia pancreática. O **Quadro 42.1** descreve os vários tipos de cirurgia do pâncreas. Este capítulo se concentra nos tipos de cirurgia pancreática, seus eventos adversos associados e a função da endoscopia no tratamento dos eventos adversos. Por fim, destacamos o papel da colangiopancreatografia retrógrada endoscópica (CPRE) no tratamento do trauma pancreático. A CPRE na anatomia pós-cirúrgica também foi abordada no Capítulo 29.

Pancreatoduodenectomia (Cirurgia de Whipple) com e sem Preservação do Piloro

Anatomia

A clássica cirurgia de Whipple envolve remoção da cabeça pancreática, colo do pâncreas, antro gástrico, duodeno, 20 cm do jejuno proximal, vesícula biliar (quando presente), ducto biliar comum distal e linfonodos regionais. Existem 2 enteroenterostomias laterolaterais visíveis do remanescente gástrico (**Fig. 42.1**). A alça aferente, que em geral tem 40 a 60 cm de comprimento, ascende superiormente e termina cegamente com uma pancreatojejunostomia terminoterminal ou terminolateral. Em geral, uma coledocojejunostomia terminolateral está localizada 10 cm proximal ao final da alça aferente e ao longo da borda antimesentérica, muitas vezes atrás de uma prega mucosa.

A pancreatoduodenectomia com preservação do piloro (Whipple modificado) é realizada para evitar esvaziamento gástrico acelerado. Todo o estômago é preservado, e a massa do bulbo duodenal permanece (**Fig. 42.2**). À saída do estômago, um coto de duodeno é encontrado com duas enteroenterostomias terminolaterais, com uma levando à alça aferente, contendo as anastomoses biliares e pancreáticas (**Fig. 42.3**). A localização da alça aferente dentro do campo visual não é uniforme e também depende do tipo de endoscópio usado (de visão lateral *versus* frontal).

Função da Endoscopia no Tratamento de Eventos Adversos

A endoscopia desempenha um papel bastante limitado no manejo dos eventos adversos pós-operatórios agudos depois da cirurgia de Whipple. As fístulas pancreáticas, embora sejam relatadas em até 20% das cirurgias de Whipple, são tratadas com drenagem percutânea, administração de octreotide e hiperalimentação intravenosa. Entretanto, a endoscopia desempenha um papel importante no tratamento das estenoses e/ou cálculos pancreaticobiliares tardios (**Quadro 42.2**). A decisão acerca da necessidade de intervenção endoscópica é tomada com o auxílio da tomografia computadorizada (CT) abdominal ou colangiopancreatografia por ressonância magnética (MRCP) com ou sem secretina.

Antes de começar a endoscopia, o planejamento do procedimento é imperativo, o que inclui a escolha do endoscópio e acessórios, posicionamento do paciente e necessidade de suporte anestésico, para que os resultados ideais possam ser conseguidos nesse subgrupo de pacientes (**Quadro 42.3**; ver também Capítulo 9).

Na cirurgia clássica de Whipple, a anastomose biliar pode ser acessada por um duodenoscópio padrão. O endoscópio de visão lateral oferece vantagens técnicas da visão de frente da anastomose e presença de um elevador que ajuda no controle dos acessórios. No entanto, a taxa de sucesso no acesso à anastomose pancreática é, no máximo, mediana.[1] Uma anastomose amplamente pérvia é observada na **Figura 42.4**.

Não é incomum que a abordagem com endoscópio de visão lateral não consiga alcançar a anastomose biliar nem a pancreática em virtude do comprimento do tubo inserido. Isto é especialmente verdade nos pacientes com anatomia que preserva o piloro e apresenta alças aferentes mais longas. Nesses casos, o procedimento pode ser realizado com um colonoscópio. Colonoscópios de canal terapêuticos possibilitam a colocação de *stents* biliares plásticos de 10 Fr. Alguns *stents* biliares autoexpansíveis metálicos podem ser introduzidos pelos colonoscópios (tanto pediátrico quanto adulto).[2] No entanto, a ausência de um elevador torna desafiadora a manobra dos acessórios e a realização da

Capítulo 42 – CPRE para Eventos Adversos Agudos e Crônicos da Cirurgia do Pâncreas e Trauma Pancreático

Quadro 42.1 Tipos de Cirurgia do Pâncreas

- Cirurgia de Whipple clássica (pancreaticoduodenectomia com antrectomia)
- Whipple modificado (pancreaticoduodenectomia com preservação do piloro)
- Pancreatectomia distal
- Pancreatectomia central
- Enucleação
- Procedimento de Puestow (pancreaticoduodectomia longitudinal)
- Procedimento de Berger (ressecção da cabeça do pâncreas com preservação do duodeno)
- Procedimento de Frey (ressecção da cabeça pancreática com preservação do duodeno com pancreaticojejunostomia lateral)

Quadro 42.2 Eventos Adversos da Pancreaticoduodenectomia e Pancreaticoduodenectomia com Preservação do Piloro

- Eventos adversos precoces
  - Fístula de ducto pancreático
  - Fístula pancreática
  - Fístula biliar
  - Hemorragia
  - Infecção da ferida
  - Abscessos
  - Síndrome da alça aferente
  - Esvaziamento gástrico tardio
- Eventos adversos tardios
  - Estenose da coledocojejunostomia (se apresentando na forma de colangite, icterícia)
  - Estenose da pancreaticojejunostomia (se apresentando como dor abdominal, pancreatite com ou sem cálculos no ducto pancreático)
  - Recorrência de malignidade
  - *Stent* pancreático inserido cirurgicamente retido
  - Diabetes melito

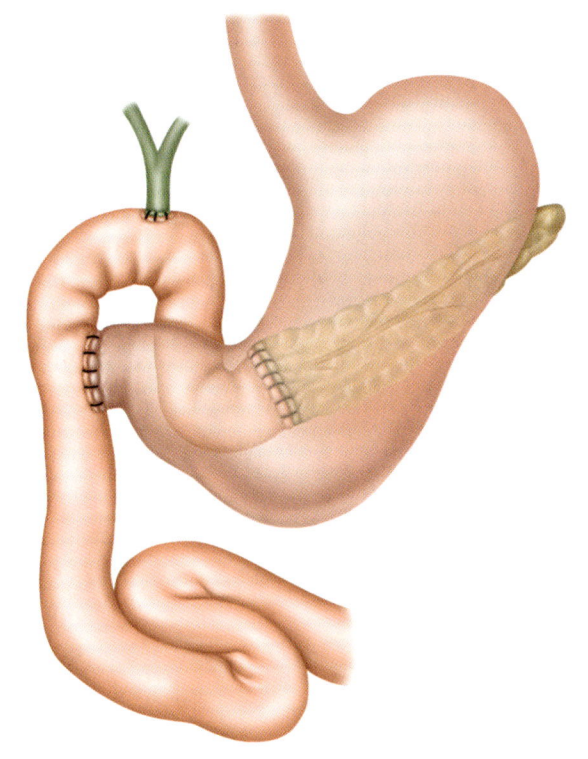

Fig. 42.2 Ilustração de uma pancreaticoduodectomia com preservação do piloro.

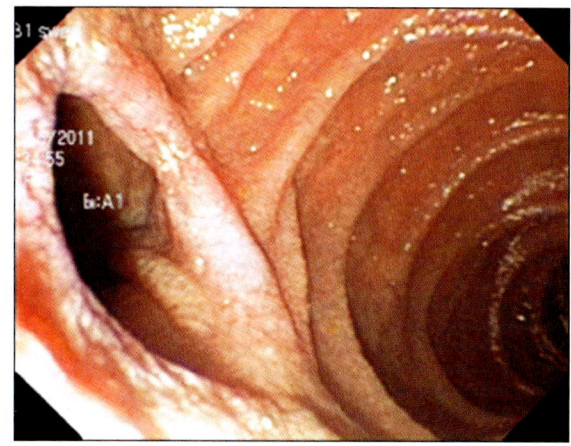

Fig. 42.3 Imagem endoscópica das alças aferentes e eferentes capturada de dentro do coto duodenal de uma pancreaticoduodectomia com preservação do piloro.

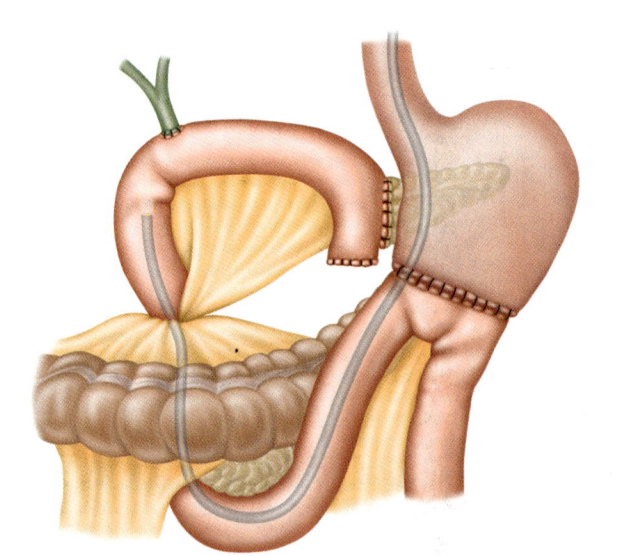

Fig. 42.1 Ilustração de uma pancreaticojejunostomia clássica. Observe a antrectomia com anastomose gastrojejunal.

intervenção terapêutica. Para superar esse problema, um protótipo de endoscópio de visão oblíqua com elevador tem sido usado.

Várias outras técnicas podem ser empregadas para obter acesso ao final da alça aferente e da anastomose pancreaticobiliar (**Quadro 42.4**).

Existem dados limitados, porém crescentes, sobre o uso de enteroscópios de balão único (SBE)[3,4] e enteroscópios de balão duplo (DBE)[5] que conseguiram sucesso técnico no acesso às anastomoses biliares e pancreáticas. Esses procedimentos são realizados por endoscopistas experientes em centros terciários quando o insucesso da CPRE é decorrente da incapacidade de se alcançar a anastomose com endoscópios-padrão. A CPRE assistida por balão, muitas vezes, consome muito tempo e é difícil em razão da disponibilidade limitada de acessórios compatíveis.

Quadro 42.3 Lista de Checagem antes de Dar Início à Endoscopia

- Escolha do endoscópio
  - Duodenoscópio
  - Colonoscópio pediátrico com ou sem rigidez variável
  - Colonoscópio adulto (canal terapêutico) com ou sem rigidez variável
  - Protótipo de endoscópio de vista oblíqua com elevador
  - Endoscópio com balão único
  - Enteroscópio com duplo balão (curto *versus* longo)
  - Ecoendoscópio linear
- Acessórios
  - Acessórios-padrão de CPRE
  - Acessórios de longo comprimento
  - Agulha de EUS-FNA
- Posicionamento do paciente
  - Prono
  - Supino
  - Oblíquo esquerdo
  - Lateral esquerdo
- Anestesia
  - Sedação moderada
  - Anestesia monitorada
  - Anestesia geral

Quadro 42.4 Técnicas para Facilitar o Acesso à Alça Aferente e Anastomoses Pancreáticas e Biliares

- Troca de endoscópios
- Aplicação manual de pressão extracorpórea
- Mudança de posição do paciente
- Interpretação dos colangiogramas aéreos
- Provocação com secretina para identificação da anastomose pancreática
- Escolha dos acessórios, inclusive cateteres, fios angulados e retos
- Posicionamento do paciente com a cabeça para baixo e injeção de contraste na alça aferente quando a coledocojejunostomia e a pancreaticojejunostomia não podem ser alcançadas

Obstrução Biliar

Estenose de Anastomose Bilioentérica

As estenoses de anastomose bilioentéricas podem ser benignas ou malignas decorrentes de doença recorrente, como câncer pancreático, colangite esclerosante primária ou doença autoimune. A distinção entre as duas pode ser extremamente difícil em razão da invasão submucosa do tumor. O tratamento dessas estenoses é realizado da mesma maneira que para outras estenoses benignas (**Fig. 42.5**) e malignas, embora as opções possam ser limitadas pela extensão do endoscópio e pelo diâmetro do canal. Em alguns casos, a entrada de um cateter tipo *needle-knife* pode ser realizada, embora exista risco de perfuração.

Obstrução da Alça Aferente

A obstrução da alça aferente é, muitas vezes, decorrente de tumor recorrente, ocorrendo, em geral, no ligamento de Treitz, mas também pode acontecer em consequência à terapia por radiação. Tal obstrução a jusante se apresenta na maioria das vezes com icterícia obstrutiva ou colangite. Outros sintomas apresentados são dor abdominal, náuseas e vômitos. Os achados endoscópicos mais comuns são estenose luminar benigna ou maligna da alça aferente, angulação intensa da alça ou alça aferente fixa, além de alterações mucosas, como friabilidade, ulceração e telangiectasia decorrente de enteropatia por radiação. As intervenções endoscópicas realizadas para tratamento incluem inserção de *stents* plásticos ou autoexpansíveis metálicos na alça aferente e/ou ducto biliar obstruído.[6]

Miscelânea

Causas variadas de obstrução biliar incluem cálculos, lama e retenção ou migração de *stents* inseridos cirurgicamente na árvore biliar.[7]

Outras Opções de Tratamento de Obstrução de Ducto Pancreático ou Biliar

Mais recentemente, tem sido relatado o uso de modalidades combinadas.

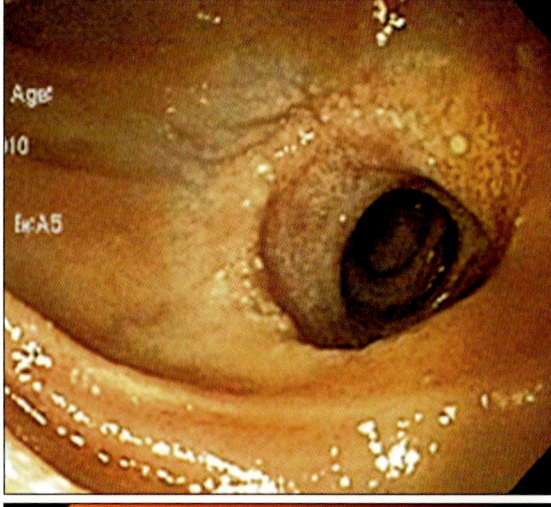

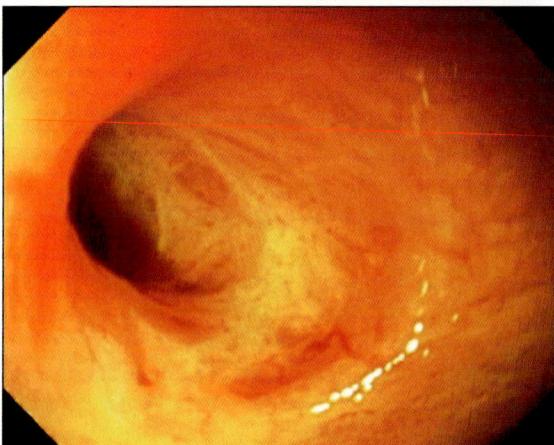

Fig. 42.4 Imagens endoscópicas de coledocojejunostomias amplamente pérvias após pancreaticoduodenectomia de dois pacientes diferentes.

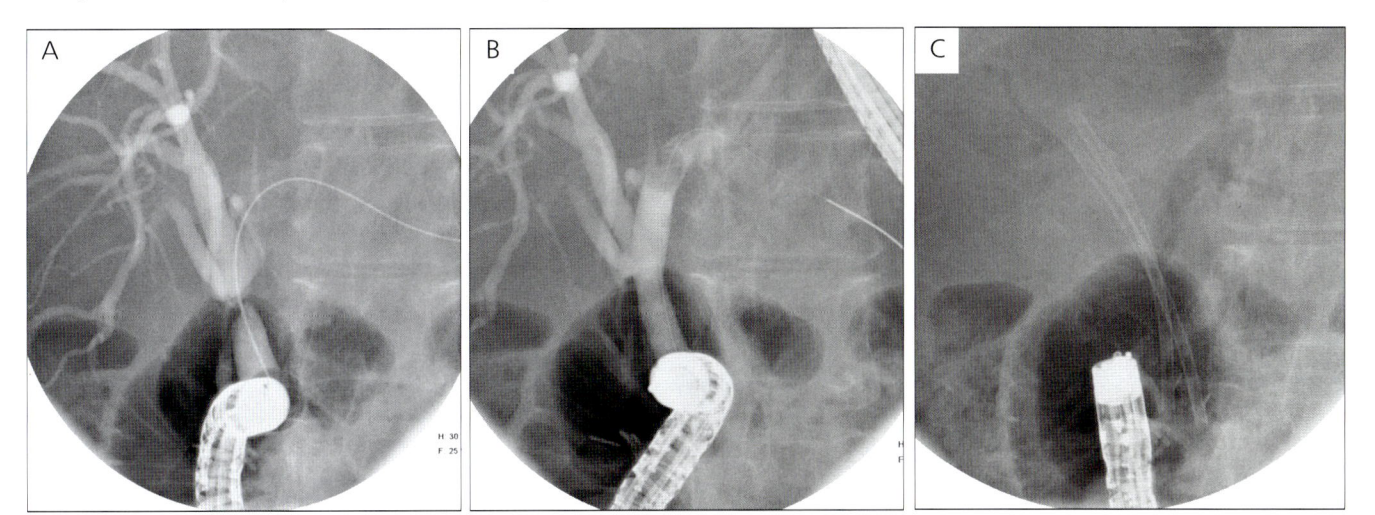

Fig. 42.5 Terapia endoscópica para estenose anastomótica coledocojejunal após pancreaticojejunostomia.

Radiologia Intervencionista (IR) e CPRE

A abordagem combinada de IR e CPRE pode ser usada para acessar a árvore biliar. É mais útil quando o endoscópio pode passar até a área de coledocojejunostomia, mas a abertura não pode ser identificada ou acessada. A decisão pode ser tomada por colocar um *stent* interno inteiramente por IR com tratamento subsequente endoscópico ou inserir por IR um fio-guia acompanhado por endoscopia. Uma abordagem percutânea às estenoses de anastomose pancreatojejunais tem sido usada em centros terciários por radiologistas intervencionistas experientes, quando a anastomose pancreática não pode ser identificada ou acessada. Essa abordagem combinada é precedida pela aquisição de imagens transversais detalhadas como CT ou MRCP das vias biliares.[9] Recomenda-se a administração de antibióticos durante o procedimento.

Ultrassonografia Endoscópica (EUS) e CPRE

A técnica combinada de EUS e CPRE tem sido descrita em casos de insucesso de identificação ou acesso da anastomose pancreática (ver Capítulo 31). Pode ser feita por um único operador com experiência tanto em EUS quanto CPRE ou por 2 endoscopistas, um com especialização em EUS intervencionista, e o outro com experiência em CPRE avançada; deve ser realizada em centro terciário, com respaldo radiológico intervencionista e cirúrgico hepatopancreaticobiliar. Sob orientação fluoroscópica, o ducto pancreático é perfurado por uma punção transgástrica, utilizando uma agulha de aspiração por agulha fina (FNA) de 19 a 22 G sob visualização por EUS em tempo real. Em alguns casos, ductos tão pequenos quanto 1 mm podem ser acessados. Após a opacificação por contraste do ducto pancreático, um fio-guia de 0,018 a 0,035 polegada é passado pela agulha em sentido anterógrado no ducto pancreático e através da anastomose. Depois disso, é imediatamente seguido por uma CPRE com técnica de *rendezvous* para intervenção pancreática.

Mais recentemente, com os avanços na ecoendossonografia terapêutica, o acesso ao ducto pancreático e a intervenção terapêutica são realizados inteiramente com um ecoendoscópio linear.[10-16] A técnica inicial de avanço do fio-guia através da anastomose pelo jejuno é realizada, conforme descrito anteriormente. A fístula transgástrica é dilatada por um balão de dilatação de 4 ou 6 mm, seguido por um cistoenterostomo de 6 Fr ou vela para eventual implante de um *stent* plástico temporário de 7 ou 10 Fr através da anastomose. Duas técnicas de implante de *stents* foram descritas: *stents* longos de duplo *pigtail* ou *stents* retos com retalhos *(flaps)* de ancoragem nas duas extremidades, com a extremidade distal do *stent* pela anastomose na alça aferente e a extremidade proximal no estômago. Alguns endoscopistas preferem colocar *stents* sem orifícios laterais para evitar contaminação perigástrica por secreções pancreáticas. A extremidade proximal do *stent* é deixada no ducto pancreático e a extremidade distal *pigtail* no estômago.

As taxas cumulativas de sucesso técnico e os índices de eventos adversos causados por essas técnicas são de cerca de 83 e 19%, respectivamente.[17] Eventos adversos relatados em outra série incluíram pancreatite, sangramento, migração do *stent*, perfuração, formação de pseudocisto, febre transitória e "raspagem" do fio-guia pela agulha de EUS-FNA.

É importante discutir o tratamento dos *stents* plásticos temporariamente retidos, inseridos durante a pancreaticoduodenectomia. Os *stents* transanastomóticos biliares e, muitas vezes, pancreáticos (5 a 8 Fr) são usados por alguns cirurgiões para diminuir o risco de fístula pancreática, podendo evitar eventos adversos tardios, como formação de estenose. Em geral, esses *stents* são inseridos 3 cm ou menos no ducto remanescente. O *stent* pode ser externalizado, trazendo-o para fora pelo jejuno e pela parede abdominal ou, com mais frequência, pode ser deixado no lúmen intestinal para deslocamento espontâneo. Embora possam ser fixados ao pâncreas por sutura absorvível para evitar deslocamento precoce, esses *stents* podem não migrar distalmente para fora do ducto. Foi relatado que esses *stent* pancreáticos retidos causam dor abdominal intermitente aguda e crônica, esteatorreia e pancreatite crônica e aguda recorrente.[18] Raras vezes esses tubos migram para fora do ducto pancreático e para a árvore biliar. Alguns *stents* são feitos a partir de sondas de alimentação pediátrica e podem ser de difícil visualização radiográfica, porém reconhecidos com facilidade pela imagem de EUS. Uma revisão cuidadosa da descrição cirúrgica deve incitar a investigação desse cenário clínico em pacientes sintomáticos. Tais *stents* podem ser removidos usando endoscópios convencionais de visão frontal e enteroscópios com balão,[19] uma vez que sejam particularmente flexíveis, podendo ser retroflexionados na alça aferente proximal (Fig. 42.6). Em casos em que o acesso por EUS não está disponível ou não é possível, a IR pode ajudar na remoção do *stent* (Fig. 42.7). Em um caso de migração interna e estenose relacionada com o *stent*, pancreaticojejunostomia lateral é necessária por fim.[20]

Pancreatectomia Distal e Central

Anatomia

Quando pancreatectomia distal e central são realizadas, a anatomia gástrica, duodenal e da ampola fica intacta e, dessa forma, a CPRE é realizada de maneira usual, com um endoscópio de visão lateral.

A pancreatectomia distal envolve extensões variáveis de ressecção do colo e inclui a cauda pancreática, muitas vezes com esplenectomia.

A pancreatectomia central inclui remoção do corpo e colo do pâncreas. Há dois remanescentes pancreáticos: a cabeça e a cauda do pâncreas. A cauda é anastomosada a uma alça jejunal ou à parede gástrica posterior. O acesso à cauda remanescente após a pancreatectomia central pode ser conseguido se for anastomosada à parede gástrica ou a uma alça curta em Y de Roux.

Nos dois cenários, a canulação do orifício papilar e a injeção de contraste vão revelar um ducto pancreático encurtado cirurgicamente.

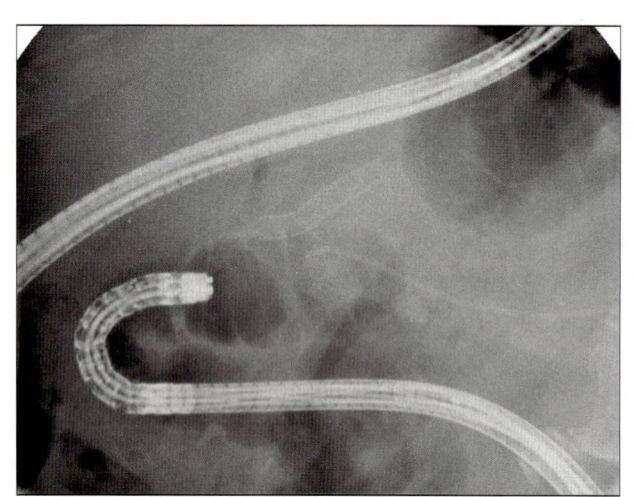

Fig. 42.6 Enteroscópio de balão único retrofletido na alça aferente proximal na procura pela pancreaticojejunostomia após pancreatoduodenectomia. Observe o longo *stent* cirúrgico retido.

Eventos Adversos

O evento adverso mais comum da pancreatectomia central e distal é o desenvolvimento de um vazamento pancreático pós-operatório que pode evoluir para uma fístula ou coleção de líquido pancreático, em geral, um pseudocisto. As fístulas se desenvolvem em até 30% das pancreatectomias distais e em 54% das pancreatectomias centrais. O *International Study Group on Pancreatic Fistula* (ISGPF)[21] categoriza as fístulas pancreáticas pós-operatórias em grau A (grau baixo) e graus B e C (clinicamente importante ou alto grau).

A maioria das fístulas é de baixo grau (grau A) e se resolve prontamente sem intervenção. Entretanto, cerca de 40% das fístulas são significativas do ponto de vista clínico (grau B ou C) e requerem intervenção radiológica ou cirúrgica. Esses pacientes são clinicamente sintomáticos, com dor abdominal, febre, sinais e sintomas de resposta inflamatória sistêmica, formação de abscessos, esvaziamento gástrico tardio, sangramento, sepse, deiscência de ferida e, por vezes, morte.[22]

Papel da Endoscopia em Pacientes com Pancreatectomia Distal

Atualmente, não existe um algoritmo padronizado para o tratamento de pacientes com fístulas pancreáticas pós-operatórias. Em geral, uma combinação de jejum, hiperalimentação intravenosa, octreotida e inserção de drenos percutâneos promove o fechamento na maioria dos casos. Uma proporção muito pequena de fístulas de grau C pode ser refratária às medidas anteriores. A CPRE sem ou com esfincterotomia pancreática e inserção transpapilar de *stent* pancreático mostraram que aceleram a resolução da fístula,[23-25] evitando, desse modo, mais intervenções ou cirurgias. A injeção transpapilar de cola de cianoacrilato tem sido usada para fechar fístulas pancreáticas, mas, em virtude de potenciais eventos adversos não é uma estratégia de tratamento amplamente aceita.

O tratamento de coleções de líquido pancreático crescentes ou sintomáticas pode ser conseguido via endoscopia pela inserção de *stents* transpapilares (**Fig. 42.8**) e/ou via drenagem transmural. Uma vez que as coleções quase sempre não sejam contíguas desde o duodeno (**Fig. 42.9**), em geral a drenagem transmural é realizada de modo transgástrico (**Fig. 42.10**).[26,27] Estudos recentes mostram que o tratamento endoscópico das coleções de líquido pancreático que surgem após pancreatectomia distal é, pelo menos, tão eficaz quanto à drenagem percutânea.[28,29]

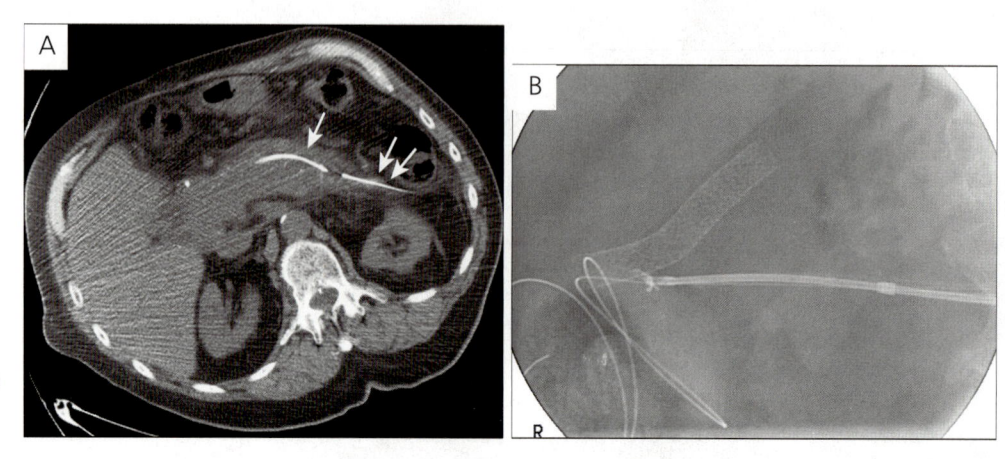

Fig. 42.7 Abordagem da radiologia intervencionista do paciente mostrado na **Figura 42.6**.

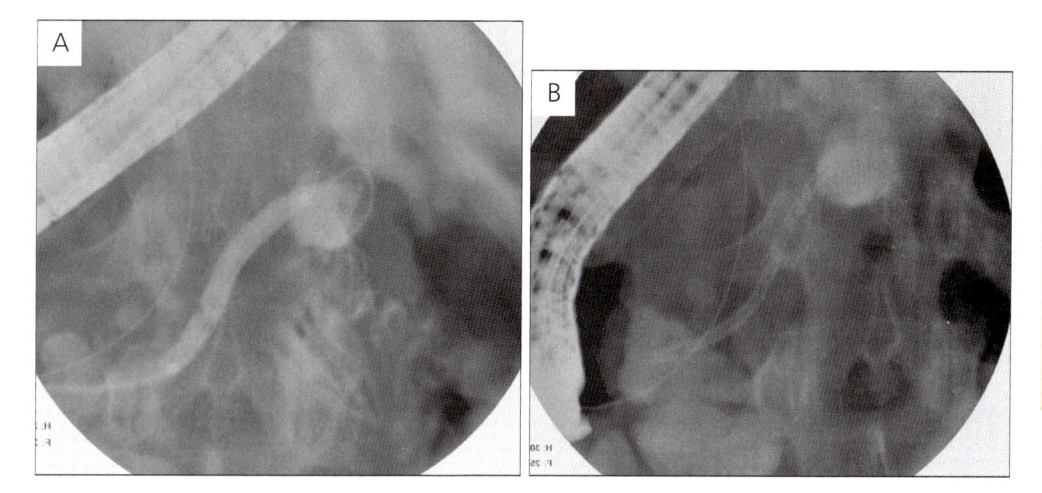

Fig. 42.8 (A) CPRE mostrando uma fístula de ducto pancreático com formação de cisto após pancreatectomia distal para pancreatite crônica. (B) *Stent* de ducto pancreático com *stent* de ducto pancreático de 7 Fr para manejo de fístula de ducto pancreático após pancreatectomia distal.

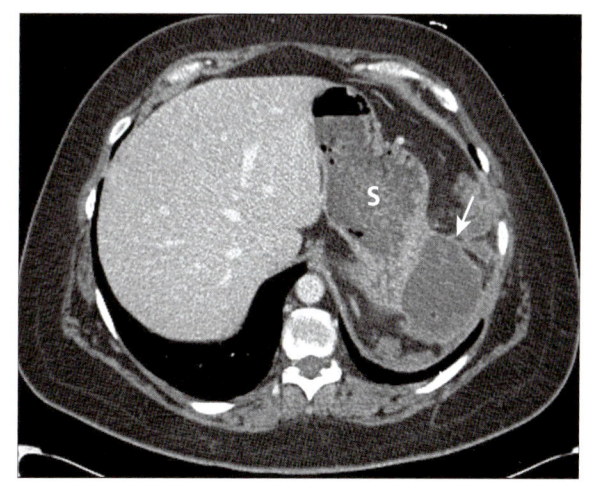

Fig. 42.9 Imagem de CT da coleção de líquido pancreático *(seta)* após pancreatectomia distal e esplenectomia. A coleção de líquido ocupa o leito esplênico e se encontra adjacente ao estômago (S).

Dados limitados sugerem que a CPRE pré-operatória com esfincterotomia pancreática e inserção de *stent* diminui de maneira significativa a incidência de fístulas pancreáticas pós-operatórias em pacientes submetidos à pancreatectomia distal,[30-33] embora um estudo não tenha mostrado benefício.[34]

Pancreatojejunostomia Longitudinal ou Puestow

Anatomia

Esse procedimento de drenagem de ducto pancreático era comumente realizado em pacientes com pancreatite crônica e dor abdominal associada à obstrução ductal; a maioria dos cirurgiões pancreáticos opta atualmente pela cirurgia de ressecção. No procedimento de Puestow, o ducto pancreático é aberto desde a cabeça pancreática até a cauda, e uma anastomose laterolateral é criada entre as margens abertas do ducto pancreático e uma alça do jejuno (pancreaticojejunostomia). A anatomia gástrica, duodenal e pancreaticobiliar permanece intacta, e a CPRE é realizada da maneira usual e feita para acessar a perviabilidade da pancreaticojejunostomia (para dor recorrente) e para tratar estenoses biliares (ver Capítulos 40 e 52).

Eventos Adversos

Além dos eventos adversos pós-cirúrgicos usuais, foram relatadas estenoses anastomóticas tardias em anastomose pancreaticojejunal em até 10% dos procedimentos de Puestow.[35,36]

Não existem séries grandes sobre o papel da CPRE no tratamento dos eventos adversos pós-cirúrgicos nesses pacientes.

Enucleação

A enucleação do pâncreas é uma opção viável à grande cirurgia de ressecção, especialmente para lesões císticas e lesões pré-malignas e malignas de grau baixo.[37]

Eventos Adversos

O principal evento adverso após a enucleação é lesão ao ducto pancreático principal, ramo uncinado ou ramos laterais, com desenvolvimento de fístula. A terapia endoscópica envolve inserção de *stent* pela fístula, se possível, e drenagem transmural das coleções, conforme indicado para pseudocistos e outras coleções líquidas. Há um caso de colocação de *stent* biliar autoexpansível recoberta no ducto pancreático principal para tratamento de uma fístula refratária à inserção de *stent* plástico (**Fig. 42.11**).[38]

Função da CPRE no Trauma Pancreático

A lesão pancreática ocorre em 1 a 5% dos pacientes com trauma abdominal fechado e em até 12% dos pacientes com trauma penetrante.[39,40]

A American Association for the Surgery of Trauma (AAST) publicou uma escala de lesão pancreática em 1990 (**Tabela 42.1**).[41] A escala organiza o padrão de lesão em 5 graus, que é determinado pela presença ou ausência de ruptura ductal e pela localização anatômica da lesão.

A CT com múltiplas fileiras de detectores apresenta baixa sensibilidade para o diagnóstico de trauma pancreático no cenário agudo.[42] A MRCP das vias biliares com secretina é superior na demarcação da anatomia do ducto quando existe grande suspeita clínica de trauma pancreático de base e lesão ductal (**Fig. 42.12**).[43-45]

Fig. 42.10 Drenagem endoscópica transmural da coleção líquida descrita na **Figura 42.9**. (A) Imagem radiográfica da dilatação por balão do trato transgástrico pelo fio-guia. (B) Imagem radiográfica imediatamente após a inserção de 2 *stents* rabos de porco duplos de 10 Fr na coleção.

Fig. 42.11 Inserção de *stent* de metal autoexpansível coberto no ducto pancreático principal para tratar grande ruptura de ducto após enucleação cirúrgica de um tumor de células das ilhotas da cabeça pancreática. (A). Imagem radiográfica de pancreatograma mostrando grande ruptura da cabeça do pâncreas. O ducto a montante pode ser visto. (B). Imagem radiográfica imediatamente após a inserção de *stent* de metal coberto. A injeção de contraste mostra o fechamento da fístula.

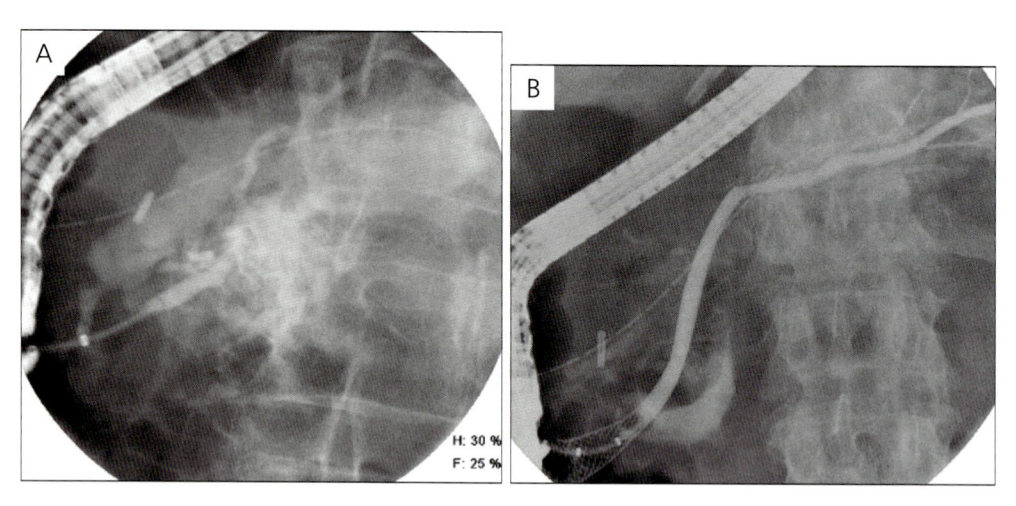

Tabela 42.1	Classificação da AAST de Lesão Pancreática	
Grau	Lesão	Descrição
I	Hematoma	Contusão mínima sem lesão de ducto
	Laceração	Laceração superficial sem lesão de ducto
II	Hematoma	Contusão grande sem lesão de ducto ou perda tecidual
	Laceração	Laceração grande sem lesão de ducto ou perda tecidual
III	Laceração	Transecção distal ou lesão parenquimatosa com lesão de ducto
IV	Laceração	Transecção distal ou lesão parenquimatosa envolvendo a ampola
V	Laceração	Ruptura extensa da cabeça pancreática

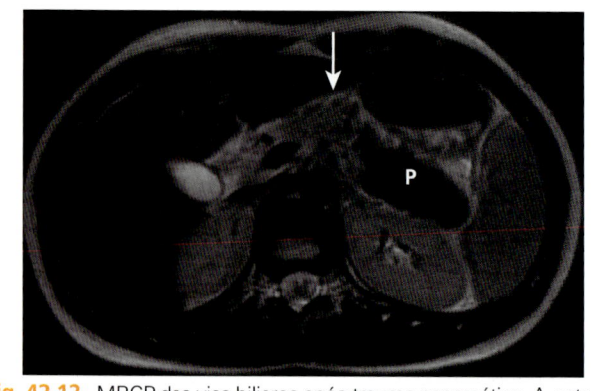

Fig. 42.12 MRCP das vias biliares após trauma pancreático. A *seta* indica ruptura de ducto pancreático decorrente de lesão. P, pâncreas.

A lesão pancreática isolada pode apresentar-se com mínimos sintomas e achados físicos; os dados laboratoriais, inclusive os níveis de amilase, podem estar normais em até 1/3 dos pacientes com transecção completa de ducto pancreático.[46] A lesão ductal precoce pode manifestar-se como fístula pancreática, pancreatite subclínica, incapacidade de se alimentar, pseudocisto pancreático sintomático ou coleção de líquido infectada. Os pacientes com lesão pancreática não reconhecida podem apresentar-se com pancreatite recorrente em virtude da estenose de ducto pancreático.

O papel da CPRE precoce no tratamento do trauma pancreático ainda não foi estabelecido. Em algumas séries, a utilidade da CPRE "na mesa" intraoperatória de emergência para avaliar a integridade do ducto tem influenciado o tratamento cirúrgi-

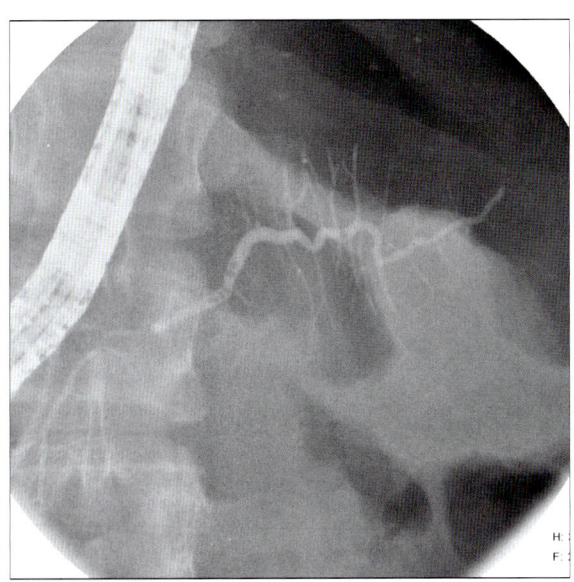

Fig. 42.13 Terapia endoscópica para trauma pancreático.

co.⁴⁷ Os riscos potenciais associados e a falta de disponibilidade de especialização tornam essa abordagem menos atrativa em pacientes críticos.

Atualmente, a CPRE é reservada como teste adjunto após CT e MRCP das vias biliares no cenário de trauma pancreático. Sua função no tratamento de pacientes estáveis com ruptura de ducto pancreático tem sido substanciada nas literaturas adulta e pediátrica.⁴⁰,⁴⁷⁻⁵⁰ Para tratamento de fístulas pancreáticas traumáticas e rupturas de ducto, a esfincterotomia pancreática endoscópica e a inserção de *stent* temporário são uma estratégia não cirúrgica eficaz que pode evitar a intervenção cirúrgica (**Fig. 42.13**).⁴⁸,⁴⁹ Seu papel na lesão pancreática de Grau III é controverso, e a cirurgia é considerada o pilar do tratamento. As restrições e a aceitação disseminada da CPRE neste subgrupo de pacientes são parcialmente atribuídas aos riscos relacionados com o procedimento e de sepse, migração do *stent*, estenose de ducto e pancreatites aguda e crônica. A apresentação tardia (após semanas a meses ou até anos depois) é muitas vezes decorrente da formação de estenose com pancreatite recorrente aguda e/ou dor. O papel da CPRE no manejo de pseudocistos pós-traumáticos sintomáticos é similar àquele dos pseudocistos não traumáticos, sendo bem-sucedida em 90% dos pacientes com baixos índices de recorrência (ver Capítulos 30, 50, 51 e 53).⁵⁰

O tratamento dos pseudocistos pancreáticos depende dos sintomas, tamanho do cisto, tipo de lesão ductal e maturidade da parede do cisto. A avaliação da lesão concomitante de ducto e comunicação com o cisto pode ser feita por MRCP com secretina. Os pseudocistos que estão em aposição direta com a parede duodenal ou gástrica podem ser drenados de modo transmural. Se houver comunicação do cisto com o ducto pancreático principal, a inserção de *stent* transpapilar pode ser feita junto com tratamento das anormalidades basais do ducto.

Resumo

A CPRE desempenha um papel essencial no manejo dos eventos adversos tardios decorrentes de cirurgia pancreática. Avanços importantes foram feitos no campo da ecoendossonografia, endoscopia de balão único e endoscopia de duplo balão e seu papel clínico e aplicabilidade continuam sendo explorados e definidos em pacientes de cirurgia pós-pancreática.

A literatura disponível corrobora a função da CPRE no tratamento do trauma pós-pancreático estável que resulta em fístulas ductais e pseudocistos.

A lista de referências deste capítulo pode ser encontrada em www.revinter.com.br/online/referencias-baron.pdf

Capítulo 43

Coledocolitíase

James Y.W. Lau ▪ Yuk Tong Lee ▪ Joseph Sung

A doença calculosa biliar é uma condição comum. Estima-se que nos Estados Unidos entre 500.000 e 700.000 colecistectomias sejam realizadas por ano. Em uma pesquisa do U.S. National Health and Nutrition Examination Survey 14.228 participantes entre as idades de 20 e 74 fizeram ultrassonografia da vesícula biliar. A prevalência de cálculos biliares foi de 7,1%, e a taxa de colecistectomia foi de 5,3%.[1] Entretanto, a prevalência verdadeira na população em geral é provavelmente mais alta se mais indivíduos idosos forem incluídos.

A prevalência de cálculos no colédoco está menos bem definida. Nos países ocidentais os cálculos de colédoco tipicamente se originam da vesícula biliar. Estes cálculos frequentemente são cálculos mistos ou de colesterol. No Oriente, cálculos frequentemente se originam *de novo* dentro do colédoco (cálculos primários do colédoco). Estes são cálculos de cor castanha, moles e lamacentos, pigmentados. O mecanismo dos cálculos primários é infecção e estase no ducto colédoco. Aproximadamente 10 a 15% dos pacientes com cálculos da vesícula desenvolvem eventos adversos de cólica biliar, colangite ou pancreatite, com alguma superposição entre estas apresentações clínicas. Em séries cirúrgicas de colecistectomia para doença calculosa não complicada, a incidência de cálculos de colédoco é menos de 5%,[2] embora a proporção de cálculos no colédoco possa ser tão alta quanto 47% em pacientes com pancreatite biliar aguda que são submetidos à colangiopancreatografia retrógrada endoscópica (CPRE) precoce.[3] É previsto que aqueles com colangite aguda tenham, também, uma alta taxa de cálculos de colédoco.

A história natural dos cálculos de colédoco não está bem compreendida. Em um estudo[4] que comparou achados de ultrassonografia endoscópica (EUS) e CPRE subsequente, 21% de 92 pacientes com cálculos de colédoco em EUS os tinham eliminado dentro de 1 mês. Tamanho de cálculo < 5 mm foi um fator preditivo independente da sua eliminação. Em outro estudo,[2] Collins *et al.* efetuaram colangiografia sequencial usando um cateter transcístico colocado no momento da colecistectomia laparoscópica. A taxa de cálculos biliares em pacientes em colangiografia foi de 3,4%. Em mais de um terço dos casos, os cálculos se eliminaram espontaneamente em 6 semanas. Cálculos menores podem, portanto, passar espontaneamente para dentro do duodeno sem causar sintomas. Por outro lado, passagem de cálculo através da ampola de Vater pode causar refluxo de bile para dentro do ducto pancreático com resultante pancreatite aguda. Cálculos maiores também podem ser impactados no ducto colédoco distal causando cólica biliar e colangite. Obstrução crônica, embora incomume devida a cálculos, pode levar à cirrose biliar secundária e hipertensão porta. Em geral, estes eventos adversos são sérios e podem ser uma ameaça à vida. Pacientes com suspeita de cálculos no colédoco devem, portanto, ser investigados, e se cálculos forem identificados, devem ser extraídos.

Avaliação dos Pacientes com Suspeita de Coledocolitíase

As investigações iniciais nos pacientes com suspeita de ter cálculos no colédoco devem incluir testes bioquímicos hepáticos e ultrassonografia transabdominal (TUS) (ver Capítulo 33).

Função hepática e testes bioquímicos normais são úteis para excluir a presença de cálculos de colédoco. Em 1.002 pacientes submetidos à colecistectomia laparoscópica, testes de função hepática normais predisseram acuradamente a ausência de cálculos no colédoco. Os valores preditivos negativos dos parâmetros de gamaglutamil transferase (GGT), fosfatase alcalina, bilirrubina total, alanina e aspartato aminotransferase foram todos altos e variaram entre 94,7 e 97,9%. Infelizmente, o valor preditivo positivo de apenas um teste de função hepática anormal é baixo, apenas 15%.

TUS tem uma sensibilidade < 50% em cálculos de colédoco. Um cálculo de colédoco visto durante TUS é altamente específico para cálculos encontrados em CPRE e cirurgia. TUS é sensível para detectar dilatação do colédoco (> 6 mm de diâmetro), o que é associado à presença de cálculos no colédoco. Dilatação ductal biliar branda é vista em pacientes idosos e naqueles com colecistectomia prévia. Um achado em TUS de um colédoco de tamanho normal tem um valor preditivo negativo de 95% para encontrar cálculos de colédoco em CPRE.[5,6] Achados de cálculos em TUS podem ter, também, implicações para o tratamento do paciente. Pacientes com pancreatite ou icterícia muitas vezes têm cálculos menores na vesícula biliar em TUS (3 a 4 mm) quando comparados àqueles com colecistite ou cálculos não complicados de colédoco. Múltiplos pequenos cálculos na vesícula biliar tendem mais a migrar para o ducto colédoco e se tornar clinicamente importantes.

Nenhum parâmetro isolado prediz acuradamente a ocorrência de cálculos de colédoco em pacientes com cálculos biliares. A maioria dos modelos preditivos é com base em uma combinação de achados clínicos, bioquímicos e de TUS. Por exemplo, um paciente com mais de 55 anos que tem uma bilirrubina sérica > 30 µmol/L (1,8 mg/dL) e um ducto colédoco dilatado em TUS tem uma probabilidade de 72% de ter cálculos de colédoco em CPRE.[8] O Comitê de Padrões de Prática da Sociedade Americana de Endoscopia Gastrointestinal (ASGE) propôs um esquema para estratificar pacientes com cálculos na vesícula biliar naqueles com riscos baixo (< 10%), intermediário (10 a 50%) ou alto (> 50%) de abrigar cálculos no colédoco. Outros preditores muito fortes incluem colangite clínica e bilirrubina > 4 mg/dL. Preditores clínicos fortes são um colédoco dilatado em TUS (> 6 mm com uma vesícula intacta) e uma bilirrubina sérica de 1,8 a 4 mg/dL. A presença de um preditor muito forte ou ambos os preditores fortes classifica um paciente como tendo alto risco de ter um cálculo de colédoco. Idade acima de 55 anos, pancreatite de cálculo biliar clínica e testes de função hepática anormais outros que não bilirrubina sérica elevada são associados a um risco intermediário de colecdocolitíase. A ausência de qualquer destes preditores é considerada de baixo risco.[9]

O Comitê de Padrões de Prática da ASGE propõe um esquema estratificado na avaliação de pacientes com cálculos biliares sintomáticos e possíveis cálculos de colédoco concomitantes. É sugerido que os pacientes em "baixo risco" conforme definido anteriormente devem ser submetidos à colecistectomia sem mais investigação. Pacientes em risco intermediário devem ter oferecimento de imageamento pré-operatório como EUS ou ressonância magnética com colangioressonância (MRC das vias biliares). Aqueles em alto risco de abrigar um cálculo de colédoco devem fazer CPRE pré-operatória e extração de cálculo.

MRC das Vias Biliares, EUS e Outras Modalidades de Imagem no Diagnóstico de Coledocolitíase

Duas revisões sistemáticas encontraram tanto uma alta sensibilidade (85 a 92%) quanto uma alta especificidade (93 a 97%) na detecção de cálculos de colédoco com a MRC das vias biliares.[10,11] A sensibilidade da MRC das vias biliares parece ser relacionada com o tamanho do cálculo. Em um estudo a sensibilidade foi 100% em cálculos em torno de 1 cm de diâmetro e diminuiu para 71% com cálculos < 5 mm de diâmetro. Falso-positivos podem também ocorrer[12] e são principalmente relacionados com bolhas de ar ou anastomose bilioentérica, como uma coledocoduodenostomia. MRC das vias biliares tem a distinta vantagem de ser inteiramente não invasiva.

Em virtude da proximidade do ducto colédoco extra-hepático ao duodeno, um ecoendoscópio pode obter excelentes imagens do ducto colédoco (**Fig. 43.1**; ver Capítulo 31). Com o paciente na posição de decúbito lateral e o transdutor na segunda porção do duodeno e região ampular, o ducto colédoco distal e sua porção intraduodenal podem ser bem visualizados. O ducto colédoco e o ducto hepático comum podem ser examinados em cortes longitudinais com o transdutor encunhado na região do bulbo duodenal. EUS radial e linear têm ambos uma alta sensibilidade (93%) e especificidade (> 95%) para o diagnóstico de cálculos de colédoco. É importante que a sensibilidade não parece ser afetada pelo tamanho do cálculo ou diâmetro do ducto colédoco.

Em uma revisão sistemática de cinco estudos cegos prospectivos com 301 pacientes comparando MRC das vias biliares e EUS, ambas as modalidades tiveram alto desempenho diagnóstico para cálculos de colédoco. A sensibilidade e a especificidade reunidas foram marginalmente mais altas, embora estatisticamente não significativas, com EUS (0,94 *versus* 0,85 e 0,96 *versus* 0,93, respectivamente). Para cálculos pequenos e lama biliar, EUS tende a ser mais sensível. A escolha entre MRC das vias biliares e EUS é frequentemente determinada pela disponibilidade de recursos e preferência do paciente.[11]

MRC das vias biliares e EUS substituem confiavelmente CPRE diagnóstica. CPRE é associada à morbidade relacionada com o procedimento, principalmente na forma de pancreatite. Assim CPRE deve ser reservada para finalidades terapêuticas. Em pacientes com suspeita intermediária ou baixa de cálculo de colédoco, é lógico fazer EUS antes de CPRE. Usar EUS como primeira abordagem reduz CPRE desnecessária e riscos associados. Diversas experiências randomizadas comparando EUS e CPRE como abordagem inicial em pacientes com risco intermediário a alto de abrigarem cálculos de colédoco[14–18] mostraram que 27 a 40% dos pacientes submetidos à EUS tinham cálculos de colédoco. O valor preditivo negativo da EUS em detectar cálculos foi alto. Em acompanhamento só 0 a 4% dos pacientes sem evidência de cálculo por EUS tiveram sintomas recorrentes. Em uma análise agregada de 4 experiências que compararam CPRE e primeira abordagem com EUS em 213 pacientes, CPRE foi evitada em 143 pacientes (67,1%). O uso de EUS reduziu o risco de eventos adversos globais (risco relativo [RR] 0,35, intervalo de confiança [CI] de 95% 0,2 a 0,62) e especificamente de pancreatite pós-CPRE (RR 0,21, CI 95% 0,06 a 0,83).[19] Com eventos adversos reduzidos, EUS diagnóstica seguida por CPRE seletiva tende a ser mais custo-efetivo em pacientes com uma probabilidade intermediária de coledocolitíase. A economia de custo pode de fato ser mais alta se a EUS e CPRE foram efetuadas durante uma sessão.

Técnica de CPRE na Extração de Cálculos de Colédoco

CPRE com esfincterotomia endoscópica (ES) e extração de cálculo é uma técnica consagrada pelo tempo com um alto índice de sucesso (87 a 100%) e uma taxa aceitável de morbidade (em torno de 5%). Antes de oferecer a CPRE, o clínico deve ter confiança de que uma intervenção é necessária. Deve-se evitar uma CPRE desnecessária especialmente naqueles em alto risco de eventos adversos pós-CPRE (p. ex., mulheres jovens com um colédoco normal). CPRE deve ser o tratamento de primeira linha na maioria dos pacientes com cálculos de colédoco, especialmente aqueles com colangite e pancreatite biliar grave.

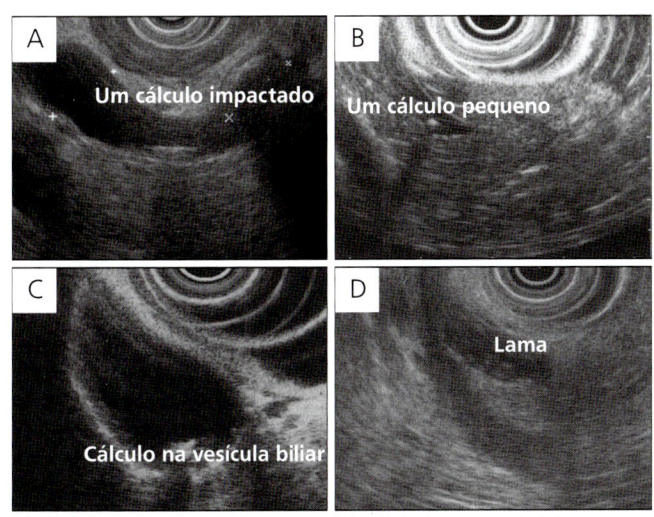

Fig. 43.1 Ultrassonografia endoscópica (EUS) mostrando (**A**) um cálculo impactado no ducto do colédoco distal, (**B**) um cálculo pequeno no ducto do colédoco, (**C**) um cálculo na vesícula e (**D**) lama. EUS é mais sensível que ressonância magnética colangiografia no diagnóstico de pequenos cálculos de ducto do colédoco e lama biliar.

Preparação do Paciente (ver também Capítulo 9)

Pacientes submetendo-se à CPRE e ES para extração de cálculo devem ter checados o hemograma completo, tempo de protrombina e tempo de tromboplastina parcial ativada (APTT) antes do procedimento. As diretrizes da ASGE sobre manejo da anticoagulação[20] periprocedimento sugerem que ES seja provavelmente segura em pacientes sob aspirina ou drogas anti-inflamatórias não esteroides (NSAID). Pacientes sob clopidogrel devem ter a droga suspensa 7 a 10 dias antes de um procedimento eletivo. Varfarina deve ser suspensa vários dias antes de ES, e uma ponte de heparina deve ser usada em pacientes selecionados em alto risco de eventos adversos tromboembólicos. Em pacientes com sepse obrigando à CPRE urgente, o uso de anticoagulação não deve adiar o procedimento. Um *stent* biliar longo pode ser inserido para drenagem como alternativa à ES.

As diretrizes da ASGE recomendam o uso de antibióticos em pacientes com obstrução biliar e colangite ascendente clínica e em que drenagem biliar incompleta é prevista (cálculos múltiplos e aqueles com estenoses complexas) e a continuação de antibióticos após o procedimento. Não foi mostrado de modo conclusivo que o uso de antibióticos pré-procedimento diminua colangite pós-CPRE naqueles com obstrução biliar na ausência de colangite e em quem drenagem biliar completa é provável após CPRE.[21] Recomendamos o uso de rotina de antibióticos em pacientes imunocomprometidos.

Nós preferimos efetuar CPRE com o uso de propofol administrado pela anestesia. Pacientes com sepse que têm hemodinâmica instável ou potenciais problemas de via aérea devem ser entubados para o procedimento (ver Capítulo 5). Antes da CPRE um curto período de reidratação é frequentemente desejável em pacientes com sepse e hipotensão. O paciente usualmente é colocado em pronação. Cada vez mais nós fazemos CPRE com pacientes na posição de decúbito lateral esquerdo. Um duodenoscópio com canal de trabalho de 4,2 mm é usado em previsão a grandes cálculos, o uso de litotripsia mecânica, e inserção de *stents* de 10 Fr.

Canulação Biliar, Colangiografia e Esfincterotomia

Recomendamos canulação biliar dirigida por fio uma vez que a injeção de contraste possa aumentar a pressão hidrostática e causar trauma mecânico ao ducto pancreático (ver Capítulo 18). Em uma análise agregada de experiências controladas que compararam técnicas a contraste e dirigidas por fio de canulação biliar,[22] uma taxa significativamente mais baixa de pancreatite foi vista com canulação guiada por fio.

Nós usamos um esfincterótomo tipo de tração, tipicamente um fio cortante de 25 mm pré-carregado com um fio-guia de 0,025 ou 0,035 pol. que tem uma porção terminal hidrofílica. Flexionando o esfincterótomo se obtém ângulo adicional para canulação. Sob canulação profunda do ducto colédoco, o esfincterótomo é avançado acima da junção do ducto cístico. Injeção de contraste com o cateter posicionado no ducto colédoco distal pode fazer um cálculo pequeno passar para dentro dos ductos intra-hepáticos, tornando difícil a extração subsequente. Bile é primeiro aspirada e trocada por contraste. Nós evitamos superdistensão do ducto colédoco, uma vez que um aumento na pressão biliar possa induzir bacteriemia em pacientes com colangite. Em pacientes com colangite, especialmente colangite supurativa, o objetivo primordial é prover drenagem biliar. Isto pode ser realizado pela inserção de um dreno nasobiliar 7 Fr ou um *stent* curto para evitar impacção calculosa. Há várias experiências controladas randomizadas comparando colocação de um dreno nasobiliar ou *stent* biliar; nenhuma diferença em drenagem biliar e eventos adversos foi observada. Preferimos o uso de um *stent* curto, uma vez que um dreno nasobiliar, que pode dobrar no dorso da orofaringe; é propenso a deslocamento acidental, particularmente em pacientes delirantes ou idosos; e pode ser uma fonte de desconforto.[23-25]

A técnica de otimizar colangiografia durante CPRE foi revista (ver Capítulo 3).[26] Uma imagem de RX deve ser obtida antes da inserção do endoscópio. Acessórios de canulação devem ser pré-enchidos com contraste para evitar injetar ar dentro do ducto colédoco. Nós usamos contraste à meia-concentração para melhor visualização de cálculos. Quando comparados a bolhas de ar, cálculos frequentemente são facetados. Para visualizar segmentos de ducto colédoco atrás do duodenoscópio, pode-se delicadamente empurrar o endoscópio para uma posição semilonga. Com o paciente em posição prona, os ductos lobares esquerdos são mais inferiores. Pequenos cálculos nos ductos lobares esquerdos podem, por essa razão, migrar para dentro do colédoco, quando o paciente é rolado para uma posição lateral ou supina. Apesar da mudança de posição a sensibilidade da colangiografia é imperfeita e varia entre 89 e 93% para diagnosticar cálculos de colédoco. Cálculos pequenos podem ainda ser despercebidos em um colédoco espaçoso e dilatado.

Quando um colangiograma é obtido e nenhum cálculo aparente é identificado, a decisão de executar uma ES empírica é influenciada pela probabilidade de achar um cálculo baseando-se nos parâmetros clínicos antes da CPRE. Em casos em que haja forte suspeita clínica de um cálculo (cálculo visto em TUS ou um paciente com colangite clínica), nós advogamos uma orientação mais liberal para efetuar ES empírica. Uma ES capacita a uma avaliação ductal mais completa. Com esta conduta, mais cálculos pequenos e lama são detectados mais frequentemente. Em um estudo randomizado de ES ou nenhum tratamento endoscópico, pacientes com colangite e colelitíase, mas sem cálculos de colédoco vistos em CPRE que receberam ES, tiveram uma redução em cálculos e sepse recorrentes em um período médio de acompanhamento de 22 meses.[27] Na maioria das circunstâncias o risco de não perceber um cálculo de ducto colédoco supera o de uma ES desnecessária. Quando *expertise* é disponível, EUS e ultrasonografia intraductal são técnicas auxiliares que podem ajudar a resolver o dilema.

ES é efetuada com a porção distal do fio cortante no ducto e com mínima tensão do fio (ver Capítulo 16). A incisão prossegue de maneira gradual. Se for usado um gerador eletrocirúrgico não controlado, excessiva tensão sobre o fio cortante e contato com o tecido durante ES podem resultar em um "corte de zíper" com tecido coagulado sendo forçado a se abrir, resultando em perfuração e sangramento. Nós preferimos o uso de uma corrente misturada em um modo pulsado ou um modo "ENDOCUT". Foi inicialmente sugerido que uma corrente cortante pura contínua minimizaria lesão de coagulação em torno do orifício papilar e reduziria o risco de pancreatite pós-CPRE. Entretanto, estudos subsequentes mostraram que o uso de corrente cortante pura aumenta sangramento intraprocedimento sem reduzir pancreatite.[28]

Frequentemente é difícil definir os limites superiores de uma esfincterotomia biliar. O tamanho da ES varia com o tamanho e configuração do colédoco distal. Em pacientes com um colédoco distal estreito, afilado, pode ser feita apenas uma ES limitada. Na presença de um colédoco dilatado com uma extremidade distal achatada e quadrada, é possível uma ES mais generosa. Muitas vezes uma prega transversa é vista acima da papila. Pode-se muitas vezes cortar até o topo da prega e a porção intraduodenal da

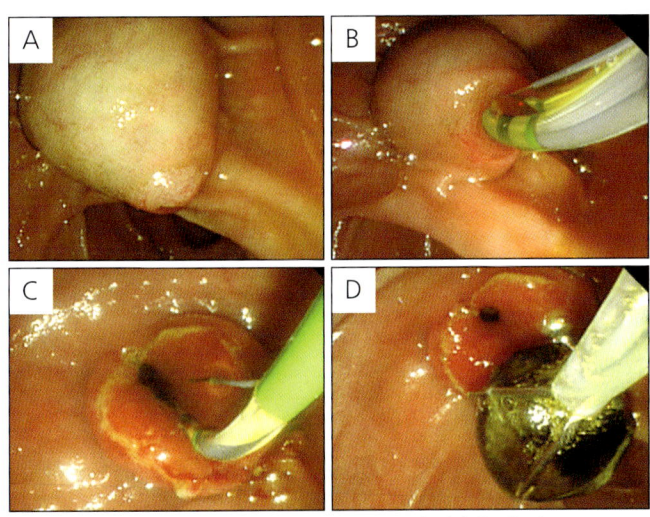

Fig. 43.2 (A) Um cálculo impactado na ampola. (B) O cálculo desimpactado na canulação. (C) Uma esfincterotomia biliar completa. (D) Remoção do cálculo usando uma cesta de Dormia.

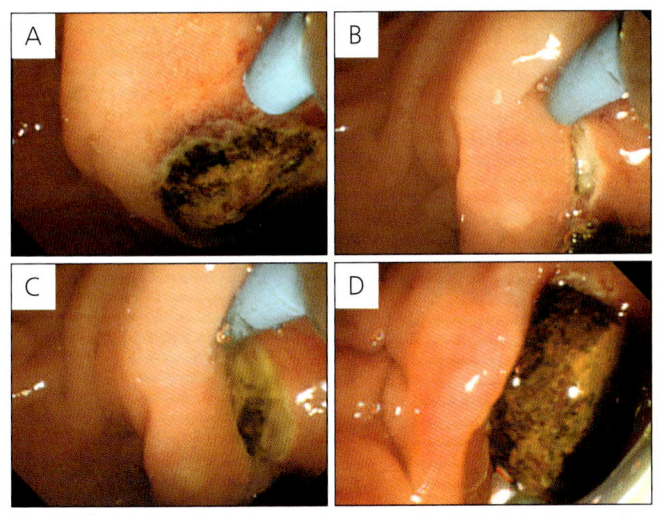

Fig. 43.3 (A) Um cálculo impactado na ampola. (B) Incisão da ampola usando uma *needle knife*. (C) A esfincterotomia é prolongada. (D) O cálculo é desimpactado.

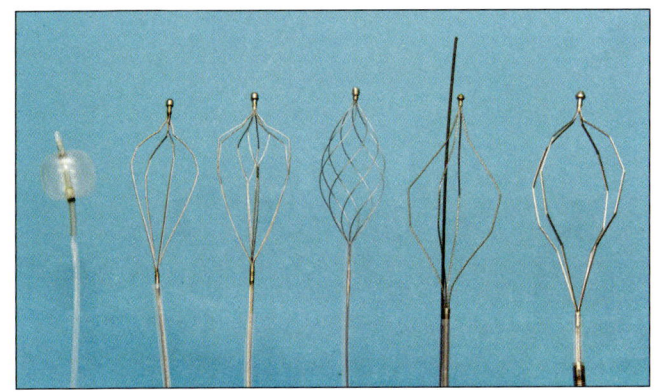

Fig. 43.4 Aparelhos de extração de cálculo. Começando da esquerda, balão de extração macio para cesta tipo Dormia padrão; cestas em flor e espiral para cálculos menores e fragmentos; e cestas litotriptoras incluindo cesta Trapezoid (Boston Scientific, Natick, Mass.), que pode ser passada sobre um fio, e cesta litotriptora mecânica através do endoscópio (Olympus, Tóquio).

ampola e a parede duodenal. Quando as fibras musculares do esfíncter são seccionadas, pode-se ver livre fluxo de bile. Outro sinal de uma esfincterotomia adequada é a passagem livre de um esfincterótomo completamente arqueado com um fio cortante de 25 mm através do orifício da esfincterotomia (**Fig. 43.2**).

O uso do pré-corte com *needle knife* tem sido constantemente identificado como um fator de risco de eventos adversos. Frequentemente é debatido, se a alta taxa de eventos adversos é consequência de tentativas repetidas de canulação ou à própria esfincterotomia com *needle knife*. Muitos peritos advogam pré-corte precoce após falharem tentativas iniciais de canulação. Em pacientes com cálculos de colédoco, a pressão intrabiliar é usualmente alta por cálculos obstrutivos. Canulação do esfíncter biliar frequentemente é fácil. Na situação de um cálculo impactado na ampola, incisão em cima da ampola saliente com uma *needle knife* é segura, uma vez que o cálculo protege o orifício pancreático (**Fig. 43.3**). Esfincterotomia com *needle knife* frequentemente desimpacta o cálculo, e o alívio da obstrução é muitas vezes dramático. Uma discussão completa do uso de esfincterotomia com *needle knife* é oferecida no Capítulo 14. Deve haver uma indicação clara de acesso ao colédoco. O endoscopista precisa estar ciente dos riscos inerentes a cada paciente em particular. Após múltiplas injeções ou passagens de fio em ducto pancreático, a colocação de um *stent* curto de 5 Fr no ducto pancreático pode reduzir pancreatite pós-ERC.[29] Após colocação de um *stent* no ducto pancreático, o eixo apropriado do colédoco para pré-corte pode ser determinado.

Técnicas e Aparelhos em Extração de Cálculos e Drenagem Biliar

A escolha dos acessórios de extração é dependente do tamanho e tipo dos cálculos (**Fig. 43.4**).[30] Uma estimativa do tamanho do cálculo pode ser feita comparando-se o cálculo medido à largura do duodenoscópio. Os aparelhos disponíveis incluem balões de extração tipo Fogarty macios, cestas de fio metálico e litotriptores mecânicos. Um duodenoscópio com canal de trabalho de 4,2 mm é necessário para uso de litotriptores mecânicos. É imperativo que antes da tentativa de remoção, seja feita uma ES comensurada com o tamanho do cálculo. Para cálculos maiores nós efetuamos dilatação com balão em adição à ES. Consideração deve ser dada à configuração do colédoco distal ao escolher o aparelho e técnica de extração.

Para cálculos pequenos (< 10 mm) é usado um balão de retirada macio. Muitos balões de extração são aparelhos de luz tripla que permitem injeção de contraste e passagem sobre um fio-guia. Os balões são inflados com ar a tamanhos pré-estabelecidos ou ao tamanho do colédoco, conforme julgado no colangiograma. O uso de balões macios é menos traumático para o colédoco e evita o risco de retenção do cálculo e o aparelho no colédoco distal. O balão macio pode também ser usado para aferir o tamanho da ES. Um colangiograma de oclusão pode ser obtido com o uso do mesmo balão no fim do procedimento.

Cálculos também podem ser removidos usando-se uma cesta *(basket)* de fio metálico. A haste de uma cesta de arame é mais rígida. A manobra de avançar uma cesta de arame é chamada técnica "do beijo". A extremidade da cesta é primeiro impactada contra o teto da abertura da ES. Uma deflexão em ângulo para cima seguida por um ligeiro avanço para frente do duodenoscópio, então, alinha a haste da cesta com o eixo do colédoco. A cesta deve ser aberta acima do cálculo. Contraste é, então, injetado para delinear o cálculo. Idealmente o cálculo deve ser aprisionado dentro da malha de fio metálico em uma parte mais dilatada do colédoco. Isto pode ser realizado com um movimento de bamboleado da cesta por delicada rotação do punho ou um ligeiro movimento do cateter para dentro e para fora. Uma cesta de Dormia é feita de quatro fios e se abre na forma de dos hexágonos perpendiculares. Para cálculos menores e fragmentos de cálculo, aconselha-se o uso de cestas em espiral ou em flor. Elas são feitas de oito fios com malha mais estreita para melhor encaixe de pequenos cálculos. Estes aparelhos também podem ser rotados dentro do colédoco. No caso de múltiplos cálculos, eles devem ser removidos um de cada vez, começando com o cálculo mais distal. Uma razão comum de aprisionamento da cesta é a presença de cálculos e detritos abaixo de uma cesta com um cálculo encaixado. Uma cesta de arame deve ser fechada exatamente o suficiente para reter o cálculo. Fechamento excessivo pode resultar em o fio entranhar-se dentro do cálculo. Se o cálculo tiver falha em ser removido, torna-se difícil desencaixar o cálculo da cesta. A técnica de extração do cálculo é uma deflexão para baixo da extremidade do endoscópio com o endoscópio delicadamente empurrado para frente em linha com o eixo do colédoco. Se o cálculo encaixado não for facilmente retirado, a cesta deve ser retornada ao colédoco médio e o cálculo desencaixado. A situação deve, então, ser reavaliada. Frequentemente a extensão da esfincterotomia, dilatação com balão ou uso de litotripsia mecânica é necessária. Tração forte da cesta em um eixo perpendicular ao do colédoco pode resultar em avulsão da cabeça pancreática e nunca deve ser executada. Cestas compatíveis com aparelhos litotriptores são disponíveis. Em extração de cálculo prevista difícil (p. ex., colédoco distal estreitado) essa cesta deve ser considerada ou, melhor ainda, uma cesta litotriptora mecânica através do endoscópio é usada desde o início. Alternativamente, dilatação com balão do ducto colédoco distal e esfincterotomia pode ser efetuada.

Grandes cálculos de colédoco (> 15 mm) são difíceis de extrair. Frequentemente litotripsia mecânica é necessária. Conforme mencionado, nós asseguramos que a abertura do esfíncter é suficientemente grande e muitas vezes efetuamos dilatação do esfíncter em adição à ES. Existem diversos aparelhos litotriptores mecânicos disponíveis, e a ASGE produziu uma revisão abrangente destes aparelhos. Tipicamente, é usada uma cesta de litotripsia através do endoscópio (p. ex., cestas de litotripsia BML, Olympus, Tóquio). O litotriptor consiste em três camadas: uma cesta com quatro fios trançados, um cateter de Teflon e uma bainha de metal. O aparelho é primeiro introduzido no ducto colédoco, usando o cateter de Teflon com a cesta fechada. Abrir a cesta dentro do colédoco avança o aparelho fundo dentro do colédoco. Com a cesta aberta, contraste pode ser injetado através da ponta do cateter de Teflon para delinear o cálculo. O cálculo é, então, encaixado, e o arame fechado em cima dele. A bainha de metal é a seguir avançada sobre o cateter de Teflon. Os fios são puxados, e o cálculo é esmagado contra a ponta da bainha metálica virando-se o botão de controle no cabo de manivela. Isto tem de ser feito lentamente, permitindo entranhamento gradual dos fios dentro do cálculo. De outra forma, um cálculo muito duro pode deslizar através da malha de arame (**Fig. 43.5**). A cesta Trapezoid RX (Boston Scientific, Natick, Mass.) possui uma característica de liberação de emergência para evitar aprisionamento da cesta.

No caso de aprisionamento do cálculo e cesta com o uso de uma cesta padrão, um litotriptor de Soehendra pode ser usado como aparelho de resgate (**Fig. 43.6**). O cabo da cesta de arame é cortado, o duodenoscópio é removido, e a bainha plástica rodeando os fios da cesta é a seguir removida. Uma bainha de metal é passada sobre os fios e é a seguir fixada a um cabo manivela. As extremidades dos fios da cesta são fixadas ao cabo. Girando o cabo manivela, a bainha de metal é avançada sobre o fio e por cima do cálculo sob direcionamento fluoroscópico.

É importante que drenagem biliar adequada seja alcançada até o término da CPRE. Em pacientes com múltiplos cálculos ou grandes cálculos de colédoco que permanecem após fragmentação, remoção completa não pode ser assegurada. A inserção de um *stent* curto ou um dreno nasobiliar evita impacção de fragmentos residuais e colangite subsequente.

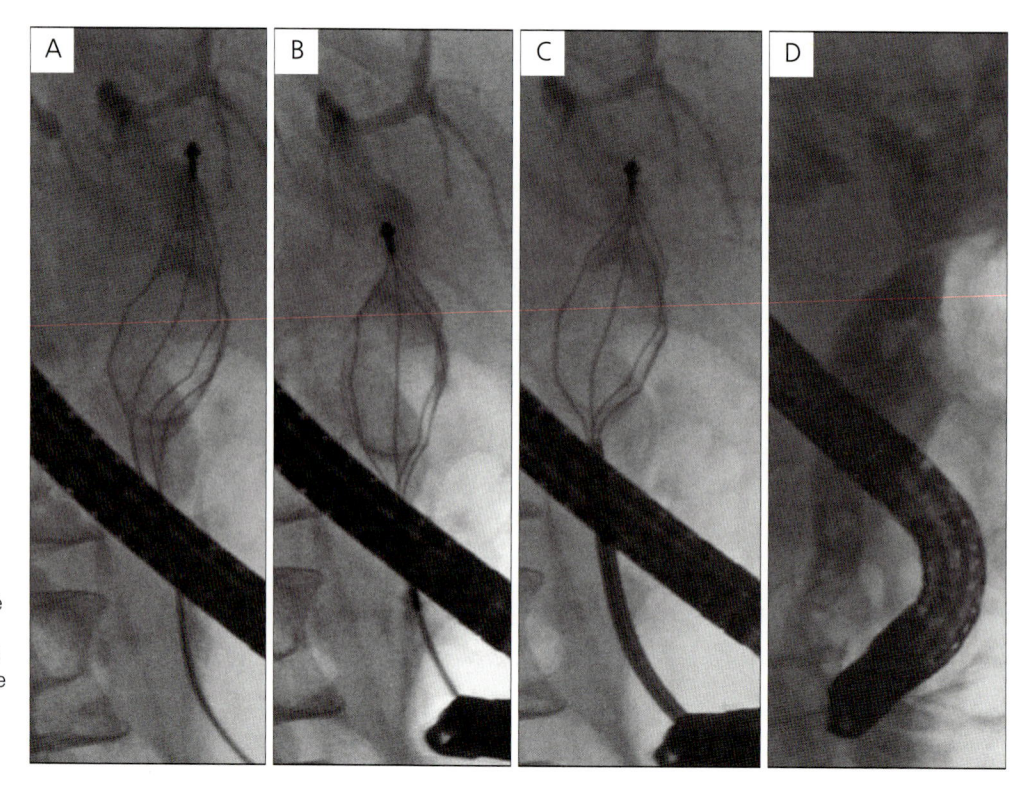

Fig. 43.5 Litotripsia mecânica com cesta. (**A**) Um grande cálculo é primeiro aprisionado com uma cesta. (**B-D**) Uma bainha de metal é a seguir avançada sobre a bainha de Teflon, e o cálculo é lentamente esmagado, deixando múltiplos fragmentos no colédoco médio.

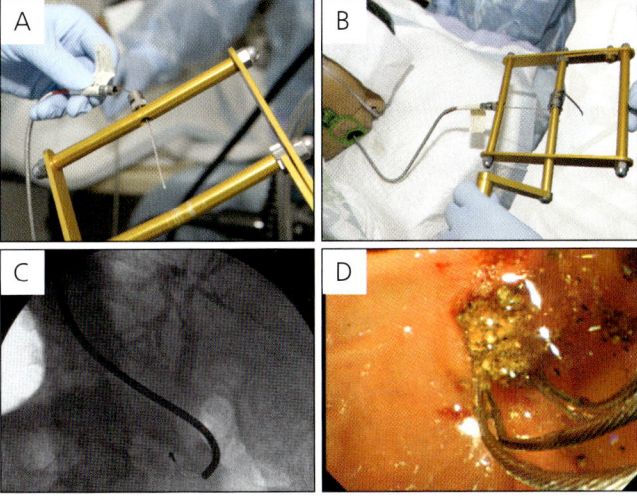

Fig. 43.6 Litotriptor de Soehendra como aparelho de resgate para uma cesta aprisionada com um cálculo. (**A**) Os fios da cesta são primeiro cortados no cabo, a bainha plástica é removida, e os fios são passados por uma bainha de metal e aparelho de manivela. (**B**) A extremidade do arame é fixada ao cabo. (**C**) Com rotação do cabo a bainha de metal é avançada sob fluoroscopia por sobre a cesta retida com cálculo. (**D**) O cálculo é esmagado, e os fragmentos são removidos usando-se cestas-padrão ou litotripsia mecânica através do endoscópio.

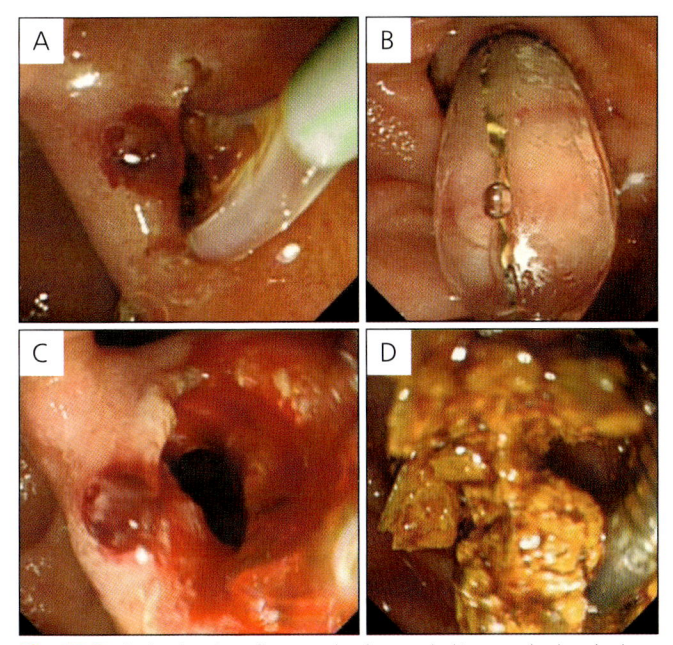

Fig. 43.7 A técnica de esfincteroplastia com balão grande depois de uma esfincterotomia endoscópica inicial. (**A** e **B**) Um balão CRE (Boston Scientific, Natick, Mass.) de 15 mm de diâmetro máximo e 5,5 cm de comprimento é inflado pela abertura do esfíncter sob fluoroscopia. Após o desaparecimento da "cintura" ele permanece inflado em torno de 30 segundos. (**C**) Uma grande abertura é vista endoscopicamente após esfincteroplastia. (**D**) Cálculos são extraídos usando-se técnicas-padrão.

Dilatação do Esfíncter com Balão

Dilatação com balão do esfíncter biliar foi proposta como alternativa à ES em pacientes submetidos à extração de cálculo (ver Capítulo 17). Há vantagens da técnica sobre ES. O risco de sangramento associado à dilatação do esfíncter é menor. A técnica pode ser útil em situações específicas como pacientes com cirrose e coagulopatia e aqueles com uma orientação difícil do colédoco

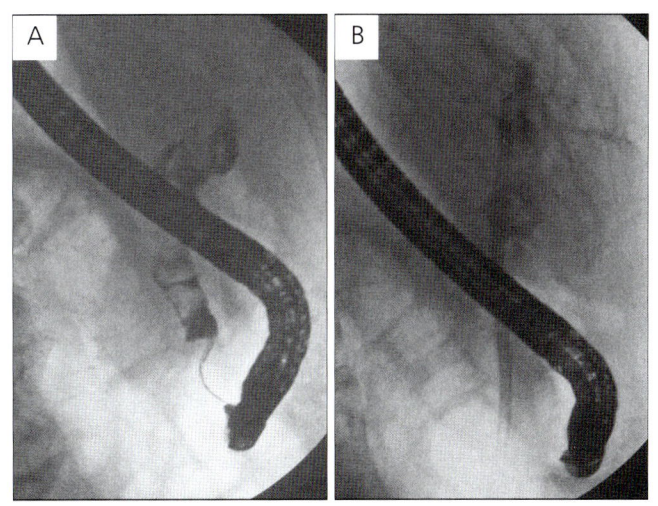

Fig. 43.8 Múltiplos cálculos de ducto colédoco e inserção endoscópica de um *stent* 10 Fr.

como vista após gastrectomia à Billroth II (**Fig. 43.7**).[31,32] A preservação do complexo muscular do esfíncter reduz refluxo e, possivelmente, infecção ascendente do colédoco. Em uma experiência que comparou dilatação do esfíncter usando um balão de 8 mm com esfincterotomia, a taxa de colecistite aos 6 meses após esfincterotomia foi de 10% e foi significativamente mais alta que em pacientes que receberam dilatação do esfíncter unicamente.[33] O risco imediato de pancreatite grave pós-CPRE é muito mais alto após dilatação com balão quando comparada à ES.[34-36] Em um estudo multicêntrico dos EUA, a taxa de pancreatite foi de 15,4% em 117 pacientes após dilatação do esfíncter, com um dos resultados fatais.[34] Na maioria dos pacientes, extração de cálculos de colédoco usando dilatação do esfíncter deve ser evitada.

Esfincterotomia *versus* Esfincterotomia e Esfincteroplastia com Balão (ver também Capítulo 17)

Ersoz *et al.* descreveram pela primeira vez a técnica de dilatação com balão grande (12 a 20 mm) após ES para tratar grandes cálculos de ducto colédoco.[37] Após ES, um cateter balão (CRE Esophageal/Pyloric, diâmetro máximo 15, 18 ou 20 mm; comprimento 5 cm, Boston Scientific) é passado sobre um fio-guia com seu ponto médio posicionado através da esfincterotomia. O balão é, então, enchido com contraste a meia-concentração sob fluoroscopia e direcionamento endoscópico. Uma cintura sobre o balão é observada, que deve desaparecer após insuflação gradual do balão. O tempo de insuflação do balão varia com os relatos. A maioria deixa o balão inflado até 30 segundos (**Fig. 43.8**). Sangramento da mucosa pela margem do orifício papilar é comumente observado após dilatação com balão e usualmente para sem necessidade de intervenção. A técnica combinada não aumenta efeitos adversos quando comparada à ES unicamente.[38-40] Em outra experiência o uso de ES e esfincteroplastia combinadas reduziu a necessidade de litotripsia mecânica e o tempo de fluoroscopia.[39] Em outra experiência a técnica combinada também reduziu colangite pós-CPRE quando comparada à ES e litotripsia mecânica.[40] Isto pode estar relacionado com a drenagem melhorada por uma abertura maior do esfíncter. ES inicial separa o orifício pancreático e controla a direção da ruptura muscular na dilatação com balão subsequente. Isto pode explicar a taxa mais baixa de pancreatite, quando comparada à dilatação primária do esfíncter biliar.

Há várias precauções ao executar a técnica de ES e dilatação com balão; o tamanho do balão não deve exceder o tamanho do colédoco distal. Relatos de perfuração do colédoco ocorreram exclusivamente com balões de dilatação > 15 mm. Por esta razão, nós raramente usamos um balão > 15 mm de diâmetro. Também advertimos contra dilatação com balão grande em pacientes com biliopatia hipertensiva portal. Hemobilia maciça pode ocorrer através da ruptura de varizes anômalas em torno do ducto colédoco.

Papel dos Stents Biliares

Em pacientes com colangite, especialmente aqueles com colangite supurativa, é razoável inserir um *stent* biliar curta como procedimento para ganhar tempo. Isto dá tempo para sepse se resolver, e a condição do paciente ser otimizada, enquanto tratamento definitivo é planejado. A finalidade da colocação de um *stent* é evitar impacção calculosa no colédoco distal. Um *stent* 10 Fr de 5 cm de comprimento é frequentemente usada (ver **Fig. 43.8**). Um *stent* biliar foi advogado como tratamento definitivo em pacientes idosos ou debilitados com cálculos de colédoco. Há também evidência sugerindo que cálculos podem ficar menores com um período com o uso de *stent* biliar.[41] Isto provavelmente é decorrente do atrito dos cálculos sobre o próprio *stent* ou drenagem biliar melhorada, especialmente no caso de cálculos pigmentados. Provavelmente é razoável adiar extração de cálculo por várias semanas após colocação de um stent nesses pacientes com grandes cálculos. O uso de *stent* na via biliar como tratamento definitivo ou a longo prazo deve, no entanto, ser desaconselhado.[42] Em uma série de 117 pacientes,[43] 40% dos pacientes desenvolveram colangite recorrente em razão da obstrução e migração do *stent* depois de um acompanhamento médio de 40 meses. A taxa de eventos adversos é mais alta naqueles com vesícula biliar *in situ*. Uso de *stent* a longo prazo deve ser restringido a pacientes muito selecionados que estão debilitados por outras enfermidades e têm uma duração de vida limitada.

Cálculos Difíceis do Colédoco

Cenários Clínicos

Em um subconjunto de pacientes (5 a 10%), CPRE não tem sucesso em remover cálculos de colédoco. Estes cálculos caem na categoria de cálculos "difíceis" de colédoco. CPRE sem sucesso pode ser devida a várias razões. O caminho até a ampola pode ter sido alterado, como após uma gastrectomia à Billroth II ou uma reconstrução com ramo jejunal à Y de Roux. A ampola pode ser oculta dentro de um divertículo periampular, o que se associa à doença calculosa e é visto comumente em pacientes idosos. Um cálculo não pode ser capturado com um litotriptor mecânico de cesta (BML) em virtude do seu tamanho ou forma ou da falta de espaço em um colédoco estreito, como no caso da síndrome de Mirizzi. Presença de estenoses biliares pode impedir acesso ao cálculo, um aspecto muitas vezes observado em colangite piogênica recorrente.

O curso de ação seguinte neste grupo de pacientes depende da razão para a falha da CPRE. Em um paciente medicamente apto sem colangite necessitando colecistectomia para cálculos biliares, é razoável encaminhar o paciente para colecistectomia laparoscópica e exploração do ducto colédoco. Em pacientes com tentativas falhadas de canulação, uma segunda CPRE pelo mesmo endoscopista ou alguém com mais experiência na mesma instituição ou um centro de referência terciário pode muitas vezes ser bem-sucedida. Em paciente com falha da canulação e com colangite, drenagem biliar com uma colangiografia trans-hepática percutânea (PTC) é indicada. Após alguns dias de drenagem, um fio-guia pode ser passado anterogradamente pela papila. Uma CPRE pode ser completada apanhando-se o fio através do canal de instrumento (um procedimento de encontro ou *rendezvous*). Em centros onde há colaboração estreita entre cirurgiões e endoscopistas, um fio transpapilar pode ser passado via ducto cístico durante colecistectomia laparoscópica para CPRE intraoperatória. Também foi descrita punção transduodenal dirigida por EUS do ducto colédoco (ou transgástrica através do ducto hepático esquerdo) e procedimento de *rendezvous*. A taxa verdadeira de eventos adversos é desconhecida até que mais séries de casos sejam realizadas, e, preferivelmente, até que dados comparativos se tornem disponíveis.

Litotripsia Extra ou Intracorpórea

Litotripsia por ondas de choque pode ser aplicada extracorporeamente (ESWL) ou intracorporeamente, geralmente com o direcionamento de colangioscopia direta (ver Capítulo 26). ESWL é realizada com um dreno nasobiliar prévio colocado endoscopicamente através do qual irrigação e soro fisiológico e injeção de contraste para visualização de cálculo são possíveis. Sedação é necessária na maioria dos pacientes. Sob fluoroscopia, o cálculo é colocado na mira. Uma taxa de fragmentação de até 95% foi descrita, levando à desobstrução completa do colédoco em 90% dos pacientes. Frequentemente são necessárias 2 ou 3 sessões. Uma CPRE final é muitas vezes realizada para remover todos os fragmentos. Eventos adversos incluem hemobilia, colangite e hematúria em até 35% dos pacientes. Litotripsia intraductal é aplicada com o uso de colangioscopia direta (**Fig. 43.9**). Cálculos são fragmentados sob visão direta para evitar lesão ductal. Fibra de *laser* de hólmio ou fibra de *laser* eletro-hidráulico são pré-carregadas dentro de um colangioscópio. Soro fisiológico é infundido usando-se uma torneira de três vias ou por um dreno nasobiliar. Litotripsia eletro-hidráulica (EHL) ou litotripsia a *laser* é efetiva para fragmentar grandes cálculos de colédoco, e a remoção de cálculo é, usualmente, realizada em uma sessão.

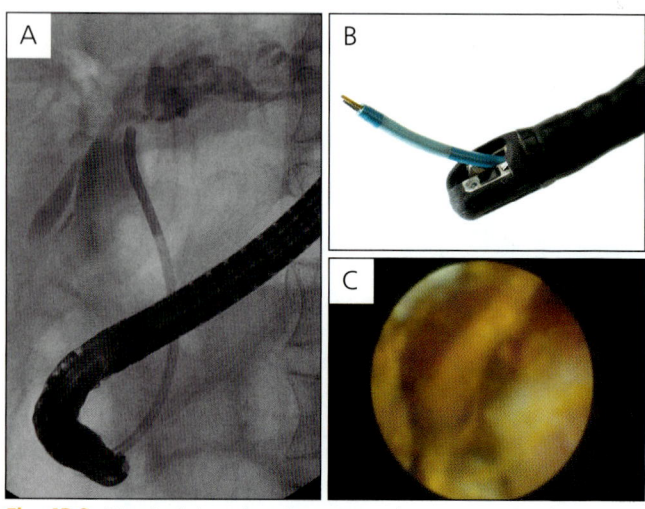

Fig. 43.9 Litotripsia intraductal em um paciente com colangite piogênica recorrente. (**A**) O colangiograma mostra uma estenose de ducto intra-hepático esquerdo com dilatação proximal e múltiplos cálculos. (**B**) O SpyScope (Boston Scientific, Natick, Mass.) é passado, carregado com uma fibra óptica para ver e uma fibra de litotripsia eletro-hidráulica para fragmentação de cálculo. (**C**) Uma vista através do SpyScope mostrando múltiplos fragmentos de cálculos.

O número de sessões necessário para remoção de cálculos é menor com litotripsia intraductal quando comparada à litotripsia extracorpórea.⁴⁴ As taxas de eventos adversos são semelhantes a qualquer das condutas. A maioria dos endoscopistas favorece o uso de litotripsia intraductal. Litotripsia intraductal é útil em pacientes com síndrome de Mirizzi, quando um grande cálculo erodiu através do colo da vesícula para dentro do colédoco. Nestes casos o ducto colédoco distal frequentemente é pequeno, e o cálculo é grande demais para ser encaixado com uma cesta de litotripsia mecânica.

Tratamento Percutâneo

A via de acesso percutânea é usada principalmente em pacientes com hepaticolitíase, que frequentemente têm estenoses de ductos intra-hepáticos (ver Capítulo 47). O trato percutâneo é dilatado seriadamente até 18 a 20 Fr em diâmetro. O processo de dilatação e o dreno salientando-se externamente são muitas vezes desconfortáveis. O trato percutâneo matura em, aproximadamente, 10 dias. O tubo é removido, e um colangioscópio é passado pela fístula. Cálculos são apreendidos e retirados usando-se cestas ou empurrados para o duodeno. Um acesso percutâneo é também usado pelo trato do tubo em T em pacientes com cálculos retidos após uma exploração operatória do colédoco, várias semanas após cirurgia, depois que o trato amadureceu. Mínima dilatação é necessária, uma vez que os tubos em T sejam usualmente ≥ 14 Fr em diâmetro.

Doença de Estenose e Hepaticolitíase

Cálculos ductais intra-hepáticos são prevalentes no sudeste asiático. Hepaticolitíase é frequentemente associada à doença estenótica de diferentes etiologias, incluindo colangite piogênica recorrente, colangite esclerosante e estenoses pós-operatórias. Tecnicamente ela é difícil de tratar. O tratamento deve ser multidisciplinar, uma vez que recorrências sejam comuns, especialmente em pacientes com estenoses dos ductos intra-hepáticos. O resultado após tratamento endoscópico é, muitas vezes, subótimo. As estenoses necessitam ser avaliadas, uma vez que colangiocarcinoma possa coexistir. Foram descritas séries sobre o uso de PTC e EHL com uma alta taxa de sucesso inicial, mas recorrência de cálculo com colangite ocorre frequentemente.⁴⁵,⁴⁶ Ressecção hepática é apropriada em casos com recorrências frequentes, especialmente se estenoses e cálculos forem limitados a um segmento ou lobo, e quando o fígado comprometido se tornou atrófico.

Anatomia Cirurgicamente Alterada do Trato Gastrointestinal Superior

É crucial que os endoscopistas tenham conhecimento da anatomia cirúrgica ou do tipo de reconstrução ao planejarem extração endoscópica (ver Capítulo 29). Isto frequentemente envolve discussão com um cirurgião e revisão completa da descrição da cirurgia. Os pacientes devem, também, ser informados sobre opções outras que não endoscopia e sobre a alta taxa de eventos adversos associados a uma conduta endoscópica. Endoscopistas devem ter experiência em manejar esses pacientes, incluindo o uso de enteroscopia assistida com balão em reconstruções com ramo jejunal em Y de Roux.

Uma gastrojejunostomia à Billroth II é tipicamente efetuada depois de uma antrectomia frequentemente por doença ulcerosa péptica. Em uma reconstrução isoperistáltica, o ramo aferente é anastomosado à curvatura menor do estômago. Ironicamente, o ramo aferente é o mais difícil de penetrar. Frequentemente isso é mais fácil com o paciente na posição de decúbito lateral esquerdo. À medida que o endoscópio é avançado para dentro do ramo aferente, ele forma uma configuração "de bastão de hóquei" e retrocede do próprio ramo. A abertura do ramo aferente é primeiro encaixada com a ponta do endoscópio. Entubação é, muitas vezes, bem-sucedida com uma deflexão para baixo e giro para a direita da extremidade do endoscópio. Nas porções retroperitoneais fixas (terceira e quarta) do duodeno, passagem do endoscópio é arriscada e pode resultar em perfuração, especialmente quando o endoscópio é avançado com força. Em uma série, a taxa de perfuração do intestino delgado foi tão alta quanto 6%.⁴⁷ Quando um endoscópio de visão lateral encontra resistência, nós frequentemente mudamos para um endoscópio de visão frontal com uma cobertura transparente curta na sua extremidade. Entretanto, canulação biliar usando um duodenoscópio é mais fácil. Recomendamos o uso de uma cânula reta com ponta de bola com um fio hidrofílico pré-carregado. Para ajustar quanto ao eixo correto para canulação do colédoco, o endoscópio é, muitas vezes, puxado de volta (**Fig. 43.10**). Um esfincterótomo rotável (Autotome, Boston Scientific) também pode ser útil. Com canulação profunda um *stent* curto é inserido e uma *needle knife* é usada para incisar em cima do *stent* (**Fig. 43.11**).

Em pacientes com gastrojejunostomia ou hepaticojejunostomia em Y de Roux, um endoscópio padrão frequentemente não tem comprimento suficiente para alcançar a papila. Enteroscópios assistidos por balão são cada vez mais usados nessas circunstâncias com taxas variáveis de sucesso (68 a 100%).⁴⁸⁻⁵²

Em uma grande série de CPRE usando enteroscopia assistida por duplo balão, perfurações em reconstrução em Y de Roux ocorreram em 5 de 55 pacientes.⁵¹

Baron e Vickers descreveram pela primeira vez a execução de uma gastrotomia cirúrgica como acesso para CPRE,⁵³ o que

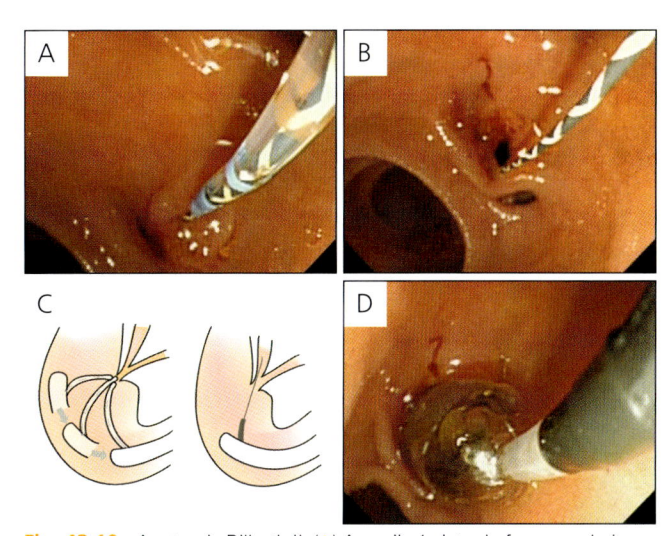

Fig. 43.10 Anatomia Billroth II. (**A**) A papila é vista de face para baixo com o eixo do colédoco cerca da posição das 7 horas. (**B**) Para canulação do colédoco, uma cânula reta é, muitas vezes, usada com um fio-guia com ponta hidrofílica. O fio-guia ou extremidade da cânula é primeiro impactada no canal comum. (**C**) Para alinhar com o colédoco para canulação, o endoscópio pode ser puxado para trás para ajuste como mostrado no diagrama. (**D**) Dilatação primária do esfíncter, usando um balão, pode ser efetuada em vez de esfincterotomia.

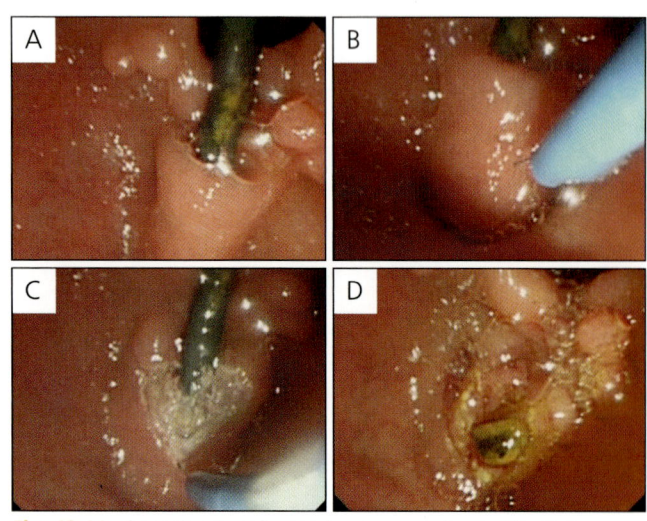

Fig. 43.11 A técnica da esfincterotomia em anatomia Billroth II. (**A**) Um *stent* curto é inserido primeiro, seguido pelo uso de uma *needle knife* incisando em cima do *stent*. (**B**) Uma *needle knife* é a seguir usada para incisar sobre o *stent*. (**C**) Músculo esfíncter é exposto. (**D**) Resultado final com cálculos removidos.

subsequentemente foi descrito em uma pequena série de pacientes após *bypass* gástrico em Y de Roux.[54] O pré-requisito para este procedimento é um canal antropilórico intacto, embora seja possível introduzir o duodenoscópio através de uma jejunostomia sob assistência laparoscópica. Depois de uma gastrostomia um tubo de alimentação pode ser deixado pela abertura ao término do procedimento. CPRE pode ser repetida em várias semanas após maturação do trato da gastrostomia.

Conclusão

MRC das vias biliares e EUS substituíram CPRE diagnóstica. Na maioria dos cálculos de colédoco, CPRE e ES permitem sua extração completa. No tratamento de cálculos "difíceis" em razão do acesso ou tamanho do cálculo, técnicas mais avançadas são agora disponíveis. Está-se tornando extremamente raro não conseguir remover todos os cálculos de colédoco por meios endoscópicos.

A lista de referências deste capítulo pode ser encontrada em www.revinter.com.br/online/referencias-baron.pdf

Capítulo 44

Dor Pancreaticobiliar e Suspeita de Disfunção do Esfíncter de Oddi

Paul R. Tarnasky ■ Robert H. Hawes

O diagnóstico e tratamento da suspeita de disfunção do esfíncter de Oddi (SOD) apresenta um importante desafio aos médicos que cuidam de pacientes com doenças digestivas. Este capítulo visa a oferecer aos leitores um guia prático para a avaliação e tratamento de pacientes com dor pancreaticobiliar e suspeita de SOD. Os objetivos globais deste capítulo incluem identificar os desafios que estes pacientes apresentam e oferecer uma abordagem pragmática à avaliação clínica e decisões concernentes ao tratamento. Os objetivos específicos são: (1) descrever padrões de dor que são compatíveis e não compatíveis com SOD; (2) definir SOD e os cenários clínicos em que SOD poderia ser considerada; (3) descrever uma avaliação inicial racional dos pacientes com suspeita de SOD; (4) fornecer orientação para decisões do paciente e do médico a respeito do tratamento da SOD; (5) descrever técnicas de manometria do esfíncter de Oddi (SOM) e tratamento endoscópico da SOD; e (6) reiterar os riscos inerentes à avaliação endoscópica da SOD e como eles podem ser minimizados. Deve ser salientado que há uma escassez de bons dados para guiar os clínicos nesta área. Quando forem disponíveis dados, as recomendações serão com base em evidência, porém grande parte da informação a seguir é derivada da experiência com sua série de casos, os quais os autores têm em quantidade considerável.

Síndromes clínicas que podem ser atribuídas à SOD incluem distúrbios funcionais com sintomatologia puramente subjetiva e também distúrbios estruturais com características patológicas objetivas. O diagnóstico da SOD funcional e estrutural é bastante divergente no que tange à apresentação e ao tratamento deles. Dor abdominal superior inexplicada e pancreatite aguda representam os dois exemplos mais importantes em cada final deste espectro e será o foco desta revisão. Outro cenário clínico que pode estar associado à SOD inclui colecistite acalculosa crônica, pancreatite crônica precoce e pancreatite biliar, líquido biliar pós-operatório e fístula pancreática.

Definições

Terminologia confusa e apresentações clínicas variadas explicam em parte a complexidade referente à SOD. Discinesia biliar é o termo abrangente para um grupo de doenças com dor do tipo biliar não obstrutivas. Diagnósticos de subgrupos incluem colecistite acalculosa crônica, discinesia da vesícula biliar, síndrome do ducto cístico e SOD. Disfunção do esfíncter de Oddi pode ocorrer em pacientes com ou sem vesícula biliar, mas é diagnosticada mais comumente em pacientes com sintomas pós-colecistectomia.

Foram feitas tentativas para desenvolver consenso sobre a definição dos sinais e sintomas da SOD, culminando nos que são chamados "critérios de Roma".[1] As definições estabelecidas para pacientes pós-colecistectomia e aqueles com vesícula biliar *in situ* encontram-se listados no **Quadro 44.1**. Revisões nos critérios de Roma de SOD foram publicadas recentemente.[2] Os critérios de Roma visam a proporcionar um arcabouço geral para os clínicos, mas obviamente não descrevem todos os pacientes. Um sintoma unificador, presente em todos os pacientes com SOD é a dor. Pode haver sintomas associados, como náusea com ou sem vômito, mas o sintoma característico é dor — localizada no epigástrio e/ou quadrante superior direito (RUQ). Ao avaliar um paciente com possível SOD, o aspecto mais importante da avaliação é a história. É imperativo que o clínico ganhe uma compreensão clara da natureza, localização e cronologia da dor. Os critérios de Roma especificam que a dor deve ser intermitente com intervalos livres de dor. Este é um ponto muito controvertido. Embora dor biliar seja tipicamente intermitente, em alguns casos os pacientes terão um desconforto da baixo grau constante com exacerbações. Isto pode ser visto particularmente naqueles com hipertensão do esfíncter pancreático que tipicamente têm exacerbações após comerem. Estes pacientes devem ser submetidos a uma revisão cuidadosa e avaliação extensa quanto a outras causas de dor (**Quadro 44.2**), mas não devem ser excluídos de SOD com base somente em haver um componente constante da sua dor. Entretanto, se sintomas associados, como náusea, vômito, distensão abdominal ou disfunção intestinal, forem dominantes, o paciente provavelmente não tem SOD como a explicação predominante para os seus sintomas.

Baseando-se em observações e após desenvolverem correlações entre a apresentação dos pacientes e os resultados após esfincterotomia, Joseph Geenen, Walter Hogan e Wylie Dodds publicaram os que vieram a ser conhecidos como "critérios de Geenen-Hogan" (**Tabela 44.1**).[3] Estes foram modificados durante os anos, mas ainda servem como uma bússola muito boa para os clínicos, para os dirigirem na sua avaliação e tomada de decisão terapêutica. Os critérios originais foram aplicados a pacientes que tinham previamente se submetido à colecistectomia e foram baseados em três fatores que podiam ser avaliados sem

Quadro 44.1 Critérios de Roma da Disfunção do Esfíncter de Oddi

Pós-Colecistectomia

Episódios de dor constante grave localizada no epigástrio e quadrante superior direito e todos os seguintes:

- Episódios durando 30 minutos ou mais
- Sintomas recorrentes ocorrendo a diferentes intervalos e não diariamente
- A dor é constante, interrompe a atividade diária, e/ou leva à consulta médica
- A dor não é aliviada por evacuações, mudança de posição ou antiácidos
- Doenças estruturais que possam explicar os sintomas estão excluídas

Vesícula Biliar *in Situ*

Episódios de dor constante grave localizada no epigástrio e quadrante superior direito e todos os critérios acima mais:

- Bioquímica normal do fígado e pâncreas
- Ausência de cálculos biliares, lama ou microlitíase
- Esvaziamento anormal da vesícula biliar

Quadro 44.2 Diagnósticos a Considerar (Outros Que Não SOD) na Dor Abdominal Superior Inexplicada

- Esofágicos
  - Espasmo ou outro distúrbio da motilidade
  - Esofagite
- Gástricos
  - Gastroparesia
  - Úlcera
  - Hérnia hiatal
  - Volvo
  - Estenose pilórica
- Duodenais
  - Estenose
  - Úlcera
  - Diverticulite
  - Neoplasma ampular
- Biliares
  - Cálculo
  - Estenose benigna
  - Síndrome do ralo
  - Neoplasma
- Pancreáticos
  - Pancreatite crônica
  - Neoplasma
- Parede abdominal
  - Neuroma
  - Miopatia/miosite
- Síndrome de Intestino irritável

Quadro 44.3 Perguntas Importantes da História na Suspeita de SOD

- Quando começaram os ataques?
- Quando ocorrem os ataques?
- Onde é a dor?
- Para onde se irradia a dor?
- O que é associado com os ataques?
- Que foi feito para investigar a causa?
- Que foi feito para tratar os ataques?
- Quais são as consequências dos ataques?

Tabela 44.1 Classificação de Geene-Hogan da SOD

	Dor Típica	LFT > 2 × Normal	Diâmetro do BD > 10 mm
Tipo I	+	+	+
Tipo II	+	+ ou	+
Tipo III	+	−	−

BD, ducto colédoco; LFT, teste de função hepática.

colangiopancreatografia retrógrada endoscópica (CPRE): presença de dor "típica" tipo pancreático ou biliar, a presença ou ausência de testes hepáticos ou pancreáticos elevados durante ou brevemente em seguida a um episódio de dor, e a presença ou ausência de dilatação de ducto do colédoco e/ou pancreático. Os critérios originais também incluíram medição de tempos de drenagem pancreática e biliar. Tempos de drenagem são muito imprecisos e exigem instilação de contraste dentro do respectivo ducto, e no dos tempos de drenagem biliar o endoscópio tem de ser retirado, o paciente colocado na posição supina, e um filme abdominal tirado aos 45 minutos. Estudos mostraram que os tempos de drenagem não se correlacionam com a SOM[4] e que drenagem retardada é comum em voluntários pós-colecistectomia assintomáticos.[5] Como resultado, tempos de drenagem não são mais realizados e não fazem parte dos critérios de Geenen-Hogan (G-H) atuais.

Os critérios G-H são importantes porque eles representam um arcabouço em torno do qual um clínico pode planejar a avaliação do paciente. Se obtivermos uma história apropriada de dor, exames de imagens do ducto colédoco devem ser obtidos, e o paciente deve receber uma prescrição dirigindo profissionais de saúde (em uma sala de emergência, laboratório de hospital ou clínica) para obter testes hepáticos e pancreáticos (amilase e lipase) durante ou brevemente depois de um episódio de dor. Estes dados podem, então, ser usados para estratificar os pacientes quanto à sua probabilidade de terem SOD.

Avaliação Clínica

O primeiro passo é uma revisão detalhada das consultas de assistência à saúde pertinentes à apresentação clínica com um foco nas questões de quando, onde e o quê (**Quadro 44.3**). Uma história completa e revisão total dos registros definirá os sintomas clínicos, revelará que testes foram feitos, que tratamentos (cirúrgicos, endoscópicos, clínicos) foram tentados, e qual foi o impacto no paciente. Pacientes com sintomas inexplicados que podem ser atribuídos à SOD frequentemente acabam, sendo submetidos a um grande número de exames diagnósticos. Pode ser útil organizar os dados objetivos a respeito dos exames laboratoriais, de imagem e tratamentos (**Quadro 44.4**).

Alguns detalhes históricos podem indicar que SOD é provável. Não é incomum que pacientes de SOD tenham feito colecistectomia por causa de vesícula biliar "doente" ou "disfuncional". Pacientes com uma história de uso crônico de analgésico narcótico que a seguir desenvolvem dor pancreaticobiliar frequentemente têm SOD. Pacientes sintomáticos que têm uma história de exploração de colédoco, vazamento biliar pós-operatório e/ou pancreatite pós-CPRE, às vezes, são identificados como afetados por SOD.

Dor é uma queixa subjetiva. Inobstante, considerável informação pode ser obtida. Há certo número de descritores "clássicos" que podem ajudar a orientar se SOD é ou não uma causa provável da dor. Dor pancreática/biliar típica ocorre intermitentemente, começa após refeições e dura minutos a horas. Ela é localizada nas regiões epigástrica ou do RUQ e pode radiar para as costas, tórax ou ombro direito. Ocasionalmente a dor é percebida primeiro no dorso ou tórax. Dor diária que é constante não é típica de SOD a menos que associada à pancreatite crônica. Os pacientes podem ser acordados do sono por causa da dor. Não é incomum pacientes descreverem seus sintomas como "minha dor da vesícula" e mesmo descrever sintomas que são "piores que o meu ataque da vesícula". Elevações transitórias de enzimas hepáticas e/ou pancreáticas séricas colhidas horas depois do início da dor podem sugerir SOD.

A possibilidade de diagnósticos mais comuns e potencialmente mais tratáveis deve ser considerada antes de prosseguir com uma avaliação quanto à possível SOD. A história dos sintomas e a testagem diagnóstica devem ser dirigidas para avaliação dos diagnósticos potenciais listados no **Quadro 44.2**. Por exemplo, dilatação de colédoco deve levantar uma suspeita de neoplasia ou cálculos de colédoco se associada a testes hepáticos persistentemente anormais. Alternativamente, um colédoco dilatado com testes hepáticos normais em um paciente com dor intermitente deve suscitar suspeita de SOD. Avaliação quanto a possíveis cálculos de colédoco merece consideração cuidadosa. Cálculos de colédoco são muito raramente encontrados quando testes de imageamento de rotina, como ultrassonografia transabdominal e testagem laboratoriais, são normais. Por essa razão, a não ser que haja indicadores objetivos, sugerindo patologia de colédoco, CPRE deve ser evitada quando usada puramente para "excluir cálculos de colédoco". Imageamento adicional, como ressonância magnética colangiopancreatografia (MRCP das vias biliares) ou ultrassonografia endoscópica (EUS) pode ser útil neste contexto. É mais razoável considerar CPRE quando for planejada SOM e/ou terapia endoscópica definitiva. Nesta era da epidemia de obesidade, deve-se também ter cuidado em avaliar pacientes com dor abdominal e testes hepáticos "anormais". Testes hepáticos persistentemente elevados em um paciente obeso com dor abdominal superior são mais provavelmente relacionados com fígado gorduroso ou cálculos de colédoco do que SOD.

Idealmente, os pacientes com dor abdominal superior inexplicada podem ser classificados quanto à probabilidade de SOD e uma resposta favorável ao tratamento endoscópico. A classificação de G-H (**Tabela 44.1**) é o padrão a este respeito. Pacientes com SOD Tipo I têm evidência objetiva de drenagem prejudicada e são mais tendentes a ter obstrução estrutural (estenose de papila). Além da dor característica, eles têm ductos dilatados e testes hepáticos anormais durante os episódios de dor.

Os pacientes com SOD Tipo II têm dor característica e/ou um colédoco dilatado ou testes laboratoriais anormais com dor. Os pacientes com SOD Tipo III têm dor biliar ou pancreática típica, mas nenhuma evidência objetiva de drenagem prejudicada. Esses pacientes provavelmente têm uma doença puramente funcional. Esta classificação de pacientes é importante porque ela prediz, em certa extensão, a probabilidade de encontrar uma SOM anormal e ter um resultado favorável após esfincterotomia (**Tabela 44.2**).[6]

Notavelmente, doença e/ou intervenções dessa pequena estrutura podem levar a um encargo tremendo da parte do paciente e seu médico. Do ponto de vista do paciente, SOD pode representar um largo espectro de sintomas físicos e emocionais, variando desde aborrecimento à incapacidade total. Grande parte da carga emocional é derivada da incerteza. Os pacientes ficam desesperados de não saberem a causa dos seus sintomas, se e quando terão ataques futuros, e se existem tratamentos seguros e

Quadro 44.4 Detalhes Clínicos Pertinentes à Disfunção do Esfíncter de Oddi

- Laboratório e patologia
  - Bioquímica sérica hepática e pancreática
  - Triglicerídeos séricos em jejum
  - Patologia da vesícula biliar
- Imageamento
  - Ultrassonografia transabdominal
  - Tomografia computadorizada
  - Ressonância magnética colangiopancreatografia
  - Cintigrafia biliar
  - Ultrassonografia endoscópica
  - Colangiografia intraoperatória
- Tratamento prévio
  - Cirúrgico
    - Colecistectomia
    - *Bypass* biliar
    - Drenagem de pseudocisto
    - *Bypass* ou ressecção pancreática
    - Gastrectomia parcial
    - *Bypass* gástrico
  - Endoscópico
    - Esfincterotomia biliar
    - Esfincterotomia pancreática
    - Inserção de *stent*

Tabela 44.2 Correlação entre os Critérios de Geenen-Hogan, Resultados de SOM e Resultado

Tipo	I	II	III
Definição	Dor + 3 critérios	Dor + 1 ou 2 critérios	Dor somente
Pressão basal > 40 mmHg	70-100%	40-86%	20-55%
Benefício da esfincterotomia	55-91%	p > 40 mmHg: 80-90% p < 40 mmHg: 30-35%	p > 40 mmHg: 8-56%

efetivos. Diversos desafios que os médicos enfrentam incluem exigências substanciais de tempo, potenciais ramificações legais e a ampla gama de habilidades necessárias, como colher anamnese, manter registros, interpretação de radiologia e avaliação psicológica. Além disso, os médicos que decidem fazer CPRE neste contexto necessitam possuir habilidades técnicas apropriadas como manometria do esfíncter, canulização seletiva (talvez précorte) e colocação de stent pancreático. Compaixão e julgamento são as qualidades intangíveis do médico que são mais importantes do que saber como cortar um esfíncter ou colocar um stent. Estas qualidades são testadas quando nos confrontamos com a pergunta feita frequentemente: "O que você faria se eu fosse sua mãe ou filha ou...?"

Uma vez uma suspeita clínica de SOD esteja estabelecida, idealmente um teste não invasivo pode confirmar a nossa impressão clínica antes de prosseguir para CPRE. Diversos testes foram estudados, e centros individuais relataram boa correlação com SOM e/ou esfincterotomia. O problema é que quando estes testes são avaliados em uma escala mais ampla, sua precisão não se equipara aos relatos prévios de centros isolados. O grupo de Hopkins relatou primeiro a precisão da cintilografia biliar dinâmica (quantitativa).[7,8] O teste foi projetado para medir fluxo retardado de bile através da ampola, avaliando o tempo que leva para o radionuclídeo atingir o duodeno. Estes autores encontraram uma boa correlação com SOM. Seus resultados foram suportados por Corazziari et al.[9] Isto levou o grupo de Hopkins a sugerir que este teste poderia substituir SOM.[10] Entretanto, quando isto foi avaliado em voluntários normais, nós observamos que ele teve muito pouca especificidade e pouco valor para excluir SOD em pacientes suspeitos de sofrer deste distúrbio.[11]

Outro teste proposto como hipótese para detectar SOD é ecografia de refeição gordurosa (FMS). Um teste anormal é definido por > 2 mm de dilatação do ducto colédoco 45 minutos após ingestão de uma "refeição gordurosa" padronizada.[12] Rosenblatt et al. compararam SOM, FMS e cintilografia hepatobiliar (HBS) em um estudo comparativo retrospectivo.[12] Má correlação foi observada entre FMS e HBS com SOM. Entretanto, entre os pacientes com SOM anormal que tiveram uma boa resposta a longo prazo à esfincterotomia, 85% (11 de 13) tinham FMS e HBS anormais. Isto levanta um ponto interessante: talvez testes não invasivos possam ser avaliados quanto à se eles predizem resposta à esfincterotomia em vez de se eles se correlacionam com SOM. O que um clínico realmente quer saber de um teste não invasivo é se o paciente responderá ou não à esfincterotomia endoscópica.

Dor Abdominal Superior com Vesícula Biliar *In Situ*

O tratamento dos pacientes com dor do tipo biliar sem evidência de cálculos biliares nos exames de imagem padrão representa um desafio. Médicos (inclusive cirurgiões) e pacientes preferem usualmente identificar alguma prova de patologia da vesícula biliar antes de considerarem colecistectomia. Análise de cristais biliares pode ser efetuada na bile coletada do duodeno ou do colédoco após estimulação com colecistocinina (CCK). Ultrassonografia endoscópica é mais sensível para descobrir lama biliar[13,14] e também pode ser usada para avaliar quanto à evidência de pancreatite. Se EUS e drenagem biliar estimulada por CCK forem efetuadas, e cristais biliares ou lama na vesícula forem encontrados, mais de 90% dos pacientes terão resolução da dor com colecistectomia.[15] Cintilografia biliar pode revelar evidência de colecistite acalculosa crônica (fração de ejeção da vesícula biliar < 35%).[16] Colecistectomia empírica, no entanto, beneficiará cerca de três quartos dos pacientes com dor biliar clássica, independentemente de outra testagem[17-21]

O papel exato da SOM neste contexto não está estabelecido. Tem havido estudo limitado da prevalência de SOD em pacientes com vesícula biliar *in situ*. Guelrud descreveu 121 pacientes com dor biliar e um achado de cálculos biliares, mas um colédoco de calibre normal por ultrassonografia.[22] CPRE e SOM foram efetuadas e ele encontrou pressões de esfíncter basais elevadas em 14 pacientes (11,6%). Curiosamente, 4% dos pacientes neste grupo com uma fosfatase alcalina normal tinham pressões de esfíncter basais elevadas, enquanto 40% com fosfatase alcalina elevada demonstraram ter SOD. Ruffolo et al. investigaram 81 pacientes com dor tipo biliar típica e uma vesícula normal à ultrassonografia.[23] Quando CPRE e SOM foram efetuadas, 53% destes pacientes tinham SOD, conforme diagnosticado por pressões de esfíncter basais elevadas. No grupo inteiro, 49% tinham uma fração de ejeção anormal em cintilografia da vesícula biliar, mas o achado de SOD não se correlacionou com a fração de ejeção. Todos os pacientes neste grupo com pressões de esfíncter elevadas foram submetidos à esfincterotomia biliar, e os resultados a curto prazo de alívio da dor (1 ano) foram muito bons. Entretanto, com acompanhamento a prazo mais longo, a maioria dos pacientes em última análise necessitou colecistectomia.[24]

Nossa conduta é evitar SOM em pacientes com vesícula biliar *in situ*, porque colecistectomia laparoscópica é mais segura que CPRE. Por outro lado, testagem de SOM pode ser enganadora neste contexto. Embora discinesia do esfíncter de Oddi (taquioddia) possa ser detectada, a pressão de esfíncter basal pode ainda ser normal em pacientes sem cirurgia abdominal superior prévia, porque os neurônios inibidores do esfíncter permanecem intactos. Entretanto, CPRE com SOM pode ser razoável quando dor biliar típica for acompanhada por elevações transitórias de enzimas hepáticas.

Consentimento Informado para CPRE na Suspeita de SOD

Extremamente importante em qualquer discussão de suspeita de SOD é o consentimento informado. Consentimento informado apropriado antes de CPRE em um paciente com suspeita de SOD é em si próprio um empreendimento complexo. "Informado" significa que ambos o médico e o paciente possuem uma compreensão completa da situação clínica antes da determinação do potencial de risco e benefício. O papel do médico é em grande parte limitado a adquirir e compartilhar informação. A informação que é transmitida ao paciente inclui revisão de dados relevantes (se algum) a respeito da eficácia e segurança do tratamento endoscópico. Pode ser do mesmo modo importante revelar o fato de que há muito poucos dados de eficácia. Felizmente, nós possuímos dados razoáveis a respeito dos eventos adversos de CPRE na suspeita de SOD (ver adiante). Um médico deve compartilhar seus próprios dados de eventos adversos que sejam específicos dessa situação. Por exemplo, é inapropriado declarar dados de eventos adversos de outros endoscopistas ou de outras situações clínicas (p. ex., cálculos de colédoco). No momento presente permanece sendo particularmente importante que os pacientes com sintomas puramente funcionais que não têm nenhuma evidência de obstrução do trato digestório compreendam que eles estão tomando uma decisão de risco-benefício que diz respeito a um problema de qualidade de vida. Os pacientes devem compreender que eles são, em última análise, responsáveis por darem o seu consentimento e não devem depender unicamente de "conselho médico".

Manometria do Esfíncter de Oddi

Equipamento

Tradicionalmente, SOM tem sido realizada usando-se um sistema pneumo-hidráulico de baixa complacência, perfundido com água. Este é o mesmo sistema que foi originalmente usado para manometria esofágica. Entretanto, diferentemente da manometria esofágica, que agora é feita principalmente com sistemas eletrônicos, quase todos os centros que efetuam SOM continuam a usar o sistema hidroperfundido porque:

1. Quase todos os dados "normais" foram gerados com um sistema hidroperfundido.
2. Os cateteres de manometria eletrônica são caros e frágeis.

Avanços foram realizados nos sistemas hidroperfundidos, particularmente no *software*, que torna a montagem, gravação e interpretação da manometria muito mais fácil. Estes sistemas são disponíveis através de Sandhill Scientific (Highlands Ranch, Colo.) e Medtronic (Minneapolis, Minn.) bem como outros fabricantes. O sistema inteiro, consistindo no computador e o sistema de perfusão de água, pode ser colocado em um carro pequeno e é facilmente móvel.

O cateter original usado para SOM foi fabricado plor Arndorfer (Greendale, Wis.), e alguns clínicos ainda usam estes cateteres. Entretanto, a maioria dos cateteres usados em SOM é fabricada pela Cook Endoscopy (Winston-Salem, N.C.). O cateter consiste em três luzes, duas das quais terminam em um furo lateral do cateter, enquanto a terceira luz possui uma porta lateral e uma porta terminal (**Fig. 44.1**). A luz com a porta lateral acomoda um fio-guia calire 0,018 ou 0,021 pol. Todos os três canais podem ser usados para o registro de manometria, mas um estudo randomizado mostrou que sacrificar a terceira luz com as portas lateral e terminal, e usá-la para aspiração durante uma manometria pancreática reduziu a taxa de pancreatite pós-manometria.[25] Foi observado que aspiração durante manometria do esfíncter biliar não era necessária.[26] Água é perfundida a 0,25 mL por minuto através de cada porta. O cateter de manometria de luz tríplice feito pela Cook Endoscopy consiste em Teflon e é afilado na extremidade. Na extremidade distal do cateter há anéis pretos espaçados por 1 mm. Movendo-se de proximal a distalmente há sete anéis pretos seguidos por um anel vermelho, um anel preto e outro anel vermelho em sequência. Os anéis permitem comunicação entre os endoscopistas e o assistente de manometria para registrar a posição do cateter em relação ao orifício da papila. A extremidade proximal do cateter (a porção que fica fora do canal do escópio) é reforçada por uma capa plástica adicional que ajuda a enrijecer o cateter e evita dobra, quando o cateter é inserido e retirado. O cateter é fornecido em dois tipos: os chamados "nariz curto" e "nariz longo". O cateter de nariz curto tem 5 mm entre o último anel preto e a ponta do cateter. O comprimento da extremidade distal no cateter de nariz longo é de 20 mm. A principal vantagem do cateter de nariz longo é que a manometria pode ser completada (retirada até o último anel), enquanto é mantida a canulização. A inconveniência deste cateter, na opinião destes autores, é que o cateter de nariz longo é mais duro para se fazer a canulação.

Em resumo, o equipamento necessário para fazer SOM é razoavelmente não complicado. Os sistemas do computador e o de hidroperfusão são facilmente disponíveis, do mesmo modo que os cateteres usados para efetuar SOM. O equipamento pode ser contido em um pequeno carro móvel que pode ser rodado para dentro e para fora do centro de CPRE facilmente. Leva apenas alguns minutos para armar o sistema, e assim não é uma adição onerosa a um caso de CPRE.

Técnica

A técnica da SOM é relativamente simples. Ela consiste em canulação profunda seguida por uma retirada "em estações".

Há duas técnicas básicas de canulação empregadas ao efetuar SOM. A primeira é chamada técnica "do beijo". Nesta, o cateter de manometria é avançado uma curta distância dentro do campo visual, e o elevador é movimento maximamente "para cima" *(up)*. O polegar esquerdo do endoscopista é posicionado sobre o botão para cima/para baixo *(up/down)* com a mão direita segurando a haste do duodenoscópio. Usando a mão direita, o endoscópio é inserido ou retirado conforme necessário para permitir que o cateter de manometria seja inserido dentro do orifício papilar usando o dial "para cima" *(up)* do endoscópio. Uma vez a ponta do cateter esteja assentada no orifício papilar, o cateter de manometria é lentamente avançado até ligeira resistência ser encontrada. A seguir, com uma quantidade maior de cateter além do elevador, a haste do endoscópio é de novo agarrada com a mão direita, e a seguir canulação profunda é realizada, variando-se a trajetória do cateter, usando o dial para cima/para baixo e impelindo-o para frente para dentro do ducto, retirando o endoscópio.

O segundo método de canulação confia na abordagem mais padrão de avançar o cateter para dentro do orifício papilar, usando o elevador. Entretanto, uma vez o cateter esteja "assentado" dentro do orifício ampolar (um passo que nós chamamos *insinuação*) a maneira mais efetiva para avançar o cateter profundamente é retirar o endoscópio. O erro mais comum ao tentar realizar canulação profunda é simplesmente avançar o cateter. A curva natural do cateter fará a extremidade ser impelida adentro do teto da papila com esta técnica e geralmente não se consegue obter canulação profunda. Deve-se lembrar que qualquer que seja a

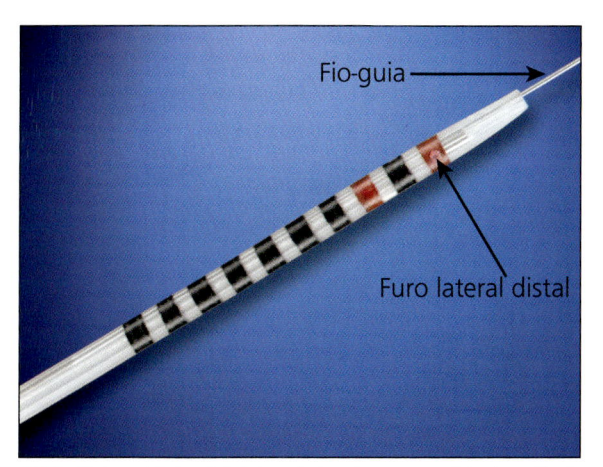

Fig. 44.1 Extremidade distal do cateter de manometria de esfíncter de Oddi. *Seta* de cima indica o fio-guia. A *seta* de baixo indica o furo lateral distal.

técnica usada para avançar o cateter, ele deve ser avançado diretamente em linha com a trajetória do ducto. Conforme mencionado anteriormente, isto geralmente é mais bem obtido, retirando-se o endoscópio e ajustando o *up/down* da extremidade do endoscópio. Outro problema comum são as pregas mucosas naturais que usualmente estão presentes dentro do segmento intraduodenal da ampola. A ponta do cateter é, comumente, impelida dentro destas pregas, e tentar avançar com força o cateter contra estas pregas geralmente falha e pode resultar em trauma e mesmo laceração da mucosa ampolar. A maneira mais efetiva de contornar estas pregas é avançar o endoscópio muito ligeiramente, o que resulta em retroceder o cateter fora da papila. Uma vez o cateter tenha sido retirado, a ponta deve ser redirecionada e, a seguir, o endoscópio retirado, o que impelirá o cateter para dentro da papila, esperando desta vez evitar as pregas. Devemos nos lembrar que a ampola nunca é tão apertada que seja necessária força bruta para canular. É quase sempre uma questão de realizar a trajetória apropriada da ponta.

Há dias condutas gerais de canulação quando se está planejando efetuar SOM. Uma realiza primeiro canulação, usando um acessório padrão com uma cânula diagnóstica ou esfincterótomo. Uma vez obtida canulação, é efetuado um colangiograma ou pancreatograma, e se nenhuma patologia for vista (cálculo ou estenose), é passado um fio-guia de 0,018 ou 0,021 pol. e a seguir o cateter de manometria é avançado sobre o fio-guia. Isto é, usualmente, empregado em centros que não executam muita SOM e querem fazer manometria do esfíncter biliar unicamente. A técnica que nós advogamos é fazer canulação livre como o passo inicial na CPRE com o cateter de manometria sozinho. Nosso raciocínio para esta conduta é o seguinte:

1. Com boa técnica e experiência, canulação livre com um cateter de manometria em um ou ambos os ductos pode ser obtida em mais de 90% das vezes. Canulação livre tentada evidentemente não proíbe o uso de um cateter padrão se esta técnica falhar.
2. Canulação com um cateter padrão não é mais fácil que com um cateter de manometria e acrescenta passos adicionais ao procedimento. Uma troca de fio-guia precisa então ser efetuada. O melhor fio-guia para usar em conjunção com SOM é o fio de 0,018 pol. à base de nitinol. Este fio particular não ajuda em canulação, uma vez que a sua extremidade muito fina, macia e flexível facilmente fique presa na prega mucosa dentro do segmento ampolar.
3. O cateter de manometria pode ser usado para obter um colangiograma, infundindo-se contraste através da porta de aspiração.

Antes de registrar as pressões de esfíncter, deve-se obter uma pressão "basal duodenal". Isto pode ser obtido de duas maneiras. A técnica que usamos (e usada na maioria dos centros) é avançar a extremidade inteira do cateter de manometria para dentro da luz duodenal. O cateter é, então, perfundido, e uma pressão basal é estabelecida. Durante esta "basal" o cateter não deve entrar em contato com a parede duodenal. Um segundo método para obter basal duodenal efetua um registro contínuo do duodeno. Com esta técnica um cateter de manometria separado é afixado ao lado do duodenoscópio, e a basal duodenal é registrada continuamente durante toda a manometria.

Nós não fazemos qualquer tentativa de selecionar um ducto particular quando começamos SOM. Perfundimos apenas dois dos três canais e usamos o terceiro canal para aspiração. Uma vez o cateter de manometria esteja profundamente no ducto, aspiração delicada é aplicada ao canal "auxiliar". Se um líquido claro for retirado, estamos no ducto pancreático. Se líquido amarelo for visto, isto identifica o colédoco. Então efetuamos um puxar para trás *(pull-back)* estacionado padrão. Em um *pull-back* estacionado, retiramos o cateter até o primeiro anel preto ser identificado e neste ponto notificamos o assistente de manometria que estamos "em um preto". O assistente de manometria informa então os endoscopistas se, sim ou não, são identificadas quaisquer contrações fásicas. Se não, o endoscopista retira o cateter para "dois preto". Outra vez, esta posição é mantida para identificar se quaisquer ondas fásicas são identificadas. Este processo de retirada de um anel preto de cada vez continua até contrações fásicas típicas serem identificadas. Uma vez identificadas contrações fásicas, é determinado se, sim ou não, o nadir das contrações fásicas mergulha abaixo de 40 mmHg. Se o fizer, o cateter é retirado para a estação seguinte. Entretanto, se for alcançada uma estação em que o nadir das contrações fásicas permanece acima de 40 mmHg, o assistente de manometria informa os endoscopistas sobre isto e instrui os endoscopistas para manterem essa posição durante pelo menos 30 segundos. Se o nadir das contrações fásicas permanecer acima de 40 mmHg durante todo o período de 30 segundos, isto seria interpretado como um registro anormal *para essa derivação*. Uma vez a duração de 30 segundos tenha sido atingida, o assistente de manometria instrui os endoscopistas para retirar outra estação. Outra vez, o nadir das ondas fásicas é visto para determinar se ele permanece acima de 40 mmHg. Uma SOM anormal é determinada quando o nadir das ondas fásicas permanece acima de 40 mmHg durante uma duração de 30 segundos *em ambas as derivações*. À medida que o cateter é retirado, a porta mais proximal eventualmente retornará ao normal, enquanto a porta distal entra na zona do esfíncter anormal. Com ainda mais retirada, ambas as derivações são retiradas da zona do esfíncter, e o nadir das contrações retorna ao valor basal.

Um ponto fraco da SOM é que a interpretação dos registros não é padronizada. A maioria das pessoas aceita 40 mmHg ou mais como sendo anormal, todavia o maior estudo examinando valores normais sugere que 35 mmHg é um número melhor.[27] Vários sistemas são usados para obter um valor real da pressão basal do esfíncter. O grupo de Indiana advoga utilizar o valor nadir dos quatro nadires mais baixos ao longo de uma observação de 30 segundos e, então, tirar a média desses valores.[28] O fator mais importante, no entanto, é que a maioria concorda que deve haver um tempo sustentado (a maioria concorda com 30 segundos) durante o qual o nadir das ondas fásicas não mergulha abaixo de 40 mmHg. Durante este tempo pode ser extremamente importante manter firme a posição do cateter. Isto pode ser difícil se houver motilidade duodenal ativa ou se movimentos respiratórios forem transmitidos à cavidade abdominal. Durante a zona crítica de registro, é extremamente importante que haja comunicação imediata entre os endoscopistas e a enfermeira de manometria para indicar a posição exata do cateter de manometria em relação ao orifício ampular. Se a pressão basal for mudada, é importante saber que o cateter está na mesma posição.

Uma parte muito controvertida da SOM tem sido o tipo de sedação e medicações adjuntas que são aceitáveis enquanto se efetua SOM. Tradicionalmente, sedação consciente para endoscopia tem sido realizada com a combinação de narcótico e benzodiazepínicos. Sabe-se que narcóticos afetam a motilidade intestinal e registros de esfíncteres. Assim durante muitos anos sedação consciente para CPRE e SOM foi realizada com benzodiazepinas unicamente. Entretanto, benzodiazepínicos isoladamente frequentemente fornecem sedação inadequada aos pacientes, e muitos pacientes desenvolvem "agitação paradoxal" quando são usadas altas doses de benzodiazepínicos. Crédito deve ser atribuído a Grace Elta et al. na Universidade de Michigan, que foram os primeiros a questionar a validade de evitar narcóticos para sedação consciente para SOM.[29] Em um pequeno estudo limitado eles observaram que as pressões basais de esfíncter (os valores usados para determinar se uma manometria é normal ou anormal) não foram afetadas por meperidina em uma dose de 1 mg/kg. Este achado foi confirmado por um estudo maior, mais bem projetado, feito na Universidade de Indiana.[30] Isto iniciou uma era em que meperidina foi rotineiramente usada em conjunção com benzodiazepínicos para SOM. Mais recentemente, propofol foi advogado para uso durante CPRE para obter ainda melhor sedação. Diversos estudos em animais demonstraram que propofol não afeta SOM em cães e carneiros.[31,32] Entretanto, só um estudo humano foi descrito e envolve apenas 11 pacientes. Este estudo concluiu que propofol não alterou pressões basais do esfíncter de Oddi.[33] Hoje, propofol é usado rotineiramente em muitos centros para obter sedação profunda para a execução de SOM. Em alguns casos, a motilidade duodenal pode tornar muito difícil a canulação. Embora glucagon (Eli Lilly, Indianapolis, Ind.) seja usado rotineiramente em CPRE padrão para controlar movimento duodenal, ele não pode ser usado durante SOM, uma vez que afete as pressões de esfíncter. Se for impossível canular sem a ajuda do glucagon, recomenda-se que passem 5 minutos entre uma dose de glucagon e registro de manometria.

Tratamento

Clínico

Terapia clínica não foi largamente estudada como tratamento para SOD. Uma vez que o esfíncter de Oddi seja uma estrutura de músculo liso, faz algum sentido que terapia farmacológica possa ser benéfica. Se estiver correta a teoria de que SOD cai dentro das categorias funcionais ou estruturais, medicações seriam então benéficas apenas naqueles com doença funcional. Experiências farmacológicas empíricas são mais razoáveis em pacientes Tipo III de G-H com episódios relativamente brandos e infrequentes de dor. As drogas mais estudadas em SOD são bloqueadores de canais de cálcio e nitratos. Khuroo et al. investigaram nifedipina em uma experiência de crossover controlada com placebo em 28 pacientes.[34] Pontos finais do estudo incluíram redução nos escores de dor, visitas à sala de emergência e uso de medicação oral para dor. Setenta e cinco por cento de 28 pacientes responderam à nifedipina. Sand et al. investigaram os efeitos de três bloqueadores de canais de cálcio com diferente seletividade por músculo liso (verapamil, nifedipina e felodipina) sobre as contrações do esfíncter de Oddi humano.[35] Os resultados mostraram que todos os três bloqueadores dos canais de cálcio são inibidores potentes da contração, e foi concluído que esta categoria de drogas pode ser útil na SOD. Sand et al. efetuaram um estudo de crossover duplo cego de 16 semanas usando nifedipina em pacientes Tipo II de G-H e mostraram que ela diminuiu o número de dias em que os pacientes experimentaram dor.[36] Uma forma de liberação lenta de nifedipina foi testada em um pequeno estudo piloto em pacientes com SOD com resultados animadores.[37] Nitratos foram estudados experimentalmente, mas não houve uma grande literatura usando esta classe de medicações em humanos. Gocer et al. observaram que dinitrato de isossorbida diminuiu contrações rítmica e tônica em músculo de esfíncter de Oddi isolado de cobaia.[38] Bar-Meir et al. descreveram o desaparecimento da dor bem como uma diminuição em ambas as atividades basal e fásica do esfíncter em repetição de manometria após terapia com nitrato em uma mulher com disfunção papilar provada por manometria.[39] Finalmente, Wehrmann et al. examinaram a aplicação tópica de nitratos sobre a papila de Vater e observaram que nitratos aplicados topicamente tiveram uma inibição profunda da motilidade do esfíncter de Oddi.[40]

A nova "droga" em estudo pode ser o óxido nítrico (NO). Óxido nítrico desempenha um papel importante na regulação da motilidade intestinal e pancreaticobiliar. Inibição da óxido nítrico sintetase (NOS) aumenta a pressão luminal dentro do trato gastrointestinal (GI). Nós examinamos o efeito de um inibidor da NOS, NG-Nitro-L-arginina metil éster (L-NAME) sobre a pressão basal média do esfíncter de Oddi no porco anestesiado. Observamos que L-NAME aumenta significativamente a pressão média do esfíncter de Oddi neste modelo animal, e o efeito fisiológico foi sustentado pela duração do experimento (3 horas).[41] Notando que administração tópica de um doador de NO induz relaxamento do esfíncter de Oddi em humanos, Niiyama et al. examinaram o efeito da injeção intrasfinctérica de nitroprussiato de sódio (SNP) sobre o esfíncter de Oddi do porco. Eles observaram que a injeção intrasfinctérica de SNP reduziu significativamente as pressões basais médias, o que durou até 45 minutos sem induzir efeitos colaterais de baixar significativamente a pressão arterial.[42] A pesquisa está continuando para desenvolver agentes farmacêuticos que gerem NO, e estes podem servir como tratamento potencial para SOD.[43]

Apesar de alguns avanços promissores, terapia clínica para esfíncter de Oddi é ainda problemática por várias razões:

1. A terapia atual, particularmente nitratos, tem um perfil importante de efeitos colaterais (especialmente cefaleia).
2. Há uma falta de dados a longo prazo.
3. A variabilidade da resposta pode ser devida à nossa incapacidade de diferenciar entre estenose fixa e espasmo funcional.

Para a terapia clínica evoluir, há necessidade de estudos randomizados bem conduzidos, controlados com placebo, com acompanhamento a longo prazo. Os principais inconvenientes da terapia clínica neste ponto são a falta de especificidade para o esfíncter de Oddi e a ausência de uma medicação de longa ação com um baixo perfil de efeitos colaterais.[44]

Endoscópico

Terapia endoscópica tem sido o tratamento mais amplamente empregado para SOD. Ao avaliar resultados após esfincterotomia endoscópica, as especificidades da população de pacientes (Tipo I, II ou III de G-H) e a natureza exata da intervenção (esfincterotomia biliar ou dupla) precisam ser levadas em conta. Existe só um estudo que focaliza esfincterotomia unicamente em pacientes G-H Tipo I.[45] Esta foi uma população relativamente pequena de estudo de 17 pacientes com dor do tipo biliar, colédoco dilatado e testes hepáticos anormais durante episódios de dor. Na CPRE, só 65% tinham pressões de esfíncter basais anormais com SOM, mas todos se beneficiaram com esfincterotomia a uma média de acompanhamento de 2,3 anos.

Os dados mais fortes que suportam a eficácia da intervenção endoscópica estão contidos em três experiências randomizadas,[46-48] duas das quais[46,48] incluíram apenas pacientes Tipo

II de G-H que receberam ou terapia fictícia ou esfincterotomia biliar apenas. No estudo que marcou época por Geenen et al., todos os pacientes foram submetidos à CPRE com SOM e todos os pacientes foram a seguir randomizados para ou terapia fictícia ou esfincterotomia biliar (o endoscopista foi cegado aos resultados da manometria).[46] Os resultados ajudaram a validar tanto a capacidade preditiva da SOM, quanto o benefício da esfincterotomia. Os pacientes com SOM normal não se beneficiaram com esfincterotomia, mas aqueles com pressões de esfíncter basais anormais sim. Os pontos importantes para lembrar desta experiência são:

1. Só foram incluídos pacientes Tipo II.
2. Pacientes fizeram esfincterotomia biliar apenas.
3. Os pacientes com pressões de esfíncter basais anormais tratados com esfincterotomia se beneficiaram significativamente mais do que aqueles com pressões normais de esfíncter de Oddi tratados por terapia fictícia ou esfincterotomia.

O estudo de Tooouli et al.[48] foi desenhado um pouco similarmente ao estudo de Geenen. Ele incluiu apenas pacientes Tipo II de G-H e envolveu randomização de todos os pacientes para terapia fictícia ou esfincterotomia biliar. Nesta experiência, no entanto, se a manometria fosse inicialmente normal, os pacientes foram provocados com CCK em um esforço para detectar um subconjunto de pacientes com "SOD funcional". Os resultados foram semelhantes ao estudo de Geenen: 85% dos pacientes (11 de 13) com pressões de esfíncter basais elevadas se beneficiaram com esfincterotomia, enquanto apenas 38% dos pacientes (5 de 13) se beneficiaram com terapia fictícia ($p = 0,041$). Os resultados foram semelhantes para ambos, o grupo de esfincterotomia e o grupo fictício, que tinham SOM normal.

A experiência de Indiana, no entanto, foi diferente por várias razões: Ela teve uma randomização para três grupos – terapia fictícia, esfincterotomia biliar endoscópica, esfincteroplastia cirúrgica (dupla) – e a experiência envolveu pacientes Tipos II e III de G-H.[47] A última característica da experiência de Indiana é particularmente importante, porque a maioria dos centros que têm experiência em SOD vê uma predominância de pacientes Tipo III de G-H. Entretanto, esta experiência não randomizou todos os pacientes, só aqueles com SOM anormal. Os resultados com acompanhamento de 3 anos revelaram que 69% dos pacientes nos grupos de esfincterotomia endoscópica e esfincteroplastia cirúrgica se beneficiaram, em comparação a apenas 24% dos pacientes no grupo de terapia fictícia ($p = 0,009$). Embora esfincteroplastia cirúrgica (SSP) seja reservada principalmente para aqueles que não têm sucesso com intervenção endoscópica, uma publicação recente forneceu resultados a longo prazo de 17 pacientes que foram submetidos à SSP para SOD.[49] Conclusões confiáveis não podem ser tiradas deste relatório porque ele foi um estudo retrospectivo pequeno, mas os escores de dor globais foram significativamente reduzidos após SSP, e a satisfação média foi muito alta em 95%. Seleção dos pacientes é crítica, e SSP deve ser considerada em pacientes com insucesso do tratamento endoscópico ou naqueles com anatomia alterada (*bypass* cirúrgico para obesidade).

A mais séria falta de dados é a ausência de estudos bem desenhados que examinem se SOM prediz resultado e se esfincterotomia é benéfica em pacientes Tipo III de G-H. Os dados de Indiana contiveram pacientes Tipo II, mas não lidaram com a previsibilidade pela SOM. Essa experiência está em andamento, e a acumulação está chegando ao fim. A experiência (EPISOD – Evaluating Predictor & Interventions in Sphincter of Oddi Dysfunction) olha exclusivamente pacientes de SOD Tipo III bem definidos e está randomizando pacientes para esfincterotomia ou terapia fictícia, independentemente dos resultados da SOM. E um estudo muito bem projetado patrocinado pelos National Institutes of Health (NIH) e detalhes podem ser obtidos em ClinicalTrials.gov. Este estudo provavelmente terá uma influência importante na nossa abordagem à avaliação endoscópica e tratamento de pacientes com dor pancreaticobiliar. Um dos muitos subprodutos que veremos deste estudo é métodos aperfeiçoados de avaliação do resultado. Dor é o principal sintoma de SOD, e até agora nós não tínhamos medidas adequadas de dor nestes pacientes. Enquanto projetavam o estudo EPISOD, os investigadores desenvolveram e validaram uma nova ferramenta de avaliação de dor chamada RAPID (Recurrent Abdominal Pain Intensity and Disability).[50] A ferramenta mede a redução na produtividade de várias atividades diárias como resultado de dor abdominal. Os escores RAPID devem agora ser usados em experiências futuras envolvendo pacientes com SOD.

A outra questão referente à intervenção endoscópica que não foi analisada em estudos adequadamente desenhados é a eficácia da esfincterotomia biliar isoladamente *versus* esfincterotomias combinadas biliar e pancreática. Existe, no entanto, um crescente volume de evidência que sugere que alguns pacientes podem beneficiar-se com esfincterotomia dupla. É sabido de relatórios em que dupla manometria foi realizada, que geralmente há uma concordância entre as pressões de esfíncteres pancreático e biliar. Na maioria dos casos, elas são ou ambas normais ou ambas anormais. Há, no entanto, alguma discordância que sugere que em cerca de 10% das vezes existe hipertensão isolada do esfíncter biliar e em cerca de 20% das vezes há hipertensão isolada do esfíncter pancreático.[51,52] Em um trabalho prévio por Guelrud,[53] esfincterotomia biliar sozinha *versus* esfincterotomia biliar e pancreática foram avaliadas em um grupo de pacientes com SOD Tipo II pancreática e pancreatite recorrente. Vinte e oito por cento dos pacientes submetidos à esfincterotomia biliar isolada mostraram melhora, enquanto 86% dos pacientes (12 de 14) mostraram melhora, se dupla esfincterotomia fosse executada. Houve também um subconjunto de 13 pacientes que foram submetidos à esfincterotomia biliar seguida por esfincterotomia pancreática em uma sessão posterior em que 77% desses pacientes melhoraram. Em ambos os casos (esfincterotomias biliar e pancreática na mesma sessão ou esfincterotomia pancreática em uma sessão subsequente) os resultados foram significativamente melhores em relação aos pacientes com esfincterotomia biliar unicamente. Outro estudo da Universidade de Iowa[54] examinou um grupo de 26 pacientes que não tinham respondido à esfincterotomia biliar apesar de motilidade anormal do esfíncter de Oddi. Vinte e cinco de 26 pacientes foram submetidos a uma repetição de CPRE e esfincterotomia pancreática, e 16 destes pacientes (64%) responderam. Um estudo adicional por Kaw et al.[55] investigou esfincterotomia biliar *versus* dupla e a relacionou com que esfíncter tinha manometria anormal. Naqueles com uma manometria biliar anormal, 80% responderam à esfincterotomia biliar. Entretanto, se hipertensão isolada do esfíncter pancreático ou hipertensão combinada de esfíncteres biliar e pancreático fosse encontrada, apenas 7 de 23 pacientes (30%) responderam se eles recebessem uma esfincterotomia biliar unicamente. Alternativamente, se pacientes tivessem hipertensão isolada de esfíncter pancreático ou anormalidades combinadas de esfíncteres biliar e pancreático, 11 de 16 pacientes (69%) responderam à dupla esfincterotomia. Embora haja crescente entusiasmo por efetuar uma dupla esfincterotomia nos pacientes em que o esfíncter pancreático foi demonstrado anormal, uma recomendação definitiva deve aguardar estudos clínicos randomizados adequadamente desenhados.

Alguns investigadores experimentaram injeções de toxina botulínica (Botox, Allergan Inc., Irving, Calif.) diretamente dentro do esfíncter como substituto para SOM,[56] como tratamento permanente para SOD[57,58] ou para prevenir pancreatite pós-CPRE.[59] A presunção, com Botox, é que a dor da SOD vem do próprio esfíncter e de que pela prevenção da contração tônica, os sintomas possam ser aliviados. Sand et al.[60] demonstraram que toxina botulínica inibe contrações do músculo liso do esfíncter de Oddi do porco, e Wang et al.[61] mostraram que em cães ele reduziu atividade contrátil por um período prolongado. O primeiro relatório clínico do seu uso em SOD foi por Wehrmann et al.[57] Eles injetaram 100 unidades internacionais de toxina botulínica em 22 pacientes com SOD documentada manometricamente (todos eram pacientes Tipo III). Seis semanas mais tarde, 55% dos pacientes (12 de 22) estavam livres de sintomas, e 45% dos pacientes (10 de 22) não estavam. Os 10 não respondedores foram submetidos à CPRE e esfincterotomia biliar. Cinco destes 10 pacientes tinham normalizado sua pressão do esfíncter e não responderam à esfincterotomia biliar com acompanhamento a mais longo prazo. Onze dos 12 respondedores iniciais recidivaram com uma média de 6 meses. Manometria repetida revelou hipertensão do esfíncter em todos os 11 pacientes, e todos os 11 responderam à esfincterotomia endoscópica. Este relato inicial não foi seguido por um estudo prospectivo randomizado. Goerlick et al.[59] constataram que toxina botulínica foi efetiva para diminuir o risco de pancreatite pós-CPRE em pacientes com SOD manometricamente positivos; entretanto, a incidência de pancreatite foi de 25%, o que na era dos *stents* pancreáticos é inaceitável.[62] Existem várias deficiências nesta abordagem:

1. Toxina botulínica não foi submetida a um estudo randomizado da maneira que a manometria foi, pelo menos em pacientes Tipo II de G-H.
2. Quando toxina botulínica é usada como tratamento de SOD, é lógico que seu efeito será transitório, como vimos com toxina botulínica em pacientes com acalasia.
3. Quando usada como preditor da resposta à esfincterotomia, ela exige um segundo procedimento, o que expõe os pacientes com suspeita de SOD a ainda outro procedimento que poderia causar pancreatite.

Em suma, há inconvenientes inerentes ao uso de toxina botulínica na SOD. Os fatores mais importantes são que a experiência global é muito pequena, e a toxina botulínica não foi submetida a estudos randomizados bem desenhados, com suficiente acompanhamento para determinar a eficácia. Embora os dados sejam escassos, Botox não parece tão efetivo quanto inserção de *stent* pancreático a curto prazo para prevenção de pancreatite pós-CPRE.

Prevenção da Pancreatite Pós-CPRE

Originalmente foi admitido que era a execução real da SOM que causava pancreatite pós-CPRE (PEP). Viemos a descobrir, no entanto, que o risco é de fato inerente aos próprios pacientes. Isto foi delineado em um estudo publicado por Freeman et al. Este trabalho notável descreve claramente os fatores de risco de PEP, e a maioria é relacionada com os próprios pacientes (**Quadro 44.5**).[63] Realização de CPRE, com ou sem manometria, em uma mulher jovem com suspeita de SOD acarreta um muito alto de

Quadro 44.5 Fatores do Paciente Correlacionados com Risco Aumentado de Pancreatite

Os critérios usados foram os seguintes:
1. ALT e fosfatase alcalina mais que o dobro do limite superior do normal
2. Colédoco dilatado em ultrassonografia
3. Drenagem retardada do material de contraste em CPRE

Análise Multivariada	Valor p
Suspeita de SOD	< 0,001
Idade mais jovem	< 0,001
Análise Univariada	**Valor p**
História de pancreatite induzida por CPRE	< 0,001
Sexo feminino	< 0,001
História de pancreatite	< 0,001
Diâmetro do colédoco distal	0,02

Dados de Freeman ML, Nelson DB, Sherman S et al. Complications of endoscopic biliary sphincterotomy. N Engl J Med. 1996;335;909-918.
ALT, alanina aminotransferase; CPRE, colangiopancreatografia retrógrada endoscópica; SOD, disfunção do esfíncter de Oddi.

PEP. Até agora, o melhor estudo efetuado que investigou o papel da própria manometria como fator causador na PEP reviu 76 pacientes com suspeita de SOD submetidos à SOM.[25] O grupo foi randomizado para manometria da maneira padrão com todas as três portas perfundidas com 0,25 mL de água por minuto *versus* perfusão através de duas derivações com aspiração simultânea através do terceiro canal. Um estudo prévio provou que aspiração durante SOM não afetava os resultados da manometria.[64] Este estudo foi importante, porque o procedimento consistiu apenas em SOM, e os pacientes não fizeram CPRE até depois que a manometria estava completa. Assim o estudo isolou SOM, e registrou a incidência de PEP. Os resultados mostraram que no grupo que estava sendo perfundido a taxa de pancreatite foi de 23,5%, enquanto no grupo submetido à aspiração a taxa de pancreatite foi de 3% ($p = 0,01$). A taxa registrada de pancreatite no grupo de aspiração é uma taxa aceitável de PEP, bem abaixo da taxa geralmente citada em pacientes com suspeita de SOD.

O fator mais importante para reduzir o risco de PEP em pacientes com suspeita de SOD descrito até agora é inserção de *stent* de ducto pancreático. A hipótese é que a manipulação da ampola durante a CPRE (com ou sem esfincterotomia) pode causar edema e comprometer a drenagem de líquido pancreático levando à pancreatite. Em um importante estudo, pacientes com SOD manometricamente documentada foram randomizados para *stent* pancreático a curto prazo *versus* nenhum *stent* após esfincterotomia biliar.[65] Os resultados mostraram que o grupo com *stent* teve uma taxa de PEP de 7% em comparação a uma taxa de 26% no grupo sem *stent* ($p = 0,03$). Vários outros estudos também sugeriram que havia benefício na colocação de *stent* pancreático para prevenir PEP.[66-69] Subsequentemente, Singh et al. realizaram uma metanálise de estudos publicados e concluíram que a colocação de *stent* pancreático foi efetiva para reduzir a incidência de PEP em pacientes com SOD suspeitada ou provada.[70] Inserção de *stent* pancreático não é isenta de problemas potenciais. As experiências prospectivas originais usaram *stents* curtos com 5 Fr que exigiam remoção endoscópica. Em um esforço para evitar um segundo procedimento para remover os *stent*, nós começamos a usar *stents* que não tinham uma aba no lado pancreático. Estes últimos tipicamente migram dentro de 1 a 2 semanas e são igualmente efetivos para prevenção de PEP.[71] Muitos peritos favorecem o uso de *stents* pancreáticos de menor calibre (3 Fr), mais longos (8, 10 ou 12 cm) para esta indicação pela mesma razão. Estes *stents* têm um rabo-de-porco no lado duodenal e nenhuma aba de retenção no lado pancreático (Lehman pancreatic stent, Cook Endoscopy, Winston-Salem, N.C.). Eles devem ser colocados sobre um fio-guia de 0,018 ou 0,021 pol. e em virtude do comprimento do *stent* o fio-guia precisa ser passado por dentro da cauda do pâncreas. Estes *stents* tipicamente migram dentro de 2 semanas e podem ser checados fazendo-se um "radiografia simples do abdome incluindo os diafragmas" 2 ou 3 semanas após o procedimento. Se o *stent* ainda estiver no lugar, ele será visto como um filamento radiopaco cruzando a coluna no abdome superior embaixo do diafragma. Se o *stent* estiver presente às 3 semanas, pode-se aguardar uma semana adicional e repetir a radiografia. Se o *stent* permanecer após 4 semanas, provavelmente é melhor removê-lo com um endoscópio de visão lateral e uma minialça. A principal razão para usar este *stent* é que ele é muito macio e flexível e, quando permanece no lugar por 3 a 4 semanas, associa-se a menos dano ductal iatrogênico do que visto com *stents* maiores.[72,73] *Stents* de 3 Fr também previsivelmente permanecem no lugar durante pelo menos 72 horas, o que provavelmente é a referência de tempo necessária para evitar PEP. O único inconveniente do *stent* é que ele exige passar um fio-guia de pequeno diâmetro até a cauda do pâncreas. Isto pode ser difícil se houver múltiplas curvas agudas à medida que o ducto corre através da cabeça do pâncreas. Ocasionalmente encontramos também pacientes com uma "alça pancreática", em que o ducto pancreático principal faz uma volta de 360° ao correr através da cabeça do pâncreas. Em casos com inflexões "sigmoides" graves ou alça pancreática, nós favorecemos colocação de um *stent* curto de 5 Fr com a aba interna (lado pancreático) removida.

Embora controvertida e ainda não submetida a estudo randomizado, os dados retrospectivos atuais sugerem que os *stents* pancreáticos são úteis na prevenção de PEP nos pacientes com uma SOM normal.[74] Dados mais recentes reforçam este fato. Uma revisão retrospectiva, não randomizada, de 403 pacientes com suspeita de SOD foi realizada.[75] Cento e sessenta e nove pacientes tiveram um *stent* de ducto pancreático colocado (grupo 1), e 234 não o receberam (grupo 2). A taxa de PEP foi 2,4% no grupo 1 e 9% no grupo 2 ($p = 0,006$).

A razão disto é desconhecida, mas o risco de PEP é inerente aos pacientes *com suspeita de SOD* e não apenas àqueles provados como tendo SOD com manometria anormal. Por outro lado, nossos dados mostram que 42% dos pacientes com suspeita de SOD que têm uma manometria normal na sua CPRE-índice têm uma manometria anormal se retornarem para repetição do exame, sugerindo que a manometria inicial foi falsamente negativa.[76] Ainda que a nossa evidência atual não seja tão forte quanto poderia ser, nossa recomendação é que um *stent* curto de ducto pancreático seja colocado em todos os pacientes julgados em alto risco de PEP.

Múltiplas experiências foram realizadas para examinar meios farmacológicos de prevenir PEP. Até agora estes estudos foram negativos. Mais recentemente, dados sugeriram que administração de drogas anti-inflamatórias não esteroides (NSAIDs) por via retal pode ser útil na prevenção de PEP. Uma publicação muito recente suporta esta conduta.[77] Uma experiência clínica multicêntrica, controlada com placebo, duplamente cega, randomizou pacientes em alto risco de PEP para uma única dose de 50 mg de indometacina administrada por via retal imediatamente em seguida à CPRE, ou placebo. Aproximadamente 80% dos pacientes em ambos os grupos também receberam *stent* pancreático. A taxa de PEP no grupo de tratamento foi de 9,2% comparado a 16,9% no grupo de placebo ($p = 0,005$). A gravidade da PEP também foi menor no grupo de tratamento. O benefício da indometacina foi visto independentemente de se um *stent* pancreático. Estes dados juntamente com outros estudos suportando o uso de NSAIDs retais deve mudar nossa prática em pacientes em alto risco de PEP.

Pancreatite Aguda Inexplicada

O diagnóstico de pancreatite é usualmente simples e direto. Dor pancreática é mais frequentemente epigástrica e se irradia pelas costas. Amilase e/ou lipase séricas devem ser 3 vezes o nível normal antes de se fazer o diagnóstico de pancreatite aguda. Em situações em que há resultados laboratoriais duvidosos ou quando exames foram colhidos muitas horas depois do início da dor, um diagnóstico pode ser feito, se houver evidência radiográfica de pancreatite.

Uma revisão completa da abordagem à pancreatite aguda é considerada em outro local neste livro. SOD é considerada juntamente com outras causas estruturais (microlitíase, neoplasia, *pancreas divisum*, divertículo duodenal, coledococele) quando causas mais comuns (álcool, cálculos biliares, medicações) foram excluídas.

Avaliação com CPRE e SOM devem ser consideradas quando um paciente tem ataques recorrentes e, pelo menos, um ataque que foi considerado grave. Pacientes com idade de 50 anos e acima devem também fazer avaliação com EUS para excluir neoplasia.

O papel da SOM em casos de pancreatite "inexplicada" não é largamente estudado. Um estudo retrospectivo recente de SOM em 1.241 pacientes com pancreatite idiopática (único episódio, recorrente ou recidivante crônica) observou que 40% do grupo global tinha SOM anormal.[78] A aplicação de CPRE neste grupo de pacientes foi salientada pelo fato de que *pancreas divisum* foi encontrado em 19%, cálculos biliares foram encontrados em 3%, e neoplasma mucinoso papilífero intraductal (IPMN) foi encontrado em 3,7%. A importância deste trabalho é encontrada no fato de que CPRE com SOM determina a causa da pancreatite em 66% dos pacientes.

O valor da SOM reside em se a informação resulta ou não em resultados melhorados após esfincterotomia pancreática. Em 2011 Wehrmann apresentou uma revisão retrospectiva do resultado a longo prazo (≥ 10 anos) em 37 pacientes com pancreatite idiopática e SOM anormal que foram submetidos à esfincterotomia endoscópica (biliar, pancreática ou dupla).[79] Os dados são mistos, porque nem todos os pacientes tiveram o mesmo tratamento, mas o número médio de recaídas foi mais baixo após intervenção endoscópica em comparação ao mesmo intervalo de tempo antes do tratamento. Os dados sugerem também que esfincterotomia dupla deve ser efetuada inicialmente para otimizar o resultado.

Avaliação dos Pacientes com Dor Recorrente após Intervenção Endoscópica para Disfunção do Esfíncter de Oddi

Apesar de uma manometria anormal, pacientes podem não responder à intervenção endoscópica ou podem demonstrar uma resposta transitória seguida por uma recaída. Os resultados de uma reinvestigação podem levar a diversos achados potenciais:

1. Esfincterotomia biliar prévia incompleta.
2. Hipertensão do esfíncter pancreático residual.
3. Reestenose do esfíncter pancreático.
4. Exame completamente normal.
5. Evidência de pancreatite crônica inicial.

Se os pacientes se apresentarem com dor pancreaticobiliar típica após terapia endoscópica para SOD e os sintomas recorrentes justificarem os riscos da CPRE, este exame deve ser repetido. Não há relatos abrangentes que detalhem sistematicamente os achados em um segundo exame. Na maioria dos centros que tratam um número significativo de pacientes de esfíncter de Oddi, uma esfincterotomia biliar tão completa quanto possível é usualmente executada, se esfincterotomia biliar for indicada. A fonte exata da dor em pacientes de esfíncter de Oddi ainda é conhecida, mas é provável que naqueles com estenose funcional (em oposição à obstrução estrutural) a dor seja emanada do próprio esfíncter. Esta é a razão para realizar uma esfincterotomia biliar completa. Nestas circunstâncias é incomum encontrar estenose recorrente do esfíncter biliar em exame de acompanhamento, mas em vez disso hipertensão residual do esfíncter pancreático. Neste contexto, os dados disponíveis sugerem que os pacientes melhoram sintomaticamente após esfincterotomia pancreática. Em um estudo por Elton et al.[80,] manometria pancreática foi efetuada em seguida à esfincterotomia biliar em pacientes com SOD. Se hipertensão do esfíncter pancreático fosse encontrada, era realizada esfincterotomia pancreática. Os resultados mostraram que 73% dos pacientes tiveram resolução completa dos sintomas após a CPRE-índice, e adicionais 18% mostraram alteração parcial ou transitória. Só 8% destes pacientes com SOD Tipos I e II de G-H não tiveram alteração nos sintomas. Estes resultados são algo melhores do que outros relatos na literatura. Adicionalmente, Eversman et al.[81] analisaram acompanhamento a longo prazo após esfincterotomia biliar e o correlacionaram com os resultados de SOM. Neste estudo, 37 pacientes tinham hipertensão isolada do esfíncter biliar, e apenas 16% necessitaram reintervenção. Em um grupo de 62 pacientes que tinham pressões basais biliar e pancreática elevadas, 29% necessitaram reintervenção. Nos 33 pacientes que tinham hipertensão isolada do esfíncter pancreático (e foram submetidos a uma esfincterotomia biliar unicamente), 39% necessitaram reintervenção.

Este conceito de resultados melhorados com esfincterotomia dupla quando está presente hipertensão do esfíncter pancreático foi investigado adicionalmente por Park et al.[82] Neste relatório não houve diferença significativa em resultado quando se comparou esfincterotomia dupla *versus* esfincterotomia biliar unicamente em pacientes com hipertensão isolada do esfíncter biliar. Curiosamente, também não houve diferença entre esfincterotomia dupla e biliar apenas em pacientes que tinham ambas as pressões de esfíncteres biliar anormal e pancreático anormal. Entretanto, houve uma diferença significativa na taxa de reintervenção em pacientes com pressões de esfíncter pancreático isoladas anormais (21 *versus* 39%, $p = 0,05$).

Em suma, parece que os resultados podem ser melhorados se esfincterotomia pancreática for realizada em pacientes com hipertensão documentada do esfíncter pancreático. Entretanto, recomendações definitivas aguardam estudos randomizados apropriados.

Observações de Conclusão

A avaliação e o tratamento de pacientes com suspeita de SOD permanecem um desafio para os gastroenterologistas. Obtenção de uma história detalhada é um ponto crítico, e a avaliação quanto a outras causas de dor abdominal superior deve ser realizada, e provas clínicas empíricas para doenças endoscópica e radiologicamente negativas (doença de refluxo gastroesofágico, síndrome de intestino irritável) devem ser experimentadas. Entretanto, com uma história apropriada e uma falta de resposta a intervenções empíricas, deve-se considerar SOD. Esforço continuado deve ser feito para descobrir uma maneira menos invasiva de detectar SOD. Há claramente um movimento para maior uso do imageamento de ressonância magnética (RM) em pacientes com problemas pancreaticobiliares, e uma publicação recente sugere que à MRCP(ss-MRCP) das vias biliares estimulada com secretina pode ter potencial de substituir SOM em subconjuntos de pacientes com suspeita de SOD. Pereira et al. olharam 47 pacientes (SOD biliar Tipos II e III de G-H) suspeitos de terem SOD.[83] Todos foram submetidos à MRCP das vias biliares e SOM, e 27 pacientes (57%) tinham pressões de esfíncter basais elevadas. Os pacientes com SOM anormal foram tratados com esfincterotomia biliar e/ou pancreática. Os resultados mostraram uma má correlação entre manometria e a MRCP das vias biliares com secretina nos pacientes Tipo III (nenhum paciente Tipo III teve es-MRCP anormal), mas todos os pacientes Tipo II com SOM e MRCP das vias biliares com secretina anormais mostraram melhora a longo prazo, conforme medido por escores de dor.

Em pacientes com suspeita de SOD, avaliação quanto à dilatação ductal e painéis bioquímicos hepático e pancreático durante ou brevemente depois de um episódio de dor importante devem ser obtidos. Com esta informação, o paciente pode ser classificado em critérios G-H (Tipos I, II ou III). Por causa de uma resposta de 90% à esfincterotomia e o fato de eles parecerem ter uma incidência mais baixa de PEP, os pacientes que caem no Tipo I podem submeter-se à CPRE e esfincterotomia sem a necessidade de manometria. Os pacientes Tipos II e III de G-H devem ser encaminhados a um gastroenterologista ou centro pancreaticobiliar com *expertise* em SOM. Os pacientes do Tipo II devem fazer uma manometria, porque experiências randomizadas provaram que manometria é um discriminador preciso daqueles que responderão à esfincterotomia. Nós claramente necessitamos de estudos randomizados em pacientes do Tipo III. Na ausência dessas experiências, os dados atuais sugerem que ambos os esfíncteres devem ser estudados, e em pacientes selecionados com hipertensão de esfíncter pancreático deve-se considerar dupla esfincterotomia. Adicionalmente, pacientes de SOD do Tipo III estão em alto risco de PEP e devem-se submeter à colocação de *stent* pancreático a curto prazo e NSAIDs periprocedimento, mesmo se a sua manometria for normal. A necessidade de manometria dupla combinada com uma necessidade potencial de esfincterotomia pancreática e o requisito obrigatório de *stent* pancreático ditam, todos, que os pacientes Tipo III sejam manejados por endoscopistas que tenham experiência significativa *e interesse* nos pacientes com SOD. Finalmente, os pacientes com SOD que recidivam após intervenção endoscópica inicial devem ser reavaliados, se a gravidade dos seus sintomas recorrentes justificam intervenção endoscópica ou cirúrgica.

A lista de referências deste capítulo pode ser encontrada em www.revinter.com.br/online/referencias-baron.pdf

Capítulo 45

Colangite Esclerosante

Jawad Ahmad ■ **Adam Slivka**

Colangite esclerosante primária (PSC) é uma doença inflamatória crônica da árvore biliar. Ela é caracterizada por estenose e dilatação dos ductos biliares e/ou extra-hepáticos, com fibrose obliterativa concêntrica das vias biliares intra-hepáticas. PSC é estreitamente associada à doença intestinal inflamatória (IBD), particularmente colite ulcerativa (UC) que é encontrada em, aproximadamente, dois terços dos pacientes com PSC norte-europeus.[1,2] A doença leva à colestase crônica, mas os pacientes podem ser assintomáticos à apresentação, diagnosticados por enzimas hepáticas anormais, particularmente elevação da fosfatase alcalina, ou eles podem apresentar-se com prurido, fadiga, dor no quadrante superior direito e icterícia. À medida que a doença progride, sintomas de cirrose podem ser manifestados. PSC é associada a um risco imprevisível de desenvolvimento de colangiocarcinoma em até 30% dos pacientes.[3] A etiologia e patogênese da PSC não estão claras, mas ela é provavelmente uma doença imunomediada que envolve uma resposta imune célula-mediada exagerada, que leva à inflamação crônica do epitélio biliar. Um estudo recente sugeriu que a incidência de PSC está aumentando no mundo ocidental.[4]

PSC é diagnosticada por imageamento radiográfico da árvore biliar (**Fig. 45.1 e Quadro 45.1**). Isto tradicionalmente tem sido efetuado usando-se colangiopancreatografia retrógrada endoscópica (CPRE), porém mais recentemente a ressonância magnética com colangiorressonância (MRCP das vias biliares) é tão sensível quanto CPRE no diagnóstico de PSC, se o melhor equipamento e operador forem disponíveis (**Fig. 45.2**).

Biópsia hepática tem um papel limitado no diagnóstico, mas é um adjunto útil para determinar o estádio da doença. Histologia pode variar de normal à cirrose biliar franca com os aspectos típicos de inflamação portal, fibrose periductal concêntrica "em casca de cebola" e fibrose periportal, desenvolvendo-se para necroses septal e confluente.

O papel do endoscopista na PSC envolve colangiografia diagnóstica, intervenção terapêutica em estenoses no ducto biliar, incluindo dilatação e inserção de *stent* biliar, manejo de cálculos de ducto biliar que podem complicar PSC, e a diferenciação entre estenoses benignas e malignas.

Diagnóstico e História Natural

Introdução e Base Científica

O papel da CPRE no diagnóstico da PSC se tornou mais controvertido com a disponibilidade de MRCP das vias biliares de alta qualidade. Esta última tem o benefício de ser não invasiva, mas é dependente do operador e da máquina e não permite intervenção terapêutica ou amostragem citológica. Além disso, estenoses intra-hepáticas sutis como única manifestação de PSC podem ser vistas com CPRE e ser despercebidas com MRCP das vias biliares. CPRE ainda é considerada como sendo o padrão ouro e permite amostragem e intervenção, embora seja também dependente do operador. Além disso, CPRE provê estadiamento endoscópico de hipertensão porta.

Diversos estudos compararam CPRE e MRCP das vias biliares em pacientes com evidência clínica ou bioquímica de colestase. MRCP das vias biliares tem uma precisão diagnóstica comparável de mais de 90% e uma especificidade de 99%.[5,6] Entretanto, muitos pacientes necessitam uma intervenção terapêutica.[6]

Descrição da Técnica

A técnica da CPRE na PSC não difere da conduta padrão de canulação biliar e está descrita em outro local (ver Capítulo 13). Em certos casos um colangiograma de oclusão é necessário usando-se um balão de extração de cálculo para evitar drenagem de contraste da árvore biliar ou enchimento da vesícula biliar. Entretanto, cuidado deve ser tomado para evitar enchimento de segmentos dos ductos intra-hepáticos que, subsequentemente, não podem ser drenados, assim aumentando o risco de infecção. A American Society for Gastrointestinal Endoscopy recomenda antibióticos profiláticos nos casos em que exista a possibilidade de opacificar, mas não drenar um ducto biliar obstruído. Este cenário existe para todos os pacientes de PSC, e nós tratamos todos com antibióticos imediatamente antes e por vários dias após CPRE.

Indicações e Contraindicações

Qualquer paciente com um quadro clínico compatível com colestase é um candidato a imageamento da árvore biliar. Isto é especialmente verdadeiro em pacientes com IBD subjacente. O uso de CPRE ou MRCP das vias biliares será afetado por vários fatores, conforme descrito anteriormente. Se terapia estiver potencialmente indicada, CPRE tem a vantagem de tratar uma estenose sem a necessidade de um exame adicional, embora MRCP das vias biliares possa ajudar a planejar uma intervenção terapêutica.

Causas secundárias de esclerose biliar necessitam ser excluídas antes que um diagnóstico de PSC possa confiantemente ser feito. Cirurgia biliar, cálculos e neoplasmas, lesão de artéria hepática, quimioterapia arterial hepática e síndrome de imunodeficiência adquirida (AIDS) podem levar a estenoses na árvore biliar. A **Figura 45.3** ilustra o colangiograma de um paciente vários meses após quimioterapia intra-arterial com floxuridina (FUDR) com resultante colangiopatia tóxica.

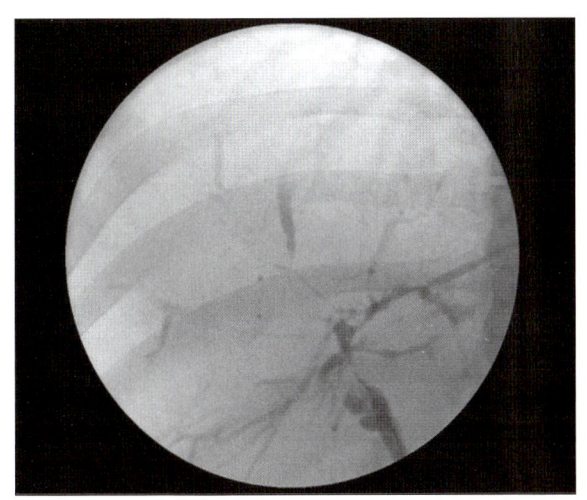

Fig. 45.1 Colangiograma retrógrado endoscópico típico de um paciente com colangite esclerosante primária. A doença está em um estádio inicial, com áreas de formação de estenoses e configuração em contas da árvore biliar intra-hepática, mas pouca atenuação. Notar que um colangiograma de oclusão foi efetuado com o balão inflado proximal à saída do ducto cístico, de modo que o contraste enche os ductos biliares intra-hepáticos, mas não a vesícula biliar. Esta técnica é útil para minimizar possível colecistite pós-procedimento.

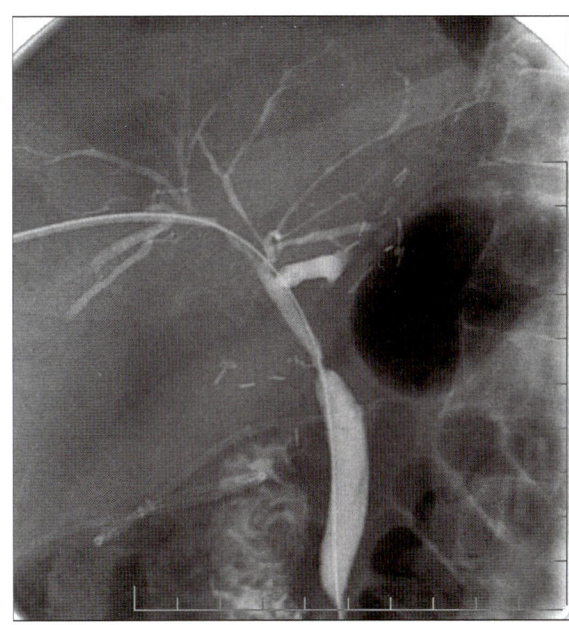

Fig. 45.3 Colangiograma que demonstra os efeitos de quimioterapia intra-arterial usando FUDR. Notar a área individualizada de estreitamento no ducto extra-hepático, o qual sob outros aspectos se mostra normal, e as áreas de estenose nos ductos intra-hepáticos.

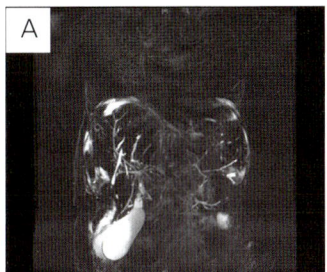

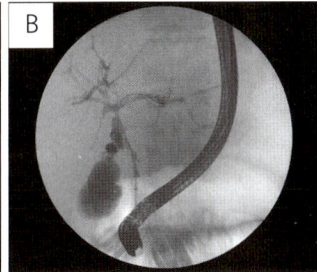

Fig. 45.2 (**A**) Ressonância magnética colangiograma de um paciente com colangite esclerosante primária. A doença é relativamente inicial sem muita atenuação da árvore biliar intra-hepática. As radículas biliares parecem ser maiores em diâmetro mais perifericamente e várias estenoses individualizadas são vistas centralmente. Ambos os sistemas esquerdo e direito estão comprometidos, mas o ducto extra-hepático não é bem visto. A vesícula é vista embaixo à esquerda da imagem. (**B**) Colangiograma retrógrado endoscópico do mesmo paciente com PSC visto na **Figura 45.2, A**.

Eventos Adversos

Os eventos adversos da CPRE no contexto da PSC são típicos daqueles por qualquer outra indicação e encontram-se descritos no Capítulo 7. Parece haver um risco aumentado de colangite apesar do uso de antibióticos profiláticos. Um estudo recente examinou 168 pacientes com PSC e 981 pacientes não de PSC submetidos à CPRE ao longo de um período de 1 ano e observaram ausência de diferença na taxa global de eventos adversos, mas uma incidência de 4% de colangite em pacientes de PSC (comparada a 0,2% no grupo não de PSC), o que se correlacionou com a duração do procedimento.[7] Em comparação a pacientes com estenoses biliares por outras doenças, CPRE em pacientes com PSC parece acarretar a mesma taxa global de eventos adversos em casos eletivos (13%), mas isto pode aumentar significativamente em casos com uma indicação aguda (29%).[8]

Custo Relativo

Estudos que examinaram o custo relativo de MRCP das vias biliares *versus* CPRE no diagnóstico de PSC foram conflitantes e são afetados pela prevalência da doença e a qualidade do imageamento. Um estudo sugeriu que o custo médio por diagnóstico correto por MRCP das vias biliares ou CPRE, como estratégia inicial de testagem inicial em 73 pacientes com doença biliar suspeitada clinicamente, foi U$ 724 e U$ 793, respectivamente. MRCP das vias biliares teve uma sensibilidade de 82% e uma especificidade de 98%. MRCP das vias biliares assim resultou em economia de custos quando usada como a estratégia inicial para diagnosticar PSC, particularmente em virtude de não haver essencialmente eventos adversos relacionados com o procedimento. Entretanto, isto foi em uma coorte de pacientes com uma prevalência de 32% de PSC e com uma especificidade muito alta da MRCP das vias biliares. Com uma especificidade mais baixa (< 85%) e uma prevalência mais alta de PSC (> 45%), CPRE torna-se mais custo-efetiva, sugerindo que CPRE deve ser usada quando a suspeita de PSC for alta ou se os recursos locais de MRCP das

Quadro 45.1 Pontos-Chave: Diagnóstico da PSC	
CPRE	MRCP das vias biliares
Invasiva	Não invasiva
Dependente do operador	Independente do operador
Padrão ouro	Precisão < 100%
Terapêutica	Não terapêutica
Amostragem tecidual	Sem amostragem
Estadiamento de hipertensão porta	Menos cara
	Sem eventos adversos

Diversos processos podem simular PSC em um colangiograma. Malignidades hepáticas, doença hepática policística, doença hepática infiltrativa e pseudotumores inflamatórios necessitam ser considerados. Tomografia axial computadorizada (CAT) ou ultrassonografia abdominal são capazes de diferenciar muitas destas entidades patológicas da PSC.

vias biliares forem subótimos.[9] O mesmo estudo ilustrou o alto custo de lidar com eventos adversos de PSC. O custo médio de tratar eventos adversos pós-CPRE foi U$ 2.902, com uma faixa de U$ 1.915 a U$ 5.032.

Uma análise de custo-efetividade mais recente sugeriu que em pacientes com suspeita de PSC em MRCP das vias biliares inicial seguida, se negativa, por CPRE constitui o método mais custo-efetivo no estudo destes pacientes.[10]

Tratamento Endoscópico

Introdução e Base Científica (Quadro 45.2)

Interpretar os resultados de experiências de terapia endoscópica de PSC é limitado pelo pequeno número de casos testados e a variedade de técnicas endoscópicas usadas. Além disso, a maioria das séries descrevendo terapia envolve dilatação ou *uso de stent* biliar de uma estenose *dominante* – um termo para o qual não há definição de consenso, embora uma estenose de menos de 1,5 mm no ducto biliar extra-hepático ou menos de 1 mm no ducto hepático comum direito ou esquerdo comumente receba essa denominação. A situação do ducto biliar a montante não é considerada nesta definição e é criticamente importante em determinar o impacto de uma intervenção.

Repetida endoscopia para manter patência biliar pode melhorar a sobrevida de pacientes com PSC.[11] Comparando a sobrevida de 84 pacientes à PSC que receberam CPRE terapêutica (principalmente tratamento de estenoses biliares dominantes) ao longo de um acompanhamento médio de 8 anos com a sobrevida de 3 anos ou 4 anos predita, usando-se o modelo de sobrevida de PSC da Mayo Clinic, Gluck *et al.* demonstraram uma sobrevida significativamente melhorada nos pacientes tratados ($p = 0,021$). Entretanto, deve ser lembrado que o escore de risco da Mayo pondera a bilirrubina muito pesadamente na sua fórmula e por essa razão será profundamente afetado pela inserção de *stent* em uma estenose com resultante diminuição *rápida* na bilirrubina sérica. Isto levanta a questão de se os estudos examinando resultado de terapia em pacientes de PSC ictéricos altamente selecionados podem usar este modelo, que foi desenhado para avaliar descompensação longitudinal lenta, como comparação para um grupo-controle, após intervenções endoscópicas agudas nestes pacientes. De fato, pelo menos um estudo observou ausência de alteração nos valores laboratoriais colestáticos em pacientes com e sem estenoses dominantes após CPRE terapêutica.[12]

A escassez de dados controlados indica que não está claro se a terapia endoscópica altera a história natural da PSC.

Descrição da Técnica

Uma vez canulação biliar tenha sido obtida, há uma variedade de instrumentos que podem ser usados para executar dilatação de estenose (ver Capítulo 40). Acesso do fio através das estenoses é o primeiro passo na terapia, e fios de ponta macia com diâmetros de 0,018 a 0,035 pol. devem ser usados para evitar perfuração da árvore biliar. Cateteres de empurrar possuem uma ponta afilada, e a parte dilatadora é tipicamente de diâmetro 7 a 10 Fr. Eles são guiados por fio, mas seu diâmetro limitado e limitada força radial significam que eles raramente são usados em PSC. Mais comumente são empregados balões infláveis. Estes também são guiados por fio, mas vêm em uma variedade de diâmetros (até 12 mm) e têm uma maior força radial. Eles são difíceis de usar, se a estenose for tortuosa. Um *stent* plástico temporário pode ser colocado após a dilatação ou em alguns casos pode ser colocado sem dilatação. Qualquer estenose dominante deve ser amostrada quanto a colangiocarcinoma. Nós efetuamos citologia de escova (e análise molecular em casos selecionados) e/ou biópsia com pinça intraductal. Em casos de estenoses refratárias um cateter parafuso pode ser usado sobre um fio, embora não haja dados controlados sobre sua eficácia.

Diversos estudos efetuaram esfincterotomia biliar antes da dilatação ou inserção de *stent*, mas não advogamos isto, uma vez que não haja dados confiáveis de que isto seja necessário, e a taxa de eventos adversos é indubitavelmente mais alta.

Os dados publicados sobre terapia endoscópica de estenoses dominantes em pacientes com PSC são dificultados pela falta de uma técnica padronizada. Van Milligen de Wit *et al.* demonstraram sucesso técnico em 21 de 25 pacientes com PSC com uma estenose dominante que receberam terapia endoscópica com *stent*.[13] Destes 25 pacientes, 18 receberam uma esfincterotomia, e 9 receberam dilatação antes da inserção de *stent*, com um balão ou cateter dilatador. *Stents* foram trocados eletivamente cada 2 a 3 meses ou se ficassem ocluídos. Depois de um acompanhamento médio de 29 meses, 16 dos 21 pacientes tinham testes hepáticos melhorados ou estáveis. O mesmo grupo demonstrou efetividade semelhante, usando *o uso de stent* a curto prazo (média de 11 dias), com o benefício se estendendo por vários anos. Melhoras nos sintomas e na colestase foram vistas em todos os pacientes e estas melhoras foram mantidas por vários anos, com 80% dos pacientes livres de intervenção após 1 ano e 60% livres de intervenção aos 3 anos. Houve 7 eventos adversos transitórios relacionados com o procedimento em um total de 45 procedimentos e todos menos um foram tratados conservadoramente.[14]

A adição de ácido ursodesoxicólico (UDCA) à terapia endoscópica foi examinada em uma experiência prospectiva por Stiehl *et al.* em 106 pacientes de PSC, acompanhados durante até 13 anos, com melhora nas taxas de sobrevida globais em comparação ao modelo de sobrevida de PSC da Mayo Clinic.[15] Entretanto, recentemente foi demonstrado que o uso de UDCA em alta dose (28 a 30 mg/kg) aumenta o risco de eventos adversos em pacientes de PSC, incluindo morte e o desenvolvimento de neoplasia colorretal, e por isso não é recomendado.[16,17]

Nossa conduta em pacientes com PSC é usar CPRE terapêutica em pacientes com uma estenose dominante com dilatação pré-estenótica que têm bilirrubina sérica elevada. Nós usamos dilatação com balão sobre um fio-guia, assegurando que o

---

Quadro 45.2 Pontos-Chave: Terapia Endoscópica na PSC

- Estenoses dominantes na PSC podem ser tratadas em CPRE
- Mais importante que a estenose é o estado da árvore biliar pré-estenótica
- Amostragem tecidual e antibióticos liberalmente são obrigatórios
- Reservar tratamento para pacientes com icterícia sintomática
- Dilatação com *o uso de stent* concomitante pode melhorar os resultados
- Preferível dilatação com balão e inserção de *stent* de curto prazo (10 a 14 dias)
- Evitar esfincterotomia se possível
- Mais eventos adversos em comparação à CPRE diagnóstica
- Não há dados convincentes de que estamos alterando a história natural a longo prazo

diâmetro do balão não seja maior do que o menor diâmetro do ducto proximal ou distal à estenose. O balão é inflado até não haver cintura no balão ou até a pressão máxima (tipicamente 10 a 12 atmosferas). Nós, então, deixamos um *stent* plástico 10 Fr através da estenose durante 2 a 3 semanas e a seguir repetimos uma CPRE e aplicamos terapia adicional se indicada. Todos os procedimentos são cobertos com antibióticos profiláticos e nós usamos vários dias de antibióticos orais depois do procedimento para minimizar o risco de colangite. As **Figuras 45.4 e 45.5** ilustram terapia de dilatação e *stent* em pacientes com uma estenose dominante.

Indicações e Contraindicações

Terapia endoscópica é indicada em pacientes com PSC se houver evidência clínica ou bioquímica de colangite ou se for suspeitada uma estenose dominante. Entretanto, em virtude da falta de dados controlados não está claro se tratamento altera a história natural da doença. Ocasionalmente, cálculos de ducto biliar são encontrados em pacientes com PSC e podem ser removidos usando-se técnicas-padrão (ver Capítulo 18), embora cálculos proximais a uma estenose possam ser difíceis. Nós tipicamente não efetuamos terapia de estenose em pacientes assintomáticos que não estão ictéricos clinicamente, uma vez que a taxa de eventos adversos seja mais alta, e o benefício potencial é questionável.

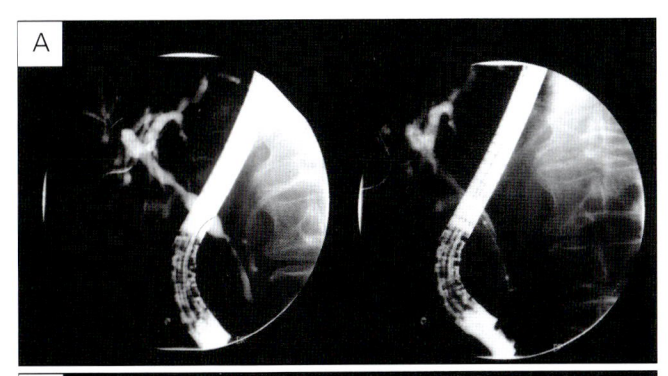

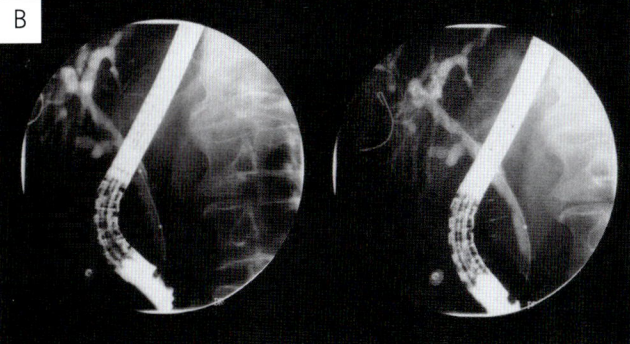

Fig. 45.4 (A) Dilatação com balão de uma estenose dominante em um paciente com colangite esclerosante primária (PSC). O colangiograma à esquerda demonstra PSC intra-hepática e extra-hepática. O ducto extra-hepático tem uma estenose dominante (imediatamente abaixo do escópio) com dilatação pré-estenótica. Constraste retido no ducto é visto. O colangiograma à direita mostra um balão desinflado introduzido no ducto extra-hepático sobre um fio. Notar os marcadores radiopacos nas extremidades proximal e distal do balão. (B) Dilatação com balão de uma estenose dominante em um paciente com PSC. O colangiograma à esquerda demonstra o balão inflado dilatado pela estenose. Não há cintura no balão. Tipicamente o balão é inflado a 12 atmosferas por 30 a 45 segundos. Isto pode levar à dor, e pode ser necessário dar sedação adicional. O aspecto pós-dilatação está mostrado à direita. Notar a melhora acentuada.

Eventos Adversos e Seu Tratamento

Os eventos adversos após procedimentos terapêuticos em pacientes com PSC são mais frequentes do que após CPRE diagnóstica.

Um estudo recente reviu um total de 185 CPREs em 75 pacientes com PSC ao longo de um período de 10 anos em várias instituições acadêmicas e observou que execução de esfincterotomia biliar, dilatação de uma estenose, presença de condições comórbidas (cirrose, doença de Crohn, hepatite autoimune) e baixo volume de CPRE do endoscopista foram associados a um risco aumentado de eventos adversos. Entretanto, colocação de *stent* ou a presença de uma estenose dominante não predisse um evento adverso.[18]

O evento adverso mais comum após CPRE terapêutica em pacientes com PSC parece ser colangite, e o risco aumenta em situações de emergência e se correlaciona com a duração do procedimento.[7,8] Colangite pode ocorrer apesar do uso de antibióticos profiláticos, mas é tipicamente tratada facilmente com antibióticos intravenosos no contexto hospitalar, embora abscessos hepáticos e choque séptico tenham sido descritos. Terapia de *stent* prolongada é associada à colangite ou icterícia decorrente de oclusão do *stent* que pode ser tratada com sucesso por troca do *stent* ou remoção. Estudos usando terapia com *stent* a curto prazo indicam uma taxa semelhante de eventos adversos, mas colangite é menos frequente.[14]

Custo Relativo

Não há dados de efetividade de custo disponíveis em estudos de endoscopia terapêutica em pacientes de PSC. Embora o equipamento usado em dilatação com balão seja mais caro do que dilatadores de empurrar, a eficácia provavelmente aumentada dos primeiros pode-se traduzir por menos procedimentos de acompanhamento e por isso reduzir o custo. Nós tipicamente sempre colocamos um *stent* após dilatação, e isto exige um procedimento de repetição em algumas semanas que aumenta o custo do tratamento. Em virtude da falta de experiências controladas nos pacientes de PSC submetidos à CPRE terapêutica, não está claro se terapia de dilatação, unicamente, é suficiente. Redução do número de procedimentos subsequentes sem afetar o resultado a longo prazo melhoraria a efetividade de custo do tratamento endoscópico.

Colangiocarcinoma

Introdução e Base Científica

Colangiocarcinoma (CCA) se desenvolverá em até 10 a 30% dos pacientes com PSC, com um risco durante a vida de 10 a 15%. Investigadores na Mayo Clinic determinaram a incidência e fatores de risco de CCA em 161 pacientes com PSC, monitorados durante uma média de 11,5 anos. CCA se desenvolveu em 11 pacientes (6,8%) a uma taxa de aproximadamente 0,6% por ano.[19] Isto equivaleu a um risco relativo de CCA comparado àquele na população em geral de 1560. Nenhuma associação foi encontrada entre a duração da PSC e a incidência de CCA. Similarmente, em uma coorte sueca de 604 pacientes de PSC acompanhados por muitos anos, a frequência de CCA foi de 13%, e a taxa de incidência de CCA depois do primeiro ano do diagnóstico foi de 1,5% por ano.[20]

Diagnóstico precoce de CCA pode melhorar a sobrevida dos pacientes, uma vez que possa permitir ressecção cirúrgica curativa ou transplante de fígado em casos selecionados, mas é difi-

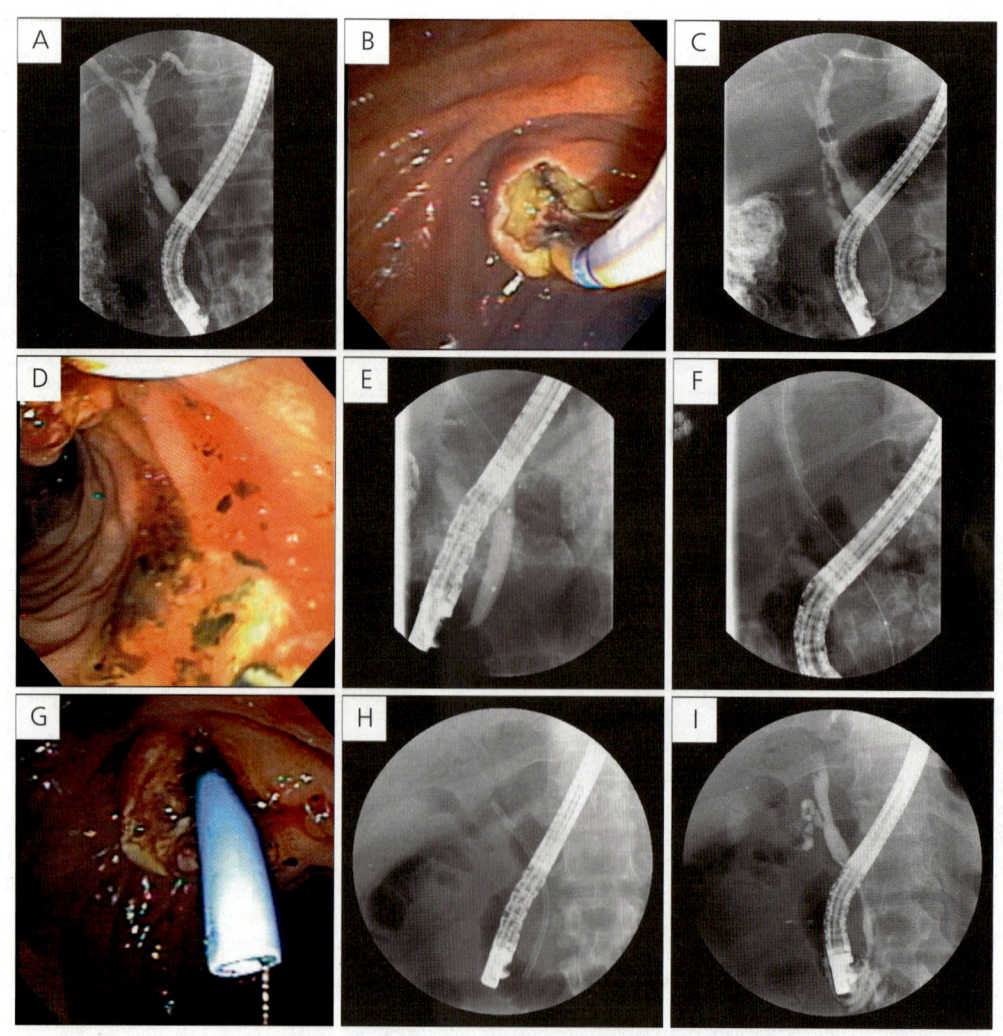

Fig. 45.5 Ductos biliares e hepáticos comuns difusamente irregulares em paciente profundamente ictérico com colangite esclerosante primária, cálculos de pigmento na árvore biliar (**A**). Observar as alterações em ductos intra-hepáticos. Após esfincterotomia biliar e extração de cálculos (**B-D**) as estenoses são dilatadas com balão (**E**), escovadas para citologia (**F**), e passadas por *stents* com um *stent* biliar 10 Fr (**G**). Notar a estenose persistente, mas melhoradas na época da retirada do *stent* 4 semanas mais tarde (**H** e **I**).

cultado pela ausência de testes diagnósticos suficientemente acurados e não invasivos. Diagnosticar CCA em pacientes de PSC é ainda mais difícil por causa da presença de múltiplas estenoses não neoplásicas (**Quadro 45.3**).

Descrição da Técnica

Diagnóstico

Diversos métodos endoscópicos têm sido empregados para tentar diagnosticar CCA em pacientes com PSC. Citologia de escova, aspiração por agulha fina e biópsia com pinça foram todas usadas, mas todas têm baixa sensibilidade e alta especificidade. Além disso, os marcadores tumorais antígeno carboidrato 19-9 (CA 19-9) e antígeno carcinoembrionário (CEA) foram examinados isoladamente e em várias combinações.

Citologia de escova envolve ganhar acesso à árvore biliar e a seguir inserir um fio para dentro dos ductos intra-hepáticos. A escova de citologia fechada é, então, avançada sobre o fio para dentro da área da estenose a ser escovada e, então, aberta e vigorosamente empurrada para dentro e puxada para fora da estenose para procurar aumentar o rendimento celular. Ocasionalmente, dilatação de empurrão ou com balão da estenose é necessária para capacitar a passagem da escova de citologia. A escova é, a seguir, fechada enquanto ainda dentro do ducto e removida pelo endoscópio, e o espécime celular é enviado para citologia sobre lâminas pré-preparadas. É importante que a enfermeira ou técnico de endoscopia prepare as lâminas de citologia rapidamente para evitar secagem excessiva, que pode causar artefatos que afetam a interpretação. A sensibilidade global da citologia no diagnóstico de CCA em PSC é em torno de 50%. Acrescentar análise de mutação K-ras ou p53 de amostras de escova não parece melhorar a sensibilidade,[21] embora escovação repetida em duas ou três ocasiões pareça aumentar significativamente a sensibilidade.[22] Citologia de escova pode, também, ser capaz de identificar um subconjunto de pacientes com displasia de alto grau que podem ser candidatos à ressecção agressiva ou transplante de fígado.[23]

Quadro 45.3 Pontos-Chave: Diagnosticando Colangiocarcinoma na PSC

- Colangiocarcinoma pode desenvolver-se em 10 a 30% dos pacientes com PSC
- Nenhum método de triagem comprovado
- Citologia de escova tem apenas 50% de sensibilidade
- Combinar marcadores tumorais com citologia pode aumentar a sensibilidade
- Técnicas de DNA e moleculares como FISH aumentam a sensibilidade, mas não são úteis para triagem de rotina
- Diagnóstico pré-maligno permitira transplante de fígado antes do desenvolvimento de colangiocarcinoma: impossível atualmente

A carga celular aumentada obtida por uma biópsia intraductal também parece aumentar a sensibilidade. A técnica envolve canulizar diretamente com a pinça de biópsia ou usar uma pinça passada pelo canal de trabalho de um colangioscópio. A **Figura 45.6** ilustra uma biópsia, sendo tirada em um paciente com uma estenose suspeita.

Nós mostráramos que um nível de CEA de > 5,2 ng/mL ou um CA 19-9 de > 180 U/mL leva à sensibilidade de 70%; quando combinados com citologia de escova, uma sensibilidade perto de 90% pode ser obtida.[24] Similarmente, combinando citologia de escova, análise de DNA por citometria de fluxo, CA 19-9 e CEA, uma sensibilidade diagnóstica de 88% e uma especificidade de 80% podem ser esperadas. Curiosamente, medição de CA 19-9 ou CEA na bile não tem nenhuma importância diagnóstica.[25]

Triagem dos pacientes com PSC para CCA com CA 19-9 e CEA parece razoável, mas o intervalo ideal com o qual fazer estes testes e a efetividade de custo permanecem por ser determinados.

Durante os últimos anos múltiplas técnicas genéticas têm sido empregadas para tentar diferenciar doenças benigna e maligna em PSC. Quantificação do conteúdo de DNA nuclear de uma estenose, usando análise de imagem digital (DIA), fornece uma precisão diagnóstica equivalente à citologia de escova.[26] Análise de perda de heterozigosidade de marcador microssatélite ligada a gene supressor tumoral e detecção de mutação K-ras em amostras de citologia de escova também forneceram excelente sensibilidade e especificidade em um pequeno grupo de pacientes com estenosas biliares.[27] Além disso, metilação aberrante de DNA de espécimes de citologia de escova mostrou melhorar o rendimento diagnóstico em comparação à citologia de escova unicamente.[28]

A maioria dos estudos examinaram hibridização *in situ* (FISH) de espécimes de citologia de escova. Sondas de DNA comercialmente disponíveis para CCA procuram alterações (aneuploidia) nos cromossomos 3, 7, 9 e 17, os quais são associados à malignidade. Testagem FISH é superior à DIA ou citologia de rotina para o diagnóstico de malignidade em estenoses, biliares indeterminadas.[29] Entretanto, análise mais recente de uma coorte de 235 pacientes com PSC acompanhados longitudinalmente observou que 120 pacientes (51%) testaram positivo para FISH, mas apenas 40 destes pacientes tinham CCA, na realidade, realçando que FISH não deve ser usada como teste de triagem de rotina em PSC.[30] Em pacientes com teste FISH persistentemente positivo (especificamente polissomia em escovados de CPRE seriados), há uma alta probabilidade de desenvolvimento de CCA em comparação a pacientes com um resultado isolado positivo, o qual pode mesmo anteceder o diagnóstico de CCA por métodos convencionais (imageamento ou patologia) por até 2,7 anos.[31] Acrescentar análise mutacional de K-ras à testagem FISH parece aumentar a taxa de detecção de malignidade em estruturas pancreaticobiliares.[32] Colangioscopia direta tem sido usada em pacientes de PSC e tem algumas vantagens sobre colangiografia, mas seu papel necessita ser mais bem definido. Estudos iniciais sugeriram uma melhora na sensibilidade e especificidade para diagnosticar malignidade em comparação à citologia de escova.[33]

Endomicroscopia a *laser* confocal (pCLE) à base de sonda pode-se comprovar uma ferramenta promissora na detecção de malignidade em comparação à histopatologia padrão. Um pequeno estudo piloto observou 83% de sensibilidade e 75% de especificidade para microscopia confocal intraductal (IDCM) em comparação a 65 e 53%, respectivamente, da biópsia de ducto biliar em 30 pacientes com estenoses de ducto biliar submetidos à CPRE.[34] A presença de vasos irregulares, grandes bandas negras (> 20 μm), e agregados de células negras irregulares, foi vista em todas as estenoses malignas e estiveram ausentes em doença benigna.

Tratamento e Paliação

Até o aparecimento da CPRE, pacientes que se apresentavam com icterícia no contexto de obstrução biliar maligna necessitam *bypass* biliar cirúrgico se suficientemente aptos para cirurgia, ou drenagem percutânea. Smith *et al.* demonstraram a eficácia da inserção endoscópica de *stent* comparada a *bypass* biliar cirúrgico em uma experiência controlada prospectiva randomizada de 204 pacientes com obstrução maligna de ducto biliar baixo.[35] Sucesso técnico foi alcançado em 94 pacientes cirúrgicos e 95 com *stents*, com descompressão biliar funcional obtida em 92 pacientes em ambos os grupos. A sobrevida global nos dois grupos não diferiu (sobrevida média: cirúrgicos 26 semanas; com *stent* de 21 semanas). Os autores concluíram que o uso de *stent* endoscópico e cirurgia foram ambos tratamentos paliativos efetivos, com o primeiro tendo menos efeitos adversos precoces relacionados com o tratamento, e o último tendo menos eventos adversos tardios.

Em pacientes com doença inoperável um *stent* metálico expansível pode ser colocado para paliação usando-se uma técnica padrão (ver Capítulo 22). Em uma experiência randomizada prospectiva, Davids *et al.* demonstraram que *stents* metálicos resultaram em patência significativamente prolongada em comparação a *stents* de poletileno em 105 pacientes com malignidade inoperável de ducto biliar distal.[36] Patência média do *stent* de metal foi de 273 dias em comparação a 126 dias com um *stent* plástico. Crescimento tumoral invasivo tipicamente levou à oclusão nos *stents* de metal, enquanto deposição de lama causou oclusão com *stents* plásticos. Entretanto, a sobrevida média global foi de 149 dias e não diferiu significativamente entre pacientes com *stents* de metal ou de plástico.

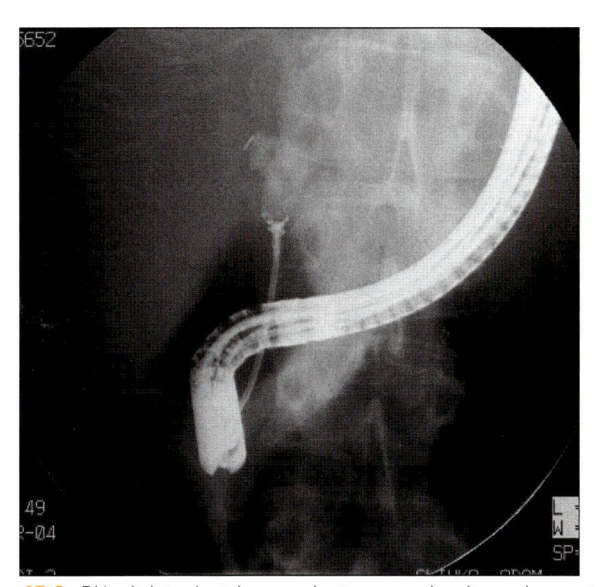

Fig. 45.6 Biópsia intraductal em paciente com colangite esclerosante primária e uma estenose dominante. O escópio está em uma posição curta, e a pinça foi colocada no ducto biliar. O ducto biliar proximal à estenose é irregular e dilatado. Esta técnica possibilita uma biópsia da estenose tal que pode ser obtido tecido para patologia em vez de citologia, melhorando o rendimento diagnóstico.

Colocação de *stents* com quimioterapia adjuvante foi experimentada sem muito sucesso, mas a adição de terapia fotodinâmica *(PDT)* à terapia com *stent* em CCA proximal inoperável (comprometendo o hilo) proporciona um benefício de sobrevida.[37] A técnica necessita colocação inicial de *stents* plásticos (ver Capítulos 21 e 37) em ambos os ductos intra-hepáticos esquerdo e direito de tal modo que drenagem biliar seja obtida. Os pacientes recebendo PDT são a seguir tratados com Photofrin a uma dose de 2 mg/kg intravenosamente 48 horas antes da ativação do *laser*. Os *stents* plásticos são a seguir removidos durante uma nova CPRE e fotoativação intraluminal é efetuada, acompanhado que os *stents* plásticos são recolocados. Os pacientes são mantidos em um aposento escurecido durante 3 a 4 dias em seguida ao procedimento. Neste estudo randomizado, PDT e *o uso de stent* resultaram em uma sobrevida média de 493 dias em comparação a 98 dias com *o uso de stent* unicamente. Ademais, a icterícia e qualidade de vida também foram significativamente melhoradas. O único evento adverso no grupo de PDT foi fotossensibilidade em 10% dos pacientes. Este procedimento só deve ser realizado por endoscopistas experimentados e em instituições com capacidades de PDT. Os custos também podem ser proibitivos.

Indicações e Contraindicações

Qualquer paciente com PSC que tenha uma elevação inesperada nas enzimas colestáticas ou na bilirrubina deve ser investigado quanto ao desenvolvimento de CCA. Além disso, uma elevação súbita no CA 19-9 ou no CEA deve provocar um colangiograma. Nós não advogamos vigilância de rotina com CPRE em pacientes assintomáticos com PSC. Diagnosticar colangiocarcinoma em uma fase inicial usualmente não é útil em pacientes de PSC, uma vez que ressecção usualmente seja contraindicada na presença de cirrose, e transplante hepático em casos selecionados de CCA ainda é experimental. O diagnóstico deveria idealmente ser feito em um estádio pré-maligno, mas isto ainda não é possível. A cronologia do transplante hepático em pacientes com PSC é, portanto, difícil, uma vez que muitos pacientes ainda terão função sintetizadora hepática preservada e estão muito cedo para transplantação mas ainda em risco de desenvolver um tumor, o qual, então, excluirá transplante.

Eventos Adversos e Seu Tratamento

Os eventos adversos e tratamento da inserção de *stent* de metal ou plástico em pacientes com CCA no contexto de PSC encontram-se descritos em outro local (ver Capítulos 21 e 22).

Comparando inserção de *stent* com *bypass* cirúrgico no CCA, Smith *et al.* demonstraram mais baixa mortalidade (3 *versus* 14%), taxa de efeitos adversos importantes (11 *versus* 29%), e hospitalização total média (20 *versus* 26 dias) relacionadas com o procedimento nos pacientes com *stent* comparados à cirurgia. Entretanto, eventos adversos tardios, incluindo icterícia recorrente e obstrução tardia da saída gástrica, foram mais frequentes em pacientes *com stent*.[35] O uso crescente de colangioscopia direta em pacientes com PSC para ajudar no diagnóstico de colangiocarcinoma pode ser associado a um risco aumentado de eventos adversos. Um estudo recente em todos os pacientes submetidos à CPRE com colangioscopia demonstrou um aumento significativo na colangite (1 *versus* 0,2%).[38] Resta por ser visto se isto ocorre no subconjunto de pacientes com PSC.

Custo Relativo

Para finalidades diagnósticas, medição de CEA e CA 19-9 são relativamente baratas, mas sua baixa sensibilidade significa que citologia é necessária. A efetividade de custo destes marcadores tumorais e dos mais recentes testes baseados em DNA resta por ser vista.

Em termos de prover paliação endsocópica, *stents* de metal são mais custo-efetivas do que *stents* plásticos em razão da mais longa perviedade em comparação aos *stents* plásticos, que se traduz por menor número de procedimentos de acompanhamento. Embora não haja estudos formais que estudaram os riscos e benefícios de *stents* plásticos *versus* metálicos em pacientes com PSC que desenvolvem CCA, Davids *et al.* usaram análise de efetividade de custo incremental para mostrar que a colocação inicial de um *stent* de metal resultou em uma diminuição de 28% nos procedimentos endoscópicos subsequentes em pacientes com icterícia obstrutiva maligna distal.[36] Entretanto, em pacientes com uma expectativa de vida de menos de 3 meses um *stent* plástico pode constituir paliação adequada, uma vez que seja improvável que um procedimento de acompanhamento seja necessário.

O alto custo inicial da paliação cirúrgica em comparação à terapia endoscópica significa que a primeira tem aplicação muito limitada.

A lista de referências deste capítulo pode ser encontrada em www.revinter.com.br/online/referencias-baron.pdf

Capítulo 46

Infestações Parasitárias Tropicais

Naheshwar Reddy ▪ G. Venkat Rao ▪ Rupa Banernjee

A infestação parasitária do trato biliar é uma causa comum de doença hepatobiliar nos países em desenvolvimento e em áreas rurais de países desenvolvidos. Com o advento da viagem internacional e imigração, os clínicos em países desenvolvidos encontrarão essas condições com frequência crescente. Ascaridíase, doença hepática hidática, clonorquíase, opistorquia e fascioliase são as infestações parasitárias do trato biliar mais encontradas. Podem apresentar-se com colestase, icterícia obstrutiva, cólica biliar, colangite aguda e, com menos frequência, pancreatite. Nos países em desenvolvimento, a parasitose biliar muitas vezes simula a doença calculosa. A ultrassonografia abdominal facilita o diagnóstico na maioria dos casos. Embora a terapia médica continue a ser o fundamento do tratamento, a colangiopancreatografia retrógrada endoscópica (CPRE) e a esfincterectomia endoscópica com limpeza do ducto biliar são essenciais quando ocorrem eventos biliares adversos.[1] Ao contrário da ascaridíase e doença hidática, em que a avaliação radiológica normalmente se comprova suspeita, o diagnóstico de clonorquíase, opistorquíase e fascioliase requer astuta suspeita clínica em áreas não endêmicas.

Ascaris Lumbricoides

O nematódeo *Ascaris lumbricoides* é a infestação helmíntica mais comum em todo o mundo, estimando-se que infectem 1 bilhão de pessoas. Os casos são relatados em áreas não endêmicas tanto em países em desenvolvimento, como em desenvolvidos.[2-5] Normalmente, a infestação é assintomática. Os organismos *A. lumbricoides*, residem normalmente, no jejuno, mas são, ativamente, capazes de se mover e podem invadir a papila, migrando, assim, para dentro do ducto biliar e causando obstrução biliar com uma variedade de eventos adversos, incluindo cólica biliar, pancreatite e colecistite. A ascaridíase também é relatada como a causa da síndrome pós-colecistectomia.[6] A identificação do DNA do parasita em cálculos biliares sugere que *Clonorchis sinensis* e *A. lumbricoides* possam estar relacionados com a formação de cálculos biliares.

A ascaridíase biliopancreática é relatada, geralmente, em regiões altamente endêmicas, como o Vale de Caxemira, na Índia. Em um estudo de 500 pacientes com ascaridíases hepatobiliar e pancreática, Khuroo *et al.* relataram cólica em 56%, colangite aguda em 24%, colecistite aguda em 13%, pancreatite aguda em 6% e abscesso hepático em menos de 1%.[7] Deve-se suspeitar de ascaridíase biliopancreática em pacientes de uma área endêmica que apresentam sintomas biliares.[7] Nesse quadro, a identificação de ovos, larvas ou do verme adulto na bile ou fezes é fortemente sugestiva da doença. O diagnóstico é confirmado por ultrassonografia ou CPRE. As características ultrassonográficas abdominais altamente sugestivas de ascaridíase biliar incluem a presença de estruturas ecogênicas paralelas, longas, lineares sem sombra acústica posterior e o "sinal de quatro linhas" de faixas ecogênicas sem a sombra acústica posterior, com um tubo anecoico central, representando o trato digestório do parasita.[8]

CPRE e Endoterapia para Ascaridíase Hepaticobiliar

Durante a endoscopia, os vermes podem ser vistos no duodeno e muitas vezes são vistos projetando-se da ampola de Vater. Na CPRE, as características colangiográficas do verme *Ascaris* incluem a presença de defeitos de enchimento linear, longo, regular com extremidades afuniladas (**Fig. 46.1**); defeitos de enchimento paralelos, regulares; curvas e alças que cruzam os ductos hepáticos em direção transversal; e dilatação dos ductos biliares (normalmente, o ducto biliar comum). Com a recente disponibilidade do sistema de visualização direta SpyGlass (Boston Scientific, Natick, Mass.), também, é possível visualizar o verme diretamente dentro do ducto biliar.

A endoscopia é o fundamento do tratamento de ascaridíase biliar.[1,9-12] A extração de vermes é fácil quando eles se projetam da ampola de Vater (**Fig. 46.2**). Pode-se segurar o verme com pinça de preensão e levado lentamente para fora com a retirada do endoscópio do paciente. Uma cesta de Dormia também pode ser usada, manobrando-se a extremidade externa do verme dentro dos arames da cesta e segurando-a delicadamente antes da extração.[10] É melhor evitar o uso de alça de polipectomia para um verme que se projeta, pois a tendência é que corte o verme. Restos de vermes podem levar à formação de cálculos, devendo-se realizar todos os esforços para assegurar sua completa remoção.[1]

Os vermes dentro do ducto biliar comum ocasionalmente se projetam da papila após injeção de contraste. Alternativamente, podem ser extraídos, usando uma cesta de Dormia ou um balão de oclusão biliar.[1] Postula-se que a esfincterotomia endoscópica deve ser evitada em áreas endêmicas em vista dos altos índices de reinfestação e fácil entrada de vermes nos ductos biliares pós-esfincterotomia. Em um estudo, incluindo mais de 300 pacientes, Sandouk *et al.* sugeriram que a ascaridíase pancreaticobiliar era mais comum em pacientes com colecistectomia ou esfincteroto-

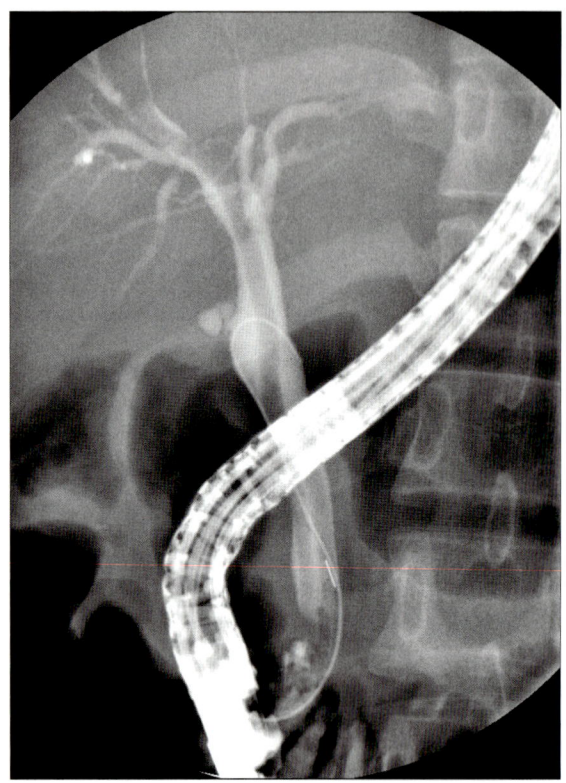

Fig. 46.1 Defeito de enchimento dentro do ducto biliar comum opacificado em um caso de ascaridíase biliar. O verme foi, finalmente, removido com uma cesta de Dormia após esfincterotomia biliar endoscópica.

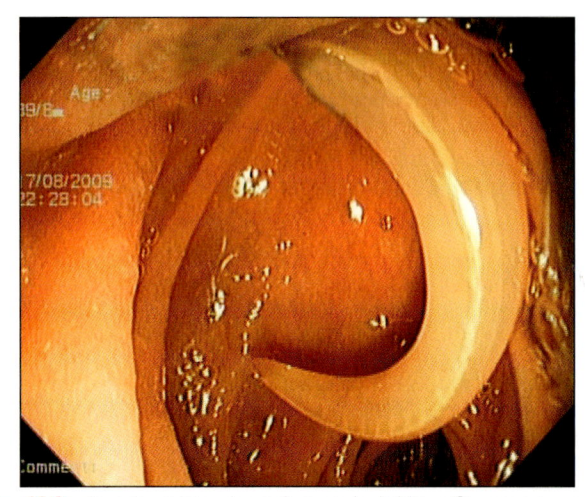

Fig. 46.2 *Ascaris* projetando-se da ampola de Vater. O verme é seguro com pinça de preensão e pode ser levado para fora, removendo-se o endoscópio do paciente.

Em áreas endêmicas, mulheres grávidas são propensas a desenvolver ascaridíase biliar. A intervenção endoscópica em tais casos requer precauções especiais, incluindo o avental de chumbo do feto e limitação da exposição fluoroscópica total. A falha da extração endoscópica pode exigir extração cirúrgica, que tem riscos maiores de morte fetal ou parto prematuro.[16]

A extração do verme culpado normalmente está associada ao rápido alívio do sintoma, tendo sucesso em mais de 80% dos pacientes.[10,12,17] Mas a infecção pode estar associada a cálculos ou estenoses, que geralmente podem ser abordadas por endoscopia.[9] Após a terapia endoscópica, todos os pacientes devem receber terapia anti-helmíntica para erradicar os vermes remanescentes. Uma única dose de albendazol (400 mg) é altamente eficaz contra ascaridíase.[18] Em áreas endêmicas, o uso periódico de vermífugos pode ter um papel significativo na prevenção de recorrências.

Echinococcus Granulosus

A "cepa doméstica" de *Echinococcus granulosus* é a principal causa de hidatidose humana. As infecções são encontradas em todo o mundo e permanecem endêmicas em áreas de criação de ovelhas. O ciclo vital envolve dois hospedeiros: o platelminto adulto é, geralmente, encontrado em cães (hospedeiro definitivo), enquanto a ovelha (hospedeiro intermediário) é o hospedeiro habitual para os estágios larvais. A exposição humana se dá via fecal-oral com alimento ou água contaminada por fezes do hospedeiro definitivo infectado, geralmente os cães.[19] Os ovos embrionados eclodem no intestino delgado e liberam oncosferas que migram para locais distantes. O lobo direito do fígado é o local mais comum de formação de cisto hidático. A maioria dos pacientes permanece assintomática. Em pacientes sintomáticos, a ultrassonografia abdominal e estudos sorológicos em geral estabelecem o diagnóstico.

Em aproximadamente um quarto dos casos, os cistos hidáticos se rompem dentro da árvore biliar, causando icterícia obstrutiva.[20] Os conteúdos dos cistos (os escólices e os cistos-filhos) que drenam nos ductos biliares causam obstrução intermitente ou completa do ducto biliar, resultando em icterícia obstrutiva, colangite e, às vezes, abscessos colangiolíticos. Raramente, pancreatite aguda complica a ruptura intrabiliar do cisto hidático.[21]

A comunicação cistobiliar é comum, ocorrendo em 10 a 42% dos pacientes.[22,23] As comunicações cistobiliares muitas vezes são reconhecidas à cirurgia, quando os cistos são corados com bile. As comunicações cistobiliares não identificadas podem apresentar-se no período pós-operatório como uma fístula biliar persistente, resultando em hospitalização prolongada e maior morbidade.

Um cisto hidático envolvendo a cabeça pancreática é, raramente, relatado.[24] Esses cistos aumentam de tamanho, manifestando-se como pancreatite aguda, pancreatite crônica ou icterícia obstrutiva, e são facilmente confundidos com pseudocisto pancreático, tumor ou outro cisto pancreático congênito. A intervenção cirúrgica é, geralmente, necessária para o tratamento.

Endoterapia

O tratamento de doença hidática envolve a terapia anti-helmíntica (albendazol) combinado com ressecção cirúrgica do cisto. A intervenção endoscópica tem importante papel (1) quando a ruptura intrabiliar do cisto hidático ocorre[25,26] e (2) no tratamento dos eventos adversos biliares após a cirurgia.[17,27-38]

mia prévia.[12] Por outro lado, Alam *et al.* precisaram de esfincterotomia ampla em 94,8% dos 77 pacientes com ascaridíase pancreaticobiliar em seu estudo, mas não relataram quaisquer eventos adversos importantes ou recorrência após esfincterotomia em seu grupo de pacientes.[13] Da mesma forma, Bektas *et al.* não relataram qualquer recorrência de ascaridíase biliar em seus pacientes após papilotomia.[14] A ascaridíase pode coexistir com cálculos ou estenoses biliares. Nessas situações, a dilatação com balão endoscópico do esfíncter biliar (esfincteroplastia) é uma alternativa à esfincterotomia para recuperar o parasita e cálculos associados.[15]

Ruptura Intrabiliar de um Cisto Hidático

A ruptura intrabiliar é um evento adverso comum e sério de um cisto hidático. A incidência varia de 1 a 25%[39] e normalmente em virtude da maior pressão no cisto, geralmente de até 80 cm H_2O.[20] Em uma série de 16 pacientes, Bektas *et al.* descobriram ruptura biliar do cisto em 8 pacientes.[14] A CPRE é indicada quando se suspeita de ruptura intrabiliar clinicamente (por causa da icterícia), bioquimicamente (por causa da colestase) ou ultassonograficamente (um sistema ductal biliar dilatado em associação a cistos hidáticos no fígado).[17,27,28] A duodenoscopia mostra algumas vezes, membranas brilhantes, esbranquiçadas, situadas no duodeno ou projetando-se da ampola de Vater. Na colangiografia, os restos do cisto hidático no ducto biliar comum aparecem como (1) material ondulado filiforme, (2) linear que representam as membranas hidáticas laminadas, (3) defeitos de enchimento redondos ou ovais luzentes que representam os cistos-filhos flutuando no ducto biliar comum,[38] ou (4) restos amorfos, espessos e amarronzados.[28] Geralmente a colangiografia revela comunicações menores, particularmente nos ductos periféricos, cujo significado clínico não é claro.

Em pacientes que apresentam icterícia obstrutiva ou colangite, a esfincterotomia biliar endoscópica facilita a extração dos cistos e membranas, usando uma cesta de Dormia (**Fig. 46.3**) ou um balão de oclusão biliar.[30,31] A irrigação com solução salina do ducto biliar pode ser necessária para lavar a areia hidática e pequenos cistos-filhos. Episódios de risco de vida de colangite aguda podem ser tratados com drenagem nasobiliar inicial como uma medida temporária, seguido da extração dos cistos hidáticos e membranas com ou sem esfincterotomia. A via de saída do dreno nasobiliar pode ser examinada para detecção de ganchos hidáticos ou membranas. O tratamento endoscópico de eventos biliares agudos permite que a cirurgia definitiva seja realizada de forma eletiva. Raramente, a ruptura, com a drenagem completa pode ser tratada com endoscopia somente.[40]

Na presença de um cisto hidático que evidentemente se comunica com o sistema ductal biliar, um fio-guia hidrofílico pode ser ajustado dentro do cisto; um cateter nasobiliar pode, então, ser inserido para facilitar o esvaziamento dos conteúdos císticos. A irrigação do cisto, usando solução salina hipertônica por cateter nasobiliar, assegura esterilização das camadas germinais e os cistos-filhos remanescentes.[26] Na presença de doença extensa com múltiplas comunicações com os ductos biliares, esse método não deve ser usado, em razão da possibilidade de causar estenoses biliares por infiltração da solução salina hipertônica dentro dos ductos biliares.[41,42] Há poucos relatos de casos de tratamento não cirúrgico bem-sucedido de doença hidática complicada com CPRE e tratamento clínico.[43]

Eventos Adversos após Cirurgia

Os eventos adversos biliares ocorrem em até 14 a 16% dos pacientes após cirurgia.[22,44] Eventos adversos pós-operatórios precoces incluem fístula biliar persistente e icterícia obstrutiva. A colangite esclerosante e a estenose do esfíncter de Oddi são eventos adversos pós-operatórios tardios.

A fístula biliar persistente é o evento adverso pós-operatório mais comum, ocorrendo em 50 a 63% dos pacientes após a cirurgia.[23,44] As comunicações cistobiliares não identificadas manifestam-se como fístula no período pós-operatório. A maioria das fístulas com baixo débito (menos de 300 mL/dia) fecham-se espontaneamente após aproximadamente 4 semanas. Os pacientes com fístulas com alto débito requerem intervenção endoscópica.[22] A esfincterotomia e *clearance* ductal seguidos de colocação de *stent* biliar por aproximadamente 4 a 8 semanas normalmente são suficientes para o fechamento da fístula. A esfincterotomia isoladamente pode também ser eficaz.[27] Ocasionalmente, a comunicação por fístula pode desenvolver-se entre o cisto hidático hepático e os brônquios levando ao desenvolvimento de uma fístula bronconcobiliar. A esfincterotomia biliar endoscópica e a drenagem biliar ou colocação de *stents* são eficazes em fechar essas fístulas de maneira não cirúrgica.[36]

Ocorre icterícia obstrutiva em até 2% dos pacientes após ressecção cirúrgica de um cisto hidático. Isto tipicamente se apresenta dentro de 2 a 4 semanas da cirurgia.[17,27-30] A icterícia obstrutiva resulta de obstrução do ducto biliar comum por restos de equinococos na presença de comunicações cistobiliares. Assim, a esfincterotomia biliar endoscópica e o *clearance* ductal seguidos de colocação de *stent biliar* são necessários por aproximadamente 4 a 8 semanas para conseguir o fechamento da fístula.

A colangite esclerosante e a estenose do esfíncter de Oddi são vistas em pacientes em que a formalina é usada para esterilizar os cistos durante a cirurgia. A exsudação de formalina dentro dos ductos biliares através de comunicações menores resultou em alterações inflamatórias e formação de estenose a longo prazo. Quase todos os agentes escolicidas estão associados clínica ou experimentalmente a esse evento adverso. Entre os vários agentes escolicidas disponíveis, o uso de solução salina hipertônica (20%) pode ser preferido.[45,46] Esses eventos adversos podem ser tratados por via endoscópica por esfincterotomia e colocação de *stent* com ou sem dilatação da estenose, usando balões biliares.

Clonorchis Sinensis

Clonorchis sinensis, também conhecido como fascíola hepática chinesa, é um trematódeo geralmente encontrado nos países do sudeste e extremo oriente asiático, principalmente China, Japão, Coreia, Taiwan e Vietnã. Estima-se que cerca de 35 milhões de pessoas estão infectadas globalmente, das quais cerca de 15 mi-

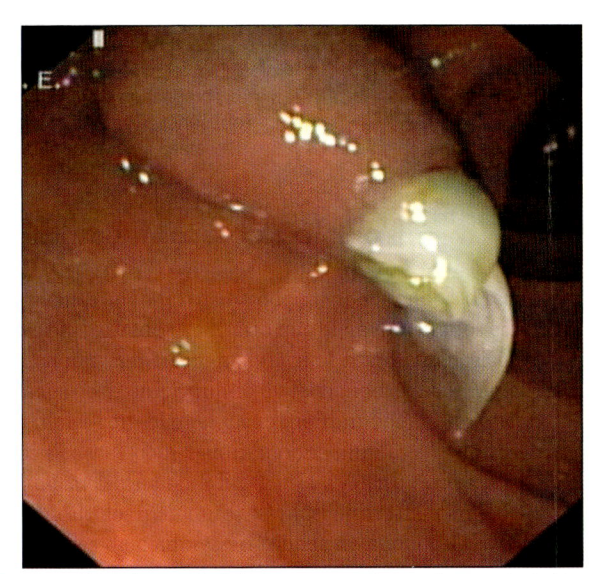

Fig. 46.3 Membranas hidáticas que se projetam da ampola de Vater em um caso de doença hidática do fígado com ruptura intrabiliar. A esfincterotomia biliar endoscópica facilita a extração dos cistos e membranas, usando-se a cesta de Dormia.

lhões são da China.[46] *C. sinensis* abriga-se no trato biliar dos seres humanos e outros animais que se alimentam de peixes. As fascíolas hepáticas têm um ciclo de vida de 10 a 30 anos; isto cria um problema no diagnóstico de imigrantes asiáticos que desenvolvem sintomas clínicos muitos anos depois de sair de uma área endêmica.[48] *Opistorchis felineus* e *Opistorchis viverrini* também causam manifestações semelhantes.

A clonorquíase é adquirida pelo consumo de peixe cru de água doce (do grupo da carpa e do salmão). As metacercárias infecciosas aderem-se ao ducto biliar comum e migram ao longo do revestimento do ducto dentro dos ductos hepáticos, onde amadurecem em vermes adultos chatos, alongados, de 10 a 23 mm de comprimento. Os ramos menores do lobo hepático esquerdo são geralmente afetados, onde a forma adulta atinge a maturidade em cerca de 1 mês e começa a pôr ovos. A migração das fascíolas imaturas causa trauma, ulceração e descamação do epitélio do ducto biliar. A hiperplasia adenomatosa e a metaplasia de células caliciais se desenvolvem como resultado de lesão epitelial, podendo levar à fibrose encapsulada do ducto biliar. Embora uma única exposição ao parasita seja de pouco significado, exposições repetidas provocam envolvimento difuso da árvore biliar, incluindo os grandes ductos biliares e a vesícula biliar. A infecção média leva a um número de cerca de 20 a 200 fascíolas adultas, o que aumenta para 20.000 durante a infecção pesada. Os ductos biliares subcapsulares dilatados, a hiperplasia ductal adenomatosa com ou sem fibrose periductal e infiltração eosinofílica são vistos no início das infecções. Pode-se desenvolver cirrose em pacientes com infecções repetidas em fases adiantadas. As áreas endêmicas de clonorquíase e opistorquíase coincidem com a distribuição geográfica de tumores hepáticos no sudeste asiático, notavelmente o de colangiocarcinoma.[49]

A apresentação clínica da clonorquíase biliar é proteiforme. A maioria dos pacientes com baixas cargas parasitárias permanecem assintomáticos. Aqueles com grandes cargas parasitárias apresentam-se com colangite, colângio-hepatite ou cálculos intra-hepáticos. A fascíola hepática causa obstrução mecânica do fluxo biliar; a subsequente estase predispõe à colangite que resulta na morte da fascíola. Dor abdominal superior em cólicas paroxísticas decorrente da colangite pode ser confundida com doença calculosa. Os cálculos biliares podem coexistir, uma vez que os ovos possam agir como um ninho de formação de cálculos. A infecção crônica está associada ao desenvolvimento de colangiocarcinoma.

Deve-se suspeitar de clonorquíase em qualquer paciente que tenha morado ou viajado para uma região endêmica, consumiu peixe cru de água doce e, desenvolveu subsequentemente, sinais clínicos compatíveis com a doença hepática ou biliar.

Endoterapia

Em pacientes que se apresentam com colangite aguda, a descompressão biliar de emergência e esfincterotomia é o tratamento de escolha.[50] A bile aspirada pode mostrar vermes adultos e ovos. Na colangiografia, as características típicas incluem aparência semelhante a uma amora em razão das múltiplas dilatações saculares ou císticas dos ductos biliares intra-hepáticos, o "sinal da ponta de seta" decorrente do rápido afunilamento desses ductos na direção da periferia e diminuição do número de radículas intra-hepáticas causadas por fibroses portal e periportal. As irregularidades ductais decorrem da hiperplasia adenomatosa e variam de pequenas endentações até defeitos de enchimento hemisféricos. Uma aparência recortada é visualizada como defeitos filamentosos, ondulados e em forma elíptica.

A biópsia endoscópica ou citologia com escova é indicada sempre que se suspeita de colangiocarcinoma. A intervenção cirúrgica é indicada em pacientes com hepatolitíase complicada por múltiplas estenoses biliares.

Todos os pacientes com clonorquíase biliar devem receber praziquantel (75 mg/kg/dia em 3 doses divididas por 2 dias) para erradicar a infecção. As anormalidades do ducto biliar normalmente persistem até depois de farmacoterapia bem-sucedida.[51]

Fasciola Hepatica

A fasciolíase é causada por *Fasciola hepatica*, a fascíola do fígado ovino. Os hospedeiros definitivos mais importantes são os ovinos, em que permanece como importante doença veterinária. Uma ampla variedade de ruminantes mamíferos, particularmente caprinos, bovinos, equinos, camelos, suínos, coelhos e veados geralmente são infectados. Entre os hospedeiros intermediários estão numerosas espécies de lesmas, tanto anfíbias como aquáticas. Em virtude da ampla gama de hospedeiros definitivos e intermediários, a doença é geograficamente disseminada e ocorre no mundo inteiro. Os médicos devem, portanto, estar cientes da possibilidade de infecção em todas as áreas geográficas. Peru e Bolívia (La Paz, Lago Titicaca) são áreas endêmicas.[52]

A fasciolíase ocorre onde se consome agrião (planta aquática); é relacionada epidemiologicamente com a distribuição das populações de lesmas intermediárias em áreas de água doce. A infecção humana ocorre após a ingestão de agrião que esteja infestado com metacercárias, a forma infecciosa da fascíola. Essas larvas atravessam a parede intestinal adentrando a cavidade abdominal e migram em direção ao fígado.

A doença ocorre em dois estágios. A fase "aguda ou hepática" da doença ocorre quando o organismo penetra na cápsula hepática e migra através do parênquima hepático na direção do sistema biliar. Os pacientes na fase aguda apresentam normalmente dispepsia, seguida de início agudo de febre e dor abdominal, especialmente no hipocôndrio direito ou quadrante superior direito. Urticária e eosinofilia podem estar presentes. Esses sintomas resultam de destruição e resposta inflamatória causadas pelas larvas migratórias. Em aproximadamente 50% dos casos, a infecção permanece subclínica. A fase aguda geralmente dura por até 3 meses após a ingestão das metacercárias.

A segunda fase "crônica ou biliar" ocorre quando o parasita entra nos canalículos biliares 3 a 4 meses após a sua ingestão. Os pacientes tipicamente apresentam icterícia, febre, dor no quadrante superior direito e, raramente, colecistite acalculosa, grave hemobilia e pancreatite aguda.[53,54]

Durante o estágio crônico, fascíolas móveis podem ser visualizadas na vesícula biliar.[55] Um teste de função hepática reflete um quadro colestático. Testes sorológicos (teste de triagem com ensaio FAST-ELISA/Falcon ou *dot blot* ELISA) são altamente sensíveis (95 a 100%) e específicos (97%), auxiliando, assim, no diagnóstico.[56]

A inflamação decorrente de metabólitos e efeitos mecânicos das larvas nos ductos biliares leva à necrose epitelial e alterações adenomatosas, levando eventualmente à fibrose biliar. Essas alterações evoluem ainda em dilatação cística, obstrução total ou parcial dos ductos biliares e fibrose periportal e cirrose. Embora as alterações fibróticas provavelmente persistam, apesar da terapia bem-sucedida, algumas alterações ductais são reversíveis.⁵⁴ A forma adulta tem um ciclo vital de aproximadamente 9 a 13 anos. Os ovos ou parasitas mortos podem formar um ninho de formação de cálculos, levando potencialmente aos cálculos intra ou extra-hepáticos.

Tratamento

A farmacoterapia oral é o tratamento-padrão da fasciolíase hepática. Triclabendazol (10 mg/kg em dose única) é a droga de escolha. Em infecções graves ou persistentes, duas doses de 10 mg/kg, administradas a intervalos de 12 a 24 horas são recomendadas.⁵⁶ As alternativas incluem bitional (30 a 50 mg/kg em dias alternados em 10 a 15 doses), cloroquina, mebendazol, albendazol e praziquantel, que são usados com sucesso variável. Os pacientes devem ser avisados de que devem esperar cólica biliar, causada pela expulsão dos parasitas ou fragmentos deles, o que normalmente ocorre 2 a 7 dias depois de iniciar a farmacoterapia.

Papel da CPRE e Ultrassonografia Endoscópica

A terapia endoscópica é necessária (1) quando eventos adversos ocorrem ou a terapia médica falha e (2) no tratamento de infecção grave com múltiplos vermes. Durante a CPRE, a *Fasciola* aparece pequena, linear, radiolúcida ou em sombras semilunares, com margens irregulares, denteadas, na vesícula biliar ou em ductos biliares dilatados. A fasciolíase biliar também é diagnosticada com o uso de ultrassonografia endoscópica mostrando um ducto biliar comum dilatado com uma estrutura linear, flutuante, dentro dele.⁵⁷ Os vermes podem ser extraídos, usando um cateter com balão ou cesta de Dormia após esfincterotomia biliar (**Fig. 46.4**). Normalmente os pacientes abrigam um único verme *Fasciola* no ducto biliar com um verme ocasional na vesícula biliar. Quando os vermes estão presentes na vesícula biliar ou nas radículas biliares intra-hepáticas, onde não são acessíveis ao tratamento por extração mecânica, a irrigação do sistema biliar com 20 mL de solução de povidona-iodo a 2,5% (5 mL de povidona-iodo a 10% mais 15 mL de material de contraste) durante CPRE é útil.⁵⁸ A bile aspirada pode ser examinada em busca de ovos do parasita. É essencial obter uma drenagem adequada, particularmente em pacientes com colangite aguda.

O tratamento das "formas massivas" de fasciolíase biliar em que dezenas ou centenas de parasitas maduros residem nos ductos intra ou extra-hepáticos, tem sido descrito com sucesso.⁵ A extração inicial dos parasitas com cesta ou cateter com balão é realizada. A isto se segue uma instilação, por 10 minutos, de 20

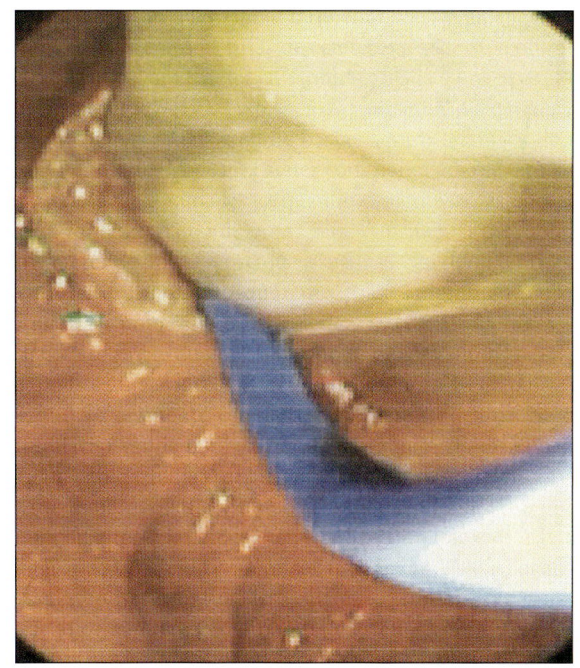

Fig. 46.4 *Fasciola hepatica* extraída usando um cateter com balão após esfincterectomia biliar.

mL de solução de povidona-iodo a 2,5% (5 mL de povidona-iodo a 10% mais 15 mL de material de contraste) com oclusão por balão do ducto hepático comum. Os ductos são, então, lavados com solução salina, e os parasitas mortos são removidos com instrumentos. Pode ser necessário repetir uma sessão de tratamento para a completa limpeza do parasita. Em casos com colangite e abscesso hepático, a drenagem nasobiliar com tratamento com iodo, repetida 3 vezes sob controle fluoroscópico direto, pode ser empregada.

Sumário

A parasitose biliar permanecerá sendo um problema encontrado com pouca frequência por profissionais endoscopistas em áreas não endêmicas. A ascaridíase e a doença hidática são clínica e radiologicamente evidentes: as infecções por *Fasciola*, *Clonorchis* e *Opistorchis* requerem astuta suspeita clínica e conscientização dos diagnósticos iniciais e tratamento apropriado.

A lista de referências deste capítulo pode ser encontrada em www.revinter.com.br/online/referencias-baron.pdf

Colangite Piogênica Recorrente

Dong Wan Seo ▪ Khean Lee Goh

A colangite piogênica recorrente (RPC) é uma condição caracterizada por repetidos ataques de infecção bacteriana do trato biliar. Acredita-se que o evento inicial seja a entrada de flora entérica na árvore biliar, causando infecção e inflamação e, por meio de desconjugação do diglicuronídeo de bilirrubina, a formação de cálculos biliares primários.[1] A persistente inflamação resulta em estenoses biliares e estase de bile na árvore biliar, o que incentiva mais formações de cálculos, levando a um ciclo vicioso de inflamação e infecção repetida ou persistente. Há relatos que ligam helmintíase à RPC. Os vermes *Ascaris lumbricoides* e *Clonorchis sinensis* têm sido identificados no trato biliar de pacientes com RPC.[2] Esta é relatada com mais frequência em países na região asiática do Pacífico, incluindo China, Taiwan, Japão, Coreia e sudeste da Ásia e é claramente incomum no mundo ocidental.[3] No entanto, é uma doença em rápido declínio até nessas regiões. Muitos pacientes agora são idosos e apresentam eventos adversos da doença, como colangiocarcinoma (**Quadro 47.1**).[4]

A característica da RPC é a presença de cálculos e estenoses, que podem estar localizados nos ductos intra e extra-hepáticos (**Fig. 47.1**). O tratamento de RPC é difícil e requer uma abordagem de múltiplas modalidades que englobam endoscopia, técnicas radiológicas e cirurgia. O tratamento bem-sucedido de RPC depende do sucesso na eliminação dos cálculos, dilatação de estenoses e manutenção da permeabilidade dos ductos estenosados. O tratamento específico visa à localização acurada da patologia, aplicação de técnicas específicas para remover cálculos e a dilatação de estenoses. Serve para eliminar a estase biliar e obter o controle da colangite. Entre as técnicas endoscópicas usadas estão a colangiopancreatografia retrógrada endoscópica (CPRE) com ou sem colangioscopia peroral, colangioscopia trans-hepática percutânea (PTCS) e colangioscopia pós-operatória através de um trato de tubo em T.

A cirurgia é uma modalidade de tratamento importante na RPC e será discutida brevemente no final do capítulo para colocá-la no esquema geral de conduta*.

Tratamento Inicial do Paciente com Colangite

Os pacientes com RPC geralmente apresentam colangite aguda. Esta pode ser o primeiro ataque ou um episódio recorrente. Esses pacientes podem desenvolver choque séptico rapidamente. O tratamento inicial inclui reposição intravenosa de fluidos e a instituição de antibióticos potentes, de amplo espectro. A descompressão cirúrgica de emergência pode ser necessária em alguns pacientes, mas acarreta morbidade pós-operatória e taxa de mortalidade altas.[5]

Os procedimentos não cirúrgicos de drenagem biliar proporcionam uma importante opção alternativa de tratamento a esses pacientes, especialmente aqueles com cálculos de ducto biliar comum (CBD) concomitantes. A CPRE urgente com colocação de um *stent* ou cateter nasobiliar reduziu significativamente a taxa de mortalidade (**Fig. 47.2**).[6] A drenagem biliar trans-hepática percutânea (PTBD) pode ser necessária em pacientes com colangite associada a cálculos intra-hepáticos.[7]

Tratamento Específico de Cálculos Intra-Hepáticos

Descrição de Técnicas

CPRE Padrão e Colangioscopia Peroral

Os cálculos encontrados no ducto biliar extra-hepático e os principais ductos intra-hepáticos geralmente podem ser abordados com o uso de técnicas de CPRE convencionais de esfincterotomia e passando uma cesta e um balão dentro dos ductos apropriados e extraindo os cálculos. As estenoses em CBD ou em ductos intra-hepáticos podem ser dilatados com balões dilatadores biliares de diâmetros inflados de 4 a 10 mm para facilitar a passagem de uma cesta de recuperação para extração de cálculos. O uso de um litotriptor mecânico através de um duodenoscópio é útil para o esmagamento de cálculos grandes. A utilidade dessa abordagem é limitada pelo difícil acesso aos ductos intra-hepáticos. Geralmente isto se deve aos ductos biliares angulados, estenoses acentuadas e cálculos impactados, tornando difícil passar e abrir a cesta de recuperação Dormia e, às vezes, até passar um fio-guia.[8]

A colangioscopia peroral pode ser combinada no momento da CPRE. Existem várias abordagens diferentes para a inserção de um colangioscópio de calibre fino dentro da árvore biliar. A colangioscopia pelo sistema "mãe-bebê" é a primeira alternativa, mas precisa de dois endoscopistas experientes, um para o duodenoscópio "mãe" e o outro para o duodenoscópio "bebê". O colangioscópio peroral com um só operador também se encontra disponível. No entanto, a qualidade da imagem não é comparável a outros tipos de videolaringoscópios. Endoscópios superiores ultrafinos podem ser introduzidos na árvore biliar para a colangioscopia peroral direta. Esse sistema oferece excelentes imagens e a aquisição de imagens de banda estreita também é possível. Uma vez que o endoscópio oferece um canal de trabalho relativamente

Quadro 47.1 Pontos-Chave

- Colangite piogênica recorrente (RPC) caracteriza-se por ataques repetidos de colangite e a presença de estenoses intra-hepáticas e cálculos
- Modalidades de tratamento incluem técnicas de colangiografia retrógrada endoscópica, colangioscopia peroral, colangioscopia trans-hepática percutânea e cirurgia
- A colangioscopia requer habilidade e paciência e envolve a passagem de um colangioscópio através do trato trans-hepático peroral ou percutâneo. Procedimentos repetidos, são, geralmente, necessários
- A dilatação das estenoses com cateteres e balões e a fragmentação dos cálculos com litotripsia eletro-hidráulica e *laser* podem ser necessárias

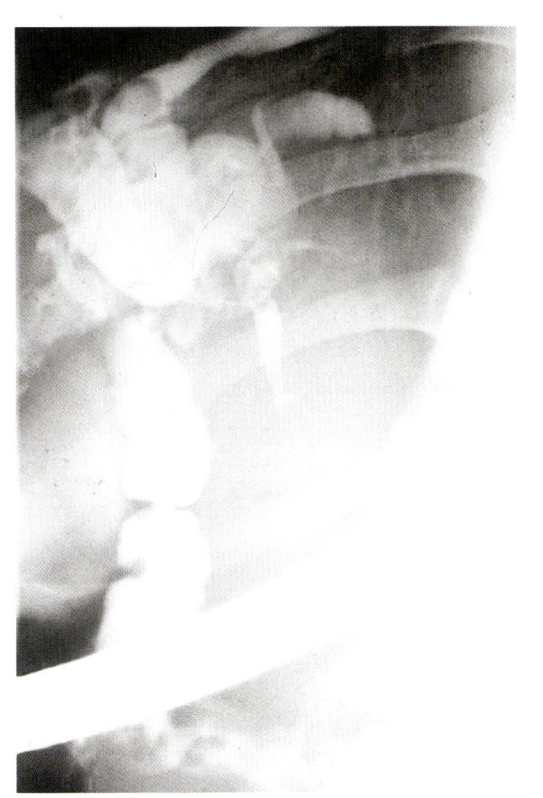

Fig. 47.1 Colangiograma retrógrado endoscópico de um paciente que se apresenta com colangite ascendente aguda, mostrando estenoses intra e extra-hepáticas com cálculos.

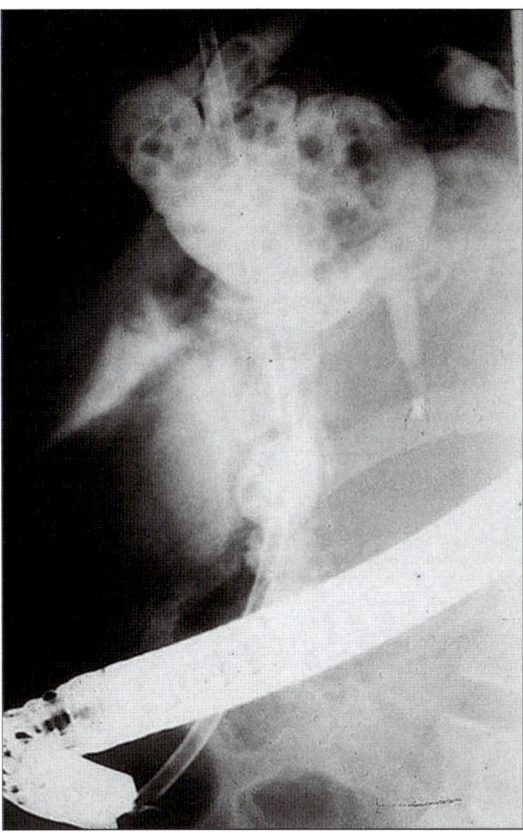

Fig. 47.2 Cálculos intra e extra-hepáticos e estenoses. Um longo *stent* de plástico é colocado via CPRE para aliviar a colangite.

grande, a biópsia guiada e outros procedimentos terapêuticos também são possíveis.[9]

A litotripsia usando um litotriptor eletro-hidráulico (EHL) ou uma sonda a *laser* por meio de uma configuração de duodenoscópio mãe-bebê podem ser tentada para quebrar os cálculos do ducto intra-hepático e possibilitar a passagem também da cesta de Dormia e balões.

Colangioscopia Trans-Hepática Percutânea

Essa técnica requer um trato trans-hepático percutâneo, e três etapas são necessárias para a PTCS: drenagem biliar trans-hepática percutânea, dilatação do trato e exame colangioscópio.

1. DRENAGEM BILIAR TRANS-HEPÁTICA PERCUTÂNEA (PTBD)

A PTBD é usada para aliviar a icterícia obstrutiva, drenar bile estagnada e prevenir ou controlar colangite e sepse.[10] É uma etapa inicial para criar um trato percutâneo, podendo ser realizada sob orientação fluoroscópica ou ultrassonográfica.[11] No caso de PTCS, o local de PTBD é muito importante. Se o local de punção não for o correto, pode haver uma angulação aguda durante o curso da lesão-alvo (Fig. 47.3). A angulação aguda é um importante fator causador de falha da PTCS. Antes da seleção de um local de PTBD, o colangioscopista ou radiologista intervencionista deve estar familiarizado com a anatomia da árvore biliar. O local ideal para PTBD é selecionado após meticulosa revisão de vários estudos por imagem, como ultrassonografia, tomografia computadorizada (CT), a colangiografia retrógrada endoscópica ou colangiografia por ressonância magnética (MRC). Um *kit* de PTBD é composto por agulhas de punção, fio-guia dilatado e sondas *pigtail* (Fig. 47.4). O diâmetro habitual de uma sonda inicial de PTBD é de 6 a 85 Fr. Para a punção inicial, a seleção de um ducto periférico é importante porque a inserção direta de uma sonda PTBD dentro do ducto central acarreta um risco significativo de sangramento. A punção guiada por ultrassonografia ou a técnica de punção guiada por fluoroscopia geralmente é adotada para a seleção inicial do ducto periférico. Após a punção seletiva de um ducto periférico, um fio-guia é inserido, e um dilatador *bougie* é empurrado sobre um fio-guia. Após a dilatação do trato, um cateter *pigtail* é introduzido na árvore biliar (Fig. 47.5). Nos casos com um ducto intra-hepático não dilatado, a PTBD acarreta alto risco de sangramento e extrava-

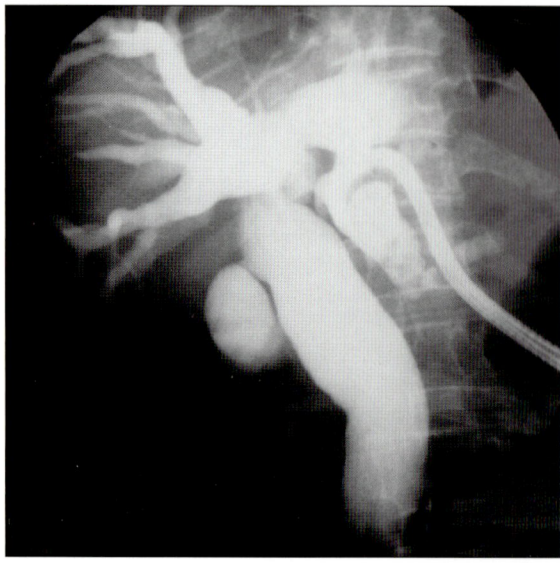

Fig. 47.3 Angulação aguda causada por seleção inadequada do local de PTBD.

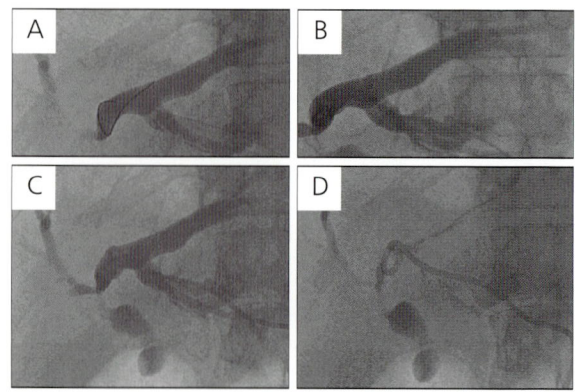

Fig. 47.5 Imagens fluoroscópicas de procedimentos de PTBD. (**A**) Um fio-guia é inserido no ducto intra-hepático esquerdo após seleção do ducto segmentar S3 por agulha de punção. (**B**) O trato é dilatado com o uso de um dilatador até 8 Fr. (**C**) Um cateter de drenagem *pigtail* de 7,5 Fr é inserido no trato dilatado. (**D**) Material de contraste injetado com antecedência é bem drenado pelo cateter *pigtail*.

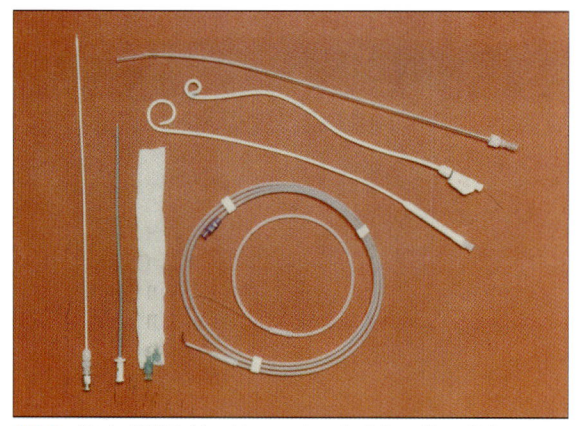

Fig. 47.4 *Kit* de PTBD. Um *kit* completo inclui agulhas Chiba para punção, fios-guia, um dilatador e cateteres de drenagem *pigtail*.

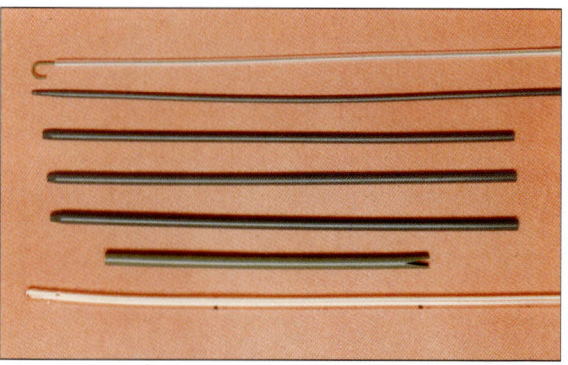

Fig. 47.6 Conjunto Nipro para dilatação do trato. Um conjunto completo para dilatação do trato é composto de um fio-guia, um cateter com ponta afunilada, sondas *bougie* de tamanhos variáveis e um cateter de PTCS.

samento biliar. Para prevenir esses eventos adversos, a inserção de uma sonda de drenagem antes da PTBD e colangiografia simultânea, usando essa sonda durante PTBD, é útil para observar com precisão os ductos intra-hepáticos.[12]

2. DILATAÇÃO DO TRATO

Para o exame da árvore biliar com colangioscopia, o diâmetro do trato trans-hepático percutâneo deve ser maior que o do colangioscópio. O diâmetro do colangioscópio varia de 3 a 5,2 mm. Portanto, o diâmetro do trato percutâneo deverá estar dilatado a, pelo menos, 11 a 12 Fr, quando se usa um colangioscópio de 11 Fr. Na maioria dos centros, o trato está dilatado de 15 a 18 Fr, porque geralmente um colangioscópio de 16 Fr é usado peara fins terapêuticos. Esse procedimento de dilatação pode ser realizado com a ajuda de um *kit* especializado de dilatação (**Fig. 47.6**). O processo de dilatação pode ser realizado por meio de dilatação em "múltiplos estágios" ou em "estágio único".[13] A dilatação em múltiplos estágios significa alcançar um diâmetro totalmente dilatado do trato percutâneo por meio de várias dilatações repetidas. O diâmetro da sonda de PTBD está em torno de 6 a 8,5 Fr na primeira tentativa. O trato pode estar dilatado em estágios a cada 2 a 4 dias: de 10 a 12 Fr, então de 14 a 16 Fr e, finalmente, até mais de 18 Fr. Mas no protocolo de dilatação em "estágio único", o trato de PTBD dilata-se até 16 ou 18 Fr em uma única sessão em 2 a 4 dias após PTBD inicial.

Existem vantagens e desvantagens em cada método. A principal vantagem é menos dolorosa e menos traumática para o paciente. A dilatação gradual com repetidos procedimentos pode reduzir o risco de dor intensa ou a chance de significativo sangramento após a dilatação. No entanto, a dilatação em "múltiplos estágios" consome tempo, além de requerer vários procedimentos até ser alcançada a dilatação satisfatória, e é mais cara. No protocolo de dilatação em "estágio único" poupa-se tempo e dinheiro, em comparação ao de "múltiplos estágios", mas pode causar dor significativa e sangramento durante o procedimento. Se for usado o protocolo de dilatação em "estágio único", é obrigatório proporcionar anestesia adequada além dos antibióticos.

3. EXAME COLANGIOSCÓPICO TRANS-HEPÁTICO PERCUTÂNEO

Após a dilatação completa do trato trans-hepático percutâneo, geralmente são necessários 10 a 14 dias para a maturação do trato sinusal, quando então o exame colangioscópico pode ser realizado com segurança (**Fig. 47.7**). O paciente é posicionado em posição na mesa de fluoroscopia. A posição do colangioscopista pode ser modificada, de acordo com o local de PTBD. Por exemplo, quando esta é realizada em um ducto intra-hepático direito, o lado direito do paciente é a posição preferida, e quando a PTBD é realizada em um ducto intra-hepático esquerdo, o lado esquerdo do paciente é a posição preferida. O monitor de vídeo e o monitor fluoroscópico deverão estar localizados em um ângulo favorável para o colangioscopista. A pré-medicação é necessária para aliviar a dor e a ansiedade, usando uma combinação de meperidina e midazolam ou diazepam. A inserção de um colangioscópio dentro de um trato totalmente dilatado não é difícil. Contudo, se o período de espera entre a dilatação do trato e o exame colangioscópico for curto, a inserção do colangioscópio pode ser difícil e, às vezes, traumática. O trato pode sofrer colapso após a remoção da sonda de dilatação, especialmente durante o primeiro exame colangioscópico. Um fio-guia, que é inserido antes da remoção da sonda de dilatação, é usado para guiar suavemente o colangioscópio dentro da árvore biliar.

A PTCS oferece várias vantagens. A abordagem percutânea permite a avaliação dos ductos intra-hepáticos e do ducto biliar comum, e é a menor distância para a árvore biliar. As manobras de manipulação e angulação da ponta do colangioscópio percutâneo são mais fáceis, comparadas àquelas da colangioscopia peroral. A aplicação de várias técnicas, como biópsia, sucção e dispersão de corante durante exame colangioscópico não é também difícil. A inserção de um balão ou cateter sob orientação colangioscópica e a aplicação de pinça de biópsia ou litotripsia eletro-hidráulica são muito mais fáceis que a abordagem peroral. A única desvantagem, comparada à via peroral, é a necessidade de criar um trato percutâneo, que é um processo invasivo.

Durante a avaliação colangioscópica da árvore biliar, a irrigação é necessária para se obter uma ótima vista do ducto biliar. Na árvore biliar, pus, sedimentos e sangue podem causar borramento visual. Bile espessa também pode "cobrir" a parede do ducto biliar. Para obter a clara visão do ducto biliar, a contínua irrigação com solução salina é recomendada e é geralmente alcançada, suspendendo-se um frasco de solução salina normal e deixando que flua continuamente dentro do canal do colangioscópio para "lavar" o ducto biliar (**Fig. 47.8**).

Colangioscopia Pós-Operatória (POCS)

Embora a prática de realizar CPRE e colecistectomia laparoscópica geralmente é realizada em pacientes com cálculos da vesícula biliar e CBD, muitos ainda são submetidos à colecistectomia aberta com exploração do CBD e sonda em T, esquerda posicionada *in situ* no CBD. A POCS pode ser realizada nesses pacientes após maturação do trato da sonda em T, quando há cálculos concomitantes de CBD e/ou intra-hepáticos.[14]

Quando comparada ao trato trans-hepático percutâneo, a sonda em T é relativamente longa e atravessa uma extensão maior de espaço peritoneal livre antes de alcançar o CBD. Quando a PTCS é empregada, a distância de espaço livre entre o peritônio parietal e a cápsula hepática geralmente é menor que 1 cm, enquanto o trato da sonda em T tem um espaço livre entre o peritônio parietal e o CBD, que geralmente tem mais de 4 a 5 cm.

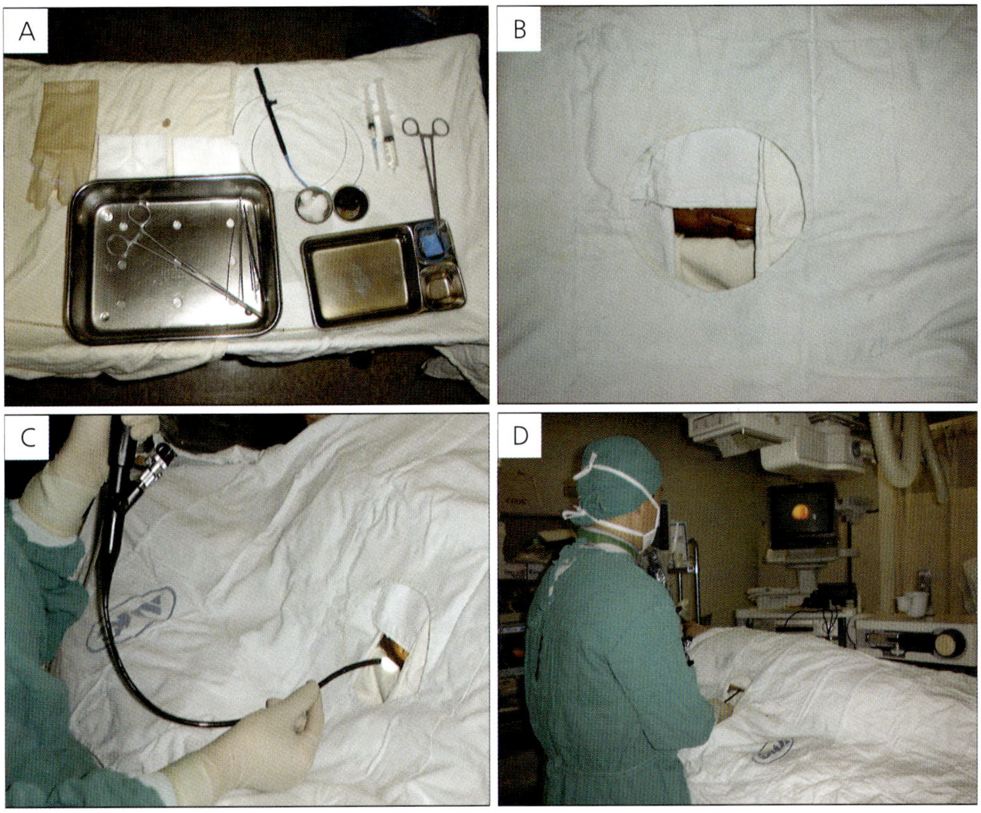

Fig. 47.7 O exame colangioscópico trans-hepático percutâneo. (**A**) *Kit* de curativos para PTCS. (**B**) Campo cirúrgico feito antes do exame colangioscópico. Um cateter de PTCS de 18 Fr é visível, e a sonda é amarrada à pele para evitar migração. (**C**) Verifique a fonte de luz e fluxo de solução salina antes da inserção do colangioscópio dentro do corpo. (**D**) Inserção do colangioscópio. Após a inserção da ponta do colangioscópio dentro do trato, o colangioscopista monitora a visão videoscópica e guia a ponta do colangioscópio para manter a visualização do lúmen do ducto biliar.

Fig. 47.8 Irrigação com solução salina normal por gravidade. (**A**) Um frasco de solução salina normal está conectado ao colangioscópio. A gravidade produz um fluxo contínuo de solução salina normal dentro do ducto biliar durante o exame colangioscópico. (**B**) O fluxo pode ser controlado, ligando-se e desligando-se a torneira rotativa de duas vias.

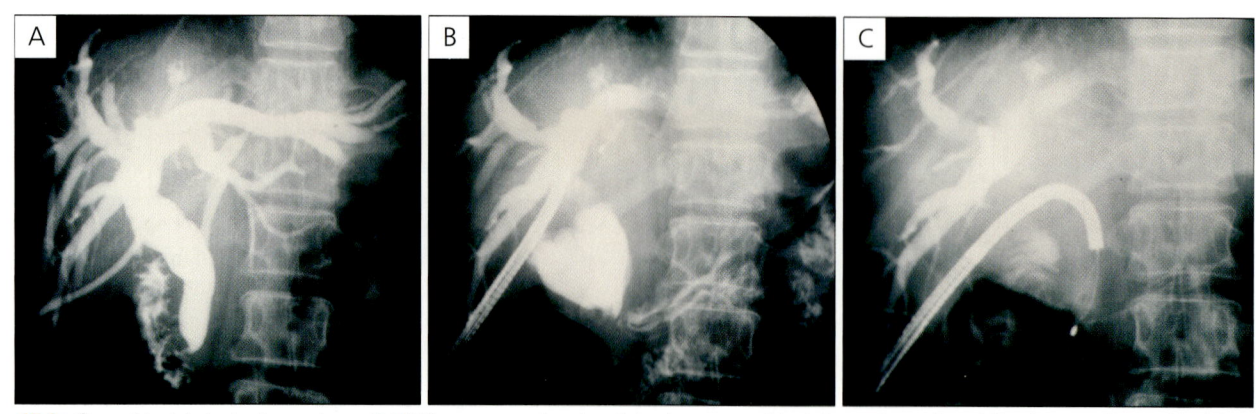

Fig. 47.9 Curso ideal do trato da sonda em T. (**A**) Um exame colangioscópico bem-sucedido é dependente da retidão do trato. O trato ideal de sonda em T para POCS deve ser reto, e o ângulo de inserção dentro do CBD é o ângulo reto. (**B** e **C**) Na situação de um ângulo reto, a inserção do colangioscópio no ducto intra-hepático ou BDC distal com a ajuda do movimento de flexão ou extensão da ponta do colangioscópio.

Em virtude desta diferença, a maturação do trato da sonda em T, leva, geralmente, mais tempo, normalmente pelo menos 4 semanas após a sua inserção.

Um trato de sonda em T ideal segue um curso reto da pele até o ponto de inserção no ducto biliar. Se esse trato encontrar o CBD em um ângulo reto, o exame colangioscópico do CBD e dos ductos intra-hepáticos não será difícil (**Fig. 47.9**). A técnica de exame do ducto biliar é basicamente similar à da PTCS. Mas também existem algumas limitações da POCS. Além disto, se tiver que esperar por um longo tempo até a completa maturação do trato, a inserção do colangioscópio pode não ser fácil, porque o trato da sonda em T pode conter angulações (**Fig. 47.10**). Uma angulação aguda torna o exame colangioscópico muito difícil, podendo ocorrer perfuração do trato da sonda em T durante a inserção de um colangioscópio.

Técnicas para Remoção Colangioscópica de Cálculo

1. Remoção com Cesta

Os cálculos biliares podem ser encontrados em um ducto reto e/ou em um ducto angulado. A remoção colangioscópica de cálculos requer um operador experiente para tornar um procedimento, sob outros aspectos trabalhoso, menos prolongado e mais seguro. As etapas básicas da remoção colangioscópica de cálculos são as seguintes: primeira, a cesta é inserida no trato biliar; segunda, a cesta é aberta pouco além dos cálculos; terceira, o cálculo é encaixado à retirada da cesta aberta; quarta, os cálculos são presos firmemente ao se retirar mais a cesta; finalmente, o cálculo é extraído com a remoção do colangioscópio e a cesta simultaneamente (**Fig. 47.11**).

Para a remoção de cálculos, usa-se a cesta tipo Dormia. A posição ideal da ponta da cesta antes da abertura é logo além dos cálculos, e estes podem ser capturados somente com retirada da cesta aberta (**Fig. 47.12**). Se a cesta for aberta na frente do cálculo, há possibilidade de empurrá-lo para dentro de um ducto periférico. A cesta pode ser aberta pouco antes ou no local exato do cálculo; os cálculos podem ser capturados, empurrando-se a cesta aberta ou com o movimento da cesta para frente e para trás. Mas não se recomenda essa manobra de empurrar ou o movimento para frente e para trás, pois isto pode causar deformidade da cesta. Recomenda-se retirada suave da cesta e seu fechamento para encaixar os cálculos durante esse movimento de retirada.

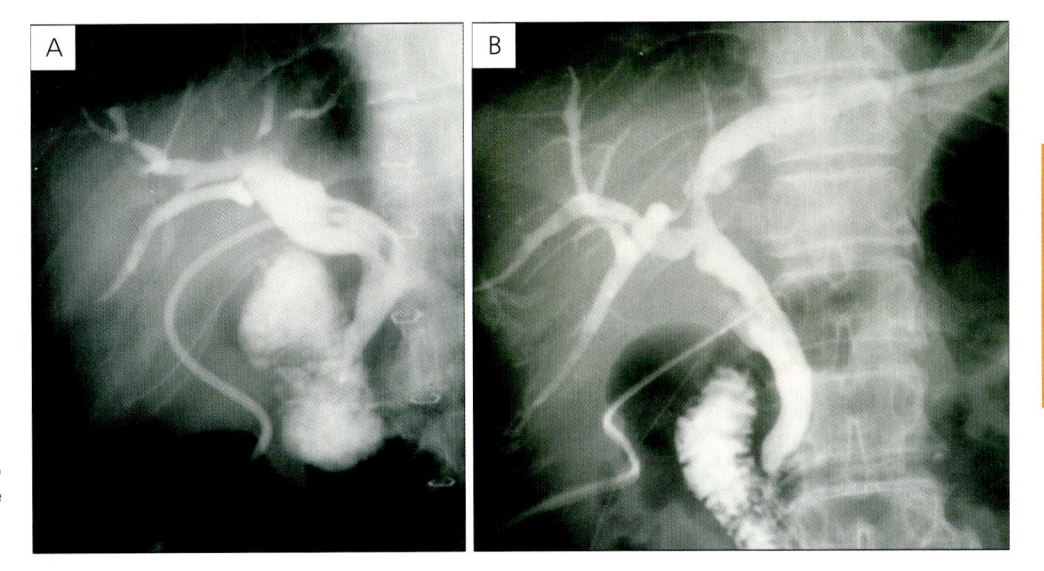

Fig. 47.10 Várias angulações de um trato de sonda em T. (**A** e **B**) Durante a inserção operatória da sonda em T no ducto biliar, várias angulações podem ser feitas no trato sinusal e são fatores importantes que limitam o sucesso da colangioscopia. O cirurgião deve ter cuidado para evitar esses tipos de angulações.

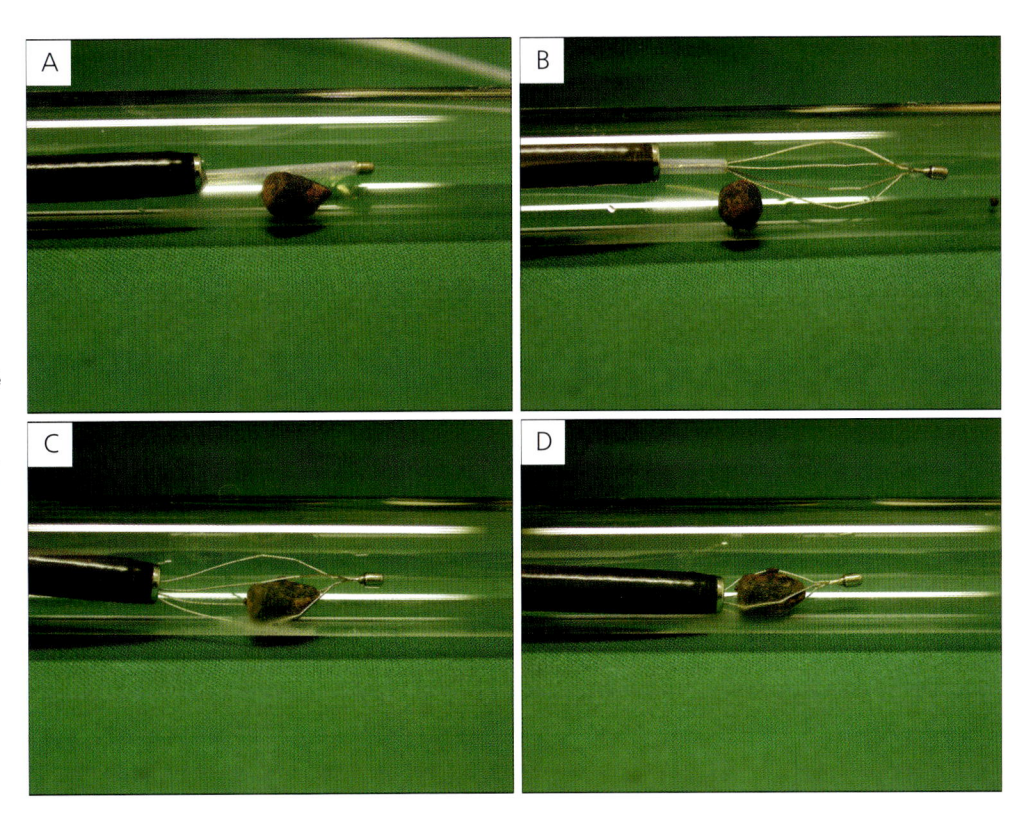

Fig. 47.11 Ilustração das quatro etapas básicas de remoção colangioscópica de cálculo. (**A**) Uma cesta é inserida pelo colangioscópio, e a ponta da cesta é posicionada além do cálculo. (**B**) A cesta é aberta logo além do cálculo para apreendê-lo facilmente. (**C**) A retirada suave da cesta aberta geralmente é suficiente para encaixar os cálculos intraluminais. Para facilitar essa etapa, a cesta deve manter seu formato original quando for aberta dentro do lúmen. (**D**) Fechar mais a cesta em que o cálculo está encaixado possibilita que este seja apreendido fortemente; a remoção do cálculo normalmente é conseguida com a retirada suave, simultânea, do colangioscópio e da cesta.

2. Fragmentação do Cálculo

Os cálculos grandes não podem ser extraídos diretamente da árvore biliar, sendo necessário que sejam quebrados em fragmentos menores. A maneira mais fácil de fragmentar cálculos grandes é esmagá-los, comprimindo ou fechando a cesta. Alguns cálculos mais moles com pigmentação marrom podem ser quebrados em vários pedaços com esta manobra simples. A litotripsia eletro-hidráulica (EHL) ou a litotripsia a *laser* é necessária para fragmentar cálculos mais duros. O mecanismo da fragmentação EHL é por ondas de compressão (ondas de choque). Estas ondas são geradas na ponta da sonda diretamente na frente dos cálculos por meio de uma descarga de faísca explosiva em um meio líquido (**Fig. 47.13**). O ajuste diferente de potência bem como a frequência diferente permitem a adaptação a várias áreas de aplicação e locais. A energia mais alta com a alta frequência é muito eficaz para fragmentar cálculos duros, mas pode danificar facilmente a parede do ducto biliar. Para evitar dano tecidual, níveis mais baixos de energia são preferíveis. Para obter melhores resultados, a sonda deve ser colocada diretamente sobre o cálculo. A onda choque de EHL só pode ser gerada em meio aquoso e, portanto, uma solução eletrolítica, como o soro fisiológico (NaCl a 0,9%), é usada para irrigar a área.

Essa técnica pode ser aplicada não apenas aos fragmentos de cálculos grandes e duros, mas também à fragmentação de cálculos menores que são impactados no ducto impactado no ducto periférico ou em um segmento estenosado.[15] Talvez não seja possível remover cálculos impactados, usando somente uma cesta, por não haver espaço para abri-la e apreender os cálculos. Quando se usa EHL, é necessária apenas uma pequena abertura,

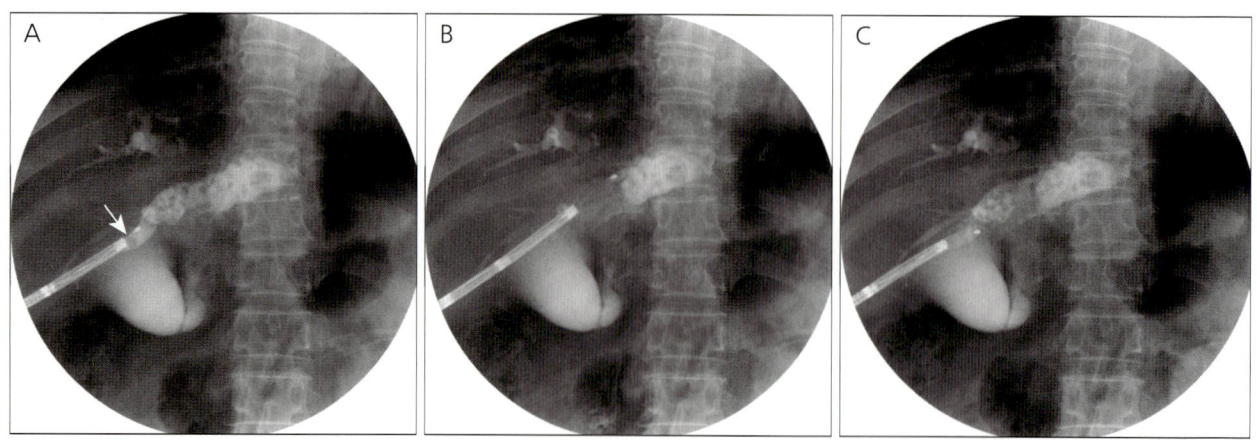

Fig. 47.12 Colangiografia durante remoção de cálculo com cesta. (**A**) O colangioscópio está exatamente na frente de um cálculo intra-hepático *(seta)*, e a ponta de uma cesta está localizada logo após o cálculo antes da abertura. (**B**) A cesta está aberta além do cálculo. (**C**) Com a retirada da cesta aberta, um cálculo pequeno é encaixado dentro da cesta.

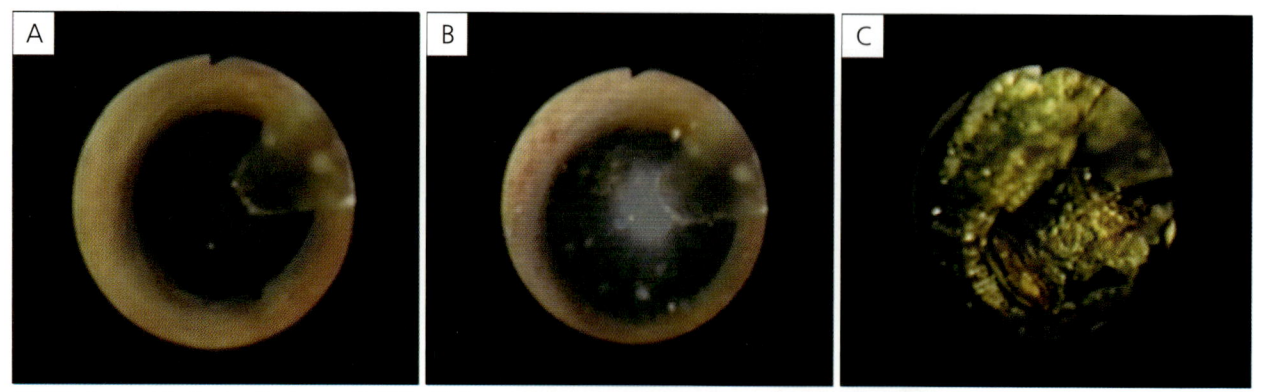

Fig. 47.13 Fragmentação de cálculo usando EHL. (**A**) A ponta da sonda de EHL é colocada na superfície do cálculo pigmentado. (**B**) Durante o disparo de EHL uma faísca elétrica e onda de choque acompanhante é gerada na área da ponta da sonda. (**C**) Núcleo interno exposto. Estrutura em camadas do núcleo interno é visível após a destruição da casca externa.

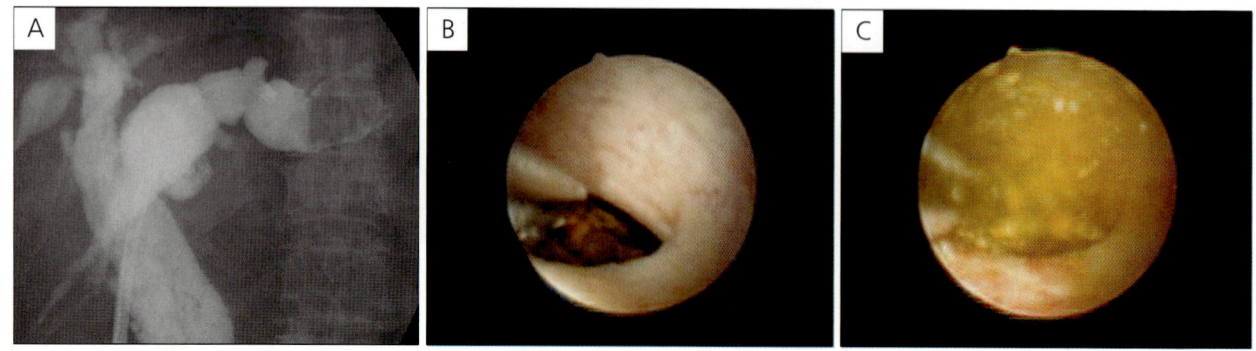

Fig. 47.14 Aplicação de EHL a um cálculo impactado. (**A**) Esse colangiograma mostra um grande cálculo impactado no ducto intra-hepático esquerdo. Não há espaço para permitir a introdução de uma cesta de cálculo. (**B**) Vista colangioscópica revela apenas a superfície anterior do grande cálculo impactado. A ponta da sonda de EHL é posicionada na superfície do cálculo. (**C**) A onda de choque é gerada para o cálculo impactado.

e a ponta da sonda pode, então, entrar em contato com o cálculo. Depois que a ponta da sonda de EHL é direcionada nos cálculos, a onda de choque eletro-hidráulico pode ser gerada em meio aquoso e a força aplicada ao cálculo (**Fig. 47.14**). Após a fragmentação de cálculos grandes em pequenos pedaços, uma cesta pode ser introduzida após o segmento estenosado, e, então, podem ser extraídos pequenos cálculos fragmentados ou lavados por irrigação vigorosa com solução salina.

3. Dilatação de Estenose

Os cálculos intra-hepáticos ocorrem geralmente a jusante a partir de um segmento estenosado do ducto biliar. Para a remoção colangioscópica desses cálculos, é necessária a dilatação da estenose. Um balão ou cateter dilatador pode ser usado para esse propósito.[16]

Quando a dilatação por balão é realizada, são necessários balão e calibrador de pressão. Existem vários tipos de balões que podem ser usados para dilatação de estenoses. O balão ideal deve ter um eixo de pequeno diâmetro, e o balão deve ser forte o suficiente para resistir à pressão aplicada durante a aplicação. Deve ser longo o suficiente para cobrir o segmento de estenose. No caso do balão de dilatação, um fio-guia é inserido pelo segmento de estenose sob orientações colangioscópica e fluoroscópica. Após a inserção de um fio-guia, o balão é avançado por esse segmento sobre um fio-guia e posicionado sob fluoroscopia. É importante manter o fio-guia reto durante o avanço do cateter do balão. A localização ideal do balão é obtida normalmente, quando a porção média deste (onde a força expansível é maior) está localizada na estenose. Se o balão não for colocado centralmente sobre a estenose, conforme descrito, há tendência de deslizamento do balão para dentro ou para fora da estenose durante a inflação do balão. Os meios de contraste ou água destilada misturados com material de contraste radiopaco são usados para inflar o balão e permitir a visualização de sua dilatação sob fluoroscopia. O material de contraste radiopaco age como um indicador do grau de dilatação (Fig. 47.15), mostrando a cintura do balão no local da estenose e a obliteração da cintura com a dilatação bem-sucedida (Fig. 47.16). A pressão de dilatação deve ser monitorada para alcançar e manter a pressão de inflação ideal de 6 a 10 atmosferas.

A dilatação do ducto biliar também pode ser alcançada com cateteres.[15] Existem dois tipos de cateteres de acordo com o formato das pontas: um cateter com ponta afilada e um cateter com ponta reta (Fig. 47.17). A principal vantagem do cateter com ponta afilada é ser mais fácil de passar dentro e através do segmento estenosado. Mas um cateter com ponta afilada tem a tendência a deslizar fora da lesão, quando o segmento estenosado é comprimido, mas não o de ponta reta. A principal desvantagem de um cateter de ponta reta é que a sua inserção pode ser traumática e causar dor intensa e sangramento ou sangramento por sua extremidade romba.

Para a inserção de um cateter no segmento estenosado, passa-se um fio-guia através da porção de estenose. O cateter é empurrado pelo segmento estenosado sobre um fio-guia. Se houver angulação aguda no decorrer da passagem, geralmente a inserção do cateter falha. Para superar angulações difíceis, dois ou mais fios-guia podem ser usados simultaneamente para guiar a ponta do cateter dilatador (Fig. 47.18). A dilatação por balão e a dilatação por cateter podem ser usadas em combinação. No caso de estenoses acentuadas, a dilatação com balão seguida de colocação de cateter no segmento de estenose permite uma dilatação eficaz.

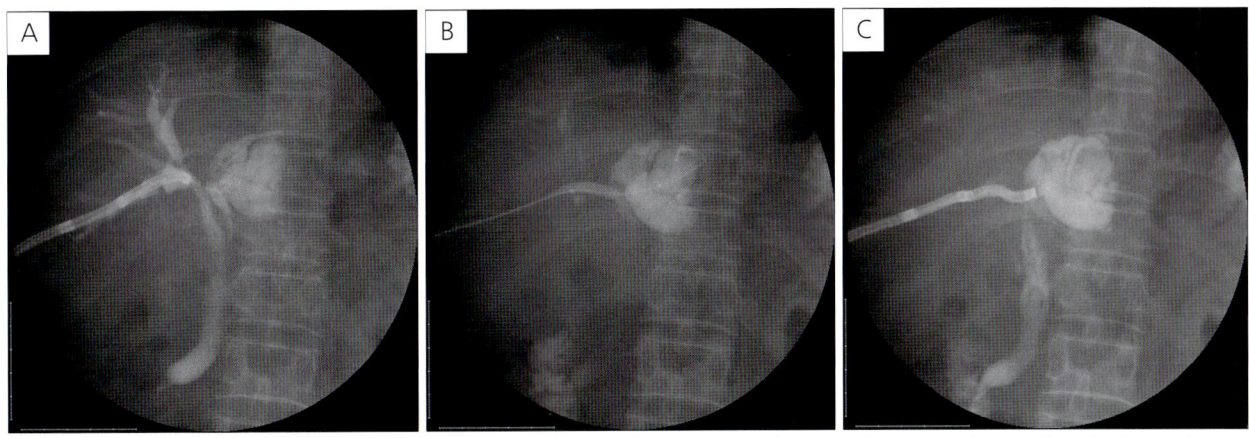

Fig. 47.15 Dilatação com balão do ducto principal esquerdo. (A) Acentuada estenose no ducto principal esquerdo com dilatação ductal a jusante é vista. Sob orientação colangioscópica e fluoroscópica, um fio-guia é passado dentro do segmento de estenose. (B) Um balão é inserido sobre o fio-guia e centralizado através dele (os dois marcadores radiopacos do balão são vistos). O balão é inflado com material de contraste. (C) Após dilatação bem-sucedida, o colangioscópio pode passar pelo segmento estenosado.

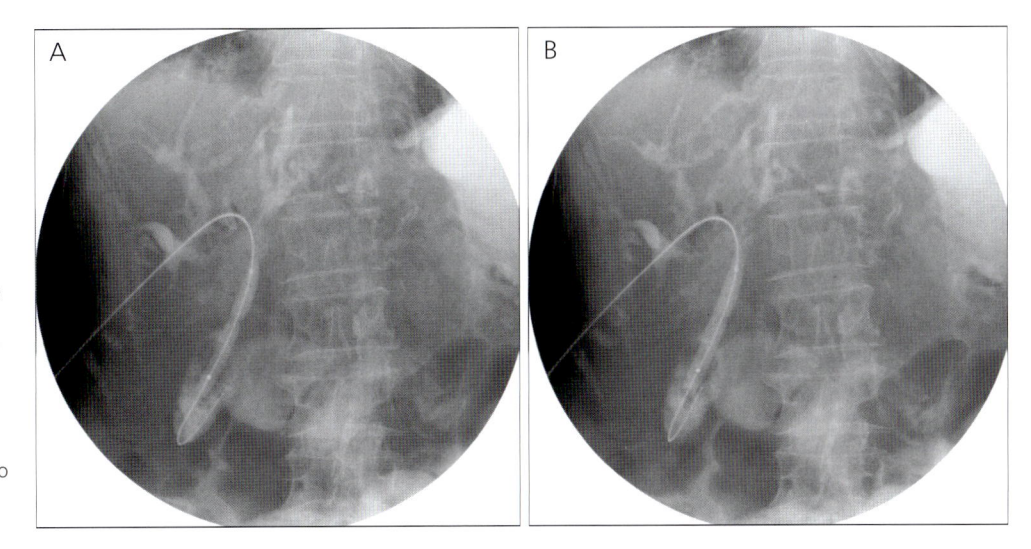

Fig. 47.16 Formação de cintura e desaparecimento durante a dilatação do balão. (A) A acentuada estenose causa uma cintura no balão durante a aplicação de pressão. (B) Quando a pressão excede a força da estenose, a cintura desaparece. Depois que isto ocorre, a pressão de inflação não deve ser diminuída.

Para permitir uma eficiente drenagem biliar dos outros ductos intra-hepáticos ao mesmo tempo, os cateteres devem ter furos laterais. Esses furos laterais podem ser feitos pouco antes da inserção (**Fig. 47.19**). O número, localização e tamanho dos furos laterais são importantes para assegurar a drenagem adequada através do cateter e prevenir extravasamento biliar. Antes de fazer os furos laterais, o colangioscopista deve medir o comprimento do cateter que será inserido no ducto biliar. Isto pode ser feito, medindo-se o comprimento do colangioscópio inserido na lesão-alvo ou o comprimento do fio-guia após inserção no segmento estenosado. Os furos laterais não devem ser localizados na porção do cateter no trato sinusal, porque isto pode causar extravasamento de bile.

Resultados de Remoção Colangioscópica de Cálculo

A abordagem colangioscópica é uma boa opção terapêutica para tratamento de cálculos intra-hepáticos, especialmente para cálculos múltiplos e intra-hepáticos bilaterais. A completa remoção do cálculo pode ser conseguida geralmente após várias sessões colangioscópicas (**Fig. 47.20**). Mas existem alguns casos difíceis com múltiplas estenoses e angulações. Segundo estudos com resultados a longo prazo e fatores de risco de recorrência de cálculos, sua eliminação completa pode ser conseguida em 80% dos pacientes.[17] A taxa de eliminação completa de cálculos por abordagem colangioscópica é significativamente menor em pacientes com graves estenoses intra-hepáticas, em comparação àqueles sem estenoses. Os pacientes com graves estenoses intra-hepáticas mostram também maior taxa de recorrência do que aqueles com leves estenoses ou nenhuma estenose. Além disto, a taxa de recorrência de cálculos é diferente de acordo com a reserva funcional hepática.

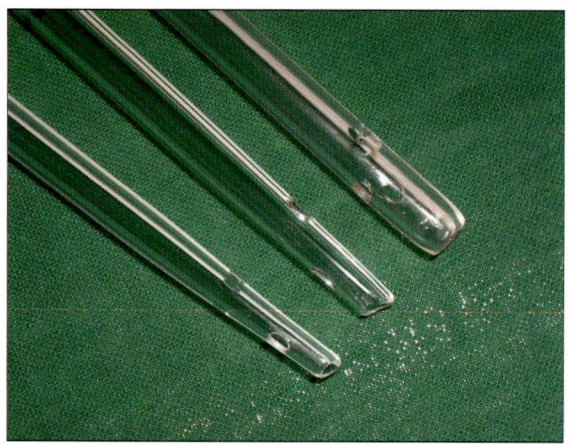

Fig. 47.17 Dois tipos de cateteres. De acordo com o formato da ponta os cateteres são classificados em dois tipos: ponta afilada (dois cateteres inferiores) e ponta reta (o primeiro cateter a partir de cima).

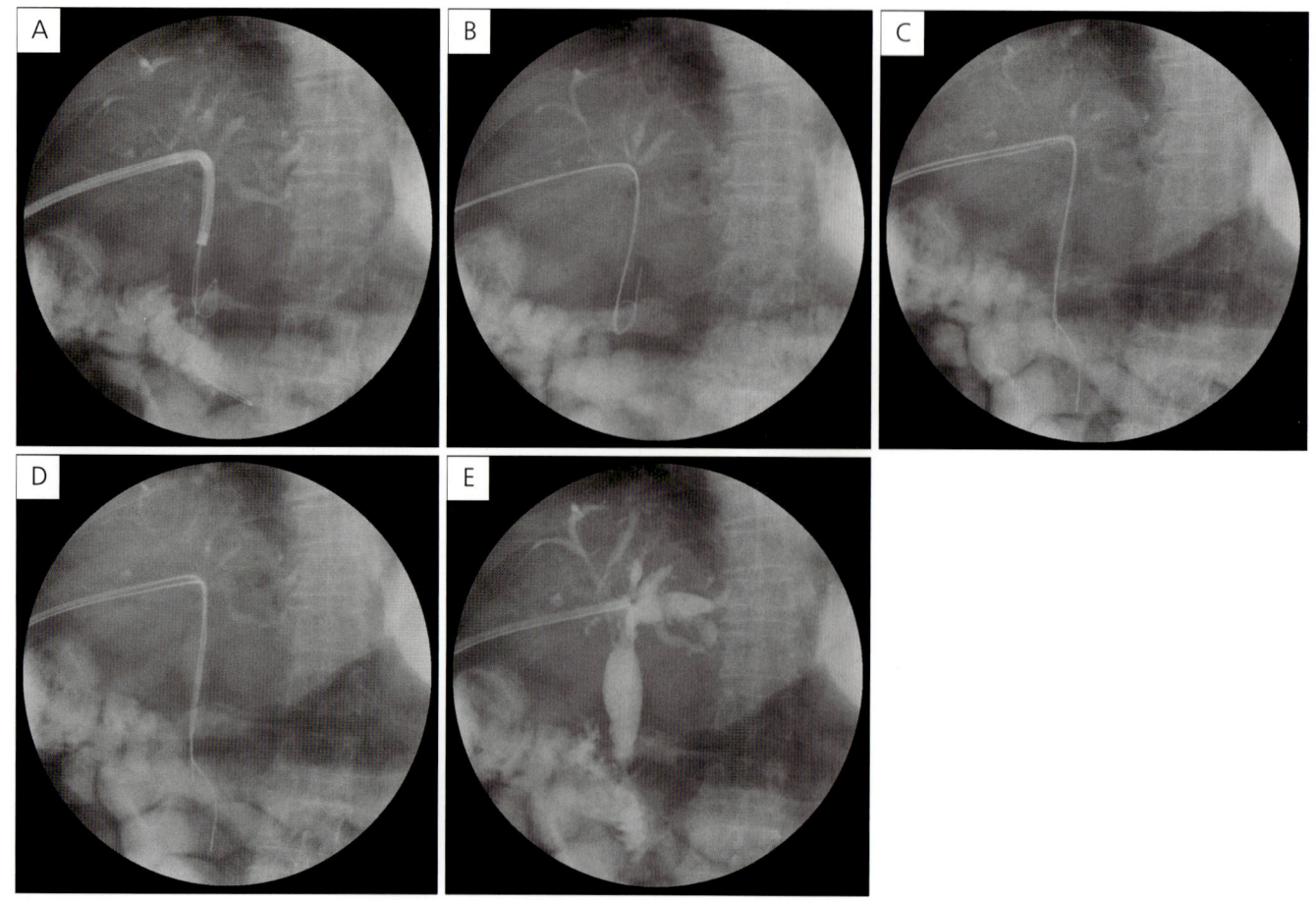

Fig. 47.18 Inserção de cateter usando duplo fio-guia. (**A**) Dois fios-guias são inseridos no ducto biliar comum distal. (**B**) O colangioscópio é removido enquanto dois fios-guias são mantidos no ducto biliar. (**C**) Inserção de um cateter de PTCS de 16 Fr é tentada; ele não passará na área angulada. (**D**) Após várias tentativas, é possível passar o cateter pela área angulada. (**E**) Colangiograma do cateter mostra a ponta do cateter de PTCS localizada no CBD distal.

Essa taxa é significativamente mais alta em pacientes com cirrose biliar adiantada, como a classe B ou C de Child do que naqueles com cirrose leve, como a classe A de Child ou nenhuma alteração cirrótica.[18]

Indicações e Contraindicações

A CPRE padrão é importante e indicada na avaliação inicial de um paciente que apresenta colangite aguda. Um colangiograma de boa qualidade pode ser obtido com CPRE. Mas no caso de estenoses acentuadas e cálculos impactados, a anatomia biliar proximal à patologia pode não ser vista. Os cálculos extra-hepáticos e os cálculos com estenoses nos ductos intra-hepáticos principais podem ser tratados com o uso de técnicas de CPRE convencional com cesta e balões de recuperação e com balões dilatadores. Isto é indicado para proporcionar alívio imediato, ainda que temporário, da obstrução biliar e colangite com a colocação de *stents* plásticos ou um dreno nasobiliar.

A PTCS é indicada em pacientes com cálculos intra-hepáticos periféricos, múltiplos cálculos intra-hepáticos bilaterais, ou aqueles localizados a jusante das estenoses intra-hepáticas acentuadas. Ela permite melhor acesso aos ductos intra-hepáticos afetados com um colangioscópico. Também é indicada para fornecer drenagem com PTBD.

Com exceção das contraindicações gerais à CPRE não há contraindicações específicas de colangite piogênica recorrente (RPC). A PTCS é contraindicada em pacientes com diátese hemorrágica. O risco de sangramento é alto em pacientes com cirrose avançada concomitante A ascite dificulta o estabelecimento de um trato percutâneo maduro, sendo necessárias precauções especiais, incluindo o uso de bainhas. No caso de pacientes com histórico de alergia aos meios de contraste, esteroides profiláticos devem ser administrados ou, alternativamente, são administrados meios de contraste não iônicos. Os pacientes devem ser cooperativos e bem sedados tanto no caso de CPRE, quanto no de PTCS. Esses procedimentos são de risco relativamente alto, e a concentração total do endoscopista e auxiliares é necessária.

Eventos Adversos e seu Tratamento

Os eventos adversos da CPRE são os comuns a outras indicações de CPRE. A colangite pode ser um problema particularmente difícil, especialmente quando o contraste é injetado dentro dos ductos intra-hepáticos que não podem ser drenados e/ou após a inserção de cateteres e manipulação da árvore biliar.[19] Nesses casos, a drenagem percutânea do ducto apropriado deve ser realizada. Antibióticos intravenosos são administrados antes do procedimento e continuado após o procedimento.

Os principais eventos adversos da PTCS relacionam-se com colocação e dilatação de fístula hepática cutânea. A hemobilia decorrente da fístula biliovenosa é um problema geralmente encontrado. O sangramento pode não ser aparente, quando o cateter percutâneo está posicionado, uma vez que este produz um efeito de tamponamento, mas ocorre depois da remoção dos cateteres.

Os eventos adversos com o uso de colangioscópio são, geralmente, menores. O sangramento é relatado em cerca de 10% dos casos, mas sangramentos importantes necessitam de transfusão ou ocorre intervenção terapêutica em 1 a 2%. A perfuração dos ductos intra-hepáticos é relatada em 1,7%.[20]

A colangite é um problema com a PTCS e ocorre após vigorosa manipulação da árvore biliar e impossibilidade de drenar

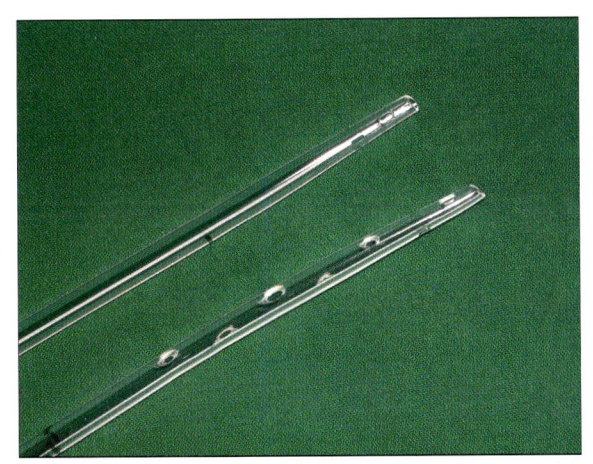

Fig. 47.19 Cateteres de PTCS antes *(acima)* e depois *(embaixo)* de serem feitos furos laterais.

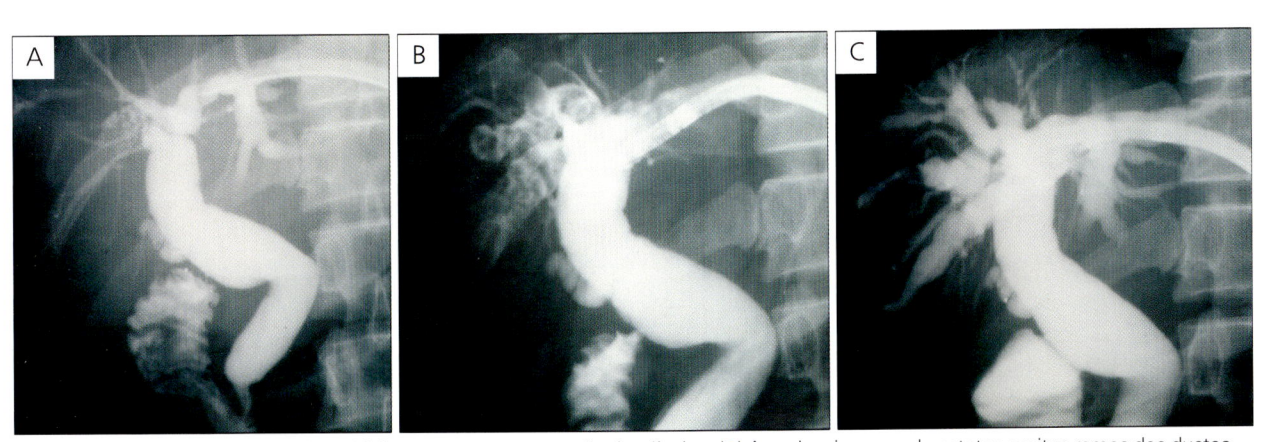

Fig. 47.20 Dilatações sequenciais de múltiplas estenoses e remoção de cálculos. (A) Ao colangiograma do cateter, muitos ramos dos ductos intra-hepáticos direitos estão ausentes. Vários cálculos intra-hepáticos direitos estão fracamente delineados. (B) Após várias sessões de dilatação de estenose usando balões e cateteres de PTCS, este colangiograma revela múltiplos cálculos nos ductos dos ramos superiores direito e inferior. (C) Após dilatação completa de múltiplos ductos segmentares e remoção colangioscópica de cálculo, muitos ductos intra-hepáticos direitos são visualizados.

completamente os ductos biliares, onde "lagos" de ductos intra-hepáticos cheios de contraste podem estar presentes.

Se um trato sinusal ou de sonda em T não estiver maduro o suficiente, a migração parcial ou completa do cateter pode causar extravasamento de bile e peritonite biliar, que é um sério evento adverso. O risco de deslocamento da sonda percutânea é reduzido, se a ponta distal da sonda estiver posicionada no CBD ou através da papila dentro do duodeno. Quando ocorre deslocamento da sonda, é necessário seu imediato reposicionamento ao longo do mesmo trato, embora isto talvez não seja possível.

Tratamento de RPC a Longo Prazo

Como raramente a dilatação completa de estenoses intra-hepáticas tem sucesso, uma dos maiores problemas na RPC é a infecção persistente e a formação recorrente de cálculos. Quando um acesso percutâneo já foi criado para colangioscopia, o acesso pode ser mantido com a colocação de uma sonda intra-hepática do tipo Yamakawa, que pode ser fechada ao nível da pele. Repita a colangioscopia com extração de cálculos recém-formados, ou, então, pode ser realizada a dilatação adicional das estenoses.

Uma sequela de RPC a longo prazo é a cirrose, e a preservação da reserva funcional hepática é um problema muito importante. Depois que a função deteriora-se, a subsequente remoção do cálculo torna-se mais difícil, e a colangite recorrente pode agravar a deterioração da reserva funcional hepática. O colangiocarcinoma é um dos eventos adversos a longo prazo mais temidos de RPC. Os cálculos dos ductos biliares ou a colangite repetida pode causar alterações ductais pós-inflamatórias. Estenoses, dilatações e deformidade ductal são vistas, geralmente, após a remoção do cálculo em pacientes com cálculos intra-hepáticos. A mucosa ductal também pode estar alterada. A hiperplasia mucosa benigna ou projeções papilares são facilmente identificadas por colangioscopia após remoção do cálculo. Para evitar o desenvolvimento de colangiocarcinoma a partir dessas alterações, a ressecção cirúrgica parece ser a melhor abordagem.

Cirurgia

As abordagens não cirúrgicas ao tratamento de RPC muitas vezes se comprovarem difíceis com problemas persistentes ou recorrentes. Outra preocupação na RPC é o desenvolvimento de colangiocarcinoma. A hepatectomia, quando viável, pode proporcionar o tratamento definitivo da hepatolitíase, pois remove não apenas os cálculos, mas também os ductos biliares estenosados e elimina a possibilidade de formação de cálculos recorrente, assim como os riscos de colangiocarcinma. Os cálculos intra-hepáticos confinados a um lobo permitem a remoção do lobo afetado com cura da doença. Na maioria dos casos, há predileção pelo confinamento dos cálculos no lobo hepático esquerdo. A litíase bilobar representa um dilema terapêutico. Nos centros cirúrgicos agressivos, o lobo afetado de maneira mais grave é removido, e realizada uma jejunostomia no lobo remanescente para permitir o acesso a tratamento colangioscópico percutâneo adicional.[21]

Custo Relativo

A cirurgia, embora incorrendo no mais alto custo inicial, oferece o melhor tratamento definitivo quando viável e é provavelmente o tratamento mais custo-efetivo. A PTCS requer procedimentos repetidos e usa tanto tempos de endoscopia, como de radiologia. O custo do tratamento, portanto, aumentará com o tempo.

A lista de referências deste capítulo pode ser encontrada em www.revinter.com.br/online/referencias-baron.pdf

Capítulo 48

Lesões Císticas do Pâncreas

Won Jase Yoon ▪ William R. Brugge

As lesões císticas do pâncreas consistem em um espectro de doenças benignas, pré-malignas e malignas, com graus variados de gravidade. No passado, as neoplasias císticas do pâncreas eram consideradas relativamente raras, mas o uso disseminado de imagens em secção transversal aumentou drasticamente a frequência do diagnóstico. Embora a grande maioria das lesões seja descoberta casualmente, as lesões grandes ou invasivas podem produzir sintomas suficientes para fazer com que o paciente procure a atenção médica.

As neoplasias císticas geralmente são confundidas ou diagnosticadas erroneamente como pseudocistos. Alternativamente, acúmulos peripancreáticos de fluido inflamatório podem simular morfologicamente as neoplasias císticas. Além disso, os sintomas de apresentação dos pseudocistos podem ser idênticos aos sintomas associados às neoplasias císticas.

As neoplasias císticas do pâncreas são, tradicionalmente, organizadas por tipo de epitélio de revestimento, uma vez que essa característica influencie o risco de malignidade e o tratamento (**Tabela 48.1**).[1] As lesões mucinosas incluem neoplasias mucinosas papilares intraductais (IPMNs) e neoplasias císticas mucinosas (MCNs). As lesões não mucinosas incluem as neoplasias císticas serosas (SCNs), neoplasias pseudopapilares sólidas (SPNs), neoplasias neuroendócrinas císticas e outras lesões raras.

Prevalência

A prevalência dos cistos pancreáticos tem sido examinada por necropsia do pâncreas em adultos sem doença pancreática conhecida. A prevalência de cistos pancreáticos encontrada em necropsia no Japão foi de, aproximadamente, 73 de 300 casos (24,3%).[2] A prevalência dos cistos aumentou com o avanço da idade do paciente. Os cistos estavam localizados em todo o parênquima pancreático e não se relacionavam com a pancreatite crônica. O epitélio cístico mostrava um espectro de alteração neoplásica, incluindo hiperplasia atípica (16,4%) até o carcinoma *in situ* (3,4%). A malignidade similou adenocarcinoma pancreático e surgiu do epitélio que reveste o cisto.

A prevalência dos cistos pancreáticos nos Estados Unidos tem sido estimada em pacientes submetidos à ressonância magnética (MRI) para uma variedade de problemas médicos.[3] Esse estudo revelou que, aproximadamente, 15 a 20% de 1.444 pacientes tinham, pelo menos, um cisto pancreático. Pacientes idosos tinham maior probabilidade de ter um cisto que os mais jovens.

A ultrassonografia abdominal de triagem em uma população mais jovem revelou que 0,21% de 130.951 adultos tinham uma lesão cística pancreática.[4]

Epidemiologia Clínica

As IPMNs são neoplasias epiteliais intraductais, macroscopicamente, visíveis (≥ 1,0 cm) de células produtoras de mucina, que surgem no sistema ductal pancreático (ducto principal e/ou ductos secundários).[5] Sua real incidência é incerta, mas estima-se que compreendam 3% das neoplasias do pâncreas exócrino e 20 a 50% de todas as neoplasias císticas pancreáticas.[1,5-8] As IPMNs afetam homens e mulheres igualmente ou homens predominantemente, dependendo da série relatada, e tendem a ocorrer mais no grupo etário mais idoso que as MCNs.[5]

As MCNs respondem por 10 a 45% das neoplasias císticas pancreáticas.[1] É mais comum que as mulheres sejam afetadas que os homens (proporção 20:1),[9] com uma média etária ao diagnóstico na quinta década.[1]

Estima-se que as SCNs sejam responsáveis por cerca de 25% de todas as neoplasias císticas do pâncreas[10] e por 1 a 2% das neoplasias pancreáticas.[11] As SCNs ocorrem apenas em adultos com uma média etária na sexta ou sétima década. A maioria dos pacientes com SCNs é do sexo feminino. Tradicionalmente, cerca da metade dos tumores é descoberta como achados casuais durante a aquisição de imagens abdominais ou cirurgia ou à necropsia.[6,12] SCNs malignas (*i.e.*, cistadenocarcinomas serosos) são extremamente raros; somente cerca de 25 casos foram relatados até agora.[11]

Há relatos de que as SPNs sejam responsáveis por 0,9 a 2,7% de todas as neoplasias do pâncreas exócrino. Ocorrem predominantemente em mulheres.[13] A média etária ao diagnóstico é nas décadas dos 20 e 30 anos, dependendo dos relatos.[14,15]

As neoplasias neuroendócrinas císticas do pâncreas são raras, respondendo por menos de 10% de todas as neoplasias císticas pancreáticas.[1,16] Em grandes séries, a idade ao diagnóstico está entre 50 e 60 anos, sendo ambos os sexos afetados quase igualmente.[17,18] É raro que os tumores endócrinos císticos produzam hormônio suficiente para serem clinicamente ativos.[17,19] As neoplasias neuroendócrinas císticas podem ser vistas em associação à síndrome de Von Hippel-Lindau (VHL).[20] Neoplasias endócrinas múltiplas do tipo 1 podem estar presentes em até 21% dos pacientes com neoplasias endócrinas císticas.[17]

Tabela 48.1 Características das Neoplasias Císticas Pancreáticas

Tipo de Tumor	Sexo	Idade	Morfologia	Tipo de Epitélio	Risco de Malignidade
Neoplasia mucinosa papilar intraductal	Misto	Idosos	Unilocular, septada, associada a ductos dilatados	Mucinoso papilar	Alto
Neoplasia cística mucinosa	Sexo feminino	Meia-idade	Unilocular	Mucinoso	Alto
Neoplasia cística serosa	Sexo feminino	Meia-idade	Microcística	Seroso (PAS-positiva para glicogênio)	Baixo
Neoplasia pseudopapilar sólida	Sexo feminino	Jovem	Microcística	Tipo endócrino	Baixo
Neoplasia neuroendócrina cística	Misto	Meia-idade	Massa associada	Endócrino	Baixo

PAS, ácido Schiff periódico.

Fatores de Risco das Lesões Císticas

Na grande maioria dos pacientes com lesão cística, nenhum fator de risco é aparente. A síndrome VHL é a alteração hereditária mais bem descrita associada às lesões císticas pancreáticas. Na maior série até agora, o envolvimento pancreático foi observado em 122 de 158 pacientes (77,2%) e incluiu cistos verdadeiros (91,1%), cistadenomas serosos (12,3%), tumores neuroendócrinos (12,3%) ou lesões combinadas (11,5%).[21]

Patogênese

A patogênese das neoplasias císticas do pâncreas é pouco conhecida. Relata-se maior prevalência da ativação das mutações pontuais no códon 12 do oncogene *KRAS* em IPMN e MCN com grau crescente de displasia.[5,9] A perda de heterozigosidade (LOH) do gene *P16* foi observada com graus cada vez maiores de atipia histológica em IPMN, enquanto LOH do gene *P53* foi vista apenas em carcinomas invasivos.[22] Em um relato, 65% dos casos tinham mutação de *KRAS* que demonstrou um padrão único sem evidência de um padrão múltiplo ou heterogêneo. Além disso, a distribuição de LOH em 9p21 *(P16)* e 17p13 *(P53)* de lesões IPMNs estava relacionada com o grau de displasia. A LOH em 9p21 *(P16)* estava presente em 12,5% dos adenomas e em 75% dos carcinomas; a LOH em 17p13 (P53) foi observada apenas nos carcinomas invasivos. Esses resultados podem indicar que LOH em 9p21 *(P16)* é um evento genético inicial, enquanto a LOH em 17p13 *(P53)* é um evento genético tardio, sugerindo uma progressão clonal para o desenvolvimento de IPMN.[23]

A patogênese das SCNs provavelmente é muito diferente em comparação a MCNs e IPMNs. As mutações KRAS estão presentes em IPMNs[24] e MCNs,[25] mas não em SCNs.[26] Além disso, a LOH em 3p25, a localização cromossômica do gene *VHL* estava presente em 57% (8 de 14) de adenomas microcísticos serosos comparados a 17% (2 de 12) das MCNs em um estudo.[25]

As SCNs estão fortemente associadas a mutações do gene VHL localizado no cromossomo 3p25.[26,27] O gene VHL provavelmente tem um papel na patogênese das SCNs. Em um estudo, 70% das SCNs esporádicas estudadas demonstraram LOH em 3p25 com uma mutação no gene VHL no alelo remanescente.[28] As mutações no gene VHL provavelmente afetam mais as células centrocinares e resultam em proliferação hamartomatosa dessas pequenas células cuboides. A expressão de ceratina em células epiteliais claras assemelha-se à das células ductais e/ou centroacinares e, mais provavelmente, responsável pelo estroma fibrocolagenoso.[29]

Patologia

Neoplasias Mucinosas Papilares Intraductais

As IPMNs são semelhantes às MCNs já que são neoplasias císticas secretoras de mucina. Mas as IPMNs caracterizam-se por um epitélio papilar único e surgem do epitélio ductal. Dependendo do sistema ductal pancreático envolvido, as IPMNs são classificadas como: IPMN tipo ducto principal, IPMN de ductos secundários ou IPMN de tipo combinado.[30] A classificação de 2010 da Organização Mundial da Saúde (WHO) separa as IPMNs de acordo com o grau de displasia: IPMN com displasia de grau baixo ou intermediário, IPMN com displasia de alto grau e IPMN com carcinoma invasivo associado. A presença de uma neoplasia papilar e muco obstrutivo causa dilatação do ducto pancreático.[5] O grau de ectasia ductal produzida varia com o grau de produção de mucina, mas uma dilatação do ducto grande o suficiente para ser vista em estudos por imagem ou ao exame patológico macroscópico é uma característica diagnóstica. A produção de mucina pode ser tão excessiva que a mucina será secretada espontaneamente fora da ampola.[31] O grau de displasia exibido pelo epitélio pode variar de grau baixo a intermediário até o grau alto (carcinoma *in situ*), e os focos de malignidade inicial podem ser evidentes pela presença de nódulos murais.[32] Malignidades sólidas que surgem de um IPMN mais provavelmente terão características papilares, em comparação às do ducto pancreático principal.[33]

Quatro subtipos de IPMNs baseiam-se na diferenciação celular e epitelial arquitetural predominante foram documentados: gástrico, intestinal, pancreaticobiliar e oncocítico.[34] Os quatro subtipos foram referidos como associados a diferenças significativas de sobrevida. Os pacientes com IPMN do tipo gástrico tiveram melhor prognóstico; aqueles com IPMN tipo pancreaticobiliar tiveram o pior prognóstico.[35]

Neoplasias Neuroendócrinas Císticas

As neoplasias endócrinas císticas são compostas por tecido neuroendócrino. Embora uma leve alteração cística seja comum nas neoplasias neuroendócrinas pancreáticas sólidas, é rara a alteração cística acentuada. Pode ser unilocular ou multilocular. A porção cística contém fluido serossanguinolento claro.[39] A fisiopatologia das neoplasias neuroendócrinas císticas é controversa. Infarto e necrose, hemorragia e degeneração maligna em um pseudocisto foram sugeridos.[19,40] Alguns defendem que as neoplasias neuroendócrinas pseudocísticas sejam um tipo de tumor diferente de contrapartes sólidas.[17] A neoplasia neuroendócrina cística clássica tem uma população de pequenas células granulares características que são coráveis por hormônios imunorreativos, cromogranina e sinaptofisina.[17,40]

Apresentação Clínica

A maioria dos pacientes com lesão cística pancreática têm sintomas não específicos. A lesão cística é, normalmente, encontrada por imagens de tomografia computadorizada (CT) ou ultrassonografia (US) realizadas para a avaliação de outra condição. Quando os sintomas estão presentes, a apresentação mais comum é dor abdominal recorrente, náusea e vômito resultantes de pancreatite leve. As lesões císticas que causam compressão ductal ou envolvimento do ducto pancreático principal são propensas a causar pancreatite.[1] A dor abdominal crônica e icterícia são raras apresentações de uma lesão cística e sugerem uma malignidade ou pseudocisto. Os pacientes com malignidade cística apresentarão sintomas e sinais semelhantes aos do câncer pancreático (*i.e.*, dor, perda de peso e icterícia).[41] Os pseudocistos podem surgir após um episódio de pancreatite aguda ou insidiosamente no quadro de pancreatite crônica e estão associados à dor abdominal crônica. É comum que as lesões císticas associadas à pancreatite sejam diagnosticadas como pseudocistos e confundidas com neoplasia cística que também causa pancreatite.[42]

Diagnóstico Diferencial

O diagnóstico diferencial de uma lesão cística do pâncreas é muito amplo e causa, geralmente, confusão. Como o tratamento de um pseudocisto e uma neoplasia cística são tão diferentes, é incumbência do clínico diferenciar primeiro essas duas principais categorias de lesões. Embora seja incomum que o paciente com pseudocisto se apresente sem sintomas precedentes, estes podem ocorrer na pancreatite crônica leve. A evidência de alterações inflamatórias ou calcificações no pâncreas é sugestiva de um pseudocisto pancreático. Mas, no quadro inicial de pancreatite leve, pode ser difícil diferenciar entre uma neoplasia cística que causou pancreatite e um pequeno pseudocisto que se formou em consequência de pancreatite.[43] Se uma lesão cística estiver presente há muitos anos, é muito provável que a lesão represente uma neoplasia cística. Os cistos congênitos do pâncreas são raros.[44]

Depois de excluídos os pseudocistos pancreáticos, deve-se focalizar a atenção no diagnóstico diferencial entre os tipos de neoplasias císticas. A principal diferenciação é entre lesões mucinosas e serosas, porque a diferença fundamental no tratamento baseia-se no potencial maligno das lesões mucinosas. Os cistadenomas serosos não malignos podem ser diagnosticados nos testes iniciais por imagens em virtude de sua morfologia microcística típica. Depois que as lesões serosas forem diagnosticadas com confiança, a lesão pode ser acompanhada por imagens, em busca de evidência de crescimento de compactação de órgão. Em contrapartida, a abordagem às lesões mucinosas é bem diferente. O risco subjacente de malignidade ou desenvolvimento de malignidade geralmente resulta em ressecção da lesão. Sob certas circunstâncias químicas, como os pacientes que estão em alto risco de eventos adversos de pancreatectomia, a diferenciação entre lesões mucinosas benignas e macroscopicamente malignas é importante. O risco da cirurgia deve ser contrabalançado com o risco de malignidade no processo de tomada de decisão. O risco de cirurgia deve também considerar a variação no risco de que seja inerente ao local da lesão.

Métodos Diagnósticos

A CT é um excelente teste diagnóstico para lesões císticas do pâncreas em razão de sua ampla disponibilidade e capacidade de detectar cistos (**Fig. 48.3**).[45] A MRI é cada vez mais usada decorrente de sua capacidade de determinar se há envolvimento do ducto pancreático principal.[46] A US, seja realizada por via transabdominal ou intraoperatória, geralmente não é útil.[47] Recentemente, a tomografia por emissão de pósitrons demonstrou ser positiva em uma alta porcentagem de lesões císticas malignas.[48]

Vista em até 30% das lesões, a demonstração de uma cicatriz central com característica calcificação por CT ou MRI é uma característica altamente diagnóstica de um cistadenoma seroso.[49] A aparência em favo de mel ou microcística é usada, geralmente, para produzir o diagnóstico. Mas, é difícil de diagnosticar os citadenomas serosos macrocísticos com imagens em secção transversal em virtude das semelhanças morfológicas com MCNs.[37,50] A presença de múltiplos cistos pequenos, de parede fina, é sugestiva de síndrome VHL.[51] As MCNs, em contrapartida, são, geralmente, diagnosticadas por CT com base nas características uniloculares ou macrocísticas.[52] Embora não seja visto com frequência, o achado de calcificação periférica por CT é específico de uma MCN.[53] As IPMNs podem envolver exclusivamente o ducto pancreático principal, um ramo ductal, ou ambos. A colangiopancreatografia por ressonância magnética (MRCP das vias viliares) pode demonstrar melhor os achados diagnósticos de dilatação do ducto pancreático, nódulos murais e conexão ductal do que a colangiopancreatografia retrógrada endoscópica (CPRE).[54] Todavia, a CPRE pode demonstrar os defeitos de enchimento intraductais, extru-

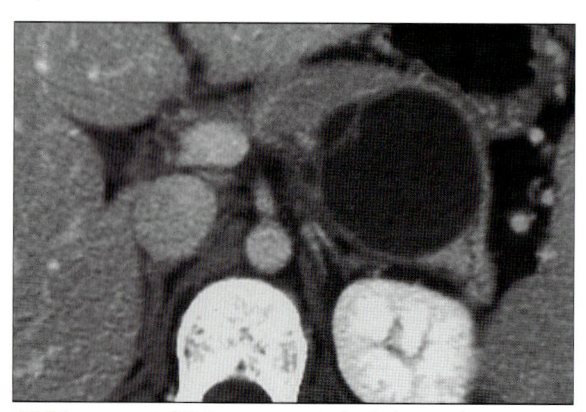

Fig. 48.3 Imagem de CT de uma neoplasia cística mucinosa na cauda do pâncreas.

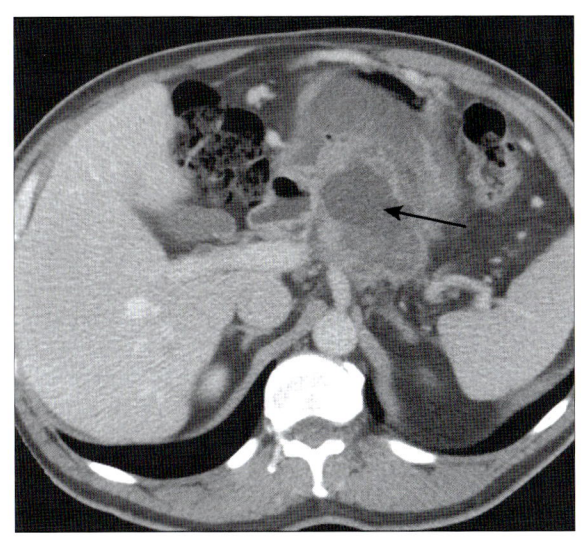

Fig. 48.4 Imagem de CT de um cistadenocarcinoma mucinoso.

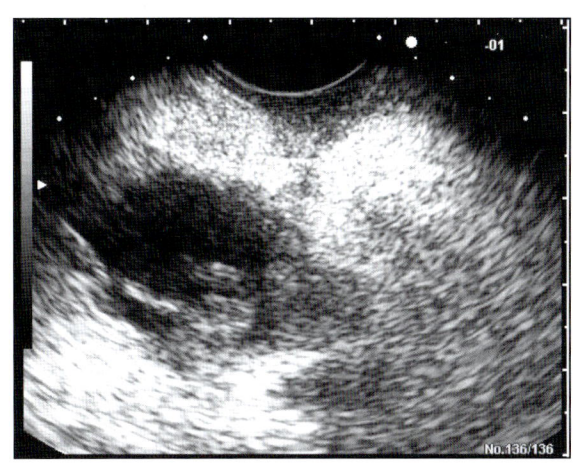

Fig. 48.5 Imagem de EUS de um cistadenocarcinoma mucinoso. Note a massa na parede do cisto.

são de mucina e ramos laterais císticos que estão associados à IPMN em 70 a 90% dos pacientes.

Apesar dessas características de imagem, a capacidade de diagnosticar uma lesão cística específica com acurácia e determinar se houver malignidade por CT e MRI permanece incerta (**Fig. 48.4**).[57] O diagnóstico de um pseudocisto pancreático é mais dependente da história clínica e achados associados de pancreatite crônica. Os pseudocistos pancreáticos aparecem como cavidades uniloculares cheias de fluido associadas a alterações, como calcificações e atrofia.

Recentemente, a ultrassonografia endoscópica (EUS) tem sido usada para diagnosticar lesões císticas do pâncreas e guiar a aspiração por agulha fina (FNA).[58] As características detalhadas de imagens de neoplasias císticas por EUS não parecem ser precisas o suficiente para diferenciar entre neoplasias císticas malignas, a não ser que haja evidência de uma massa sólida ou tumor invasivo (**Fig. 48.5**) A EUS também é muito sensível para detectar IPMNs, mas as imagens isoladamente podem não ser suficientes para diferenciar lesões benignas de malignas.[60] A força da EUS está na sua capacidade de detectar e aspirar pequenas lesões císticas com um alto nível de segurança.[61] A EUS é mais acurada na avaliação de lesões com menos de 3 cm de diâmetro.[62] A variante macrocística de cistadenomas serosos pode ser diagnosticada com EUS usando uma combinação de parede cística espessa, presença de microcisto e baixo nível de antígeno carcinoembrionário (CEA) no fluido cístico.[63]

Os conteúdos do fluido das lesões do pâncreas geralmente são analisados por citologia.[64] Mas o baixo conteúdo de fluido cístico dificulta a utilização da análise citológica do fluido cístico. Pequenas células cuboides em amostras citológicas são diagnósticas de SCNs. Em contrapartida, as MCNs podem ter grandes células epiteliais secretórias com evidência de secreção de mucina ou atipia.[65] Somente células inflamatórias devem estar presentes no aspirado do fluido dos pseudocistos.[66]

Uma variedade de marcadores tumorais tem sido estudada para ajudar a diferenciar entre os principais tipos de neoplasias císticas. O CA 19-9 sérico pode estar elevado em malignidades císticas manifestas.[67] Uma série de glicoproteínas está presente no epitélio das neoplasias mucinosas e é secretada dentro do fluido cístico.[68] A presença de mucina extracelular em fluido cístico aspirado é moderadamente preditiva de neoplasia mucinosa.[69] Vários estudos sugerem que o CEA é secretado por lesões mucinosas com revestimento epitelial e pode estar presente em altas concentrações. As concentrações de fluido cístico de CEA e CA 72-4 são muito baixas nos cistadenomas serosos.[72] Apesar da considerável sobreposição entre cistos mucinosos e não mucinosos, CEA no fluido cístico é o marcador mais acurado.[70,71,73] O nível de CEA no fluido cístico inferior a 5 ng/mL é altamente diagnóstico de cistadenomas serosos. Aumentar os valores de corte do nível de CEA no fluido cístico aumentará a especificidade ao custo da sensibilidade para o diagnóstico de lesões mucinosas.[73] Recentemente, estudos moleculares de DNA no fluido cístico revelaram que a mutação *KRAS* é altamente específica de cistos mucinosos. Quantidades aumentadas de DNA no fluido cístico, mutações de grande magnitude e sequências específicas de mutação são referidas como indicadores de malignidade. A mutação de *KRAS* de grande magnitude seguida de perda alélica foi o principal marcador de malignidade.[74] Além disso, a avaliação de citocinas no fluido cístico em IPMNs revelou que a concentração de interleucina-1β era maior em IPMNs malignas do que em IPMNs benignas.[75]

As IPMNs podem ser avaliadas com CRPE ou EUS, o achado endoscópico de uma ampola distendida cheia de mucina é diagnóstica de IPMN.[31] A pancreatografia retrógrada com contraste demonstrará os achados característicos de defeitos mucinosos de enchimento dentro do ducto, dilatação ductal difusa e dilatação cística de ramos laterais.[77] A MRCP das vias biliares pode ser mais sensível para detectar IPMNs de ducto secundárias.[78] A EUS pode auxiliar na detecção de malignidade que surge das IPMNs pela demonstração de nódulos focais e lesões invasivas e guiando FNA de lesões suspeitas.[70,79] A EUS também pode ser usada para monitorar lesões de IPMNs, procurando aumentos de tamanho dos cistos e o diâmetro do ducto pancreático principal.[80]

Avaliação Diagnóstica

Os pacientes com suspeita de ter uma neoplasia cística do pâncreas devem ser submetidos à CT com contraste como exame inicial. Se nenhuma lesão for vista no pâncreas, é muito improvável que esteja presente uma neoplasia clinicamente significativa. A MRI, particularmente a das vias biliares, pode ser substituída por imagens de CT (Fig. 48.7). Se a CT demonstrar um achado diagnóstico, como um cistadenoma microcístico clássico, uma massa cística maligna ou pancreatite com acúmulo de fluido, não será necessária outra avaliação. Se o paciente for uma mulher jovem e houver uma lesão cística unilocular solitária na cauda do pâncreas, ela deverá ser submetida à ressecção cirúrgica. Lesões indeterminadas devem ser submetidas à EUS com FNA. O fluido cístico aspirado deverá ser analisado para detecção de CEA e *KRAS*. Cada análise pode ser realizada com menos de 0,3 mL de fluido (Tabela 48.2). A preferência deverá ser dada ao envio do fluido para análise de CEA em oposição à citologia em pequenas lesões mucinosas. A citologia deverá ser usada preferencialmente em lesões císticas com aparência maligna. As IPMNs que devem ser submetidas à FNA quando há ducto pancreático alargado e lesões de massas focais. Nódulos murais, septações espessadas e uma massa adjacente são alvos típicos para FNA. A citologia deverá ser usada preferencialmente.

Tratamento

A ressecção cirúrgica é o tratamento de escolha para neoplasias císticas pré-malignas. A decisão de ressecar uma lesão, porém, baseia-se na presença ou ausência de sintomas, o risco de malignidade e risco cirúrgico do paciente. Os pacientes de alto risco com neoplasias císticas de baixo grau podem ser monitorados com imagens de CT periódica, MRI ou EUS-FNA.[81] Experimentalmente, pacientes de alto risco são tratados com lavagem de eutanol guiada por EUS, que produz com segurança ablação variável do epitélio do cisto.[82] Pequenas lesões císticas em idosos podem ser monitoradas de maneira segura.

A segurança cada vez maior da ressecção cirúrgica induziu ao uso da cirurgia para uma gama mais ampla de lesões.[81] No entanto, cistadenomas serosos não exigem ressecção, exceto para alívio dos sintomas.[85] À medida que as IPMNs invadem o pâncreas ao longo das estruturas ductais, é importante que seja usada histologia com secções congeladas durante a cirurgia para assegurar margens negativas.[86,87] Como a maioria das IPMNs localiza-se na cauda do pâncreas, a pancreatectomia distal é suficiente para essas lesões pré-malignas. Deve-se oferecer cirurgia aos pacientes com SPN ou neoplasia neuroendócrina cística.

Prognóstico

As neoplasias císticas são de crescimento lento, e 19% demonstrarão aumento de diâmetro em 16 meses.[88] Para pancreaticoduodenectomia, a incidência de fístula pancreática, o evento adverso mais temido varia de 2,1 a 12,6%. A taxa de mortalidade varia de 1 a 3,9%.[89-94] A taxa de sobrevida geral em 5 anos para pacientes com IPMNs não invasivas ressecadas é de 90 a 95%.[95,96] No entanto, para pacientes com IPMNs com carcino-

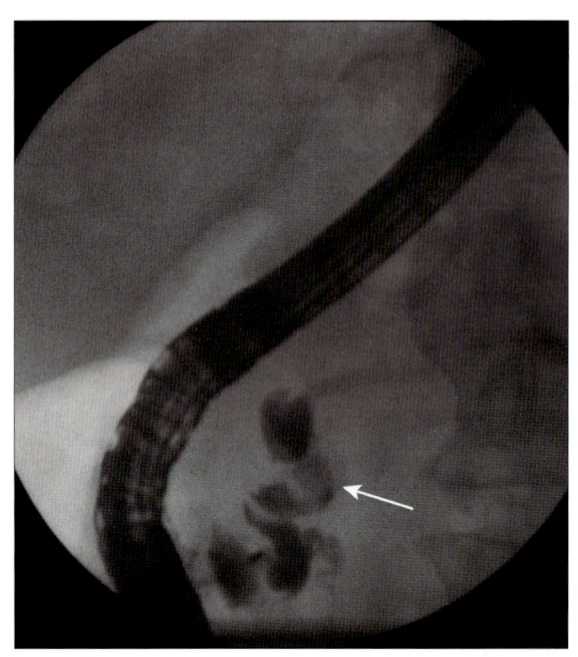

Fig. 48.6 CPRE de uma IPMN. Note o ducto pancreático dilatado e tortuoso *(seta)*.

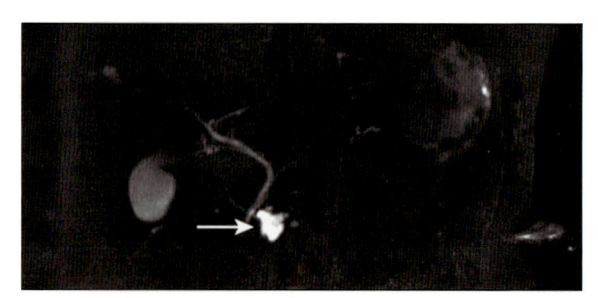

Fig. 48.7 A MRCP de um tipo de IPMN de ramo ductal da cabeça do pâncreas *(seta)*.

Tabela 48.2 Uso de Amostras de FNA: Priorizando o Uso de Amostras				
Tipo de Lesão	Primeira Prioridade	Segunda Prioridade	Terceira Prioridade	Experimental
Serosa	CEA	Imagens	Citologia de fluido	Testes de gene *VHL*
Mucinosa	CEA	Citologia	Avaliação subjetiva de viscosidade	Análise de mutação *GNAS*
Maligna	Citologia tecidual	Citologia de fluido	CEA	Análise de mutação *GNAS*

CEA, antígeno carcinoembrionário; *FNA*, aspiração por agulha fina; *LOH*, perda de heterozigosidade.

ma invasivo associado, a taxa de sobrevida em 5 anos está entre 36 e 60%,[87,97-100] A taxa geral de recorrência pós-operatória varia de 7 a 43%.[101] Aproximadamente 50% dos pacientes terão evidência de malignidade na amostra ressecada.[102] Essa taxa está diminuindo em virtude do aumento de diagnóstico de lesões incidentais iniciais.[5] Taxas de sobrevida semelhantes são vistas em pacientes com MCNs.[9] O prognóstico de SCNs é excelente.[11] Há relatos de uma sobrevida a longo prazo após a ressecção até em casos raros de cistadenocarcinoma seroso.[103,104] Quanto aos SPNs, 85 a 95% dos pacientes são curados após a ressecção cirúrgica completa.[13] Até em casos com invasão local, metástases ou recorrências, a sobrevida a longo prazo tem sido documentada.[14,105,106] O prognóstico de neoplasias neuroendócrinas císticas é comparável a neoplasias neuroendócrinas sólidas, com taxa de sobrevida em 5 anos dos pacientes submetidos à ressecção que vai de 87 a 100%.[17-19]

A lista de referências deste capítulo pode ser encontrada em www.revinter.com.br/online/referencias-baron.pdf

Pancreatite Aguda de Etiologia Desconhecida

Damien Tan ▪ Stuart Sherman

Determinar a causa da pancreatite aguda geralmente não é difícil. A pancreatite aguda resulta mais comumente do abuso de álcool ou cálculo vesicular. Essas etiologias são responsáveis por 60 a 90% das causas (**Quadro 49.1**).

Alcoolismo é diagnosticado pelo histórico, e cálculos vesiculares são diagnosticados por uma combinação das características demográficas, achados laboratoriais e estudos de imagens radiográficas. Outras causas de pancreatite incluem hipertriglicidemia, hipercalcemia, reações aos fármacos, traumatismo, cirurgia e colangiopancreatografia retrógrada endoscópica (CPRE). Nesses casos a relação do episódio de pancreatite com a causa geralmente é clara. Entretanto, apesar de um histórico, exame físico, testes laboratoriais e avaliação radiológica minuciosos, uma causa para a pancreatite aguda pode não ser identificada em 10 a 30% dos pacientes.[1] Esses pacientes são convencionalmente classificados com pancreatite aguda idiopática (IAP).[2,3] Quando os pacientes apresentam mais de um episódio clínico de pancreatite aguda, os mesmos recebem o diagnóstico de pancreatite aguda idiopática recorrente (IARP).[2-7] A avaliação e terapia são importantes uma vez que mais de 50% dos pacientes não tratados com IARP apresentem episódios recorrentes que podem ocasionar pancreatite crônica.[5,8] Esse capítulo revisa o papel da CPRE com técnicas endoscópicas ancilares, ultrassonografia endoscópica (EUS) e colangiopancreatografia por ressonância magnética (MRCP das vias biliares) na avaliação e terapia de pacientes com IAP e IARP. Deve-se lembrar que existem controvérsias significativas quanto ao uso apropriado e o momento mais adequado para a CPRE na IAP uma vez que a evidência disponível seja, frequentemente, rara e, amplamente, incontrolável.

Fisiopatologia e o Papel da CPRE, EUS e MRCP das Vias Biliares

A literatura sugere que o processo fisiopatológico da pancreatite aguda deva consistir em três fases. A fase inicial envolve eventos causadores que são, para a maior parte, de origem extrapancreática. Clinicamente, o mais importante deles parece ser a passagem de um cálculo do trato biliar ou ingestão de etanol. Outros eventos, como exposição às pancreatotoxinas, isquemia pancreática e infecção, podem também ser capazes de ocasionar pancreatite aguda. A segunda fase envolve uma série de eventos que ocorrem no interior das células acinares do pâncreas. Finalmente, a terceira fase que consiste em ambos os eventos em células acinares e não acinares ocorre e determina a gravidade de uma crise de pancreatite. Os dois pontos-chave desses eventos que são importantes com relação à intervenção endoscópica são: (1) obstrução ductal pancreática ocasiona hipertensão ductal que é exacerbada pela secreção pancreática e (2) hipertensão ductal causa inibição da secreção enzimática, resultando na colonização de enzimas pancreáticas inativas e hidrólises lipossômicas com subsequente lesão celular acinar e sequelas clínicas de pancreatite aguda.[9] Assim, o papel da CPRE, EUS e MRCP das vias biliares em pacientes com IAP e IARP é identificar as causas de eventos que resultaram em obstrução ductal pancreática com o objetivo terapêutico de aliviar a obstrução. Sabe-se que a liberação da obstrução irá prevenir episódios futuros de pancreatite. A teoria obstrutiva de IAP também admite que a obstrução ductal é intermitente ou que um segundo fator de risco predispõe pacientes com drenagem ductal prejudicada.[10]

Achados Diagnósticos e o Momento Adequado para CPRE, EUS e MRCP das Vias Biliares

Existem duas premissas principais que induzem os médicos a realizarem avaliações mais intensivas do paciente com pancreatite aguda em que nenhuma causa óbvia é determinada. A primeira é que o paciente pode apresentar uma enfermidade subjacente que irá predispor crises futuras de pancreatite aguda a menos que a causa seja identificada e adequadamente tratada. A probabilidade de ocorrência de pancreatite aguda em pacientes com doença no trato biliar é de 33 a 67% quando não diagnosticada e tratada.[11] De modo semelhante, outros distúrbios anatômicos ou funcionais da árvore pancreaticobiliar podem predispor pacientes a episódios recorrentes de pancreatite. A segunda premissa é que a pancreatite pode estar relacionada com um tumor. Como resultado, CPRE, EUS e MRCP das vias biliares agora apresentam um papel central na avaliação e terapia de pacientes com IAP.

No passado quando EUS e MRCP das vias biliares não estavam amplamente disponíveis, CPRE era considerada uma opção razoável na investigação de IAP e IARP, uma vez que ambas eram diagnósticas e ofereciam opções terapêuticas. Existem várias causas potenciais de IAP que podem ser diagnosticadas e potencialmente tratadas pela CPRE. Essas incluem cálculos vesiculares, anormalidades e anomalias dos ductos pancreático e biliar, disfunção do esfíncter de Oddi e neoplasias ampulares e pancreáticas. As técnicas aplicadas em CPRE para diagnosticar a causa de IAP são demonstradas no **Quadro 49.2**.

Embora existam ganhos potenciais na realização da CPRE (identificando e tratando a causa e prevenindo outros episódios de pancreatite aguda), existem aspectos negativos potenciais para o paciente e sistema de cuidado da saúde como um todo (a realização inadequada do procedimento e seus eventos adversos).[12] O

Quadro 49.1 Etiologias da Pancreatite Aguda

- Álcool
- Pancreatite autoimune
- Doença calculosa biliar
    - Macrolitíase (cálculo no ducto biliar)
    - Microlitíase (cristais biliares)
- Doença cística biliar
    - Cisto do colédoco
    - Coledococele/cisto de duplicação
- Anomalia congênita
    - Pâncreas anular
    - Junção pancreaticobiliar anômala
    - *Pancreas divisum*
- Pancreatite crônica
- Obstrução duodenal
    - Extremidade aferente obstruída (Billroth II)
    - Atresia
    - Doença de Crohn
    - Divertículo
- Fármacos
- Genética
    - Deficiência de alfa 1-antitripsina
    - Fibrose cística
    - Pancreatite hereditária
- Iatrogênica
    - CPRE
    - Cirurgia abdominal
- Idiopática
- Infecção
    - Bacteriana
    - Parasitas/vermes
    - Viral
- Metabólica
    - Hipercalcemia
    - Hiperlipidemia
    - Erros inatos do metabolismo
- Neoplasia
    - Duodenal
    - Ampular
    - Pancreático
    - Biliar
- Doença renal
    - Insuficiência renal crônica
    - Diálise relacionada
- Disfunção no esfíncter de Oddi
- Toxina
    - Inseticidas organofosforados
- Picada de escorpião
- Traumatismo
- Tropical
- Vasculite
    - Poliarterite nodosa
    - Lúpus eritematoso sistêmico

Quadro 49.2 Técnicas Aplicadas em CPRE para Diagnosticar a Causa de Pancreatite Aguda Idiopática

- Varredura endoscópica
- Neoplasias ampulares e papilares mucinosas
- Ultrassonografia de ductografia intraductal
- Cálculos nos ductos biliares
- Anomalias/anormalidades dos ductos pancreático e biliar
- Pancreatite crônica
- Tumores
- Manometria do esfíncter de Oddi
- Disfunção do esfíncter de Oddi
- Aspiração de bile em busca de cristais
- Microlitíases

momento mais adequado para CPRE em pacientes com IAP é controverso. Ballinger *et al.* relataram que apenas 1 de 27 pacientes com um episódio inexplicado de pancreatite e cálculo biliar *in situ* apresentou um episódio de pancreatite durante um período de 3 anos de acompanhamento.[2] Eles acharam que o risco de CPRE foi maior que o de um segundo episódio de uma pancreatite aguda e advertiram contra seu uso. Por outro lado, Trapnell e Duncan relataram que 35 de 148 pacientes (24%) com IAP apresentaram recorrência, mas quando os cálculos vesiculares estavam presentes, a taxa aumentou para 38%.[13] Utilizando um método estatístico, os autores observaram que 10% dos pacientes com IAP são mais prováveis de apresentarem uma primeira recorrência dentro de 1 ano da crise inicial, 17% dentro de 2 anos e 25% em 6 anos. Os pacientes que apresentam uma primeira recorrência são mais prováveis de apresentarem uma segunda. Em uma análise de custo-unidade, Gregor *et al.* observaram que a realização de CPRE em todos os pacientes após um primeiro episódio de pancreatite idiopática não foi um grande benefício e nem particularmente um custo-efetivo.[12] Entretanto, é um benefício significativo e um custo-efetivo no subgrupo de pacientes com maior probabilidade de apresentarem um cálculo oculto.

EUS e MRCP das vias biliares assumem o papel central na avaliação de pacientes com IAP e IARP em razão de sua elevada acurácia diagnóstica e baixa morbidade.[14] A utilização de secretina em ambos os exames EUS (S-EUS) e MRCP das vias biliares (S-MRCP das vias biliares) melhorou a acurácia diagnóstica para identificar etiologias estruturais subjacentes da IAP.[15] Os resultados de EUS e MRCP das vias biliares podem direcionar para uma terapia alternativa (p. ex., colecistectomia para microlitíase) e evitar a necessidade de uma CPRE mais invasiva. As limitações dessas duas modalidades diagnósticas são que as mesmas não apresentam opções terapêuticas, e um procedimento separado pode ser realizado para o tratamento. CPRE é atualmente utilizada primeiramente como uma opção terapêutica direcionada pelos resultados da EUS e MRCP das vias biliares a menos que a EUS e MRCP das vias biliares sejam negativas. Nessas circunstâncias, a manometria do esfíncter de Oddi é, geralmente, combinada com a MRCP das vias biliares.

Geralmente, nossa abordagem é avaliar pacientes que apresentam IAP e IARP com EUS e/ou S-MRCP das vias biliares. Para pacientes com 40 anos de idade e mais velhos em quem os achados são negativos ou inconclusivos, nós realizamos CPRE (geralmente com manometria do esfíncter de Oddi e microscopia biliar, quando a vesícula biliar está *in situ*) após seu primeiro episódio de pancreatite aguda. Isto é com base em achados de Choudari *et al.*[16] Nesse estudo, 21% dos pacientes com idade de 40 a 60 anos e 25% dos pacientes mais velhos que 60 anos apresentavam um processo neoplásico como causa de sua pancreatite, diferente de apenas os 3% mais jovens que 40 anos (**Tabela 49.1**).

Em outras séries similares de 1.241 pacientes com pancreatite idiopática relatadas por Fischer *et al.*, a incidência de condições de malignidade e pré-malignidade era de 4,7% (58 de 1241).[17] A análise da neoplasia mucinosa papilar intraductal (IPMN), responsável por 52 de 58 condições malignas e pré-malignas, demonstrou uma tendência aumentada com a variação de idade de 1,3% em pacientes mais jovens que 40 anos a 13% em pacientes mais velhos que 70 anos (**Fig. 49.1**).

Baseando-se nesses estudos que demonstram uma incidência mais baixa de um processo neoplásico em pacientes mais jovens, pacientes mais jovens que 40 anos com achados de EUS e/ou MRCP das vias biliares negativos são submetidos à CPRE após seu segundo episódio a menos que o primeiro tenha sido considerado grave.

Os papéis da CPRE, EUS e MRCP das vias biliares em relação ao diagnóstico de resultados da terapia de cada doença identificada serão discutidos individualmente.

Doença Oculta por Cálculo Biliar

Embora as microlitíases e lama biliar sejam tecnicamente diferentes, os termos são geralmente utilizados de forma trocada. Microlitíase mais frequentemente se refere aos cálculos < 3 mm de diâmetro, e lama biliar é considerada uma suspensão de cristais, mucina, glicoproteínas, restos celulares e material proteináceo no interior da bile.[18] Os cristais são compostos de monoidrato coles-

Tabela 49.1 Pancreatite Aguda Idiopática: Resultado da CPRE com ou sem a Manometria do Esfíncter de Oddi e com ou sem Microscopia Biliar Correlacionada com a Idade (n = 225)

Diagnóstico	< 20 Anos n = 15	20-40 Anos n = 53	40-60 Anos n = 95	> 60 Anos n = 62
Câncer pancreático	0%	0%	2%	2%
Ca/adenoma ampular	0%	2%	2%	0%
Tumor mucinoso	0%	2%	17%	23%
Disfunção do esfíncter de Oddi	47%	43%	35%	26%
Pancreas divisum	13%	15%	19%	23%
Pancreatite crônica	27%	11%	9%	3%
Diversos	7%	9%	9%	3%
Normal	7%	21%	6%	11%

De: Choudari CP, Fogel EL, Sherman S et al. Idiopathic pancreatitis: yield of CPRE with patient age. Am J Gastroenterol. 1998;93:1654A.
Ca, câncer; CPRE, colangiopancreatografia retrógrada endoscópica; SOD, disfunção do esfíncter de Oddi.

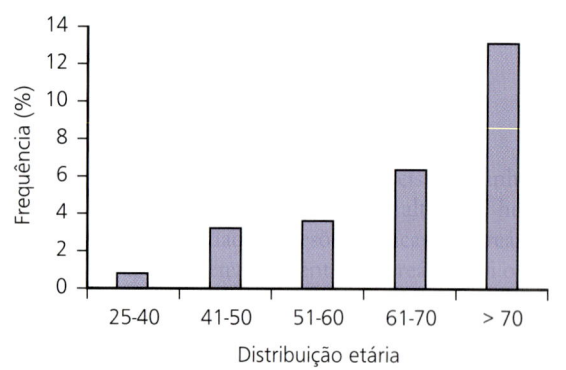

Fig. 49.1 Frequência de neoplasia mucinosa papilar intraductal com a idade.

terol, bilirrubinato de cálcio ou carbonato de cálcio. Microlitíase e lama biliar podem ser encontradas no interior da vesícula biliar ou ductos biliares e elas podem não ser detectadas pelas técnicas de imagem padrão da vesícula biliar como ultrassonografia ou tomografia computadorizada (CT).

Microlitíase da vesícula biliar foi incluída como uma causa comum de IAP. Dois estudos prospectivos observaram que aproximadamente 2/3 a 3/4 dos pacientes com IAP apresentavam cálculos vesiculares ocultos na vesícula biliar.[7,19] O diagnóstico foi com base no exame microscópico da bile em busca de cristais e, geralmente, confirmado na avaliação da vesícula biliar ressecada ou acompanhamento da vesícula biliar por ultrassonografia demonstrando cálculos vesiculares e/ou lama. Sob análise multivariada, o achado de cristais biliares na bile é um preditor forte de cálculos pequenos ou lama na vesícula biliar ($p < 0,001$).[19] Além disso, os achados de cristais na bile apresentaram uma sensibilidade de 86%, uma especificidade de 86% e um valor preditivo positivo de 92% para o diagnóstico de doença calculosa biliar como a causa negligenciada de IAP. Contrário aos resultados de Lee et al. e Ros et al., alguns pesquisadores detectaram microlitíases em menos que 10% dos pacientes com IAP.[5,7,19,20] A bile pode ser coletada no momento da CPRE a partir do duodeno ou ducto biliar após estimulação da vesícula biliar com colecistocina ou por canulação direta vesicular.

Em pacientes com IAP, EUS pode auxiliar na identificação de pacientes com microlitíase subjacente quando ultrassonografia transcutânea convencional é normal.[21-23] Frossard et al. relataram que EUS identificou uma causa biliar de IAP em 103 dos 168 pacientes (61%). Desses 103 pacientes, 52 (50%) apresentavam cálculos biliares ou microlitíases, 12 (12%) apresentavam lama biliar, 10 (10%) possuíam cálculos no ducto biliar comum, e 29 (28%) apresentavam uma combinação desses achados.[24] Yusoff et al. compararam os resultados diagnósticos de EUS em 201 pacientes com um único episódio de IAP com 169 pacientes com episódios recorrentes. Doença do trato biliar (46 de 246; 18,7%) foi o achado positivo mais comum nos pacientes com vesícula biliar in situ. Em pacientes com pós-colecistectomia, 4 de 124 (3,2%) apresentavam evidência de cálculos no ducto biliar.[25] Morris-Stiff et al. demonstraram que em 42 pacientes com pancreatite idiopática e MRCP das vias biliares normal, EUS detectou coelitíase ou microlitíase apenas em 9 pacientes (21,4%), colelitíase e coledocolitíase em 6 pacientes (14,3%) e coledocolitíase apenas em 1 paciente (2,4%).[26] Em outras séries de 44 pacientes com IAP, EUS encontrou colelitíase em 3 pacientes (6,8%), microlitíase em 20 pacientes (45,5%) e coledocolitíase em 2 pacientes (4,5%).[27] Ardengh et al. observaram microlitíase vesicular em 27 dos 36 pacientes com IAP (75%). Quando comparada à amostra de ressecção cirúrgica final, a sensibilidade, especificidade e valores preditivos negativos e positivos para identificar microlitíase vesicular eram 92,6% (variação 74,2 a 98,7%); 55,6% (variação de 22,7 a 84,7%); 86,2% (variação de 67,4 a 95,5%) e 71,4% (variação de 30,3 a 94,9%), respectivamente. No geral, a acurácia do EUS foi de 83,2%.[28]

A ultrassonografia intraductal (IDUS) demonstrou também ser útil em detectar cálculos ocultos, microlitíase e lama biliar no interior dos ductos biliares.[29-32] O estudo por Kim et al. especificamente observou 31 pacientes com pancreatite idiopática recorrente com achados negativos na CPRE. IDUS revelou pequenos cálculos no ducto biliar (≤ 3 mm) em 5 pacientes (16,1%) e lama em 3 pacientes (9,7%).

O papel da MRCP das vias biliares em detectar coledocolitíase é bem estabelecido.[31,33] Seu papel em detectar microlitíase ou lama vesicular não foi submetido a estudo extensivo. Calvo et al. demonstraram que em 80 pacientes submetidos à ultrassonografia transcutânea e MRCP das vias biliares para suspeita de cálculo vesicular, a sensibilidade da MRCP das vias biliares em diagnosticar cálculos vesiculares (43 pacientes; 97,7%) foi comparável à ultrassonografia transabdominal (44 pacientes). A MRCP das vias biliares diagnosticou depósito ou microlitíase em 13 pacientes, versus 5 na ultrassonografia. Os autores concluíram que a MRCP das vias biliares é uma boa técnica para diagnosticar a colelitíase e o depósito biliar. Entretanto, seu alto custo, contraindicações e a necessidade da cooperação do paciente limitam o uso da técnica na avaliação clínica de rotina da vesícula biliar.[34]

O tratamento da microlitíase pode reduzir de modo significativo a incidência de pancreatite recorrente.[7,19] Há várias opções terapêuticas para o tratamento de pacientes com pancreatite decorrente da microlitíase. Uma colecistectomia laparoscópica deve ser considerada um procedimento de escolha, visto que quase sempre é curativa. Ros *et al.* relataram não haver episódios subsequentes de pancreatite em 17 dos 18 pacientes após 3 anos da colecistectomia.[19] A esfincterotomia biliar endoscópica é uma alternativa excelente para o paciente idoso e em alto risco cirúrgico.[11] A terapia por dissolução com ácido ursodesoxicólico mostrou, também, prevenir a pancreatite recorrente.[11] Entretanto, a manutenção da terapia parece necessária para prevenir a recorrência da formação de cálculos.

Em virtude da alta prevalência de microlitíase oculta em algumas séries, alguns autores defendem a colecistectomia empírica como terapia de primeira linha, particularmente em pacientes com episódios recorrentes.[35,36]

Disfunção do Esfíncter de Oddi

O esfíncter de Oddi (SO) é um pequeno complexo de músculo liso circundando o ducto biliar comum terminal, ducto pancreático principal e canal comum. É importante notar que há esfíncteres biliar e pancreático separados, e que o tratamento visado ao esfíncter biliar apenas pode deixar um esfíncter pancreático doente intacto (ver adiante). A função principal do SO é regular a bile e o fluxo do suco pancreático exócrino e prevenir o refluxo do conteúdo duodenal nos ductos.

A disfunção do esfíncter de Oddi (SOD) se refere à anormalidade da contratilidade do SO que é manifestada clinicamente pela dor pancreaticobiliar, pancreatite ou testes da função hepática desarranjada. A manometria do esfíncter de Oddi (SOM) é considerada pela maior parte das autoridades como teste padrão ouro para o diagnóstico da disfunção do esfíncter de Oddi.[37-41] A SOM pode ser realizada de modo percutâneo ou intracirúrgico, mas é mais comumente realizada no momento da CPRE. A SOM utiliza um cateter difusor de água que é inserido no ducto biliar comum, ducto pancreático ou ambos para mensurar a pressão do esfíncter. O diagnóstico da disfunção do esfíncter de Oddi é estabelecido, quando a pressão basal é igual ou maior que 40 mmHg.[39]

Visto que a SOM é difícil de ser realizada, invasiva, amplamente indisponível e associada a um alto índice de ocorrência adversa, vários testes não invasivos e estimulantes foram programados na tentativa de identificar pacientes com disfunção do esfíncter de Oddi. Os dados disponíveis atualmente sugerem que esses testes não apresentam sensibilidade e especificidade para substituir a SOM.[38,42]

O papel da S-MRCP das vias biliares no diagnóstico da disfunção do esfíncter de Oddi ainda é motivo de debate. Mariani *et al.* relataram que a S-MRCP e a SOM estavam em acordo em 13 dos 15 pacientes (86,7%).[43] Entretanto, estudos maiores subsequentes não mostraram essa alta concordância. Pereira *et al.* mostraram uma acurácia diagnóstica da S-MRCP para disfunção do esfíncter de Oddi tipos II e III de 73% e 46%, respectivamente.[44] Aisen *et al.* também mostraram que não houve diferença na magnitude do aumento do diâmetro do ducto pancreático entre pacientes com pressão basal elevada do esfíncter e pressão basal normal do esfíncter.[45]

O papel da S-EUS no diagnóstico da disfunção do esfíncter de Oddi na pancreatite idiopática é até mais obscuro. O estudo de Mariani *et al.* classificaram dois pacientes com disfunção do esfíncter de Oddi baseando-se no fato de haver dilatação persistente do ducto pancreático principal 15 minutos após a injeção de secretina. Eles confirmaram o diagnóstico mostrando que não houve recorrência de pancreatite 18 meses após a realização da esfincterotomia.[15] Até o presente, não houve estudos comparando a S-EUS e a SOM, que é o padrão ouro para o diagnóstico da disfunção do esfíncter de Oddi.[37-41]

A disfunção do esfíncter de Oddi é uma causa frequente da pancreatite aguda idiopática. Ela foi documentada manometricamente em 15 a 73% de tais pacientes (**Tabela 49.2**).[5,16,17,46-54]

A manometria do esfíncter pancreático deve ser realizada em pacientes com IARP, particularmente aqueles com manometria biliar normal e aqueles que apresentam crises recorrentes após uma esfincterotomia biliar. Não é surpresa que a hipertensão do esfíncter pancreático isolada seja comum entre pacientes com IARP descobertos com disfunção do esfíncter de Oddi.[10,50] Além disso, a disfunção do esfíncter pancreático pode explicar a pancreatite recorrente apesar da esfincterotomia biliar ou esfincteroplastia biliar cirúrgica.[10]

A ablação do esfíncter é a terapia recomendada para pacientes com pacreatite recorrente em razão da disfunção do esfíncter de Oddi. Historicamente, isto tem sido realizado cirurgicamente.[55,56] Entretanto, com o aumento da experiência, a esfincterotomia endoscópica tornou-se o tratamento de escolha.

O valor da CPRE, da SOM e da terapia por ablação do esfíncter foi estudado em 51 pacientes com pancreatite idiopática.[57] Vinte e quatro pacientes (47,1%) apresentaram uma pressão basal elevada do esfíncter. Trinta foram tratados pela esfincterotomia biliar (n = 20) ou esfincteroplastia cirúrgica com septoplastia (n = 10). Quinze dos 18 pacientes (83%) com uma pressão basal elevada do esfíncter obtiveram benefício da terapia por ablação do esfíncter a longo prazo (acompanhamento médio de 38 meses) (incluindo 10 dos 11 tratados pela esfincterotomia biliar) em contraste com apenas 4 dos 12 (33,3%, $p < 0,05$) com uma pressão basal normal do esfíncter (incluindo 4 dos 9 tratados pela esfincterotomia biliar). Entretanto, Guelrud *et al.* descobriram que a separação do esfíncter pancreático era necessária para resolver a pancreatite (**Fig. 49.2**).[58]

Nessa série, 69 pacientes com pancreatite idiopática em virtude da disfunção do esfíncter de Oddi foram submetidos ao tra-

Tabela 49.2 **Disfunção do Esfíncter de Oddi Documentada Manometricamente Causando Pancreatite Aguda Idiopática**

Autor (ano)	Frequência
Toouli (1985)[46]	16 dos 26 (62%)
Guelrud (1986)[48]	17 dos 42 (40%)
Gregg (1989)[49]	38 dos 125 (30%)
Venu (1989)[5]	17 dos 116 (15%)
Raddawi (1991)[50]	7 dos 24 (29%)
Sherman (1993)[51]	18 dos 55 (33%)
Toouli (1996)[47]	24 dos 33 (73%)
Choudari (1998)[16]	79 dos 225 (35%)
Testoni (2000)[52]	14 dos 40 (35%)
Coyle (2002)[53]	28 dos 90 (31%)
Kaw (2002)[54]	67 dos 126 (53%)
Fischer (2010)[17]	418 dos 952 (44%)
Total	743 dos 1.854 (40%)

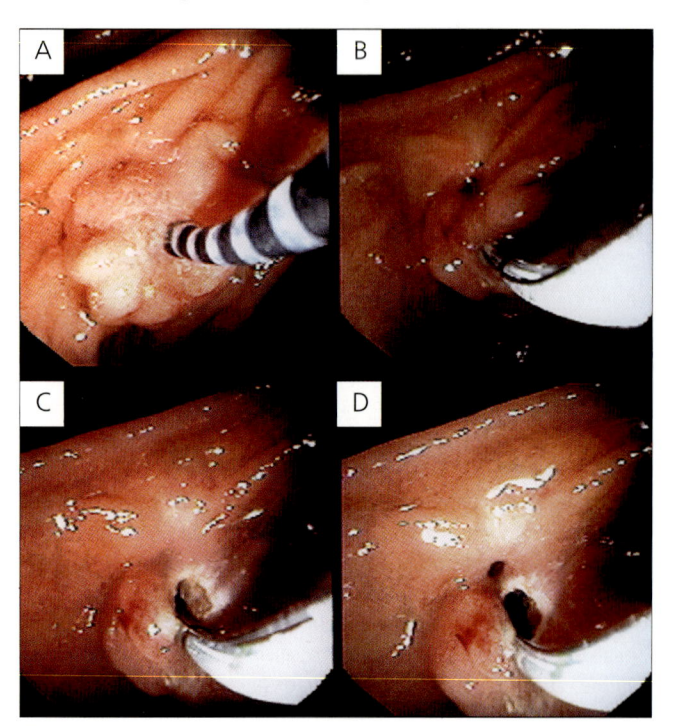

Fig.49.2 Paciente com pancreatite idiopática aguda recorrente com reocorrência após a esfincterotomia biliar. (**A**) Mostra a manometria pancreática sendo realizada. (**B-D**) Mostram a esfincterotomia sendo realizada.

tamento por esfincterotomia biliar padrão (n = 18), esfincterotomia biliar com dilatação de balão no esfíncter pancreático (n = 24), esfincterotomia biliar seguida por esfincterotomia pancreática em sessões separadas (n = 13), ou esfincterotomias pancreática e biliar combinadas na mesma sessão (n = 14). Oitenta e um por cento dos pacientes submetidos a esfincterotomias pancreática e biliar tiveram sua pancreatite solucionada comparando-se aos 28% dos pacientes submetidos à esfincterotomia biliar apenas (p < 0,005). Sherman et al. relataram que somente 44% dos pacientes de disfunção do esfíncter de Oddi com IARP não apresentaram crises subsequentes durante um acompanhamento com intervalo de 5 anos após a esfincterotomia unicamente.[51] Esses dados são consistentes com a teoria de que muitos desses pacientes que se beneficiam da esfincterotomia biliar isolada podem apresentar pancreatite sutil por cálculo biliar ou que talvez o acompanhamento não tenha sido longo o suficiente para detectar uma outra crise de pancreatite. Um trabalho recente por Wehrmann tentou esclarecer a questão estudando pacientes com um acompanhamento mais longo (11,5 +/- 1,6 anos) após a terapia endoscópica na disfunção do esfíncter de Oddi para IARP. Nesse estudo, 5 dos 37 pacientes (14%) apresentaram uma crise recorrente de pancreatite em uma duração média de 32,4 meses (variação de 24 a 53 meses), e isto aumentou para 19 dos 37 (51%) em 11,5 anos. Contudo, a frequência de episódios de pancreatite foi menor que antes da terapia endoscópica. Os autores sugerem que a ablação endoscópica do esfíncter pode retardar o progresso do curso natural da doença.[59]

Os resultados do estudo de Guelrud et al. também apoiam os achados dos esfíncteres biliar e pancreático separados e os achados da manometria da hipertensão do esfíncter pancreático residual em mais de 50% dos pacientes persistentemente sintomáticos que se submeteram à esfincterotomia biliar isolada.[58] Kaw et al. relataram que, entre os pacientes com pancreatite idiopática secundária à disfunção do esfíncter de Oddi, 78% apresentaram evidência manométrica persistente de hipertensão do esfíncter pancreático apesar da esfincterotomia biliar.[54] Toouli et al. demonstraram a importância da ablação dos esfíncteres biliar e pancreático em pacientes com pancreatite idiopática.[47] Nessa série, 23 dos 26 pacientes (88%) submetidos à ablação cirúrgica tanto do esfíncter biliar quanto do pancreático encontraram-se assintomáticos ou apresentaram sintomas mínimos em um acompanhamento médio de 24 meses (variação de 9 a 105 meses). Okolo et al. avaliaram retrospectivamente os resultados a longo prazo da esfincterotomia em 55 pacientes com hipertensão presumida do esfíncter pancreático ou manometricamente documentada (suposição baseada na pancreatite recorrente com dilatação do ducto pancreático e tempo de drenagem do meio de contraste do ducto pancreático maior que 10 minutos).[60] Durante um acompanhamento médio de 16 meses (variação de 3 a 52 meses), 34 pacientes (62%) relataram melhora significativa da dor. Pacientes com pancreatogramas normais apresentaram maior probabilidade de responder à terapia que aqueles com evidência radiográfica de pancreatite crônica (73 versus 58%). Jacob et al. postularam que a disfunção do esfíncter de Oddi pode causar episódios recorrentes de pancreatite mesmo com a SOM normal e que a colocação de um stent pancreático pode futuramente prevenir crises subsequentes.[61] Em um estudo randomizado, 34 pacientes com IARP, SOM do ducto pancreático normal, CPRE, teste de secretina e cristais biliares (provavelmente mais bem considerado "IARP verdadeiro") foram tratados com stents pancreáticos (n = 19,5 a 7 Fr, com stents trocados 3 vezes em um período de um ano) ou terapia conservadora (n = 15). Durante um acompanhamento de 3 anos, houve recorrência da pancreatite em 53% dos pacientes no grupo-controle e apenas em 11% dos pacientes com stent (p < 0,02). Esse estudo sugere que a SOM pode ser um teste imperfeito, visto que pacientes podem apresentar disfunção do esfíncter de Oddi que não é detectada no momento da SOM. Entretanto, estudos a longo prazo são necessários para avaliar o resultado após a remoção dos stents, e permanecem considerações quanto às alterações parenquimatosas e ductais induzidas pelo stent.[62,63] Em razão da preocupação com a lesão ao pâncreas induzida pelo stent, o estudo de colocação de um stent no ducto pancreático para prever o resultado da esfincterotomia pancreática não é recomendado.[52]

Wehrmann et al. avaliaram a possibilidade e eficiência de injeção de toxina botulínica em pacientes com pancreatite recorrente em razão da hipertensão do esfíncter pancreático. Não foram observados efeitos colaterais em nenhum dos 15 pacientes tratados. Doze pacientes (80%) permaneceram assintomáticos no acompanhamento de 3 meses, mas 11 pacientes desenvolveram uma recidiva em um período de acompanhamento de 6 +/- 2 meses. Esses 11 pacientes foram submetidos à esfincterotomia pancreática ou esfincterotomia pancreaticobiliar combinada com remissão subsequente após um acompanhamento médio de 15 meses. Esse estudo mostrou que a injeção de toxina butolínica é segura, pode ser eficaz a curto prazo e prevê o resultado da ablação do esfíncter pancreático em pacientes com episódios frequentes de pancreatite, porém, a necessidade de ablação definitiva do esfíncter na maior parte dos pacientes limita sua utilização clínica.

Em resumo, esses dados mostram que a disfunção do esfíncter de Oddi é a causa mais comum de IARP, quando a avaliação endoscópica detalhada é realizada. SOM deve ser considerada o padrão ouro para o diagnóstico da disfunção do esfíncter de Oddi. A avaliação completa do esfíncter requer uma avaliação manométrica tanto do esfíncter biliar, quanto do pancreático. Embora a melhor terapia endoscópica da disfunção do esfíncter de Oddi justifique a investigação futura, existe uma evidência progressiva de que a ablação do esfíncter pancreático será necessária na maior parte dos pacientes para alcançar os melhores resultados a longo prazo. Entretanto, no momento, persiste a controvérsia quanto à adequação da realização da SOM em pacientes com IAP.[65] Em um editorial recente, Tan e Sherman[66] afirmaram que, embora os estudos acima sugiram que a terapia endoscópica pode beneficiar a maior parte dos pacientes com IARP decorrente de SOD, existem muitas limitações que precisam ser enfatizadas.

1. A maior parte dos estudos publicados é retrospectiva, não possui um acompanhamento completo, apresenta ausência de homogeneidade de seleção de paciente para terapia e não são cegos ou comparados a um grupo não tratado.
2. Estudos prospectivos não controlados são propensos a interferências.
3. A duração do acompanhamento da maior parte dos estudos é menor que 3 anos. Um acompanhamento de duração curta pode resultar em taxas de recorrência verdadeiras subestimadas.
4. Também existem diferenças em definir os resultados do estudo. Os autores utilizam diferentes resultados, incluindo pancreatite recorrente documentada, necessidade de intervenção ou um sistema de graduação de nenhum alívio, bom alívio e alívio completo de sintomas.
5. Há ausência de uma população homogênea de pacientes com IARP tratados.
6. Intervenções variáveis são utilizadas, com diferentes estudos realizando esfincterectomia biliar, esfincterectomia pancreática ou esfincterectomia dupla com razões pouco claras do motivo pelo qual a terapia particular foi escolhida. A integralidade da ablação do esfíncter também foi, frequentemente, indeterminada.

Na ausência de ensaios controlados randomizados bem-conduzidos e acompanhamento do paciente por longo período, muitas autoridades consideram que os benefícios da terapia por ablação do esfíncter são, atualmente, improváveis.[66-68]

Pancreas Divisum

Pancreas divisum, a variante congênita mais comum da anatomia do ducto pancreático, ocorre quando os ductos dorsal e ventral não se fundem durante o segundo mês de gestação.[69] Com a não união dos ductos, a porção principal do conteúdo exócrino do pâncreas drena para o interior do duodeno via ducto dorsal e papila menor. Foi proposto que uma obstrução relativa do conteúdo exócrino do pâncreas drena por meio da papila menor, resultando em hipertensão do ducto pancreático, pode promover a pancreatite recorrente em uma subpopulação de pacientes com pâncreas *divisum*.[70-72] Um artigo recente demonstrou a frequência de *pancreas divisum* em pacientes com pancreatite crônica ou aguda recorrente e observou que o *pancreas divisum* era mais comum em pacientes com mutações genéticas dos genes *PRSS1*, *SPINK1* e *CFTR* (16, 16 e 47%, respectivamente). Não há diferenças na frequência de *pancreas divisum* em pacientes com pancreatite idiopática e sem mutações genéticas (5%), grupo-controle (7%) e pancreatite induzida por álcool (7%). O autor sugeriu que a pancreatite pode ser um efeito cumulativo de dois cofatores em vez de ser causada pelo *pancreas divisum* isoladamente.[73] Considerando os poucos estudos epidemiológicos que discutem a relação de *pancreas divisum* e pancreatite, três linhas de evidência favorecem essa associação: (1) estudos histológicos e pancreatogramas demonstraram características de pancreatite crônica isolada para o pâncreas dorsal, (2) numerosos estudos demonstraram uma prevalência estatística significativamente mais elevada de *pancreas divisum* nessa população de pacientes, e (3) numerosos estudos indicaram resolução de sintomas pela descompressão do ducto dorsal por meio endoscópico ou cirúrgico.[69,74-76]

O diagnóstico do *pancreas divisum* é suspeitado na CPRE quando apenas um sistema de ducto ventral pequeno é visualizado após a injeção de contraste da papila maior. Isto é confirmado quando o remanescente do sistema ductal pancreático (ducto dorsal) é visualizado pela injeção de contraste no interior da papila menor e não há comunicação entre os dois sistemas de ducto. A apresentação clínica e resposta à terapia para *pancreas divisum* incompleto em que uma pequena comunicação filamentosa entre os ductos ventral e dorsal parece ser semelhante ao *pancreas divisum* completo.[3,77]

Com o aumento da disponibilidade da MRCP das vias biliares e melhora na imagem do ducto pancreático com a utilização de secretina, S-MRCP das vias biliares é frequentemente utilizada no caso de IAP. Estudos prévios relataram uma sensibilidade e especificidade da MRCP das vias biliares para detecção de *pancreas divisum* (**Fig. 49.3**) de até 100% (variação de 36 a 100%).[78-82]

Para avaliar a acurácia da MRCP das vias biliares em detectar *pancreas divisum*, Mosler *et al.* estudaram 146 pacientes submetidos à MRCP das vias biliares com e sem secretina após pancreatografia retrógrada endoscópica (ERP). Dezenove pacientes apresentaram *pancreas divisum*. Os resultados demonstraram que quando S-MRCP das vias biliares foi comparado à ERP a sensibilidade e especificidade geral foram de 73 e 97%, respectivamente. A sensibilidade e especificidade melhoram para 83 e 99% no subgrupo de pacientes sem pancreatite crônica. Os autores concluíram que S-MRCP das vias biliares apresentou uma especificidade elevada, mas apenas uma sensibilidade modesta para a detecção de *pancreas divisum*.[83] No caso de IARP, Mariani *et al.* observaram que S-MRCP das vias biliares e ERP apresentavam taxas de detecção semelhantes de *pancreas divisum* em 8 de 44 (18,2%) e 7 de 43 (16,3%) pacientes.[15]

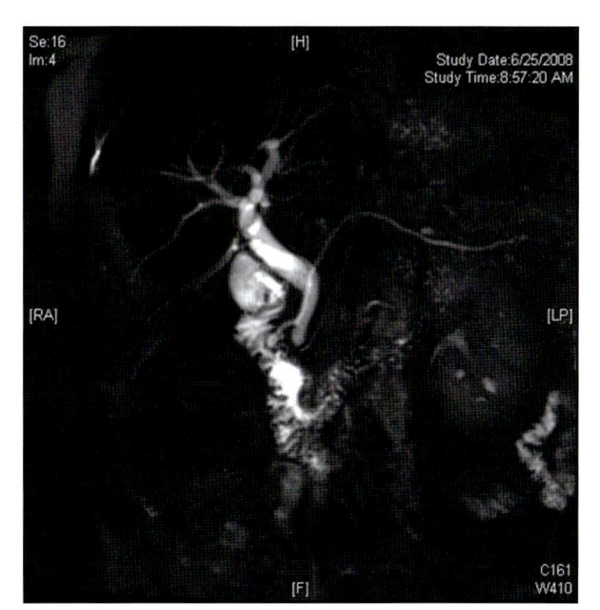

Fig. 49.3 MRCP das vias biliares melhorada por secretina evidencia *pancreas divisum*. Notar o ducto dorsal cruzando a árvore biliar e o pequeno ducto ventral penetrando a papila maior.

Há dados limitados relacionados com a EUS no diagnóstico de *pancreas divisum*.[84,85] No caso de IARP, Mariani *et al.* demonstraram que S-EUS e ERP apresentaram taxas de detecção semelhantes do *pancreas divisum* em 6 de 44 (13,6%) e 7 de 43 (16,3%) pacientes.[15]

O objetivo da terapia endoscópica em pacientes com *pancreas divisum* sintomático é aliviar o fluxo de obstrução em nível da papila menor. A disponibilidade de opções endoscópicas inclui dilatação, stent no ducto dorsal por longo período, esfincterectomia da papila menor ou uma combinação de terapias. A **Tabela 49.3** mostra o resultado da terapia endoscópica em séries selecionadas.[86-97] Em geral, 76% dos 241 pacientes não possuem episódios futuros de pancreatite durante um intervalo de acompanhamento médio de 30 meses.

Deve-se considerar que a pancreatite aguda é uma doença episódica. Um acompanhamento da duração de, pelo menos, 20 meses após a intervenção não deve ser longo o suficiente para concluir que o paciente está "curado".[65] Além disso, nós necessitamos de ensaios randomizados que promovam a eficácia da intervenção endoscópica.

Há apenas um estudo randomizado que avaliou o papel da terapia endoscópica do *pancreas divisum* no caso de IARP. Lans *et al.* relataram os resultados de um ensaio controlado randomizado de um caso de longa duração (12 meses) da papila menor em pacientes com, pelo menos, dois episódios principais de pancreatite inexplicada (n = 19). O intervalo médio de acompanhamento foi de 2,5 anos, e todos os pacientes com *stent* foram acompanhados por, pelo menos, 12 meses após a remoção desse dispositivo. Os pacientes com *stent* apresentaram menos hospitalizações e episódios de pancreatite estatisticamente significativos ($p < 0,05$) e frequentemente foram considerados em melhor estado (90 *vs.* 11% para controles, $p < 0,05$). Esses resultados promissores certamente suportam o papel da terapia endoscópica em pacientes com *pancreas divisum*, apresentando IARP. Entretanto, *stent* de longa duração necessita procedimentos repetidos para troca desse dispositivo, cada um com um risco associado. Além disso, o *stent* pancreático está associado a alterações de ducto e parênquima que podem ser permanentes.[62,63] Finalmente, uma questão sem resposta é se o *stent* por 1 ano permanentemente alivia a obstrução em nível da papila menor. Preferimos realizar uma esfincterotomia na papila menor, que resulta em um "alargamento" do orifício dessa estrutura (**Fig. 49.4**).[69]

Resumidamente, pacientes com IARP com *pancreas divisum* são bons candidatos à terapia da papila menor.

Entretanto, estudos de resultados a longo prazo (mínimo de 5 a 10 anos de acompanhamento), preferivelmente como ensaios randomizados, são necessários para provar a segurança e a eficácia da terapia endoscópica não apenas no cenário do *pancreas divisum*, mas também em outros cenários em que uma causa para IARP foi descoberta.

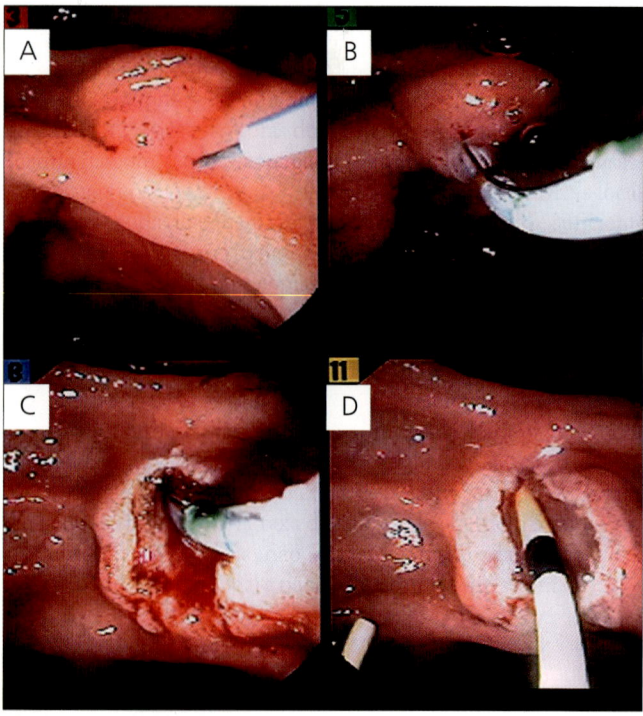

Fig. 49.4 Esfincterotomia da papila menor. (**A**) Uma papila menor normal. Um cateter bem pontudo e um guia de arame utilizado para canular o ducto dorsal são observados. (**B**) Um esfincterótomo está na papila menor. (**C**) Esfincterotomia da papila menor completa. (**D**) Um *stent* foi colocado no ducto pancreático dorsal como medida profilática da pancreatite.

Tabela 49.3 Terapia Endoscópica da Pancreatite Aguda Decorrente do *Pancreas Divisum*				
Autor, Ano	n	Terapia Endoscópica	Acompanhamento (meses)	% de melhora
Liguory, 1986[86]	8	MiES	24	63
McCarthty, 1988[87]	19	Stent	21	89
Lans, 1992[88]	10	Stent	30	90
Lehman, 1993[89]	17	MiES	20	76
Coleman, 1994[90]	9	MiES/stent	23	78
Kozarec, 1995[91]	15	MiES/stent	26	73
Jacob, 1999[92]	10	MiES/stent/dilatação	16	60
Ertan, 2000[93]	25	Stent	24	76
Heyries, 2002[94]	24	MiES/stent	39	92
Kwan, 2008[95]	21	MiES	38	62
Chacko, 2008[96]	21	MiES/stent	20	76
Borak, 2009[97]	62	MiES/stent/dilatação	48	71
Total	241		30	76

MiES, esfincterotomia endoscópica da papila menor.

Entretanto, estudos do resultado a longo prazo (no mínimo no acompanhamento de 5 a 10 anos), preferivelmente como ensaios randomizados, são necessários para provar a segurança e a eficácia da terapia endoscópica não apenas no caso de *pancreas divisum*, mas também em outros casos em que uma causa para IARP tem sido determinada.

Coledococele

Cistos coledocais são anomalias incomuns da árvore biliar manifestada pela dilatação cística dos ductos intra ou extra-hepáticos. Uma coledococele ou cisto de colédoco tipo III utilizando o sistema de classificação de Todani *et al.* refere-se, mais comumente, à dilatação cística do ducto biliar comum terminal geralmente envolvendo o segmento intramural.[98] Embora a ocorrência de pancreatite tenha sido relatada em associação a todos os tipos de cistos coledocais extra-hepáticos, é mais comum que ocorra na coledococele. Além disso, as coledococeles são raramente identificadas pela imagem radiológica padrão (e, portanto, vão de encontro à definição da IAP), enquanto outros cistos coledocais extra-hepáticos são tipicamente suspeitados ou reconhecidos pela ultrassonografia abdominal ou CT. A IAP foi relatada em 30 a 70% dos pacientes encontrados com apresentação de coledococele.[99] Embora seja comum a apresentação de coledococeles na pancreatite, elas são uma causa incomum de IAP em virtude de sua baixa prevalência.

As coledococeles são mais comumente diagnosticadas durante a CPRE. Endoscopicamente, a papila apresenta uma aparência "volumosa", mas é macia (sinal da almofada) quando tocada com a extremidade de um cateter. Uma estrutura cística arredondada pode ser demonstrada na extremidade terminal do ducto biliar comum após injeção de contraste na árvore biliar com aumento progressivo associado ou "balonamento" da papila.[100,101]

Existem séries limitadas publicadas relatando o valor da EUS para detectar coledococeles. Alguns relatos de caso sugeriram que a EUS é útil no diagnóstico da coledococeles no quadro de um ducto biliar comum dilatado.[102,103]

O papel da MRCP das vias biliares na detecção de coledococeles em adultos foi relatado na literatura.[104,105] Em um estudo de 72 pacientes utilizando a CPRE como padrão ouro, Park *et al.* mostraram que a sensibilidade, especificidade e acurácia da MRCP das vias biliares na detecção de anomalias ductais coledocais foram de 83, 90 e 86%, respectivamente. Examinando especificamente os cistos coledocais do tipo III, a sensibilidade foi 8 de 11(73%), a especificidade foi 61 de 61 (100%), o valor preditivo positivo foi 8 de 8 (100%) e o valor preditivo negativo foi 61 de 64 (95%). Os autores sugeriram que a MRCP das vias biliares pode sobrepor o papel diagnóstico da CPRE para pacientes com cistos coledocais. Entretanto, a MRCP das vias biliares mostrou capacidade limitada para detectar anomalias ductais menores ou uma coledococele pequena.[106]

A terapia cirúrgica, por excisão ou esfincteroplastia, tem sido a abordagem tradicional às coledococeles.[99] Existem dados limitados para sugerir que a terapia endoscópica seja uma alternativa segura e eficaz à cirurgia. A abordagem endoscópica é remover o revestimento do cisto e realizar uma esfincterotomia biliar (**Fig. 49.5**).

A **Tabela 49.4** apresenta os resultados de três séries selecionadas, relatando o resultado da terapia endoscópica. Dez dos 11 pacientes tratados não apresentaram um episódio de pancreatite subsequente durante o período de acompanhamento.[100,107,108]

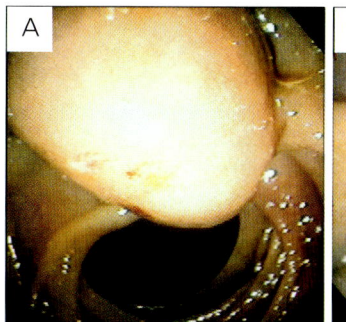

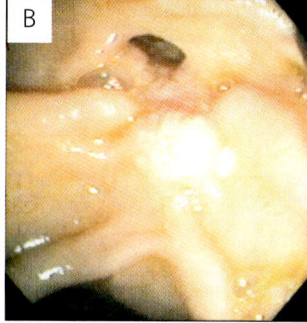

Fig. 49.5 (**A**) Imagem endoscópica de uma coledococele. (**B**) Seis semanas após a remoção do revestimento da coledococele e esfincterotomia biliar.

Tabela 49.4 Terapia Endoscópica de Coledococeles em Pacientes que Apresentam Pancreatite Idiopática

Autor (Ano)	Nº	Nº Pancreatite	Nº Melhora/Nº na IARP Tratada na CPRE
Venu (1984)[100]	8	5	2/3
Martin (1992)[108]	10	7	7/7
Ladas (1995)[107]	15	1	1/1
Total	33	13 (39%)	10/11 (91%)

CPRE, colangiopancreatografia retrógrada endoscópica; *IARP*, pancreatite aguda idiopática recorrente.

Resumindo, as coledococeles constituem causa incomum de IARP, mas, em geral, se apresentam na pancreatite. O diagnóstico é realizado sob imagens endoscópicas da papila e injeção de contraste da árvore biliar. Testes não invasivos e menos invasivos, utilizando EUS e MRCP, foram relatados. A MRCP das vias biliares mostrou uma acurácia geral boa quando comparada à CPRE e pode ser utilizada antes da intervenção com CPRE. A terapia endoscópica parece ser um tratamento eficaz na maior parte dos pacientes com coledococeles.

Tumores

Cinco a sete por cento dos pacientes com tumores pancreaticobiliares e ampulares benignos ou malignos se apresentam na IAP.[3] Esses tumores devem ser considerados em pacientes com 40 anos de idade ou mais que se apresentam em seu primeiro episódio de pancreatite.[16,17] Pacientes com condições hereditárias, como polipose adenomatosa familiar (FAP), podem possuir envolvimento ampular e apresentar IAP em idade mais jovem. Os tumores mais comuns relatados nas séries de IARP são IPMNs e neoplasias císticas mucinosas, tumores ampulares (papilares), adenocarcinoma pancreático e tumores das células da ilhota. Tumores ampulares e IPMNs merecem menção especial, visto que geralmente são negligenciados nos testes-padrão de imagem abdominal e identificados durante a CPRE.[10]

Há uma ampla variedade de tumores benignos que surgem na papila maior, incluindo adenoma, lipoma, fibroma, linfangioma, leiomioma e harmatoma.[109] Todas possuem o potencial de causar pancreatite pela obstrução do fluxo do conteúdo pancreático. O adenoma é o tumor benigno mais comum da papila maior. O método mais sensível e específico para o diagnóstico de tumores papilares é a endoscopia, visto que ela localiza precisamente a lesão e proporciona confirmação com biópsia. Embora exista um acordo comum de que os adenomas papilares devem ser ressecados, existe controvérsia quanto ao método ideal de excisão. Independentemente do método de ressecção, a remoção completa é obrigatória.[109] A tendência no tratamento de adenomas papilares está voltada a um aumento na utilização da terapia endoscópica, talvez em virtude do uso e experiência mais disseminados na ressecção endoscópica da mucosa em outras partes do trato gastrointestinal (GI). Evidências se acumulam para indicar que a ressecção endoscópica ("papilectomia por laçada"), ablação térmica ou uma combinação dos dois é o tratamento de escolha para a maior parte dos adenomas papilares (Fig. 49.6).[110-122] As técnicas de tratamento endoscópico e vigilância são bem descritas na literatura.[109,121,122]

Há uma variedade de tumores malignos primários da papila maior, incluindo carcinoma, linfoma e tumores neuroendócrinos. Tumores metastáticos incluem o melanoma maligno, hipernefroma e linfoma.[109] Embora a maior parte dos pacientes com tumores malignos da papila se apresenta com icterícia obstrutiva, existem pacientes ocasionais que desenvolvem pancreatite como seu primeiro sinal da doença. A CPRE é utilizada para confirmar o diagnóstico e oferecer a colocação de um *stent* paliativo em pacientes não ressecáveis.

IPMNs são lesões pré-malignas com potencial variável de malignidade com base na localização em relação ao ducto pancreático. Pacientes com IPMN do ducto principal apresentam uma incidência de 35 a 80% de câncer pancreático invasivo durante a ressecção cirúrgica em contraste a pacientes com doença do ramo lateral que apresentam apenas uma incidência de 0 a 31%.[123] Não é incomum encontrar pacientes com IPMN apresentando pancreatite recorrente por muitos anos antes que o diagnóstico seja realizado.[124] Endoscopia e CPRE são essenciais para o diagnóstico. Antes da ampla disponibilidade da MRCP das vias biliares e EUS, a CPRE foi considerada padrão para avaliação e diagnóstico. Em pacientes com IPMN do ducto principal, a pancreatografia revela tipicamente um ducto pancreático principal dilatado com defeitos de preenchimento pregueados, representando mucina (Fig. 49.7).[125]

Um orifício pancreático distendido exsudando mucina é observado em até 80% dos pacientes (Fig. 49.8).[125]

Entretanto, achados pancreatográficos podem ser muito mais sutis e mal interpretados como normais, quando um defeito de preenchimento pregueado pequeno é negligenciado ou um defeito de preenchimento é identificado como um cálculo pancreático ou bolha de ar. Um diagnóstico negligenciado frequentemente advém de um caso de um diâmetro normal do ducto pancreático (Fig. 49.9).

Finalmente, IPMN pode ser erroneamente interpretada como pancreatite crônica. Um índice elevado de suspeita do endoscopista é, portanto, crítico, particularmente para pacientes com mais de 40 anos de idade. Durante a pancreatografia, imagens de raios X mais precoces devem ser obtidas, e a imagem fluoroscópica deve ser cuidadosamente observada para que pequenos defei-

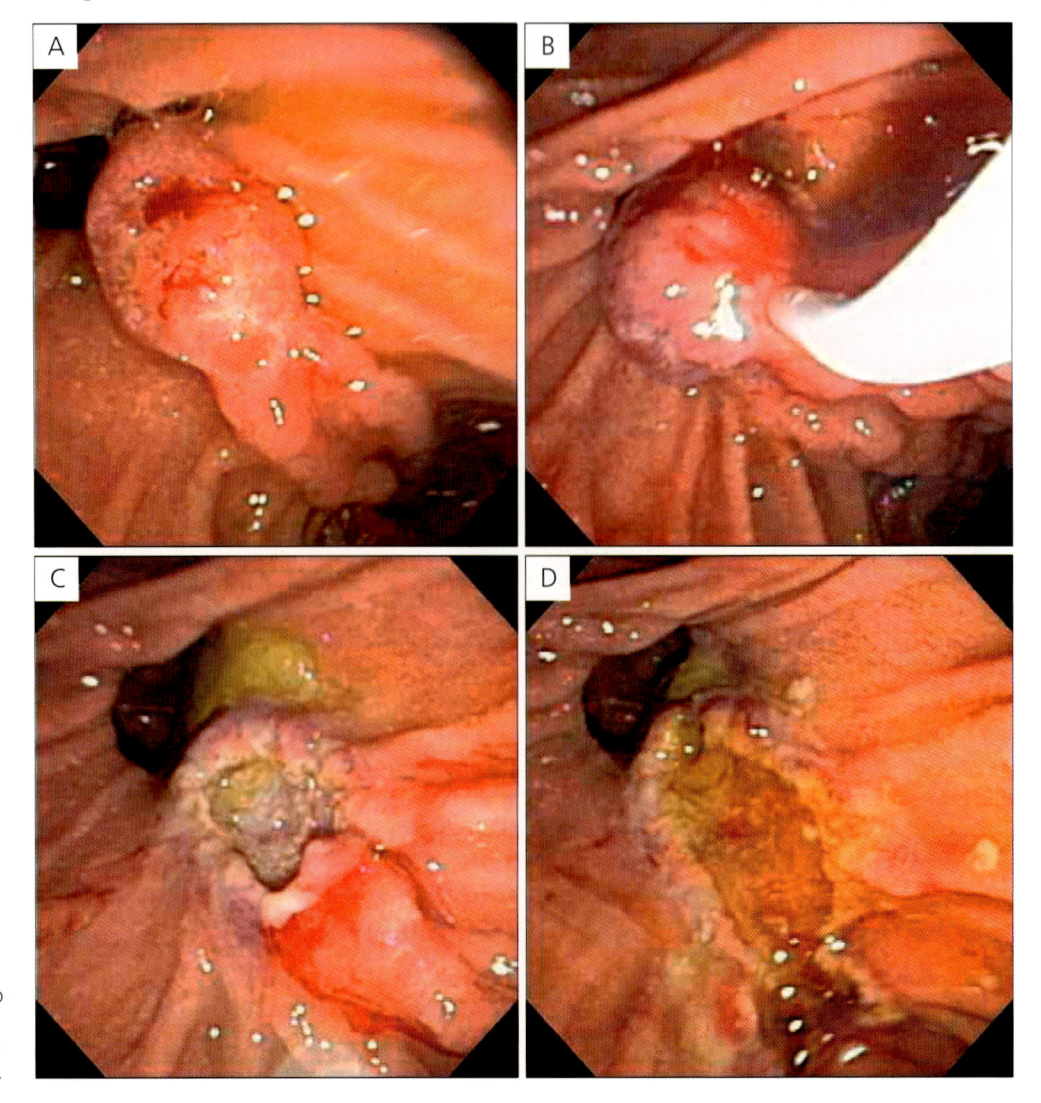

Fig. 49.6 (A) Imagem endoscópica de um adenoma tubuloviloso envolvendo a papila e se estendendo caudalmente pela parede duodenal. (B) A papila foi laçada e o eletrocautério aplicado. (C) Aparência de um segmento ampular após a ressecção por laçada da papila. (D) O tumor envolvendo a parede duodenal foi ressecado, e uma esfincterotomia biliar foi realizada (o paciente apresenta *pancreas divisum*, portanto um *stent* pancreático não foi colocado no ducto pancreático ventral). Esse quadro endoscópico mostra a área do tumor ressecado.

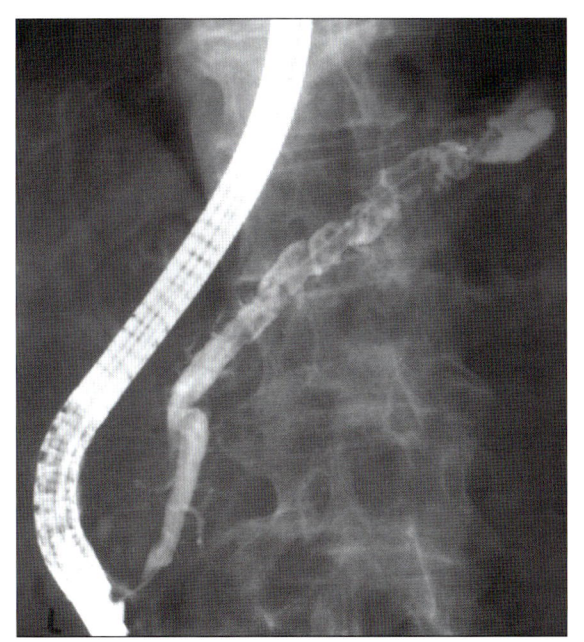

Fig. 49.7 Tumor mucinoso papilar intraductal (IPMT). Pancreatograma retrógrado endoscópico mostrando um ducto pancreático acentuadamente dilatado, contendo defeitos de preenchimento no corpo e cauda consistentes com muco.

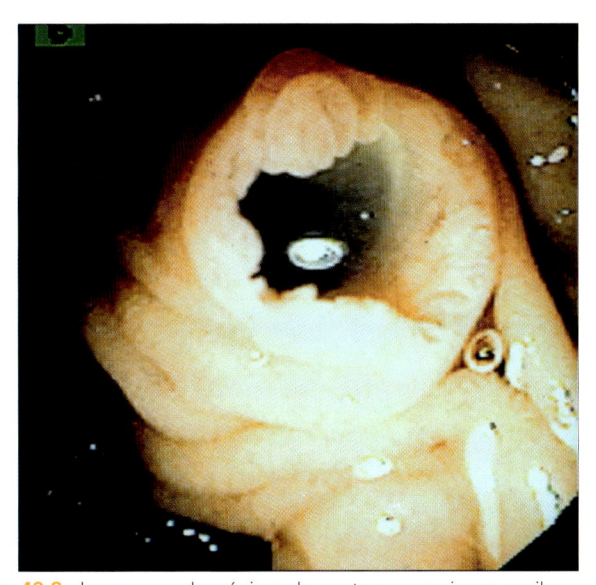

Fig. 49.8 Imagens endoscópicas de um tumor mucinoso papilar intraductal (IPMT). O orifício pancreático distendido está exsudando mucina.

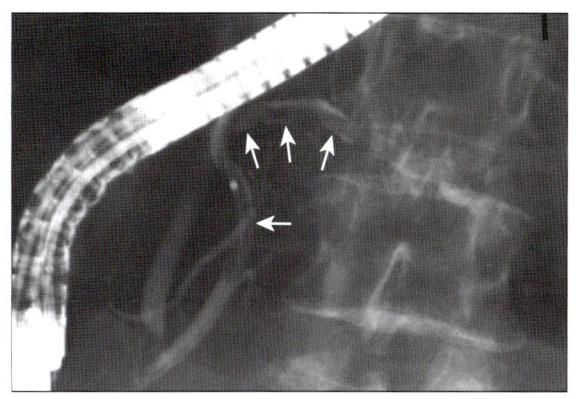

Fig.49.9 Tumor mucinoso papilar intraductal (IPMT). Nesse caso, o defeito de preenchimento pregueado *(setas)* está presente em um ducto pancreático de diâmetro normal.

tos de preenchimento não sejam negligenciados. Na CPRE também é possível obter amostras citológicas pela aspiração ou escovação, amostras de biópsia guiada por fórceps para histologia e tecido e conteúdo pancreático para marcadores tumorais. A pancreatoscopia e IDUS são técnicas auxiliares utilizadas no momento da CPRE para auxiliar na localização do tumor, diferenciar as doenças maligna e benigna e assistir no diagnóstico diferencial dos defeitos de preenchimento amorfos no ducto pancreático.[127-129] IDUS também foi útil na detecção de IPMNs distantes, menores e não detectados previamente ao longo do ducto principal, bem como guiar a extensão do local da ressecção cirúrgica.[130,131]

O papel da terapia endoscópica na IPMN parece ser nulo ou muito sutil (exceto quando ocorre obstrução biliar). Entretanto, o valor da esfincterotomia pancreática em assistir à passagem de mucina em pacientes de alto risco cirúrgico não foi avaliado. Considerando-se o fato de que muitos desses pacientes já apresentaram lacunas nos orifícios pancreáticos, é improvável que seja um benefício significativo a longo prazo.

EUS apresenta um importante papel na identificação de IPMNs e outros tumores em pacientes com IAP e IARP.[24,132] Cinco a sete por cento dos pacientes com tumores pancreáticos malignos ou benignos apresentam IARP.[3] Nos casos de IPMNs, a taxa de pancreatite aguda é altamente variável, com valores de 12 a 67% publicados em séries cirúrgicas.[133] Muitos estudos mostraram que a EUS possui a maior sensibilidade para identificar neoplasias pancreáticas quando comparada a outras modalidades de imagem, especialmente para tumores menores que 2 a 3 cm em diâmetro.[3,134,135] Em uma série de 90 pacientes com uma causa indeterminada de pancreatite aguda ou recorrente, a EUS identificou um tumor pancreático benigno ou maligno em 8 pacientes que não foram previamente detectados na CT.[53] Em um estudo comparando as características do desempenho da EUS e CPRE para o diagnóstico de IPMN, EUS apresentou uma sensibilidade de 86% e especificidade de 99%.[136] O estudo realizado por Mariani *et al.* demonstrou que, em pacientes com IARP, S-EUS, foi capaz de diagnosticar IPMN em 1 de 44 pacientes quando comparado a 0 de 44 para S-MRCP das vias biliares e 0 de 43 para CPRE.[15] A pancreatite aguda foi relatada por ocorrer mais frequentemente em pacientes com IPMN que em pacientes com adenocarcinoma pancreático.[137] Uma explicação possível proposta foi de que a obstrução do ducto principal ou ducto do ramo pela secreção mucosa abundante causou pancreatite aguda e/ou dor mais frequentemente que obstrução decorrente de um tumor sólido.[138] A capacidade da EUS seguramente guiar a aspiração por agulha fina (FNA) do líquido e tecido torna essa modalidade uma ferramenta potente na determinação da natureza de uma coleção de líquido. Assim, pela aspiração do líquido a partir de um cisto para citologia, marcadores tumorais e enzimas pancreáticas, geralmente, pode-se distinguir um processo benigno (p. ex., pseudocisto) de um pré-maligno. O estudo do cisto pancreático cooperativo mostrou que a utilização de EUS-FNA com análise de líquido cístico foi útil na diferenciação de lesões císticas mucinosas e não mucinosas quando o antígeno carcinoembriônico (CEA) era > 192 ng/mL.[139] Entretanto, o valor absoluto de CEA não é preditivo de malignidade. Pais *et al.* estudaram também 74 pacientes com IPMN que foram submetidos à cirurgia e descobriram que a idade mais avançada, icterícia e perda de peso, e características na EUS de uma lesão sólida, ducto pancreático principal dilatado, defeitos de preenchimento ductal e espessamento dos septos são preditivos de malignidade em pacientes com IPMNs. A citologia por EUS-FNA foi útil, mas o líquido cístico de CEA e antígeno de câncer (CA) 19-9 foram de valor limitado para diferenciar IPMNs malignas de benignas.[140] Outros estudos comparativos também indicam que a EUS é o estudo por imagem mais preciso para o diagnóstico de malignidade no caso de IPMNs.[141-144] Sendo assim, nos casos de IAP e IARP, a EUS parece ser um teste razoável de se realizar, particularmente em pacientes com mais de 40 anos de idade quando outros testes por imagem radiológica são negativos, existe uma presença de lesões císticas indeterminadas do pâncreas pós-pancreatite, ou existe uma suspeita de malignidade em um histórico de IPMN (Fig. 49.10).

MRCP das vias biliares mostrou ser superior na detecção de IPMN quando comparada à CPRE (Figs. 49.11 e 49.12).[145,146]

O motivo de a MRCP das vias biliares ser melhor que a CPRE ao analisar o ducto pancreático principal dilatado e as lesões císticas do ramo lateral é que o líquido mucinoso produzido pelo próprio tumor ou o próprio tumor inibe o influxo adequado do material de contraste da CPRE para o interior do ducto pancreático principal ou ramos císticos dilatados.[147] Em um estudo por Waters *et al.* em 18 pacientes submetidos à cirurgia para IPMN, a MRCP das vias biliares mostrou ser superior à CT em detectar uma conexão ductal, estimando o envolvimento do ducto principal e identificando pequenos cistos do ducto do ramo. Uma conexão ductal foi detectada em 73% das MRCPs de vias biliares e apenas em 18% das CTs. O tipo IPMN foi classificado de forma diferente em 7 pacientes (39%), 4 (22%) dos quais foram detectados na CT como possuindo envolvimento do ducto principal que não foi observado na MRCP das vias biliares ou patologia cirúrgica. A MRCP das vias biliares mostrou doença multifocal em 13 pacientes (72%) *versus* apenas 9 (50%) na CT. Finalmente, 101 lesões do ramo foram identificadas na MRCP das vias biliares comparando-se a 46 na CT.[148] Este estudo demonstrou que a MRCP das vias biliares caracterizou melhor o tipo, localização e extensão da IPMN comparada à CT. Entretanto, em outro estudo por Sahani *et al.*, de 25 pacientes submetidos à cirurgia para IPMN, a CT com multidetectores e reconstruções curvas em 2D mostrou resultados semelhantes aos da MRCP das vias biliares. A comunicação do cisto foi observada em 20 e 21 pacientes das 24 IPMNs do ducto pancreático do ramo (BPD) com CT e MRCP das vias biliares, respectivamente. Sensibilidade, especificidade e acurácia para detecção de malignidade foram de 70, 87 e 76%, respectivamente para CT e 70, 92 e 80%, respectivamente para MRCP das vias biliares. O acordo interobservador foi de bom a perfeito para ambos os leitores em todas as comparações (geral, kappa = 0,70 a 1).[149] Yoon *et al.* mostraram que a

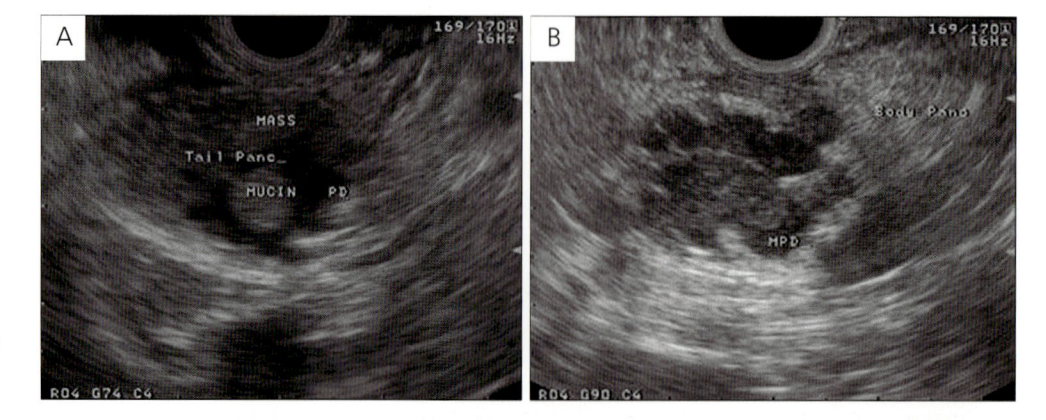

Fig. 49.10 Imagem de ultrassonografia endoscópica mostrando transformação maligna de um IPMN. Observe o componente sólido.

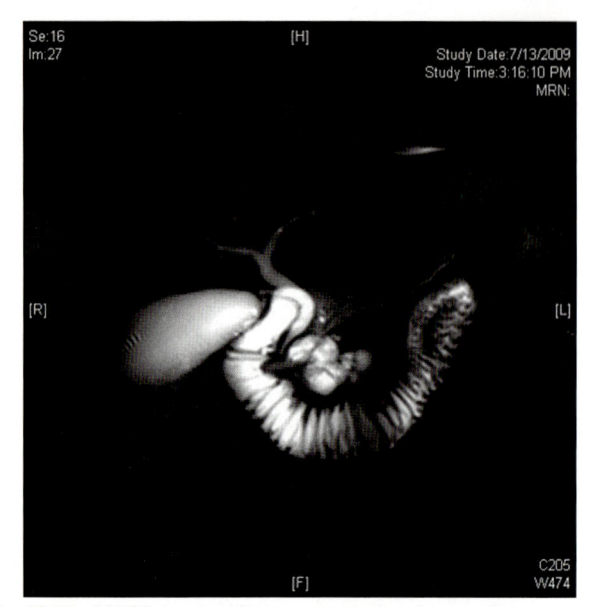

Fig. 49.11 MRCP das vias biliares aumentada pela secretina, demonstrando uma grande IPMN do ramo lateral na cabeça pancreática.

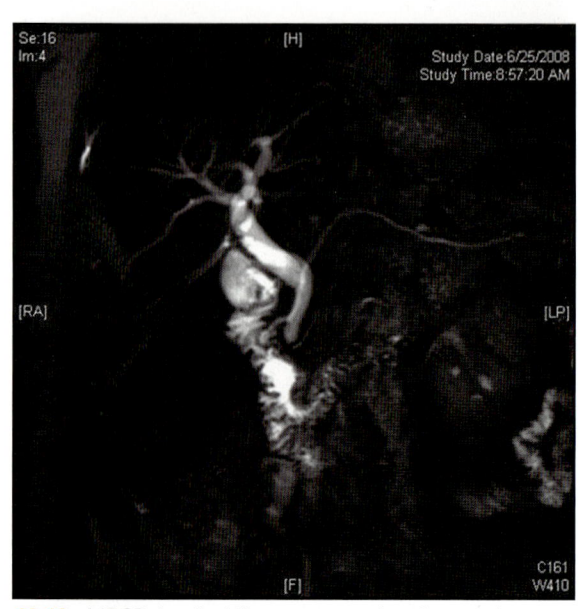

Fig. 49.12 MRCP das vias biliares aumentada pela secretina, demonstrando uma IPMN do ramo lateral multifocal.

MRCP das vias biliares-3D oferecia melhor qualidade de imagem, uma avaliação melhor do ducto pancreático e detalhes morfológicos da IPMN quando comparada à MRCP das vias biliares-2D e foi preferida para o planejamento cirúrgico.[150] Sendo assim, na avaliação da IARP, para qual os tumores pancreáticos pequenos ou IPMNs podem ser negligenciados na imagem inicial, a MRCP das vias biliares (2-D ou 3-D) ou uma CT com fileira de multidetectores com reconstruções curvas 2-D que é não invasiva, com risco pequeno ou nulo, pode ser considerada antes de realizar uma CPRE na avaliação da IPMN.[145-150]

Outras Causas Anatômicas

Existem várias lesões estruturais não neoplásicas que podem causar pancreatite aguda. Elas podem ser avaliadas por EUS, MRCP das vias biliares e CPRE. As estenoses ductais pancreáticas, que resultam na hipertensão ductal ascendente, são geralmente o resultado de um traumatismo anterior ou se desenvolvem após a cicatrização de um pseudocisto ou necrose.[10] Os divertículos duodenais raramente estão associados à pancreatite.[151] A junção do ducto pancreaticobiliar anômala é uma malformação congênita rara em que a união do ducto pancreático e o ducto biliar ocorre fora da parede duodenal. Como resultado, o esfíncter de Oddi é incapaz de evitar a regurgitação recíproca das enzimas pancreáticas e bile nos ductos alternativos pancreático e biliar. Tais uniões podem ocorrer isoladamente ou associadas à doença cística do colédoco. A pancreatite pode ser uma manifestação adversa dessa anomalia. Samavedy *et al.* sugeriram que a terapia endoscópica elimina ou reduz a frequência da pancreatite recorrente e é um primeiro passo lógico no tratamento da maior parte dos pacientes sintomáticos.[152] O pâncreas anular é outra anomalia congênita associada à pancreatite que se manifesta como uma faixa de tecido pancreático circundando o duodeno parcial ou completamente. Tipicamente, a CPRE identifica o ducto do anel. O *pancreas divisum* está presente em, aproximadamente, um terço dos pacientes.[69,153] A EUS também mostrou ser útil no diagnóstico do pâncreas anular.[154,155] A MRCP com colangiorressonância também pode diagnosticar essa condição.[156-158] O cisto de duplicação duodenal, também uma anomalia congênita distintamente rara, pode apresentar-se na pancreatite. Um papel potencial da terapia endoscópica no tratamento de tais cistos foi descrito.[159] Finalmente, a pancreatite crônica pode ser diagnosticada pela CPRE, quando alterações no ducto principal e/ou no ramo lateral estão presentes. Entretanto, a EUS é talvez a técnica mais sensível para detectar a doença em estágio precoce. Em uma série de 90 pacientes com IAP e IARP, 44% dos pacientes apresentaram pancreatite crônica pelos critérios das EUS e CPRE.[53] Fischer *et al.* mostraram que a pancreatite crônica foi diagnosticada em 17% dos pacientes com um episódio de IAP e em 35% dos pacientes com IARP.[17] Entretanto, apesar da avaliação extensiva, uma causa estrutural óbvia para os episódios clínicos de pancreatite aguda pode não estar aparente após avaliação detalhada com MRCP das vias biliares, EUS e CPRE.

Mutações Genéticas

Atualmente, a literatura está repleta de evidências que mostram que pacientes com IAP e IARP podem apresentar mutações nos genes que codificam o tripsinógeno catiônico *(PRSS1)*, inibidor de tripsina do secretório pancreático (Inibidor da Serina Protease Kazal tipo 1 ou *SPINK1*), e regulador da condutância transmembrana na fibrose cística *(CFTR)*.[35,160-166] Mais recentemente, dados também mostraram que pacientes com pancreatite aguda idiopática e pancreatite recorrente idiopática podem possuir causas genéticas diferentes.[167,168] Testes para essas mutações genéticas estão disponíveis comercialmente, embora muitas das mutações que causam pancreatite não possam ser detectadas pelas técnicas disponíveis atualmente. O papel do teste genético na IAP é controverso.[35,160] Contudo, a detecção de uma causa genética para a pancreatite pode descartar um teste subsequente, auxiliar no planejamento familiar e identificar o paciente para vigilância de ocorrências adversas da pancreatite, incluindo o câncer pancreático.[169] Na maior parte das situações, a terapia endoscópica não é diferente em pacientes com pancreatite aguda, pancreatite crônica ou eventos adversos de pancreatite, independentemente da presença ou não de uma mutação genética.

Pancreatite Autoimune

A pancreatite autoimune (AIP) é um tipo de pancreatite caracterizada radiograficamente pelo estreitamento irregular difuso ou segmentar do ducto pancreático principal e aumento difuso do pâncreas, pela evidência laboratorial de níveis elevados de imunoglobulina sérica G (IgG, particularmente do subtipo IgG4), e pela presença de anticorpos, e caracterizada histopatologicamente pelas alterações fibróticas com infiltração linfoplasmática do pâncreas.[170] Vários critérios diagnósticos foram propostos de países diferentes para a realização do diagnóstico da AIP.[171-173] Um consenso internacional recente sobre diagnóstico foi proposto e também subdividiu a AIP em Tipos 1 e 2.[174,175] As apresentações mais comuns da AIP são: icterícia obstrutiva, dor abdominal e pancreatite aguda.[176] Um levantamento multicêntrico internacional recente mostrou que a icterícia obstrutiva ocorreu com mais frequência em pacientes Tipo 1 que em Tipo 2 (75 *versus* 47%, $p < 0,001$), enquanto a dor abdominal (41 *versus* 68%, $p < 0,001$) e a pancreatite aguda (5 *versus* 34%, $p < 0,001$) foram mais frequentes em pacientes Tipo 2.[176] Contrastando com outras formas de pancreatite crônica, a AIP responde dramaticamente aos esteroides. Portanto, a triagem laboratorial com imunoglobulinas séricas com subtipos de IgG4 e core biópsia do pâncreas devem ser consideradas na seleção de pacientes de AIP com características clínicas e radiológicas para AIP.[35,177]

Resultado da CPRE para IAP e IARP

A **Tabela 49.5** resume os resultados de quatro séries selecionadas que utilizaram a CPRE, SOM e a microscopia da bile na avaliação de pacientes com AIP e IARP.[5,16,51,54] No geral, 73% dos pacientes mostraram possuir uma causa para sua pancreatite, com a disfunção do esfíncter de Oddi sendo o diagnóstico mais comum.

Resultados da Terapia Endoscópica na IARP

Infelizmente, há uma escassez de dados controlados quanto aos resultados em pacientes que se submetem à terapia endoscópica para IARP diagnosticada previamente. Na verdade, apenas dois ensaios controlados randomizados foram relatados.[61,88] Também é difícil interpretar quais dados estão disponíveis em razão das medidas de resultados fracamente definidas, características clínicas não homogêneas, geralmente um curto período de acompanhamento e técnicas variadas de tratamento.[10,66] Também, como enfatizado anteriormente, uma vez que a pancreatite recorrente seja uma doença episódica, um acompanhamento a longo prazo (no mínimo 5 a 10 anos) após a terapia é necessário antes de concluir que a terapia foi eficaz.[66,178]

Os resultados da terapia endoscópica estão detalhados nas sessões acima. O estudo prospectivo de Kaw *et al.* deve ser destacado.[54] Cento e vinte e seis pacientes com IARP foram submetidos à CPRE, SOM e análise dos cristais biliares. Os pacientes apresentaram uma média de 3,2 episódios de pancreatite (intervalo médio entre crises recorrentes foi de 3,8 meses). Uma causa para a pancreatite foi identificada em 100 pacientes (79%) e incluiu disfunção do esfíncter de Oddi ou estenose papilar com ou sem cristais em 67 pacientes (53%), microcristais isolados em 12 pacientes (9,5%), *pancreas divisum* em 9 pacientes (7,1%), cálculos no ducto comum em 6 pacientes (4,8%), malignidade em 2 pacientes (1,6%), pancreatite crônica com uma estenose pancreática em 2 pacientes (1,6%) e coledococele em 2 pacientes (1,6%). A terapia endoscópica foi realizada em 95 pacientes, e 3 pacientes foram submetidos à cirurgia. O resultado da terapia é mostrado na **Tabela 49.6**.

Durante um acompanhamento médio de 30 meses, 81% dos pacientes estavam assintomáticos. Vinte e quatro pacientes apresentavam ocorrências adversas relacionadas com o procedimento. Desses, 20 tinham pancreatite, 8 apresentavam sangramento relacionado com o procedimento, e um possuía uma pequena perfuração duodenal.

Conclusões

A AIP e a IARP são problemas clínicos desafiadores para o médico e frequentemente um problema frustrante para o paciente. A CPRE com técnicas auxiliares pode identificar uma causa provável para a pancreatite em, aproximadamente, 75% dos pacientes. A maior parte dessas doenças identificadas parece ser tratável por técnicas endoscópicas ou cirúrgicas. A EUS e a MRCP das vias biliares assumiram um papel mais central na avaliação de pacientes com AIP e IARP. Quando esses estudos identificam a causa para a pancreatite, um tratamento direcionado apropriado deve ser recomendado. Nesse caso, a CPRE deve ser utilizada para terapia, caso adequada. A estimulação por secretina durante a EUS e a MRCP das vias biliares parece aumentar as possibilidades diagnósticas para essas duas modalidades. Cada modalidade diagnóstica possui vantagens e desvantagens em detectar algumas etiologias, e ambas as modalidades devem ser consideradas complementares no planejamento para AIP e IARP.

Baseando-se nesses fatores e nos riscos associados à CPRE, recomendamos a EUS e a MRCP das vias biliares como os primeiros testes diagnósticos por imagem para identificar a causa da pancreatite e administrar um tratamento direcionado apropriado. A CPRE deve ser utilizada para terapia quando adequada após a EUS e a MRCP das vias biliares. A CPRE com técnicas endoscópicas auxiliares é claramente indicada quando a EUS, a MRCP das vias biliares, a microscopia da bile e testes genéticos apropriados e sorologia autoimune falham em identificar a causa para AIP ou IARP. Um editorial recente sugeriu uma abordagem passo a passo à IARP para minimizar riscos e custos ao paciente (**Quadro 49.3**).[179]

Tabela 49.5 **IARP: Resultado Diagnóstico da CPRE, SOM e Microscopia da Bile (Quatro Séries Selecionadas de 522 Pacientes)**

Diagnóstico	Nº Anormal
Disfunção do esfíncter de Oddi	179 (34%)
Pancreas divisum	70 (13%)
Tumor pancreático ou papilar	46 (9%)
Cálculos da vesícula biliar ou ductais	37 (7%)
Estenose do ducto pancreático/pancreatite crônica	37 (7%)
Coledococele	12 (2%)
Total anormal	381 (73%)

Dados de Venu RP, Geenen JE, Hogan W et al. Idiopathic recurrent pancreatitis: an approach to diagnosis and treatment. *Dig Dis Sci.*1989;34:56-60; Choudari CP, Fogel EL, Sherman S et al. Idiopathic pancreatitis: yield of CPRE correlated with patient age. *Am J Gastrenterol.* 1998;93:1654A; Sherman S, Jamidar P, Reber H. Idiopathic acute pancreatitis; (IAP): endoscopic diagnosis and therapy. *Am J Gastroentorol.* 1993;88:1541A; and Kaw M, Brodmerkel GJ. CPRE, biliary crystal analysis, and sphincter of Oddi manometry in idiopathic pancreatitis. *Gastrointest Endosc.* 2002;55:157-162.
CPRE, colangiopancreatografia retrógrada endoscópica; IARP, pancreatite aguda idiopática recorrente; SOM, manometria do esfíncter de Oddi.

Tabela 49.6 **Resultado da Terapia Endoscópica em 100 Pacientes Identificados com uma Causa para a IARP**

Diagnóstico	Nº Pacientes	Nº Tratado com CPRE	Acompanhamento (meses)	Assintomáticos
Disfunção do esfíncter de Oddi	67	67	33	79%
Cálculos da vesícula biliar ou ductos	18	16*	31	89%
Pancreas Divisum	9	8†	24	89%
Tumor	2	0‡	28	50%
Coledococele	2	2	18	100%
Estenose do ducto pancreático	2	2	31	50%
Total	100	95	30	81%

De: Kaw M, Brodmerkel GJ. ERCP, biliary crysral analysis, and sphincter of Oddi manometry in idiopathic pancreatitis. *Gastrointest Endosc.* 2002;55:157-162.
CPRE, colangiopancreatografia retrógrada endoscópica; IARP, pancreatite aguda recorrente idiopática.
*Dois tratados com colecistectomia.
†Um apresentou esfincterotomia malsucedida da papila menor.
‡Um tratado com procedimento Whipple; um com adenocarcinoma ressecável.

Quadro 49.3 Tratamento Passo a Passo da IARP
1. EUS com ou sem microscopia da bile
2. Imagem secretina-estimulada (EUS ou MRCP das vias biliares)
3. Considerar o teste genético *(PRSS1, CFTR e SPINK1)*
4. Colecistectomia laparoscópica *versus* CPRE
5. CPRE com manometria de Oddi com ou sem IDUS

CFTR, Gene regulador da condutância; *CPRE*, colangiopancreatografia retrógrada endoscópica; *EUS*, ultrassonografia endoscópica; *IARP*, pancreatite aguda idiopática recorrente; *IDUS*, ultrassonografia intraductal; *MRCP das vias biliares*, colangiopancreatografia por ressonância magnética; *PRSS1*, gene tripnógeno catiônico; *SPINK1*, gene inibidor da tripsina.

Outras investigações são necessárias para desenvolver o melhor algorítimo que fornecerá a abordagem com melhor custo-benefício para estes pacientes. Pacientes com IAP e IARP são mais bem avaliados em centros onde equipamentos e conhecimentos especializados estão disponíveis quando são necessários métodos endoscópicos avançados.

A lista de referências deste capítulo pode ser encontrada em www.revinter.com.br/online/referencias-baron.pdf

Intervenção Biliar na Pancreatite Aguda por Cálculo Vesicular

Ayaz Matin ■ David L. Carr-Locke

Cálculos da vesícula biliar são a causa mais comum de pancreatite, respondendo por, aproximadamente, 35% dos casos de pancreatite aguda (AP) nos Estados Unidos e Europa[1,2] e até 65% dos casos na Ásia.[3] A maior parte dos pacientes com pancreatite aguda por cálculos biliares (AGP) segue um curso clínico benigno. Entretanto, até 25% dos pacientes progridem à pancreatite aguda grave (SAP), que confere um aumento significativo na morbidade e mortalidade.[4] Embora o mecanismo exato pelo qual os cálculos biliares causem AP permaneça obscuro, a correlação entre cálculo biliar e AP está bem documentada. Cálculos vesiculares foram encontrados nas fezes de, aproximadamente, 90% dos pacientes com AGP, enquanto foram encontrados cálculos em apenas 10% dos pacientes com colelitíase sem AP.[5] Além disso, a obstrução persistente da ampola por um cálculo no ducto biliar comum (CBD) supostamente resulta em uma lesão pancreática mais grave.[6] Embora a colangiopancreatografia retrógrada endoscópica (CPRE) e a esfincterotomia endoscópica (ES) sejam ferramentas eficazes na remoção de um cálculo obstrutivo e no restabelecimento da drenagem biliar,[3,7,8] com índices de sucesso que excedem 90%. Entretanto, a realização de uma CPRE não está isenta de riscos de ocorrências adversas, especialmente quando realizada, emergencialmente, em pacientes com pancreatite aguda em circunstâncias abaixo do ideal (**Quadro 50.1**).

Diagnóstico de Pancreatite Aguda por Cálculos Biliares

A utilização eficaz da intervenção da CPRE para o tratamento da AGP requer a diferenciação entre a AGP e outras causas de AP. Como com todos os exemplos de investigação diagnóstica, isto necessita de uma combinação do levantamento histórico preciso, exame físico e interpretação dos valores laboratoriais e imagens. Um histórico de colelitíase ou sintomas consistentes com dor biliar são sugestivos, mas não diagnósticos de uma etiologia biliar. O exame físico não é específico para distinguir a AGP de outras causas. Contudo, a colelitíase simultânea que produz o sinal de Murphy ou sinais de colangite são achados que podem aumentar a probabilidade de que os cálculos biliares sejam a etiologia de uma pancreatite do paciente. Muito da literatura publicada envolve a utilização de valores bioquímicos e estudos de imagem para prognosticar uma etiologia biliar da AP.

Níveis de amilase sérica mostraram ser mais elevados em pacientes com AGP em comparação à AP relacionada com o álcool, e alguns autores postularam que um nível de amilase sérica maior que 1.000 indica uma causa biliar de AP.[9,10] A presença de bioquímicos hepáticos elevados foi avaliada e a metanálise desses estudos demonstrou que as elevações dos níveis de alanina aminotransferase (ALT) superiores ao triplo são sugestivos de AGP.[11] Esse estudo também descobriu que o nível de bilirrubina total e o nível de fosfatase alcalina não eram úteis, e o nível de aspartato amonitransferase (AST) não era mais útil que o nível de (ALT) no diagnóstico da AGP. Além disso, quando a AGP é estabelecida, pacientes com enzimas pancreáticas séricas elevadas ou testes hepáticos carregam um risco quadruplicado de cálculos no CBD e aproximadamente um risco triplo de ocorrências adversas quando comparado a pacientes com valores laboratoriais estáveis ou em declínio.[12]

A demonstração de colelitíase por imagem pode, subsequentemente, apoiar o diagnóstico da AGP. A ultrassonografia abdominal é o estudo por imagem inicial preferido em virtude de sua alta sensibilidade e especificidade (> 95%) para cálculos biliares.[13] No caso de uma AP, entretanto, essa sensibilidade pode ser reduzida em razão da presença de alças intestinais preenchidas com ar e sobrepostas.[14] Um estudo mais recente descobriu que a ultrassonografia abdominal no caso da AP permanece um teste muito sensível (86%) e, quando combinado com uma elevação da ALT maior que 80 IU/L, apresenta uma sensibilidade de 98% e especificidade de 100% para uma etiologia biliar.[15] A ausência de dilatação biliar na ultrassonografia não exclui a coledocolitíase como causa de uma AP, especialmente nas primeiras 48 horas de uma crise.

Os riscos concomitantes da CPRE, o padrão ouro para detecção da coledocolitíase, induziram ao estudo da colangiopancreatografia por ressonância magnética (MRCP das vias biliares) e da ultrassonografia endoscópica (EUS) como modalidades diagnósticas alternativas. A MRCP das vias biliares mostrou possuir alta sensibilidade (84 a 95%) e alta especificidade (96 a 100%) para o diagnóstico de cálculos no ducto comum.[16-18] A causa mais comum de uma MRCP das vias biliares falso-negativa foi o tamanho do cálculo inferior a 5 mm.[17] Um estudo prospectivo comparando modalidades múltiplas de imagem (ultrassonografia abdominal, tomografia computadorizada [CT], MRCP das vias biliares, CPRE e ultrassonografia intraductal) mostrou uma sensibilidade de 80% da MRCP das vias biliares na detecção da coledocolitíase com uma concordância de 90,6% entre a CPRE e a MRCP das vias biliares.[19] A EUS demonstrou acurácia equivalente à MRCP das vias biliares para a detecção da coledocolitíase.[18] A EUS pode detectar uma coledocolitíase com uma sensibilidade de 98% e com especificidade de 99%, e pode substituir a CPRE diagnóstica com segurança.[20,21] Em uma análise recente, os resultados da EUS foram úteis na identificação de uma causa biliar para pancreatite aguda em 50% dos pacientes com etiologia desconhecida e imagem negativa.[22]

> **Quadro 50.1 Pontos-Chave**
>
> - Quatro estudos randomizados, objetivando o papel de CPRE na pancreatite por cálculo biliar agudo (AGP), foram avaliados
> - Dois estudos demonstraram um benefício para os pacientes submetidos à CPRE precoce, e dois demonstraram nenhuma diferença significativa entre a intervenção precoce e o grupo de tratamento conservador
> - Dois estudos metanálises desses citados e uma revisão de Cochrane confirmaram que o benefício da morbidade da CPRE precoce é observado nos pacientes com AGP grave

O papel exato de cada uma dessas modalidades no diagnóstico de AGP e o grupo de pacientes em que deve ser individualmente aplicado têm de ser elucidados em estudos futuros e são inevitavelmente, dependentes das disponibilidades local e logística.

Avaliação da Gravidade da Pancreatite Aguda

O reconhecimento precoce de pacientes com SAP é crucial, à medida que esses pacientes necessitam de manejo de cuidado intensivo e provavelmente se beneficiam da intervenção endoscópica precoce.[3,8,23] Parâmetros clínicos e radiográficos foram utilizados para avaliar a gravidade da AP: a presença de falência de órgãos; índices prognósticos e a presença de eventos adversos locais, como necrose pancreática, abscessos ou coleções de líquidos pela imagem de secção transversal. Com esses parâmetros, a Classificação de Atlanta, de 1992, categorizou AP em discreta e grave. Posteriormente, ela padronizou a definição de SAP como a presença de eventos adversos locais e/ou falência de órgãos (**Tabela 50.1**), ou uma escala de *Acute Physiology and Chronic Health Evaluation* II (APACHE II) (**Tabela 50.2**) maior que 8, ou critério de Ranson maior que 3.[24]

Durante as 2 últimas décadas a Classificação de Atlanta, de 1992, sofreu críticas significativas à medida que a compreensão da fisiopatologia dos processos de doença e opções terapêuticas melhoravam. O déficit de diferenciação entre a falência de órgãos transitória e persistente e de definições de eventos adversos locais (p. ex., coleções de líquidos, necrose e pseudocisto) da Classificação ocasionou inconsistência na sua utilização.[25] Uma revisão recente de 447 estudos demonstrou variações significativas na utilização do sistema de classificação em ambas as pesquisas e acompanhamentos clínicos.[26] Isto levou o *Acute Pancreatitis Classifications Working Group* a formular um novo cenário de ferramentas para avaliar e definir a gravidade da AP, incorporando o sistema de classificação, como o sistema de classificação de Marshall e a escala *Sequencial Organ Failure Assessment* (SOFA). As diferenças nos sistemas de classificação são demonstradas na **Figura 50.1**. Entretanto, os critérios revisados não foram validados, e é necessário estabelecer um consenso entre radiologistas e clínicos antes de utilizá-los.

Falência múltipla dos órgãos é um forte determinante de mortalidade em pacientes com SAP.[27,28] Embora muitas definições de falência de órgãos tenham sido utilizadas, estudos mais recentes utilizam a escala da síndrome da disfunção múltipla de órgãos (MODS) ou o escore da síndrome da resposta inflamatória sistêmica (SIRS) para garantir que os achados possam ser generalizados.[29,30] A mortalidade nos casos de AP com falência de órgãos pode variar de 20 a 50% e é dependente da duração, gravidade e número de sistemas orgânicos na falência.[23,24,31] Índices prognósticos foram formulados para predizer quais pacientes

Tabela 50.1 Definição de Eventos Adversos Graves que Necessitam de Cuidado Intensivo na Unidade de Monitoramento e Tratamento

Sistema	Evento Adverso
Pulmonar	Ventilação mecânica; pneumonia com hipoxemia ($PaCO_2 \leq 60$ mmHg); hipoxemia ($PaCO_2 \leq 60$ mmHg) ou dispneia requerendo avaliação frequente para necessidade de entubação
Cardiovascular	Hipotensão requerendo suporte para pressão; isquemia ou infarto agudo do miocárdio observado no eletrocardiograma ou enzimas cardíacas; arritmia de início recente, exceto taquicardia sinusal
Infeccioso	Sepse de qualquer origem
Renal	Oligúria de início recente ou insuficiência renal não oligúrica ou diálise de início recente
Hematológico	Coagulação intravascular disseminada e contagem de plaquetas $< 50 \times 10^9/L$
Neurológico	Classificação de Glasgow Coma Scale ≤ 9 e responsividade diminuída ou agitação (requerendo sedação significativa) com necessidade de frequente monitoramento de vias aéreas
Gastrointestinal	Úlcera de estresse com hematêmese ou melena (requerendo > 2 U de sangue por 24 horas)

Reproduzida com permissão de Meek K, Toosie K, Stabile BE et al. Simplified admission criterion for predicting severe complications of gallstone pancreatitis. *Arch Surg.* 2000;135(9):1048-1052.

Tabela 50.2 O Sistema de Classificação APACHE II*

Variável Fisiológica	Valores de Referência
Temperatura retal (°C)	36 a 38,4
Pressão arterial média (mmHg)	70 a 109
Frequência cardíaca (resposta ventricular) (batimentos/min)	70 a 109
Frequência respiratória (respirações/min)	12 a 24
Oxigenação (mmHg)	$PaCO_2 - PaCO_2 < 200$ ou $PO_2 > 70$
pH arterial	7,33 a 7,49
Nível de sódio sérico (mmol/L)	130 a 149
Nível de potássio sérico (mmol/L)	3,5 a 5,4
Nível de creatinina sérica (µmol/L [mg/dL])	0,6 a 1,4 (53 a 123)
Hematócrito	0,30 a 0,46
Contagem leucocitária ($\times 10^9/L$)	0,003 a 0,015
Classificação Glasgow Coma Scale (GCS)	15- escala GCS atual

Dados de Knaus WA, Draper EA, Wagner DP et al. APACHE II: a severity of disease classification system. *Crit Care Med.* 1985;13(10):818-829.
*Para calcular a escala *Acute Physiology and Chronic Health Evaluation* (APACHE) II, as 12 variáveis fisiológicas são pontos atribuídos entre 0 e 4, em que 0 é normal, e 4, o mais anormal. A soma desses valores é adicionada ao ponto na idade do paciente (≤ 44 anos = 0; 45 a 54 anos = 2; 55 a 64 anos = 3; 65 a 74 anos = 5; > 75 anos = 6) e um ponto para problemas crônicos de saúde. $PaO_2 - PaO_2$ indica diferença alveolar-arterial na pressão parcial de oxigênio.

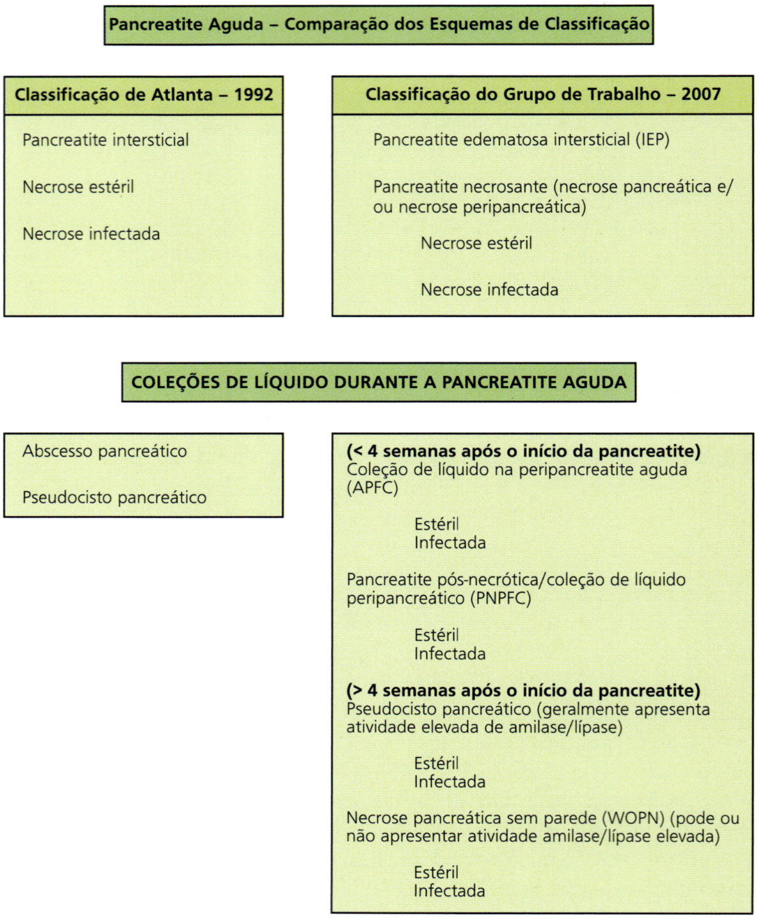

Pancreatite Aguda – Comparação dos Esquemas de Classificação

Classificação de Atlanta – 1992
- Pancreatite intersticial
- Necrose estéril
- Necrose infectada

Classificação do Grupo de Trabalho – 2007
- Pancreatite edematosa intersticial (IEP)
- Pancreatite necrosante (necrose pancreática e/ou necrose peripancreática)
  - Necrose estéril
  - Necrose infectada

COLEÇÕES DE LÍQUIDO DURANTE A PANCREATITE AGUDA

- Abscesso pancreático
- Pseudocisto pancreático

(< 4 semanas após o início da pancreatite)
Coleção de líquido na peripancreatite aguda (APFC)
- Estéril
- Infectada

Pancreatite pós-necrótica/coleção de líquido peripancreático (PNPFC)
- Estéril
- Infectada

(> 4 semanas após o início da pancreatite)
Pseudocisto pancreático (geralmente apresenta atividade elevada de amilase/lípase)
- Estéril
- Infectada

Necrose pancreática sem parede (WOPN) (pode ou não apresentar atividade amilase/lípase elevada)
- Estéril
- Infectada

Fig. 50.1 Comparação dos sistemas de classificação para pancreatite aguda. *(Adaptada de Acute Pancreatitis Classification Working Group.)*

apresentam maior probabilidade de desenvolver AGP grave e direcionar cuidados apropriados a esse grupo. Eles incluem os critérios de Ranson (versão biliar), critérios de Glasgow modificados, *Bedside Index for Severity in Acute Pancreatitis* (BISAP), *Harmless Acute Pancreatitis Escore* (HAPS), níveis de nitrogênio-ureia no sangue e classificação APACHE II.[32-34] Escores radiológicos, como o escore de Balthazar, o índice de gravidade da CT modificada, que são baseados na extensão da necrose pancreática e coleções de líquido, mostraram estar correlacionados com a mortalidade.[35,36] Vários marcadores bioquímicos de inflamação foram estudados para predizer SAP, mas o nível de proteína C-reativa sérica maior que 150 mg/L em 48 a 72 horas após o início do sintoma permanece padrão. Dados recentes sugerem que um polimorfismo genético que confere uma resposta de quimiocina aumentada a um estímulo inflamatório é um fator de risco para a progressão da SAP.[38] A pesquisa continua em busca de um marcador bioquímico que possa ser facilmente mensurado nas primeiras 24 horas de AP e que confiavelmente prediz a progressão à doença grave.

Tratamento da Pancreatite Aguda por Cálculos Biliares

O mais importante da terapia inicial para todas as formas de AP ainda é o cuidado de suporte, incluindo hidratação agressiva, suporte nutricional adequado, controle da dor e, frequentemente, uma unidade de cuidado intensivo (ICU) em casos de SAP.[39] A obstrução biliar persistente ou a impactação por cálculo na ampola foi considerada como piora da evolução da pancreatite. Por essa razão, na década de 1980, a cirurgia precoce e descompressão biliar foram defendidas como tratamento de escolha em pacientes com AGP.[40] Entretanto, ensaios clínicos demonstraram que a morbidade e a mortalidade eram elevadas em pacientes com AGP grave submetidos à cirurgia precoce.[41,42] Durante os últimos 30 anos, a CPRE proporcionou uma abordagem menos invasiva à doença biliar. Vários artigos foram publicados, avaliando o papel da CPRE à pancreatite biliar precoce, e serão discutidos nessa sessão.

Terapia Endoscópica para a Pancreatite Aguda por Cálculos Biliares

Pacientes diagnosticados com AP podem ser classificados por apresentarem AP discreta ou grave e, posteriormente, divididos em pacientes com ou sem colangite concorrente, baseando-se no exame físico, resultados laboratoriais e imagem. Essa distinção é importante para o manejo inicial na terapia endoscópica de urgência. Existem vários debates em relação aos benefícios da realização da terapia endoscópica precoce para AGP.

CPRE precoce com ou sem ES na AGP: Estudos

Múltiplos estudos incluindo ensaios controlados randomizados (RCTs) foram publicados nas 3 décadas passadas em relação à terapia precoce guiada por CPRE da AGP. É importante ressaltar quatro ensaios controlados, randomizados, duas metanálises e uma revisão de Cochrane conduzidos para definir melhor o papel da CPRE precoce e da ES.[3,7,8,43-46] Esses estudos diferem na avaliação da gravidade da pancreatite, momento da CPRE, critérios de exclusão e possibilidade de experiência endoscópica. Os quatro RCTs programados para avaliar a segurança e benefício da CPRE precoce na AGP são descritos a seguir e estão resumidos na **Tabela 50.3**.

Em 1988, Neoptolemos *et al.* publicaram um estudo de referência comparando a CPRE precoce e a ES para o tratamento conservador de AGP.[8] Esse estudo foi realizado de 1983 a 1987 e publicado, em 1988. Os pesquisadores randomizaram 121 de 146 pacientes consecutivos que se apresentaram a uma única instituição com suspeita de AGP para receber tratamento conservador ou CPRE precoce dentro de 72 horas da admissão. O diagnóstico de AGP foi estabelecido pela ultrassonografia e dados laboratoriais. A gravidade da pancreatite foi determinada em 48 horas a partir da admissão pelo uso dos critérios de Glasgow modificados.[47] Quando a coledocolitíase foi encontrada na CPRE, uma ES com extração do cálculo foi realizada. As medidas de resultado incluíram mortalidade, tempo de internação, eventos adversos locais e falência de órgãos. Uma SAP prevista estava presente em 44% de todos os pacientes envolvidos (25 de 59 no grupo CPRE e 28 de 62 no grupo de tratamento conservador). A CPRE foi bem-sucedida em 94% nos casos de doença discreta e 80% nos casos de doença grave. Um evento adverso relacionado com a CPRE e um caso de osteomielite vertebral foram citados. Não houve casos de hemorragia, colangite ou perfuração relacionada com a CPRE.

A mortalidade geral não foi significativamente diferente nos dois grupos de pacientes (grupo CPRE, 2% *vs.* grupo de tratamento conservador, 8%; $p = 0,23$). Entretanto, a morbidade geral foi significativamente menor no grupo submetido à CPRE em 72 horas da admissão (17 *vs.* 34%; $p = 0,03$). Análise de subgrupo demonstrou que a diferença de morbidade foi limitada ao grupo de pacientes com SAP prevista. Em pacientes com SAP prevista que foram randomizados à CPRE de urgência, a taxa de evento adverso foi de 24% em comparação a 61% em pacientes com SAP prevista tratados de forma conservadora ($p < 0,01$). Consequentemente, o período de hospitalização foi mais curto nos pacientes com AGP submetidos à CPRE de urgência (9,5 dias *vs.* 17; $p < 0,035$). Isto demonstrou que é seguro realizar a CPRE em pacientes com AGP admitidos em um centro especializado, e que a CPRE precoce está associada à morbidade significativamente diminuída e internação hospitalar em pacientes com SAP prevista, comparando-se ao tratamento conservador.

Os pesquisadores reconheceram a consideração de que o benefício da CPRE precoce com ou sem ES pode ser um resultado do tratamento da colangite e não da pancreatite. Eles controlaram esse possível fator de confusão "post hoc" excluindo os pacientes que apresentavam colangite e analisando os pacientes remanescentes separadamente. A taxa de eventos adversos permaneceu significativamente menor no grupo de pacientes sem colangite submetidos à CPRE de urgência (11 *vs.* 33%; $p = 0,02$). Novamente, a maior parte dessas diferenças ocorreu no subgrupo de pacientes com AGP prevista. Outra crítica desse estudo foi que a inclusão de pacientes ocorreu a partir do momento do envolvimento e não no início dos sintomas, o que pode ter levado alguns pacientes à não identificação precoce no curso de sua pancreatite.

Em 1993, Fan *et al.* publicaram um ensaio randomizando 195 pacientes com AP de todas as etiologias para se submeterem à CPRE de urgência em 24 horas da admissão hospitalar ou tratamento conservador seguido pela CPRE seletiva para deterioração clínica.[3] Os autores utilizaram essa abordagem de selecionar todos os pacientes com pancreatite para minimizar tendências na seleção. Uma análise de subgrupos de pacientes com AGP revelou que 127 de 195 pacientes randomizados (65%) apresentavam cálculos biliares. Sessenta e quatro dos 97 pacientes randomizados à CPRE precoce apresentavam cálculos biliares, e 38 desses necessitaram de ES para cálculos no CBD ou ampulares. De 98 pacientes no grupo de terapia conservadora, 63 apresentavam cálculos biliares, e 27 desses pacientes necessitavam de CPRE para a deterioração clínica. Dez desses pacientes apresentavam cálculos no CBD ou ampulares. A colangite permaneceu um fator de confusão significativo na população do estudo.

A gravidade da pancreatite foi graduada pela concentração de ureia sérica, concentração de glicose plasmática e critérios de Ranson. Os pacientes foram classificados pela apresentação de SAP quando a concentração de ureia sérica era maior que 45 mg/dL ou se a concentração de glicose plasmática era maior que 198 mg/dL na admissão.

Tabela 50.3 Resumo de Ensaios Controlados Randomizados				
Estudo	Nº de Pacientes Tratados	Nº de Pacientes-Controle	Tipo de Estudo	Resultados
Neoptolemos	59	62	Único centro Pacientes consecutivos com suspeita de AGP	Redução significativa da morbidade na SAP grave Redução significativa do tempo de internação na AGP grave
Fan	97	98	Único centro Pacientes consecutivos com AP indiferente da etiologia AGP analisado separadamente	Redução significativa da morbidade na AGP Redução significativa da sepse biliar na AGP grave
Fölsch	126	112	Multicentro Pacientes com suspeita de AGP, excluídos os com bilirrubina > 5 mg/dL	Taxas de morbidade semelhantes entre os grupos de estudo Incidência significativamente mais elevada da insuficiência respiratória no grupo da CPRE
Oria	51	52	Único centro Pacientes consecutivos com suspeita de AGP	Morbidade e mortalidade semelhantes Nenhum benefício na realização da terapia endoscópica precoce

AGP, pancreatite aguda por cálculo biliar; *AP*, pancreatite aguda; *CPRE*, colangiopancreatografia retrógrada endoscópica.

A SAP prevista foi diagnosticada em 41,5% da população de pacientes, distribuída igualmente entre os grupos de tratamento. A morbidade geral (grupo de CPRE de urgência, 18% vs. grupo de tratamento conservador, 29%; $p = 0,07$) e a mortalidade (5 vs. 9%; $p = 0,4$) não foram significativamente diferentes nos dois grupos de pacientes. Ao considerar apenas os pacientes com cálculos biliares confirmados (66%), a taxa de morbidade no grupo de CPRE de urgência foi significativamente menor que no grupo de tratamento conservador (16 vs. 33%), $p = 0,03$) e houve uma tendência a uma mortalidade mais baixa (2 vs. 8%; $p = 0,09$). Esses achados foram dirigidos pela vantagem da morbidade significativa, da CPRE de urgência no subgrupo de pacientes com SAP prevista. Particularmente, a incidência de sepse biliar nesses pacientes preditos de apresentarem AGP foi significativamente menor no grupo de CPRE de urgência que no grupo de tratamento conservador (0 vs. 20%; $p = 0,008$). Contrariamente, entre os pacientes com pancreatite discreta, não houve diferença na incidência de sepse biliar entre os dois grupos de estudo.

Em resumo, Fan et al. demonstraram um benefício de morbidade em pacientes com AGP grave prevista, submetidos à CPRE de urgência com ou sem ES quando comparados aos pacientes tratados de forma conservadora. Apesar da alta prevalência de colelitíase na população de estudo, esse ensaio corrobora os achados do estudo mais precoce no Reino Unido.

Os estudos discutidos anteriormente indicam claramente um benefício na realização da CPRE precoce e ES em pacientes com SAP prevista secundária aos cálculos biliares. Entretanto, estudos futuros foram realizados com resultados conflitantes.

Em 1997, o *German Study Group on Acute Biliary Pancreatitis* conduziu um estudo multicentro prospectivo. Nesse estudo, Fölsch et al. randomizaram 126 pacientes com AGP para CPRE precoce dentro de 72 horas do início dos sintomas e 112 pacientes com AGP para o tratamento conservador.[7] A inclusão dos critérios nesse estudo foi distinta dos estudos prévios em que os pacientes com icterícia obstrutiva (bilirrubina total > 5 mg/dL) foram excluídos. Com isso os pesquisadores buscavam determinar o efeito da CPRE precoce na AGP independente do seu benefício, conhecido em pacientes com colangite.[48] Nesses pacientes com AP, o diagnóstico de AGP foi realizado quando os cálculos biliares foram observados na imagem ou quando dois dos três valores bioquímicos séricos do fígado (ALT, fosfatase alcalina e/ou bilirrubina total) estavam anormais. A gravidade da pancreatite foi prevista pelos critérios de Glasgow modificados. A CPRE precoce foi bem-sucedida em 96% do grupo de tratamento, e 46% dos pacientes nesse grupo apresentavam coledocolitíase. A CPRE eletiva foi necessária em 20% do grupo de tratamento conservador, e 59% desses pacientes apresentavam cálculos no ducto biliar.

A SAP prevista foi observada em 19,3% dos pacientes em geral e semelhantemente distribuída entre os grupos de tratamento. Eventos adversos diretamente atribuíveis à CPRE eram mínimos, com hemorragia pós-esfincterotomia observada em 2,8%, e nenhuma perfuração de parede abdominal foi relatada. Eventos adversos gerais foram semelhantes na CPRE precoce e grupos-controle (46 vs. 51%) e taxas de mortalidade também foram semelhantes (11 vs. 6%; $p = 0,10$). A estratificação de pacientes pela gravidade da pancreatite prevista não altera esses achados. Embora eventos adversos sistêmicos gerais não tenham sido significativamente diferentes, os pacientes no grupo de CPRE precoce apresentaram uma taxa mais elevada de insuficiência respiratória, como definida pelo $PO_2 < 60$ mmHg apesar do uso de uma máscara de oxigênio (12 vs. 4%; $p = 0,03$).

Várias críticas desse estudo foram colocadas na literatura. Nesse ensaio multicêntrico, envolvendo 22 instituições, a maior parte dos pacientes foi envolvida em três centros. Isto trouxe em questão o nível de experiência e frequência de pacientes com AGP em vários centros de estudos. Além disso, a taxa excessiva de insuficiência respiratória no grupo de tratamento não foi observada em quaisquer outros ensaios com esse objetivo.

Além do destaque da natureza invasiva da realização da CPRE, os pesquisadores concluíram que a CPRE precoce em pacientes com AGP, sem obstrução biliar ou sepse, não confere benefícios na mortalidade ou morbidade e pode resultar em uma taxa maior de insuficiência respiratória, quando comparada ao tratamento conservador.

Em 2007, Oria et al. publicaram um ensaio clínico randomizado testando a hipótese de que a intervenção endoscópica precoce, realizada em pacientes com AGP e obstrução biliar, reduz as inflamações sistêmica e local.[43] Esse foi um único centro de ensaio clínico randomizado, realizado na Argentina entre 2001 e 2005. Pacientes consecutivos que se apresentaram à sala de emergência em 48 horas após o início do AGP foram envolvidos. O diagnóstico foi realizado, baseando-se na presença de dor abdominal, amilase sérica elevada de 3 ou mais vezes que o normal, coledocolitíase na ultrassonografia, evidência de pancreatite na CT e ausência de outras causas de AP. Os pacientes incluídos possuíam um diâmetro do ducto biliar ≥ 8 mm na ultrassonografia de admissão e uma bilirrubina ≥ 1,2 mg/dL. Os pacientes foram excluídos quando não puderam ser submetidos à endoscopia ou quando eles apresentavam colangite aguda. Os pacientes que corresponderam a esses critérios foram randomizados a receber uma intervenção endoscópica precoce ($n = 51$) ou tratamento conservador precoce ($n = 52$). Todos os pacientes receberam antibióticos. A gravidade do episódio foi prevista, utilizando a escala APACHE II. O resultado primário desse estudo foi determinar se a terapia endoscópica precoce pode reduzir os escores de falência de órgãos durante a primeira semana após a admissão e limitar a extensão de lesões pancreáticas e peripancreáticas. A escala de SOFA também foi calculada. Achados na CT foram graduados, utilizando o índice de gravidade na CT.

A incidência de cálculos no ducto biliar principal foi semelhante no grupo de endoscopia de acordo com a pancreatite prevista discreta (72%) ou grave (73%). As escalas de SOFA, o índice de gravidade na CT, a morbidade e a mortalidade gerais e os eventos adversos sistêmicos e locais não foram significativamente diferentes entre o grupo de endoscopia precoce e o de tratamento conservador.

Os autores concluíram que, apesar de apresentarem obstrução biliar, não houve benefício na realização da CPRE com ou sem ES precoce no curso da doença.

CPRE Precoce com ou sem ES na AGP – Intervalo de Tempo Ideal

Para estudar o intervalo de tempo ideal para a CPRE e a classificação para a SAP, Acosta et al. realizaram um ensaio randomizado para CPRE precoce com ou sem ES em um grupo mais bem definido de pacientes.[49] Os pesquisadores randomizaram 61 pacientes consecutivos com AGP e uma obstrução ampular persistente presumida para submetê-los à CPRE com ou sem ES entre 24 e 48 horas após o início dos sintomas (grupo de estudo, $n = 30$) ou tratamento conservador seguido pela CPRE seletiva com ou sem ES, caso icterícia ou colangite estivesse presente 48 horas após o início dos sintomas (grupo-controle, n = 31). A obstrução ampular persistente foi definida por um método previamente validado.[50] Esse método utilizou três achados clínicos para detectar a obstrução ampular: dor epigástrica contínua e grave, aspirado gástrico livre de bile e bilirrubina sérica elevada (seguido periodicamente a cada 6 horas). Os critérios de Ranson ou Acosta foram utilizados para predizer a gravidade da pancreatite, apenas 10% dos pacientes apresentavam doença grave.

A maior parte dos pacientes experimentou alívio espontâneo da obstrução biliar em 48 horas após o início dos sintomas (71% do grupo-controle e 53% do grupo de estudo). Quatorze pacientes nesse grupo de estudo foram submetidos à CPRE em 48 horas do início dos sintomas. Cálculos impactados foram encontrados em 11 desses pacientes (79%). Não houve óbitos em nenhum dos grupos, e não houve ocorrências adversas atribuíveis à CPRE ou à ES. O grupo de estudo apresentou uma incidência significativamente inferior de ocorrências adversas imediatas (3 vs. 26%; p = 0,026) e ocorrências adversas gerais (7 vs. 29%; p = 0,043). A incidência da GAP grave (10%) foi relativamente baixa nesse estudo. Os dois grupos não diferiram em tempo de hospitalização ou momento de colecistectomia. A análise coletiva de ambos os estudos e os grupos-controle demonstraram que a obstrução ampular de menos de 48 horas de duração estava associada a menos eventos adversos (p < 0,001), intervalo de tempo mais curto para colecistectomia (p = 0,018) e internação mais curta (p = 0,003).

CPRE Precoce com ou sem ES na AGP – Revisões Sistemáticas

Qualquer tentativa de criar uma recomendação única para o cuidado dos pacientes com AGP com base nesses ensaios é dificultada por métodos de estudos distintos. Metanálises múltiplas que incluíram os estudos mencionados anteriormente e outros artigos foram publicadas no passado.

Em 1999, Sharma e Howden buscaram estimar o efeito geral da CPRE e da AGP.[44] Eles realizaram uma análise combinada de quatro ensaios, incluindo Neoptolemos (1988),[8] Fan (1993)[3] e Fölsch (1997).[7] Eles avaliaram 460 pacientes tratados e 374 controles. Analisando eventos adversos e mortalidade eles observaram que o número de pacientes com AGP que necessitavam de tratamento com CPRE com ou sem ES para evitar os efeitos adversos foi de 7,6, e os pacientes que necessitavam de tratamento para evitar a morte foi de 25,6. A análise de subgrupo pela gravidade da AGP não foi possível em razão da indisponibilidade de dados. Os autores concluíram que a CPRE com ou sem ES reduz a morbidade e mortalidade em pacientes com AGP. Esses resultados devem ser observados com cautela uma vez que sejam informações combinadas, e que a maior contribuição para o grupo de pacientes é oriunda de um estudo que está disponível apenas como resumo.

Mais recentemente uma metanálise foi publicada por Moretti et al.,[45] em 2008, que agrupou 5 ensaios, incluindo os de Neoptolemos (1998)[8], Fan (1993),[3] Fölsch (1997)[7] e Oria (2007)[43] junto com outro publicado por Zhou (2002).[45a] Os autores queriam comparar a terapia guiada pela CPRE precoce ao tratamento conservador da AGP. Um total de 702 pacientes foi selecionado, dos quais 353 foram randomizados à CPRE precoce e 349 foram randomizados ao tratamento conservador e, eventualmente, à CPRE eletiva, quando necessário. Houve uma redução significativa da taxa de ocorrência adversa ao grupo da CPRE precoce (pacientes que necessitavam de tratamento = 12), mas nenhuma diferença quanto à mortalidade foi observada. Na análise do subgrupo os pacientes com AGP grave se beneficiaram ao máximo, com a redução na taxa de ocorrência adversa de quase 40% (paciente que necessitavam de tratamento = 3).

A revisão sistemática desse assunto da base de dados Cochrane de 2004 por Ayub et al. incluiu apenas os estudos de Neoptolemos, Fan e Fölsch discutidos anteriormente.[46] Os autores buscaram avaliar o valor da CPRE com ou sem ES vs. a terapia conservadora em pacientes com AGP. Em particular, essa revisão procurou voltar-se ao efeito de confusão pela indicação controlando a colangite aguda associada e estratificando de acordo com a gravidade da doença. No final, os pesquisadores do ensaio de Fölsch proporcionaram dados adicionais a respeito da gravidade da pancreatite em cada grupo de pacientes. Os autores concluíram que a CPRE com ou sem ES estava associada a uma redução significativa na morbidade e na AGP grave pré-dita (odds ratio [OR] = 0,27, intervalo de confiência de 95% [CI] = 0,14 a 0,53). Entretanto, não houve diferença significativa quanto à morbidade em pacientes com AGP prevista discreta. Além disso, nenhuma diferença importante referente à mortalidade foi encontrada, independentemente da gravidade da doença prevista. A **Figura 50.2** demonstra seus achados, comparando a CPRE com ou sem ES vs. o tratamento conservador e estratificado pela gravidade da AGP.

CPRE Precoce com ou sem ES na AGP – Resumo

Nos dados atuais, quando a pacreatite é determinada como discreta, a terapia endoscópica precoce com CPRE e ES pode ser evitada a menos que o paciente desenvolva sinais de piora da doença ou sepse biliar. Entretanto, caso o paciente apresente evidência de AGP grave prevista, então é prudente considerar a CPRE como um procedimento terapêutico, especialmente se o paciente apresentar evidência de colangite. Também é importante lembrar que pode não haver um efeito benéfico na mortalidade em geral.

Papel da CPRE vs. Ultrassonografia Endoscópica (EUS)

A EUS evoluiu nos últimos anos como uma modalidade diagnóstica importante para coledocolitíase. Tanto a MRCP das vias biliares quanto a EUS são sensíveis e específicos para diagnosticar a coledocolitíase. A MRCP das vias biliares é um teste não invasivo confiável, mas requer experiência radiológica para interpretação. A sensibilidade da MRCP das vias biliares na detecção de cálculos no CBD diminui de acordo com o tamanho do cálculo: 67 a 100% para cálculos > 10 mm de diâmetro, 89 a 94% para cálculos com 6 a 10 mm de diâmetro e 33 a 71% para cálculos no ducto biliar < 6 mm de diâmetro.[51] A EUS apresenta uma sensibilidade de 95%, especificidade de 98% e uma acurácia de 96%. A EUS possui o benefício adicional de ser capaz de detectar cálculos menores (< 5 mm) em ductos de pequeno calibre.[51]

Microlitíase Biliar

Cálculos biliares de diâmetro pequeno – medindo < 5 mm e conhecido como microlitíase, sedimento biliar ou lama biliar – foram implicados como a causa de pancreatite aguda recorrente e outros eventos adversos biliares.[52] Na prática, a microlitíase pode ser diagnosticada pela ultrassonografia transabdominal e é observada como um material móvel e ecogênico que forma camadas com a gra-

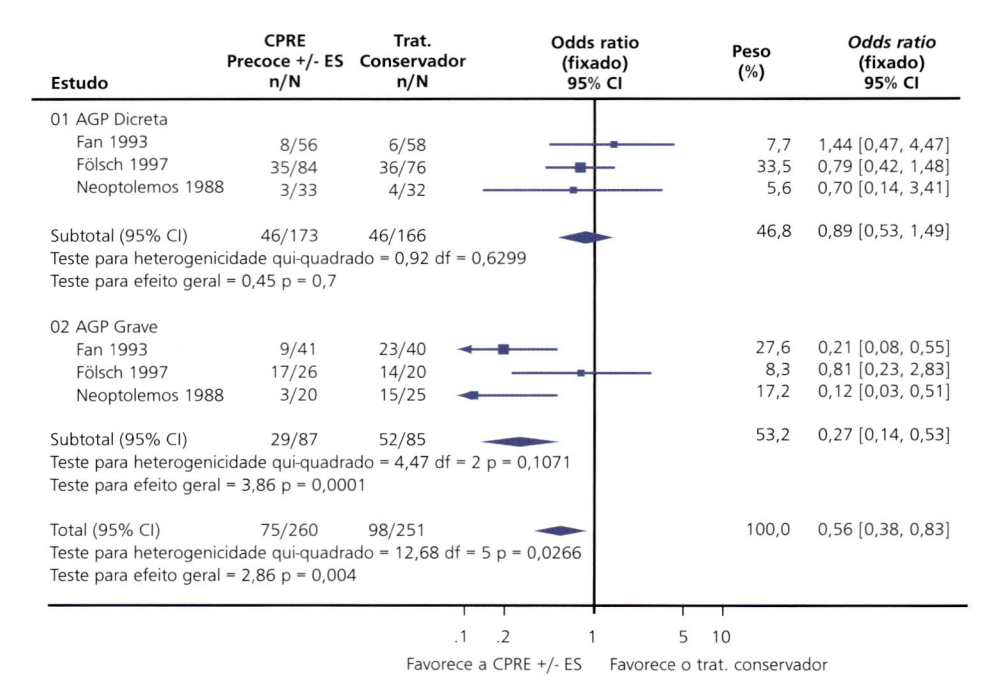

Fig. 50.2 Revisão sistemática do Banco de Dados de Cochrane. *(De Ayub K, Imada R, Slavin J. Endoscopic retrograde cholangiopancreatography in gallstone-associated acute pancreatitis.* Cochrane Db Syst Ver. 2004;4:CD003630.)

Revisão: colangiopancreatografia retrógrada endoscópica na pancreatite aguda associada ao cálculo biliar
Comparação: 01 CPRE Precoce +/- ES vs.Trat. conservador
Resultado: 02 Eventos adversos estratificados pela gravidade da AGP

Estudo	CPRE Precoce +/- ES n/N	Trat. Conservador n/N	Peso (%)	Odds ratio (fixado) 95% CI
01 AGP Discreta				
Fan 1993	8/56	6/58	7,7	1,44 [0,47, 4,47]
Fölsch 1997	35/84	36/76	33,5	0,79 [0,42, 1,48]
Neoptolemos 1988	3/33	4/32	5,6	0,70 [0,14, 3,41]
Subtotal (95% CI)	46/173	46/166	46,8	0,89 [0,53, 1,49]

Teste para heterogenicidade qui-quadrado = 0,92 df = 0,6299
Teste para efeito geral = 0,45 p = 0,7

02 AGP Grave				
Fan 1993	9/41	23/40	27,6	0,21 [0,08, 0,55]
Fölsch 1997	17/26	14/20	8,3	0,81 [0,23, 2,83]
Neoptolemos 1988	3/20	15/25	17,2	0,12 [0,03, 0,51]
Subtotal (95% CI)	29/87	52/85	53,2	0,27 [0,14, 0,53]

Teste para heterogenicidade qui-quadrado = 4,47 df = 2 p = 0,1071
Teste para efeito geral = 3,86 p = 0,0001

Total (95% CI)	75/260	98/251	100,0	0,56 [0,38, 0,83]

Teste para heterogenicidade qui-quadrado = 12,68 df = 5 p = 0,0266
Teste para efeito geral = 2,86 p = 0,004

.1   .2   1   5   10
Favorece a CPRE +/- ES   Favorece o trat. conservador

vidade e não produz sombras.[53] A EUS também mostrou ser eficaz na detecção da microlitíase, particularmente no caso de dor biliar típica e ultrassonografia abdominal normal.[54] O padrão ouro para detecção da microlitíase biliar é a análise microscópica que documenta os cristais de monoidrato de colesterol ou grânulos bilirrubinados de cálcio em até 80% dos pacientes com AP de origem biliar resumida em quem caçulos biliares não podem ser documentados na imagem.[55] Embora nenhum RCT prospectivo tenha sido realizado para estabelecer o papel da CPRE em pacientes com AGP decorrente da microlitíase, estudos não controlados sugeriram que esses pacientes se beneficiam da intervenção.[56,57]

Colecistectomia após a AGP

Uma vez que o paciente se estabilize de um episódio de AGP discreta, a colecistectomia laparoscópica deve ser realizada antes da alta hospitalar.[58] O retardo da colecistectomia está associado a 20% do risco de ocorrências adversas biliares recorrentes, incluindo a AGP, colangite e colecistite, e quase 50% da taxa de recorrência de qualquer sintoma biliar.[59,60]

Um estudo prospectivo recente de 178 pacientes chineses acima de 60 anos de idade demonstrou que esses pacientes randomizados à colecistectomia precoce após ES e *clearance* do ducto biliar apresentaram um índice significativamente inferior de ocorrências biliares comparados aos pacientes randomizados ao tratamento conservador após a ES (7 *vs.* 24%; *p* = 0,001). Um estudo randomizado prospectivo recente da Califórnia analisou o efeito da duração da permanência hospitalar em pacientes com pancreatite discreta por cálculo biliar que foram submetidos à colecistectomia precoce (em 48 horas independente da resolução da dor abdominal ou valores laboratoriais) *vs.* colecistectomia retardada. Houve uma diminuição estatisticamente importante na duração da internação hospitalar de uma média de 5,8 dias no grupo da colecistectomia retardada a 3,5 dias no grupo da colecistecomia precoce.[61] Em pacientes incapazes de serem submetidos à cirurgia, a ES realmente confere um grau de proteção de ocorrências biliares subsequentes.[62]

No caso de AGP grave, a colecistectomia deve ser retardada até que a resposta inflamatória sistêmica melhore. Nos casos de necrose pancreática importante ou coleção de líquido pancreático, a colecistectomia deve ser retardada em 3 a 6 semanas em razão do risco elevado de infecção e ocorrência de eventos cirúrgicos adversos.[63,64] Quando necessária e indicada, a colecistectomia pode ser combinada aos procedimentos de drenagem da coleção de líquido pancreático ou desbridamento da necrose pancreática.

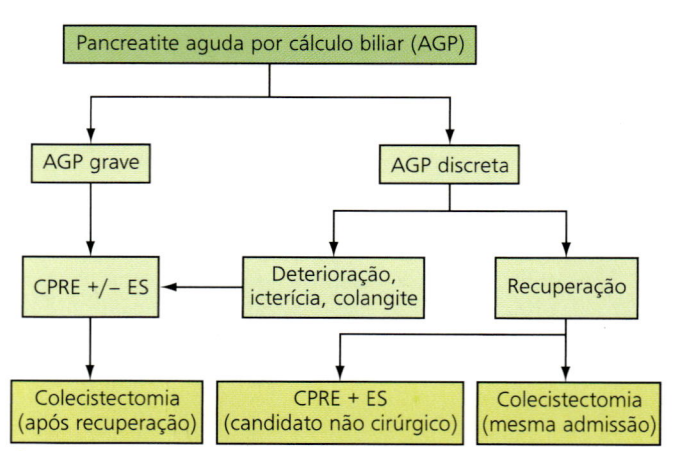

Fig.50.3 Algoritmo do tratamento da pancreatite aguda por cálculo biliar +/-, com ou sem; *CPRE*, colangiopancreatografia retrógrada endoscópica ; *ES*, esfincterotomia endoscópica.

Algoritmo para o Tratamento da Pancreatite Aguda por Cálculo Biliar

Os estudos apresentados aqui oferecem uma estrutura para o tratamento de pacientes com AGP (**Fig. 50.3**). Defendemos a

CPRE com ou sem ES em pacientes com AGP grave, definida pelos critérios de Ranson, APACHE II ou índice de gravidade pela CT modificado quando disponível, assim que o diagnóstico é realizado. Indicações adicionais para CPRE incluem a colangite ou icterícia concorrente, obstrução ampular persistente ou deterioração clínica em um paciente que inicialmente se apresentou com uma doença discreta. Quando os critérios de seleção correspondem à CPRE, a ES deve ser realizada nos pacientes com coledocolitíase confirmada ou edema ampular causador de obstrução.

Em pacientes que não podem ser submetidos à colecistectomia em virtude das comorbidades médicas, a ES protege contra crises subsequentes de AGP, mas pode não proteger contra outros eventos adversos biliares. O temor de que a CPRE com ou sem ES pode exacerbar a AP existente não surge da literatura ou de nossa experiência clínica.

A lista de referências deste capítulo pode ser encontrada em www.revinter.com.br/online/referencias-baron.pdf

Capítulo 51

Intervenções Pancreáticas na Pancreatite Aguda – Ascite, Fístulas, Extravasamentos e Outras Rupturas

Andrew Ross ▪ Richard A. Kozarek

Histórico

A colangiopancretografia retrógrada endoscópica (CPRE) tem importante papel nos casos de pancreatite.[1] Primeiro, ela é utilizada após resolução de um episódio agudo, ou mais comumente episódios múltiplos na tentativa de definir a etiologia. Variantes congênitas, incluindo duplicação duodenal, união pancreaticobiliar anômala, pâncreas anular e *pancreas divisum*, podem ser diagnosticadas, assim como outras causas anatômicas de pancreatite, como adenoma ampular ou doença calculosa negligenciada. Para a maior parte, abordagens menos invasivas para observar o ducto pancreático (PD) como a ultrassonografia endoscópica (EUS), ressonância magnética (MRI) e colangiopancreatografia de ressonância magnética (MRCP das vias biliares) suplantaram a necessidade da CPRE, procedimento que atualmente pode causar a doença para a qual ele está sendo aplicado.[2] Em pacientes com pancreatite aguda recidivante "idiopática" a maior parte das séries sugere que a disfunção do esfíncter de Oddi (SOD) é a etiologia mais comum quando outros estudos diagnósticos foram descartados. Assim, ainda permanece um papel significativo para a CPRE em conjunto com a manometria do esfíncter de Oddi (SOM) nesses pacientes (**Quadro 51.1**).

O segundo papel da CPRE é no tratamento da pancreatite biliar aguda.[3,4] Esse assunto é abordado com detalhe no Capítulo 50. Entretanto, o uso seletivo da CPRE em pacientes com pancreatite biliar presumida com alta suspeita de coledocolitíase ou sepse biliar parece ser uma prática clínica comum.

Além dessa aplicação em conjunto com a SOM em pacientes com pancreatite aguda recidivante (ARP) e sua aplicação seletiva na pancreatite biliar, CPRE foi utilizada como um meio de promover a endoterapia pancreática nos casos de pancreatite grave ou latente relacionada com a ruptura do ducto o do espasmo ou edema do esfíncter de Oddi.[5-7] Este capítulo foca estas últimas indicações, embora deve-se notar que as rupturas ductais são observadas na história natural das pancreatites crônica e aguda. Além disso, contrário às observações controladas sobre o tempo adequado e conduta apropriada da CPRE na pancreatite aguda recidivante ou biliar grave, respectivamente, a maior parte das publicações relacionadas com a endoterapia pancreática durante um episódio de pancreatite foi não controlada e aleatória, mas também frequentemente dramática.

Epidemiologia da Ruptura do Ducto Pancreático

Quando a fisiopatologia subjacente de pancreatite aguda é a colonização de grânulos zimogênios em membranas celulares, o cenário da cascata inflamatória nos efeitos locais relacionada com a liberação de citocinas e recrutamento de células inflamatórias parece justificar que essa sequência antecipe a ruptura de células epiteliais ductais e, subsequentemente, extravasamento do conteúdo pancreático na maior parte dos casos de pancreatite aguda.[5,8] Entretanto, a obstrução aguda do esfíncter no caso de cálculo no ducto biliar comum pode aumentar a pressão intraductal, levando ao extravasamento do ramo lateral ou acinar, resultando em pancreatite. De forma semelhante, qualquer outra obstrução descendente pode elevar a pressão ascendente do ducto, ocasionando a ruptura do PD e a perpetuação ou exacerbação da pancreatite.[9,10] Na pancreatite aguda isto é mais comumente observado com edema grave enquanto que, na pancreatite crônica, rupturas geralmente são a consequência de uma estenose descendente ou cálculo e hipertensão ductal resultante. No caso de necrose pancreática grave, a ruptura ductal é quase invariável, embora permaneça mal definida, se a ruptura ductal for a causa ou a consequência da necrose.[10,11] A presença de uma coleção líquida peripancreática não implica extravasamento contínuo significativo em todos os casos. Enquanto até 40% dos pacientes com pancreatite aguda desenvolvem uma coleção de líquido, menos de 5% desses pacientes continuam a desenvolver um pseudocisto.[12]

Classificação Anatômica

Embora esse capítulo se concentre no tratamento endoscópico dos extravasamentos do ducto pancreático, o **Quadro 51.2** resu-

Capítulo 51 – Intervenções Pancreáticas na Pancreatite Aguda – Ascite, Fístulas, Extravasamentos... **483**

Quadro 51.1 Pontos-Chave: Introdução

- Com exceção da disfunção do esfíncter de Oddi, a utilização da CPRE para diagnosticar a etiologia de episódios recorrentes de pancreatite foi suplantada pela CT, MRI/MRCP das vias biliares e EUS
- A CPRE no caso de pancreatite aguda é mais comumente realizada para a intervenção do trato biliar
- A intervenção biliar na pancreatite pode ser realizada não somente para tratar cálculos biliares, mas também como paliativo da obstrução biliar oriunda do edema pancreático e coleções de líquido
- A pancreatografia terapêutica na pancreatite aguda inclui *bypass* das obstruções ductais e tratamento de extravasamentos e suas consequências e deve ser realizada como um aspecto de uma abordagem multidisciplinar

CT, tomografia computadorizada; *CPRE*, colangiopancreatografia retrógrada endoscópica; *EUS*, ultrassonografia endoscópica; *MRCP das vias biliares*, colangiopancreatografia de ressonância magnética; *MRI*, imagem de ressonância magnética.

Quadro 51.2 Lesões Anatômicas Endoscopicamente Acessíveis Observadas na Pancreatite Aguda

- Obstrução biliar: icterícia, colangite
  - Cálculos no ducto biliar comum
  - Estenose biliar proveniente de edema, cabeça do pâncreas
  - Obstrução extrínseca oriunda do pseudocisto
- Extravasamento do ducto pancreático: exacerbação/perpetuação da pancreatite
  - Espasmo/estenose/edema do esfíncter
  - Estenose do ducto pancreático
    - Aguda, inflamatória
    - Aderida, fibrótica
    - Neoplásica
  - Cálculo no ducto pancreático*

*Implica pancreatite crônica concomitante.

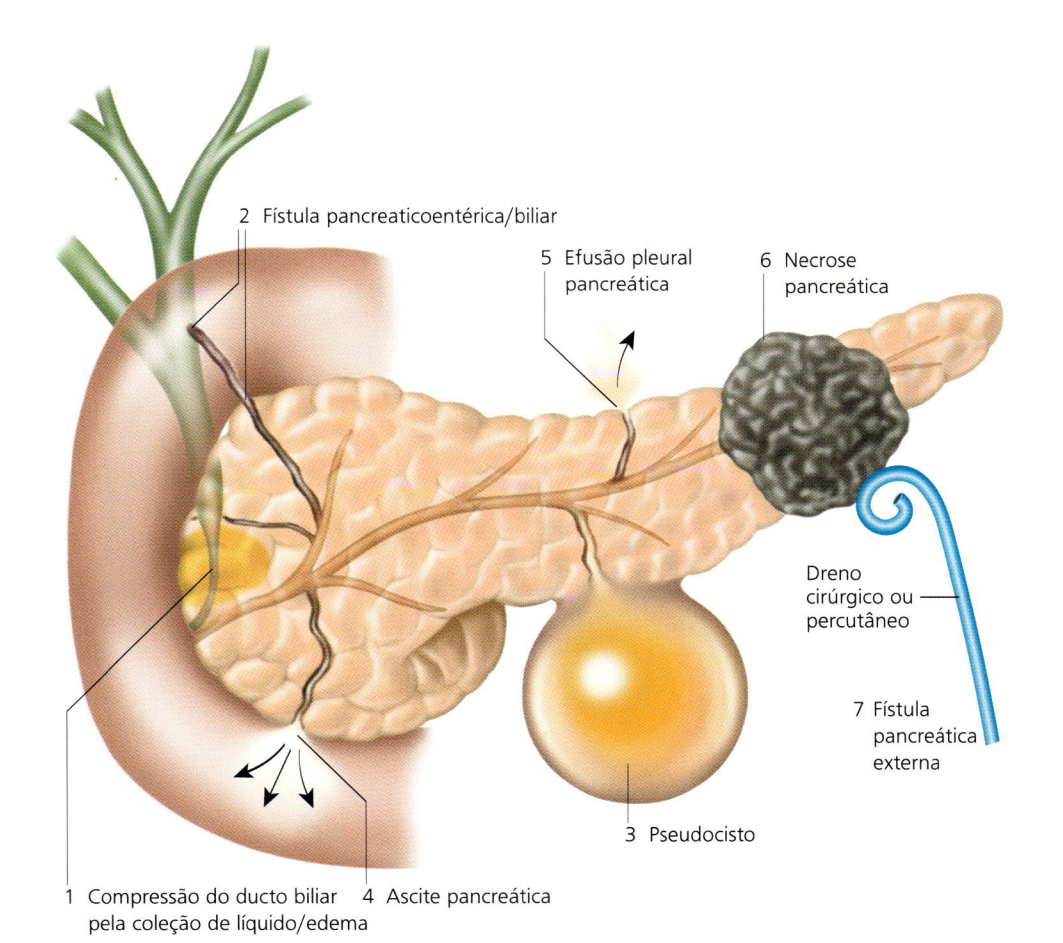

Fig. 51.1 Consequências do extravasamento do ducto pancreático. *(1)* Compressão do ducto biliar pela coleção de líquido/edema. *(2)* Fístula pancreaticoentérica/biliar. *(3)* Pseudocisto. *(4)* Ascite pancreática. *(5)* Efusão pleural pancreática. *(6)* Necrose pancreática. *(7)* Fístula pancreática externa.

me algumas das outras lesões endoscopicamente acessíveis que os endoscopistas observam em uma prática atarefada de uma unidade de CPRE. Elas incluem a obstrução do ducto biliar por cálculos, edema no interior da cabeça do pâncreas e neoplasias que ocasionalmente se apresentam na pancreatite. Do ponto de vista pancreático, elas incluem obstrução neoplásica da papila ou ducto, edema ou espasmo do mecanismo do esfíncter e uma estenose inflamatória do PD.

Os extravasamentos do ducto pancreático podem ser definidos anatomicamente pelo local de ruptura, que juntamente ao local de extravasamento e presença ou ausência de necrose concomitante frequentemente determina manifestações clínicas (**Fig. 51.1**).[8,12,13] Assim, uma ruptura maior da cauda do PD pode causar uma coleção de líquido periesplênica aguda com ou sem uma efusão pleural esquerda de amilase elevada. Alternativamente, o conteúdo pancreático pode seguir trajetos anatômicos em torno do rim esquerdo e até para o interior da pelve, resultando em edema escrotal ou labial. Rupturas da cabeça do pâncreas podem estar associadas ao edema em alça em C e obstrução da saída gástrica, compressão biliar ou até mesmo fistulização pancreaticobiliar, acúmulo de líquido ao redor do rim direito e dissecção na pelve ou área peri-hilar. Uma ruptura central pode resultar na coleção de líquido dentro do omento menor, dissecção no mediastino ou pericárdio, e quando associada à necrose pancreática central significativa, em uma síndrome do ducto/glândula permanentemente desconectada.[13]

Classificações anatômicas com base na presença de um extravasamento agudo ou crônico do ducto pancreático estão delineadas no **Quadro 51.3**. Classicamente, extravasamentos do ducto pancreático (fístulas) são classificados como internos ou externos, a última quase sempre uma consequência de traumatismo, cirurgia ou procedimentos de drenagem radiológica intervencionais.[14-18] Fístulas internas, por sua vez, classicamente apresentam pseudocistos incluídos, ascite pancreática, efusões pleurais de amilase elevada e erosão de coleções de líquido pancreático nos órgãos contíguos, resultando em fístulas pancreaticoentéricas, gástricas, cólicas ou biliares.[19-23] Elas incluem também o desenvolvimento de necrose pancreática em que quantidades variáveis de líquido de amilase elevada se juntam, geralmente, no contexto de necrose pancreática central.

Estratégias de Tratamento (Quadro 51.4)

Diagnóstico

O tratamento de fístulas pancreáticas pressupõe seu diagnóstico. O diagnóstico das fístulas externas é geralmente óbvio e consiste em produção variável de conteúdo pancreático claro após a drenagem percutânea de um pseudocisto ou coleção de líquido peripancreático (**Quadro 51.5**).[1] Alternativamente, a produção persistente de uma drenagem de Jackson-Pratt (JP) após a ressecção pancreática, descompressão ou cirurgia peripancreática (p. ex., esplenectomia, nefrectomia esquerda, hemicolectomia direita ou gastrectomia) não é geralmente uma manifestação sutil de um extravasamento externo. Entretanto, mais problemático pode ser o paciente que mantém uma lesão abdominal penetrante como uma faca ou ferida por projétil balístico em quem a fístula externa é supervisionada em virtude das preocupações de uma lesão mais significativa.

O diagnóstico de fístulas internas está delineado no **Quadro 51.5**. Essencialmente os exames de imagem, particularmente o protocolo de exame pancreático por tomografia computadorizada (CT), permanecem o melhor teste diagnóstico inicial em pacientes com pancreatite latente ou grave ou em pacientes com pancreatite crônica subjacente e uma exacerbação aguda de sintomas.[13] Não somente a CT define as consequências da pancreatite (coleções de líquido, necroses, efusões, ascites),[24] mas ela também pode ser utilizada para definir a etiologia potencial (p. ex., cálculos ou estenoses) bem como seguir a evolução subsequente da pancreatite. A CT permanece uma ferramenta imperfeita, entretanto, uma vez que a doença calculosa biliar seja subestimada, o componente líquido associado ao desenvolvimento de necrose pancreática é superestimado, e os extravasamentos são deduzidos e não definidos.[25] A confirmação futura de uma ruptura ductal pode requerer exames sequenciais que demonstrem um aumento na coleção de líquido, aspiração dessa coleção de líquido com mensuração da amilase ou lipase, uma CPRE que demonstre a presença e a localização do extravasamento ou uma MRCP das vias biliares melhorada por secretina (S-MRCP das vias biliares). O último estudo mostrou ser preditivo de ruptura

---

Quadro 51.3 Manifestações do Extravasamento do Ducto Pancreático

Fístula Interna
- Coleção de líquido peripancreático
- Pseudocisto
- Ascite pancreática
- Efusão pleural de amilase elevada
- Fístula pancreaticoentérica/biliar/brônquica
- Desenvolvimento de necrose pancreática
- Pancreatite ± latente

Fístula Externa
- Fístula pancreaticocutânea

Quadro 51.4 Pontos-Chave: Estratégias de Tratamento

- O diagnóstico de fístulas pancreáticas externas geralmente é autoevidente
- O protocolo de exame pancreático por CT mais frequentemente é a melhor forma de definir as consequências (coleção de líquido, necrose) de uma fístula pancreática interna
- A menos que uma endoterapia possa ser realizada durante uma CPRE, a MRCP das vias biliares melhorada por secretina pode ser o melhor teste para definir a localização ou persistência de uma fístula pancreática interna

CT, tomografia computadorizada; *CPRE*, colangiopancreatografia retrógrada endoscópica; *MRCP das vias biliares*, colangiopancreatografia de ressonância magnética.

Quadro 51.5 Estudos Diagnósticos nos Extravasamentos no Ducto Pancreático

Fístulas Externas
Produção de amilase elevada por meio de um dreno colocado cirúrgica ou percutaneamente

Pancreatograma ± demonstrável pelo dreno JP

Fístula Interna
Pseudocisto/desenvolvimento de necrose pancreática
- CT
- MRI/MRCP das vias biliares
- US
- EUS
- CPRE

Ascite Pancreática
Líquido de amilase elevada na aspiração
Raios X simples (aparência de vidro fosco)
CT/MRCP das vias biliares ⎫
CPRE ⎭ Pseudocisto concomitante 1/3-1/2

Rupura ductal *vs.* obstrução/extravasamento ascendente

Efusão Pleural de Amilase Elevada
CPRE
S-MRCP das vias biliares

CT, tomografia computadorizada; *CPRE*, colangiopancreatografia retrógrada endoscópica; *EUS*, ultrassonografia endoscópica; *JP*, Jackson-Pratt; *MRCP das vias biliares*, colangiopancreatografia de ressonância magnética; *MRI*, imagem de ressonância magnética; *S-MRCP das vias biliares*, colangiopancreatografia por ressonância magnética melhorada por secretina; *US*, ultrassonografia.

ductal contínua e claramente minimiza o potencial dos eventos adversos da CPRE, como a exacerbação da pancreatite e infecção iatrogênica de uma coleção de líquido não drenada.[26] Ele pode, também, demonstrar pacientes com uma ruptura ductal completa e uma síndrome da glândula desconectada em quem o sucesso da oclusão do extravasamento apenas pela CPRE é improvável. Finalmente, a utilização de S-MRCP das vias biliares antes da CPRE pode auxiliar a definir o tratamento endoscópico subsequente comparável a sua utilização em neoplasias hilares do fígado. A CPRE, por sua vez, é geralmente definitiva em demonstrar não apenas o local da ruptura ductal (quando persistente), mas também a causa mais próxima ou razão para a persistência (cálculos da PD, estenose inflamatória ou fibrótica).[13,27] Para a maior parte, entretanto, a pancreatografia diagnóstica acrescenta um risco desnecessário ao cuidado de pacientes aguda ou cronicamente doentes com extravasamento presumível, a menos que uma terapia endoscópica, percutânea ou cirúrgica seja contemplada.[28]

Tratamento (Quadro 51.6)

A presença de uma fístula pancreática presumível não é uma exigência para a realização de uma endoterapia. Considerações importantes incluem o fato de o paciente apresentar pancreatite aguda ou crônica subjacente, se a necrose pancreática estiver presente ou ausente, se existir superinfecção de uma coleção de líquido, se o extravasamento presumível encontrar-se acessível ao controle endoscópico e se o extravasamento estiver controlado no momento da apresentação. Por exemplo, a vasta maioria dos extravasamentos de baixo débito após a ressecção pancreática é de baixo grau, controlada por um dreno JP inserido cirurgicamente e se fecha espontaneamente com ou sem octreotide concomitante durante dias ou várias semanas.[29,30] Por outro lado, um paciente pode apresentar ascite rapidamente em elevação ou efusão pleural, ou icterícia concomitante, ou colestase que exige atenção urgente.

De modo geral as indicações relativas ao início da terapia endoscópica em um paciente com extravasamento presumível do ducto pancreático são:

1. Uma coleção de líquido pancreático (pseudocisto, ascite pancreática, efusão pleural de amilase elevada) que aumenta de tamanho apesar do tratamento conservador.
2. Uma coleção de líquido sintomática.
3. Persistência de uma fístula externa e.
4. Impossibilidade de alimentar um paciente sem desenvolver dor recorrente ou pancreatite.

Uma quinta indicação pode ser a doença do trato biliar concomitante. Enquanto a última pode, ocasionalmente, ser uma preocupação para um cálculo retido no caso da pancreatite biliar, ela é mais comumente observada em pacientes com icterícia ou colangite advinda do edema da cabeça pancreática ou pseudocisto.

Quadro 51.6 Pontos-Chave: Tratamento de Fístulas Pancreáticas

- O tratamento apropriado de fístulas pancreáticas deve incluir uma equipe multidisciplinar
- A colocação do *stent* transpapilar apresenta um índice de sucesso acentuadamente mais elevado no tratamento de fístulas internas, quando a ruptura é em ponte
- O papel da CPRE em pacientes com uma óbvia síndrome da glândula desconectada é limitado

---

Talvez tão importante quanto as indicações sejam as contraindicações para o estudo. A parte da instabilidade hemodinâmica impedindo a endoscopia, talvez a contraindicação mais importante para uma tentativa de terapia endoscópica de um extravasamento do ducto pancreático, seja a impossibilidade de realizar a terapia quando uma ruptura ductal está demonstrada. Nesse caso, o diagnóstico de um extravasamento pode resultar em infecção iatrogênica de uma coleção de líquido ou necrose concomitantes, que, por fim, pode resultar na necessidade de drenagem endoscópica, percutânea ou até cirúrgica. Considerando-se o potencial de "desventura terapêutica", bem como a complexidade dos pacientes com fístulas pancreáticas, um planejamento cuidadoso com a utilização de imagem seccional de alta qualidade e uma abordagem multidisciplinar ao tratamento são essenciais.

Os tratamentos endoscópico e não endoscópico de pseudocistos pancreáticos[31-35] e desenvolvendo necrose pancreática[36-41] estão demonstrados no Capítulo 53. O tratamento invariavelmente requer voltar-se à ruptura ductal subjacente, quando anatomicamente possível, bem como as consequências dessa ruptura. Assim, as descompressões cirúrgica, percutânea e endoscópica de coleções de líquido foram todas descritas separadamente.

Ascite Pancreática e Efusões Pleurais de Amilase Elevada

Historicamente, a ascite pancreática e as efusões pleurais foram tratadas com repouso intestinal e nutrição parenteral total (TPN) para minimizar a estimulação do conteúdo pancreático. Foram utilizados diuréticos, toracocentese e paracentese de grande volume e octreotide durante semanas ou meses na tentativa de impedir a necessidade de ressecção cirúrgica ou *bypass*. Bem-sucedida em menos de 50% desses pacientes, a cirurgia do tipo "de resgate", geralmente definida por CPRE no pré-operatório, consistia em pancreatectomia parcial ou cistojejunostomia em Y de Roux no subconjunto de pacientes com pseudocistos pancreáticos concomitantes. Essas tentativas foram associadas à morbidade elevada, uma mortalidade próxima ao procedimento de 8 a 15% e recorrência de 15 a 20%.[13]

Nosso grupo inicialmente publicou uma pequena série em que a colocação de um *stent* transpapilar além do local da ruptura ductal, juntamente a uma paracentese de grande volume, foi bem-sucedida no tratamento de pacientes com ascite pancreática (**Fig. 51.2**).[42] Desde nossa publicação inicial várias séries confirmaram nossos achados.[43-48] A literatura disponível até o momento sugere que a colocação ensoscópica e tranpapilar de um *stent* através do local de ruptura ductal é bem-sucedida na resolução da ascite pancreática e de efusões pleurais em mais de 90% dos pacientes e está associada à morbidade mínima relacionada com o procedimento e com a mortalidade próxima ao zero.

Uma retrospectiva adicional em série por Telford *et al.* reportou 43 pacientes com ruptura do ducto pancreático e uma variedade de manifestações clínicas.[49] A etiologia era pancreatite aguda em 24 pacientes, pancreatite crônica em 9 pacientes, lesão cirúrgica em 7 pacientes e traumatismo em 3 pacientes. A colocação do *stent* foi bem-sucedida para a resolução da ruptura em 25 pacientes, malsucedida em 16 e indeterminada em 2 pacientes. Uma análise univariada, que relacionou a ruptura ductal e a duração do *stent* foi associada a um resultado bem-sucedido estatisticamente significativo considerando o gênero feminino e a pancreatite aguda como fatores preditivos negativos de sucesso. Na análise multivariada, apenas a relação da ruptura permaneceu

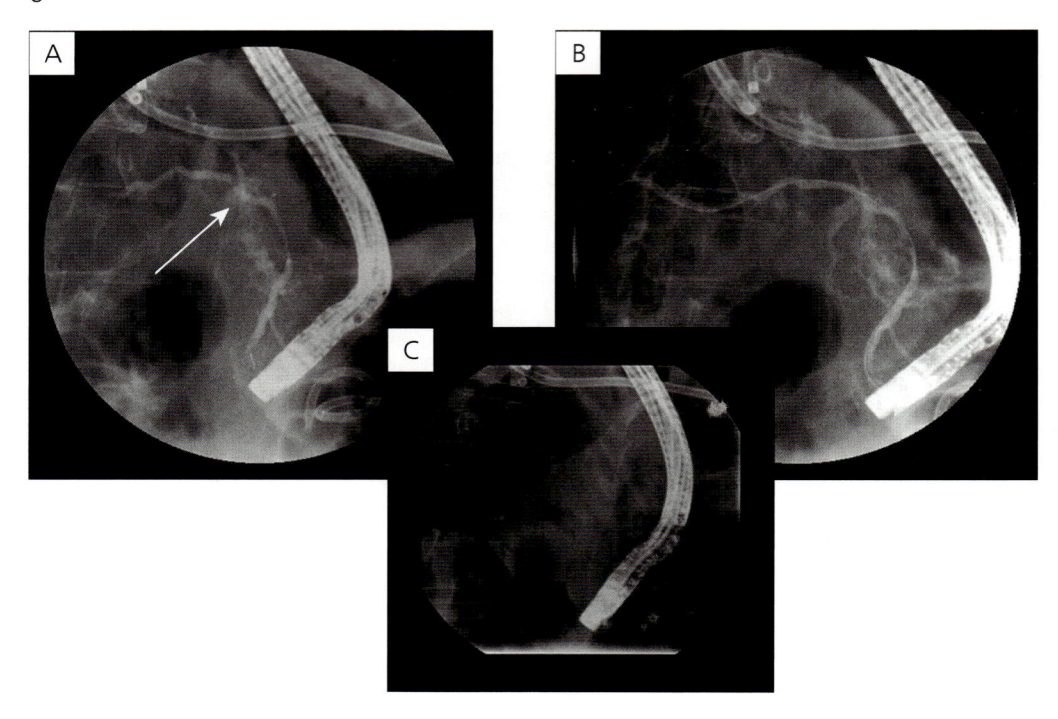

Fig. 51.2 (A) Um pancreatograma em um paciente com ascite de amilase elevada demonstrando uma ruptura ductal no meio do corpo (seta). Um guia de metal é colocado cruzando a ruptura (B) seguido por uma endoprótese pancreático em ponte (C).

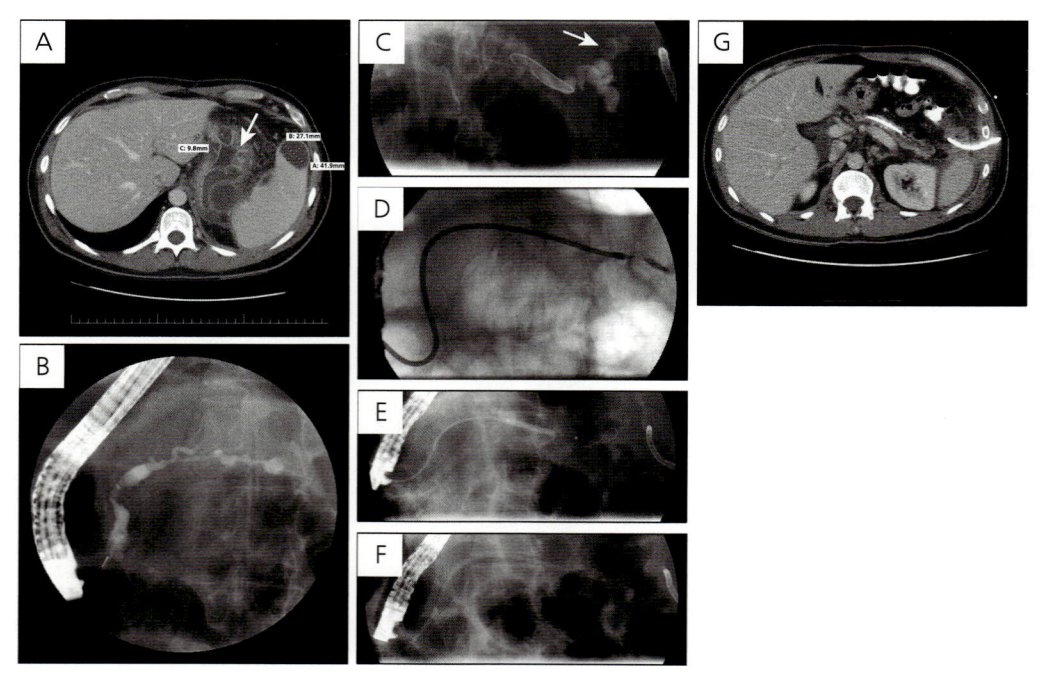

Fig. 51.3 A CT demonstra coleção de fluido periesplênico (A) e parede gástrica acentuadamente espessada (seta) em um paciente com pancreatite hereditária. A CPRE demonstra pancreatite crônica grave (B) com cauda dilatada e ruptura ductal, (C) requerendo drenagem percutânea. A estenose é "dilatada" com um extrator de stent Soehendra (D) seguido pela dilatação por balão (E) e colocação de stent de 7 Fr além da ruptura ductal (F). Notar a melhora no exame de CT e dilatação persistente da cauda do ducto pancreático.

estatisticamente significativa como um preditor de sucesso (**Figs. 51.3 a 51.5**).

O *stent* transpapilar parece trabalhar, alterando o gradiente de drenagem ductal e tornando o duodeno a área com menos resistência ao fluxo. Áreas potenciais de obstrução descendente que são tratadas pelo *stent* incluem o esfíncter, possíveis cálculos e a estenose inflamatória ou fibrótica frequentemente associada a um extravasamento (**Fig. 51.6**). Essa abordagem não funciona no caso de uma síndrome da glândula desconectada em que o volume do conteúdo pancreático que entra na cavidade torácica ou abdominal advém de uma cauda desconectada do ducto pancreático. Essa situação é observada também de outras formas de fístulas pancreáticas internas e externas, todas as quais foram mais bem tratadas tradicionalmente com cirurgia de ressecção, exceto na ocorrência de trombose da veia porta concomitante e risco cirúrgico proibitivo (**Figs. 51.7 e 51.8**).[13,48]

Fístulas Pancreaticoentéricas e Traumatismo Pancreático Agudo

Atualmente nosso grupo tratou mais de 30 pacientes com fístulas pancreaticoentéricas ou biliares. Embora esses pacientes possam apresentar-se com resolução espontânea e rápida de uma coleção de líquido para qual nenhum tratamento é necessário, uma estenose no local da ruptura ductal pode resultar em episódios recorrentes de pancreatite. De modo alternativo, a fistulização no ducto biliar ou flexura esplênica (Fig. 51.7) do cólon pode resultar em colestase ou colangite ou sepse recorrente. Em nossa série inicial de 8 pacientes com fístulas pancreaticoentéricas, três tiveram suas

Fig. 51.4 (**A**) Uma grande fístula interna (pseudocisto) na cabeça do pâncreas em um paciente com pancreatite crônica calcificante.
(**B**) Um pancreatograma demonstra uma ruptura ductal *(seta)* secundária a uma estenose ductal do ducto pancreático de grau elevado.
(**C**) Uma endoprótese pancreática é posicionada pela estenose e extravasamento *(ponta da seta)*.
(**D**) Um exame de CT 6 semanas mais tarde demonstra resolução completa do pseudocisto após *stents* em rabo de porco duplos transduodenais colocados endoscopicamente.
(**E**) Um pancreatograma revela alterações de pancreatite crônica, mas o extravasamento está resolvido.

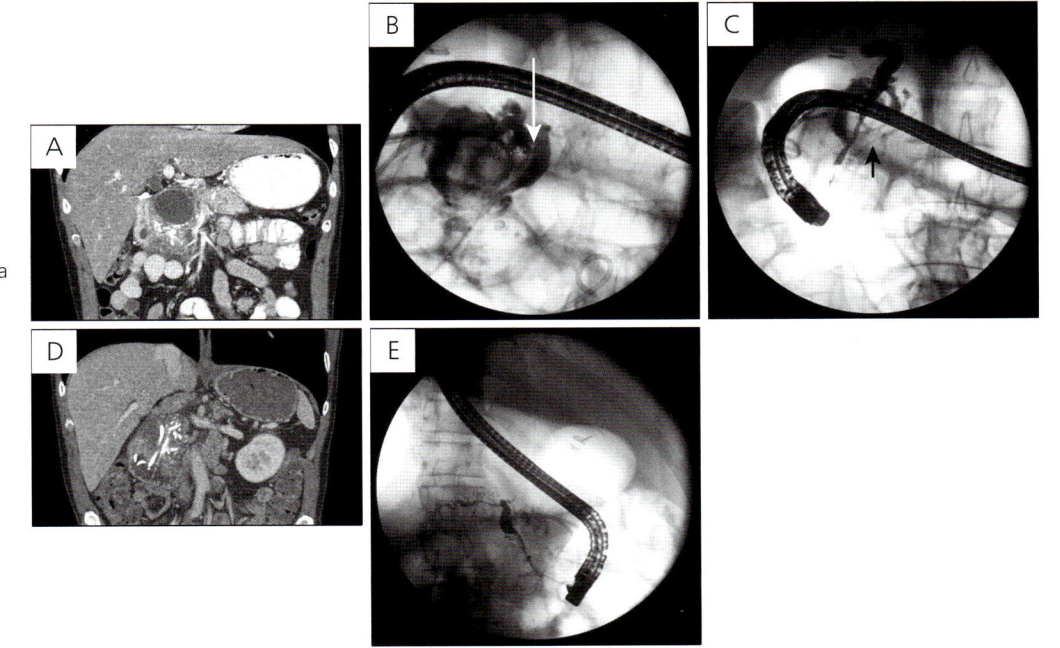

fístulas curadas após miniaturização ou remoção de um dreno externo que tinha se desgastado no interior de uma alça contígua do intestino, três foram curados com a colocação de um *stent* transpapilar e por fim, dois necessitaram de ressecção cirúrgica.[50] No caso de fístulas pancreaticocolônicas, ileostomia de derivação foi utilizada para ocluir fístulas e reduzir a translocação bacteriana e sepse eminente de forma bem-sucedida.[51] A fistulização no ducto biliar, por sua vez, é quase invariavelmente tratada com sucesso pela colocação concomitante do *stent* nos ductos biliar e pancreático assumindo que a fístula não seja proveniente da porção desconectada ascendente do pâncreas (**Figs. 51.9 e 51.10**).[52]

Além das fístulas pancreaticoentéricas ou biliares que ocorrem, geralmente, no caso de necrose pancreática ou pancreatite crônica, a CPRE também foi utilizada para tratar fístulas internas, como uma consequência do traumatismo pancreático agudo. Como exemplo, Kim *et al.* diagnosticaram pancreatogramas normais em 14 dos 23 pacientes com traumatismo abdominal agudo.[18] Oito desses pacientes apresentaram um extravasamento proveniente do PD principal no parênquima que sofreu resolução espontânea, enquanto três tiveram um extravasamento do ducto pancreático principal, que pode ser conectado e respondeu à colocação de um *stent* transpapilar. Embora a CPRE precoce fosse considerada vantajosa para projetar a necessidade do tratamento cirúrgico ou endoscópico, é possível que a S-MRCP das vias biliares possa evoluir para desempenhar o papel diagnóstico, selecionando pacientes que apresentam maior potencial de benefício da CPRE terapêutica.[17]

Fístulas Externas

Como previamente discutido, com exceção de traumatismo abdominal penetrante, a vasta maioria das fístulas externas é iatrogênica. Elas podem, ocasionalmente, seguir a ressecção pancreática parcial ou *bypass* nos casos de uma estenose descendente. A maior parte, entretanto, é uma consequência de uma glândula desconectada, seguida por drenagem percutânea ou cirúrgica de uma coleção de líquido pancreático ou necrose.[13] Nosso grupo relatou, inicialmente, uma série de pacientes submetidos à colocação de um *stent* transpapilar para fístulas externas acessíveis mais que 1 década atrás.[53] Desde esse momento, múltiplas séries adicionais foram publicadas ou abstraídas.[13,54,55] Resumindo as séries disponíveis, 86% dos pacientes (50 de 58) podem apresentar uma colocação bem-sucedida de um *stent* e 46 desses pacientes (92%) apresentaram resolução de suas fístulas. Eventos adversos de procedimento foram limitados a episódios discretos de pancreatite em várias séries. Embora tenha havido dois óbitos na série de Costamagna *et al.*, nenhum estava relacionado com a fístula ou

Fig. 51.5 A CPRE demonstra ruptura do PD na junção do corpo e cauda (**A** e **B**) em um paciente com dor grave no quadrante/flanco superior esquerdo e trombose da veia esplênica. A dor e a ruptura ductal são resolvidas com a colocação de *stent* (**C** e **D**). A ruptura reocorreu um ano depois, necessitando de pancreatectomia/esplenectomia distal.

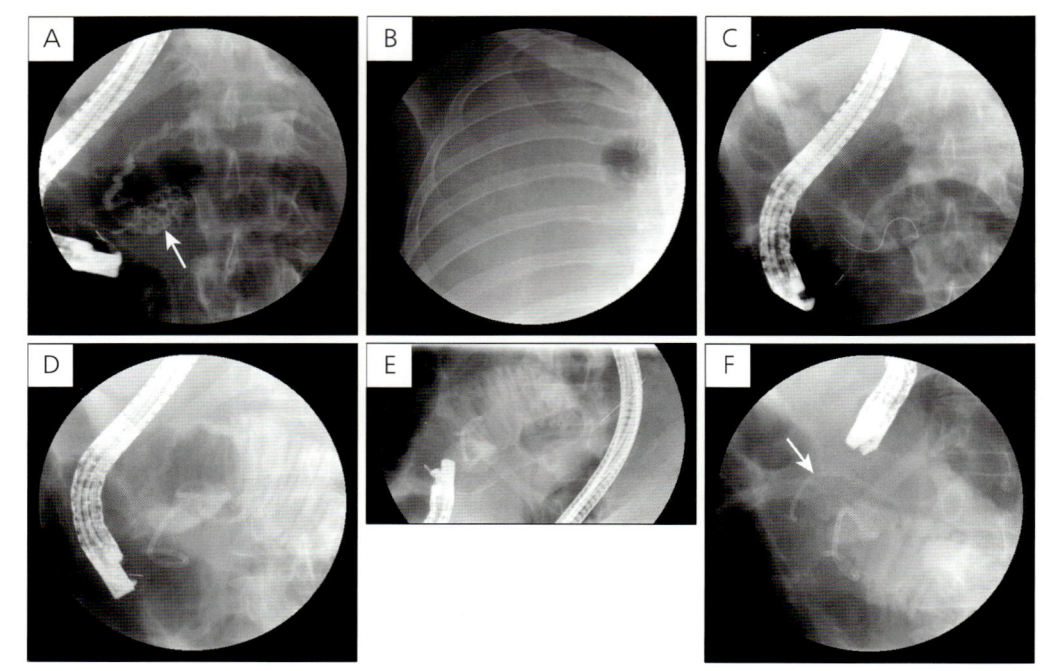

Fig. 51.6 A CPRE demonstra ruptura ductal na cabeça pancreática (**A**) em um paciente com uma enorme efusão de amilase elevada do pulmão direito (**B**). O paciente é tratado com um *stent* em rabo de porco transpapilar no interior da coleção de líquido (**C**), bem como colocação de um *stent* na papila menor para descomprimir o ducto pancreático ascendente (**D-F**).

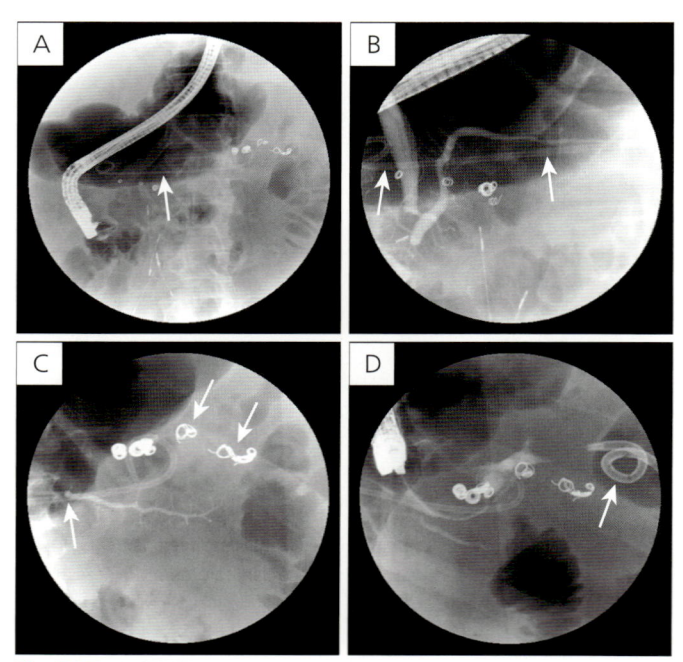

Fig. 51.7 A CPRE demonstra um *stent* em rabo de porco transgástrico (*setas*, **A** e **B**) em um paciente com pancreatite necrosante grave, trombose da veia porta e ducto pancreático desconectado. Notar os espirais embolizados para prevenir o aneurisma da artéria esplênica (*setas*, **C**) e o dreno JP para fístula colônica persistente no interior da cabeça pancreática (**D**).

seu tratamento endoscópico. Não houve recorrências relatadas em pacientes submetidos à oclusão bem-sucedida de fístula em acompanhamentos, variando de 12 a 36 meses.

Nossa abordagem à endoterapia de fístulas pancreaticocutâneas evoluiu durante a última década. Embora inicialmente o tratamento endoscópico estivesse reservado a pacientes no pós-operatório ou drenados percutaneamente, cuja fístula externa não respondeu a várias semanas de líquidos claros, nutrição parenteral total e octreotide, nossa prática atual é estudar pacientes com fístulas de alto volume com S-MRCP das vias biliares quando eles apresentam alteração marginal no volume da fístula após vários dias de análogo de somatostatina. A CPRE e a colocação de *stent* transpapilar são realizadas, a não ser que a imagem documente uma síndrome da glândula desconectada (**Figs. 51.7 e 51.8**).

Historicamente, pacientes com uma síndrome da glândula desconectada e fístulas pancreaticocutâneas necessitaram de uma pancreatectomia distal[13] para a oclusão da fístula. Durante os últimos 5 anos, abordagens mais recentes e menos invasivas foram descritas com níveis variados de sucesso.[56]

Uma injeção de cianoacrilato administrada pelo radiologista intervencionista na cauda desconectada foi descrita. Isto requer a colocação de um fio-guia na cauda do ducto pancreático através do trato fistuloso, colocação de um microcateter sobre o fio e injeção de toda a porção desconectada do ducto para incluir os ramos laterais. Uma pancreatite discreta pós-procedimento foi observada em, aproximadamente, 50% dos pacientes, e fístulas recorrentes podem ocorrer, a menos que todo o ducto e seus ramos laterais estejam selados. Este procedimento funciona melhor em 3 a 4 cm da glândula desconectada e apresenta menor probabilidade de sucesso, quando a desconexão glandular se encontra na genu (colo) do pâncreas, exigindo que uma porção significativa da glândula seja ocluída com cola.

Além da abordagem percutânea à glândula desconectada, bem como a abordagem cirúrgica utilizando injeção de cola para minimizar o extravasamento pós-pancreatectomia,[57] grupo de Soehendra utilizou essa técnica em fístulas internas por injeção transpapilar de metil-butil cianoacrilato no ducto distal no local da ruptura glandular.[58] Oito dos 11 pacientes em suas séries obtiveram cura de suas rupturas sem recorrência, embora todos também tivessem *stents* ou drenos no ducto pancreático, bem como drenagem endoscópica de coleções de líquido associadas. Esse grupo utilizou também injeção de cola como um adjunto em pacientes com necrose pancreática grave que estavam sendo submetidos à drenagem endoscópica agressiva que utiliza lavagem direcionada pela EUS ou desbridamento.[59]

Fig. 51.8 (**A**) Exame de CT demonstrando um dreno percutâneo adjacente ao corpo do pâncreas em um paciente com um histórico de pancreatite aguda grave e necrose da glândula central. O dreno apresentou uma alta produção de líquido rico em amilase em uma base diária. (**B**) Uma MRCP das vias biliares demonstra um ducto pancreático dilatado na cauda (seta) sem comunicação com a cabeça da glândula, sugerindo uma síndrome do ducto pancreático desconectado. (**C**) O trato fistular é avaliado percutaneamente, utilizando-se uma agulha TIPS, que é direcionada pela parede gástrica. (**D**) Fios-guias são colocados pela agulha e fixados, utilizando-se um *snare* endoscópico. (**E**) A dilatação através da parede gástrica é realizada utilizando-se um dilatador de balão de expansão radial controlada, seguido por dois *stents* duplos em rabo de porco (**F** e **G**). A injeção de contraste através do trato fistular opacifica o estômago demonstrando, assim, uma via alternativa para o fluxo do conteúdo pancreático a partir do trato fistular (**H**).

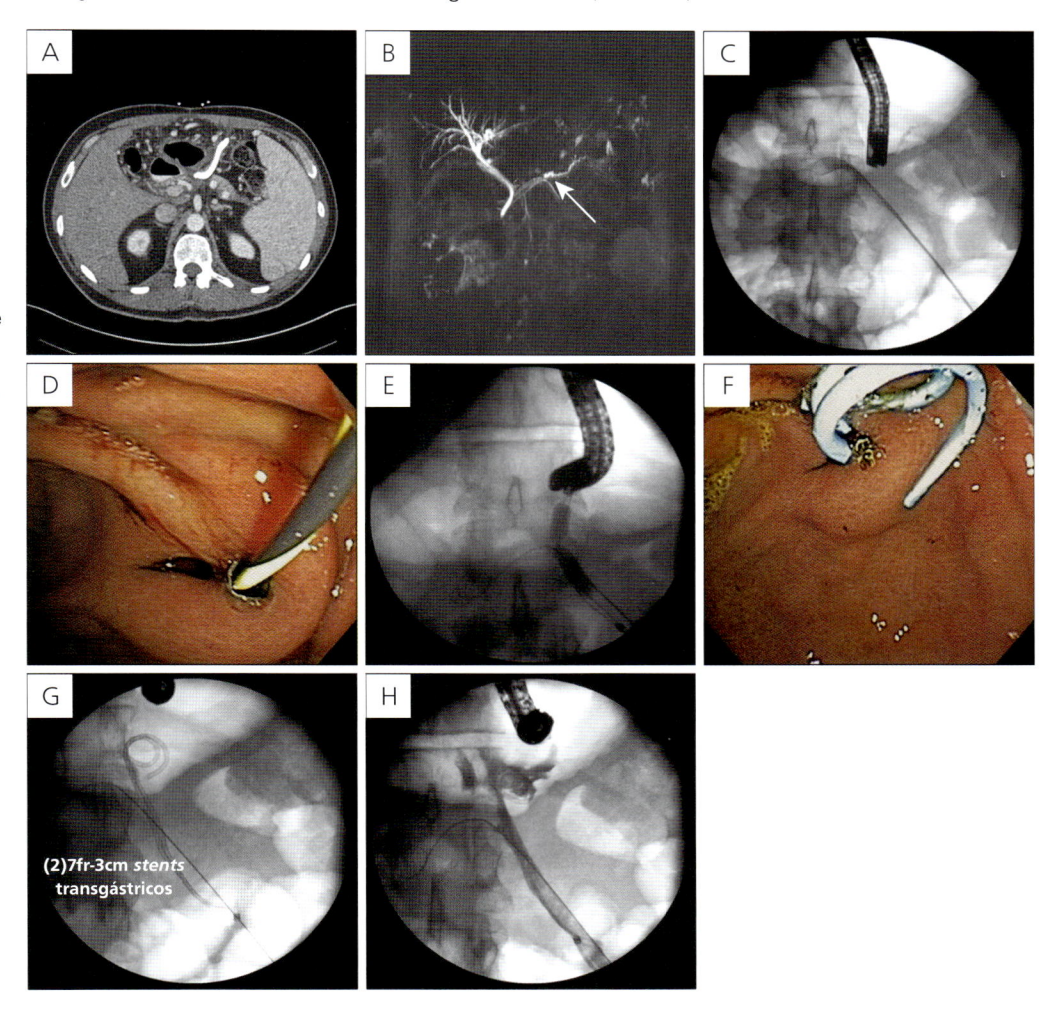

Fig. 51.9 (**A**) Exame de CT demonstrando um ducto biliar dilatado e *stents* em rabo de porco transduodenais em uma coleção de líquido peripancreático. (**B**) Colangiograma demonstrando uma comunicação (seta) entre o ducto biliar e a coleção de líquido pancreático. Um *stent* do ducto biliar, totalmente revestido de metal, é colocado (**C**) para selar a fístula.

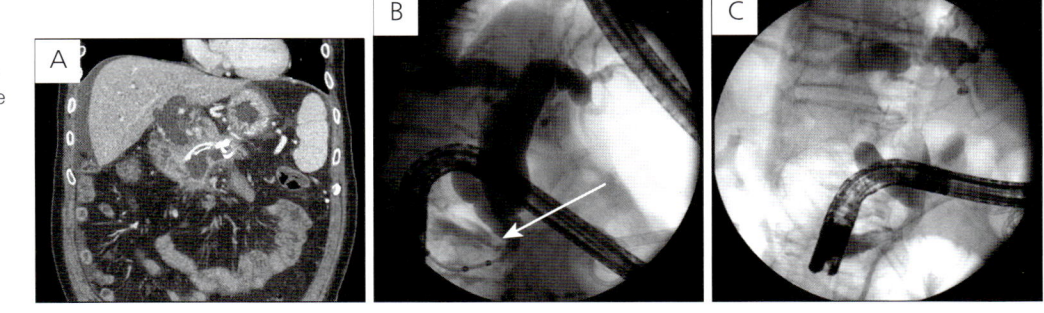

Nosso grupo recentemente planejou uma abordagem combinada de reuniões endoscópica e percutânea para internalização de fístulas pancreaticocutâneas crônicas em pacientes com a síndrome da glândula desconectada (**Fig. 51.8**). Esta técnica envolve um radiologista intervencionista acessando inicialmente o trato fistular, utilizando uma agulha TIPS. A agulha é, então, passada ao estômago sob controles fluoroscópico e endoscópico. Depois o trato é dilatado com o uso de um microcateter de 8 Fr, e dois fios-guias são passados pelo cateter, fixados utilizando-se uma alça e tracionados pelo endoscópio. A dilatação da fístula é, então, realizada com um dilatador de balão de expansão radial, controlada de 8 mm, seguido de dois *stents* com duplo *pigtail* colocados cruzando-se a parede gástrica para o interior do trato fistular. A "redireção" resultante do conteúdo pancreático no estômago permitiu a oclusão das fístulas em 15 pacientes assim tratados em nossa instituição. O acompanhamento a longo prazo demonstrou coleções de líquido pancreático recorrentes em dois pacientes em virtude de *stents* migrados; estes foram tratados por cistogastrotomia endoscópica.

Apesar do sucesso descrito com a injeção de cola e a abordagem descrita anteriormente, deve-se lembrar que essas são pequenas séries de casos realizadas em centros com experiência significativa do tratamento de pacientes com pancreatite complicada. A aplicação disseminada dessas técnicas não cirúrgicas requer

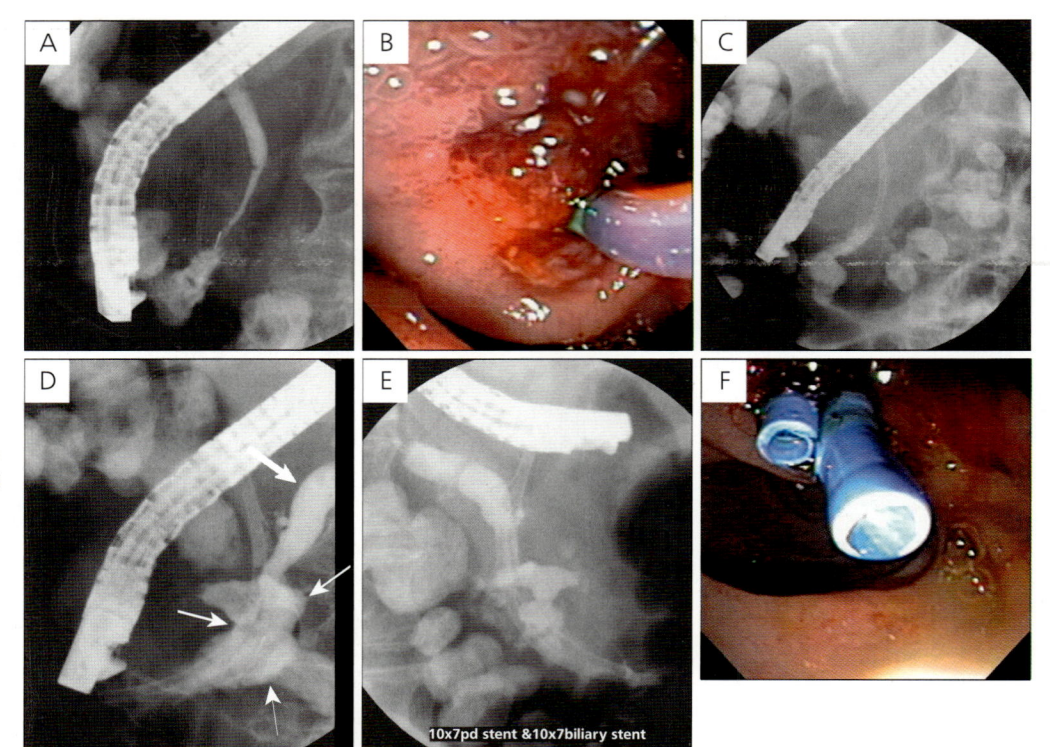

Fig. 51.10 Alto grau de estenose do ducto biliar em um paciente com necrose pancreática e ruptura ductal pancreática intramural. Observar contraste no cólon (**A**), papila edematosa deformada (**B**), e colocação de *stent* biliar (**C**). *Pequenas setas* demonstram abscesso intraduodenal e a *seta grande* demonstra ducto pancreático dilatado (**D**). Observar a colocação do *stent* duplo (**E** e **F**), que solucionou a icterícia e ruptura e obstrução do PD concomitantes.

Quadro 51.7 Pontos-Chave: Eventos Adversos

- O risco de eventos adversos no procedimento ou no pós-procedimento no tratamento de fístulas do ducto pancreático endoscopicamente deve ser pesado contra o risco de fístulas persistentes ou de tratamentos alternativos
- A pancreatite pelo procedimento e a infecção iatrogênica são os maiores riscos ao se tratar endoscopicamente fístulas internas do ducto pancreático
- A "ductite" iatrogênica, incluindo formação irreversível de estenose, pode ocorrer após a colocação de *stent*, especialmente quando o tamanho do *stent* selecionado é maior que o calibre do ducto

---

uma avaliação crítica adicional antes que uma adoção ampla possa ser defendida. Entretanto, elas realmente proporcionam "prova do princípio" que alternativas viáveis à colocação de dreno e cirurgia a longo prazo estão muito no horizonte.

Eventos Adversos (Quadro 51.7)

Eventos Adversos Imediatos

Os eventos adversos imediatos da colocação do *stent* transpapilar são aqueles da CPRE diagnóstica e incluem reação ao fármaco, aspiração, eventos cardiopulmonares, pancreatite proveniente da injeção de contraste ou manipulação do esfíncter, e colangite na presença de estenose biliar concomitante que não é tratada endoscopicamente. Sangramento e perfuração iatrogênica ocasionalmente podem ser observados caso a uma esfincterotomia seja realizada para facilitar a colocação do *stent*.[60] A pancreatite episódica provavelmente se aproxima de 10% em ductos normais e é incomum em pacientes que já apresentam alterações ductais de pancreatite crônica. Ela pode aproximar-se de 50% no caso de colocação de *stent* malsucedido quando múltiplos acessórios e fios-guia foram colocados no PD para facilitar a ligação da área do extravasamento. Entretanto, essa pancreatite é geralmente atenuada, quando um *stent* transpapilar curto é deixado para evitar a obstrução do ducto por um esfíncter traumatizado ou papila edematosa.[61] A pancreatite é mais comum no caso de um *stent* inadequadamente escolhido, mesmo quando a ruptura pode ser conectada. Assim, a colocação de um *stent* 7 Fr em um ducto de diâmetro de 5 Fr deve ser desencorajada. Semelhantemente, a colocação de um *stent* de 12 cm para conectar um extravasamento ductal de 3 cm proveniente da papila é inapropriada.

Eventos Adversos Subagudos

Os eventos adversos subagudos geralmente são infecciosos e resultam da introdução iatrogênica de bactérias para o interior de uma coleção de líquidos ou restos necróticos no momento da CPRE. Assim, todos os pacientes com uma fístula interna presumida devem receber antibióticos de amplo espectro antes da CPRE diagnóstica e podem requerer um tratamento mais prolongado a seguir, particularmente no caso de necrose. Além disso, coleções de líquido evidentemente contaminado devem ser consideradas para a drenagem endoscópica concomitante ou percutânea de necrose como descrita no Capítulo 53. Notar que nosso grupo demonstrou previamente que a contaminação bacteriana no interior do ducto pancreático é invariável em pacientes com *stents* pancreáticos e que a oclusão desses dispositivos é uma causa necessária, mas não suficiente de sepse pancreática.[62] A oclusão do *stent* pode estar também associada à pancreatite obstrutiva e é por essa razão, bem como o receio de lesão ductal iatrogênica[63] que os *stents* internos devem ser recuperados em uma semana de oclusão da fístula externa e após 4 a 6 semanas do tratamento de uma fístula interna do PD.[13]

Eventos Adversos Crônicos

Embora a lesão ductal iatrogênica seja listada sob eventos adversos crônicos, *stents* nunca têm local próprio no pâncreas, particularmente nos pâncreas com ductos pancreáticos normais. Alguns procedimentos e modificações dos *stents* apresentaram traumatismo diminuído ao ducto pancreático principal e oclusão do ramo lateral minimizada durante vários anos atrás. Essas modificações incluem a utilização de *stents* de diâmetro de 3 a 4 Fr, eliminação de guias internos de *stents* e reconhecimento de que os *stents* que aplicam pressão significativa proximalmente podem causar ulceração do ducto e fibrose subsequente. Apesar disso, *stents* com *pigtail* de 3 Fr sem "aletas" quase sempre migram espontaneamente dentro de uma ou duas semanas e são provavelmente adequados apenas em pacientes em quem a conexão da ruptura foi malsucedida, e, então, apenas para prevenir ou amenizar a pancreatite pós-CPRE. A inflamação ductal iatrogênica deve ser antecipada e minimizada pela seleção de *stents* com um diâmetro menor que o PD descendente a partir do extravasamento, que é de comprimento apropriado para ligar a ruptura sem um comprimento de *stent* excessivo além do local do extravasamento e um que evite a impactação ascendente ou angulação na parede ductal.

Resumo

1. Os extravasamentos do ducto pancreático são consequências da inflamação aguda com ruptura de ducto, obstrução descendente ou ambas.

2. Extravasamentos menores nos casos de pancreatite aguda ou necrose são provavelmente comuns e respondem para a terapia conservadora.

3. As consequências das rupturas do ducto principal incluem fístulas internas (pseudocistos, necroses, ascite pancreática, efusões pleurais pancreáticas, comunicação pancreaticoentérica ou biliar) e fístulas externas.

4. O tratamento das fístulas internas requer tratamento do extravasamento e/ou as consequências/sequelas do extravasamento.

5. A ligação do local de ruptura ductal com um *stent* transpapilar é mais provável de ocasionar a resolução da ruptura a menos que exista uma síndrome da glândula desconectada.

6. As fístulas pancreáticas externas que são a consequência de um ducto pancreático desconectado podem, enfim, fechar, mas são tradicionalmente tratadas com ressecção da glândula desconectada.

A lista de referências deste capítulo pode ser encontrada em www.revinter.com.br/online/referencias-baron.pdf

Capítulo 52

Pancreatite Crônica – Cálculos e Estenoses

Jacques Devière

A pancreatite crônica (CP) é uma doença rara nos países do Oeste (incidência de 2 a 10 por 100.000 por ano). A CP causa lesão irreversível ao pâncreas com insuficiências exócrina e endócrina. Na maior parte dos casos a dor é o principal sintoma clínico e está presente precocemente no curso da doença.[1,2] Com exceção das pancreatites crônica tropical e hereditária, o mecanismo de CP não foi ainda claramente elucidado. O alcoolismo crônico é um fator precipitante e aumenta drasticamente a probabilidade de desenvolvimento de CP, mas a doença pode-se também desenvolver em indivíduos não alcoólicos sem qualquer histórico genético óbvio e é, então, definido como CP idiopática.

A fisiopatologia da CP ainda é debatida. Adeptos da "teoria do cálculo" acreditam que o evento iniciador é a formação de um plugue de proteína decorrente de uma ausência congênita de litostatina.[3] Proponentes da teoria da "fibrose necrótica," por sua vez, referem-se à fibrose e à estenose ductal, como a consequência da inflamação focal e necrose.[4]

A dor associada à CP é multifatorial e inclui pressões intraductais e intersticiais elevadas, síndrome do compartimento fechado, infiltração neural, pancreatite aguda avançada, pseudocistos e obstrução biliar. A pressão intraductal elevada decorrente da presença de cálculos e/ou estenoses é um dos fenômenos principais que levam à dor na CP.[5-8] Em virtude da ausência de complacência da glândula pancreática já presente em estágios precoces da CP, a pressão intraductal elevada torna-se rapidamente associada à pressão parenquimal elevada que prejudica o fluxo sanguíneo, levando à hipóxia, liberando os radicais livres derivados do oxigênio, e posteriormente estimulando a inflamação com fibrose subsequente.[8] A descompressão cirúrgica do ducto pancreático principal alivia a dor em muitos pacientes e está associada a uma diminuição nas pressões intraductal e intersticial.[9]

Outra característica de dor na CP é seu padrão heterogêneo, de dor episódica recorrente à persistente com intensidade variada e que não pode ser predita pela morfologia pancreática. Os episódios iniciais de dor abdominal aguda recorrente ou pancreatite aguda aumentam frequentemente e podem evoluir à síndrome da dor contínua, requerendo medicações. Durante história natural da CP, a dor pode desaparecer após vários anos, frequentemente associada ao desenvolvimento de insuficiências endócrina e/ou exócrina.[10] Esse padrão de dor heterogêneo é uma das dificuldades encontradas ao interpretar resultados de estudos clínicos que relatam o sucesso das drenagens cirúrgica e endoscópica para o alívio da dor na CP.

Tratamento Endoscópico – Descompressão Ductal pelo Tratamento de Cálculos e Estenoses

O objetivo da endoterapia na CP grave é descomprimir o ducto pancreático principal (MPD), removendo cálculos e realizando *bypass* nas estenoses com o uso de *stents*. Outro objetivo ao realizar a drenagem do MPD é reduzir a incidência ou retardar o desenvolvimento de esteatorreia pelo aumento do fluxo do conteúdo pancreático no duodeno. Entretanto, se isso pode ser alcançado ou não com a terapia endoscópica permanece controverso.[11,12]

O alívio endoscópico da obstrução do ducto pancreático pode ser alcançado de várias formas, incluindo esfincterotomia pancreática endoscópica, remoção do cálculo com ou sem o auxílio de uma litotripsia extracorpórea por ondas de choque (ESWL), dilatação da estenose e inserção de um *stent* no ducto pancreático.

Planejamento Pré-Procedimento (Ver Também Capítulo 9)

Além dos testes laboratoriais e radiografias abdominais da área pancreática ou tomografia computadorizada (CT) abdominal para a detecção de calcificações pancreáticas, a imagem por ressonância magnética (MRI) é atualmente a melhor modalidade de seleção de pacientes que podem se beneficiar do tratamento endoscópico e para o planejamento da terapia endoscópica (**Fig. 52.1**).

A RM realizada com estimulação por secretina (S-MRCP das vias biliares) permite que informações sobre a anatomia do ducto pancreático, presença de coleções de líquido peripancreático e possível obstrução do ducto biliar sejam determinadas. Além disso, a S-MRCP das vias biliares pode ser utilizada para quantificar a função pancreática exócrina e para avaliar os efeitos a curto e longo prazos dos procedimentos de drenagem ductal pancreática (**Fig. 52.2**).[13,14]

Canulação do MPD e Esfincterotomia Pancreática Endoscópica

A canulação do MPD e esfincterotomia pancreática endoscópica (EPS) são os primeiros passos da endoscopia pancreática e proporciona acesso melhorado ao MPD. A esfincterotomia da papila menor pode ser necessária em até 20% dos pacientes nos casos de anatomia do ducto dorsal dominante (*pancreas divisum* completo

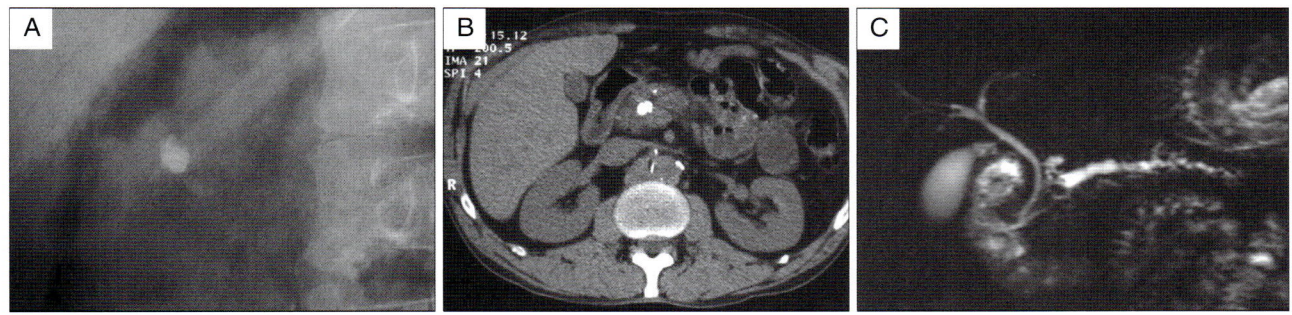

Fig. 52.1 Exemplo de planejamento pré-terapêutico em um paciente com CP e dor grave. A radiografia simples (**A**) demonstra uma calcificação densa, que é até mais claramente visível em um exame de CT melhorado (**B**), enquanto a S-MRCP das vias biliares dinâmica mostra um cálculo impactado ao nível do *genu* do pâncreas, com dilatação ascendente, enquanto o MPD distal apresenta tamanho normal (**C**). Esse paciente será submetido à ESWL antes de qualquer intervenção endoscópica.

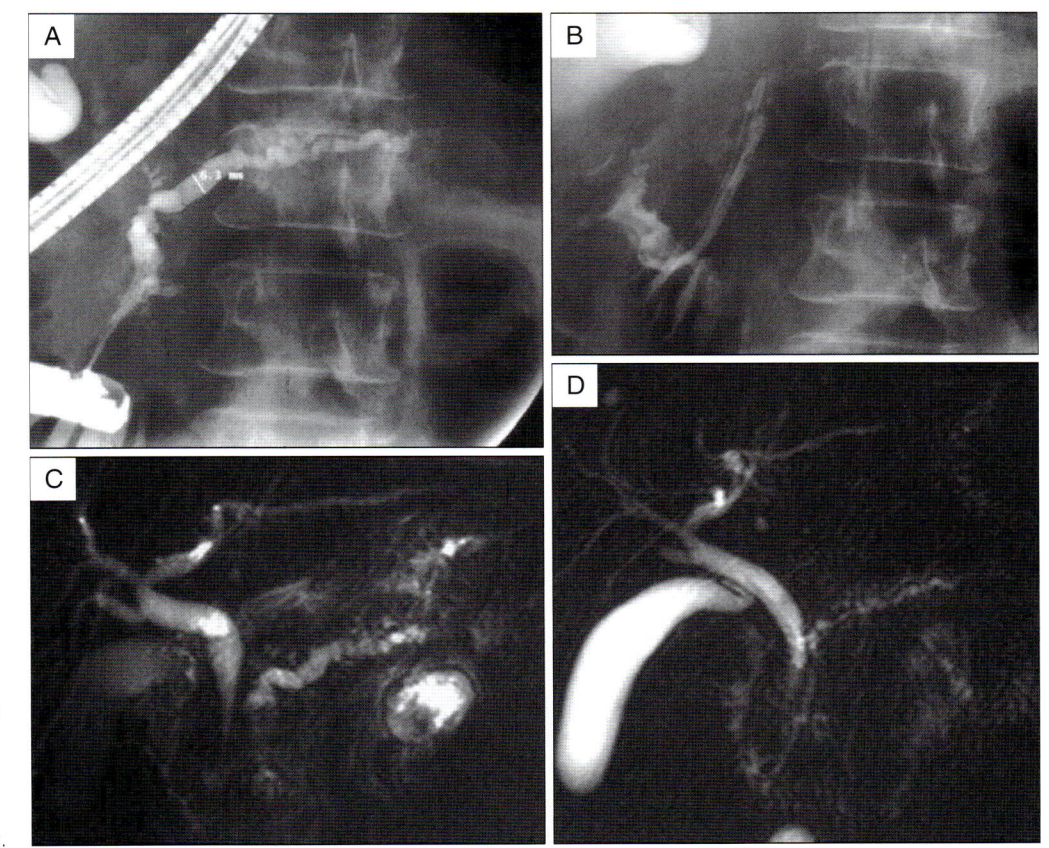

Fig. 52.2 Um paciente com uma estenose pré-papilar residual após extração de fragmentos de cálculo (**A**), tratado pela colocação de dois *stents* de 8,5 Fr lado a lado (**B**). A comparação da S-MRCP das vias biliares realizada antes (**C**) e depois (**D**) da drenagem demonstra a diminuição no diâmetro do MPD e preenchimento duodenal mais precoce de secreções pancreáticas.

ou incompleto, ansa pancreática). Em um subconjunto pequeno de pacientes, EPS isoladamente pode resolver a estenose papilar e permitir a remoção de pequenos cálculos flutuantes do ducto pancreático (PD). Em países ocidentais, as calcificações na cabeça do pâncreas observadas em imagens radiográficas de rotina e na CT abdominal melhorada quase sempre implicam que os cálculos do PD estão profundamente impactados na parede ductal, e sua remoção será muito difícil. Nesses casos, a ESWL deve ser realizada antes da tentativa de intervenção endoscópica e, como mais recentemente demonstrado, pode ser a única intervenção necessária em pacientes selecionados.

A esfincterotomia biliar realizada antes da EPS é realizada no caso de colangite ou icterícia obstrutiva ou quando tecnicamente é necessária para facilitar o acesso ao PD. Quando uma esfincterotomia biliar é realizada, o orifício do PD está localizado entre as posições 3 e 6 horas na margem direita da esfincterotomia. Após a opacificação pancreática, um fio-guia hidrofílico (Terumo Inc., Japão; Glidewire, Boston Scientific, Natick, Mass.) pode ser manobrado pela estenose ou pelo longo dos cálculos, utilizando um instrumento de torque sob orientação radiológica (**Fig. 52.3**). A esfincterotomia pancreática é, então, realizada sobre o fio-guia após canulação profunda com um esfincterótomo padrão ou cônico de tração. Preferimos utilizar corrente de corte puro, estendendo a incisão à parede duodenal. A mesma técnica pode ser utilizada para esfincterotomia da papila menor (ver Capítulos 19 e 20). Alternativamente, um *stent* para o ducto pancreático (PD, pode ser inserido no PD), e a esfincterotomia é realizada com uma *needle-knife*.

Litotripsia Extracorpórea por Ondas de Choque

Em centros de referência terciários que se especializam em tratamento endoscópico da pancreatite crônica grave, a ESWL frequentemente é realizada antes que a terapia endoscópica seja executada. Radiografias simples de alta resolução da área pancreática são obtidas nas posições oblíquas direita e esquerda para definir a localização dos cálculos e para otimizar a distribuição da ESWL, visto que o fluoroscópio utilizado durante a litotripsia é de resolução inferior.

Tecnicamente, é importante utilizar um litotriptor com um sistema de focagem de raios X bidimensional e um gerador de alta potência. Falta precisão na localização de cálculos ultrassônica. Quando realizada sob anestesia geral ou sedação profunda, 3.000 a 6.000 ondas de choque podem ser aplicadas a uma intensidade de 0,33 a 0,54 mJ/mm², que proporciona completa fragmentação do cálculo após uma média de uma sessão, embora em nossa experiência até cinco sessões podem ser necessárias. Com o paciente em posição de pronação, o gerador de onda de choque é colocado ao lado direito do paciente quando os cálculos estão localizados na cabeça do pâncreas, e ao lado esquerdo do paciente quando os cálculos estão localizados no corpo ou cauda do pâncreas. A ESWL é muito eficaz para a fragmentação de cálculos pancreáticos de carbonato de cálcio que para cálculos biliares. Cálculos fragmentados em milímetros geralmente podem ser removidos com facilidade durante a colangiopancreatografia retrógrada endoscópica (CPRE) (**Fig. 52.4**). Quando o litotriptor está localizado no interior ou próximo da unidade de endoscopia, a ESWL e a CPRE terapêutica podem ser realizadas consecutivamente durante uma sessão com anestesia geral.

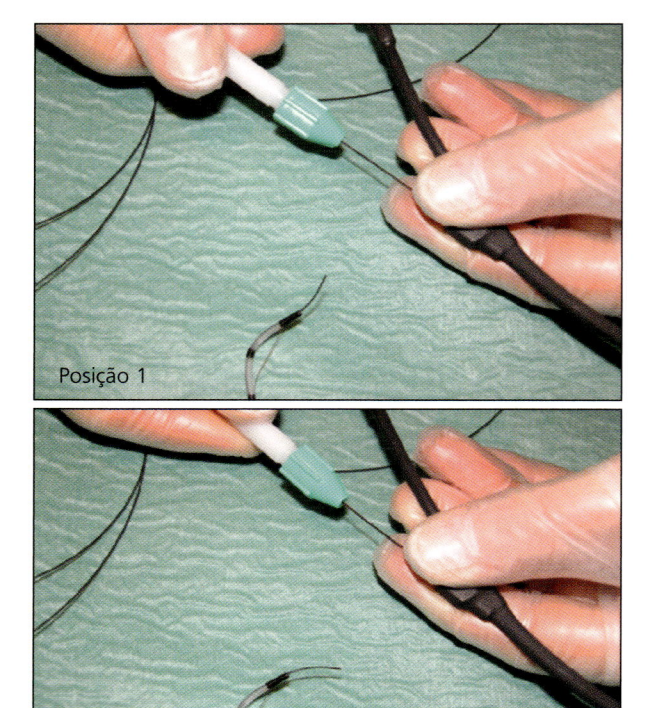

Fig.52.3 A utilização de um *minitome* (Cook Endoscopy, Winston-Salem, N.C.) com um fio-guia Terumo 0,018 com ponta em "J" manipulado por um assistente utilizando um instrumento de torque proporciona a melhor execução de canulação de estenoses tortuosas e difíceis sob controle fluoroscópico.

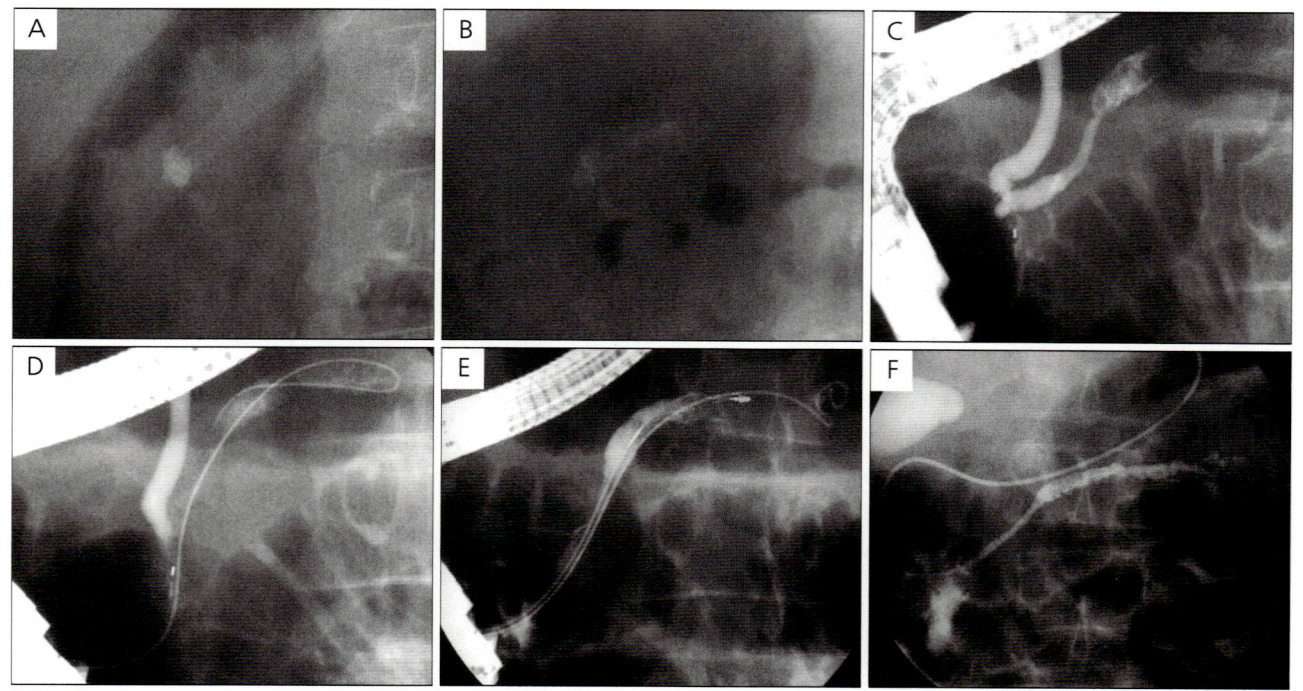

Fig. 52.4 O mesmo paciente da **Figura 52.1**. Uma fragmentação bem-sucedida (**A** versus **B**) após a ESWL está ilustrada por uma diminuição na densidade radiológica, um aumento da área de superfície do cálculo e heterogeneidade dos cálculos (material semelhante a pó). Após a fragmentação, uma esfincterotomia pancreática é realizada (**C**), um fio-guia é inserido no ducto pancreático (**D**), e uma pequena cesta Dormia (**E**) é manejada ao longo do fio-guia para remover os fragmentos do cálculo. No final do procedimento, um cateter nasopancreático é deixado no local (**F**).

Litotripsia Intraductal

Alguns endoscopistas relataram fragmentações de cálculos pancreáticos bem-sucedidos, utilizando a litotripsia mecânica intraductal.[17] Entretanto, o sucesso da litotripsia mecânica depende da habilidade de captura do cálculo no interior da cesta, o que muito frequentemente é impossível com cálculos impactados, calcificados. Um litotriptor com *laser* de corante pulsátil foi, também, utilizado para fragmentar cálculos pancreáticos sob visualização endoscópica direta com um pancreatoscópio (ver Capítulo 25) ou utilizando orientação fluoroscópica apenas.[18,19] A litotripsia a *laser* provou ser eficaz em uma minoria de pacientes. A fragmentação ductal permanece aleatória e não é tão eficaz quanto a ESWL. A ESWL é o padrão ouro para fragmentação de cálculos pancreáticos em virtude de sua eficiência, simplicidade e ausência relativa de eventos adversos.

Extração de Cálculo e Dilatação

Após a ESWL, fragmentos minúsculos de cálculos podem ser visualizados no interior do PD. Quando localizado após uma estenose, a estenose é dilatada com o uso de um balão de 4 a 6 mm (Maxforce, Boston Scientific) para facilitar a remoção do cálculo. Preferimos utilizar uma pequena cesta Dormia para remover fragmentos de cálculo (**Fig. 52.4**). Quando os cálculos são visíveis na fluoroscopia, um artifício útil é introduzir um fio-guia no MPD e, então, seguir com a cesta Dormia utilizando mínima ou nenhuma injeção de contraste, o que permite a localização fluoroscópica de fragmentos residuais que se tornam isodensos, quando o contraste é injetado, e, então, a cesta pode ser manipulada para capturá-los. É muito frequente que a cesta seja deixada aberta no ducto, girando em seu eixo enquanto injeta gentilmente o ducto com solução salina. Um cateter de balão levemente inflado pode ser utilizado em alguns casos, mas é de uso limitado no pâncreas, uma vez que fragmentos cortantes de cálculos rompem frequentemente os balões. Estenoses rígidas estão frequentemente presentes e, embora a dilatação com balão seja muito utilizada, velas dilatadoras (Soehndra dilators, Cook Endoscopy, Winston-Salem, N.C.) podem ser necessárias; no caso de estenoses em que a passagem de cateter é comprovadamente impossível um *stent* guia em parafuso (8,5 Fr) geralmente pode ser rotacionado pela estenose para permitir uma passagem subsequente de um balão dilatador (**Fig. 52.5**).

Caso sejam necessárias múltiplas sessões endoscópicas para a fragmentação e remoção de cálculos, um cateter nasopancreático (NPC) (ver Capítulo 21) é deixado no local para drenagem entre as sessões. Isto pode diminuir o risco de pancreatite aguda pela impactação de fragmentos.[20] A colocação do NPC também pode ser utilizada para predizer a necessidade de um *stent* pancreático; quando a perfusão do NPC é bem tolerada sem produzir dor, um ducto subjacente ao MPD com estenose significativa é improvável e a colocação de um *stent* pode ser evitada. Contrariamente, quando a perfusão do NPC é dolorosa, o cateter deve ser colocado para drenagem por gravidade e, posterior extração do cálculo ou colocação de *stent* deve ser realizada.

Colocação de *Stent*

Quando um MPD obstruído pela estenose está presente, a saída adequada do fluxo do pâncreas para o duodeno deve ser alcançada pela colocação de um *stent* no PD. Em oposição à colocação do *stent* para prevenir uma pancreatite pós-CPRE em pacientes de alto risco (ver Capítulo 7), múltiplos *stents* com diâmetro maior (7 a 10 Fr) são utilizados. O comprimento dos *stents* é selecionado de acordo com o comprimento do ducto pancreático e localização da estenose. Nossa linha de conduta é substituir os *stents* a cada 6 meses ou "quando imprescindível" caso os sintomas voltem; *stents* permanecem no local por até 2 anos. A colocação de *stent* evoluiu de única a múltiplos *stents* lado a lado. Dois *stents* de 8,5 Fr geralmente podem ser colocados após uma dilatação de 6 mm. O número de *stents* pode posteriormente ser aumentado durante as sucessivas trocas, se o diâmetro ductal ascendente do pâncreas assim o permitir (**Fig. 52.2**). Essa abordagem vem sendo utilizada para reduzir a duração da colocação dos *stents* e prolongar o alívio dos sintomas.[21] A colocação de múltiplos *stents* é facilitada pelo posicionamento de dois fios-guia através da estenose seguido de sucessivas colocações de *stents*. Essa técnica evita a necessidade de recanular o ducto pancreático e resolve a passagem de um fio-guia através de uma estenose rígida com um *stent* já no lugar.

O uso do sistema Fusion (Cook Endoscopy) permite troca intraductal e colocação de múltiplos *stents* lado a lado sem perder o acesso e utilizando apenas um fio-guia (ver Capítulo 21). Esse sistema tornou-se nossa técnica preferida de colocação de *stents* pancreáticos múltiplos de plástico de 8,5 Fr.

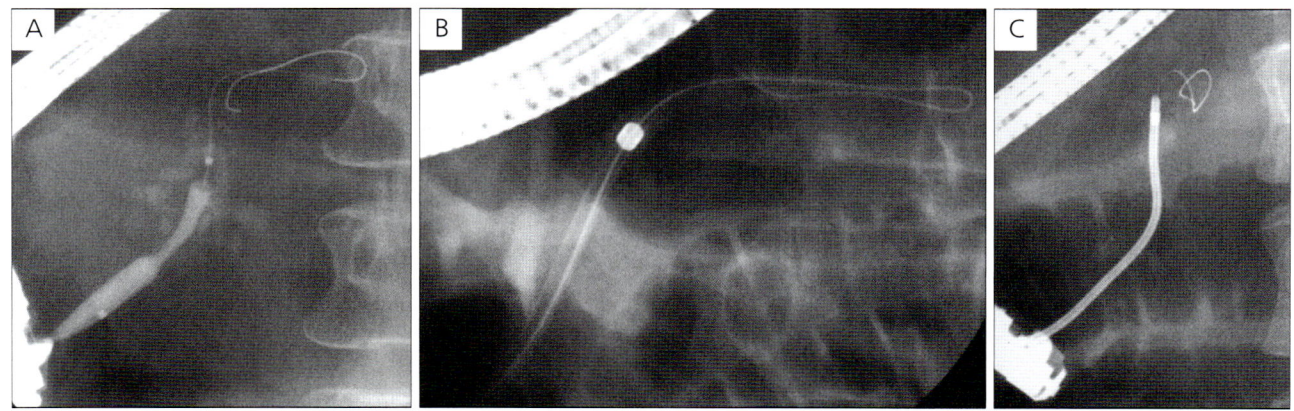

Fig. 52.5 Técnicas comuns de dilatação. (**A**) Um balão Maxforce de 4 cm por 6 mm é inflado pela estenose. Sua marcação é visível no início da inflação. (**B**) Uma vela dilatadora biliar é passada sobre o fio-guia. (**C**) Em estenoses extremamente rígidas um *stent* rastreador em parafuso Soehendra de 8,5 Fr é rotacionado pela estenose para criar o espaço necessário para a inserção de um balão. Nesse caso, após a dilatação o *stent* rastreador deve ser removido, girando-o em sentido anti-horário para evitar o risco de deslocamento do fio-guia.

Resultados Técnicos

A maior parte dos pacientes com CP dolorosa grave necessita de ESWL para remoção de cálculos. Em nossa experiência, a ESWL é necessária em dois terços dos pacientes encaminhados para tratamento. Em um estudo multicêntrico de mais de 1.000 pacientes, a obstrução pancreática foi decorrente da presença de cálculos obstrutivos apenas em 17%, da estenose do MPD em 47%, e ambos, cálculos e estenose, em 32%.[11] Vários relatos mostraram que a ESWL é um procedimento de baixo risco com um índice de fragmentação de cálculo de até 100%. Entretanto, a limpeza completa do cálculo do MPD é alcançada em somente 44 a 75% dos casos (**Tabela 52.1**). Uma metanálise mostrou que a utilização da ESWL estava significativamente associada à limpeza ductal e ao alívio da dor.[22] O sucesso técnico da drenagem ductal endoscópica, contudo, geralmente é definido como uma diminuição no diâmetro do MPD com ou sem limpeza completa do cálculo ductal.[12] Utilizando essa definição, o sucesso técnico foi observado em 54 a 99% dos casos nas maiores séries publicadas até hoje.[11,15,16,23-33] Dumonceau et al. identificaram a ESWL como único fator independente associado ao sucesso técnico. Na maior parte dos relatos, o sucesso da fragmentação e da limpeza do cálculo não está relacionado com o tamanho inicial dos cálculos ou sua quantidade no MPD.[24] Em um estudo, a limpeza de cálculo correlacionou-se negativamente com a presença de estenose no MPD.[34]

Resultados Clínicos

O alívio precoce da dor após a drenagem endoscópica do MPD é observado em por 82 a 94% dos pacientes e pode ser esperado, quando a drenagem do MPD é adequada.[23,24,26] A melhora clínica a médio prazo foi observada em 48 a 84% dos pacientes após um período médio de acompanhamento de 2 a 5 anos. Preditores de recorrência de dor durante o acompanhamento incluem uma alta frequência de crises de dor, longa duração da doença antes do tratamento e presença de uma estenose do MPD (**Tabela 52.2**).[24,34,35] Em nossa série com o acompanhamento mais longo

Tabela 52.1 Resultados da Litotripsia Extracorpórea por Onda de Choque (ESWL) e Endoterapia para Pancreatite Crônica Calcificante

Estudo	Ano	Nº de Pacientes	Fragmentação (%)	Limpeza Completa (%)	Alívio da Dor Completo ou Parcial (%)	Necessidade de Cirurgia	Acompanhamento Médio (Meses)
ESWL E ENDOTERAPIA							
Delhaye et al.[15]	1992	123	99	59	85	8	14
Schneider et al.[23]	1994	50	86	60	62	12	20
Costamagna et al.[27]	1997	35	100	74	72	3	27
Adamek et al.[28]	1999	80	54	ND	76	10	40
Brand et al.[29]	2000	48	60	44	82	4	7
Farnbacher et al.[26]	2002	125	85	64	48*	13	29
Kozarek et al.[30]	2002	40	100	ND	80	20	30
Inui et al.[16]	2005	470	82	73	69*	4	44
Tandan et al.[32]	2010	1.006	100	ND	84	ND	6
Seven et al.[33]	2012	120	100	ND	85	16	52
ESWL SOMENTE							
Ohara et al.[31]	1996	32	100	75	86	3	44

ND, nenhum dado.
*Pacientes com alívio completo da dor durante o acompanhamento.

Tabela 52.2 Fatores Preditivos do Sucesso Técnico e Clínico em Séries Publicadas de Mais de 50 Pacientes com Pancreatite Crônica Tratados pela ESWL e Drenagem Ductal Pancreática Endoscópica

Série	Nº de Pacientes	Sucesso Técnico (%)	Fator Associado	Sucesso Clínico (%)	Fator Associado
Acompanhamento a curto prazo < 2 anos[15]	123	90	Nenhum	85	Diminuição do diâmetro do MPD
Acompanhamento a médio prazo 2-5 anos[11,24-26,28,33-35]	53-996	54-99	Disponibilidade de ESWL[24] Cálculo único[28]	48-84	Curta duração da doença[24,33] Baixa frequência de dor[24] Ausência de estenose do MPD[24]
Total	1.557	86		65	
Acompanhamento a longo prazo > 5 anos[12]	56	86	Nenhum	66	Curta duração da doença Tabagismo contínuo
Acompanhamento a longo prazo > 4 anos[33]	120	100	Nenhum	85	Tabagismo contínuo

ESWL, litotripsia extracorpórea por onda de choque; MPD, ducto pancreático principal

até o momento (14,4 anos), um bom resultado clínico foi observado em dois terços dos pacientes e associado a uma curta duração da doença antes do tratamento e à interrupção do tabagismo.[12] Interessantemente, a continuidade do tabagismo foi o único fator clínico associado ao alívio da dor a longo prazo em um estudo recente a longo prazo de 120 pacientes.[33]

Esses resultados sugerem que a ESWL e/ou terapia endoscópica seja iniciada o mais breve possível no curso da CP, visto que ela aumenta a probabilidade de benefício a longo prazo e que os pacientes devem ser encorajados a interromper a ingestão de álcool e o tabagismo.

Na maior parte das séries, episódios recorrentes de dor durante o acompanhamento foram relacionados com a migração de fragmento de cálculo, estenose progressiva recorrente do MPD e com a obstrução ou deslocamento do *stent* pancreático. Interessantemente, retratamentos geralmente são mais fáceis que o tratamento inicial e podem ser muito eficazes no controle da dor.[26] Isto está em contraste à cirurgia, que aumentou a morbidade quando repetida.

Frequentemente, as estenoses dominantes do MPD são uma indicação de colocação de *stents* pancreáticos, necessários em 50 a 60% dos pacientes com pancreatite crônica grave.[11,26,27,33,36] O problema com a colocação de *stents* é sua oclusão, que resulta em sintomas recorrentes e até infecção pancreática. Os *stents* podem ser trocados como planejado ou quando imprescindível (em pacientes com dor recorrente e dilatação do MPD recorrente).

Ao utilizar a estratégia de troca quando imprescindível, a recolocação do *stent* é necessária em um período médio de 8 a 12 meses, provavelmente porque até um *stent* ocluído pode servir como um fator para permitir que o conteúdo pancreático flua ao interior do duodeno.[33,36] A colocação do *stent* a curto prazo (6 meses) em geral não é adequada para proporcionar dilatação suficiente da estenose e alívio da dor a longo prazo.[37] Entretanto, uma vez que a presença de um *stent* está associada à necessidade de endoscopias repetidas, dois grandes estudos avaliaram os resultados a longo prazo em pacientes com CP grave após a remoção do *stent* pancreático. Em um estudo, os *stents* puderam ser removidos de 49 dos 93 pacientes (52%) após uma duração média do *stent* de 16 meses, e 73% desses pacientes permaneceram livres da dor sem um *stent* durante um acompanhamento médio de 3,8 anos.[35] Em um segundo estudo, 62% dos pacientes mantiveram um controle satisfatório da dor após uma duração média da dor de 23 meses sem a necessidade de recolocação de *stents* durante um acompanhamento médio de 27 meses.[38] O único fator preditivo importante da necessidade de recolocação de *stent* pancreático após 1 ano de sua remoção foi a presença de *pancreas divisum*. Interessantemente, a maior parte dos pacientes com recorrência de dor que exigiu a recolocação de *stent* recidivou durante o primeiro ano, após a remoção do *stent*; quase todos os pacientes recidivaram em 2 anos. Portanto, quando um paciente permanece clinicamente bem durante o primeiro ano, após a remoção do *stent*, a recidiva subsequente com necessidade de recolocação do *stent* é improvável. É interessante observar que pacientes com recidivas frequentes de dor recorrentes da oclusão de *stents*, mas bom controle da dor com *stents* patentes apresentam um bom resultado após a descompressão pancreática cirúrgica (pancreaticojejunostomia). Isto, então, reforça a ideia de que a endoterapia deve ser realizada utilizando uma abordagem multidisciplinar. Além disso, a endoterapia pancreática não complica procedimentos cirúrgicos subsequentes quando necessários.[39]

Na tentativa de diminuir a duração do uso de *stent*, o grupo de Costamagna foi o primeiro a propor a colocação de múltiplos *stents* no MPD por 6 a 12 meses.[21] Seu plano é inserir o maior número de *stents* possível (média = 3), dependendo da gravidade da estenose do MPD e do diâmetro ductal ascendente. Após a remoção do *stent*, 16 dos 19 pacientes permaneceram assintomáticos após uma média de acompanhamento de 38 meses. A maior parte desses pacientes apresentou *stents* ocluídos no momento da remoção e, ainda assim, não tiveram recorrência de dor. Isto reforça o conceito de que o conteúdo pancreático ainda pode fluir entre os *stents* e que uma abordagem mais agressiva às estenoses pancreáticas dominantes pode diminuir a duração da colocação de *stents* necessária para oferecer alívio da dor a longo prazo.

Outra área que necessita de investigação futura em pacientes com estenoses distais (cabeça) é a eficácia a longo prazo de uma fístula pancreaticoduodenal iatrogênica. A última pode, então, ser mantida com a colocação de um ou dois *stents*.[40] Essa técnica também pode ser aplicada a pacientes na obstrução completa do MPD e possui a vantagem potencial de criar uma fístula pancreaticoduodenal verdadeira que pode não ser dependente da desobstrução do *stent*. A fístula agiria mais como um pavio comparável à comunicação criada após a drenagem de um pseudocisto pancreático associado a um MPO desconectado.

Outra opção endoscópica para pacientes com cálculos no PD é iniciar o tratamento utilizando apenas a ESWL.[31] Certamente, a ESWL produz fragmentação milimétrica do cálculo que pode passar pela papila na ausência de uma esfincterotomia pancreática, resultando em limpeza ductal sem a necessidade de intervenção endoscópica. Essa abordagem é mais bem reservada a pacientes sem estenoses biliares ou pseudocistos e com estenoses curtas do ducto pancreático. A abordagem inicial da ESWL apenas foi estudada prospectivamente em um ensaio multicêntrico controlado, randomizado, de 55 pacientes (**Tabela 52.3**) com um acompanhamento médio de mais de 4 anos e apresentaram alívio da dor a longo prazo semelhante, comparando-se à ESWL e endoterapia combinadas como uma abordagem inicial, com uma diminuição do tempo de internação hospitalar, custo e necessidade de procedimentos adicionais. Adotamos essa estratégia para o tratamento de pacientes selecionados.

Tabela 52.3 ESWL versus ESWL e Endoterapia como Tratamento Inicial para Pancreatite Crônica com Cálculos Obstrutivos, sem um Grande Pseudocisto e sem Estenoses Biliares

Tratamento Inicial	ESWL ($n = 26$)	ESWL e Endoterapia ($n = 29$)
Permanência hospitalar inicial (dias)	2	7*
Morbidade	0%	3%
Pelo menos uma recorrência de dor em 51 meses	42%	45%
Pacientes que necessitam de CPRE/ESWL adicional	8(31%)	18 (62%)*

CPRE, colangiopancreatografia retrógrada endoscópica; ESWL, litotripsia extracorpórea por onda de choque.
*$p < 0,05$.
De: Dumonceau JM, Costamagna G, Tringali A et al. Treatment for painful calcified chonic pancreatitis: extracorporeal shock wave lithotripsy versus endoscopic treatment: a randomized controlled trial. *Gut*. 2007;56:545-552.

Eventos Adversos

O principal evento adverso após a fragmentação do cálculo pancreático e endoterapia pancreática é a pancreatite aguda. Felizmente, o índice de pancreatite grave após manipulações pancreáticas em pacientes com pancreatite crônica calcificante é baixo. Em uma revisão de 572 esfincterotomias pancreáticas endoscópicas realizadas em pacientes com doença pancreática, 12% dos pacientes desenvolveram pancreatite aguda (nenhuma grave), e o índice foi significativamente mais baixo em pacientes sem cálculos ductais pancreáticos. Por análise multivariada, os fatores significativos que diminuíram o risco de pancreatite aguda após a esfincterotomia foram a presença de cálculos ductais pancreáticos, realização de esfincterotomia da papila maior apenas e drenagem adequada do ducto pancreático.[20]

A ESWL está associada a muito poucos eventos adversos. A pancreatite pós-ESWL é observada em < 1% dos casos, mesmo sem esfincterotomia prévia. Administramos inibidores de bomba de próton (PPIs) após a ESWL durante 2 semanas.

Impacto da Drenagem Ductal Pancreática Endoscópica na Função Pancreática Endócrina e Exócrina

Em contraste ao estudo multicêntrico publicado por Rösch *et al.*, nossos resultados a longo prazo sugerem que a drenagem ductal endoscópica, incluindo a ESWL, pode retardar o desenvolvimento de esteatorreia clínica por, aproximadamente, 10 anos quando comparada a pacientes não tratados com pancreatite crônica.[10-12]

O risco de um novo surto de esteatorreia foi mais elevado em pacientes alcoólicos e também associado à longa duração de obstrução ductal sintomática antes do tratamento, sugerindo que a descompressão ductal precoce no curso da doença pode ser benéfica. Entretanto, no caso de esteatorreia indolor, a endoterapia não pode ser recomendada. Além disso, estudos prévios confirmaram que o desenvolvimento de diabetes melito não foi prevenido pela drenagem do ducto pancreático. Em vez disso, ela pareceu ser uma consequência do abuso contínuo de álcool. Isto sugere que apenas a função pancreática exócrina pode ser dependente do alívio precoce da obstrução ductal.[11,28,42]

Resumo

Múltiplas grandes séries com longa duração de acompanhamento demonstram a eficiência da endoterapia pancreática para a CP dolorosa e apoiam a endoterapia como uma intervenção viável de primeira linha. Contudo, críticas à endoterapia continuam.[43]

Uma crítica é a ausência de ensaios controlados por simulação, que são difíceis de serem realizados em centros de referência, onde pacientes com dor severa são encaminhados para tratamento cirúrgico. Durante um período de 3 anos, fomos capazes de inscrever apenas oito pacientes em tal ensaio em nossa instituição. Esse número representa apenas 5% dos pacientes novos. Em uma publicação recente de endoterapia pancreática em pacientes com dor contínua e um ducto dilatado,[44] o alívio completo da dor ocorreu em todos os pacientes e permitiu a descontinuação do analgésico. Isto sugere que nesse subconjunto de pacientes a drenagem do MPD é melhor que o placebo.

Ainda há discussões sobre se a endoterapia é uma alternativa à cirurgia no tratamento da dor. O primeiro ensaio randomizado comparando a endoterapia à cirurgia demonstrou alívio da dor a curto prazo semelhante, embora a cirurgia tenha sido melhor para o controle da dor a médio prazo.[45] É importante notar que a cirurgia incluiu ressecção em 80% dos pacientes, o que não é

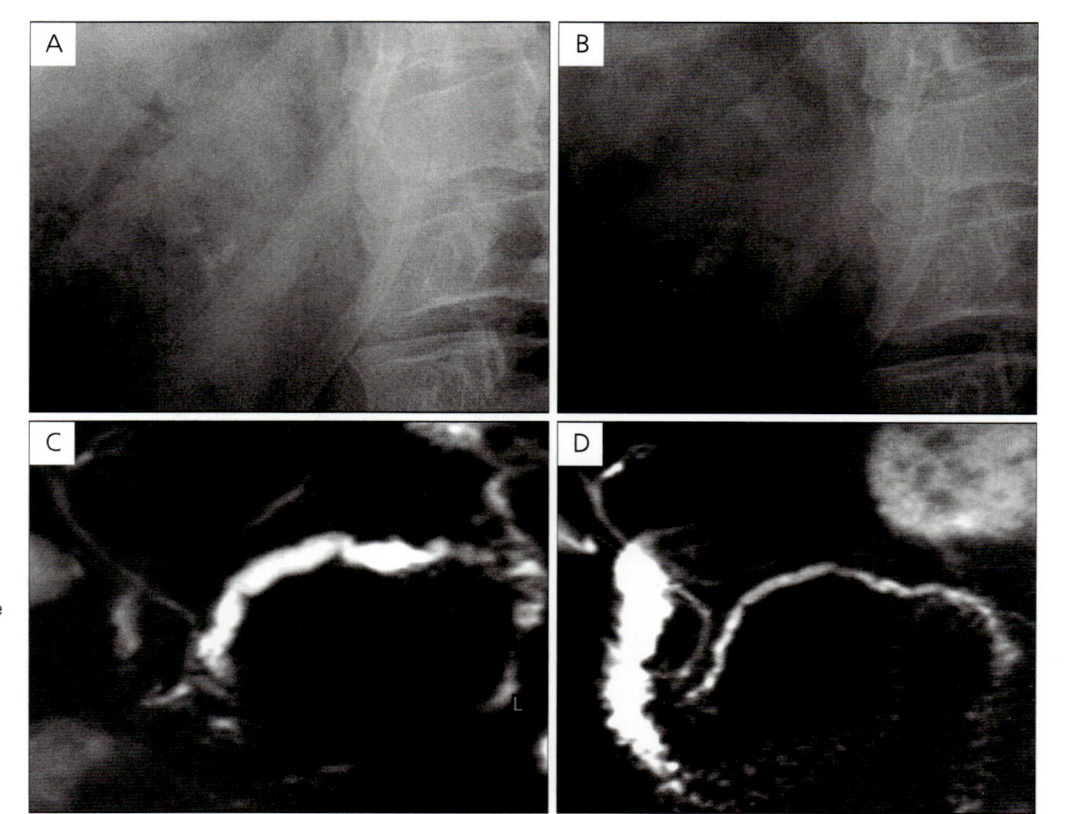

Fig. 52.6 Um paciente com CP e dor diária. (**A** e **C**) Radiografia e MRCP das vias biliares na admissão, demonstrando um único cálculo impactado na cabeça do pâncreas com dilatação ascendente do MPD. (**B** e **D**) Após uma única sessão de ESWL, sem qualquer terapia endoscópica, a maior parte do cálculo desapareceu (**B**), o tamanho do MPD diminuiu (**D**) e o preenchimento duodenal no mesmo ponto após a injeção de secretina é muito mais visível.

comparável à drenagem ductal isolada. Além disso, a ESWL não estava disponível para o tratamento endoscópico, que, em nossa experiência, não permitiria o sucesso do tratamento em 44% dos casos. Também a endoterapia repetida não foi realizada quando os sintomas recorreram.[15] Múltiplos estudos prévios demonstraram a necessidade para tal retratamento durante o período inicial após a descompressão endoscópica.[15,16] Em outro ensaio,[46] a cirurgia resultou em alívio da dor superior comparado à endoterapia em 2 anos (75 *vs.* 32%). Entretanto, nesse estudo, os *stents* permaneceram no local para o tratamento das estenoses durante aproximadamente 6 meses, o que é eficaz para o alívio da dor a longo prazo.[39] A grande maioria dos pacientes apresenta estenoses graves do MPD.[47] Além disso, o grupo endoscópico incluiu pacientes com pancreatite crônica obstrutiva, estenoses biliares e pseudocistos. Recentemente, o mesmo grupo[48] relatou o acompanhamento por 6 anos desses pacientes. Muito poucos pacientes no grupo endoscópico (6 de 16) apresentaram alívio parcial ou completo da dor comparado ao grupo cirúrgico (12 de 15). Contudo, escores gerais de dor, qualidade de vida, internação hospitalar total e custo foram semelhantes. Interessantemente, nove pacientes no grupo endoscópico foram submetidos à cirurgia, e apenas dois apresentaram alívio subsequente da dor. Embora os autores tenham sugerido que a cirurgia retardada utilizando endoterapia fosse a causa de uma resposta insatisfatória após a cirurgia, isso pode refletir na heterogeneidade do grupo endoscópico que incluiu pacientes que necessitam mais que uma drenagem do ducto pancreático.

Esses ensaios randomizados são úteis para estabelecer a melhor abordagem dos pacientes com CP.[47] Além disso, a padronização da abordagem endoscópica (ESWL, duração da colocação do *stent* e tratamento em unidades multidisciplinares) é necessária. Medida de resultados também é importante, uma vez que a maior parte das recidivas de dor após a endoterapia ocorra dentro de 1 ano após o tratamento inicial.[12] Contrariamente, a recorrência após a cirurgia comumente ocorre depois de, aproximadamente, 6 a 7 anos.[10]

Uma questão final é definir se um número excessivo de procedimentos está sendo realizado nesses pacientes. Estudos do Japão mostram que a ESWL isolada resulta em alívio da dor em muitos pacientes.[16,31] Isto provavelmente é uma consequência da fragmentação minúscula dos cálculos de carbonato de cálcio, especialmente em pacientes com cálculos solitários localizados na cabeça pancreática.

Como mencionado anteriormente, um ensaio-controle,[41] randomizado nesse grupo particular de pacientes que comparou a ESWL como um tratamento inicial ao ESWL mais endoterapia demonstrou que a abordagem inicial menos invasiva foi tão eficaz quanto a mais invasiva, e que apenas 31% dos pacientes do grupo "ESWL isolado" necessitaram de endoterapia adicional durante um acompanhamento médio de 4 anos (**Fig. 52.6**). Isso também apoia a utilização da ESWL como alicerce no tratamento desses pacientes. Agora isso se tornou nossa primeira abordagem terapêutica para o tratamento da dor em pacientes com cálculos obstrutivos. Caso a terapia adicional seja necessária, a endoterapia ou cirurgia é realizada. A cirurgia é preferida em pacientes com estenoses associadas em quem a melhora da estenose do PD não é obtida após o período de 1 ano da terapia com *stents* (preferivelmente utilizando dois *stents* grandes [8,5 Fr] implantadas lado a lado). Entretanto, o tratamento endoscópico de pacientes com pancreatite crônica deve ser realizado como parte de uma abordagem multidisciplinar pelos clínicos com experiência em ambas as abordagens cirúrgica e endoscópica.

A lista de referências deste capítulo pode ser encontrada em www.revinter.com.br/online/referencias-baron.pdf

Capítulo 53

Drenagem Endoscópica dos Pseudocistos Pancreáticos, Abscessos e Necrose Loculada

Todd H. Baron

Os pseudocistos pancreáticos, abscessos e necrose pancreática são tipos de coleções de líquido pancreático (PFCs) que surgem como uma consequência de lesão pancreática. A base dessa lesão pancreática é a ruptura do ducto pancreático principal e/ou ramos laterais. A ruptura ductal pode ser decorrente da lesão pancreática aguda (pancreatite aguda, traumatismo, ressecção cirúrgica ou lesão ao pâncreas durante a cirurgia abdominal) ou lesão crônica (pancreatite crônica, pancreatite autoimune). A sequela da lesão ductal é a formação de uma coleção de líquido com ou sem restos sólidos.

A base da terapia endoscópica está direcionada para a drenagem de líquido e componentes sólidos, utilizando a abordagem transmural ou para o tratamento da ruptura ou estenose do ducto pancreático (PD), usando um acesso transpapilar, quando possível. Acredita-se que o tratamento da ruptura do PD diminua a taxa de recorrência a longo prazo e melhore a taxa de resolução bem-sucedida de uma coleção, que pode ser avaliada e tratada por via endoscópica. Esse capítulo discute as abordagens endoscópicas das PFCs.

Tipos Específicos de Coleções de Líquidos

Os sistemas de classificação para definir os tipos de PFCs são úteis para os mecanismos de entendimento da formação e permitem comparações de terapias entre e dentre as disciplinas. Desde a edição prévia desse texto a classificação e nomenclatura das PFCs foram revisadas[1] e continuam a evoluir.

Entretanto, a abordagem pode ser simplificada pela avaliação de três questões: (1) a coleção é o resultado de uma pancreatite ou representa uma neoplasia cística (ver Capítulo 48). (2) A coleção é composta primariamente por líquido ou contém restos sólidos significativos? (3) Qual é a anatomia do PD? Utilizando essas três questões básicas, podem ser formuladas abordagens a curto e longo prazos ao paciente com uma PFC.

A abordagem de coleções que são compostas primariamente por líquido é diferente da abordagem das que contêm restos sólidos significativos, uma vez que coleções liquefeitas possam ser tratadas pela colocação de *stents* de diâmetro pequeno por meio de uma abordagem transmural ou transpapilar apenas, enquanto que os restos sólidos geralmente necessitam de dilatação transmural agressiva para permitir a saída de material sólido e colocação de um *stent* de diâmetro largo e/ou cateteres de irrigação e estão associados a resultados piores.

Coleções Compostas Completamente ou Predominantemente por Líquido

1. *Coleções de líquidos agudas*. As coleções de líquido agudas surgem precocemente no decorrer da pancreatite aguda, são de localização geralmente peripancreática e, normalmente, cessam sem sequelas, mas podem evoluir para pseudocistos pancreáticos.[1]
2. *Pseudocistos pancreáticos*.
   a. *Pseudocistos pancreáticos agudos*. Os pseudocistos agudos surgem como sequela da pancreatite aguda, requerem pelo menos 4 semanas para se formarem e são desprovidos de restos sólidos significativos. Os pseudocistos pancreáticos agudos geralmente se formam como um resultado da necrose pancreática limitada e extravasamento do PD (**Fig. 53.1**). Alternativamente, áreas de necroses gordurosas pancreática e peripancreática podem completamente se liquefazer ao longo do tempo e se tornarem um pseudocisto. Apesar do requerimento de pelo menos 4 semanas para um pseudocisto se formar, é importante notar que esse período de tempo não define a coleção como um pseudocisto pancreático. Pacientes com necrose pancreática significativa (≥ 30%) podem evoluir para necrose pancreática aguda precoce e necrose peripancreática em uma coleção que se assemelha radiograficamente a um pseudocisto, mas que estava presente por mais de 4 semanas (ver necrose não organizado a seguir). Por definição, as coleções que contêm restos sólidos significativos não são pseudocistos, e o tratamento endoscópico dessas coleções pelo método de drenagem do pseudocisto resulta em infecção decorrente da remoção inadequada dos restos sólidos.

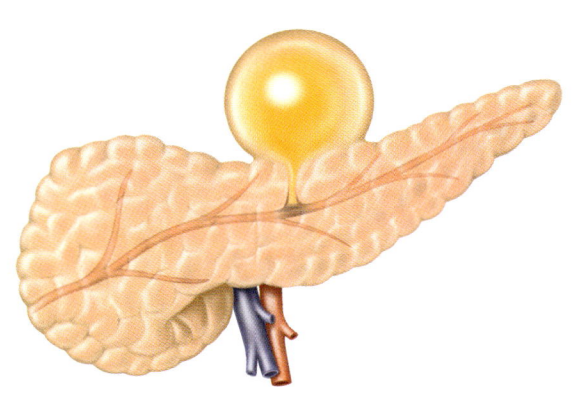

Fig. 53.1 Ilustração de um mecanismo de formação de um pseudocisto pancreático agudo. A necrose limitada do ducto pancreático principal leva a um extravasamento ductal com acúmulo de líquido rico em amilase.

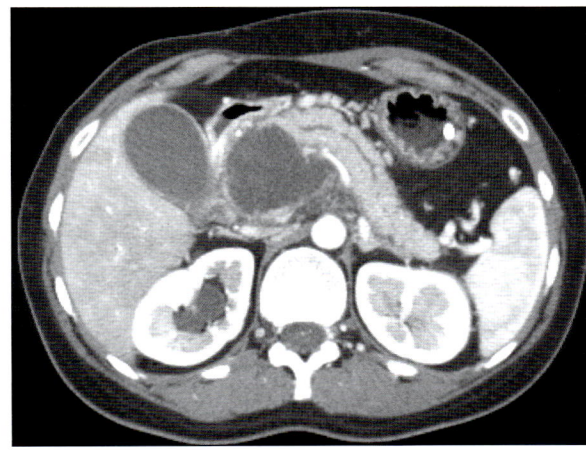

Fig. 53.3 Histiocitoma fibroso maligno, metastático, detectado em uma mulher com dor abdominal e "pancreatite" mimetizando um pseudocisto pancreático. Ela apresentava uma lesão primária previamente conhecida. A lesão foi diagnosticada pela EUS-FNA e ressecada como conduta paliativa.

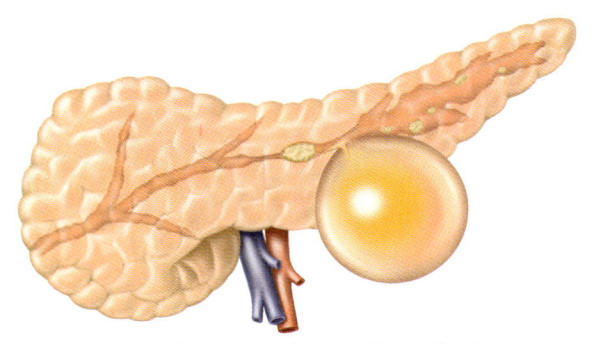

Fig. 53.2 Ilustração de um mecanismo de formação de um pseudocisto pancreático crônico. A obstrução do ducto pancreático principal pelos cálculos e/ou estenose produz um estouro do ducto com acúmulo de líquido rico em amilase.

Quadro 53.1 Disfarces das Coleções de Líquidos Pancreáticos

- Neoplasia pancreática cística
- Cisto de duplicação
- Cisto pancreático verdadeiro
- Pseudoaneurisma
- Neoplasia necrótica sólida (p. ex., sarcoma retroperitoneal)
- Linfocele
- Vesícula biliar

b. *Pseudocisto crônico*. Um pseudocisto crônico surge como uma sequela de uma pancreatite crônica decorrente de uma obstrução pancreática descendente, proveniente de estenoses fibróticas e/ou cálculos. Isto resulta em um estouro do ducto pancreático (extravasamento) e acúmulo de líquido pancreático. Essas coleções não contêm restos sólidos e, geralmente, não surgem como um resultado de processos inflamatórios agudos (**Fig. 53.2**).

Os pseudocistos pancreáticos podem ser subdivididos em estéreis e infectados (em algumas nomenclaturas também denominados como abscessos pancreáticos).

3. *Abscessos pancreáticos*. Os abscessos pancreáticos verdadeiros são raros e não são sinônimos de pseudocistos pancreáticos infectados.[1] Entretanto, para o propósito desse capítulo e baseando-se nas revisões pendentes da nomenclatura existente, um abscesso poderá ser considerado como uma PFC infectada que contém pouco ou nenhum resto sólido (oposto à necrose pancreática infectada, que será descrita posteriormente). Acredito que quando essa definição é utilizada, os abscessos podem ser drenados por meio de cateteres de tamanho moderado sem absoluta necessidade de irrigação ou desbridamento.

Indicações para Drenagem de Coleções Liquefeitas

Em geral, as indicações para drenagem de uma PFC liquefeita são direcionadas por sintomas e pela infecção e não pela simples presença de uma coleção por exames de imagem. Por muitos anos, uma incisão de 6 cm e persistência de uma coleção foram utilizadas como critério de drenagem. Entretanto os pacientes podiam permanecer assintomáticos com coleções ≥ 6 cm com pequeno risco de eventos adversos, como ruptura, infecção ou hemorragia, e a intervenção endoscópica está associada a um risco finito (e presumivelmente maior) de eventos adversos. O aumento progressivo de uma coleção é uma exceção aos sintomas que é citada como uma indicação para a drenagem, embora, mesmo assim, esses pacientes possam potencialmente ser acompanhados até se tornarem sintomáticos.

Os sintomas relacionados com as coleções pancreáticas estéreis incluem dor abdominal, frequente exacerbação da alimentação, perda de peso, obstruções da saída gástrica, icterícia obstrutiva e extravasamentos do PD. Os extravasamentos do PD podem se manifestar como ascite pancreática ou efusão pleural com amilase elevada e fístulas pancreáticas e são discutidos no Capítulo 51. A infecção é considerada uma indicação absoluta de drenagem.

Avaliação Pré-drenagem

Antes da realização da drenagem de uma coleção pancreática liquefeita, uma avaliação pré-drenagem deve ser realizada. Os objetivos dessa avaliação pré-drenagem são os seguintes:

1. Estabelecer se a coleção representa uma PFC ou um "disfarce" da PFC como uma neoplasia cística ou outra entidade (**Quadro 53.1**; **Fig. 53.3**). Quando o paciente não apresenta

um histórico bem documentado de pancreatite aguda ou crônica, o endoscopista deverá se assegurar de que a coleção não representa um pseudocisto ou outra coleção inflamatória. Com o desenvolvimento da ultrassonografia endoscópica (EUS), neoplasias císticas foram mais bem reconhecidas e definidas. Entretanto, a avaliação clínica e a colangiopancreatografia por ressonância magnética (MRCP das vias biliares) também podem ser úteis em fazer essa diferenciação. As neoplasias císticas são discutidas com mais detalhes no Capítulo 48.

2. Estabelecer se a coleção é predominantemente líquida ou contém uma quantidade significativa de restos sólidos.
3. Estabelecer a relação da coleção para circundar as estruturas luminais e vasculares.
4. Considerar etiologias subjacentes do pseudocisto pancreático verdadeiro que possui implicações para terapias alternativas ou adjuvantes, como câncer pancreático, pancreatite autoimune e neoplasmas mucinosos pancreáticos intraductal (IPMNs).

Além disso, para um histórico completo e exame físico, deve-se realizar a seguinte avaliação:

1. O perfil de coagulação em pacientes com suspeita de coagulopatia e/ou doença hepática, especialmente quando a drenagem transmural é considerada.
2. Tomografia computadorizada (CT) abdominal reforçada pelo contraste. Este exame permite avaliar a localização precisa da coleção em relação ao estômago e duodeno, antecipando a possível drenagem transmural. Além disso, a relação da coleção ao potencial de intervenção das estruturas vasculares pode ser analisada. Varizes circunjacentes provenientes da trombose da veia esplênica ou porta também podem ser visualizadas. O achado de homogeneidade no interior da coleção sugere a presença de restos sólidos e/ou sangue circunjacentes (**Fig. 53.4**).

Considerações devem ser fornecidas para estudos para os seguintes estudos adicionais:

1. *Ultrassonografia endoscópica* (EUS). A EUS pode ser utilizada antes da drenagem para permitir a avaliação da presença de restos sólidos significativos que podem alterar a estratégia do tratamento. Além disso, caso não esteja certo se a coleção representa um pseudocisto verdadeiro ou outra lesão cística não inflamatória, a EUS permite a obtenção de um diagnóstico definitivo pela utilização das características ultrassonográficas, aspiração e análise dos conteúdos císticos e biópsia da parede do cisto. Uma vez que o endoscopista está certo de que a lesão em questão é uma PFC e a decisão tenha sido tomada por realizar a drenagem endoscópica, EUS pode ser utilizada para guiar a drenagem transmural como discutido na sessão seguinte.

2. *Imagem de ressonância magnética (MRI) com ou sem colangio-ressonância MRCP.* A MRI também permite a detecção da presença de restos sólidos a ponto de que planos para remoção e/ou estratégias de drenagem alternativas possam ser selecionadas dependendo da *expertise* local e preferências de drenagem da necrose. A MRCP das vias biliares pode definir a anatomia ductal e pode ser aumentada pela estimulação da secretina. A MRCP das vias biliares aumentada pela secretina (S-MRCP das vias biliares) pode demonstrar a presença ou ausência de uma ruptura ductal.

Técnicas de Drenagem

As PFCs liquefeitas podem ser drenadas pela utilização de uma abordagem transpapilar, transmural ou uma combinação delas.[2,3] A decisão de utilizar uma abordagem e não a outra depende do tamanho da coleção, sua proximidade ao estômago e duodeno e a capacidade de penetrar o ducto pancreático e/ou alcançar a área de ruptura.[4] Por exemplo, embora a abordagem designada para drenar um pseudocisto formado a partir de um cálculo que obstrui o PD possa ser transpapilar (**Fig. 53.5, *A* e *B***), a falha em manejar um fio-guia além do cálculo que obstrui o ducto pode requerer drenagem transmural. A avaliação e o tratamento do cálculo ductal com dados posteriores por outras técnicas, como litotripsia extracorpórea por ondas de choque (ESWL), podem, então, ser realizadas (**Fig. 53.5, *C* a *E***).

Drenagem Transpapilar

Caso a coleção se comunique com o ducto pancreático principal, a colocação de uma endoprótese pancreática com ou sem esfincterotomia pancreática é uma abordagem útil, especialmente para coleções medindo ≤ 6 cm que não são de outro modo acessáveis via transmural.[5,6] A extremidade distal do *stent* (em direção à cauda pancreática) pode penetrar a coleção diretamente ou conectar a área de extravasamento no ducto pancreático ascendente ao extravasamento (**Fig. 53.6**). A última é a técnica preferida (**Fig. 53.7**) uma vez que restaura a continuidade do ducto. Em pacientes com pseudocistos crônicos é importante que o *stent* conecte qualquer processo obstrutivo (estenose ou cálculo) entre o duodeno e o local do extravasamento. O diâmetro do *stent* pancreático utilizado depende do diâmetro ductal pancreático (ver Capítulos 21 e 52), embora *stents* de 7 Fr sejam mais frequentemente utilizados. Em pacientes com pancreatite crônica, a terapia endoscópica de estenoses de PD subjacentes e cálculos pancreáticos pode reduzir a taxa de recorrência de pseudocistos pancreáticos.[7]

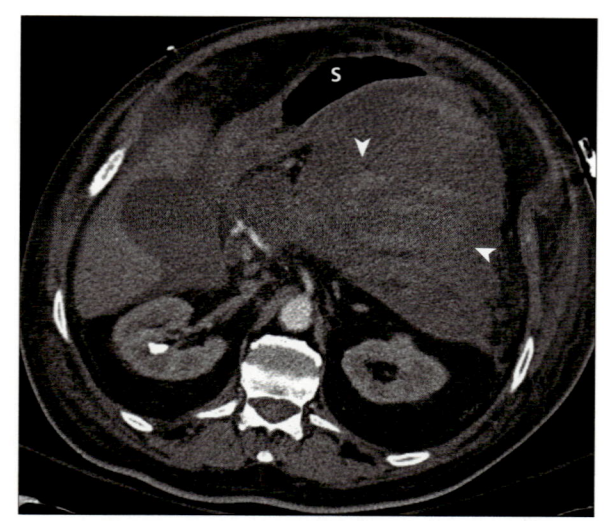

Fig. 53.4 CT obtida 4 semanas após pancreatite da vesícula biliar clinicamente grave. Notar a grande coleção de líquido homogênea posterior ao estômago (*S*) com densidade homogênea (*pontas de setas*) sugerindo restos sólidos.

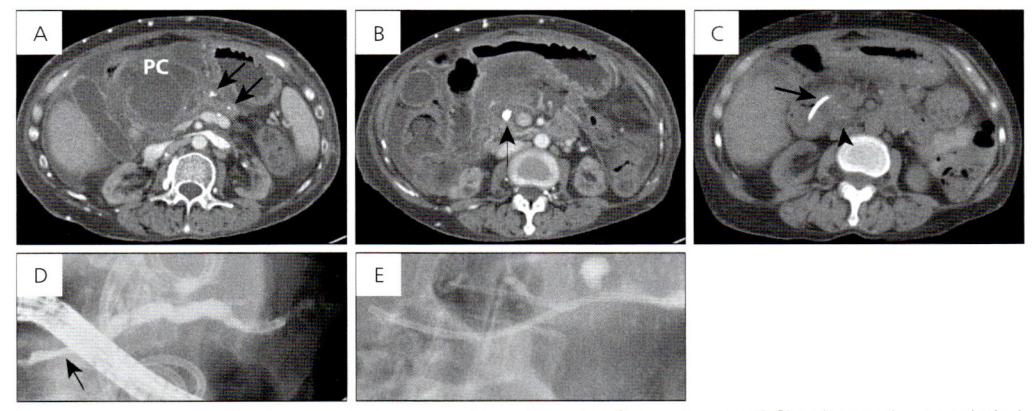

Fig. 53.5 Um paciente com um pseudocisto decorrente de pancreatite crônica. (**A**) O pseudocisto *(PC)* é observado comprimindo o duodeno; calcificações estão presentes próximas à cauda *(setas)*. (**B**) Secções inferiores do mesmo paciente. Um grande cálculo *(seta)* está obstruindo o ducto pancreático principal. (**C**) CT de acompanhamento após a drenagem transmural e ESWL. *Stents* transduodenais podem ser vistos *(setas)*. O primeiro cálculo foi fragmentado *(cabeças de seta)*. (**D**) No momento da remoção do *stent* duodenal, a pancreatografia demonstra uma estenose na cabeça *(seta)*. (**E**) Fragmentos de cálculos foram removidos, a estenose foi dilatada com um balão, e um *stent* foi colocado no ducto pancreático.

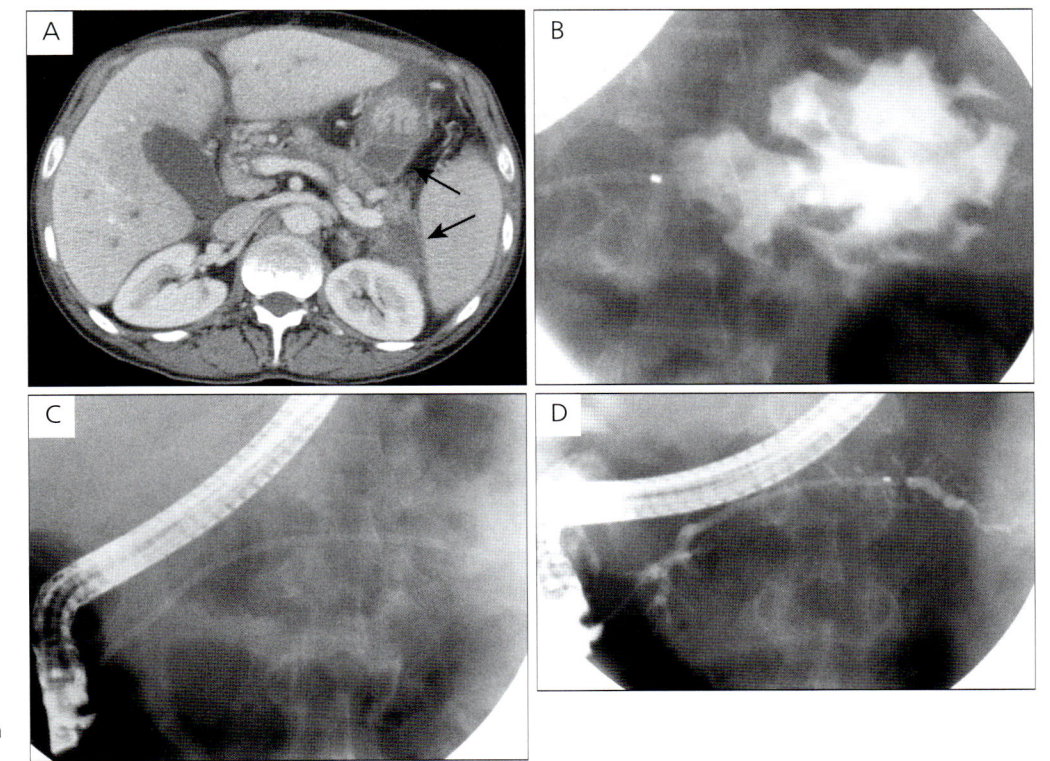

Fig. 53.6 Drenagem transpapilar de um pseudocisto pancreático. (**A**) CT. Coleções são observadas *(setas)*. (**B**) Pancreatograma demonstra extravasamento da cauda. (**C**) *Stent* transpapilar colocado na cauda. (**D**) Acompanhamento por pacreatograma demonstra ausência de extravasamento.

A vantagem de uma abordagem transpapilar comparada a uma transmural é evitar sangramento e perfuração. A desvantagem da drenagem transpapilar é o potencial para lesão ductal pancreática induzida pelo *stent* em pacientes em quem o PD é normal. Podem ser incluídos como exemplos pacientes com pseudocisto agudo e pequena ruptura do ramo lateral e pacientes com extravasamentos da cauda ductal após a pancreatectomia distal (ver Capítulo 42).

Drenagem Transmural

Dispositivos Completamente Transmurais

Os dispositivos utilizados para realizar a punção transmural de uma coleção podem ser divididos em dispositivos que utilizam ou não o cautério. Os dispositivos que utilizam cautérios incluem fios diatérmicos padronizados *(needles-knives)* e dispositivos de

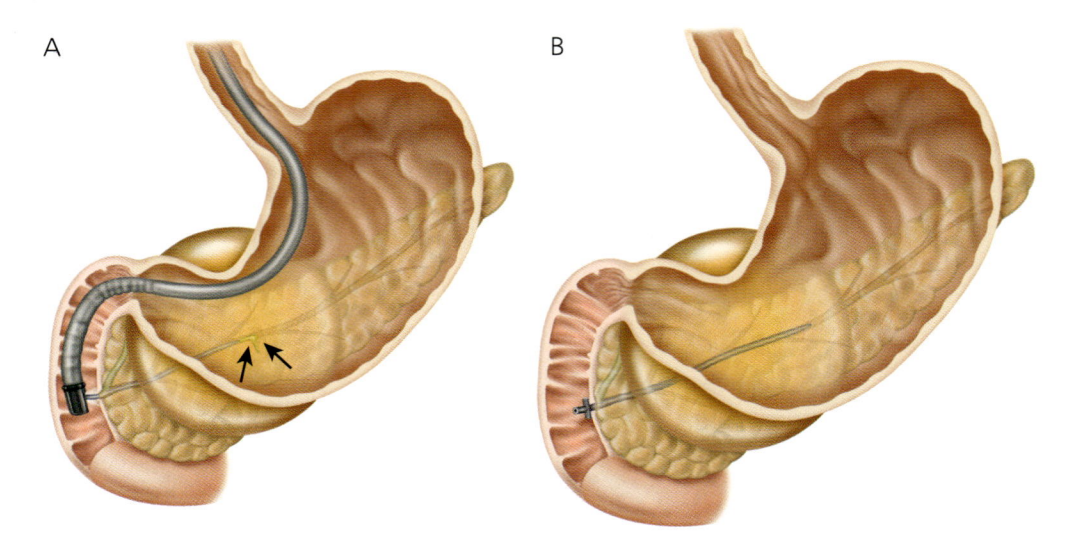

Fig. 53.7 (A) Esquemática do extravasamento do ducto pancreático. (B) Ilustração da posição ideal da colocação do *stent* do ducto pancreático através do local de extravasamento.

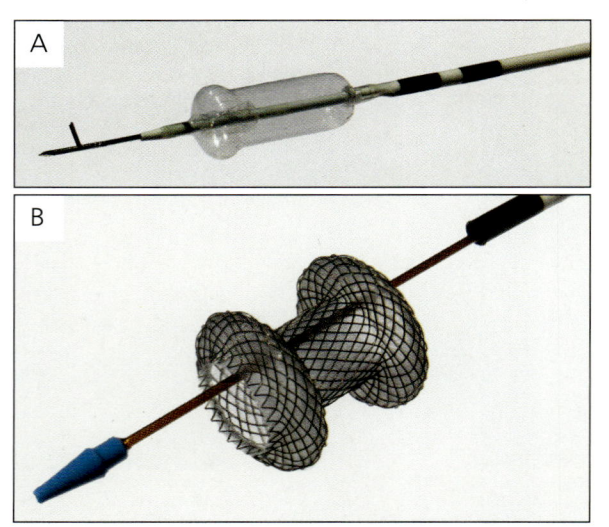

Fig. 53.8 (A) NAVIX Access Device. (B) *Stent* AXIOS empregado continuando no Delivery System (Xlumena, Mountain View, Calif.).

fistulotomia especializados (Cystotome, CST-10, Cook Endoscopy, Winston-Salem, N.C.).

Os dispositivos que não utilizam cautério incluem agulhas para aspiração por agulha fina (FNA) por EUS e outras diversas agulhas de aspiração (Marco-Haber variceal injector needle MHI-21, Cook Medical), embora apenas uma agulha dedicada a pseudocisto atualmente disponível (NAVIX Access Device, Xlumena, Mountain View, Calif.; **Fig. 53.8**).

Técnicas Completamente Transmurais

As técnicas completamente transmurais não foram padronizadas, e alguns endoscopistas e clínicos acreditam que a avaliação por EUS e a drenagem guiada por EUS são mandatórias no tratamento das PFCs. Entretanto, a superioridade da drenagem guiada por EUS comparada à não guiada por EUS não foi bem demonstrada.

Drenagem Transmural Guiada por EUS

A imagem da EUS pode reduzir efeitos adversos relacionados com as drenagens transmurais das PFCs, embora isso não tenha sido provado.[8] A localização da coleção pela EUS pode ser seguida por uma segunda punção endoscópica não guiada pela EUS,[9] embora esta possa não ser precisa. A punção guiada pela EUS é semelhante à FNA guiada pela EUS (**Fig. 53.9**; ver Capítulo 30). A utilização de um ecoendoscópio linear com ou sem capacidade de Doppler, a entrada bem-sucedida e a drenagem foram relatadas em, aproximadamente, 94% dos pacientes com taxas baixas de eventos adversos, incluindo aqueles sem compressão extrínseca endoscopicamente visível.[9,10] A falta de disponibilidade da EUS, contudo, não impede a drenagem transmural, exceto nos seguintes casos: "janela" pequena de entrada, baseando-se na CT, especialmente na ausência de uma área definida por endoscópio de compressão extrínseca ou localização incomum; coagulopatia ou trombocitopenia; varizes em interposição documentada;[9] e aderência deficiente utilizando técnicas não guiadas pela EUS. Certamente, um ensaio randomizado de drenagem com e sem EUS mostrou que a drenagem não guiada pela EUS é uma terapia de primeira linha aceitável em pacientes com coleções volumosas.[11]

Drenagem Transmural Não Guiada pela EUS

A coleção é penetrada no ponto de compressão extrínseca endoscopicamente visível, utilizando eletrocautério com ou sem pré-localização, utilizando uma agulha (**Fig. 53.10**). Uma alternativa é a localização e penetração no interior da coleção, utilizando uma agulha que aceita um fio como guia sem o uso de eletrocautério utilizando a técnica de Seldinger. A entrada é confirmada pela aspiração do líquido e/ou injeção de contraste radiopaco (**Fig. 53.11, *A* a *C***). A punção sem cautério pode ser mais segura que a punção com cautério para penetrações não guiadas pela EUS, uma vez que caso as mesmas não sejam bem-sucedidas, a agulha é simplesmente retirada sem sequelas adversas. Semelhantemente, caso ocorra hemorragia na colocação da agulha, se uma quantidade expressiva de sangue for aspirada, ou quando se desenvolve um hematoma visível, a agulha é retirada para permitir o tamponamento dos vasos. Outra penetração transmural pode ser encolhida durante a mesma sessão endoscópica. Utilizando essa técnica, uma penetração transmural não guiada por EUS bem-sucedida foi relatada em 94 dos 97 pacientes (97%) em lesões tão pequenas quanto 3 cm e sem compressão extrínseca visível endoscopicamente.[12]

Colocação de Stent

A drenagem transmural de coleções pancreáticas liquefeitas é alcançada pela colocação de um ou mais *stents* plásticos ou um

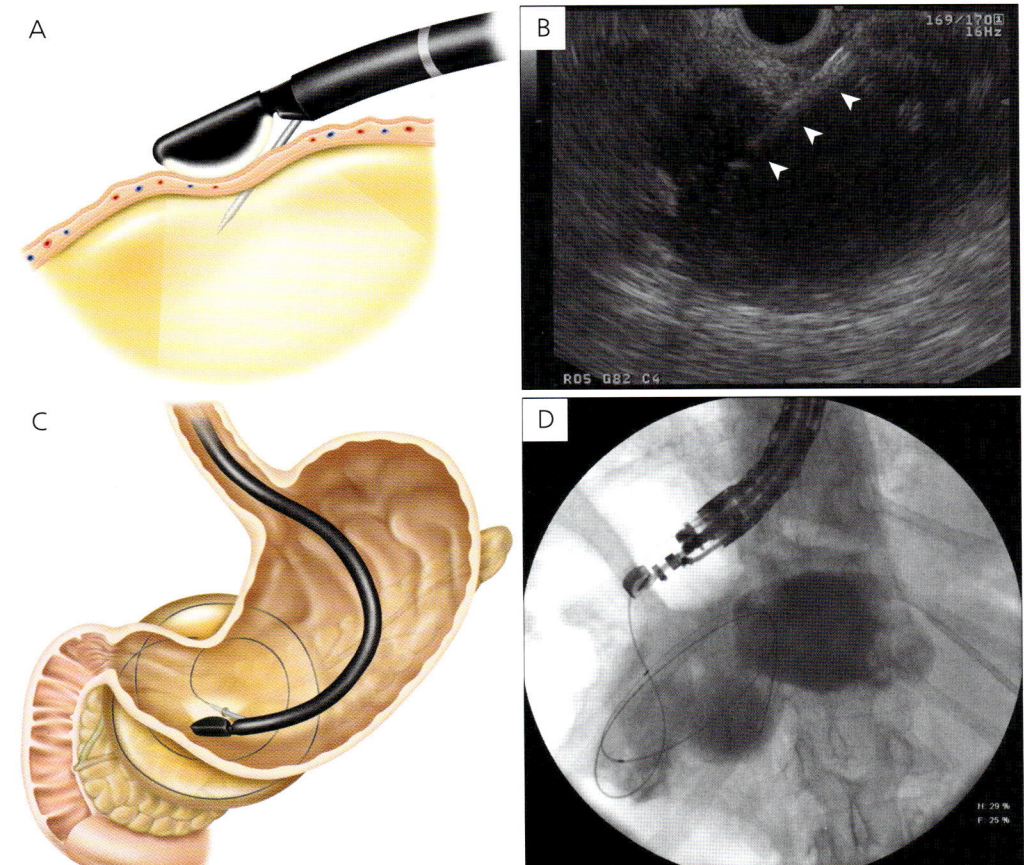

Capítulo 53 – Drenagem Endoscópica dos Pseudocistos Pancreáticos, Abscessos e Necrose Loculada

Fig. 53.9 Drenagem guiada por EUS. (**A**) Ilustração de drenagem transmural guiada por EUS da coleção do conteúdo pancreático. (**B**) Imagem ultrassonográfica obtida durante a drenagem guiada por EUS do pseudocisto pancreático mostrando uma agulha penetrando na coleção *(cabeças de seta)*. (**C**) Ilustração de um fio-guia passado através de uma agulha da EUS. (**D**) O mesmo paciente da **B**; foi injetado contraste através da agulha FNA e um fio-guia em espiral na coleção. Posteriormente foram colocados *stents* com drenagem bem-sucedida.

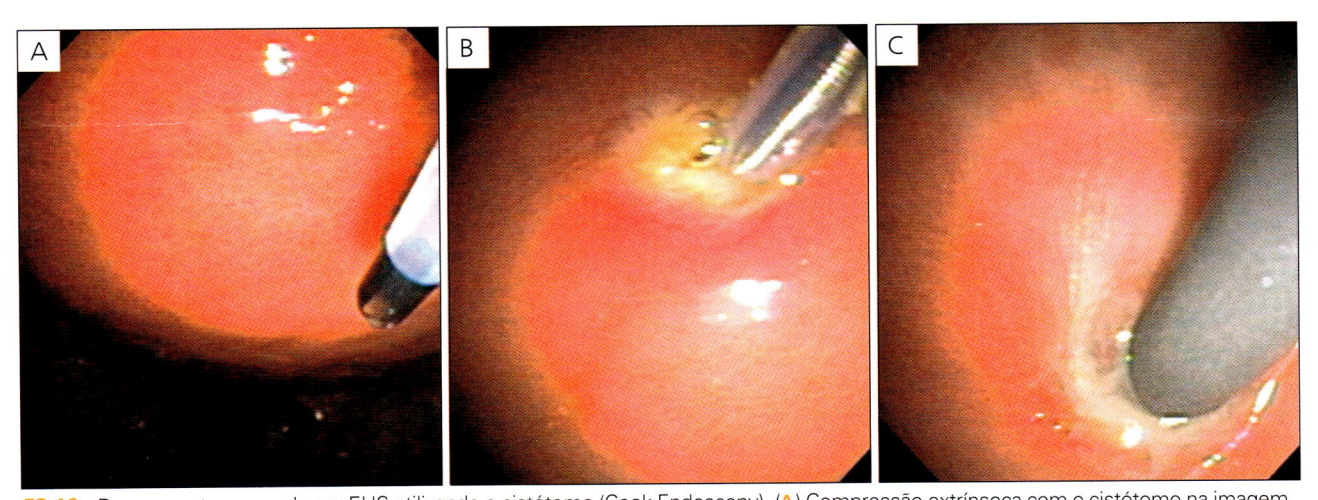

Fig. 53.10 Drenagem transmural sem EUS utilizando o cistótomo (Cook Endoscopy). (**A**) Compressão extrínseca com o cistótomo na imagem. (**B**) A entrada inicial é realizada com um dispositivo interno de cautério de menor tamanho. (**C**) Porção exterior maior (10 Fr) do cautério é passada sobre um menor e através da parede da coleção.

stent de metal autoexpansível biliar[13] através das paredes gástrica e duodenal.

Após a penetração no interior da coleção, a fistula transmural é dilatada com um balão de dilatação de 8 a 10 mm de diâmetro de colangiopancreatografia retrógrada endoscópica (CPRE) padrão (**Fig. 53.11, D**) para permitir a colocação de um ou dois *stents* de 10 Fr (**Fig. 53.11, E**). Quando um *stent* de metal é utilizado, a fís-tula não necessita ser dilatada mais que 4 mm para permitir a passagem do sistema do *stent*. É importante assegurar um comprimento amplo do fio-guia no interior da coleção com pelo menos uma alça completa de fio (**Figs. 53.9, D e 53.11, D**). A prática de alargamento do trato transmural utilizando cautério e um esfincterótomo não é realizada em virtude do risco aumentado de sangramento ao penetrar no local.

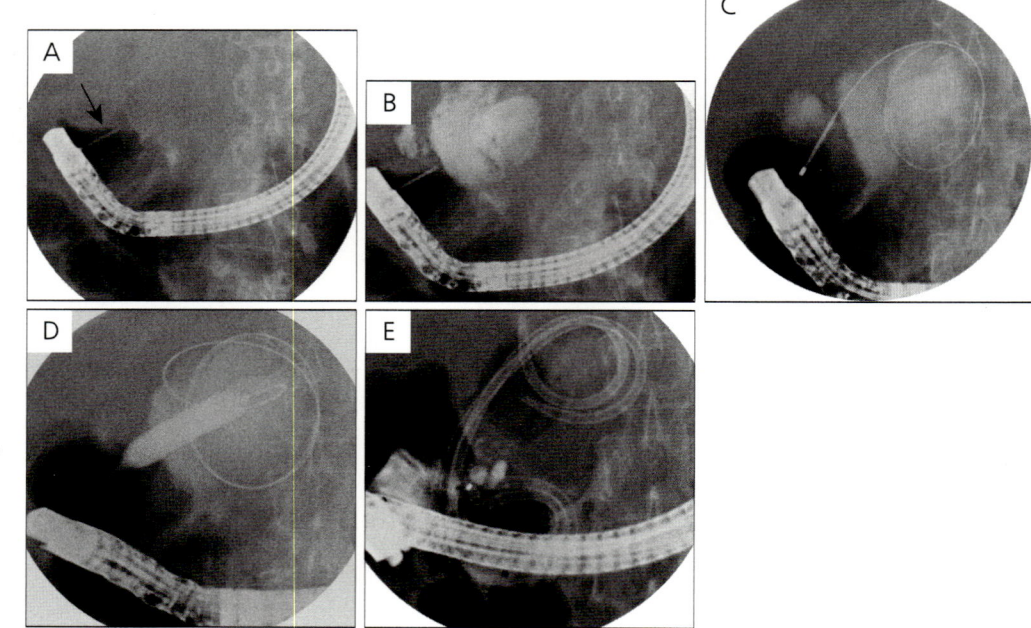

Fig. 53.11 Drenagem transmural utilizando a técnica de Seldinger (mesmo paciente da **Figura 53.5**. (A) Uma agulha é passada via transduodenal através da parede duodenal. (B) O contraste é injetado e preenche o pseudocisto. (C) Um fio-guia é espiralado no interior da coleção. (D) A parede duodenal é dilatada utilizando um balão de dilatação biliar de 10 mm. (E) Dois stents em rabo de porco duplo são colocados.

O tipo de *stent* de plástico utilizada para drenagem transmural pode ser reta ou em rabo de porco *(pigtail)*. Os *stents* em rabo de porco duplos são recomendados por pelo menos duas razões. Primeiro, eles apresentam menor probabilidade de migrar para dentro ou fora da coleção. Segundo, os *stents* retos podem causar sangramento retardado pelo impacto do *stent* contra a parede da coleção, uma vez que ela comprime a extremidade do *stent*. Rotineiramente, colocamos um ou dois *stents* curtos (3 a 5 cm) de 10 Fr em rabo de porco duplo durante a drenagem transmural. Os *stents* estão disponíveis por várias empresas. Prefiro utilizar o *stent* de 10 Fr em rabo de porco duplo "padrão" (Zimmon stent, Cook Endoscopy), embora uma terminação seja afilada e não permita a passagem de um cateter-guia interno a menos que a porção afilada seja cortada. Deve-se usar de cautela ao colocar *stents* de rabo de porco duplos para não empurrar todo o *stent* para o interior da coleção. Isto pode ser evitado, passando não mais que 50% do *stent* para o interior da coleção. Um marcador indelével pode ser colocado no ponto médio do *stent* quando marcadores radiopacos já não estão presentes. Quando o ponto médio da estenose localiza-se na parede gástrica ou duodenal, o endoscópio é retirado da coleção enquanto o *stent* é empurrado para fora do canal do endoscópio simultaneamente. *Stents* mais moles e mais flexíveis (Hobbs Medical Inc., Stafford Springs, Conn. e o Solus *Stent*, Cook Endoscopy) estão disponíveis. O *stent* Solus possui um cateter-guia interno, assim como marcadores endoscópicos e radiopacos (**Fig. 53.12**), e o deslocamento espontâneo com resolução da coleção de líquido é comum (ver Capítulo 21).

Mais recentemente, *stents* revestidos de metal autoexpansíveis biliares (SEMS) e *stents* curtos especialmente desenhados (**Fig. 53.13**) foram utilizados para drenar conteúdos liquefeitos.[14] Um *stent* em rabo de porco duplo colocado por ou ao longo do lúmen do *stent* de metal pode auxiliar na prevenção da migração (ver figuras no Capítulo 42).[15,16]

Necrose Pancreática

A necrose pancreática é definida como parênquima pancreático não viável geralmente com necrose gordurosa peripancreática associada. Na forma mais inicial, ela é detectada radiograficamente

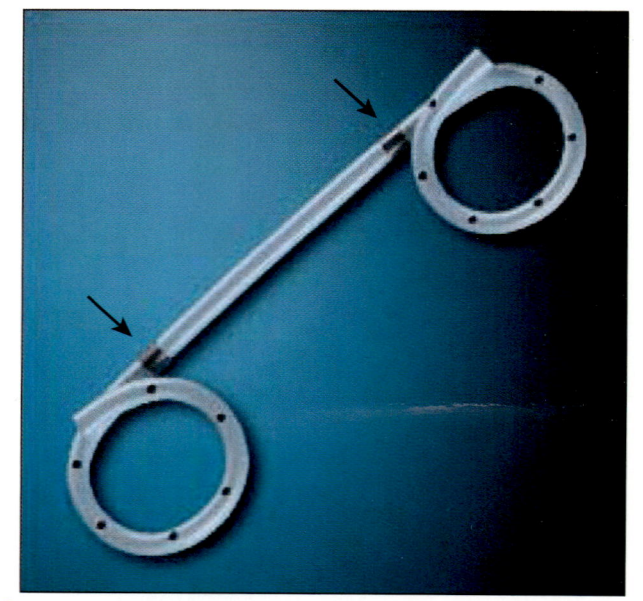

Fig. 53.12 *Stent* Solus em rabo de porco duplo. Os marcadores são ambos visíveis endoscópica e radiograficamente (*setas*).

na CT realçada por contraste pela presença de parênquima pancreático não realçado (**Fig. 53.14**). A necrose pancreática é frequentemente acompanhada por rupturas do ducto pancreático principal. Durante o curso de várias semanas a coleção continua a evoluir e expandir a área inicial de necrose. Essa coleção contém líquido e restos sólidos (**Fig. 53.15**) e foi originalmente denominada de necrose pancreática organizada para diferenciar esse processo da fase precoce (aguda) da necrose pancreática. Essa entidade é atualmente denominada necrose loculada (WON) ou necrose pancreática loculada (WOPN) (**Fig. 53.16**). A aparência na CT da WON pode ser semelhante a de um pseudocisto agudo, uma vez que os restos sólidos circundantes frequentemente não sejam diferenciados pela CT e pareçam homogêneos. Isto pode levar à realização de métodos de drenagem padrão de pseudocisto

Capítulo 53 – Drenagem Endoscópica dos Pseudocistos Pancreáticos, Abscessos e Necrose Loculada **507**

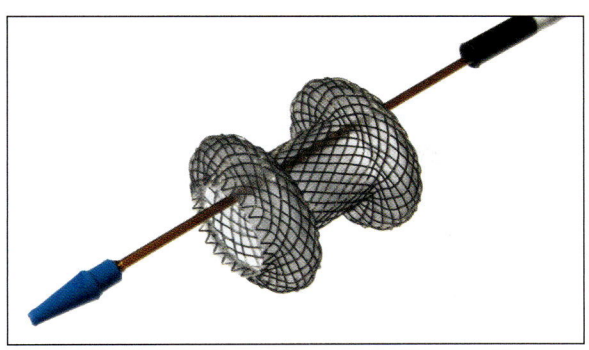

Fig. 53.13 *Stent* de metal autoexpansível (AXIOS *stent*, Xlumena, Montain View, Calif.) desenhado para drenagem transmural de pseudocisto.

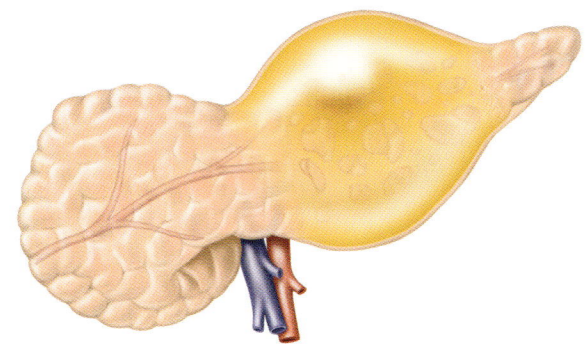

Fig. 53.16 A ilustração demosntra uma necrose pancreática organizada (necrose não limitada). Notar que a viabilidade da cabeça e a cauda pancreáticas geralmente ocorre e é o mecanismo de desconexão do ducto pancreático.

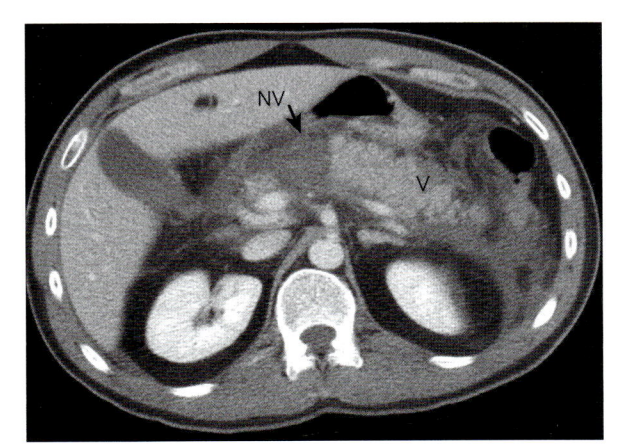

Fig. 53.14 Pancreatite necrosante aguda precoce. Ausência de perfusão glandular do parênquima pancreático não viável *(NV)* é observado no colo do pâncreas. O parênquima viável *(V)* é observado no corpo e cauda.

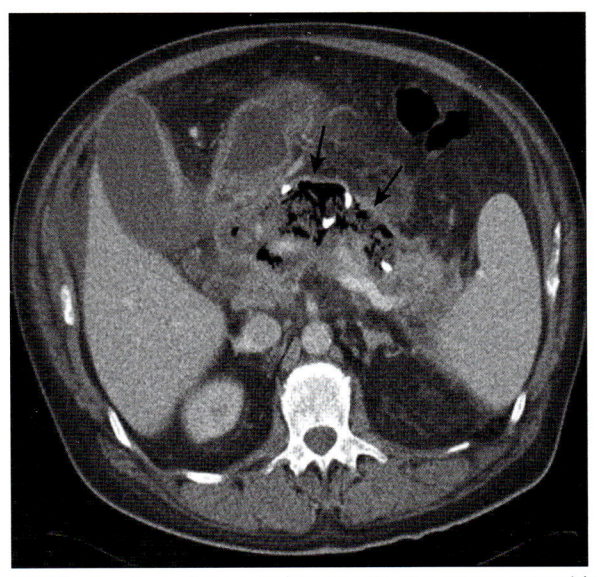

Fig. 53.17 Aparência típica após intervenção na necrose pancreática. A coleção *(setas)* contém ar não dependente e restos.

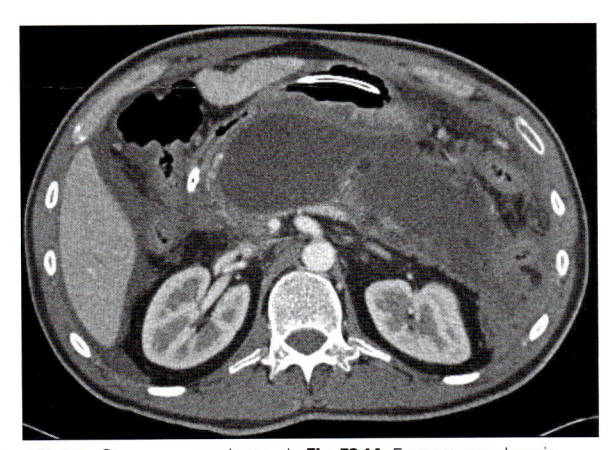

Fig. 53.15 O mesmo paciente da **Fig. 53.14**, 5 semanas depois. Agora há uma grande coleção ocupando a área do leito pancreático consistente com necrose não limitada (necrose pancreática organizada).

que não removem adequadamente o material sólido circundante e que podem resultar em infecção grave.

A distinção entre um pseudocisto agudo e uma WON pode ser feita por meio de achados clínicos temporais, radiológicos e endoscópicos no momento da drenagem. Clinicamente, a maior parte dos pacientes com WON sofre um curso grave ou complicado de pancreatite aguda. Várias características radiográficas podem indicar a presença de material sólido circundante. Uma

CT inicial realçada por contraste, após um surto inicial de pancreatite, demonstra frequentemente necrose glandular significativa. A evolução pela CT pode rastrear a necrose glandular pancreática original da coleção presente. Os achados da CT que diferenciam pseudocistos de WON incluem tamanho maior, extensão para um espaço paracólico, definição irregular da parede, presença de restos atenuados por gordura e deformidade ou descontinuidade pancreática.[17] Um acompanhamento por CT após a drenagem endoscópica irá delimitar o material sólido, uma vez que o componente líquido tenha sido eliminado (**Fig. 53.17**). Achados endoscópicos no momento da drenagem que indiquem a presença de restos necróticos incluem material sólido endoscopicamente visível, a presença de líquido de coloração marrom "chocolate" ou extremamente turvo (na ausência de infecção clínica) e o achado de ruptura completa do PD principal (**Fig. 53.18**). Durante a injeção de contraste, através do PD principal ou transmuralmente, grandes defeitos de preenchimento no interior da coleção denotam o material sólido. Quando qualquer um ou todos acima são reconhecidos, etapas adequadas devem ser realizadas para eliminar os restos sólidos circundantes a fim de prevenir a infecção secundária. No geral, deve-se considerar a evolução de uma coleção pancreática, da fase inicial da necrose

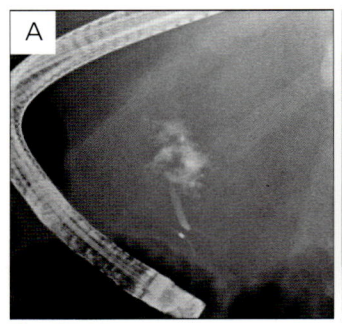

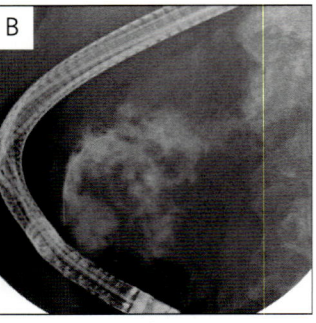

Fig. 53.18 Grave ruptura do ducto pancreático identificada no momento da drenagem endoscópica da necrose pancreática. **(A)** Injeção inicial demonstra ducto pancreático curto normal que, então, se rompe no interior da cavidade necrótica **(B)**.

pancreática aguda ao pseudocisto, como um espectro, com necrose pancreática organizada como um estágio intermediário, constatando que algumas coleções nunca se tornam completamente liquefeitas.

As indicações para o momento da drenagem da necrose pancreática estéril são controversas. A necrose pancreática não é acessível à drenagem endoscópica até que o processo se torne organizado, fato que geralmente ocorre em 4 a 6 semanas após o início da pancreatite. Se o processo permanecer estéril, as indicações gerais para a drenagem são dor abdominal refratária, obstrução na saída gástrica ou falha em melhorar (doença sistêmica continuada, anorexia e perda de peso) em 4 ou mais semanas após o início da pancreatite aguda. A gravidade dos achados isolados da CT não é indicativa de drenagem. A drenagem endoscópica da WON é tecnicamente mais difícil, apresenta uma taxa maior de eventos adversos e tende a envolver um grupo de pacientes mais gravemente acometidos. Então a decisão para a intervenção endoscópica em pacientes com necrose pancreática estéril deve ser cuidadosamente considerada. Opções de tratamento alternativas à drenagem endoscópica incluem suporte nutricional com alimentação parenteral ou jejunal enteral e drenagem percutânea ou cirúrgica. O tratamento é geralmente com base na experiência local e gravidade de comorbidades clínicas. Idealmente, esses pacientes são mais bem tratados pela abordagem multidisciplinar em centros terciários.

A necrose pancreática infectada é considerada uma indicação para drenagem. Clinicamente, a necrose infectada pode não ser distinguível da necrose estéril com base na presença de leucocitose e febre. A FNA pode ser necessária para determinar o estado bacteriológico da necrose, especialmente quando a decisão de intervenção é com base na infecção. A terapia de cirurgia aberta não é considerada, de longe, o padrão ouro[18] e foi substituída por abordagens minimamente invasivas,[19,20] utilizando acessos endoscópicos flexíveis, endoscópicos rígidos,[21] percutâneos e laparoscópicos isolados ou em combinação.[22]

Drenagem Endoscópica da Necrose Pancreática Organizada

Em virtude da necessidade de eliminar o material sólido, o acesso endoscópico à WON difere da drenagem de outras PFCs (liquefeitas). Em geral, a abordagem transpapilar não é adequada para remover restos sólidos. Portanto, um acesso para drenagem transmural geralmente é realizado. Após penetrar na coleção, a parede gástrica ou duodenal é dilatada com um balão ≥ 15 mm de diâmetro (**Fig. 53.19, A**. Isto permite a saída do material sólido ao redor da endoprótese e facilita a necrosectomia endoscópica direta. Várias abordagens, isoladas ou em combinação, podem ser utilizadas para eliminar os restos sólidos. Uma sugestão é empregar um sistema de irrigação para lavar os restos sólidos. Isto pode ser alcançado pela colocação de um tubo de irrigação nasal de 7 Fr (tubo nasobiliar padrão) no interior da coleção ao longo do *stent* transmural[23] (**Fig. 53.19, B e C**), utilizando um ou mais locais transmurais.[24] Mais de 200 mL de solução salina é completamente forçada e rapidamente infundida via tubo a cada 2 a 4 horas inicialmente. Nos pacientes intolerantes aos tubos de irrigação nasocística e/ou nos que é advertido que a irrigação pode ser necessária por várias semanas, uma alternativa à lavagem nasocística é a colocação de um tubo de gastrostomia endoscópica percutânea (PEG) com a colocação de um tubo de extensão "jejunal" no interior da coleção (**Fig. 53.20**). A porta gástrica pode, então, ser utilizada para as suplementações nutricionais necessárias. Mais recentemente, uma abordagem de dupla modalidade foi descrita em que uma punção transmural e percutânea na WON foi realizada no mesmo dia como abordagem inicial (**Fig. 53.21**).[25] O cateter percutâneo é irrigado para desbridar o tecido necrótico.

Outra abordagem endoscópica é a remoção de restos necróticos. O desbridamento endoscópico pode ser realizado pela passagem de cateteres via transmural para o interior da coleção para irrigar e remover restos com *baskets* de recuperação de cálculos, balões e Roth *nets* sob guia fluoroscópico. A necrosectomia endoscópica direta (DEN) é realizada pela passagem de endoscópios de visualização dianteira ou lateral via transmural no interior da coleção (**Fig. 53.22**). *Baskets,* pinça de preensão e laços são utilizados para remover restos sólidos (**Fig. 53.23**). A colocação transmural de um SEMS de grande diâmetro (esofágico) pode facilitar a necrosectomia e evitar a necessidade de dilatação repetida por balão.[26] Extensões de canaletas paracólicas podem ser acessadas percutaneamente para irrigação ou para permitir colocação subsequente de um SEMS de orifício grande (20 a 25 mm de diâmetro) para permitir o acesso para a necrosectomia endoscópica direta, utilizando endoscópios flexíveis.[27,28,29]

Independentemente da abordagem, procedimentos repetidos são quase sempre necessários para redilatar a fístula transmural, trocar os cateteres transmurais, realizar desbridamento e tratar as rupturas do ducto pancreático. Esses procedimentos podem ser programados ou realizados "sob demanda" baseando-se no estado clínico e/ou achados da CT.

Os pacientes submetidos à drenagem endoscópica de necrose pancreática estéril, organizada, recebem antibióticos (um agente de penicilina estendido, carbapenem ou fluorquinolona). Pacientes com necrose infectada continuam com antibioticoterapia empírica ou com base nos dados da cultura obtida durante a drenagem e/ou desbridamento.

Pacientes de ambulatório frequentemente são hospitalizados após o procedimento para observação e instituição e aprendizagem dos cuidados com o cateter de irrigação (caso colocado). Os pacientes recebem alta hospitalar após serem capazes de tolerar a ingestão oral e os cuidados com o tubo de irrigação. Antibióticos orais pós-procedimento são administrados e a irrigação, continuada (quando utilizada) até que a coleção seja resolvida à medida que documentada pelo acompanhamento por meio da CT. Exames de CT são obtidos a cada 2 semanas para acompanhar o progresso da drenagem e guiar a necessidade de futuros desbridamentos. Os drenos externos são removidos antes dos internos para evitar fístu-

Capítulo 53 – Drenagem Endoscópica dos Pseudocistos Pancreáticos, Abscessos e Necrose Loculada **509**

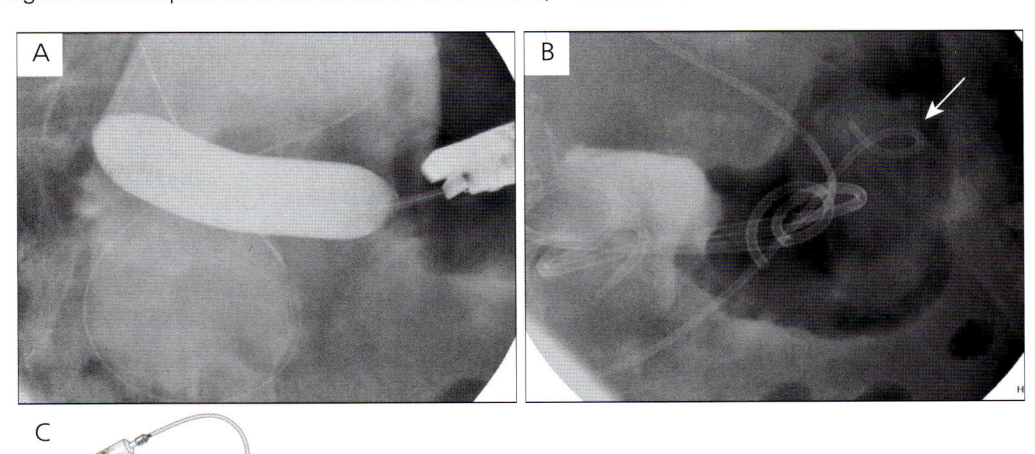

Fig. 53.19 Drenagem endoscópica transmural de necrose pancreática no mesmo paciente da **Figura 53.14**. (**A**) O trato transmural é dilatado com um balão de 16 mm. (**B**) *Stents* em rabo de porco duplo e o tubo de irrigação nasal *(seta no topo)* são colocados. (**C**) Ilustração da drenagem transmural e cateter de irrigação nasal.

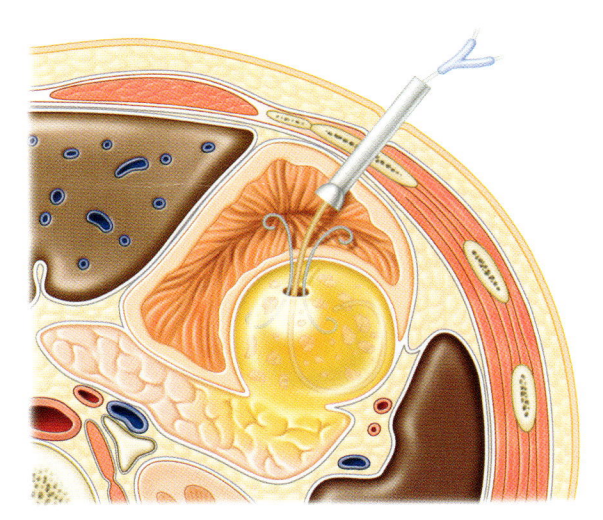

Fig. 53.20 Ilustração do tubo de PEG com extensão jejunal colocado na parede gástrica posterior para irrigação.

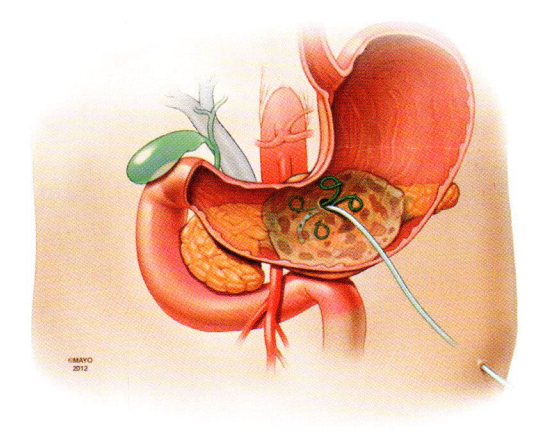

Fig. 53.21 Ilustração de uma drenagem de dupla modalidade que combina drenagem transmural e irrigação percutânea no interior da mesma coleção.

la externa. Os drenos internos são endoscopicamente removidos várias semanas após a completa resolução da coleção e remoção dos drenos externos (quando colocados).

Recentemente, alteramos nossa estratégia para o tratamento de WOPN. Após a penetração bem-sucedida e a dilatação do trato transmural de 15 a 20 mm, utilizando um endoscópio de visualização lateral, a necrosectomia direta é rotineiramente realizada utilizando-se um endoscópio de visualização dianteira no momento do primeiro procedimento endoscópico.

Os desbridamentos programados são realizados, com o intervalo variando de dias a semanas, dependendo se o paciente encontra-se internado ou não, volume antecipado de necrose residual e acompanhamento pela CT. Tubos de irrigação nasal não são mais rotineiramente colocados.[30]

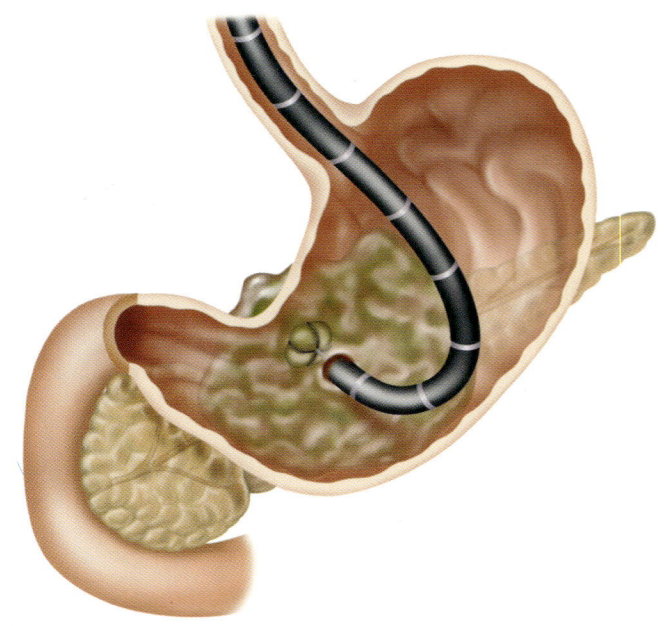

Fig. 53.22 Ilustração de um desbridamento endoscópico direto, utilizando um endoscópio de visualização dianteira.

Resultados da Terapia Endoscópica de Coleções de Líquido Pancreático

Pseudocistos Pancreáticos

No passado, taxas de sucesso, taxas de recorrência e índices de eventos adversos após a drenagem endoscópica de pseudocistos pancreáticos eram variáveis, provavelmente porque as populações de pacientes e intervenções na maior parte desses casos eram heterogêneas, e os métodos de drenagem transpapilar eram incluídos nos métodos de drenagem transmural. Estudos recentes utilizam nomenclaturas e técnicas mais uniformes. Em geral, a drenagem bem-sucedida de coleções liquefeitas é alcançada em aproximadamente 90% dos pacientes com taxas de eventos adversos em torno de 5 a 10% e taxas de recorrências de 5 a 20%. Os resultados da terapia endoscópica se comparam favoravelmente à cirurgia.[31-33] Embora a drenagem percutânea de pseudocistos pancreáticos tenha apresentado uma taxa de sucesso elevada para resolução, ela pode ocasionar a formação de uma fístula externa quando o pseudocisto se comunica com o ducto pancreático principal.

Pode haver uma taxa de recorrência de pseudocisto discretamente baixa após a drenagem transduodenal, comparada à drenagem transgástrica em razão da patência prolongada de fístulas transduodenais que permite a drenagem a longo prazo do ducto pancreático principal, embora isso ainda não tenha sido provado.

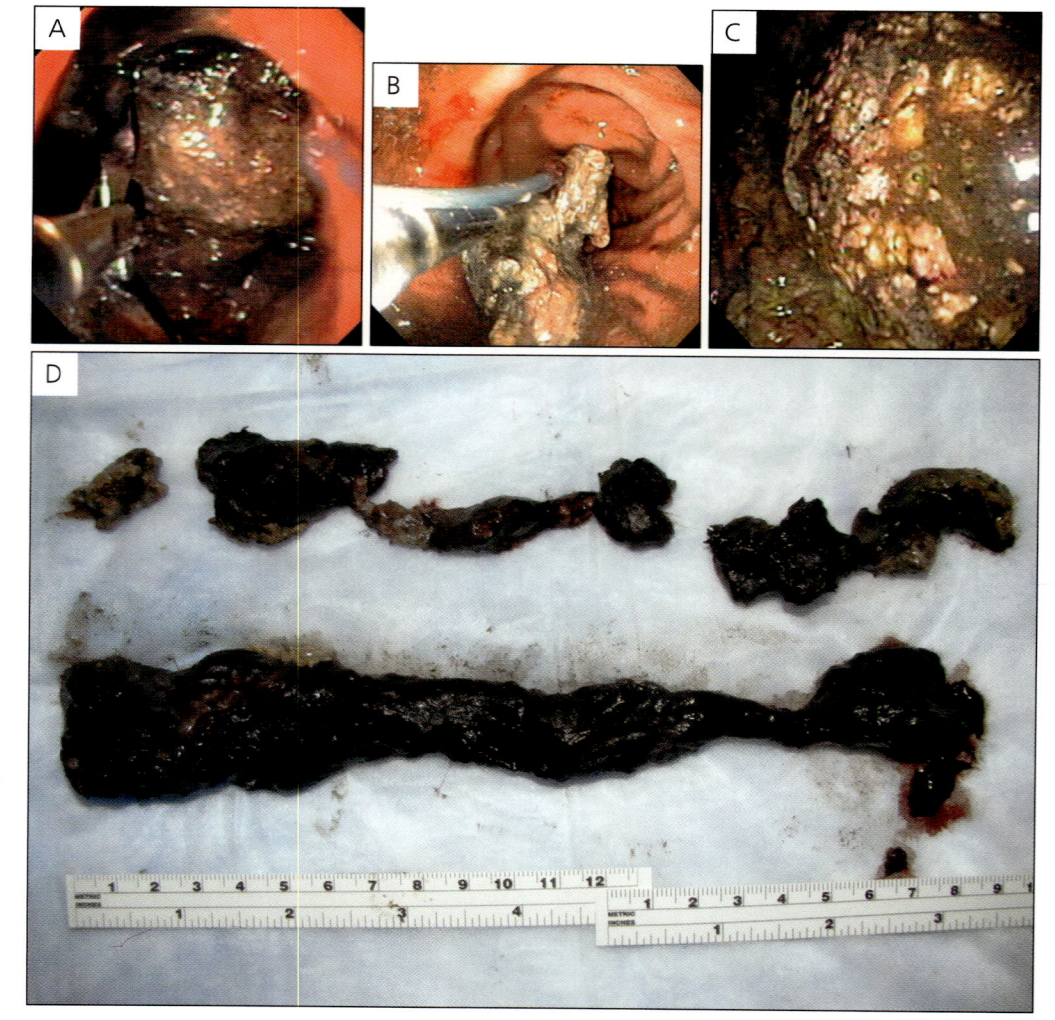

Fig. 53.23 Desbridamento endoscópico direto.
(**A**) O endoscópio está dentro da cavidade através de um grande trato transmural. Uma pinça pelicano pode ser observada agarrando o material sólido.
(**B**) O material necrótico é removido e depositado no antro.
(**C**) Uma grande quantidade de restos necróticos é observada no estômago no final do procedimento. (**D**) Uma grande quantidade de restos necróticos removidos em uma sessão durante a necrosectomia endoscópica direta.

Abscessos Pancreáticos

Quando uma definição ampla de abscessos pancreáticos inclui pseudocistos infectados e outras coleções infectadas sem necrose, as taxas de sucesso após a drenagem endoscópica são elevadas, embora existam poucos casos e pequenos números de pacientes.

Necrose Loculada

Há um aumento de casos demonstrando que o tratamento endoscópico da WON é bem-sucedido em alcançar a resolução não cirúrgica na maior parte dos pacientes.[34,35] A extensão de canaleta paracólica é considerada um preditor insatisfatório da terapia endoscópica isolada,[23] embora em alguns casos o endoscópio possa ser passado nessas coleções pélvicas transmuralmente ou manejado com drenos percutâneos adjuvantes.

Diferenças de Resultado Após a Drenagem Endoscópica de Coleções de Conteúdo Pancreático

Diferenças significativas nas taxas de sucesso, utilizando a drenagem endoscópica, foram observadas entre pacientes com pseudocistos e pacientes com necrose pancreática.[7,36] Os eventos adversos ocorrem mais comumente em pacientes com necrose pancreática que naqueles com pseudocistos. Semelhantemente, a hospitalização é mais curta em pacientes com pseudocistos que em pacientes com WON. As coleções recorrentes ocorrem mais frequentemente em pacientes com necrose pancreática e pseudocistos pancreáticos crônicos. As diferenças nas taxas de sucesso, índices de eventos adversos, recorrências e hospitalização são explicadas pelas diferenças na patologia, fisiopatologia e gravidade da doença entre os grupos. Pacientes com necrose pancreática tendem a estar mais gravemente doentes, e a eliminação endoscópica de restos sólidos é menos eficiente que de líquidos. Em termos de taxas de recorrência, as rupturas agudas do ducto pancreático, em pacientes com necrose, levam frequentemente à estenose grave ou a um ducto completamente desconectado, onde a cabeça e a cauda do pâncreas não se comunicam (**Figs. 53.24 e 53.25**). As coleções recorrentes podem surgir da cauda pancreática viável e não tratada. Os pacientes com pseudocistos agudos tendem a apresentar anormalidades ductais menos graves e menos recorrência, enquanto pacientes com pancreatite crônica apresentam anormalidades ductais subjacentes, como estenoses e cálculos que podem levar à recorrência, especialmente quando não tratados e não determinados.[37] Recomendamos intervenção endoscópica agressiva para a correção de anormalidades ductais subjacentes, se possível, em todos os tipos de PFCs para que as coleções recorrentes ou sintomas possam ser evitados (**Fig. 53.5, D e E**).

Papel da Experiência Endoscópica

A terapia endoscópica de PFCs requer um nível de experiência elevado. A experiência do endoscopista pode influenciar no resultado desses pacientes, uma vez que parece haver uma curva de aprendizagem associada à drenagem de PFCs. Modelos animais para o aprendizado de técnicas de drenagem de pseudocistos foram descritos e podem ser úteis para a aquisição dessas habilidades.

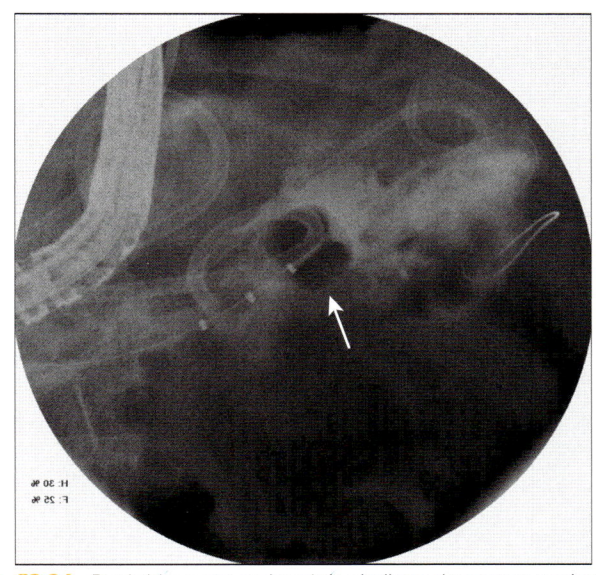

Fig. 53.24 Desbridamento endoscópico indireto do mesmo paciente da **Figura 53.14**. Um balão de recuperação do cálculo *(seta)* foi inflado no interior da cavidade, e restos sólidos foram removidos do sítio transmural.

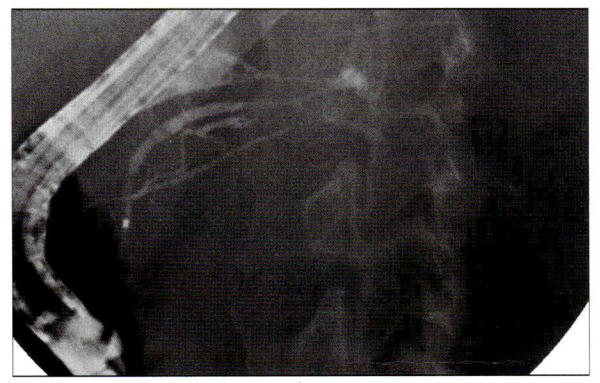

Fig. 53.25 Pancreatograma final do mesmo paciente da **Figura 53.14**. A cavidade necrótica foi resolvida como documentado pela CT. O extravasamento de contraste é observado a partir do ducto pancreático, retornando ao duodeno no local de penetração transmural. Não há comunicação com a cauda.

Eventos Adversos da Terapia Endoscópica de Coleções de Líquido Pancreático

Eventos adversos de ameaça à vida podem surgir após tentativas de drenagem endoscópica de PFCs e estão listados no **Quadro 53.2**. Recomenda-se que a drenagem endoscópica de PFCs seja realizada com a disponibilidade de suportes cirúrgico e radiológico intervencionistas. Os eventos adversos mais temidos da drenagem transmural são hemorragia e perfuração. A hemorragia após a drenagem transmural pode ser tratada por terapia de suporte, endoscopicamente, cirurgicamente ou com embolização angiográfica. Quando a perfuração ocorre durante a tentativa de drenagem transgástrica e está limitada à parede gástrica (não envolve a coleção), ela pode ser tratada não cirurgicamente com sucesso caso um *stent* não seja colocado erroneamente através da perfuração e fora da parede gástrica. Caso a saída de conteúdos gástricos seja evitada, a parede gástrica rapidamente se fecha com o trata-

Quadro 53.2 Eventos Adversos da Terapia Endoscópica de Coleções de Líquidos Pancreáticos

- Hemorragia
- Perfuração
- Infecção
- Pancreatite
- Eventos adversos relacionados com a sedação
- Aspiração
- Migração ou oclusão do *stent*
- Lesão do ducto pancreático
- Embolismo por ar (abordagem transmural)

---

mento conservador, consistindo em sucção nasogástrica e antibióticos. SEMS de grande diâmetro (esofágico) pode ser utilizado para ocluir as perfurações e, em alguns casos, para tamponar a hemorragia. Alguns autores consideram que a perfuração transduodenal pode ser tratada de forma conservadora desde que a perfuração seja retroduodenal. Eventos adversos infecciosos ocorrem geralmente decorrentes de drenagem inadequada de líquido e/ou restos sólidos. Quando a drenagem transpapilar é realizada em uma coleção liquefeita, a troca de *stent* e/ou aumento do tamanho desse dispositivo pode resolver a infecção. Se o material sólido estiver presente, a colocação de tubos de irrigação ou mudança para drenagem transmural (caso a drenagem transpapilar tenha sido realizada inicialmente) pode resolver a infecção. Ocasionalmente, alguns pacientes necessitarão de colocação de cateteres adjuvantes de drenagem percutânea e/ou irrigação para tratar os eventos adversos infecciosos, particularmente quando a necrose se estende às canaletas paracólicas. A migração do *stent* para o interior da coleção através da parede gástrica ou duodenal pode ocorrer durante ou após a colocação do *stent* endoscópico. A recuperação endoscópica é possível, quando a coleção não está completamente colapsada, e o trato transmural ainda está patente. O embolismo fatal por ar foi relatado após drenagem dos pseudocistos (sem penetração da coleção com o endoscópio) bem como depois da necrosectomia endoscópica direta. Isto incitou a utilização de dióxido de carbono, em vez de insuflação com ar durante a drenagem de PFC.

A terapia endoscópica pode estar associada a eventos adversos e/ou falhas que requerem tratamento cirúrgico. É possível que o resultado da terapia cirúrgica possa ser adversamente alterado quando comparado aos pacientes submetidos à terapia cirúrgica primária.

A lista de referências deste capítulo pode ser encontrada em www.revinter.com.br/online/referencias-baron.pdf

Índice Remissivo

Entradas acompanhadas por um *f* ou *q* em itálico indicam Figuras e Quadros, respectivamente.

A

Abcessos, 500
    pancreáticos, 511
Ablação
    com radiofrequência, 84
Acessórios, 32, 33
    armazenamento de, 44
    cateteres de canulação padrão, 33
    de dilatação de estenose, 40
    de drenagem, 38
    de uso único *versus* reutilizável, 44
    esfincterótomos, 34
        de acesso, 34
    para amostragem de tecido, 40
    para extração de cálculos, 41
    para uso em pacientes com anatomia alterada, 44
Acinarização, 27*f*
Adenoma, 334
    intraductal, 28*f*
Agentes
    antiplaquetários, 74
    antitrombóticos, 74
Ampulectomia, 83
Anastomoses
    biliodigestivas
        colocação de, 291
Anatomia cirurgicamente alterada
    CPRE em, 270
        ressecção, 270
Anestesia
    área de trabalho de, 14
Anomalias
    ampulares, 302
    biliares, 302
    coledococianas, 259
    pancreáticas, 308
Antibióticos
    periprocedimento, 77
Anticoagulantes, 75
Apneia obstrutiva do sono, 46
Ascaridíase hepaticobiliar, 437
Ascaris lumbricoides, 437

B

Balão
    endoscópios assistidos por, 32

Biópsia
    com pinça, 330
    endoscópica, 29*f*
Bypass
    duodenal, 278
    gástrico, 280
    jejunoileal, 278

C

Cálculo(s)
    extração de, 152
        descrição da técnica, 152
            com balão, 153
            com cesta, 156
            remoção de um, 153
        eventos adversos, 163
            balões extratores, 163
            cestas para, 163
        indicações e contraindicações, 152
        litrotripsia
            com *laser*, 163
            eletro-hidráulica, 163
            intraductal, 162
            mecânica, 158
        métodos, 162
    no ducto cístico, 163
Cálculo impactado, 121
Cálculos biliares, 28*f*
    acessórios para extração de, 41
Câncer
    pancreático, 344
Canulação, 69*f*
    da papila maior, 104
        acessórios e equipamentos, 105
        difícil, 110
        divertículo periampular, 109
        estabelecendo a posição duodenal, 104
        papila pequena, 109
        técnica, 105
            avaliação, 106
            fio ou contraste, 105
Canulação e esfincterotomia
    da papila menor, 178
        em casos difíceis, 181
        indicações, 178
        sedação, 178

Carcinoma, 335
  ampular, 344
Cateteres
  de canulação padrão, 33
  de drenagens, 40
Cirurgia bariátrica, 278
Cirurgia biliar
  eventos adversos da, 389
    bases fisiológicas, 389
    cálculos biliares comuns retidos, 394
    considerações para pacientes com transplante hepático, 397
    dos tubos T, 394
    manejo, 391
    síndrome de Sump, 395
Cistos
  biliares, 305
Cistótomo, 33f
Clonorchis sinensis, 439
  endoterapia, 440
Colangeopancreatografia
  retrógada endoscópica, 2, 225
Colangiocarcinoma, 346, 356, 433
Colangiograma, 206
Colangiopancreatoscopia
  de operador único
    utilizando o sistema de visualização spyglass direct, 248
Colangioscopia, 243
  introdução, 243
  videocolangioscopia, 244
Colangite
  e colecistite, 64
  esclerosante, 430
    custo relativo, 431
    diagnóstico e história natural, 430
    eventos adversos, 431
    indicações e contraindicações, 430
    tratamento endoscópico, 432
  piogênica recorrente, 442
    custo relativo, 452
    eventos adversos, 451
    indicações e contraindicações, 451
    técnicas para remoção, 446
    tratamento específico, 442
    tratamento inicial, 442
Coledococele, 467
Coledococistojejunostomia, 284
Coledocoduodenostomia, 290
Coledocolitíase, 410
  avaliação, 407
  cálculos difíceis, 416
  CPRE na, 54
  modalidades de imagens, 407
  técnica na extração, 407

Coledocoduodenostomia, 284
Colelitíase, 29f, 257
Colestase
  neonatal, 257
Colonoscopia, 334
CPRE
  acessórios de, 288
  a história da, 2, 3q
    futuro da, 9
    no novo milênio, 8
    quatro décadas, 2
      na infância, 2
    segunda década, 7
    terceira década, 8
  assuntos radiológicos e segurança da radiação durante, 16
    avaliação do ducto do colédoco, 23
    avaliação dos ductos pancreáticos, 25
    criação e visão de imagens, 20
    exposição ocupacional à radiação ionizante, 19
    manejo da dose de radiação, 18
    sistemas de imagens fluoroscópicas, 16
  efeitos adversos
    predição, prevenção e tratamento, 57
      definições, 57
      e sequelas a longo prazo, 64
      experiência do operador, 65
  em anatomia cirurgicamente alterada, 270
  em crianças, 254
    descrição da técnica, 254
      ambiente do procedimento, 254
      custos relativos, 263
      endoscopista, 254
      fluoroscopia, 254
      mediações suplementares, 255
      sedação, 254
      técnica, 255
    eventos adversos, 263
    indicações e contraindicações, 257
      biliares, 258
      diagnósticos e indicações terapêuticas, 257
      pancreáticas, 262
  indicações e contraindicações da, 51
    casos especiais, 55
  na gravidez, 264
  preparação para, 73
    paciente, 73
      avaliação antes do procedimento, 73
        duração do jejum, 75
        história e exame físico, 73
        revisão de estudos, 74
        testes laboratoriais, 74
      método de sedação, 75
        equipe, 75
        monitoramento adequado, 76
      preparação do, 74
        antibióticos periprocedimento,

consentimento informado, 77
    manejo de agentes antitrombóticos, 74
    revisão do acesso intravenoso, 78
quando, onde e por quem?, 73
questões de qualidade e medidas na, 85
    documentação abrangente, 89
    duração da fluoroscopia, 90
    taxas de eventos adversos, 89
  indicadores, 85
    antibióticos profiláticos, 87
    avaliação da dificuldade, 87
    colocação de *stents*, 87
    consentimento informado, 86
    remoção de cálculos, 88
    taxas de canulação, 87
questões médico-legais na, 92
sala de, 10
  área de trabalho, 13
    de anestesia ou sedação, 14
    de enfermagem e técnico, 14
    intraprocedimento, 13
  com sistemas integrados, 13
  desenho de uma, 11*f*
  equipamento, 12
  esboço da, 10
  evolução da, 10
  pessoal para o procedimento, 10
  questões diversas, 15
sedação em, 46
treinamento em, 66
  aquisição de habilidades, 71
  clínico, 66
    outras diretrizes, 67
  manutenção das habilidades, 68
  modelos e simuladores, 68
    computadores e, 70
    em animais vivos, 68
    mecânicos, 70

D

Dilatação com balão da papila nativa e pós-esfincterotomia, 139
Doença biliar benigna
  SEMS para, 201
Drenagem
  acessórios de, 38
  biliar guiada por ultrassonografia endoscópica, 289
    colocação de anastomoses, 291
    comparação de custos, 293
    equipamento, 289
    técnica, 290
  de coleções de fluidos pancreáticos, 196
  de pseudocisto, 83
  endoscópica
    de pseudocistos pancreáticos, 500
  transgástrica, 29*f*
  transmural, 503
  transpapilar, 502
Drenos
  nasobiliares, 194
  nasopancreaticobiliares, 188
Ducto(s)
  biliar(es)
    anatomia dos, 356
    cálculos irremovíveis no, 193
    dilatado, 313
      avaliação, 315
        bioquímica, 316
        clínica, 316
      causas comuns, 315*q*
      cintilografia biliar, 319
      colangiografia, 318
      etiologia, 314
      generalidades, 313
      imagens, 316
        por ressonância magnética, 317
        tomografia computadorizada, 316
        ultrassonografia, 316
          endoscópica, 318
    proximais, 356
  do colédoco
    avaliação do, 23
  pancreático(s)
    acesso com ultrassonografia, 294
    avaliação dos, 25
    canulação do, 114
    dilatado, 323
      avaliação, 323
        clínica, 323
        laboratorial, 324
      diagnóstico diferencial, 324
      imagem e endoscopia, 324
      tratamento, 326
    inserção de *stent* no, 196
Duodenoscópio, 33*f*, 206
Duval
  procedimento de, 283

E

Echinococcus granulosus, 438
  endoterapia, 438
Ecoendoscópios
  de intervenção, 289
Eletrocirurgia
  princípios de, 80
    aplicações clínicas, 82
    breve história, 80
    circuitos monopolares *versus* bipolares, 81
    estimulação neuromuscular, 82
    marca-passo, 82
    maximização da segurança, 81
    princípios, 80

unidade eletrocirúrgica, 81
vazamentos de corrente, 82
Endoscopia, 11, 330
gastrointestinal, 55
Endoscópios, 32
assistidos por balão, 32
de visão frontal, 32
de visão lateral, 32
ecoendoscópios, 32
endomiscroscopia confocal a *laser*, 43
requisito de, 188
Endoscopista
área de trabalho do, 13
Esfíncter de Oddi
disfunção do, 418, 463
avaliação clínica, 420
consentimento informado, 422
definições, 418
diagnósticos, 420q
dor abdominal, 422
manometria do, 423
prevenção, 427
tratamento, 425
manometria do, 124
critérios de interpretação, 127
eventos adversos, 128
método de som, 124
acessórios, 125
desempenho técnico, 126
sedação, 124
reprodutibilidade, 128
Esfincterectomia, 82
com papilótomo tipo estilete, 113
técnica de fistulotomia, 113
com pré-corte, 120
da papila menor, 182
técnicas, 182
endoscópica, 54
CPRE na, 54
eventos adversos, 57, 121
stents pancráticos
uso de, 120
transpancreática, 120
Esfincterotomia biliar, 129, 206
contraindicações, 135
descrição da técnica, 129
alternativas, 134
instrumentos, 129
pacientes com anatomia difícil, 133
procedimento, 130
eventos adversos, 135
colangite, 137
consequências a longo prazo, 138
hemorragia, 136
pancreatite e, 135
perfuração, 137
indicações, 134
pós-papilectomia, 227
pré-ressecção, 227
Esfincterotomia pancreática, 166
endoscópica, 166
com terapia secundária, 176
como terapia primária, 171
custo da, 176
equipamento, 166
indicações, 171
preparação, 166
técnica, 167
com estilete, 170
com pré-corte, 170, 185
repetição, 186
tipo tração, 168
Esfincterótomos, 34
de acesso, 34
do tipo tração, 184
giratórios, 34
Estenose(s)
biliar(es), 260
benignas, 383
aspectos clínicos, 383
diagnóstico, 383
endoterapia, 385
técnica, 384
tratamento, 383
indeterminada, 365
aquisição de tecido, 371
aspectos da história clínica, 365
aspectos de laboratório, 365
diagnóstico diferencial, 366q
investigação, 366
técnicas auxiliares, 375
técnicas invasivas, 368
dilatação de, 40
hilares, 24f, 208
diagnóstico diferencial, 357q
maligna, 24f
papilar
CPRE na, 54
Estimulação neuromuscular, 82
Exploradores
ultrassônicos intraductais, 42

F

Fasciola hepatica, 440
tratamento, 441
Fígado
transplante de, 284
Fios-guia, 35
sistema biliar de troca rápida, 36
sistema de fusão, 37
segurança dos, 36

F

Fístulas
  biliares, 260
  externas, 487
  pancreaticoentéricas, 486
Fistulotomia, 83
  técnica de, 113
  tumor ampular, 118
Flexxus, 204
  stent, 204
Frey
  procedimento de, 283

G

Gastrectomia total, 276
Gastrojejunostomia, 277
Gastrostomia
  pancreática, 283
Gravidez
  CPRE na, 264
    exposição à radiação, 266
    indicação, 264
    modalidades alternativas, 264
    posicionamento, sedação e medicações, 266
    resultados, 268
    técnicas, 267
    tempo, 265

H

Hemorragia, 63
  fatores de risco, 63
  métodos para prevenção e tratamento, 63
Hepaticogastrostomia, 291f, 293
Hilo
  obstrução biliar maligna do, 356
    apresentação clínica, 357
    avaliação diagnóstica, 358
      estudos laboratoriais, 359
      marcadores tumorais, 359
    avaliação endoscópica, 359
    avaliação radiográfica, 359
    diagnóstico histológico, 360
    manejo, 360
    técnicas de ablação, 363

I

Icterícia
  indicação de CPRE, 52
Imagens fluoroscópicas
  criação e visão de, 20
  sistemas de, 16
Infância
  CPRE na, 2
Infestações parasitárias tropicais, 437

J

Jejunostomia
  hepática, 284
    cutânea, 286
Junção pancreaticobiliar anômala, 302

K

Klatskin
  tumor de, 23f

L

Laser
  endomicroscopia confocal a, 43, 360
Linfoma, 336
Litrotripsia
  com *laser*, 163
  eletro-hidráulica, 83, 163
  intraductal, 165
  mecânica, 164
Litotriptores
  mecânicos, 41

M

Manometria
  do esfíncter de Oddi, 54, 124
    CPRE na, 54
Marca-passo, 82

N

Necrose
  noculada, 500
  pancreática, 506
Necrosectomia, 83
Neoplasia ampular, 330
  adenomas, 336
  avaliação, 330
  exames de diagnóstico, 330
  patogênese, 337
  patologia, 334
  sinais e sintomas, 330
  tratamento, 337
Neoplasias
  císticas, 455
    serosas, 455
    mucinosas, 454
    neuroendócrinas, 456
    pseudopapilares sólidas, 455

O

Obstrução biliar, 404
  distal, 188
    maligna, 342
      aspectos clínicos, 344

causas, 343q
diagnóstico diferencial, 344
epidemiologia, 342
fatores de risco, 343q
histórico natural, 343, 348
manejo, 346
quimioterapia adjuvante, 355
stent metálico, 350
stent plástico, 346
hilar, 193
Obstrução duodenal, 208
Obstruções biliar e duodenal combinadas, 378
comparação, 378
estudos clínicos, 381
histórico e resumo, 378
reações adversas, 382
sistema dos tipos, 379
tratamento endoscópico, 379
Orifício papilar, 119

P

Pâncreas
anular/anelar, 312
lesões císticas do, 453
apresentação clínica, 456
avaliação diagnóstica, 457
diagnóstico diferencial, 456
epidemiologia, 453
fatores de risco, 454
métodos diagnósticos, 456
patogênese, 454
patologia, 454
prevalência, 453
prognóstico, 458
tratamento, 458
Pancreas divisum, 465
associação à pancreatite, 308
embriologia e terminologia, 308
incompleto, 312
Pancreatectomia
distal e central, 406
anatomia, 406
eventos adversos, 406
Pancreatite, 58, 122
agentes farmacológicos, 62
aguda
intervenções pancreáticas na, 482
classificação, 482
epidemiologia, 482
estratégias de tratamento, 484, 485
eventos adversos, 490
histórico, 482
aguda de etiologia desconhecida, 460
achados diagnósticos, 460
doença oculta, 461
fisiopatologia, 460

aguda inexplicada, 428
aguda por cálculo biliar
intervenção na, 474
avaliação da gravidade, 474
diagnóstico, 474
tratamento, 476
algoritmo para, 480
autoimune, 471
crônica
cálculos e estenoses, 492
tratamento endoscópico, 492
fatores de risco, 58
relacionados com a técnica, 60
indicação de CPRE na, 53
prevenção e tratamento, 62
técnicas para redução de risco, 60
Pancreatograma
por ressonância magnética, 30f
Pancreatojejunostomia
longitudinal, 407
anatomia, 407
enucleação, 407
Pancreatoscopia, 234
achados pancreatoscópicos, 238
custos relativos, 242
descrição da técnica, 234
equipamento, 234
eventos adversos, 242
indicações, 236
novas tendências, 241
Pancreatoduodenectomia, 402
anatomia, 402
eventos adversos, 403
técnicas, 404q
tipos de cirurgia, 403q
Papila
maior
canulação da, 104
nativa
dilatação com balão da, 139
eventos adversos, 141-145, 147
indicações, 2
limitações e recomendação, 140
técnica, 139
pós-esfincterotomia, 146
principal ectópica, 302
Papilectomia e ampulectomia, 222
considerações, 222
correntes eletrocirúrgicas, 226
economia de custos relativos, 232
endoscópica, 225
eventos adversos, 230
indicações e contraindicações, 229
lesões subepiteliais, 232
novas técnicas, 227
opções de tratamento, 222

papel da injeção na submucosa, 227
ressecção, 226
técnica, 223
  avaliação endoscópica, 223
  terapia coadjuvante, 228
Papilotomia
  de acesso, 116
    acessórios, 116
    indicações, 116
    técnicas, 117
      incisão, 117, 118
Papilótomo
  tipo estilete, 113
    com ponta isolada, 119
Perfuração, 63
  tratamento, 64
Pneumobilia
  avaliação, 321
  definição de, 320
  estratégia, 321
  etiologia, 321
  generalidades, 320
Pseudocisto(s)
  drenagem de, 83
  pancreáticos, 510
Puestow
  procedimento de, 283

Q

Questões médico-legais
  CPRE, 92
    ações judiciais envolvendo a, 92
      por que ocorrem?, 96
        atraso na realização, 97
        comunicações deficientes, 96
        cuidados pós-intervenção insatisfatórios, 96
        indicações marginais, 96
        infecção hospitalar, 97
        problemas de sedação ou anestesia, 96
        técnica endoscópica insatisfatória, 96
      como minimizar o risco de litígio, 97
        comportamento profissional, 98
        manejo dos eventos adversos, 101
        reconhecendo situações de maior risco, 98
        treinamento e responsabilidade, 97
      consentimento informado, 94
        áreas controversas, 95
        consequências legais da falta de, 95
        exceções, 95
        recusa informada, 95
        riscos importantes, 95
        teoria do, 95
      depoimento de peritos, 101
      frequência de processos contra gastroenterologistas e endoscopistas, 92
      padrão de cuidados e diretrizes, 93

princípios legais fundamentais, 93
  causa, 93
  dano, 93
  dever, 93
    violação do, 93
  responsabilidade, 94
    administrador, 94
    do empregador, 94
    hospitalar, 94
    preceptor, 94
    supervisor, 94

R

Radiação
  dose de, 18
  durante CPRE, 16
  ionizante
    exposição ocupacional à, 19
Ressecção
  pancreática, 281

S

Sangramento, 123
Sedação
  em CPRE, 46
    administrada por anestesiologista, 47
    avaliação do risco, 48
    definição, 46
    eventos adversos, 47
    monitoramento, 49
    não administrada por anestesiologista, 47
Sistema
  biliar
    de troca rápida, 36
  de fusão, 37
  V, 37
Spyglass direct
  avaliação, 250
  equipamento, 248
  eventos adversos, 252
  reembolso e limitações, 252
  técnica, 248
  uso clínico e eficácia, 248
Stents
  metálico biliar
    inserção de, 200
      custo relativo, 211
      eventos adversos, 210
      indicações, 200
      técnicas, 206
      tipos, 201
  metálicos autoexpansíveis, 38
  plásticos, 38
    pancreaticobiliares

e drenos nasopancreaticobiliares
conceitos e técnicas de inserção, 188
custo relativo, 199
eventos adversos, 198
sistemas, 188
remoção de
migrado e não migrado, 212
custos relativos, 218, 221
eventos adversos e manejo, 218
indicações e contraindicações, 213, 219
técnicas, 214-217, 219

Switch
duodenal, 278

T

Tumor(es)
de Klatskin, 20*f*
estromal, 336
neuroendócrinos, 336

U

Ultrassonografia
endoscópica, 224, 330
acesso ao ducto pancreático com, 294
custo relativo, 300
dificuldades técnicas, eventos adversos e manejo, 299
indicações e treinamento, 299
sucesso e desfecho, 298
técnica, 294
intraductal, 333
transabdominal, 330
Unidade eletrocirúrgica, 81

V

Viabil
stent, 205
Vias biliares
ablação com radiofrequência nas, 84
Videocolangioscopia, 244
efeitos adversos e limitações, 247
técnica, 244
diagnóstica e terapêutica, 245

W

Wallflex, 202, 205
Wallstent, 202, 205
Whipple
procedimento de, 281, 283

Z

Zilver, 203
stent, 203